THIRD EDITION

아동간호학

CHILD HEALTH NURSING

PARTNERING WITH CHILDREN & FAMILY

CHILD HEALTH NURSING 3rd Edition

by BALL, JANE W.; BINDLER, RUTH C.; COWEN, KAY J.; SHAW, MICHELE ROSE

ISBN: 9780134624723

아동간호학 3rd

Child Health Nursing 3rd Partnering with Children & Family

2020년 3월 15일 1판 1쇄 발행
2021년 2월 25일 1판 2쇄 발행

지은이 | Jane W. Ball · Ruth C. Bindler · Kay J. Cowen · Michele R. Shaw
옮긴이 | 심인옥 · 구정아 · 김선영 · 석정원 · 정지혜 · 주애란 · 지은아 외
펴낸이 | 김진환
펴낸곳 | 학지사메디컬
04031 서울특별시 마포구 양화로 15길 20 마인드월드빌딩
대표전화_ 02-330-5188 팩스_ 02-326-0338
등 록 | 2010년 2월 8일 제313-2010-36호
메 일 | hakjisamd@hakjisamd.co.kr
홈페이지 | http://www.hakjisamd.co.kr

ISBN 978-89-6069-859-8 93510

가 격 | 60,000원

아동간호학

Jane W. Ball · Ruth C. Bindler · Kay J. Cowen · Michele R. Shaw 공저
심인옥 · 구정아 · 김선영 · 석정원 · 정지혜 · 주애란 · 지은아 외 공역

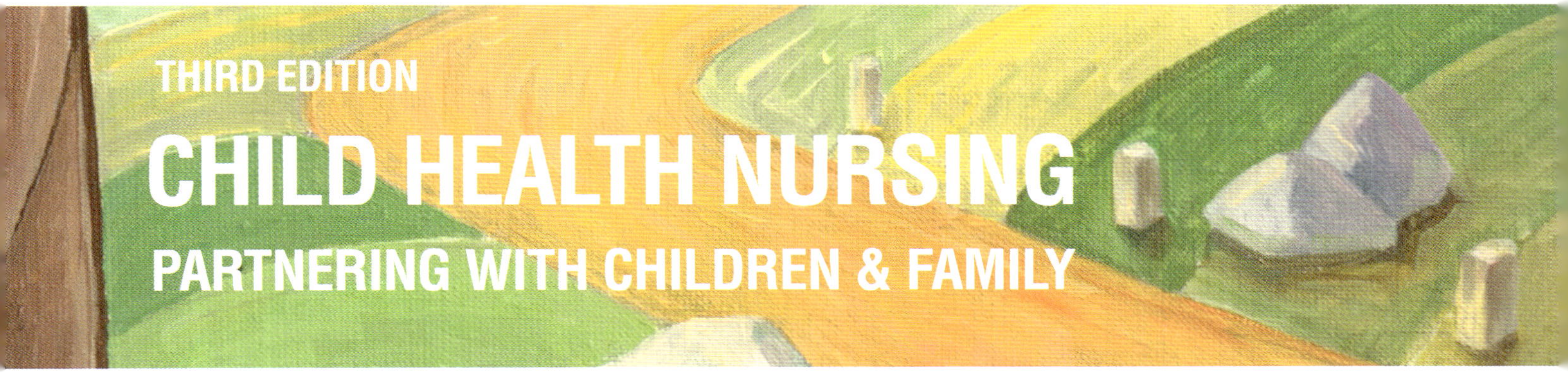

THIRD EDITION

CHILD HEALTH NURSING

PARTNERING WITH CHILDREN & FAMILY

학지사메디컬
HAKJISA MEDICAL

저자 소개

대표역자

심인옥 중앙대학교

편집위원

심인옥 중앙대학교
구정아 백석문화대학교
김선영 부천대학교
석정원 삼육보건대학교
정지혜 중앙대학교
주애란 서영대학교
지은아 혜전대학교

역자

김가은 계명대학교
김여진 원광보건대학교
김은영 대구과학대학교
박선희 수성대학교
박성주 남부대학교
서영미 원광보건대학교
서희경 영남외국어대학교
양선이 건양대학교
유미옥 송호대학교
이유나 초당대학교
임수진 인천가톨릭대학교
정인숙 초당대학교

머리말

인간은 누구나 성장과 발달을 하는 과정에서 신체적 · 생리적 · 사회적 · 영적 측면을 지닌 존재로 기본적인 활동과 함께 사고하는 독특하고 독립적인 개체이다. 이러한 특성이 있는 인간에 대해 간호의 관점과 핵심은 돌봄의 행위이며, 그 돌봄은 가장 근본적인 도덕적 가치로 인간의 존엄성을 보호하고 유지 · 증진하는 도덕적 목적을 지닌다. 특히 개개인의 요구와 현실에 맞도록 합리적이며 통합적인 돌봄은 곧 간호의 전문성으로 연결된다. 이러한 돌봄을 제공하기 위해 이론적 지식은 물론 윤리적 · 정서적으로도 예리한 통찰력과 치유적 판단을 할 수 있는 폭넓은 역량이 필요하다.

인간의 발달과정에서 아동기에는 다양한 어려움과 위험한 상황에 직면하게 되며, 환경적 문제, 신체적으로 취약한 단계에서는 전문성 있는 돌봄이 요구된다. 아동간호의 목적은 아동이 가정과 지역사회 안에서 신체적 · 인지적 그리고 사회 · 정서적으로 건강하게 성장, 발달하도록 촉진하는 것이다. 이러한 목적을 이루기 위해 아동의 건강증진 및 건강유지, 질병예방과 고통경감을 위해 아동의 존재 가치를 이해하고 정상적인 발달특성과 사고, 환경적 적응에서의 개별적 차이를 인지함으로써 건강하게 성장할 수 있도록 도와주는 것이다.

아동간호학은 이러한 목적을 이루기 위해 인간의 전체 발달과정의 이해는 물론 발달단계에 따른 문제 및 질병에 대한 이론적 근거를 확립하도록 하는 이론의 연속과정이다. 이러한 이론적 근거를 바탕으로 개별적인 문제가 있는 아동의 특성과 상황에 따라 사정하는 능력, 문제를 해결하기 위해 진단하고, 계획과 중재를 하는 과정에서 전문성을 발휘하도록 하는 학문이다.

아동간호사의 역할을 하기 위해서는 아동간호 영역에서 필요한 학문적 지식과 상호 관련이 있는 임상실무 내용을 습득하는 것이 요구되어 본 교재는 이러한 내용으로 구성하고자 하였다. 이에 간호대학의 교과과정에서 아동간호에 필요한 기초이론부터 수준 높은 이론을 이해하기 쉽게, 간략하지만 명료하고 전문적인 내용을 설명하고자 하였다.

본 교재에서는 몇 가지 중요한 요소를 제시하고 있다. 아동의 신체 분야별 시스템에 따른 이론적 배경을 중심으로, 아동의 특성과 해부생리 및 협력적 관리 영역에서 병태생리, 진단검사, 임상적 징후 그리고 임상실무의 경험을 할 수 있도록 간호과정의 내용을 중점적으로 설계하였다. 또한 각 영역에서 다양한 지식과 임상적 실무요소들이 서로 밀접하게 상호 관련되어 있다. 간호과정 단계에서는 아동과 가족의 문제를 파악하여 정확한 사정과 진단을 할 수 있고, 가장 효과적인 임상적 의사결정을 할 수 있도록 실무에서 적용할 수 있는 임상적 질문 내용을 다양한 형식으로 활용하였다.

이 책의 출간 목적은 아동간호학 교수자에게 도움이 되는 독창적이고 전문성 있는 교재를 발간하는 것이었다. 간호대학생에게 아동간호의 다양성과 독특성을 설명하고, 아동을 간호하는 과정에서 필요한 이론 교육을 시킬 수 있는 중요한 이론적 근거자료를 제시하고자 노력하였다. 아울러 간호대학생에게는 본 교재에서 제시하는 이론적 습득을 통해 임상실무에서 직관적이며 반사적으로 아동의 복잡한 문제를 파악할 수 있고 전문적 기술이 매우 자연스럽게 발휘될 수 있도록 도움을 주고자 하였다.

본 교재의 출간을 통해 아동간호학에 대한 관심과 사고를 확장시켜 추후 창의적이고 통합적인 이론적 근거를 재확립하고자 하는 희망적인 비전을 마음속에 지니며 머리글을 대신하고자 한다.

마지막으로 이 책이 출판되기까지 번역과 이론을 재정립하기 위해 기꺼이 시간을 투자하며 함께 해주신 많은 교수님들과 교재를 집필하는 긴 시간 동안 많은 도움을 주신 학지사메디컬의 많은 분들에게 깊은 감사를 드린다.

아동간호 학문의 발전을 기대하며..

2020년 2월

대표역자 심인옥

목차

Unit 3 아동의 발달단계별 건강유지, 증진 간호

Unit 1
아동간호의 전망

Chapter 1

아동간호의 개요

학습목표

1. 아동간호의 개념 및 철학을 설명한다.
2. 아동간호의 역사를 설명한다.
3. 아동간호사의 역할을 설명한다.
4. 아동간호의 법적 · 윤리적 개념과 책임을 설명한다.

아동간호의 개념

아동은 인간으로서의 존엄성을 보장받고 건전하고 행복한 가정에서 자라야 하며 좋은 환경에서 보호와 교육을 받고 건강하게 성장발달 할 수 있어야 한다.

아동간호는 아동이 가정과 지역사회 내에서 신체적, 인지적, 사회적 그리고 정서적으로 건강하게 성장, 발달할 수 있도록 촉진하는 것을 말한다. 아동간호의 대상은 성장발달 단계에 따라 신생아기부터 청소년기에 해당하는 아동과 그 아동의 가족을 포함한다. 아동간호의 목적은 아동과 가족을 위한 건강증진, 건강유지 및 질병예방과 건강회복을 위해 성장발달의 특성 및 환경적 적응에 있어서의 개별적 차이를 이해하고 건강하게 성장할 수 있도록 간호를 제공하는 것이다.

아동간호사는 다양한 영역에서 아동을 위한 건강관리서비스를 제공하며 다음과 같은 간호환경이 포함된다.

- 아동병동, 중환자실, 신생아실, 응급실, 방사선과, 수술실
- 소아 청소년과 진료실, 아동건강관리센터
- 아동보호소, 아동보육원
- 보건소, 아동재활센터
- 유치원, 학교, 아동캠프활동

아동간호사는 아동의 건강관리를 위해 포괄적인 역할을 담당하며 복잡하고 다양한 간호환경에서 중요한 책임을 맡고 있다. 특히 최근 간호의 경향이 질병중심에서 예방간호로 변화됨에 따라서 아동간호의 영역도 병원중심에서 가족 및 지역사회로 점차 확대되어 가고 있다. 또한 근무환경에 관계없이 실무표준에 의한 간호진단, 간호중재뿐만 아니라 아동과 가족에 대한 교육 그리고 권리옹호가, 아동 전문 간호사, 상담자 등의 역할을 담당하고 있다.

> **Box 1-1**
> **아동간호사에게 요구되는 지식과 기술**
>
> - 성장단계별 아동의 발달 특성에 대한 인식과 이해
> - 아동에게 간호를 제공하기 위한 가족과의 협력
> - 아동 건강증진 수행의 이해와 적용
> - 아동의 건강관리 요구에 따른 가족의 문화적, 사회적, 경제적 기능에 대한 통합적 인지
> - 효과적인 간호진단과 사정을 위한 아동, 가족, 전문가 간의 의사소통 기술
> - 일시적 부상, 질병이 있는 아동의 특별한 요구에 대한 인식과 성장발달 평가 능력
> - 아동에 대한 의료과실(안전, 약물복용) 예방을 위한 환자 안전수칙 수행 능력
> - 아동, 가족, 건강관리 전문가들과 관련된 윤리적 · 도덕적 · 법적 딜레마에 대한 인식
> - 간호수행의 변화를 초래하는 새로운 근거에 대한 지식 습득

아동간호의 전문성을 위해 아동간호사는 간호과정, 해부학, 생리학, 건강사정, 병리학, 건강상태의 인식 및 관리, 의사소통 기술, 임상실무능력 그리고 비판적 사고 등과 같이 간호교육에서 제공되는 모든 기초적인 지식과 다양한 기술능력이 요구된다. 이에 따라 아동간호사는 근거기반의 간호를 제공하기 위해 선행적으로 원칙과 지식, 기술을 학습하고, 아동과 가족에 대한 간호를 수행하기 위한 임상적 기술을 적용할 수 있어야 한다(Box 1-1 참조).

아동간호의 역사

아동간호의 역사는 인류의 시작과 함께 시작되었으나, 아동이 한 개인으로서 존중받고 수준 있는 돌봄을 받기 시작한 것은 오래되지 않았다. 의학의 발전도 20세기 이후에서야 급격히 이루어졌기 때문에 그 이전까지 대부분의 아동은 제대로 된 간호를 제공받지 못한 것으로 볼 수 있다. 20세기에 들어서면서 의학의 발전과 함께 아동의 감염성 질병을 예방하기 위한 치료제 및 예방 백신이 개발되었고 아동의 건강상태는 크게 향상되었다. 또한 1970년대 이후 의료기술의 발전과 더불어 만성질환 아동의 수가 증가하게 되면서 급성질환 아동간호 중심에서 아동의 건강유지와 증진, 질병예방에 대한 관심도가 높아졌다.

최근의 아동간호는 입원한 아동간호 중심에서 가족간호 및 지역사회에서의 아동간호를 중심으로 하는 역할이 증대되고 있다.

이와 같이 아동간호에 대한 기대와 역할이 확장됨에 따라 아동간호를 위한 전문가 양성을 위해 미국 콜로라도 주에서는 1965년 아동 전문 간호사 석사과정이 개설되었고, 국내에서도 아동간호를 위한 전문적 교육과정 및 아동간호와 관련된 학회 활동이 시작되었다.

우리나라의 경우 1971년 대한간호학회의 산소아과간호학 분과학회로 아동간호학회가 발족되었고 이후 1994년 아동간호학회라는 명칭으로 분리되었다. 2006년에는 아동 전문 간호사를 양성하는 교육과정을 개설하여 오늘에 이르기까지 독자적이고 전문적인 학문 영역으로써 아동간호학의 전문성 신장을 위해 노력해 오고 있다. 그러나 아직 우리나라 현실에서 아동 전문 간호사 역할의 모호성이 있어 이러한 문제를 해결하고 역할 정립을 위한 법안이 마련될 수 있도록 추후 노력이 필요하다.

아동간호사의 역할

아동간호사는 아동기에 해당하는 신생아부터 청소년에 이르기까지 아동의 건강을 증진시키고 질병과 부상으로부터 보호하고 돌봄 제공자로서의 치료적 역할을 수행한다. 또한 아동과 성인에 있어서 질병 발현의 차이를 인식하고 아동의 나이, 발달, 사회적 요인과 건강 상태에 따라 간호를 조절한다. 아동간호는 자녀의 건강을 돌보도록 가족을 돕고 교육시키며, 모든 건강관리환경과 지역사회에서 아동과 가족이 간호를 받을 수 있는 권리를 옹호하는 것에 초점을 둔다. 이와 같이 아동간호는 아동과 가족을 돌보는데 있어서 직접 간호, 교육, 권리옹호 그리고 사례 관리 및 다른 건강전문가들과 한 팀으로 협력하여 간호를 수행하는 역할이 요구된다(그림 1-1).

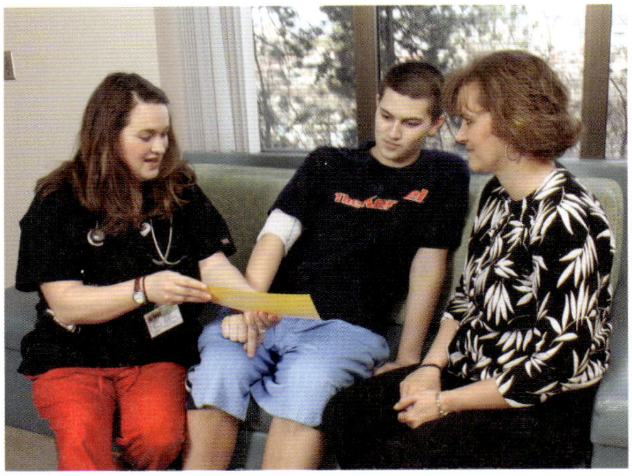

그림 1-1
수술에 대한 설명으로 아동과 가족의 두려움과 불안을 감소시킬 수 있다.

아동간호사의 1차적인 역할은 병원, 건강센터, 학교, 가정과 같은 다양한 지역사회 환경에서 아동과 가족에게 직접적인 간호를 제공하는 것이다. 아동간호를 수행하기 위해 간호과정은 통합적인 틀을 제공하는 방법이다. 간호과정의 단계는 아동의 건강문제를 사정하고 문제해결을 위한 간호진단, 간호계획을 수행하고 평가하는 과정이다.

아동간호는 아동의 신체적·정서적 요구를 충족시키도록 아동과 가족의 문화적 신념에 적합한 방식으로 가족중심 간호라는 원칙과 함께 제공된다.

간호사는 아동을 위한 건강관리팀의 한 일원으로서 다른 건강전문가들과 협력하며 건강관리 제공자로 전문가 팀의 협력을 조정하는 역할을 하게 된다.

아동간호 영역에서 전문간호사는 교육 전문가와 역할 모델, 임상연구팀의 일원, 건강관리팀의 자문위원 그리고 건강관리 시스템 내의 변화 촉진자, 옹호자, 연구자로서의 역할을 한다. 특히 이들은 이러한 역할을 수행하기 위해 호흡기나 심혈관 또는 종양학과 같은 아동 전문 질환 분야에서도 수준 높은 지식과 간호수행능력이 요구된다.

아동 전문 간호사는 의사와 그 외 건강관리팀의 구성원들과 협력하여 진료실이나 학교, 병원과 같은 다양한 환경에서도 평가와 진단 그리고 아동의 법적·윤리적 측면에 있어서도 자율성, 무해성, 아동의 안녕을 최우선으로 해야 하는 선행의 원칙을 준수하는 등의 아동 전문 간호사의 역할을 수행하고 있다.

아동간호의 법적·윤리적 개념과 책임

책임과 위험관리

책임

아동간호사는 아동 및 가족과 치료적 관계를 형성하고 돌봄 제공자로서 치료적 역할을 수행하는 과정에서 아동을 안전하게 위험환경으로부터 보호해야 하는 책임이 있다. 가족은 질병이 있는 아동의 문제를 해결하기 위해서 우선적으로 아동의 돌봄을 건강관리팀에 맡기게 된다. 가족은 이 팀이 훌륭한 의료와 간호를 제공하고 아동에게 해로운 행동과 실수를 피할 것을 기대한다. 이에 따라 아동간호사는 업무를 수행하는 과정에서 다음과 같은 책임이 있다.

- 자신의 지식 기반을 확대한다.
- 특정 질병에 대한 의료적 · 간호적 실무의 변화를 잘 알고 수행한다.
- 간호중재가 요구되는 아동의 중요한 문제와 상태 변화를 인식한다.
- 아동을 위험으로부터 보호하기 위해 필요한 조치를 취한다.

환자안전

환자안전(patient safety)은 의료환경이나 치료과정에서 의도되지 않은 손상이 발생되지 않거나 위해의 위험이 최소한의 수준 상태로 유지하는 것을 말한다. 의료 및 간호제공 시 해를 끼칠 수 있는 사고는 약물남용, 환자 신분확인 실수 그리고 건강관리 관련 감염 등이 주로 포함된다. 약물 부작용이나 수술에 의한 합병증과 같이 의료과실과 연관되지 않는 피해가 일어나는 경우도 있다. 건강관리시설에서 감염을 줄이기 위한 모든 건강관리 제공자의 손 위생 수행은 잠재적으로 감염의 문제를 예방할 수 있다.

병원 내 많은 의료과실에는 직업 문화, 잠재적이거나 실제적 피해와 관련된 사건, 간호사정의 오류 그리고 안전절차에 대한 지침 부족과 관련된 시스템 오류 등이 포함된다.

최근에 의료환경이나 건강관리 시설에서는 환자안전 개선을 위해 잘 알려진 여러 가지 폭넓고 다양한 수행 전략을 실행하고 있다. 환자의 정확한 신분확인은 모든 시술과 약물투여 전에 필수적이다(그림 1–2). 특히 의료환경에서 아동이 요구하는 정확한 간호를 제공하기 위해서는 간호사 간의 인수인계 과정도 매우 중요하다. 이를 위해 간호사의 의사소통 능력을 향상시키는 전략을 실천하고 있다. 또한 철저한 손 위생관리, 환경위생절차 등은 감염을 줄이기 위한 수행전략이다.

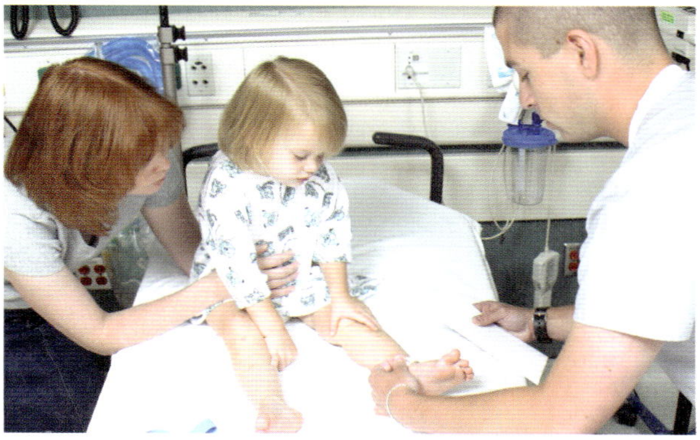

그림 1–2
중요한 환자 안전조치는 시술을 수행하거나 약물을 투여하기 전에 아이의 신분을 확인하는 것이다. 이 경우에는 아이의 신분확인용 팔찌를 실험실 검사 신청서의 이름, 생년월일과 비교하며 부모도 아이의 신분에 대해서 확인을 해준다.
SOURCE: George Dodson/Pearson Education, Inc.

아동을 위한 간호과정에서는 다른 성인 대상 환자보다 의료과실이나 위험성이 더 높은 것을 고려해야 한다. 세심한 복용량 계산을 요구하는 체중과 신체 표면적의 변화, 약물을 대사하고 배출하는 능력에 영향을 미칠 수 있는 신체기관 생리기능의 특성은 아동을 더욱 취약하게 만드는 위험요인이다. 병원 내의 많은 약물과실은 개인의 실수라기보다는 의사의 지시에 대한 부정확한 표기, 약물투여를 위해서 사용되는 기구의 오작동, 약물투여 중단 그리고 약국의 약물전달 지연과 같은 과실이다. 아동은 성인보다 약물과실을 더 많이 경험하며 약물과실이 잠재적으로 아동의 건강유지에 피해를 입히기 때문에 약물과실을 줄이는 것이 환자안전의 핵심 중 하나이다.

위험관리

건강관리시설은 최적의 환자간호를 촉진하고 다양한 활동에 의한 책임을 줄이기 위해 할 수 있는 모든 노력을 포함해야 한다. **위험관리(risk management)**는 환자, 직원, 방문자에게 해를 입히는 사건을 파악하여, 이를 사전에 감소시켜 시설의 책임을 줄이기 위해 수립한 과정이다. 이러한 과정은 건강관리시설 내의 사고 원인(감염, 의료과실, 환자의 낙상, 기술적 실패 그리고 저조한 의사소통)을 연구하고 향후 사건이 발생할 가능

Box 1-2

아동 약물과실을 줄이기 위한 전략

- 모든 처방은 아동의 체중과 나이뿐만 아니라, 계산된 복용량과 Kg당 mg 복용량도 포함해야 한다. 약물의 제제와 농도가 제약회사마다 다르기 때문에 투약형태(물약, 알약, 앰플)는 처방전과 다르게 사용되어서는 안 된다. 모든 정맥주사(IV)의 투약 속도가 구체적으로 명시되어야 한다.
- 기억력에 의존하지 않는다. 약물의 복용량과 계산을 확인한다.
- 비슷한 이름의 약물을 함께 보관하지 않는다. 라벨을 보고 비슷한 이름을 가진 약물을 구분하기 위해서 약국에서 사용하는 대문자를 확인한다(예: DOBUTamin과 DOPamine).
- 처방전이 인쇄체로 또렷하게 표기되거나 작성되어야 한다. 비슷한 이름을 가진 약물과의 혼동을 막기 위해서 처방정보는 또렷한 인쇄체로 작성되어야 한다. 약물이름의 약어(축약)와 투약의 빈도가 사용되어서는 안 된다.
- 숫자 뒤에 0을 사용하지 않는다(예: 5.0은 50으로 잘못 읽을 수 있어서 복용량이 10배 증가할 가능성이 있다). 복용량이 한 개보다 적을 때에는 소수점 앞에 0을 사용해서(예: 0.5) 소수점이 보이도록 한다.
- 간호사에게 약물 투약을 상기시키기 위해서 약물에 대한 바코드와 타이머, 경보장치를 사용해야 한다.

성을 줄이기 위해 전 시스템에 대한 변화를 실행하는 것을 포함한다(약물과실을 줄이기 위한 전략은 Box 1-2 참조). 안전관리 정책과 절차 매뉴얼은 지속적으로 개발되어야 하며, 환자간호에 대한 지침과 함께 잠재적으로 심각할 수 있는 상황과 구체적으로 관련된 기술 사용을 제공해야 한다.

질 향상(quality improvement)은 간호와 서비스가 전달되는 시스템과 과정을 조사함으로써 환자의 요구를 충족시키기 위한 질 높은 건강관리서비스를 제공하는 것을 말하며 이를 위해 적용된 간호과정과 결과에 대한 지속적인 연구와 개선이 필요하다. 아동을 돌보는 간호사들은 시설정책과 아동간호 수행의 기준을 개발하는데 참여하여 지속적인 간호계획이나 임상실무지침을 개발해야 한다.

아동간호에 있어서 법적 · 윤리적 문제

아동을 간호할 때에는 수많은 법적 · 윤리적 딜레마가 발생한다. 그 예로는 사전동의, 건강관리 결정에 대한 아동 참여, 아동의 권리 대 부모의 권리, 비밀유지, 의료적 치료 중지나 취소, 유전자 검사 그리고 장기이식 문제가 포함된다.

사전동의

사전동의(informed consent)는 침습적 시술이나 연구에 참여하기 전 아동의 부모나 보호자로부터 받는 공식적인 사전 승인서를 말한다. 간호사의 역할은 시술이나 연구 참여에 앞서 구체적인 정보 제공 및 설명과 함께 동의서를 받거나, 사전동의서가 확보되었는지를 확인하는 것이다.

사전동의는 시술이나 연구에 앞서 반드시 자발적으로 해야 한다. 아동은 사전에 건강관리에 관한 의사결정을 할 능력이 없는 것으로 간주되기 때문에, 미성년자인 아동은 법적 관리자인 부모가 관습적으로 아동을 대신해서 사전동의를 해야 한다. 아동과 부모는 언제든지 치료를 거부할 수 있는 권리가 있음을 인식하고 있어야 한다. 그러나 응급상황에서는 사전동의 없이 묵시적 동의라는 원칙이 적용될 수 있다. 또한 법의학적 검사를 시행하는 경우 사전동의가 요구되지 않을 수 있다. 단 강간 혹은 성적 학대를 당한 경우 성기, 직장 검사는 금물이다. 부모에게 사전동의를 받기 전 생명을 보존하고, 영구적인 장애나 손상을 막아야 하는 경우에는 의료검사와 치료가 먼저 수행될 수 있다.

아동의 권리 대 부모의 권리

아동 및 청소년들은 사고기술이 더욱 성숙해짐에 따라서 중증 질병에 대한 의료적 · 수술적 시술의 필요성에 관한 의견이 부모의 의견과 상충할 수 있다. 부모는 다음과 같은 경우를 제외하고 자녀의 건강관리에 대한 의사결정을 할 수 있는 법적 권한을 가진다.

- 치료에 대한 부모의 선택이 아동의 생명을 구하는 치료를 허용하지 않을 때
- 의심되는 아동학대나 방임과 같이 아동과 부모 사이에 잠재적으로 상충되는 이익이 있을 때

> **법적 · 윤리적 고려사항**
>
> 사전동의는 원래 정보공개를 보장하기 위한 것이 원칙이었지만, 지금의 사전동의는 공개된 정보에 대한 환자나 부모의 이해에도 초점을 둔다. 사전동의를 얻기 위해서 반드시 제공되어야 하는 정보에는 질병에 대한 설명, 치료에 대한 상세한 설명(수술절차, 혈액제제, 진정제 투여, 마취 그리고 특정 진단시술), 제안된 치료와 관련된 가능한 이점과 위험성, 질문에 대한 답변 그리고 아동을 대신해서 치료를 거부할 수 있는 부모나 보호자의 권리에 대한 통지가 포함된다. 의사에게는 사전동의를 구할 법적 책임이 있다.

건강관리 제공자들은 치료계획에 대한 동의를 촉진하기 위해 중요한 치료중재에 관한 의사결정에 청소년들을 참여시키기 위해 노력해야 한다. 어떤 경우에는 청소년과 부모 또는 보호자의 중요한 치료중재(예: 골수이식, 심장이식)에 대한 의견이 일치하지 않을 수 있다. 이에 건강관리 제공자들은 청소년과 부모가 합의에 이르도록 돕기 위한 협상과 절충을 시도하여 청소년의 생각과 의견이 고려될 수 있도록 하는 것이 중요하다. 또한 청소년과 부모 모두가 받아들일 수 있는 다른 치료방법을 찾기 위해 의료상담을 요청할 수 있다.

비밀유지

비밀유지(confidentiality)는 건강관리를 제공하는 동안 알게 된 정보가 환자의 동의 없이 다른 사람과 공유되지 않는다는 환자와 간호제공자 간의 동의이다. 청소년들은 부모에게 자신의 민감한 건강관리 정보를 알리고 싶어 하지 않는 경우가 종종 있다. 이러한 비밀유지에 대한 부분은 건강관리자에게 있어서 추가적인 도전과제이다.

환자 자기결정법

환자 자기결정법에 의해서 건강관리기관은 입원아동 및 가족에게 치료에 대한 선호사항을 포함한 **사전의료지침서(advance directives**; 환자를 대신해서 건강관리에 대한 결정을 할 법적 대리인을 지정하거나 사망유언을 작성하는 것)를 작성하는 것과 같은, 자신들의 권리에 대해서 알려준다. 가족과 함께 이러한 문제에 대해 자주 논의하도록 하고, 미성년자와 부모가 자신들의 권리에 대한 정보를 제공받을 수 있도록 해야 한다. 중증질병이나 생명을 제한하는 질병을 가진 청소년은 침습적인 치료법에 대한 의견을 표현하는 것에 많은 관심을 가진다. 청소년과 부모가 대화를 통해 합의된 치료에 관한 결정에 이르도록 도움을 주어야 한다.

윤리적 개념과 문제

아동을 대상으로 간호를 할 때는 더 세심하고 다양한 윤리적 고려가 필요하다. 중증장애가 있는 신생아의 생명을 구하는 것, 만성질환이 있거나 심각한 부상을 당한 아동의 생명을 연장시키는 것, 유전자 검사 그리고 유전자 치료와 같은 의료시술의 주된 발전이 건강관리 전문가와 부모에게 아동의 상태에 대한 최상의 결정을 내려야 하는 도전과제이다. 예를 들면, 말기에 놓인 심각한 질병이나 부상을 당한 아동의 안락함을 증진시키기 위해서 생명연장치료를 제한하거나 중지하는 것 또는 심폐소생술을 시도하지 않고자 하는 결정이 내려질 수 있다. 건강전문가들에게는 각 개인의 가치와 고유함에 대한 연민과 존경을 가지고 간호를 전달해야 할 의무가 있다. 또한 치료를 요청하거나 거부하는 부모의 결정에 영향을 미치는 종교적 · 문화적 차이를 이해하고 존중해야 한다.

특별한 치료나 처치 없이 그 상태로 두어 죽음에 이르게 하는 소극적 안락사에 대한 부분도 생각해 봐야 한다. 약물 중독, 의문사, 사고, 자살 등이 발생할 시에는 부모, 법적 보호자의 의사와 관계없이 시행하는 것이 가능하다. 아동을 연구의 대상자로서 마주하는 경우에는 부모 혹은 법적 보호자의 동의가 필요하며, 법적으로 제한하는 부분은 아니지만 아동의 동의까지 두 가지 모두 필요하다고 여겨야 한다.

아동간호사는 환자와 가족과 관련된 윤리적 개념과 도덕적 · 법적 권리에 관한 지식이 있어야 하며, 이러한 권리를 보호하고 지지할 책임을 가진다. 진실을 말하고 약속을 지키는 것과 관련된 전문가로서의 진실성도 중요하다. 아동의 간호에 관한 의료적 의사결정의 갈등을 피하기 위해서 의사, 간호사, 부모 그리고 청소년(또는 적합한 경우에는 아동)이 모든 관련 정보에 대해서 논의하고 치료의 위험과 이점을 고려하며 최선의 결정에 도달하도록 해야 한다.

치료적 관계를 형성하기 위해서 부모와 협력하고 가족의 가치와 건강전문가의 가치가 일치하지 않을 때는 갈등을 피하도록 조정한다. 결정이 이미 이루어졌다는 인식을 주지 않고 가족이 아동의 상태와 관련된 불확실성을 이해해서 무엇이 아동간호에 있어서 중요한지를 찾도록 보장한다.

아동 유전자 검사

유전자 연구의 급속한 발전과 함께 현재는 영아의 질병보균상태의 유무에 대해서 유전자 검사를 수행하고 검진을 하는 것이 가능하다. 이에 따라 유전자 검사의 허용한계에 대해 유전자 검사결과에 따른 조치를 어디까지 윤리적으로 허용할 것인가에 대한 문제가 있다. 이에 따라 아동의 유전자 검사에 관한 윤리적 문제가 발생하는데, 이는 검진된 질병에 대한 직접적인 치료법이 없는 아동에 있어서 특히 그렇다.

장기이식 문제

장기이식은 생명을 위협하는 질환의 선택적인 치료법이 될 수 있다. 대기자 명단에 있는 환자 중 누가 이용 가능한 장기를 받아야 하는가? 선천성 기형이나 비정상적인 염색체를 가진 환자에게 이식을 받을 수 있는 자격이 주어져야 하는가? 가족이 장기이식에 대한 비용을 지불할 수 있는 능력이 있는 아동에게 높은 우선순위를 주어야 하는가? 거부반응으로 인해 악화되는 장기를 대체하기 위해서 환자는 두 번째 장기이식을 받을 수 있는가? 부모는 질병이 있는 아이의 잠재적 줄기세포 기증자이기를 바라는 희망으로 또 다른 아이를 임신해야 하는가? 만약 그렇다면, 아이들이 성장하면서 이러한 사실을 아는 것이 각 아이에게 어떠한 부담을 줄 수 있는가? 이와 같이 장기이식을 수행하는 모든 과정에서 아동간호사는 이러한 다양하고 포괄적인 질문과 관련하여 윤리적 의사결정을 위한 지침 개발 및 간호적용을 준비해야 한다.

아동과 가족과의 협력

이 장의 전반에 설명되었듯이, 부모와 아동과 협력하는 것은 모든 아동간호를 위한 가족과의 상호작용에 있어서 아동간호의 근간이 된다. 관계를 형성하는 것은 어려운 부분이지만 흥미로우며, 아동간호를 전문적으로 하는 간호사에게는 궁극적인 목표이다. 가족, 아동과의 협력은 다음과 같은 일의 모든 단계에서 필수적이다.

- 사전동의와 찬성을 확보하는 것
- 아동의 간호와 관련해서는 부모가 전문가임을 인정하는 것
- 간호의 제공에 있어서 문화적 가치를 인정하고 지지하는 것
- 자녀에 대한 지속적인 복잡한 건강관리 책임을 맡도록 부모를 준비시키는 것

핵심 요약

- 아동을 돌보는 간호사의 역할에는 직접간호(건강증진, 건강유지, 질병에 대한 간호), 환자 교육, 환자 옹호, 사례관리, 연구 그리고 아동과 가족이 겪는 심리적 · 신체적 고통을 최소화시키는 것이 포함된다.
- 간호사들은 다양한 환경에서 아동을 간호한다: 응급실, 방사선과, 입원병동, 중환자실, 외래환자 클리닉, 학교, 보육원, 의사 진료실, 지역사회 건강센터, 재활센터, 가정
- 간호사들은 점점 더 다양해지는 집단을 위한 적합하고 역량 있는 간호를 제공하기 위해서 환자에 대한 문화적 관련 사실을 확인해야 한다.
- 간호에 대한 문서화는 위험관리와 질 향상을 위해서 필수적이다. 문서는 환자진단, 간호계획, 의료적 치료와 간호에 대한 아동의 반응, 간호목표에 대한 아동의 진행 상태를 반드시 포함한다.
- 사전동의는 침습적 시술이나 연구 참여를 위한 공식적인 사전승인이다. 부모의 통제를 받지 않고 자급 가능한 자주적 미성년자인 청소년이 아니라면, 18세 이하의 아동에 대한 사전동의는 일반적으로 부모가 제공한다.
- 의사결정 능력이 발달함에 따라서 아동 자신의 간호에 대한 결정에 더욱 적극적으로 참여할 필요가 있다. 이들이 사전동의를 제공할 수 없다고 할지라도, 정보를 제공하고 참여에 대한 의견을 묻는다.
- 청소년들은 비밀정보의 공개가 두려워서 건강관리의 도움을 구하는 것을 피할 수 있다. 보고 의무가 있는 질병을 보건기관에 보고해야 되거나 전자기록이 부모에 의해서 검토될 수 있는 때와 같이, 청소년들에게 비밀유지가 유지될 수 없는 경우에 대해서 말해 주는 것이 중요하다.
- 말기질환이나 만성질환으로 인해서 사망의 위험이 높은 청소년들에게 부모와의 대화를 통해서 향후 간호에 대한 공동 의사결정을 내리도록 격려해야 한다.

Chapter 2

아동의 건강요인

학습목표

1. 아동의 건강지표를 설명한다.
2. 아동의 건강에 영향을 미치는 요인을 설명한다.
3. 아동학대를 설명한다.
4. 아동의 건강증진과 건강유지를 설명한다.
5. 건강증진 및 건강유지의 구성요소를 설명한다.

아동건강지표

영아사망률 및 우리나라 아동의 주요 사망원인

영아사망률(infant mortality)은 살아서 출생한 1,000명의 영아 중 출생부터 12개월 안에 사망한 영아의 수를 의미한다. 2019년 통계청 자료에 따르면 우리나라의 영아사망률은 남아는 3.2명, 여아는 2.5명으로 평균 2.8명으로 나타났다. 2019년도 우리나라 아동의 주요 사망원인은 선천적 기형 및 염색체 이상, 신생물이 그 뒤를 이루고 있으며, 이로 인한 사망률은 지속적으로 증가하고 있다. 또한 모든 연령에서 교통사고, 타살, 자살 등이 주요 사망원인이다. 십대는 자살이 사망원인의 1순위를 차지하고 있는데, 우리나라 청소년들의 정신건강에 대한 심각성을 보여주는 것으로 정신건강을 강화하기 위한 지속적인 관심과 노력이 필요하다는 것을 의미한다.

이환율과 입원

이환율(morbidity)은 일정 기간 중에 일정 지역 및 집단에 새롭게 발생한 질병 혹은 환자의 빈도를 말한다. 아동 영역에서 이환율이 높은 질환은 호흡기계 질환 및 신체적 손상을 들 수 있으며, 만성적 질환 및 아동폭력, 학대와 같은 사회적 건강문제도 중요한 요인으로 포함되고 있다. 2013년에는 약 8%의 아동이 천식증후군이나 천식 외에 한 가지 질병을 앓고 있는 것으로 보고되고 있으며, 2014년에는 5~17세 아동 중 3.6%가 질병이나 부상으로 학교를 결석하는 것으로 나타났다.

아동의 건강에 영향을 미치는 요인

빈곤

아동의 건강에 영향을 미치는 중요한 위험요인은 빈곤이다. 이와 반대로, 기본적인 재정적 안정성은 아동의 일반적인 건강과 안녕(웰빙)에 기여하는 보호요인이다.

빈곤한 아동은 발달과정에서 모든 건강요구가 충족되지 못해 학교생활에 어려움이 있거나, 부적절한 영양섭취로 인해 이와 관련된 다양한 건강문제가 발생할 수 있다.

가족

가족은 아동의 건강에 중요한 영향을 미친다. 부모 중 한 명 혹은 모두 일을 하는지, 형제자매가 몇 명이 있는지 그리고 친척이 가까이에 살고 있는지의 여부에 따라서 아동에 대한 지원방식이 다르고 이들의 세계관도 다양해진다. 미성년 부모, 한 부모, 게이나 레즈비언 부모, 대가족, 손자를 돌보는 조부모 그리고 의붓부모와 같은 가족구조도 아동의 건강에 영향을 주는 요인이다.

사회적 변화가 가족의 삶과 아동의 요구에 막대한 영향을 미친다. 직업이 있는 부모에게는 자녀와 양질의 관계를 형성할 시간이 부족하고 최적의 발달을 위해서 요구되는 자원이 없는 경우가 많다. 이와 같이 가족과 관련된 모든 요인들은 아동의 신체적 · 정신적 건강에 영향을 미치며 이들의 간호중재 요구를 결정할 수 있다.

간호사는 아동의 삶에 중요한 사람들을 평가하기 위해서 가정방문이나 그 외 환경에서 가족도표를 활용할 수 있다. 가족의 위험요인(예: 부모의 별거, 부모의 스트레스 그리고 제한

보완대체요법

청소년과 요가

요가의 건강과 운동혜택이 이전에는 성인과 관련되어 설명되었지만, 최근에는 요가가 더 젊은 인구집단에 도입되었다. 요가는 청소년들의 발달을 촉진하고, 신체적 · 정신적 건강을 증진하고, 학업수행을 향상시키기 위해서 사용되어 왔다. 학령기 아동의 신체활동으로서의 요가는 아동을 차분하게 만들고 훈육(규율)문제의 감소를 가져올 수 있다. 따라서 요가는 아동과 청소년들에 있어서 신체활동을 증가시키며 통증을 감소시키고, 스트레스 감소를 제고시키는 유용한 도구가 될 수 있다.

된 건강관리 보장)과 강점(예: 애정 어린 관계, 영향력이 있는 조부모나 그 외 친척 그리고 효과적인 건강관리) 등을 확인하여 아동을 위한 건강관리계획에 적용해야 한다.

학교와 어린이집

아동이 5~6세가 되면, 매일 많은 시간을 보육환경에서 보낸다. 교육과 스포츠 활동의 참여를 통해서 신체기술이 발달된다. 아동이 다른 아동 및 성인과 사회적 상호작용을 달성할 때 자부심을 느끼면서 심리사회적 단계가 충족되며 사고과정에 도전하는 개념이 나타남으로써 인지발달이 향상된다.

학교의 주된 역할이 교육이긴 하지만 학교는 여러 가지 건강 관련 기능을 수행하기도 한다. 학교의 건강 선별검사 프로그램은 청력상실, 시력장애, 척추측만증과 같은 건강문제가 있는 아동을 파악하고 이를 위한 건강문제와 관련된 평가, 교육 그리고 임상관리를 제공한다.

생활방식과 활동

많은 일상생활 양식이 수명과 삶의 질을 결정하는데 영향을 미친다. 아동의 흡연과 약물 사용은 신체적 · 정신적 건강에 모두 영향을 미친다. 운동패턴과 보호장비 사용은 아동의 조기 장애를 피하는데 도움을 준다. 미디어 사용은 공격적인 행동에 영향을 미치고 신체활동의 필요성을 방해하는 경우도 있지만, 반면에 어린 아동에게 새로운 개념을 가르치는데 긍정적인 힘이 될 수도 있다. 또한 타투(문신) 등 아동의 감염을 유발할 수 있는 습관 등은 정신적 · 신체적 건강 및 신체상에 부정적 영향을 가져올 수 있다.

약물사용

약물의 사용과 남용은 모든 사회경제적 수준에 있는 아동과 청소년에게 발생하며 점점 더 커지고 있는 건강문제이다. 흡연, 알코올 또는 불법약물과 같은 약물의 사용은 아동과 청소년에게 심각한 정신적 · 신체적 위험을 제기할 수 있다.

흡연

흡연으로 인한 주요 건강문제는 심혈관 질환, 암, 만성적 폐 질환, 자동차 사고율 증가, 신생아의 조산 및 저체중 출산, 그 밖의 고위험신생아 문제가 포함된다. 간접흡연이나 환경적 흡연조차도 심장병 증가, 고혈압, 영아 돌연사 증후군, 중이염, 호흡기 문제 그리고 청소년의 학업수행 저조와 관련이 있다.

흡연을 시도하는 주요 연령은 청소년기로, 90%의 성인 흡연자들이 18세 이전에 처음으로 흡연을 시도한 것으로 보고하였다. 이러한 흡연은 니코틴의 중독성이 강하기 때문에 아동기에 일찍 흡연을 시작하는 것은 극도로 위험한 행동이다.

흡연을 예방하고 중재하는데 있어서 간호사의 역할은 아동에게 정보를 제공하고 흡연자를 확인하고, 프로그램을 실행하는 것이다. 간호사는 십대가 방문하는 모든 환경에서 담배 사용의 위험에 대한 적절한 정보를 제공해야 한다.

금연을 시도하고 있는 청소년에게 긍정적인 행동변화와 대처기법을 적용하는 것이 중요하다. 이러한 기법에 포함되는 것으로는 바쁘게 생활하는 것, 흡연상황을 피하는 것, 건강한 음식을 먹는 것, 이쑤시개나 껌과 같은 구강자극을 사용하는 것, 운동, 침술, 최면술 그리고 니코틴 대체 등이 있다.

특히 학령기 아동의 흡연을 예방하고 금연 프로그램을 세우기 위해서 학교에서의 흡연과 관련된 학교정책에 대한 분명한 지침이 있어야 한다.

알코올 사용

청소년들의 알코올 사용은 흔하다. 대부분 미성년자의 건강위험 문제는 음주와 관련되어 있다. 음주로 인한 문제로 가장 흔하게 나타나는 것은 자동차 사고 위험과 음주에 의한 청소년의 성폭행 등이 있다. 알코올은 발달하는 뇌에 영향을 미쳐서, 지적능력을 감소시키고 향후 알코올 사용 가능성을 증가시켜 성인이 되어서도 알코올 중독이 될 가능성을 현저하게 높인다. 내분비계 문제, 간 이상 그리고 골밀도 감소 문제도 발생할 수 있다. 가족 구성원에게 알코올 중독이 있을 때 아동이 알코올을 섭취하고 알코올 중독이 될 가능성이 훨씬 더 크다.

이와 같은 많은 요인들이 알코올을 섭취하는 아동과 청소년에게 영향을 미친다. 가정에서의 생활습관, 미디어 광고 그리고 음주문화를 긍정적으로 생각하도록 하는 고등학교와 대학의 사회적 환경이 모두 이러한 문제에 기여한다. 예를 들어, 십대의 생일파티나 대학의 행사에서 '통과의례'인 경우가 많다. 오늘날의 사회에서는 알코올이 가장 일반적이면서 수용되는 약물이며, 이러한 방식으로 청소년들이 알코올에 노출된다. 이들은 알코올의 사용으로 인한 결과를 이해하거나 고려하지 않은 채 음주를 경험하고, 그에 따른 좋지 않은 영향을 받게 되는 경우가 많다. 알코올 사용을 시작하게 되는 심각한 다른 위험요인으로는 중학교에서 고등학교로 올라가는 전환기 또는 부모의 별거나 이혼과 같은 주요한 가족 스트레스가 포함된다.

약물 사용

알코올뿐만 아니라 다양한 그 외 약물들이 십대에 의해서 사용된다. 의사의 처방을 받지 않고 처방약물을 사용하는 것이 흔하며 처방을 받았더라도 처방약물이 점점 더 비의료적인 목적으로 사용되고 있다. 예를 들면, 메틸페니데이트(리탈린)는 주의력 결핍 과잉행동장애(ADHD)의 치료를 위해서 사용되며 일반적으로 흥분제 기능을 한다. 십대 사이에서 이 약물을 처방받지 않고 사용하는 경우가 지난 몇 년간 급속하게 증가했다.

사용되는 그 외 물질은 식품 공급원에도 포함되어 있다. 일부 청소년은 여러 잔의 커피, 차, 탄산음료, 그 외 카페인이 함유된 음료수를 향정신성 효과를 위해서 마신다. 특정 에너지 드링크, 허브 제품 그리고 비처방 감기약과 다이어트 약도 사용될 수 있다.

가정폭력

가정폭력이나 친밀한 파트너에 의한 학대는 가정 내 성인과의 관계에서 일어나는 폭력이다. 이러한 대상은 아동의 부모 또는 부모 중 한 명과 그 외 중요한 성인이 포함될 수 있다. 학대는 아동이나 청소년이 자신이 사랑하는 가족 이 학대를 당하는 것을 목격하거나 또는 자신들이 그 희생자가 됨으로써 이들에게 상처를 입힌다. 친밀한 가족 및 친인척에 의한 폭력이 발생하는 가정에 거주하는 아동은 학대를 당할 가능성이 더 높기 때문에 이러한 행동은 아동학대의 전조 요인이 되는 경우가 많다.

데이트 폭력

데이트 폭력은 십대의 관계에서 발생하는 또 다른 유형의 친밀한 대상에 의한 학대이다. 데이트 폭력을 보고하는 여성 청소년들은 슬픈 감정을 느끼거나, 자살을 시도했거나 또는 담배나 약물을 사용하는 것과 같은 위험한 행동을 보일 가능성이 더 높다. 조기 성 활동, 많은 수의 성 파트너가 있는 것 그리고 피임도구를 사용하지 않아 나타나는 결과도 데이트 폭력의 발생 가능성을 높인다. 이와 같이 다양한 위험요인들은 청소년으로 하여금 데이트 폭력을 당할 수 있는 더 큰 위험에 처하게 한다.

아동학대

아동을 대상으로 하는 가장 흔한 유형의 폭력은 아동학대이다. **아동학대(child abuse)**는 아동을 신체적, 성적, 심리적으로 학대하거나 방임하는 것이다.

보건복지부가 발간한 「2019 아동학대 연차보고서」에 따르면 아동학대 신고 건수는 4만 1,389건으로 전년 대비 13.7% 증가하였으며 피해 아동의 성별은 남아가 1만 5,281건(50.9%)로 여아보다 약 1.8%가 높았고, 만 13~15세의 아동이 전체 23.5%로 가장 높은 것으로 확인되었다.

아동학대 발생 장소는 가정 내에서 발생한 사례가 총 2만 3,883건(79.5%)으로 가장 높았고 주요 아동 돌봄기관인 학교, 어린이집, 유치원은 각 2,277건(7.6%), 1,371건(4.6%), 139건(0.5%) 순이었다.

학대행위자는 부모 2만 2,700건(75.6%), 대리양육자 4,986건(16.6%), 친인척 1,332건(4.4%), 기타 364건(1.2%) 순으로 나타났다.

2019년 피해아동 발견율이 전년 대비 0.83‰ 증가(2018년 2.98‰ → 2019년 3.81‰)한 점은 학대피해아동을 조기 발견하여 아동을 보호하는 정책 추진 효과에 큰 의의가 있다고 평가되나, 여전히 가정 내 또는 양육자에 의한 아동학대가 높은 편으로, "체벌은 학대"라는 인식 홍보와 올바른 양육 방법에 대한 교육이 필요한 상황이다.

2019년 아동학대로 사망에 이른 아동은 총 42명이며, 이 중 0~1세의 아동은 45.2%로 신생아 및 영아가 학대에 의한 사망에 가장 취약한 집단이다.

모든 사회경제적 집단의 남녀 아동이 학대의 피해자가 될 수 있다. 이러한 유형의 폭력은 아동의 신체적·정신적 건강에 모두 영향을 미치며 학대가 발생한 후 오랫동안 이들의 건강상태에 영향을 미칠 수 있다. 아동학대의 정의는 신체적 학대뿐만 아니라 신체적 방임, 정서적 학대와 방임, 언어폭력, 성적 학대 등이 포함된다.

학대는 잘못된 일을 저지르는 행위, 즉 때리거나, 무시하거나, 추행하는 것과 같은 아동에게 신체적·정서적 또는 일반적으로 비정상적인 성적 행위를 하는 것을 포함한다. 방임은 적절한 영양, 정서적 접촉 또는 필요한 신체적 관리를 제공하지 않는 것과 같이 누락시키는 행위를 의미한다. 정서적 학대와 방임은 겉으로 나타나지 않는 경우가 많기 때문에 신체적 학대나 방임보다 이를 확인하거나 증명하는 것이 더 어렵다(학대와 방임의 위험요인은 표 2-1 참조).

신체적 학대

신체적 학대(physical abuse)는 다른 사람에게 고통이나 부상을 가하여 영구적이거나 일시적인 신체의 손상이나 사망에까지 이르게 하는 고의적인 학대이다.

신체적 방임

신체적 방임(physical neglect)은 필요하거나 이용 가능한 자원을 아동에게 고의적으로 제공하지 않거나 이를 보류하는 행위이다. 신체적인 방치에 해당되는 행위에는 다음과 같은 기본적인 요구를 제공하지 않는 것이 포함된다. 아동의 연령에 적합한 감독(관리), 적절한 영양과 수분공급, 위생(예: 깨끗한 기저귀와 옷, 목욕시설과 화장실), 비바람을 피하는 숙소(예: 겨울의 난방) 그리고 적절한 건강관리(예: 예방접종, 치아관리, 약물, 안경) 등이다.

정서적 학대

정서적 학대(emotional abuse)에는 아동에게 수치심을 주는 것, 조롱하기, 창피주기 또는 모욕을 주는 것이 일반적으로 포함된다. 아동이 좋아하는 가족사진이나 편지를 찢고 아동의 애완동물을 해치거나 죽이고 또는 다른 사람에게 주는 것도 포함된다. 이러한 행동은 아동을 위협하거나 통제하기 위한 수단으로 자주 사용된다.

언어폭력은 정서적 학대의 일반적인 방법이다. 언어폭력은 아동의 취약한 자아감을 무너뜨리고 자아존중감을 파괴시키는 폭력적인 휘발성 무기가 될 수 있다. 언어폭력의 일반적인 예에 포함되는 것으로는 아동에게 외설스러운 말로 소리치는 것, 욕설을 하는 것, 아동을 가두거나 애완동물을 남에게 주거나 죽이겠다고 협박을 하는 것, 아동에게 “네가 태어나지 않았다면 좋겠어”, “너는 쓸모없어”와 같은 말을 하는 것 그리고 아동에게 수치심을 주거나 창피를 주거나 또는 무시하는 말을 사용하는 것이 포함된다.

정서적 방임

정서적 방임(emotional neglect)는 돌봄 제공자가 아동에게 정서적 돌봄을 제공하지 않는 것을 특징으로 한다. 일반적인 상호작용 방식이 냉정하고 세심한 개인적 관심이 부족하다. 애정 어린 돌봄의 부족과 기본적인 의존성 요구를 충족시켜 주지 못하는 부모나 돌봄 제공자로 인해서 아동이 고통을 받는다. 흔히 일어나는 또 다른 정서적 방임은 부모가 정신질환이 있거나 알코올이나 약물을 남용함으로 인해서 아동의 발달적 요구에 적절하게 대응할 수 없을 때 발생한다.

임상간호 시 주의점

일반적인 형태의 성적 학대는 다음과 같다.

- 구강-성기 접촉
- 성기를 만지고 애무하는 것
- 항문 성교
- 질 성교
- 강간
- 동성 간의 성행위
- 매춘
- 성적인 누드 사진과 같은 포르노를 보도록 강요하거나 참여시키는 것
- 인터넷이나 비디오를 통해서 성 행위를 하는 것을 권장하는 것

법적 · 윤리적 고려사항

아동학대범죄의 처벌 등에 관한 특례법 제10조, 제62조

아동학대를 의심할 만한 합당한 근거가 있을 경우 우리나라 국민 누구나 아동학대를 신고할 수 있다. 특히 간호사는 아동학대 신고의무자이다. 전화신고는 국번 없이 112, 방문신고는 관할 지역아동보호전문기관을 통하여 접수된다.

성적 학대

아동 성적 학대(child sexual abuse)는 어른의 성적 만족감을 위해서 아동을 착취하는 것이다.

가해자가 낯선 사람일 수도 있지만 보통은 부모, 양부모 또는 친구, 이웃 또는 베이비시터와 같이 아동이 알고 있는 사람인 경우가 많다. 성적 학대의 방법에는 성 행위, 다른 사람이 성적 학대를 저지르도록 허용하는 것, 위협, 비디오나 다른 수단을 통한 이용(착취) 또는 그 외 다양한 행위가 포함된다.

학대나 방임을 당한 아동에 대한 간호관리의 기대되는 결과에

표 2-1 아동학대와 방임의 위험요인

신체적 학대 위험을 증가시키는 요인	성적 학대 위험을 증가시키는 요인
• 가난	• 생물학적 아버지의 부재나 의붓아버지가 있는 것
• 가족 내 폭력	• 여성인 것
• 조산이나 출생 시 저체중	• 어머니가 가정 밖의 직장을 다니는 것
• 친족이 아닌 남성 1차 돌봄 제공자	• 부모와의 저조한 관계
• 아동기에 학대를 받은 부모	• 부모의 갈등 관계
• 3세 미만의 연령	• 부모의 약물남용이나 사회적 고립
• 많은 관리(돌봄)를 필요로 하는 아동의 장애나 질병(예: 지적장애, 주의력 결핍 과잉행동장애)	
• 부모의 약물남용이나 사회적 고립	

는 정상적인 성장과 발달 유지, 긍정적인 자아 존중감 성립, 부모에 대한 부모양육 정보와 스트레스 해소법 제공, 아동을 위한 양육환경 제공 그리고 학대의 부재가 포함된다.

건강증진과 건강유지의 정의

건강증진과 건강유지를 이해하기 위해서는 건강에 대한 정의에 동의할 필요가 있다. 세계보건기구 헌장은 **건강(health)**을 “단지 질병과 질환이 없는 상태가 아닌 완전한 신체적 · 정신적 · 사회적 안녕의 상태”로 정의한다.

건강증진(health promotion)은 개인의 안녕감을 높이기 위해 건강이나 건강관리를 강화하는 활동을 가리킨다. 이러한 활동들은 만성질환이나 급성질환이 있는 사람까지 포함하는 모든 개인들의 잠재적인 긍정적 건강을 실현하는 결과에 이르게 한다. 건강증진 활동에는 다음과 같은 내용이 포함된다.

- 각 발달단계에서 영양상태를 향상시키는 것
- 신체활동을 아동의 일상적인 일에 통합시키는 것
- 적절한 생활환경을 제공하는 것
- 구강건강을 향상시키는 것
- 긍정적인 인격발달을 촉진하는 것

건강증진은 아동이 자신의 건강을 더 잘 통제하고 건강한 선택을 하여, 건강을 향상시키도록 돕는다. 건강 향상을 위해서는 긍정적인 건강정책, 지원적인 환경, 건강한 지역사회, 개선된 건강서비스 그리고 건강을 촉진하는 개인적인 기술이 필요하다. 간호사들은 건강증진을 장려하는 정책, 법 그리고 문화적 환경에 영향을 미치는데 있어서 중요한 역할을 한다. 또한 가족의 강점을 증진시키기 위해서 생활방식, 사회적 발달, 대처, 가족 상호작용과 같은 분야에서 아동, 가족과 함께 협력함으로써 건강증진에 직접적으로 참여한다.

건강유지(health maintenance)는 간호사가 정상적인 발달로부터의 조기 이탈을 확인하고, 질병을 예방하기 위해 예방접종을 실시하는 것을 말한다. 또한 일반적인 아동 안전위험에 대한 교육을 제공하기 위해서 발달 선별검사나 감시를 수행하는 것과 같은 현재 건강상태를 보존하고 질병이나 부상의 발생을 예방하는 활동을 일컫는다. **선별검사(screening)**는 증상이 명확해지기 전에 질병의 존재 가능성을 감지하기 위한 절차이다. **감시(surveillance)**는 가족, 전문의, 보육 제공자, 그 외 전문가들과 협력하여 숙련된 관찰을 수행하는 지속적인 과정이다. 건강유지 활동은 본질적으로 예방을 위한 것이며, 예방조치의 수준과 목적을 설명하기 위해서 일반적인 용어로 제시된다. 예방수준은 **1차 예방(primary prevention)**, **2차 예방(secondary prevention)**, **3차 예방(tertiary prevention)**으로 구별된다.

건강증진과 건강유지 활동이 밀접하게 연결되어 있고 중복되는 경우가 자주 있긴 하지만 어떠한 차이점이 있는지 파악해야 할 필요성이 있다.

- 건강증진은 개인, 가족, 인구집단의 강점과 목표를 조사하고, 이를 이용해서 더 높은 수준의 안녕에 도달하기 위해 노력한다. 여기에는 건강목표를 정하기 위해서 가족과 협력하고, 또한 이러한 목표를 충족시키기 위해서 다른 건강 전문가들과 협력하고 자원을 제공하는 것이 포함된다.
- 건강유지는 이미 알려진 잠재적 건강위험에 중점을 두며, 이를 예방하거나 조기에 확인하여 중재할 수 있도록 노력한다.

간호사는 건강증진과 건강유지의 개념이 서로 중복됨을 인식하여 건강관리를 제공할 때 이 두 가지를 모두 적용해야 한다. 그림 2-1에서 각 개념의 적용에 대한 예와 이러한 개념이 어떻게 관련되는지를 확인한다.

건강증진 및 건강유지 구성요소

아동의 건강증진과 건강유지를 위해 포함되는 중요한 개념은 다음과 같다.

건강증진과 건강유지의 중복

건강증진	중복	건강유지
• 통곡물, 과일, 채소에 중점을 둔 모든 1일 권장량을 충족시키면서 건강과 안녕을 제고시키는 영양 • 신체상과 의사결정 기술을 포함한 자기개념 형성을 촉진하기 위한 활동	• 성장과 에너지 요구를 충족시키면서 만성 질환도 예방하는 영양 • 긍정적인 활동을 통합함으로써 자기상을 증진하고 부상의 가능성을 줄임	• 비만이나 성장지연을 막는 영양 • 수면장애와 공격적인 행동을 초래할 수 있는 폭력에 대한 노출을 줄이기 위해서 TV 시청을 제한

그림 2-1
건강증진과 건강유지를 위한 주안점과 목표가 다르긴 하지만, 이 표의 예에서 보듯이 중복되는 경우가 자주 있다.

- 가족과의 접촉
- 일반적인 관찰
- 성장과 발달감시
- 영양
- 신체활동
- 구강건강
- 정신건강과 영적 건강
- 관계
- 질병예방 전략
- 손상예방(안전) 전략

가족과의 접촉

건강관리 제공자들은 다양한 환경에서 가족을 대상으로 일을 하며, 이러한 가족의 요구에 적합하도록 접근법과 중재를 조절해야 한다.

개인적인 상황에 관계없이 모든 가족 구성원과의 접촉이 아동과의 연결에 있어서 중요하다는 것을 간호사는 인식해야 한다. 이러한 접촉은 아동의 발달에 대해서 알게 되고, 가족 구성원 간의 상호작용을 관찰하고, 또한 효과적인 간호중재를 실행하는 시간이다. 전화통화, 대면 미팅, 이메일을 사용한 의사소통 그리고 짧은 만남 등은 아동의 건강을 보장하고자 하는 목표를 가지고 공동의 상호작용을 제공하는 역할을 한다.

일반적인 관찰

아동 간호사는 아동과 가족을 대면할 때마다 이들에 대한 일반적인 관찰을 수행해야 한다. 건강지도 방문 동안 주의 깊게 관찰한다면 가족을 포함한 문제를 사정할 수 있는 기회가 많을 것이다. 일반적인 사정은 간호사가 가족에게 시설을 방문하도록 전화를 하고 이들을 시설에서 맞이하면서 시작되며 아동의 체중과 신체를 측정하면서 혹은 방문을 하는 내내 계속된다.

일반적인 관찰의 결과에 근거해서 질문을 하며 관찰 결과에서 우려되는 점이 있다면 추가적인 검사를 포함하도록 한다. 예를 들어, 생후 2개월인 아기가 방문 동안 대부분의 시간을 잔다면 아기의 수면시간과 일반적인 각성상태에 대해 부모나 양육자에게 질문을 해야 한다.

성장과 발달평가

성장과 발달에 대한 평가는 아동의 상태와 환경에 대한 중요한 단서를 제공한다. 건강지도 방문 시 매번, 아동의 키와 체중을 측정하고 체질량지수를 계산하여 그 결과를 백분율 차트에 표시한다. 부모에게 서면 형식의 정보를 제공하고 필요하면 이러한 정보를 해석해준다. 적절한 성장은 양호한 영양상태 및 부모나 그 외 돌봄 제공자들과의 긍정적인 관계를 보여준다. 저조한 성장은 음식의 부족, 지원적인 환경의 부족 또는 아동에게 기저 질환이 있음을 의미할 수 있다.

아동이 예상대로 성장하고 있으며 비정상적이거나 예상하지 못한 신체적 결과가 없음을 확인하기 위해서 신체검사를 실시한다. 건강유지 활동은 질병예방에 중점을 두며, 청소년 운동선수나 영아를 둔 부모에게 이 두 취약집단의 아동에 있어서 수분 불균형을 피하는 적절한 방법을 교육하는 것을 포함할 수 있다.

발달평가는 아동의 능력에 대한 자료를 제공하고, 신경문제에 대한 조기 확인을 가능하게 하며 가정환경이 아동에게 자극을 제공하는지를 확인할 수 있게 하는 유연하고 지속적인 능숙한 관찰 과정이다. 어릴 때의 발달은 향후 건강에 중요하므로 건강관리 방문 동안에 일관적이고 체계적으로 평가되어야 한다.

발달은 타고난 조건뿐만 아니라 환경적 영향에 의해서도 결정되는 섬세한 과정이다(그림 2−2).

발달지연이나 비정상이 의심된다면 발달 선별검사를 할 필요가 있으며, 상세한 발달적 · 의료적 평가가 수행되어야 한다. 흔히 검사되는 영역에는 소근육 운동기술, 대근육 운동기술, 언어, 자립 기술, 사회적 기술, 읽기가 포함된다. 표준 선별검사 도구를 사용한 발달 선별검사를 수행하기 위해서는 모든 지시를 반드시 따라야 한다.

단일 영역의 한 항목을 수행하지 못했다고 해서 아동이 검사를 통과하지 못했음을 의미하지는 않으므로 향후 방문 시 아동을 재평가해야 한다. 하루 중에 아동이 깨어 있고 휴식을 취하는 시간으로 방문 일정을 잡는다. 아동에게 자극을 제공할 수 있는 구체적인 방법을 부모에게 제안한다. 한 영역이나 다양한 영역의 여러 항목에서 실패한다면 발달과정에서 심각한 문제가 있는 것으로 평가될 수 있다. 한 영역 이상에서 발달패턴 지연이 나타난다면 진단적 발달 사정을 받기 위한 의뢰가 필요하다.

건강증진과 건강유지가 모두 발달평가와 관련성이 있다. 아동이 다음으로 배울 발달 이정표에 대한 교육과 이러한 학습이 일어날 수 있는 환경을 제공하는 방법이 건강지도 방문 동안의 건강증진에 포함될 수 있다. 이러한 유형의 선행지침은 아동의 발달진행을 촉진시킬 수 있다. 건강유지는 발달지연을 예방할 수 있도록 하며, 그 활동은 방문과정에서도 지속적으로 유지되어야 할 중점과제이다.

영양

영양에 대한 평가는 매 건강지도 방문에 있어 중요한 부분이며, 건강증진 및 건강유지와 밀접한 관련이 있다. 충분한 영양

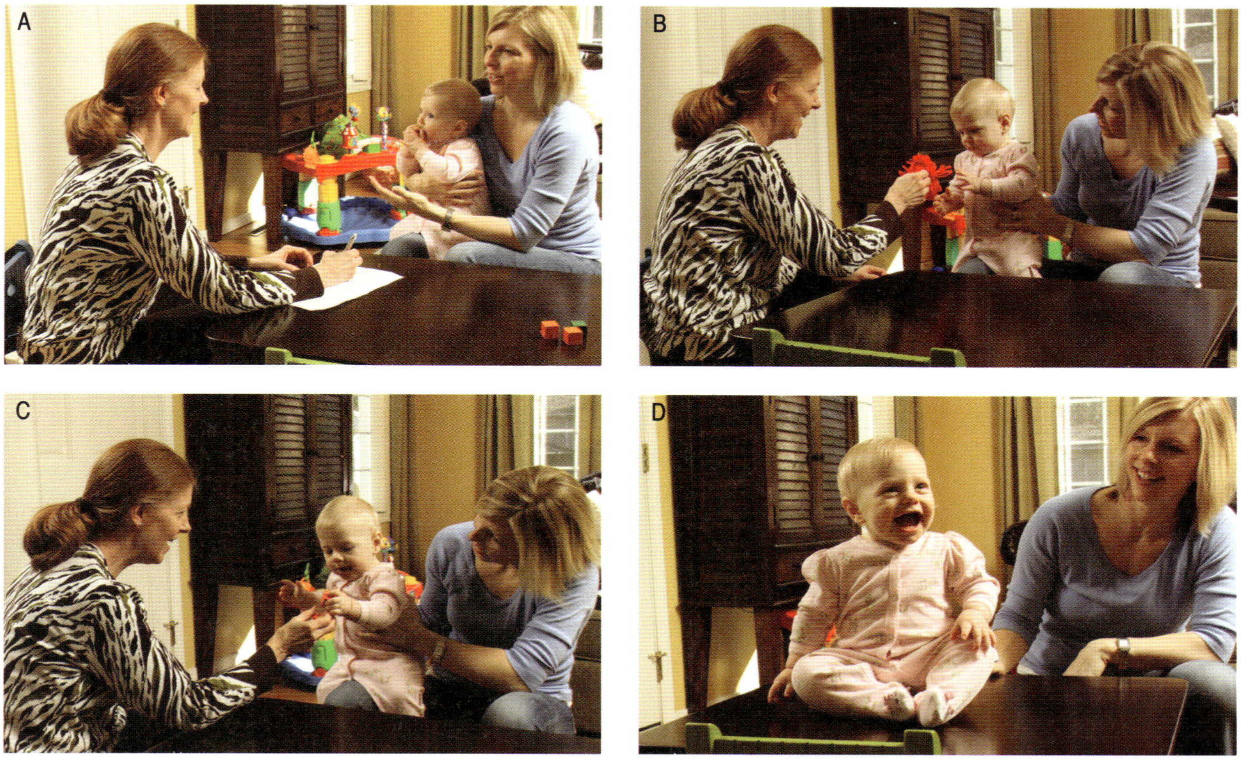

그림 2-2
사물을 따라 움직이는 영아의 능력을 검사하기 위해서 실 뭉치가 제공되고, 동일한 크기의 블록은 영아의 소근육 조정력을 검사하며, 그림들은 영아의 언어능력을 검사하기 위해서 사용된다. 이러한 검사는 영아가 선별검사 동안 더욱 적극적으로 참여하도록 하는데 도움이 된다. 영아와의 치료적 관계를 형성하고 사정을 재미있는 놀이로 접근한다. **A.** 가정방문을 하고 있는 간호사는 영아가 스스로 먹고 손을 흔들며 인사하는 것과 같은 개인적-사회적 능력을 달성했는지에 관해서 영아의 엄마에게 질문한다. 생후 6개월의 영아는 연령에 적합한 행동을 수행하는 능력에 대한 검사를 받는다. **B.** 실 뭉치를 찾아 180°를 돌아서 따라간다. **C.** 두 개의 큐브를 서로 부딪힌다. **D.** 도움 없이 앉는다.

SOURCE: A, B, C, D, George Dodson/Pearson Education, Inc.

관리는 일반적인 건강에 기여하는 중요한 요인이며 성장과 발달을 촉진한다. 아동의 연령에 적합한 음식을 섭취하고 적절한 수준의 활동을 함으로써 아동은 적절한 성장, 신체활동, 인지 그리고 면역기능을 위한 에너지를 얻을 수 있다. 아동에게 충분한 과일과 채소를 섭취하도록 식사를 조절하는 것은 면역체계를 강화시킬 뿐만 아니라 안녕감을 높이는 등의 건강을 증진시킬 수 있다.

신체활동

신체활동은 많은 신체적 · 심리적 건강혜택을 제공한다. 영아와 어린 아동의 신체활동은 대근육 운동 발달상태를 파악하도록 한다. 대근육 운동은 영아의 대칭적 움직임, 팔과 다리를 구부리고 펴는 것, 사물을 가지고 노는 능력을 통해 관찰한다. 중요한 발달 이정표에는 앉기, 걷기, 공 던지기가 포함된다. 아동이 좋아하는 활동이 무엇이고, 하루에 얼마나 많은 시간 동안 활동을 하는지에 대해서 사정하는 것도 중요하다. 아동이 성장함에 따라서 TV를 시청하고, 비디오 게임을 하고, 인터넷 검색을 하거나, 사회 관계망과 같은 활동에 참여하는데 사용하는 시간처럼, 정적인 활동에 관한 질문을 한다. 아동이 학교나 지역사회에서 스포츠를 하는지 확인하는 등 전체 활동량을 측정하기 위해서 일상적인 활동에 관해서 질문한다.

일단 간호사가 신체활동에 대한 정보를 수집하고 나면 부모, 아동과 함께 활동패턴을 향상시키기 위한 중재를 실행한다. 건강유지 활동의 목적은 질병과 부상을 예방하는 것이다. 스포츠를 위한 안전장치에 대한 정보와 부상을 예방하기 위한 준비운동 및 적절한 수분공급과 같은 안전한 활동에 관한 정보의 제공을 포함한다. 이와 같은 적절한 신체활동은 비만 및 이와 관련된 질병을 예방하는 데에 중요한 요인이다.

구강건강

구강건강이 전문가의 지식을 요구하는 것처럼 보이기는 하지만 구강건강의 많은 영향이 일반적인 건강문제와 관련이 있다. 구강건강이 중요한 이유는 치아가 언어발달을 보조하고, 매복되거나 감염된 치아는 전신에 영향을 미치는 질병을 초래하며,

치아가 긍정적인 자기상 형성과 관련이 있기 때문이다. **충치(dental caries)**는 아동에게 가장 흔한 만성질환이다.

건강유지 활동은 충치 및 치아질환과 관련된 질병의 예방과 관련이 있다. 치아를 강화하기 위해서 불소와 실런트를 사용하고, 치아관리가 부실한 경우에는 관리를 받도록 의뢰하는 것 등의 활동이 있다.

정신건강 및 영적 건강

가족은 일반적으로 아동의 건강상태에 대한 질문에는 익숙하지만 정신건강에 대해서는 논의할 준비가 되어 있지 않을 수 있다. 부모에게 정신건강 문제를 기록해서 건강지도 방문 시 지참하도록 권장한다. 이는 부모로 하여금 건강관리 전문가가 자신들과 협력하여 정신건강 문제를 다룰 의사가 있음을 이해하도록 한다. 아동 및 부모의 기분, 아동의 기질, 스트레스와 가족이 받고 있는 스트레스 대처법 또는 수면패턴과 같은 주제를 제시한다. 다음 방문에 질문할 내용을 상기시켜 줄 메모를 기록해 둔다. 건강관리 전문가는 예방, 위험 사정 그리고 상태에 대한 진단과 관련해서 정신건강 문제를 다룬다.

간호사는 아동 및 가족의 정신건강과 관련된 건강증진과 건강유지 목표를 모두 세워 아동과 가족의 문제를 해결할 수 있는 적절한 자원을 활용해야 한다.

영적 건강은 삶에서 중요한 의미를 제공하는 큰 맥락에 포함된다. 다른 사람들에게 이것은 더 나은 것을 목적으로 또는 미래를 위한 목표 설정을 하도록 돕는 정서적인 지지의 한 요소가 될 수 있다.

관계

아동이 타인들과 맺는 관계는 출생하면서부터 시작된다. 처음이자 가장 중요한 일련의 관계는 가족 내에서 형성된다. 영아는 엄마와 아빠, 형제자매 또는 친인척이라는 맥락 속에서 타인과 관계를 맺는 법을 배운다. 아동의 성장과 함께 세상이 넓어짐에 따라서 다른 아동, 가족의 친구, 또래 친구, 학교 그리고 이보다 더 큰 지역사회 네트워크를 포함하게 된다. 모든 연령에서 아동의 인간관계를 분석하는 것은 사회적 상호 관계에 대한 중요한 단서를 제공한다.

아동을 사정할 때 가족의 상호작용과 사회적 상호작용에 대한 질문을 할 수 있다. 영아를 돌보는데 있어 쉬운 점과 어려운 점은 무엇인가? 영아는 어떠한 기질을 가지고 있는가? **기질(temperament)**은 영아의 특유한 행동양식이다. 영아의 기질은 수면과 식사의 규칙성, 새로운 삶과 상황에 대한 반응과 같은 환경에 반응하는 선천적인 특성을 나타낸다.

사정을 완료했다면 가족관계 및 사회적 관계와 관련된 목표와 중재를 확립한다. 건강증진 문제에 포함되는 것으로는, 다양한 연령에서 사용될 수 있는 훈육기법뿐만 아니라 어린 자녀를 둔 부모를 위한 아동의 타인과의 사회화 필요성에 관한 선행지침을 제시한다. 건강유지 활동은 가족의 상호작용과 사회적 상호작용의 문제를 예방하는 것을 목표로 한다.

질병예방 전략

질병예방 전략은 주로 건강유지, 즉 질병의 예방에 중점을 둔다. 일부 건강문제는 조기에 진단될 수 있고 질병에 대한 치료가 시작될 수 있다. 선별검사는 증상이 나타나기 전에 질병을 감지하기 위해서 사용된다. 선별검사는 질병의 위험이 있는 많은 사람들을 대상으로 실시되어서 일반적으로 2차 예방에 해당된다. 대부분의 선별검사는 엄격히 말해서 진단적 검사가 아니며 검사결과가 양성일 경우에는 추가적인 진단검사가 뒤따른다. 일단 선별검사를 통해서 질병의 존재가 확인되면 질병의 악화나 합병증을 줄이기 위한 목표를 가지고 조기 중재가 시작될 수 있다. 예를 들면, 모든 신생아 선천성 대사질환(선천적 갑상선기능저하증과 페닐케톤뇨증)에 대한 선별검사를 생후 1주일 내에 받는다. 이러한 질병 중 하나가 발견될 경우에는 적절한 중재(약물이나 식이요법)가 발달장애의 가능성이나 심한 정도를 줄인다.

질병을 예방하는 또 다른 방법은 아동에게 일반적인 전염병에 대한 예방접종을 실시하는 것이다.

손상예방(안전) 전략

대부분의 아동기 사망과 입원은 손상과 관련이 있다. 따라서 간호사가 모든 건강지도 방문에 손상예방 전략을 통합시키는 것은 중요하다. 이러한 전략은 손상의 위험을 인식하고 잠재적인 손상을 예방하는 것을 목표로 하기 때문에 건강유지 활동에 해당된다.

보편적인 손상 예방 주제에 포함되는 것으로는 자동차 안전, 보행자 안전, 스포츠 손상 예방, 독극물 예방 그리고 아동학대 예방이 있다.

간호과정

간호사정과 간호진단

건강지도 방문 동안에 아동과 가족에 대한 상세한 정보가 드러날 것이다. 간호사는 인구집단과 발달에 대한 지식을 적용해서 사정자료 수집과 계획된 중재를 그에 맞게 조정한다. 대기실에서 그리고 검사를 하는 동안 계속해서 부모와 아동의 상호작용을 관찰한다. 형제나 자매가 함께 있다면 모든 가족 구성원들 간의 상호작용을 살핀다. 아동과 부모의 감정과 기분을 관찰한다. 그런 다음 건강지도를 위해서 방문할 때마다 아동과 가족

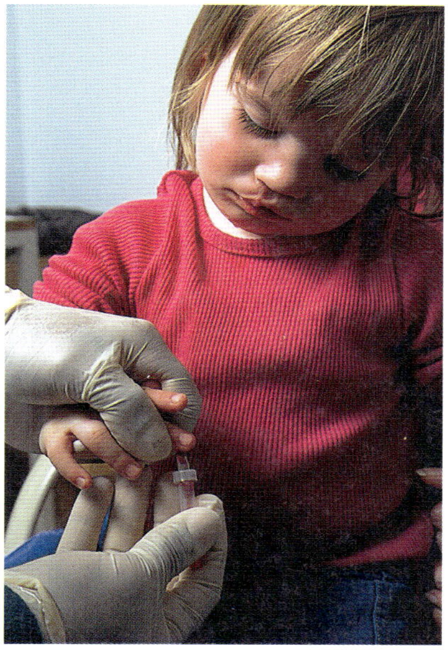

그림 2-3

이 18개월 된 유아는 철분 결핍성 빈혈을 검사하기 위해서 혈액 검사를 받고 있다. 영아기 후반과 유아기의 아동은 적정 철분수준을 확인하기 위해서 검사를 받는 경우가 자주 있다.

SOURCE: George Dodson/Pearson Education, Inc.

에 대한 간호사정은 다음과 같은 사항에 중점을 둔다.

- 병력을 업데이트하고, 아동의 발달이나 교육의 진행에 대한 질문을 하고, 식사습관과 신체활동 그리고 안전실무를 확인하기 위해서 가족과 아동을 면담하는 것
- 부모나 아동이 가지고 있는 관심사와 걱정을 끌어내는 것
- 대기실에서 부모가 작성한 설문지에 대한 검토를 포함하여 발달감시 평가를 실행하는 것
- 연령에 적합한 선별검사를 수행하는 것(그림 2-3)
- 신체 사정을 수행하는 것

간호사정 후 간호사는 아동의 건강상태에 적합하고 가족의 요구를 고려한 간호진단을 파악한다. 가족과 공동으로 간호진단을 수립하는데, 이것은 간호사와 가족 간의 파트너십에 필수적인 구성요소이다. 주기적인 건강지도와 예방접종을 위해 부모와 함께 방문한 18개월 된 유아에 대한 간호진단의 예는 다음과 같다.

- 섭식에 대한 인식장애와 관련된 과체중의 위험
- 부적절한 영양과 관련된 발달지연의 위험
- 예측 불가능한 돌봄 상황과 관련된 돌봄 제공자 역할 긴장의 위험

계획과 수행

건강지도 방문을 위한 간호관리는 가족 구성원들과 함께 계획을 세우는 것으로 시작된다. 가족은 자신의 관심사와 질문을 공유하며, 간호사도 절차와 다뤄질 주제의 목록을 만든다. 여기에 포함되는 것으로는 예방접종을 제공하는 것, 훈육에 관한 선행지침을 제공하는 것, 건강한 행동에 대해서 부모와 아동을 교육시키는 것, 영양과 관련된 건강증진을 다루는 것, 질병과 손상을 예방하는 방법을 제안하는 것 그리고 후속관리를 받도록 하는 것이다.

대부분의 부모가 자녀의 성장과 발달에 자신들이 기여할 수 있는 방법이 무엇인지 알기를 원한다. 건강지도 사정을 마무리하는 논의는 성장하는 아동의 역량과 자신감 그리고 자아존중감의 발달을 촉진함으로써 가족의 강점을 증진시키는 것에 중점을 두어야 한다. 간호사는 이와 같은 건강증진 활동의 예를 제공함으로써 방문을 긍정적으로 마무리할 수 있다.

건강지도는 진료실이나 임상적 환경에서 실시할 수 있는 가능성이 가장 많지만 간호관리는 어떠한 환경에서도 지도할 수 있다. 간호사는 건강증진과 건강유지가 모든 간호사-가족 관계에 있어서 핵심이라는 것을 인식한다. 예를 들어, 골절의 치료를 위해서 응급실에 온 아동을 볼 때 간호사는 예방접종과 안전에 대해 사정해야 한다. 뇌성마비와 같은 만성질환이 있는 아동은 정형외과의 외래환자 진료실에서 대부분의 건강증진과 건강유지 서비스를 받을 수 있다. 급성 호흡기 질환으로 입원한 아동의 곁에는 부모가 있는 경우가 많은데, 간호사는 부모가 가지고 있는 건강증진과 관련된 문제가 무엇인지를 알아내고 발달 결과에 대한 교육을 일부 수행해야 한다. 건강증진은 모든 아동간호에 있어서 변함없는 기본적인 과제이며 모든 건강관리자, 지역사회와 함께 지속적인 과정에서 협력적 관계가 필요한 부분이다. 또한 손상의 위험을 줄이기 위해서는 건강유지 정보가 모든 건강관리 접촉에 포함되어야 한다(그림 2-4).

평가

기대되는 간호결과에 포함되는 것은 다음과 같다.

- 적절한 교육과 상담 후에는, 아동과 가족이 아동의 건강관리 요구에 대한 관리와 관련된 공동 문제해결과 의사결정에 있어서 건강관리 제공자와 파트너로서 협력한다.
- 아동과 가족은 자신들이 논의하기를 원하는 문제나 관심사를 확인함으로써 향후 건강지도 방문을 준비한다.

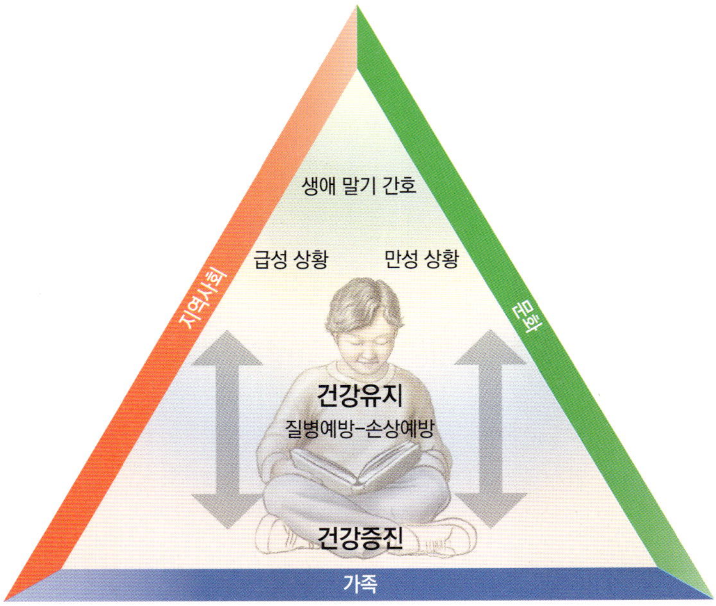

그림 2-4

Bindler-Ball의 아동과 가족을 위한 아동 건강관리 연속성. 건강증진은 아동간호의 모든 돌봄에 있어서 기본이다. 건강증진과 건강유지 활동은 건강지도 방문에서 일어나며, 영아가 아동기와 청소년기로 성장함에 따라서 강한 기초를 제공한다. 아동이 만성질환이나 급성질환을 겪게 된다면 이러한 활동으로 인한 영향이 나타난다. 이처럼 건강증진과 건강유지 활동은 모든 건강(관련) 접촉에서 발생할 수 있다. 건강증진의 목표인 영적 평화와 균형은 생애 말기에 충족될 수도 있다. 가족이 아동의 건강 접촉을 결정하는 강력한 기반이라는 것에 주목한다. 가족은 아동의 건강에 필수적인 부분이며 강한 영향을 미친다. 아동의 건강상태에 미치는 영향을 이해하기 위해서 지역사회와 문화도 조사되어야 한다.

핵심 요약

- 아동기와 청소년기의 많은 주요 질병이환율과 사망률이 사회적 요인 및 환경적 요인과 관련이 있다.
- 빈곤은 많은 건강결과에 영향을 미치는 광범위하면서 중요 위험요인이다.
- 일부 빈곤한 가족은 집이 없는 상태를 겪고 많은 건강문제가 생길 위험에 있다.
- 스트레스를 주는 경험, 가족구조, 지역사회가 모두 아동의 건강에 영향을 미친다.
- 십대의 흡연 비율이 높으며, 흡연을 시작하는 가장 일반적인 시기는 청소년기 시절이다.
- 흡연예방과 금연 프로그램이 모든 학년에 걸쳐 요구된다.
- 알코올과 약물의 남용이 아동기와 청소년기에 발생하며 많은 건강위험을 악화시킨다.
- 폭력은 아동을 대상으로 행해질 수 있고, 아동이 폭력의 가해자가 될 수도 있다.
- 모든 가족이 폭력에 대한 평가를 주기적으로 받아야 하며, 필요한 경우에는 예방전략이 적용되어야 한다.
- 아동학대는 신체적 학대나 방임, 정서적 학대나 방임 또는 성적 학대의 형태를 취할 수 있다.
- 간호사는 부모가 자녀의 독극물이나 이물질 섭취를 예방하고, 자녀가 이러한 물질을 섭취한 후에는 응급치료와 지지관리를 제공하도록 부모를 교육시킨다.
- 건강은 신체적 · 정신적 · 사회적 안녕의 역동적 상태이며, 건강증진과 건강유지 활동의 목적이다.
- 건강지도를 제공하는데 있어서 파트너는 아동, 가족, 건강 전문가, 지역사회이다.
- 영양, 신체활동, 구강건강은 건강지도 방문 동안에 논의되어야 하는 필수적인 주제이다.
- 정신건강, 영적 건강 그리고 가족과 지역사회 내에서 아동의 관계가 건강지도 방문 시 매번 평가된다.
- 간호사는 가족과 협력하여 방문목표를 수립하고, 이러한 목표를 충족시키기 위한 중재를 계획한다.
- 건강증진과 건강유지 중재는 급성 · 만성질환을 겪고 있는 동안에도 모든 아동의 건강관리에 있어서 필수적인 구성요소이다.

Unit 2

아동의 성장발달

Chapter 3

아동의 성장발달 특성

학습목표

1. 아동의 성장과 발달의 원칙을 설명한다.
2. 아동발달이론을 설명한다.
3. 성장발달에 영향을 미치는 요인을 설명한다.
4. 발달단계별 성장과 발달의 특성을 설명한다.

아동은 주위 환경과 상호작용하면서 발달하고 각 연령마다 다른 기술을 배우며 학습하는 것은 보편적인 순서가 있다. 발달은 여러 요소에 의해서 영향을 받으며 각 나라의 사회적 상황이나 거주지역뿐만 아니라 영양상태와 문화적 관습도 영향을 미친다.

이 장에서는 성장과 발달의 일반적인 원칙, 아동발달과 관련된 다양한 이론 그리고 이러한 원칙과 이론의 실제 적용을 다룬다. 또한 영아기에서부터 청소년기에 이르는 각 연령집단에 대한 성장발달 특성을 기술하고 주요 발달단계, 신체적 · 인지적 · 심리사회적 특성과 문제, 의사소통 전략에 대해서 설명하고자 한다. 또한 각 연령집단의 아동을 조산, 입양, 유전적 영향과 같이 아동의 발달 진행을 방해하는 요인에 대한 내용이 포함된다.

아동이 각 시기마다 적절한 자극을 받으면서 발달을 성취하는 것은 중요하다. 적기성은 발달시기에 따라서 여러 영역별로 결정적인 시기가 있음을 의미한다. 아동이 적기에 발달을 이루면 그것들이 다음 단계의 기초가 되어(기초성) 다음 단계의 발달로 넘어간다. 이러한 발달이 원만히 이루어지지 않으면 이전 단계에서 발생한 결함들이 다음 단계의 발달과업을 달성하는 데에 어려움을 준다. 이와 같이 발생한 문제들이 누적되어(누적성) 심각한 결과를 초래할 수 있다.

아동발달의 원칙

아동을 돌보는 간호사들은 질병의 병태생리 그리고 건강증진과 건강유지의 필요성에 대해서 이해해야 할 뿐만 아니라 발달에 관한 지식을 자신이 돌보는 아동에게 적용할 수 있어야 한다. 아동의 나이와 신체의 성숙상태는 병태생리학적 과정, 약물의 대사, 치유과정에 영향을 미친다. 아동의 나이와 발달단계는 안전조치, 예방접종과 같은 내용과 관련된 건강증진 요구를 결정한다. 또한 간호사들은 치료적 의사소통을 하기 위해서 발달적 요인들을 반드시 고려하여 적절한 언어를 사용하고 시술에 대한 설명을 제공하며 이야기나 그림과 같은 접근법을 접목한다.

성장(growth)은 신체적 크기의 양적 증가를 의미한다. 성장은 키, 체중, 혈압, 아동의 어휘력과 같은 양적인 변화를 나타낸다. **발달(development)**은 능력이나 기능에 있어서의 증가를 의미한다. 도움 없이 앉거나 공을 던질 수 있는 능력과 같은 발달적 기술은 아동의 선천적인 능력이 환경에서 제공되는 자극, 지원과 상호작용함에 따라서 복잡한 방식으로 전개된다. 성숙은 유전적 · 내적 요인에 의해 나타나는 변화 과정이다. 유전적인 특성에 기반을 둔 발달 패턴과 일정한 방향성을 지닌 채로 진행된다. 능력이나 기능의 상향을 의미하며 질적인 변화를 강조한다. 분화는 변화 과정의 생물학적인 기술로 전체에서 특수한 부분으로의 발달 경향을 가진다. 학습은 연습이나 훈련처럼 환경에서 직접적이거나 간접적인 경험에 의한 발달적 변화를 말하며 성숙한 행동, 지능, 성격 등을 그 산물로 본다. 신체기관의 기능, 의사소통 능력, 운동기술의 수행에 있어서 양적 변화와 질적 변화는 시간이 지남에 따라 발달되며 아동건강관리 계획을 세우는 간호사들에게는 중요한 고려사항이다.

아동은 발달과정 동안에 개개인의 독특한 성숙 양상을 보인다. 아동의 발달이 나타나는 정확한 연령은 다를 수 있지만 수행의 순서나 원칙은 모든 아동에게 있어서 동일하다. 발달은 두 가지 과정으로 진행된다. 머리에서부터 아래로 그리고 신체 중앙에서부터 팔 · 다리로 진행된다. 머리에서부터 시작해서 몸통, 발로 진행되는 발달을 **두미발달(cephalocaudal develop-**

ment)이라고 한다(그림 3–1).

예를 들어, 출생 시 영아의 머리는 몸통이나 팔다리보다 비율적으로 훨씬 더 크다. 이와 유사하게 영아는 앉기 전에 머리를 드는 것을 배우고 일어서기 전에 앉는 법을 배운다. 다리와 발을 사용하는 걷기와 같은 기술은 영아기 후반에 발달한다. 몸의 중앙에서부터 팔다리로 진행되는 발달을 **근원발달(proximodistal development)**이라고 한다(그림 3–1 참조). 예를 들어, 영아는 몸통을 먼저 움직일 수 있게 된 후에 팔을 제어할 수 있으며 손가락의 섬세한 움직임은 훨씬 뒤에 가능하다. 아동 간호사들은 이러한 예측 가능하고 연속적인 발달방향의 개념을 이용하여 영아나 아동의 현재 상태를 파악하고 가족과 협력하여 아동에게 나타나기 시작하는 발달능력을 장려하고 지원해야 한다.

아동기 동안에는 모든 발달양상에서 특이한 변화들이 일어난다. 신체적 크기, 운동기술, 인지능력, 언어, 감각능력 그리고 심리사회적 영상이 모두 주요한 변형을 거친다. 간호사들은 정상적인 발달양상을 연구하여 더디거나 비정상적인 성장발달을 보이는 아동을 확인하고 진단한다. 이러한 진단을 바탕으로 간호사는 진단적 평가나 재활을 받도록 아동을 위탁하거나 적절한 자극을 제공하는 법에 대해서 부모를 교육하고 아동과 가족을 위한 중재계획을 세운다. 발달이 정상적으로 진행되고 있는 경우에 간호사는 일반적인 양상에 대한 지식을 이용함으로써 아동의 인지능력과 언어능력을 바탕으로 아동이 아플 때 적절한 장난감과 놀이를 제공하며 아동과의 상호작용에서 치료적으로 대응할 수 있어야 한다.

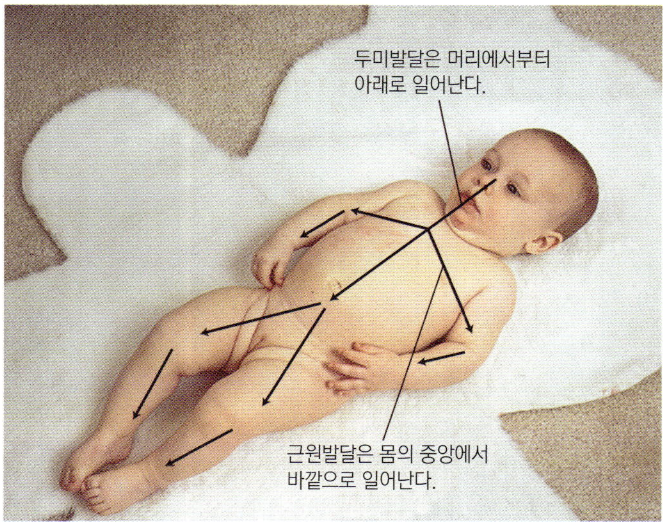

그림 3–1
성장발달의 방향
SOURCE: George Dodson/Pearson Education, Inc.

아동발달에 관한 주요 이론

아동발달은 복잡한 과정이다. 많은 아동발달 이론가들은 영아기부터 청소년기까지의 발달에 대한 다양한 관점에서 관련된 이론을 제공한다. 아동에 대한 총체적인 이해를 위해서는 하나의 발달이론에 치중하기보다는 여러 발달 이론적 관점을 통합하여 이해하는 것이 필요하다.

아동의 성장 발달단계는 다음과 같다.

- 태아기(수정에서부터 출생까지의 기간): 아동의 유전인자와 부모, 특히 산모의 건강에 영향을 받는다.
- 신생아기(출생부터 생후 1개월까지): 영아기의 한 부분이지만 생후 첫 1개월은 자궁 외 삶에 대한 적응이 필요하며 특별한 지원과 돌봄이 요구된다. 임신 37주 전에 태어난 신생아를 미숙아라고 하며 독특한 발달적 어려움을 겪는다.
- 영아기(생후 1~12개월): 1살까지의 영아를 포함한다. 성장속도가 빨라 일상활동에서 높은 수준의 돌봄을 필요로 한다.
- 유아기(1~3세까지): 운동능력 증가와 독립적인 행동이 특징이다.
- 학령전기(3~6세): 학령전기 아동은 대근육 · 소근육 운동과 언어능력이 발달되고 학령전기 학습 프로그램에 참여하는 경우가 많다.
- 학령기(6~12세): 학교 시스템으로의 입문을 시작하고 성장하는 지적 기술과 신체적 능력 그리고 독립성이 특징이다.
- 청소년기(12~18세): 10대로의 진입, 성숙한 인지적 사고와 정체성 형성, 또래 친구들의 영향이 중요한 특징이다.

Freud의 심리성적 발달이론

이론적 체계

Sigmund Freud는 초기 아동기의 경험이 그 이후 삶의 행동에 대한 무의식적인 동기부여를 형성한다고 주장하였고 특정 연령에서 성적 에너지[리비도(libido)]가 신체의 특정 부분에 집중된다고 보았다. 이러한 결과로 특정 연령에서 해결되지 못한 갈등과 충족되지 못한 요구가 그 단계에서의 발달 고착을 초래하게 된다.

Freud는 성격(인성)을 세 부분을 가진 구조로 보았다(그림 3–2). **원초아(id)**는 출생 시 존재하며 개인으로 하여금 즐거움을 추구하도록 만드는 기본적인 성적 에너지; **자아(ego)**는 사람의 현실적인 부분으로서 영아기에 발달하며 충동을 만족시키는 수용 가능한 방법을 찾는 것; 그리고 **초자아(superego)**는 도덕적이고 윤리적인 체계로서 아동기에 발달하고 일련의 가치와 양심을 포함한다. 이 모든 것이 대체적으로 의식적인 자각으로부터 나온다고 보았다.

자아가 원초아와 초자아라는 반대되는 두 가지 힘의 갈등

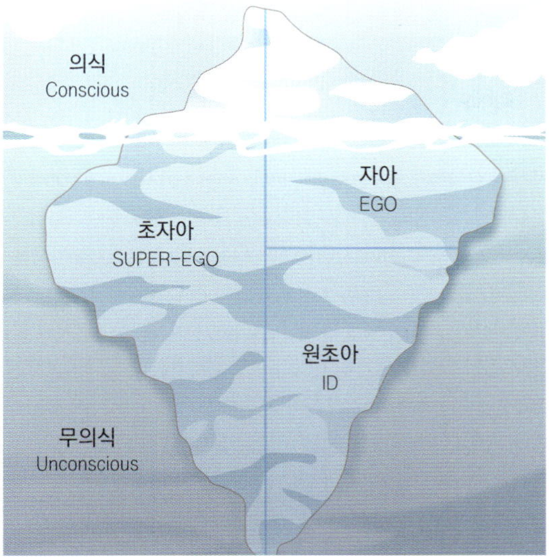

그림 3-2
Freud의 성격 구조

사이에 균형을 이룸에 따라서 발달과 행동이 전개된다. 자아는 **방어 메커니즘(defence mechanism)**을 사용함으로써 원초아의 충동을 우회시키고 초자아에 의해서 생성되는 과도한 불안으로부터 스스로를 보호한다. 이러한 행위는 자아가 위협받은 상황에서 무의식적으로 자신을 속이거나 상황을 다르게 해석하여 감정적 상처로부터 자신을 보호하는 심리 의식이다. 아동이 사용하는 방어 메커니즘에는 발달 초기 단계로의 퇴행, 아동학대와 같은 고통스러운 경험의 억압이 포함될 수 있다(표 3-1 참조).

단계

구강기(Oral stage; 출생~1세). 영아는 즐거움을 대체로 입에서 얻는데, 물건을 빨고, 먹고, 씹고, 입으로 오물거리는 것이 주된 욕구이다. 이러한 구강 행동은 영아의 긴장을 풀어주고 자아형성에 주요한 역할을 한다.

항문기(Anal stage; 1~3세). 어린 아동의 즐거움이 항문 부분에 집중되어 있는데, 신체 분비물에 대한 통제가 행동에 있어서 주된 힘이다.

남근기(Phallic stage; 3~6세). 성적 에너지가 생식기에 집중되는데 아동은 자신의 성기를 만지면서 탐색한다. 또한 Freud는 이 시기를 아동이 동성인 부모와 이성인 부모와의 관계를 형성하는 시기로 보았다. 그는 아동이 이성 부모를 사랑하고 동성 부모의 자리를 차지하기 원한다고 믿었다. 남근기의 아동은 특징적으로 양부모의 존재를 받아들이고 동성인 부모와의 동일시 현상이 나타난다.

잠복기(Latency stage; 6~12세). 초기 단계와 청소년기 사이를 지나는 동안 성적 에너지는 활동하지 않는다. 이 단계 동안 아동이 사회적 · 인지적 성장과 관련된 다른 활동에 집중한다고 하였다.

생식기(Genital stage; 12세에서 성인기). 신체적 성장이 완료되고 성적 즐거움이 다시 출현하고 가족 이외의 타인과의 관계가 형성됨에 따라서 성숙된 성이 달성된다.

간호적용

Freud는 다음 단계로의 성공적인 이동을 위해서 각 단계의 요구를 충족시키는 것이 중요하다고 강조했다. 그러나 Freud의 이론은 아래와 같은 한계점을 지닌다.

- 감정적 문제가 있는 성인들을 대상으로 한 연구결과를 근거로 아동에 대한 이론에 적용하였다.
- 남성이 남근을 가지고 있기 때문에 우월한 것으로 여겼다.
- 문화와 그 외에 외부적인 경험이 미치는 영향을 고려하지 않았다.

그러나 Freud의 이론 중 일부는 간호에 적용될 수 있다. 아동의 정상적인 발달진행과 질병에 의해서 발생하는 혼란은 간호와 관련하여 고려해야 한다.

학령전기 아동의 성에 관한 고민을 지침으로 생식기 부분을

표 3-1 아동이 사용하는 공통된 방어 메커니즘

방어 메커니즘	정의	예시
퇴행	초기 행동으로 돌아감	용변 훈련이 된 아동이 입원 시 부모로부터 분리될 때 용변을 가리지 못함
억압	불편한 상황에 대한 무의식적인 망각	학대를 받은 아동이 의식적으로 학대 사건을 기억하지 못함
합리화	받아들일 수 없는 감정을 받아들이기 위한 시도	아동이 다른 아동을 때린 이유를 "자신의 장난감을 가져갔기 때문"이라고 설명함
공상	받아들일 수 없는 두려움에 대처하는 것을 돕기 위한 마음의 창조	몸이 약해서 입원한 아동이 수퍼맨인 척 함

표 3-2 Freud, Erikson, Piaget 이론의 간호적용

연령집단	발달단계			간호적용
	Freud	Erikson	Piaget	
영아 (출생~1세)	구강기: 아기가 입을 통해서 즐거움과 위안을 얻는다.	신뢰감 대 불신감: 아기는 기본적인 욕구가 충족될 때 신뢰감을 형성한다.	감각운동기: 아기는 움직임과 감각의 입력으로부터 배운다.	• 아기가 구강섭취가 불가능할 때(NPO) 사용이 금지된 것이 아니라면 달래기젖꼭지를 제공한다. 시술 시 통증을 동반하는 경우에는 가능하면 엄마가 모유수유를 하도록 하거나 아기에게 우유병이나 달래기젖꼭지를 제공한다. 이것이 불가능한 경우에는 시술이 끝난 즉시 제공한다. • 입원한 아기를 자주 안아준다. 통증을 동반한 시술 후에는 안락함을 제공한다. 음식과 위생에 대한 아기의 욕구를 충족시킨다. • 부모와 아기가 같은 방에서 있도록 권장한다. • 통증은 진통제나 그 외의 방법을 통하여 효과적으로 관리한다. • 흥미로운 자극과 안락함을 제공하기 위해서 모빌, 조작 장난감, 벽화, 밝은 색깔을 사용한다. • 시술과 진단 동안 아기의 주의를 분산시키기 위해서 장난감을 사용한다. 부모가 자신의 아기들과 상호작용하도록 권장한다.
유아 (1~3세)	항문기: 아기가 배설에 대한 통제를 하면서 만족감을 얻는다.	자율성 대 수치심과 의심: 아기가 삶의 많은 영역에 있어서 점점 더 독립적이 된다.	감각운동기 후기; 전조작기 초기: 아기는 호기심이 많아지고 탐구하는 행동이 증가한다. 언어기술이 향상된다.	• 입원 병력청취 동안에 아이의 배변훈련과 배변 시 하는 의식 그리고 배변을 위해서 사용하는 단어에 대해서 묻는다. • 병원에서도 아이의 일상적인 배변 패턴을 유지한다. • 아플 때나 입원해 있는 동안에는 배변훈련을 시작하지 않고 배변의 퇴행을 허용한다. • 병원과 놀이방에서 유아용 변기의자를 사용할 수 있도록 한다. • 스스로 식사할 수 있는 기회를 제공한다. • 아이가 스스로 옷을 벗고 입고, 양치질을 하도록 위생을 돕고 격려한다. • 시술을 위해서 (신체)억제가 필요하다면 설명과 편안함을 제공하면서 빨리 진행한다. • 물건(사물)을 조작할 수 있는 기회를 주고 안전한 주위환경을 만든다.
학령전기 (3~6세)	남근기: 아동이 처음에는 이성 부모와 자신을 동일시하지만 이 단계의 마지막에는 동성 부모와 동일시한다.	주도성 대 죄의식: 아동은 놀이 활동을 주도하는 것을 좋아한다.	전조작기: 아동의 언어구술 능력이 증가하지만 사고과정에는 한계가 있다. 인과관계를 종종 혼돈하여 자신이 아프게 된 것에 책임을 느낄 수 있다.	• 아동이 남자간호사와 여자간호사 중 누구와 있을 때 더 편안해 보이는지 유심히 살펴서 이에 맞추도록 노력한다. • 부모가 간호에 참여하도록 권장한다. • 놀이시간에 대한 계획을 세우고 선택할 수 있는 다양한 재료를 제공한다. • 낯선 물건에 대한 불안을 줄이기 위해서 의료기구를 가지고 놀도록 한다. • 그림을 통해서 표현되는 아동의 걱정을 진단한다. • 아동의 선택과 감정표현을 수용한다. • 모든 시술과 치료에 관한 설명을 제공한다. • 아동에게 질병의 원인에 책임이 없음을 설명한다.
학령기 (6~12세)	잠복기: 아동은 사생활과 신체에 대한 이해를 중요하게 여긴다.	근면성 대 열등감: 아동이 활동에 참여함으로써 자기존중감(자부심)을 얻는다.	구체적 조작기: 아동이 사물을 조작하고 보는 것이 허용될 때 성숙한 사고를 할 수 있다.	• 가운, 커버, 속옷을 제공한다. • 들어가기 전에 노크한다. • 치료와 시술에 대해서 설명한다. • 입원해 있는 동안 아동이 학교공부를 계속하도록 권장한다. • 아동이 가장 좋아하는 장난감을 병원에 가져오도록 한다. • 아동이 좋아하는 놀이의 제약에 적응할 수 있도록 돕는다. • 가능하다면 아동을 자신의 진료에 참여시킨다. • 치료에 관한 상세한 사항을 명확하게 설명해준다. • 치료에 사용될 기구를 아동에게 보여주고 아동이 기구를 만지고 잡을 수 있도록 허용한다.

표 3-2 Freud, Erikson, Piaget 이론의 간호적용(계속)

연령집단	발달단계			간호적용
	Freud	Erikson	Piaget	
청소년기 (12~18세)	생식기: 청소년의 관심은 성기의 기능과 관계에 집중된다.	정체성 대 역할 혼동기: 청소년의 자아 정체성 찾기는 부모로부터의 독립과 또래 친구에 대한 의존이 높아진다.	형식적 조작기: 청소년은 성숙되고 추상적인 사고를 할 수 있다.	• 청소년기의 여아에 대한 부인과 진료와 남아의 고환검사가 가능하도록 한다. • 성에 대한 정보를 제공한다. • 진료 시 사생활(프라이버시)을 보장한다. • 성 교육을 위한 책자와 비디오가 사용 가능하도록 한다. • 청소년에게 이해하지 못한 부분은 질문하도록 독려한다. • 입원한 10대를 위한 별도의 공간을 제공한다. • 부모가 동석하지 않은 상태에서 건강상의 병력을 청취하고 검사를 실시한다. • 청소년들이 유사한 건강문제를 가진 다른 또래집단과 함께 자조모임에 참여하도록 권장한다. • 청소년들이 자신의 진료에 적극적으로 참여하도록 장려한다. 진료계획과 치료에 관한 명확하고 확실한 정보를 제공한다. • 구두/서면 교육내용을 모두 제공한다. • 성숙한 사고로 인해서 이해력이 더욱 커지므로 만성질환이 있는 청소년들에게 질병에 대한 교육을 지속적으로 제공하고 논의한다.

포함하여 어떤 시술을 하는 동안 간호사는 프라이버시를 보장하고 명확한 설명을 한다. 아동의 자위행위가 정상적이라는 것을 부모에게 교육하고 아동의 주의를 분산시켜 다른 곳에 집중시킴으로써 이에 대처할 수 있도록 부모를 도울 수 있다. 청소년의 관계에 초점을 두는 것은 간호사가 병력 청취를 하는 동안 아동에게 중요한 친구에 대한 질문을 포함해야 함을 시사한다. 표 3-2는 이러한 이론적 개념을 아동간호에 적용하기 위해서 간호사가 사용할 수 있는 기법을 요약하였다.

질병은 정상적인 발달진행을 방해할 뿐만 아니라 발달단계에 따른 아동의 욕구를 충족시키기 위한 간호사의 부담을 증가시킬 수 있다. 예를 들면, 영아기는 구강기적 특성으로 빠는 행위가 중요하므로 구강으로 액체를 섭취할 수 없는 아기에게 달래기 젖꼭지(pacifier)를 제공하여 욕구를 충족시켜 줄 수 있다.

Erikson의 심리사회적 발달이론

이론적 체계

Erikson의 심리사회적 발달이론은 인간의 전 생애를 8단계로 구성하여 설명하고 있으며 주요 개념은 자아 정체감의 발달이다. 전 생애를 통해 각 단계의 갈등을 성공적으로 해결할 때 확고한 자아정체감이 발달한다. 각 발달단계의 갈등은 긍정적 또는 부정적 결과를 초래할 수 있다. 갈등 해결이 반드시 긍정적 측면만을 의미하는 것은 아니며, 긍정적 · 부정적 측면의 균형이 중요하다. 8단계 중 아동발달에 해당하는 것은 5단계까지이며 단계에 따른 설명은 다음과 같다.

단계

신뢰감 대 불신감(출생~1세). 생애 첫 과제는 돌봄을 제공하는 사람들에 있어서 신뢰를 구축하는 것이다. 신뢰는 음식, 깨끗한 옷, 접촉 그리고 편안한 환경에 의해서 만들어지며, 기본적인 요구가 충족되지 않을 때 영아는 결국 다른 사람들을 불신하게 된다. 신뢰감의 형성은 아동이 성인으로 성숙해감에 따라서 세상이 좋은 곳이라는 확신을 가지고 낙관적으로 삶에 접근하도록 이끈다. 만약 아동이 과도하게 다른 사람들을 신뢰한다면 아동학대나 그 외의 좋지 못한 결과가 발생할 수 있으므로 신뢰감이 지배적이어야 하지만 건강한 발달을 위해서는 신뢰와 불신의 균형이 중요하다.

자율성 대 수치심과 의심(1~3세). 유아의 자율성이나 독립성에 대한 의식은 배설을 통제하고 지시를 받을 때 이를 거부하거나 운동활동을 주도함으로써 보여진다. 자율성의 표현이나 통제의 부족(예: 배변훈련)에 대해서 일관적으로 비난을 받는 아동은 자신에 대한 수치심을 형성하게 되고 자신의 능력을 의심하게 된다. 건강한 자율성의 형성은 독립적이고 자기 주도적으로 기능할 수 있는 사람으로 만든다. 과도한 자율성은 무관심을 초래하고 다른 사람과 협력하는 능력을 무능화시키기 때문에 유아가 다른 사람의 감정과 요구를 인식하는 것 또한 중요하다(그림 3-3A).

주도성 대 죄의식(3~6세). 어린 아동은 가족 이외의 더 많은 사람들에게 노출되고 그에 따라서 새로운 활동을 시작하고 새로운 아이디어를 활용한다. 이러한 세상을 탐구하는 것에 대한 관심은 아동이 무언가에 몰두하고 바쁘게 만든다. 아동은 새로운 책임을 맡는 것을 배우고 행동에 대한 지도(처리) 원칙에 대해서 알게 된다. 다른 한편으로 아동의 활동에 대한 지속적인 비난은 죄책감과 목적의 결여를 초래한다. 학령전기 아동의 주도성은 어떤 임무를 시작할 수 있는 능력을 갖게 하지만 아동이 항상 임무를 완수할 수는 없으므로 부모와 아동 모두 실망하지 않도록 주의를 기울여야 한다(그림 3-3B).

근면성 대 열등감(6~12세). 아동기 중반의 특징은 새로운 관심의 발달과 지적 추구에 대한 집중이다. 아동은 스포츠, 학교, 가정 그리고 지역사회에서의 업적에 자부심을 가진다. 근면성의 개발은 아동에게 목적과 성공할 수 있는 자신의 능력에 대한 자신감을 제공한다. 그러나 아동이 기대한 바를 성취할 수 없을 때 그 결과는 열등감이 된다. 아동의 열등감은 시간이 지남에 따라서 언어지며 앞으로 배울 것이 항상 더 많으므로 모든 활동에 있어서 최고가 될 수는 없다는 현실적인 관점에 의해서 균형이 맞춰져야 한다(그림 3-3C).

정체성 대 역할 혼동(12~18세). 청소년기에는 신체가 성숙하고 사고처리가 더욱 복잡해짐에 따라서 정체성이나 자아에 대한 새로운 의식이 성립된다. 청소년은 여러 역할을 시도하여 무엇이 자신과 가족/사회의 기대에 가장 잘 부응하는지 검토한다. 자신과 가족, 또래집단 그리고 지역사회가 모두 검토되고 재정의된다. 가치와 역할을 찾는 것은 성인기로 접어드는 청소년에게 지침을 제공한다. 자신에 대한 의미 있는 정의를 확립할 수 없는 청소년은 삶의 한 가지 이상 역할에 있어서 혼동을 경험할 것이다. 다른 한편으로는 어느 정도의 역할 혼동은 바람직하다고 할 수 있는데, 이것이 자기점검을 위한 추진력이 되고 정체성 확립을 위한 근거를 제공하기 때문이다.

간호적용

Erikson의 이론은 아동간호에 직접적으로 적용 가능하다. 간호사는 아동의 사회적 상호작용과 자아개념에 대해 예를 들어 설명할 수 있으며, 아동의 행동은 각 발달단계의 이론으로 설명될 수 있다. 각 단계에 있어서 아동의 발달과제가 무엇인지를 배우고 건강한 심리사회적 발달을 장려하는 방법에 대해 논의하는 것이 부모에게 도움이 된다. 이러한 논의는 부모가 걱정하는 부분을 공유하고 각각의 활동을 완수하지 못한 학령전기 아동이나 그들만의 독특한 행동방식이 있는 청소년과 같이 정상 발달특징에 대해서 부모에게 교육을 제공할 수도 있다.

입원은 아동의 일상적인 생활을 위협하는 요소이다. 또한 입원은 아동이 경험하고 있는 정상적인 발달적 위기에 상황적 위기를 더한다. 간호사가 입원한 아동의 많은 요구를 충족시키기는 하지만 예상되는 발달단계의 진행을 확실히 하기 위해서는 입원 중이나 입원 후 모두 부모의 참여가 필요하다.

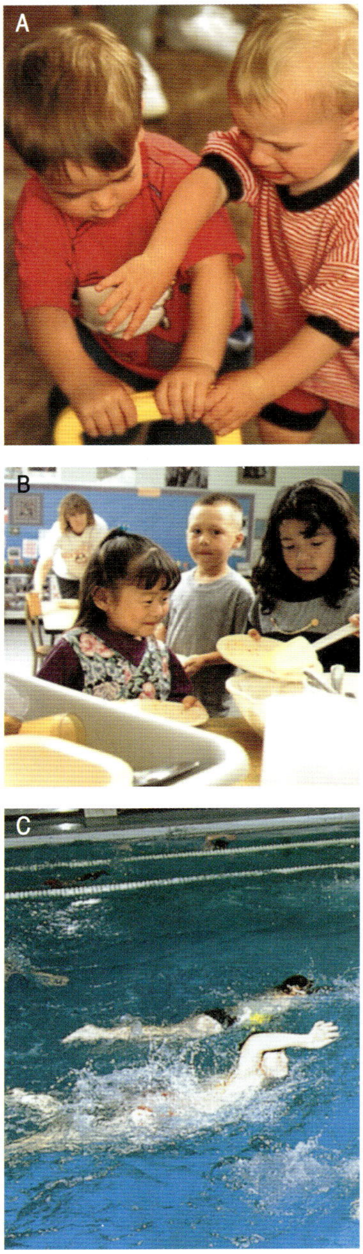

그림 3-3
Erikson의 심리사회적 단계.
A. 유아가 장난감과 활동을 통제함으로써 자율성을 보인다.
B. 학령전기 아동이 활동을 계획하고 수행함으로써 주도성을 나타낸다.
C. 학령기 아동이 스포츠와 같은 활동에 참여함으로써 근면성을 숙달한다.
SOURCE: A, B, C, George Dodson/Pearson Education, Inc.

Piaget의 인지발달 이론

이론적 체계

Jean Piaget은 아동에 대한 자신의 관찰과 연구를 바탕으로 인지발달 이론을 개발했다. 그는 아동의 세계관이 대체적으로 나이, 경험, 성숙 능력에 의해서 영향을 받는다고 믿었다. 양육 경험이 생긴다면 아동의 사고능력은 자연스럽게 성숙한다. 사물이나 사실에 대한 전체적인 개념이나 인지구조인 도식을 가진 아동은 새로운 경험을 동화(assimilation)에 의해서 통합하고 조절(accommodation)이라는 과정을 통해 이러한 경험에 대처하기 위해서 변한다. 기존에 경험하지 못한 새로운 상황에서 안정성을 이루기 위해 평형화를 시도하기도 한다. 아동은 이러한 인지구축 과정에 있어서 적극적인 참여자이다. 예를 들어, 아기는 처음에 반사작용으로 빨고 움켜쥔다. 피드백이 일어남에 따라서 일부 행동이 다른 행동에 비해서 더 많은 만족감을 준다. 아기는 엄마의 젖, 우유병 또는 손가락을 빠는 것으로 행동을 바꾸는 법을 배운다. 또한 딸랑이를 움켜쥐고, 소리를 내기 위해서 그것을 흔들고, 자세히 보기 위해서 얼굴 가까이로 가져오거나 그것이 떨어지는 것을 관찰하기 위해서 손에서 놓는 법을 배운다. 이러한 예에서 어떤 행동이 동화를 보여주고 어떤 부분이 조절을 나타내는지 설명할 수 있어야 한다.

Piaget은 아동이 정보를 받아들이고 그 결과로써 행동을 수정하면서 자신의 타고난 인지구조의 전개에 적극적으로 참여한다고 하였다.

Piaget 이론의 중요한 특징은, 아동은 단순히 더 많은 경험을 함으로써 배우는 것이 아니라 아동의 정신이 발달하여 각 연령에서 현실을 이해하기 위해서 사용되는 과정이 그 이전 단계의 과정과 다르다는 것이다(표 3-3 참조).

단계

Piaget은 인지발달을 4가지 발달단계로 설명하였고 발달단계마다 몇 가지의 시기를 거치게 된다고 주장하였다. 제시된 단

표 3-3 Piaget에 의해서 확인된 사고의 특징

특징	정의	발달단계	간호적용
대상 영속성 (Object permanence)	사물이 보이지 않을 때도 여전히 존재한다는 것을 이해하는 능력	감각운동기, 특히 8~12개월의 2차 도식의 협응	대상 영속성이 발달하기 전의 아기는 시야에서 사라진 장난감이나 물건을 찾지 않을 것이다. 이러한 개념이 발달함에 따라서 아기는 부모가 자리에서 떠나면 이들이 돌아올지 확신할 수 없기 때문에 걱정하게 된다.
자기중심주의 (Egocentrism)	자신만의 관점에서 사물을 보는 능력	전조작기 사고	학령전기 아동은 이미 어떠한 경험을 한 친구나 다른 사람들에 의해서 영향을 받지 않을 것이다. 교육은 아동이 어떠한 경험을 할 것인지에 초점을 맞추어야 한다.
변환적 추론 (Transductive reasoning)	단순히 두 가지 사건이 동시에 발생했다는 이유로 인과관계로 두 사건을 연결	전조작기 사고	아동에게 발생한 사건의 원인이 무엇이라고 생각하는지 묻는다. 두 가지 사건이 어떻게 관련되는지 묻는다. 아동의 죄책감을 줄이기 위해서 오해를 바로 잡는다.
중심화(Centration)	상황의 한 특정 양상에만 집중	전조작기 사고	아동에게 새로운 개념을 제시하기 위해서는 아동의 말에 귀를 기울이고 걱정을 해결해준다.
물활론(Animism)	무생물에 생명과 같은 특징을 부여	전조작기 사고	학령전기 아동에게 기계가 어떻게 작동하는지 또는 나무가 어떻게 이동하는지에 대해서 묻는다. 아동의 공포를 줄이기 위해서 움직이고 소리를 내는 기계(정맥주사 펌프, MRI)에 대해서 배울 수 있는 기회를 제공한다.
마술적 사고 (Magical thinking)	자신의 생각이나 행동 때문에 사건들이 발생한다는 믿음	전조작기 사고	어린 아동에게 어떻게 아프게 되었는지 또는 부모나 형제자매가 아픈 원인이 무엇인지를 묻는다. 아동이 다른 사람이 아프길 바라거나 나쁜 행동을 보임으로써 문제의 원인에 대해서 자책을 한다면 오해를 바로 잡는다.
보존성 (Conservation)	형태가 바뀌어도 물질은 변하지 않는다는 지식	구체적 조작기 사고	사고의 보존 단계에 도달하기 전인 아동은 머리카락을 자르면 성이 바뀐다거나 깁스 속의 다리뼈가 부서져 있다고 생각한다. 아동의 생각을 묻고 잘못된 인식을 바로 잡는다.

계들은 통합성과 조직화를 증가시키며, 비록 연속적이라고 할지라도 아동은 각기 다른 속도로 이들 단계를 거치게 된다(Piaget의 인지발달 단계 표 3-4 참조).

감각운동기(출생~2세). 영아들은 감각을 통해서 얻어진 입력과 자신들의 운동활동에 의해서 세상을 배운다. 이 단계의 특징으로 6개의 하위단계가 있다.

반사작용의 사용(출생~1개월). 영아는 빨기반사, 지향반사, 잡기반사와 같은 일련의 반사작용을 가지고 삶을 시작한다. 이러한 반사작용을 사용함으로써 영아는 촉감, 소리, 냄새 그리고 시각을 통해 자극을 받아들인다. 따라서 반사작용은 첫 학습이 일어날 수 있는 준비를 해준다.

1차 순환반응기(1~4개월). 일단 영아가 반사적으로 반응을 하면 그러한 반응에서 얻는 즐거움이 행위의 반복을 야기한다. 예를 들면, 반사적으로 움켜 쥔 장난감이 소리를 내고 흥미로워 보이면 아기는 그것을 다시 잡을 것이다.

2차 순환반응기(4~8개월). 영아가 원인과 결과를 연관시키기 시작함에 따라서 환경에 대한 인지가 증가한다. 젖병을 준비하는 소리가 나면 아기는 흥분된 행동을 나타낼 것이다. 물체가 부분적으로 감춰져 있다면 아기는 덮개를 열어서 원래 상태로 되돌리려는 시도를 할 것이다.

2차 도식의 협응기(8~12개월). 영아는 물건을 획득하거나 소리를 내거나 또는 다른 즐거운 활동을 하기 위해서 학습된 행동을 함으로써 의도적인 행위를 보인다. **대상 영속성(object permanence)**은 아기가 숨겨진 물건을 어디에서 찾을 수 있을지를 기억할 때 시작된다. 더 이상 '보이지 않는다고 해서 마음에서 떠난 것'이 아니다.

그러나 대상 영속성의 개념이 완전하게 성립되지는 않는다. 영아는 부모를 잘 알고 낯선 사람들을 거부하며 부모가 떠나면 매우 불안해한다. 영아는 부모가 돌아온다는 것을 이해하지 못하기 때문에 다른 돌봄 제공자를 거부할 수 있다. 이러한 '낯가림'은 아주 흔하며 영아의 부모에 대한 인식과 부모의 돌봄을 받고자 하는 욕구의 증가를 보여준다.

3차 순환반응기(12~18개월). 유아가 결과를 배우기 위해서 여러 가지 행동을 시도함에 따라서 호기심, 실험 그리고 탐험이 두드러진다. 물건의 특징과 사용법을 탐구하면서 여러 방향으로 돌리고 입에 넣고 내려치기도 한다.

정신적 표상기(18~24개월). 이 시기의 언어는 유아가 세상을 이해하는데 사용할 수 있는 새로운 도구를 제공한다. 언어는 아동으로 하여금 사건과 대상이 발생하기 전후에 그것에 대해서 생각하는 것을 가능하게 한다. 이 단계에서는 아동이 다양한 장소에 있고 눈에 보이지 않는 물건들을 적극적으로 찾아다니면서 대상 영속성이 완전하게 성립된다. 다른 가정이나 놀이방에서 몇 시간을 보내는 것과 같이 나중에 돌아오는 부모로부터 성공적으로 분리가 된 아동은 사라진 부모가 돌아올 것임을 이해하기 시작한다.

전조작기(2~7세). 어린 아동은 단어를 기호(부호)로 사용함으로써 생각하지만 논리는 잘 발달되어 있지 않다. 하위단계인 전 개념적 단계(2~4세) 동안에 어휘력과 이해력이 상당히 증가하지만, 아동은 **자기중심주의(egocentrism)**를 보인다. 직관적 하위단계(4~7세)에서는 아동이 **변환적 추론(transductive**

표 3-4 Piaget의 인지발달 이론의 단계

단계	연령대	특성
감각운동기	출생~2세	
반사기	출생~1개월	• 예상 가능한 선천적 생존 반사행동
1차 순환반응기	1~4개월	• 자극에 의도적으로 반응함. 만족하는 행동을 시작하고 되풀이함
2차 순환반응기	4~8개월	• 계획된 행동으로부터 배움. 운동능력/시력이 협응됨. 친숙한 물체를 구별함
2차 도식의 협응기	8~12개월	• 물체의 영속성을 발달시킴. 다른 사람의 행동을 예상함. 친숙한 것과 낯선 것을 구별함
3차 순환반응기	12~18개월	• 새로운 것이나 반복하는 것에 흥미를 느낌. 인과관계를 인해함. 다른 사람의 도움을 위해 졸라댐
정신적 표상기	18~24개월	• 간단한 문제는 해결함. 모방함. 문제를 해결할 때 기억력을 사용함
전조작기	2~7세	
전개념기	2~4세	• 자기중심적 생각, 심상 이미지, 언어능력의 발달
직관적 사고기	4~7세	• 세련된 언어구사, 자기중심적인 사고가 감소함, 현실 중심적인 놀이
구체적 조작기	7~11세	• 관계, 분류, 보존, 서열화, 기억성을 이해함, 논리적 추리의 한계성. 덜 자기중심적인 사고
형식적 조작기	11세 이상	• 체계적이고 추상적인 생각을 할 능력이 있음

reasoning)에 의존한다. 예를 들면, 부모의 말을 듣지 않은 아동이 같은 날 넘어져서 팔이 부러졌다면, 그 아동은 부러진 팔을 나쁜 행동의 결과라고 믿을 수 있다. 원인-결과 관계는 비현실적인 경우가 많거나 **마법적 사고(magical thinking)**의 결과이다. 학령전기 아동의 사고에서 보이는 또 다른 특징에는 **중심화(centration)**, 상황을 고려할 때 한 번에 한 가지 양상만을 고려하는 능력과 **물활론(animism)**, 사물이 움직이고 소리를 내거나 다른 특징을 가지고 있다는 이유로 무생물인 사물에 생명을 부여하는 것이 포함된다.

구체적 조작기(7~11세). 변환적 추론이 원인과 결과에 대한 더 정확한 이해로 바뀐다. 구체적인 물건이 교육이나 실험에 사용된다면 아동은 추론이 가능하고 추론을 잘 할 수 있다. 이 단계에서 보존성의 개념이 학습된다.

형식적 조작기(11세~성인기). 이 시기에 완전히 성숙된 지적 사고가 확보된다. 청소년은 사물이나 개념에 대해서 추상적으로 생각할 수 있으며 다른 대체방안이나 결과를 고려할 수 있다. 그러나 일정 정도의 이상주의가 이 단계의 특징이다.

간호적용

Piaget의 이론은 아동간호에 있어서 필수적이다. 간호사는 자극활동을 설계하고 의미 있는 적절한 교육계획을 세우기 위해서 아동의 사고과정을 이해해야 한다. 가능하다면 부모가 아동과 함께 있는 것이 낯가림을 겪고 있는 영아에는 중요한 반면 10대에게는 또래 친구와의 관계가 중요하다.

간호사는 인지단계에 대한 자신의 이해를 이용해서 개인에 맞는 건강교육을 만든다. 예를 들면, 처음으로 당뇨병 진단을 받은 6세 아동에게 필요한 교육은 같은 진단을 받은 16세 아동에게 제공되는 교육과는 아주 다른 주제에 초점을 맞출 것이다. 간호사는 어린 아동의 마법적 사고와 자기중심주의에 대한 지식을 적용함으로써 질병의 가능한 원인에 대해서 묻고 아동의 경험에 초점을 맞춘 교육계획을 세운다. 아동은 같은 나이의 다른 아동과 함께 교육을 받거나 또는 같은 질병을 관리하고 있는 10대에게 교육을 받을 것이다. 간호사는 아동과 함께 원인과 발생 가능한 결과에 대해서 다룰 수 있다.

아동의 시간개념에 대해 이해함으로써 간호사는 어느 정도 사전에 아동의 시술을 준비할지 계획할 수 있다. 이와 유사하게, 진료 조치를 설명하기 위해서 간호사가 아동에게 장난감, 이야기책, 그림 등을 구체적으로 어떻게 사용할지에 대한 결정은 아동의 인지적 발달단계에 달려있다(표 3-4).

Kohlberg의 도덕성 발달이론

이론적 체계

Piaget의 영향을 받은 Lawrence Kolhberg는 1963년 도덕적 판단과 사회의 규범, 가치관에 대한 생각의 변화를 설명하는 도덕발달 이론을 만들었다. 그는 아동과 성인에게 일련의 도덕적 딜레마를 제시하고 해결하도록 하였다. 또한 그들이 법칙, 법률 또는 권위 있는 인물들에게 복종을 할지, 맞서 대항을 할지를 선택하도록 하였다. 그 중 하인즈의 딜레마라는 이야기를 예로 들면, 한 여인이 많이 아팠는데 병을 치료할 약값이 너무 비쌌다. 그 약을 만든 과학자들이 더 싼 값에는 그 약을 팔지 않겠다고 해서 그 여인의 남편이 아내를 위해 약을 훔치는 행위가 과연 옳은 일인지, 과학자들이 약을 비싼 값에 파는 것이 옳은 것인지에 대해 Kolhberg는 일련의 질문("자식의 생명을 구할 수 있는 약을 살 돈이 없는 엄마는 약국에서 약을 훔쳐야 될까?")을 했다. 그리고 질문에 대한 최선의 결정을 할 때 사람들이 밝힌 이유에 대해서 분석했다.

Kolhberg는 결정 그 자체보다 도덕적 결정에 대한 근원적인 이론적 해석에 더욱 관심을 가졌다. 또한 그는 도덕발달의 진행이 내 · 외적 요인에 의해 영향을 받는다고 믿었다. 내적 요인은 동정, 지식, 충동 조절 그리고 판단 능력을 포함한다. 외적 요인은 상, 벌, 가족구조, 부모나 동료와의 접촉을 포함하며 결론적으로, 도덕적 성장은 각기 몇몇 시기들을 포함한 세 가지의 넓은 단계를 가진 보편적이고 변하지 않는 연속성을 통해서 진행된다고 주장하였다(표 3-5는 Kolhberg의 도덕발달 단계 제시).

단계

전인습적 수준(4~7세). 결정이 타인들을 기쁘게 하고 벌을 피하고자 하는 수준에 근거한다.

인습적 수준(7~11세). 양심, 즉 일련의 내적 규범이 중요하지만 이러한 규범은 신념, 부모와 같은 타인의 교육에 근거한다. 규칙은 중요하며 다른 사람들을 기쁘게 하고 "착한 사람이 되기" 위해서 반드시 따라야 한다.

후인습적 수준(12세 이상). 결정의 기준이 되는 내적인 윤리적 규범을 가지고 있으며 타인의 규범에 의존하기보다는 공통된 윤리적 원칙에 대한 인지를 이용한다. 사회적 책임을 인식한다. 두 개의 다른 도덕적 접근법 중 각각의 가치를 고려해서 결정할 수 있다.

주어진 설명을 바탕으로 Kohlberg는 세 단계의 도덕적 추론을 성립하여 연령별 지침을 제공했지만, Kohlberg의 연구는 도덕적 추론에 있어서 문화적 차이에 대한 무감각, 도덕적 발달에 있어서 가족에 대한 고려 부족, 실제 행동보다는 도덕적

표 3-5 Kohlberg의 도덕발달 이론의 단계

단계	연령대	특성
전인습적 수준	출생~7세	
전도덕적 단계	출생~2세	• 옳고 그른 것을 구별하지 못한다.
처벌과 복종중심 단계	2~3세	• 처벌에 대한 두려움에 근원한 행동에 따른다.
도구적 현실 중심 단계	4~7세	• 포상에 근원한 행동에 따른다.
인습적 수준	7~12세	
인간 상호 간의 동조성 중심 단계	7~10세	• 의지와 다른 사람의 반응으로부터 평가된 행동을 한다.
권위와 사회적 질서유지 중심 단계	10~12세	• 법과 권위를 존경함에서 나오는 행동을 한다.
후인습적 수준	12세 이상	
사회계약/법률 중심 단계	12세~청소년기	• 법률은 인간의 가치를 증진시키고 대다수의 의견을 표명해야 한다고 믿는다.
보편적 · 윤리적 원리 중심 단계	청소년기~성인기	• 보편적이고, 포괄적이고, 일관된 도덕원리의 옳음/그름의 개념을 가지지만, 아직 개인적인 도덕원리는 없다.

추론에 대한 강조 그리고 여성적 관점을 배제했다는 점에서 한계점이 있으나 그의 이론은 현재까지도 도덕적 결정을 이해하는데 유용한 이론으로 평가된다.

간호적용

의사결정은 건강관리의 많은 영역에서 요구된다. 아동은 건강관리에 관한 결정을 하고 이용 가능한 대체방안을 고려하기 위한 지원을 받을 수 있다. 간호사는 어린 아동이 단지 어른들의 말에 순응하고 협조적으로 보이고 싶어 하기 때문에 연구에 참여하는데 동의할 수 있다는 것을 늘 염두에 두어야 한다.

부모에게 정보를 제공함으로써 이들이 아동의 도덕적 판단을 지원할 수 있도록 한다. 의사결정이 어떻게 이루어졌는지에 대해서 아동이나 청소년과 대화하도록 권장한다. 이후에 부모는 정보를 추가하고 아동이 더 많은 요소들을 의사결정에 통합시키는 법을 배우도록 돕는다. 아동이 더 높은 도덕적 단계로 진행하는 것을 돕는데 있어서 과정에 대해 이야기하는 것이 중요하다. 다른 사람들의 감정에 집중하는 것, 긍정적인 훈육기법을 사용하는 것 그리고 긍정적인 행동과 부정적인 행동을 분명하게 확인하는 것이 중요하다.

Bandura의 사회학습이론

이론적 체계

현대 심리학자인 Albert Bandura는 아동이 성인, 다른 아동과의 사회적 접촉을 통해서 태도, 신념, 관습 그리고 가치를 배운다고 믿는다. 아동은 자신들이 보는 행동을 모방한다. 그러한 행동이 긍정적으로 각인되면 아동은 이를 반복하는 경향이 있다. 그러나 Bandura는 때리거나 소리를 지르기보다는 대화로 문제를 해결하려는 결정을 하는 것과 같이 일부 역할 모델이 그 전자(때리고 소리 지르기)에 관여할 때조차도 사람들은 자신의 행동방식을 의식적으로 선택할 수 있다고 믿는다. 따라서 외부 다른 사람들의 행동, 아동의 내적 처리과정과 성격이 아동이 나타내는 행동에 있어서 주요한 요소이다.

Bandura는 행동의 중요한 결정인자가 자기효능감(self-efficacy), 즉 자신이 원하는 결과를 만들어 낼 수 있다는 기대라고 믿는다. 예를 들어, 아동이 자신이 약물이나 알코올의 사용을 피할 수 있다고 믿는 경우에 그러한 결과를 성취할 가능성이 더 높다. 규칙적으로 운동하거나 체중을 줄일 수 있는 자신의 능력에 대한 자신감을 가진 아동이 이러한 행동변화에 성공할 가능성이 더 크다. 스스로가 자신의 아동을 잘 돌볼 수 있는 능력이 있다고 확신하는 부모는 실제로 그렇게 할 가능성이 더 높다.

간호적용

행동을 본받는 것의 중요성이 건강관리에 쉽게 적용될 수 있다. 아동은 어른이나 다른 아동이 어떠한 과제를 기꺼이 수행하고 있는 것을 볼 때 더 잘 협조한다. 겁에 질린 아동은 다른 아동이 시력검사나 채혈을 하고 있는 것을 보면 시술에 대한 두려움을 극복할 수 있다. 긍정적인 역할 모델과의 접촉과 과제를 성공적으로 완료할 수 있는 기회는 아동과 청소년이 당뇨병과 같은 만성질환을 스스로 관리하도록 교육할 때 유용하다. 원하는 수행을 하기 위해서는 긍정적인 각인(강화)이 주어져야 한다.

간호사들은 생활방식 행동변화의 성공 가능성을 높이기 위해서 자기효능감 개념을 이용할 수 있다. 예를 들면, 자기효능감을 촉진하는 방법에는 금연을 시도하는 10대를 격려하는 것, 부모와 10대를 위한 역할 모델을 제공하는 것 그리고 자신의 아동과의 성공적인 사례를 언급함으로써 부모를 격려하는 것이 포함된다.

행동주의

이론적 체계

John Watson은 사람의 행동이 환경으로부터 받는 반응에 의해서 결정된다는 것을 입증했던 Pavlov와 Skinner의 연구를 조사했다. Pavlov와 그 후에 Skinner는 동물을 이용해서 연구했는데, 음식과 같은 자극을 제시하고 그러한 자극을 울리는 종과 같은 또 다른 자극과 결합했다. 결국, 먹이가 주어진 동물들은 종이 울릴 때 타액을 분비하기 시작했다. Skinner와 그 이후 Watson은 이러한 개념을 아동에게 적용하기 시작함으로써 행동이 음식과 같은 긍정적인 각인으로 도출되거나 꾸짖음이나 집중의 중단과 같은 부정적인 각인으로 인해서 사라질 수 있음을 보여주었다. Watson은 단순히 행동을 특정한 방식으로 각인시킴으로써 아동을 자신이 원하는 어떠한 사람으로든 만들 수 있다고 믿었다.

간호적용

행동주의는 이론의 단순성 그리고 환경 속 사건에 대해서 자신의 의지로 반응할 수 있는 인간의 고유한 능력에 대한 부정으로 비판을 받았다. 그러나 이 이론은 건강관리에 있어서 어느 정도 유용성을 지닌다. 특정 행동이 요구될 때 이러한 행동을 장려하기 위해서 건강관리 제공자는 긍정적인 각인을 성립할 수 있다. 행동적 기법을 사용함으로써 간호사들은 나쁜 행동을 하는 아동의 행동을 바꾸거나 신체적 장애가 있는 아동에게 기술을 가르칠 수 있다. 부모는 배변훈련을 위해서 각인을 자주 사용한다. 행동주의와 사회적 학습을 결합하는 것이 유익할 수 있다. 예를 들면, 양치질과 같은 어떠한 활동이 요구되는 아동이 성인이나 더 큰 아동을 본받아서(사회적 학습이론) 규칙적으로 이러한 활동을 수행하는데 대한 보상을 받는다(행동주의).

생태이론

이론적 체계

이론가들은 인간발달에 있어서 유전 대 환경 또는 본성 대 양육의 상대적인 중요성에 대해서 동의하지 않는다는 것을 알 수 있다. **본성(nature**: 타고남)은 인간의 유전적 능력을 말한다. **양육(nurture**: 길러짐)은 사람의 수행에 미치는 환경의 영향을 일컫는다. Piaget은 어떠한 환경이라도 기본적인 기회를 제공한다면 정해진 시간에 전개되는 내적인 인지구조의 중요성을 믿었다. 그는 본질의 강점을 강조했다. 이와 반대로, 행동주의자인 John Watson은 행동이 환경적 반응에 의해서 주로 형성된다고 믿었다. 따라서 그는 양육이 본성보다 우세함을 강조했다. 현대의 발달 이론가들은 아동의 발달을 결정하는데 있어서 본성과 양육의 상호작용을 점점 더 인식하고 있다.

발달의 생태이론은 아동과 모든 삶의 환경과의 독특한 관계를 설명하기 위해서 Urie Bronfenbrenner에 의해서 만들어졌다. **생태이론(ecologic theory)**은 아동과 이러한 다양한 환경 간의 상호작용의 존재를 강조한다. 본성과 양육 중 어떠한 것이 더 중요하다고 여겨지지 않는다. Bronfenbrenner는 모든 아동은 독특한 유전자의 집합, 나이, 성별, 건강, 그 외의 특성과 같은 특정 기질을 자신의 환경과의 상호작용에 영향을 준다고 믿었다. 이와 같이 아동은 많은 환경에서 다양한 수준이나 체계로 상호작용한다(그림 3-4).

차원 또는 체계

미시체계(Microsystem). 미시체계 차원은 가정, 놀이방, 학교, 친구 그리고 이웃과 같이 일상적이고 일관적이며 가까운 관계로 정의된다. 정기적인 관리(치료)가 필요한 만성질환이 있는 아동에게는 건강관리 제공자도 미시체계의 일부가 될 수 있다. 생태모델에 따르면, 아동은 일련의 상호관계를 통한 미시체계의 각 환경에 의해서 영향을 받을 뿐만 아니라 영향을 미치기도 한다.

중간체계(Mesosystem). 중간체계 차원은 미시체계 간의 관계를 포함한다. 예를 들면, 대부분의 아동에게 해당되는 두 가지 미시체계는 가정과 학교이다. 이러한 미시체계 간의 관계는 부모가 아동의 학교에 참여함으로써 나타난다. 이러한 참여는 다시 가정과 학교라는 환경이 아동에게 미치는 효과에 영향을 미친다.

외부체계(Exosystem). 외부체계 차원은 가까운 일상적인 접촉이 없어도 아동에게 영향을 미치는 환경(시설)으로 이루어져 있다. 한 가지 외부체계로는 부모나 돌봄 제공자의 직장이다. 아동이 이러한 시설을 거의 방문하지 않지만 아동은 건강관리와 관련된 정책, 병가, 유동적이지 않은 근무시간, 초과근무, 출장 또는 사장의 기분에 의해서도 영향을 받을 수 있다. 아동의 요구가 부모에게 영향을 미쳐서 특정 직업을 그만두거나 아동의 교육을 위한 돈을 벌기 위해서 더 열심히 일을 할 수도 있다. Sergio와 같이 조산아를 낳는 것은 부모의 직업계획에 어떠한 영향을 미칠 수 있을까?

거시체계(Macrosystem). 거시체계 차원은 아동의 환경에서 표현되는 신념, 가치, 행동을 포함한다. 정치체계와 신앙에 근거한 신념과 마찬가지로 문화는 거시체계에서 강력한 영향력이 있다.

시간체계(Chronosystem). 가장 바깥 차원인 시간체계는 시간의 관점을 이전의 환경으로 가져온다. 아동이 성장하는 동안의

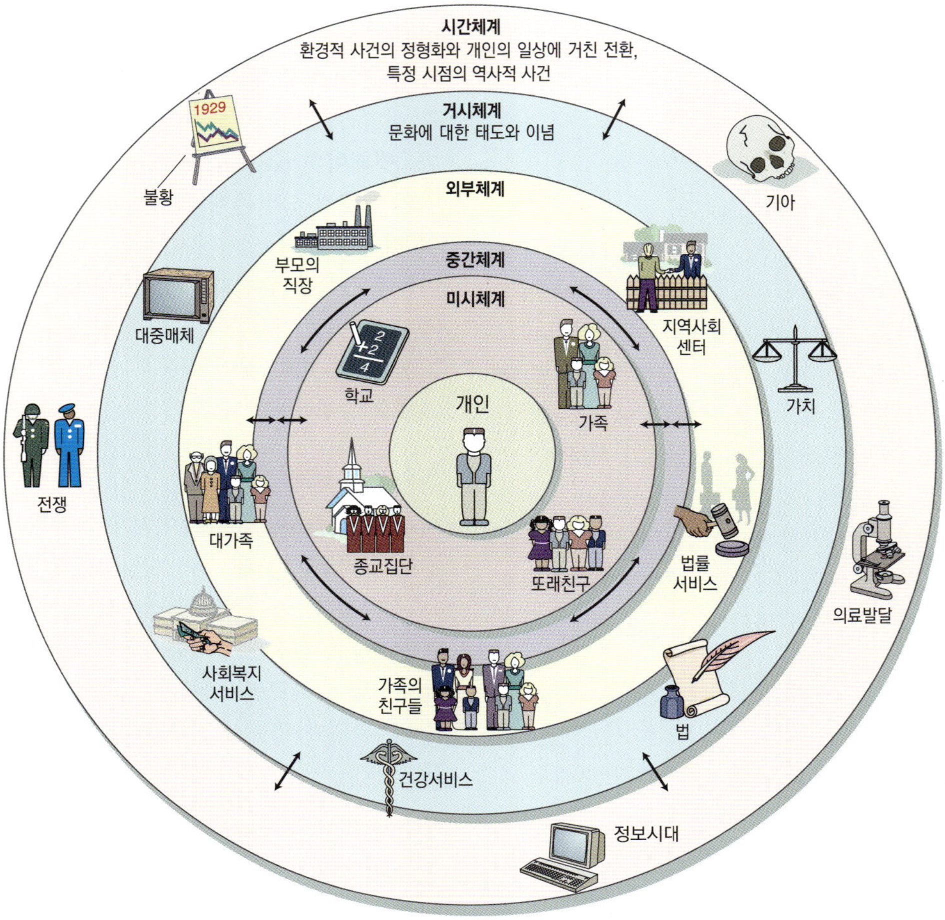

그림 3-4

Bronfenbrenner의 생태적 발달이론.
사람이 다섯 개의 차원 또는 체계 안에서 상호작용하는 것으로 본다.

SOURCE: Redrawn from Santrock, J. W. (2005). Life span development. Madison, WI: Brown & Benchmark. Based on Bronfenbrenner's (1979, 1986) works in Contexts of child rearing: Problems and prospects. American Psychologist, 34, 844~850; Ecology of the family as a context for human development: Research perspectives. Developmental Psychology, 22, 723~742.

표 3-6 아동기에서의 생태 체계 진단-Bronfenbrenner

미시체계	중간체계	외부체계	거시체계	시간체계
• 부모 • 가까이 접촉하는 중요한 타인 • 보육시설 • 학교 • 이웃과의 접촉 • 클럽 • 친구, 또래 • 종교적 공동체(예: 교회, 유대교 회당, 회교 사원)	• 부모의 보육시설이나 학교에의 참여 • 부모의 지역사회 참여 • 부모의 중요한 타인과의 관계(예: 조부모, 돌봄 제공자) • 종교적 공동체(예: 교회, 유대교 회당, 회교 사원)나 부모와 학교의 영향	• 지역사회 센터 • 지역 정치의 영향 • 부모의 일 • 부모의 친구와 활동 • 사회적 서비스 • 건강관리(의료) • 도서관	• 문화단체 회원 • 단체의 신념과 가치 • 정치적 구조	• 아동의 나이 • 부모의 나이

시간(기간)은 건강과 질병에 대한 관점에 영향을 미친다. 예를 들면, 19세기에 독감에 걸린 아동의 경험은 20세기에 독감에 걸린 아동의 경험과 아주 달랐다.

간호적용

간호사들은 발달에 미치는 영향을 확인하기 위해서 아동의 환경을 진단할 때 생태이론을 이용한다. 표 3-6은 브론펜브레너의 생태학적 체계이론을 바탕으로 간호진단을 제공한다. 아동이 처한 환경의 강점을 제고시키고 지원되지 않는 영역을 개선시키기 위한 중재계획을 세운다.

기질이론

이론적 체계

Watson과 같은 행동주의자나 Piaget과 같은 성숙주의 이론가와는 대조적으로 Stella Chess와 Alexander Thomas는 한 개인이 일상생활의 사건에 가져오는 성격의 선천적 기질을 인식한다. 이들은 Bronfenbrenner처럼 아동이 환경에 영향을 미칠 뿐만 아니라 환경에 의해서 영향을 받는다고 믿는다. 그러나 Chess와 Thomas는 발달의 한 가지 특정 양상-아동에게서 일어날 수 있는 폭넓은 스펙트럼의 행동에 초점을 두고 일상적인 사건에 대한 9가지 매개변수를 확인한다(표 3-7). 영아는 일반적으로 여러 형태의 반응을 보이는데, Chess와 Thomas가 이를 3가지 주요한 성격 유형으로 분류했다(Box 3-1). 대부분의 아동이 특정 유형에 기술된 모든 행동을 보이지는 않지만 한 가지 성격 유형을 가리키는 그룹화를 보인다.

현재의 연구에 따르면, 유아기 동안에 나타나는 성격적 특징들이 삶의 후반에 보이는 특징들과 일관되는 경우가 많다. 그러나 성격적 기질과 환경적 반응의 복잡하고 역동적인 상호작용 때문에 이러한 특징들이 미래의 특징을 예견하지는 못한다.

많은 다른 연구가들이 Chess와 Thomas의 연구를 확장시켜서 기질 유형 진단도구를 개발했다. "조화의 적합성(goodness of fit)"이라는 개념이 이러한 이론의 결과물이다. 조화의 적합성이란 자녀의 행동에 대한 부모의 기대가 아동의 기질 유형과 일치하는지에 대한 여부를 일컫는다. 환경의 속성(특성)이 아동의 능력, 특성, 행동방식과 조화를 이룰 때 그리고 아동의 환경 속에 있는 사람들이 아동을 가장 잘 지원할 수 있는 방법을 알 때 "적합한 조화"가 이루어진다. 예를 들어, 아주 적극적이고 언어적 자극에 강하게 반응하는 아동은 자신보다 나이가 더 많은 형제자매와 같은 방에 있을 때 잠을 잘 못 잔다. 적응하는데 시간이 걸리는 아동은 새로 간 학교에서 첫 몇 달 동안 잘 적응하지 못해서 부모에게 많은 실망감을 줄 수 있다. 부모가 아동의 기질적 특성을 이해할 때 아동의 요구와 기대를 만족시킬 수 있는 환경을 더 잘 만들 수 있다.

간호적용

성격 유형이나 기질은 간호사에게 유용한 개념이다. 간호사들은 어린 아동의 기질을 진단해서 아동의 요구를 충족시킬 수 있는 환경으로 바꿀 수 있다. 이러한 예로는, 입원 중인 아동이 쉽게 자극을 받는다면 아동의 충분한 휴식을 보장하기 위해서 1인실로 옮기고, 수줍음이 많은 아동이라면 시술이나 치료를 시작하기 전에 아동이 새로운 환경과 기구에 적응할 수 있는 시간을 제공한다.

표 3-7 성격의 9가지 매개변수-Chess와 Thomas

매개변수	설명	산정(채점)
활동수준	식사, 놀이, 수면, 목욕 동안 움직임의 정도	높음, 중간, 낮음
리듬성	수면, 배고픔, 배설을 위해서 유지되는 스케줄의 규칙성	규칙적, 가변적, 불규칙적
접근성이나 위축성	음식, 활동, 사람과 같은 새로운 자극에 대한 반응	접근하기 쉬움, 가변적, 내성적
적응성	새로운 상황에 대한 적응 정도	적응적, 가변적, 비적응적
반응성(민감성)의 한계치	감각적 입력, 환경 속 물건 또는 사람에 대한 반응을 도출하기 위해서 요구되는 자극의 강도	높음, 중간, 낮음
반응의 강도	상황에 대한 반응의 정도	양성, 가변적, 음성
기분의 질	일상적 활동 동안 그리고 자극에 대한 반응으로 드는 지배적인 기분	양성, 가변적, 음성
주의산만성	아동의 활동을 방해하는 환경적 자극의 능력	산만함, 가변적, 산만하지 않음
주의 지속시간과 끈기	활동에 쏟는 시간의 양(같은 나이의 다른 아동과 비교해서)과 방해에도 불구하고 활동을 지속하는 능력의 정도	지속적, 가변적, 비지속적

SOURCE: Data from Chess, S., & Thomas, A. (1996). Temperament: Theory and practice. Philadelphia: Brunner/Mazel Publishers.

Box 3-1
기질의 형태(유형)-Chess와 Thomas

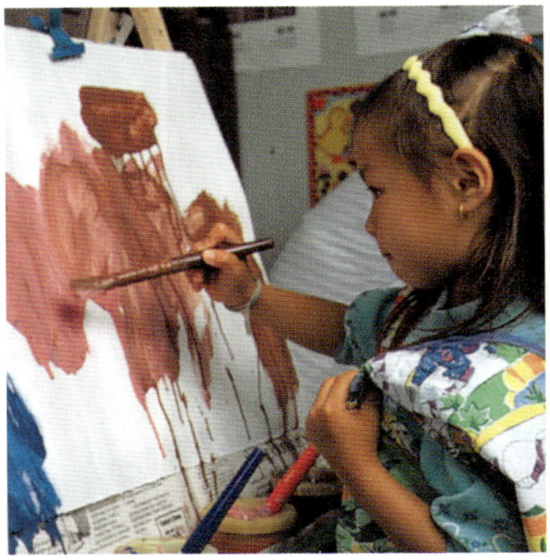

순한 아동(easy child)은 일반적으로 활동에 있어서 온건(적당)하다. 식사, 수면 그리고 배설의 패턴에 있어서 규칙성을 보이며 일반적인 기분과 새로운 자극에도 긍정적이다. 순한 아동은 새로운 상황에 적응하며 규칙을 수용하고 다른 사람들과 잘 지낸다. New York 종단적 연구에 참여한 아동들 중 약 40%가 이러한 성격 유형을 보였다.

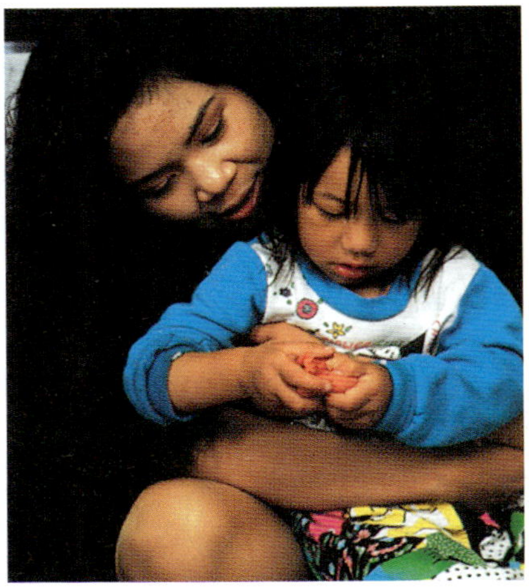

적응이 느린 아동(slow-to-warm-up child)은 새로운 상황에 대해서 중간 정도의 반응과 느린 적응성을 보인다. 이러한 아동은 처음에는 위축되다가 점차적으로 조용하고 느리게 환경과 상호작용한다. New York 종단적 연구에 참여한 아동들 중 약 15%가 이러한 성격 유형을 보였다. 연구에 참여한 아동들 중 나머지 35%는 각 성격 유형의 특징들을 조금씩 보였다.

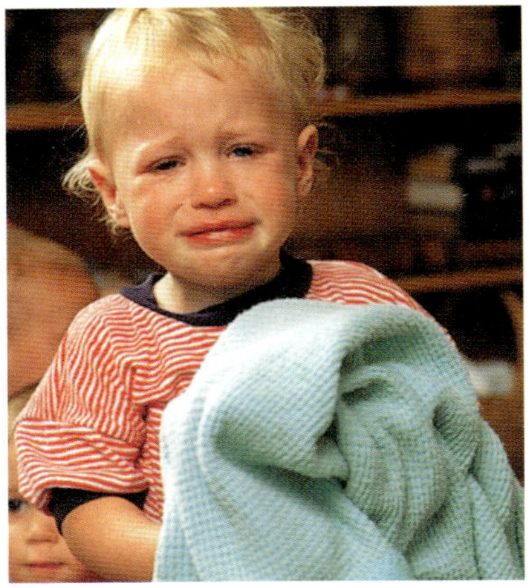

까다로운 아동(difficult child)은 식사, 수면 그리고 배설에 있어서 불규칙적인 면이 보인다. 새로운 상황과 사람에 느리게 적응하며 부정적인 기분을 두드러지게 보인다. 환경에 대한 격렬한 반응이 일반적이다. New York 종단적 연구에 참여한 아동들 중 약 19%가 이러한 성격 유형을 보였다.

Data from Chess, S., & Thomas, A. (1996). Temperament: Theory and practice. Philadelphia: Brunner/Mazel Publishers.

부모는 기질 특성에 대해 배움으로써 안심할 수 있다. 부모는 자녀의 기질을 이해하고 아동의 요구를 충족시키기 위해서 환경을 조절하는 법을 배운다. 자녀의 행동이 자신의 책임이라고 느끼는 부모의 죄책감도 줄어들 수 있다. 간호사는 아동의 성격과 환경 간의 조화의 적합성을 제고시키는 방법에 대한 교육을 부모에게 제공할 수 있다(표 3-8).

표 3-8 부모와 아동과 조화의 적합성을 개선하는 방법

아동의 행동	부모의 반응
극도로 활동적임	• 하루에 활동적인 놀이를 여러 번에 걸쳐서 계획한다. • 수면을 촉진하기 위해서 취침 전에 휴식시간을 가진다.
수줍어함	• 아동이 새로운 사람과 상황에 자신의 속도로 적응할 수 있는 시간을 준다.
쉽게 자극됨	• 영아일 때는 조용한 방에서 잠을 재운다. • 학령기 아동일 때는 조용한 방에서 숙제를 하도록 한다.
집중력 유지 시간이 짧음	• 짧은 시간 내에 완료할 수 있는 프로젝트를 제공한다. • 활동 시간을 조금씩 늘리도록 격려한다.

회복력 이론

이론적 체계

회복력(resilience)은 현저한 스트레스와 역경이 있을 때조차도 건강한 대응(반응)으로 기능할 수 있는 능력이다. 이러한 모델에서는 개인이나 가족 구성원들이 스트레스를 야기하는 위기를 겪을 때 이용 가능한 자원들을 바탕으로 위기를 해석하거나 이에 대처한다. 가족과 개인이 위기에 대처하는데 있어서 힘과 지원(도움)을 제공하는 **보호요소(protective factors)**와 이들의 도전을 촉진하거나 야기하는 **위험요소(risk factors)**가 있다. 위험요소와 보호요소는 아동, 가족 그리고 이들의 지역사회에서 확인할 수 있다. 아동과 그 가족은 살아가는 동안 스트레스와 위기를 겪는다. 예를 들면, 어린 아동에 있어서 위기는 새로운 보육 제공자와의 만남이 될 수 있다. 보호요소에는 과거의 새로운 사람들과의 긍정적인 경험, '순한' 기질 그리고 새 보육 제공자가 새로운 경험에 대한 어린 아동의 적응요구에 대해서 아는 것이 포함된다. 이와 유사한 아동에 있어서 위험요인은 반복되는 새로운 돌봄 제공자로, 제한적인 가까운 어른들과의 관계 그리고 '적응이 느린' 기질이 있다.

일단 스트레스나 위기에 직면하게 되면 아동과 가족은 관련된 특정 위험요소와 보호요소에 근거해서 상황을 조절하고 이에 적응한다. 아동과 가족이 새로운 자원과 내적 강점에 대해서 알게 되고 미래의 위기에 더 효과적으로 대처할 수 있는 능력을 개발함에 따라서 적응이 회복력의 증가를 가져올 수 있다(회복력의 구성요소와 예시는 표 3-9 참조).

간호적용

간호사들은 아동으로부터 보호요소와 위험요소로 작용하는 개인적 특성, 이전 삶의 경험 그리고 환경적 요소에 관한 정보를 수집한다(표 3-10 참조). 정보 수집 후 간호사는 아동과 가족을 위한 중개계획을 세우는데 있어서 회복력 이론의 개념을 사용한다. 간호전략은 위험요소들을 대상으로 할 수 있다. 예를 들면, 총기류를 소유하고 있는 가족에 있어서는 방아쇠 잠금장치와 자물쇠를 채운 총 보관함의 사용에 대한 교육을 함으로써 총기류 안전을 확실히 하기 위한 가족 행동을 장려할 수 있다. 또한 간호사들은 신뢰감 형성과 언어발달 요구를 충족시키는 환경을 제공하기 위해서 부모가 영아를 안고 말을 하도록 장려하는 것과 같은 보호요소를 강조할 수 있다.

성장발달에 영향을 미치는 요인

아동의 성장발달은 부모로부터 전달받은 타고난 유전적 특성, 아동이 속한 환경, 사회적 경험의 상호작용에 의해 영향을 받는 복잡한 과정이다. 유전과 환경은 각기 독립적으로 또한 서로 상호작용하며 아동의 성장발달에 영향을 미친다. 예를 들어, 아동의 유전적 특성이 아동의 특정 행동을 야기할 수 있고, 아동의 가정환경은 부모의 유전적 특성에 의해 다르게 구성될 수 있다. 아동의 성장발달에 영향을 미치는 유전과 환경의 구체적인 요인들은 다음과 같다.

유전적 요인

인종, 성별, 유전 질환 등의 유전적 요인은 아동의 성장발달에 영향을 미친다. 인종에 따라 피부나 골격, 모발색깔 등의 신체적 특성뿐 아니라 특정 질환에 대한 이환율도 차이가 있다. 예를 들면, 특정 민족집단이나 문화집단에 공통적인 유전적 특성이 아동의 성장범위를 결정하고 그 외 다른 신체적 특징에 영향을 미칠 수 있다. 특정 집단이 유전적 차이로 인해서 특정 질

표 3-9 회복력 시스템에서 중재의 구성요소

구성요소	중재의 예
돌봄과 지원을 제공한다.	• 걱정에 대한 이야기를 들어준다. • 발달단계에 근거해서 정보를 제공한다.
높은 기대치를 설정하고 알린다.	• 성공할 수 있는 아동의 능력에 대한 확신을 표현한다. • 아동과 가족에게 자원을 제공한다.
의미 있는 참여기회를 제공한다.	• 상황을 개선시키는 방법에 대한 아동의 문제해결을 용이하게 해준다.
친사회적 유대감을 증가시킨다.	• 긍정적이고 목적성 있는 활동에 있어서 아동이 다른 사람들과 협력하도록 지원한다. • 지역사회 참여를 촉진한다.
분명하고 일관적인 경계를 설정한다.	• 규칙에 대해서 알려주고 일과를 설정한다. • 가족이 행동과 결과에 대한 분명한 기대치를 설정하는 것을 돕는다.
삶의 기술을 가르친다.	• 생각과 감정에 대한 의사소통을 장려한다. • 비판적인 사고와 문제해결 기술을 촉진한다.

SOURCE: Adapted from Resiliency in Action. (2016). The resiliency wheel. Retrieved from http://www.resiliency.com/free-articles-resources/crisis-response-and-the-resiliency-wheel/

표 3-10 회복력을 결정하기 위한 진단 질문

위험요소를 결정하기 위한 질문
• 이 사건이 당신의 가족에게 어떤 영향을 주었습니까?
• 지금 현재 당신의 가족이 가지고 있는 또 다른 스트레스 요인은 무엇입니까?
• 경제적인 부담이 있습니까?
• 밤 늦은 시간에 생각하고 걱정하는 일이 있습니까?
• 당신의 직업과 친구들을 어떻게 설명하겠습니까?
• 일상적인 날에 무엇을 하십니까?
• 당신의 이웃들은 어떤 사람들입니까?
• 비상시에 전화할 수 있는 친구나 사람들이 있습니까?
보호요소를 결정하기 위한 질문
• 당신에게 힘을 주는 것은 무엇입니까?
• 이러한 스트레스에 어떻게 대처합니까?
• 당신이 가정에서 잘 하는 것은 무엇이라고 생각합니까?
• 도움이 필요할 때 누구에게 전화합니까?
• 컴퓨터를 가지고 있고 인터넷이 연결되어 있습니까?
• 종교나 영적 믿음이 있습니까?
• 규칙적으로 운동을 합니까?
• 자유시간을 어떻게 보냅니까?

병에 더 잘 걸릴 수 있다.

성별에 따라서도 아동의 성장발달에 차이가 나타나는데, 사춘기까지는 여아가 남아보다 빠르게 성장하고 사춘기 이후는 남아가 여아보다 더 빠른 성장을 보인다. 다운증후군이나 페닐케톤뇨증 등과 같은 유전적 질환을 가진 아동은 대체로 성장발달 지연이 나타난다. 유전적 특성은 사회적 · 환경적 요소뿐만 아니라 아동의 건강 상태와도 서로 영향을 미치는 방식으로 상호작용한다. 이러한 요소에는 조산, 입양과 부모양육, 문화적 영향 등 많은 것이 포함된다.

환경적 요인

아동의 출생 전 환경과 출생 후 환경은 아동의 성장발달에 영향을 미친다. 출생 전 환경요인으로 모체의 영양결핍이나 풍진과 같은 전염성 질환 감염, 흡연이나 약물, 알코올 중독 등이 있다. 이러한 요인은 태아의 신체 구조와 기능의 발달에 부정적인 영향을 초래하여 선천성 기형아나 저체중 출생아의 발생빈도를 높인다. 출생 후 환경요인은 기후와 계절, 문화, 질병, 물리적인 가정환경, 가족 형태, 부모와의 관계, 부모의 양육태도, 영양상태, 운동 등이 해당한다.

정상적인 임신기간은 37주 이상 40주 이내이다. 미숙아는 임신 37주 이전에 태어난 신생아이다. 조산은 영아사망과 어린이의 장기적인 신경성 장애의 주된 원인이다. 여러 가지 산모의 요인들도 조산과 관련이 있는데, 이러한 요인에는 나이, 인종, 사회경제적 지위, 건강상태, 임신 이상 그리고 행동적 문제가 포함된다. 행동요인에 포함되는 것으로는 약물복용, 부적절한 산전관리, 심리적인 영향이 있다. 미숙아로 태어난 영아는 신체계통이 미성숙해서 신생아 기간에 의료적 지원이 필요하다. 치료에도 불구하고 영아는 발달에 부정적인 영향을 미치는 다음과 같은 현상을 겪는다.

- 뇌와 다른 장기의 감염과 부적절한 관류를 초래하는 부적절한 호흡기능
- 빨기 능력과 섭취한 음식을 적절하게 대사시키는 능력의 부족
- 청력장애와 시력장애 문제
- 부적절한 신장 기능으로 인한 약물투여의 복잡성과 아동의 체액, 전해질 불균형
- 병원균에 대한 낮은 면역력
- 반응 감소와 뇌실내출혈과 같은 합병증을 초래하는 신경 성숙도의 변이
- 뇌성마비와 같은 신경질환

따라서 미숙아는 정상적인 발달진행을 저해할 수 있는 많은 질병의 위험이 있다. 이러한 영아는 발달의 촉진을 위해서 초기에 주의 깊은 관찰과 진단이 필요하다.

이와 같이 개인의 성장발달 양상을 결정하는데 있어서 본성과 양육이 모두 중요하다. 이 두 가지 힘이 각 개인에 있어서 독특한 방식으로 상호작용하는데, 이는 아동들 간의 발달기술 습득 시기의 차이와 일란성 쌍둥이의 성격차이 그리고 그 외 개인의 독특한 특징에 대해서 설명해 준다. 아동의 발달에 있어서 매우 중요한 환경적 요소는 가족의 특성이다. 가족은 아동의 삶에 있어서 중요한 구성요소이며 아동의 발달을 촉진하는데 필수적인 역할을 한다. 가족에 있어서 중요한 개념은 양육에 관한 것이다. 부모가 아동을 어떻게 양육하는지가 이들이 개인적인 특성과 상호작용하여 위험요소 및 보호요소와 성격적 특성 그리고 발달결과에 영향을 미친다.

새로 태어나는 신생아는 가족에게 큰 영향을 미친다. 초기 애착행위, 기관입소 후 입양, 위탁가정 등 이 모든 것이 아동의 타고난 특성과 상호작용하여 발달속도와 아동이 보이는 특성에 영향을 미친다. 아동은 부모나 의붓부모가 둘 이상인지, 부모 중 한 명 이상이 가정 밖에서 일을 하는지, 형제자매가 몇 명인지 그리고 친인척이 가까이 있는지와 같은 요소에 따라서 다양한 방식으로 지원을 받고 다양한 세계관을 확보한다. 한부모, 동성부모, 대가족, 의붓부모와 같은 가족구조의 다양성에 주목해야 한다. 또한 영양지원, 조기 보육, 가족 구성원 간의 스트레스, 신체활동에의 접근, 라돈이나 납과 같은 환경적 위험 그리고 아동과 함께 하는 독서/놀이와 같은 요소들이 아동의 성장과 발달에 영향을 미친다.

아동의 발달에 영향을 미치는 또 다른 요소는 일부 민족집단의 전통관습을 통한 문화의 영향이다. 북미에서 대표되는 많은 문화집단의 전통관습은 이러한 집단에 속하는 아동의 성장과 발달에 영향을 미친다. 다양한 민족집단의 영양적 관행이 영아의 성장 속도에 영향을 미칠 수 있다. 예를 들면, (나무)판지에 아기를 태우고 다니는 미국 원주민의 관습은 일부 발달검사에서 걷기의 기준에 대비해서 측정될 때 아기의 걷기를 지연시킬 수 있다. 이런 영아는 다른 아기들에 비해서 걷기를 늦게 시작하지만 다른 대근육 운동기술은 예정대로 성취한다. 오랜 기간 동안 엄마의 등에 업혀 다니는 아동은 그러한 행위가 아동의 엉덩이를 벌어진 상태로 유지시키기 때문에 엉덩이의 발달적 형성장애가 발생할 가능성이 낮다. 간호사들이 발달검사를 실시할 때 문화적 관습을 고려하는 것이 중요하다. 일부 검사는 문화적으로 민감하지 못해서 단지 가족의 자녀양육 관습 때문에 발달양상이 그 집단에서 다르다는 이유로 아동의 발달이 지연되는 것으로 부정확하게 분류할 수 있다. 이러한 경우에는 어떠한 발달 이정표에 있어서도 지속되는 지연이 없으나 기술을 습득하는데 있어서 차이가 있을 수 있다.

모든 문화집단은 사회적 상호작용의 패턴에 관한 규칙을 가지고 있다. 언어습득에 걸리는 시간은 가정에서 쓰이는 언어의 수와 단어의 양에 의해서 결정된다. 그 문화에서 남성과 여성

이 맡는 특정한 사회적 역할이 학교활동과 궁극적으로는 직업 선택에 영향을 미친다. 접촉에 대한 태도와 발달기술을 격려하는 방법이 문화마다 다르다.

발달단계별 성장발달의 특성

간호사들은 아동을 진단해서 지연이 있는 아동을 확인하고 발달을 촉진하는 중재계획을 세우기 위해서 발달 이정표에 관한 정보를 이용한다. 이에 따라 예상되는 신체 성장과 발달, 인지능력 그리고 심리사회적 특성에 대한 전반적인 이해가 요구된다. 잠재적인 위험인 조산, 국제입양, 건강문제는 주요 발달단계마다 더 주의 깊은 관찰과 진단이 필요하다. 간호사들은 기대되는 결과를 진단결과와 비교해서 필요하면 추가 진단을 위해서 위탁을 의뢰하고 결과를 이용해서 간호중재 계획을 세운다.

신생아(생후 1개월까지)

신체 성장과 발달 및 출생 전의 영향

임산부의 영양과 일반적인 건강상태는 임신결과에 중요한 역할을 한다. 임신 동안에 임산부는 산전관리를 일찍 시작하고, 충분한 영양섭취와 규칙적인 운동 및 약물에 대한 위험한 노출을 피해야 한다. 조기 산전관리는 임산부의 건강과 태아의 발달을 진단하고, 태아의 위험요소를 제거하기 위한 중재와 임신결과에 긍정적으로 영향을 미치는 임산부의 건강한 생활양식에 대한 교육을 제공한다. 교육은 태어나지 않은 아기에게 직접적으로 영향을 미치는 건강습관에 초점을 맞춘다. 해로운 습관에 대해 교육하고 위험한 행동을 줄이기 위한 프로그램이 제공된다. 임산부의 흡연은 영아의 출생 시 저체중과 관련이 있다. 임신기간 중의 맥주, 와인과 같은 알코올 음료 섭취는 태아알코올 증후군을 초래할 수 있다. 산모의 약물복용은 신생아 중독, 발작, 과잉흥분성, 저조한 수유 그리고 영아의 다른 신경 질환을 초래할 수 있다.

양질의 영양섭취는 임신기간 중에 특히 중요하기 때문에 산전 교육의 중심이 된다. 영양섭취가 부족한 때에는 영아의 출생 시 저체중, 신경기능 장애, 발달지연 또는 높은 질병률을 초래하는 등 면역상태의 손상에 이르게 할 수 있다. 임산부의 철분 결핍은 영아에 있어서 빈혈증을 초래할 수 있다. 운동은 건강을 강화시킬 수 있고 태아로 가는 순환을 향상시킬 수 있는 혈액의 흐름을 촉진시킨다. 임산부들은 규칙적인 운동을 함으로써 안녕감이 향상되었다는 보고를 자주 한다. 임신 중에 새롭고 격렬하거나 위험한 운동을 시작하는 것은 위험할 수 있으나 이미 하고 있던 운동요법은 일반적으로 계속할 수 있고 걷기는 대부분 안전하다.

그 외에도 많은 다른 산전 영향이 확인되었다. 전문의약품뿐만 아니라 일반의약품조차도 태아에 부정적인 영향을 미칠 수 있다. 이 문제는 1950년대에 흔히 사용되었던 약물인 탈리도마이드에 의해서 일반적인 주목을 받았다. 임신기간 중에 이 약물을 복용했던 여성들이 팔다리가 기형인 영아를 출산하는 결과를 초래했다. 위 배출과 관련된 생리현상, 신장 청정, 약물 분포 그리고 다른 요인들에 있어서의 차이가 임신기간 중 약리역학의 변화로 원인이 된다. 약물은 **기형발생(teratogenesis)** 또는 **돌연변이 생성(mutagenesis)**을 야기할 수 있다. 특정 약물들은 출혈, 치아 착색, 청각장애 또는 다른 발달적 영향을 유발할 수 있다. 미국식약청(FDA)은 임신기간 중 약물의 위험 범주를 지정했다.

성인에게는 심각한 질병이 아니지만 태아에 있어서 청각소실, 시각결함, 심장결함 그리고 정신지체를 야기할 수 있는 풍진과 같은 일부 질병이 임산부에 의해서 감염된다면 자라나는 태아에 해롭다. 태아는 또한 임산부로부터 후천성 면역결핍증(AIDS)과 인체면역결핍 바이러스(HIV) 감염이나 B형간염과 같은 질병을 얻을 수 있다.

아버지의 영향도 중요할 수 있다. 부모 중 한 명이 독성이 있는 화학물질이나 독소, 스테로이드 또는 불법약물에 노출되었을 수 있다. 부모가 방사선, 화학물질, 그 외의 환경적 위험물질의 영향에 노출되었을 때 태아에 부정적인 영향을 미칠 수 있다. 부모 모두 환경적 독소에 대한 노출이 적은 경우 일반적으로 건강한 생활을 했으며 약물사용 주의, 금연, 금주를 했을 때 태아에게 보다 안전한 환경이 제공될 수 있다.

신생아의 신체적 특성 중 반사작용은 아기가 환경으로부터의 입력, 영양분 그리고 안락함을 받아들이는 것을 돕는다. 예를 들면, 영아의 빨기반사는 음식, 엄마와의 신체적 접촉 그리고 자신에게 위안을 주는 방법을 제공한다. 이러한 음식섭취는 아기가 성장하고 점차적으로 확대되는 일련의 운동기술을 수행하는 것을 돕는다. 이 시기는 모든 신체계통의 자궁 외 삶으로의 전환이 일어나는 기간이므로 간호사들은 아기의 생애 첫 달 동안의 발달진행을 면밀히 관찰해야 한다.

인지발달

Piaget의 인지발달 이론은 신생아의 인지발달을 결정하는데 있어서 신생아의 반사작용의 중요성을 인식했다. 반사작용은 음식을 확보하고 안전을 유지하기 위한 방법일 뿐만 아니라, 신생아가 자궁 바깥 세상으로의 이동을 돕는 도구이기도 하다. 아기는 반사작용을 사용하고 이를 통해서 배운다. 잡기는 아기가 점차 조작하는 것을 배울 많은 물건들에 대한 세계를 열어준다. 안락요구가 충족된다면, 아기는 먹고, 옷을 입고, 안기는 경험으로부터 배우고 사고의 토대가 깔린다.

심리사회적 발달

많은 사람들은 신생아가 먹고 자는 것을 제외하고는 아무것도 할 수 없다고 생각하지만 Dr. T. Berry Brazelton과 Dr. Kathryn Barnard와 같은 이론가들은 신생아가 환경 내의 사람들, 특히 부모에 특별히 적응한다는 것을 발견했다. 관계가 시작되고 유아기에 걸쳐서 계속 발달할 것이다. **애착(attachment)**은 사람들 간의 강한 정서적 유대이며 신생아 시기에 시작될 수 있다. 여성이 출생 직후 자신의 아기를 안을 때 아기의 손가락 끝에서부터 시작해서 손바닥 전체를 만진 다음 아기를 품에 감싸 안는 경향이 있다. 신생아는 출생 후 정신이 기민한 경우가 많으며 자신의 눈으로 엄마의 얼굴 움직임을 유심히 따라간다. 이러한 첫 상호작용이 산모와 아기의 애착을 촉진한다. 많은 가족에 있어서 그러한 과정은 아빠와의 애착과 때로는 형제자매와의 애착도 포함한다. 신생아는 생후 첫 달에 안전과 안락 그리고 음식에 대해서 빨리 배운다. 배고플 때 먹이고 아프거나 괴로울 때 안거나 달래주며 매일 자주 놀아준다면, 아기는 이러한 기본요구를 충족시켜 주는 부모와 그 외의 돌봄 제공자들을 신뢰할 수 있다. 사람들이 돌봐줄 것이라고 일단 믿게 되면, 아이는 자유롭게 나아가 세상을 더 적극적으로 탐색한다. 신생아 및 이들의 부모와 광범위한 연구를 진행한 소아과 의사인 T. Berry Brazelton은 신생아가 생애 첫 며칠 동안에도 성인의 얼굴에 집중할 수 있다는 것을 밝혀냈다. 또한 이 시기에는 미소 짓거나 찌푸리고 혀를 내미는 것과 같은 행동을 모방하고, 다른 사람과의 상호작용에 완전히 몰두한다. 그는 어린 아동이 새로운 기술을 배울 준비가 되는 '접점(touchpoint)', 즉 유년시절의 예측 가능한 시기를 확인했다. 정면을 향한 자세는 아기와 성인이 얼굴을 같은 자세로 놓고 서로의 얼굴을 응시하는 것을 말한다(그림 3-5). 하루 중 아기의 각성수준이 돌봄 제공자의 얼굴에 집중하고 대인관계의 긍정적인 양상을 배울 수 있는 능력을 지원하는 시기가 있다. 간호사들은 부모가 이러한 때를 인식하는 것이 가능하다면 아기와 상호작용하는데 이용할 수 있도록 지원한다(표 3-11 참조).

간호사들은 또한 시범을 보이고 엄마와 아기와의 상호작용을 긍정적으로 각인시킬 수 있다. 간호사들은 첫 아이를 낳은 부모가 자신의 아기의 의사소통 능력에 대해서 배우고 이에 적절하게 반응하도록 돕는데 중요한 역할을 한다. 젊은 부모나 아기에 대한 경험이 제한적인 부모, 정신건강에 문제가 있는 부모 또는 조산아의 부모와 같은 경우에는 아이와의 애착을 촉진하기 위해 오랜 시간 지속적인 도움이 필요할 수 있다. 고위험 영아의 부모가 겪는 도전에 포함되는 내용은 다음과 같다.

- 아이의 상태에 대한 죄책감과 비통함
- 병원 퇴원 시 아기를 능숙하게 돌보는 기술에 대한 걱정
- 미래의 발달에 대한 걱정

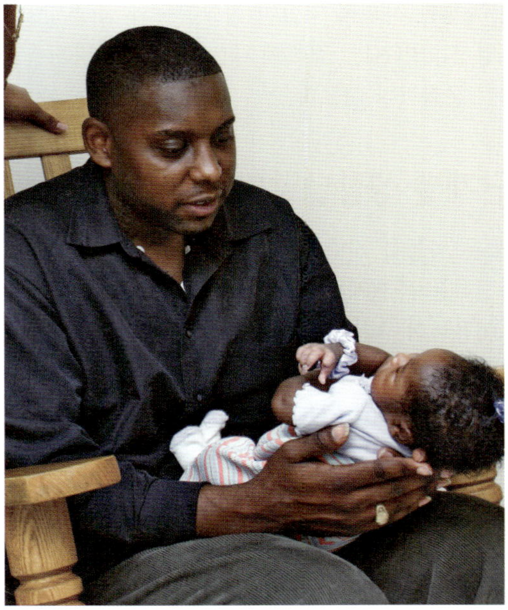

그림 3-5
부모와 아기의 얼굴이 동일한 기준면에 있다는 것에 주목한다. 이러한 정면을 향한 자세는 두 사람이 서로의 얼굴을 살피고 눈맞춤을 할 수 있게 하는데, 이로 인해서 부모와 아기의 애착이 촉진된다.
SOURCE: George Dodson/Pearson Education, Inc.

- 아이의 성장과 발달에 따른 변화에 대한 지속적인 적응

고위험신생아와의 긍정적인 애착을 촉진할 수 있는 간호중재에 포함되는 것은 다음과 같다.

- 신생아실에 있는 아기를 자주 방문하도록 권고함
- 아기를 안아주도록 장려함
- 아기와 부모가 피부접촉을 할 수 있는 기회를 제공함
- 아기의 특성과 목소리나 접촉에 대한 반응을 언급함
- 아기의 돌봄과 아기에 대한 결정에 부모를 참여시킴
- 영아와 부모 간의 애착을 지원하는 건강관리 기관의 정책을 고수함
- 정보를 제공하고 필요할 때마다 반복함, 아기에 대한 정보를 얻거나 지원할 수 있는 사람과 이야기를 하고 싶을 때 언제든지 전화할 수 있는 번호를 부모에게 제공함
- 영아가 병원에서 퇴원하면 주기적인 발달진단을 지속적으로 받도록 주선함

영아(생후 1개월~1세)

영아기는 생애주기에서 처음 맞이하는 급속성장기이며, 12개월 되는 시점에서 출생 시 체중의 3배가 된다. 또한 새로운 언어의 기본단어를 이해할 수 있으며 다양한 성취가 일어난다. 첫 해를 주로 반사작용으로 시작하는 영아는 걷고 의사소통을 할 수 있다.

신체 성장과 발달

출생 첫 1년은 영아에게 급속한 변화의 시기이다. 출생 시 체중은 5개월쯤에 2배가 되고 생후 12개월 말쯤에는 3배가 되며 신체 비율이 변화하기 시작한다(그림 3-6).

이 기간 동안에 키는 30cm가량 성장한다. 6개월쯤에는 치아가 나오기 시작한다. 신체 성장은 수유의 유형 및 질과 밀접한 관련이 있다.

신체기관의 모든 신체계통이 영아기 동안에 완전히 성숙하지는 않지만 출생 시와는 다르게 기능한다. 신장과 간의 성숙은 12개월 된 아이가 약물이나 다른 독성이 있는 물질(예: 환

표 3-11 유아의 각성 상태

상태	설명	권고되는 부모의 반응
졸림 또는 졸고 있음	아기가 눈을 뜨고 있거나 감고 있지만 주위에 집중하지 않는다. 눈꺼풀이 깜박거리고 팔다리가 천천히 움직이며 가끔 놀라기도 한다. 아기의 상태가 숙면이나 깨어 있는 상태로 전환된다.	부모는 아기가 잘 수 있도록 조용한 장소를 제공하거나, 원한다면 아기가 완전히 깨도록 조성한다.
조용한 각성 상태 (또는 완전히 깨어 있음)	아기가 완전히 깨어 있으며 물건, 소리, 얼굴이 있는 곳으로 눈이 따라간다. 최소한의 움직임이 있다. 유아가 환경으로부터 배우고 있으며 몇 초마다 한 번씩 멀리 바라본 다음, 다시 관심이 있는 얼굴이나 물체를 바라본다.	부모는 아기에게 말을 걸거나 노래를 불러줄 수 있고, 정면을 바라보는 자세를 잡거나 아기에게 바라볼 물건을 제공한다.
활동적인 각성 상태 (또는 적극적으로 깨어 있음)	아기가 아주 활동적이며 팔다리와 머리를 움직인다. 아기가 움직이는 모든 자극에 반응한다.	부모는 아기가 곧 울거나 조용한 각성 상태가 일어날 것임을 이해하고 아기를 포대기로 감싸서 진정시키거나 마음대로 움직이도록 허용한다.
울고 있음	아기가 울고 팔다리를 움직인다.	부모는 아기가 우는 이유를 찾아서 안락함을 느끼도록 중재한다. 아기가 피곤해서 포대기로 감싸서 안아 줄 필요가 있거나, 배가 고프거나, 복통이 있거나 또는 기저귀가 젖었거나, 추울 수 있다. 때로는 우는 원인을 알 수 없으며, 부모를 짜증나게 하지만 일시적 울음이 계속될 수 있다.

SOURCE: Adapted from London, M. L., Ladewig, P. W., Ball, J. W., et al. (2014). Maternal & child nursing care (4th ed.). Upper Saddle River, NJ: Prentice Hall Health.

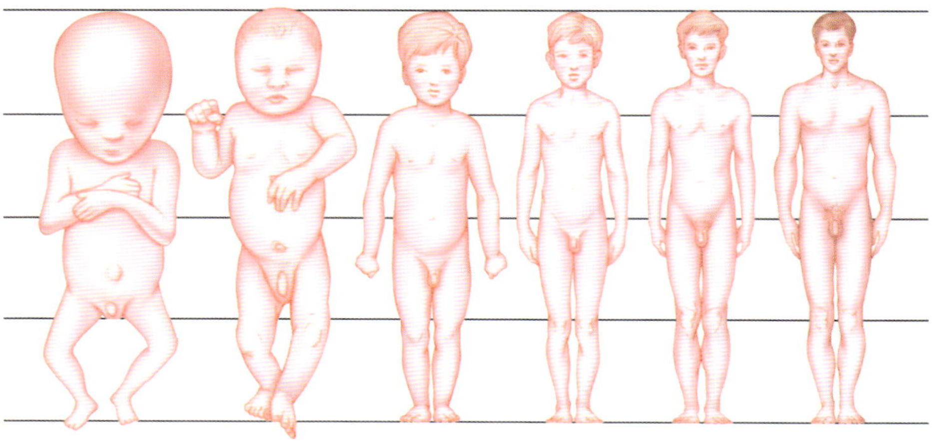

그림 3-6
연령별 신체 비율

경에 대한 노출로 얻는 물질)을 생후 첫 몇 주일 때보다 더 쉽게 배출하도록 돕는다. 변화하는 신체 비율은 내장기관 발달의 변화를 보여준다. 신경계의 성숙은 신체 움직임에 대한 통제의 증가로 나타나는데, 영아가 앉고 일어서고, 걷는 것을 가능하게 한다. 12개월쯤에 몇 걸음만 내딛는 영아가 있는 반면에, 그 때쯤이면 걷는 것이 쉬운 아기들도 있다. 일반적으로 12~15개월 사이에 걷기가 숙달된다. 감각기능은 영아가 시각적 이미지와 소리, 맛을 구별하기 시작함에 따라서 증가한다(표 3-12).

인지발달

뇌는 생후 첫 해 동안 계속해서 복잡한 방식으로 증가한다. 성장의 대부분은 세포의 성숙과 관련되어 있으며, 세포의 수는 거의 증가하지 않는다. 뇌의 이러한 성장은 그 기능의 발달을 수반한다. 뇌 기능의 놀라운 성숙을 이해하기 위해서는 출생 직후의 영아를 12개월 된 영아와 비교해 보기만 해도 된다. 신생아의 눈은 소리에 반응하여 커진다. 1살 영아는 소리가 들리는 쪽으로 돌아보고 그것의 의미를 인식한다. 생후 2개월의 영아는 울고 옹알이를 한다. 12개월 된 영아는 몇 가지 단어를 이야기하고 이보다 더 많은 단어를 이해한다. 생후 6주가 된 영아는 딸랑이를 처음으로 쥔다. 12개월 된 영아는 장난감을 향해서 손을 뻗고 스스로 음식을 먹는다.

영아의 행동은 사고진행에 대한 기초를 제공한다. Piaget은 영아의 행동을 생후 첫 해에 급속하게 진행되는 일련의 변화로 설명한다. 영아의 성숙해지는 뇌는 시각, 소리, 느낌을 통해서 자극을 받는다. 이러한 환경으로부터의 입력은 내적 인지능력과 상호작용하여 인지기능을 제고시킨다.

심리사회적 발달

놀이의 단계

8개월의 영아는 바닥에 앉아서 블록을 쥐고 그것을 바닥에 두드린다. 영아는 많은 시간을 **혼자놀이(solitary play)**, 즉 혼자서 하는 놀이를 하면서 보낸다. 그러나 부모가 지나가면 아기는 웃고 손과 발을 격렬하게 흔드는데, 다른 사람과의 주기적인 상호작용을 즐긴다는 것을 보여준다(그림 3-7). 신체적인 능력은 영아가 관심이 가는 물건 쪽으로 가서 손을 뻗는 것을 가능하게 한다. 인지능력은 다양한 소리를 만들기 위한 블록의 조작에 반영되어 있다. 사회적 상호작용은 놀이를 개선시킨다. 부모나 다른 사람의 존재는 주위환경에 대한 관심을 높이고 영아에게 다른 놀이방식을 가르친다.

영아의 놀이는 반사적인 방식으로 시작된다. 영아는 팔다리를 움직이거나 물건을 잡을 때 놀이의 기초를 경험한다. 이러한 활동의 느낌과 소리에서 즐거움을 얻고 점차 목적의식을 가지고 이러한 활동을 수행한다. 예를 들면, 부모가 6주가 된 영아의 손에 딸랑이를 놓으면 아기는 그것을 반사적으로 움켜쥔다. 손이 무작위로 움직이면서 딸랑이가 재미있는 소리를 만든다. 영아는 소리를 만들기 위해서 딸랑이를 움직이는 것을 배우고 결국 장난감을 자신의 의지로 가지고 놀기 위해서 움켜잡는다.

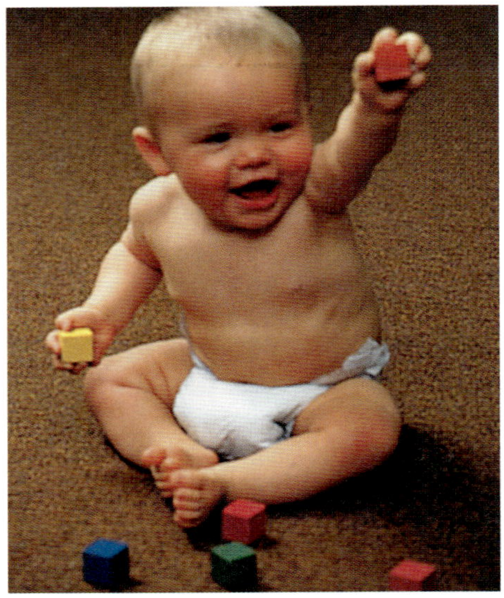

그림 3-7

8개월 아기가 블록을 가지고 놀 수 있다는 사실을 우리에게 보여주었는데 이는 아기의 신체적 · 인지적 · 사회적 능력을 입증한다.

SOURCE: George Dodson/Pearson Education, Inc.

영아놀이의 다음 단계는 조작적인 행동에 중점을 둔다. 영아는 장난감을 보고, 만지며 입에 넣으면서 면밀히 조사한다. 아기는 질감, 물건의 질 그리고 주위환경의 모든 양상에 대해서 아주 많이 배운다. 동시에, 다른 사람들과의 상호작용은 놀이의 중요한 부분이 된다. 영아가 다른 아이들이나 성인과 함께 놀이를 함에 따라서 놀이의 사회적 본질이 분명해진다.

생후 첫 해의 마지막에 가까워지면서 공간에서 움직이는 영아의 능력이 놀이영역을 넓힌다. 영아가 기거나 걷게 되면 새로운 장소로 가거나 새로운 장난감을 찾고 잊고 있던 물건을 발견하거나 상호작용을 위해서 다른 사람을 찾는다. 놀이는 발달의 모든 양상에 대한 반영이며, 심리사회적 기술을 촉진하고 학습과 성숙을 향상시킨다(표 3-13).

성격과 기질

영아마다 타고난 기질에 따라 수면양상, 타인과의 상호작용에서 다양한 특성을 나타낸다. 영아는 소음에 특정한 방식으로 반응하고 사람들과 서로 다른 방식으로 상호작용하는 경향을 가지고 태어난다. 이들은 식사, 수면과 같은 활동에 있어서 다양한 정도의 규칙성을 보이며 과제에 집중할 수 있는 시간이

표 3-12 영아기의 신체 성장과 발달 이정표

연령	신체 성장	소근육 운동능력	대근육 운동능력	감각능력
출생~1개월	• 체중이 매주 140~200g 늘어난다. • 키가 첫 달에 1.5cm 자란다. • 머리둘레가 매달 1.5cm 증가한다.	• 주먹을 쥔다(1). • 울 때 팔과 다리를 몸쪽으로 당긴다.	• 놀람반사, 지향반사와 같은 선천적 반사가 지배적인 활동이다. • 엎드려서 머리를 잠시 들 수 있다(2). • 높은 톤의 목소리를 경계한다. • 만져주면 편안해한다(3).	• 얼굴과 흑백의 기하학적 디자인을 보는 것을 좋아한다. • 시각 선상에 있는 물체를 눈으로 따라간다(4).
2~4개월	• 체중이 매주 140~200g 늘어난다. • 키가 매달 1.5cm 자란다. • 머리둘레가 매달 1.5cm 증가한다. • 24시간 동안 몸무게 1kg당 120ml의 우유를 섭취한다.	• 손에 놓인 딸랑이를 잡는다(5). • 자신의 손가락을 쳐다보고 가지고 논다. • 손을 정중선으로 가져간다.	• 모로반사가 약해진다. • 옆으로 누운 상태에서 등으로 돌고, 다시 옆으로 돌 수 있다(6). • 잡아당겨서 앉혔을 때 머리가 뒤로 쳐지는 것이 줄어든다. 머리가 조금 흔들리면서 정중선에 두고 앉는다. • 엎드려서 머리는 들고 체중을 앞쪽 팔에 두고 지탱한다(7).	• 물체를 180도로 따라간다. • 목소리와 소리가 들리는 곳을 찾기 위해서 머리를 돌린다.

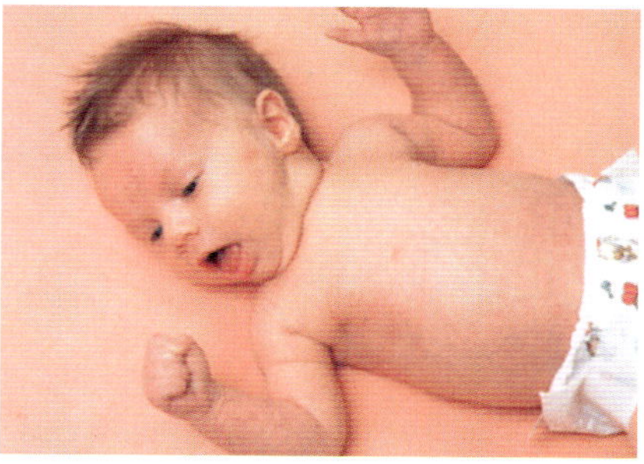

(1) 주먹을 쥔다.

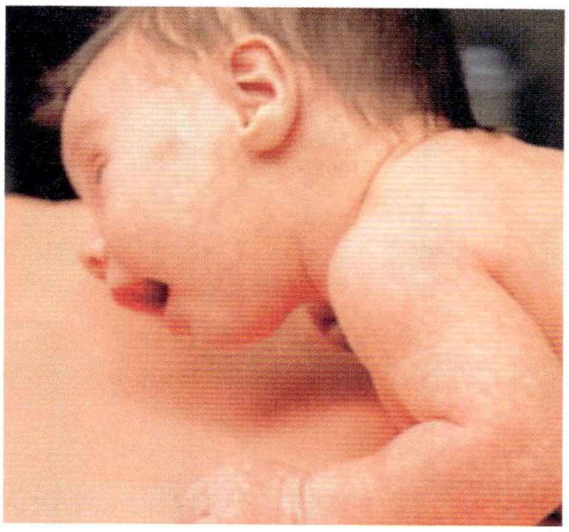

(2) 머리를 들 수 있다.

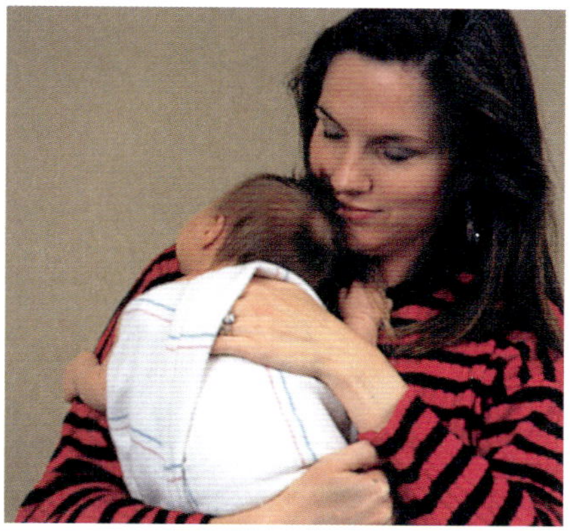

(3) 만져주면 편안함을 느낀다.

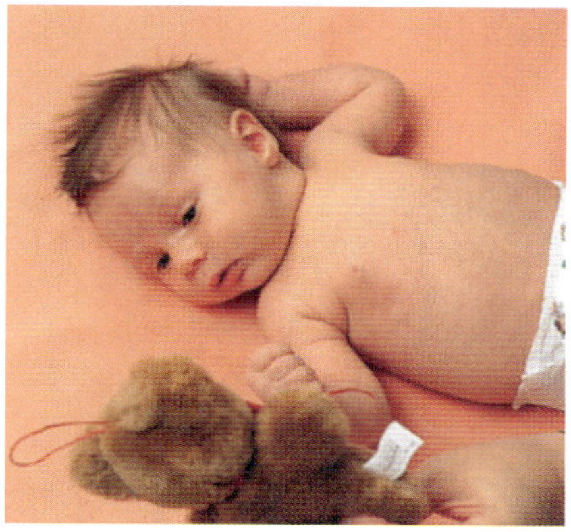

(4) 물건을 따라가며 쳐다본다.

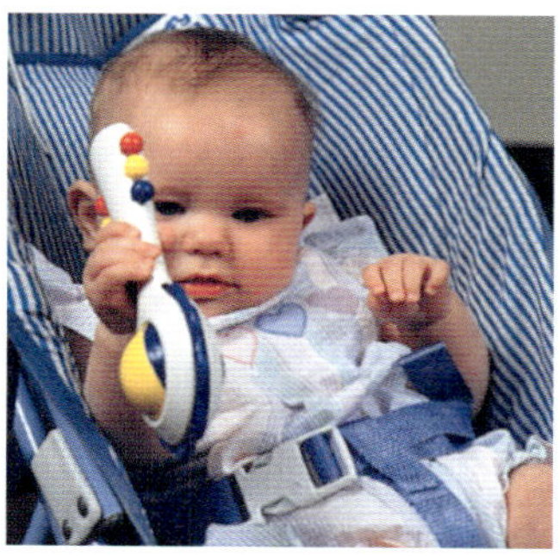

(5) 딸랑이를 쥔다.

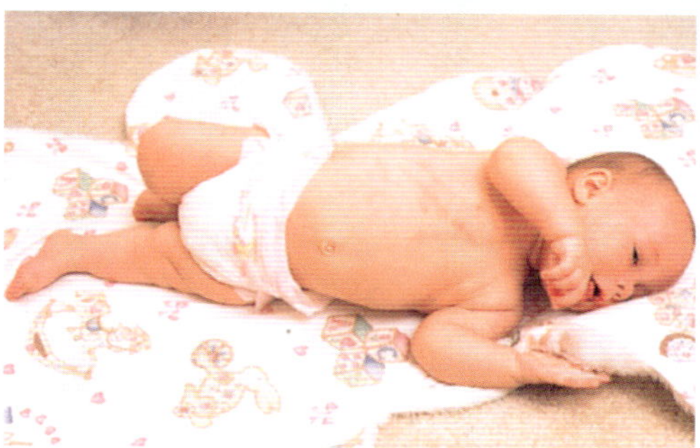

(6) 옆으로 누운 상태에서 뒤로 돌아 누울 수 있다.

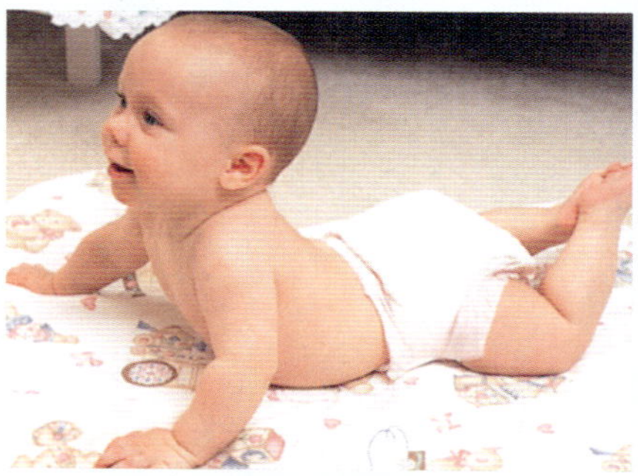

(7) 머리를 들고 팔로 체중을 지탱한다.

SOURCE: 1–7, George Dodson/Pearson Education, Inc.

표 3-12 영아기의 신체 성장과 발달 이정표(계속)

연령	신체 성장	소근육 운동능력	대근육 운동능력	감각능력
4~6개월	• 체중이 매주 140~200g 늘어난다. • 5~6개월에는 출생 시 체중의 2배가 된다. • 키가 매달 1.5cm 자란다. • 머리둘레가 매달 1.5cm 증가한다. • 치아가 6개월쯤에 나오기 시작한다. • 24시간 동안 체중 1kg당 100ml의 우유를 섭취한다.	• 자신의 의지로 딸랑이와 다른 물건을 잡는다. 다른 물건을 주면 잡으려고 손에 쥔 물건을 떨어뜨린다**(8)**. • 물건을 입에 넣는다. • 발을 들어 입 쪽으로 당긴다. • 우유병을 잡는다. • 손 전체를 사용해서 쥔다(움켜잡기). • 물건을 조작한다**(9)**.	• 머리를 흔들림 없이 들고 앉는다. • 잡아 당겨서 앉힐 때 머리의 뒤쳐짐이 없다. • 4개월쯤에는 엎드린 상태에서 등으로 돌아눕고 6개월쯤에는 등으로 누운 상태에서 돌아서 엎드린다. • 잡아서 일으켜 세우면 자신의 체중을 거의 지탱한다**(10)**.	• 복잡한 시각 이미지를 자세히 살펴본다. • 떨어지는 물체의 과정을 지켜본다. • 소리에 즉각 반응한다.
6~8개월	• 체중이 매주 85~140g 늘어난다. • 키가 매달 1cm 자란다. • 성장속도가 첫 6개월 때보다 더디다.	• 손에 쥔 물건을 내려친다. • 한 손에서 다른 쪽 손으로 물건을 옮긴다. • 가끔 핀셋모양 잡기를 시작한다.	• 대부분의 선천적 반사작용이 사라진다. • 8개월쯤에는 도움 없이 혼자 안정적으로 앉는다**(11)**. • 잡고 일으켜 세우면 깡총깡총 뛰는 것을 좋아한다.	• 자신의 이름을 인식하고 쳐다보고 미소 지으면서 반응한다. • 놀이에서 작고 복잡한 물건을 가지고 노는 것을 즐긴다.

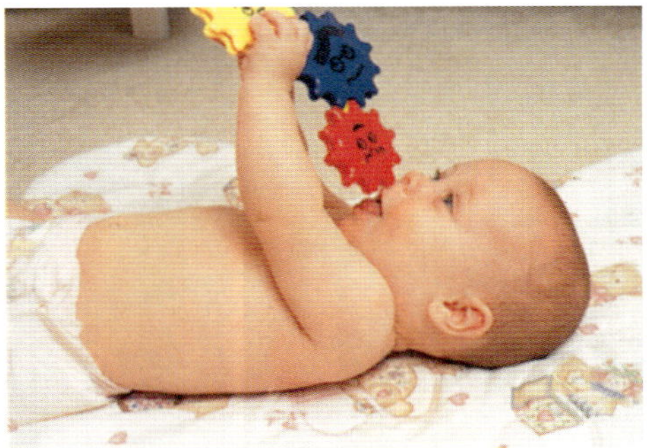

(8) 자기 의지로 물건을 잡는다.

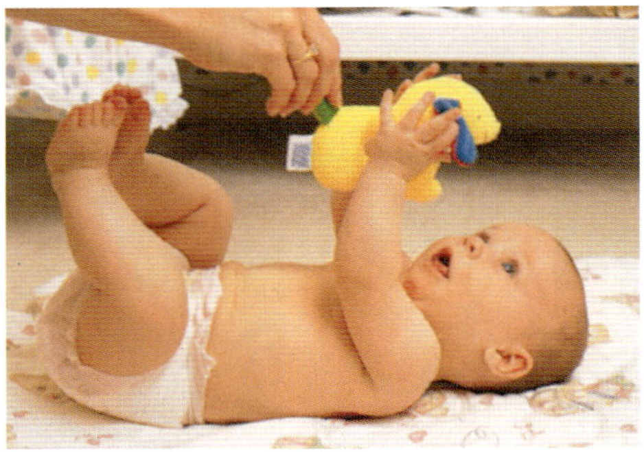

(9) 물건을 조작한다.

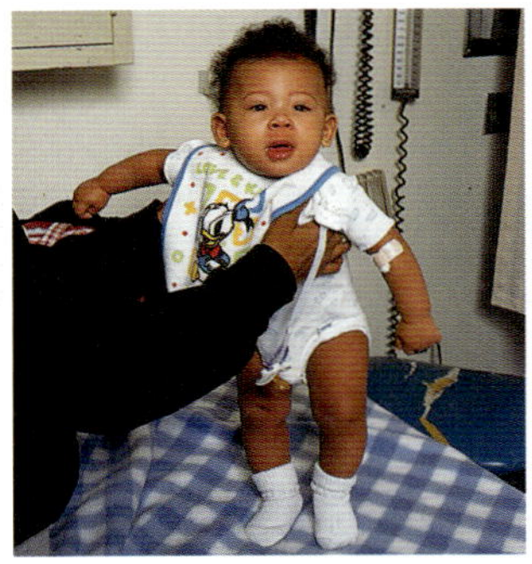

(10) 잡고 일으켜 세우면 대부분의 체중을 지탱한다.

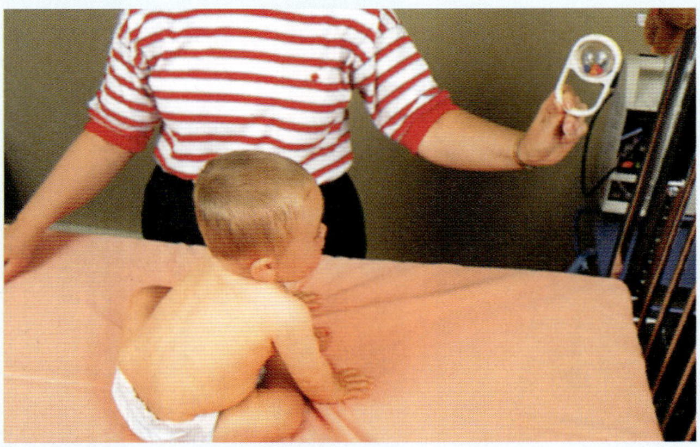

(11) 도움 없이 혼자 앉는다.

SOURCE: 8–11, George Dodson/Pearson Education, Inc.

표 3-12 영아기의 신체 성장과 발달 이정표(계속)

연령	신체 성장	소근육 운동능력	대근육 운동능력	감각능력
8~10개월	• 체중이 매주 85~140g 늘어난다. • 키가 매달 1cm 자란다.	• 작은 물건을 줍는다(12). • 핀셋잡기를 잘 사용한다.	• 기거나 팔을 사용해서 몸 전체를 바닥에서 끌어당긴다(13). • 몸통을 바닥에 닿지 않게 손과 무릎을 사용해서 긴다. • 10개월쯤에는 스스로 몸을 당겨서 서고 앉는다. • 앉을 때 균형을 회복한다.	• "안 돼"와 "크래커"와 같은 단어를 이해한다. • "엄마"와 "아빠" 외에 한 단어를 더 말할 수 있다. • 어려움 없이 소리를 인식한다.
10~12개월	• 체중이 매주 85~140g 늘어난다. • 키가 매달 1cm 자란다. • 머리둘레가 가슴둘레와 일치한다. • 1살쯤에는 출생 시 체중의 3배가 된다.	• 크레용이나 연필을 잡고 종이에 자국을 남길 수 있다. • 구멍을 통해서 물건을 상자 속에 넣을 수 있다(15).	• 혼자 일어선다(16). • 가구를 잡고 걷는다. • 선 자세에서 앉는다(17).	• 숨바꼭질과 손뼉치기 놀이를 한다.

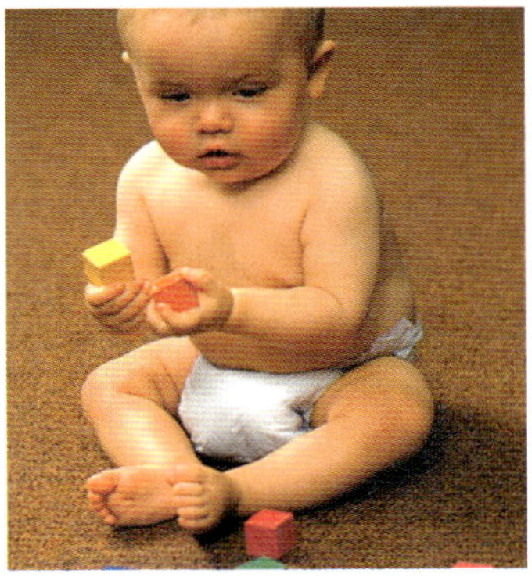

(12) 작은 물건을 줍는다.

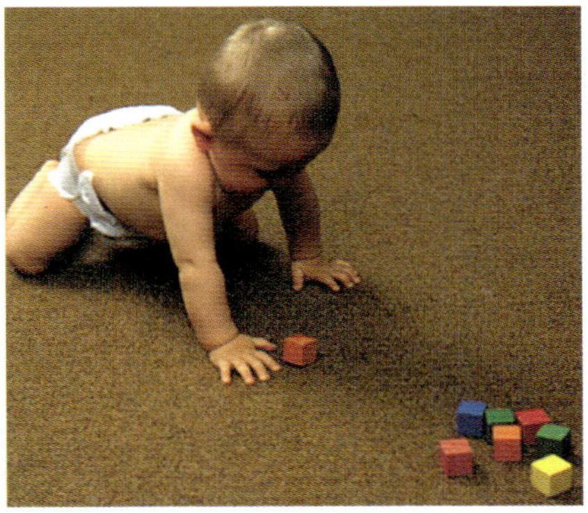

(13) 기거나 팔로 몸을 끌어당긴다.

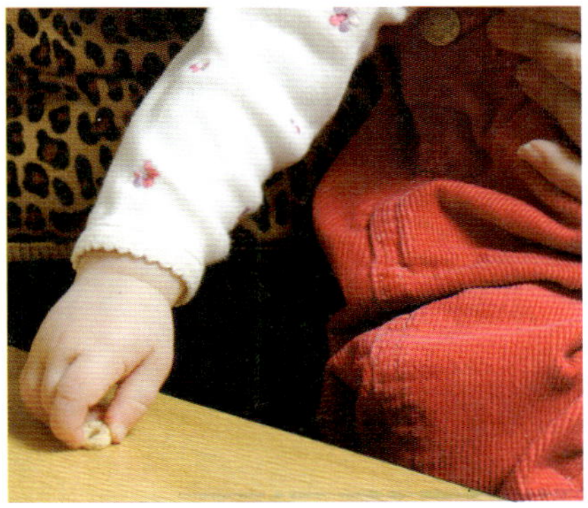

(14) 핀셋잡기를 잘 사용한다.

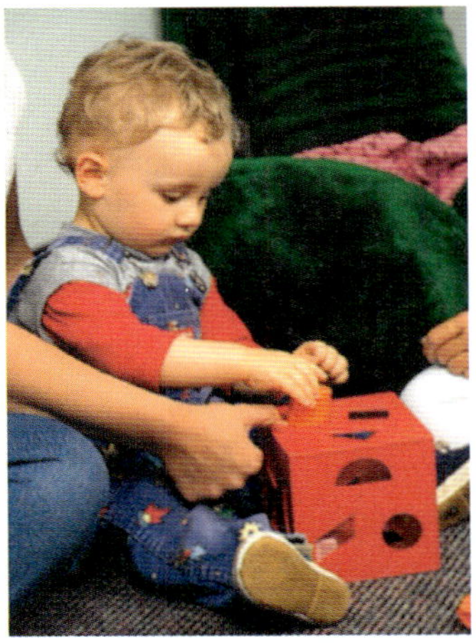

(15) 구멍을 통해서 물건을 상자 속으로 넣는다.

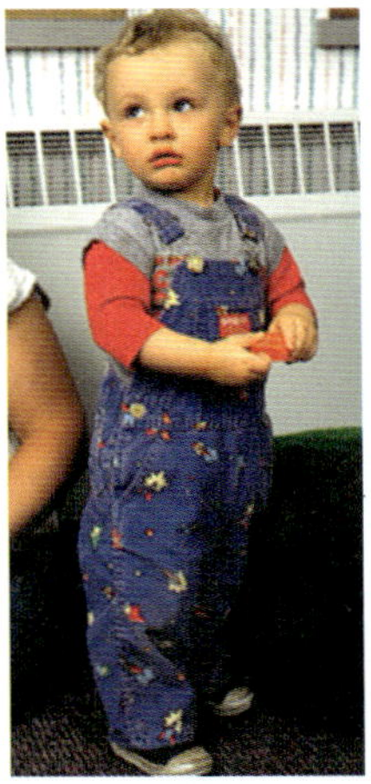

(16) 혼자 일어선다.

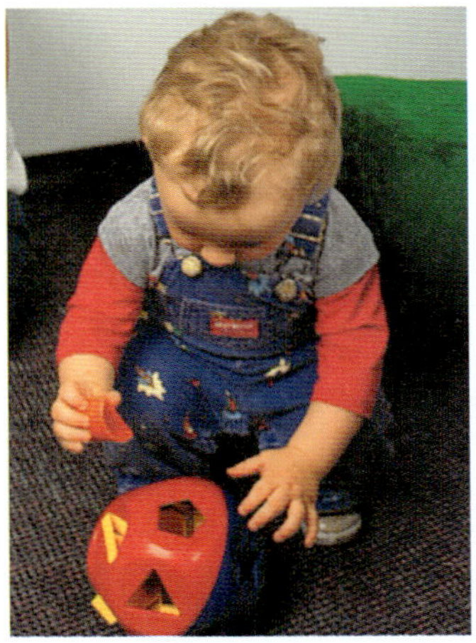

(17) 선 자세에서 앉는다.

SOURCE: 12–17, George Dodson/Pearson Education, Inc.

표 3-13 영아기의 심리사회적 발달

연령	놀이와 장난감	의사소통
출생~3개월 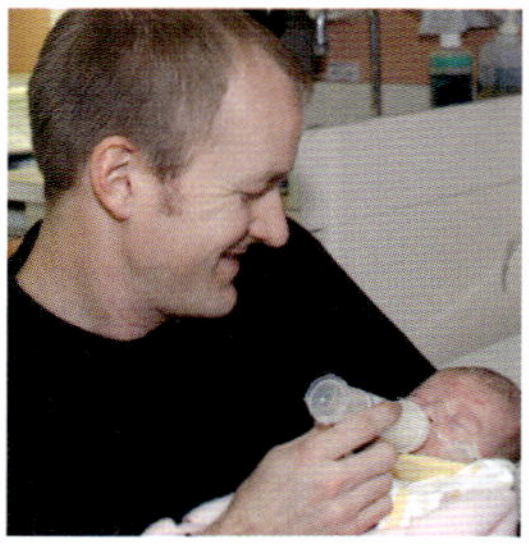	• 모빌의 시각적 자극, 흑백 패턴, 거울을 선호한다. • 청각적 자극으로는 뮤직박스, 테이프 재생장치, 부드러운 목소리가 있다. • 흔들고 안아주면 반응한다. • 어른이 노래하고 말을 하면 다리와 팔을 움직인다. • 다양한 자극을 좋아한다 – 다른 방, 소리, 시각적 이미지	• 옹알이 • 재잘거림 • 울기
3~6개월	• 딸랑이 같이 쉽게 쥘 수 있는 소리를 내는 물건을 선호한다. • 대조적인 색깔의 동물인형과 부드러운 장난감을 가지고 노는 것을 즐긴다.	• 놀이를 하는 동안과 친숙한 사람들과 함께 있을 때 발화를 한다. • 덜 운다. • 소리를 지르거나 즐거운 소리를 낸다. • 여러 음절로 재잘거린다(마마마마).
6~9개월	• 치아발육 장난감을 좋아한다. • 점점 더 어른과 다른 아이들과의 사회적 상호작용을 원한다. • 조작하고 입에 넣을 수 있는 부드러운 장난감을 좋아한다.	• 모음과 자음 소리가 증가한다. • 음절을 서로 연결한다. • 다른 사람과 발화를 할 때 말과 비슷한 리듬을 사용한다.
9~12개월	• 큰 블록, 서로 떨어졌다가 다시 붙는 장난감, 쌓기 컵, 다른 물건을 가지고 노는 것을 즐긴다. • 잭인더박스와 같은 깜짝 장난감을 보고 웃는다. • 까꿍놀이와 같은 상호적인 게임을 한다. • 밀고 당기는 장난감을 이용한다.	• "안 돼"라는 말과 다른 간단한 명령을 이해한다. • 부모를 가리키는 "빠빠" "마마"라는 말을 한다. • 한두 가지의 다른 단어를 배운다. • 수용언어가 표현언어를 능가한다.

SOURCE: George Dodson/Pearson Education, Inc.

다르다.

간호사정은 부모와 공유할 수 있는 아기의 성격상 특성을 확인한다. 이러한 정보를 가진 부모는 아기의 고유성을 더 잘 이해하고 아기의 요구를 충족시킬 수 있는 경험을 설계할 수 있다. 예를 들면, 새로운 자극에 쉽게 적응하지 못하는 영아는 울거나, 피할 수 있다. 새로운 사람이나 장소에 적응할 때 다른 대처방식을 개발한다. 이런 경우 아기를 돌보는 사람을 자주 바꾸기보다는 한두 명의 베이비시터를 이용하도록 부모에게 조언할 수 있다. 식사 중에 아기가 쉽게 산만해진다면 아기가 식사에 집중할 수 있도록 부모는 조용한 환경에서 아기에게 수유한다. 영아의 기질이 바뀌지는 않지만 환경에 적응하는 능력은 향상된다.

의사소통

생후 몇 주가 지났을 때조차도 영아는 의사소통을 하고 쌍방의 상호작용을 하며, 부드러운 소리, 애교, 눈맞춤으로 안락함을 표현한다. 신생아들은 고음의 목소리에 가장 잘 반응하는데, 대부분의 부모가 이에 대해서 잘 알고 있는 듯하다. 아기의 아빠들조차도 어린 아기와 이야기할 때 목소리 톤을 올린다. 영아는 불편함을 나타내기 위해서 팔다리는 휘젓고 등을 굽히고 격렬하게 운다. 의사소통은 이러한 가장 기초적인 기술에서부터 생후 1년 말에 아기가 여러 개의 단어를 말할 때까지 계속해서 발달한다(표 3-14).

간호사는 발생 가능한 장애나 발달지연을 확인하기 위해서 영아의 의사소통을 사정한다. 언어능력은 Denver Ⅱ 발달검사와 그 외 전문 언어검사 도구를 사용해서 진단할 수 있다. 영아와 유아는 자신이 말할 수 있는 단어(expressive speech, 표현언어)보다 더 많은 단어를 이해한다(receptive speech, 수용언어). 장애는 청각장애, 발달지연 또는 돌봄 제공자로부터의 언어적 자극의 부족에 의해서 야기될 수 있다. 장애원인을 정확히 찾기 위해서는 추가적인 진단이 요구될 수 있다.

간호중재는 자극이나 사랑을 주는 환경을 제공하는 것에 중점을 둔다. 부모가 아기에게 자주 이야기하고 노래를 불러주고 단어를 가르치도록 장려한다. 묘사적 언어사용은 아기의 말

> **보완대체요법**
> **영아 마사지**
> 영아 마사지는 아기와 의사소통하고 달래기 위한 기법이다. 이 마사지는 역사적으로 많은 문화에서 사용되었지만 미국과 캐나다의 대부분 가정에서는 전통적인 관행이 아니다. 이 마사지는 아기와 부모 모두에게 많은 이점이 있으며 관심이 있는 가족은 배울 수 있다. 이러한 중재는 조산아에게 특히 좋다. 아기들이 얻을 수 있는 이점에는 수면 개선, 진정, 스트레스 호르몬의 감소, 호흡과 소화기능의 개선, 긍정적인 부모-아이 상호작용이 포함된다. 신생아 중환자실 입원 중에 마사지 요법을 받은 조산아의 체중증가가 개선되었음이 입증되었다. 부모와 아기의 유대와 애착을 높이기 위해서 매일 10~15분간의 마사지가 권장된다. 이 기법에 대한 더 많은 정보를 원하는 간호사와 부모는 여러 가지 책과 수업이 이용 가능하다.

을 촉진한다. 예를 들면, 1살 아기가 '우유병'이라고 말하면, 부모는 "따뜻한 우유가 담긴 우유병을 원하니? 이 파란 우유병이 네 우유병이야."라고 말한다. 병원 간호사는 돌봄을 제공할 때 아기가 알고 있는 단어를 포함해야 하며 위안을 주고 묘사적인 용어를 사용해서 아기와 이야기한다. 아기의 안전감을 고무시키기 위해서 돌봄 제공자는 수유를 위해서 아기를 안고, 하루 중 자주 안아주고 다정하게 놀아주고, 아기가 울 때에는 아기를 포대기에 감싸서 안아준다. 아기를 포대기에 감싸는 방법이나 영아 마사지를 하는 방법을 부모에게 제공하면 좋아할 것이다(보완대체요법: 영아 마사지 참조).

유아(1~3세)

유아기는 첫 사춘기라고 불리기도 한다. 몇 개월 전에 영아였던 1~3세의 아이는 독립성과 거부증을 보인다. 새로 발견된 성취에 대한 자부심이 나타난다.

신체 성장과 발달

생애 2번째 해 동안에는 성장속도가 감소한다. 아이의 음식 섭취가 줄어서 걱정인 부모에게 그러한 현상이 정상이라고 안심시킬 필요가 있다. 아이가 2살쯤 되면 일반적으로 출생 시 체중의 4배가 되고 어른 키의 약 반 정도가 된다. 신체 비율이 변화하기 시작하는데, 영아기일 때보다 다리가 더 길어지고 머리가 더 작아지면서 신체 크기에 비례하게 된다(그림 3-5). 유아의 배는 불룩하며 넓은 지지 기반을 제공하기 위해서 다리를 벌리고 선다. 대략 33개월쯤 되면 유치의 맹출이 완료되어 20개의 치아를 가지게 된다.

유아가 걷기에서부터 달리기, 차기, 세발자전거 타기로 진행함에 따라서 대근육 운동활동이 급속히 발달한다(표 3-14). 신체적 성숙이 일어나면서 유아의 배출패턴을 통제하는 능력이 발달한다.

인지발달

유아기 동안에 아이는 발달의 감각운동기 단계에서 전조작기 단계로 옮겨간다. 이른(조기) 언어 사용은 존재하지 않는 사물이나 사람에 대해서 생각하는 1살 아이의 능력을 일깨운다. 대상 영속성이 잘 발달된다.

약 2살이 되면 단어의 기호로써의 사용이 증가하여 유아는 전조작기 사고를 사용할 수 있다. 이때는 가장 기초적인 문제해결, 창의적 사고 그리고 인과관계에 대한 이해가 가능하다.

심리사회적 발달

놀이

영아기와 유아기 사이에는 놀이 패턴에 있어서 많은 변화가 일어난다. 발달하는 운동기술로 인해서 유아는 나무망치로 핀을 보드에 박을 수 있다. 유아놀이의 사회적 본질 또한 쉽게 보인다. 사회적으로 상호작용하는 놀이가 아직 일어나지 않더

표 3-14 유아기 동안의 신체 성장 및 발달 이정표

연령	신체 성장	소근육 운동능력	대근육 운동능력	감각능력
1~2세	• 체중이 매달 227g 이상 늘어난다. • 키가 한 해에 9~12cm 자란다. • 대천문이 닫힌다.	• 2살 말경에 4개의 블록으로 된 탑을 쌓는다. • 종이에 낙서를 한다. • 스스로 옷을 벗을 수 있다. • 공을 던진다.	• 달린다. • 걷기 능력이 향상되고 결국에는 쉽게 걷는다. • 쉽게 걷는 법을 배운 후 몇 달 뒤에는 계단을 오르내린다. • 밀고 당기는 장난감을 좋아한다.	• 시력 20/50
2~3세	• 체중이 한 해에 1.4~2.3kg 늘어난다. • 키가 한 해에 5~6.5cm 자란다.	• 원과 다른 기초적인 형태를 그린다. • 물을 쏟는 법을 배운다. • 스스로 옷 입는 법을 배운다.	• 점프한다. • 공을 찬다. • 어깨너머로 공을 던진다.	

라도 유아는 다른 아이들과 함께 있는 것을 즐거워한다. 두 명의 유아는 나란히 앉아서 비슷한 물건을 가지고 놀면서 가끔 장난감과 말(대화)을 주고받는 경향이 있다. 이것을 **평행놀이(parallel play)**라고 부른다. 다른 아이들과의 이러한 놀이시간은 유아가 사회적 기술을 발달시키는 것을 돕는다. 유아는 전화를 하는 것과 같이 자신이 집에서 보았던 놀이활동에 참여한다.

유아가 물건을 밀고 당기고, 안팎으로, 위아래로 오르내리고, 달리고, 바퀴가 큰 세발자전거를 타고, 책장을 넘기고, 펜으로 낙서를 함에 따라서 아이의 신체적 기술이 놀이에서 드러난다. 대근육 운동과 소근육 운동 모두 이 연령시기에 향상된다.

인지적 이해는 유아가 물건을 조작하고 그 특징에 대해서 알 수 있게 해준다. 블록 쌓기와 탑에 고리를 끼우는 것은 향후 학습에 기반을 제공하는 공간관계와 다른 교훈을 준다. 아동의 놀이요구를 충족시키기 위해서 다양한 종류의 놀이를 위한 물건을 제공해주어야 한다. 이러한 놀이요구는 아이가 입원 중이든 가정에 있든 쉽게 충족될 수 있다(표 3-15).

성격과 기질

유아는 영아기에서 볼 수 있는 기질적 특성을 대부분 보유하고 있지만 어느 정도 변화가 있을 수 있다. 유아기의 정상적인 발달진행 또한 반응에 영향을 미친다. 예를 들면, 타인과 상호작용 시 같은 자극에도 이전에는 긍정적으로 반응했던 영아가 유아기에는 좀 더 부정적인 반응을 보일 수 있다. 이 연령에서 증가하는 독립성은 유아의 "싫어(아니야)"라는 단어의 사용에서 나타난다. 부모와 아이는 자신들의 반응을 지속적으로 서로에게 적응시켜서 함께 의사소통하는 방법을 새롭게 배운다.

의사소통

유아기 동안 언어기술이 놀라울 정도로 성장하기 때문에 어른들은 이 연령집단의 아이들과 자주 의사소통을 해야 한다. 유아는 단어와 말의 억양뿐만 아니라 자신이 관찰하는 사회적 상호작용도 모방한다.

유아기 초기에는 아이가 "엄마", "아빠" 외에도 4개에서 6개의 단어를 사용할 수 있다. 수용언어(단어를 이해하는 능력)가 표현언어를 현저하게 능가한다. 그러나 유아기 말기에는 3살짜리 아이가 거의 1,000개의 단어 어휘력을 가지며 짧은 문장을 사용한다.

의사소통은 다양한 방식으로 일어나는데, 그 중에는 비언어적 의사소통이 있다. 유아의 의사소통에는 손가락으로 가리키기, 어른을 방이나 물건으로 데리고 가기 그리고 표현적인 무의미한 소리(expressive jargon)가 포함된다. 또 다른 의사소통 방법은 유아가 울고 발을 구르고 분노발작을 보이거나 실망을 표현하기 위해서 그 외의 수단을 사용할 때 나타난다. 이러한 강력한 의사소통 방법은 부모를 당황시킬 수 있는데, 많은 부모가 이를 다룰 수 있는 제안을 필요로 한다. 예를 들면, "저 사탕을 먹지 못해서 화가 아주 많이 났구나. 울음이 그치면 네 방에서 나와도 돼."라고 말하면서 유아가 보이는 감정을 말로서 표현한 다음에, 계속되는 부정적인 행동을 무시하는 것이 가장 좋은 방법이다. 유아의 자율성과 독립성에 대한 탐색이 이러한 행동을 필요하게 만든다. 때때로 화가 난 유아는 안아서 진정시키고 쓰다듬는 것에 잘 반응한다.

두 개의 언어를 사용하는 가정의 유아에게는 두 개의 언어를 배울 최적의 연령이다. 부모가 영어를 사용하지 않을 경우에 유아가 보육원에 간다면 두 가지 언어를 배울 수 있으므로 이로울 수 있다. 유아의 의사소통을 이해하는 간호사는 표현언어와 수용언어를 진단해서 효과적인 의사소통을 함으로써 이러한 아이들의 긍정적인 건강관리 경험을 조성할 수 있다. 많은 부모는 어린 아동과의 의사소통을 위한 전략이 필요하다(가족과의 협력: 유아와 의사소통하기 참조).

표 3-15 유아기 동안의 심리사회적 발달

연령	놀이와 장난감	의사소통
1~3세 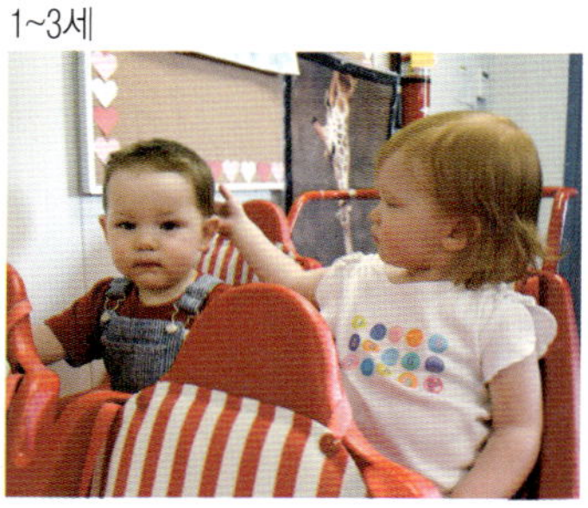	• 천으로 된 책, 큰 연필과 종이, 나무퍼즐을 사용함으로써 소근육 운동을 발달시킨다. • 부엌놀이, 쇼핑놀이, 장난감 전화기를 가지고 놀면서 모방행동을 촉진시킨다. • 큰 바퀴 세발자전거를 타고, 부드러운 공과 야구방망이를 가지고 놀고, 물과 모래로 모양을 만들고, 공이나 빈 가방을 던지면서 대근육 운동활동을 배운다. • 교육적인 TV쇼, 음악, 이야기, 책을 통해서 인지기술을 발달시킨다.	• 말하는 것을 점점 더 즐긴다. • 단어를 말하고 규칙적으로 읽을 때 어휘력이 기하급수적으로 성장한다. • 망치보드, 잦은 대근육 활동 그리고 가끔씩 분노발작을 통해서 스트레스를 풀 필요가 있다. • 다른 아이들과의 접촉을 좋아하고 대인관계 기술을 배운다.

SOURCE: George Dodson/Pearson Education, Inc.

가족과의 협력 | 유아와 의사소통하기

채혈, 예방접종 또는 귀 검사와 같은 시술조차도 유아에게는 두려울 수 있다. 부모와 간호사는 이러한 시술에 의한 충격을 최소화하는 효과적인 의사소통을 제공하기 위해서 협력할 수 있다. 간호사는 건강관리 시술이 필요한 자녀의 부모에게 다음과 같이 교육해야 한다.

- 유아에게 너무 일찍 시술에 대한 이야기를 하지 않는다. 유아는 시간에 대한 이해력이 없어서 불안해할 수 있다. 시술이 시작되기 바로 전에 말해주는 것이 가장 적절하다.
- 간단한 용어를 사용한다. "팔에서 피를 조금 빼야 돼. 그래야 네 건강이 더 좋아지고 있는지 알 수 있게 돼." 부모가 아이를 잡고 있기로 한다면, 부모는 "간호사가 빨리 끝낼 수 있게 내가 네 팔을 움직이지 않게 잡고 있을 거야."라고 말할 수 있다. 긍정적이고 자신 있게 접근한다.
- 짧고 분명한 지시를 내린다. 선택사항이 없다면 제시하지 않는다. 가능한 경우에는 두 가지 대안 중 한 가지를 선택하도록 한다. "이 약을 마시고 난 뒤에 사과주스를 마실래, 아니면 포도주스를 마실래?"
- 유아에게 무슨 일이 진행되고 있는지 말해준다. 물건의 이름을 알려준다. 예를 들면, "간호사가 그 청진기를 통해서 네 심장소리를 들을 수 있어. 한 번 들어보자…"
- 유아가 우는 것을 허용한다. 그것이 무섭다는 것을 인정한다. 유아가 시술이나 다른 무서운 일이 일어나는 동안 우는 것을 허용한다.
- 병원이나 클리닉이라면 유아의 병실과 클리닉의 검사실이 안전한 안식처가 될 수 있도록 무섭거나 고통스러운 시술을 치료실에서 수행할 수 있는지 물어본다.
- 시술이 최소한의 충격으로 빨리 이루어질 수 있도록 시술부위 위아래의 관절이 움직이지 않게 유아의 신체를 억제한다. 간호사는 부모가 아이를 잡고 있기를 원하는지 물어보고, 그럴 경우에는 아이를 안전하게 잡을 수 있는 자세에 대해서 설명한다.
- 시술부위에 반창고를 붙여서 몸이 원래 그대로 온전함을 아이에게 안심시킨다.
- 시술 뒤에는 유아가 스티커와 같은 보상을 선택할 수 있도록 한다. 아이를 도서관이나 놀이방과 같은 특별한 장소로 데리고 가서 가능한 경우에는 함께 활동을 한다.
- 협조한 것에 대해서 아이를 칭찬해 주고 인정해준다.
- 유아를 달래고, 좋아하는 음료수를 주고, 음악을 틀어주고, 안아줌으로써 진정시킨다. 스트레스를 주는 시술을 겪을 때 아이의 가장 큰 위안은 부모이다.

학령전기 아동(3~6세)

학령전기는 새로운 시도와 독립성의 시기이다. 대부분의 아동은 하루의 일부를 보육원이나 학교에서 보내고 이러한 사회적 접촉으로부터 많은 것을 배운다. 언어기술이 잘 발달되어서 아동은 분명하게 이해하고 말할 수 있다. 바쁜 학령전기 아동 세계의 특성을 파악하기 위한 프로젝트는 계속되고 있다. 아동은 점토로 동물모양을 만들고, 종이를 오려서 붙이고, 그림을 그리고 색칠을 한다.

신체 성장과 발달

학령전기 아동은 천천히 꾸준히 성장하는데 대부분의 성장이 팔다리의 긴뼈에서 일어난다. 작고 뚱뚱한 유아는 점차 크고 긴 다리를 가진 아동으로 성장한다(표 3-16).

신체적 기술은 계속해서 발달한다. 학령전기 아동은 쉽게 달리고, 방망이를 쥐고, 다양한 종류의 공을 던진다. 글쓰기 능력이 향상되어서 그림을 그리고 글자 쓰기를 배우는 것을 즐긴다. 신체와 그 기능에 대한 관심을 가지게 된다. 간호사는 손 씻기, 일반적 위생, 치아관리 그리고 그 외 건강증진에 대한 주제를 부모와 아동 모두에게 가르칠 수 있다.

인지발달

학령전기 아동은 전조작기 사고의 특징을 보인다. 물건과 사람을 표현하기 위한 기호나 단어를 사용함으로써 아동이 이러한 것들에 대해서 생각하는 것이 가능해진다. 그러나 학령전기 아동에게는 여전히 사고에 있어서 한계가 있다. Piaget에 따르면 어린 아동의 사고가 어른보다 '적은 것'이 아니라 사고의 질이 다르다고 설명하였다. 아동의 사고를 이해하는 것은 학령전기 아동에게 시술을 설명하고 건강교육을 실시하고 더 효과적으로 의사소통하는 것을 돕는다. 예를 들면, 학령전기 아동에게 손 씻기가 감기를 어떻게 예방할 수 있는지에 대한 교육을 준비하면서 어떠한 연관성을 만들 필요가 있을까? 아동의 변환적 추론을 고려해서 효과적인 교육 접근법을 세운다.

심리사회적 발달

놀이

학령전기 아동은 새로운 방식으로 놀이를 하기 시작한다. 유아는 단순히 친구와 나란히 놀면서 각자의 활동에 집중한다. 그러나 학령전기 아동은 놀이를 하는 동안 서로 상호작용을 한다. 한 아동이 색종이를 잘라내면 그 아동의 친구는 그것을 종이에 붙인다. 이러한 새로운 유형의 상호작용을 **연합놀이(associative play)**라고 하며, 집단으로 상호작용하고 유사한 활동에 참여하는 아동의 특징이다. 병원의 아동 생활 치료사는 아동이 시술과 분리에 대한 감정을 극복할 수 있도록 활동계획을 세우고, 다른 아동과의 상호작용에 대한 정상적인 발달요구를 용이하게 하는데 있어서의 놀이의 치료적 가치를 인식한다.

표 3-16 학령전기의 신체성장과 발달 이정표

신체 성장	소근육 운동능력	대근육 운동능력	감각능력
• 체중이 매년 1.5~2.5kg 늘어난다. • 키가 매년 4~6cm 자란다.	• 가위를 사용한다(1). • 동그라미, 네모, 십자모양을 그린다(2). • 풀질, 구슬 꿰기, 찰흙사용과 같은 미술 프로젝트를 즐긴다. • 학령전기 시기의 말에는 신발 끈 묶는 법을 배운다(3). • 단추를 채운다(4). • 양치질을 한다(5). • 숟가락, 포크, 나이프를 사용한다.	• 어깨너머로 공을 던진다. • 오르기를 잘한다(6). • 세발자전거를 탄다(7).	• 시력이 계속 향상된다. • 글자와 숫자에 집중할 수 있다(8).

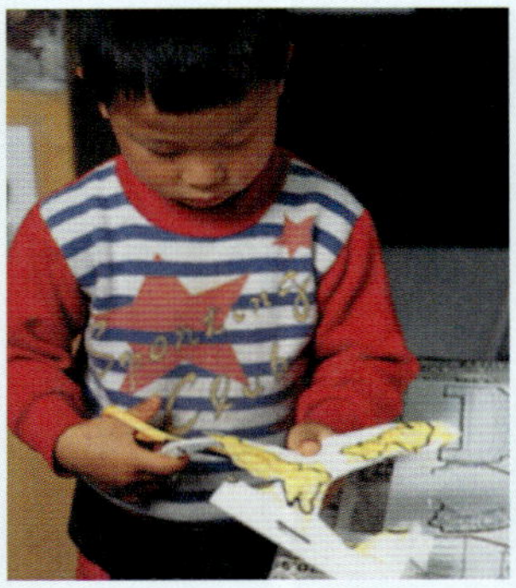
(1) 가위를 사용한다.

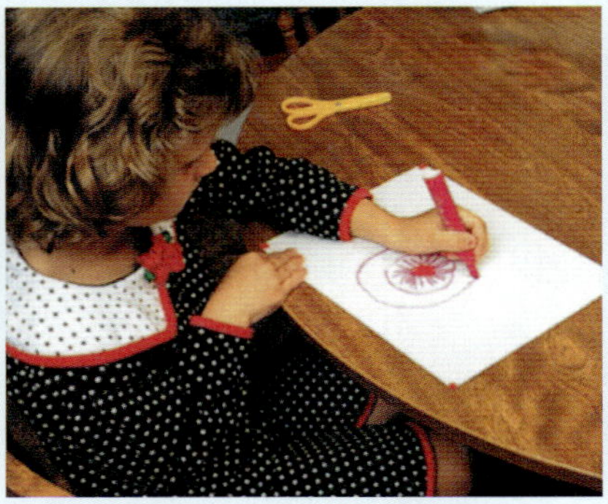
(2) 동그라미, 네모, 십자모양을 그린다.

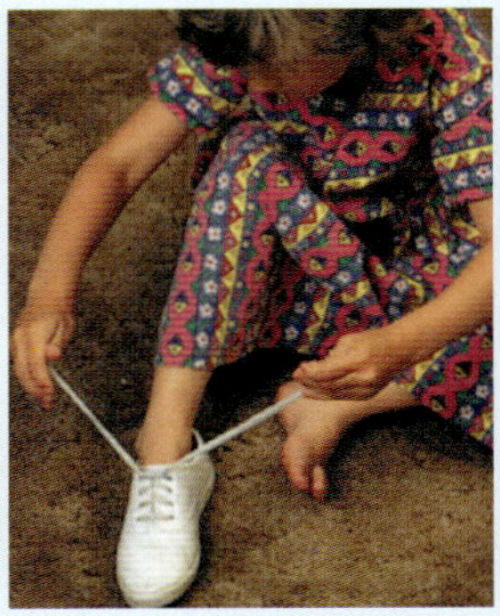
(3) 신발 끈을 묶는다.

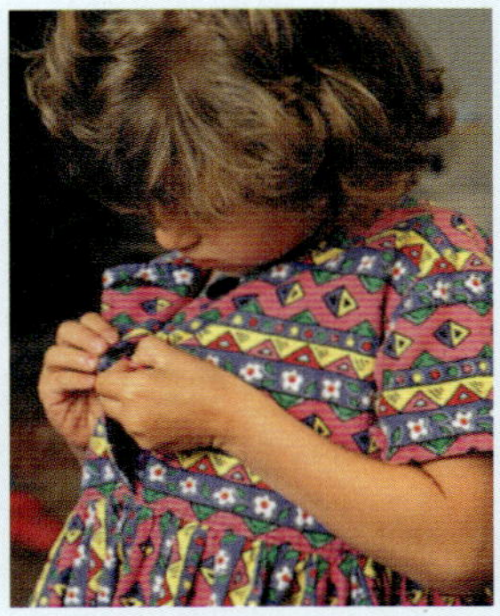
(4) 옷의 단추를 채운다.

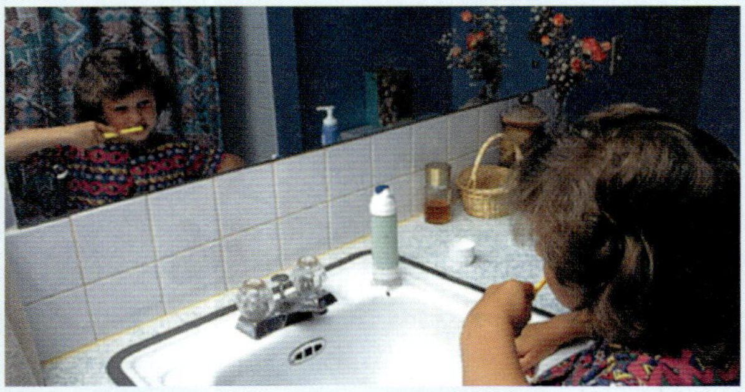
(5) 양치질을 한다.

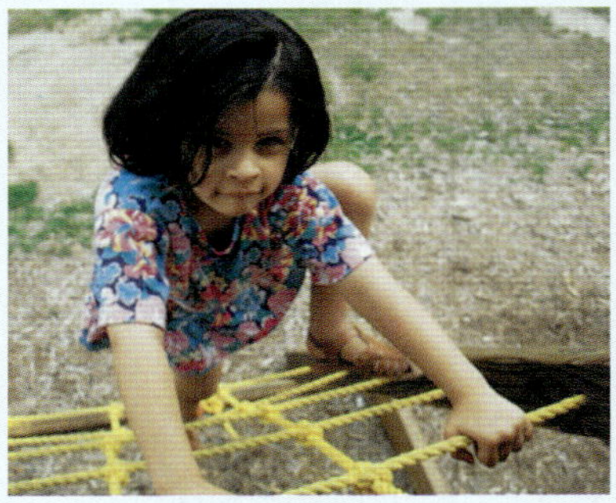
(6) 오르기를 잘한다.

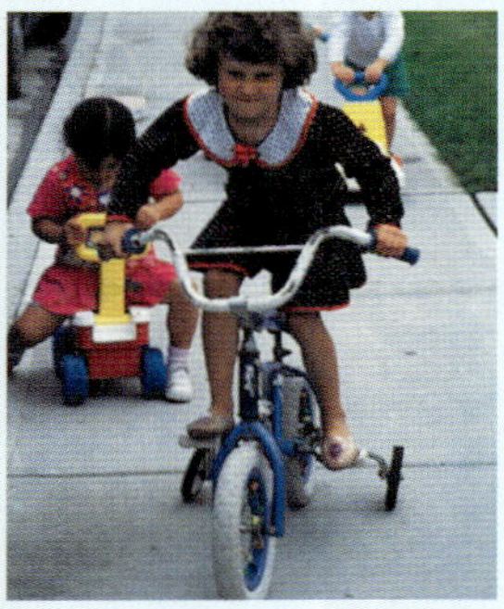
(7) 세발자전거나 보조바퀴가 있는 자전거를 탄다.

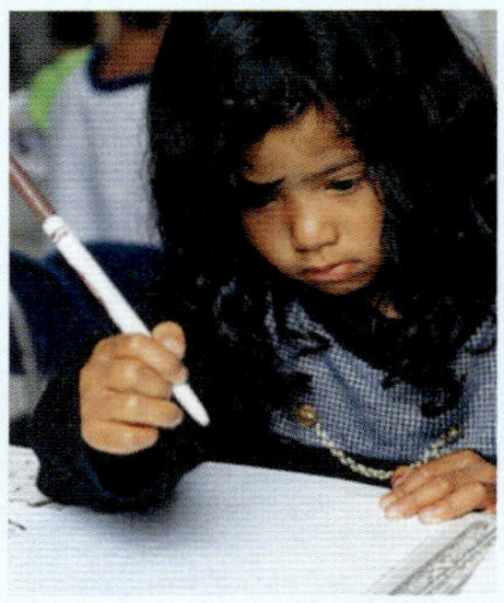
(8) 글자와 숫자를 배운다.

SOURCE: 1~6, 8, George Dodson/Pearson Education, Inc.

놀이에는 이러한 사회적 측면뿐만 아니라 다양한 다른 양상들도 있다. 학령전기 아동은 그네타기, 세발자전거 타기, 공 던지기와 같은 대근육 운동활동을 즐긴다. 손의 민첩성이 증가하여 더욱 복잡한 그림, 블록과 모형의 조작을 할 수 있다. 이러한 변화로 인해서 놀이시간을 계획할 때 적절한 활동을 포함할 필요가 있다. 병원의 학령전기 프로그램과 아동생활부서가 이러한 중요한 요구를 충족시키는 것을 돕는다.

놀이를 위해서 제공되는 재료는 간단해도 되지만 아동이 참여하는 활동을 유도해야 한다. 소근육 운동활동이 인기가 많기 때문에 종이, 펜, 가위, 풀 그리고 다른 다양한 물건이 사용될 수 있다. 아동은 이러한 재료를 이용해서 사람이나 병실 또는 친구의 그림과 같은 중요한 이미지를 만든다. 인형, 가구, 의류는 부모와 아동, 간호사와 의사, 선생님 또는 아동에게 중요한 다른 사람들을 표현하기 위해서 조작될 수 있다. 공상적 삶이 이 연령에서 아주 강력하게 때문에 학령전기 아동은 소품을 이용해서 연극 놀이(dramatic play)를 한다.

간호사는 학령전기 아동의 발달단계, 건강관리에 대한 지식 그리고 건강관리 경험과 관련된 감정을 진단하기 위해서 놀이시간을 이용할 수 있다. 놀이를 위해서 선택된 물건, 연극 놀이의 내용 그리고 그려진 그림에 대한 관찰은 중요한 진단자료를 제공할 수 있다. 간호사는 건강관리 시술에 대해서 아동을 가르치고 감정표현의 분출구를 제공하기 위해서도 놀이시간을 이용할 수 있다(표 3-17).

성격과 기질

영아기에 관찰된 성격적 특성들은 오랫동안 지속되는 경향이 있다. 이러한 특성들이 유치원이나 어린이집이라는 새로운 환경에서 표현되는 학령전기 아동은 도움이 필요할 수 있다. 예를 들면, 과도하게 활동적인 아동을 교실구조에 적응시키기 위해서는 온화하고 일관적으로 아동을 교육해야 한다. 부모가 유치원 프로그램에 방문하여 자녀를 성장시키는 최선의 방법을 선택하도록 한다. 일부 학령전기 아동은 인지기술에 중점을 둔 프로그램의 구조화된 학습을 즐기는 반면에, 자유로운 놀이를 위한 시간을 많이 제공하는 소규모 집단에서의 학습을 더 좋아하고 잘 받아들이는 아동도 있다. 간호사는 부모가 자녀의 성격이나 기질을 확인하여 성장에 최적인 환경을 발견하는 것을 도울 수 있다.

의사소통

학령전기 시기에 언어기술이 더욱 발달한다. 2,000단어가 넘는 어휘를 구사할 수 있는데, 아동은 여러 단어로 구성된 완전한 문장으로 말하고 모든 단어의 뜻을 이해하고 사용한다. 아동은 끊임없이 말을 하고 질문을 하면서 이렇게 새로 발견한 언어기술을 연습한다.

학령전기 아동의 세련된 언어는 이들의 정신에서 일어나고 있는 발달을 반영하며, 아동이 주위의 세상에 대해서 배우는 것을 돕는다. 학령전기 아동이 많은 단어를 사용하지만, 의미에 대한 아동의 이해는 보통 문자 그대로라서 어른의 이해와 같지 않을 수 있다. 이러한 문자 그대로의 해석은 건강관리 제공자들에게 중요한 영향을 미친다.

- 자신이 수술을 위해서 '잠에 들게 된다.'는 말을 들은 학령전기 아동은 최근에 안락사한 애완동물을 생각할 수 있다.
- 진단검사를 위해서 염색약(dye)이 주입될 것이라는 말을 들은 아동운 자신이 죽게 된다고 생각할 수 있다.
- 팔에 찌르는 작은 주사바늘에 대한 언급은 간단한 예방접종이 아닌, 나뭇가지의 이미지를 떠올리게 할 수 있다.
- 주사가 "모기에 물리는 것"과 같다는 간호사의 설명은 아동에게는 윙윙거리는 소리와 가려움을 생각나게 할 수 있다.

학령전기 아동은 또한 대화의 내용에 집중하는데 어려움을 겪을 수 있다. 학령전기 아동은 다른 사람의 관점을 고려할 수 없기 때문에, 다음의 대화가 보여주듯이, 개인적인 사고에서 간호사가 제안하고 있는 사고로 옮길 수 없다.

동일한 시술을 받는 아동의 사진과 같은 구체적인 시각적

표 3-17 학령전기 시기의 심리사회적 발달

연령	놀이와 장난감	의사소통
3~6세 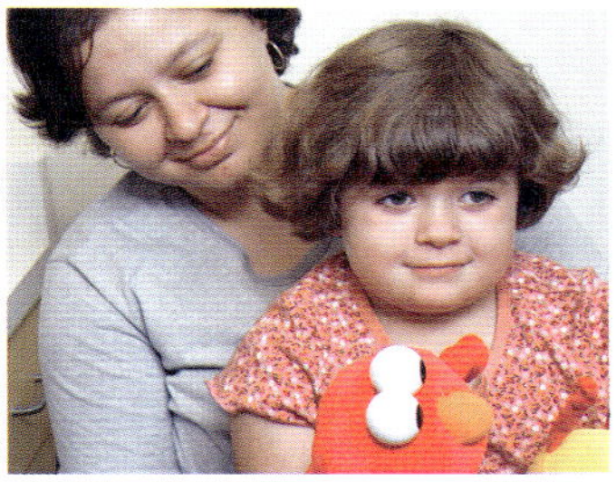	• 간단한 게임, 퍼즐, 동요 그리고 노래에 의해서 연합놀이가 촉진된다. • 인형과 인형 옷, 장난감 집과 병원, 놀이용 옷 그리고 꼭두각시 인형 등이 연극 놀이를 촉진한다. • 펜, 종이, 풀 그리고 가위를 사용함으로써 스트레스가 완화된다. • 교육적인 TV쇼, 음악, 이야기, 책에 의해서 인지성장이 촉진된다.	• 가끔씩 틀릴 때도 있지만 모든 말하기 능력이 발달되고 사용된다. • 아동은 폭넓은 범위의 사람들과 의사소통을 한다. • 다른 아동과의 놀이가 좋아하는 활동이 된다. • 건강 전문가들은: - 아동에게 시술에 대해서 구두로 설명할 수 있다. - 진료를 설명하기 위해서 그림과 이야기를 사용할 수 있다. - 신체기능에 대한 정확한 이름을 사용할 수 있다. - 아동이 말하고, 질문하고, 선택하도록 할 수 있다.

SOURCE: George Dodson/Pearson Education, Inc.

보조나 또는 함께 읽을 책은 아동의 발달요구를 충족시킴으로써 교육을 개선시킨다. 수액, 청진기와 같은 의료기구를 만지는 것은 관심을 높이고 아이가 집중하는데 도움이 된다. 교육을 한 번에 길게 하는 것보다 짧게 여러 번 해야 될 수도 있다. 짧고 지시적인 접근법을 이용한다: "아픈 거 알아. 꼬집는 것과 같은 느낌이 들 거야. 곧 끝나. 엄마 손을 잡고 이 약을 주는 동안에 숫자를 세어보자. 하나, 둘, 셋, 넷, 끝났다!"

학령기 아동(6~12세)

신체 성장과 발달

학령기는 여아보다 남아가 크기와 신체비율에서 유사한 마지막 시기이다. 긴뼈가 계속해서 자라면서 다리 길이가 길어진다. 지방이 근육으로 바뀌어 아동이 더 말라 보인다. 6살에 첫 유치가 빠지고 영구치가 나오기 시작하면서 턱 비율이 변한다. 신체기관과 면역체계가 성숙해지면서 학령기 아동의 질병이 적어진다. 약물이 더 쉽게 대사될 수 있어서 심각한 부작용을 야기할 가능성이 적다. 비뇨기계의 수축과 이완에 적응할 수 있다. 아동이 스포츠를 시작함에 따라서 신체기술도 개선되고 학교 활동을 통해서 소근육 운동기술이 잘 발달된다(표 3-18).

일반적으로 청소년기가 시작(12살)되면서 성장급등이 시작되는 것으로 알려져 있지만, 신체 크기의 급격한 증가는 보통 학령기 동안에 일어난다. 여아는 9살이나 10살쯤에 성장급등을 시작하고, 남아는 이보다 1년 정도 늦게 시작한다. 이러한 성장급등과 함께 영양적 요구가 급속도로 증가한다.

첫 유치의 손실과 영구치의 맹출은 보통 6살쯤이나 학령기 초기에 일어난다. 32개의 영구치 중에서 22~26개가 12살쯤에 나오고, 나머지 어금니가 10대 시기에 맹출한다. 학령기 아동은 양치와 치실 사용을 적절하게 하고, 수돗물에 불소처리가 되어 있지 않다면 불소를 공급받게 한다. 치아와 치열검사를 제공하는 치과치료를 받고, 치아손실이 일어날 수 있는 수술이나 다른 시술 전에 흔들리는 치아에 대한 확인을 받도록 면밀하게 관찰해야 한다.

인지발달

약 7세가 되면 아동은 구체적 조작기 사고의 단계로 들어간다. 이 단계는 학령기 아동이 대체 방안을 고려해서 문제를 해결하는 것을 가능하게 한다. 그러나 학령기 아동은 자신들의 사고 내용을 형성하기 위해서 여전히 구체적인 경험에 의존한다.

학령기 동안에 아동은 보존(conservation)의 개념을 배운다. 이전 연령의 아동은 짧고 넓은 잔에 담긴 물을 길고 얇은 잔으로 옮겨 부으면 긴 잔에 있는 물이 더 많다고 믿는다. 학령기 아동은 긴 잔의 물이 더 많아 보일 수는 있지만 그 양이 같다는 것을 인식한다. 보존의 개념은 간호사가 의료치료에 대해서 설명할 때 유용하다. 학령기 아동은 절개된 부분이 치유가 되고, 깁스가 제거될 것이고, 정맥주사가 제거되고 나면 팔이

표 3-18 학령기 동안의 신체 성장과 발달 이정표

신체 성장	소근육 운동능력	대근육 운동능력	감각능력
• 체중이 매년 1.4~2.2kg이 늘어난다. • 키가 매년 4~6cm가 자란다.	• 공예 프로젝트를 즐긴다. • 카드게임과 보드게임을 한다.	• 두발자전거를 탄다(1). • 줄넘기를 한다(2). • 롤러 스케이트나 아이스 스케이트를 탄다.	• 읽을 수 있다. • 주위 소리를 걸러냄으로써 활동에 더 오래 집중할 수 있다(3).

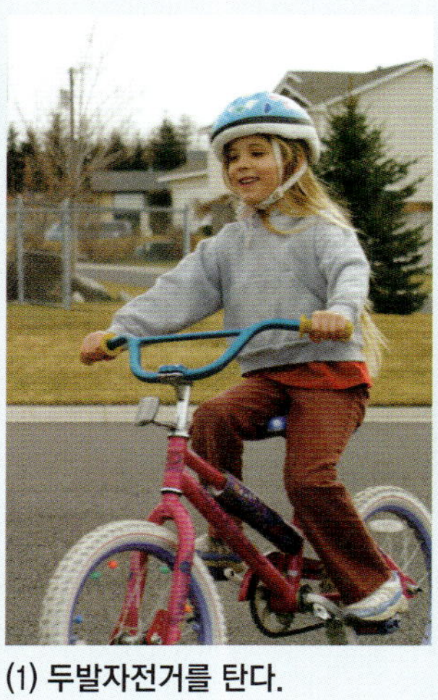

(1) 두발자전거를 탄다.

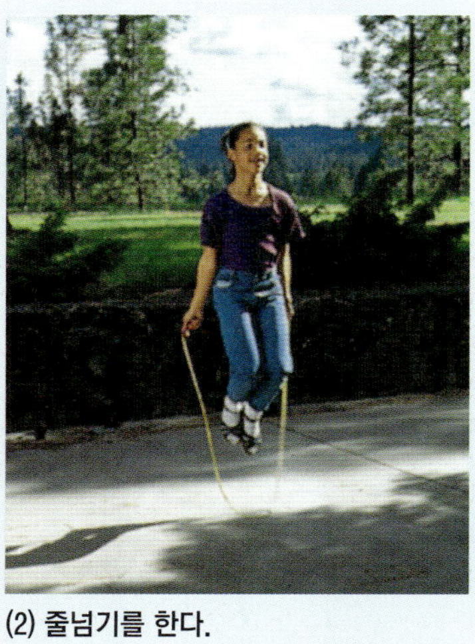

(2) 줄넘기를 한다.

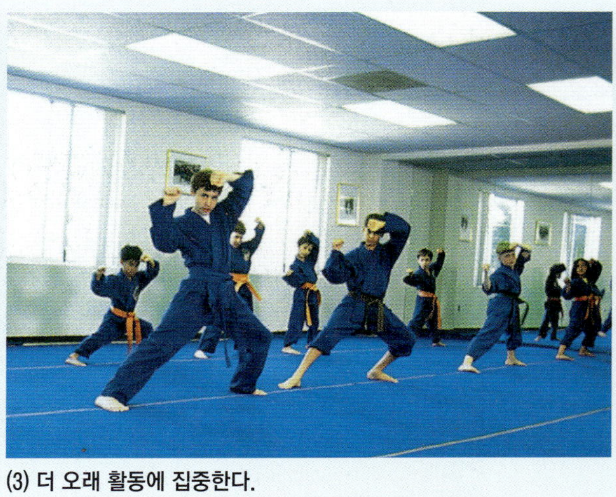

(3) 더 오래 활동에 집중한다.

SOURCE: 1~3, George Dodson/Pearson Education, Inc.

이전과 똑같아 보인다는 것을 이해한다.

심리사회적 발달

놀이

유치원에서 선생님이 야구경기를 하려고 하면 선생님과 아동 모두 좌절감을 느끼게 된다. 아동이 신체적으로 방망이를 잡고 공을 칠 수 없을 뿐만 아니라, 게임 규칙을 이해하지 못하고 자신이 공을 칠 차례를 기다리려고 하지 않는다. 그러나 6살쯤이면 아동이 공을 올바로 잡는 신체능력을 습득하고 가끔 공을 치기도 한다. 또한 학령기 아동은 모든 사람에게 투수, 포수, 타자, 외야수와 같은 각자의 역할이 있다는 것을 이해한다. 이들은 팀을 만들기 위해서 서로 협동하고, 게임규칙을 열심히 배우고, 이러한 규칙이 잘 지켜지기를 원한다(표 3-19).

학령기 아동이 보이는 놀이의 특성은 타인과의 협동, 단결된 전체에 기여하기 위해서 자신의 역할을 하는 능력이다. 이러한 유형의 놀이를 **협동놀이(cooperative play)**라고 한다. 인지적 사고의 구체적인 본질은 구조와 안전을 제공하기 위해 규칙에 대한 의존성을 가져온다. 아동이 친구들과의 놀이시간에 많은 시간을 보내고자 하는 바람이 점점 더 커지는데, 이는 놀이의 사회적 구성요소를 입증한다. 놀이는 학령기 아동에게 있어서 아주 중요한 학습과 생활의 방법이다. 최근에 TV 시청과 컴퓨터 게임이 증가함으로써 활동적인 신체 놀이가 감소하여, 아동의 영양상태가 저조해지고 또 다른 건강상의 위험을 초래하게 되었다.

아동이 병원에 입원하는 경우, 놀이친구로부터 분리되는 것이 아동에게 슬픔과 무의미한 감정을 야기할 수 있다. 학령기 아동은 다른 아동과 함께 다인병실에 배치되는 것을 더 좋아한다. 아동이 휠체어를 사용할 때조차도 게임을 고안할 수 있다. 정상적인, 놀이의 보상적 부분이 돌봄에 통합되어야 한다. 친구들이 입원 중인 아동을 방문하고 전화하도록 권장한다. 깁스나 치아교정기를 하고 있던 아동의 퇴원계획은 아동이 참여할 수 있는 활동과 피해야만 하는 활동에 대해서 다루어야 한다. 친구와 함께하는 게임의 중요성을 각인시킨다.

성격과 기질

지속되어온 기질의 양상이 학령기 동안에도 계속 나타난다. 이전에 '까다로운' 아이로 분류된 아동이 이 시기에는 교실에서 문제를 일으킬 수 있다. 숙제를 하도록 조용한 환경을 제공하고 아동이 집중하는 것에 대한 보상을 주도록 부모에게 조언한다. 예를 들면, 숙제를 완료한 아동은 부모와 함께 게임을 할 수 있다. 창의적인 노력과 대안적인 학습방법을 중요시해야 한다. 모든 개인이 동일한 방식으로 학습하지 않듯이, 자신의 자녀도 그러한 개인 중 한 명으로 보도록 부모를 격려한다. '적응이 느린' 아동은 새로운 활동을 시도하고 타인과 경험을 공유하기 위해서 격려가 필요한 반면에, '순한' 아동은 새로운 학교, 사람들 그리고 경험에 쉽게 적응한다.

의사소통

학령기 동안에 아동은 잘 되지 않던 발음이나 문법적 실수를 바로잡는 법을 배워야 한다. 아동의 어휘력이 증가하고 학교에서 품사에 대해서 배운다. 학령기 아동은 글쓰기를 즐기므로 불안감에 대처하기 위한 방법으로서 병원에 있는 동안 자신들의 경험에 대한 일기를 쓰도록 권장할 수 있다. 학령전기 아동의 특징인 단어에 대한 문자 그대로의 해석이 학령기 아동에게는 흔하지 않다.

성

학령전기 시기에도 아동이 남녀의 성적 차이에 대해서 인지하게 되지만, 학령기에는 아동이 훨씬 더 의식적으로 성에 대해서 다룬다. 아동이 신체적으로 성숙해짐에 따라 건강한 자아상, 신체와 성의 관계에 대한 이해를 발달시키기 위해서는 자

표 3-19 학령기 동안의 심리사회적 발달

연령	활동	의사소통

6~12세
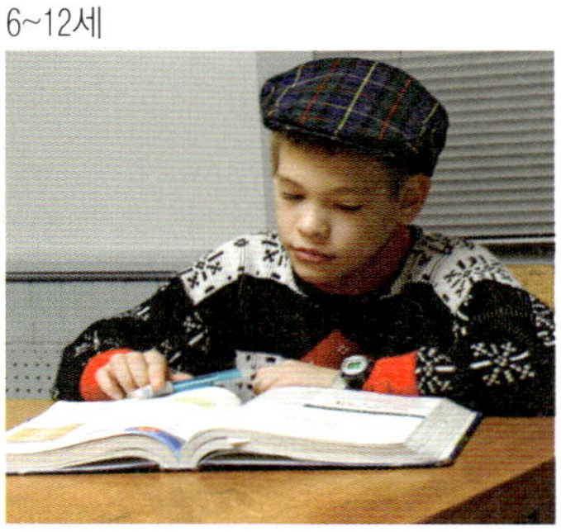
	• 대근육 운동발달이 공을 사용한 스포츠, 스케이트, 댄스수업, 수상 · 스노우 스키/보드 그리고 자전거 타기에 의해서 촉진된다.
	• 악기를 연주하고, 수집을 하고, 취미생활을 시작하고, 보드게임과 비디오 게임을 하면서 근면감이 촉진된다.
	• 인지성장이 독서, 공예, 단어퍼즐 그리고 학교공부에 의해서 촉진된다.
		• 성숙한 언어사용
		• 더 오랜 시간 동안 주제에 대해서 대화하고 논의하는 능력
		• 많은 시간을 학교에서 그리고 친구들과 스포츠나 다른 활동을 하면서 보낸다.
		• 건강 전문가들은:
		  • 교육 전에 아동의 지식을 진단할 수 있다.
		  • 시술 후 아동이 보상을 선택하도록 할 수 있다.
		  • 어려운 상황을 넘기기 위해서 숫자를 세거나 시각화하는 것과 같은 기법을 가르친다.
		  • 건강관리 계획에 부모와 아동을 모두 참여시킨다.

SOURCE: George Dodson/Pearson Education, Inc.

신의 신체변화에 대한 정보가 필요하다. 아동은 성적인 문제에 관심을 가지게 되고, TV 쇼나 잡지책 또는 친구와 형제자매로부터의 잘못된 정보에 노출되기도 한다. 학교와 가정은 학령기 아동에게 사실에 근거한 성에 대한 정보를 가르치고, 자신과 타인에 대한 건강한 개념을 촉진할 수 있는 기회를 이용할 필요가 있다. 아동이 얼마나 많이 알고 있는지를 알기 위해서 성적 문제와 관련된 질문을 가끔씩 하면서 대답에 혼동이 있어 보일 때에는 올바른 정보를 제공하도록 한다. 아동이 불편하게 느낀 모든 사건에 대한 상담을 위해서 접근 가능한 사람들의 목록(선생님, 성직자, 학교 상담교사, 가족, 이웃)을 제공하고, 적절한 접촉과 부적절한 접촉에 대한 상담이 이루어져야 한다. 신뢰할 수 있는 사람들이 부적절한 사건에 연루될 수 있음을 인식하여 아동이 한 사람 이상에게 가도록 격려하는데, 이는 아동이 누군가와의 관계에서 불편함을 느낀 경우에 중요한 접근법이다.

청소년(12~18세)

청소년기는 아동기의 끝과 성인기의 시작을 알리는 과도기이다. 청소년마다 행동과 성취(기량)가 다르지만, 이들은 정체성 형성의 시기에 있다. 이 시기에 건강한 정체성과 자아존중감이 형성되지 않는다면, 역할혼동과 무의미한 고투가 수반될 것이다. 여러분이 돌보고 있는 청소년들은 다양한 정도의 정체성 형성을 보일 것이며, 개인마다 독특한 도전을 제시할 것이다.

신체 성장과 발달

사춘기(puberty), 즉 성적 성숙기에 완료되는 신체적 변화는 학령기 말기쯤에 시작된다. 사춘기 전 시기의 전조는 여아의 경우는 평균 10살, 남아의 경우에는 평균 13세에 나타나는 급성장이다. 일반적으로 키와 체중의 증가가 두드러지며 2~3년 안에 완료된다(표 3-20). 여아의 성장급등은 가슴이 커지고 음모의 성장을 동반한다. 마지막으로 월경이 일어나면서 사춘기의 달성을 알린다. 남아에 있어서 성장급등은 음경과 고환이 커지고 음모의 성장을 동반한다. 사춘기 말에는 목소리가 깊어지고 얼굴 털이 자란다.

청소년기 동안 아동은 더 강해지고, 근육이 발달하고, 남성과 여성의 특징적인 지방분포 패턴을 성립한다. 아포크린과 에크린 분비선이 성숙해짐에 따라 땀을 많이 흘리게 되고 독특한 땀 냄새가 난다. 이 시기에는 모든 신체기관이 성숙해져서 청소년은 성인 복용량의 약물을 섭취할 수 있다.

청소년은 몇 년 동안 급격하게 변하는 신체에 적응해야 한다. 키, 체중 그리고 신체비율이 증가한다. 이러한 변화는 다양한 정도로 일어나기 때문에 자신의 성숙시점이 또래와 다를 수 있다. 이러한 신체적 변화, 호르몬 변동 그리고 일어나는 시점(타이밍)의 차이는 정체성 형성에 도전과제를 제시한다. 청소년은 새로운 신체와 그 기능들을 통합하고, 또래 친구와의 관

표 3-20 청소년기의 신체 성장과 발달 이정표

신체 성장	소근육 운동능력	대근육 운동능력	감각능력
• 성장급등 연령의 다양성 • 성장급등 동안 여아는 체중이 7~25kg이 증가하고 키는 2.5~20cm가 자란다. 남아는 체중이 약 7~29.5kg이 늘고 키는 11~30cm가 자란다.	• 기술이 잘 발달된다(1).	• 새로운 스포츠 활동이 시도되고 근육발달이 계속된다(2). • 성장급등 동안에는 어느 정도의 신체 조정력 부족이 일반적이다.	• 완전하게 발달된다.

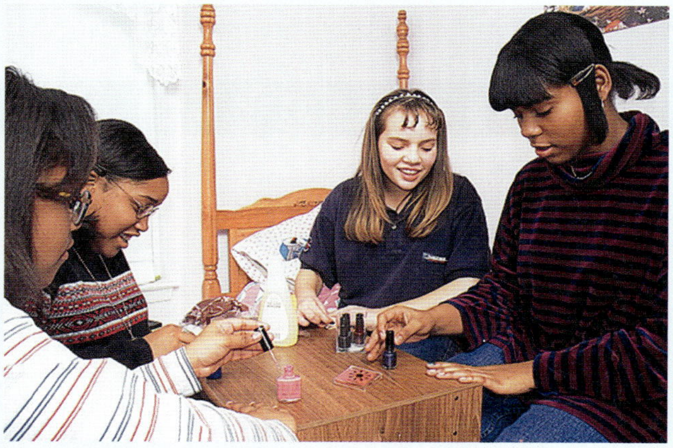

(1) 운동기술이 잘 발달된다.

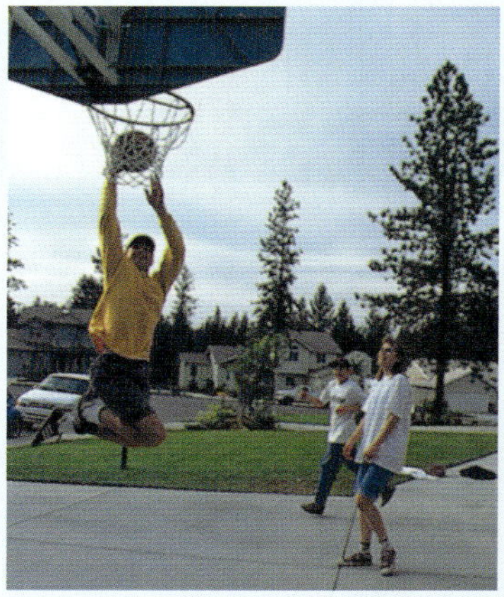

(2) 새로운 스포츠 활동이 시도된다.

SOURCE: 1~2, George Dodson/Pearson Education, Inc.

계에서 건강한 자아감을 유지해야 한다. 자아 정체성의 형성은 심리적 과정이지만 신체변화와 밀접한 관련을 가지고 있다.

인지발달

청소년기는 Piaget의 마지막 인지발달 단계인 형식적 조작기 사고단계의 시작을 나타낸다. 청소년은 사고의 기반으로서 구체적인 경험에만 의존하지 않고 추상적으로 추론하는 능력을 발달시킨다. 정의, 진실, 아름다움 그리고 힘(권력)과 같은 개념을 이해할 수 있다. 청소년은 이렇게 새롭게 발견된 능력을 마음껏 즐기고 추상적인 개념에 대한 생각, 독서 그리고 논의에 아주 많은 시간을 할애한다.

독립적으로 사고하고 행동하는 경향으로 인해서 많은 청소년들이 부모의 권위에 반항한다. 이러한 행동을 통해서 청소년은 자신만의 정체성과 가치를 성립하고자 한다.

심리사회적 발달

활동

성숙은 새로운 활동을 가져온다. 청소년은 운전을 하거나 버스를 타고 또는 혼자 자전거를 탄다. 이들은 이동수단에 대해서 부모에 덜 의존하고 친구들과 더 많은 시간을 보낸다. 스포츠와 과외 활동뿐만 아니라 친구들과 어울려서 영화나 콘서트를 보러 가는 것과 같은 활동을 한다(표 3-21). 자신의 관심과는 상관없이 또래집단이 활동의 중심이 된다. 정체성을 성립하고 의미를 부여하는데 있어서 또래 친구들이 중요하다. 동성 간의 상호작용이 지배적이긴 하지만, 남자-여자 관계가 전 단계에서보다 더 흔하다. 따라서 청소년은 성인의 인간관계에 있어서 핵심이 되는 사회적 상호작용에 참여하고 이로부터 배운다.

성격과 기질

아동기에 나타나는 기질적 특성이 일반적으로 10대에도 안정적으로 남아 있다. 예를 들면, 차분하고 계획적인 영아와 아동이었던 청소년은 공부시간이나 다른 일상생활을 규제하고자 하는 자발성을 보인다. 이와 유사하게, 쉽게 자극을 받는 아기였던 청소년은 지금은 방을 정리하지 않고, 일정 관리를 할 줄 몰라서 과제를 항상 늦게 완료하며, 많은 활동에 관심이 있다. 순한 아기였던 청소년이 청소년기의 심리적 변화와 독립성을 내세움으로 인해서 어려워지는 경우도 흔히 있다.

아동의 이전 단계에서와 마찬가지로 간호사의 역할은 부모에게 다양한 성격 유형에 대한 정보를 제공하고, 필요한 구조와 피드백을 제공하는 동시에 부모가 10대의 독특성을 지원하도록 돕는 것이다. 간호사들은 부모가 10대 자녀의 성격 유형을 이해하고 선생님과 권위를 가진 다른 사람들의 기대를 충족시킬 수 있도록 청소년 자녀와 함께 협력하도록 도움을 줄 수 있다.

의사소통

청소년은 언어의 모든 품사를 사용하고 이해한다. 또래집단과 있을 때는 구어적 표현과 속어를 흔히 사용한다. 청소년은 학교에서 외국어를 공부하는 경우가 많은데, 이로 인해서 문법과 문장구조를 이해하고 분석하는 능력을 가지게 된다.

청소년은 점차 가정이라는 기반을 떠나서 또래친구들과 밀접한 관계를 형성한다. 이러한 관계가 정체성 형성을 위한 기반이 된다. 강한 정체성이 나타나기 전에 스트레스나 위기의 시기가 있는 것이 일반적이다. 청소년은 새로운 스포츠나 다른 기술을 배우거나, 약물이나 알코올을 경험하고 또는 다른 스타

표 3-21 청소년기 동안의 심리사회적 발달

연령	활동	의사소통
12~18세 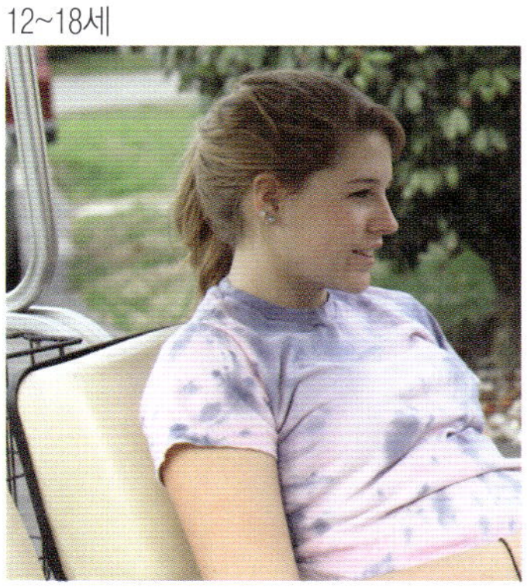	• 스포츠 - 구기종목, 체조, 수상 · 스노우 스키/보드, 수영, 학교 스포츠 • 학교활동 - 드라마, 졸업앨범, 학급경영, 클럽 참여 • 조용한 활동 - 독서, 과제, TV, 컴퓨터, 비디오 게임, 음악	• 또래집단과 보내는 시간과 의사소통 증가 - 영화, 운전, 외식, 스포츠 경기 관람 • 추상적인 사고와 분석을 가정과 학교에서 적용함

SOURCE: George Dodson/Pearson Education, Inc.

일의 옷을 입거나 다른 활동을 시도함으로써 새로운 역할을 시도한다. 청소년이 현명한 선택을 할 수 있도록 긍정적인 역할 모델과 다양한 경험을 제공하는 것이 중요하다.

청소년이 자아정체성을 확립하기 위해서는 과거를 떠나서 달라지고 이전의 패턴에서 변화할 필요가 있다. 자의식을 추구하는 청소년은 지속적이고 독단적으로 반복되는 규칙을 어길 수도 있다. 이로 인해서 청소년에게 지속적인 치료가 요구되는 당뇨병이나 심장결함과 같은 건강상의 문제가 있을 때 어려움이 제기될 수 있다. 청소년에게 같은 문제를 겪고 있는 다른 10대를 소개해주는 것이 무엇을 해야 하는지를 말해주는 것보다 일반적으로 더 효과적이다.

10대의 병력을 청취하거나 중재를 시도할 때는 사생활이 보장되어야 한다. 일부 병력청취나 검사를 위해서 부모가 동석하더라도 청소년이 건강관리 제공자와 단 둘이서만 정보를 전달하거나 질문을 할 수 있는 기회를 제공해야 한다. 검사를 실시하는 동안이나 진료가 제공되는 동안에 부모가 함께 할지에 대한 선택권을 청소년에게 주어야 한다. 청소년이 공유하는 대부분의 정보는 비밀이다. 이러한 경우에는 어떤 정보가 부모에게 전달되었는지에 대해서 청소년에게 알려주어야 한다.

병원에 청소년만 사용할 수 있는 오락실이나 별도의 청소년 병동을 마련함으로써 입원 중 필요한 또래의 지원을 제공할 수 있다. 대부분의 청소년은 어린 아동과 같은 병동이나 병실에 입원하는 것을 좋아하지 않는다. 가능하다면 선택의 기회를 제공해야 하며, 아침목욕과 저녁목욕 중 무엇을 선호하는지, 입원 중 입을 옷의 유형, 치료시간 그리고 방문 지침을 포함한다. 청소년과의 협상과 합의를 사용함으로써 순응도를 높일 수 있다. 청소년 환자를 돌보는 동안에는 확고함, 온화함, 선택 그리고 존중의 균형을 이루어야 한다.

성

청소년은 신체의 성숙, 호르몬 분비의 증가와 함께 성적 성숙을 달성한다. 이러한 복잡한 과정에는 커지는 성과 로맨틱한 성적 관계에 대한 관심, 사회와 가족이라는 영향력의 상호작용 그리고 정체성 형성이 포함된다.

10대는 자신의 신체와 출현하는 성에 대한 정보를 필요로 한다. 10대가 자신의 행동에 대해서 정보에 입각한 결정을 하기 위해서는 자신들이 경험하는 이해관계와 영향력을 이해해야 한다. 학교수업과 건강관리 방문에 성교육을 포함시키는 것이 중요하다. 그러나 10대에게 훨씬 더 흔하게 나타나는 위험한 질병은 임질, 헤르페스(대상포진), 간염과 같은 질병이다. 병력 청취에는 성적 활동, 성병 그리고 피임기구의 사용과 이해에 관한 질문이 포함되어야 하며 특히 청소년 여성에 대해 피임교육을 일상적으로 실행한다.

청소년은 성에 대한 분명한 정보, 다양한 환경에서 다른 또래 청소년과의 관계를 형성할 수 있는 기회, 가정과 학교에서 문제를 논의할 수 있는 열린 분위기 그리고 이전에 문제를 해결하고 스스로 의사결정을 한 경험으로부터 이점을 얻을 것이다. 청소년이 다양한 환경에서 자유롭게 논의할 수 있는 주제에 성 문제가 포함되어야 한다. 자신의 결정에 대한 대안과 지원이 이용 가능해야 한다.

일부 청소년은 자신들이 레즈비언, 게이, 양성애자 또는 성전환자와 같은 성 소수집단에 속한다고 여기거나, 자신의 성적 지향에 대한 의문을 가지고 있을 수 있다. 특히 다른 10대나 성인들에 의해서 낙인이 찍히고 괴롭힘을 당할 위험이 있다. 청소년은 소외, 가족과 친구에 의한 거부, 폭력 그리고 자살과 같은 다양한 문제를 겪고, 성적 모험을 할 가능성이 더 크다. 간호사들은 청소년과 이들의 가족에게 정보를 제공하고, 성적 소수자에 대한 내용을 학교 성 교육에 포함시키도록 한다. 또한 필요하다면 건강관리와 사회적 관리를 받기 위한 위탁을 제공함으로써 이러한 청소년을 돕는데 중요한 역할을 할 수 있다. 간호사들은 문화적으로 역량 있는 간호를 제공하기 위해서 자기 자신의 신념과 의사소통 방식에 대해서 점검해야 한다. 간호사들은 10대를 위해 일반적인 학교 공동체에서의 신뢰와 수용성을 증진시킬 수 있다.

핵심 요약

- 발달은 예측 가능하지만 각 아동의 고유한 특성과 경험에 따라서 그 속도가 다르다.
- 아동의 주요 발달이론으로 Freud의 심리성적 발달이론, Erikson의 심리사회적 발달이론, Piaget의 인지발달 이론, Kohlberg의 도덕성 발달이론, Bandura의 사회학습이론 그리고 Skinner과 Watson의 행동주의 요소가 있다.
- Bronfenbrenner의 생태이론과 Chess와 Thomas의 기질이론은 환경 내에서의 개인의 상호작용을 강조한다.
- 회복력 이론은 발달적 위기와 삶의 위기에 대처하는 아동과 가족을 방해하거나 돕는 위험요소와 보호요소에 대해서 검토한다.
- 발달과정에 미치는 영향에는 개인의 유전적 잠재력과 각 가정과 개인에 고유한 일련의 환경적 영향이 포함된다.
- 신생아 시기는 출생으로 시작되고 생후 약 1개월에 끝나며, 자궁 외 삶에 대한 적응, 성립되는 다양한 각성 상태의 시기 그리고 구체적인 신체적 발견이 특징이다.
- 영아기는 생후 1개월부터 12개월(1년)까지를 말하며 급속한 신체적 성장, 기본적인 소근육 · 대근육 운동기술 그리고 인지 · 언어 기술의 시작이 특징이다.
- 유아기는 1~3세까지이며, 점점 더 많이 움직이고 의사소통을 한다. 유아는 배출에 대한 통제를 숙달하며, 자신들의 의견과 바람을 부모에게 있는 힘껏 전달하는 것으로 알려져 있다. 손상예방과 배변훈련이 부모교육에서 특히 요구된다.
- 학령전기는 3~6세까지이며, 사회적 기술의 증가가 특징이다. 대부분의 학령전기 아동은 유치원 프로그램에 참여하고 다른 아이들과 노는 법을 배운다. 신체 조정력과 언어에 대한 숙달이 계속해서 일어난다.
- 학령기는 6~12세에 이르며, 아동은 여러 분야에서 성숙한다. 아동은 키가 크고 체중 증가뿐 아니라 성적 성숙을 특징으로 하는 급성장기의 시기인 9~12세 사이의 사춘기에 도달할 때까지 늦지만 꾸준한 성장을 한다. 학령기 아동은 다른 아동과 협동하여 놀이를 하고 다양한 학교와 지역사회 활동에 참여한다.
- 청소년기는 약 12세부터 10대가 끝날 때까지 이어진다. 청소년은 부모나 다른 성인과는 다른 자신만의 정체성을 확립한다. 이들은 신체적 · 인지적으로 성숙한다. 이 연령에서는 또래집단이 주된 영향력을 행사한다.
- 간호사는 각 단계에서의 발달을 사정, 평가하고 최적의 발달을 위한 사전 건강지도지침을 제공한다.

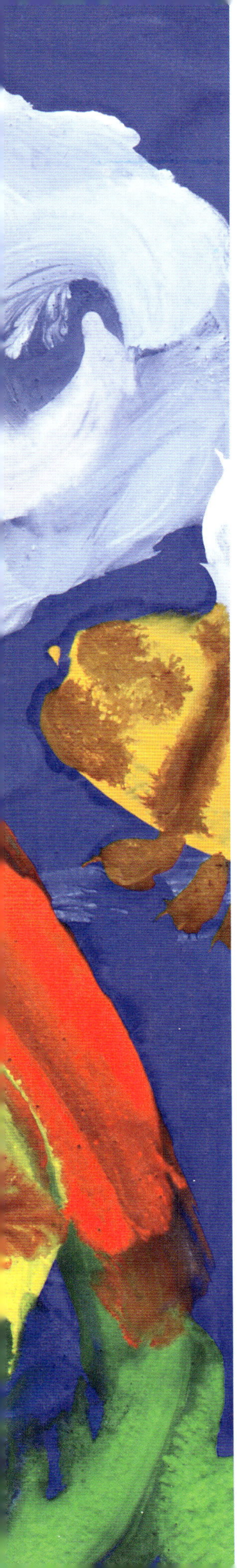

Unit 3

아동의 발달단계별 건강유지, 증진 간호

Chapter 4

신생아기의 건강유지, 증진

학습목표

1. 출생 직후 신생아의 적응과정과 신생아의 정상적인 생리적 특성을 설명한다.
2. 신생아의 초기 사정평가를 설명하고 수행한다(아프가 점수 평가, 재태기간 사정).
3. 신생아의 활력징후 측정, 신체계측 및 신체 각 기관을 사정한다.
4. 신생아의 행동 특성(수면, 각성, 활동 및 울음)을 사정한다.
5. 신생아의 호흡유지, 체온유지, 영양유지, 기본간호 등을 포함한 신생아의 건강증진 간호를 수행한다.
6. 신생아의 생리적 황달을 사정한다.
7. 신생아의 감염예방 간호를 수행한다.
8. 신생아실 안전관리를 수행한다.
9. 신생아 선별검사(대사이상, 청력)를 수행한다.
10. 신생아 건강유지 · 증진을 위해 가족과의 치료적 의사소통을 통한 가족간호(애착증진, 가족관계, 부모역할교육)를 수행한다.
11. 부모에게 퇴원교육을 수행한다.

출생 직후 신생아의 적응

신생아기는 생후 첫 4주를 의미하며, 신생아는 출생 후 자궁외 환경에 적응하기 위한 많은 생리적 변화를 겪게 된다. 가장 중요한 생리적 변화는 태반을 통해 산소를 공급하고, 이산화탄소를 제거하는 태생기 순환에서 독립적으로 호흡을 하도록 폐 기능이 활성화되는 것이다. 이것을 신생아 이행기(transitional period)라고 하며 생후 6~10시간에 해당한다. 이때 신생아에게 태아가사(질식)과 같은 문제 상황이 발생하면 자궁외 생활에 적응하는 데 어려움을 겪게 된다. 신생아기는 호흡곤란과 순환부전의 빠른 변화로 일생 중 호흡기 문제가 가장 취약한 시기로 사망률 및 이환율이 높아 영아사망의 약 2/3가 신생아기에 일어난다. 따라서 간호사는 신생아의 정상적인 생리적 · 행동적 적응에 대해 바로 알고, 비정상적인 상태를 인식할 수 있어야 한다.

생리적 특성

호흡기능

자궁 내에서는 보통 호흡이 억제되어 있지만 호흡기는 태아기 동안 계속 발달해 왔으며, 아동 초기까지 폐는 계속 발달한다. 신생아에게 가장 즉각적이고 중요한 생리적 변화는 호흡의 시작이다. 첫 호흡은 폐포의 확장으로 시작되는데, 액체로 차 있던 폐포가 공기로 채워지면서 자궁 외 생활에 적응하기 시작한다.

폐의 첨부가 제일 먼저 확장되고 말초부와 기저부는 가장 늦게 확장되며, 폐 전체가 공기로 채워지려면 2~3일이 걸린다. 이를 유발하는 인자는 출산과 관련된 기계적 자극, 화학적 자극, 촉각자극 및 온도변화 자극 등이다. 이 중에서도 화학적 자극과 온도변화, 즉 낮은 산소분압과 높은 이산화탄소, 낮은 pH는 호흡중추를 흥분시킨다. 폐로 공기가 유입될 때에는 폐내 체액과 폐포의 표면 장력에 의해 저항을 받게 된다. 이때 표면활성제가 폐포의 표면장력을 감소시켜 폐 확장을 쉽게 한다. 폐내 체액은 폐 모세혈관과 림프관으로 흡수되고, 분만 시 흉부압착으로 코와 입을 통해 체액이 나오면서 일부가 제거된다. 분만 후에는 상부기도로 공기가 유입되고 흉곽은 공기로 부풀게 된다. 하지만 제왕절개로 태어난 신생아는 흉부압착이 일어나지 않기 때문에 부가적인 호흡지지가 필요하다. 신생아의 호흡에 관여하는 요소로는 호흡기 내 체액의 점성, 폐포의 표면장력, 폐의 순응도 등이 있다. 습한 폐포는 표면장력을 감소시켜 호기 후 폐포가 납작해지는 것을 막아 폐 확장을 증진하고 폐의 순응도를 증가시킨다. 폐에서의 산소와 이산화탄소 교환은 폐의 순응도와 기도저항의 영향을 받고, 폐의 순응도는 탄성반동과 해부학적인 특성에 의해 영향을 받는다. 신생아는 심장과 종격동이 크고 횡격막이 복부의 위쪽에 있어 폐 확장에 필요한 공간에 제한을 받는다. 또한 기도가 좁고 길이가 짧아서 기도저항이 크므로 호흡을 어렵게 만든다. 신생아는 정상적으로 주로 횡격막과 복벽근육을 사용하여 호흡을 하므로 흡기 시 흉곽이 함몰되고 복벽이 돌출되는 것을 볼 수 있다. 이를 역행성 운동(paradoxic movement)이라고 한다. 호흡은 신생아의 활동량, 의식상태, 울음 여부에 따라 다른데 대개 1분에 30~60회가 정상이고, 생후 2시간 이내에는 분당 60~70회가 정상이다. 생후 1주일 동안에는 깊이는 얕고 리듬은 불규칙하며 약 5~15초간 호흡을 멈추는 주기적 호흡을 한다. 이러한 호흡은 병리적인 것이 아닌 생리적 변화로, 촉각 등의 감각적 자극으로 호흡중추를 자극하면 정상 호흡양상으로 돌아온다. 하지만 호흡이 20초 이상 정지하는 무호흡은 비정상이다. 이때는 피부색이나 심박동의 변화(100회 이하/분)가 나타날 수 있고 나타나지 않을 수도 있다. 신생아의 수면상태는 호흡양상에 영향을 미친다. 깊은 수면상태에서는 규칙적인 호흡양상을 보이고, REM 수면상태에서는 불규칙적인 호흡양상을 보인다. 움직이거나 수유 또는 신생아가 울 때도 불규칙한 호흡양상을 보인다.

순환기능

순환기계에서 중요한 생리적 변화는 혈액을 폐로 흐르게 하는 것이다. 이러한 변화는 점차적으로 일어나며 폐, 심장, 대혈관의 압력 차이에 의해 발생한다. 태아는 태반을 통해 가스교환을 하고, 혈액이 폐로 유입되지 않도록 동맥관(폐동맥과 대동맥을 연결)과 난원공(좌심방과 우심방을 연결)이 단락을 형성한다. 동맥혈 중 산소농도가 높은 혈액이 심장과 뇌를 순환하고, 산소농도가 낮은 혈액이 신체 하부와 태반을 순 환한다. 혈액은 태반에서 제대정맥을 거쳐 일부는 간으로 들어가고, 대부분은 정맥관을 통해 하대정맥으로 들어간다. 하대정맥과 신체 하부와 복부에서 오는 혈액은 우심방으로 들어간 후 난원공을 통해 좌심방으로 들어간다. 좌심방에서 좌심실로 들어간 혈액은 상행대동맥으로 나가 머리 · 목 · 신체 상부를 순환한 후 상대정맥을 통해 우심방으로 환류된다. 이 혈액은 우심실로 가서 폐동맥으로 들어간 후, 일부는 폐조직으로 들어가고 대부분은 동맥관을 통해 내장골동맥으로 들어가며, 이후 제대동맥으로 들어가 제대를 통해 태반으로 환류된다. 장골동맥에 남아있는 혈액은 태아 복부와 신체 하부를 지나 심장으로 가기 위해 하대정맥으로 간다(그림 4-1).

출생 후에는 난원공(foramen ovale), 동맥관(ductus arterious), 정맥관(ductus venosus)의 기능적 폐쇄에 의해 순환이 변한다. 신생아의 호흡 시작으로 폐가 확장되어 폐동맥압이 낮아지고, 폐순환 혈관이 확장되면서 폐로 가는 혈액량이 증가한다. 폐에서 좌심방으로 많은 혈액이 들어가 좌심방 압력이 높아져 난원공이 닫힌다. 폐동맥압이 감소하여 폐동맥과 대동맥의 압력이 역전되고 맥압이 감소하여 일시적으로 좌우단락(left to right shunt)이 발생한다. 동맥혈 산소분압의 증가는 혈관벽을 자극하여 태반에서 생성되던 프로스타글란딘(PGE2)이 감소하고, 동맥관이 수축하게 된다. 이는 가역적이어서 산소분압이 감소하면 닫혔던 동맥관이 다시 열리고 폐쇄동맥이 수축하여 폐혈관 저항이 증가한다. 특히 신생아가 저산소증이나 산증이 있다면 더욱 뚜렷해진다. 따라서 좌심방으로 오는 혈류가 감소하고 좌심방 압력이 떨어지면서 난원공을 통한 우좌단락이 발생한다. 폐고혈압, 주산기 저산소증이나 태변흡인증후군의 합병증으로도 우좌단락이 나타나고, 정상 신생아에서 이유 없이 발생하기도 한다(Box 4-1). 폐동맥은 산소의 증가, 이산화탄소의 감소, pH의 증가, 호흡에 따라 폐의 혈류를 증가시켜서 신생아의 자궁 외 적응에 도움을 준다. 첫 울음 직후 심박동수는 175~180회/분이고, 1주 내에 안정된 상태의 정상 신생아의 경우, 120~140회/분 정도가 된다. 정상 신생아는 수면 시 100회/분, 각성 시 120~160회/분 정도가 정상이다. 울 때는 180회 이상/분으로 증가하기도 한다. 맥박수는 수면 시 1분 동안 청진하여 측정하고, 맥박수와 리듬의 양상을 사정한다. 사지의 말초맥박도 측정하여 좌우 및 상 · 하지가 비슷한지 사정한다. 혈류가 비정상적인 판막을 통과하거나 심방 · 심실중격 결손 혹은 정상적인 판막이라 하더라도 혈류가 증가하면 심잡음(murmur)이 들린다. 그러나 신생아 심잡음의 90%가 일과성이며, 비정상 상태와 관련이 없고 동맥관이나 난원공의 불완전 폐쇄와 관련이 있다. 경미한 심장기형이 있거나 혹은 조기퇴원으로 생후 4~6주의 신생아 정기검진 때까지 심잡음은 발견되지 않을 수 있다.

체온조절기능

체온은 시상하부에서 조절되며, 대사, 운동 강도, 활동, 혈관운동, 발한 등의 영향에 따라 변화한다. 체온조절은 호흡의 확립 이후 신생아의 생존에 필수적이다. 그러나 성인은 넓은 범위에서 체온을 일정하게 유지할 수 있는 반면, 신생아는 성인만큼 효과적이지 못하다.

체온조절은 자가 체온조절을 통해 주위 환경의 온도가 변하더라도 비교적 일정하게 체온을 유지할 수 있지만, 조절기능은 미숙하다. 신생아의 체온조절은 생존에 중요한 요소이며, 대사율 및 산소 소비와 밀접한 관련이 있다. 정상 체온을 유지하면서 산소소모와 대사율이 최소가 되는 환경 온도 범위인 중성 온도 범위는 성인의 26~28℃에 비해, 신생아는 32~34℃이며, 체중이 적을수록 높다. 그러므로 신생아의 중성온도환경(neutral thermal environment, NTE)을 유지하기 위해서는 주위 환경의 온도를 높여주어야 한다. 중성온도환경은 정상적인 체온을 유지하는데 필요한 최소한의 열 생성 온도 범위를 말한다. 성인은 떨림(shivering)을 통해 열을 생산할 수 있

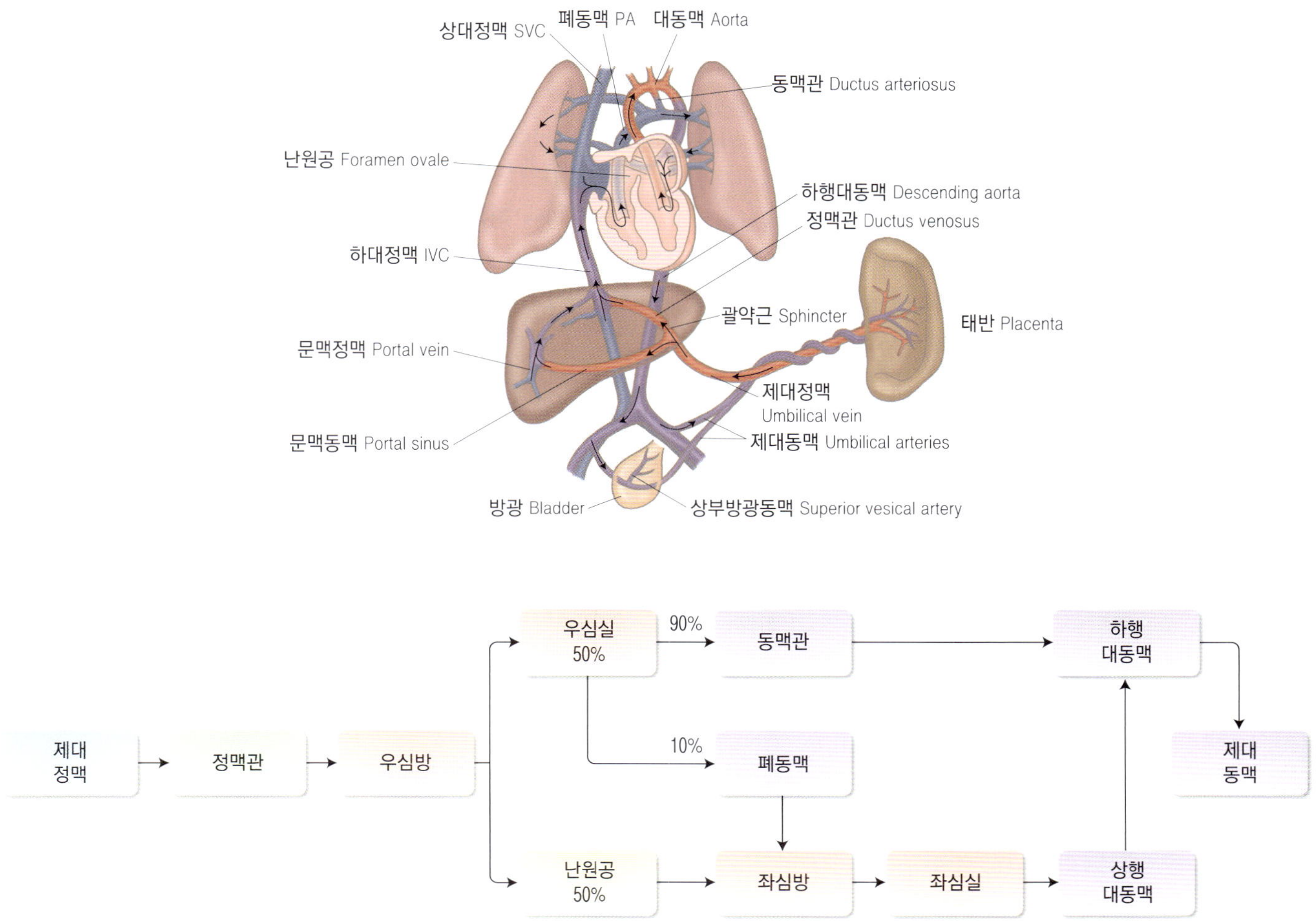

그림 4-1
태아순환도

지만, 신생아는 비떨림성 열 생산(non-shivering thermogenesis) 기전을 사용한다. 비떨림성 열 생산은 세포호흡을 자극하는 것을 말하며, 산소와 포도당의 이용이 증가한다. 이뿐만 아니라 근육운동, 기초대사량 증가와 생화학적 방법 등 다양한 기전을 통해 열을 생산한다. 온도가 낮아지면 자율신경계를 자극하고 노르에피네프린(norepinephrine)을 분비하여 말초혈관을 수축시키고, 갈색지방에서 트리글리세라이드(triglyceride)를 지방산으로 산화하여 열을 생산한다. 갈색지방은 전체 체중의 2~6%를 차지하며 견갑골 사이, 목덜미, 심장 및 신장 주위에 분포되어 있다. 갈색지방은 혈액 공급이 풍부하고 신경 분포가 많아서 열 확산이 쉽다. 갈색 지방세포의 주요 기능은 칼로리를 소비하여 체온을 유지하는 것이고, 백색 지방세포는 에너지를 저장한다. 신생아는 열 생산능력에 비해 열손실이 많다. 몸 크기에 비해 단위 체중당 체표면적이 넓고 피하지방층이 얇아서 열 보유가 어렵고, 혈관이 피부표면에 분포되어 있으며 양수에 젖어 있기 때문이다. 열 손실은 신체 심부에서 체표면까지 경로와 체표면에서 환경까지 경로의 두 가지로 나눌 수 있다. 높은 심부체온은 체표면으로 지속적인 열 전달과 전도를 일으키며, 심부와 체표면의 온도 차이가 클수록 빨라진다. 열 전달은 산소소모, 글리코겐 저장 소비, 갈색지방의 대사를 통해 일어난다. 열 손실은 차가운 공기흐름에 의한 대류, 찬 물체와 접촉 시의 전도, 양수에 젖은 피부로 인한 증발, 차가운 벽, 창문 가까이에 두어서 발생하는 복사에 의해 일어난다. 신생아는 주위 온도가 높은 상황에서 열을 발산하기 어렵기 때문에 고체온이 발생할 수 있다. 고체온 시 발한이 있으나, 신생아는 성인보다 한선이 많지만 용량이 적고, 그 기능도 미약하기 때문에 땀을 흘리지 않는다. 왜냐하면 고체온 시 맥박수와 호흡수가 증가하여 불감성 수분손실이 증가하고, 산소소모와 대사율도 증가한다. 따라서 심한 고열은 뇌손상이나 사망에 이르게 할 수도 있다. 출생 시 체온저하는 갈색지방 대사 자극을 위해 노르에피네프린을 분비하여 폐혈관을 수축시키고 폐혈류를 감소시켜 산증을 발생시키고, 표면활성물질의 생산을 감소시

Box 4-1
자궁 외 생활로의 변화(순환기전의 변화)

호흡 → 폐 확장 → 폐동맥압 감소 → 폐로 가는 혈류량 증가 → 폐에서 좌심방으로 혈액 유입 → 좌심방 압력 상승 → 난원공 폐쇄

폐동맥압 감소 → 폐동맥과 대동맥의 압력이 역전 → 동맥관에 좌우단락(shunt) 형성 → 동맥혈의 산소분압 상승 → 혈관벽을 자극 → 동맥관 수축, 좁아져서 생후 10~15시간 내 폐쇄

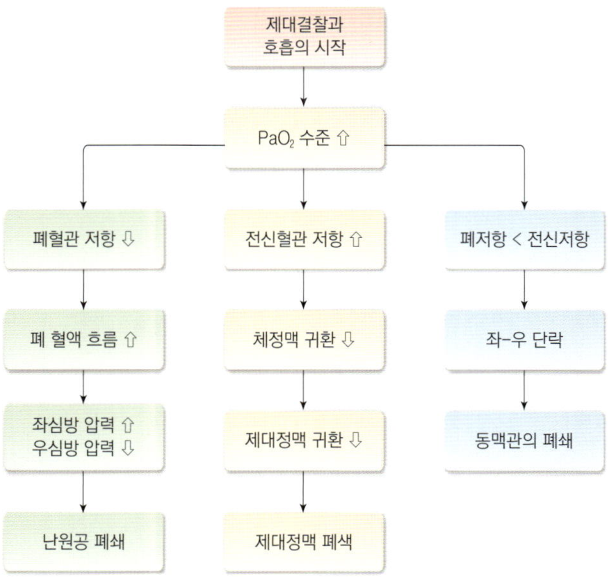

가족과의 협력 | 신생아 따뜻하게 유지하기

1. 신생아가 어떻게 열이 소실되는지 설명한다.
   - 대류
   - 전도
   - 복사
   - 증발
2. 어떻게 열교환을 하는지 정보를 제공한다.
   - 목욕하는 동안 노출을 최소화한다.
   - 문과 환기체계, 신생아 침대 주위의 공기에 대한 노출을 제한한다.
   - 담요를 체중계 위에 놓음으로써 신생아와 체중계 표면 사이를 따뜻하게 한다.
   - 신생아의 침대는 창가가 아닌 방의 안쪽에 둔다.
   - 차에서는 과열되는 것을 막기 위해 햇빛을 차단한다.

켜 무기폐를 유발한다. 그리고 무산소대사의 증가로 비에스테르화된 지방산이 증가되어 고빌리루빈혈증이 발생하고, 대사율 증가로 저혈당에 빠지게 된다.

혈액기능

신생아의 혈액량은 태반에서 이동하는 양과 제대결찰 시기, 방법에 따라 다르다. 정상 신생아의 혈액량은 체중 당 80~85mL/kg 정도이며, 출생 직후 평균 총 혈액량은 약 300mL이다. 말초의 혈액순환은 느리고 모세혈관의 혈액에는 혈구가 증가되어 있으며, 모세혈관벽은 출생 시부터 5주까지는 외상에 대한 저항성이 있으나 아동기까지 뚜렷한 변화는 없다. 헤모글로빈의 농도는 재태기간에 비례하여 증가한다. 정상 신생아의 제대혈 혈색소 수치는 평균 16.8g/dL(14~20g/dL)이며, 저체중출생아의 혈색소 수치는 정상 신생아보다 1~2g/dL 정도 낮다. 프로트롬빈 시간은 출생 시 정상이지만, 생후 2~3일에 연장되었다가 생후 6~7일에 다시 정상으로 돌아온다. 아동이나 성인보다 혈액응고인자(factor) II, VII, IX, X, XI, XII 농도가 매우 낮다. 혈당 수치는 출생 시 평균 55~60mg/dL이고, 출생 후 1~3시간까지 감소하다가 점차 상승한다. 혈당은 생후 3~24시간에 40mg/dL, 생후 24시간에 50mg/dL이다. 정상 신생아에서는 때때로 임상증상 없이 매우 낮은 혈당치(20mg/100mL)를 나타내는 경우도 있다. 혈중 단백질은 출생 시 정상이지만 생후 2~4개월에 최하로 감소되고, 그 후 성인 수준까지 점차 증가한다. 태아는 알부민과 α-글로불린, β-글로불린은 생성하지만 γ-글로불린은 거의 생성하지 못한다.

태생 20주경부터 IgM과 IgA 항체는 자궁 내 감염에 반응하고, 임신 3~4개월부터 태반을 통해 태아에게 이동한다. 출생 직후부터 IgM이 생성되고, 정상 신생아는 태생 12주경부터 모체의 IgG를 받지만 출생 후 6~8개월에 소실된다. 호흡의 시작과 더불어 산소포화도는 증가하여 출생 후 30분~3시간 내에 90%로 증가한다. 출생 시에는 대사성 산증이 나타날 수 있으나, 생후 12시간이 지나면 정상적인 산 · 염기 평형을 이룬다. 태아기에는 혈색소와 적혈구 수가 많아도 산소포화도는 50% 정도이고, 적혈구 수명이 80~100일로 성인보다 짧아서 적혈구량이 감소하여 빈혈을 일으킨다. 출생 첫날에는 태반의 혈액이동, 수분섭취 부족, 세포외액량 감소 등으로 태아기 때보다 혈색소 농도가 1~2g/dL 높다가 1주 후에는 태아기 수준이 되고, 2~3개월경에 감소한다. 이와 같은 혈색소 생성인자의 감소도 신생아의 생리적 빈혈을 일으키고, 영아기 후반에는 비타민 A, 엽산, 철의 부족으로도 생리적 빈혈이 발생한다.

소화기능

신생아의 소화, 흡수, 대사 능력은 적절하나 부분적으로 제한되어 있다. 신생아는 장의 길이가 몸 크기에 비해 길고 흡수면

적이 넓으며 분비선도 잘 발달되어 소화, 흡수가 가능하지만 근육이 약하여 장이 팽창되기 쉽다. 신생아에게는 아밀라아제를 제외한 췌장 및 소장의 효소가 정상적으로 존재하는데 아밀라아제는 생후 몇 주 후에 나타난다. 일부 침샘은 출생 시에도 기능을 하나, 생후 2~3개월이 될 때까지는 충분하지 않다. 신생아는 췌장의 리파아제 작용도 활발하지 않아 생후 몇 주 동안 지방의 소화, 흡수가 효율적이지 않다. 그러나 생후 4~5개월에는 성인과 비슷한 소화흡수력을 가지게 된다. 신생아의 출생 시 위산은 충분하지만, 산 분비가 2일째부터 급격히 감소하여 2~3개월간 성인보다 낮다. 위장관 중에서 간기능이 가장 미숙하므로 출생 시 글리코겐 저장량이 부족하여 저혈당증에 빠지는 경향이 있다. 간에서 간접 빌리루빈을 배설형태인 직접 빌리루빈으로 전환시키는 글루쿠론산전이효소(glucuronyl-transferase)와 같은 효소의 활성이 부족하여 생리적 황달이 유발된다. 적혈구 파괴의 증가, 장 점막의 빌리루빈 재흡수 증가로 인해서도 생리적 황달이 유발되는데 생후 12~14일에 정상으로 회복된다. 또한 혈장단백 합성능력이 저하됨으로써 출생 시 부종이 나타나며, 프로트롬빈과 기타 혈액응고인자 농도도 낮다.

배설기능

출생 시 신장계는 형성되어 있으나, 출생 후에 기능적으로 성숙한다. 신생아는 소변을 농축하는 기능이 미숙(신생아의 사구체여과율은 성인의 1/4 수준)하고, 수분과 전해질 변화에 대한 대처능력도 미숙하여 탈수, 고농도, 과수분증에 빠지기 쉽다. 소변은 태생기 3~4개월부터 만들어지고 대부분의 신생아는 생후 24~48시간 이내에 첫 배뇨를 한다. 출생과정 중 배뇨로 생후 24시간 동안 소변이 배출되지 않을 것으로 생각할 수 있는데, 생후 2일이 경과해도 소변을 보지 않는다면 수분섭취량, 방광팽만, 불안정 상태, 통증 여부 등에 대해 사정해야 한다. 요량은 생후 첫 주까지 200~300mL로 증가하고, 소변이 15mL 정도 차면 방광에서 불수의적으로 소변을 배출하는데, 하루에 약 20회 정도 배뇨를 한다. 신생아의 소변은 무색무취이며 비중은 1.020 정도이고, 요산(uric acid)의 배설이 많으므로 요산염(urate)으로 인해 기저귀가 붉게 물들 수 있다. 우리 몸에서 수분이 차지하는 비율은 성인의 경우 체중의 58%이지만 정상 신생아의 경우 체중의 73%를 차지한다. 신생아의 수분교환은 성인보다 7배나 높고, 신진대사율도 체중에 비해 2배나 높아서 산증이 빠르게 진행될 수 있다. 신생아 태변은 대부분 생후 24시간 이내에 배출되고, 생후 48시간이 지나도 태변이 나오지 않는다면, 장 폐색이나 항문기형을 의심해야 한다. 태변은 자궁에서 들이 마신 태아의 솜털, 태지, 양수 등으로 구성된다. 암녹색의 끈적이는 태변은 점성이 덜한 녹갈색이나 황갈색의 이행변을 거쳐 모유나 조제유에 따라 정상변으로 진행한다. 모유수유변은 황색에서 금색을 띠고 농도가 풀 반죽 같고, 신 우유 냄새가 난다. 반면, 조제유(분유)수유변은 창백하고 옅은 황색으로 단단하고 냄새가 강하다(그림 4-2).

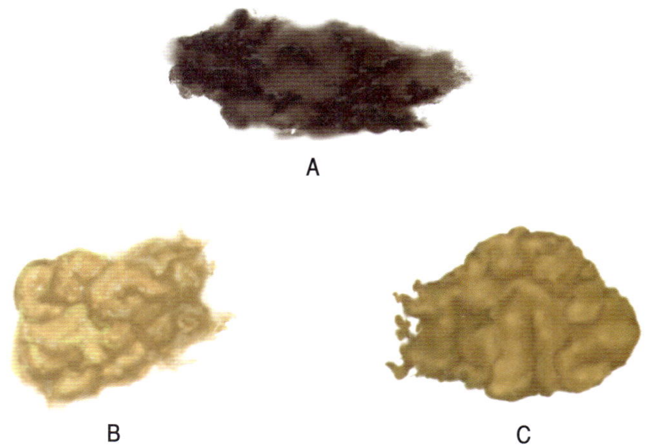

그림 4-2
신생아의 변의 유형
A. 태변 – 첫 번째 배변: 검고 타르 같음. 보통 생후 24~48시간 이내에 배변
B. 모유수유변 – 황색에서 금색, 농도가 풀 반죽 같고, 신 우유와 같은 냄새
C. 조제유수유변 – 창백하고 옅은 황색, 단단하고 강한 냄새

신경기능

신생아는 출생 시 12쌍의 뇌신경, 중추신경계 등 모든 해부학적인 구조를 갖추고 있으나, 신경계 발달은 불완전하다. 또한 신경계의 기능은 미숙하고 대부분 원시적인 반사작용(표 4-3 참조)이다. 신생아 신경계의 수초화(myelination)는 두미-근위 법칙을 따른다. 수초(myelin)는 감각, 소뇌, 추체외로가 먼저 발달하므로 신생아는 미각, 후각, 청각 및 통증에 대해 민감하다. 출생 시 신경계는 출생과정에 의해 영향을 받지 않지만, 신생아의 뇌는 출생 후에도 많은 생화학적 · 조직적 변화가 일어나므로 주의하여야 한다. 신생아 뇌의 크기는 성인의 1/4 정도이고, 출생 후 1년까지 빨리 성장한다. 이는 신생아의 자세와 근육긴장도, 정상발달에 영향을 미치고, 다양한 원시반사를 하게 한다.

내분비기능

신생아는 내분비계 구조가 적절히 발달되어 있으나 그 기능은 미숙하다. 예를 들어, 뇌하수체 후엽에서 분비되는 항이뇨호르몬(바소프레신)의 분비가 제한되어 탈수를 일으킬 수 있다. 출생 시 부갑상선의 기능은 대체로 정상이나 일시적인 기능저하로 생후 첫 주에 저칼슘혈증, 고인산증이 나타날 수 있다. 에스트로겐과 프로락틴 등 모체의 성호르몬이 태반을 통과하여 신생아에게 나타나기도 한다. 생후 2개월까지 에스트로겐의 영향으로 여아는 음순이 비후되고, 가성월경이라고 불리는 질 출혈이 나타나는데, 이는 2~4주에 소실된다. 프로락틴의 작용으로 유방이 커지며 신생아의 유두에서 젖이 나오는데, 이를 마유(witch's milk)라고 한다. 모체 호르몬의 영향으로 나타나는 이러한 현상은 저절로 소실되므로 치료할 필요는 없다.

감각기능

신경계의 구조를 갖추고 있으므로 신생아에게 감각기능이 존재하고, 감각기능의 발달은 애착과정을 포함한 신생아의 성장발달에 중요한 영향을 미친다.

시각. 출생 시 눈은 구조적으로 불완전하다. 모양체 근육의 미숙으로 물체에 집중하거나 협응하는 능력이 제한되어 있다. 신생아의 눈물샘은 2~4주까지는 기능하지 않는다. 신생아는 모유수유 시 아기가 엄마의 얼굴을 쳐다보는 거리인 20cm 이내에서 빛이나 움직이는 물체에 집중할 수 있다. 시력은 측정방법에 따라 20/100과 20/400 사이로 추정된다. 출생 직후에는 사시경향이 있으나, 점차 협응작용이 잘 이루어지고, 출생 후 7~8주가 되면 협응과 집중작용이 완전해진다. 동공은 빛에 반응하고, 작은 자극에도 반응하는 눈깜짝 반사와 각막을 건드리면 눈을 감는 각막반사가 나타난다. 신생아는 시각적 선호를 보이는데, 밝은 색(빨강, 주황, 파랑)과 어두운 색보다 중간색(노랑, 초록, 분홍)을 더 좋아하고, 특히 흑백대조의 기하학적인 무늬나 바둑판 무늬를 좋아한다. 그리고 작고 복잡한 것보다 중간 정도의 복잡한 큰 물체를 좋아한다.

청각. 출생 후 귀에서 양수가 제거되고 중이에 잔설(debris)이 없어지면 신생아는 성인과 비슷한 청각을 갖추게 된다. 신생아는 큰 소리(90dB)에 놀람반사를 나타내고 저주파 음과 고주파 음에 다르게 반응한다. 심장박동, 자장가 등과 같은 저주파음은 신생아의 움직임과 울음을 감소시키고, 고주파음에는 기민한 반응을 보인다. 일찍이 사람의 목소리에 기민한 반응을 보이는데, 생후 3일 이내의 신생아는 엄마 목소리와 다른 여성의 목소리를 구별할 수 있다. 따라서 초기 청각은 부모의 애착과 유대 형성에 중요하다. 출생 시 내이와 중이는 크지만 외이는 작으며, 유양돌기와 외이도의 뼈 부분은 아직 발달되어 있지 않으므로 고막과 안면신경이 피부 표면에 가까워 손상받기 쉽다.

후각. 신생아는 다양한 냄새를 구별할 수 있는데 알코올이나 식초 냄새에 얼굴을 돌리는 반응을 보인다. 모유 수유아의 경우 모유 냄새를 통해 자신의 엄마와 다른 여성의 모유를 구별할 수 있다. 이러한 엄마의 냄새는 애착과정과 성공적인 모유수유에 영향을 미친다.

미각. 초기에는 미뢰가 대부분 혀의 끝에 분포되어 있다. 신생아는 다양한 맛을 구별할 수 있다. 아무런 맛이 없는 증류수에 대해서는 얼굴 표정 변화가 없었으나 단맛을 내는 설탕물의 경우 빨려고 하는 행동을 보인다. 반면, 신맛을 내는 레몬즙에 대해서는 얼굴을 찡그리며 입술을 오므리고 쓴맛을 내는 용액의 경우 얼굴을 심하게 찡그린다.

촉각. 신생아는 출생 시 입과 손바닥, 발바닥이 예민하지만 신체 어느 부위나 촉감을 인지할 수 있는데, 접촉과 운동감각은 애착형성 및 정상적인 성장발달에 필수적이다. 신생아의 등을 부드럽게 두드리거나 배를 문지르면 안정되고, 고통스러운 자극에는 불쾌함을 나타낸다.

근골격기능

출생 시 골격계는 화골화된 뼈보다 연골이 더 많아서 부드럽기 때문에 좁은 산도를 빠져 나올 때 쉽게 골절되지 않는다. 화골화는 첫 1년 동안 빠르게 진행된다. 출생 시 주로 연골로 이루어진 코는 분만 시 압력에 의해 자주 납작해진다. 6개의 두개골은 비교적 부드럽고 봉합되지 않았으며 부비동이 완전하지 않다. 출생 시 근육계는 거의 완전하다. 따라서 근육조직의 성장은 세포의 증식보다 비후에 의해 일어난다.

피부기능

출생 시 신생아는 피부구조가 존재하나 그 기능은 미숙하다. 피부는 표피와 진피 두 층으로 이루어져 있고 매우 얇고 느슨하다. 그래서 작은 자극에도 피부층이 분리되거나 표피가 손상되고 수포가 생길 수 있다. 태생기 후반과 영아 초기에 피지선은 모체의 안드로겐(androgen) 수치가 높고 매우 활발하다. 피지선은 주로 두피, 얼굴, 생식기에 분포되어 있고, 출생 시 태지를 형성한다. 피지선이 막히면 미립종(milia)이 형성된다. 손바닥의 땀은 통증을 사정하는 데 중요하다. 한선은 열이나 정서적 자극에 의해 땀을 분비한다. 한선이 막히면 땀띠(miliaria)가 생긴다. 모낭에 밀착되어 발달하는 아포크린선은 한선을 발달시키고, 사춘기 이후에 활동한다. 모낭은 출생과 동시에 성장하는데, 일시적으로 머리카락이 과잉 성장하거나 탈모증이 발생할 수 있다. 남아는 모발 성장이 여아보다 빠르다. 신생아는 출생 시 멜라닌 양이 적어서 피부색이 밝고 햇빛에 손상되기 쉽다. 또한 혈관 운동신경이 불안정하고 말초 혈액순환이 완만하여 신생아의 피부색은 다양하게 변할 수 있다.

면역기능

신생아는 감염에 대한 방어능력을 가지고 있다. 1차 방어선은 피부와 점막으로 병원체의 침범을 막고, 2차 방어선은 병원체를 공격할 수 있는 다양한 세포를 생산한다. 호중구(neutrophil)와 단핵구(monocyte)는 식세포(phagocyte)로 이물질을 소화 및 파괴한다. 호산구(eosinophil)는 이종 단백질 존재 시

증가하면서 식작용을 하고, 림프구(lymphocyte; T, B cell)는 단핵구나 항체와 같은 다른 세포로 전환할 수 있다. 신생아 혈액은 식작용이 있으나 염증반응에는 미숙하다. 따라서 발열이 신생아 감염증상이 되지 못할 수 있다. 3차 방어선은 항원에 대한 항체를 형성하고, 항체 형성을 위해 여러 가지 이물질에 노출시키는 것이 필요하다. 일반적으로 생후 2개월까지는 면역글로불린을 생성할 능력이 없지만, 출생 직후부터 IgM은 생성할 수 있다. 또한 모체순환과 모유를 통해 IgG와 IgA의 형태로 수동 면역체를 받으며, 태생 3~4개월부터는 엄마로부터 태반을 통해 항체를 전달받는다. 따라서 엄마가 항체를 가졌다면 생후 약 3개월 동안 디프테리아, 홍역, 소아마비, 감염성 간염, 풍진과 같은 질환으로부터 보호받을 수 있다.

신생아 사정

신생아의 성장과 발달에 대한 평가는 출생 시부터 시작된다. 숙련된 신생아실 간호사는 신생아 출생 직후 짧은 순간에 신생아 건강의 많은 매개변수를 평가한다. 간호사는 자세, 굴곡, 반사, 재태기간 동안의 적절한 발달을 사정하는데 도움이 되는 일련의 신체적 특징에 주목한다. 간호사는 신체검사 결과와 산과력을 바탕으로, 신생아가 미숙아인지, 만삭아인지 아니면 과숙아인지를 결정한다. 또한 간호사는 신생아가 재태기간에 비해서 예상되는 크기와 체중인지를 결정한다. 자궁 내 성장곡선에서 신생아의 출생체중과 재태기간의 위치를 확인함으로써 신생아의 상태를 다음과 같이 결정할 수 있다(그림 4-3).

- 재태연령에 적절한 체중: 적정 체중아(appropriate for gestational age, AGA)
  - 표준 자궁 내 성장곡선에서 신생아의 체중(신장, 머리둘레도 해당될 수 있음)이 10~90 백분위수인 경우에 해당
- 재태연령에 비해 체중이 적음: 부당 경량아(small for gestational age, SGA)
  - 표준 자궁 내 성장곡선에서 신생아의 체중(신장, 머리둘레도 해당될 수 있음)이 10 백분위수 미만인 경우에 해당
- 재태연령에 비해 체중이 많음: 부당 중량아(large for gestational age, LGA)
  - 표준 자궁 내 성장곡선에서 신생아의 체중(신장, 머리둘레도 해당될 수 있음)이 90 백분위수 이상인 경우에 해당

신체사정은 신생아가 자궁 외 생활에 적응하는 정도를 확인할 수 있고, 성장 · 발달을 평가할 수 있기 때문에 중요하다. 따라서 아프가 점수 사정, 성숙도 사정, 활력징후 사정, 신체계측을 사정하여야 하며, 이는 가능한 한 부모와 함께 사정하고 그 결과를 설명해주어야 한다. 이때 부모는 아기를 탐색할 수 있

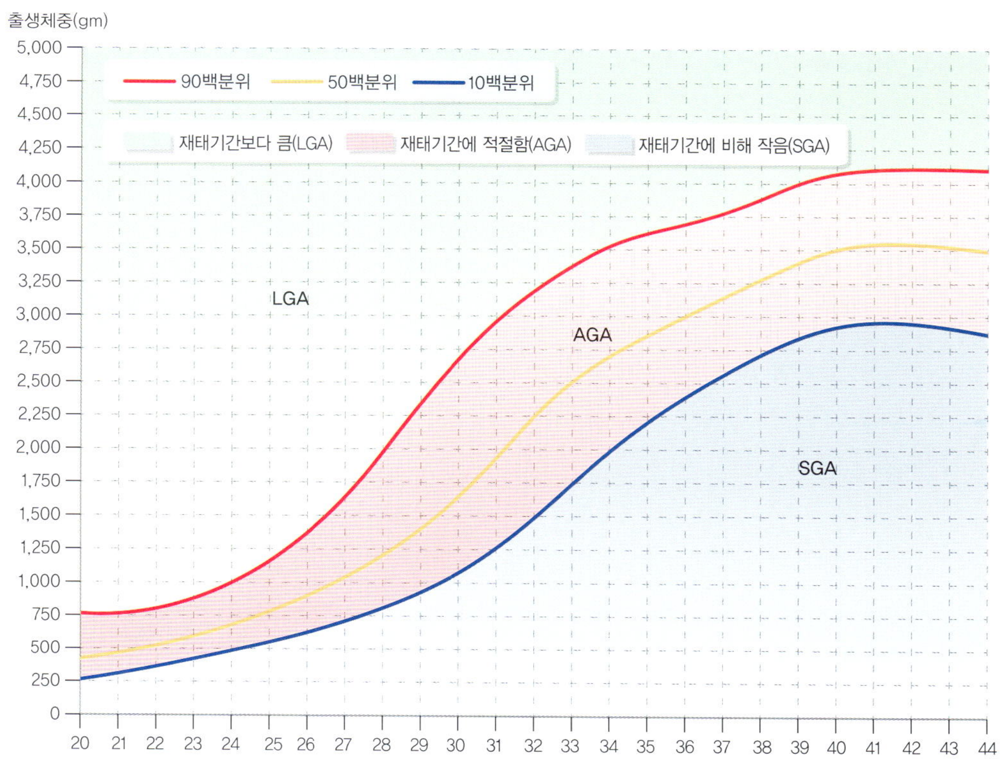

그림 4-3
자궁내 성장곡선에 의한 신생아 분류

고, 신생아의 특징을 알게 되면서 애착이 증진한다.

아프가 점수

신생아의 즉각적인 자궁 외 생활 적응을 사정하는 방법으로 가장 많이 사용되는 초기 사정 방법은 아프가 점수(Apgar Score) 체계이다. 아프가 점수는 피부색(Appearance), 심박동수(Pulse), 자극에 대한 반응(Grimace), 근긴장도(Activity), 호흡을 위한 노력(호흡능력)(Respiration)의 다섯 가지 항목을 기본으로 한다. 각 항목은 각각 0~2점 배점을 하며 평가는 출생 후 1분과 5분에 시행한다. 총점이 0~3점이면 자궁 외 생활 적응에 심한 곤란을 의미하고, 4~6점이면 중등도의 곤란 상태, 7~10점은 자궁 외 생활 적응에 어려움 없는 적절함을 의미한다(표 4-1).

아프가 점수는 생리적 미숙, 감염, 선천적 기형, 산모의 마취, 신경근육계의 문제 등에 영향을 받는다. 아프가 점수는 다섯 가지 항목에 기초하여 출생 후 1분과 5분에 신생아의 전반적 상태를 반영할 수는 있으나, 신생아의 최종적인 신경계나 신체적 상태와 연관된 과거 혹은 미래의 상태를 예측하지는 못한다. 특히 아프가 점수를 신생아 소생술 적용 여부 결정의 지표로 사용하지는 않는데, 이는 필요에 따라 1분 아프가 점수 평가 이전에 신생아 소생술을 시작해야 하는 경우가 있기 때문이다.

성숙도 사정 – 재태기간 사정

뉴 발라드 사정 척도(New Ballard score)로 신생아의 재태기간(gestational age)을 간단히 사정할 수 있다(그림 4-17). 사정범위는 20~44주이고, 정확도는 실제 연령의 ±2주 이내다. 사정은 출생 직후부터 48시간까지 어느 때나 가능하지만, 가능한 한 신생아가 안정되고 적응이 되면 즉시 수행한다.

신경 성숙도

다음 점수를 합한 것이 신경 성숙도의 점수가 된다.

- 자세: 아기를 앙와위로 눕히고 팔과 다리의 굴곡도를 사정한다. 근력과 굴곡의 정도는 성숙함에 따라 증가한다.
- 손목각도: 손을 가능한 만큼 굴곡시킨다. 엄지손가락의 시저부와 전박의 내측이 이루는 각을 측정한다.
- 팔 되돌아오기: 아기를 앙와위로 눕히고 팔을 완전 굴곡시켜 약 5초간 잡고 있다가 완전 신전시킨 후, 놓을 때 팔이 굴곡상태로 빠르게 돌아가야 한다.
- 오금각도: 아기를 앙와위로 눕히고 한쪽 대퇴부를 복부 쪽으로 굴곡시킨 상태에서 머리 쪽으로 저항이 있을 때까지 다리를 반듯이 펴고 오금각도를 잰다.
- 스카프징후: 아기를 앙와위로 눕히고 팔을 가슴 위로 하여 손이 반대편 어깨에 닿게 한다. 이때 팔꿈치의 위치 정도를 사정한다.
- 발꿈치에서 귀: 아기를 앙와위로 눕히고 골반을 평행하게 하여 아기의 머리 쪽으로 저항이 있을 때까지 당겨 발꿈치와 귀 사이의 거리를 잰다.

신체 성숙도

신생아를 검사대 위에 놓고 그림에 있는 척도를 이용하여 피부, 솜털, 발바닥선, 유방, 귀와 눈, 생식기 등의 신체적 특성을 평가한다. 각 특성을 이와 같은 방법으로 평가한 후 모든 점수를 합한 것이 신체 성숙도의 점수가 된다.

재태연령의 측정

신체 성숙도와 신경 성숙도의 점수를 합하여 신생아 재태연령을 측정한다. 이 점수는 신생아의 실제 재태연령에서 2주 이내의 경우는 정확하지만, 생후 5일이 지나면 정확성이 떨어진다. 검사자는 계산된 재태연령과 관련하여 체중, 키, 머리둘레를 평가하는 표준화된 도구로 신생아의 크기를 평가한다. 재태연령에 적절한 출생체중을 보이는 영아(appropriate for gestational age, AGA; 10~90백분위)는 미숙아, 정상 신생아, 과숙아에 관계없이 정상으로 성장한다. 그러나 재태연령에 비해 큰 영아(large for gestational age, LGA; 90백분위 이상)는 태생기에 빠르게 성장을 하고, 재태연령에 비해 작은 영아(small for gestational age, SGA; 10백분위 이하)는 태생기 성장이 지연된다(그림 4-3). 출생체중이 600g 이하인 신생아의 사망률은 50% 이상이며, 1,400g 신생아는 25~25%인 반면, 2,750g 신생아는 4%의 사망률을 보인다. 그러므로 출생체

표 4-1 아프가 점수

징후	피부색	심박동수	자극에 대한 반사	근긴장도	호흡능력
0	청색증, 창백	없음	무반응	늘어짐	없음
1	몸통 분홍, 사지 청색증	느림 < 100	찡그림	사지의 약간 굴곡	불규칙, 느림, 약한 울음
2	완전히 분홍	> 100	울음, 재채기	완전 굴곡	크고 강한 울음

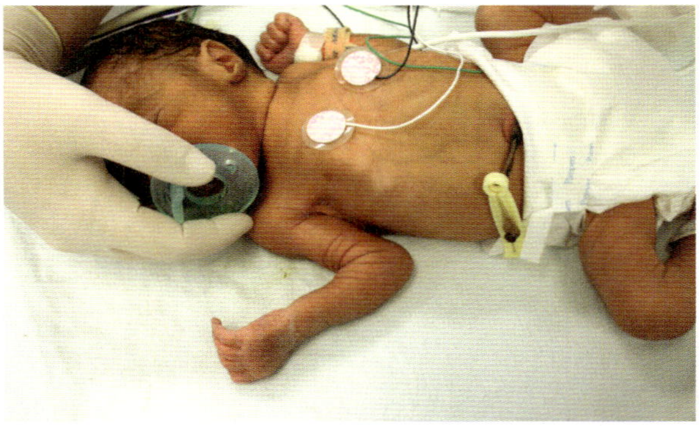

그림 4-4

미숙아의 피부는 투명하며 복부의 혈관이 눈에 보인다. 좀 더 성숙한 신생아의 피부는 더 두껍고 혈관이 덜 눈에 보인다.

SOURCE: George Dodson/Pearson Education, Inc.

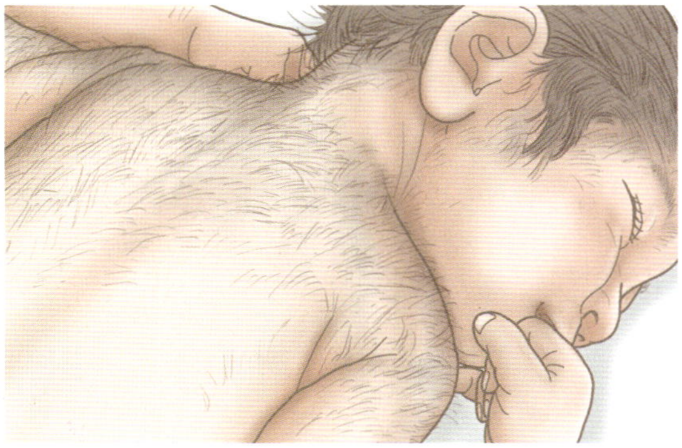

그림 4-5

미숙아의 가는 체모, 즉 배냇솜털. 재태기간 37주쯤에 대부분의 배냇솜털이 빠진다.

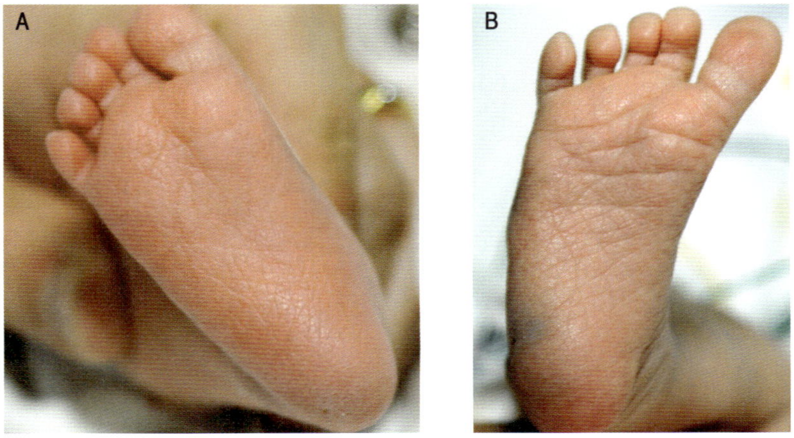

그림 4-6

발바닥 주름. **A.** 재태기간 약 35주인 신생아는 발바닥 주름대가 거의 없으며 발의 앞부분에만 있다.
B. 출생 후 피부의 유체(양수)가 상실되고 마르기 때문에 만기의 신생아는 발뒤꿈치까지 깊은 주름대가 있다.

SOURCE: A, B, George Dodson/Pearson Education, Inc.

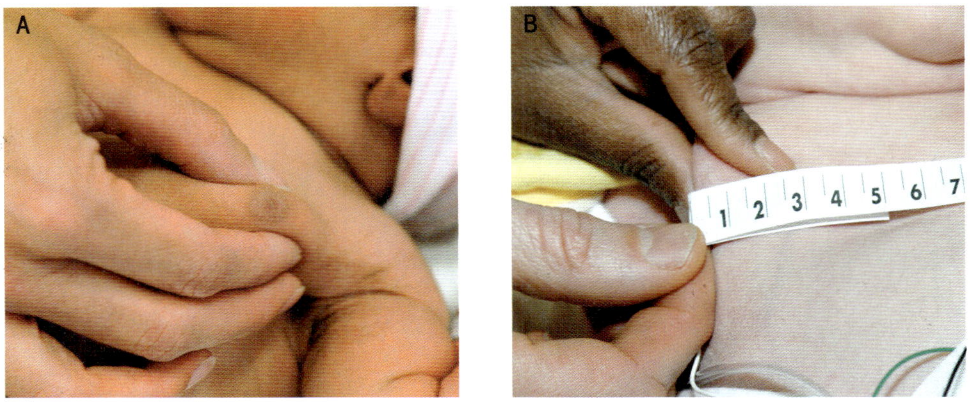

그림 4-7

가슴조직. 가슴조직을 검사하기 위해서는 중간손가락과 검지손가락의 사이로 조직을 부드럽게 누르고 mm 단위로 조직의 길이를 잰다.
A. 재태기간 38주인 신생아는 촉진 시 지름이 4mm인 눈에 보이는 융기부위가 있다.
B. 재태기간 40~44주인 신생아의 가슴조직은 지름이 10mm이다.

SOURCE: A, B, George Dodson/Pearson Education, Inc.

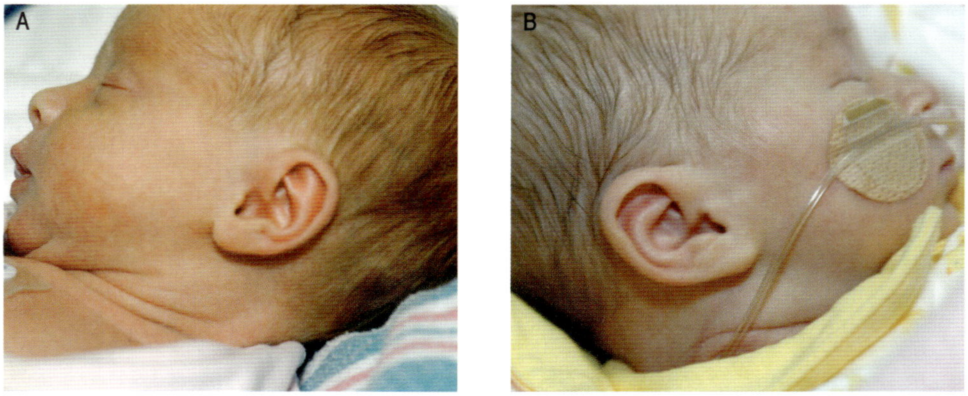

그림 4-8

귀 형태와 연골. 귓바퀴를 눌러서 얼마나 빨리 원래 자리로 돌아오는지 확인한다. 귓바퀴가 눌러진 채로 있거나 원래 자리로 천천히 돌아온다면 재태기간이 일반적으로 38주 미만이다.

A. 재태기간 약 36주가 되면, 영아의 귀는 귓바퀴 위쪽의 2/3가 안으로 말린 모습을 보인다.

B. 재태 만기에 출생한 영아의 귀는 귓바퀴 전체의 윤곽이 뚜렷하게 안으로 말려있다.

SOURCE: A, B, George Dodson/Pearson Education, Inc.

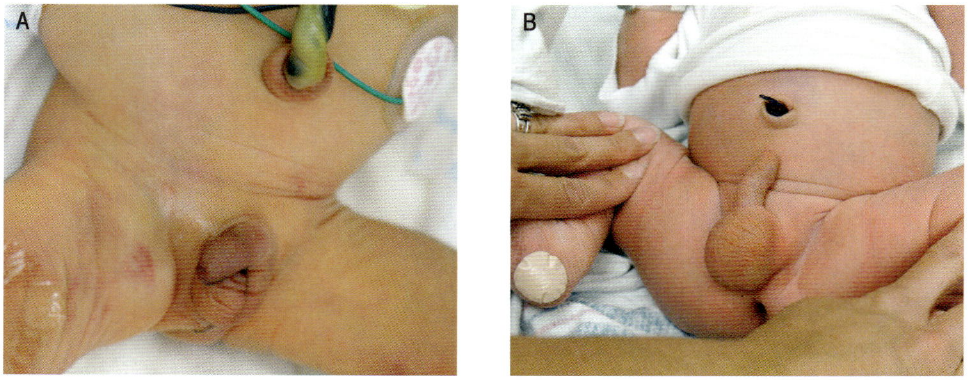

그림 4-9

남성 성기

A. 신생아의 음낭에 고환이 없고 음낭에 주름대가 거의 없는 것에 주목한다.

B. 만기에 출생한 신생아의 고환은 음낭의 아래에 내려와 있고 음낭은 주름대로 덮여 있다.

SOURCE: A, B, George Dodson/Pearson Education, Inc.

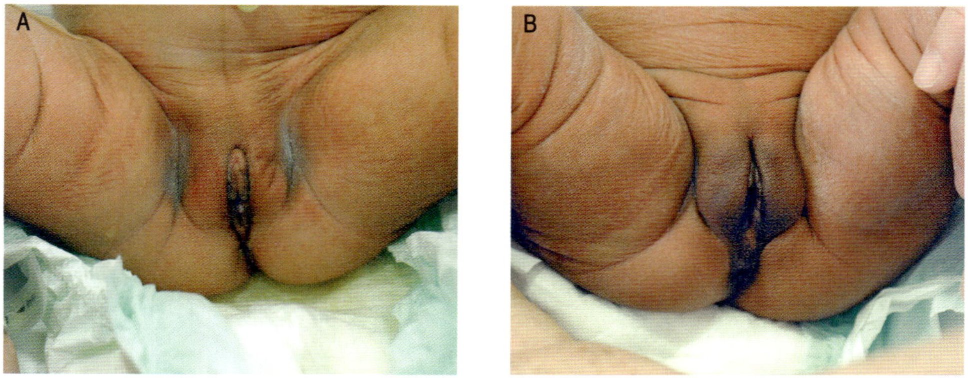

그림 4-10

여성 성기

A. 재태기간 30~36주인 신생아는 튀어나온 음핵과 넓게 분리된 대음순 그리고 대음순 뒤에 돌출된 소음순(측면에서 봤을 때)을 가지고 있다.

B. 재태 만기에는 대음순이 잘 발달되어서 음핵과 소음순은 덮고 있다.

SOURCE: A, B, George Dodson/Pearson Education, Inc.

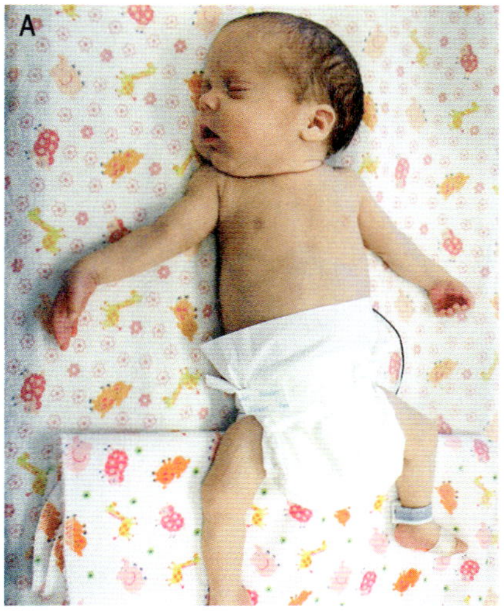
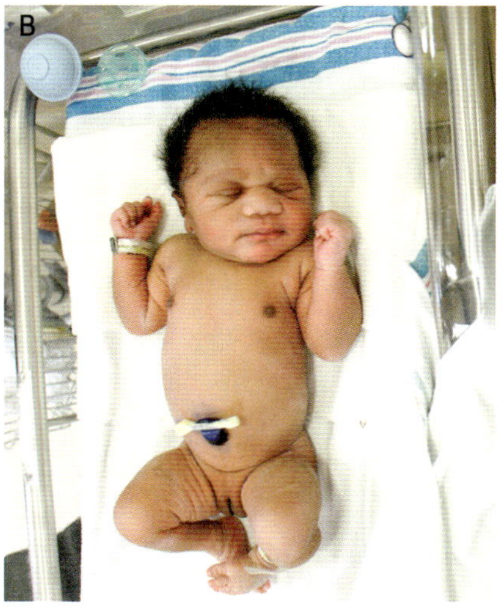

그림 4-11

휴식자세

A. 재태기간 약 31주에는 상지(팔)가 바깥쪽으로 뻗어 있고 허벅지가 살짝 굽혀 있다.

B. 재태만기인 신생아의 모든 팔과 다리에는 과다긴장성 굽힘이 있다.

SOURCE: A, B, George Dodson/Pearson Education, Inc.

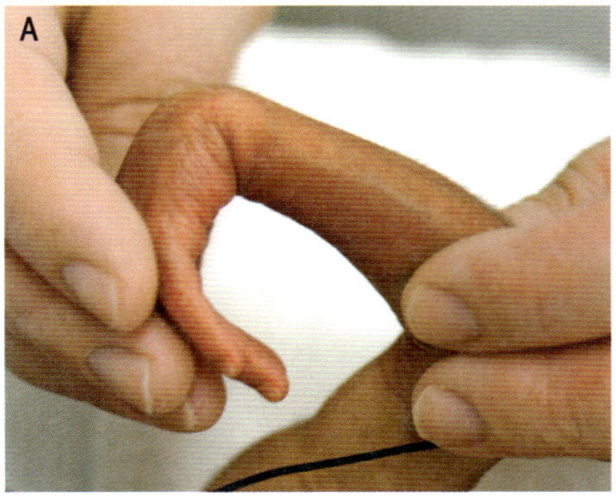
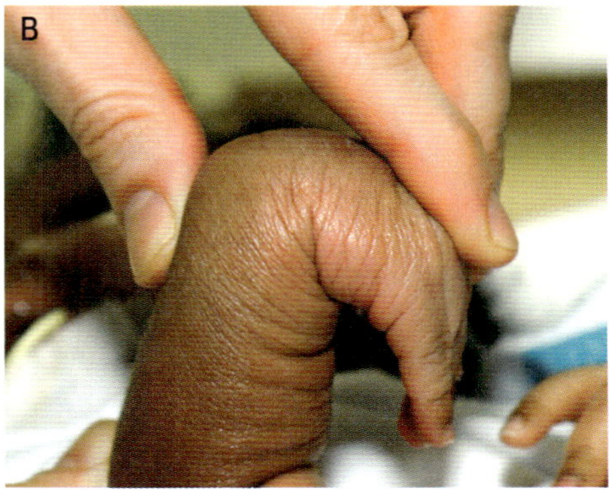

그림 4-12

손목굴곡 징후

A. 재태기간 약 28~32주에는 (꺽임)각도가 90도이다.

B. 재태기간 약 39~40주에는 각도가 일반적으로 30도이다.

SOURCE: A, B, George Dodson/Pearson Education, Inc.

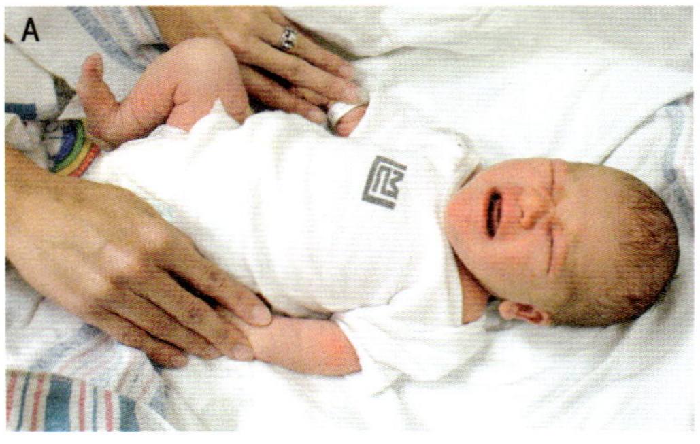
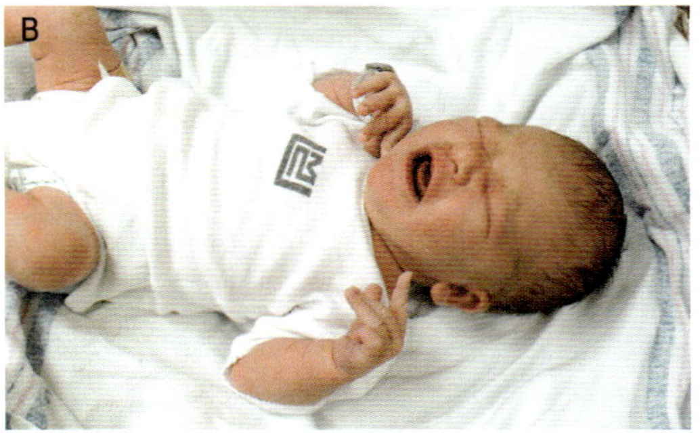

그림 4-13

팔꿈치를 가슴 쪽으로 5초 구부려서 팔 반동(움츠림)을 유도한다.

A. 그런 다음, 팔꿈치를 완전히 편다.

B. 팔을 놓아 주고 반동의 정도를 확인한다. 건강한 신생아에 있어서 굽힘 각은 일반적으로 90도 이하이고 굽힌 자세로 재빨리 돌아간다.

SOURCE: A, B, George Dodson/Pearson Education, Inc.

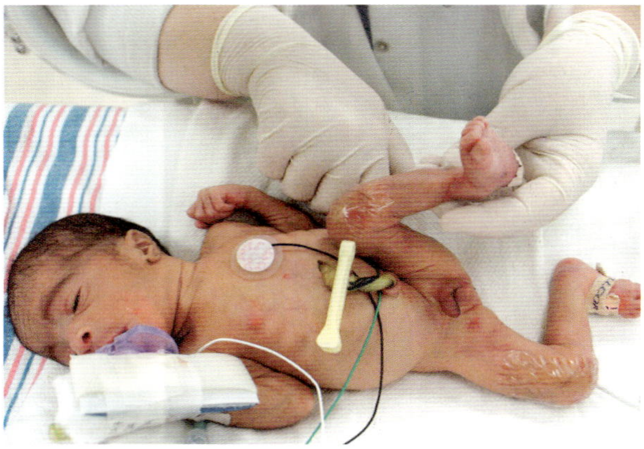

그림 4-14
슬와 각도를 검사하기 위해서 무릎은 쭉 뻗고 허벅지를 복부 쪽으로 굽힌 상태로 유지한다.
SOURCE: George Dodson/Pearson Education, Inc.

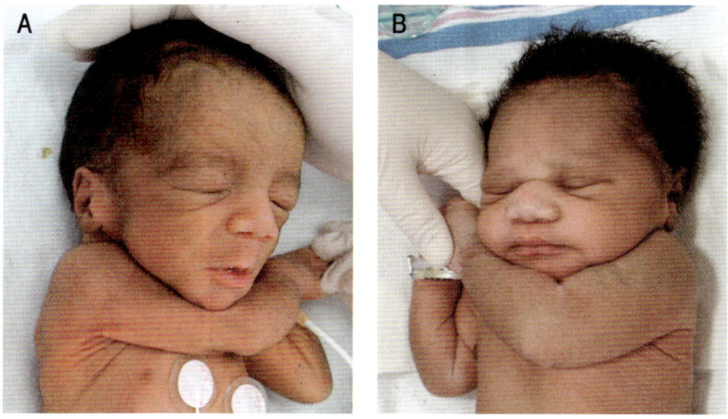

그림 4-15
스카프 징후. A. 재태기간이 약 30주가 될 때까지는 팔꿈치가 저항 없이 정중선을 넘어서 움직인다. **B.** 재태기간이 40주가 넘으면 팔꿈치가 정중선에 닿지 않을 것이다.
SOURCE: A, B, George Dodson/Pearson Education, Inc.

중은 사망률에 영향을 미치며 출생체중이 낮을수록 사망률이 높다(그림 4-3).

활력징후 사정

성인과 마찬가지로 체온, 맥박수, 호흡양상, 혈압을 사정한다. 일반적으로 활력징후 사정은 신생아 입원 시와 활력징후가 안정 시까지 4시간마다, 그 이후부터 퇴원 시까지 8시간마다 측정한다. 그러나 출생 후 2시간 동안은 신생아의 상태가 안정될 때까지 30분마다 측정한다. 또한 피부색, 근력, 활동상태 등 변화가 있을 경우에는 수시로 측정한다. 신생아의 출생 초기 체온사정은 매우 중요하다. 체온은 액와 · 직장 · 고막체온계를 이용하여 측정하는데, 액와체온은 직장이나 고막체온보다 낮을 수 있다. 또한 갈색지방 부위에서 체온을 잴 경우 체

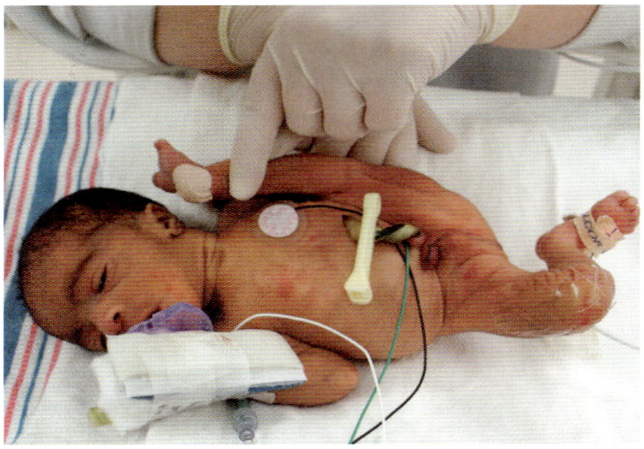

그림 4-16
발뒤꿈치-귀 점수. 영아의 발을 머리 쪽으로 가능한 한 가까이 가져가서 발뒤꿈치에서 머리까지의 거리를 측정한다. 발뒤꿈치와 머리 사이가 가까울수록 신생아의 성숙도가 낮다.
SOURCE: George Dodson/Pearson Education, Inc.

온이 상승할 수 있다. 맥박수는 보통 120~160회/분이고, 호흡수는 30~60회/분이다. 수(rate), 리듬(rhythm)의 규칙성을 사정하기 위해 맥박수는 청진기로 심첨맥박을 측정하고, 호흡수는 복부의 움직임을 60초 동안 측정한다. 혈압은 안정 시 45~90/40~70mmHg인데, 신생아의 경우 대부분 측정하지 않는다. 상 · 하지의 혈압을 비교하여 동일한지 확인하고 차이가 10mmHg 이상이면 비정상으로 본다.

신체계측

신생아의 신체계측 방법은 다음과 같다.

체중. 출생 시 체중은 앞으로의 성장사정에 중요한 부분이다. 신생아는 체중의 70~75%가 수분으로 이루어져 있어서 3~4일 동안 체액의 이동으로 체중감소가 있다가 점차 증가한다. 체중감소가 상당히 빨리 나타나므로 출생 직후 바로 체중을 측정하도록 한다. 그 밖에 모유수유의 지연, 인공 조제유 관련 부적응, 과도한 태변 · 소변 배출 등으로 체중이 감소한다. 만약 10%이상 체중이 감소하면 보충을 해주어야 한다. 신생아의 체중은 2,700~4,000g이 정상이고, 평균 체중은 3,400g이다. 체중은 매일 측정하여 비교하는데, 출생 시 부모의 체격, 엄마의 건강, 출생 간격 등이 영향을 준다는 것을 인지하여야 한다.

키. 신생아는 몸이 굴곡되어 있기 때문에 키를 측정하기 어렵다. 키의 측정은 신생아를 앙와위로 눕히고 머리부터 가능한 다리를 펴고 발뒤꿈치까지를 잰다(그림 4-18). 신생아 키의 정상 범위는 45~55cm이고, 평균 키는 50cm이다. 신생아는 가장 빠른 성장시기인 6개월 동안 2.5cm/월 정도 자란다.

머리둘레. 신생아의 머리는 성인 머리 크기의 1/3 정도이고, 머리둘레의 정상 범위는 32~37cm이며, 평균 33~35cm이다.

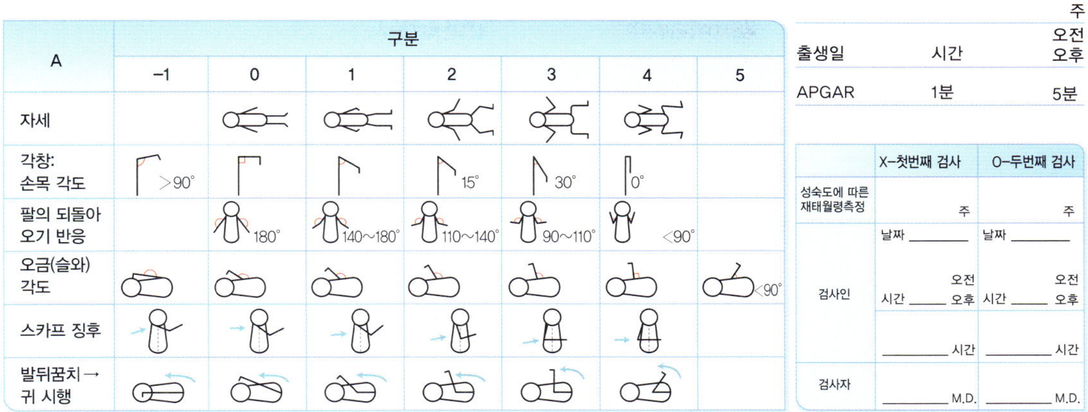

B	-1	0	1	2	3	4	5
피부	끈끈하고, 손상받기 쉬우며, 투명하다.	빨갛고, 젤리 같으며, 반투명하다.	매끄럽고 분홍색이며, 세정맥이 잘 보인다.	표면의 박리, 정맥이 약간 보인다.	갈라지고, 창백하며, 정맥이 거의 안 보인다.	양피지 같고 깊은 금이 있으며, 정맥은 안 보인다.	가죽 같고 금이 있으며, 주름이 잡힌다.
솜털	없다.	드문 드문 있다.	많다.	점차 줄어든다.	없어진 부위가 있다.	대부분 없다.	
발바닥 (발금)	발뒤꿈치 → 발가락 사이의 거리 40~50mm: -1 <40mm: -2	>50mm 발금이 없다.	빨간 흔적만 관찰 된다.	앞부분에 횡선만 관찰된다.	앞 2/3 부분에 주름이 관찰된다.	발바닥 전체에서 주름이 관찰된다.	
유방	없다.	거의 없다.	편평한 유륜, 젖꼭지(-)	융기되기 시작, 젖꼭지: 1~2mm	융기된 유륜, 젖꼭지: 3~4mm	정상 유륜 젖꼭지: 5~10mm	
눈, 귀	안검 - 융합 살짝 붙음(-1) 꽉 붙음(-2)	안검: 열려 있다. 편평한 귓바퀴, 접힌 상태의 귀	귓바퀴에 약간 굴곡이 생기며 부드럽다. 귀를 접으면 서서히 원상으로 돌아간다.	굴곡이 확실하게 있고 부드럽고, 접으면 쉽게 펴진다.	딱딱하고 형태가 뚜렷하다. 접은 즉시 펴진다.	연골이 두꺼워지고, 귀가 딱딱해진다.	
생식기 (남)	음낭이 편평하고 표면이 매끈하다.	음낭이 비어 있고 주름이 거의 없다.	고환은 서혜부에 있고, 주름이 거의 없다.	고환이 내려오며 주름이 약간 생긴다.	고환이 완전히 내려오고, 주름이 확실히 생긴다.	고환이 음낭 아래 부분에 있고, 주름이 깊게 생긴다.	
생식기 (여)	음낭핵이 크며, 소음순은 편평하다.	음핵이 돌출되어 있고, 소음순이 작다.	음핵이 크며, 소음순이 커진다.	소음순 및 대음순이 모두 관찰된다.	대음순이 더 크고 소음순은 작게 보인다.	음핵과 소음순은 대음순에 가려진다.	

성숙도

점수	주
-10	20
-5	22
0	24
5	26
10	28
15	30
20	32
25	34
30	36
35	38
40	40
45	42
50	44

그림 4-17
New Ballard 사정척도(New Ballard Assessment Scale of Gestational Age)

측정방법은 눈썹 위와 후두골의 돌출된 부분을 연결하여 잰다(그림 4-18). 신생아의 머리둘레는 태어날 때 가슴둘레보다 2~3cm 더 크다. 만약 분만 시 머리 변형이나 부종이 있으면 다음 날 재는 것이 좋다. 머리둘레가 가슴둘레보다 4cm 이상 크거나 이 상태가 지속되면 뇌수종을 의심하고, 가슴둘레보다 작으면 소뇌증 혹은 봉합선 조기폐쇄를 의심한다.

가슴둘레. 출생 시 가슴둘레의 정상 범위는 30.5~33cm이고, 평균 32cm이다. 가슴둘레는 머리둘레보다 2~3cm 더 작지만, 분만 동안의 머리 변형 때문에 처음에는 비슷해 보일 수 있다. 가슴둘레의 측정방법은 줄자를 견갑골의 아래에 대고, 등 뒤의 줄자가 척추와 직각을 이루도록 하여 젖꼭지 바로 위까지 앞으로 돌려서 잰다(그림 4-18).

복부둘레. 복부둘레의 측정방법은 등 뒤에 줄자를 척추와 직각이 되게 한 후, 제대 바로 위를 지나도록 하여 잰다(그림 4-18). 제대가 탈락되지 않은 경우에는 제대를 가로질러 측정하면 차이가 날 수 있다. 복부팽만이 있는 경우 주기적으로 반복 측정한다.

신체사정

생후 첫 24시간 동안 신생아는 자궁 속 생활에서 자궁 밖 생활로 중요한 이행을 거친다. 이 시기에는 통계적으로 사망과 이환의 위험이 크다. 성공적인 이행을 위해서 신생아의 사정이 매우 중요하므로 3번의 신체사정이 필요하다.

첫 번째 사정은 분만실에서 출생 직후에 실시하며 두 번째

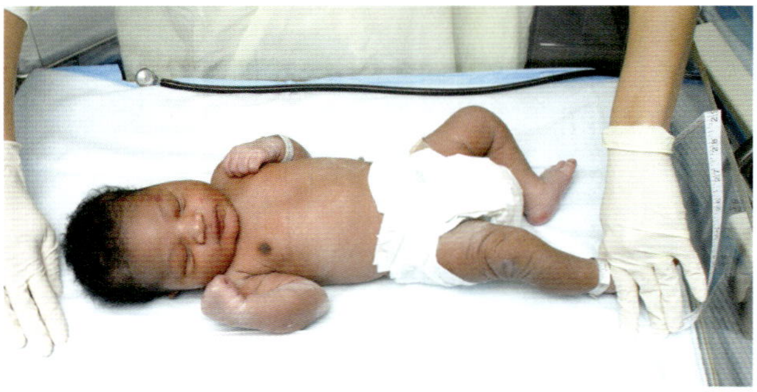

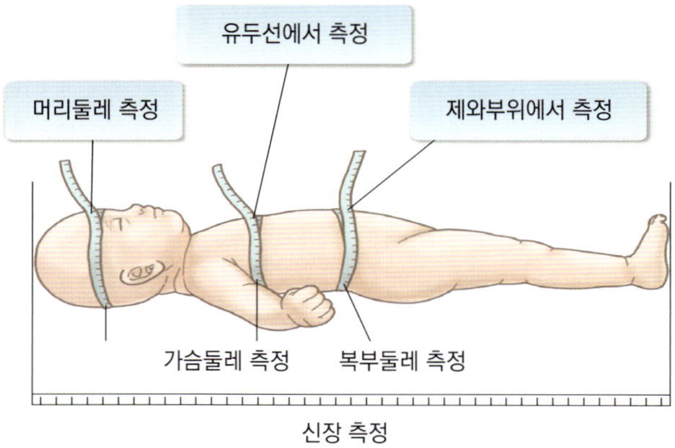

그림 4-18
신생아의 신체계측
SOURCE: George Dodson/Pearson Education, Inc.

사정은 일반적인 입원 절차의 일환으로 신생아실에서 간호사가 실시하고 세 번째는 신생아가 가정에서 일상적인 돌봄을 받을 준비가 되었는지 사정하기 위해 퇴원 전에 실시한다.

신체 사정은 5~10분 이내에 전 과정이 이루어져야 하며, 아기와 가까워질 수 있도록 부모에게도 참여할 기회를 준다. 심장, 폐, 복부를 먼저 청진하고 눈, 귀(침습적 검진)를 가장 마지막에 사정하며, 모든 결과를 기록한다.

전반적 외모. 전반적 외모는 신체상태에 대한 중요한 단서를 제공하므로 각 신체기관을 사정하기 전에 사정한다. 전체적으로 완전한 굴곡상태로 손은 주먹을 쥐고 있다(그림 4-19). 머리는 몸에 비해 크고 배꼽이 몸의 중심으로, 배는 불룩하고 어깨는 경사져 있으며, 엉덩이는 좁고 가슴은 둥글다. 그리고 발은 배굴되어 있다.

피부. 신생아의 피부색은 유전적 소인과 관련이 있지만 건강하다면 핑크빛을 띠고 있다. 생후 24시간 이내에 생리적 황달이 나타나는 것은 비정상이다. 신생아의 피부는 특히 눈 주위, 다리, 손 · 발, 음낭, 음순 등이 부드럽고 통통하다. 신생아는 혈관운동신경이 불안정하고 말초혈액순환이 완만하여 피부색이 다양하게 변한다. 신생아가 심하게 울 경우, 성문이 닫혀 피부가 암적색이나 자주색을 띠기도 하고, 특히 손과 발이 차면 쉽게 청색증이 나타나기도 하지만 이는 병적인 것은 아니다(표 4-2).

신생아의 피부는 얇고, 매끈하고, 부드러우며, 탄력적이고, 일부 국소부위에 피하지방이 있다. 관절 위의 피부가 움푹 들어가 있다. 발과 손의 피부가 벗겨질 수 있다. 신생아의 재태기간에 따라 배냇솜털(lanugo)이 보일 수도 있다. 피지선 분비물에서 만들어진 노랗거나 흰색의 기름기가 많은 물질인 태지와 떨어진 피부세포가 피부주름 사이에서 발견되는 경우가 자주 있다. 과숙아로 태어난 신생아에게서 깊은 주름이 있는 가죽 같은 피부를 볼 수 있다. 혈관운동 불안전성으로 인하여 첫 24시간 동안 신생아의 피부색이 붉다. 이러한 붉은 피부는 점차 옅어져서 정상적인 색으로 바뀐다.

동양인의 50%에서 볼 수 있는 몽고반점(Mongolian spot)은 골반, 등 및 몸의 다른 부위에 옅은 파란색의 경계가 불분명한 색소침착이다(그림 4-20). 미숙아의 경우 가늘고 부드러운 배냇솜털(lanugo)이 두피, 눈썹 등 대부분 덮여 있고, 정상 신생아에서는 배냇솜털이 솜털(vellus hair)로 대체된다.

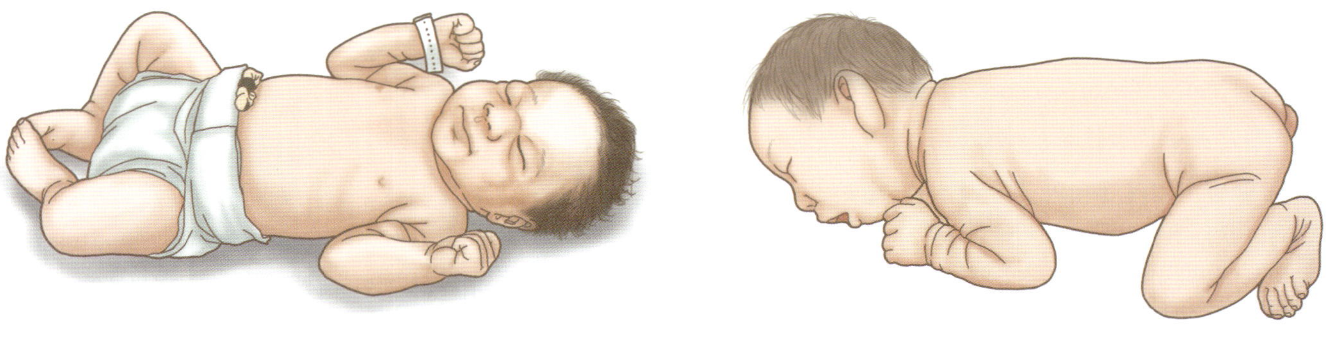

그림 4-19
신생아의 굴곡된 자세

표 4-2 신생아의 일시적 색 변이

색 변화	설명
할리퀸	신생아를 옆으로 눕히면 몸의 아래쪽 반이 밝은 붉은 색이고 위쪽 반은 창백하여 뚜렷한 경계선으로 나뉜다. 이러한 일시적 색 변화는 생후 첫 몇 주 동안에 일어나며, 최대 20초까지 지속되는데, 병리학적인 의미는 없다.
말단청색증 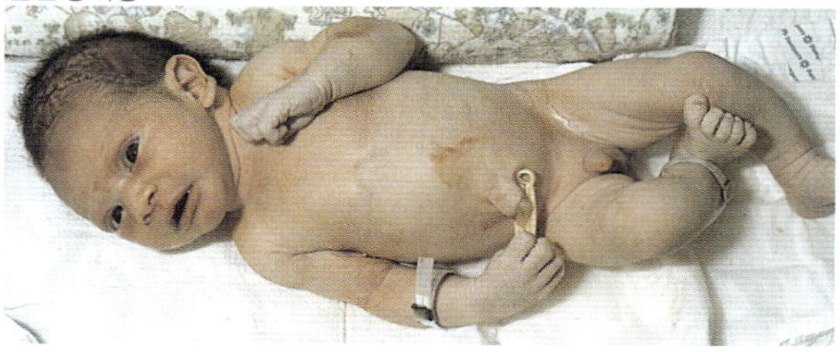	손, 손톱, 발 그리고 발톱 주위가 푸른색으로 변하며, 몇 시간 지속되다가 갑자기 사라진다.
대리석양피부(반점 형성) 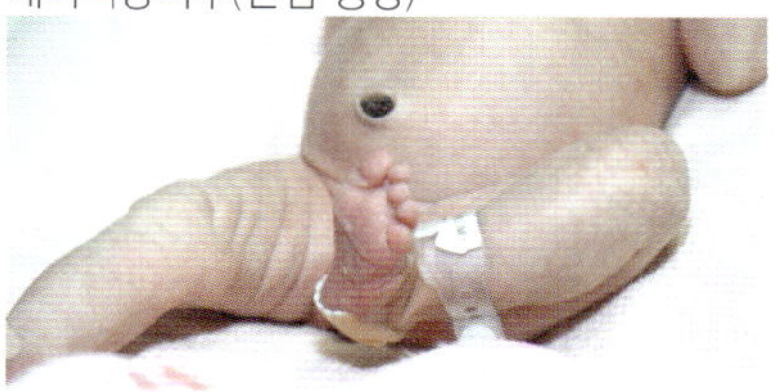	추운 실내 온도에 대한 반응으로, 몸통과 팔다리 주위에 생기는 일시적인 반점. 이러한 현상은 조산 영아에 있어서 더 오래 지속되거나 더 뚜렷하게 나타난다.

SOURCE: 2. Jane W Ball

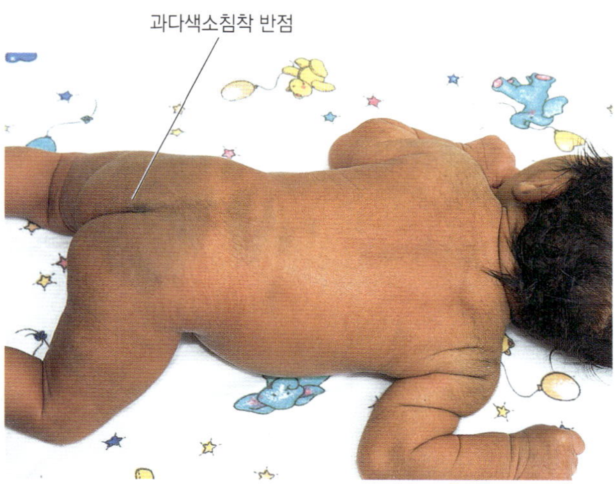

그림 4-20
신생아의 몽고반점

신생아에게 나타날 수 있는 피부변화에 포함되는 것으로는 다음과 같다.

- 흰색의 작은 구진(뾰루지)인 미립종은 피지에 의한 모낭의 폐쇄에 의한 것이다(그림 4-21).
- 중독성 홍반은 생후 첫 3~4일 내에 나타나는 흔한 발진(볼, 몸통, 엉덩이에 생기는 작고 붉은 반점과 구진)이다(그림 4-21).
- 혈관자극이나 흔한 출생반인 황새물림 또는 연어반은 목 뒤, 이마, 눈꺼풀 또는 윗입술에서 발견되는 평평하고 불규칙한 모양의 붉거나 핑크색의 모반이다. 이러한 자국은 생후 1년쯤이면 퇴색된다.
- 머리와 목에 생긴 점상출혈은 둔위나 목을 감은 탯줄과 관련이 있을 수 있다.

머리. 두개골을 촉진하여 부종 유무를 확인한다. 두혈종은 두개골과 골막 사이에 혈액이 축적된 것으로 2~3주 이내에 자연 흡수된다. 산류는 분만 중 두개골의 지속적인 압력으로 인해 두개 선진부 봉합선을 넘은 부종이다. 이는 대개 생후 3일이면 흡수되어 사라진다(그림 4-22). 모든 질식 분만에서 주형(molding)이 발생하는데, 두정위 분만의 경우 머리, 특히 이마가 납작하고 두정골이 튀어나왔으며, 후두골은 급경사를 보인다. 이는 두개골 융합이 불완전하여 분만 중 산도의 크기에 맞춰 두개골의 끝이 포개지기 때문이다. 그러나 출생 1~2일 후에는 다시 둥근 형태가 된다. 두개골은 전두골 1개, 후두골 1개, 두정골 2개, 측두골 2개인 6개의 뼈로 구성되어 있다. 이 뼈들의 접합부위에는 봉합선이 있고 접합지점에 천문이 있다. 이를 촉진하여 크기, 모양, 변형, 비정상적 폐쇄를 사정한다. 대천문은 1개의 전두골과 2개의 두정골 사이인 시상 · 관상 · 전두 봉합선의 접합지점에 있다. 대천문은 다이아몬드 모양으로 크기가 4~5cm이다. 대천문에서 박동을 확인할 수 있고,

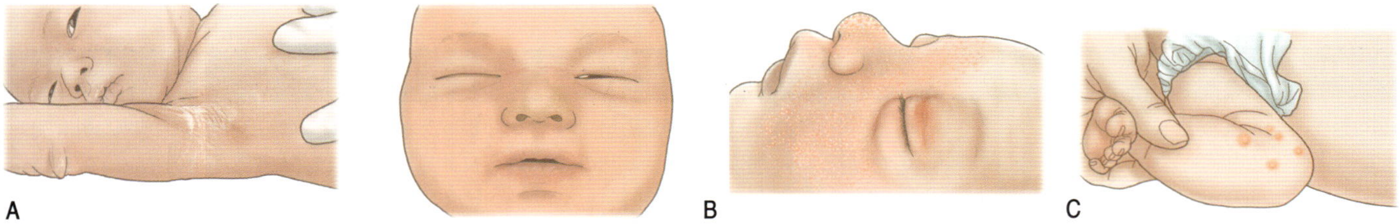

그림 4-21
신생아의 피부. A. 신생아 태지 B. 미립종 C. 중독성 홍반

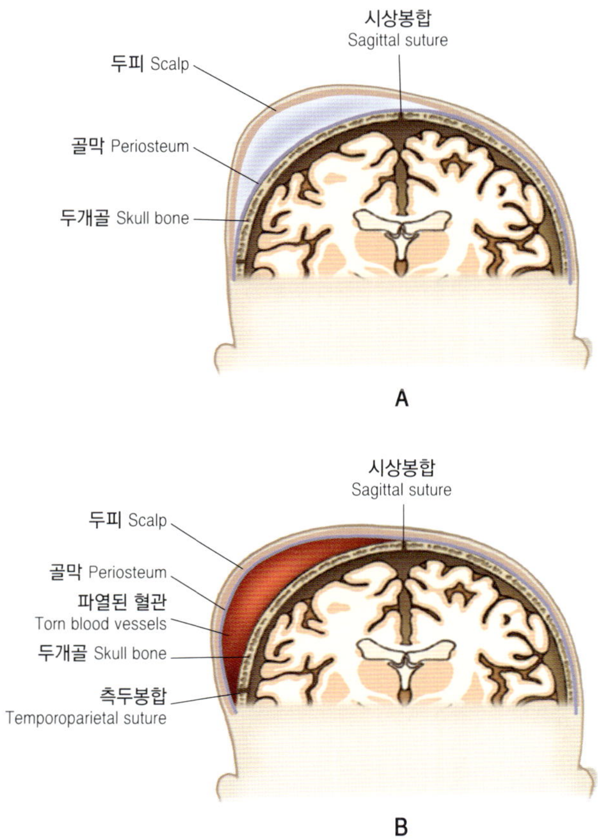

그림 4-22
신생아의 산류/두혈종
A. 산류. 산류 는 두피 아래 혈청이 모이는 것
B. 두혈종. 두혈종은 머리뼈 표면과 뼈막 사이에 혈액이 고이는 것

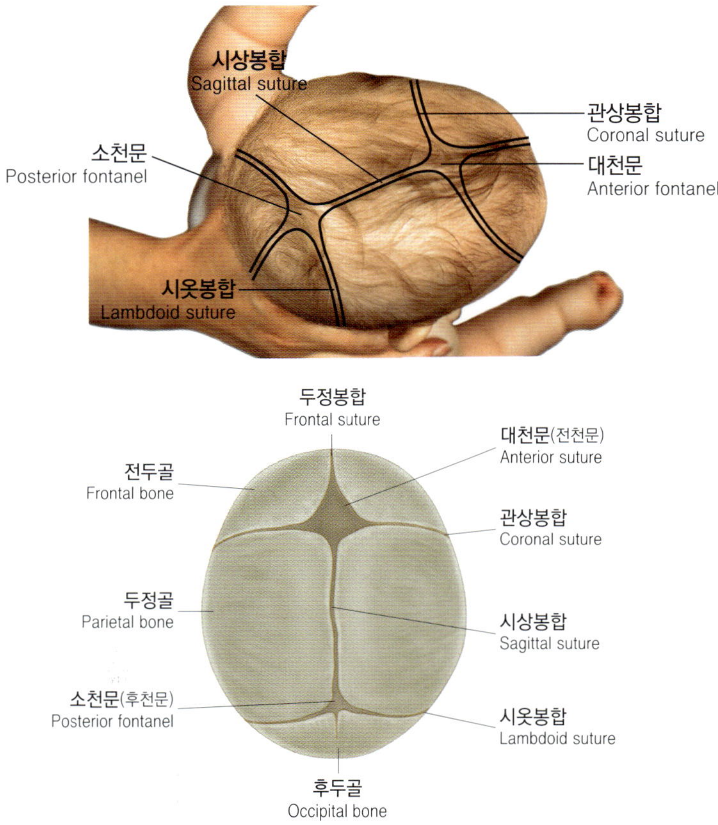

그림 4-23
두개골의 봉합과 천문
천문은 뼈가 아직 형성되지 않은 두개골 봉합이 교차하는 곳에서 만들어진다. 천문은 뇌를 보호하는 단단한 막으로 이루어진 조직으로 덮여 있다. 소천문은 생후 2~3개월, 대천문은 18개월에 닫힌다.
SOURCE: George Dodson/Pearson Education, Inc.

12~18개월에 닫힌다. 대천문의 팽창은 두개내압의 상승을, 함몰은 탈수를 의미한다. 다만, 울거나 기침을 할 때 정상적으로 팽창할 수 있다. 소천문은 시상, 삼각 봉합선의 접합지점인 후두골과 두정골 사이에 있다. 소천문은 역삼각형 모양으로 1cm 이하이다. 소천문은 대천문보다 작고 거의 닫힌 상태이며, 2개월 무렵에 완전히 닫힌다(그림 4-23).

눈. 대부분 신생아는 눈을 감으려 하고, 출생 후 2일간 눈꺼풀 부종을 볼 수 있다. 공막은 희고 깨끗하여야 하고 각막의 혼탁을 사정한다. 빛을 비추면 동공반사를 나타내는데, 3주까지 없을 시 실명을 암시한다. 각막반사는 눈의 손상이 의심되지 않으면 검사하지 않는다. 머리와 눈의 협응이 미숙하기 때문에 인형눈반사가 출생 후 약 10일간 존재하는데, 머리를 한쪽으로 돌렸다가 반대쪽으로 돌리면 눈이 바로 따라오지 못하고 서서히 움직인다. 출생 후 안구진탕과 사시를 볼 수 있는데, 이는 정상이다. 홍채는 이색증 여부와 결손을 사정한다. 홍채의 색은 인종에 따라 다르고, 3~6개월 사이에 영구적으로 색이 바뀐다. 만약 무색이면 선천성 색소결핍을 의심한다. 신생아의 누선(눈물샘)은 성숙도에 따라서 아기가 울어도 출생 후 수일에서 수개월까지 눈물이 나오지 않을 수 있다. 10%의 신생아에서 결막하출혈을 볼 수 있는데, 이는 출생 시 안압이나 혈관 압력의 차이에 의한 것으로 병리적인 것은 아니다.

귀. 귀의 위치, 구조, 청각능력을 사정한다. 이개는 자궁 내 압력에 의해 머리 옆으로 납작하게 펴져 있고, 높이는 이개 윗부분이 눈의 외측과 수평이어야 한다. 이개의 윗부분이 눈보다 아래쪽에 있으면 정신지체나 신장이상, 두개안면 기형을 의미한다. 신장과 귀는 태생기 발달 중 동일한 시기에 형성되기 때문에 귀가 낮게 위치하면 신장의 기형 여부를 확인해 보아야 한다. 이경검사는 보통 태지와 양수로 인해 고막을 보기 어려워 시행하지 않는다. 청력은 갑자기 크고 날카로운 소리에 반응하여 놀람반사를 나타내는 것으로 사정한다. 반응이 없으면 선천성 청력결함을 의심한다. 신생아의 가족 중에 아동기에 청력소실 경험이 있거나 선천성 주산기 감염, 세균성 뇌막염, 머리나 목의 기형, 저체중출생아, 심한 질식, 심한 고빌리루빈혈증이 있는 신생아의 경우 신생아실에서 청력소실의 위험이 있기 때문에 청력검사를 수행한다.

코. 신생아는 코로 숨을 쉬므로 콧구멍의 대칭성 및 폐쇄 유무를 확인한다. 비강폐쇄를 사정하기 위해서는 신생아의 입과 한쪽 콧구멍을 막고 다른 콧구멍으로 공기의 통과 여부를 확인한다. 출생 후 코는 보통 납작하고 흔히 멍이 들어 있으며 재채기와 묽은 흰 점액이 흔하다. 재채기 없이 진하고 혈액이 섞인 분비물은 선천성 매독을 의심해야 한다.

입. 보통 외형적 장애인 구순(토순, cleft lip)은 쉽게 사정할 수 있지만, 내부적인 것은 주의 깊은 사정이 필요하다. 구개는 정상적으로 약간 좁고 높은 아치형이다. 파열의 유무와 연 · 경구개의 완전성 여부를 사정한다. 경구개의 중앙선 양쪽에 붙어 있는 희고 작은 엡스타인 진주(Epstein pearl)는 상피세포 덩어리로 수 주 내에 사라진다. 윗입술 소대는 윗입술 안쪽의 두꺼운 분홍빛 조직으로 상악 치조융기와 이어진다. 이것은 아기가 하품을 하거나 웃을 때 보이는데 상악이 자라면서 점차 사라진다. 설소대는 혀 뒷부분 중앙부의 아래에 붙어 있고 설 소대가 짧으면 혀가 팽팽하여 모유수유 시 방해가 된다. 신생아의 타액 분비는 활발하지 않다. 혀는 비교적 큰 편이고 출생 시 드물게 치아가 나 있을 수 있는데, 치아는 생후 1개월 내에 나오는 것과 구분된다. 귀치 또는 조발 생치라고 하며, 유치가 나오기 전 자연스럽게 사라진다. 조발생치는 주로 하중절치에 나며, 고정이 부적절하여 흡인될 위험이 있다. 치아는 구순이나 구개파열 같은 이상을 동반하기도 한다. 입과 인후 부위와 관련된 반사 중 빨기반사는 입에 젖꼭지나 장갑을 낀 손가락을 넣어서 확인한다. 포유반사는 뺨을 톡톡 치거나 젖꼭지 등의 물체를 한쪽 뺨에 갖다 대면 자극받은 쪽으로 얼굴을 돌리는 반응을 보인다.

목. 신생아의 목은 짧고 주름이 있다. 적절한 사정을 위해 등을 살짝 올려 머리를 지지하고 목을 뒤로 과다신전 시키면서 운동범위와 모양, 비정상적인 덩어리의 유무, 양측 쇄골의 골절 여부를 사정한다. 목의 관련 반사로는 긴장성 경반사가 있는데 선천성 사경(torticollis)이 있는 경우 머리는 손상받은 쪽으로 얼굴과 턱은 반대쪽으로 기울어진다. 적절한 치료를 받지 못하면 사두증(plagiocephaly), 안면 비대칭증이 될 수 있다. 여아의 목에서 과잉 피부나 물갈퀴 목은 림프부종이나 터너(Turner) 증후군을 의심해야 한다.

가슴. 신생아의 가슴은 전후 · 좌우경이 같은 원통형이다. 유연한 늑골로 인해 흡기 시 약간의 늑간함몰이 있다. 흉골은 돌출되면서 약간 굽어 있고, 검상돌기는 흉골 끝에서 약간 돌출되어 있는 것을 볼 수 있다. 유방의 크기와 모양, 유두 형태, 위치, 수를 사정한다. 모체호르몬의 영향으로 생후 2~3일까지 유방이 커져 있고 우윳빛 액체가 나올 수 있는데, 이를 마유라고 한다. 대개 생후 첫 주 말까지 분비된다. 드물게 유두가 2개 이상일 수 있는데, 가슴뿐만 아니라 액와에서도 유두가 발견될 수 있다. 이는 신장 기형을 동반할 수 있으므로 함께 사정하여야 한다. 가슴이 방패 모양이면서 유두 사이의 거리가 멀리 떨어져 있을 때는 터너 증후군을 의심한다. 흉부사정을 할 때 호흡과 심박동 및 심음도 사정한다.

호흡(폐). 신생아의 정상 호흡음은 30~60회/분으로 복식호흡을 하며 불규칙하다. 하지만 초기 이후부터는 규칙적인 리듬양상을 갖게 된다. 호흡곤란, 비익 확장, 늑간근과 검상돌기의 견축, 호기 시 그렁거리는 소리, 시소운동의 호흡, 빈호흡 등을 사정한다. 출생 직후의 악설음은 무기폐를 의미하며, 이는 자궁 외 생활에서 폐가 정상적으로 전환하고 있다는 정상적 과정이다. 그러나 천명과 지속적인 악설음은 비정상이다.

심박동, 심음(심장). 출생 시 분당 100~180회이던 심박동이 안정상태가 되면 분당 120~160회의 범위에 있게 된다. 왼쪽 4,5번째 늑간에서 심첨맥박을 청진하는데, 신생아의 심박동이 매우 빠르고 호흡음 때문에 심음을 청진하는 것은 쉽지 않다. 하지만 제1심음과 제2심음은 명백하여야 한다. 심잡음은 신생아에게 흔하며, 이는 태생기 단락이 기능적으로 불완전 폐쇄되어 나타나는 현상으로 병적인 것은 아니다.

복부. 복부는 시진 후에 촉진한다. 복부는 원통형의 둥근 모양이고 불룩하며 정맥이 보인다. 출생 후 15~20분 이내 장음이 들리고, 마른 신생아의 경우 복부에서 연동운동이 보이기도 한다. 제대혈관은 2개의 동맥과 1개의 정맥으로 이루어져 있고, 제대 단면을 보면 정맥은 동맥보다 직경이 더 크지만 혈관벽은 더 얇다. 제대는 출생 시 푸르스름한 회색이고 축축하다. 출생 첫날부터 제대는 마르면서 작아지기 시작하며, 황갈색에서 점차 암녹색으로 변하여 출생 후 5~15일이면 탈락된다. 제대의 밑부분은 깨끗하게 건조되어야 한다. 악취나 분비물이 있을 경우와 제대 주변이 붉은 경우 감염을 의심한다. 간은 보통 오른쪽 늑골하 1~3cm 정도에서 촉진된다. 비장의 끝은 왼쪽 늑골하에서 가끔 촉진되지만, 1cm 이상 만져진다면 비장확대를 암시한다. 양쪽 신장은 배꼽 1~2cm 위에서 오른쪽 신장의 하부와 왼쪽 신장의 상부가 촉진 가능하다. 신장의 병변이 신생아 복부 덩어리의 55%를 차지하므로 복부에서 비정상적인 덩어리가 촉진되면 주의 깊게 사정한다. 출생 직후나 초기의 복부 팽만은 위장관 폐색이나 천공을 의심하고 복부함몰은 횡격막 탈장을 의심한다. 하복부는 좌우 대퇴맥박을 동시에 촉진하여 좌우가 동일함을 확인한다.

생식기

- 남아: 요도개구부가 음경 끝에 있는지 사정한다. 요도개구부의 단단한 포피를 볼 수 있는데, 이를 억지로 힘주어 당기지 않는다. 심한 요도하열과 요도상열이 있으면 성염색체의 이상 및 부신성기증후군을 의심한다. 치즈 같은 흰색 물질인 피지가 치구와 음경의 포피 밑에서 사정되고, 포피 끝에 상피 진주라는 흰색의 단단하고 작은 덩어리를 볼 수 있다. 일반적으로 신생아에서 발기는 흔하다. 음낭은 고환의 존재 유무 확인을 위해 촉진하는데, 고환은 임신 7~9개월 사이에 복부에서 생겨 음낭으로 내려가므로 미숙아의 경우 고환이 서혜관에서 촉진되는 경우가 있고, 음낭 혹은 음경이 작거나 성기가 분화되지 않은 경우 고환의 촉진이 어려울 수 있다. 잠복고환인 경우, 1년 이후에도 고환이 내려오지 않으면 수술이 필요하다. 비개방성 음낭수종이 일측성으로 발생하는데, 수개월간 존재하다가 사라진다. 정상적인 음낭 피부는 주름져 있고, 색은 주위 피부보다 짙은 편이다.
- 여아: 일반적으로 대음순, 소음순, 음핵에 부종이 있고 음순 사이에 태지가 많다. 생식기 부위의 부종은 둔위 분만 시 가장 심하다. 요도개구부는 음핵 밑에 있고, 처녀막이 있다. 처녀막과 소음순에서 구성된 조직인 처녀막 폴립(hymenal tag)이 때때로 질 뒤쪽에서 보일 수 있는데, 수 주 내에 사라진다. 일반적으로 질 내부는 검사하지 않는다. 모체의 에스트로겐(estrogen)의 영향으로 첫 주 동안 질에서 우유 같은 분비물이 분비되기도 하며, 호르몬 감소로 가성월경이 나타났다가 2~4주 내에 사라지기도 한다. 질을 통한 태변 배출은 직장 질 누공을 의심해야 한다.

등과 둔부. 신생아를 복위로 눕히고 척추를 사정한다. 척추 모양은 성인과 달리 S자 곡선 없이 둥글다. 등의 비정상적 개구부와 덩어리, 부드러운 부위 등을 사정한다. 특히 천골부위에 튀어나온 주머니가 있거나 모발로 덮인 모소낭은 이분척추를 의미한다. 천골에 움푹 들어간 곳(천골함몰)에 혈관종, 지방종, 털이 있을 경우 비정상일 가능성이 높다. 첫 24~48시간 내의 태변배출은 항문의 개방을 의미한다. 밀폐항문이 의심되거나 항문이 보이지 않으면 항문의 개방성을 검사한다. 일반적으로 점막 천공의 위험 때문에 직장체온계는 사용하지 않는다. 척추의 한쪽을 따라 등을 가볍게 두드리면 둔부가 자극이 있는 쪽으로 움직인다(체간만곡반사). 둔부주름이 비대칭인 경우 선천성 고관절 탈구를 의미하므로 신생아를 복위로 한 후 양쪽 둔부 주름의 대칭 여부를 사정한다.

사지. 사지에서는 대칭성, 운동 범위, 반사를 사정하고, 손가락과 발가락 수를 세어 다지증, 합지증, 측만지증을 확인한다. 손바닥에 주름이 있어야 하며, 다운증후군의 경우 손바닥에서 단일선 등의 비정상인 손금을 볼 수 있다. 만삭아는 발바닥 전체에 주름이 있고 편평하며, 지방층이 돌출되어 있다. 사지의 운동범위는 대칭적이고 유연하며 제한이 없어야 한다. 출생 시의 손상으로 팔의 운동이 소실될 수 있다. 팔의 움직임이 제한된다면 분만손상의 징후인데 쇄골골절, 상완신경총 손상, Klumpke, Erb' palsy 등이 그 예이다. 상지 운동성은 대칭 여부와 부분적인 모로반사로 사정한다. 하지의 길이, 대칭성, 골반의 외전과 굴곡을 사정한다. 앙와위로 눕히면 다리는 대퇴관절과 무릎에서 부드럽게 굴곡되고 외전되어야 한다. 하지만 외전이 제한된다면 선천성 고관절탈구를 의심한다. 굴곡된 사지를 폈을 때 양쪽의 힘이 동일한지 근육의 긴장성도 사정한다. 양쪽 근육의 긴장 정도가 다른 경우 뇌손상으로 인한 마비나 신경손상을 나타내고 이완된 근육은 저산소증, 신경학적 장애, 다운증후군을 의미한다. 사지사정을 할 때 손가락과 발가락의 바닥을 건드리면 굴곡하거나 움켜잡는 잡기반사, 쥐기반사와 발바닥의 외측을 발뒤꿈치에서부터 가볍게 긁으면 엄지발가락은 배굴되고 나머지 발가락이 과신전하는 바빈스키반사를 사정한다(표 4-3). 이때 선천 호상족, 곤봉발도 함께 사정한다.

신경계. 신경계 검사는 신생아 신체검진의 중요한 부분이다. 자세, 근육긴장, 머리조절, 운동성 등을 사정하는데 신경계 검사는 신생아에게 불안함을 느끼게 하고 청진을 방해하므로 마지막에 시행한다. 신생아의 신경계는 성인보다 미숙하지만, 신생아에게 중요하고 방어적인 기능을 갖는다. 신체기능과 외부 자극에 대한 반응은 척수와 중뇌의 기능에 의해 나타난다. 만

표 4-3 신생아 반사와 소실 시기

반사	정상적인 결과	소실 시기
모로반사(moro reflex) 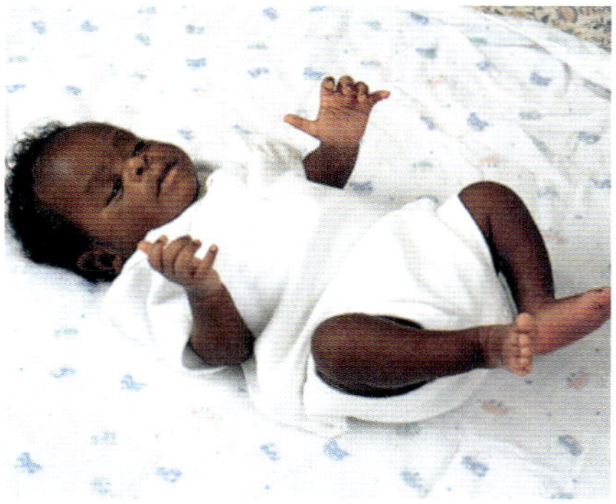	• 아기의 어깨를 받치고 몸을 지탱하면서 갑자기 머리를 떨어뜨릴 때 아기는 등을 활짝 펼치고 팔을 쭉 펴서 외전하며 손바닥과 손가락을 활짝 펴고 팔을 포옹하려는 듯이 대칭적으로 움직인다.	• 3~4개월
놀람반사(startle reflex)	• 큰 소리에 손은 주먹을 쥐고 팔꿈치를 굽힌 채 팔을 벌린다.	• 4개월
긴장성 경반사(tonic neck, fencing position) 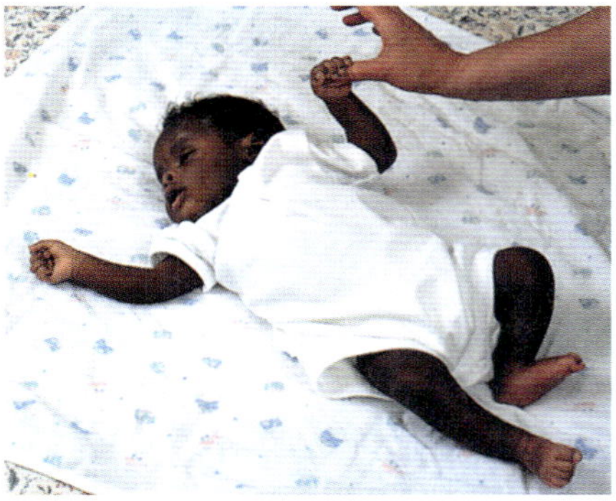	• 신생아의 머리를 한쪽으로 돌리면 그쪽 굴근의 긴장이 사라져서 팔과 다리를 편다.	• 3~4개월
보행반사(stepping reflex) 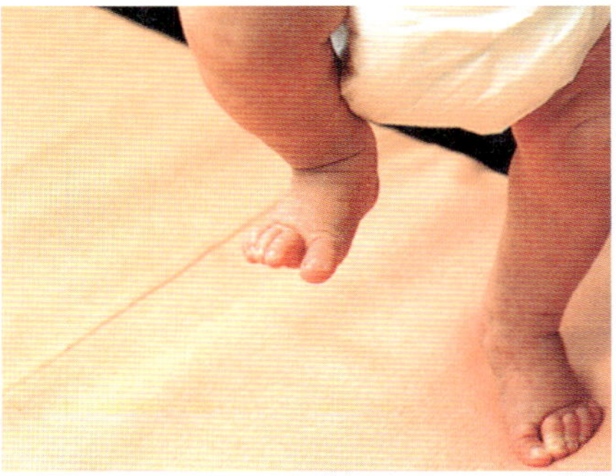	• 아기를 세우고 발바닥이 바닥에 닿게 하면 걷는 듯한 운동을 보인다.	• 6주
기기반사(crawling reflex)	• 엎드려 눕히면 팔과 다리가 기는 것처럼 보인다.	• 6주
체간만곡반사 (trunk incurvation, Galant reflex)	• 척추의 한쪽을 따라 쭉 손가락으로 긁으면 자극받은 쪽으로 엉덩이를 움직인다.	• 4주

표 4-3 신생아 반사와 소실 시기(계속)

반사	정상적인 결과	소실 시기
잡기반사, 쥐기반사 (palmar and plantar grasp reflex) 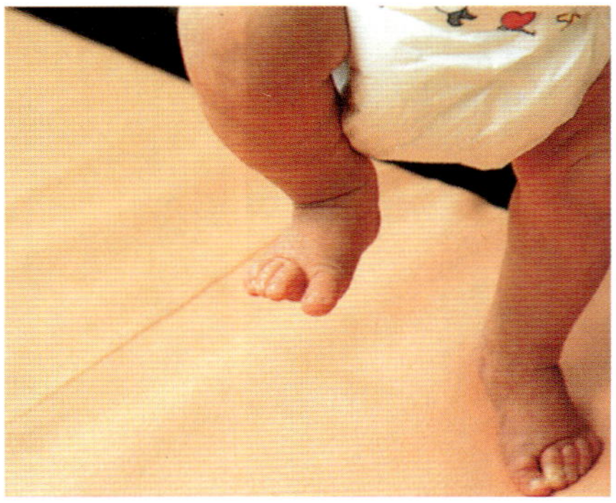 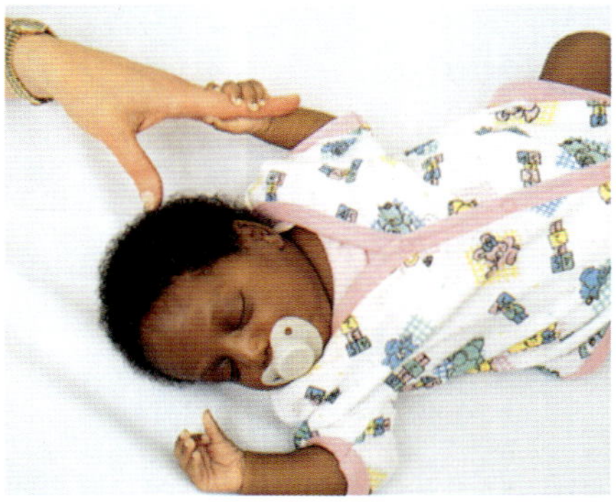	• 아기 손바닥을 건드리면 꽉 쥐고 놓지 않고, 발가락 바로 아랫부분에 자극을 줄 때 발가락을 오므린다.	• 손바닥 3~개월 • 발바닥 8개월
바빈스키반사(Babinski reflex) 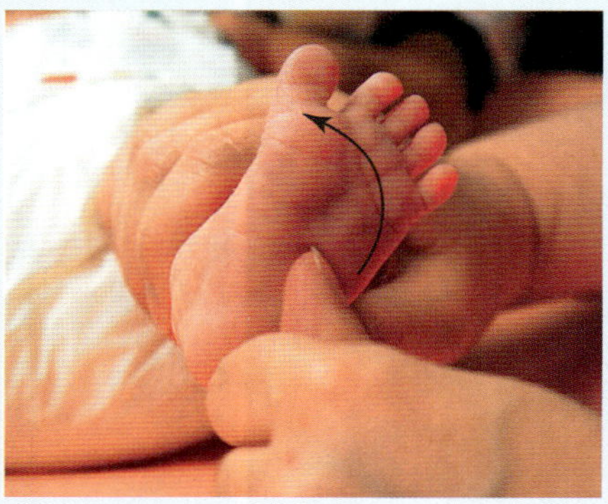	• 발바닥의 외측면을 발꿈치에서 발가락 쪽으로 가볍게 긁으면 엄지발가락은 발등 쪽으로 굴곡하고 나머지 발가락은 펴진다.	• 12개월 이후
빨기반사(sucking reflex)	• 젖꼭지를 신생아의 입속에 넣으면 빠는 움직임을 보인다.	• 4~7개월
밀어내기반사(extrusing reflex)	• 물체를 혀의 전방부에 놓으면 밖으로 밀어낸다.	• 4개월

약 반사의 결손, 비대칭성, 지속성, 약화 등이 있다면 기록하고 보고한다.

신생아의 행동

신생아의 행동은 신경계 발달 및 환경과의 상호작용을 반영한다. 신생아 행동의 주요 영역은 수면, 각성, 활동 및 울음 상태 등이다. Brazelton의 신생아 행동 사정 척도를 통해 신생아의 행동을 체계적으로 사정할 수 있다.

신생아는 언어적 · 비언어적 신호(cues), 울음을 통해서 자신의 요구를 알림으로써 이러한 목표를 충족시키기 시작한다(가족과의 협력: 신생아의 협응 및 비협응 신호 참조). 이러한 신호를 해석해서 신생아의 요구에 시기적절하고 적합한 방식으로 대응할 수 있는 부모는 애착관계를 강화시키고 영아의 최적 정신건강을 촉진시킨다. 또한 영아의 수면상태와 잠에서 깬 상태 그리고 신생아의 집중수준에 가장 적합한 활동을 이해하는 것은 부모에게 도움이 된다(표 4-4). 영아 상태(infant state)란 규칙적으로 함께 발생하는 일련의 특성, 신체활동, 눈의 움직임, 얼굴의 움직임, 호흡패턴 그리고 외적 환경(예: 손으로 아기를 다루는 일)과 내적 환경(예: 배고픔)에 대한 반응 수준을 말한다.

신생아의 행동 사정은 가능하다면 처음에는 조용하고 어두운 방에서 실시해야 한다. 간호사는 신생아의 수면-각성 양상, 한 상태에서 다른 상태로 이행하는 속도, 신생아가 안정을 찾는 능력, 불쾌한 자극의 영향을 완화하는 능력도 관찰해야 한다.

신생아 간호

호흡유지

분만실에서 신생아 관리의 일차적인 목표는 기도를 유지하는 것이다. 신생아실로 옮겨온 이후에도 기도유지는 우선순위를 차지하는 간호목표이다. 분비물의 배액을 촉진하기 위해 머리를 15~30° 정도로 낮게 똑바로 또는 옆으로 눕힌다. 구상흡인기(bulb syringe)를 침대 곁에 준비해 두고 필요할 때 흡인한다. 양수나 점액이 기도 내로 흡인되지 않도록 먼저 인두를 청결히 한 다음에 비강을 흡인한다. 구상흡인기를 사용할 때는 기관지 내로 분비물이 흡인되는 것을 예방하기 위해 손잡이 부분을 누른 후 삽입한다.

분비물을 완전하게 제거하려면 기계흡인을 하는데, 미주신경을 자극하여 발생하는 반사성 서맥, 후두경련심부정맥을 방지하고 점막 손상과 부종을 주의하기 위해 부드럽게 흡인하여야 한다. 흡인은 5초 이내로 하고, 재산소화를 위해 흡인 사이에 충분한 시간을 둔다. 신생아가 분만 중 들이마신 양수나 모체의 혈액, 분비물 등을 제거하기 위해 역류가 나타날 수 있는데, 이 역류가 2~3일간 계속되면 수유시작을 방해하므로 위세척을 한다. 반복적인 역류의 가장 큰 원인은 수유 시에 들이마신 공기 때문이며, 하부식도 괄약근이 미숙하여 매 수유 시 소량씩 역류를 하기도 한다. 따라서 수유 중과 후에 트림을 시키고 수직 자세나 우측위로 눕히는 것이 좋다.

체온유지

신생아는 체중당 체표면적이 성인보다 3배나 넓어 열 손실이 많고, 신진대사율이 높아서 체온조절에 취약하므로 체온을 안정화시키는 것이 중요하다. 체온은 출생 직후 약간 낮아지는데, 이는 산소 소모를 증가시켜 호흡 억제, 무호흡, 대사성 산증, 저산소증 및 저혈당증을 초래한다. 저체온 상태가 계속되면 패혈증 등을 의심한다. 신생아실 온도는 24~26℃, 습도는 50~60%로 유지하고, 출생 후 정상 체온을 회복하기 위해 방사보온기에 눕힌다. 방사보온기는 신생아의 피부에 부착된 피부센서에 따라 온도를 자체적으로 조절한다. 그러나 방사보온기는 보육기보다 수분의 손실이 커서, 주의 깊게 관찰해야 한다. 방사보온기가 없으면 보온등, 더운물 주머니, 보온침요 등을 이용하는데, 화상에 주의하여야 한다. 신생아의 노출을 최소화하고 옷과 담요를 덮어서 열 손실을 줄이고 피부에 닿는 모든 물품은 따뜻하게 준비한다. 열 손실은 증발(evapora-

가족과의 협력 | 신생아의 협응 및 비협응 신호

신생아는 돌봄 제공자와 의사소통하기 위해서 언어적 · 비언어적 신호를 사용한다. 돌봄과 관심을 이끌어내는데 관심이 있을 때에는 신생아가 협응 신호를 보인다.

- 돌봄 제공자를 향해서 돌아본다.
- 돌봄 제공자를 향해서 손을 뻗는다.
- 눈을 뜨고 돌봄 제공자를 응시한다.

상호작용을 멈출 필요가 있을 때는 신생아가 비협응 신호를 보인다.

- 머리를 다른 쪽으로 돌린다.
- 딸꾹질이나 침을 흘리기 시작한다.
- 잠이 든다.
- 울기 시작한다.

SOURCE: Adapted from Hagan, J. F., Shaw, J. S., & Duncan, P. M. (Eds.). (2016). Bright futures: Guidelines for health supervision of infants, children, and adolescents (4th ed.). Elk Grove Village, IL: American Academy of Pediatrics.

표 4-4 영아의 수면상태와 잠에서 깬 상태

상태	신체활동	눈과 얼굴 움직임	호흡패턴	반응수준	돌봄 제공에 있어서 영향
수면상태					
깊은(조용한) 수면 (Quiet Sleep)	가끔 놀라는 것을 제외하고는 거의 움직임이 없다.	눈의 움직임이 없다. 규칙적인 간격의 빠는 움직임을 제외하고는 얼굴 움직임이 없다.	매끄럽고 규칙적임	아기를 깨우기 어렵다.	• 조용한 수면은 기운을 회복시키고 성장을 촉진한다. • 조용한 잠 상태에서 반응을 하지 않는 아기에게 수유를 하고자 하는 돌봄 제공자는 좌절감을 느낄 것이다. 간호사와 부모는 아기가 더 반응적인 상태로 이동할 때까지 기다림으로써 영아의 요구를 존중한다면 수유경험이 더 즐거울 것이다. • 돌봄 제공자가 주의를 산만하게 하는 자극을 이용한다고 하더라도, 아기는 아주 잠깐 깬 뒤에 다시 조용한 수면상태로 돌아갈 것이다.
활성수면 (Active Sleep: REM 수면)	신체의 움직임이 어느 정도 있다.	빠른 눈 움직임(REM); 감긴 눈꺼풀 아래 눈의 빠른 움직임 미소 짓고, 신경질적이거나 우는 소리를 잠깐 낼 수 있다.	불규칙적임	영아가 잠에서 깼다가 다시 잠에 든다.	• 활성수면은 정보의 처리와 저장과 관련이 있으며 학습과 관계가 있다. 이러한 수면이 신생아 수면에 있어서 가장 높은 비율을 차지하며, 주로 잠에서 깨기 전에 일어난다. • 아기가 잠깐 동안 신경질적이거나 우는 소리를 낼 수 있지만 방해를 받지 않는다면 조용할 것이다.
잠에서 깬 상태					
졸린 상태 (Drowsy)	신체 움직임이 증가한다.	가끔 눈을 떴다가 감고, 눈꺼풀이 무겁거나 가늘게 뜬다.	불규칙적임	반응이 느리긴 하지만 아기가 감각자극에 반응한다. 자극에 자주 주목한 뒤에는 기민한 상태나 활발한 움직임 상태 또는 우는 상태로 바뀐다.	• 영아를 깨우기 위해서 돌봄 제공자가 자극이나 수유를 제공할 수 있다. • 아기를 자극 없이 혼자 두면 수면상태로 되돌아갈 수 있다.
각성 상태 (Alert)	아주 적은 움직임이 있다.	눈이 밝아지고 주위를 살핀다. 주의를 기울이는 모습이다.	규칙적임	이 상태 동안 영아는 환경에 주의를 기울인다.	• 출생 직후에 많은 신생아들이 긴 수면기간에 들어가기 전에 극심한 기민함을 경험한다. • 영아가 성장함에 따라서 이 상태에서 보내는 시간이 더 많아진다. • 이야기를 하거나, 시선맞춤을 유지하거나 또는 수유를 함으로써 상호작용을 제공하는 것은 기민한 상태를 더 연장시킬 수 있다. • 이 상태에 있는 영아들은 돌봄 제공자에게 즐거움과 긍정적인 피드백을 제공한다.
활동적인 각성 상태 (Active alert)	활동수준이 다양하고 중간 중간에 가볍게 놀란다.	눈을 뜨고 있으며 따분하고 멍한 모습이다. 얼굴 움직임이 조금 있을 수 있다; 얼굴 움직임이 아예 없는 경우가 많고, 얼굴이 잠잠해 보인다.	불규칙적임	영아가 감각자극에 반응한다. 조용한 기민한 상태나 우는 상태로 바뀔 수 있다.	• 영아가 불안감을 주는 자극(배고픔, 피로, 소음, 과도하게 아기를 다루는 것)에 신경질적이고 더욱 민감해질 수 있다. 아기의 요구를 돌보지 않으면 울기 시작할 것이다. • 피로나 돌봄 제공자 중재가 이러한 상태를 방해해서 아기가 졸린 상태나 수면상태로 진행하는 경우도 자주 있다.
울음 (Crying)	운동활동 증가 피부색이 어두워지거나 붉은 색으로 변한다.	눈을 꽉 감고 있거나 뜨고 있을 수 있다. 얼굴을 찌푸린다.	다른 상태에서 보다 더 불규칙적임	영아는 모든 자극에 민감하고 소음이나 계속되는 불편함에 더 많이 운다.	• 영아는 불쾌한 자극에 반응하여 운다. 어른의 돌봄이 울음을 감소시킨다.

SOURCE: From Hagan, J. F., Shaw, J. S., & Duncan, P. M. (2016). Bright futures: Guidelines for health supervision of infants, children, and adolescents (4th ed.). Elk Grove Village, IL: American Academy of Pediatrics.

표 4-5 신생아 신체사정 요약

사정부위	정상적 소견	받아들일 수 있는 변화
머리	• 대천문 다이아몬드 모양, 부드럽고, 편평함 • 소천문 삼각형 모양 • 두위 33~35cm	• 주형(몰딩) • 산류 • 두혈종 • 두피 내 전극 찌른 자국 • 두위 32.5~37.5cm
얼굴/눈	• 대칭적 얼굴 모습, 움직임 • 눈의 대칭적인 모양, 위치, 움직임	• 안검 부종 • 결막하 출혈
흉부	• 대칭적인 움직임 • 두위와 같거나 적은 흉위 • 대칭적인 유두 • 깨끗한 호흡음과 좌우 양측의 동일성 • 규칙적인 속도와 리듬의 심박동 • S2 분열	• 유방울혈 • 정상 수 이상의 유두 • 깊은 흡기 시 현저한 늑골 • 기능성 심잡음
복부	• 부드럽고, 팽창되지 않음 • 2개의 동맥과 1개의 정맥을 가진 제대 • 장음의 존재	• 불규칙한 장음 • 감소하는 제대탈장
생식기(남)	• 귀두 중앙의 요도개구 • 강하고 아치형의 소변 흐름 • 소변 시 또는 자극에 대한 음경의 발기 • 음낭의 주름, 분홍, 흑갈색(인종에 따라 다름)	• 음낭수종(음낭의 수분축적) • 서혜관의 고환
생식기(여)	• 희거나 분홍빛의 질 분비물 • 대음순과 음핵의 부종 • 색소 형성 증가	• 질/처녀막 꼬리 • 대음순의 융합
항문/직장	• 개방된 항문 • 24시간 이내 태변 배출	• 42시간 이내 태변 배출
사지	• 굴곡된 자세 • 대칭적이고 동일한 움직임 • 완전한 범위의 움직임 • 상지를 뻗쳤을 때 위쪽 허벅지에 닿음	• 둔위 시 뻗치는 무릎
척추	• 곧음 • 복위 시 머리를 양 옆으로 움직임 • 복위 시 머리를 들어올릴 수 있음	

tion), 복사(radiation), 전도(conduction), 대류(convection)에 의해 일어난다. 증발은 습기를 통해 열이 손실되는 것으로 신생아의 경우 양수가 증발하면서 열이 소실되므로 피부와 머리카락을 빠르게 건조시킨다. 복사에 의한 열 손실은 직접 닿지 않더라도 신생아를 차가운 벽이나 물체 가까이에 두면 발생한다. 전도에 의한 열 손실은 찬 물체와 피부가 직접 접촉할 때 열이 손실되는 것으로 찬 물건이 신생아에게 직접 닿지 않게 주의하여야 한다. 대류는 차가운 공기의 흐름이 신생아의 체온을 빼앗아 가는 것으로 냉방기의 사용에 주의한다. 신생아의 체온은 입원 시 측정하고 복부나 상부대퇴, 팔에 센서를 부착하여 계속적으로 사정한다.

눈 간호

신생아의 임균성 안염(ophthalmia)과 감염성 결막염의 예방

임상간호 시 주의점–신생아의 체온 안정과 유지를 위한 간호

단계	간호	
사전 보온(출생 전)	보육기나 방사 보온기를 사전에 작동시켜 온도를 높인다. 타월, 옷, 포, 담요는 보온하여 준비한다.	
정상 체온 확립	분만실	가능한 한 빨리 몸을 닦는다. 보온된 포와 담요로 싼다.
	신생아실	머리가 크므로 모자를 씌운다. 2~4시간 동안 정상 범위 체온이 계속 유지되고, 활력징후가 안정되기 전까지는 목욕을 시키지 않는다. 방사 보온기 아래 눕힌다. 노출을 최대한 줄인다. 체온이 37℃에 도달하면 개방 침대로 옮기고, 1시간 후에 체온을 측정한다.
정상 체온 유지	증발	목욕은 5~10분 이내에 끝내고 빨리 말린다. 모자를 씌운다.
	복사	주위에 냉방장치나 창문 등 열 손실 유발 물체를 두지 않는다. 장시간 검사나 처치를 할 경우 방사 보온기 아래에서 실시한다.
	전도	신생아의 옷과 포를 건조한 상태로 유지한다. 기저귀가 젖으면 곧바로 교환한다. 찬 물체를 신생아에게 직접 닿지 않게 한다. 접촉 전에 손은 온수에 씻는다. 검사대에 포를 간다. 청진기는 마찰한다.
	대류	담요로 아기 침대를 덮는 것과 같이 이중 보온을 하고 모자를 씌운다. 외풍에 노출되지 않게 한다. 신생아에게 선풍기나 냉방장치의 바람이 직접 가지 않게 한다.

적 치료로 0.5% 에리트로마이신(erythromycin) 또는 1% 테트라사이클린(tetracycline)을 점안한다. 1% 질산은은 임균(neisseria gonorrheae)에 효과적이나 결막염을 유발하고, 클라미디아(chlamydia trachomatis)에는 효과가 없어서 최근 신생아실에서는 사용하지 않는다. 클라미디아 결막염을 치료하기 위해서는 설포나마이드(sulfonamide)를 1일 요법으로 투약한다. 점안액과 연고는 부모와 시각적 접촉을 위해 출생 1시간 이후에 투약하는 것이 좋다. 점안액 투약 시 분비물이 있으면 증류수를 적셔서 안쪽에서 바깥쪽으로 닦고, 연고는 1~2cm 길이로, 점안액은 한 방울을 결막낭에 점안하고 안검을 부드럽게 문지른다. 연고의 여분은 1분 후에 닦아내고, 점안 시 안약과 연고의 끝이 눈꺼풀이나 안구에 닿지 않도록 한다.

출혈예방간호

보통 비타민 K는 장내 세균총에 의해 합성되지만, 신생아의 위장관은 출생 시 무균적이고, 모유에도 비타민 K 함유량이 적기 때문에 3~4일 동안은 부족하다. 따라서 신생아의 출혈을 예방하기 위해 출생 1시간 이내에 비타민 K 0.5mg을 외측광근(vastus lateralis muscle)에 주사한다. 비타민 K는 간에서 프로트롬빈 합성의 촉매작용을 하므로 혈액응고에 관여한다. 주사 후 홍반이나 두드러기 등 알레르기 반응이 나타날 수 있다. 비타민 K는 빛을 차단하여 보관하고, 약한 신생아 혈관은 작은 자극에도 출혈의 위험이 있으므로 신생아의 몸이나 머리를 갑자기 흔들지 않는다.

신분확인간호

신생아의 확인절차는 필수적이다. 간호사는 신생아가 신생아실에 입원할 때 확인밴드에 이름, 성별, 등록번호, 출생일시를 확인하고 기록하며, 입원 중에 아기가 바뀌거나 유괴되지 않도록 하여야 한다. 밴드는 엄마의 손목과 아기의 손목, 발목에 부착하고 아기 침상에도 부착한다. 신생아를 산모에게 데려가거나 퇴원 시에도 신생아와 산모의 밴드 정보를 확인한다. 목욕이나 수유, 검사 후에도 침상 이름표와 밴드의 정보를 확인한다. 동명이인인 경우 A, B로 구분하고, 쌍둥이인 경우에는 1, 2로 구분한다. 확인밴드는 근무 시마다 조임 여부와 상처 유무를 확인해야 한다.

목욕과 피부간호

목욕은 신생아의 신체 청결 이외에 안정상태, 각성상태, 민감도, 근육운동 등의 행동이나 건강상태를 사정하는 데 도움을 준다. 목욕은 활력징후가 안정되면 신생아실에서 시행한다. 첫 목욕은 따뜻한 물(38~40℃)에 적신 타월로 혈액이나 분비물을 닦아낸다. 태지는 24시간 내에 흡수되거나 저절로 사라진다. 그러므로 강제로 제거하지 않도록 한다. 신생아를 머리에서 다리 방향으로 씻기며, 여아의 경우 음순은 앞에서 뒤로 닦고, 남아의 경우 귀두 주위의 치구를 닦으면서 심하게 당기지 않는다. 목욕은 2~4주 동안에는 산성막(acid mantle) 유지가 중요하기 때문에 알칼리성 비누나 오일, 파우더로션 등을 사용하지 않고, 물로만 1주일에 2~3회 정도 시킨다. 산성막은 표피의 가장 바깥쪽이며, 약산성(pH 5)으로 살균효과가 있다. 목욕 후에는 피부를 건조시키고 기저귀를 채운다. 소변이 새는 것을 막기 위해 남아의 경우, 기저귀의 앞쪽을 여유 있게 접고 여아의 경우, 눕는 방향에 따라 기저귀 주름의 위치를 바꾼다. 최근 1회용 기저귀의 질적 기능이 좋아져 여행 시나 밤에는 유용하게 활용할 수 있다. 하지만 값이 비싸고 환경 문제를 유발하므로 필요 이상으로 사용하지 않도록 한다. 습기, 마찰, 소변 혹은 대변의 장시간 접촉, 항생제 투여, 기저귀 소재에 대한 알레르기 반응 등에 의해 기저귀 발진이 발생하는데, 발적과 홍반이 나타나며 심하면 피부가 벗겨지고 통증이 발생한다. 따라서 대소변이 피부와 접촉하는 시간을 최소화하여 기저귀가 젖은 즉시 갈아주고, 피부 보호연고나 크림, 1% hydrocortisone acetate을 피부에 도포하여 발라주고, 진균감염인 경우에는 nystatin cream을 바른다. 가루분과 파우더는 치료에 사용하지 않는다. 신생아의 옷은 거칠지 않으며 입히고 벗기기 편한 면제품을 사용한다. 손싸개가 있는 옷은 아기가 긁는 것을 방지하여 피부를 보호하지만, 외부환경에 대한 감각을 억제할 수 있으므로 적절하게 사용한다.

영양유지간호

적절한 영양공급은 성장에 영향을 미치므로 신생아에게 중요하다. 하루 120cal/kg이 필요하고, 칼로리 공급원으로 단백질 6~12%, 지방 30~55%, 나머지를 탄수화물로 구성하는 것이 이상적이며, 수분은 하루 140~160mL/kg 정도 필요하다.

모유수유협회는 모유가 영아를 위한 가장 적절한 영양공급법이므로 생후 첫 6~12개월 동안은 모유수유를 권장하고 있다. 모유는 조제유보다 여러 가지 이점이 있는데 다음과 같다.

- 따로 준비할 필요가 없다.
- 일정한 온도를 유지한다.
- 멸균할 필요가 없다.
- 소화가 잘 된다.
- 모유의 지방은 흡수가 잘 된다.
- 미생물에 대한 면역 항체가 들어 있다.
- 경제적이다.

모유의 장점에도 불구하고 오늘날 많은 여성들은 여러 가지 이유를 들어 모유수유를 하지 않고 있다. 우리나라 역시 분만 출산 후 6개월까지 완전 모유수유율은 1960년대에는 90%까지 상승 · 유지되었으나 2016년 기준 18.3%로 2015년 유니세프에서 발표한 국제 평균 38%의 절반 수준이다. 국내 모유수유율이 급감 추세에 있는 것은 여성의 사회적 진출 증가와 모유수유를 할 수 있는 환경 및 시설 여건의 부재 때문이라는 지적이 있다.

모유수유의 특징. 모유는 주된 영양소인 탄수화물과 많은 미량 영양소를 함유하고 있다. 모유의 탄수화물은 유당으로, 조제유보다 농도가 높고 포도당, 갈락토오스, 글루코사민 등이 함유되어 있다. 락토알부민(lactoalbumin)과 카제인(casein)은 모유의 단백질 성분이며, 모유의 지방은 지질, 트리글리세라이드, 콜레스테롤로 구성되어 있다.

모유는 초유, 이행유, 성유(성숙유)의 순서를 거친다. 초유는 임신 말에서 분만 후 첫 주 동안 소량 분비되는데, 성유에 비해 단백질과 지용성 비타민, 무기질이 많고, 탄수화물과 지방은 적다. 특히 비타민 A와 비타민E가 많다. 또한 면역글로불린 중 IgA가 높고, 태변 배출에 도움을 준다. 이행유는 초유보다 칼로리가 높고, 분만 후 첫 주에서 둘째 주 동안 분비된다. 단백질, 면역글로불린과 지용성 비타민이 감소하고, 지방과 락토오스, 수용성 비타민의 농도가 증가한다. 성유는 분만 2주 후부터 분비되기 시작한다. 성유의 조성은 수유시간에 따라 변하는데, 수유 시작 시 분비되는 전유는 수분이 많고 비타민과 단백질이 포함되어 있다. 전유 이후에 분비되는 후유는 지방이 많다. 성유는 20cal/30g 정도의 칼로리를 공급하는데, 칼로리의 비율은 단백질보다 지방에 의한 칼로리가 더 높다. 따라서 신생아가 포만감을 느끼고 체중증가가 잘 되기 위해서는 충분한 시간을 가지고 모유수유를 해야 한다.

모유와 조제유의 차이를 살펴보면 조성면에서 모유가 월등하게 우수하다. 단백질 함량은 모유보다 우유가 높다. 그러나 우유의 주요 단백질은 카제인(casein)인 반면, 모유에는 락트알부민이 있어 생체이용률에서 모유 단백질이 더 우수하다. 영아기에만 위에서 생성되는 응유효소인 레닌(rennin)은 카제인을 응고시킨다. 이때 조제유는 카제인의 함량이 많아 크고 단

표 4-6 모유와 조제유의 성분비교표

구성성분(units/L)	모유	우유
에너지(kcal)	680	680
단백질(gn)	10	33
%유형/카세인	72/28	18/82
지방(gm)	39	33
%MCT/LCT	2/98	8/92
탄수화물(gm)	72	47
%lactose	100	100
칼슘(mg)	280	1,200
인(mg)	140	920
마스네슘(mg)	35	120
나트륨(mg)	180	480
칼륨(mg)	525	1,570
염소(mg)	420	1,020
아연(μg)	1,200	3,500
구리(μg)	250	100
철(μg)	300	460
비타민 A(IU)	2.230	1,000
비타민 D(IU)	22	24
비타민 E(IU)	2.3	0.9
비타민 K(μg)	2.1	4.9
티아민(비타민 B_4)(μg)	210	300
리보플라빈(비타민 B_2)(μg)	350	1,750
피라독신(비타민 B_6)(μg)	93	470
니아신(mg)	1.5	0.8
비오틴(μg)	4	35
판토테닌산(mg)	1.8	3.5
엽산(μg)	85	50
비타민 B_{12}(μg)	1	4
아스코르빈산(mg)	40	17

단한 응유를 형성하는 반면, 모유는 부드럽고 소화되기 쉬운 응유를 형성한다. 또한 모유에는 조제유에 비해 필수지방산과 유당이 많이 함유되어 흡수가 잘되고 장의 건강에 유익하다. 조제유의 무기질 함량은 모유보다 많아서 오히려 신장에 부담을 주는 반면, 모유의 무기질은 흡수율이 더 좋다. 그 밖에 모유에는 면역체가 많이 함유되어 있어 질병에 대한 저항성을 높여준다. 한편 생우유는 의사가 추천하기 전까지는 수유하지 않아야 한다. 우유의 성분은 동물의 빠른 성장을 위해 구성되어 있고, 모유나 조제유와는 분명히 다르다. 우유는 모유나 조제유보다 더 많은 단백질과 지방, 탄수화물, 칼슘, 나트륨, 칼륨, 마그네슘, 황, 인을 함유하고 있다(표 4-6). 간호사는 부모에게 모유나 조제유, 생우유의 성분상 차이점과 중요성을 교육해야 한다. 유당 불내성(lactose intolerance)으로 복통, 설사, 가스 생성 및 복부팽만 등의 증상이 나타나는 신생아를 위해서는 유당이 함유된 모유나 조제유 대신 콩 단백 제품으로 대치해야 한다. 지방 흡수불량 문제를 가지고 있거나, 페닐케톤뇨증 신생아나 미숙아는 특수 조제유를 공급한다.

수유시간은 부모와 신생아 간 상호작용을 하고, 서로 배우는 시간이기 때문에 애착 발달에 결정적으로 작용한다. 신생아를 침대에 혼자 남겨놓거나, 젖병 받침대를 두고 혼자 둔다면 신생아의 애착 과정은 지연될 수 있다. 보호자가 신생아를 안고 수유하면서 피부와 시선을 접촉하면 서로 가까운 감정을 느낄 것이다. 수유 스케줄은 신생아가 원하는 때에 하는 것이 이상적이다. 이 방법은 미리 계획된 시간에 일정하게 수유(schedule feeding)하는 대신 신생아가 배고플 때 수유하는 방법인 자기조절수유(self-demand feeding)을 하게 된다. 모유수유 신생아는 2~3시간마다 수유하는 반면에 조제유는 소화되는 데 시간이 더 많이 소요되므로 보통 3~4시간마다 수유한다. 젖병수유는 처음에는 20~30g으로 시작하여 점차 증량한다. 1주가 지나면 한 번에 50~80g씩 하루 6회 먹이고 생후 1개월까지 한번에 80~100g을 5~6회 수유한다. 신생아는 매주 140~200g 체중증가가 있고 신장과 두위는 매월 약 2.5cm씩 증가할 것이다.

모유수유의 장단점. 모유는 아기에게 가장 이상적인 음식이다. 모유가 위장계 성숙을 증진시킬 뿐 아니라 인지발달을 높여 정서적 안정을 높이고 사회성을 향상시키며, 면역체가 포함되어 있어 설사, 장염, 크론병, 소아지방변증에 걸릴 가능성을 낮춘다는 점이다. 또한 중추신경계 발달에 중요한 콜레스테롤과 DHA가 풍부하게 들어 있고, 특이항체와 세포매개성 면역체 면역 요소를 아기에게 전해주어 중이염이나 호흡기계 질환을 예방해준다. 알레르기 질환으로부터 보호해주고 급성 영아돌연사, 림프종, 인슐린 의존성 당뇨로부터 보호해준다. 또한 모유는 철이 많아서 빈혈 발생이 적다. 모유가 수유부에게 좋은 점은 난소, 자궁 및 유방암에 걸릴 위험을 낮추고, 자궁퇴축을 증진하며, 산후출혈을 감소시킨다는 점이다. 또한 젖분비 호르몬이 분비되어 배란이 억제되므로 자연피임 효과가 있다. 칼로리 활용이 높아져 임신 전 체중이 빠르게 회복되며, 신생아와 애착을 형성하고 엄마 역할에 빠르게 적응할 수 있다. 그리고 모유수유를 한 여성은 칼슘 대사가 촉진되어 중년기 이후 골다공증 발생 위험률이 줄어든다.

모유수유의 단점은 비타민 K 결핍증 이외에 조제유에 비해 무기질 함량이 적고, 위를 빠르게 비워서 자주 수유를 해야 한다는 것이다. 2~3시간마다 수유하는 것은 엄마의 활동에 부담이 되고, 이로 인해 자유와 독립성의 상실감을 느끼게 된다. 대체로 성숙아에 대한 모유의 단점은 드물지만, 극소저체중출생아에 있어 장기간의 모유수유는 저단백혈증인 구루병, 저나트륨혈증, 빈혈 등이 나타날 수 있으므로 모유수유 시 보충해주어야 한다.

모유수유법

- 손을 깨끗이 씻고 엄지손가락은 위로, 나머지 네 손가락을 아래로 해서 손 모양이 C자가 되도록 유방을 잡는다.
- 산모의 젖꼭지 끝에 아기 입술을 가볍게 스쳐 아기가 입을 벌리도록 하고, 아기가 입을 벌리면 산모 쪽으로 당겨서 젖을 물린다. 주의할 점은 아기가 입 안 가득 젖을 물게 해야 한다는 것인데, 젖꼭지는 입 안쪽의 기도에 가까이 닿고 혀는 유두 아래에 위치해야 한다(그림 4-24).
- 아기를 안는 자세는 여러 가지가 있으나 아기의 배가 엄마의 배를 향하게 하는 것이 가장 편한 자세이다.
- 하루에 적어도 8회 이상 젖을 먹이는데, 처음에는 아기가 먹고 싶어 할 때마다 먹이고, 양쪽을 교대로 물려 지속적인 젖 분비를 촉진하고 양을 고르게 유지한다. 예를 들어, 많이 부푼 쪽을 먼저 먹이고 10분 정도 지나 다른 쪽 젖을 먹인다.
- 산모가 직장인이면 손이나 유축기로 짠 젖을 깨끗하게 건조한 병이나 모유 전용 보관용기에 넣어서 냉장실에 보관하고, 가능하면 24시간 내에 먹인다. 짜 놓은 지 24시간 내에 먹이지 않는다면 냉동해야 한다. 냉장보관은 24시간 이내, 냉동보관은 2~3개월 이내에 먹인다.
- 아기가 스스로 빨려고 하지 않을 때에는 수유를 중지한다. 아기가 젖을 빨고 있을 때 억지로 수유를 중지하려고 하면 다칠 수 있다. 먼저 아기의 턱을 아래로 내리고 입술 가장자리에서 잇몸 사이로 손가락을 밀어 넣으면 빠는 힘이 약해져서 젖꼭지를 쉽게 빼낼 수 있다.
- 모유수유 시에는 보충 수유를 금지하여야 하는데, 이는 아기가 우유병 젖꼭지에 익숙해져서 엄마의 젖꼭지를 빨지 않을 수 있기 때문이다. 이러한 젖꼭지 혼동을 예방하기 위해 컵수유(cup feeding)를 시행하기도 한다.

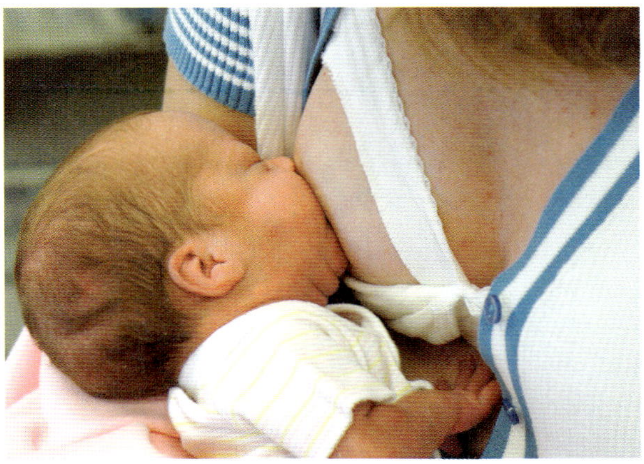

그림 4-24
모유수유는 여성과 아이에게 평생 지속되는 혜택을 제공하기 때문에 산전기간과 병원 입원기간 동안 그리고 건강지도 방문의 첫 해에 계속적으로 장려되어야 한다.
SOURCE: George Dodson/Pearson Education, Inc.

모유수유 금기조건. 수유부가 심한 심장병이나 진행된 암, 영양실조, 심한 출혈, 패혈증, 자간증, 객담검사상 양성인 결핵, C형간염, AIDS 등이 있거나 신생아가 갈락토오스혈증일 경우 금한다. 단, 유선염이 있을 때는 엄마가 불편감을 참을 수만 있다면 수유를 해도 좋다. 수유모가 투약을 하는 경우 약물의 특성에 따라 성분이 모유로 이동될 수 있기 때문에 약물을 투약할 때마다 약 성분의 이동 가능성 여부를 확인하도록 설명한다. 만약 산모에게 특정 약물의 투약이 필요하면 일시적으로 모유수유를 중단할 수 있다.

조제유의 장단점. 여성의 사회적 활동 증가와 편리성 및 몇몇 이유로 인공영양을 선택할 수 있다. 조제유는 성분이 모유와 비슷하고 위생적이어서 모유수유가 어려운 신생아에게 안전하게 먹일 수 있다. 그러나 조제유는 값이 비싸고 조유과정이 필요하며 소화흡수가 느리고, 조유와 보관이 적절하지 못하면 감염의 우려가 있는 등의 단점이 있다.

조제유 주의사항. 수유 후 복통, 설사, 복부팽만, 가스배출 등과 같은 우유 단백질에 대한 알레르기 증상이 있는 신생아에게는 저알레르기성 조제유(hypoallergenic milk, HA)를 먹인다. 저알레르기성 조제유의 조유농도는 처음 7%로 시작하여 약 5일 후 정상 농도인 14%로 높인다. 수유횟수는 일반 조제유와 유사하다. 저알레르기성 조제유는 단백질 가수분해물이라 일반 조제유와 맛이 달라 처음에는 아기가 거부할 수 있는데, 맛에 익숙해지도록 꾸준히 시도하여 적응하도록 한다. 일반 분유에서 저알레르기성 조제유로 전환하려면 전량을 즉시 변경하고, 증상이 좋아지면 다시 이전의 분유를 천천히 먹인다. 저알레르기성 조제유는 철분이나 미량원소가 부족하고 지방함량이 낮아 장기간 수유 시 영양장애를 유발하므로 설사가 1~2주 이상 지속되면 만성 설사용 분유를 먹이고, 선천성 대사이상질환의 경우 전구물질이 제한된 선천성 대사질환용 특수분유를 먹인다.

인공영양 시 수유법. 온도와 유출 속도를 확인하기 위해 수유 직전에 우유 몇 방울을 상박 내측에 떨어뜨려 본다. 수유 시작 후 5분이 지나면 트림을 시키고, 수유시간은 15~20분이 적절하며, 30분 이상 지속하지 않는다. 수유 후에는 오른쪽 측위로 눕힌다.

수유법. 간호사는 산모가 수유하는 법을 자연스럽게 알게 되는 것이 아니라는 것을 인지하고, 초기 산욕기 동안 수유 시 편안함과 성취감을 느낄 수 있도록 지지와 도움을 주어야 한다. 수유의 시작 시기는 신생아의 상태와 수유법에 따라 다양하다. 모유수유를 하고자 하는 산모는 장기간의 성공적인 모유수유를 위해 분만 직후에 아기 입에 젖을 물린다. 반면, 인공영양을 하고자 하는 산모는 조제유를 준비하고 신생아의 신체적 · 정서적 욕구를 만족시키기 위해 노력하여야 한다. 출생 후 대체로 6~8시간 금식시켰다가 수유를 시작하는데, 이 시기에 신생아가 깨어 있고 배고픔을 느끼기 시작하기 때문이다. 수유가 준비되었음을 나타내는 징후는 장음이 활발하게 들리고 복부 팽만이 없으며, 울 때 입 주위를 자극하면 포유와 빠는 행동을 보이면서 조용해지는 것 등이 있다. 또한 포만감의 징후도 알아야 하는데 팔과 다리가 이완되어 펴지거나 몸을 뒤로 젖히고 젖꼭지를 밀어내는 것은 배가 부르다는 신호이다. 그리고 젖 빠는 소리가 작아지고 얼굴이 무표정해지거나 잠자는 것도 포만감의 징후이다(Box 4-2). 첫 수유 시 반응사정이 중요한데 빠른 호흡, 구강 주위 청색증 등은 선천성 심혈관계 합병증을 의심하고, 구강 점액 과다나 심한 역류 혹은 수유 시 청색증이 나타나면 식도폐색증을 의심한다.

* 주의사항

모든 수유가 끝나면 좌위에서 등을 가볍게 두드려 트림을 시킨다. 모유수유를 할 경우에는 유방을 바꾸어 먹일 때마다 트림을 시켜야 한다. 수유 후에는 먹은 것이 위의 아랫부분으로 내려가고, 삼킨 공기가 위쪽으로 올라와 식도를 거쳐 배출될 수 있도록 신생아를 우측위로 눕힌다. 이러한 체위는 역류와 복부 팽만을 예방한다.

생리적 황달 사정

신생아의 간은 복강의 약 40%를 차지하고, 오른쪽 늑골 2~3cm 아래에서 촉진된다. 간은 철 저장과 탄수화물 대사, 결합빌리루빈 및 혈액응고에 중요한 역할을 하는데, 그 중 결합빌리루빈과 관련되어 나타날 수 있는 황달에 대해 알아보고자 한다.

생리적 황달과 그 기전. 생리적 황달은 혈청 내 빌리루빈의 상승으로 나타나며, 생후 2~4일 사이에 5~6mg/dL로 최고치에 달하고, 5~7일 사이에 2mg/dL 이하로 감소한다. 생리적 황달 증상은 생후 첫 24시간 이후에 나타나는데, 출생 직후 또는 생후 첫 24시간 이내에 나타나는 병리적 황달과는 다르다. 만삭아의 60% 정도가 생후 1주일 이내에 생리적 황달(physioligic jaundice)이 나타난다. 생리적 황달 기전에 대해 알아보면, 빌리루빈은 적혈구 파괴로 인한 혈색소의 파괴산물로 헴(heme)과 글로빈(globin)으로 나뉜다. 글로빈은 신체에 이용되고 헴은 알부민과 결합한 불용성 비결합빌리루빈(unconjugated bilirubin)으로 전환된다. 비결합빌리루빈은 간에서 단백질과 분리된 후 간효소인 글루쿠론산 전이효소에 의해 글루쿠론산(glucuronic acid)과 포합되어 물에 용해되며 결합빌리루빈(conjugated bilirubin)으로 변화되며 담도를 통해 장에서 대변으로 배설된다(그림 4-25). 정상 신생아는 순환 적혈구의 농도가 높고, 적혈구의 수명이 70~90일로 짧아서 빌리루빈 생산이 성인보다 2배 정도 많다. 또한 비결합빌리루빈(간접빌리

Box 4-2
배고픔과 포만감을 알리는 신호

배고픔을 알리는 신호

- 주먹을 꽉 쥐고, 손을 얼굴 가까이에 가져간다.
- 팔과 다리가 긴장된 상태로 굴곡되어 있다.
- 울고, 보채고, 손을 입으로 가져가거나 손을 빤다.
- 입가에 손가락을 대면 얼굴을 그쪽으로 돌리거나 입을 벌려 빨려고 한다.
- 안아주면 간호사 쪽으로 몸을 돌린다.
- 젖을 먹이면 젖 빠는 소리와 삼키는 소리가 크게 들린다.

포만감을 알리는 신호

- 팔과 다리가 이완되어 펴진다.
- 몸을 뒤로 젖히거나 젖꼭지를 밀어낸다.
- 젖 빠는 소리가 낮아진다.

임상간호 시 주의점

일부 여성들에게는 모유수유보다 인공수유가 더 안전한 선택이다. 다음과 같은 여성에게는 모유수유가 금기이다.

- 불법약물이나 중독성 있는 약물을 사용할 때
- 영아에게 갈락토오스가 있을 때
- 인간 T세포 백혈병 바이러스 1형이나 2형에 양성일 때
- 에이즈 바이러스에 감염되었을 때
- 특정 약물을 복용할 때(세포독성 약물, 일부 향정신성 약물)
- 방사성 동위원소나 독성 화학물질 또는 살충제에 노출되었을 때
- 치료되지 않은 활동 결핵이 있을 때(산모의 모유를 짜서 영아에게 먹일 수 있다)
- 가슴에 활성 단순포진 병변(상처)이 있을 때(산모의 모유를 짜서 영어에게 먹일 수 있다).

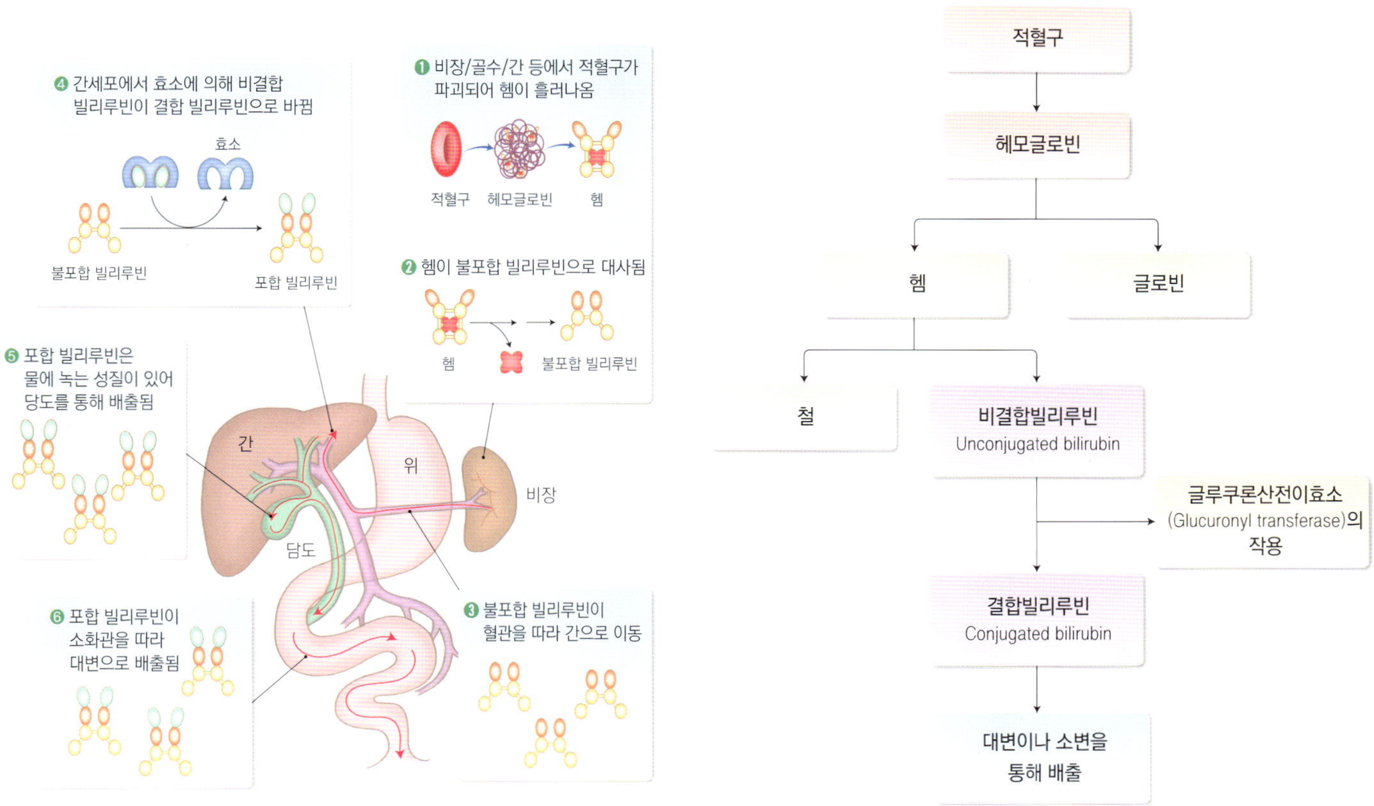

그림 4-25
생리적 황달의 기전(빌리루빈 대사 기전)

루빈, indirect bilirubin)을 결합빌리루빈(직접 빌리루빈, direct bilirubin)으로 전환시키는 간의 능력이 글루쿠론산전이효소 생산 부족으로 저하되어 있다. 또한 알부민 농도가 낮기 때문에 빌리루빈과의 혈장 결합능력이 낮다. 정상적으로 결합빌리루빈은 장의 정상세균에 의해 우로빌리노겐(urobilinogen)으로 환원되어 대변으로 배설되는데, 신생아의 경우 장이 무균적이고 운동성이 적기 때문에 우로빌리노겐을 효과적으로 배설시키지 못한다. 그 결과, 장에서 β 글루크론산분해효소(glucuronidase)에 의해 결합빌리루빈이 다시 비결합빌리루빈으로 변환되어 장 점막으로 재흡수되고 간으로 이동한다. 이러한 빌리루빈의 재순환은 β 글루크론산분해효소의 수준이 매우 높은 신생아에게 자주 발생하며 생리적 황달의 감수성을 높인다.

생리적 황달 간호

생리적 황달간호는 다음과 같다.

- 환경으로 인해 조기발견이 어려울 수 있으므로 황달이 의심되면 이마, 코, 손 등의 피부를 눌러서 창백하게 한 후 피부색을 사정한다.
- 한랭 스트레스는 산증을 유발하고 혈청 알부민 결합능력을 감소시켜 비결합빌리루빈 수준을 증가시키므로 신생아의 피부온도를 36.5℃ 이상 따뜻하게 유지한다.
- 빌리루빈은 대변을 통해 배설되므로 대변의 양과 특성을 사정한다.
- 생리적 황달과 병리적 황달을 사정하고 평가한다(Box 4-3 병리적 황달의 기준 참조).
- 퇴원 후 추후 외래방문 시 황달의 정도를 평가하여 신생아 핵황달의 발생을 예방한다.

모유황달. 빌리루빈의 장간순환 증가로 발생하며, 조기 발생형(조기 모유수유 황달)과 후기 발생형으로 나눌 수 있다. 조기

> **Box 4-3**
>
> **병리적 황달의 기준**
>
> - 생후 첫 24시간 이내 황달 출현
> - 혈청 빌리루빈의 상승 속도가 5mg/dL/day를 초과하는 경우
> - 혈청 빌리루빈이 만삭아에서 12mg/dL, 미숙아에서 10~14mg/dL 이상인 경우
> - 황달이 생후 10~14일 이상 지속되는 경우
> - 직접 빌리루빈이 2mg/dL 이상인 경우

Box 4-4
광선요법 시 주의사항

- 노출을 극대화하기 위해서 체위를 자주 변경한다.
- 안구손상을 예방하기 위해 안대를 착용하고 고환을 가린다.
- 빌리루빈이 체외로 배출되면 묽은 변을 볼 수 있다(회음부 간호).
- 광선으로 인한 체온상승과 탈수가 있을 수 있으므로 주의 깊게 사정한다.
- 탈수증과 건조증상을 주의하여 적절하게 수분을 보충한다.
- 매일 빌리루빈 수치를 측정한다.
- 수유 동안에는 안대를 벗겨서 시각적, 감각적 자극을 제공한다.
- 바디오일이나 로션은 피부를 태울 수 있으므로 바르지 않는다.

임상간호 시 주의점

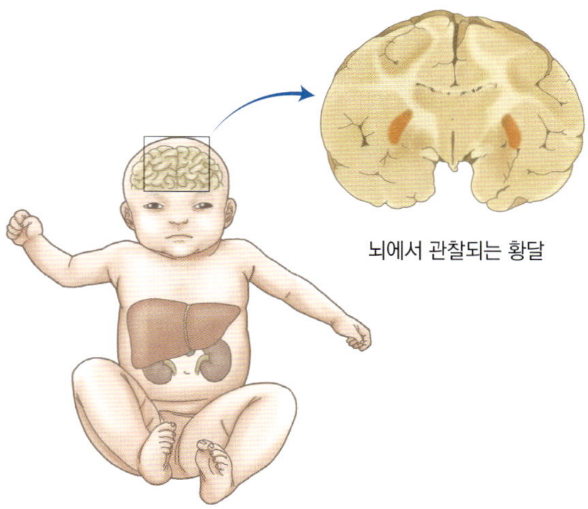

핵황달 Kernicterus

정의: 간접 빌리루빈이 혈중에서 심하게 상승한 경우 빌리루빈이 혈액과 뇌사이의 장벽을 넘어서 뇌세포 내로 확산되어 뇌손상을 일으키는 증후군

증상: 일주일 정도 경과하면 늘어지는 증상과 함께 팔다리를 뻣뻣하게 뻗거나 고음으로 보채면서 울고 열이 나는 증상이 나타남. 경련, 후궁반장이 동반되기도 하며, 심한 경우 사망하거나 신경학적 장애가 남을 수 있음

핵황달 예방

핵황달은 신생아 시기의 치료되지 않은 심각한 고빌리루빈혈증(황달)에 의해서 야기되는, 평생 동안 지속되는 신경학적 증후군이다. 핵황달은 뇌성마비, 발달장애, 청각상실 그리고 비정상적인 운동과 발달을 초래할 수 있다. 고빌리루빈혈증이 광선요법과 교환수혈을 사용해서 치료될 수 있기 때문에 핵황달은 예방 가능한 질병이다.

모든 출산 시설은 부모에게 신생아 황달과, 언제 아동관리 제공자에게 전화해야 하는지에 대한 정보를 제공해야 한다. 모든 영아가 퇴원 전 그리고 생후 3~7일에 다시 황달검사를 반드시 받도록 한다. 아동 간호사는 생후 몇 주 내의 신생아 고빌리루빈혈증 징후에 대한 부모의 보고에 주의를 기울이고 즉각적인 의료적 평가가 실시될 수 있도록 한다. 신생아의 고빌리루빈혈증 징후에는 피부와 눈의 황색증, 무기력함, 부실한 수유 그리고 고음의 울음소리가 포함된다.

모유수유 황달(early breast milk jaundice)은 모유수유 중 생후 일주일 내에 혈청 빌리루빈이 12mg/dL 이상 상승하는 경우로, 수유가 충분하지 않을 때 탈수나 칼로리 섭취 감소로 인해 발생한다. 따라서 출생 후 가능한 한 1일 10회 이상 모유수유를 하도록 권장한다. 후기 발생형 모유황달의 경우, 모유 내 글루크론산분해효소에 의한 장관순환 증가가 기여하는 것으로 생각된다. 모유수유 중인 만삭아는 생후 4~7일 때부터 간접빌리루빈이 상승하여 2~3주째 20~30mg/dL까지 증가하는데, 이후 모유수유를 계속하면 약 2주간 이 상태가 계속되다가 4~12주경에 정상화된다. 그러나 1~2일간 수유를 중단하고 분유를 먹이면 혈청 빌리루빈이 급격히 감소하여 그 후 다시 모유수유를 해도 빌리루빈이 재발하지 않는 경우이다.

감염예방간호

감염예방. 신생아는 감염에 취약하므로 감기, 설사, 무호흡, 체온 변화, 분비물, 피부 발진과 같은 증상 유무를 자주 사정한다. 피부와 점막의 미생물이 주된 원인균이며, 피부감염, 설사, 호흡기 감염, 패혈증 등이 흔하다. 교차감염을 예방하기 위해 신생아와 접촉하는 사람은 2~3분간 철저한 손위생을 해야 한다. 손을 씻을 때 클로르헥시딘(chlorhexidine)이나 아이오도퍼(iodophor)가 포함된 소독비누를 사용하고, 로션은 바르지 않는다. 신생아실에는 가능한 한 방문객을 제한하고 감염성 질병 유무를 확인하고 보호용 덧가운을 착용하게 한다. 신생아실의 바닥, 벽 등을 매일 약한 소독제로 깨끗이 닦고 청소는 주기적으로 먼지가 나지 않게 한다. 또한 싱크대 주위와 조유실은 균의 증식이 쉬우므로 건조하게 유지한다.

예방접종

B형간염

B형간염은 성인기에 간경화나 간암 등의 심각한 결과를 가져오므로 예방접종이 중요하다. 간염 예방접종은 산모의 B형간염 표면항원 유무에 따라 차이가 있는데, 산모가 양성이라면 출생한 신생아는 재태기간과 출생체중에 관계없이 출생 12시간 내에 간염 예방접종과 함께 B형간염 면역글로불린을 근육주사한다. 하지만 산모의 항원 유무를 모르면 출생 시 간염 백신을 접종하고, 그 결과가 양성이면 B형간염 면역글로불린을 가능한 한 2일 이내, 늦어도 7일 이내에 투여한다. 그리고 B형간염 표면항원 음성인 산모에게서 출생한 신생아는 첫 회 접종을 2일 이내에는 접종한다. 2차 접종은 1차 접종 후 1개월, 2~6개월에 각각 접종한다. 간염 1차 예방접종은 신생아기에 하거나 2개월을 넘지 않는 것이 좋으며 2, 3차 접종은 1차 접종 후 1~3개월, 2~17개월에 각각 접종한다.

결핵

결핵예방을 위해 생후 1개월 이내 BCG접종을 한다. 생후 1개월 이내에 1차 접종을 받지 못한 경우 가능한 한 빨리 접종하도록 하며, 투베르쿨린 검사는 접종 전에 실시한다. 이는 불필요한 접종을 피하여 BCG 접종으로 인한 결핵진단의 혼돈을 막기 위함이다. BCG 백신은 일단 개방하면 몇 시간 이내에 사용해야 하기 때문에 접종 의료기관은 특정일을 정해서 접종하는 경향이 있으므로 예방접종을 하기 전에 접종이 가능한 날을 미리 확인해야 한다. 그리고 접종 후 2~3개월 내에 투베르쿨린 반응검사(PPD 2TU)를 실시하여 5mm 이하(음성)이면 재접종함을 설명한다.

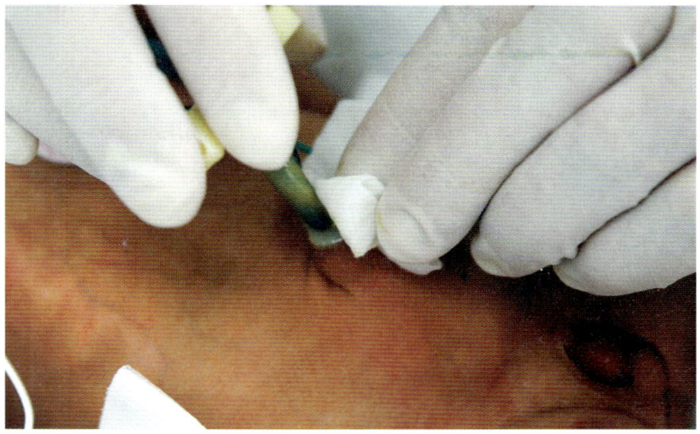

그림 4-26
알코올로 닦기

제대간호

제대의 절단 부분은 박테리아가 성장하기에 좋고, 전신적 감염의 통로가 될 수 있기 때문에 제대 절단면과 제대 주위를 깨끗하게 유지하여야 하고 감염 여부를 자주 사정한다. 제대가 건조되어 탈락할 때까지 2~3회/일 70% 알코올(alcohol)이나 바시트라신(bacitracin) 연고 또는 젠션 바이올렛(gentian violet)을 이용하여 소독을 한다(그림 4-26). 기저귀는 섬유에 의한 자극과 오염을 예방하기 위해 제대 아래쪽에 채운다. 부모에게는 적절한 제대간호와 절단 부위의 건조탈락에 대해 설명한다. 정상적으로 1주일 이내에 건조탈락되는데, 제대 기저부는 발적, 나쁜 냄새, 농성 분비물이 없어야 하고 제대가 떨어지고 몇 주가 지나야 제대의 기저부가 완전히 치유된다(그림 4-27).

사회 · 감각적 자극 간호

촉각자극. 신생아 마사지는 촉각을 자극하므로 부드러운 침구 위에서 피부접촉을 자주 하며, 접촉 시 미리 기구와 손을 따뜻하게 한다. 적절한 모양과 크기의 달래기 젖꼭지를 주어서 손과 입의 협응을 증진하고, 긍정적인 구강자극과 더불어 불편감을 스스로 조절할 수 있게 한다. 신생아가 불안정하면 아기포를 단단히 싸주고 굴곡 체위로 포근하게 감쌀 수 있도록 특수하게 고안된 침구에 눕힌다.

미각과 후각자극. 신생아는 재태기간이 35주가 되면 포도당과 물을 구별할 수 있고, 만삭 신생아는 단맛, 신맛, 쓴맛까지 구별할 수 있다. 단 용액은 빨려고 하고, 시거나 쓴 용액에는 찡그린다. 구강섭취가 금기인 경우에는 규칙적으로 구강간호를 실시한다. 후각도 발달하므로 강한 냄새가 나는 소독수는 사용 후에는 곧바로 치운다. 아기침대 머리맡에 엄마의 유방패드를

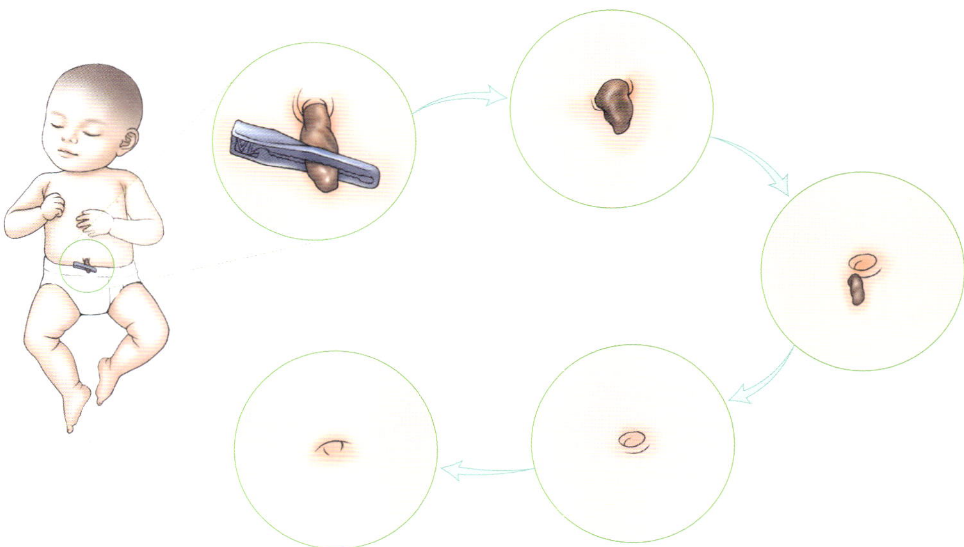

그림 4-27
제대탈락과정

두면 아기에게 안정감을 줄 수 있다.

청각자극. 신생아는 재태기간 25~28주가 되면 소리에 반응을 보인다. 유해한 청각자극을 피하기 위해 적절한 소음 환경을 적용하며, 소음 수준을 주기적으로 사정한다. 부모의 목소리나 부드러운 클래식 음악은 심신을 편안하게 하여 긍정적인 영향을 준다.

시각자극. 유해한 시각자극을 피하기 위해 조명 환경을 적절하게 유지한다. 신생아가 선호하는 문양과 색상을 사용하여 벽지나 침구 등을 꾸며준다. 또한 부모와 아기의 눈맞춤은 자주 하는 것이 좋다.

신생아실 환경관리

온도와 습도. 신생아는 미숙한 체온조절 능력으로 환경온도에 영향을 많이 받는다. 신생아실의 온도는 24~26℃, 습도는 50~60%가 적절하다. 온도계와 습도계의 기능 상태를 주기적

신생아를 치료하기 위해서 사용되는 약물

약물	예방적 조치/결과	간호관리
비타민 K	• 신생아의 비타민 K-의존 출혈성 질환을 예방	• 신생아의 출혈을 예방하기 위해 출생 1시간 이내에 비타민 K 0.5mg을 외측광근(vastus lateralis muscle)에 주사한다.
1% 테트라사이클린, 0.5% 에리트로마이신을 점안	• 신생아의 임균성 안염(ophthalmia)과 감염성 결막염의 예방적 치료	• 생후 1시간 후에 점안액 투약 시, 분비물이 있으면 증류수를 적셔서 안쪽에서 바깥쪽으로 닦고, 연고는 1~2cm 길이로, 점안액은 한 방울을 결막낭에 점안하고 안검을 부드럽게 문지른다.
B형간염 바이러스(HBV)의 예방접종 - B형간염은 성인기에 간경화나 간암 등의 심각한 결과를 가져오므로 예방접종이 중요하다.	• 모든 여성들은 일상적인 산전관리의 일부로서 B형간염 검사를 받아야 한다. 산모의 결핵검사 기록을 검토하여 아기가 권장되는 치료를 받을 수 있도록 한다. • 신생아의 첫 B형간염 예방접종(HBV)은 퇴원 전에 실시된다.	• 간염 예방접종은 산모의 B형간염 표면항원 유무에 따라 차이가 있는데, 산모가 양성이라면 출생한 신생아는 재태기간과 출생체중에 관계없이 출생 12시간 내에 간염 예방접종과 함께 B형간염 면역글로불린을 근육주사한다. • 산모의 항원 유무를 모르면 출생 시 간염 백신을 접종하고, 그 결과가 양성이면 B형간염 면역글로불린을 가능한 한 2일 이내, 늦어도 7일 이내에 투여한다. • B형간염 표면항원 음성인 산모에게서 출생한 신생아는 첫 회 접종을 2개월부터 시작해도 된다. 간염 1차 예방접종은 신생아기에 하거나 2개월을 넘지 않는 것이 좋으며 2, 3차 접종은 1차 접종 후 1~3개월, 2~17개월에 각각 접종한다. • HBsAg(표면항원) 양성인 산모의 아기들은 반드시 출생 후 12시간 내에 HBV를 접종해야 하며, 출생 12시간 내에 근육 내 주사(IM) 위치를 달리하여(반대쪽 허벅지) 간염B 면역글로불린을 접종해야만 한다.

SOURCE: Data from American Academy of Pediatrics. (2016). Healthy Children.Org: Safety and Prevention. Retrieved from https://www.healthychildren.org/english/safety-prevention/Pages/default.aspx

가족과의 협력 | 달래기 젖꼭지(pacifier)에 대한 결정

미숙아는 달래기 젖꼭지가 비영양적인 빨기(Non-Nutrition Sucking: NNS), 즉 영양을 제공하기 위한 것이 아닌 다른 목적으로 아기의 빠는 욕구와 빠는 연습을 위해서 사용된다. 미숙아로 출생한 신생아에게는 달래기 젖꼭지는 자기-위안과 자기-규제를 촉진하고, 영양상의 빨기와 수유를 준비하는데 있어서 긍정적인 구강자극을 제공한다. 그러나 건강한 만삭아에 있어서는 달래기 젖꼭지 사용의 이점과 잠재적 위험에 대해서는 알려져 있지 않다. 부모와 공유할 몇 가지 사실에 포함되는 것은 다음과 같다.

- 달래기 젖꼭지는 의료적이나 심리적인 해를 유발하지 않는다.
- 달래기 젖꼭지를 빠는 것은 모유수유나 젖병 수유 외의 아기의 빨기 욕구를 만족시킬 수 있다.
- 달래기 젖꼭지의 사용이 영아 돌연사 증후군의 위험을 감소시키는 것으로 나타났다.
- 실제로 배가 고프고 수유를 필요로 하는 신생아를 달래기 위해서 부모가 달래기 젖꼭지를 잘못 사용할 수 있다. 예를 들면, 달래기 젖꼭지를 물고 잠이 드는 것에 익숙해진 신생아는 달래기 젖꼭지가 입에서 빠지면 자주 잠에서 깨서 울 수 있다.
- 부모는 환기구멍이 있는 하나로 된 달래기 젖꼭지를 구입해야 하며, 느슨해져서 신생아를 질식시킬 수 있는 우유병의 젖꼭지를 사용해서 집에서 만든 달래기 젖꼭지를 사용해서는 안 된다.

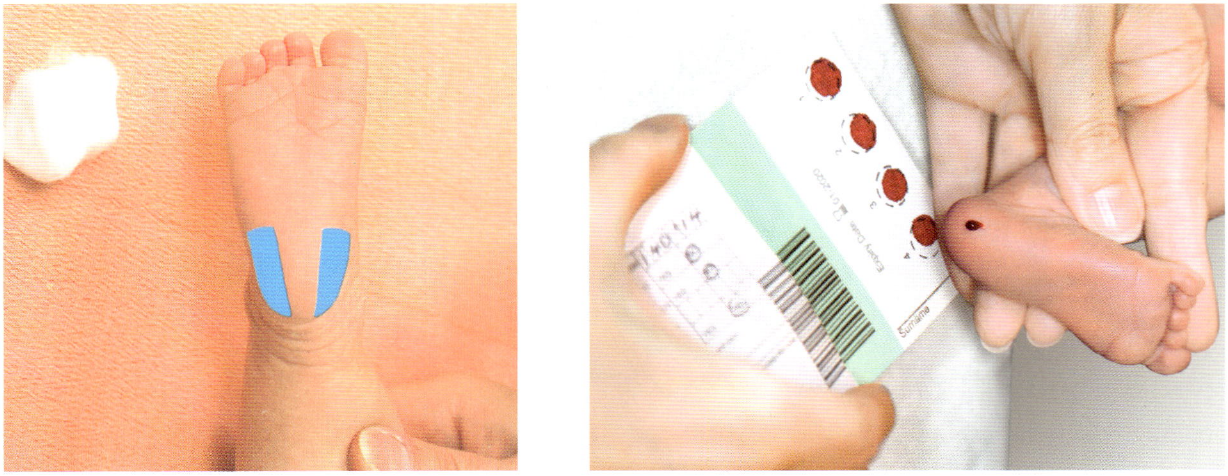

그림 4-28
신생아 채혈부위와 채혈방법
SOURCE: George Dodson/Pearson Education, Inc.

으로 점검하고, 출입문은 닫아두며, 환기장치로부터 들어오는 찬 공기가 신생아에게 직접 닿지 않도록 하고, 햇빛이 들어오는 창문가에 신생아를 두지 않는다.

조명. 신생아가 밝은 빛에 계속 노출되면 산소화가 감소하고 생체리듬과 수면양상이 변한다. 그러므로 창문에 커튼을 쳐서 신생아실 조도를 가능한 한 낮추고, 개별조명을 사용하거나 필요한 등만 켜도록 한다. 밤에는 조도를 더 낮추어 생체리듬과 수면양상을 정상화시킨다.

소음. 지속적이고 심한 소음은 호흡과 심박동수의 변화, 저산소증, 혈관수축, 두개내압의 상승, 스트레스 반응의 증가, 수면-각성주기의 변화를 주어 신생아에게 부정적인 영향을 준다. 미국소아학회에서는 소음 정도를 60dB로 권장하지만, 되도록 80dB 이하로 유지하는 것이 좋다. 하루 중 일정 시간 동안 소리와 조명을 줄여 편안한 휴식과 수면을 유도하는 쉬는 시간(quiet time)을 제공한다. 이 때에는 응급상황을 제외하고 의료적 절차를 수행하지 않고 가능한 신생아를 쉴 수 있게 지지한다.

선별검사

선별검사(screening test)란 어떤 질환 또는 그 전 단계의 증상이 없는 환아를 가려내어 잠정적 진단을 내리고, 자세한 검사를 통해 질병이 확인되면 조기발견하여 치료하는 것이다. 하지만 그 질병이 확인되었을 때 적절한 치료법이 없다면 그 선별검사는 의미가 없다. 우리나라에서 신생아 대사이상 검사는 1991년 모자보건사업의 일환으로 시행되고 있고 최근 2018년 10월부터 출생 병원에서 모든 신생아의 선천성 대사이상 검사 50종을 무료로 지원하고 있다. 비정상 결과를 보인 환아의 추적 및 사정, 가족에 대한 교육, 상담 및 정서적 지지 그리고 정확한 진단을 위해 환아를 신속하게 의료기관에 전원한다. 우리나라에서는 페닐케톤뇨증, 선천성 갑상선기능저하증, 갈락토오스혈증, 단풍당뇨증, 호모시스틴뇨증, 선천성 부신성기증후군 등 6종의 대사이상 검사를 전액 국가지원으로 해주고, 검사결과가 양성으로 진단되면, 페닐케톤뇨증 아동에게는 특수 조제분유를, 선천성 갑상선기능저하증 아동에게는 치료비를 지원하고 있다.

대사이상. 선천성 대사이상 질환을 조기에 발견하기 위해 부모에게 선별검사의 필요성과 종류에 대한 설명을 하고 검사를 받도록 한다. 그리고 질병으로 인해 성장장애와 지능발달 지연을 예방하기 위해 최대한 생후 3개월 이내에 치료를 하도록 치유한다. 페닐케톤뇨증은 수유 48시간 이후에 페닐알라닌이 축적되므로 그 수준이 충분히 상승하기 전에 검사를 하면 가성 음성이 나올 수 있다. 따라서 조기퇴원의 경우 검사의 민감도가 떨어질 수 있기 때문에 페닐케톤뇨증 검사와 선천성 갑상선기능저하증 검사는 출생 후 24시간 이내 첫 검사를 했다면, 2주 이내에 재검사를 받도록 한다. 헤마토크리트가 지나치게 높거나(65% 이상) 낮은(40% 이하) 경우도 문제 상황이므로 일부 신생아실에서는 출생 4시간 후 모든 신생아에게 헤마토크리트 검사를 실시한다. 혈당검사도 일상적으로 하거나 저혈당의 위험요인이 있는 경우 실시한다. 신생아 채혈은 발뒤꿈치에서 시행하며 발뒤꿈치 채혈은 넷째 발가락과 새끼발가락에서 발뒤꿈치 쪽으로 가상선을 긋고 엄지발가락 중앙에서 발뒤꿈치 쪽으로 그은 가상선 밖 아래쪽에서 실시한다(그림 4-28). 채혈로 인해 연골에 괴사나 염증이 생길 수 있으므로 침이 2mm 이상 들어가지 않도록 한다. 채혈시기를 엄수하며 란셋(채혈침)

으로 천자 후 채혈지 원안에 혈액을 떨어뜨려 채혈지 원을 다 채우고 뒷면까지 스며들도록 채혈한다(그림 4-29).

청력. 대략 1,000명 중 1~6명은 청력손실이 있을 수 있는데, 청력상실의 위험요인만으로는 선천성 청력소실 아동의 50% 정도밖에 발견하지 못하는 것으로 추정되기 때문에 미국소아과학회와 신생아청각위원회는 청각소실을 3개월 이내에 발견해서 6개월 이내에 적절한 중재를 시행할 것을 권장한다. 초기 선별검사에서 누락된 신생아는 1개월 내 외래에서 검사를 받도록 하여야 한다.

모든 신생아의 소음에 대한 반응을 관찰하려면 청성 뇌간유발반응(auditory brainstem response) 검사나 일시적으로 유발되는 이음향방사(transient evoked otoacoustic emissions) 검사와 같은 보다 정교한 검사가 수반되어야 한다. 병원 퇴원 전에 1~2회의 선별검진이 실시된다. 또한 일부 의료센터에서는 퇴원 후 1개월 이내에 모든 영아를 재검사한다(그림 4-30). 신생아 청력에 사용되는 일반적인 검사에 대한 설명은 표 4-7을 참고한다. 청력을 잃을 위험이 있는 영아 및 아동은 청력 전문가에게 의뢰하여 지속적인 선별검사를 받아야 한다. 건강관리를 위해 병원을 방문하는 동안 위험이 있는 모든 영아는 다음과 같은 평가를 받아야 한다.

- 아동 및 가족의 청력상실과 관련된 의료 및 기타 관련 정보를 포함한 자세한 건강력
- 부모의 청력, 시력 및 의사소통 능력에 관한 우려사항에 대한 보고
- 신생아 청력 선별검사 결과에 대한 검토

청력검사를 통과하지 못한 아동은 청력 전문가가 실시하는 모든 청력 검사를 완료한다. 청력검사는 다음과 같다.

- 공기전도 및 골전도를 통한 청성 뇌간유발반응(auditory brainstem response, ABR) 검사
- 소리에 대한 뇌의 반응을 확인하는 청각 유발반응(auditory evoked response, BAER) 검사
- 행동 청력검사
- 이음향방사(otoacoustic emissions, OAE) 검사는 소리에 대한 내이의 반응을 검사한다.

검사 의료기관은 검체채취 후 2일 이내에 검체(채혈지)를 검사기관에 송부해야 합니다.

○ ○ ○ ○

4개의 원에 혈액이 뒷면까지 충분히 흡수되도록 해 주십시오.
(LOT : 17361713, 유효기간: 2024.12.31.)

선천성 대사이상검사 의뢰서 (의료기관보관용)

※**검체 접수번호**
(바코드 부착란)

의료기관명

수진자명		생년월일 년 월 일	
Chart No.		담당의사	
신생아정보	출생일 년 월 일 (남, 여)		
	체 중 kg	항생제 (유, 무)	
	□ 쌍둥이 □ 세쌍둥이 이상	분만주수 주, 일	
	채혈일 년 월 일	수유상태 □ 양호 □ 불량	
의뢰항목	□ 선청성 대사이상검사(선별) □ 리소좀축적병(LSD) 선별검사 □ 기타( )		

그림 4-29
선천성 대사이상 채혈지 양식

부모-신생아 애착증진간호

연구에 의하면 부모-신생아 애착에 대한 개념분석에서 부모-신생아 애착의 속성을 근접성, 상호성, 책임이라고 하였다. 이 속성은 접촉, 정서적 상태, 개별화, 칭찬, 민감성, 중심성, 부모역할 탐구로 세분화된다. 부모-신생아 애착과정은 복잡한

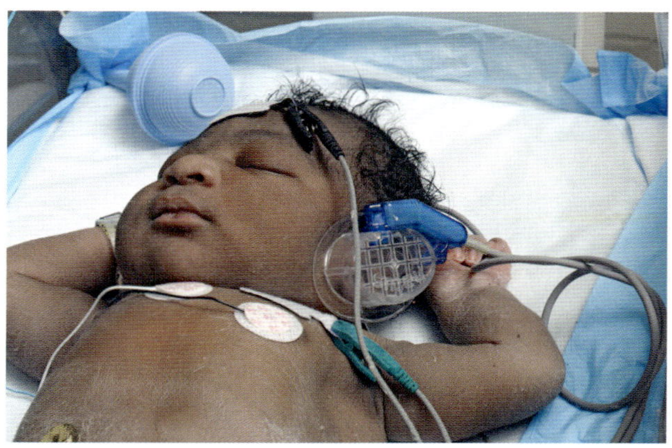

그림 4-30
신생아 청력 선별검사는 청력 손상 초기의 일부 사례를 진단하는 데 효과적인 도구이다.
SOURCE: George Dodson/Pearson Education, Inc.

표 4-7 신생아 청력 선별검사

검사	작용기전
이음향방사 검사 (Otoacoustic emission, OAE)	• 외이도에 위치한 탐침의 클릭에 대한 반응으로 와우의 유모세포로부터 저강도 소리를 측정한다. • 주파수 범위 1,500Hz 이상에서 민감하다. • 1,000~1,500Hz 미만의 청력손실에 대해 위음성을 나타낼 수 있다 • 와우 및 유모세포 기능을 평가하여 내이 청력상실을 감지한다. • 제8뇌신경에 대한 신경손상을 감지하지 못한다. • 외이도 폐쇄나 중이 삼출물에 민감할 수 있어 잘못된 양성 결과를 유도할 수 있다.
청성 뇌간유발반응 검사 (Auditory brainstem response, ABR)	• 두피 표면의 3개 전극으로부터 청각자극에 대한 전기적 반응 • 와우, 제8뇌신경 및 청성 뇌간 경로의 활동을 반영한다. • 1,000~8,000Hz에서 청각손실을 감지한다. • 500~2,000Hz 수준의 상실에 대해 위음성 결과를 보여줄 수 있다. • 와우 기능 상실이 없더라도, 제8뇌신경이나 뇌간 경로에 손상이 있으면 양성 결과(청력상실을 나타내는)를 나타낼 것이다.

과정으로 자녀를 대하는 부모의 단순한 태도나 행위 사정으로는 평가할 수 없다. 부모-신생아 관계의 상호성과 관계에 영향을 미치는 요소에 대한 더 많은 연구가 필요하다.

애착

애착이란 부모와 신생아의 초기관계의 중요성을 강조하는 존 보울비(John Bowlby)의 애착 이론에서 비롯된다. 조기 애착 경험은 후에 인간관계에 영향을 미치고 변화하게 하는 수단 및 기전으로 작용한다.

애착이론은 최근 행동통제체계보다는 사회심리적 · 감정적인 측면을 강조하고 있다. 애착은 부모와의 관계에 중요한 요소이며, 일상생활이 애착형성에 영향을 미치기도 한다. 과거 부모와의 초기 격리 경험이나 어린 시절의 질병, 임신 중 신체적 · 정서적 질병이나 가족의 질병 및 사망, 주산기의 합병증과 조산, 기형아의 출산 및 치료과정 중의 격리 그리고 결혼갈등이나 경제적 위기 등은 애착형성에 부정적인 영향을 미친다. 반면, 얼굴을 응시하고 움직임을 따라가며 자극에 따라 손발을 움직이거나 잘 웃고 수유 시 잘 빠는 행동과 파악반사 등의 신생아 행동은 애착형성에 긍정적인 영향을 미친다.

간호사는 부모와 신생아의 안전한 애착관계 형성의 징후를 사정한다.

- 부모가 신생아를 자주 쳐다본다.
- 부모가 신생아의 개별적 특징을 관찰하고 구체적인 질문을 한다.
- 부모가 신생아를 만지거나 마사지하고 또는 부드럽게 문지른다.
- 부모는 신생아의 기분이 좋지 않을 때 달래려는 시도를 하고, 신생아는 부모의 달래려는 노력에 반응을 한다.
- 신생아가 만족스러워 보인다.
- 신생아의 요구가 있을 때 신호를 보낸다.
- 신생아가 수유를 잘 한다.

엄마 애착

출생 직후와 출생 후 짧은 시간 동안의 모성 민감기가 존재하는데, 이 시기에 부모가 자신의 아기에게 애착을 느끼게 된다. 물론 초기의 결속이 중요하지만, 꼭 초기가 아니면 안 된다는 것을 의미하지는 않는다. 엄마가 신생아와 애착을 형성하는 과정은 예측할 수 있고 순서적 행동양상을 보인다. 엄마와 신생아의 첫 만남에서 엄마는 손가락 끝으로 아기의 사지를 접촉하며 탐색하다가 점차 손 전체를 이용하여 아기의 몸을 쓰다듬고 감싼다. 마주보는 자세는 엄마와 신생아의 눈맞춤을 하게 하여 애착감을 형성한다(신생아와 애착을 형성하는 과정에서 엄마가 보이는 촉진적 행동유형은 Box 4-5 참조). 일부 엄마와 신생아의 접촉에서 다른 양상을 보일 수가 있다. 이때는 부적절한 엄마 역할을 할 잠재성을 가진 징후를 찾아내어야 한다.

아빠 애착

임신 동안에 아빠와 신생아의 애착도 시작되는데, 아직 태어나지도 않는 아기에 대해 애착행동을 보이며, 출생 후에는 아기를 보고 만지고, 안고 싶어 하고 아기의 특성과 생김새를 인식하고, 아기가 완벽하다고 생각하며, 강한 애착과 관심을 가지게 된다. 신생아의 분만과정에 참여하여 안아보고, 산모와 아기를 자주 봄으로써 아빠의 애착이 증가하며, 파악반사나 눈을 또렷하게 뜨는 등의 아이의 행동에 의해 촉진된다. 또한 수유

Box 4-5

신생아와 엄마의 애착행동

- 아기에게 관심을 보이고 함께 있고 싶어 하며, 아기의 행동과 외모를 긍정적으로 표현한다.
- 아기의 얼굴을 마주볼 수 있도록 안고 눈 접촉을 한다.

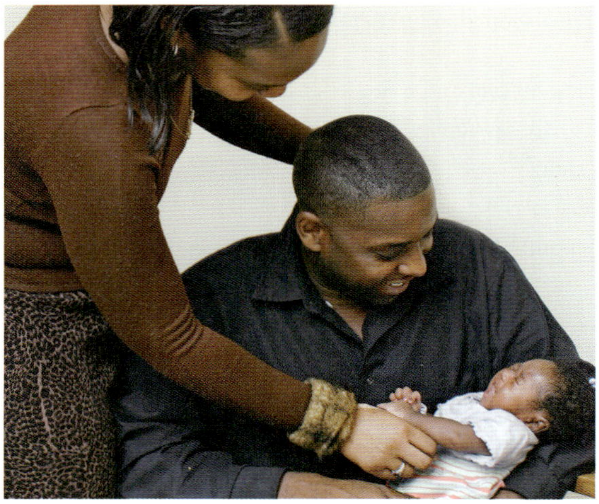

그림 4-31
건강한 부모는 신생아와 강한 애착관계를 형성하고 아기의 신체적 · 정신적 건강을 보장하고자 하는 의욕을 가진다.
SOURCE: George Dodson/Pearson Education, Inc.

나 목욕에 참여해도 애착이 증진된다. 엄마와 비교하여 돌보기보다 놀이에 더 많은 시간을 보내는데, 이는 아빠가 엄마보다 애착이 덜하다는 것이 아니라 서로 다르게 상호작용하는 것을 의미한다. 아빠가 아기와의 애착을 증진하도록 신생아에게 표현하도록 격려하고, 아기 돌보기에도 적극적인 역할을 수행할 수 있도록 격려한다. 또한 아빠가 신생아에게 열중한 나머지 엄마에 대한 관심이 감소되는 것처럼 산모가 느낄 수 있으므로 엄마에게 아빠의 반응을 이해시킨다. 반면, 가족이 신생아에게 관심을 집중하여 아빠가 소외되는 느낌을 받게 될 가능성도 있으므로 관심을 가져야 한다.

가족관계 증진간호

아동의 건강과 발달에 미치는 가족의 영향은 많은 과학적 연구결과를 통해 입증되어 왔다. 최근 가족의 형태는 다양화되고 있는데 이혼가정, 미혼모, 맞벌이 부부, 조손가정, 다문화가정 등이 증가하면서 예전과는 다른 가족 형태에 따라 부모역할에도 변화가 일어나고 있다. 또한 그로 인해 가족과의 관계에도 변화가 발생하므로 가족의 입장에서 관계 증진을 위해 바라보는 것이 필요하다.

조부모가 함께 있는 가정. 노인은 조부모가 된다는 사실을 개인에 따라 다르게 받아들인다. 노인의 사회활동이 활발해지고, 노인 여가생활을 중요하게 생각하므로 손자녀의 양육에 관심이 적을 수 있고, 다른 한편으로 조부모가 손자녀 양육에 지나친 관심으로 갈등이 발생할 수도 있다. 조부모는 삶의 지혜와 경험을 가지고 있지만, 그것이 옳을 수도 그릇될 수도 있다. 만약 조부모가 자신의 육아법만을 주장하면 젊은 산모의 과학적 육아법과의 차이로 고부간의 갈등이 발생할 수 있다. 이러한 문제를 해결하기 위해 조부모를 부모 교육시간에 참여시켜 새로운 육아법을 배우게 한다. 그리고 고부간의 갈등을 해결하기 위해 서로 사랑하고 이해하며 상호 노력해야 함을 교육한다.

형제자매가 있는 가정. 아동이 새 가족을 구성원으로 받아들이기 위해서는 형제자매 간의 경쟁을 최소화하기 위한 세심한 준비가 필요하다. 큰 자녀가 유아이면 시간 개념이 적으므로 출산일이 다가오면 엄마의 신체적 · 정서적 변화를 알게 하기 위해 임신에 대해 일찍 이야기해주는 것이 좋다. 준비는 시청각 자료를 이용하여 시범과 설명을 함께하는 것이 효과적이다. 부모는 질문에 대해 만족할 만한 정보를 주고, 추후에 발생할 수 있는 생활환경의 변화를 알려준다. 큰 자녀를 분만과정에 참여시키고, 병실 창문을 통해서라도 신생아를 볼 기회를 주는 것이 좋다. 동생 분만의 참여에 대한 의견은 분분한데, 분만에 참여하면 분만과정에 대한 지식이 증가하고 동생에게 공격적인 행동이 줄고 돌보기 행동이 증가한다는 연구결과와 오히려 정서장애를 초래할 수도 있다는 반대 입장도 있다. 부모는 동생의 출생 후에 발생할 수 있는 큰 자녀의 시기심과 퇴행에 대해서 준비하여야 한다. 예를 들어, 형제자매 간의 질투심을 조정하고 예방하기 위해 아기의 이름을 짓거나 아기용품 구매 시 큰 아동을 참여시키고 모든 관심을 큰 아동에게만 줄 수 있는 시간을 만든다. 그리고 부모가 큰 아동을 사랑하고 있다는 것을 말이나 행동으로 보여준다. 만약 큰 아동의 행동 중 아기에게 부정적 행동이 아니면 무시하고, 긍정적 행동이면 칭찬해준다.

이혼과 재혼가정. 재혼가정(한부모가정)은 이혼, 별거, 사별, 독신, 유기 등으로 발생하며, 한쪽 부모와 18세 미만의 자녀로 구성된 가정을 모두 포함하는 용어이다. 최근 한부모가정이 늘어나는 이유는 이혼율과 미혼모의 증가 때문이다. 부모의 갈등에 노출됨에 따라 발생할 수 있는 긴장감, 부모의 별거나 이혼에서 오는 감정처리, 생활의 변화를 극복하여야 하는 점, 부모의 이혼으로 인한 책임감 증가, 이혼 시 미성년자에 대한 친권 행사자 지정 문제 등이 이혼으로 인한 스트레스원으로 작용한다. 부모의 이혼은 아동에게 정신적으로 부정적인 영향을 미치며, 부모의 이혼과 학대를 같이 경험한 경우 더 많은 부정적인 결과를 초래한다.

미혼모(특히 10대 청소년)의 경우 당황하여 유산되기를 바라며, 임신과정을 혼자서 감당하여야 하는 심적 부담감이 크다. 또한 미혼모는 정상적인 결혼상태에 있는 산모보다 더 많은 스트레스를 경험하며, 아기를 더 까다롭게 느끼는 경향이 있다. 최근에는 국내 각 지역의 건강가정지원센터에서 미혼모를 대상으로 예비 부모교육 등을 실시하고 있다. 그러나 한부모가정에서는 일반적인 양육에 어려움을 겪을 뿐 아니라 아동이 아파도 돌볼 사람을 구하기 어려운 경우가 많다. 사회적 낙인으로 소외되어 모아관계에 부정적인 영향을 미치지 않도록 간호사의 중재가 필요하다.

입양아 양육가정. 입양을 통해 부모가 되는 이들은 입양을 결정하기까지 불임을 받아들이고 입양 부모로서의 적정성 심사과정 뿐 아니라 타인의 편견과 부정적인 태도로 인해 많은 어려움을 겪는다. 하지만 입양 부모에게 부정적인 측면만이 있는 것은 아니다. 그들은 일반적으로 일반 부모보다 부모역할에 대해 확실하고 긍정적으로 인지하여 그 역할을 잘 수행하고 만족스러워한다. 또한 대체로 나이가 많은 부모로 스트레스에 잘 대처할 수 있는 방법도 알고 있는 경우가 많다. 미국의 경우 입양가정이 지니는 상황의 취약성을 인지하고 가족기능 향상을 위해 사후지원이 활발하지만, 우리나라의 경우 입양 후 1개월 이내에 입양기관에서 사회복지사가 입양가정을 방문하여 부모와의 적응상태를 조사하고 도움을 주고 있으나, 아직 활발한 편은 아니다.

취업모가정. 엄마의 취업은 아빠와의 관계발달에도 영향을 미치고, 모아의 건강에도 영향을 미칠 수 있다. 일을 하는 엄마는 인생관과 일에 대한 만족감으로 인해 아동에 대한 태도가 달라질 수 있으며, 이는 양육방식 및 아동의 성격 형성에 영향을 미친다. 최근에는 취업모 중에서도 모유수유를 하고자 하는 엄마가 증가하고 있는데, 이는 모아애착발달을 도울 뿐 아니라 모성역할 습득에도 긍정적 영향을 미친다는 것을 교육하는 것이 필요하다.

조손가정. 조부모가 주 양육자가 되어 부모역할을 대신하고 있는 가정인 조손가정도 현대사회의 다양한 가족 형태 중 하나이다. 조손가정은 경제적인 어려움을 동반하는 경우가 많다. 일부 지역에서 조모를 대상으로 양육스트레스와 삶의 질을 측정한 결과, 일반 엄마의 양육스트레스보다 더 높았다. 따라서 조모에게 적절한 지지가 필요하며, 손자/손녀를 양육하는 조모의 건강증진을 위한 전략도 마련되어야 한다.

빈곤가정. 부모의 사회경제적 상태는 자녀의 성장발달에 영향을 미친다. 최근 빈곤계층이 상승하고 있는데, 이는 단순 경제 결핍뿐 아니라 건강 문제와 관련이 있다. 또한 부모의 무기력, 우울이 결혼상태를 불안정하게 만들어 잘못된 양육을 할 수 있다. 빈곤계층의 임부에게 산전관리의 필요성을 설명하고 임산부의 건강을 유지 · 증진시키며, 나아가 건강한 아기 출산을 유도함으로써 삶의 질을 증진시켜야 한다.

다문화가정. 다문화가정의 경우 사회의 부정적인 시선으로 산후우울이 일반 산모보다 높은 편이다. 이는 곧 아동의 성장과 발달에 영향을 미치게 된다. 간호사는 이들을 지지하고, 산전관리부터의 어려움과 높은 양육스트레스를 예상하여 다문화가정의 엄마가 경험할 수 있는 아동의 주요 건강 문제에 관한 대처법과 교육 프로그램을 제공하여야 한다.

부모역할 증진교육

부모역할이라는 용어의 정의는 현재까지 명백하지 않지만, 일반적인 부모역할은 부모가 수행하기를 기대하는 역할 혹은 과업을 의미한다. 이러한 부모역할에는 자녀 돌보기와 부모로서의 자신감, 만족감, 돌보기 능력 및 자기효능감이 관련되어 있다. 부모가 된다는 것은 부모역할을 획득하고 그 역할을 수행하는 것인데, 부모역할은 자녀를 양육하기 위한 관계 형성의 정서적 차원과 자녀의 생존과 보호를 위한 도구적인 차원으로 구성된다. 부모역할에는 자녀의 생물학적 요구 충족과 부모와 자녀가 속한 사회문화권 안에서 자녀를 통합된 삶을 영위할 수 있는 인간으로 성장시킬 양육의 책임이 있다. 따라서 자녀의 신체적 · 정신적 건강에 대한 책임과 생산적이고 협동적인 인간으로 성장하도록 자녀를 양육하여야 한다.

부모는 변하는 환경에 적응하여야 하고, 자신의 요구와 자녀의 요구에 균형을 맞추어야 한다. 즉, 부모는 자녀와 그들 자신, 주변상황의 변화 또는 문화적 규범에 맞게 행동을 변화시켜야 한다. 이러한 부모의 역할은 결과적으로 자녀의 건강과 행동 및 특성에 영향을 미치게 된다. 처음 부모가 되는 사람은 경험과 지식이 부족하고 부모의 역할을 학습하지 못한 경우가 대부분이므로 교육이 중요하다. 그리고 부모는 시간이 경과함에 따라 변화하는 역동적인 과정을 모방, 지식 획득, 연습 등을 통해 배우게 된다. 부모역할을 잘 수행하기 위해서는 아동의 성장발달, 목욕, 식사, 놀이, 대인관계에서의 의사소통 기술 등 육아지식에 대해 기본적인 이해를 하도록 지지해주어야 한다.

엄마 역할. 엄마는 가장 큰 역할 변화를 경험하게 된다. 직장, 가정 등에서 기존 역할보다 새로운 역할을 받아들임으로써 역할 부담을 느낄 수 있다. 특히 직장인의 경우 전문직업인으로의 역할보다 엄마의 역할을 만족스럽게 하지 못하면 좌절감을 느끼게 된다. 따라서 엄마가 자신감을 가질 수 있도록 도와주어야 한다. 즉 간호사는 자신이 엄마보다 아기를 더 잘 간호할 수 있다는 행동을 보이지 말고, 엄마가 더 잘 돌볼 수 있다는 느낌을 가지도록 도와준다.

아빠 역할. 최근에는 아빠의 역할이 엄마만큼 신생아의 성장발달에 중요하다는 것이 알려졌다. 아빠와 자녀의 관계를 연결시켜주는 부성은 아빠다운 마음가짐과 양육, 보호, 애정, 지도와 같은 돌보기 행동을 포함한 것으로, 아빠의 역할수행을 위해서는 이들의 조화가 중요하다. 아빠 역할 획득은 자신의 아빠와의 경험과 역할모델, 교육 등을 통해서 이루어진다. 따라서 간호사는 산전 간호에서부터 아빠를 참여시키고, 육아과정에서의 아빠 역할에 대해 교육하여야 한다. 최근에는 아빠 교실이 지역사회 소규모 단체에서 운영되어 아빠의 육아 참여를 돕고 있다.

퇴원교육

산모의 분만형태에 따라 신생아의 신생아실 입실기간이 정해지지만 최근에는 입실기간이 짧아지는 추세이므로 퇴원계획, 가정간호, 의뢰 등이 중요하다. 부모역할의 수행능력은 저절로 생기는 것이 아니며, 특히 초산모는 돌보기에 대한 지식과 자신감이 부족하다. 따라서 부모가 가정에서 적절한 육아를 할 수 있도록 하기 위해 산전육아교육은 물론 퇴원준비를 철저히 하여야 한다. 퇴원준비는 아기와 가족의 간호요구를 사정하고 입원 직후부터 시작하여야 한다. 특히 초산모에게는 교육 요구를 사정하기 위해서 입실해 있는 동안 아기 안기, 먹이기, 옷 입히기, 기저귀 교환 등의 기본 돌보기 활동의 바른 수행을 하는지와 신생아 돌보기에 대한 지식과 자신감 정도, 아기 특성에 관한 지식, 아기와의 애착상태도 사정한다. 또한 부모로서의 자아개념과 가족관계를 사정한다. 퇴원교육 목록은 다음과 같다(Box 4–6).

교육방법은 개별적인 설명과 시범, 시청각 교재의 활용, 신생아돌보기 모바일 프로그램 등이 있다. 퇴원할 때 어머니에게 아기수첩, 유인물, 소책자를 제공하여 필요시 가까이 두고 참고할 수 있도록 하고 신생아를 둔 보호자에게 유용한 인터넷 사이트나 웹 정보를 소개하면 많은 정보를 공유할 수 있다. 가장 효율적인 교육방법은 퇴원 전에 신생아실에서 신생아 간호에 직접 참여할 수 있는 기회를 주는 것이며 많은 산모들이 자신들이 수행하고 있는 아기돌보기 방법이 올바르게 실행되는지 확인하고 인식하는 것이 좋은 방법이 된다.

Box 4-6
퇴원교육 내용 목록

- 신생아의 특성
- 기본적인 아기 돌보기 방법
- 안전관리 대책
- 예방접종
- 가족관계의 형성과 애착증진
- 육아 정보 지원 안내
- 퇴원 후 추후관리
- 출생신고
- 산모의 건강관리

신생아 특성. 양육자인 부모가 반드시 알아야 할 신생아의 신체적 · 생리적 · 행동적 특성을 설명한다. 이는 발달단계에 따라 달라지므로 성장곡선, 성장발달 이정표 등을 제공하여 신생아에게 흔히 나타나지만 정상적인 행동에 대해 설명한다. 신생아의 생리적 특성, 신생아 반사와 행동양상 등을 이해한다면 퇴원 직후와 육아과정 중에도 생길 수 있는 불안요소를 감소시킬 수 있다.

수면과 활동. 건강한 만삭아는 똑바로 눕혀서 재우도록 권장한다. 영아 돌연사 증후군의 발생률을 낮추기 위해서 똑바로 눕혀 재우기의 중요성을 부모에게 교육해야 한다. 수면주기는 신생아마다 개인차가 가장 심한 부분이다. 간호사는 각 신생아의 차이를 이해하고, 부모가 신생아의 활동 및 수면과 관련된 신호와 리듬을 포착하도록 도와야 한다.

기본적인 아기 돌보기 방법. 부모에게 교육하여야 할 신생아 돌보기는 영양, 목욕, 제대간호, 체온유지, 재우기와 수면 체위, 안기, 눕히기, 이동, 배설, 아기방 환경관리 등이다. 그뿐만 아니라 신체계측법, 체온측정, 열 내리기, 피부간호, 아기 달래기 등 건강 문제의 발견과 대처방법도 교육하여야 한다. 또한 카시트, 흡인기, 체온계, 아기침대나 아기이불, 욕조, 목욕그네, 우유병과 젖꼭지, 아기 옷과 기저귀, 달래기 젖꼭지, 포대기, 가습기, 체중계 등이 필요하다는 것을 알려준다.

손상예방 및 안전관리대책. 신생아의 안전사고는 주로 부모의 부주의에 의한 사고로 가정에서 많이 발생하므로 가정에서의 부모를 위한 안전교육은 반드시 필요하다(신생아 안전교육 내용은 Box 4–7 참조).

차량 안전. 교통사고로 사망하거나 다치는 아동 중 절반의 경우는 정부에서 인증을 받은 카시트를 사용했다면 예방할 수 있었던 경우이다. 신생아가 퇴원해서 집에 갈 때는 반드시 신생아용 카시트에 타야 한다. 에어백이 있는 조수석에 영아를 태워서는 절대로 안 된다. 모든 차량에서 가장 안전한 자리는 뒷자리의 가운데자리이다. 2세 이하의 아동 또는 카시트가 허용되는 몸무게나 키에 도달할 때까지는 카시트가 뒤를 향해야 한다.

퇴원 후 추후관리. 간호사는 퇴원하기 전 부모에게 주치의와 신생아실 전화번호, 지역사회 의료기관과 야간진료가 가능한 의료기관을 안내하고 추후관리의 중요성과 추후 방문일정 예

Box 4-7
신생아 안전교육 내용

- 자동차를 탈 때는 항상 카시트를 이용하고, 아기를 안고 앞좌석에 앉지 않는다.
- 재울 때는 단단한 요를 사용하고, 너무 푹신한 베개나 이불은 사용하지 않는다.
- 신생아와 한 침대에서 자지 않는다.
- 복위로 눕혀 재우지 않는다.
- 달래기 젖꼭지를 줄에 매달아 아기 목에 걸어주지 않는다.
- 잘 때에는 턱받이를 뗀다.
- 아기를 높은 곳에 올려놓지 않는다. 아기 둘 곳이 마땅하지 않으면 바닥에 둔다.
- 주차된 자동차 안에 아기를 혼자 남겨 두지 않는다.
- 아기가 탄 유모차를 주차된 차의 뒤에 방치하지 않는다.
- 아기 주변에서 뜨거운 차를 마시지 않는다.
- 목욕 중에는 아기를 혼자 두고 자리를 뜨지 않는다.

약을 안내한다. 대체로 퇴원 2~3주 후에 첫 정기검진을 위해 병원을 방문하게 하고, 신생아의 입원기간 중 나타나지 않았던 신체증상을 확인한다. 아기의 건강이나 행동의 변화에 대한 의문사항을 적어두었다가 병원방문 시 가져오게 한다. 일부 병원에서는 퇴원 후 전화 상담을 하거나 가정방문을 통해 신생아와 산모의 적응 정도와 돌보기 행동을 사정하고 교육하고 있다. 또한 병원을 방문해야 할 증상을 설명한다(병원방문이 필요한 경우는 Box 4-8 참조).

산모의 건강관리. 산모가 건강해야 가정을 유지하고 아기를 돌볼 수 있으므로 산모의 건강에 관심을 가져야 한다. 신생아는 밤에도 자주 깨기 때문에 산모는 수면이 부족하다. 그러므로 저녁에 일찍 자고, 아기가 낮잠을 잘 때는 산모도 낮잠을 자도록 한다. 일정 기간 남편이나 주위에 도움을 요청하는 것도 좋다. 산모와 아기의 피로와 감염을 예방하기 위해 신생아기 동안에는 방문객을 제한한다.

예방접종. 입원해 있는 동안 실시한 예방접종의 종류를 알려주고, 앞으로 시행해야 할 예방접종의 종류와 시기, 접종 가능 의료기관, 예방접종하기 전과 후의 주의점 등을 설명한다. 1개월 이내에 BCG를 접종하고, B형간염의 2, 3차 접종을 하도록 설명한다. 예방접종을 올바른 시기에 시행하고 주의사항을 숙지할 수 있도록 예방접종 수첩을 배부하고 활용방법을 교육한다.

출생신고. 우리나라에서는 출생 후 30일 이내에 출생증명서와 부모의 신분증을 준비하여 출생지 관할 구청·읍·면사무소 및 주민센터에 출생신고를 해야 한다. 출생신고는 출생과 관련된 지원체계, 취학, 고용 및 투표, 남아인 경우 입영 등을 위한

Box 4-8
병원방문이 필요한 경우

- 일정 기간 동안 액와 체온이 38℃ 이상이거나 36.6℃ 이하일 때
- 1회 이상 분출구토를 하거나, 6시간 이상 잦은 구토를 계속할 때
- 연속하여 2회 이상 수유를 거부할 때
- 기면 혹은 아기를 깨우기 어렵거나 불안정할 때
- 청색증이 있을 때
- 15초 이상 숨을 쉬지 않을 때
- 호흡곤란 증상이 있을 때: 호흡 수 60회/분 이상, 청색증 동반, 흉부견축, 심한 기침, 천명
- 갑자기 침을 많이 흘릴 때
- 울음이 달래지지 않거나 고음으로 지속적으로 울 때
- 제대, 포경수술 부위 혹은 다른 신체 개구부에서 출혈이나 분비물이 있을 때(가성월경은 제외)
- 초록색의 물과 같은 설사를 연속 2회 할 때
- 탈수증상이 있을 때: 생후 4일 이후에 배뇨 횟수가 하루 6~8회 이상 혹은 8시간 동안 배뇨 없음, 울 때 눈물이 나오지 않음, 구강건조, 대천문 함몰
- 눈에 농성 분비물이 있을 때
- 평소에 대천문이 팽창될 때
- 경부 강직이 있을 때
- 자주색 반점이 발생할 때

법적 권리와 의무를 위한 기준이 되고, 예방접종과 모자보건 등의 지역사회 의료사업의 근거를 제공하며, 인구 및 국민보건을 위한 정책수립의 통계자료가 되므로 출생 후 30일 이내에 이루어져야 함을 설명해야 한다.

간호과정

출생 후 1달까지의 신생아와 가족에 대한 간호진단은 다음과 같다.

- 부모됨의 역할 변화와 관련된 불안
- 산후우울감과 관련된 애착장애 위험성
- 부모의 탈진이나 영아의 신호에 대한 지식부족과 관련된 애착장애 위험성
- 정상보다 이른 출산과 관련된 부모역할 장애
- 신생아의 수유요구와 관련 모유수유 증진 가능성
- 신생아의 불충분한 빨기와 관련된 비효과적인 모유수유
- 신생아와의 유대감을 형성하고자 하는 바람과 관련된 부모역할 증진 가능성

핵심 요약

- 자궁 외 생활로의 변화는 심혈관계와 호흡기계의 변화와 관련된다.
- 다양한 반사가 신생아 동안 나타나며, 대부분은 원시반사이며 반사마다의 소실시기가 있다.
- 신생아의 근골격계, 위장계, 내분비계, 피부계는 출생 시 미성숙하다.
- 출생 시 신생아의 자세, 영양, 안전, 목욕, 예방접종, 정상의 성장과 발달 그리고 정기검진 일정 등에 대한 신생아 간호에 대해 교육한다.
- 모유수유 활동은 산전관리 기간과 생후 첫 해에 일어나는 가장 중요한 건강증진 활동 중 하나이다.
- 부모-신생아 애착은 표현된 요구에 빨리 반응하는 것, 안아주기, 가볍게 흔들기, 노래 불러주기, 아기에게 이야기하기와 같은 활동과 아기의 요구에 대한 일관적이고 예측 가능한 대응을 제공함으로써 촉진된다.
- 신생아기의 건강유지와 증진활동은 신생아 출생 직후부터 호흡유지, 체온조절을 중재하고 신체사정, 신체계측을 통한 건강문제를 사정한다.
- 감염/질병예방/안전증진 전략은 손 씻기, 제대관리,예방접종 등을 시행하고 신생아 선별검사, 질병에 대한 노출 최소화가 중요하다.

Chapter 5

영아기의 건강유지, 증진

학습목표

1. 영아기의 성장발달에 대해 설명한다.
2. 영아기 아동의 건강증진과 건강유지에 대해 설명한다.
3. 영아기 아동의 주요 건강문제를 설명한다.
4. 영아의 질병 및 신체손상 예방을 위한 중재를 수행한다.

영아기는 출생~1년까지(신생아기 포함)를 말하며, 부모에게 있어서 주요한 삶의 전환기이다. 영아는 급속히 빠른 신체적 성장과 발달이 일어나고 가족은 새로 태어난 가족 구성원에 적응하기 위해 새로운 목표를 설정한다. 이 시기는 부모가 1차 건강관리 제공자와 지속적인 협력관계를 성립하는 시기이다. 건강교육의 목표는 영아의 건강유지 · 증진을 위한 요구 사항을 확인하고 해결하는 것이다.

건강증진활동은 영아에게 가능한 높은 수준의 안녕감을 주는 것에 중점을 둔다. 이러한 활동에는 모유수유를 장려하고, 부모가 영아의 기질을 이해하는 것을 돕고, 영아와 부모의 적절한 수면을 보장하는 전략을 사용하는 것이 포함된다. 또한 건강유지 활동은 예방접종을 하고 영아 안전에 대한 교육을 제공하는 것과 같은 질병과 사고예방에 중점을 둔다.

아동건강관리의 연속성은 급성질환이나 만성질환이 잦은 경우라도 모든 아동에게 건강을 유지 · 증진할 수 있는 활동이 필요하다. 가정에서의 건강관리 돌봄 제공 시 필요에 따라 위탁을 제공하는 다른 자원을 활용하고, 일관되고 지속적인 돌봄을 제공되어야 하며, 가족중심으로 조화를 이루어야 한다.

가족이 영아의 성장을 위한 정보와 지침을 전문가에게 구하는 것을 편하게 느끼기 위해서는 건강관리 제공자 및 기관과의 관계를 확립하여 신뢰를 형성하는 것이 중요하다. 간호사는 임상 현장과 진료실에 방문한 가족과 치료적 관계를 성립하고 의사소통 원칙을 적용함으로서 신뢰와 긍정적인 파트너십을 형성하는 데 있어서 중요한 역할을 담당한다. 영아기는 신체적, 정신적, 인지적으로 급속히 성장 · 발달하는 시기이다. 건강지도는 건강한 성장과 발달을 촉진하는데 있어서 핵심적인 역할을 한다. 영아는 언제 건강교육을 해야 하는가? 이러한 핵심 구성요소는 무엇인가? 영아의 건강과 안전을 보장하기 위해서 간호사가 진단하고 중재할 수 있는 방법은 무엇인가? 이 장에서는 이러한 질문들을 포함한 질문에 대해 알아보고자 한다.

성장과 발달평가

신체적 성장과 발달 이정표는 영아에 대한 중요한 정보를 제공한다. 영아의 성장과 발달과정을 평가하기 위해 정확한 키와 체중, 머리둘레를 측정하며 측정값을 성장 그래프에서 확인하고 그 결과를 해석한다. 부모는 영아가 어떻게 성장하고 있는지 보는 것을 즐거워하며, 일반적으로 자녀의 체중증가와 성장 백분율에 대해서 알고 싶어 한다(그림 5-1). 백분율 범위의 변화를 보이는 영아에게 주의를 기울여야 한다. 예를 들면, 출생 시 키와 체중이 75번째 백분율에 있던 영아의 체중이 50번째 백분율로 떨어졌다면, 영아의 수유에 대한 추가적인 평가가 요구될 것이다. 이와 마찬가지로 머리둘레의 백분율이 키와 체중 백분율보다 훨씬 낮거나, 높다면, 추가적인 신경학적 · 발달적 검사가 이루어져야 한다(가족과의 협력: 백분율 측정 참조).

일부 시설에서는 가슴둘레와 같은 그 외의 성장 측정이 이루어질 수 있다. 영아가 조산아이거나 특수한 건강관리 요구가 있는 경우에는 신체성장 측정에 특별한 주의를 기울여야 한다.

성장측정이 완료된 후에 신체검사를 실시한다. 간호사가 일부 검사를 완료하고 그 나머지는 의사나 전문 간호사 또는 다른 1차 건강관리 제공자가 수행한다. 이러한 검사에서는 각 신체기관이 평가되는데, 심혈관계, 피부, 근골격계, 소화기계 그리고 신경학적 상태에 특별한 주의를 기울인다.

검사를 진행하는 동안 영아의 관리에 대한 질문을 하면서 가족이 편안해 보이는 영역과 지원을 필요로 하는 영역을 관찰한다.

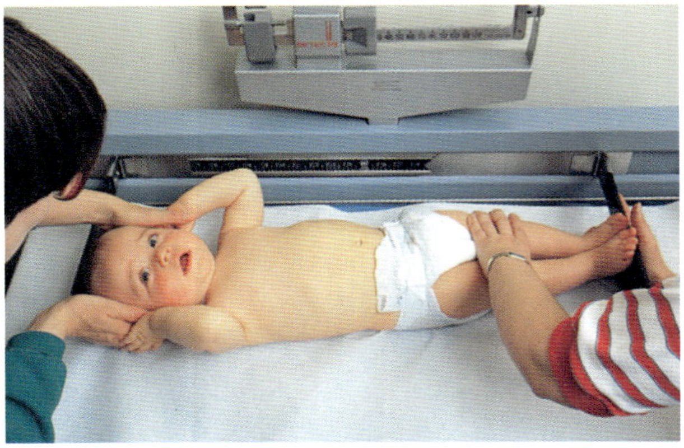

그림 5-1

체중과 키를 측정하는 것은 영아의 영양과 일반적인 발달에 관한 중요한 정보를 제공한다. 이 사진 속의 어린 영아에 대한 치수가 측정되었고, 간호사가 그 결과를 성장 그래프에서 확인했다.

SOURCE: George Dodson/Pearson Education, Inc.

- 영아의 일반적인 목욕 패턴, 전반적인 피부상태와 손톱관리에 대해서 질문한다. 남아라면 부모가 포경수술을 했거나 포경수술이 되지 않은 음경 관리방법에 대해 질문한다.
- 영아의 배변 패턴과 가족에게 영아의 정상적인 배변 활동에 관한 질문이 있는지를 확인한다. 모유수유를 하는 영아에게 거의 변비가 없지만 매일 배변을 하지 않을 수는 있다.
- 체온유지를 위해서 영아에게 적절한 방법을 사용하는지 파악한다. 일부 부모는 아주 더운 날씨에도 불구하고 영아를 여러 겹의 옷으로 감싼다.
- 부모가 체온계를 사용하는 방법을 잘 파악하고 있는지 확인한다.

발달검사는 출생에서부터 3세가 될 때까지 영아의 발달 이정표를 관찰하는 것이 중요하다(영아의 일부 발달 이정표 요약은 표 5-1 참조).

영아의 발달기술을 직접적으로 관찰할 수 있는 기회가 없을 때에는 영아가 특정 기술을 수행하는지 부모에게 질문한다. 직접적인 관찰뿐만 아니라, 일반적인 발달과제에 대한 질문지나 전자방식의 서식 작성을 부모에게 요청한다. 결과를 검토해서 추가적인 질문을 할 필요가 있는지를 결정한다. 일부 이정표가 아직 충족되지 않았다면, 전문가에 의한 발달검사를 영아가 받을 수 있도록 설명한다. 또한 생후 9개월, 18개월 그리고 30개월의 방문에서 발달 선별검사를 하도록 권고한다. 영아가 발달과제의 수행에 있어서 지연이 된다고 파악이 될 때에는 발달에 관한 전체 결과를 의사나 그 외 소아과 전문의에게 위탁한다.

간호사는 성장과 발달에 대한 평가 자료와 관련된 건강을 유지 · 증진하기 위한 중재를 수립한다. 발달과 관련된 선행 지침이 건강증진의 주된 구성요소이다. 간호사는 영아의 발달 진행을 도울 수 있는 방법을 부모에게 교육하고 권장한다. 건강

임상간호 시 주의점

건강관리 방문 동안에 영아가 예상되는 발달 이정표를 충족하지 못하는 것으로 관찰된다면, 부모에게 그러한 특정 이정표와 이와 관련된 과제에 대해서 질문한다. 조산아로 출생했는지가 이정표 달성을 지연시키는 원인이 되므로 이에 대해 조사한다. 이러한 자료를 수집하는 동안 부모가 걱정하게 해서는 안 된다. 부모가 작성한 설문지가 있다면 이를 점검한다. 추가적인 정보를 확보하기 위해서 덴버발달선별검사(Denver Development Screening Test II)나 그 외 다른 발달검사를 시행하기 위한 계획을 세우며 영아를 세심하게 관찰한다. 예를 들어, 4개월 된 영아가 앉아 있거나 누운 상태에서 머리를 세우지 못한다면 영아가 머리를 세운 적이 있는지 부모에게 묻는다. 가정에서 영아를 어떤 자세로 눕히는지 묻는다. 가능하다면, 영아가 사물을 따라 시선을 움직이도록 한다. 엎드려 누워 있는 영아를 관찰해서 머리를 얼마나 높이 들고 있는지 그리고 손으로 몸을 지탱하는지 관찰한다. 관찰시간을 이용해서 영아가 할 수 있는 기술을 부모에게 알려준다. 예를 들면, 영아에게 블록을 건네주면서 영아가 어떻게 이 블록을 다른 손으로 옮기거나 입으로 가져가는지에 대해서 부모에게 설명한다. 발달에 관한 결과를 1차 관리 제공자와 논의해서 영아의 발달을 촉진할 수 있는 공동계획을 세운다.

임상간호 시 주의점

영아의 기술 수행 정도에 대한 질문을 할 때에는 개방형 질문으로 시작한다. 부모는 자신의 자녀가 잘하기를 원하기 때문에 간호사가 묻는 모든 기술을 영아가 할 수 있다고 대답할지도 모른다. 개방형 질문이 이러한 문제를 해결하는 데 도움이 된다. 예를 들어 "민석이가 손으로 딸랑이를 잡나요?"라고 묻는 대신에 "민석이 앞에서 딸랑이를 들고 있으면 민석이가 어떻게 하나요?"라고 묻는 것이 더 낫다.

가족과의 협력 | 백분율 측정

일반적으로 부모는 백분율(percentile)이라는 용어의 의미가 무엇인지 이해하지 못한다. 자녀의 키가 50번째 백분율에 있다고 부모에게 말할 때에는, "같은 연령인 10명의 아기들 중에서 약 절반이 이 아기보다 크고 약 절반이 더 작다"라고 덧붙이는 것이 좋다. 그런 다음에, 모든 아기에게는 개별적인 특징이 있고, 백분율 측정은 아기가 성장함에 따라서 거의 동일한 백분율 범위에 머무르면서 예상되는 비율로 성장하는지를 확인하는데 도움을 준다고 설명한다. 부모에게 백분율 순위를 확인하는 그래프를 보여준다.

표 5-1 연령별 발달 이정표

연령	발달 이정표
1개월	• 놀라거나 경계함으로써 소리에 반응한다. • 물체나 사람 얼굴을 따라서 시선을 움직인다. • 경계와 이완의 기간이 있다. • 부모의 신체접촉과 수유에 의해서 안정된다. • 대칭적인 움직임을 보이고 팔과 다리를 일반적으로 굽히고 있다. • 엎드린 상태에서는 머리를 순간적으로 들어 올린다.
2개월	• 위의 모든 특성을 지닌다. • 어른과의 상호작용에 대한 반응으로 옹알이와 같은 소리를 낸다. • 미소를 짓는다. • 엎드린 상태에서 머리, 목, 가슴 위쪽을 들어 올린다. • 앉은 자세로 안을 때 목을 더 잘 가눈다.
4개월	• 옹알이가 증가한다. • 미소를 짓고, 웃으며, 상호작용을 하는 동안에 더 많은 소리를 낸다. • 엎드린 상태에서 손으로 몸을 지탱한다. • 물건을 만지고 손 근처에 놓인 딸랑이를 잡는다.
6개월	• "바바바, 다다다"와 같이 소리를 반복적으로 말한다. • 주변 환경과 장난감에 관심을 보인다. • 팔을 당겨서 앉힐 때 머리가 뒤로 쳐지지 않는다. • 도움을 받아서 앉는다. • 물건을 쉽게 잡고 입에 넣는다. • 물건을 한 손에서 다른 손으로 옮긴다. • 서 있는 자세로 잡고 있으면 다리로 무게를 지탱한다.
9개월	• 간단한 단어를 이해하고 더 많은 소리를 내서 옹알이를 한다. • 이름에 반응한다. • 부모와의 상호작용 게임을 즐긴다. • 바닥에 놓으면 기거나 반복적으로 몸을 구르면서 움직인다. • 도움 없이도 앉는다. • 지지대를 잡고 선다. • 장난감을 가지고 논다. • 스스로 손가락을 이용해서 쉽게 음식을 먹고 컵을 사용하려는 시도를 한다.
12개월	• 한 단어 이상을 말한다. • 소리를 쉽게 흉내 내어 말한다. • 상호작용과 주위 환경에 대한 관심이 증가한다. • "잘 가"라고 말하거나 손을 흔들어 인사하는 것과 같은 지시를 따른다. • 스스로 일어서고, 무언가를 잡고 몇 발자국 걷는다.

증진활동에 포함되는 것으로는 다음과 같은 것들이 있다.

- 성장을 촉진할 음식에 대해서 교육한다.
- 발달 이정표의 달성을 돕는 장난감과 활동을 장려한다.
- 영아가 달성한 전체운동(대근육) · 미세운동(소근육) 기술이 무엇인지 보여준다.
- 영아가 어떻게 부모의 얼굴에 집중하고 목소리를 흉내 낼 것인지를 부모에게 보여준다.

영아기 아동은 스스로 앉거나, 기고, 걸을 수 있어 건강유지나 질병 및 사고예방에 중점을 두어야 한다. 예를 들면, 6개월 된 아기가 손을 뻗어서 물건을 잡고 쉽게 물건을 입에 넣고, 바닥에서 움직이며 다닐 수 있게 되는 것과 같이, 일부 특징으로 인해서 특정 사고가 일어날 가능성이 커진다. 손으로 집어먹을 수 있는 음식(핑거푸드)을 영아에게 제공하고 있는지 부모에게 묻는다. 적합한 음식을 제안하고 질식이 일어나지 않도록 피해야 하는 음식에 대해서 설명한다. 이와 마찬가지로, 영아의 움직임이 점점 더 증가하기 때문에, 부모는 아기의 눈높이에서 바닥에 위험한 물건이 없는지 확인해야 한다. 안전성 위험과 이러한 위험을 피하는 방법에 대해서 논의하고 사고예방을 강화할 수 있는 소책자나 웹사이트 주소 또는 DVD를 부모에게 제공한다.

영양

생후 첫 해의 영양섭취는 매우 중요하다. 영아는 12개월(1세)쯤에 출생 시 체중의 3배가 되므로 균형 잡힌 영양을 필요로 한다. 생후 처음으로 모유나 분유를 먹을 때부터 가족과 함께 식사를 할 때까지 영양섭취 패턴의 빠른 진행이 뚜렷하게 나타난다(그림 5-2).

매 방문 시 간호사는 아동의 영양과 관련된 문제를 파악하고 가족에게 영양섭취와 관련된 질문과 문제가 있는지를 확인해야 한다. 가족과의 대화에서는 개방형 질문으로 시작하는 것이 좋으며, 더 구체적인 질문은 부모의 인식에 대해서 알고 난 후에 추가한다. 간호사는 모유수유를 하는 영아의 부모나 돌봄 제공자에게 다음과 같은 질문을 할 수 있다.

- 모유수유는 어떻게 진행되고 있나요?
- 영아가 배가 고프다는 것을 어떻게 알 수 있나요? 배가 부른지는 어떻게 아시나요?
- 얼마나 자주, 오래 수유하시나요?
- 영아가 충분히 먹는다고 생각하시나요? 너무 많이 먹나요?
- 영아의 수유패턴에 대해서 바꾸고 싶은 것이 있으신가요?
- 무릎에 앉혀서 수유할 때 영아는 어떻게 하나요?
- 영아의 질식 유발 가능성을 높이는 음식에는 어떤 것이 있나요?

- 식사와 체중 그리고 에너지 수준에 대해서 설명해 주세요.
- 모유수유에 관한 질문이나 걱정이 있으신가요?
- 가족이 항상 적절한 음식을 섭취하고 있나요? 자녀를 충분히 먹이기 위해서 부모가 식사를 하지 않은 적이 있나요?
- 식수원이 무엇인가요? 영아에게 불소를 어떻게, 언제 제공하는지 설명해 주세요.

영아가 생후 5개월 이후에는 가족의 식사패턴이 더욱 중요해진다. 보육시설의 환경도 고려한다. 다음과 같은 질문이 포함될 수 있다.

- 매일 어린이집에서 영아가 어떤 음식을 먹는지 아시나요?
- 영아가 음식에 대해서 어떠한 비정상적인 반응을 보이거나 싫어하는 음식이 있나요?

방문 시 다른 검사를 하는 동안에 간호사가 추가적으로 고려해야 할 내용은 다음과 같다.

- 영아가 예상한 대로 체중이 증가하지 않았고 체중 백분율이 낮아졌다면, 영양섭취에 대한 더 구체적인 분석이 요구된다.
- 영아가 예정된 발달 이정표를 달성하지 못했거나 무기력하다면, 영양섭취가 연령에 적합하지 않을 수 있다. 이러한 경우에는 적절한 섭취를 보장하기 위한 지원이 필요할 수 있다. 음식섭취에 대한 완벽한 설명이 문제를 분석하고 중재를 계획하는데 있어서 그 첫 단계가 될 수 있다.
- 예상보다 체중이 더 많이 증가한 영아에 대해서는 영아가 얼마나 자주 식사를 하고 어떤 종류의 음식을 먹는지에 대한 질문을 하는 것이 중요하다. 가족은 권장되는 식사 횟수와 적합한 음식 종류에 대한 정보를 필요로 할 수 있다.
- 역류(위에서 소화되지 않은 음식이 되넘어 오는 것), 뱉어내기(삼키지 않은 것을 수유 후 바로 흘리는 것), 반추(되새김질, 섭취량의 손실로 영양부족이 발생할 수 있음)와 같은 수유장애에 대한 정보도 제공한다.

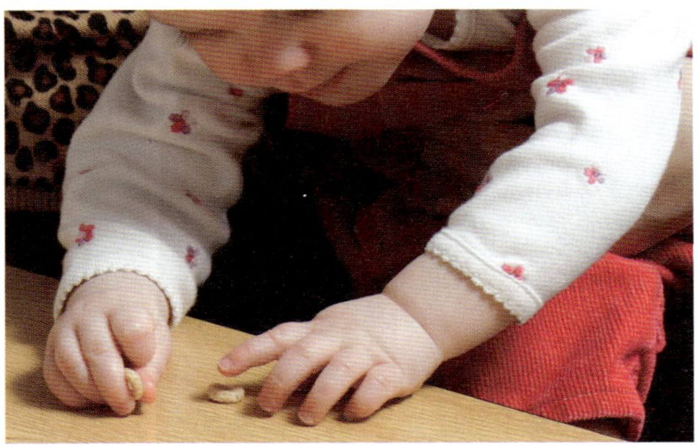

그림 5-2
생후 첫 1년 간 영양섭취 패턴은 영아의 발달 정도를 반영한다. 처음에 영아는 모유나 분유로 영양분을 공급받고, 수유를 하는 동안에 부모와 긴밀한 유대감을 형성한다. 영아가 그 외 음식을 섭취하고 대사시키는 것이 가능해지면 부모는 부드러운 음식을 먹이기 시작한다. 사진 속의 영아는 손가락으로 물건을 잡는 기술이 발달해서 이러한 기술을 사용해서 스스로 음식을 먹을 수 있다. 영아에게 권장되는 양을 충족시킬 수 있는 적당한 영양분이 있는 음식을 선택해야 한다. 첫 생일이 될 때쯤이면, 영아의 사회적 기술과 운동기술이 발달해서 가족이 일반적으로 섭취하는 거의 모든 음식을 먹을 수 있다. 영아의 첫 해 동안의 식사는 사회적, 대사적 그리고 발달적 진행을 반영한다.

SOURCE: George Dodson/Pearson Education, Inc.

고형식이

영아는 태아기 동안 축적된 영양소가 생후 6개월 이후 고갈되므로 고형식이를 통해 보충되어야 한다. 이 시기에는 복합적인 영양소도 소화시킬 수 있고, 식품에 대한 알레르기 민감도도 줄어들며 치아가 맹출되면서 음식을 씹을 수 있고, 혀를 내미는 반사가 사라지고 삼키는 능력이 발달하여 고형식이를 할 수 있다. 또한 신체적으로는 머리를 잘 가눌 수 있어 앉아서 먹을 수 있고 음식에 대한 호불호가 생겨 싫어하는 음식은 고개를 돌린다. 처음에 시작되는 고형식이는 철 함유량이 높은 곡분으로 시작되는데 쌀이 소화가 잘 되고 알레르기 유발 가능성이 적어 추천되며 생후 6개월 이후에는 과일 주스를 준다. 일반적으로 야채 다음에 6~8개월경에 과일을 주고 마지막에 생후 8~10개월에는 단백질 성분인 생선, 소고기, 닭고기 등을 찌거나 삶아서 줄 수 있다.

새로운 고형식이를 시작할 때는 모유나 우유를 제공하기 이전에 영아가 배고파 할 때 주는 것이 좋고 알레르기 여부를 파악하기 위해서 약 1주일 정도 간격으로 젖병이 아닌 숟가락을 이용해서 한 가지씩 준다.

선천적인 심장기형과 같은 질병을 가진 영아들은 수유에 어려움이 있고 추가적인 지원이 필요할 수 있다. 일부 질병은 특정 영양소 섭취의 증가를 요구할 수 있다. 예를 들면, 조산아인 경우, 영아기 동안에 모유 강화제나 조산아용 분유가 필요할 수 있다. 건강상태에 관계없이 건강증진과 건강유지의 원칙을 따르고, 영아의 건강요구에 대한 구체적인 접근법을 추가한다.

영아가 성장함에 따라서 간호사는 영아에게 제공된 음식의 종류에 관한 질문을 한다. 영아에게 공급하는 식사와 이와 관련된 걱정에 대해서 설명하도록 부모에게 요청한다. 영아의 식사법에 대한 정보를 다른 가족 구성원이 제공했을 수 있으며 부모에게는 가족을 위한 권장사항에 대한 질문을 할 수 있는 기회가 필요하다. 영아의 수분섭취에 대해서 질문하고 탈수의

임상적 판단

생후 9개월인 영아의 영양 요구는 생후 4개월인 영아의 요구와 어떻게 다른가? 분유를 먹는 영아는 언제 우유로 바꿔야 하는가? 각 연령에 실시하는 병력청취 내용과 부모에게 수행하는 교육에 대해서 설명한다.

징후에 대한 부모의 지식을 평가한다. 영아의 영양적 요구에 대한 지식을 통합하여 매 건강교육에 맞는 구체적인 내용을 설명한다.

생후 첫 해의 다양한 시점에서 추가적인 영양평가 측정법을 사용한다. 일반적으로 생후 9~12개월 사이에 적혈구 용적률이나 헤모글로빈 검사를 한다. 특정 인구집단에서는 납 성분 선별검사가 요구될 수도 있다. 적절할 때 식품 안전성 검사를 하거나 가족이 항상 적절한 음식을 이용할 수 있도록 해준다.

영양교육과 건강증진 및 유지를 위한 중재방안은 표 5-2에 제시되어 있다.

신체활동

영아는 최적의 전체운동(대근육) · 미세운동(소근육) 기술의 발달을 위한 신체활동을 필요로 한다. 다른 시기와 달리 영아기에는 동기부여에 중점을 둘 필요 없이 단지 활동의 기회를 제공하는 것이 중요하다. 영아가 발달 이정표를 충족시키고 전체운동 · 미세운동 활동 기회를 제공하는 자극적인 환경이 제공되면 자신의 운동기술을 사용하면서 다양한 수행이 함께 발달될 수 있다. 그러므로 영아가 물건을 향해서 손을 뻗거나 팔과 다리를 자유롭게 움직이고, 머리를 더 많이 제어할 수 있는 시간을 매일 제공해야 한다. 부모나 다른 사람들과 놀이를 하고 장난감과 같은 자극을 주는 물건을 영아의 주위에 두는 것은 모든 신체부위의 운동행동을 촉진시킨다. 부모에게 영아의 일상이 어떤지 설명을 요청해서 이러한 유형의 놀이 시간이 있는지 유심히 듣고 수정해야 할 부분이 있으면 교육한다. 영아의 신체기술을 관찰하고 제공되는 놀이시간에 관한 질문을 하여 가족의 보호요인과 위험요인에 대한 목록을 작성한다(표 5-3 참조).

아동에게 발달장애나 신경근 질환과 같은 특수한 질병이나 발달질환이 있을 때에는 간호사가 아동의 신체활동을 평가하는 것이 중요하다. 장애가 있는 아동을 위한 일반적인 지침에는 다음과 같은 것이 포함된다.

- 수유를 하고 물체를 따라서 머리를 돌리는 것과 같은 일상적인 과제를 달성하기 위해서 요구되는 기술에 대한 사정에 초점을 둔다.
- 타당성을 보장하기 위해서 가정이나 어린이집과 같은 자연스러운 환경에서 아동을 평가하는 방법을 고려한다.
- 발달지연이 있는 영아의 신체적 수행을 측정하기 위해서 고안된 도구를 찾아서 사용한다.
- 사정과정에 가족을 참여시킨다.

간호사는 평가결과를 바탕으로 선행지침의 개념을 사용해서 가족에게 적합한 교육을 계획한다. 신체활동과 관련된 건강

표 5-2 연령별 영양교육

연령	영양교육
1개월	• 모유수유를 지지한다. • 분유의 유형과 분유를 준비하는 방법을 교육한다. • 트림과 수유 속도에 대한 정보를 제공한다. • 가족이 수유를 사회적 상호작용으로 여기도록 장려한다. 젖병을 받치고 있는 것이 아닌, 영아를 안고 있는 것의 중요성을 강조한다.
2개월	• 위에 열거된 교육 요소들을 계속해서 시행한다. • 영아의 수분요구를 검토한다. • 더운 날씨나 취침시간에 젖병을 사용하기를 원한다면 물을 주도록 제안한다. • 젖병에 사용하고 남아 있는 모유나 분유의 식품 안전성을 강화한다. • 고르지 못한 가열과 이로 인한 화상의 위험으로 인해서, 전자레인지가 아닌 따뜻한 물을 사용해서 젖병을 데운다. • 보툴리눔 중독증의 위험이 있으므로 생후 첫 해에는 꿀을 먹이지 않도록 경고한다. • 매일 영아의 잇몸을 닦기 시작한다. • 보충제가 요구된다면, 이에 대한 정보를 제공한다(예: 조산아의 철분, 적절한 햇빛에 노출되지 않는 영아의 비타민 D).
4개월	• 위에 열거된 교육 요소들을 계속해서 시행한다. • 4~6개월 사이에 이유식 알레르기나 과민증 증상에 대한 감시를 논의한다. • 생후 6개월 이후까지는 과일주스를 섭취하지 않도록 권고한다. 섭취량을 하루 112~168mL로 제한한다. • 하루 섭취량과 횟수 등과 같은 것을 논의한다.
6개월	• 위에 열거된 교육 요소들을 계속해서 시행한다. • 쌀, 시리얼, 과일 그리고 채소를 포함하도록 새로운 음식에 대한 적절한 도입을 강화한다. • 관찰된 음식에 대한 비정상적인 반응을 논의한다. • 음료수를 마시기 위한 컵의 사용을 도입한다. • 부드러운 핑거푸드를 도입한다. • 주스를 컵으로만 제공하고 하루에 168mL가 넘지 않도록 제한한다. • 질식을 야기할 수 있는 일반적인 식품을 주의하도록 경고한다. • 수돗물에 불소처리가 되어 있지 않다면 불소 보충제에 대한 정보를 제공한다.
9개월	• 위에 열거된 교육 요소들을 계속해서 시행한다. • 계속해서 모유수유를 하지 않는다면, 생후 첫 해에는 철분이 강화된 분유를 먹이도록 교육한다. • 스스로 핑거푸드를 먹도록 장려해서, 가족이 일반적으로 먹는 음식을 결합시킨다. • 두부나 치즈, 으깬 콩 그리고 작은 고기 조각과 같은 단백질 공급원을 준다.
12개월	• 위에 열거된 교육 요소들을 계속해서 시행한다. • 생후 1살 이후에도 모유수유를 계속하기를 바라는 엄마를 지원한다. • 모유수유를 제외한 모든 수유를 위해서 컵을 사용하도록 장려한다. • 이 연령에서 분유를 먹는 영아에게 우유를 도입하는 것을 논의하는데, 지방함량이 충분히 높지 않은 탈지우유나 1% 우유는 피한다.

표 5-3 영아기의 신체활동과 관련된 위험요인과 보호요인

위험요인	보호요인
• 조산 • 지연된 발달 이정표 • 가족이나 그 외 돌봄 제공자의 자극이 제한적 • 영아의 신체활동 요구에 대한 가족의 지식 부족 • 영아가 있는 가족을 위한 지역사회 자원이 제한적	• 예상되는 연령에서 발달 이정표를 달성 • 매일 충분한 시간 동안 부모와 형제자매, 그 외 사람들과 접촉 • 안전하게 놀이를 할 수 있고 자극을 제공하는 주변 환경이 조성된 지지적인 환경 • 영아의 신체활동 요구에 대한 가족의 지식 • 영아의 신체활동과 가족을 위한 정보를 증진하는 지역사회 프로그램

SOURCE: Data from Hagan, J. F., Shaw, J. S., & Duncan, P. M. (2017). Bright futures: Guidelines for health supervision of infants, children, and adolescents (4th ed.). Elk Grove Village, IL: American Academy of Pediatrics.

증진 교육에 포함되는 것은 다음과 같다.

- 감독 하에 자주 놀이를 할 수 있는 기회가 요구된다. 부모가 영아와 매일 놀이를 하도록 장려한다.
- 영아를 다양한 자세로 안아보거나 나이가 좀 더 있는 영아라면 일어설 수 있게 돕고, 영아의 과제 달성에 대해서 긍정적인 피드백을 제공하도록 한다.
- 움직임을 장려하기 위해서 장난감을 준다.
- 부모-영아 놀이그룹에 참여하는 것은 아동을 자극시키고 다른 영아와의 사회적 상호작용을 제공하며 아동의 능력에 대한 부모의 지식을 제고시킨다.
- 예상되는 다음 전체운동 · 미세운동 기술을 고려해서 이러한 기술의 발달을 위한 기회를 제공한다.

구강건강

첫 치아는 영아기 중반쯤에 나오기 시작한다. 생후 약 6개월쯤에는 아래쪽 앞니 두 개가 생기는 것이 일반적이다. 그러나 부모는 이보다 더 일찍 구강건강을 위한 기초지식이 필요하다. 임신기간 동안 임산부의 영양섭취와 모유수유는 영아의 치아가 발육함에 따라서 사용될 칼슘과 그 외 영양소의 적절한 가용성을 보장하기 위해서 필수적이다. 아동의 건강교육을 담당하는 간호사는 영아가 모유수유와 그 외 음식을 통해서 이러한 영양소를 적절하게 섭취하도록 해야 한다. 엄마와 영아가 섭취한 식사를 기억하는 것이 영양소를 진단하는 한 가지 방법이다. 수돗물에 불소처리가 되어 있지 않다면 불소 캔디를 사용하도록 교육한다.

가족이 건강한 치아관리 습관을 확립하도록 돕는다. 부모는 하루에 한두 번씩 영아의 잇몸을 물기가 있는 부드러운 천으로 닦아야 한다. 이것은 잇몸에 남은 음식 찌꺼기를 제거하고 무언가로 잇몸을 닦는 것에 익숙해지게 만드는데, 이러한 연습은 나중에 양치질을 시작할 때 도움이 될 수 있다. 또한 영아가 자는 동안에 젖을 먹이는 것을 피해야 하며 잠자리에서 젖병을 사용하지 말고, 낮에 원할 때마다 수시로 젖병을 물리지 않도록 한다. 일부 부모는 이것이 단지 상실될 유치에 해당되는 것이라고 확신하지만, 이러한 유치도 건강한 음식섭취와 영구 치아의 맹출을 위한 적절한 간격을 유지하고, 언어발달을 위해서도 필요하다는 사실을 부모에게 교육한다.

간호사는 치아의 존재와 패턴이 예상했던 것과 유사한지를 사정한다. 치아맹출로 인해서 영아에게 어려움이 있었는지 확인한다. 이 기간에는 영아가 자주 울고 부모는 잠을 잘 자지 못한다. 시원한 음료수나 안전한 치아발육용 장난감을 제공하는 것과 같은 영아에게 안정을 주는 방법을 제안한다. 영아기가 치과를 방문하기에는 이른 시기이지만 구강검진은 첫 치아가 맹출되고 나서 6개월 내에 그리고 늦어도 생후 12개월 내에 하는 것이 좋다. 바람직한 관리의 결과에는 건강한 치아의 맹출과 규칙적인 구강건강 검진이 포함된다.

영아산통

영아산통(paraoxysmal abdominal pain, colic pain)은 급성 복통으로 발작적으로 나타난다. 이는 어린 영아에게 나타나는 건강문제로 달래기 어렵고 이유를 알 수 없는, 다리를 복부쪽으로 당기며 우는 것이 특징이다. 영아에게 특별한 건강상의 문제는 없으며 영아는 잘 먹고 정상적으로 체중도 증가한다.

보통 산통은 하루 3시간 이상 일주일에 3번 이상 적어도 3주 동안 지속되는 경향이 있다. 산통의 원인은 정확하지 않지만 급하게 수유한 경우 모아 간의 정서적 긴장, 간접흡연 등과 관련된다.

산통에 대한 간호중재 지침은 다음과 같다.

- 천천히 소량씩 수유하고 자주 트림시킨다.
- 모유수유할 경우 가스생성 음식인 양파, 양배추, 마른 콩 등을 줄인다.
- 영아를 안아서 복부를 따뜻하게 하고 마사지해 준다.
- 영아를 데리고 차를 태우고 나가서 환기를 시키는 등 환경을 변화시킨다.

정신건강

영아의 정신건강은 초기 경험, 기질, 회복력과 같은 타고난 특성 그리고 돌봄 제공자와의 관계와 관련이 있다. 생후 첫 해는 영아에게 긍정적인 정신건강을 개발할 수 있는 많은 기회를 제공한다. 이러한 중요한 시기 동안의 중재는 영아의 향후 정신 상태에 영향을 미칠 수 있다.

정신건강을 평가할 수 있는 방법은 다양하다. 마음이 평온하고 양육을 돕는 환경 속에서 자란 영아는 일반적으로 예상대로 성장하고 이정표를 평상시대로 수행한다. 느린 성장과 발달 지연은 영유아기의 식이장애와 관련이 있는 경우가 있다. 이러한 경우에는 1차 돌봄 제공자와의 불안한 관계가 영아의 심리적 상태에 영향을 미치고 음식섭취의 감소를 야기한다. 이러한 결과로 성장이 느려지고 활동을 위한 에너지 사용이 불가능하여 발달이 지연된다.

정신건강을 평가하는 또 다른 방법은 영아와 부모의 상호작용을 관찰하는 것이다. 부모는 영아를 안전하게 안고 있고, 영아는 부모의 품에 편안하게 안겨 있는가?(그림 5-3) 부모와 영아는 시선을 맞추는가? 영아를 안고 안정시키는 부모의 모습이 편안해 보이는가? 이러한 상호작용이 유대감이나 긍정적인 애착을 나타낸다.

생후 첫 해 동안 영아는 부모가 누구인지 알게 된다. 생후 6개월쯤이 되어 다른 사람들이 안으면 영아들은 울거나 저항할 수 있다. 이러한 **낯가림(stranger anxiety)**은 부모에 대한 예상된 애착을 나타낸다. 이와 유사하게, 생후 6개월부터 12개월 사이의 영아는 부모가 함께 있지 않을 때 달래기 힘들 정도로 울거나 그 외 다른 괴로움의 징후를 보임으로써 **분리불안(separation anxiety)**을 나타낸다. 이러한 행동은 정상적이며 1차 돌봄 제공자와의 건강한 애착을 나타내고, 양호한 정신건강을 보여주는 것임을 인식한다. 부모가 이것을 예상되는 행동이 나타나는 것으로 인식하도록 돕는다. 이러한 행동에 대처하는 방법에 대해서 교육한다. 예방접종과 같이 통증을 동반하는 시술을 한 뒤에는 부모가 영아를 안고 안정시키도록 권장한다. 부모가 떠났다가 돌아온다는 것을 경험한 영아는 다른 사람들이 돌볼 때에도 안심하기 시작한다.

영아는 자신의 감정과 요구에 대한 수많은 신호를 보낸다. 이러한 신호에 포함되는 것으로는 배고프거나 기저귀가 젖었거나 또는 통증이 있을 때마다 다른 울음의 종류, 배고플 때 명백하게 젖꼭지를 찾는 것 그리고 상호작용을 바랄 때 쉽게 시선을 맞춘다. 이러한 신호를 아는 부모는 이에 대응함으로써 접촉과 위안을 바라는 영아의 요구를 충족시키고 영아로 인해서 신뢰와 긍정적인 정신적 균형상태가 증가한다. 영아가 울거나, 잠이 들고 또는 배고파 보일 때 부모가 어떻게 대응하는지를 관찰한다. 여러 가지 선택방안이 있는 부모가 영아의 건강을 증진시킨다. 즉 계속해서 우는 영아를 가볍게 흔들어 달래고 나서 포대기에 싸서 안전하게 안거나 또는 수유를 하거나 기저귀를 가는 시도를 하는 부모가 영아의 정신건강을 가장 잘 증진시킬 수 있다. 부모가 영아에게 반응하지 않고 있는 것을 본다면, 관찰한 영아의 신호에 대해서 알려준다. "아기가 부모님 얼굴을 쳐다보고 있는 걸 보세요. 부모님이 자신에게 말을 걸고 바로 쳐다봐 주기를 아기가 무척 원한다는 것을 의미해요", "지금 아기의 기분이 안 좋아 보여요. 아기를 담요에 안전하게 싸서 기분이 나아지는지 보도록 해요. 가정에서 아기가 스스로 진정되지 않을 때 시도해 볼 수 있는 방법이에요"

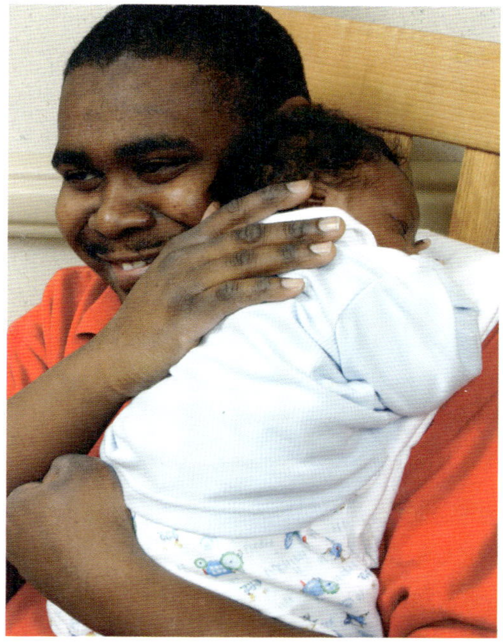

그림 5-3
부모와 영아의 상호작용은 정신건강에 대한 단서를 제공한다. 어른과 아기가 서로를 편안해 하는 것처럼 보이는가? 시선맞춤과 이야기가 존재하는가? 이들의 몸이 부드럽게 이완되어 있거나 긴장되어 있는가?
SOURCE: George Dodson/Pearson Education, Inc.

영아의 정신건강을 보여주는 또 다른 중요한 지표는 스스로를 달랠 수 있는 능력이다. **자기통제(self-regulation)**는 감정을 다루고, 스스로를 달래는 법을 배우며 더 오랜 시간 동안 활동에 집중하는 과정이다. 영아는 스스로를 달래고 진정시키는 법을 일찍 배운다. 영아가 기분이 좋지 않을 때 손가락을 빨거나 몸을 가볍게 흔들거나 또는 다른 방법을 사용해서 스스로를 달래는지 부모에게 묻는다. 일부 영아들은 피곤하거나 괴로울 때 혼자 조용히 있는 것을 더 좋아한다. 그에 반해서 안거나, 가볍게 흔들어 주거나, 영아용 그네에 있을 때 더 잘 진정되는 영아도 있다. 부모가 영아의 자기위안 방법을 찾고 이를 보강하도록 돕는다. 포대기에 싸고 가볍게 흔들어주는 기법에 대해서 교육한다.

수면의 중요한 기능이 매 건강방문 시에 평가될 필요가 있다. 생후 6주쯤에 24시간 주기 리듬이 나타나고, 생후 약 3~6개월에 영아는 규칙적인 수면-각성 주기를 가지기 시작한다.

피곤하고 불안한 상태에서 잠을 자는 법을 배울 때 영아의 자기통제가 요구된다. 대부분의 부모에게는 영아가 잠을 잘 자지 않는 기간이 있으며, 일부 영아들은 밤마다 규칙적으로 오랜 시간 동안 깨어 있다. 이러한 경우 결과적으로 부모가 잠을 자지 못해서 가족의 문제에 대해 책임질 수 있는 에너지가 거의 없다. 간호사는 건강증진 원칙을 사용하여 영아의 수면패턴에 대한 교육을 제공하고, 건강유지를 실행함으로써 영아와 부모의 피로를 초래하는 문제, 수면행동을 처리하기 위해서 가족과 협력한다(Box 5-1).

사회적 상호작용

가정 내에서뿐만 아니라, 가정 밖에서의 영아의 사회적 상호작용은 생후 첫 해에 놀랄만한 성장을 나타낸다. 신생아는 시야 내에서 움직이는 물건을 따라 시선을 움직이고, 사람 얼굴에 집중하며, 사람의 얼굴 움직임을 흉내 내기까지 한다. 생후 6주쯤에는 영아가 반응하여 미소 짓고, 그 후 얼마 되지 않아서 부모가 말하는 소리에 반응해서 옹알이를 한다. 4개월쯤의 영아는 옹알이를 하며 웃고, 주위에 있는 장난감에 흥분하고, 부모의 목소리를 구분한다. 6개월쯤에는 영아가 소리를 흉내 내고, 낯선 사람을 인지하여 불안해하며, 뚜렷한 성격적 특징을 갖게 된다. 6개월 이후부터 12개월까지 영아는 계속해서 단어를 배우는데 그 첫 단어들은 주로 사람을 나타내는 단어(엄마, 아빠)이며, 가족 내 형제자매들과 강한 관계를 형성하고, 확실한 기질을 확립한다. 생후 첫 해에는 영아가 긍정적인 사회적 기술을 형성하도록 돕기 위한 환경이 요구된다.

가정 내에서나 가정 외에서의 사회적 상호작용에 영향을 미치는 영아의 성격 중 하나의 양상이 기질이다. 다음과 같은 영아의 주된 기질을 부모가 확인할 수 있도록 돕는다.

Box 5-1
영아 수면패턴

출생~3개월

하루에 12~16시간 자며, 낮과 밤 시간에 약 5회에 걸쳐서 한 번에 30분에서 4시간 동안 잔다.

3~6개월

하루에 13시간 자며, 밤에 더 오래 자고 낮에 2~3번 매일 낮잠을 잔다.

6~12개월

매일 12~14시간 자며, 밤에 더 오래 자고 낮에 1~2번 매일 낮잠을 잔다.

SOURCE: Data from Hagan, J. F., Shaw, J. S., & Duncan, P. M. (2017). Bright futures: Guidelines for health supervision of infants, children, and adolescents(4th ed.). Elk Grove Village, IL: American Academy of Pediatrics.

근거기반 실무 | 영아수면

문제

많은 영아들은 밤 동안의 수면시간이 제한적이고, 영아가 밤에 깨는 것은 부모의 수면을 방해한다. 부모가 바쁜 낮의 경우에는 낮잠을 잘 수가 없고 낮 동안에 안전하고 생산적인 수준으로 일을 수행할 수 있을 정도의 충분한 잠을 잘 수 없다. 부모의 스트레스와 우울증은 영아가 자주 잠에서 깨는 것과 관련이 있다.

근거

영아의 수면은 많은 부모에게 중요한 관심사이지만, 부모가 영아의 수면에 대해서 이해하도록 돕는 방법에 대한 연구-기반 근거가 거의 없다. 여러 연구가 영아수면의 문제에 대해서 알려주고 있다. 55,831명의 엄마들의 영아수면에 대한 보고서를 연구한 양적 연구에서는, 밤 시간에 잠이 깨는 것이 6개월 된 영아에게서 자주 보고되었으며 그 이후로 6개월부터 18개월까지 감소하기 시작했다. 또한 연구결과에 따르면 부모와 영아가 같은 침대에서 잠을 자는 것이 짧은 수면시간 및 밤에 더 자주 잠을 깨는 것의 예측변수였다. 연구가들은 성장과 함께 영아의 수면시간이 정상적으로 진행하는 것에 관해서 부모를 교육시키고 영아의 수면을 방해할 수 있는 수면 준비방식에 대해서 논의하도록 제안했다. 영아수면에 대해서 조사한 또 다른 양적 종단연구에서는, 산후 3개월에 산모의 수면 양이 생후 6개월에 영아의 수면 양을 상당하게 예측했음을 발견했다(n=57개의 가족 수). Tikotzky와 동료들도 영아의 아빠가 자녀를 돌보는데 더 많이 참여할수록 산후 6개월에 엄마와 영아의 총 수면시간이 모두 증가할 가능성이 더 높다는 것을 발견했다. 이러한 결과는 산모의 적절한 수면과 영아 돌봄에 있어서 아빠의 적극적인 참여가 중요하다는 것을 시사한다.

결과

이러한 증거는 간호 돌봄에 영향을 미친다. 어린 신생아를 둔 부모에게 영아의 수면패턴을 기록하도록 요청하고, 영아수면에 대한 이들의 기대에 대해서 묻는다. 영아가 생후 3~4개월에 가까워짐에 따라서 밤에 깨고 수유를 하는 것이 줄어드는 패턴이 나타나야 한다. 밤 시간의 자극과 상호작용을 최소화하는 방법을 부모에게 알려준다. 수면에 관련된 문제를 논의하고 향후 건강교육 시에 결과를 검토할 수 있는 기회를 제공하고, 부모에게 전화나 다른 방법에 의한 지원을 제공한다.

비판적 사고 적용

영아수면 패턴에 대해서 부모가 필요로 하는 정보는 무엇인가? 부모가 영아수면에 대해서 알고 있는 것이 무엇인지, 이들이 이러한 수면패턴에 어떻게 대처하고 있는지를 알기 위해서 도움이 될 수 있는 질문은 무엇인가?

- 순한 기질(적절한 활동성, 달래기 쉬움, 규칙적인 수면과 식사패턴)
- 적응이 느린 기질(새로운 사건과 사람들이나, 환경과 일정의 변화에 대한 적응이 느림)
- 까다로운 기질(높은 활동성, 달래기 어려움, 불규칙한 수면과 식사패턴)

영아의 기질 중 긍정적인 양상에 대해서 언급한다: "영아에게 벌써 밤에 깨지 않고 자는 능력이 생겼네요. 이런 능력은 영아가 스스로를 달랠 수 있다는 것을 의미해요." "영아에게 수면문제가 있긴 하지만, 영아가 너무 상호작용을 잘해서 주변에 있는 모든 사람들로부터 많이 배우고 있어요." 영아의 기질 특성과 부모의 기대 및 생활방식 간의 조화의 적합성을 평가한다. 일정이 유연하고 많은 시간을 영아와 보낼 수 있는 부모는 불규칙한 수면과 식사패턴을 가진 영아를 돌보는 것을 그다지 어렵게 느끼지 않지만, 그렇지 않은 가족은 영아의 패턴에 적응하는 것을 힘들어한다. 이러한 조화가 적합하지 않을 때는 부모와 영아가 서로에게 적응해감에 따라서 더 많은 지원과 제안이 부모에게 필요할 것이다.

건강교육 시 영아의 사회적 상호작용과 관련된 간호사의 역할은 영아의 사회적 기술에 대해서 평가하고, 부모가 알고 있는 영아의 기질이 무엇이며 이러한 기질이 가족의 삶과 어떻게 조화가 되는지에 대해서 알아내고, 긍정적인 사회적 발달을 위한 제안을 제공하는 것이다. 이러한 활동들은 영아 발달의 사회적 기술을 제고하기 위한 것이므로 건강증진활동에 주로 해당된다. 비정상적인 사회적 상호작용의 징후가 발견된다면 건강유지 요구에 대해서도 인지한다. 문제를 조기에 발견하는데 도움이 되는 사정방법은 다음과 같다.

- 영아의 얼굴 가까이에서 미소를 지으면 영아가 어떻게 하나요? 영아에게 다정하게 속삭이고 말을 하면 영아의 반응이 어떠한가요?
- 지금까지 영아는 어떤 소리를 냈나요?
- 매일 밤 영아가 어떻게 잠이 드는지 설명해 주세요. 패턴이 안정적인가요, 아니면 일정이 바뀌나요?
- 다른 자녀들은 영아에 대해서 어떻게 반응하나요? 다른 자녀들이나 사람들이 주변에 있을 때 영아의 반응이 어떤지 설명해 주세요.
- 영아를 어린이집에 보내야 하는데 지금까지 영아가 아이들과 함께 한 경험이 있나요? 영아가 처음으로 부모에게서 떨어지면 어떻게 반응할 거라고 생각하세요? 영아가 새로운 사람들을 만날 때 불안감을 보이거나 운 적이 있나요?

사회적 기술이 신체능력뿐만 아니라, 정신건강 상태와도 밀접한 관련이 있다는 것을 기억한다. 예를 들면, 미소를 짓지 않는 반응을 보이는 영아에게는 시력장애가 있거나 또는 부모가 영아와 적절한 상호작용을 하고 있지 않을 수 있다. 옹알이를 하지 않는 영아는 청각장애가 있거나 돌봄 제공자로부터의 발화자극이 부족할 수 있다. 위험요인의 단서를 제공하는 완전한 평가를 완료하기 위해서는 가능한 한 많은 정보를 수집한다.

생후 첫 해에 가족 및 다른 사람들과의 사회적 상호작용이 중요한 역할을 한다는 것은 분명하다. 모든 건강지도 방문에서부터 다음과 같은 건강증진활동에 이르기까지 이러한 상호작용과 관련된 개념이 포함되어야 한다.

- 부모가 영아를 안고 책을 읽어주고, 말을 걸도록 장려한다. 간호사는 이러한 행동을 관찰할 때 이를 긍정적으로 강화시켜야 한다.
- 얼굴과 목소리에 반응하고, 미소 짓거나 웃고, 가정에서 부모의 기분을 반영하는 영아의 능력을 언급한다.
- 수면양상을 검토하고 취침의식을 계획하는 방법을 추천한다.
- 영아를 돌보거나 다른 가정 내 책임을 수행하면서 도움이 필요한 부모가 의지할 수 있는 자원이 있는지 확인한다.

영아의 정신건강 손상을 예방하기 위해서 고안된 건강유지 활동에 포함되는 것으로는 다음과 같은 것들이 있다.

- 아동학대가 의심되면 즉시 보고한다.
- 가정폭력이 있는 경우에는 자원을 제공한다.
- 소리에 반응하지 않거나, 물체를 따라 시선을 움직이지 않거나 또는 정상적으로 말을 하지 않는 영아는 추가적인 진단적 검사를 받도록 위탁한다.

영아에게 나타나는 바람직한 결과에 포함되는 것으로는 부모와 다른 가족 구성들과의 밀접한 관계 형성, 영아의 기질에 맞는 자극을 제공하는 가정환경 그리고 사회적 상호작용에 있어서의 발달 진행이다.

질병예방 전략

생후 6개월에 영아는 모체로부터 받은 수동 면역력이 고갈되면서 많은 감염성 질환에 걸리기 쉬워진다. 일부 질병으로부터 보호하기 위해서 일정에 따라 권장하는 예방접종을 실시한다. 부모에게는 곧 있을 예방접종과 영아가 언제 재방문해야 하는지에 대해서 설명한다. 각 예방접종의 위험과 혜택을 부모가 확실하게 이해하도록 한다. 부모의 질문에 정직하게 대답을 하고, 관심 있는 부모에게 제공할 소책자 및 DVD와 같은 자료를 준비한다.

영아에게 아직 발견되지 않은 다른 질병이 있을 수 있으므로 선별검사를 실시하는 것이 도움이 된다. 매 병원 방문 시 아동건강기관에서 권장하는 선별검사를 실시하고, 부모에게 이러한 검사의 중요성을 설명한다. 시력검사와 청력검사는 일반적으로 수행한다. 빈혈증과 납 성분 중독에 대한 선별검사는 특정한 시기나 특정 집단에 있어서 추가된다. 특정한 유전병이 있는 가족은 영아에게 동일한 질병이 발견되는 경우에 지원적인 치료가 일찍 시작될 수 있도록 영아에 대한 선별검사를 선택할 수 있다(표 5-4).

어린 영아에게 흔한 질병과 이러한 질병을 예방하기 위한 조치에 대한 교육은 부모에게 유익하다(Box 5-2). 환경적 흡연(environmental tobacco smoke, ETS)에 대해서 질문하고 부모가 금연을 하도록 권장한다. 금연은 영아 돌연사 증후군과 충치, 천식의 가능성을 낮출 것이다. 영아 돌연사 증후군의 위험을 낮추기 위해서 등을 대고 누운 자세로 영아를 재우도록 부모에게 교육한다. 부모가 보육 제공자에게도 이러한 권고되는 수면자세에 대해서 설명하도록 한다.

영아가 보육시설에 있거나 가정에서 다른 자녀들과 함께 있다면, 간호사는 중이염이나 위장염 그리고 피부감염과 같이 흔하게 발생하는 감염성 질환에 대해서 논의할 수 있다. 질병의 예방과 치료에 관해서 부모가 필요로 하는 정보를 제공하고 연락할 수 있는 전화번호를 가지고 있는지 확인한다. 언제 전화를 하고 건강관리 제공자를 만나야 하는지에 대한 정보를 제공한다(Box 5-3).

영아가 질병에 걸린 적이 있었다면, 부모가 이러한 상황에 어떻게 대처했는지에 대해서 묻는다. 이들은 필요한 자원을 가지고 있었는가? 전화를 해서 필요한 정보를 구할 수 있었는가? 체온계 사용이 가능했는가? 수분과 전해질 용액, 약물 또는 치료를 받으러 가기 위한 이동수단을 이용할 수 있었는가? 치료비를 보상해준 보험이나 그 외 다른 보장이 있었는가? 보육센터는 센터에서 감염성 질환을 앓았던 아동에 대한 필요한 정보를 제공했는가? 향후에 발생할 건강에 대한 위협을 더욱 효과적으로 관리하기 위해서 수정될 필요가 있는 상황에는 무엇이 있는가?

질병예방 전략은 건강유지에 중점을 둔다. 이러한 활동은 질병에 효과적으로 대처할 수 있게 초기 단계에서 질병을 확인

표 5-4 건강증진과 유지를 위한 선별검사

연령	권장되는 선별검사
1개월	• 시력(물체를 따라 움직임, 적색반사, 탁점) • 청력(소리에 대한 반응; 병원에서 완료되지 않는다면 기계에 의한 검사 실시) • 피부문제, 고관절이형성증, 발의 위치와 관절가동범위, 입, 복부, 심장기형, 눈물 흘림증, 신경학적 검사(아동학대 포함) 그리고 인체계측에 특별한 주의를 기울인 신체검사 • 발달 이정표 • 식이검사와 대변/소변 양상 • 예방접종 기록 검토
2개월	• 위에 언급된 검사 포함
4개월	• 위에 언급된 검사 포함 • 시력(사시증을 확인하는 교대차폐 검사 추가), 측면주시를 위한 안구의 이동성
6개월	• 위에 언급된 검사 포함 • 시력(물건을 따라 시선을 양쪽으로 움직이는 능력; 눈의 정렬을 확인하기 위한 각막 빛 반사) • 근긴장도, 팔과 다리, 첫 치아의 생긴 모양, 고막 그리고 남아의 고환하강에 특별한 주의를 기울인 신체검사
9개월	• 위에 언급된 검사 포함 • 노출의 가능성이 있는 경우, 납 성분 수치 • 빈혈증(엄마가 임신 중 빈혈증이 있었거나 영아에게 건강위험이 있다면 더 일찍 실시) • 움직임의 대칭에 특별한 주의를 기울인 신체검사
12개월	• 위에 언급된 검사 포함 • 질병에 노출된 적이 있다면 결핵검사 • 치아 상태에 특별한 주의를 기울인 신체검사

SOURCE: Data from American Academy of Pediatrics (AAP). (2016b). 2016 Recommendations for preventative pediatric healthcare: Committee on practice and ambulatory medicine and bright futures periodicity schedule workgroup. Pediatrics, 137(1). doi:10.1542/peds.2015-3908.

Box 5-2

영아에게 흔한 질병

- 중이염
- 호흡기계 감염
- 소화기계 감염
- 피부질환

Box 5-3

건강관리 제공자에게 연락해야 할 때

영아에게 다음과 같은 증상이 있다면 건강관리 제공자에게 연락하도록 부모에게 설명한다.

- 체온이 38.0℃ 이상일 때
- 발작이 있을 때
- 피부발진, 자주색의 발진, 점상출혈, 피부색의 변화가 있을 때
- 부모를 불안하게 만드는 활동이나 행동의 변화가 있을 때
- 평소와는 다른 과민성, 무기력 또는 울음이 오래 지속되고 평소와 다를 때
- 먹지도 마시지도 않을 때
- 구토할 때
- 설사가 있을 때
- 소변의 양이 감소할 때
- 부모가 우려할 만한 호흡기 감염이 있을 때

하도록 고안된다(예: 시력장애나 낭포성 섬유증). 이로 인해서 합병증과 추가적인 건강문제를 예방할 수 있다. 이것은 2차적 예방의 한 유형이다. 또한 예방접종과 전염병 관리와 같은 주제에 대한 교육은 심각한 질병이 발생하는 것을 예방한다.

질병예방 전략의 바람직한 결과에 포함되는 것은 건강문제에 대한 적절한 관리, 예방접종과 그 외 예방적 조치를 영아관리에 통합 그리고 영아에게 권장되는 예방적 조치에 대한 가족의 이해이다.

사고예방 전략

생후 첫 해에는 사고가 일반적인 사망원인이 된다. 사고의 위험을 낮추기 위한 전략이 매 건강교육 시에 포함되어야 한다. 간호사는 부모가 영아용 자동차 시트를 올바르게 설치하는 법이나 어떤 유형의 장난감과 음식이 질식을 초래할 수 있는지에 대해서 알 것이라고 간주해서는 안 된다. 각 연령에서 가장 흔한 위험이 무엇인지를 알고 부모에게 이러한 위험을 피하는 방법을 교육한다(표 5-5, 표 5-6). 영아 돌연사 증후군의 위험을 낮추기 위해서 등을 대고 눕혀서 영아를 재우도록 한 권고사항을 매 방문 시에 다시 검토한다.

영아의 환경에서 안전을 위협하는 것이 무엇인지를 부모가 알고 있는지에 대한 질문으로 대화를 시작한다. 이러한 정보를 논의의 시작점으로 사용한다. 위험에 대한 부모의 인지와 이를 예방하기 위해서 이들이 취한 조치에 대해서 긍정적인 피드백을 제공한다. 부모가 가정에서 있을 수 있는 위험을 확인하는 것을 돕는 가정평가 설문을 사용하는 것을 고려한다. 친구나 친지 또는 이웃을 방문할 때 영아가 또 다른 위험한 상황에 노출될 수 있다. 조부모의 집은 '영아에게 안전한' 집이 아닐 수 있으며, 영아가 전기코드나 기계, 약물 또는 다른 위험한 물건에 접근할 수 있다. 부모가 어린이집이나 보육센터를 평가할 수 있도록 돕는다. 영아가 적절한 감독을 받는가? 나이가 더 많은 아동이 함께 있는 영아에게 해로울 수 있는 장난감을 가지고 있는가? 영아가 요리를 하는 장소나 뜨거운 물 또는 히터에 접근할 수 있는가? 영아가 기어서 접근 가능한 변기나 물이 있는 욕실로 들어갈 수 있는가?

영아에 있어서 잦은 사고의 원인이 되는 자동차 안전에 중점을 둔다. 권고사항에 대한 소책자나 다른 유형의 정보를 제공한다. 부모의 자전거를 확장해서 만든 좌석이나 차가 다니는 곳에서 영아의 유모차를 사용하는 것과 같은 기타 다른 안전에 대한 위험 가능성을 논의한다(가족과의 협력: 영아용 자동차 시트 참조).

사고예방 평가와 교육전략은 건강유지 활동의 예이다. 이러한 활동들은 위험한 환경물질과 관행에 대한 노출을 최소화하기 위해서 고안된다. '아동 안전 캠페인'(전국적 · 세계적 캠페인)에서 구체적인 유용한 조언을 찾을 수 있는 자료를 구한다. 영아를 돌보는 사람과 가족 구성원들을 포함한 모든 돌봄 제공자들이 쉽게 이용 가능한 비상 연락처를 가지고 있는지 확인한다.

간호과정

간호사정과 간호진단

영아에게 1차 진료를 제공하는 클리닉과 진료실 그리고 그 외의 시설에서 근무하는 간호사들은 건강증진과 건강유지를 평가하는데 능숙해야 한다. 영아의 성장, 발달수준, 일반적인 신체건강 그리고 정신적 · 사회적 건강이 평가된다. 영아의 발달에 영향을 미치는 위험요인과 보호요인을 확인하기 위해서 가족의 상호작용과 영아가 시간을 보내는 다른 환경들을 평가한다. 다른 자녀들의 건강과 영아를 나머지 가족 구성원들과 통합시키는 패턴을 평가한다. 질병과 사고의 위험에 대한 평가에 특별한 주의를 기울인다. 자료수집 단계는 부모에게 질문을 하고 자신들의 근심을 알릴 수 있는 기회를 항상 제공한다. 추가적인 평가는 이러한 영역에 맞출 필요가 있다.

간호사는 평가 자료를 바탕으로 간호중재의 근거가 되는 간호진단을 수립한다. 강점과 요구에 대한 영역이 모두 포함된다. 가족의 강점은 추가적인 건강증진을 위해서 사용될 수 있다. 영아기 동안에 수립될 수 있는 간호진단은 다음과 같다.

- 가정 밖 직장 일을 다시 시작한 영아 엄마와 관련된 비효과적 모유수유
- 최근의 역할 변화와 관련된 가족과정 손상
- 새로운 역할에 대한 부모의 불안과 관련된 부모 역할장애의 위험
- 자주 바뀌는 수면주기, 요구와 관련된 수면양상 장애
- 발달지연과 관련된 피부 통합성 장애
- 후천적 면역 발달지연과 관련된 감염의 위험
- 환경적 사고 위험과 관련된 상해의 위험
- 부모와 영아와의 상호작용 부족과 관련된 발달지연의 위험

계획과 수행

간호사는 성공적인 건강증진과 유지 활동에 있어서 중요한 역할을 한다. 수행되고 있는 시술과 그 목적을 부모에게 설명한다. 부모에게 영아의 성격과 발달 그리고 그 외의 특징에 대해서 질문하고 자신들의 생각을 공유하도록 권장한다. 이는 부모들로 하여금 건강관리에 자신들과 관리 제공자들 간의 파트너십이 포함된다는 것을 더 잘 이해하도록 한다. 이로 인해서 자신의 걱정을 정직하게 공유하는 부모의 능력을 증진하고 신뢰가 형성될 것이다. 영아의 생후 첫 해가 건강 전문가들과의 신

표 5-5 영아기의 사고예방

위험	발달적 특징	예방적 조치
낙상	생후 첫 해에 이동성이 증가하여 꼼지락거리는 움직임에서 기어 다니고, 몸을 구르고, 일어선다.	영아용 의자에 혼자 두지 않는다. 영아를 잡고 있는 것이 아니라면, 테이블이나 자동차 후드 또는 침대와 같은 높은 곳에 영아를 올리지 않는다. **그림 (1)** 영아가 기어 다니면서 움직일 수 있게 되면, 계단으로 연결된 문을 항상 닫아 놓거나 출입구를 설치한다. 보행기는 많은 부상을 발생시킬 수 있으며 권장되지 않는다.
화상	돌봄 제공자가 영아의 환경을 통제한다. 생후 6~12개월까지 기는 행동과 이동성의 증가가 두드러진다. 손으로 만지고 입에 넣는 행위를 함으로써 물건을 탐색한다.	목욕물과 마시는 음료수의 온도를 확인한다. 영아를 안은 상태에서 뜨거운 음료수를 마시지 않는다. 전기 콘센트에 커버를 씌운다. 영아가 전기 코드를 가지고 노는 일이 발생하지 않도록 잘 살핀다.
자동차 사고	영아를 자동차에 어떻게 태우는지는 돌봄 제공자의 책임이다. 다른 자동차와의 충돌로 인한 충격이 있을 때, 무릎에 앉은 영아는 스프링과 같이 튕겨져 나간다.	승인된 안전벨트 장치만을(자동차 안전기준에 따라서) 사용한다. 아주 짧은 거리라고 할지라도 자동차로 이동 시에는 반드시 영아용 시트를 사용한다. 영아용 시트가 자동차의 안전벨트 장치에 적절하게 고정되어야 한다. **그림 (2)**
익사	영아는 수영을 할 수 없고 머리를 들어 올릴 수 없다.	2.5cm 깊이 밖에 되지 않는 물이 담긴 욕조라도 절대 영아를 혼자 두어서는 안 된다. 구명복을 착용하고 있더라도 영아가 물에 있을 때는 이를 감시한다. 팔에 끼우는 공기튜브와 같은 물에 뜨는 장치는 공인된 구명복이 아니다.
독극물 중독	해로운 물질을 영아의 손에 닿지 않는 곳에 보관하는 것은 돌봄 제공자의 책임이다.	약물은 영아의 손이 닿지 않는 곳에 보관한다. 약물의 적정 복용량과 투약법을 부모에게 알려준다. 청소제품이나 해로운 물질을 영아의 손이 닿을 수 있는 곳에 보관해서는 안 된다. 놀이공간에 있는 식물을 치운다.
기도폐쇄	영아기 후반의 특징은 탐색을 위해 물건을 향해서 손을 뻗어 입으로 넣는 것이다. **그림 (3)**	기도폐쇄를 흔히 유발할 수 있는 음식을 피한다. 작은 장난감과 작은 부품이 있는 모든 물건들, 특히 "3세 이하의 어린이에게는 권장되지 않음"이라는 라벨이 붙은 장난감을 영아 주위에 두지 않는다.
질식	어린 영아는 머리를 잘 통제하지 못하므로 구토를 할 때 머리를 움직이지 못하거나 호흡곤란이 있을 수 있다.	등을 대고 눕힌 자세로 영아를 재운다. **그림 (4)** 베개나 푹신한 장난감 또는 다른 물건들을 영아의 머리 근처에 두지 않는다. 영아용 침대에 플라스틱 비닐을 사용하지 않는다. 라텍스로 된 풍선을 피한다.
목졸림	영아는 난간이나 유아용 침대의 칸막이 사이에 머리를 넣을 수는 있지만 뺄 수는 없다. 커튼이나 블라인드 끈이 기어 다니거나 손을 뻗어 끈을 잡는 영아의 목을 조를 수 있다.	오래된 영아용 침대의 목재 칸막이 간격이 6cm 이하인지 확인한다. 매트리스는 침대 난간에 딱 맞게 붙어야 한다.

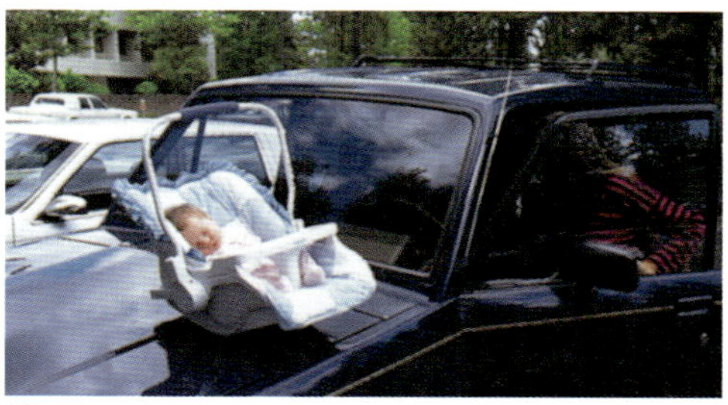

(1) 영아를 안전하지 않은 상태나 높은 곳에 절대 두지 않는다.

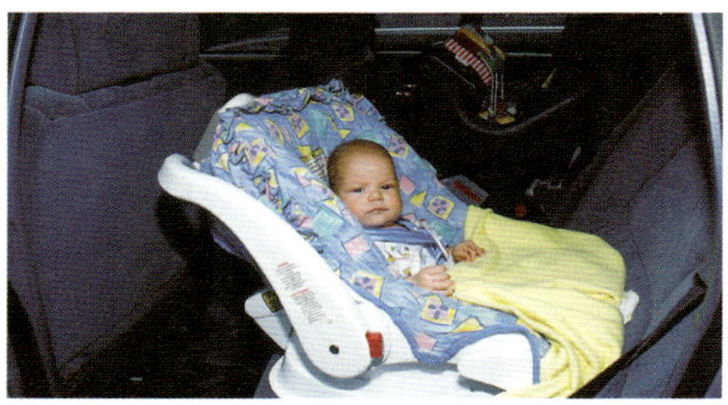

(2) 항상 승인된 안전벨트 장치를 사용한다. 영아를 자동차 뒷좌석에 설치된 후방장착 시트에 앉힌다.

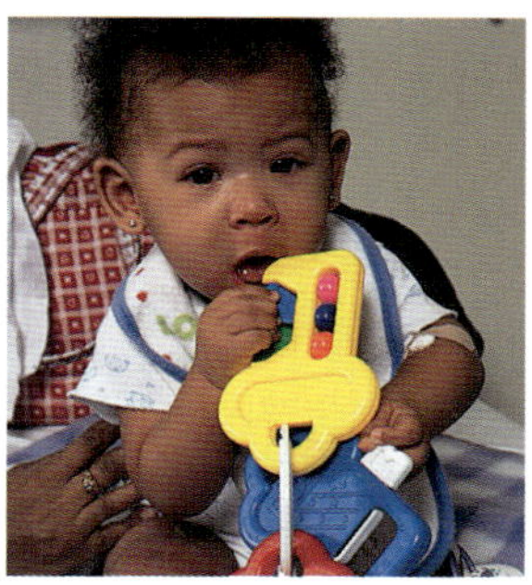

(3) 영아는 입으로 물건을 탐색한다.

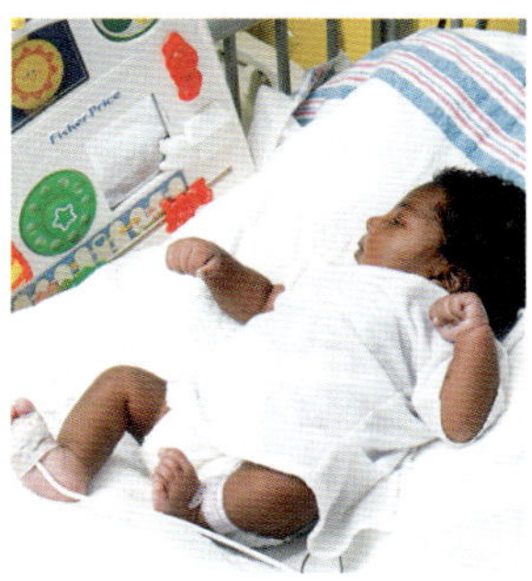

(4) 등을 대고 누운 자세로 영아를 재우고 장난감을 치운다.

SOURCE: 1~4, George Dodson/Pearson Education, Inc.

표 5-6 연령에 따른 사고예방 주제

연령	사고예방 교육 주제
1개월	• 영아 자동차 안전지침을 따른다. • 영아를 등을 대고 눕혀서 재운다. • 영아용 침대에서는 느슨한 침구와 장난감을 사용하지 않는다. 영아 근처에 팔찌나 목걸이, 줄이 달린 장난감 또는 끈을 두지 않는다. • 영아가 있는 환경에서 흡연을 피한다. • 신뢰할 만한 어른이 항상 영아를 감시할 수 있도록 한다. • 목욕물의 온도를 체크하고 영아를 절대 혼자 욕조에 두지 않는다. • 영아를 카운터나 테이블 또는 침대와 같은 높은 곳에 절대 올리지 않는다. 기저귀를 가는 것과 같은 활동을 하는 동안에는 영아가 떨어지는 것을 막기 위해서 항상 한 손으로 영아를 잡고 있는다. • 손을 올바른 방법으로 자주 씻는다. • 전염병을 앓고 있는 사람들과의 접촉을 피한다. • 연기 탐지기를 설치하고 화재 위험이 있는 물건을 피한다. • 영아 심폐소생술과 기도폐쇄 제거에 대해서 배운다. • 영아를 절대로 심하게 흔들지 않는다. • 응급처치 계획을 세운다.
2개월	• 위에 언급된 주제를 포함한다. • 권장된 놀이울타리나 영아용 침대만을 사용하고 측면 가로대를 올린다. • 영아가 있는 환경에 곰팡이가 생기지 않도록 한다. • 영아 장난감을 깨끗하게 유지한다. • 영아가 햇빛을 직접 쐬지 않도록 한다. • 날카롭고 작은 물건을 영아 주위에 두지 않는다. • 온수 가열기의 온도를 49℃ 이하로 유지한다. • 모든 돌봄 제공자들과 응급상황에 대한 계획을 검토한다.
4개월	• 위에 언급된 주제를 포함한다. • 모든 중독성 물질들을 영아가 보지 못하고 손이 닿지 않는 곳으로 치운다. 접근할 수 없도록 잠금장치를 설치한다. • 영아 근처에서 라텍스 풍선이나 플라스틱 비닐을 사용하지 않는다. • 보행기를 절대 사용하지 않는다. • 수돗물의 온도가 49℃ 이상 뜨겁지 않도록 한다.
6개월	• 위에 언급된 주제를 포함한다. • 영아용 자동차 시트를 사용했다면, 영아의 체중이 9~14kg이거나 키가 66cm인 경우에는 전환 가능한 후방 안전시트(영아의 체중이 18kg일 때까지 사용 가능한)로 교체한다. • 물이 든 용기는 사용한 즉시 비운다. 수영장과 같이 물이 있는 곳으로 영아가 접근할 수 없게 잠금 장치를 한다. • 영아가 햇빛에 노출될 때에는 자외선차단제와 모자 그리고 긴 소매 옷을 사용한다. • 무겁고 날카로운 물건을 영아의 손이 닿지 않는 곳에 둔다. 방문한 가정에서도 마찬가지로, 모든 독극물을 잠금 장치를 해서 보관한다. 애완동물용 사료와 화장품을 영아의 손이 닿지 않는 곳에 둔다. • 영아를 안고 있는 상태에서 뜨거운 음료수를 마시거나 수프를 먹지 않는다. • 뜨거운 고대기와 가전제품에 대해서 주의를 기울인다. • 전기선이 영아의 손에 닿지 않도록 하고 늘어뜨려져 있지 않게 한다. • 가정과 주위 환경에 납 중독의 위험이 있는지 확인한다. • 영아용 침대 매트리스의 위치가 높으면 낮춘다. • 계단과 창문에 출입문과 보호대를 설치한다. • 보행기를 절대 사용하지 않는다.

표 5-6 연령에 따른 사고예방 주제(계속)

연령	사고예방 교육 주제
9개월	• 위에 언급된 주제를 포함한다. • 바닥을 기면서 영아의 눈높이에서 바닥에 떨어진 위험한 물건을 찾는다. • 테이블과 그 외 가구의 뾰족한 모서리에 패드를 댄다. • 영아가 안전하지 않은 곳에 오르기 위해 사용 가능한 테이블이나 의자 또는 그 외 다른 장치들에 주의를 기울이고 치운다. • 영아가 잡아당길 수 있는 테이블보가 깔린 테이블 위에 무겁거나 뜨거운 물건을 두지 않는다. • 장작난로와 난방장치 주위에 장벽을 친다. • 마당이나 가정 내 또는 목욕 시에 다른 자녀들이나 아동으로 하여금 영아를 지켜보도록 하는 책임을 주지 않는다.
12개월	• 위에 언급된 주제를 포함한다. • 영아가 2살이 될 때까지 또는 영아의 체중이나 키가 자동차 시트를 사용할 수 있는 허용기준에 도달할 때까지는 계속해서 후방 자동차 안전시트를 사용한다. 영아의 시트를 에어백이 설치된 앞좌석이 아닌 뒷좌석에 설치한다. 시트의 설치가 올바른지 공인된 시트 검사자에게 다시 확인을 받는다. • 손을 자주 씻는 방법을 영아에게 가르쳐주기 시작한다. • 보육 제공자에게 옷과 담요 같은 영아만의 개인용품을 제공한다. 자주 세탁한다. • 가정의 연기 탐지기 건전지를 교환하고 시스템을 확인한다. • 손잡이를 난로 뒤쪽으로 돌린다. 앞쪽 버너보다는 뒤쪽의 버너를 사용한다. 뜨거운 액체를 주위에 두지 않는다. • 보육 제공자 시설에 안전 위험이 있는지 확인한다. • 다른 아동이 아닌 책임감 있는 어른이 항상 영아를 지켜보도록 해야 함을 기억한다.

SOURCE: Data from Hagan, J. G., Shaw, J. S., & Duncan, P. M. (Eds.). (2017). Bright futures: Guidelines for health supervision of infants, children, and adolescents (4th ed.). Elk Grove Village, IL: American Academy of Pediatrics.

가족과의 협력 | 영아용 자동차 시트

가족이 매 건강교육 시 자동차로 영아를 데리고 오는 일상적인 패턴을 확인한다. 출생 시부터 영아가 2세가 될 때까지의 권장사항은 다음과 같다.

- 영아용 시트는 제작사의 안내서에 따라, 영아의 체중이 10~16kg이 될 때까지 사용할 수 있다.
- 전환 가능한 후방시트는 영아의 체중이 14~18kg이 될 때까지 사용할 수 있으며 그 이후에는 유아용 시트로 전환(개조)한다.
- 시트는 항상 뒷좌석에 후방을 향하도록 설치한다.
- 고정 끈은 어깨 높이 이하에 있어야 하며, 좌석은 밀착해서 단단히 설치되어야 한다.
- 아무리 짧은 거리를 운전하더라도, 반드시 지침을 매번 따르도록 한다.
- 공인된 아동승객 안전 기술자에게 자동차 시트와 자동차를 점검받는다.
- 자동차 시트를 사용하는 동안에 차가 두 번 이상 바뀌었다면, 시트가 각 자동차에 알맞게 설치되었는지 점검을 받아야 한다.

SOURCE: American Academy of Pediatrics (2017). Car Seats: information for families. Retrieved from http://www.healthychildren.org/English/safety~prevention/on~the~go/pages/Car~Safety~Seats~Information~for~Families.aspx. CDC (2017. Child Passenger Safety: Get the Facts Retrieved from http://www.cdc.gov/MotorVehicleSafety/Child_Passenger_Safety/CPS~Factsheet.html

뢰 관계를 형성하는데 있어서 핵심적인 시기임을 인식한다.

방문 중 대부분의 시간은 부모에게 안전조치 관련 주제에 대한 교육을 실시하고, 발달과 관련된 선행지침을 제공하고, 태어난 영아가 가족에 통합되는 것을 도우며 지역사회나 인터넷과 같은 곳에서 가족을 지원할 수 있는 자원을 전달하는데 사용된다. 일반적인 부모의 요구에 포함되는 것으로는 부모양육 수업, 보육시설, 가족계획 자원이다.

권장되는 신체사정과 발달평가를 실시하고, 선별검사를 적용하고, 예방접종을 실시한다. 키, 체중과 같은 간단한 평가에 의해서 제공되는 자료의 중요성을 인식한다. 모든 결과를 분석해서 영아가 예상대로 발달하고 있는지 확인한다. 부모가 검사와 치료의 필요성을 이해하는지 확인하고, 검사결과를 이들에게 전달한다.

병원, 응급서비스, 그 외의 시설에서 근무하는 간호사들도 건강교육에 있어서 중요한 관련이 있다. 건강관리를 어디에서, 얼마나 자주 받는지 묻는다. 예방접종 일정을 확인하여 현재까지 완료되었는지 확인한다. 규칙적으로 건강관리를 받지 않고 있다면, 가족이 이러한 건강교육의 중요성을 이해하지 못하는지 또는 필요한 관리를 받기 위한 자원이 부족한지 확인한다. 영양, 안전 그리고 그 외의 교육은 가족에게 적합한 형식으로 전달되고 가족의 요구에 부합할 때 더 효과적이다. 예를 들면, 제한된 장난감을 가지고도 안전하면서도 자극을 제공하는 환경을 조성할 수 있는 방법을 알려주는 것이 효과적인 간호전략이다.

가족이 시설을 떠나기 전에 다음 방문 일정이 예약되었는지 확인한다. 당일 방문 내용을 요약하면서, 가족의 강점과 영아가 새롭게 습득한 발달기술을 강조한다. 영아에게 안전한 가정을 조성하거나 영아가 손을 뻗어 물건을 잡지 못하도록 하는 것과 같이 앞으로 노력이 필요한 영역이 있다면 이를 세심하게 설명한다. 부모가 영아의 발달을 기록하고 향후 방문 시에 할 질문을 적을 수 있는 일기장이나 노트를 제공한다. 부모가 생각해 볼 수 있는 주제를 제안하고, 책이나 소책자 또는 그 외의 인쇄물을 제공한다.

평가

건강증진과 건강유지에서 영아와 가족을 위한 간호돌봄의 기대되는 결과는 다음과 같다.

- 영아는 정상적인 성장패턴과 발달 이정표의 진행을 나타낸다.
- 영아가 잘 적응하여 환경에 대한 긍정적인 반응과 중요한 타인들과의 상호작용을 보인다.
- 영아에게 질병이나 부상이 없다.
- 부모는 영아의 현재와 미래에 일반적인 안전위험이 무엇인지 진술한다.

영아를 자동차 안전시트에 앉히기

"제가 시트를 올바르게 설치했다고 생각했지만 점검을 받고 싶었어요. 공인 점검자들은 시트가 맞게 부착되지 않아서 자동차 사고가 났다면 민재가 튕겨나가서 부상을 당할 수도 있었다는 것을 알려줬어요. 시트 점검을 받아서 너무 다행이에요. 자동차에 안전시트를 설치하는 장소와 방법을 바꿨어요."

사진 속의 아기엄마는 자신의 아들에게 보육 서비스를 제공하는 고등학교 대안 프로그램에 참석한다. 영아를 위한 자동차 안전시트를 평가하기 위해서 자동차 시트 점검자를 프로그램에 보내달라고 지역 경찰서에 요청했다. 아기엄마는 시트를 뒷좌석에 후방으로 향하도록 안전하게 설치하는 법을 배웠다. 그녀는 또한, 어떻게 아기를 시트에 앉혀서 고정 끈을 아기의 사이즈에 맞게 조절하고 고정시키는지에 대해서도 배웠다. 많은 부모들이 자동차 시트를 올바로 설치해서 사용하지 않는다. 의도는 좋지만, 시트가 오래되어서 현재 기준에 맞지 않고, 자동차에 설치하기 위한 설명서를 따라서 설치하기가 어려울 수 있으며, 요구되는 주의를 기울이지 않을 수 있다. 사진 속 아기의 십대 엄마와 같은 어린 부모가 특히 이러한 위험에 있다. 이들은 시트를 살 수 있는 형편이 되지 않거나, 친구로부터 "물려받은" 시트에 의존할 수 있으며, 현재의 기준에 부합하는 방식으로 영아의 안전을 확보하는 것이 왜 중요한지 인식하지 못할 수 있다. 누군가가 대안학교로 와서 자동차 안전성에 대해서 교육하고 평가하는 것의 장점은 무엇인가? 여러분의 지역사회에서 시트를 살 형편이 되지 않는 부모에게 자동차 시트를 제공하는 프로그램에는 무엇이 있는가?

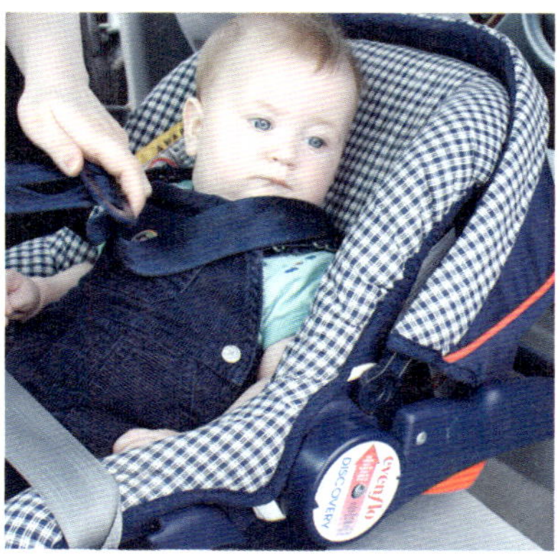

영아가 후방을 향해서 앉아 있고 시트가 안전하게 고정되어 있다.

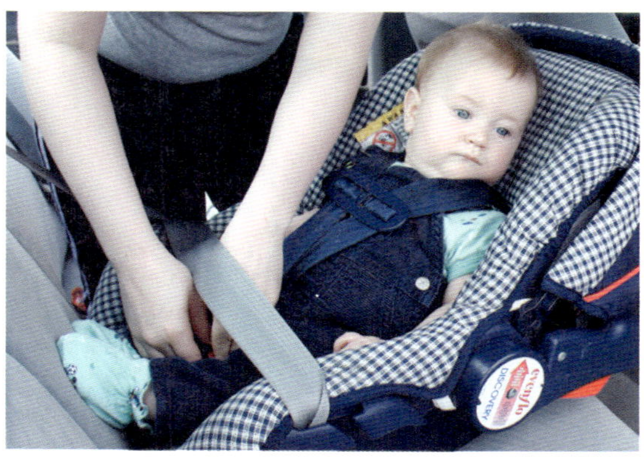

적절한 설치를 위해서 고정 끈 밑으로 손을 넣어서 벨트를 단단히 고정시킨다.

SOURCE: George Dodson/Pearson Education, Inc.

핵심 요약

- 영아의 1차 건강관리 제공자와 부모는 아이의 출생 이전에 첫 접촉을 하는 것이 좋다.
- 가족과 돌봄 제공자 간의 신뢰 관계는 영아의 발달을 증진시키는데 영향을 미치는 파트너십을 촉진한다.
- 건강교육 시 영아에 대한 관찰과 부모-자녀 상호작용을 관찰하는 것으로 시작된다.
- 성장과 발달에 대한 감시는 영아의 안녕에 대한 중요한 단서를 제공한다.
- 영양평가와 교육은 생후 첫 해의 어려운 영양요구를 충족시키기 위해서 중요하다.
- 부모의 정신건강은 가정의 분위기와 영아의 발달에 영향을 미친다.
- 부모와 자녀 간의 상호작용 패턴뿐만 아니라, 다른 성인들과 아동과의 관계가 영아에게 정상적인 발달에 필수적인 강한 정서적 유대감을 제공한다.
- 질병과 사고에 대한 예방전략은 영아의 모든 건강교육 시 통합된다.

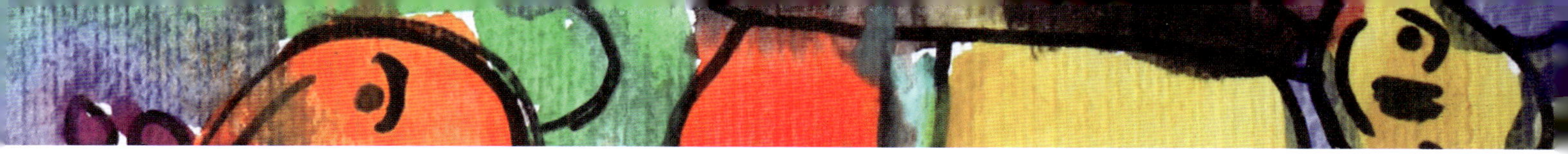

Chapter 6

유아기의 건강유지, 증진

학습목표

1. 유아기 아동의 성장발달에 대해 설명한다.
2. 유아기 아동의 건강증진과 건강유지에 대해 설명한다.
3. 유아기 아동의 주요 건강문제(대소변 가리기, 분노발작, 거부증, 퇴행)을 설명한다.
4. 유아기 아동의 질병예방 중재를 수행한다.

영아기 이후의 시기는 아동이 성장하고 새로운 발달기술을 습득하기 때문에 부모에게는 어려운 도전을 해야 하는 시기이다. 아동은 1세에 어설픈 첫 발걸음과 말을 시작으로 해서, 유아기(약 1~3세)를 거쳐 학령전기(3~6세)로 진행한다. 초기 아동기로 분류되는 이 시기 동안에는 가족이 함께 상호작용하는 것, 아동의 수면과 영양을 유지하는 것을 돕는 것이 중요하다. 유아기는 자율성과 독립성이 발달하는 시기로 간호사는 유아기 아동을 둔 가족이 아동의 발달단계를 이해하고 있는지, 아동의 성장과 발달을 촉진시킬 수 있는 방법을 알고 있는지 확인하고 이에 대한 정보를 제공할 수 있어야 한다. 유아기 아동의 주요 건강문제를 인지하고 건강증진과 건강유지를 위해 검사를 받아야 하는 시기나 증상 등에 대해 설명할 수 있어야 한다.

성장과 발달평가

유아기 아동의 건강상태를 평가하기 위해서는 아동 간호사의 성장발달 사정에 대한 전문적인 지식과 기술이 요구된다(Box 6-1). 유아기 키의 측정은 가능한 서서 측정한 기록을 사용한다. 체질량지수(BMI)는 2세에 처음으로 계산되며 키와 체중의 관계에 대한 정보를 제공한다. 머리둘레는 일반적으로 3세가 될 때까지 측정된다. 성장은 계속적으로 아동의 영양상태를 평가하고 체중이나 BMI 백분율이 낮은 아동에 대해서는 영양섭취에 대한 상세한 사정이 이루어져야 한다. 또한 적혈구 용적률, 헤모글로빈과 같은 혈액 검사가 수행될 수 있다. 아동에게 질병이 있었거나 입원한 적이 있는지를 사정하고 전체적인 신체 비율을 관찰하는 것이 중요하다.

Box 6-1
어린 아동에 있어서 상장과 관련된 건강상태

성장패턴	가능한 건강상태
체중, 키, BMI의 백분율이 낮음	• 심장결함 • 낭포성 섬유증 • 위장의 기형이나 기생충 • 흡수장애 • 뇌성마비 • 내분비장애 • 유아기와 아동기의 섭식장애(잘 성장하지 못함)
체중, BMI의 백분율이 높음	• 과도한 칼로리 섭취 • 낮은 신체활동 • 내분비장애

신체검사를 수행할 때 검사순서와 아동에 대한 접근법은 이 시기에는 특히 중요하다. 유아의 경우, 귀 검사, 눈 검사와 같은 침습적 절차를 맨 마지막으로 실시하고 아동이 청진기를 가지고 놀거나, 이경의 불을 꺼 보게 하는 등 놀이를 통해 검진한다(그림 6-1). 신체검사를 진행하는 동안 부모에게 아동의 예상되는 발달상태를 고려해서 이와 관련된 질문을 한다.

- "현재 수면양상은 어떤가요?"
- "얼마나 자주 배변을 보나요? 너무 자주 보거나 혹은 그렇지 않은가요? 아동이 변비에 걸린 적이 있나요? 그럴 때 아동은 어떤 징후를 보이나요?"

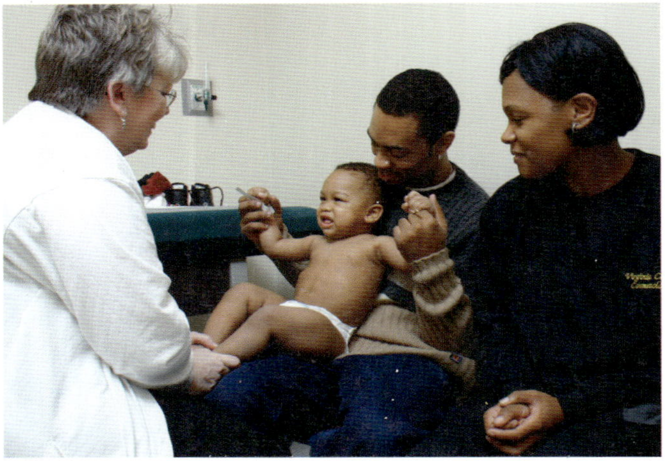

그림 6-1
유아의 협조를 구하기 위해서는 검사에 대한 접근법이 중요하다.
이 사진 속의 유아는 부모의 무릎에 앉아있을 때 검사를 가장 잘 받을 수 있다.
SOURCE: A, B, George Dodson/Pearson Education, Inc.

- "집에 체온계가 있으신가요? 어떤 종류인가요? 체온 측정을 위해 아동에게 사용해 보신 적이 있나요?"

이러한 질문을 통해 부모는 자신들이 아동을 관찰한 결과나 아동에 대한 걱정에 대해 이야기를 할 수 있다. 검사가 진행되는 동안 부모의 질문에 쉬운 말로 설명하고 아동의 건강과 관련하여 어떠한 걱정이 있는지 물어볼 수도 있다.

발달은 초기 아동기 건강관리의 핵심이다. 발달에 대한 선별검사는 가정, 건강관리센터, 아동관리기관 및 학교 등에서 통합되어 이루어져야 한다. 병원에 방문한 아동에게 검진기관이나 다른 장소에서 발달검사를 받았는지 질문한다. 예방접종과 영양 상태, 수면자세에 대해서도 질문을 하도록 한다(표 6-1).

유아기, 학령전기와 같은 초기 아동기 동안 발달에 관한 선별검사에서는 사회적 기술, 대근육 · 소근육 활동, 언어기술이 포함된다. 초기 아동기의 건강증진과 연계된 성장과 발달 문제 및 건강유지 활동에 포함되는 내용은 다음과 같다.

- 성장패턴 및 앞으로 예상되는 성장에 대한 설명
- 선별검사 결과에 따른 아동의 발달진행을 부모에게 보여줌
- 발달기술 증가와 관련된 익사, 독극물 중독, 낙상과 같은 위험
- 아동이 어린이집을 다니기 시작하면서 감염성 질병의 가능성과 일반적인 질병에 대한 인식과 치료

이러한 건강증진과 건강유지 활동을 사정함으로써 운동, 언어, 사회적 기술에 대한 정상적인 성장과 발달패턴, 아동에게 자극을 주는 활동에 대한 부모의 지식, 성장과 발달에 따르는 위험에 대한 가족의 인지를 확인할 수 있다.

영양

아동의 영양 상태는 건강을 증진시키고 질병을 예방하는 데 있어서 지속적으로 중요한 역할을 한다. 좋은 영양은 정상적인 성장패턴을 촉진하고 발달진행을 증진시키며 빈혈, 충치, 면역기능장애와 같은 질병을 예방하는 것을 돕는다. 또한 아동은 식사시간에 다른 사람들과 더 많은 상호작용을 하므로 음식섭취는 점점 더 많은 사회적 측면을 가지게 된다.

유아가 있는 가족에 대한 질문은 음식의 소개와 유아의 식사패턴, 모유나 분유에서 다른 유제품으로의 전환에 초점을 맞춘다. 유아기 아동은 음식을 적게 먹는 경우가 많아 부모는 아동의 식욕 변화에 대해 걱정하기도 한다. 부모에게 유아가 정상적으로 성장하고 있음을 보여주는 것은 이러한 일반적인 발달변화(생리적 식욕 감퇴)에 대한 부모의 걱정을 완화시킬 수 있다.

유아기 아동의 부모가 바쁘거나 나이가 더 많은 자녀들이 있는 경우, 아동이 감자튀김과 같은 음식을 보다 일찍 접할 수 있다. 신선한 과일이나 야채 스틱 등 보다 건강한 음식을 선택할 수 있도록 한다. 또한 아동이 어린이 집에 다니는 경우 기관에서 어떤 음식을 제공하는지 부모가 확인하도록 권장한다.

영양교육을 위한 기반으로 사용될 정보를 제공하는 질문에 포함되는 것은 다음과 같다.

- "현재 어떤 종류의 우유를 마시고 있나요? 매일 얼마나 마시나요? 아동이 하루에 주스를 얼마나 마시나요?
- "아동이 가족과 함께 식탁에서 식사하는 것을 좋아하나요? 아동이 좋아하는 음식과 싫어하는 음식은 무엇인가요?
- "어린이집에서는 어떤 종류의 음식을 제공하나요? 어린이집에서는 아동이 식탁에서 함께 식사를 하나요?
- "가족이 얼마나 자주 함께 식사하나요?"

부모에게 아동을 위한 영양정보를 제공하면 도움이 될 수 있다(표 6-2). 건강증진 중재는 아동과 가족이 더 높은 상태의 안녕에 이르도록 하는데 중점을 두고 있다. 어린 아동의 식습관을 형성하는데 영향을 미치는 부모에 대한 교육 또한 중요하다. 아동에게 제공되어야 하는 음식의 양과 식사횟수에 대해서 교육한다. 적당한 양의 과일 및 채소 섭취와 유제품을 제공하도록 권장한다. 건강유지 활동은 주로 질병과 손상의 예방에 중점을 둔다. 그 예에 포함되는 것으로 목 막힘을 유발하는 음식을 피하는 식이 습관, 충치와 과도한 칼로리 섭취를 예방하기 위한 과일주스의 하루 섭취량 제한이다.

영양과 관련된 바람직한 결과에는 정상적인 성장과 발달 이정표의 달성, 권고되는 체중 유지, 건강한 음식패턴에 대한 이해 증가, 영양과 관련된 질병예방이 있다.

18~24개월용 ●○

영유아 건강검진 문진표 (18~24개월용)

수검자 성명		주민등록번호		보호자 연락처	
보호자 성명		수검자와의 관계		E-mail(메일)주소	

영유아건강검진은 **영유아의 정상적인 성장과 발달을 확인**하는 것이 목적이며, 특정 질환의 발견을 위한것이 아닙니다. 이사실을 이해하셨습니까?

예 □ 아니오 □

1. 아이의 생년월일: ______ 년 ____ 월 ____ 일 2. 출생시 체중: ___ . ___ kg (소수 첫째 자리까지)
3. 아이가 미숙아로 태어났습니까? ①예(☞분만 예정일은? ______ 년 ____ 월 ____ 일) ②아니오
4. 지금까지 실시한 예방접종에 표시하여 주십시오(해당란에 횟수를 표시 하십시오)

	비씨지	B형 간염	디피티	소아마비(폴리오)	폐구균	B형 헤모필루스균	홍역,볼거리,풍진	수두	일본뇌염
시행한 횟수									

5. 발달문제로 진단을 받거나, 치료 중인 질환이 있습니까? ①예 ②아니오 있다면 구체적인 진단명은? ____________

시각

		예 ① / 아니오 ②
1	눈을 잘 맞추지 못하거나 눈동자가 흔들립니까?	① ②
2	검은 눈동자(동공)가 혼탁합니까?	① ②
3	정면(앞에 있는 사물)을 볼 때 늘 얼굴을 돌려 옆으로 쳐다보거나 고개를 기울이고 보는 편 입니까?	① ②
4	책/TV/물건 등에 너무 가까이 다가가서 보거나 찡그리고 봅니까?	① ②

안전사고 예방 교육

		예 ① / 아니오 ②
1	약이나 화학제품(표백제, 세제 등), 날카로운 물건 등을 아이 손이 닿지 않도록 보관합니까?	① ②
2	아이의 침대를 창문이나 커튼에서 떨어진 곳에 두었습니까?	① ②
3	가스레인지 위의 주방기구 손잡이를 아이 손이 닿지 않는 방향으로 돌려 놓습니까?	① ②
4	목욕탕이나 욕조에 잠시라도 아이를 혼자 둔적이 있습니까?	① ②
5	아이를 승용차에 태울 때 어떻게 하십니까? ① 카시트 사용 ② 보조의자 사용 ③ 안전벨트 착용 ④ 그냥 앉힌다	① ② ③ ④

청각

		예 ① / 아니오 ②
1	모든 방향에서 나는 보통 크기의 소리를 구별 할 수 있습니까?	① ②
2	"배고프니?", "쉬 마려워?"같은 단순한 예/아니오 식의 질문을 이해하고 반응합니까?	① ②
3	자기의 이름(정확하지는 않더라도)을 말할 수 있습니까?	① ②
4	책에 있는 그림을 말하면 맞는 그림을 가리킬 수 있습니까?	① ②
5	간단한 지시사항(컵 주세요, 공 가져와 등)을 말로 듣고 이해합니까?	① ②

대소변가리기 교육

		예 ① / 아니오 ②
1	아이가 소변보는 간격이 이전보다 늘어나고 있습니까? (두 시간 정도)	① ②
2	아이가 혼자서 바지를 내릴 수 있습니까?	① ②
3	대소변을 의미하는 말(응가, 쉬 등)을 알아 듣거나 표현할 수 있습니까?	① ②
4	유아용 변기에 관심을 보입니까?	① ②
5	규칙적으로 힘들지 않게 대변을 봅니까?	① ②
6	대소변 가리기를 시도해 보신 적이 있습니까?	① ②

영양 교육

1	아이가 정해진 장소에서 일정한 시간에 규칙적인 식사를 합니까? ① 예 ② 아니오	① ②
2	아이가 분유병을 사용하고 있습니까? ① 예 ② 아니오	① ②
3	아이 음식을 조리할 때 간을 어떻게 합니까? ① 어른 음식과 같게 간을 한다 ② 어른 음식보다 덜 짜게 준비한다 ③ 간을 하지 않는다	① ② ③
4	아이가 과일주스나 당분이 첨가된 음료(예: 탄산 음료, 스포츠 음료, 어린이용 음료 등)를 하루에 얼마나 마십니까? ① 200 mL(큰 컵 한 잔) 미만 ② 200~499 mL ③ 500 mL 이상	① ② ③
5	하루 동안 아이에게 어떤 음식을 줍니까? (해당되는 곳에 모두 표시하십시오) ① 곡류 ② 채소 ③ 과일 ④ 고기/생선/달걀/콩 ⑤ 우유 및 유제품 ⑥ 기타	① ② ③ ④ ⑤ ⑥
6	음식을 먹을 때 아이의 반응은 어떠합니까? ① 주는 대로 골고루 먹는다 ② 좋아하는 한 두 가지만 먹는다 ③ 편식은 없으나 적게 먹는다 ④ 씹는 음식을 싫어한다 ⑤ 음식에 관심이 없다	① ② ③ ④ ⑤
7	아이와 함께 하는 식사시간이 즐겁습니까? ① 예 ② 아니오	① ②
8	아이에게 식사 이외의 건강기능식품을 제공합니까? (예: 비타민, 무기질, 정장제, 홍삼 등) ① 예 ② 아니오	① ②

※ 정해진 검진횟수를 초과하여 검진을 받으시면 해당 검진비용은 부당이득금으로 환수됩니다.

표 6-1 초기 아동기 방문과 관련된 간단한 질문과 교육주제

주제	질문	교육
수면	밤에 얼마나 오래 자나요? 아동이 낮잠을 자나요? 밤에 깨서 운 적이 있나요? 아동을 달래는데 어려움이 있나요? 아동이 유치원에 집중하고 거기서 보내는 시간 동안 (정신이) 기민상태인가요? 아동의 수면양상에 대한 걱정이 있으신가요?	• 연령에 따라 다른 정상적인 수면시간 • 일관적인 수면의식 확립 • 수면장애의 종류와 그 치료법
훈육	나쁜 행동을 한 적이 있나요? 그럴 때는 아동이 주로 어떤 행동을 하나요? 이러한 아동의 행동에 어떻게 대응하시나요? 아동을 통제할 수 없을 때 타임아웃을 시도해 보신 적이 있나요? 보육센터는 부적절한 아동의 행동에 어떻게 대처하나요? 센터가 사용하는 방법에 동의하시나요?	• 일관성과 제한 설정 • 행동에 대한 적절한 결과 • 훈육방식 평가 • 각 아동에 맞도록 방법을 조정
배변 훈련	아동의 배변훈련을 시작하는 것에 대해서 생각해 보신 적이 있나요? 어떤 식으로 할 생각이신가요? 어떤 징후를 보시고 아동이 배변훈련을 시작할 준비가 곧 될 것 같다고 생각하셨나요? 가끔 배변실수를 한다고 하셨는데 얼마나 자주 발생하고, 그 문제로 걱정이 되시나요? 아동이 화장실을 이용하는데 성공할 때에는 어떤 식으로 보상해 주시나요? 아동이 사용하는 작은 변기가 있나요?	• 배변훈련 준비 신호 • 배변훈련 도입 • 아동에 대한 긍정적인 강화 • 가정에서 떨어진 보육원이나 그 외 환경으로의 전환
학습/읽기	지금 배우고 있는 것에는 무엇이 있나요? 부모님이 예상하거나 만족할 만큼 아동의 학습이 진행되고 있나요? 얼마나 자주 책을 읽어주시나요? 아동이 함께 책 읽는 것을 좋아하나요? 집에 두고 아동이 볼 수 있는 책을 구할 수 있으셨나요?	• 학습을 위한 자극적인 환경 제공 • 아동에 있어서 읽기(독서)의 중요성 • 놀이시간 동안 아동이 볼 책을 제공하는 것의 중요성
의사소통	언어는 현재 어떤가요? 아동의 의사소통 방식 중에서 걱정이 되거나 특별히 만족하시는 점이 있나요? 아동이 프로그램의 다른 아동과 잘 지내나요? 다른 아동과 어울리는 것에 대해서 아동이 무엇을 배우고 있나요?	• 예상되는 언어기술 • 어른과 다른 아동과의 사회적 상호작용 • 보육 자원과 평가
부모와 관련된 문제	아내 분은 현재 어떻게 지내시나요? 본인이나 가족 중 다른 분이 하루에 두 잔 이상의 술을 마시거나, 담배를 피우고 또는 불법약물을 복용하나요? 본인의 전반적인 기분은 어떤가요? 자주 피곤하거나, 슬프거나, 우울한 기분이 드나요? 무언가가 필요할 때 누가 도움을 주나요? 도움을 요청할 만큼 친한 친구나 가족이 있나요? 본인이 가지고 있지 않는 자원 중에서 무엇이 본인에게 도움이 될 수 있을까요? (예: 더 많은 음식, 상담 또는 다른 부모)	• 부모의 약물복용이 아동에게 미치는 영향 • 아동의 발달요구를 충족시키기 위한 건강한 정신상태의 필요성 • 기본적인 건강상태 요구를 충족시키기 위해서 필요한 지역사회 자원으로의 위탁

구강건강

초기 아동기의 구강관리는 추후 구강건강에 매우 중요하다. 선진국에서 치아관리는 건강관리 요구 중에서 여전히 가장 예방 가능하면서 일반적인 과제로 남아 있다. **초기 아동기 치아우식 (early childhood caries, ECC)**은 6세 미만의 아동에 있어서 한 개 이상의 치아가 썩거나 빠지거나(우식으로 인해서) 또는 치아표면이 메워진 것으로 정의된다. 이러한 상태를 지칭하기 이전에 사용된 용어에는 "젖병 증후군" 또는 "젖병 충치"가 있다.

치아우식은 입 속의 세균이 음식의 탄수화물을 대사시켜서 산을 생산할 때 발생한다. 산은 치아의 미네랄 소실을 촉진해서 상태를 악화시키며 이러한 상태는 식사, 양치, 식이습관 그리고 치아관리 부족과 같은 부적절한 예방관리에 의해서 야기된다. 이러한 치아상태를 가진 어린 아동은 말하는데 영향을 받고, 통증을 유발하고, 발달을 지연시키는 지속적인 치아문제를 겪을 가능성이 더 많기 때문에 초기 아동기 치아우식은 심각한 문제이다. 어린 시절의 예방교육이 문제를 예방하는 핵심이다.

표 6-2 건강증진과 건강유지를 위한 영양교육

연령	영양교육
1세	• 지속적으로 모유수유를 하는 아동의 엄마를 지원한다. • 아동이 젖병을 떼고 컵을 사용하도록 한다. • 우유를 마시기 시작한다면 전유(지방을 빼지 않은 우유)를 사용한다. • 주스는 하루에 120~180mL로 제한한다. 물을 하루에 여러 번 제공한다. • 안전조치를 취하도록 장려한다. 끈이 달린 높은 의자를 사용해서 아이를 단단하게 고정시키고 식료품 카트에서는 주의를 기울이며, 차에서 음식을 먹지 않도록 한다. • 목 막힘과 기도폐쇄 제거 훈련에 관한 정보를 제공한다. • 식료품 안전지침을 제공한다. • 모든 주요한 식품군이 도입되었는지 확인한다. • 고지방 식품과 설탕이 많이 포함된 음식을 제한한다. • 일반적으로 섭취되는 음식의 양과 식사횟수를 검토한다. • 수돗물에 불소처리가 되어 있지 않다면 불소의 사용을 검토한다.
2세	• 아동에게 계속 모유수유를 하는지 묻고, 이를 계속하거나 중지하고자 하는 결정을 지원한다. • 젖병을 여전히 사용하고 있다면 완전히 중지하도록 장려한다. • 가족이 흔히 섭취하는 모든 음식이 제공되었는지 확인한다. • 아동에 맞는 크기의 식기를 제공한다. • 가족이 원한다면 아동이 저지방이나 무지방 우유로 바꿀 수 있다. • 우유는 하루에 2~3회, 과일주스는 하루에 120~180mL를 넘지 않도록 제한한다. • 부모에게 음식에 대한 분노발작에 대처하는 방법을 교육한다. 식사와 간식 시간에만 음식을 먹을 수 있게 하고 섭취를 강요하지 않으며, 다양한 음식을 제공한다. • 느려지는 성장속도로 인해 적은 양의 음식을 섭취할 수도 있음을 알려준다.

1세쯤에는 아동의 첫 치과방문이 이루어졌어야 한다. 약 2세가 되면 유아는 20개의 치아를 거의 갖추게 되므로 치아의 상태와 개수를 평가한다. 이 치아들은 영구치아의 간격을 유지하고, 긍정적인 식습관을 촉진하고 언어발달을 위해서 필요하다. 가족이 치아를 어떻게 닦는지 묻고, 아동에게 충치가 있는 경우에는 치아를 닦는 방법을 시연하도록 요청한다.

2~4세쯤에는 어린 아동의 달래기 젖꼭지와 엄지손가락을 빠는 행위를 하지 않도록 해야 한다. 이러한 습관은 6세쯤에 영구치아가 맹출하기 시작할 때 해로울 수 있다. 1~2세쯤에 달래기 젖꼭지를 점차적으로 제거하도록 부모를 교육해야 한다. 많은 어린 아동이 계속해서 엄지손가락을 빠는데, 이것은 아동에게 위안과 안심을 주는 습관이다. 일반적으로 2~4세까지의 아동은 엄지손가락을 빠는 것을 멈출 준비가 되어 있어야 하므로 부모는 손가락을 빨지 않는 아동을 칭찬하고, 담요를 문지르는 것과 같은 위안을 주는 다른 대안을 아동이 찾도록 돕고, 낮잠이나 밤에 잠을 잘 때 손에 양말을 씌워서 손가락을 빨지 않도록 상기시켜 준다. 엄지손가락을 빠는 행위를 일주일 이상 보이지 않을 때 주는 보상을 아동과 함께 찾음으로써 이러한 과정을 촉진할 수 있다.

아동의 치아에 대한 평가와 언어기술에 대한 관찰, 질문에 대한 부모의 대답을 바탕으로 구강건강의 유지를 촉진해서 치아질병을 예방하는 중재계획을 세운다. 이러한 중재에는 저비용 치과로의 위탁, 치약과 칫솔의 제공, 부모와 어린 아동에게 올바른 양치질 기법을 보여주는 것, 단 간식과 음료를 제한하는 것에 대한 교육이 포함될 수 있다.

분노발작

분노발작(temper tantrums)은 생후 18개월에서 3세 사이에 가장 흔히 나타나며, 분노를 신체적으로 표현하는 것을 말한다. 정상적으로는 유아기에 국한되지만, 분노발작이 5세까지 나타나거나 15분 이상 지속되고, 5회/일 이상 나타나는 것은 비정상이다. 분노발작 아동은 주로 바닥에 누워 발로 차고 소리 지르며 물건을 던지기도 하며, 간혹 숨을 멈추는 행동을 보인다. 이런 분노발작을 다루는 방법은 이것을 무시하는 것으로, 분노발작이 끝날 때까지 기다렸다가 좋아하는 활동을 제공해준다. 지속적인 보상과 적절한 기대를 통해 일관성 있게 보여주며 규칙적인 의식을 행하도록 하는 것이 중요하다. 분노발

가족과의 협력 | 구강관리

부모에게 자녀의 구강위생 습관에 대해서 질문하고, 필요하다면 교육을 통해 구강위생을 향상시킬 수 있도록 한다.

- 아동이 콩 한 알 크기만큼의 불소치약과 작고 부드러운 어린이용 칫솔을 사용해서 하루에 두 번 양치하도록 돕는다. 유아와 학령전기 아동은 적당한 시간 동안 양치하고 알맞은 양의 치약을 사용하기 위해서 도움이 필요하다. 너무 많은 양의 불소를 삼켜 치아가 변색되는 것을 막기 위해서 아동이 반드시 치약을 뱉어 내도록 한다. 약 2세가 될 때까지는 아동이 치약을 삼키지 않고 뱉는 것이 힘들 수 있으므로, 이러한 경우에는 불소가 없는 치약을 사용해야 한다.
- 아동에게 거의 맞닿은 두 개의 치아가 생겼을 때에는 하루에 한 번씩 치실을 사용한다.
- 단 간식과 음료는 하루에 한 번으로 제한하고 섭취 후에는 양치질을 한다.

작을 하거나 다른 바람직하지 못한 행동을 보이는 아동에게 부모가 어떻게 대응하는지 묻는다. 아동이 스스로에 대한 한계를 설정하는 것을 돕는 긍정적인 방법을 강화시키고 도움이 필요한 부모에게 방법을 제시한다. 엉덩이를 때리거나 다른 신체적 형태의 훈육은 효과적이지 않고, 아동의 공격성과 분노를 증가시키는 부정적인 결과를 초래할 수 있다. 타임아웃, 행동에 대한 논리적 결과, 보상과 같은 긍정적인 한계설정을 시행한다. 훈육의 목표는 아동이 옳고 그른 것에 대한 감각을 형성하고 다른 사람들을 대하는 수용 가능한 방식을 배우도록 돕는 것이다. 분노발작을 보이는 유아의 부모가 이러한 행동에 대한 구체적인 관리 방법을 배우도록 돕는다. 분노발작은 조기 중재가 중요한데 때에 따라 심각한 가족문제나 아동기 우울증과 같은 기저 원인이 있을 수 있으므로 지속적이고 과도한 행동은 정신건강 전문가에게 의뢰한다.

수면-휴식

아동이 자기-통제력을 완전하게 습득하기 위해서는 적절한 수면과 휴식이 필요하다. 대부분의 어린 아동은 가끔 밤에 깨기도 하지만 규칙적인 수면패턴이 확립되어 있다. 이들은 24시간 중 낮잠을 포함해서 약 10~13시간의 수면을 취한다. 부모는 이야기책을 읽어주고, 등을 문질러 주는 등 분명한 수면의식을 수행하기도 한다. 낮에 일을 하는 부모는 아동을 저녁 일찍 재우는 것에 죄책감을 느끼는 경우도 가끔 있다. 이런 부모에게는 집에 돌아온 후에 아동과 양질의 시간을 보낸 후 확실한 수면기대치를 설정하도록 격려한다. 담요나 장난감과 같은 이행대상이 유아에게는 중요하며, 편안함을 제공하고 정상적인 일상을 유지하는 것을 돕기 위해서 어린이집에 있는 동안 사용될 수 있다. 일부 부모는 아동이 자신들과 함께 자는 것을 선호한다. 부모가 이러한 결정을 한다면 과도한 침구에 의한 질식이

가족과의 협력 | 분노발작을 다루는 법

분노발작은 유아에게 흔히 일어나며, 비명을 지르고, 울고, 물건을 두드리고, 발로 차고, 기타 다른 방식으로 분노를 나타내는 일시적인 사건으로 표현된다. 이는 유아가 방금 일어난 어떤 일에 대한 좌절을 표현하고 있는 것일 수 있다. 유아는 자신이 독립적인 개체이며 실망을 표현함으로써 영향을 미칠 수 있음을 알고 있다. 유아가 학령전기 연령으로 성장함에 따라서 분노발작의 횟수도 점차 감소해야 한다. 부모는 분노발작이 정상적인 행동이긴 하지만 이를 성공적으로 다룰 수 있는 기법이 존재한다는 것을 알 수 있다. 이러한 접근법은 아동이 물거나 때릴 때 사용되는 방법과 유사하다. 분노발작에 대한 몇 가지 구체적인 제안에 포함되는 것은 다음과 같다.

- 분노발작이 곧 일어날 것임을 나타내는 신호에 대해서 배운다. 대부분의 아동은 불안해하고 흥분하는 정도가 점점 더 강해지는데, 이러한 시점에서 아동을 쓰다듬고, 안아주고, 주의를 분산시키는 것이 분노발작을 피하는 것을 도울 수 있다.
- 울고 비명을 지르는 것과 같은 경미한 분노에 반응하지 않는다.
- 1분/아동의 나이에 해당하는 시간 동안 타임아웃을 사용해서 아동을 다른 사람들과 분리시킨다.
- 공공장소를 떠나서 집이나 조용한 장소로 옮긴다.
- 아동이 부상을 유발할 수 있는 물건에 스스로 부딪히지 않고 안전한지 확인한다.
- 침착한 상태를 유지하고, 필요하다면 아동이 움직이지 못하게 꽉 끌어안는다.
- 침착한 말투로 아동의 감정이 어떠한지 그리고 아동이 진정되기 위해서 해야 할 일이 무엇인지 말한다. "때리거나" 다른 위해를 가하는 행동은 절대 "허용되지 않는다"는 것을 단호하게 말한다.
- 아동이 자제력을 찾으면 즉시 이에 대한 보상을 한다. "네가 흥분을 가라앉히고 미안하다고 말한 것은 참 잘한 일이었어. 이제 거실로 돌아가자."

SOURCE: Adapted from American Academy of Pediatrics. (2015e). What should I do when my child has a temper tantrum? Retrieved from http://healthychildren.org

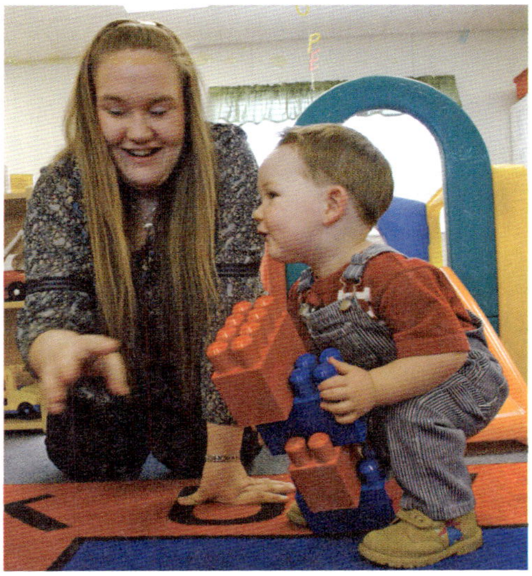

그림 6-2
사진 속의 유아는 대근육군을 사용하는 운동활동을 즐기고 있다.
SOURCE: George Dodson/Pearson Education, Inc.

임상간호 시 주의점

건강관리 방문을 기다리고 있는 유아와 학령전기 아동에게는 쾌적한 환경에서 연령에 적합한 활동이 제공되어야 한다. 다양한 클리닉과 진료실을 방문하면서 다음과 같은 시설을 평가한다.

- 색깔이 밝으면서 편안함을 주는가?
- 어린 아동을 위한 책과 아동용 의자와 테이블, 크레용, 종이, 기타 제공되는 활동이 있는가?
- 놀이활동을 하는 자녀를 부모가 앉아서 관찰할 수 있는가?
- 잡아 당겨서 깨질 수 있는 유리나 날카로운 모서리 또는 도로나 안전하지 않은 장소로의 접근성과 같은 위험이 없는 안전한 환경인가?
- 다양한 볼거리와 활동이 있는 자극을 제공하는 환경이 있는가?
- 미생물의 전이를 막기 위해서 표면과 장난감을 쉽게 닦을 수 있는가?

나 침대에서의 낙상과 관련된 부상, 화재로 이어질 수 있는 부모의 흡연 또는 부모의 깊은 수면이나 술 또는 약물의 사용으로 인해 너무 깊게 잠이 들어서 어린 자녀를 덮쳐서 질식시킬 수 있는 가능성과 같은 안전성 위험을 확실하게 인지하도록 한다.

야경증(night terror)은 아동이 통제할 수 없을 정도로 울고, 겁에 질린 것처럼 보이며, 심박수와 호흡이 빨라지는 것이 특징이다. 야경증을 겪는 아동은 잠에서 완전히 깨지 않고 방향감각을 상실한 것처럼 보일 수 있다. 부모는 조용한 말로 아동을 진정시켜서 아동이 다시 잠이 들 수 있게 한다. 야경증의 특징은 다음날 아침에 아동이 이러한 일을 기억하지 못하는 것이다.

대소변 가리기

유아는 이동과 언어에서 더 많은 독립성을 확보한다. 배변에 대한 통제는 더 커진 독립성을 나타내는 또 다른 이정표이며 자기 통제감을 가져올 수 있다. 유아가 배변훈련에 대한 관심을 보인 적이 있는지 그리고 어떻게 아동과 함께 대소변에 대한 통제를 확보하고자 할 생각이었는지를 부모에게 묻는다.

유아기에는 대소변을 가리기 위해서 척수의 수초화가 일어나면서 괄약근을 조절할 수 있어야 한다. 아동은 18개월이 되면 하루에 1~2회 정도 규칙적으로 대변을 보며, 2시간 정도 소변을 방광에 보유할 수 있다. 대부분 2세 정도가 되면 대소변을 가릴 수 있게 된다. 여아가 남아보다 2~3개월 먼저 시작하고 먼저 완성된다. 대소변을 가리기 위해 우선적으로 혼자 일어서고 앉으며 대소변의 느낌을 알고 표현할 수 있어야 한다. 그러나 아동마다 그 시기는 다르며 유아가 신체적, 심리적 준비가 되었는지 파악한 후에 부모를 도와 스트레스와 불안을 감소시키도록 한다. 배변훈련을 할 때는 식이섬유가 포함된 균형 있는 식이를 제공하여 부드럽고 규칙적인 장운동을 도와준다. 대소변 가리기 훈련 시 여러 가지 방법이 도움이 되지만 그 중 유아용 변기를 사용하는 것이다. 대소변 훈련시간은 5~10분으로 제한하고 부모가 아동 곁에 있어야 하며, 배변 후 회음부를 닦아주어 청결하게 유지해준다. 유아가 성공적으로 배변을 성공하였을 때는 칭찬해 준다.

거부증

거부증은 유아가 자율성을 찾아가는 과정을 표현하는 것으로 아동이 원하는 것을 부모가 허락하지 않거나 싫어하는 것이다. 거부증은 실제로 그럴 생각이 아닌 경우에도 “아니”, “싫어”라고 대답하거나 반대로 행동함으로써 기쁨을 느끼며 고집스럽거나 무례함의 표현이 아니라 자아통제를 주장하는 하나의 방법으로 이해할 수 있다. 거부증을 다루는 방법 중 하나로 “지금 자러 갈래?”라고 질문하기보다 “지금 자러 갈 시간이야”라고 말해 아동이 “싫어”라고 대답할 기회를 줄이는 것이다.

의식주의와 퇴행

유아기의 또다른 발달특성 중 하나로 의식주의가 있다. 의식주의는 실제적인 내용이나 현실보다 규칙과 관례를 중시하고 이에 집착하는 것으로 아동이 동일한 컵, 수저, 담요 등 동일한 물건을 지속적으로 사용하려는 것이다. 유아에게는 편안함을 주는 담요, 인형 등 특정 대상물이 있으며 취침시간, 식사시간 같은 일상의식 반복이 안전감과 편안함을 주는데 이러한 의식에 변화가 생기는 경우 아동은 스트레스를 받고 제멋대로 행동

가족과의 협력 | 긍정적인 훈육

바람직한 행동의 가능성을 제고시키는 구조를 제공하기 위해서

- 규칙을 필수적인 것으로 제한한다. 필수적이지 않은 많은 규칙보다는 몇 가지 중요한 규칙을 강화하는 것이 더 쉽다.
- 지속적으로 조심해야 하는 상황을 피하기 위해서 아동이 마음껏 안전하게 탐색할 수 있는 환경을 제공한다. 예를 들면, 일상적인 환경에서 깨지기 쉬운 유리제품을 제한함으로써 유아에게 적절한 놀이공간을 제공한다. 놀이에 적합한 물건을 제공할 때 아동은 몇 가지 물건을 만져서는 안 된다는 것을 배우기 더 쉽다.
- 매일 여러 번 아동과 상호작용하는 시간을 가진다. 긍정적인 행동을 자주 칭찬한다. 학령전기 아동은 장난감을 줍고, 부모를 돕고, 다른 긍정적인 행동을 수행한 것을 기록하기 위해서 차트에 별을 붙이는 것을 좋아한다. 학령전기 아동이 특정한 수의 별을 확보한다면 스티커나 부모와의 외식과 같은 보상을 얻는다.

아동이 바람직하지 않은 행동을 보일 때

- 첫 접근법으로 주의를 분산시키는 방법을 사용하고 부모가 제안한 새로운 활동을 선택한 아동을 장려한다.
- 만족스럽지 못한 행동이 지속된다면 무슨 일이 일어나는지를 아동에게 한 번 말한다.
- 바람직하지 못한 행동이 일어난 환경에서 아동을 분리시킨다. 안전한 별도의 장소인, "타임아웃" 장소로 아동을 격리시킨다. 유아는 놀이울타리나 유아용 침대에 둘 수 있으며, 학령전기 아동은 의자에 앉아 있도록 한다. 나이 한 살당 1분의 타임아웃 시간이 적절하다. 타임아웃이 끝나고 나면 긍정적인 활동을 제공하여 아동이 바로 그 활동에 참여하도록 이동시킨다.

물거나 때리는 것과 같이 바람직하지 못한 행동에 다른 사람이 관련될 때

- 다른 사람을 아프게 하는 것이 올바르지 않다는 것을 아동에게 분명하게 말한다.
- 아동을 그 상황에서 즉시 분리시키고 타임아웃을 사용한다.
- 특정 상황이 반복된다면, 아동이 적절한 수면과 음식을 취하는지, 에너지를 방출하는 활동적인 놀이를 하는지 그리고 주위의 많은 사람들로부터 긍정적인 관심을 받는지 확인한다. 최근의 외상이나 새로운 형제자매가 생기는 것과 같은 스트레스에 주의를 기울인다.
- 아동이 때리거나 무는 행동 대신에 "말을 사용하도록" 격려한다. 아동이 스스로 할 수 있을 때까지 부모가 이러한 행동의 본보기를 보인다. "네 기분을 보니까 '언니가 내 장난감을 치워서 정말 화가 나.'라고 말하는 것 같구나. 때리지 말고 말을 해서 언니에게 네 기분을 알리자."

하며 퇴행(regression)을 보이기도 한다.

퇴행은 불편감이나 스트레스 상황에서 이전 발달단계에서 성공적이었던 행동양상으로 되돌아가는 것으로 퇴행이 일어났을 때 가장 좋은 대처는 이전의 적절한 행동양상을 칭찬하고 퇴행행위를 무시하는 것이다.

관계

가족 구성원은 아동의 환경에서 핵심적인 부분을 형성한다. 스트레스에 잘 대처하고 건강한 생활방식 패턴을 가진 가족은 어린 아동에게 안도감을 제공한다. 부모에게 스트레스나 우울증이 있을 때 모든 가족 구성원들의 정신 상태에 영향을 줄 수 있다. 가족이 전반적으로 어떻게 지내는지 묻는다. 다른 자녀들에 대해서 질문한다. 자녀의 질병이나 행동 문제로 도움이 필요한 경우 그 자녀에 대한 관심의 집중이 유아기 아동에게 혼란을 줄 수 있다.

자녀들의 연령과 가족 간의 관계에 대해서 질문한다. 부모는 형제자매 간의 경쟁에 대해서 질문을 할 수 있다. 형제자매 간의 경쟁은, 특히 자녀들 간의 나이 차이가 많지 않을 때 아동 간 경쟁심이 있을 때 생길 수 있다. 스트레스를 주는 시기나 아동이 아프거나 피곤할 때 또는 한 아동이 특별한 특권을 가지고 있을 때 형제자매 간의 경쟁이 더 흔하다. 수용될 수 없는 행동(신체적 폭력, 욕설, 시끄러운 소음)에 대한 지침이 분명해야 한다.

간호사는 질문과 관찰을 하는 동안에 가족의 위험요인과 보호요인을 확인한다. 강점에 포함되는 것으로는 다음과 같은 것들이 있다.

- 가족이 매일 함께 시간을 보낸다.
- 부모는 아동의 성취를 자랑스러워하고 발달진행에 대한 지식을 가지고 있다.
- 어린이집 직원과 가족 구성원들이 주기적으로 상호작용한다.
- 유아를 키우는 부모는 양육서비스를 제공하는 센터의 프로그램을 수강한다.

정신건강에 대한 위험요인의 예에 포함되는 것은 다음과 같다.

- 부모가 우울증 진단을 받았다.
- 아동이 야경증으로 인해서 잠을 깬다.
- 미혼모가 자신의 가족과 사이가 멀어지고 목표와 자원을 거의 가지고 있지 않다.

아동의 기질은 아동이 사람과 사건에 어떻게 반응하고, 다른 사람들이 아동을 어떻게 인식하는지에 있어서 중요한 역할을 한다. 일반적으로 아동을 순한 아동, 까다로운 아동, 적응이 느린 아동으로 분류한다. 환경과의 조화 적합성이라는 개념도 여전히 고려할 필요가 있다. 유아와 주변 사람들의 기대 사이의 조화가 적합했다면 이러한 조화는 아동이 성장함에 따라서 변할 것이다. 예를 들면, 대부분의 사람들은 '순한' 유아가 일반적으로 일상에서 긍정적이고 순응적이고 규칙적이기 때문에 이러한 아동을 환영한다. 그러나 아동이 성장하면서 일부 가정에서는 아동의 독립적인 행동을 중요하게 생각할 수 있다. 부모는 아동이 더 외향적이고 다른 사람들의 변화에 덜 수용적이기를 바랄 수 있다. 부모가 자녀의 특징적인 기질을 확인하고 이를 인정하도록 돕는다. 부모는 까다로운 아동에게 더욱 규칙적인 일정을 촉진할 수 있는 일상을 조성하거나 적응이 느린 아동이 새로운 환경과 돌봄 제공자에게 적응하도록 더 많은 시간을 제공하기 위해서 아동의 환경을 구조화하는데 도움이 필요할 수 있다.

유아는 계속해서 사회적 능력을 성장시켜 나간다. 유아는 '나란히' 놀면서 협동하지 않지만, 대부분의 유아는 다른 아동과 노는 것을 즐길 것이다. 유아는 어른들과 함께 짧은 시간 동안 공을 던지는 것과 같은 놀이에 참여할 수 있다. 사회적 기술은 다른 사람들과 잘 지내는 것을 포함한다. 아동이 다른 자녀들이나 아동과 어떻게 지내는지 파악한다.

어린 아동은 사회적 교환을 위한 주된 매개체인 언어발달에 있어서 기술의 증가를 보인다. 아동이 수용적 · 표현적 의사소통 기술을 모두 가지고 있음을 상기한다. 수용적인 영역에 있어서는 1세인 아동이 간단한 지시를 따를 수 있으며, 2세인 아동은 2단계 지시를 따르고, 3세인 아동은 대화를 이해하고 따라갈 수 있다. 표현적인 영역에 있어서는 1세 때 단지 몇 개의 단어만 알던 아동이 2세가 되면서 두 단어로 된 문장을 말하는 단계로 진행되고, 3세쯤에는 세 단어로 된 문장을 말하는 단계에 이른다. 주된 문화에서 사용되는 언어와 다른 언어를 가정에서 사용하는 아동은 언어기술을 배우는데 더 많은 시간을 필요로 할 수 있다.

성공적인 사회기술에는 가끔 부모로부터 분리되는 것이 포함된다. 유아기 동안 대부분의 아동이 부모로부터 떨어져서 어느 정도 시간을 보낸다. 처음에는 아동이 두려워하고 울음을 터트리기도 하지만, 점차 새로운 사람과 장소에 적응하는 법을 배우게 된다. 아동이 매주 얼마나 많은 사람들과 접촉을 하는지, 부모로부터의 분리에 어떻게 대처하는지 부모에게 질문한다. 부모가 분리를 자신의 죄책감으로 여기지 않고 아동이 배워야 하는 기술로 보도록 장려한다. 부모가 아동을 안전한 장소에 두고 떠날 때에는 아동을 안아주고, 아동이 좋아하는 물건을 제공한 뒤에 떠나야 한다. 처음에는 짧은 시간 동안 분리하는 것이 아동으로 하여금 부모가 돌아올 것이라는 신뢰를 줄 수 있다.

질병예방 전략

유아는 면역체계의 미성숙과 다양한 감염에 대한 노출경험이 제한적이기 때문에 여전히 많은 감염성 질환에 쉽게 걸리나 학령전기 쯤에 면역방어가 더 성숙해지며 감염성 질환의 발생이 감소한다. 기본적인 접종일정을 완료하기 위해서 이 시기에 일부 예방접종을 실시해야 하며 학교에 입학하기 전인 학령전기가 끝날 무렵에는 아동의 예방접종이 완료되어야 한다(표 6-4).

환경이 아동의 건강에 크게 영향을 미친다는 것을 인식한다. 부모나 다른 가족이 가정에서 흡연을 하는지 묻는다. 이러한 행동을 그만두도록 권장하고 흡연이 아동의 건강에 미치는 영향에 대해서 설명한다. 거주지역이 일반적으로 안전한가? 공기나 물 또는 그 외 유독성분에 대한 노출이 있는가? 가정에서의 납 성분 노출에 대해서 질문한다. 가정에서는 TV나 다른 영상물을 일반적으로 얼마나 많이 시청하는가? 나이가 더 많은 형제자매가 학령전기 아동이 폭력적인 비디오 게임을 하거나 부적절한 TV를 오랜 시간 시청하는 것을 허용한다면 어린 아동의 정신건강에 영향을 미칠 수 있다. 부모는 어린 아동이 보는 앞에서 폭력적인 내용이 포함된 저녁뉴스를 시청하는가?

아동이 중이염과 같은 흔한 질병이나 중증 호흡기 감염처럼 일반적이지 않은 질병을 앓은 적이 있는지 묻는다. 아동이 낭포성 섬유증이나 혈우병과 같은 만성질환 진단을 받은 적이 있는가? 그런 질병이 아동의 일반적인 건강과 가족의 기능에 어떠한 영향을 미쳤는가?

질병예방을 위한 간호중재에는 건강유지 활동이 포함된다. 이러한 중재는 질병의 발생을 막고 추가적인 문제를 예방하기 위해서 고안된다. 아동의 양육환경이나 그 외 활동환경이 바뀌었다면 특히 이전 방문에서 실시한 감염성 질환의 인식에 대한 교육을 강화한다. 깨끗한 물의 공급원과 식품안전에 대한 정보가 필요하다면 이를 제공한다. 아동이 납 성분에 노출되었다면 이에 대한 선별검사를 위해서 혈액을 채취한다. 아동의 연령에서 권장되는 예방접종을 실시한다. 부모가 담배를 피운다면 중이염과 천식의 발생 증가와 같이 어린 아동에게 생길 수 있는 문제적 영향을 검토한다. 담배를 끊고자 하는 부모에게 금연을 돕는 자원을 소개한다. 아동이 TV나 다른 영상물을 시청하는 활동을 하루에 2시간 이상 하지 않도록 권장한다. 부모가 폭력적인 쇼와 비디오 게임을 피하고, 아동과 함께 TV를 시청하고 프로그램에 대해서 함께 이야기하도록 교육한다. 아동의 침실에 TV, 컴퓨터 또는 게임기계를 설치하지 않도록 강조한다.

질병예방에 대한 바람직한 결과에 포함되는 것으로는 가족

표 6-4 유아기와 학령전기 연령에 권장되는 정기 예방접종

예방접종	권장연령
B형간염	6~18개월: 유아기에 모든 접종이 완료되지 않았다면 3차 백신 접종
A형간염	2회 접종으로, 생후 12개월에 1차 접종 후 최소 6개월 뒤에 2차 접종
디프테리아, 파상풍, 백일해	15~18개월(4차), 4~6세(5차)
B형 헤모필루스 인플루엔자	12~15개월(4차 또는 전체 3회 접종만 필요한 PRP-OMP 유형의 경우에는 3차)
비활성 폴리오 바이러스	4~6세(4차)
홍역, 유행성 이하선염, 풍진	12~15개월(1차), 4~6세(2차)
수두	12~18개월(1차), 4~6세(2차)
폐렴구균	12~15개월(4차)
인플루엔자	6~23개월부터 매년

Note: 유아가 유아기 동안 권장되는 모든 예방접종을 받지 못한 경우 일정을 조정해야 할 수도 있다.

의 일상생활에 통합된 예방적 조치, 급성질환에 대한 즉각적인 치료, 만성질환이나 특수한 건강관리요구가 있는 아동을 위한 건강교육 주제를 아동에 맞게 개별화시키는 것이다.

신체 손상예방 전략

신체적 손상은 아동에게 일반적으로 발생하는 건강관리 문제로 아동의 이동성, 신체적 기술, 위험성의 존재에 대한 이해부족 등으로 아동은 위험에 처할 수 있다. 또한 가끔 아동을 짧은 시간 동안 혼자 놀도록 두는데, 아동은 순식간에 위험한 상황에 처할 수 있다.

아동의 체중이 9kg과 18kg에 도달하면서 자동차 시트의 유형이 바뀌므로 자동차 안전도 강화한다. 부모가 체중이 9~18kg인 아동에게 다음을 제공하는지 확인한다.

- 뒷좌석에 설치된 전환 가능한 전방지향 시트
- 어깨 위치나 그 위에 위치한 고정끈
- 자동차의 뒷좌석에 설치
- 무릎벨트와 어깨벨트를 모두 사용
- 무릎벨트는 무릎/허벅지 상부를 가로질러 낮고 단단하게 착용되고, 어깨벨트는 가슴과 어깨를 가로질러 딱 맞게 착용

일반적이고 심각한 안전위험에는 낙상과 익사가 있다. 아동은 앉혀 놓았거나 기어 올라갔던 카운터나 식료품 카트에서 떨어질 수도 있고 욕조나 수영장 근처 등지에서 물에 빠질 수도 있다. 그 외의 안전사고는 표 6-5를 참고한다. 각 연령별 질병 및 안전사고 예방 수칙에 대해서도 인지하고 부모에게 교육할 수 있어야 한다(표 6-6).

간호과정

간호사정과 간호진단

간호사들은 어린 아동의 건강증진과 건강유지 상태를 평가하기 위해서 의사, 전문 간호사, 언어 치료사와 같은 다른 건강관리 전문가들과 협력한다. 유아기는 발달진행이 아주 큰 것이 특징이므로 아동과 가족의 특정 요구를 충족시키기 위해서 전략을 지속적으로 수정할 필요가 있다. 부모는 아동의 관리에 있어서 파트너이며, 모든 건강관리 방문에서 부모의 질문과 걱정을 다루어야 한다.

유아기 아동의 성장과 신체건강 상태, 정신적 · 사회적 특징에 대해서 검사한다. 발달에 대한 관찰은 매 방문 시 실시되어야 하며, 간호사는 정상적인 발달 이정표를 설명하고, 아동의 진행을 평가하고, 부모의 발달에 대한 걱정을 해결하기 위해서 선행지침을 사용하는데 능숙해야 한다.

간호사는 철저한 평가를 바탕으로 어린 아동과 가족에게 적합한 간호중재를 수립할 것이다. 유아기 아동의 건강관리 방문 동안에 수립될 수 있는 잠재적인 간호진단에 포함되는 것은 다음과 같다.

- 환경의 변화(새 돌봄 제공자)와 관련된 불안감
- 중요한 타인들로부터의 지원부족과 관련된 부모역할 장애
- 납 성분에의 노출과 관련된 발달지연의 위험
- 이상고열(일광화상)과 관련된 피부 통합성 장애

계획과 수행

간호사는 간호진단을 바탕으로 가족의 요구를 충족시키기 위한 전략을 세우기 위해서 다른 사람들과 협력한다. 아동에 대한 전반적인 정보를 제공하는 평가질문을 함으로써 아동의 건강관리 계획을 부모와 함께 수립하는데 도움이 될 수 있음을 설명한다. 가족이 자신들의 문제에 대한 목록을 작성해서 건강관리 방문 시 참여해야 함을 강조한다. 수면, 훈육, 배변훈련, 예상되는 발달 이정표와 같은 발달 분야를 다루어야 한다.

건강관리 방문 동안에는 건강증진 활동이 강조되어야 한다. 신체활동과 관련된 건강증진에는 공, 장난감 악기, 미는 장난감과 같은 활동을 촉진하는 장난감에 관한 교육이 포함된다. 영양섭취를 검토해서 새로운 음식, 건강한 간식과 식사의 선택을 확인한다. 건강한 아동의 발달에 있어서 놀이의 중요성을 강조한다. 어린 아동은 매일 자유로운 놀이시간을 필요로 한다. 또한 부모가 매일 아동과의 놀이에 참여하도록 권장한다.

표 6-5 유아기의 손상예방

	위험	발달적 특성	예방적 조치
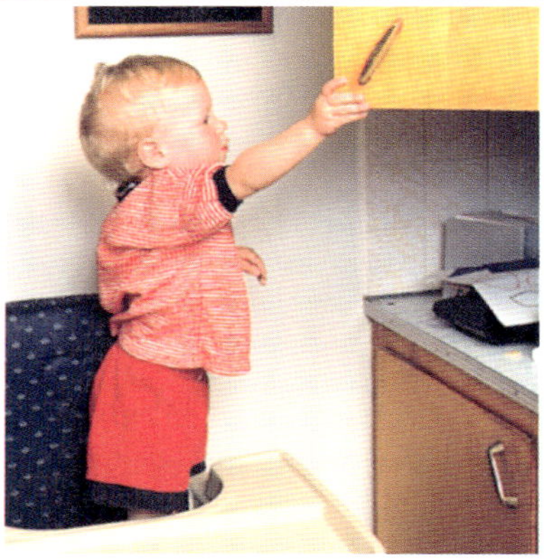	낙상	대근육 운동기술이 발달한다. 유아는 의자를 카운터(계산대)로 옮기고 사다리를 오를 수 있다.	유아를 면밀하게 감시한다. 오를 수 있는 안전한 장난감을 제공한다. 오르는 것이 허용되는 안전한 장소에 대해서 가르치기 시작한다.
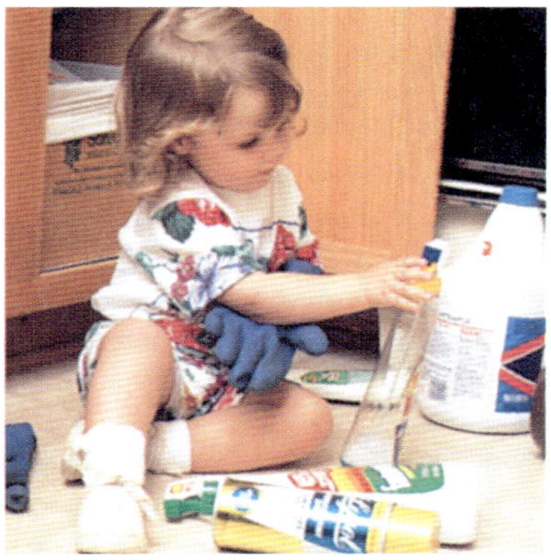	중독	대근육 운동기술로 인해서 유아가 의자 위에 올라가서 선반으로 올라갈 수 있다. 약물, 화장품, 독성이 있는 물질에 쉽게 접근할 수 있다. 독성이 있는 일부 화학물질은 어린 아동에게 스포츠 음료처럼 보일 수 있다.	약물과 독성이 있는 물건은 잠금 장치가 된 곳에 치운다. 어린이용 안전용기와 찬장 폐쇄(막이)를 사용한다.
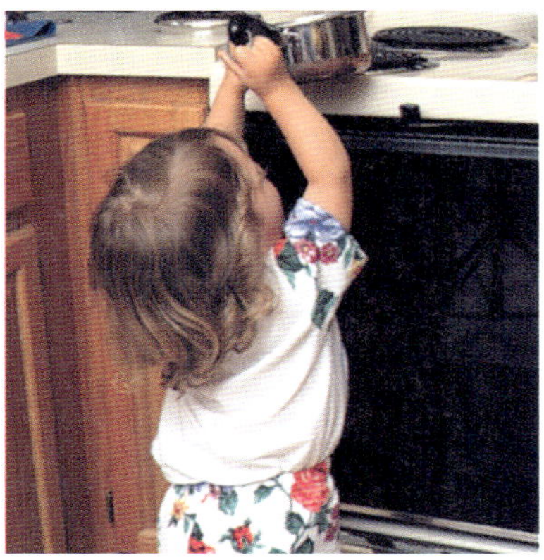	화상	유아는 스토브(조리기) 상단부에 손이 닿을 만큼 키가 크다. 유아는 벽난로로 걸어갈 수 있고 불 속에 손을 넣을 수도 있다.	스토브 위에 있는 주전자 냄비 손잡이를 안쪽으로 돌려놓는다. 면밀한 감시를 할 수 없다면 불을 피우지 않는다. 벽난로를 철망으로 가린다.
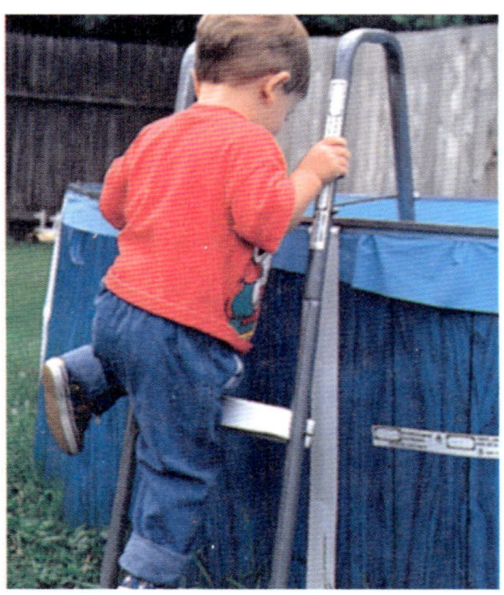	익사	유아는 부두나 수영장 갑판 위로 걸어다닐 수 있다. 유아는 보트에서 일어서거나 좌석 위로 올라갈 수 있다. 유아는 양동이, 변기 그리고 어항에 빠져서 상체를 물 밖으로 내밀지 못할 수 있다.	물 근처에 있는 아동을 감시한다. 수영교습은 아동을 익사로부터 보호하지 못한다. 아동용 수영장 · 스파 커버를 사용한다. 물 근처나 보트에 탈 때에는 승인된 아동용 구명조끼를 사용한다. 사용하지 않는 양동이의 물은 버린다.
	자동차 사고	유아는 안전벨트를 풀고 자동차 시트를 사용하는 것을 거부할 수 있는데, 이것은 이 연령대 아동의 특징적인 반항과 자율성을 나타낸다.	자동차를 탈 때마다 안전시트를 꼭 사용한다. 승인된 안전시트만을 사용한다. 아기가 2세가 되거나 좌석 제작사에 의해 권장되는 체중이나 키에 도달할 때까지는 후방지향 시트에 아기를 앉힌다.

SOURCE: George Dodson/Pearson Education, Inc.

표 6-6 연령에 따른 질병 및 손상예방

연령	손상예방 교육 주제
15개월	• 어른과 아동의 손을 자주 씻는다. • 비누를 사용해서 주기적으로 장난감을 닦는다. • 어린이집에서 아동이 사용할 침구를 제공하고 자주 세탁한다. • 아동의 체중이 9kg이라면 전방지향 자동차 안전시트를 사용한다. 올바르게 설치하고 설치에 대한 점검을 받는다. 승객용 에어백이 장착된 앞좌석이 아닌 뒷좌석에 설치한다. • 사용 후 즉시 물이 든 용기를 비운다. 수영장이나 그 외 물이 있는 곳의 문을 잠그고 접근이 불가능하도록 한다. • 햇볕에서는 자외선 차단제와 모자 그리고 긴 소매 옷을 사용한다. • 무겁고 날카로운 물건은 아동의 손이 닿지 않는 곳에 보관한다. 방문하는 가정을 포함해서 모든 독극물을 잠금 장치가 된 곳에 보관한다. 애완동물 사료와 화장품을 아동의 손이 닿지 않는 곳에 보관한다. • 독극물 통제센터 전화번호를 전화기 옆에 두고 휴대폰에 저장한다. • 뜨거운 헤어 아이론과 가전제품의 위험성에 대해서 주의를 기울인다. • 전기코드가 아동의 손에 닿지 않게 하고 늘어뜨려져 있지 않게 한다. • 물의 온도가 48℃에서 51℃를 넘지 않도록 유지한다. • 가정환경에 납 성분의 위험이 있는지 점검을 받는다. • 아동을 쇼핑 카트에 안전하게 앉힌다. • 아동이 알코올 음료에 접근하지 못하게 한다. • 책임을 맡은 어른이 항상 아이를 감시해야 함을 기억한다. 다른 아동에게 어린 아동을 감시하도록 요청하지 않는다. • 심폐소생술, 기도폐쇄 제거, 그 외 응급처치에 대해서 안다.
18개월	• 위와 동일 • 무거운 물건(예: 넘어갈 수 있는 책장과 TV)을 벽에 안전하게 고정시킨다. • 마당의 기계 근처에 있는 유아에게 주의를 기울인다(예: 잔디 깎는 기계, 농장도구). • 아동을 자전거 뒷자리에 태울 때 헬멧을 착용시킨다. • 가정의 연기 탐지기와 일산화탄소나 라돈 모니터의 건전지를 확인한다. 매월 시스템을 점검한다. 제조사가 권장하는 대로 정해진 일정에 맞게 건전지를 교환한다. • 돌봄 제공자에게 훈육방법에 대해서 묻는다. 체벌을 허용하지 않는다.
2~3세	• 위와 동일 • 자동차 뒷좌석에 제조사의 지시에 따라서 아동용 좌석을 설치한다. • 아동이 배변이나 다른 활동을 하고 난 뒤에 손을 씻도록 가르친다. • 유아용 변기의자를 깨끗하게 씻는다. • 길을 건너는 방법을 가르친다. • 세발자전거를 탈 때는 헬멧을 제공한다. • 놀이터에 안전성 위험이 있는지 확인하고 기구 밑에 반드시 충격을 완화하는 표면이 있는지 확인한다.

SOURCE: Adapted from Hagan, J. F., Shaw, J. S., & Duncan, P. M. (Eds.). (2017). Bright futures: Guidelines for health supervision of infants, children, and adolescents (4th ed.). Elk Grove Village, IL: American Academy of Pediatrics.

이는 부모-아동 관계를 촉진시키고, 부모가 아동의 강점과 요구를 인식하는 것을 돕고, 부모와 아동 모두의 신체활동을 보장해준다.

아동의 향후 발달진행에 대해서 다룰 때는 선행지침의 개념을 적용하는 것이 필수적이다. 아동에게 곧 배변훈련이 필요하다면 사용 가능한 접근법에 대한 정보를 제공한다. 새로운 어린이집에 다니는 아동을 위해서는 돌봄 제공자에게 할 수 있는 질문 목록과 새로운 환경으로의 전환에 도움이 되는 정보를 부모에게 제공한다.

건강유지 활동이 또한 건강교육 방문 시 확인하여 질병을 예방하거나 심각한 문제가 발생하기 전에 질병을 조기에 확인하도록 한다. 문제의 가능성이 있는 정보를 발견할 경우에는 아동을 1차 진료 제공자에 반드시 위탁한다. 손상이 발생한 경우의 응급처치 방법은 부모에게 유용한 정보이므로 응급처치와 관련된 교육을 권장할 수 있다.

평가

유아기 아동에 대한 간호관리의 기대되는 결과는 다음과 같다.

- 아동은 정상적인 성장패턴과 발달 이정표 진행을 보인다.
- 아동에게 질병과 부상이 없다.
- 아동이 긍정적인 신체적 · 사회적 · 정서적 적응을 나타낸다.

핵심 요약

- 유아기를 위한 신체검사를 실시하는 동안 성장 및 신체건강과 관련된 정보에 대한 질문을 통합하여 실시한다.
- 신체검사의 접근법과 순서는 어린 아동에 대한 위협을 최소화하기 위해서 조절되어야 한다.
- 유아기 아동의 영양상태에 대한 평가에는 성장, 섭취한 음식, 가족의 음식패턴이 포함된다.
- 유아기 주요 건강문제는 대소변 가리기, 분노발작, 거부증 퇴행 등의 문제가 있다.
- 자율성과 독립성의 발달, 언어의 발달이 특징적으로 나타난다.

Chapter 7

학령전기의 건강유지, 증진

학습목표

1. 학령전기 아동의 성장발달에 대해 설명한다.
2. 학령전기 아동의 건강증진과 건강유지에 대해 설명한다.
3. 학령전기 아동의 주요 건강문제(말더듬, 공포, 수면장애)를 설명한다.
4. 학령전기 아동의 신체손상 예방중재를 수행한다.

학령전기 동안 대부분의 아동은 사회적 활동과 교육 프로그램에 참여하고, 의사소통 기술이 발달하며 많은 소근육·대근육 운동기술을 습득하게 된다. 유아기와 함께 초기 아동기로 분류되는 이 시기의 가족은 발달단계 동안 어떻게 건강한 성장과 발달을 촉진할 수 있는지, 특수한 문제는 무엇인지, 학교에 입학하기 전 어떠한 준비를 해야 하는지에 대해 미리 인지할 수 있어야 한다. 특히 이 시기에는 부모의 정신건강과 가정, 사회적 환경이 아동의 성장발달과 학습하는 환경에 영향을 미치게 되므로 부모와 가족이 겪고 있는 문제와 성장하고 있는 아동과의 적응과정을 파악하는 것이 필요하다.

학령전기 아동은 대부분 식사, 옷 입기, 대소변 훈련 등과 관련된 부분은 스스로 할 수 있는 능력이 준비되어 있다. 그러나 가끔 실수를 하는 경우 건강한 자기개념의 형성을 위해서 이런 실수에 대해 꾸짖지 말고 이해로서 대처해야 한다. 또한 학령전기 아동은 성과 이성 문제에 대한 관심과 인지가 점점 더 높아져 이성 부모에 대한 성적 애착과 동성 부모에 대한 경쟁의식이 나타난다. 그 결과 남아는 오이디푸스 콤플렉스와 거세 불안을 경험하고, 여아는 엘렉트라 콤플렉스와 남근 선망을 경험하게 된다. 이 시기에 아동은 키스나 사랑 또는 자신의 성기에 대한 질문을 할 수 있다. 이러한 질문에 진실하게 대답함으로써 아동이 성을 긍정적으로 이해할 수 있게 한다.

성장과 발달평가

학령전기 아동의 건강상태를 평가하기 위해서 아동 간호사는 이 시기의 성장발달 사정에 대한 전문적인 지식과 기술을 가지고 있어야 한다. 학령전기 아동은 다리가 길어지기 시작하고 신체기술이 증가하므로 일어서기, 걷기, 뛰기 그리고 세발자전거 타기와 같은 대근육 운동기술에 대해서 사정해야 한다. 유아기와 마찬가지로 신체검사를 수행할 때 검사순서와 아동에 대한 접근법은 특히 중요하다. 학령전기 아동의 경우, 생식기를 드러내는 검사를 마지막에 실시한다. 아동이 청진기, 이경 등 검진기구를 탐색하고 가지고 노는 것을 허락함으로써 신체검사에 대한 두려움을 완화시킬 수 있다. 또한 학령전기 아동은 일반적으로 자신의 신체에 관심이 많으므로 검사를 하는 신체 부위에 대한 사전 교육이 도움이 된다.

유아기 시기와 같이 신체검사를 진행하면서 부모에게 아동의 발달 상태와 관련된 질문을 한다. 부모는 아동의 성장과 발달을 관찰하고 아동과 함께 생활하면서 이에 대한 걱정이나 질문이 있을 수 있기에 이러한 질문은 부모가 아동의 발달 상태에 대해 의논할 수 있는 기회가 될 수 있다.

영양

학령전기 아동은 음식을 준비하고 식사를 하는 동안 다른 사람들과 점점 더 많은 상호작용을 한다. 아동이 좋아하고 싫어하는 특정 음식, 식사를 하는 동안의 행동 그리고 가족의 건강한 식사패턴에 대해 인지하는 것이 필요하다. 학령전기 아동의 건강한 식습관을 형성하기 위해 아동과 외출을 하거나 야외활동을 할 때에는 신선한 과일을 가지고 다님으로써 패스트푸드 등을 간식으로 먹는 횟수를 줄인다. 음식을 냉장 보관하기 위해서 자동차에 냉장 박스를 가지고 다니거나 아동과 함께 식사를 준비하는 등 부모의 바쁜 생활 방식에 맞는 대안적인 접근법을 제시한다. 지역사회에서 흔히 접할 수 있는 패스트푸드의 영양정보를 부모와 공유하며 외식 시 건강한 음식을 선택하도록 권장한다. 일주일에 몇 번이라도 가족이 함께 식사를 하는 시간

표 7-1 건강증진과 건강유지를 위한 영양교육

연령	영양교육
3세	• 대부분의 아동이 모유수유를 떼고 저지방 우유를 마신다. • 정상적인 섭취와 간식 횟수를 줄이도록 교육한다. • 아동을 음식준비에 참여시키고 작은 주전자에서 음료를 따르도록 한다. • 편식(food jag)(한두 가지 음식만을 먹는 기간)이 일반적임을 인식한다. • 식사의 사회적 본질의 중요성을 인식한다. 아동이 가족과의 식사 자리에 잠시 앉아있도록 요구한다. • TV를 보는 동안에 식사와 간식을 먹어서는 안 된다.
4세	• 간식을 선택하고 준비하는데 아동을 참여시키도록 권장한다. • 식품군과 신체에 있어서 영양의 중요성을 가르치기 시작한다. • 체중과 BMI에 따라서 적절하게 음식섭취를 조절한다. • 섭취하는 유제품은 모두 저지방이어야 한다

을 정하도록 장려한다. 아동이 가족의 식사준비를 돕고 함께 식사를 할 때 식사 예절이나 영양에 대한 지식과 섭취에 대한 정보를 자연스럽게 습득할 수 있다.

유아기와 학령전기 동안 아동은 음식에 대한 선택과 식사패턴에서 독립성이 늘어나게 된다. 학령전기 아동이 건강한 간식을 선택할 수 있도록 하는 것은 아동의 발달단계를 고려한 하나의 방법이 될 수 있다. 또한 이들의 식사패턴은 주로 가족의 식사패턴에 의해서 결정되므로 가족 전체를 평가에 포함시켜야 한다. 일주일에 집에서 몇 번이나 식사를 준비하는지, 어떤 음식을 가장 자주 먹는지, 아동에게 어떤 간식을 주는지 등에 대한 질문을 하는 것도 영양 상태를 확인하고 영양 관련 교육을 진행하는데 중요한 정보를 제공할 수 있다. 부모가 아동과 함께 식사를 준비한다거나 식사시간을 즐겁게 보낼 수 있도록 장려한다. 적당한 양의 과일과 채소를 섭취하는 것은 면역체계를 촉진시키고 규칙적인 배변 패턴을 제공하며, 균형 있는 신체발달은 물론 머리카락과 손 · 발톱을 건강하게 만든다.

신체활동

현대 사회에서는 아동과 어른 모두 과체중이거나 몸을 많이 움직이지 않는 것이 흔하기 때문에 신체활동에 대한 관리가 진행되어야 한다. 간호사와 부모는 어린 아동의 활동계획을 세우는 파트너이다. 어린 시기에 시행되는 신체활동이 아동기를 거쳐서 성인기까지 지속될 것이다.

유아기를 거쳐 학령전기에 이르면서 아동의 소근육과 대근육 운동능력은 점진적으로 증가한다. 아동은 독립적으로 돌아다니고 가정에서 벗어난 곳에서는 더 많은 신체활동을 한다. 아동은 공원을 가고 수영을 하고 어린이집에 다니며 집안일을 돕는다. 이러한 활동은 아동의 운동기술을 계속적으로 발달시키는 것을 도울 뿐만 아니라, 정적인 활동에 사용되는 시간을 제한하기 때문에 중요하다. 전체 아동기에서, 특히 유아기와 학령전기는 신체활동 습관을 확립하는 중요한 시기이다.

돌봄 제공자는 더 많은 운동발달을 촉진하는 경험을 제공하는 것에 중점을 두어야 한다. 운동 활동은 모든 놀이시간의 주된 구성요소이며, 아동의 소근육군과 대근육군을 사용하는 활동이 포함되어야 한다.

유아기부터 학령전기가 되면 신체조정이 점점 더 중요해진다(그림 7-1). 신체활동은 발달장애가 있는 아동을 포함한 모든 아동에게 중요하다. 학령전기 아동은 몸의 균형감각이 발달되어 한 발로 균형을 잡고 뛰고 더 정확하게 공을 던지고 잡는 법을 배운다. **운동감각(kinesthesia)**, 즉 이 시기에 신체의 자세와 움직임에 대한 감각이 발달하며 시력이 발달하면서 동시에 눈과 손의 조정이 향상된다. 아동은 다른 사람들과 협력하여 게임과 활동에 참여하는 법을 배우는데, 이러한 활동의 사회적 구성요소가 중요한 역할을 하게 된다.

간호사는 신체활동과 관련된 위험요인과 보호요인을 확인하여 회복력(resilience)의 개념을 적용한다(표 7-2).

이 시기 아동에게 신체활동을 권장하면서 우려되는 문제는 안전이다. 간호사는 안전장치와 안전한 놀이터, 부상을 당했을 경우에 필요한 응급치료에 대한 교육을 제공한다. 가족에게 아동이 TV나 컴퓨터, 비디오 게임과 같은 영상물을 시청하는 활동을 하루에 2시간 이하로 제한하도록 권장한다. 이러한 정적인 행동이 감소할수록 신체활동이 자연적으로 증가할 것이다.

특수한 건강관리 요구가 있는 아동은 특정 신체활동에 대한 제한이나 요건이 있는 경우가 많다. 당뇨병이 있는 아동은 활동을 하는 동안에 혈당수치를 관찰하고 인슐린을 조절할 필요가 있을 수 있다. 낭포성 섬유증이나 천식이 있는 아동은 운동을 하는 동안 호흡에 대한 지원이나 관찰이 필요하다. 근골격에 이상이 있는 아동은 특수 신발이나 활동을 증진하는 다른 장치가 필요할 수 있다. 이와 같이 간호사는 가족과 협력하여 신체활동에 참여하는 동안 아동에게 필요한 특수한 요구에 대한 계획을 수립한다.

건강증진 교육은 부모에게 건강한 면역체계와 심혈관계, 아동의 긍정적인 자기개념 그리고 아동의 중요한 운동기술 학습과 같은 활동으로 인한 혜택에 대해서 알려준다. 건강유지 교육은 과체중을 피하는 것과 같은 질병의 예방과 스포츠 보호장비를 사용하는 것과 같은 부상의 예방에 중점을 둔다.

정신건강과 영적 건강

유아기와 학령전기 동안 아동은 타인과의 상호작용과 놀이활동을 통해서 의식적인 자아감을 형성한다. 진료실이나 클리닉이 어린 아동에게 긍정적인 자아감을 촉진할 수 있는 공간으로 활동을 제공할 수 있도록 한다.

가족은 긍정적인 자기상을 조성하고 아동의 정신건강을 위한 토대를 마련하는데 핵심이 된다. 가족이 방문할 때 정신건강에 영향을 미치는 가족의 방식에 대한 사정을 한다. 부모가 자녀와 의사소통을 어떻게 하는지, 아동에게 긍정적인 반응을 보이는지 혹은 비난을 하는지, 아동이 부모와 함께 있는 것을 편안해 하는지 등을 확인한다. 유아의 경우, 여전히 어느 정도의 낯가림이 있을 수 있으나 학령전기 아동은 많은 사람을 만나는 것에 대해서 더 의욕적이고 기분이 들떠 있는 경우가 많다.

수면-휴식

대부분의 학령전기 아동은 규칙적인 수면 패턴이 확립되어 있으나 간혹 밤에 깨는 경우도 있다. 이전보다 낮잠을 자는 시간이 줄어들거나 낮잠을 자지 않는 아동이 있을 수도 있다. 낮 시간에 조용한 놀이는 낮잠을 자지 않는 학령전기 아동에게 유익할 수 있다. 일부 아동의 경우, 밤에 깨기도 하는데, 다시 수면을 취하는데 도움이 필요할 수도 있다. 악몽(nightmare)은 자주 울고 흥분하는 아동을 깨우는 무서운 꿈이다. 부모는 아동을 안심시켜서 아동의 등을 문지르고, 이야기책을 읽어 주는 것과 같은 일부 취침의식을 반복한 다음, 아동이 다시 잠들 수 있게 한다. 아동을 부모의 침실로 데리고 가면 아동이 밤에 깨기 시작할 수 있기 때문에 권장되지 않는다.

언어발달과 문제

학령전기는 언어발달의 중요한 시기이다. 이 시기 동안 아동은 표현할 수 있는 것보다 더 많은 것들을 이해하고 있다. 이러한 것들이 말을 주저하고 더듬는 것으로 나타나는데 이는 단어를 적절하게 찾지 못할 때이다. 이는 정상적인 현상이며 학령전기 아동에게 흔한 언어 문제이다. 남아에게 더 자주 나타나며 5세 이후에는 자연적으로 없어진다. 아동의 언어문제에 대한 간호

표 7-2 유아기와 학령전기 아동의 신체활동과 관련된 위험요인과 보호요인

위험요인	보호요인
• 발달지연 • 사회기술의 느린 발달	• 예상된 발달진행
• 가족이나 다른 돌봄 제공자들에 의한 제한적인 자극 • 다른 아동과 보내는 사회적 시간의 제한 • 부모의 긴 근무시간	• 다른 사람들과 쉽게 사회적으로 참여 • 다른 어린 아동과 일상적으로 접촉
• 새로운 신체활동을 시도하기를 꺼림 • 공, 미끄럼틀, 평균대, 세발자전거, 그 외 신체활동을 촉진하는 물질의 제한적인 이용 가능성 • 활동을 위한 안전장비의 부족	• 새로운 신체활동을 시도하려는 열의 • 공, 미끄럼틀, 평균대, 세발자전거, 그 외 신체활동을 촉진하는 물질의 이용 가능성 • 아동에게 잘 맞는 적절한 안전장치
• 일상적 신체활동을 거의 하지 않는 부모 • 아동의 신체활동 요구에 대한 가족의 지식 부족	• 모든 가족 구성원들이 참여하는 일상적인 신체활동, 매일 2시간씩 아동과 함께 하는 신체활동 • 아동기의 운동발달 이정표와 신체활동의 중요성에 대한 가족의 이해
• 매일 2시간 이상 TV나 그 외 다른 영상물을 시청하는 활동에 참여	• 매일 2시간 이하로 제한된 TV나 다른 영상물을 시청하는 활동
• 보육과 신체활동을 위한 지역사회 자원의 제한 • 안전하지 않은 거주지역과 잔디밭, 공원, 그 외 시설의 부족	• 신체활동을 포함하는 보육 서비스 이용 가능성 • 잔디밭, 공원, 그 외 시설이 있는 안전한 거주지역

가족과의 협력 | 긍정적인 훈육

바람직한 행동의 가능성을 제고시키는 구조를 제공하기 위해서

- 규칙을 필수적인 것으로 제한한다. 필수적이지 않은 많은 규칙보다는 몇 가지 중요한 규칙을 강화하는 것이 더 쉽다.
- 지속적으로 조심해야 하는 상황을 피하기 위해서 아동이 마음껏 안전하게 탐색할 수 있는 환경을 제공한다. 예를 들면, 일상적인 환경에서 깨지기 쉬운 유리제품을 제한함으로써 유아에게 적절한 놀이공간을 제공한다. 놀이에 적합한 물건을 제공할 때 아동은 몇 가지 물건을 만져서는 안 된다는 것을 배우기 더 쉽다.
- 매일 여러 번 아동과 상호작용하는 시간을 가진다. 긍정적인 행동을 자주 칭찬한다. 학령전기 아동은 장난감을 줍고, 부모를 돕고, 다른 긍정적인 행동을 수행한 것을 기록하기 위해서 차트에 별을 붙이는 것을 좋아한다. 학령전기 아동이 특정한 수의 별을 확보한다면 스티커나 부모와의 외식과 같은 보상을 얻는다.

아동이 바람직하지 않은 행동을 보일 때

- 첫 접근법으로 주의를 분산시키는 방법을 사용하고 부모가 제안한 새로운 활동을 선택한 아동을 장려한다.
- 만족스럽지 못한 행동이 지속된다면 무슨 일이 일어나는지를 아동에게 한 번 말한다.
- 바람직하지 못한 행동이 일어난 환경에서 아동을 분리시킨다. 안전한 별도의 장소인, "타임아웃" 장소로 아동을 격리시킨다. 유아는 놀이울타리나 유아용 침대에 둘 수 있으며, 학령전기 아동은 의자에 앉아 있도록 한다. 나이 한 살당 1분의 타임아웃 시간이 적절하다. 타임아웃이 끝나고 나면 긍정적인 활동을 제공하여 아동이 바로 그 활동에 참여하도록 이동시킨다.

물거나 때리는 것과 같이 바람직하지 못한 행동에 다른 사람이 관련될 때

- 다른 사람을 아프게 하는 것이 올바르지 않다는 것을 아동에게 분명하게 말한다.
- 아동을 그 상황에서 즉시 분리시키고 타임아웃을 사용한다.
- 특정 상황이 반복된다면, 아동이 적절한 수면과 음식을 취하는지, 에너지를 방출하는 활동적인 놀이를 하는지 그리고 주위의 많은 사람들로부터 긍정적인 관심을 받는지 확인한다. 최근의 외상이나 새로운 형제자매가 생기는 것과 같은 스트레스에 주의를 기울인다.
- 아동이 때리거나 무는 행동 대신에 "말을 사용하도록" 격려한다. 아동이 스스로 할 수 있을 때까지 부모가 이러한 행동의 본보기를 보인다. "네 기분을 보니까 '언니가 내 장난감을 치워서 정말 화가 나.'라고 말하는 것 같구나. 때리지 말고 말을 해서 언니에게 네 기분을 알리자."

중재는 다음과 같다.

말을 더듬는 경우 강요하지 않는다. 이는 오히려 아동의 심리적 부담감만 가중시킬 뿐 전혀 아동의 말더듬 현상 교정에 도움이 되지 않음을 인식해야 한다. 말을 할 수 있도록 충분히 기다리고 지지하고 격려하여 자신감과 성취감을 느끼게 하는 것도 도움이 된다.

부모가 정확한 발음으로 바르게 말을 하는 모습을 보여주어 아동에게 롤 모델을 제공해 준다. 하지만 만 5세 이후의 아동이 여전히 말을 어눌하게 하거나 더듬는 경우는 전문가의 상담을 받아보아야 한다.

공포

학령전기 아동은 서로 관련이 없는 것에 대한 연관된 추리(비약적 추리), 물체도 사람과 같이 살아 있다는 물활론 등으로 공포심을 많이 느끼고 표현할 수 있다. 특히 유아기 때는 없었던 현상이므로 아동이 매우 강하게 공포심을 표현하면 부모는 매우 당혹스러워한다. 학령전기 아동의 공포심의 표현은 성장발달 과정에서 나타나는 정상적인 현상임을 부모에게 설명해 줄 필요가 있다. 어둠, 혼자 남겨지는 것(특히 잠잘 때), 큰 개나 뱀과 같은 동물, 귀신이나 유령, 거세와 같은 성적인 문제, 통증과 관련된 사람(간호사, 의사 등)이나 물건(주사, 검사도구 등) 등에 공포를 느낄 수 있다. 이 시기 아동은 현실과 상상의 세계를 분리하기 힘들기 때문에 특정 TV나 영화 등을 시청하면서 공포나 불안이 심해질 수 있다. 무생물에 생명이 있다고 여기는 물활론(animism)적 사고 때문에 창문에 비치는 바람에 흔들리는 나뭇가지, 큰 곰인형 등의 물체에도 정상적으로 공포를 느낄 수 있다. 또한 신체의 구조에 대한 이해 부족과 미숙한 인지능력으로 신체 일부를 상실하는 것에 대한 염려와 공포가 비정상적으로 매우 클 수 있으므로, 신체에 상해를 줄 수 있는 치료는 가급적 피하는 것이 좋다. 피할 수 없을 경우에는 반드시 아동에게 사전에 설명을 충분히 하여 아동의 공포심을 줄여주어야 한다.

아동이 공포를 극복하도록 돕는 가장 좋은 방법은 두려운 경험을 다루는 구체적인 방법을 찾는 데 함께 참여시키거나 안전한 상황에서 아동을 공포의 대상에 조금씩 노출시키는 탈감작 방법을 제공하는 것이다. 어둠 속에 괴물이 없다는 것을 확인시켜주기 위해 아동의 침실에 약한 조명을 켜주거나 개를 무서워하는 아동에게 또래 친구가 개를 데리고 노는 것부터 노출시켜 단계적으로 개의 안전함을 경험하도록 하는 것이 도움이 된다. 학령기가 되면 저절로 공포심을 덜 느끼게 되지만 학령전기 시기라도 일상생활이 힘들 정도로 공포를 비정상적으로 심하게 느낀다면 전문가의 도움을 받는 것이 좋다.

관계

학령전기 아동은 직접적으로 다른 아동과 함께하는 활동에 참여하기 시작한다. 아동은 한 아동이 엄마나 아빠 역할을 하고 다른 아동은 아이 역할을 하는 '가족 놀이'를 한다. 이들은 각자 별개의 역할을 하는 간단한 게임에 참여한다. 아동이 저녁식사를 위해서 상을 차리거나 바닥에 놓인 책을 줍는 것과 같은 과제를 맡으면서 어른과의 상호작용에서 성숙도를 보여준다. 사회적 기술은 다른 사람들과 잘 지내는 것을 포함한다. 아동이 다른 자녀들이나 아동과 어떻게 지내는지 파악한다. 어느 정도의 다툼이 있는 것은 일반적이며 장난감을 공유하고 다른 사람들과 의사소통을 하는 능력이 증가할 것이다. 학령전기 아동은 일반적으로 가장 친한 친구의 이름을 말하고 함께 무슨 놀이를 하고 싶은지 말할 수 있다.

학령전기 아동은 모든 언어 요소를 다 갖추진 않았더라도 자신의 요구와 생각을 전달할 수 있다. 언어기술은 중요한 사회화의 수단으로 학교에 입학할 나이에 가까워지면서 아동의 의사소통 기술을 평가해야 한다. 이때쯤에는 아동이 쉽게 이해를 하고, 단어의 복수형을 적합하게 사용하고, 질문에 쉽게 대답하고, 다른 사람들과 기꺼이 상호작용을 한다. 이러한 기술들은 유치원 수업을 잘 따라가기 위해서 필요하다. 학교 준비도구는 언어에 대한 구성요소를 검사의 일부로 포함하고 있다. 아동이 느린 언어발달이나 말을 더듬는 것과 같은 문제를 보일 때에는 언어 전문가에게 위탁해야 한다(Box 7-1).

신체 손상예방 전략

신체적 손상은 유아기를 거쳐 학령전기 동안에도 여전히 아동에게 일반적으로 발생하는 건강관리 문제이다. 아동은 성장함에 따라 호기심이 증가하고 신체적 기술이 발달하나 아직은 그 조정능력이 떨어지며 위험에 대한 대처 능력 또한 떨어질 수 있다.

부모에게 자녀의 연령에서 가장 흔하게 발생하는 위험을 열거하도록 요청하고, 그 외의 가능한 위험요소를 추가하여 설명한다. 아동의 체중에 따라 자동차 시트의 유형이 바뀌는지 확인한다(표 7-5).

학령전기 아동의 안전사고에는 자동차 사고 이외에 익사, 화상 등이 있다. 안전에 관한 일반적인 지침과 안전사고로 인한 손상 관리법을 알고 있어야 한다(표 7-4). 수영장 근처, 호수나 바다에 있는 아동을 잠시 지켜보고 있지 않을 때 또는 개인 부력장치를 착용하고 있지 않은 상태로 보트에서 떨어질 때 익사 사고가 발생할 수 있다. 아동이 수영교습을 받고 수영을 할 줄 안다는 것이 아동의 안전을 보장해주지는 않는다. 아동이 공을 가지고 놀다가 공이 도로로 굴러가거나 던져질 때 공을 주우러 따라갈 수 있다. 따라서 안전하고 가능하다면 울타리 등이 쳐져 있는 놀이터에서 놀도록 교육한다.

지역의 지리학적 측면이 또한 고려할 수 있는데 도시에 거주하면 대기오염에 노출될 가능성이 높은 반면, 시골에서의 생활은 살충제에 대한 노출이나 부상을 초래하는 기계를 사용한 활동을 동반할 수 있다. 아동의 환경에 잠재적으로 존재하는 위험을 확인하기 위해서 아동의 일상에 대해서 묻는다. 간호중재는 부모에게 환경적 노출 등과 아동에게 위험한 것의 심각성을 전달하는데 중점을 둔다. 부모가 위험성을 인지하고, 가정에서나 다른 환경에서 이러한 위험을 피할 수 있도록 교육한다. 부모가 응급처치와 심폐소생술에 대한 교육을 받을 수 있도록 안내한다. 또한, 아동은 점점 더 많은 시간을 부모와 떨어져서 보내기에 부모가 다른 환경에서의 안전성에 대해서 질문을 하고 확신을 가질 수 있도록 돕는다.

학령전기 아동은 일반적으로 건강과 자신의 신체에 관심을 보인다. 이때가 부모와 아동 모두를 대상으로 교육을 할 수 있는 시기이다. 학령전기 아동은 길 건너기 연습과 세발자전거/두발자전거를 타는 기술을 잘 받아들인다. 병원과 보건소, 학교 등에서 손 씻기, 길 건너기와 같은 기본적인 기술을 가르칠 수 있는 장소가 있다면 도움이 될 수 있다. 시기, 기후를 고려해서 이에 적절하게 교육한다. 일반적으로 자전거 타는 법을 가르치고 물의 안전성에 대해서 교육하기에 봄은 좋은 시기이다. 겨울철 위험에는 전기난로나 다른 난방장치가 포함될 수 있다. 신체의 손상예방을 위한 노력은 손상의 발생 예방을 목표로 하기 때문에 건강유지 활동에 해당된다.

> Box **7-1**
> **말더듬**
>
> 모든 아동은 음과 음절 그리고 단어 간의 매끄러운 전환에 장애가 생기는 일시적인 **비유창성(dysfluency)**을 어느 정도 경험한다. 이러한 예로는 단어나 구절을 반복하거나 "음"과 같은 소리를 문장에 삽입하는 것이다. 이러한 "발달적 말더듬"은 초기에 점차적으로 약해진다. 가끔 이러한 말더듬이 계속되면서 미간을 찌푸리고, 눈을 깜박이거나 세게 감는 것과 같은 다른 행동이 동반되는 경우가 있다. 지속되거나 악화되는 말더듬이나 이와 관련된 행동을 보이는 아동은 이에 대한 평가와 효과적인 중재를 수행할 수 있는 곳에 위탁해야 한다. 중재는 아동의 요구를 바탕으로 개별화되고, 아동과 부모 중심의 전략을 모두 포함해야 한다.

표 7-4 학령전기 아동의 손상예방

	위험	발달적 특성	예방적 조치
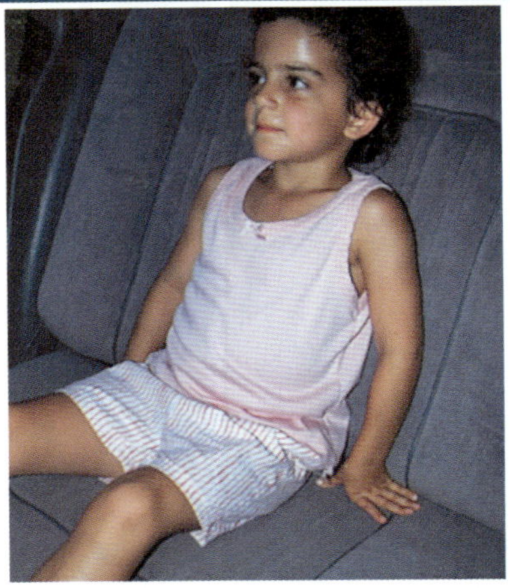	자동차 사고	나이가 더 많은 학령전기 아동은 혼자 힘으로 자동차에 타서 좌석벨트를 착용한다. 아동이 벨트를 착용하는 것을 잊어버리거나 올바르지 않은 방법으로 착용할 수 있다.	자동차의 시동을 걸기 전에 아동이 벨트를 올바르게 착용했는지 확인한다. 자동차 시트와 보조의자는 뒷좌석에 설치되어야 한다. 아동안전시스템은 아동의 키가 145cm가 되고(8~12세) 일반적인 자동차 안전벨트를 사용할 수 있을 때까지 반드시 사용되어야 한다.
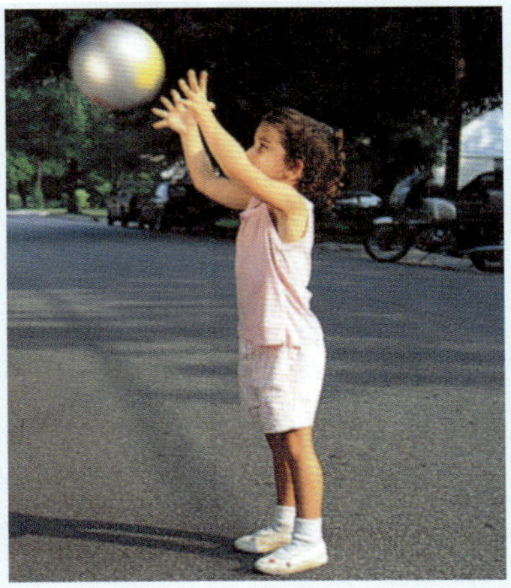	자동차 및 보행자 사고	학령전기 아동은 점점 더 많은 시간을 혼자 또는 다른 친구들과 바깥에서 논다. 학령전기 아동은 움직이는 자동차의 속도를 판단할 수 없고 운전자가 자신이 있다는 것을 알 것이라고 여긴다.	아동에게 절대 도로로 가지 않도록 가르친다. 안전하고, 가능하다면 울타리가 쳐진 놀이터가 권장된다. 아동을 항상 감시해야 한다.
	익사	수영교습을 받은 학령전기 아동은 호수나 수영장에 들어가기를 원할 수 있다.	아동에게 어른 없이는 절대 물속으로 들어가지 말라고 가르친다. 아동이 물 근처에 있을 때는 항상 감시를 한다.
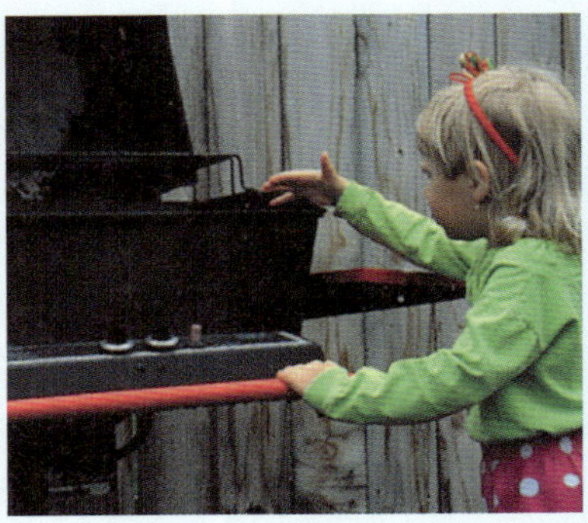	화상	학령전기 아동은 불의 위험을 이해할 수 있다. 아동은 성냥과 라이터에 흥미를 느끼는 경우가 많다.	아동에게 성냥, 라이터, 그 외에 유사한 물건의 위험에 대해서 가르친다. 옷에 불이 붙었을 때는 제자리에 멈춰서 몸을 바닥에 대고(누워) 구르도록 가르친다. 소방서를 방문하는 것이 학습을 강화시킬 수 있다.
	병원에서의 주사바늘	학령전기 아동은 돌아다니면서 새로운 물건에 관심을 가질 수 있다.	주사바늘을 아동의 손이 닿지 않는 곳에 보관한다. 사용한 후에는 즉시 분리해서 제거한다.
	병원에서의 전기에 의한 부상	학령전기 아동은 돌아다니다가 전기코드나 기구에 걸려 넘어지거나 이러한 물건들을 살펴보고 싶어 할 수 있다.	가능하다면 전기코드의 사용을 피한다. 사용하지 않는 전기 콘센트의 커버를 씌운다. 아동을 면밀하게 관찰한다.

SOURCE: George Dodson/Pearson Education, Inc.

표 7-5 연령에 따른 질병 및 손상예방

연령	손상예방 교육 주제
3~4세	• 표 6-6 참조 • 아동과 어른의 감시 없이 노는 것을 허용하지 않는다. • 학령전기 아동에게 적합한 심폐소생술, 기도폐쇄 제거, 그 외 응급처치에 대해서 알려준다.
4~5세	• 위와 동일 • 계속해서 아동에게 안전기술을 가르친다. • 아동이 도로나 물 근처에 있을 때에는 계속해서 감시를 한다. • 낯선 사람이 주위에 있을 때의 안전에 대한 교육을 한다(낯선 사람과 절대 같이 가지 않는다. 부모나 경찰과 같이 신뢰할 수 있는 사람을 찾는다).

SOURCE: Adapted from Hagan, J. F., Shaw, J. S., & Duncan, P. M. (Eds.). (2017). Bright futures: Guidelines for health supervision of infants, children, and adolescents (4th ed.). Elk Grove Village, IL: American Academy of Pediatrics.

간호과정

간호사정과 간호진단

간호사는 아동의 건강증진, 건강유지를 확인하기 위해 부모를 비롯하여 다른 건강관리 전문가들과 협력해야 한다. 유아기뿐만 아니라 학령전기도 성장과 발달이 빠르게 진행되는 시기로 아동과 가족의 상황에 따라 전략을 수정할 필요성이 있다. 또한 부모와 가족은 아동의 건강증진, 건강유지에 영향을 주기에 부모와 가족의 질문이나 걱정이 무엇인지 확인할 필요가 있다.

학령전기 아동의 성장과 신체건강 상태, 정신적 · 사회적 특징, 발달에 대한 관찰 등은 병원이나 보건소, 진료소 등을 방문할 때마다 실시되어야 한다. 간호사는 정상적인 발달 이정표를 인지하고 아동의 발달 상태를 평가해야 한다. 또한 아동의 성장과 발달에 대한 부모의 질문이나 걱정을 해결하기 위해 그와 관련된 지식과 정보를 숙지하고 있어야 하며 선행지침을 알고 있어야 한다. 학령전기 아동을 대상으로 한 잠재적 간호진단은 다음과 같다.

간호사는 철저한 평가를 바탕으로 어린 아동과 가족에게 적합한 간호중재를 수립할 것이다. 유아기 아동의 건강관리 방문 동안에 수립될 수 있는 잠재적인 간호진단에 포함되는 것은 다음과 같다.

- 돌봄 환경의 변화와 관련된 불안
- 부적절한 카시트 사용과 관련된 상해의 위험
- 부모의 안전에 대한 지식부족과 관련된 비효과적 건강유지

계획과 수행

간호사는 간호진단과 가족의 요구를 충족시키기 위해 다른 건강관리 전문가들과 협력하거나 건강관리 계획을 수립하기 위해 부모의 도움이 필요할 수 있다. 가족과 협력할 수 있는 부분은 아동의 발달 과정에서 어떠한 문제가 있는지를 구체적으로 사정할 수 있다. 특히 발달 이정표에 따른 신체적 발달 수준, 수면양상, 운동능력, 영양섭취 등과 관련된 질문을 통해 아동의 건강문제를 사정하고 조기에 중재할 수 있도록 계획해야 한다.

아동의 건강증진 활동으로는 운동능력을 향상시킬 수 있는 놀이에 대한 교육이나 건강한 식습관 형성을 위한 가족의 노력에 대한 계획을 수립해야 한다. 또한, 아동이 수영을 배우고 있거나 물에 접근할 수 있는 상황이라면 물 근처에서의 안전 예방책을 강화한다. 유치원에 다니거나 새로운 환경에 노출되는 경우, 돌봄 제공자나 기관에 제공할 정보나 확인해야 할 사항에 대해 부모에게 교육한다.

예방접종, 안전사고 예방 교육 등 또한 질병을 예방하고 심각한 문제가 발생하기 전에 확인하며 중재를 계획하고 수행할 필요가 있다. 질병이나 사고 등의 문제의 가능성을 발견할 경우 1차 진료 제공자에 반드시 알리도록 한다. 매 방문 시 아동이 경험할 수 있는 일반적인 위험과 이를 피하는 방법에 대한 교육을 실시하고 손상이 발생한 경우의 응급처치 방법과 예방법에 대한 교육을 제공한다.

평가

학령전기 아동에 대한 간호 관리의 기대되는 결과는 다음과 같다.

- 아동은 정상적인 성장과 발달 과정을 보인다.
- 아동에게 질병이나 손상이 없다.
- 아동이 긍정적인 신체적 · 사회적 · 정서적 적응을 보인다.

핵심 요약

- 신체검사의 접근법과 순서는 아동의 발달단계를 고려하여 시행한다.
- 학령전기 아동은 운동능력, 언어능력, 사회성이 발달하며 성에 대한 인지가 높아진다.
- 학령전기 아동의 주요 건강문제는 말더듬, 공포, 수면장애 등의 문제가 있다.
- 안전한 환경을 제공하기 위한 아동과 관련된 문제를 사정하고 예방을 위한 부모교육이 필요하다.

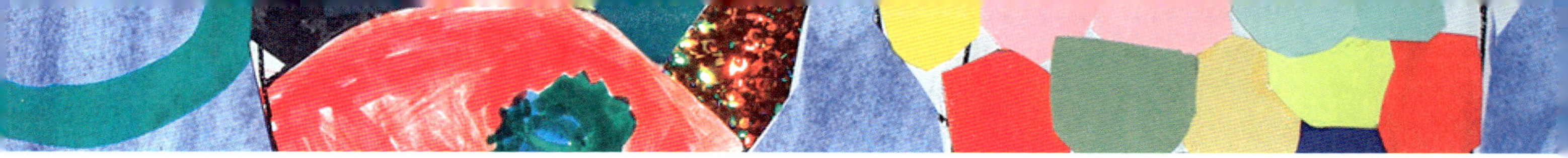

Chapter 8

학령기의 건강유지, 증진

학습목표

1. 학령기 아동의 성장발달을 평가한다.
2. 학령기 아동의 건강문제(성장통, 학교공포증)에 대해 설명한다.
3. 또래관계를 설명한다.
4. 학령기 아동의 건강증진과 유지에 대해 설명하고, 개인위생과 건강관리 교육을 수행한다.

학령기는 대부분의 아동이 유치원에 들어간 이후(만 6~7세)부터 사춘기가 시작되는 시기(12~13세)까지 해당된다. 이 기간에도 건강증진과 건강유지는 중요하지만 아동건강관리센터 방문을 권장하는 횟수는 줄어든다. 또한 대부분의 아동이 상대적으로 건강하고 접종해야 하는 필수 예방접종이 적기 때문에 가끔씩 방문하게 된다. 아동의 건강관리를 위해 부모에게 권장하는 병원방문 시기에 대한 정보를 제공하고 매 방문 시에 다음 일정에 대해서 상기시켜 줄 필요가 있다.

학령기 동안의 건강관리는 다음과 같은 내용에 중점을 둔다.

- 영양, 신체활동 및 정신건강 문제와 관련된 좋은 건강습관 확립
- 신체적·발달적 변화에 대한 관찰
- 금연, 금주, 약물오남용 예방의 중요성에 대한 교육
- 학교, 가정, 과외활동에서의 성취감 확립
- 의사결정과 문제해결능력 촉진

건강관리 개념은 당뇨병, 천식 등 특수한 건강관리가 필요한 아동에게 적용되며, 학령기 아동에게 영향을 미치는 질병에 대한 정보는 이 책의 다른 장에서 확인할 수 있다.

일반적인 관찰

학령기 아동의 신체발달이 정상이고 대근육과 소근육 운동기술이 충분히 발달하였고 사회적 기술과 언어발달이 학교를 다닐 준비가 되었으며 기본적인 예방접종을 모두 완료하였는지를 철저히 확인한다. 이 시기 아동관리센터 방문은 학교를 가는 것과 관련이 있어 기분이 좋을 수 있으나 아동은 자신이 침습적인 치료를 받게 될 수도 있다는 불안감을 느낄 수도 있다. 아동간호를 적용할 때 검사를 위해 아동이 진료실에 들어오는 순간부터 관찰을 시작한다. 아동에게 먼저 말을 걸면서 자신을 소개하고 진료실을 방문한 아동과 가족을 환영한다. 학령기 아동은 대화에 적극적으로 참여하기 때문에 교육을 하고 병력을 수집하는 것이 쉽다. 아동이 말이 없거나 부모를 쳐다보는 경우, 부모를 대상으로 먼저 질문을 함으로써 아동이 익숙해질 수 있는 시간을 주도록 한다. 아동과의 긍정적인 치료적 관계를 형성하는 것은 건강교육 노력을 제고시킬 수 있다. 또한 가족중심의 관리 또는 가족과 건강관리 제공자가 함께하는 의사결정을 포함하는 파트너십의 중요성을 인식할 수 있다.

부모와 아동의 상호작용을 관찰한다. 어떤 유형의 어조가 사용되는가? 서로에 대한 존중이 있는가? 아니면, 부모와 아동이 서로를 무시하거나 의견의 불일치가 있는가?에 대한 질문을 가지고 관찰한다. 아동은 대칭과 움직임의 용이성을 보이며 걷고 어디로 갈지에 관한 지시와 체중 측정을 위해서 신발을 벗으라는 지시에 따르며 부모나 건강관리 직원과의 대화에서 명확한 언어기술을 보이는지도 함께 관찰한다.

6세부터 8세 이상의 아동은 스포츠나 학교활동, 음악, 그 외 분야에 관심이 더욱 많아진다. 아동의 관심 분야에 대한 단서를 찾아 방문 동안 이에 대해 이야기하도록 한다. 책의 주제나 좋아하는 유형의 음악은 무엇인가? 아동이 여름 방학 동안 무엇을 하는지 또는 아동이 가장 좋아하는 방과 후 활동 두 가지가 무엇인지 묻는다. 아동이 학교에서 가장 좋아하는 두 가지 과목은 무엇인가? 어떤 과목을 좋아하지 않는가? 수영을 배운 적이 있는가? 무슨 활동을 하고 싶어 하는가? 아동의 가장 친한 친구는 누구인가? 아동은 가장 친한 친구에 대해서 어떻

게 설명하는가? 형제자매가 있는가? 형제자매가 있는 것의 가장 좋은 점과 나쁜 점이 무엇인가? 아동에게 자신의 일상에 대해서 다양한 질문에 대해 설명할 수 있도록 한다. 이러한 질문을 통해 아동은 편안함을 느끼고 아동의 관심사와 활동에 대해 파악할 수 있다. 질문에 대한 아동의 대답을 학령기 발달에 대해 정상적인 부분과 관련하여 비교한다. 건강관리 방문 동안, 아동이 질문에 대답할 때 부모의 반응을 살피는데 아동이 말할 때 끼어들거나 지속적으로 아동의 말을 "수정"하는 부모에게 주의를 기울인다. 부모가 아동을 칭찬하거나 특정 주제에 대한 아동의 의견을 구하는 태도를 보이는지 확인한다. 이것은 가족 내 파트너십이 형성되고 있으며 가족 구성원들이 협력하고 서로의 가치를 인정한다는 것을 나타낸다. 부모에게 고심하고 있는 특별한 관심사가 있는지 묻고 아동에게 개별화된 교육이나 건강계획이 있다면 부모가 그와 관련된 자료를 가지고 왔는지, 그 계획이 여전히 적합한지 또는 갱신될 필요가 있는지 묻는다. 부모가 원한다면, 사적인 장소에서 아동을 동반하지 않고 의사나 전문 간호사 또는 그 외 다른 전문가와 면담할 수 있는 기회를 제공한다.

일부 아동은 건강관리를 위해서 병원이나 보건소 또는 그 외 건강관리시설을 잘 방문하지 않는다. 한편 학교 환경에서 보건교사가 건강증진과 건강유지 활동을 제공하는 경우가 있다. 당뇨, 천식 등을 앓는 특수한 건강관리 요구가 있는 아동은 더 자주 관찰해야 한다. 보건교사는 아동을 위해 건강한 환경을 조성해야 한다. 보건교사는 개별적으로 아동의 성장과 발달에 대한 감시와 시력, 청력 또는 척추측만증에 대한 선별검사와 같은 구체적인 검사를 제공할 수 있다. 보건교사는 식사와 간식의 질을 향상시키고 아동이 자동판매기에서 탄산음료나 나트륨 함량이 높은 과자 등 건강에 좋지 않은 식품을 선택하는 것을 최소화시키기 위해서 행정 부서와 협력할 수 있으며 신체활동, 자아존중감과 같은 개념을 수업활동에 통합시키기 위해서 교사들과 협력할 수 있다. 보건교사는 아동의 건강상태에 필수적인 건강관리 서비스를 제공하는 경우가 많다. 건강관리 요구가 있는 아동에게 지역사회 서비스를 소개하는 등 아동에게 건강증진과 건강유지 서비스를 제공하는데 중요한 역할을 할 수 있다. 정신건강 상태에 영향을 미칠 수 있는 가족의 역학관계에 주의를 기울인다. 가정 내 중요한 변화가 있었는지, 그것이 아동에게 어떠한 영향을 미치는지 사정한다. 대화를 진행하는 동안, 별거나 이혼, 재혼, 다른 자녀나 조부모의 질병, 최근에 있었거나 앞으로 있을 이사, 부모의 직장변화, 약물남용, 양육권 분쟁 또는 그 외의 문제에 주의를 기울인다. 이러한 일이 아동에게 어떠한 영향을 미쳤는지 알아보기 위해 추가적인 사정을 실시한다(이 장 후반의 정신건강 참조).

성장과 발달평가

병원이나 보건소 등을 방문하는 아동의 키와 체중을 측정한다. 아동이 신발과 코트를 벗었는지 확인한다. 아동과 부모에게 아동의 현재 체중을 알고 있는지를 질문하고 키와 체중을 측정한 후 그에 대한 백분율을 확인하고 검사결과의 의미에 대해서 설명한다. 성장 도표 상에 일반적이지 않은 성장 흐름을 보이는 아동은 주의하여 관찰한다. 이전 방문에서 키가 25번째 백분율에 있었던 아동이 현재 50번째 백분율에 있다면, 성장급등이 일어나고 있는 것일 수 있다. 대부분의 아동은 일정하게 성장하지 않는다. 학령기는 과체중이 문제가 되기 시작하는 시기이므로 높은 BMI 수치로 반영되는 체중과 키의 백분율에 있어서 현저한 차이를 사정하고 필요하다면 추가적인 자료를 수집한다.

학령기 아동은 논리적 사고를 하고 자신의 신체에 대해서 배운다. 아동에게 무엇을 하고 있고 왜 하는지에 대해서 설명한다. "이 청진기를 사용해서 네 심장소리를 듣고 1분에 얼마나 많이 뛰는지를 셀 거야. 네 심장소리를 들어본 적 있니? 언제 심장이 세게 뛰고 있다는 것을 알아차렸니?" 아동에게 긴장되는 검사가 있는지 묻는다. 아동이 말로 표현한 불안감을 바탕으로 무슨 검사를 할 것이며 그 검사가 왜 중요한지를 설명한다. 대부분의 아동은 검사의 목적을 이해할 수 있다. 몇몇 아동은 아주 많이 긴장할 수 있는데, 이는 어린 나이에 실시한 부정적인 건강관리 경험과 관련이 있을 수 있다. 자신의 걱정을 말로 표현하도록 격려하는 것은 이런 아동에게 도움이 될 수 있으며, 이전의 경험에 대해서 이야기함으로써 불안감이나 걱정을 극복하는 경우가 많다. 어린 아동은 검사가 진행되는 동안 일반적으로 부모가 함께 있기를 원하는 반면에, 9~10세인 아동은 부모가 밖에서 기다리기를 원할 수 있다. 아동이 자신에게 편한 방법을 선택하도록 허용하고 부모와 만나서 검사결과를 전달한다.

머리부터 발끝까지 검사가 진행되는데, 시력, 청력, 근력, 신체 조정력과 같이 성공적인 학교생활에 영향을 미치는 계통과 기술에 특별한 주의를 기울인다. 검사결과에 대한 피드백을 제공해야 한다. 가족에게 정상적인 결과뿐만 아니라, 더 많은 평가나 중재가 필요한 분야에 대해서도 알려주어야 한다. 아동의 수면패턴에 대해서 묻는다. 검사를 진행하는 동안 이전에 아동이 겪었던 질병에 대해 사정한다. 학령기 아동은 일반적으로 건강하며, 1년에 몇 차례 상부 호흡기 감염이나 그 외 경미한 질환이 있을 수 있다. 성장통뿐만 아니라 다른 통증이 있는지 확인한다. 일반적이지 않은 통증은 추가적인 검사가 필요하다.

임상적 조언

성장기 아동의 골격은 때때로 **성장통**이나 뼈연골증을 초래한다. 가장 흔하게 나타나는 부위는 다리이며 팔이나 팔꿈치, 발, 그 외의 다른 신체 부위에서 나타날 수도 있다. 그 원인에 대해서는 명확하지 않지만, 골화작용이나 성장판을 따라서 생기는 염증에 의해서 성장통이 발생하거나 근육과 골격의 발달의 차이(뼈의 성장이 더 빠름)로 나타나는 것으로 간주된다. 거듭되는 스포츠 염증이나 부상이 성장통을 악화시킬 수 있다. 일반적으로 양측성으로 나타나며 저녁/밤시간에 호발한다. 대부분의 성장통은 마사지, 단기간의 휴식, 약한 진통제에 의해서 완화된다. 성장통을 다른 근골격 질환과 항상 구분해야 한다.

학령기 아동은 자전거에서 떨어지거나(낙상), 등산 중 식물에 노출되어 생긴 피부발진, 공놀이를 하다 생기는 멍과 같은 경미한 부상을 자주 당한다. 추가적인 자료나 교육이 필요할 수 있는 심각한 문제에 주의를 기울인다.

발달에 대한 감시는 학령기 아동에게도 중요한 검사의 일부이다. 방문 동안 관찰할 수 있지만, 그 외 정보는 부모와 아동의 이야기를 통해 알 수 있다. 민감한 문제에 대한 열린 의사소통을 장려하기 위해서 잠시 동안 부모와 아동이 각각 건강관리 제공자와 단둘이 있는 기회를 제공한다. 또한 학교와 그 외의 활동에 관한 이야기를 통해 아동이 바람직하게 발달하고 있는지 확인한다. 부모에게 다음과 같은 질문을 할 수 있다.

- “자녀가 대부분의 8살 소녀와 다름없이 보이나요? 아동의 학업 수행에 대해서 말씀해 주세요. 아동의 행동이나 학업 수행에 대한 질문이나 걱정이 있으신가요?”
- “아동이 가장 친한 친구와 함께 무엇을 하는 것을 좋아하는지 말씀해 주세요.”
- “아동이 올해 어떤 식으로 성장해오고 있나요?”

발달 이정표가 이전 연령대와 다를 수 있으며 이를 통해 진행 상황을 평가하는 것은 중요하다. 직접적인 관찰, 병력에 관한 질문, 부모가 작성하는 설문지를 통해 발달 자료를 수집할 수 있다(학령기 아동의 발달 이정표는 표 8-1 참조). 연령 및 단계 설문이나 부모의 발달상태 평가와 같은 설문지를 사용하는 것을 고려한다.

일단 아동이 학교를 다니면, 부모에게 아동이 하교 시 걸어다니는지 또는 대중교통을 이용하는지 묻는다. 집에 어린 아동을 관리하는 누군가가 있는가? 부모는 아동의 방과 후 수업이 안전하다고 느끼는가? 학교와 그 외 시설에서 이용 가능한 방과 후 프로그램에 만족하는가? 아동이 방과 후에 일정 시간을 혼자 보낼 수 있는지에 대해서 부모가 판단하는 것을 돕는다(가족과의 협력: 방과 후 자기관리 참조).

성장과 발달에 대한 감시의 바람직한 결과에는 발달과제에 있어서 정상적인 진행, 신체적·심리사회적 비정상이나 외상(충격)의 부재, 안전수칙의 일상생활에의 적용 등이 있다.

표 8-1 학령기 아동의 건강증진과 건강유지 방문 동안 관찰되는 발달 이정표

연령	발달 이정표
5세	• 화장실을 사용하고 옷을 입는 활동에 있어서 독립적이다. • 신발과 단추를 잠근다. • 잘 달리고, 점프하고, 깡충 뛰고, 10초 동안 균형을 잡는다. • 액체를 잘 붓고, 공을 잡기 위해서 손을 사용한다. • 몇 개의 글자와 자신의 이름을 쓴다. • 삼각형, 사각형, 3~5개 부분으로 된 사람을 그린다. • 자신의 이름, 주소, 전화번호를 안다.
6~8세	• 달리기, 깡충 뛰기, 점프하기, 한 발로 뛰기에 능숙하다. • 자전거 타기를 배운다. • 오리고, 붙이고, 모든 글자를 쓸 수 있다. • 읽는다.
8~10세	• 신체활동 및 학교활동 또는 조용한 활동에 점점 더 오랜 시간 동안 집중한다. • 물건을 멀리 그리고 정확한 목표를 조준해서 던질 수 있다. • 모형 만들기, 악기 연주, 영상제작, 나무로 집짓기, 바느질과 같은 취미생활을 한다.
10~12세	• 어른과 같은 능력의 소근육-대근육 운동기술을 가진다. • 글을 잘 쓰고 컴퓨터 사용에 능숙하다. • 사춘기 전 성장급등이 시작되면서 어색한 신체 조정력이 나타날 수 있다.

영양

학령기 아동에 있어서 영양과 관련된 핵심 개념은 독립성과 아동의 미래에 영향을 미치는 습관의 형성이다. 아동은 점점 더 독립적으로 음식을 선택하며 일반적으로 특정 음식에 대한 강한 선호도와 비선호도를 보인다. 아동은 집에서 혼자 간식을 준비할 수도 있다. 학교에 있는 동안에 아동은 학교 급식이나 도시락에서 어떤 음식을 먹을지 선택한다. 아동은 자판기나 편의점에서 음식을 사먹을 수도 있다. 아동은 음식을 선택하는데 있어서의 독립성이 증가하는 반면에, 이러한 선택을 할 때 친구들과 미디어의 영향을 아주 많이 받는다. 아동이 거부하는 음식에는 신선한 야채와 과일이 포함되는 경우가 많은데 이러한 음식들은 미디어에서 많이 광고하지 않고 친구들이 선호하지 않기 때문이다.

위와 같은 아동이 음식을 선택하는데 있어 형성된 습관은 향후 아동의 영양과 건강에 영향을 미친다. 좋은 음식을 섭취하는 것은 건강을 증진시키고 권고되는 수준의 체중을 유지시키며, 적절한 성장과 활동을 위한 영양소를 제공하고 일부 만

가족과의 협력 | 방과 후 자기관리

부모는 언제 아동이 집에 돌아와서 혼자 있을 수 있는지를 결정하고 아동을 위한 안전예방 계획을 세우는데 도움을 필요로 한다. 아동이 1시간에서 3시간 동안 혼자 있을 준비가 되었음을 나타내는 특징에는 다음과 같은 사항을 포함한다.

- 아동은 짧은 시간 동안 혼자 있었을 때 적절한 활동을 계획하고 안정감을 느낀다.
- 아동이 방과 후 하고자 하는 여러 가지 활동과 관심사가 있다(예: 음악, 모형 만들기, 독서).
- 거주지역과 집으로 가는 길이 안전하다.
- 아동이 남의 차를 타지 않고 낯선 사람과 통화하지 않는 등 주요한 안전위험에 대해서 이해하고 있다.
- 아동이 화재, 물, 그 외 안전 위험과 응급상황에서 해야 할 일을 이해하고 있다.
- 누군가와 항상 직접 통화가 가능하다.
- 이웃이나 다른 가까운 자원의 이용이 가능하다.

아동의 자기관리를 돕기 위해서 부모가 사용할 수 있는 지침을 제공한다. 이러한 지침에는 다음과 같은 것이 포함된다.

- 열쇠를 책가방 속에 고정시키는 것과 같이, 다른 사람들이 이용할 수 없는 곳에 보관하도록 아동에게 가르친다. 또는 터치패드를 사용할 수 있다. 아동이 친구에게조차도 비밀번호를 알려주지 않도록 확실히 한다. 열쇠를 잃어버리거나 정전이 되거나 또는 누군가가 침입한 것처럼 문이 조금 열려 있는 경우에는 아동이 갈 수 있는 장소에 대한 대안적인 계획을 세운다.
- 아동에게 낯선 사람의 차를 절대 타지 말고, 부모가 올 것이라고 미리 말하지 않은 사람이 집안으로 들어오지 못하게 문을 열어주지 말고 창문이나 문은 잠근 상태로 두도록 가르친다.
- TV, 컴퓨터 또는 게임을 하는데 사용하는 시간을 확인한다. 성인 프로그램에 대한 접근을 제한하기 위해서 컴퓨터와 TV에 어린이 통제를 설정한다.
- 어른이 집에 없을 때에는 다른 아동과 집에 와서 머무를 수 없다고 아동에게 말한다.
- 성냥이나 개방 화염 또는 작은 가전기구의 사용을 피하는 것과 같은 화재안전을 검토한다.
- 긁힌 상처나 경미한 사고에 대한 응급조치를 검토한다.
- 119와 그 외 자원의 사용을 검토하고 관련 전화번호는 전화기 옆에 둔다.
- 화재가 나거나, 누군가가 집안으로 침입하려고 할 때, 정전이나 날씨가 악천후인 경우에 어떻게 해야 하는지를 아동이 잘 결정할 수 있는지 확실히 한다. 시나리오를 주고 아동에게 어떻게 해야 하는지 묻는다. 필요할 때마다 교육을 보강한다.
- 아동이 외롭거나 무섭거나 도움이 필요하거나 위험에 처했을 때 전화할 수 있는 친구나 가족 또는 이웃을 확인한다. 가끔 두려움을 느끼는 것은 문제가 없음을 아동이 알도록 한다.
- 아동이 혼자 있게 되는 첫 몇 달 동안에는 한 시간에 한 번씩 아동에게 전화를 한다. 아동에게 부모가 집에 없다고 말하지 말고 바쁘다고 말하도록 교육한다.
- 아동을 오랜 시간 동안이나 밤새도록 혼자 두어서는 안 된다.

SOURCE: Adapted from American Academy of Pediatrics. (2015). Is your child ready to stay at home alone? Retrieved from https://www.healthychildren.org/English/safety-prevention/at-home/Pages/Is-Your-Child-Ready-To-Stay-Home-Alone.aspx

성질환의 발병을 예방하는데 도움이 될 수 있다. 반면 질 낮은 음식의 선택은 과체중과 이에 동반되는 문제, 칼슘 부족과 이로 인한 골다공증, 식이장애, 뇌의 성장과 최적의 학업수행을 위한 에너지 부족을 초래할 수 있다. 식품에 대한 지식, 좋은 영양적 습관을 위한 가족의 참여, 건강한 음식에 대한 접근성이 이 시기 동안의 간호중재에 제고될 수 있다.

첫 번째 영양상태 평가에는 키와 체중 측정, BMI 계산, 성장 그래프에서 각 측정값의 백분율을 조사하는 것이 포함된다(성장과 발달평가에서 측정에 대한 논의 참조). 초기 학령기 동안의 느리고 변동 없는 성장은 정상이다. 이후 아동이 사춘기에 가까워지면서 성장급등이 이루어질 것이다.

아동이 방문했을 때 시행한 관찰은 영양 상태에 관한 정보를 제공한다. 손톱, 피부, 머리카락의 상태가 어떠한가? 아동이 말라보이거나 과체중으로 보이는가? 아동은 사춘기가 가까워짐에 따라서 사춘기의 성장급등에 대비하여 지방의 축적이 증가할 수 있다. 부모와 아동을 대상으로 한 식사에 관한 질문을 통합한다.

- "학교급식을 먹니, 아니면 집에서 도시락을 싸가니?"
- "아침식사를 하니? 아침에 주로 무엇을 먹니?"
- "식료품은 어떻게 사오시나요?"
- "오늘 지금까지 무슨 음식을 먹었나요?"
- "가족에게 먹일 음식이 충분하지 않아서 걱정한 적이 있나요?"
- "자주 가는 마트나 가게는 어디인가요? 이유는 무엇인가요?"
- "모든 자녀가 방과 후 활동에 참여한다고 말씀하셨는데, 저녁식사 시간은 어떻게 되나요? 얼마나 자주 패스트푸드를 드시나요? 가족이 함께 식사를 하나요?"
- "자신의 체중과 외모에 대해서 어떻게 생각하나요?"

아동과 가족을 관찰하고 식습관에 대한 질문을 하면서 영양과 관련된 위험요인과 보호요인을 작성한다. 보호요인에는 영양분이 풍부한 음식에 대한 적절한 접근성, 가족 정원, 정상범위의 체중, 키 등이 있다. 가족의 긍정적인 관행을 강화시키고 음식의 선택이 에너지 수준과 학업수행, 전반적인 건강과 어떠한 관련이 있는지에 대한 정보를 아동에게 제공한다. 위험요인은 가족에게 필요한 변화를 위한 교육과 계획을 위한 근거가 된다. 한 번에 여러 가지 영양적 변화를 다루는 것은 어려우므로 가장 많은 주의를 필요로 하고 가족이 관심 있는 것에 집중하는 것이 중요하다. 가정에서 건강한 간식을 구비하는 것, 칼슘 섭취를 개선시키는 방법, 탄산음료 섭취를 제한하는 것, 가족이 함께 하는 식사의 중요성 등에 대한 정보를 제공한다. 영양에 대한 교육은 건강관리 방문 중이나 학교에서 학령기 아동을 대상으로 하는 그 외의 다른 환경에서 실시될 수 있다. 건강유지의 바람직한 결과에는 과체중과 만성질환의 예방, 모든 영양분의 적절한 섭취 및 영양에 대한 아동과 가족의 지식 증가를 포함한다.

신체활동

학령기 동안의 신체활동이 평생의 운동 습관을 형성하는데 있어서 아주 중요할 수 있다. 이 시기 동안에 신체적으로 활동적인 아동의 눈-손 조정력, 근력, 민첩성, 속도와 같은 기술은 계속해서 향상된다. 일부 아동은 농구, 축구 또는 야구와 같이 공을 이용한 스포츠에 능숙해진다. 어떤 아동은 팀 스포츠나 조직화된 스포츠를 좋아하지 않고 수영이나 달리기, 자전거 타기 등을 좋아한다. 신체활동의 종류와 상관없이 아동이 특정한 신체활동을 찾아서 운동기술을 계속해서 발달시키는 것은 중요하다. 이를 통해 사회화, 긍정적인 성취감과 자아 존중감, 체중 조절, 신체능력의 발달이 이루어질 수 있다. 신체활동에 관심이 없는 아동은 또래에 비해서 민첩성과 기술이 뒤쳐지는 경우가 많고 향후에 신체활동을 하려고 노력하지 않으며 성공 가능성도 낮아진다.

간호사는 컴퓨터, 비디오 게임, 휴대폰과 같은 스크린 활동을 매일 총 몇 시간 동안 하는지 물어본다. 이러한 정적인 활동은 신체활동이나 독서, 그 외 더 건강한 취미활동에 사용하는 시간에 직접적으로 영향을 미친다. 스크린 활동을 하루에 2시간 이내로 하도록 권장하지만, 많은 아동이 훨씬 더 많은 시간을 스크린 활동에 사용한다.

이전의 시기와 마찬가지로, 간호사는 학령기의 신체활동과 관련된 위험요인과 보호요인을 작성한다(표 8-2). 아동의 신체활동을 증진시키는데 있어서 가족이 중요한 역할을 하는 경우가 많다. 부모가 신체활동을 얼마나 자주 하는지 확인한다. 부모가 퇴근 후 운동하는 것을 아동이 볼 수 있는가? 가족은 산책이나 그 외 활동을 아동과 같이 할 수 있다. 가족은 이웃집이나 근처 가게에 가기 위해서 걸어가는가? 엘리베이터를 이용하는가 혹은 건물 내 계단을 이용하는가? 형제자매들의 활동수준은 어떠한가? 나이가 많은 형제자매가 운동에 참여할 때 어린 자녀에게 같은 운동을 배우면서 기술을 개발하도록 하는 경우가 많다.

아동은 하루 중 많은 시간을 학교에서 보내므로 신체활동을 확인하는데 있어 학교 주변 환경을 고려하는 것은 중요하다. 재정 자원을 이유로 많은 학교에서 체육 프로그램을 감소시켜 아동은 정기적인 체육수업을 받지 못할 수도 있다. 때로는 학교가 안전하지 않은 장소에 위치해서 외부에서 활동을 할 수 없는 경우도 있다. 그러나 아동이 신체활동을 하지 않고 오랜 시간 앉아 있는 것은 아동의 부적절한 운동습관을 강화시킨다. 조직화된 스포츠만이 아닌 교내의 스포츠 활동을 포함한 다양한 활동을 제공하는 학교가 아동에게 신체활동을 장려할 가능성이 크다. 쉬는 시간 이루어지는 적정한 양의 비구조적인 놀이시간과 더불어, 하루에 권장되는 활동적인 신체활동 60분 중 최소한 30분이 학교에서 이루어져야 한다. 학교생활에서 신체활동을 통합하도록 장려해야 한다. 교사와 학교 관리자들에게 성공적인 학교 활동 프로그램의 사례를 제공할 수 있다.

일부 초등학교는 방과 후에 스포츠 프로그램을 제공한다. 어릴 때부터 스포츠 프로그램에 참여해 온 아동에 비해 그렇지 않은 아동은 이러한 참여가 어려울 수 있다. 일찍 급성장한 아동은 조직화된 특정 스포츠를 더 잘하는 경우가 많고 이러한 스포츠에 참여할 수 있는 기회도 더 많다. 체구가 작거나 스포츠에 능숙하지 못한 아동이 프로그램에 참여하지 못하면서 스포츠를 하는데 필요한 기술을 배울 수 없을 수도 있다. 그러나 이들 중에는 성장하고 체격이 커지면서 스포츠에 점점 더 능숙해지는 아동도 있다. 다양한 수준의 스포츠를 제공함으로써, 관심 있는 아동이 모두 참여할 수 있고 스포츠를 잘하기 위해서 필요한 신체기술을 배울 수 있는 것이 가장 좋다. 하지만 앞서 언급했듯이, 학교의 재정 문제로 여러 가지 프로그램을 제공하는 것이 어려울 수 있다. 지역사회 내 이용 가능한 스포츠 센터나 프로그램을 확인하고 어린 아동이 야구나 테니스 또는 축구를 하는 것을 도와줄 수 있다. 보건교사는 학교 직원들과 협력하여 아동이 최대한 참여할 수 있는 체육수업과 신체활동의 제공을 장려할 수 있다.

특수한 건강관리가 필요한 아동의 신체활동 또한 고려해야 한다. 학교는 뇌성마비나 시각장애 또는 발달지연이 있는 아동을 위한 활동을 계획하는 것이 어려울 수 있으므로 다른 지역사회 자원을 검색하여 가족이 이러한 자원을 이용할 수 있도록 돕는다.

요약하자면, 보건교사나 간호사는 가족이 함께 할 수 있는 활동을 제안하고 학교의 체육수업 프로그램에 적극적인 관심을 보이고 긍정적인 역할 모델로서 활동하며, 건강증진의 바람직한 결과를 달성하는데 있어서 중요한 역할을 한다. 건강유지 결과에는 스포츠 참여로 인한 부상을 예방하기 위해서 안전장

표 8-2 학령기 아동의 신체활동과 관련된 위험요인과 보호요인

위험요인	보호요인
• 발달지연과 특수한 요구	• 예상된 발달기술 수준
• 일상적인 신체활동에 대한 부모나 다른 가족 구성원의 제한적인 역할 본보기	• 부모가 매일 운동하고, 이 중 일부는 아동이 볼 수 있는 환경에서 아동과 함께 운동 • 부모가 모든 가족이 신체활동을 정해서 규칙적으로 참여할 것이라는 기대를 설정
• 거주 지역에 공원, 스케이트보드 시설, 링크, 시합장/필드와 같이 활동을 장려할 수 있는 시설의 제한	• 거주 지역이 공원, 스케이트보드 시설, 링크, 시합장/필드, 기타 시설에 대한 접근성을 제공
• 클럽에 가입하거나 조직 스포츠에 참여하기 위한 부적절한 재정 자원	• 가족이 헬스클럽이나 조직 스포츠에 참여하기 위한 비용 지불 가능
• 비용으로 인해서 선택한 활동을 하는데 있어 필요한 안전장비의 부족 또는 장비를 사용하는 것을 꺼려함	• 아동에게 잘 맞는 권장되는 안전장비 사용 가능 • 아동이 안전장비의 중요성을 이해하고 이러한 기구를 사용하는 것을 수용
• 학교의 체육수업과 휴식시간의 감소	• 학교가 매일 다양한 활동의 체육수업을 제공, 학생들이 일부 활동을 선택하고 자신의 목표를 설정 • 학교 일정에 신체활동을 위한 휴식 시간 존재
• 특정 스포츠의 입단테스트	• 축구와 같은 특정 스포츠를 하고 싶어 하는 모든 학생들이 참여 가능
• 새로운 활동을 시도하는 것을 꺼려함	• 새로운 활동을 시도할 의욕
• 자신의 숙련도와 외모에 대한 걱정	• 능력과 외모에 대한 자신감 • 신체적 기술을 배우기 위한 목표를 설정
• 하루 2시간 이상의 TV 시청이나 그 외 스크린 활동	• TV 시청과 그 외 스크린 활동이 하루 2시간 이내로 제한됨

비와 올바른 기법을 사용하는 것이 있다.

구강건강

학령기 동안에는 입안에 많은 변화가 발생하여 주기적인 검사가 필요하다. 약 6세가 되면, 대부분의 아동은 주로 앞니가 빠진다. 이어서 20개의 모든 유치, 즉 1차 치아가 빠질 것이며 이와 동시에 영구 치아가 나기 시작한다. 또한 턱 선이 길어지고 치아가 새로운 자리로 이동한다. 주기적인 치과방문은 치아의 배열과 구강위생을 위해 필요하다.

병원이나 보건소 방문 시 치아를 검사한다. 얼마나 많은 유치와 영구치가 있는지 확인하고 아동의 구강위생에 대해서 설명한다. 아동이 양치질과 치실질을 얼마나 자주 하고 얼마나 자주 치과를 방문하는지 질문한다. 아동은 취학 전 양치질과 치실질을 배우고 스스로 해야 한다. 충치가 보이고 구강위생이 좋지 않으면, 아동에게 양치질과 치실질을 어떻게 하는지 보여 달라고 요청한다. 충치나 부정교합이 있다면, 치과를 방문해야 할 필요성을 강조한다. 불소의 사용에 대한 질문을 한다. 이것은 향후에 충치가 생기는 것을 예방한다.

많은 아동이 설탕이 포함된 음식과 간식을 많이 섭취한다. 영양평가를 통해서 설탕을 많이 섭취하는 것으로 확인되면, 이러한 음식을 제한하고 섭취 후에는 양치질을 하는 것이 중요하다. 아동이 치아교정기를 착용하고 있다면 양치질을 자주 해야 한다. 아동이 교정기를 어떻게 관리하고 있는지, 치아 교정 전문의의 권장사항이 무엇인지를 파악한다.

간호사의 건강증진 활동에는 양호한 위생습관에 대한 긍정적인 강화를 포함한다. 건강유지를 위한 활동에는 건강관리의 필요성을 가르치는 것과 충치를 유발하는 음식을 제한하는 것을 포함한다. 바람직한 결과에는 양호한 구강위생, 주기적인 치과 방문, 치아우식(충치)의 부재를 포함한다.

정신건강과 영적 건강

학령기는 새로운 인지기술의 출현, 타인과 협조하여 상호작용하는 능력, 업적(성과)에 대한 성취감이 두드러지는 시기이다. 아동의 자아개념과 정신건강은 이러한 중요한 발달과제와 관련이 있다.

자아개념

학령기는 자아 존중감과 자아개념의 발달에 있어서 중요한 시기이다. **자아 존중감(self-esteem)**은 자기 가치에 대한 생각을 반영한다. **자아개념(self-concept)**이란 학업성취나 운동능력, 외모, 사회적 상호작용과 같은 특정 분야에 있어서 자신에 대한 평가를 의미한다. 긍정적인 자아개념을 가진 아동은 자신에게 능력이 있다고 믿고 도전하려고 하며 성공과 실패로부터 얻은 교훈을 적용한다. 자아개념의 구체적인 양상은 자신의 신체에 대해서 형성하는 심상인 **신체상(body image)**과 성적인 존재로서의 자신에 대한 관점인 성 정체성(sexuality)을 포함한다. 자아개념과 자아 존중감은 개인의 모든 인지적, 영적, 성적, 신체적 양상을 포함한다.

간호사의 목표는 아동이 역경과 어려움에 처해 있는 상황에서조차도 높은 자아 존중감을 형성할 수 있도록 돕는 것이다. 좋을 때나 안 좋을 때 대처할 수 있는 자신의 능력을 믿는 아동은 우울증이나 식이장애, 불안감과 같은 정신질환에 걸릴 가능성이 낮다. 부모에게는 아동의 자아 존중감 발달을 평가하고 지원하도록 권장한다(가족과의 협력: 자아 존중감의 평가와 촉진 참조).

이 장에서 논의한 많은 영역들은 아동의 자아개념에 대한 단서를 제공한다. 아동이 스포츠나 그 외의 신체활동에 참여하는가? 그렇다면 아동은 긍정적인 자아개념과 신체상을 가질 수 있다. 반면에, 아동이 부모의 강요에 의해서 이러한 스포츠를 하고 자신의 수행이 부적절하다고 느낀다면, 아동은 부정적인 자아개념과 신체상을 보일 수 있다. 아동의 활동과 이러한 활동에 대한 아동의 생각을 반드시 묻도록 한다. 아동이 활동을 즐기는가? 아동은 자신의 수행에 대해서 어떻게 평가하는가? 학업과 가장 친한 친구에 대한 질문을 한다. 독립성과 자신에 대한 책임감이 증가하는가? 발달 이정표를 성공적으로 달성하는 것은 아동으로 하여금 긍정적인 자아 존중감을 가지도록 한다.

아동이 운동, 학교동아리, 가족의 활동에 대한 무관심을 표현할 때 낮은 자아 존중감을 보일 수 있다. 이러한 낮은 자아 존중감은 외로움, 우울증, 식이장애와 같은 정신건강 문제를 초래할 수 있다. 병원이나 보건소 방문 시 이러한 감정이 발견된다면, 간호사는 아동이 학교나 다른 시설의 상담사를 만나도록 권고해야 하며 부모가 아동을 잘 도울 수 있도록 이러한 상담에 참여하는 것을 권장한다.

아동의 자아 존중감과 정신건강 발달에 가족이 중요한 역할을 한다. 아동을 이해하기 위해서는 가족 내 역학관계에 대해서 질문하고 이를 조사할 필요가 있다.

가족과 관련된 보호요인에는 다음과 같은 것들이 있다.

가족과의 협력 | 자아 존중감의 평가와 촉진

부모는 아동의 자아 존중감을 촉진하는데 중요한 역할을 한다. 간호사는 부모에게 아동의 평가를 요청하고 긍정적인 행동에 대한 제안을 제공할 수 있다.

평가질문	긍정적인 행동
자녀가 잘 하는 것은 무엇입니까?	• 아동의 강점과 소질을 확장시킨다. • 다정하게 아동의 능력을 언급한다.
자녀는 실패에 어떻게 반응합니까?	• 아동이 수행을 평가하도록 돕는다. • 실패할 수 있고 실패 속에서 깨달음이 있을 수 있음을 아동이 이해하도록 돕는다.
자녀에게 친한 친구가 있습니까?	• 영화관에 가거나 친구와 요리를 하는 것과 같은 구조화된 놀이시간을 마련한다.
자녀는 새로운 도전에 어떻게 반응합니까?	• 가정에서 아동에게 책임을 준다. 자녀가 새로운 경험을 시도하는 것을 장려한다. • 아동이 결과에 대한 통제감을 느끼도록 돕는다.
자신의 성격이 자녀의 성격과 어떻게 비교됩니까?	• 스타일의 차이를 인정한다. • 아동의 독특한 자질을 인정한다. • 자신이나 다른 아동이 아닌, 자녀에 맞는 기대를 갖는다.
자녀에 대해서 합당하고 달성 가능한 기대치를 설정합니까?	• 긍정적인 역할모델이 된다. • 행동목표를 함께 설정한다.

SOURCE: Adapted from Kids Health. (2016). Developing your child's self-esteem. Retrieved from https://kidshealth.org/en/parents/self-esteem.html?ref=search

- 양육적 유대감과 애착을 형성한다.
- 부모에게 양육기술과 아동발달에 대한 지식이 있다.
- 부모가 자신들의 스트레스를 인지하고 문제해결능력을 제고함으로써 탄력성을 보인다.
- 부모에게 사회적 관계를 제공하는 다양한 지원체계가 있다.
- 재정, 주거, 음식과 같은 기본적인 요구를 충족시키는 자원을 제공하는 돌봄 제공자의 이용이 가능하다.

긍정적인 요인이 있다면 이를 강화하고 아동을 위한 지원을 넓힐 필요가 있는 부모에게는 보호요인에 대해 제안한다. 가족과 함께 있을 때 가족의 관계를 관찰하고 이에 대한 질문을 한다. 가족의 상호관계가 아동에게 미치는 영향을 평가한다. 부모뿐만 아니라 아동의 말에 귀를 기울임으로써 아동을 존중하며 의사소통하도록 한다. 부모가 아동을 대신해서 말하거나 아동의 말을 무시한다면, 다정하게 아동의 의견을 인정해준다. 아동에게 자신들이 중요한 존재라는 것을 보여주는 소책자와 예시를 제공한다. 이직을 하거나, 재정 문제, 질병, 약물남용, 가정폭력과 같은 가족의 스트레스 요인에 대해 파악한다. 부모의 결혼 상태에 따른 상황에 대처할 수 있는 제안을 제공할 준비가 되어 있어야 한다. 이와 유사하게, 부모가 재혼을 해서 아동이 혼합가정이나 다시 성장하는 가정에 있는 경우에는 새로운 역할과 가족의 역학관계가 아동에게 도전과 강점을 모두 제공할 수 있다. 탄력성은 역경에 대처하기 위해서 강점을 사용하는 능력이라는 것을 기억한다. 가족의 위험요인과 보호요인을 찾고 회복력을 촉진하기 위해서 보호요인을 사용하는 방법을 제안한다. 아동의 강점은 가족의 기능을 지지하기 위해 사용되며 이런 상황은 아동에게 성취감을 부여할 것이다. 이러한 예에 포함되는 것은 다음과 같다.

- 독립적으로 행동할 수 있는 아동에게는 일주일에 두 번 저녁식사 메뉴를 계획하는 것과 같은 가족의 일이나 가족 기능에 대한 책임을 부여할 수 있다.
- 창의적인 아동에게는 어린 동생들을 위한 책이나 다른 활동에 대한 계획을 세우는 과제를 줄 수 있다.
- 예술적 디자인에 소질이 있는 아동에게는 저녁식사 손님들을 위해서 상을 차리도록 요청할 수 있다.

학령기 아동은 활동에 대한 자기규제를 하고 상황에 대응하는 능력을 계속해서 발전시킨다. 이 연령에서는 문제를 해결하고 자신에 대한 더 많은 책임을 지는 능력이 중요하다. 부모에게 아동과 함께 문제에 대해서 논의하고 적절한 경우에는 함께 해결책을 찾도록 권장한다. 예를 들면, 부모가 아동에게 놀러 가고 싶은 곳을 직접 선택하도록 할 수 있다. 아동이 숙제를 끝내는데 어려움을 겪는다면, 이 문제를 어떻게 해결할 것인지 아동과 함께 논의할 수 있다. 아동이 집에 오자마자 숙제를 한다든지, 주중 저녁에 TV 시청 시간 제한을 제안할 수도 있다. 아동은 식사준비와 집안일을 돕고 방과 후 혼자 집에 오며 어린 동생들을 돌보는데 더 많은 책임을 진다. 가정에서 더 많은 책임을 맡는 아동을 칭찬하고 새로운 과제를 맡는 아동에게는 어느 정도 지도가 필요함을 부모가 인식하도록 조언한다.

성 정체성

학령기 아동은 신체상과 성 정체성을 형성한다. 아동의 외모와 옷을 살핀다. 자세가 나쁘거나, 불안감을 보이거나, 자기 자신을 불편하게 느끼는 것처럼 보이는 아동이 있을 수 있다. 또는 자기 나이보다 훨씬 더 나이가 많아 보이거나, 세련되게 보이거나, 자신의 성 역할 정체성을 분명하게 나타내는 것처럼 옷을 입는 아동도 있다. 부모에게 자녀의 신체상과 성 정체성에 대해서 무엇을 관찰했는지 묻는다. 아동이 낭만적으로나 성적으로 관심을 보이는 친구들에 대해서 묻고 부모에게 이러한 관심에 대한 걱정이 있는지 묻는다.

학령기 동안에 아동은 성에 관련된 질문을 하기 시작한다. 이러한 질문에 진실하고 완전한 대답을 해야 한다. 아동이 이러한 질문을 하지 않더라도 일반적으로 성 교육과 관련된 정보가 필요하다. 남성과 여성의 신체, 성교, 아기가 어떻게 태어나는지, 기타 다른 주제에 대한 잘못된 개념을 가지고 있는 경우가 많다. 이런 문제를 다루는 발달 수준에 맞는 책을 아동에게 읽어주도록 부모에게 제안한다. 많은 여아들은 이르면 9살이나 10살에 신체변화를 겪기 때문에 이러한 읽을거리는 부모와 아동을 모두 편안하게 해주고 논의를 할 수 있는 기회를 제공한다. 부모는 학교에서 어떠한 정보가 제공되는지 교사와 이야기를 나누고 제공된 정보를 보충하고 명확하게 설명할 수 있어야 한다. 어린 나이에 이와 관련된 이야기를 부모와 나눴던 아동은 성장하면서 부모와 더 많은 대화를 할 것이다.

컴퓨터나 다른 미디어가 주는 정보는 아동에게 혼란을 야기할 수 있다. 부모는 자녀와 함께 본 영화의 성적 장면에 대해 솔직하게 이야기하고 아동의 질문에 진실한 답을 하도록 한다. 아동은 일반적으로 학교에서의 대화와 미디어를 통해서 성교와 성적 지향성, 출산과 같은 주제에 대해서 배운다. 부모와 아동을 잠시 동안 개별적으로 면담하는 것은 성과 관련된 이들 각자의 관심을 확인하는데 도움이 될 수 있다.

대략 4학년에서 6학년쯤 되면, 대부분의 여아가 사춘기 전 신체변화를 겪고 월경을 시작할 수 있다. 이를 계기로 남아와 여아의 성숙한 신체와 훨씬 더 성숙해지는 과정에 대해 논의할 수 있다. 남아는 여아보다 2년 정도 더 늦게 성숙하고 월경과 같은 사건을 겪지 않기 때문에, 부모는 남아와 이러한 대화를 시작할 가능성이 적다. 자신과 또래 친구들에게서 관찰할 수 있는 변화를 설명해주기 위해서 부모는 의식적으로 남아와 주기적으로 대화하도록 한다.

수면

수면은 아동이 학교와 그 외의 활동에서 수행을 잘 하기 위한 필요한 에너지를 얻기 위해서 중요하다. 잘 시간이 되었음을 상기시켜 준다면, 아동은 일반적으로 스스로 취침의식을 수행하고 밤새 깨지 않고 잔다. 수면시간은 아동의 활동수준에 따라서 8~12시간까지 다양하다. 낮 시간 동안의 바쁜 일정이 아동의 수면패턴에 영향을 주어 과민성, 집중력 부족 또는 과잉행동까지도 초래할 수 있다. 아동과 가족이 낮 시간의 각성도(집중력) 뿐만 아니라, 규칙적이고 충분한 수면패턴을 촉진하는 행동인 건강한 **수면위생(sleep hygiene)** 수칙을 계획하도록 돕는다.

이 연령대 아동은 종종 몽유병과 잠꼬대를 경험하기도 하지만 아동이 청소년기에 가까워지면서 점점 줄어든다. 부모의 다툼이나 가족의 질병 또는 부적절한 음식이나 주거지와 같이 가정에서 스트레스를 받는 아동은 충분한 수면을 취하지 못하고 학교에서 잠을 자기도 한다. 아동에게 왜 수업 중에 잠을 자는지 묻고 가족의 스트레스 요인에 대한 추가적인 정보를 구한다. 이러한 과정을 통해서 가족 상담을 권하거나 더 나은 주거환경이나 안정적인 식품 제공과 같은 중재를 고려할 수 있다. 비만이거나, 편도나 아데노이드(선양)가 큰 아동은 자주 코를 골거나 다른 소음을 내며 잘 수도 있다. 체중감소나 아데노이드 절제술을 통해 아동의 수면을 향상시킬 수 있다.

학교

가족 및 또래집단과 함께 학교는 아동의 삶에 있어서 중요한 영향을 미치는 미시체계에 속하며 자아개념과 정신건강 형성에 중요한 역할을 한다. 어린 아동이 학령기에 접어들면 부모들에게 안내 지침이 필요할 수 있다. 의사소통과 인지기술이 충분히 이루어지고 부모로부터 떨어질 수 있으며 친구를 사귀고 자신의 행동을 규제할 수 있는 능력이 보이고 규칙과 지시를 따를 수 있을 때, 아동이 학교에 다닐 준비가 되어 있다고 본다. 양질의 수면과 식사습관을 형성하고 아동과 책을 읽고 학교활동에 관심을 보이며 집안에 아동의 학습을 위한 공간을 만들어주는 것과 같이, 부모는 아동이 학교생활에 적응할 수 있도록 돕는다.

임상간호 시 주의점

간호사는 아동의 수면패턴과 수면 양에 대해서 질문해야 한다. 아동이 자주 피곤한지 혹은 수면문제가 있는지 묻는다. 간단한 몇 가지 행동이 수면을 증진시키는데, 이를 수면위생이라고 한다. 여기에는 다음과 같은 것이 포함된다.

- 주말을 포함해서 매일 거의 같은 시간에 자고 일어난다.
- 잠자리에 들 준비를 위한 취침의식을 따른다.
- "부족한" 수면이 늦잠을 잠으로써 "보충"되지 않는다는 것을 인식한다.
- 잠자기 전 몇 시간 동안 차, 커피 또는 탄산음료를 포함한 카페인을 피한다.
- 취침시간 한두 시간 전에 활동을 서서히 감소시킨다.
- 잠자는 장소에서 TV를 시청하거나, 게임을 하거나, 휴대폰으로 문자를 보내거나, 다른 활동을 수행하지 않는다.
- 늦은 오후나 저녁에 잠자는 것을 피한다.
- 수면을 위해서 방을 어둡게 한다.

학교공포증

아동은 학교가는 것을 거부하는 등의 **학교공포증**을 경험할 수 있다. 원인은 확실하지 않으나 하교 후 부모가 집에 없을지 모른다는 불안감에 의해 나타날 수 있다. 복통, 두통 등 신체 증상을 호소하며 학교에 가지 않는 날에는 이러한 증상이 나타나지 않는다. 또한 아동은 학교에 가지 않겠다는 말은 하지 않는다. 학교공포증을 보이더라도 학교생활을 지속적으로 유지할 수 있도록 격려하고 학교를 다녀와도 부모가 집에 있을 것이라는 이야기를 통해 아동이 안정감을 느낄 수 있도록 한다.

학교를 다니고 있는 아동에게는 가장 친한 친구에 대해서 물어본다. 아동이 가장 친한 친구에 대해서 설명하지 못한다면 소외된 것일 수 있다. 학교생활에서 가장 좋은 세 가지와 가장 나쁜 세 가지가 무엇인지 묻는다. 자아개념이 낮은 아동은 학교에 대해서 이야기하는 것을 어려워하는 경우가 많다. 아동이 어느 학교에 다니는지, 어떻게 학교에 가는지 묻는다. 동아리나 방과 후 활동이 있는가? 아동의 성적은 어떠한가? 부모와 아동은 아동이 지적으로 어려움을 겪지만 과도하게 스트레스를 받지는 않는다고 느끼는가? 부모에게 아동의 선생님을 만나고 학교활동에 적극적으로 참여할 것을 권장한다. 학교환경에서의 위험요인과 보호요인을 확인하여 위험이 존재할 때에는 아동을 지원할 수 있는 중재를 계획한다.

정신건강 장애

학령기 동안에는 걱정, 불안, 신체적 증상, 스트레스, 수면장애를 포함하는 특정 정신건강 장애가 흔하게 발생한다. 이러한 문제들은 일상적인 기능을 현저하게 손상시키지 않으면서 발생할 수 있지만, 불안장애는 기능에 영향을 미치며, 매달림, 복통과 두통, 창피함에 대한 두려움, 등교거부와 같은 특징을 보인다. 외상 후 스트레스 증후군과 우울증이 나타날 수도 있다. 불안장애, 외상 후 스트레스, 우울증은 치료를 위해서 정신건강 전문가에게 의뢰해야 한다. 그러나 모든 아동은 때때로 걱정을 하며, 학습 대처 기술과 이완기법이 이러한 유형의 불안에 도움이 될 수 있다. 또한 주의력결핍과다활동장애(ADHD), 틱 장애, 뚜렛 증후군, 반복되는 복통이 나타날 수 있다.

영적 건강

영적 건강(spiritual health)은 삶의 목적이나 의미에 대한 인지, 스트레스를 받는 동안에도 지속되는 힘, 충만감을 포함한 영적 본성을 발달시키는 능력이다. 학령기는 아동이 주변 사람들과 세상에 대해서 더 많이 배우고 세상에서 자신의 위치를 찾기 시작하는 시기이다. 삶의 목적을 찾는데 있어서 일부 아동과 가족에게는 신앙기반 집단과의 관계가 도움이 될 수 있으며 사회활동이나 강한 도덕적 책임감을 통해서 이러한 목적을 찾는 사람들도 있다. 아동에게 무엇이 행복감을 주는지, 다른 사람들을 어떻게 돕는지 또는 교회나 절 등 종교적인 장소를 방문하는지 묻는다.

가족에게 목적이 없어 보이거나, 부모가 위축되거나, 우울증이 있거나, 아동이 의미 있는 활동에 대한 질문에 대답하는 것을 어려워할 때에는 지역사회에서 참여할 수 있는 방법을 제안한다. 지역사회 행사에 관한 포스터를 게시하거나 지역사회에서 자원봉사자를 필요로 하는 서비스를 소개한다. 함께 시간을 보내고 서로를 지지하는 것에서 의미를 찾는 것은 가족 구성원들의 영적 건강을 발달시킨다. 가족이 함께 게임을 하고 이야기하고 먹거나 그 외 활동을 하는 것을 계획하도록 제안한다.

간호사의 역할

간호사는 학령기 아동의 정신건강과 영적 건강을 촉진하는데 있어서 중요한 역할을 한다. 건강증진은 가족과 아동의 강점을 증진시킴으로써 건강한 자아개념과 긍정적인 자아 존중감을 가지게 한다. 건강증진에 있어서 강점은 다음과 같은 것이 있다.

- 가족이 매주 여러 번 함께 활동을 하면서 시간을 보낸다.
- 아동이 중요하고 의미 있는 학교활동과 가족활동에 대해서 이야기할 수 있다.
- 가족이 종교활동이나 지역사회 활동에 주기적으로 참여한다.
- 주거, 음식, 그 외 필수품을 구하기 위한 적절한 자원이 있다.

건강을 유지하는 방법으로 정신건강 장애를 예방하는 것이 포함된다. 중재가 필요한 가족의 위험요인에 주의를 기울인다. 이러한 예에 포함되는 것은 다음과 같다.

- 가족의 일정이 맞지 않아서 가족 구성원들 간의 상호작용 기회가 거의 없다.
- 가족이 소외되고 지역사회와의 유대감을 거의 느끼지 못한다.
- 음식, 주거 또는 건강관리와 같은 기본적인 필수품이 자주 충족되지 않는다.
- 아동이 스포츠나 동아리와 같은 학교활동이나 지역사회 활동을 하지 않는다.

학령기 아동에 대한 건강증진과 건강유지 활동의 기대되는 결과에는 긍정적인 자아 존중감과 건강한 신체상 형성, 스트레스를 관리하기 위한 대처기술 사용, 휴식의 필요성을 충족시키는 수면습관, 성장하는 삶의 목적과 의미가 있다.

관계

학령기 아동의 삶의 중심이 가족으로부터 점차적으로 멀어지기는 하지만, 가족은 여전히 아동에게 중요한 정신적 지주이다. 부모는 여러 가지 건강문제와 관련된 아동의 발달을 촉진시킨다. 아동의 형제자매, 조부모, 친척들에 대해서도 질문한다. 이러한 사람들이 아동의 자아개념 형성에 도움을 주는 경우도 가끔 있다. 또래집단은 학령기 아동의 자아 정체성에 있어서 점점 더 중요해지고 있다. 학령기는 타인과 협동적인 참여가 이루어지는 시기이다. 모든 아동은 친구를 사귀고 우정을 유지하는 법과 함께 일하거나 오락을 즐길 때 타인과 협동하는 법을 배울 수 있다.

가장 친한 학교 친구에 대해서 질문하고 부모가 다른 친구들이 집에 오는 것을 허락하고 필요한 경우에는 데려다 주고 데리고 오는지 확인한다. 아동이 이사를 가거나 전학을 가는 것과 같은 위험요인을 겪는다면, 새로운 친구를 만나는 법과 친구를 사귀는 법에 대한 역할극을 한다. 아동이 학교 친구들 사이에서 따돌림을 받거나 외톨이처럼 느낀다면, 가족이 아동과 유사한 관심사를 가진 아동과 함께 할 수 있는 안전하고 편안한 장소를 조성할 수 있는 방법에 대해서 고민한다. 아동이 홈스쿨링을 한다면, 가족은 일반적인 방과 후의 활동과 접촉을 계획할 필요가 있을 것이다.

이 연령대에서는 또래집단이 중요하기 때문에, 학령기 아동은 다른 아동과 비슷하게 보이고 이들과 어울리고 다른 아동이 추천하는 것을 해야 한다는 압박을 느끼기 시작한다. 이러한 압박은 보통 10대와 관련이 있긴 하지만, 8살이나 9살쯤에 나타나기도 한다. 하면 안 되는 것으로 알고 있는 일 중 어떤 일을 하도록 친구들이 시키는지 또는 친구들이 담배를 피우도록 시킨 적이 있는지 아동에게 묻는다. 중학교 때는 많은 아이들이 담배를 피우기 시작하므로 학령기에서 청소년기 아이에게 담배를 피워본 적이 있는지 항상 질문한다. 아동이 설명한 행동과 관련된 위험에 대한 정보를 제공하고 부모나 교사, 상담사 또는 성직자와 같이 도움을 제공할 수 있는 사람들에 대해 이야기한다. 아동의 건강이 위험에 처해 있다면, 그러한 활동을 지속적으로 확인하고 안전이 보장될 수 있도록 이를 의사나 다른 건강관리 제공자에게 보고해야 한다.

부모는 학령기 자녀에 대한 제한을 설정하는데 도움이 되는

지침이 필요하다. 아동의 독립성이 점점 더 커지긴 하지만, 용납할 수 없는 행동은 반드시 바람직한 훈육으로 관리해야 한다. 가족에게 도움이 될 수 있는 지침에는 다음과 같은 것들이 있다.

- 침착하게 이야기한다 – 관찰한 행동과 그 행동이 용납될 수 없는 이유, 그러한 행동이 다른 사람들에게 미치는 영향에 대해서 설명한다.
- 자연스럽거나 논리적인 결과를 사용한다 – 예를 들면, 아동이 화가 나서 자신의 물건을 부순다면 그 물건을 다시 사주어서는 안 된다. 부순 물건이 다른 사람의 것이라면, 아동은 그 물건을 대체하기 위해서 돈을 모아야 한다.
- 권한을 주지 않는다 – 권한을 주지 않는 것에 대해 일관성을 유지하고 이러한 것이 필수(예: 식사)가 아닌 특권(예: 친구와 영화 보러 가는 것)임을 확실히 한다.
- 아동을 다른 사람들과 분리하기 위해서 타임아웃을 사용한다 – 이러한 기법은 아동이 화를 가라앉히기 위해서 시간이 필요할 때 도움이 될 수 있다. 이 방법은 모든 바람직하지 못한 행동에 대해서 자주 사용하면 도움이 되지 않는다. 아동을 TV나 휴대폰, 그 외 기술 장비가 있는 공간으로 보낼 때에 더욱 그러하다.
- 주의를 돌린다 – 아동이 좌절을 느낄 때 부모가 빠르게 걷는 산책이나 그 외 신체적 에너지를 방출하는 활동을 제안한다면 아동은 스트레스를 다루는 방법을 배울 수 있다.
- 엉덩이를 때리거나 소리 지르는 것을 피한다 – 이러한 방법은 일반적으로 도움이 되지 못하며 아동에게 바람직하지 못한 행동에 대한 긍정적인 대안을 가르치지 못한다.

학령기는 타인과의 관계에서 폭력을 처음으로 경험하는 시기일 수 있다. 따돌림을 당하는 아동이 있는 반면에, 따돌림을 하는 아동이 있다. 분노와 공격성이 나타날 수 있으며 아동이 서로 싸울 수 있다. 아동에게 마지막으로 다른 사람과 의견이 일치하지 않았을 때가 언제인지, 그러한 문제를 어떻게 해결했는지 묻는다. 아동이 맞거나, 욕설을 듣거나, 또는 싸움을 한 적이 있는가? 이때 아동의 기분은 어떠했는가? 아동은 어떻게 반응했는가? 이러한 여러 가지 부정적 상황을 해결하기 위해 보건교사, 교사, 상담사와 같이 도움을 줄 수 있는 사람들을 알려주고 아동이 학교와 이웃, 가정에서 안전함을 느낄 수 있도록 한다. 가정에서 자녀들 간의 다툼을 어떻게 해결하는지, 아동에게 문제해결 기술을 가르치기 위해서 필요한 것이 무엇인지 부모에게 묻는다. 아동들 간의 폭력을 감소시키기 위해서 지역사회 내 학교에서는 어떤 정책을 가지고 있는지 확인한다.

아동의 기질은 상황에 대한 대응과 자기 규제를 하는 능력에 꾸준히 영향을 미친다. '까다로운' 아동은 잠을 자거나 수업시간에 조용히 하는 것에 어려움을 겪을 수 있다. 이러한 아동을 위해서 부모가 더 많은 신체활동을 계획하도록 한다. 교실의 앞쪽에 앉는 것이 집중하는 데 도움이 될 수 있다. '적응이 느린' 아동은 새로운 사람들을 만날 때 할 수 있는 말에 대한 아이디어를 필요로 할 수 있다. 부모는 아동과 함께 학교를 방문하고 이에 대해서 이야기를 나누며 선생님을 만나 따뜻한 환영을 받음으로써 아동이 새로운 학교에 갈 준비를 도울 수 있다. '순한' 아동은 일반적으로 대부분의 상황에 적응할 수 있으며 규칙적인 활동을 한다. 그러나 이러한 아동은 다른 아동이 대화를 방해하거나 순서를 지키지 않거나 행동의 규칙을 어길 경우 항의를 할 수 있다. 아동은 학급친구들의 행동을 보다 잘 이해하기 위해서 기질의 차이를 인지하는 것이 도움이 될 수 있다. 학급이나 소규모의 집단을 대상으로 개인적 차이를 설명함으로써 이러한 문제를 해결할 수 있다.

다시 말하자면, 간호사는 발달문제를 예측하고 부모와 아동이 이러한 문제에 대처할 수 있도록 준비시킴으로써 아동의 건강을 촉진한다. 건강유지 결과는 다른 사람들과 상호작용에서의 문제를 예방하는 것을 포함한다.

질병예방 전략

학령기 아동은 일반적으로 건강하다. 면역체계가 완전히 형성되었고 개인적 위생습관이 이전보다 더욱 성숙하며 일반적으로 예방접종은 완료된 상태이다. 그러나 질병의 예방을 제고시킬 수 있는 전략에 대해서 교육한다. 아동에게 효과적인 손 씻기 방법, 호흡기의 감염경로, 소화기 질병의 원인이 무엇인지 교육할 수 있다. 아동은 자신들의 신체에 관심이 있으며 잘 먹는 것과 질병을 피하는 것, 정상 체중을 유지하는 것과 제2형 당뇨병을 예방하는 것, 암과 그 외 호흡기 질환을 예방하기 위해서 흡연을 피하는 것, 구강건강을 증진시키기 위해서 구강위생을 유지하는 것, 고혈압을 예방하기 위해서 운동하는 것의 관계를 이해할 수 있다. 또한 안전교육을 실시하고 일반적인 피부질환을 관리하는 법을 알려주고 약물사용에 관한 교육을 실시한다.

Piaget의 이론에 따르면, 학령기 아동은 구체적인 지적 발달 단계에 있다. 이것은 만지고 느끼며 그 외 방식으로 학습에 적극적으로 참여할 수 있는 기회가 제공될 때, 교육이 가장 효과적일 수 있음을 의미한다. 흡연에 대한 교육을 실시할 때는 폐 모형을 제시하고 기도가 좁아질 때의 영향에 대해 보여주기 위해서는 학생들에게 빨대를 통해서 호흡하도록 시킨다. 구체적인 활동은 단순한 강의나 책을 읽는 것보다 학생들이 이러한 개념을 더 잘 이해하는데 도움이 된다. 건강증진의 개념은 개인에게 잠재적인 가장 높은 안녕감을 지원하는 것을 다루기 때문에 추상적인 경향이 있다. 따라서 구체적인 학습방법을 제공하는 것이 더 중요하다.

일반적으로 학령기 아동은 필수 예방접종을 다 완료한 상태이다. 예방접종 기록을 확인하여 모든 권장사항이 충족되었는지 확인한다. 이 시기에 가장 일반적인 예방접종은 다음과 같다.

- 소아마비: 만 4~6세 *DTaP–IPV 혼합백신으로 접종 가능
- 홍역–볼거리–풍진: 만 4~6세
- 파상풍, 디프테리아, 백일해: DTaP 만 4~6세 접종 이후 만 11~12세 Td/Tdap으로 접종
- 인유두종 바이러스(human papilloma virus; HPV 2/HPV 4): 만 12세 6개월 간격으로 2회 접종(2가, 4가 백신 교차 접종 권장하지 않음)
- 인플루엔자 백신: 매년
- 폐렴과 같은 질병의 위험이 높은 아동에 대한 특정 백신

건강에 영향을 미칠 수 있는 증상들에 대해 병원이나 보건소를 방문하는 동안 확인한다. 다음과 같은 일반적이지 않은 증상은 추가적인 검사가 필요할 수도 있다.

- 부상 후 잠시 동안의 불편함을 제외한 통증
- 두통
- 멍
- 신체 조정력 부족
- 반복되는 감염
- 시력이나 청력 감소
- 학업이나 행동에 있어서 문제나 변화

건강문제나 발달장애가 있는 아동에게는 건강을 유지하기 위한 추가적인 선별검사와 중재가 필요할 수 있다. 예를 들면, 낭포성 섬유증이 있는 아동은 호흡기 감염의 위험을 줄이기 위한 정보를 필요로 하고 당뇨병이 있는 아동은 추가적인 혈액검사가 필요할 수 있다. 글을 읽는데 어려움이 있는 아동에게는 올바른 손 씻기에 대한 설명과 함께 직접 시범을 보여주는 것이 가장 좋은 방법일 수 있다. 질병에 대한 가족력이 있다면 질병에 대한 위험성을 검사할 필요가 있다. 예를 들면, 부모에게 검사할 조기 심혈관질환이 있었다면, 아동의 지질농도 검사가 수행되어야 한다.

비타민과 불소를 포함하여 아동이 복용하고 있는 모든 약물에 대해서 묻는다. 일반(비처방) 약물을 얼마나 자주 사용하는지, 어떤 약물이며 복용량은 얼마나 되는지 묻는다. 부모와 학령기 아동 모두는 부작용을 관찰하는 것뿐만 아니라, 약물의 올바른 사용과 복용량에 대해서 이해해야 한다.

일부 가족은 호흡기 감염이나 소화기 문제와 같은 일반적인 질병에 대해서 보완요법을 사용한다. 주의력결핍 과잉행동장애(attention deficit hyperactivity disorder, ADHD), 자폐증 또는 피부질환과 같은 만성질환이 있는 아동의 가족은 보완대체약물(complementary and alternative medicine, CAM)요법을 자주 사용한다.

부모에게는 시행되는 선별검사와 그 결과에 대한 설명을 제공한다. 부모가 결과를 이해하는지, 자녀의 특정 질병을 예방하거나 치료하는데 도움을 주는 자원을 가지고 있는지 확인한다. 부모가 아동에게 발생한 건강문제에 관해 질문하도록 격려하고 질병위험을 낮추는 것에 관한 정보를 제공한다. 고열, 심한 구토나 설사, 갈색이나 녹색의 점액이 있을 경우, 아동을 학교에 보내지 않고 집에 있도록 해야 함을 설명한다. 학교 환경에서의 감염성 질병을 관리하기 위한 지침을 세우는데 도움을 준다.

건강유지 활동을 위해 많은 질병예방 전략을 계획한다. 아동에게 자신의 신체가 어떻게 기능하고 자신의 건강을 가장 잘 증진하는 방법에 대해서 강조하며 교육한다. 건강증진 활동은 여러 신체기관에 영향을 미치고 그 과정이 건강한 생활방식에 의해서 변화될 수 있는 질병을 가진 아동에게도 중요하다.

학령기 아동에 대한 바람직한 결과에 포함되는 것으로는 감염성 질병의 예방, 급성 감염의 즉각적인 치료, 잠재적 건강을 최대화시키기 위해서 기존의 질병을 세심하게 관리하는 것 등이 있다.

신체 손상예방 전략

사고는 학령기 아동에 있어서 질병과 사망의 일반적인 원인이다. 이 연령의 아동은 독립성이 점점 더 증가하고 어른이 없는 상태에서 불이나 칼과 같은 위험한 물건을 가지고 해를 입을 수 있다. 아동은 많은 스포츠와 신체적 활동에 참여하며 이와 관련된 부상을 입을 수 있다. 학령기의 안전사고는 이전의 발달단계와 비교했을 때 놀이터, 자전거, 필드 및 코트 운동 장비 등에 의한 사고가 현저히 증가한다. 또한 불행히도 일부 아동은 신체적 학대로 해를 입는다.

일반적으로 사고로 인한 많은 부상은 보호장비를 사용하고 안전지침을 따름으로써 예방될 수 있다. 미국 기준으로 약 11%의 아동이 자동차 안전띠를 거의 또는 아예 착용하지 않는다. 자전거를 타는 아동이 보호헬멧을 착용하지 않을 때 이것이 매년 26,000건의 자전거와 관련된 외상성 뇌손상의 원인이 된다. 자전거 헬멧은 자전거를 탈 때 발생하는 많은 심각한 머리부상과 뇌손상을 예방할 수 있다. 헬멧을 사용하는 것에 대한 관심을 갖고 올바른 헬멧 착용을 보장하기 위한 전략이 요구된다(근거기반 실무: 자전거 헬멧의 효과와 사용 참조). 안전장비가 필요한 그 외의 위험한 행동에는 다음과 같은 것들이 포함된다.

- 롤러블레이드 타기
- 스케이트보드 타기
- 야구
- 축구
- 스키나 스노보드 타기

이러한 활동을 하는 아동에게 안전수칙에 대한 교육을 실시한다. 학교 및 지역사회 단체와 협력하여 교육 프로그램을 계획한다. 과도한 활동으로 인한 부상 가능성을 줄이기 위해서 적절한 스포츠 훈련에 관한 정보를 제공한다.

병원이나 보건소 방문 시 부상예방과 관련된 기본적인 병력에 관한 질문을 해야 하며, 문제가 있는 것처럼 보이는 주제에 대해서는 지속적으로 조사해야 한다. 다음과 같은 질문을 할 수 있다.

- "자녀는 자동차를 탈 때 얼마나 자주 안전띠를 착용하나요?"
- "어떤 스포츠나 신체활동을 좋아하니?"
- "누군가가 너에게 부적절한 신체접촉을 하거나 누군가와 함께 있을 때 불편함을 느낀다면 이러한 사실을 누구에게 말하겠니?"
- "지금은 학교 마치고 혼자 집으로 온다고 했는데, 부모님이나 형이 집에 오기 전에 얼마나 오래 혼자 집에 있니? 혼자 있는 동안에는 무엇을 하니?"
- "매일 집에서 얼마나 오래 게임을 하니? 가장 좋아하는 게임은 뭐니? 할 수 있는 게임 종류에 대해서 부모님이 정한 규칙이 있니?"

수집한 정보를 바탕으로 가족에게 가장 중요해 보이는 1~2개의 건강유지 주제에 대한 계획을 세운다. 앞선 목록에서 제기된 질문에 대해 중재를 계획한다.

- 자동차를 탈 때마다 안전띠의 어깨띠와 무릎띠를 착용하는 것의 중요성을 강조한다. 시연을 통해서 아동이 벨트를 올바르게 착용하는지를 평가한다(가족과의 협력: 학령기 아동의 자동차 안전 참조).
- 아동이 운동을 할 때 필요한 안전장비에 관한 교육을 한다.
- 모든 아동에게 선생님, 학교 상담사, 경찰과 같은 안전자원에 대해서 가르친다.
- 집에 혼자 있는 아동을 위한 활동을 제안하고 아동에게 자원을 제공한다(가족과의 협력: 방과 후 자기 관리 참조).
- 부모에게 TV시청과 비디오 게임 시간을 하루에 2시간 이내로 제한하도록 권장한다. 부모는 폭력적인 TV쇼와 게임을 피해야 하고 폭력적이고 성적인 내용이 있는지 확인해야 한다.

아동의 부상 병력을 확인했다면 반복되는 부상을 피하기 위한 방법을 가족과 협력하여 계획한다. 구체적인 논의의 필요성을 의미하는 예는 다음과 같다.

- 골절
- 알려지거나 의심되는 아동학대
- 비포장도로용 오토바이, 4륜 산악 오토바이 또는 오토바이

근거기반 실무 | 자전거 헬멧의 효과와 사용

문제

5~14살까지의 아동은 자전거 부상의 가능성이 높다. 헬멧이 부상을 예방하거나 감소시키는 경우가 많음에도 불구하고, 헬멧을 착용하지 않거나 올바르지 않게 착용한 경우가 많다. 최근의 증거는 아동과 헬멧에 대해서 무엇을 말해주는가?

근거

1,189명의 어린이들을 대상으로 자전거 부상에 대해서 조사한 서술적 상관연구에서는, 거의 83%가 사고 당시에 헬멧을 착용하고 있지 않았다. 또한, 5~9세 소년들에게서는 머리부상이 가장 자주 보고되었고 10~14세 소년들에게는 뇌손상이 가장 일반적이었다. 5세부터 7세에 이르는 17명의 아동에 대한 질적 연구에 따르면, 아동의 관점에서 봤을 때 헬멧착용을 하지 않는 이유에는 헬멧을 가지고 있지 않거나 적절한 크기와 편한 착용감의 문제, 적절한 사용에 대한 지식의 부족 등이 있다. 자전거를 탈 때 관련 교육을 시행하는 것이 아동의 안전에 도움을 줄 수 있다. '자전거 탈 때의 교육'의 효과를 평가하는 연구에서는, 교육을 완료한 아동(n=5,415)이 교육을 받지 않은 아동에 비해서 학교로 통학하기 위해서 자전거를 탈 때 헬멧을 사용하고 밝은 색의 옷을 입을 가능성이 높았다.

결과

중재는 헬멧의 이점과 올바른 사용에 대한 부모와 아동의 지식을 현저하게 높일 수 있다. 헬멧의 사용을 높이기 위한 중재는 학교와 지역사회에서의 교육이 필요하다. 헬멧을 무료나 저가로 제공하는 것이 헬멧의 사용과 관련이 있으므로, 자금을 조달하기 위한 전략도 고려해야 한다. 간호사들은 헬멧이나 안전띠와 같은 안전 예방조치의 보고가 아동의 올바른 사용을 의미하는 것으로 간주해서는 안 된다. 아동이 병원이나 보건소를 방문할 때마다 헬멧의 이점에 대해서 교육한다. 아동에게 착용을 시연하도록 요청하고 필요한 경우에는 사용법을 향상시킬 수 있는 방법을 알려준다. 자동차와 자전거 사고가 일반적인 부상의 원인이므로, 건강유지 활동의 일부로서 최소한 이에 대한 평가를 포함할 필요가 있다.

비판적 사고의 적용

헬멧 안전에 관한 정보를 어디에서 찾는가? 학교와 지역사회에서는 어떠한 교육 프로그램을 이용할 수 있는가? 헬멧을 구매할 형편이 되지 않는 가족이 헬멧을 사용할 수 있는 방법이 있는가? 아동이 헬멧을 올바르게 착용하고 있음을 어떻게 판단하는가? 자전거를 타는 아동을 위한 교육 자료와 프로그램에 대한 계획을 세운다.

가족과의 협력 | 학령기 아동의 자동차 안전

- 아동기 초기에 사용되는 아동용 보조의자가 너무 작을 때는 아동은 뒷좌석에 설치하는 보조의자(Booster, 자동차의 좌석 위에 올려서 아동이 안전띠를 착용할 수 있도록 도와주는 방석)를 사용한다. 안전띠의 어깨띠와 무릎띠를 항상 사용한다. 무릎띠는 무릎 위/허벅지 상부를 가로질러서 잘 맞도록 단단하게 착용하고 어깨띠는 복부 부상을 방지하기 위해서 가슴과 어깨 부위를 가로질러서 편하게 착용하도록 한다.
- 키가 약 145cm 이상이고 체중이 약 36kg인 아동은 무릎띠와 어깨띠를 무릎과 가슴을 가로질러서 편안하고 올바르게 착용하여 일반적인 자동차 시트에 착석할 수 있다. 모든 아동에게는 뒷좌석이 적합하고 13세 이하의 아동은 반드시 뒷좌석에 착석하도록 한다.

에 의한 부상
- 불을 피울 때 생긴 화상

학령기 동안에 일반적인 사고위험과 사고예방 교육은 각각 표 8-3과 표 8-4를 참고한다.

간호과정

간호사정과 간호진단

건강증진과 건강유지 주제에 대한 평가는 학령기 아동을 대상으로 하는 여러 환경에서 발생한다. 아동은 건강증진이나 건강유지를 위해 병원 또는 다른 환경을 방문할 수 있다. 또한 아동은 보건교사와 자주 접촉할 수 있으므로 이때 평가와 중재를 할 수 있는 기회로 이용할 수 있다. 아동 개인에 대한 검사가 실시되고 가족과 친구, 학교, 지역사회에 대한 평가가 이루어진다. 이러한 과정을 통해 학령기 동안 나타나거나 분명해지는 건강 관련 문제를 조기에 확인하고 중재할 수 있다.

- 불안감
- 기분장애
- 주의력 결핍 과잉행동장애
- 아동학대
- 가정폭력
- 식이장애
- 학습문제
- 지적 장애와 발달 장애
- 공격성과 폭력
- 약물남용
- 부모의 우울증과 그 외 정신장애

아동이 처방 없이 복용하고 있는 약물이 있을 때에는 필요시 교육 및 상담을 실시한다. 특히 비타민이나 미네랄, 약초 등 다른 보충식품을 복용하거나 신체적 보완요법 등을 받고 있을 때에는 약물의 효과, 치료과정에서의 문제점이나 관련된 부작용에 대해 상담하고 구체적으로 올바른 정보를 주어야 한다.

학령기 아동에 대한 평가는 두 가지 차원을 고려할 수 있다.

표 8-3 학령기 사고위험

위험	발달 특징	예방조치
자동차/ 보행자/ 자전거 사고	아동이 밖에서 논다. 공을 따라 도로로 들어갈 수 있다. 바퀴가 두 개 달린 자전거를 탄다. 아동이 안전하게 도로를 횡단하는 방법을 모를 수 있다.	• 밖에서 놀 때 주의해야 할 안전규칙에 대해 교육한다. • 자전거 헬멧의 사용을 강조한다. • 자전거 안전수칙에 대해서 교육하고 자전거를 탈 수 있는 안전한 장소를 제공한다. • 안전한 도로 횡단 방법을 가르친다.
화상	아동이 불이나 독성 물질을 가지고 놀 수 있다.	• 화재가 나거나 독성 물질이 아동의 피부나 눈에 닿았을 때, 어떻게 해야 하는지 가르친다. • 119에 관한 교육을 강화한다.
신체적 위험	아동이 방과 후 혼자 있을 수 있다. 혼자 걷거나, 자전거를 타거나, 대중교통을 이용할 수 있다.	• 응급상황에서 연락할 수 있는 사람들의 전화번호를 제공한다. • 처음에는 짧은 시간 동안 아동을 혼자 두고 아동이 시간을 잘 관리하는지 평가한다. • 아동에게 낯선 사람의 차를 타지 말고 낯선 사람과 이야기를 하지 말며 이들에게 문을 열어주지 말도록 교육한다.

표 8-4 연령에 따른 사고예방 교육

<table>
<tr><th>연령</th><th>사고예방 교육</th></tr>
<tr><td>5~8세</td><td>자동차 안전:
• 승인된 아동용 보조의자를 자동차 뒷좌석에 올바르게 설치한 후, 지시에 따라 무릎띠와 어깨띠를 사용한다.
• 자동차의 안전띠를 사용할 정도로 크다면, 무릎띠와 어깨띠를 모두 사용한다.
• 13세 미만의 모든 아동은 뒷좌석에 착석해야 한다.
• 아동을 에어백이 설치된 앞좌석에 절대 앉히지 않는다.
활동:
• 아동은 수영을 할 수 있다.
• 자전거를 타거나 그 외 활동을 하기 위해 필요한 보호장비를 제공하고 이러한 장비를 반드시 착용해야 함을 강조한다.
• 자전거나 그 외 활동의 안전 예방조치에 대해서 교육한다.
가정 내에서의 안전:
• 가정에서 화재가 발생할 경우 그에 대한 대책을 교육한다.
• 독극물, 전기제품, 발화기는 잠금 장치를 해서 보관한다.
• 스크린 타임을 하루에 2시간으로 제한한다. 폭력적인 비디오 게임, 비디오 또는 TV 프로그램을 허용하지 않는다.
가정 밖에서의 안전:
• 낯선 사람들에 대한 안전교육을 실시한다.
• 낯선 사람의 차에 타지 않고 이들과 전화나 인터넷 상의 대화를 하지 않는 등 낯선 사람을 대할 때의 행동에 대해서 검토한다.
• 돌봄 제공자를 세심하게 선택한다. 가끔 예상보다 일찍 아동을 데리러 간다. 훈육 방식에 대해서 묻고 아동의 신체에 체벌을 가하는 사람과 함께 두지 않는다.
• 아동이 응급 전화번호, 이름, 계획을 아는지 확인한다.
• 아동에게 일어났던 위험한 사건을 주의 깊게 관찰한다.</td></tr>
<tr><td>8~10세</td><td>• 아동이 좌석의 가장자리 위로 무릎을 구부리고 똑바로 앉아서 등을 좌석에 대고 앉을 수 있을 때까지 자동차 보조의자를 사용한다. 무릎띠와 어깨띠를 반드시 사용한다.
• 아동을 에어백이 설치된 앞좌석에 앉히지 않는다.
• 아동이 전동기구나 기계를 작동하는 것을 허용하지 않는다.
• 위에 설명된 그 외의 교육을 계속해서 강화한다.</td></tr>
<tr><td>10~12세</td><td>• 위에 설명된 교육을 계속해서 강화한다.
• 부모와 아동은 심폐소생술과 기도폐쇄 제거에 관한 교육에 참석한다.
• 이어폰을 사용해서 음악을 듣는 것과 같은 높은 수준의 소음을 피한다.</td></tr>
</table>

SOURCE: Adapted from Hagan, J. F., Shaw, J. S., & Duncan, P. M. (Eds.). (2017). Bright futures: Guidelines for health supervision of infants, children, and adolescents (4th ed.). Elk Grove Village, IL: American Academy of Pediatrics.

아동 개개인의 키와 체중, 예방접종 상태, 운동할 때 보호장비 착용 여부를 평가할 수 있다. 또한 학령기는 수많은 아동이 특정 시설에 함께 모이는 첫 시기이므로, 아동 인구 집단에 대한 평가도 실시될 수 있다. 이러한 평가의 결과는 건강증진과 건강유지의 **개별적 접근법(individualized approach)**이나 **인구 기반 접근법(population-based approach)**의 근거가 될 것이다. 예를 들면, 간호사들은 일반적으로 병원을 방문하는 아동의 키와 체중을 재고 체질량지수를 계산한다. 결과를 가족과 공유하고 결과에 따라 체중조절과 영양섭취에 대한 적절한 교육이 이루어질 수 있다. 또한 간호사는 한 학급의 아동으로부터 측정한 총체적 자료를 사용하여 적절한 중재를 계획할 수 있다. 학교 학생 중 40%가 체질량지수 백분율에 의해서 과체중으로 분류된다면 식이섭취, 신체활동, 권장되는 체중 수준과 만성질환

보완대체요법

아동에게 있어서의 사용

최근의 연구에 따르면, 많은 가족이 아동에 대한 치료에 있어서 보완요법과 대체요법을 사용한다. 건강관리 제공자는 이에 대한 지식과 평가기술을 가지고 있어야 한다. 보완요법에 대한 지식을 바탕으로 가족이 사용하는 보완요법이 무엇인지 질문하고 그 요법의 결과를 평가할 수 있어야 한다.

위험의 관계에 대한 교육을 강조해야 한다. 그러나 소수의 아동들만이 과체중이라면, 중재가 그렇게 광범위하지 않을 수 있다.

아동집단에 대한 평가기법은 아동이 속한 집단의 맥락이나 시스템을 고려하여 관리에 통합시켜야 한다. 인간발달에 대한 생태이론을 떠올려 보자(생태이론의 적용이 어떻게 특정 아동 인구에 대한 평가에 이르는지에 대한 예는 표 8-5 참조).

아동인구에 대한 자료수집 도구의 또 다른 예는 청소년 건강행태 조사이다. 질병관리본부에서는 매년 온라인을 통해 전국 중고등학생을 대상으로 흡연, 음주, 신체활동 등에 대해 조사한다.

아동집단의 위험을 설명하기 위해서 지역, 연령 또는 기타 기준에 따라 자료를 분석할 수 있다. 정부나 지자체는 자체 웹사이트에 청소년 건강에 대한 총체적 자료를 제공한다. 간호사들은 자신들이 담당하는 개별 아동이나 지역사회 아동집단의 특성을 알아보기 위해 이러한 전국 자료와 지역 조사를 이용할 수 있다. 여러분은 자신이 거주하는 지역의 아동 관련 자료를 인터넷에서 찾을 수 있는가? 학령기 아동집단이나 개별 아동의 평가를 계획하는데 이런 자료를 어떻게 사용하겠는가?

간호사는 학령기 아동에 대한 성장 평가를 수행하고 발달과제의 달성 여부를 살피고 신체적 · 정신적 건강을 평가하며 사회적 특성에 주목한다. 개별 아동이나 아동인구 집단에 대한 평가를 바탕으로 아동과 가족에 대한 간호중재를 계획한다. 가능한 간호진단에 포함되는 것은 다음과 같다.

- 가족의 건강관리 양상과 관련된 비효과적 건강관리
- 안전띠 미착용과 관련된 신체적 이상의 위험
- 야경증과 관련된 수면박탈
- 아동건강관리에 대한 불충분한 지식과 관련된 부모역할 장애

표 8-5 발달에 대한 생태이론의 아동 인구에 대한 적용

체계	평가의 예
미시체계	• 지역사회에서 흔한 부상의 유형 • 수영, 자전거 안전에 대한 지역 서비스 • 학대 문제에 관한 학교 교육과정의 제공 • 학교와 거주 지역에서 이용 가능한 또래집단 활동
외체계	• 건강증진 · 유지 활동과 관련된 교육청의 정책, 체육 수업과 관련된 학교 정책 • 어린이를 위해서 공원관리부서가 제공하는 서비스 • 성인 자원봉사자와 지역 사업체가 지역 학교에 참여하는 정도
거시체계	• 청소년의 흡연 예방과 금연을 위한 정부 지원금 • 청소년 위험 행동 감시와 그 외 연구결과를 지역 공동체에서 이용 가능

- 정서적 외로움과 관련된 외로움의 위험

계획과 수행

간호사는 학령기 아동의 건강을 증진 · 유지시키는 중재를 계획하는데 있어서 중요한 역할을 한다. 간호사는 지역사회의 가족을 대상으로 최상의 중재를 계획하기 위해서 다양한 정보원을 이용할 것이다.

개별 아동을 위한 중재 계획 시에는 방문 시 확인한 개인의 강점과 요구를 이야기하고 아동과 가족이 이에 동의하는지 묻는다. 확인한 주제에 대해 가족과 함께 계획을 세운다. 가족이 뛰어나게 잘 하는 분야를 확실하게 강조한다. 예를 들면, 자동차 안전띠의 사용, 스포츠 보호장비의 사용, 현재까지 요구되는 예방접종의 완료를 긍정적으로 강화시킨다. 간식이나 TV 프로그램을 선택하는 것에 대한 독립성과 자기 책임감이 점점 증가하는 것과 같은 다음 발달 과제로 예상되는 부분에 대해 설명한다. 아동과 그 가족에게 아동의 독립성 증가가 부모, 형제자매, 그 외 가족 구성원과의 관계에 미치는 영향을 설명한다. 또래 친구들과의 관계가 중요해짐에 따라서, 학교와 신앙 기반 활동 또는 지역사회 활동을 통해서 친구들과 건강한 사회적 관계를 유지하는 것에 대해 논의한다. 가족에게 읽을거리를 제공하거나 차후 조사를 위한 관련 웹사이트를 소개할 수 있다. 질문이 있을 때 연락할 수 있는 지역사회 연락처를 제공한다. 부모에게 추후 건강증진과 건강유지를 위해 병원 혹은 보건소에 방문해야 함을 알려준다.

아동집단을 대상으로 할 때의 건강증진은 해당 집단의 요구, 관심, 위험 영역에 중점을 두어야 한다. 스트레스 감소를 위해 집단과 개인적 차원에서 적절한 중재를 제공하는 것처럼 때로는 통합된 접근법이 필요하다. 간호사는 점진적 이완, 깊은 호흡, 바이오피드백(생체 자기 제어), 요가 또는 명상을 가르치거나 돕고 아동이 다양한 활동에 과도하게 참여하는 것보다 적절한 이완활동을 찾을 수 있도록 도움을 줄 수 있다.

보건교사는 아동의 건강을 증진시키기 위해서 다양한 창의적 접근법을 사용해왔다. 보건교사는 건강 주제에 대해서 학생들을 훈련시키는 프로그램을 만들 수 있고 이러한 훈련을 받은 학생들은 다른 학생들, 특히 나이가 더 어린 학생들의 코치나 건강 옹호자가 될 수 있다. 또한 학교 건강프로그램의 구성요소를 평가하고 개선할 수 있다. 학령기 아동과 부모에게 건강 주제를 알리기 위한 뉴스레터를 개발할 수도 있다.

평가

건강관리 방문 동안 부모의 평가를 확인한다. 이들의 질문에 대한 답변이 제공되었는가? 부모는 어디에서 조언을 구할지 알고 있는가? 건강증진과 건강유지를 위해서 자녀들이 언제 다시 방문해야 하는지 알고 있는가?

개별 학령기 아동에 대한 간호중재의 기대되는 결과에 포함되는 것은 다음과 같다.

- 아동이 정상적인 성장과 발달의 패턴을 보인다.
- 가족과 지역사회가 아동에게 지원적인 양육 환경을 제공한다.
- 아동이 자신의 건강증진 활동을 관리하는데 있어서 점차 독립성의 증가가 보인다.

아동집단에 대한 간호의 기대되는 결과에 포함되는 것은 다음과 같다.

- 아동은 자신의 건강상태에 영향을 미치는 생활방식을 결정한다.
- 학교와 지역사회는 건강과 질병/부상예방과 관련된 위험요인을 줄이는데 도움이 되는 자원을 제공한다.

핵심요약

- 건강증진은 아동의 일시적인 병원 또는 보건소 방문이나 응급관리를 위한 방문을 포함한 모든 환경에서 이루어져야 한다.
- 성장측정과 발달에 관한 평가는 개별 아동의 위험요인과 보호요인을 확립하는 근거가 된다.
- 학령기 아동의 성장통은 다리에 호발하며, 마사지, 휴식 등을 통해 완화된다.
- 학령기 아동은 음식을 선택하는데 있어서 독립성이 증가한다. 아동과 가족에게 건강한 음식의 선택을 권장하는 교육이 필요하다.
- 모든 아동의 가정과 학교 환경에 신체활동을 포함한다.
- 아동은 학령기에 접어들며 학교생활을 시작하나 일부 아동은 학교공포증을 경험할 수 있다.
- 자아 존중감의 확립은 학령기 아동의 중요한 정신건강 과제이다.
- 학령기 아동은 여전히 가족의 지원과 양육에 의존하기는 하지만, 또래 친구와의 관계가 아동의 삶에 중요한 역할을 한다.
- 간호사는 인구 기반 건강증진 활동을 아동집단이 방문하는 모든 환경에서 시행한다. 병원이나 진료실에서는 주로 개별적 접근법이 사용되며 해당 아동의 특정 요구에 중점을 둔다.

Chapter 9

청소년기의 건강유지, 증진

학습목표

1. 청소년의 성장발달을 평가한다.
2. 청소년의 2차 성징을 설명한다.
3. 청소년의 건강증진과 건강유지에 대해 설명한다.
4. 청소년기의 건강문제에 대해 설명한다.

아동기와 성인기 사이인 청소년기(12~19세)에는 연 1회 의료기관을 방문하는 것이 바람직하지만 실제로 청소년들은 대개 건강하고 예방접종이 필요하지 않을 수 있기 때문에 건강관리를 위한 의료기관 방문을 자주 하지 않는다. 청소년이 경미한 질병, 피임, 신체검사 등을 이유로 방문하는 경우 이를 건강검진 및 건강교육의 기회로 활용할 수 있다.

일반적인 검진 내용을 실시하면서, 시간이 제한적이라면 청소년이 가장 관심을 갖는 주제에서 시작하여 청소년 시기에 호발하는 건강(사고나 부상) 관련 문제나 식습관, 운동과 같은 건강증진 관련 주제를 다루는 것이 바람직하다.

주로 앉아서 생활을 하는 정적인 생활방식, 건강하지 못한 식습관, 담배나 약물사용 등은 성인기에 이르러 질병의 원인이 되고, 일반적으로 청소년기에 시작된다. 검진 시 이러한 행동에 대해서 평가하고 구두 정보, 소책자, 비디오, DVD 또는 소셜 미디어 등을 통한 교육을 포함한다. 이 정신건강에 대한 평가와 교육 또한 중요한데, 청소년이 우울증으로 인해서 자살을 생각하거나 즉각적인 위험에 처해 있음을 암시한다면 이러한 문제는 정신건강 전문가와의 협력에 의해서 즉시 다루어져야 한다.

임상적 조언

청소년의 건강검진을 위한 방문은 드물다. 그러나 다루어져야 할 많은 중요한 건강 주제가 있기 때문에, 12~19세까지 매년 한 번 방문을 권장된다.

학교나 그 외 환경에서 질병이나 부상 치료를 위해서 방문하는 청소년을 접할 때에는 아동이 언제 마지막으로 건강검진을 했는지 확인한다. 이들에게 주로 방문하는 시설이 있는지 묻고 정기적인 방문의 필요성을 강조한다. 특별한 관리 기관이 없다면 지역사회자원을 활용하도록 제안한다.

청소년의 건강을 위한 프로그램에 적용할 수 있는 원칙은 무엇인가? 적용 가능한 이론과 전략의 핵심요소는 다음과 같다(Box 9-1). 프로그램은 청소년에 의한 의사결정을 장려하고, 건강한 행동으로 바꾸고자 하는 동기부여를 증가시킴으로써 청소년이 건강증진 행동을 시작하는데 도움을 준다.

이 장에서는 효과적인 건강증진과 건강유지 활동을 위해 간호사가 청소년과 어떻게 상호작용하는지, 청소년들의 주된 건강지도 요구는 무엇인지, 어떻게 10대의 독립성을 인정하면서도 부모를 청소년의 건강관리팀에 파트너로서 참여시킬 것인지에 대한 질문들이 다루어진다.

성장

청소년기에 일어나는 신체적 · 생리적 변화는 광범위하게 서로 유기적으로 연결되어 일어나며, 청소년의 성심리적, 심리사회적, 인지적 발달에 영향을 준다. 청소년기의 이러한 변화는 신체상과 자존감, 청소년 주변의 사회적 환경에 있는 가족이나 다른 사람과의 경험에도 영향을 미친다. '사춘기'는 신체가 성장함에 따라 성적 기능이 활발해지고 2차 성징이 나타나며 생식기능이 완성되기 시작하는 시기로 사춘기 급성장이 발생할 때 보이는 신체적 발달상태(남아는 12~16세, 여아는 10~14세)를 말한다. 체모가 증가하고, 여아는 유방이 발달하며, 골반이 넓어지고, 체지방 분포율에 변화가 있다. 감정적 · 심리사회적으로도 아동기에서 성인기에 이르는 과도기이다. '청소년기'는 사춘기와 함께 시작되며 이 시기는 감수성이 예민하고, 주변 환경의 영향을 많이 받는 것으로 알려져 있다. 사춘기가 시작되는 연령과 지속기간은 개인이나 문화에 따라 조금씩 차

Box 9-1

청소년을 위한 건강증진 프로그램에 적용되는 이론

건강관리 전문가들이 청소년을 위한 건강증진 프로그램을 계획하는데 지침을 제공하는 여러 가지 이론이 있다. 이러한 이론은 왜 중요한가? 이러한 이론들은 계획을 세우기 위한 조직화된 접근법을 제공하고 개인의 동기부여와 발달연령을 근거로 가장 성공적인 전략을 제안한다. 주요 이론 및 포함된 내용은 다음과 같다.

1. **사회인지이론.** 청소년을 대상으로 하는 연구와 건강중재에 자주 적용되는 이론으로 핵심 구성요소는 자기효능감(행동을 실행할 수 있는 자신의 능력에 대한 개인의 믿음)과 결과기대(개인이 특정한 행동을 수행함으로써 얻을 것으로 예상하는 것)이다. 새로운 행동을 배우는 것은 모델링, 즉 다른 사람의 행동에 대한 모방을 통해서 일어난다. 개인은 행동의 귀결과 결과에 대한 생각을 바탕으로 건강행동에 대한 의사결정을 한다. 자기효능감이나 결과기대와 같은 개인의 특성이 외부환경 및 선택 가능한 행동과 상호작용을 한다. 이러한 모든 구성요소들이 상호작용하여 건강행동을 결정하며, 건강을 촉진하기 위해 이러한 구성요소들에 영향을 미칠 수 있다. 청소년의 신체활동을 촉진하기 위해서 노력하고 있다면, 필수적인 구성요소는 다음과 같다.
   - 자신에게 특정 활동을 수행할 수 있는 능력이 있음을 믿도록 청소년을 격려한다(자기효능감).
   - 특정 행동의 긍정적인 측면을 언급한다(결과기대).
   - 청소년에게 특정 활동을 하는 방법을 보여준다(모델링).
   - 특정 행동을 수행하기 위한 물리적 환경과 기회를 제공한다(환경).
   - 시행착오 그리고 활동을 하는 시간과 그 정도에 대한 선택을 허용한다(행동선택).
2. **건강신념모델.** 이 이론은 질병을 예방하거나 건강을 증진하기 위한 행동을 하는 사람들이 있는 반면에 그렇지 않은 사람들도 있는 이유를 설명한다. 예방적 행동을 하는 데 영향을 미치는 요인에는 지각된 질병에 대한 민감성, 질병의 심각성, 지각된 예방행동의 이점 그리고 예방행동에 대한 장애물이 포함된다. 수정요인에는 지식, 성격, 또래집단의 영향력이 포함된다. 미디어나 건강관리 전문가에 의한 상기와 같은 신호(암시)가 질병에 대한 인식에 영향을 미침으로써 행동에 영향을 준다. 청소년의 신체활동을 장려하기 위해서 이 이론을 사용하는 프로그램에는 다음과 같은 정보가 포함될 것이다.
   - 비만, 당뇨병 그리고 심혈관질환과 같은 문제를 예방하기 위한 운동의 필요성
   - 활동수준이 낮은 사람들에서 심각한 질병 유병률
   - 신체활동이 체중 관리, 건강 그리고 안녕감에 미치는 이점
   - 사람들이 운동을 하지 않는 일반적인 이유와 이러한 이유를 제거할 수 있는 방법들
3. **범이론적 변화단계모델.** 이 이론은 사람들이 건강행동의 변화에 이르는 어떠한 행동을 취하기 전에 단계를 거친다고 제시한다. 이러한 5단계는 계획 전, 계획, 준비, 행동 그리고 유지단계이다. 초기단계에 있는 사람들은 약 6개월 전에 행동변화를 시작할 가능성이 적은 반면에, 행동단계에서는 즉각적으로 변화할 준비가 되어 있다. 청소년의 변화단계에 대한 이해는 간호사로 하여금 더욱 현실적인 방식으로 교육과 동기부여 활동에 접근하도록 유도할 수 있다. 흡연을 하는 청소년에 대한 중재를 계획한다면, 다음과 같은 전략이 사용될 수 있다.
   - 10대 청소년에게 지금 금연할 준비가 되어 있는지, 아니면 나중에 하기를 원하는지 묻는다.
   - 흡연의 위험과 금연 프로그램에 대한 정보와 자원을 제공함으로써 청소년이 준비 전과 준비단계에서 행동단계로 넘어가도록 돕는다.
   - 지속적으로 금연할 수 있는 전략을 제공함으로써 행동단계에 있는 청소년을 돕는다.
   - 청소년이 최근에 금연을 했다면, 담배를 피우고 싶었던 충동이 들었을 때가 언제인지 묻고 유지할 수 있도록 전략을 세운다.

이가 있다. 사춘기 전에는 성장을 조절하는 주된 성장호르몬은 소마토트로핀(somatotropin)이지만 사춘기 동안에는 성호르몬(gonadal hormone)이 신체의 다양한 계통에서 보이는 중요한 생리적 변화를 조절한다.

약 4년 반 정도 지속되는 청소년 급성장기(adolescent growth spurt, AGS)에는 성인 모습의 신체를 가지게 된다. 여아는 보통 빠르면 7.5세, 늦으면 12세 정도에 급성장을 시작하고, 남아는 13세에 시작한다. 급성장기에는 체중이 먼저 증가하고 신장이 급격히 커지는 모습을 보인다. 남아는 체중이 5~6.5kg, 신장이 약 7~15cm 성장하며, 여아는 체중이 3.5~4.5kg, 신장이 약 6~13cm 성장한다. 급성장이 시작되는 연령, 강도, 지속기간은 개인마다 다르고 남녀에 따라 다르다.

제2차 성징의 순서는 'Tanner의 5단계'로 설명할 수 있다. 여아는 유방과 음모 성장에 따라 단계를 나누며, 남아는 고환, 음경, 음낭, 음모의 성장에 따라 단계를 나눈다. 여아는 급성장기인 사춘기에 음모, 유방발달을 동반하고 유방의 발달이 Tanner 2~3단계 사이에 있을 때 최고의 급성장이 일어난다. 하지만 남아는 테스토스테론(testosterone)이 급격히 증가하면서 Tanner 3~4단계 사이에 있을 때 급성장이 일어난다. 일반적으로 여아는 초기 청소년기, 남아는 중기 청소년기에 성장한다. 급성장기 동안 여아는 약 11세 또는 초경이 시작되기 6~12개월 전에 최고 연간 신장 성장속도(peak height velocity, PHV)에 다다른다. 초경이 시작되면 대부분의 여아는 신장이 5.1cm 이상 크지 않는다. 남아는 겨드랑이털이 나고 성

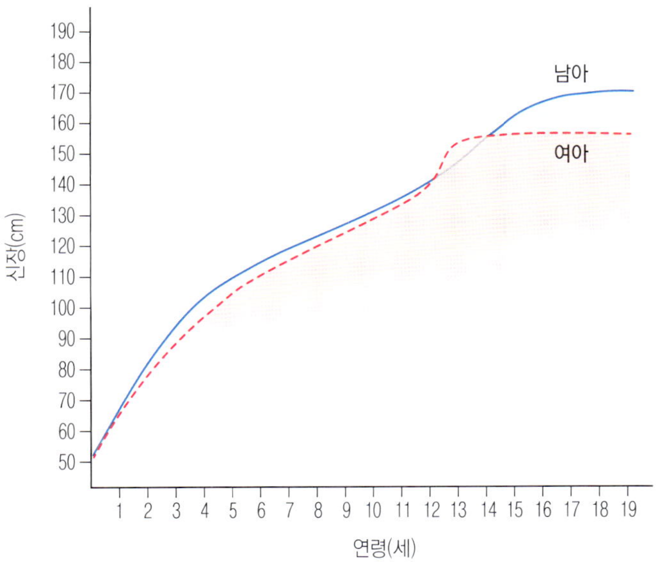

그림 9-1
아동기의 신장 성장곡선

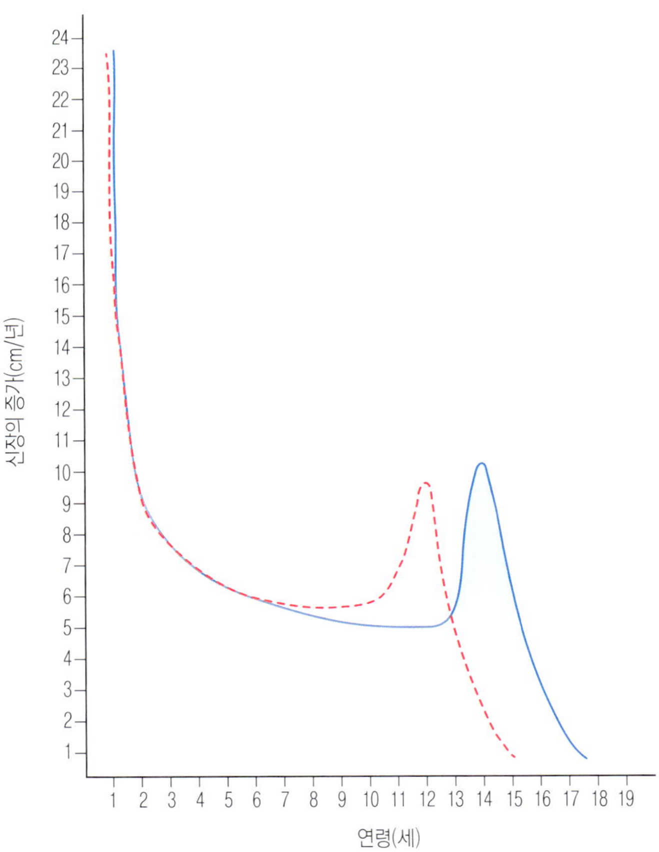

그림 9-2
아동기의 연간 신장의 증가 추이

숙한 음모가 나타나며, 음경과 고환이 성장하기 시작할 때쯤인 13세에 PHV에 도달한다. 대부분의 남아는 18세 또는 20세 이상이 되면 더 이상 성장하지 않는다(아동기와 청소년기의 1차 성장곡선은 그림 9-1, 그림 9-2 참조).

청소년기의 체중증가 역시 신장 성장곡선과 같은 양상을 띤다. 체중증가가 가장 빠르게 일어나는 최고 연간 체중증가 속도(peak weight velocity, PWV)는 여아보다 남아가 더 크며 PHV와 동시에 나타난다. 여아의 PWV는 PHV가 나타난 지 약 6개월 후에 나타난다. 급성장기 동안 청소년 여아는 동일 연령의 남아보다 체중이 더 많이 나간다. 청소년기 남아의 체중증가는 주로 근육 크기와 신장에 의한 것이지만 여아의 경우는 지방과 신장에 의한 것이다. 남아는 약 22세가 될 때까지 체중이 꾸준히 증가한다. 식이요법, 위 운동, 신체 운동, 경제사회적 위치, 생활양식, 유전적인 요소가 청소년의 체중증가에 영향을 미친다.

골격과 근육 크기 및 피부와 지방조직에서도 현저한 변화가 일어난다. 뼈의 길이는 사지부터 완성되기 시작해서 중심 부위쪽이 점차 완성된다. 몸의 성장은 엉덩이의 넓이와 길이부터 커지기 시작하고, 특히 여아의 경우 더욱 뚜렷하며, 그 후 가슴과 어깨가 넓어지는데 이것은 남아에게서 더욱 두드러진다. 남아는 여아에 비해 팔과 다리가 길고 골화작용이 늦다. 뼈를 지지하는 근육은 골격계보다 늦게 성장하고 큰 근육이 작은 근육보다 빨리 발달되기 때문에 일부 청소년은 마르고 키가 큰 어색한 모습을 보이게 된다. 발과 손은 몸과 비례하지 않게 더 커져서 협응운동 작용을 저하시킨다. 그러나 미세운동은 청소년기가 진행됨에 따라 더욱 발달된다. 근육이 가장 발달하는 시기는 최고 연간 신장 성장속도(PHV)가 일어나고 1년 후이다.

남아의 경우는 늦게까지 사춘기가 지속되는데, 이 시기에 근육은 두 배가 되고 체력도 증진된다. 남녀 모두 지구력이 증가하는데, 운동을 하게 되면 지구력은 더 증가한다. 남아는 피하지방이 줄고 여아는 피하지방이 증가한다. 남아는 몸통 부분에 지방이 축적되는 반면 여아는 허벅지, 엉덩이, 가슴에 지방이 축적된다. 남아와 여아 모두 활동이 증가하게 되면서 지방샘이 커지게 되고, 땀샘과 아포크린샘도 성숙해지면서 특유의 냄새가 나고 땀의 양이 많아지게 된다. 땀은 감정의 자극에 반응해서 분비된다. 남아의 피부는 검어지고 두꺼워지며 단단해지는 반면 여아는 피부가 부드러워지고 연해진다. 또한 뺨과 입술 위로는 수염이 자란다.

발달

어린 아동과 마찬가지로, 청소년은 더 구체적인 발달단계에 따른 자료수집이 필요할 것이다.

청소년들은 어른들과 함께 대기하는 것을 원하지 않을 수 있기 때문에 청소년을 위해 따로 만들어진 대기실이 이상적이다. 청소년이 대기하는 동안 중요한 건강정보를 전달하기 위해서 비디오 키오스크나 다양한 방법이 사용될 수 있다.

청소년을 진료실로 부를 때 부모나 친구가 함께 있는지, 혼자 왔는지 관찰한다. 어린 청소년들은 부모와 함께 시설을 방문하고, 검사가 진행되는 동안에 부모가 대기실에서 기다리는 경우가 많다. 청소년이 피부발진이나 그 외 다른 구체적인 건강문제로 방문한다면 부모가 검사실로 함께 들어올 수 있다. 누군가가 청소년과 함께 들어온다면, 비밀로 유지하고 싶어 하는 질문을 할 수 있도록 청소년과 부모 각각에게 사적인 시간을 제공할 필요가 있다.

청소년은 질문과 요청에 대답할 수 있으며 방문 이유에 대해서 진술할 수 있다. 이러한 기본 질문에 답할 수 없는 청소년에게 주의를 기울이고, 주의 깊게 조사한다. 청소년과 함께 방문한 부모나 다른 사람들과의 상호작용을 관찰한다. 건강관리 환경에 있는 것을 편하게 생각하고 대화에 적극적으로 참여하는 10대가 있는 반면에, 신체측정의 첫 단계와 혈압측정을 진행하려고 할 때 긴장하고 더 많은 설명을 필요로 하는 청소년들도 있다.

초기 관찰이 청소년과의 상호작용에 약간의 지침을 제공할 것이다. 예를 들면, 청소년이 과체중이라면 체중을 측정할 때 조용하고 사적인 장소를 제공하고 체중을 큰 소리로 말하지 않는다. 조심성 있고, 조용하고, 민감하게 행동하는 것이 청소년을 상대하는 간호사의 중요한 자질이다.

학령기 아동의 건강증진과 건강유지에 대한 논의에서 부모와의 파트너십에서 아동을 파트너로 포함하는 파트너십에 대해 언급된바 있다. 청소년기가 되면 아동은 자신의 건강관리에 있어서 더 많은 파트너십 역할을 해야 한다. 방문이 시작되면 청소년을 따뜻하게 맞이하여 걱정과 질문에 대해서 묻고, 방문이 진행되는 동안 계속해서 이들의 의견과 반응을 요청한다. 이렇게 함으로써 청소년에게 본인의 생각이 존중되고 건강관리 방문을 이끌어 가는데 중요한 역할을 한다는 것을 보여줄 수 있다. 청소년이 아동기 동안에 방문했던 동일한 진료실이나 클리닉을 방문할 때 관리 제공자들에 대해서 잘 알고 편하게 느끼는 것이 일반적이다. 이들이 처음 방문한 새로운 환경이라면 편하게 느낄 수 있도록 절차를 설명하고 직원을 소개한다.

12~13세까지의 어린 청소년들에게는 성장 측정이 여전히 중요하다. 많은 청소년들이 계속해서 성장하고 있으며, 성장발달곡선 그래프의 사용은 여전히 중요한 부분이다. 여아는 거의 성인 키에 도달하고 남아는 계속해서 성장이 진행 중이다. 백분위수가 증가했거나 감소한 경우 또는 체질량지수(BMI)가 85번째 백분위수보다 높거나 5번째 백분위수보다 낮은 청소년에게 주의를 기울인다. 아동의 영양섭취와 신체활동에 대한 추가적인 평가가 필요할 것이다.

청소년기 중반과 후반쯤에는 거의 성인수준에 도달한 상태

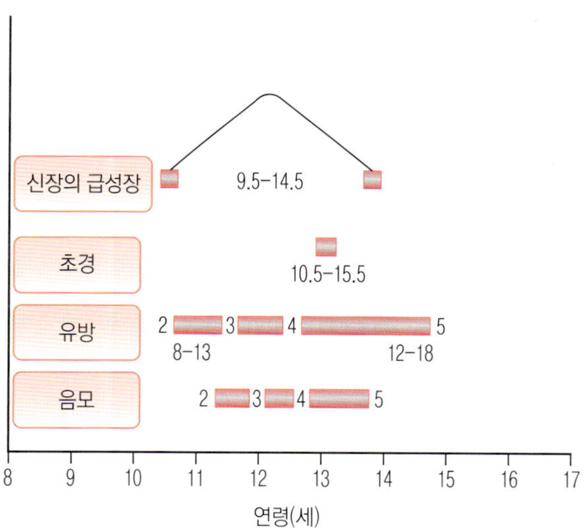

그림 9-3

청소년기 여아의 신체적 발달변화. 유방과 음모 영역의 숫자는 Tanner 발달단계를 의미한다. 초경과 유방발달은 신장의 급성장 영역에 나타난 연령에 시작하고 끝날 수 있다.

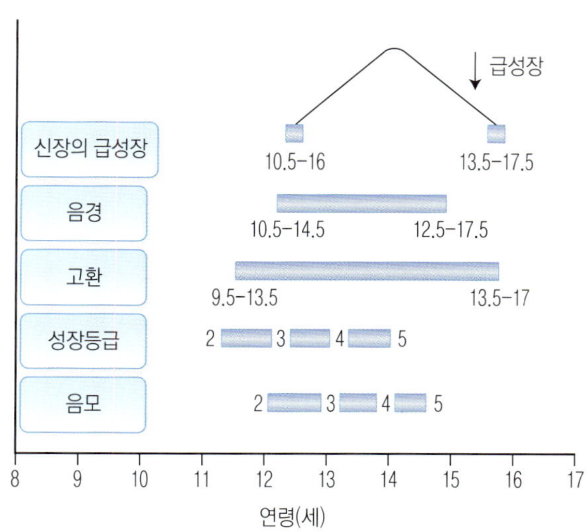

그림 9-4

청소년기 남아의 신체적 발달변화. 음모 영역의 숫자는 Tanner 발달단계를 의미한다. 신장의 급성장, 음경과 고환의 발달은 각 영역에 나타난 연령에 시작하고 끝날 수 있다.

표 9-1 청소년기의 신체적 성장발달 이정표

단계	남아	여아	공통
초기(11~14세)	• 고환, 음낭, 음경 성장 • 풍성하고 곱슬곱슬한 음모 • 가늘게 나는 얼굴 털 • 겨드랑이 털 • PHV 9.4cm/년 • 여성형 유방	• 유방발달 시작 • 초경 • 배란 • 두껍고 곱슬곱슬하며 삼각형 분포 모양의 음모 • PHV 8.3cm/년 • 남아보다 무거움	• 식욕 증가 • PWV 달성 • 미성숙한 심장혈관 펌프 작용 • 근육 부피 증가 • 호리호리함, 어색함 • 미세운동 협응력 증가 • 영구치 출현
중기(15~17세)	• 성인의 생식기 • 성숙한 정자 생성 • 안면/신체에 털이 남 • 여아보다 근육량이 많아지고 힘이 세짐 • 식욕 증가 • 여성형 유방 감소 • 목소리 변화	• 골격 성장이 멈춤 • 성적 성숙 • 체지방 비율 감소 • 식욕 감퇴 • 6~10.4cm/년 신장 증가	• 미세운동 협응력 증가 • 지구력 증가 • 땀샘 기능 • 심장혈관계 수용적 증가 • 여드름
후기(18~21세)	• 골격계 성장이 멈춤		• 심장혈관/호흡/위장/조혈/성적 성숙 도달 • 안정적인 식욕 • 운동 활동 증가 • 지구력 증가 • 치아발육 완성

이며, 남아보다 여아가 더 빠르다. 간호사는 계속적으로 측정하면서 적절한 음식섭취와 운동을 나타내는 키와 체중, BMI를 더욱 세심하게 평가한다. 부모가 과체중인 경우에, 특히 이 연령에서의 과체중이 성인기까지 이어질 가능성이 있으므로 이러한 가능성을 줄이기 위해서 조기 중재가 요구될 것이다. 식이장애가 있는 청소년들은 위탁받은 전문가가 관리해야 한다. 경제적으로 어려운 가정의 아동은 배가 고프거나 적절한 양질의 음식섭취가 부족할 수 있다. 청소년이 마르거나 에너지가 없다면 이러한 가능성을 고려할 수 있으며, 식품 안정성 설문지를 적용한다. 고지방의 고칼로리 식품이 영양가 높은 식품보다 싼 경우가 많기 때문에 과체중인 아동의 가정도 자원이 충분하지 않을 수 있다.

청소년들의 주요 과제에는 부모로부터 분리되고 또래 친구들과 긍정적인 관계를 형성하는 것이 포함된다. 청소년기 초기에는 부모와 함께 건강검진을 와서 검사가 진행되는 동안 부모가 일부 질문에 대답하도록 할 수 있다. 그러나 청소년 후기로 갈수록 점점 더 혼자 방문하고, 질문에 대답하고, 건강관리 의사결정에 대한 책임을 질 수 있어야 한다. 후기 청소년에게는 "어머니는 여기서 기다리시면 되니까 나중에 와서 만나도록 하자. 괜찮겠니?"라고 말하면서 검사실에 혼자 들어가는 선택권을 제공한다. 청소년과 단둘이 있는 동안 또래집단과의 상호작용과 활동에 대해서 알기 위해 다음과 같은 질문을 한다.

- "너와 가장 친한 두 명의 친구들에 대해서 말해주겠니?"
- "학교에 관한 가장 좋은 점 두 가지는 무엇이니? 싫은 점은 무엇이니?"
- "금요일과 토요일 저녁을 주로 어떻게 보내니?"
- "학교에 가기 전과 끝난 후에 무엇을 하는지 설명해주겠니?"
- "부모님께서 너를 대하는 방식 중 어떤 점이 마음에 드니? 싫은 점은 무엇이니?
- "(여름, 다가오는 방학, 고등학교 졸업 후) 너의 계획은 무엇이니?

2차성징

여아에 있어서 가슴발달의 첫 단계는 무엇인가? 남아에 있어서 사춘기 발달의 첫 단계는 무엇인가? 여아와 남아에 있어서 사춘기 발달단계는 어떻게 결정되는가?

2차성징이 시작되는 연령은 인종과 민족성, 환경적 조건, 지리적 위치 그리고 영양에 따라서 다를 수 있다. 높은 체질량지수가 여아에 있어서는 빠른 사춘기 발달의 원인이 되지만, 남아의 경우에는 그렇지 않다. 여아의 경우에는 13세 그리고 남아는 14세가 되었을 때 사춘기적 변화가 전혀 보이지 않는다면 추가적인 검사가 필요하다.

여아에 있어서 유방발달은 다른 사춘기 변화보다 일반적으로 먼저 일어난다. 발달단계를 결정하기 위해서 아동이 앉아 있는 동안에 유방을 검사한다. 선상조직과 지방조직을 구분하기 위해서 유방조직을 촉진한다(Tanner 유방발달 단계는 그림 9-5 참조). 가슴 봉우리가 생기는 유방발육 개시가 대부분의 여아에 있어서 사춘기 발달의 첫 단계이며, Tanner 유방발달 2단계를 나타낸다. 유륜이 살짝 커지고 유륜 밑의 가슴 선상조직이 촉진된다. 2단계 유방발육은 일반적으로 8~10세 사이에 일어난다. 여아의 가슴은 서로 다른 속도로 발달하며 비대칭으로 보일 수 있다.

다음으로, 모든 여아에 있어서 일관적인 단계에 발생하는 음모의 발달을 관찰한다. 사춘기 전의 여아에게는 음모가 없다. 최초의 음모는 대음순을 따라서 생기게 되는데, 색이 옅고 곧다. 발달이 진행됨에 따라서 음모가 굵고 곱슬해지며 대음순의 더 넓은 부위로 확장된다. 일반적으로 유방발달이 음모발달보다 먼저 일어난다. 8세 이전에 음모가 나는 것은 일반적이지 않으며 조기 사춘기 발달을 의미할 수 있다(여아의 음모발달을 그림 9-6에 설명된 단계와 비교).

남아에 있어서 사춘기 발달의 최초 징후는 고환이 확대되고 음낭의 얇아지는 것이다. 그 다음으로 6개월쯤 뒤에 음모가 발달된다. 곧고 솜털 같은 음모가 음경의 기저에서 먼저 생긴다. 사춘기가 완료됨에 따라서 음모의 색이 더 짙어지고 많아지며 곱슬하게 되고 다이아몬드 패턴으로 음부 전체로 확장된다. 9세 이전에 음모가 생기는 것은 흔하지 않으며 조기 사춘기 발달을 의미할 수 있다. 14세 이후에도 고환 확대가 시작되지 않으면 검사가 필요하다. 음경의 확대는 고환의 확대 후 2년 정도 뒤인 Tanner의 생식기 3단계에서 일반적으로 시작된다. Tanner의 생식기 성장과 음모발달 단계는 그림 9-7에서 보듯이 표준패턴을 따른다.

성적 성숙이 일어나는 시기

성적 성숙은 여러 해에 걸쳐서 진행된다. 월경, 사정, 키의 성장과 같은 다른 생리적 사건이 성적 성숙의 과정과 연결되어 있다(표 9-2).

대부분의 청소년들은 검사가 진행되는 동안 부모가 함께 있는 것을 원하지 않지만, 처음으로 골반검사나 채혈을 하는 경우에는 가끔 부모가 함께 있기를 원할 수 있다. 아동이 비밀이 보장되는 환경에서 자유롭게 선택할 수 있도록 돕는다. 청소년들은 비뇨생식기 검사를 성별이 같은 건강관리 제공자가 하기를 원할 수도 있다. 생식기 검사를 위해서는 항상 보호자(혹은

성장에 따른 Tanner 유방발달 단계

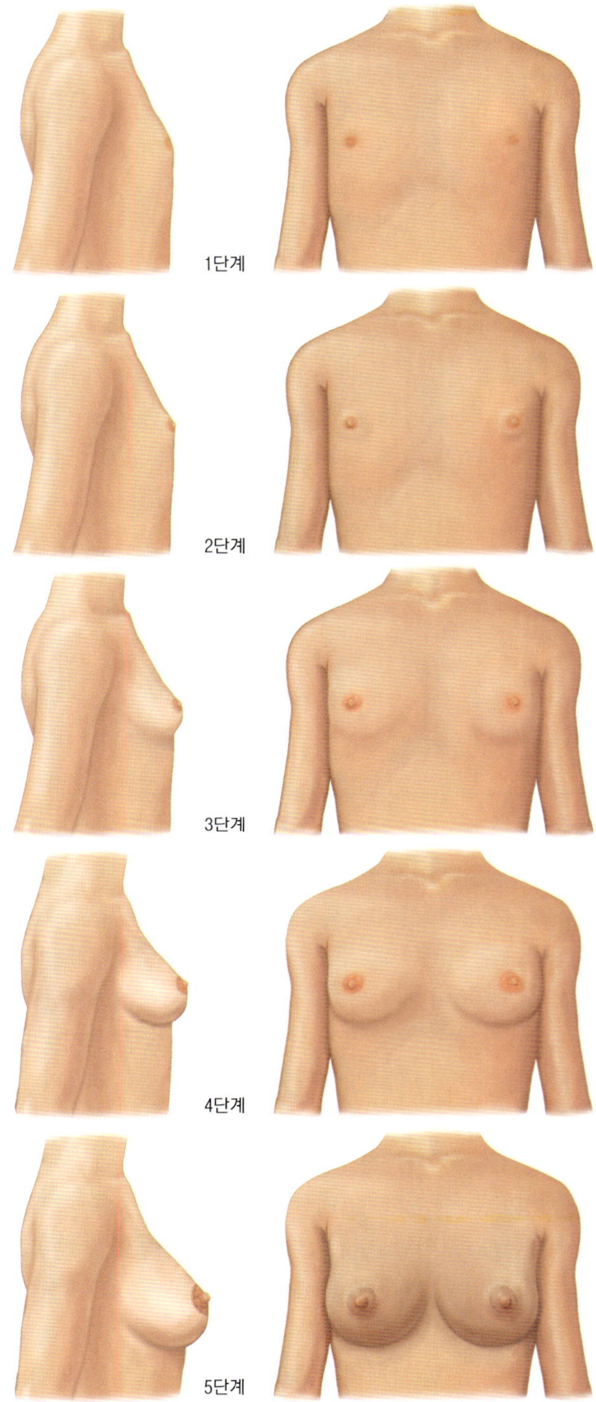

그림 9-5
Tanner의 유방발달 단계. 1단계, 사춘기 전. 어린 아동에게 보이는 것처럼 유두만 가슴 위로 올라온다. 2단계, 봉우리 단계. 유륜의 지름이 커지고 주변 부위가 살짝 올라간다. 3단계, 가슴과 유륜이 확대된다. 윤곽의 분리는 없다. 4단계, 여아 중 반 정도에서 유륜이 가슴 선보다 높아지는 2차 성장이 있다. 5단계, 일반적으로 유륜이 전체적인 가슴윤곽의 일부이며 색이 짙어진다. 유두가 돌출한다.

성장에 따른 Tanner 여아 음모 발달단계

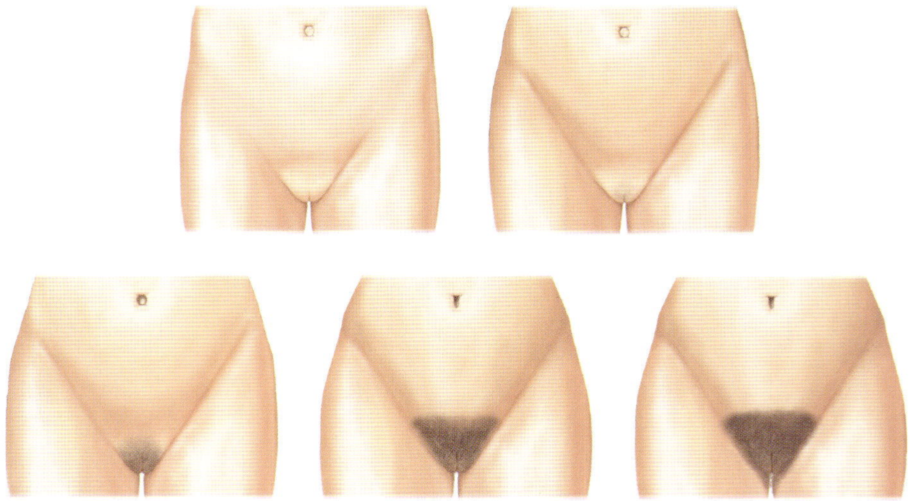

그림 9-6

Tanner의 성적 성숙에 따른 여성 음모발달. 1단계, 사춘기 전, 음모의 성장이 없다. 2단계, 대음순을 따라서 부드러운 솜털 같은 곧은 털이 생기는데, 성적 성숙이 시작되었음을 나타낸다. 3단계, 음순에 짙은 색의, 눈에 띄게 착색된 곱슬한 음모가 드문드문 난다. 4단계, 굵고 곱슬한 음모가 풍부하지만 성인보다는 적다. 5단계, 허벅지의 안쪽 표면까지 삼각형 모양으로 옆으로 퍼진다. 5단계, 측면과 위쪽으로 더 확장된다.

성장에 따른 Tanner 남아 생식기와 음모 발달단계

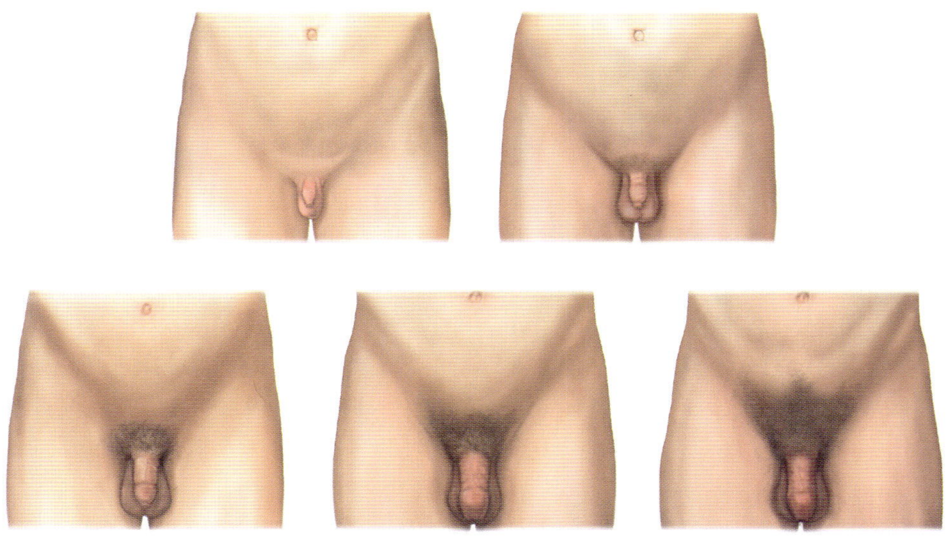

그림 9-7

Tanner의 성적 성숙에 따른 남성 음모와 외부 생식기 발달. 1단계, 음모에 존재하는 털이 복부의 털과 다를 바가 없다. 어린 아동의 고환, 음낭 그리고 음경은 크기와 모양이 같다. 2단계, 음모가 살짝 착색되고 더 길고 곧으며, 여전히 솜털 같고, 주로 음경의 기저에 있으나 음낭에 있는 경우도 가끔 있다. 음낭과 고환의 확대. 3단계, 음경의 기저 주위에 난 음모의 색이 짙고 확실히 착색되었으며, 곱슬하다. 음경이 확대되는데, 특히 길이가 길어지며, 고환이 더욱 확대되고 음낭이 내려온다. 4단계, 음모가 확실히 성인과 같은 형태이나 크기에 있어서는 미치지 못하며, 서혜부 주름보다 멀리 퍼지지 않는다. 음경이 계속해서 커지고 귀두가 다듬어지며, 음낭의 착색이 증가한다. 5단계, 음모가 성인처럼 허벅지 안쪽 표면까지 퍼진다. 성인단계, 음낭이 풍만하고 음경이 거의 음낭의 아래 부분에 닿는다.

표 9-2 성적 성숙이 일어나는 시기

성별과 발달분류	기간과 생리적 변화
여아	
유방발달	4~4.5년 이상, 2단계에서부터 5단계까지 진행된다.
음모발달	4~4.5년 이상, 주로 유방발달 뒤에 시작된다.
월경의 시작	약 유방 4단계에서 사춘기 시작 후 2.5년 뒤에 시작한다.
성장급등	가슴 봉우리가 생기기 6개월 전에 성장속도가 증가하기 시작한다. 성장속도가 초경 6개월 전에 정점에 이른다.
남아	
생식기(음경과 고환) 발달	4.5년 이상으로, 2단계에서부터 5단계까지 진행, 고환의 발달이 음경의 발달보다 먼저 일어난다.
음모발달	3.5년 이상
얼굴과 겨드랑이 털	음모발달이 시작되고 나서 2년 뒤에 시작된다.
목소리 변화	생식기 3단계와 4단계 사이가 가장 변화가 크다.
사정과 정자 생산의 시작	약 생식기 3단계에 시작된다.
성장급등	4~5년 이상, 첫 2~3년에 성장속도가 가장 크고 생식기와 음모 3단계와 4단계 사이에 정점에 이른다.

SOURCE: Data from Herman-Giddens, M. E., Bourdony, C. J., Dowshen, S. A., & Reiter, E. O. (2011). Assessment of sexual maturity stages in girls and boys. Elk Grove Village, IL: American Academy of Pediatrics; Hochberg, Z. & Belsky, J. (2013). Evo-devo of human adolescence: Beyond disease models of early puberty. BMC Medicine, 11, 113. doi:10.1186/1741-7015-11-113; Holland-Hall, C., & Burstein, G. R. (2016). Adolescent development. In R. M. Kliegman, B. F. Stanton, J. W. St. Geme, & N. F. Schor (Eds.), Nelson textbook of pediatrics (20th ed., pp. 926~931).Philadelphia, PA: Elsevier.

다른 건강관리 제공자)가 함께 있어야 한다.

입원 및 측정의 모든 과정과 신체검진이 진행되는 동안 간호사는 청소년의 발달진행 상태에 대해서 인지하고 있어야 한다. 교육은 검진이 진행되는 동안 내내 적용된다.

건강관리에 대한 기대되는 결과로는 일반적인 건강문제에 대한 선별 및 조기 확인, 정상적인 성장패턴 및 발달상태 확인이 포함된다.

영양

어린 청소년에게는 적절한 성장을 위해 균형 잡힌 식사가 요구되며, 청소년기 후반의 10대는 신진대사와 면역체계 증진을 위해 영양가 있는 음식섭취가 요구된다. 영양이 풍부한 식사가 중요함에도 불구하고, 잘 먹지 않는다. 청소년들은 또래집단 사이에 인기가 많은 음식을 먹길 원하기 때문에, 고지방과 설탕의 섭취가 일반적일 수 있다. 또는 체중을 줄이기 위해 다이어트를 하고 있을 수도 있다. 적절한 음식을 구매할 비용이 충분하지 않은 청소년들도 있다. 영양 관련 자료수집을 위한 질문은 다음과 같다.

- "체중을 측정할 때 살을 빼기 위해서 노력 중이라고 말했는데, 어떤 방법을 사용하고 있니? 지금까지 체중이 줄었니? 체중이 얼마이기를 원하니? 어떻게 운동하는지 설명해 주겠니?"
- "네가 가장 좋아하는 음식은 무엇이니? 싫어하거나 피하는 음식은 무엇이니? 간식으로는 무엇을 먹니? 우유를 마시니? 치즈나 아이스크림 또는 요거트를 먹니? 얼마나 자주 먹니?"
- "비타민이나 보충제를 복용하니? 네가 하는 운동인 역도를 위해서 식이 보충제를 복용하니? 레슬링에서의 네 체급에 들기 위해서 음식을 줄여야 하니?"
- "학교에 도시락을 싸서 가니, 아니면 학교급식을 먹니? 가족이 얼마나 자주 함께 식사를 하니?"

중재를 위해 신체측정 정보와 식습관에 대한 답변을 함께 검토한다. 10대 청소년이 음식이나 다이어트, 목표 체중근육 보충제 등에 대한 질문이 있는지 확인한다. 중재계획은 다음과 같은 주제를 포함하여 건강한 성장과 발달에 이르게 하는 것에 중점을 둔다.

- 매일 과일과 채소 섭취하기
- 가능하면, 정제된 제품을 미정제 제품으로 대체하기
- 아침과 점심을 포함해서 하루에 세 번 식사하기
- 일주일에 여러 번 가족이 함께 식사하기
- 균형 잡힌 식사를 할 수 있는 메뉴를 계획하고 음식 준비하기

건강유지 계획은 다음과 같이 질병예방 행위에 중점을 둔다.

- 체중을 권장수준으로 유지하기 위해서 정제된 설탕과 고지방 음식(예: 탄산음료와 튀긴 음식)의 섭취 제한하기
- 뼈의 형성을 향상시키고 성인이 되었을 때 골다공증이 생길 가능성을 줄이기 위해서 유제품을 하루에 2~3회 섭취하기

표 9-3 청소년기의 신체활동 관련 사전 건강지도 내용

주제	질문	교육
수면	"학기 중에 보통 몇 시에 침실로 가세요? 아침에 일어나면 숙면을 취한 느낌이 드나요?"	• 적절한 수면과 휴식이 학업수행, 기민함 그리고 안전에 미치는 중요성 • 권장되는 수면시간 • 취침의식을 위한 시간을 갖고 오후시간과 저녁에, 특히 카페인 섭취를 제한하는 것 • 스크린 장비(TV, 컴퓨터, 휴대폰)를 끄고, 자는 동안 이러한 장비를 이용하지 않는 것
학업수행	"학교생활이 어떤지 말해주겠니? 네가 예상하는 대로 점수를 받니? 가장 힘든 점은 무엇이니? 선생님은 네가 도움이 필요할 때 도움을 주시니?"	• 적절한 시간과 조용한 환경을 포함한 공부습관 • 수업 전이나 방과 후 선생님과의 면담 같은 지원을 받기 위한 자원
또래와의 상호작용	"너와 가장 친한 친구에 대해서 말해주겠니? 그 친구와 함께 무엇을 하는 것을 좋아하니? 보통 친구 한두 명과 함께 놀러 가니, 아니면 단체로 놀러 다니니? 데이트를 하니? 데이트할 때 무엇을 하니? 친하게 지내는 파트너가 있니?"	• 친구의 중요성 • 공부, 위험한 행동과 의사결정에 친구가 미치는 영향 • 타인과의 밀접한 관계에 대한 의사결정을 포함한 성교육 • 자신과 친구에 대한 존경과 관심을 보이는 것
훈육	"네가 만약 부모님이 찬성하시지 않는 일을 한다면 어떤 일이 생기니? 네 자신에 대한 한계를 설정하거나 친구들이 하는 것과 다른 무언가를 하는 것이 어렵니?" (부모에게): "얼마나 자주 아동을 훈육해야 하나요? 아동이 어떤 종류의 말썽을 일으키나요? 아동을 훈육하는 자신의 능력에 대해서 어떻게 생각하시나요?	• 자신에 대한 한계를 설정하면서 여전히 친구들에게 인정받는 느낌을 가지는 것 • (부모에게) 운전과 같은 특권을 중단하는 적절한 훈육방법을 결정하는 것 • 규칙을 꼭 필요한 것으로 한정하고 일관적으로 시행하는 것
손상예방	"어떤 스포츠를 즐기니? 그 스포츠를 할 때 어떤 보호장비를 착용하니? 스포츠를 하다가 다친 적이 있니?" "술을 마신 후 운전을 한 적이 있니? 사고는?"	• 스포츠 부상을 감소시키는 보호장비와 습관 • 자전거 및 오토바이 안전 • 음주 후 운전이나 다른 기계를 작동하는 것을 피하는 것의 중요성
미래에 대한 계획	"올해 3학년이지? 졸업 후에 무엇을 할지 생각해봤니? 그런 유형의 직업을 가지기 위해서는 어떤 기술이 필요하니?" "아기를 잘 돌보고 있는 것 같구나. 이제 곧 고등학교 졸업장을 받을 텐데, 그 후에 무엇을 할지 그리고 어떻게 아기를 계속 돌볼 건지 생각해봤니?"	• 학교 상담사나 부모 그리고 인터넷과 같이 미래에 대한 계획을 세우는데 도움이 되는 자원 • 현실적인 관점을 가지기 위해서 잠재적 직장이나 대학을 방문하도록 제안 • 10대 부모를 위한 자원과 현실적인 계획

• 식이장애가 있다면, 이를 치료할 수 있는 자원 이용하기

청소년에게 직접적으로 영양교육이 실시되어야 하지만, 부모도 이러한 교육에 포함시켜야 한다. 부모는 풍부한 과일과 채소를 간식으로 제공하고, 아동이 배가 고플 때 바로 섭취할 수 있도록 음식을 먹음직스럽게 준비하고, 매주 여러 번 가족이 함께 식사할 수 있도록 계획을 세우고, 우유나 다른 형태의 칼슘 섭취를 권장하고, 음식섭취의 좋은 본보기가 됨으로써 자녀의 건강한 음식섭취에 효과적으로 기여할 수 있다. 간호사는 부모가 식이장애가 있는 자녀를 확인하는 것을 돕고, 이러한 장애가 있는 경우에는 중재 자원을 제공할 수 있다.

10대 미혼모도 고려해야 한다. 임신했거나 모유수유를 하는 청소년은 영양교육이 반드시 필요하며 충분한 음식을 살 수 있는 재정적 지원이 필요할 수 있다. 이런 경우 청소년의 성장과 발달요구를 임신한 아기의 요구와 어떻게 결합할 것인지 파악한다.

신체활동

10대에 들어서면서 신체활동이 감소하는데, 여아의 경우에 특히 그러하다. 미국질병통제예방센터(CDC)에 따르면, 청소년들이 하루에 60분 동안의 적당한 강도나 격렬한 신체활동을 하도록 권장하지만, 전 세계적으로 11~17세 청소년 중 19%만이 권장되는 양의 신체활동을 하고 있다. 청소년이 거주하는 지역

의 환경도 청소년이 참여하는 신체활동의 양에 영향을 미칠 수 있다. 안전한 환경, 인도(보도), 공원, 산책로 그리고 운동시설 등이 제공되는 거주지역이 신체활동에 도움이 될 것이다. 간호사들은 학교, 거주지역 그리고 그 외 지역사회 단체들과 협력하여 모든 청소년들이 참석할 수 있는 안전하고, 재미있고, 비경쟁적인 활동을 개설할 수 있다. 신체활동에 대한 검토는 건강검진이나 그 외 청소년과 접촉하는 모든 환경에서 다루어져야 한다. 회복력 이론을 적용해서 청소년, 가족, 지역사회의 신체활동과 관련된 위험요인과 보호요인을 평가할 수 있다(표 9-4).

규칙적으로 신체활동을 하는 청소년들을 장려해야 한다. 규칙적인 신체활동을 하는 부모는 청소년에게 중요한 영향을 미치므로, 건강관리 방문 시 부모에게도 운동을 권장한다. 운동을 하지만 다른 건강문제가 있는 청소년들에게도 주의를 기울여야 하는데, 레슬링, 달리기 또는 다른 스포츠를 하는 운동선수들은 특정 체중을 유지하기 위해서 아주 적게 또는 많이 먹을 수 있으므로 적절한 음식섭취의 중요성을 포함하여 영양교육을 실시한다.

일부 청소년들은 신체활동을 거의 하지 않으며 스포츠를 하는데 있어서 자신의 능력이 부족하다고 느낀다. 이러한 청소년들이 매일 할 수 있는 한 가지 이상의 활동이 무엇인지 찾기 위해서 함께 협력한다(예: 동네에서 애완동물과 산책하기, 가게까지 자전거 타고 가기, 가능하면 엘리베이터가 아닌 계단 이용하기 등). 학교 스포츠 팀에 들어갈 수 없는 청소년들에게 분출구를 제공하는 동호회를 학교와 지역사회에서 만든다. 신체활동을 조금이라도 매일 할 수 있도록 부모와 청소년이 함께 목표를 설정하도록 장려한다.

체중 관리, 통제감 및 성취감과 같은 신체활동이 주는 건강과 정신적 혜택에 대해서도 교육한다. 신체활동이 심혈관질환, 당뇨병과 같은 질병을 예방하기 위한 방법임을 강조한다.

표 9-4 청소년의 신체활동과 관련된 위험요인과 보호요인

위험요인	보호요인
• 다른 10대와의 접촉이 거의 없는 시골지역이나 그 외 고립된 환경에 거주 • 안전하지 않거나 실외 신체활동의 기회를 거의 제공하지 않는 도시지역에 거주 • 거주지역 위험의 존재와 안전하지 않은 지역 • 신체활동 증진을 위한 거주지역 프로그램의 부족	• 가정이나 학교 그리고 지역사회에서 신체활동에 참여할 수 있는 기회가 있음 • 학교가 매일 체육수업을 제공함 • 거주지역과 지역사회가 신체활동을 할 수 있는 선택사항을 제공함 • 신체활동에 참여하는 많은 친구들이 가까이 거주함 • 공공정책이 공원, 녹지공간, 자전거 길, 놀이터를 관리함
• 신체적 움직임이 어려운 발달장애를 가지고 있음	• 발달장애나 그 외 건강관리 요구가 있는 청소년들이 이용할 수 있는 프로그램이 있음
• 신체활동을 좋아하지 않음	• 신체활동을 좋아함
• 낮은 활동수준의 패턴과 경험을 가지고 있음 • 과체중 • 대부분의 스포츠를 잘 하지 못한다고 생각함	• 종종 부모와 함께 아동기 동안 내내 운동을 해왔음
• 스포츠 가입비용을 부담하거나 보호장비를 살 재정자원이 제한적임	• 스포츠 장비와 보호기구를 구입할 재정자원 및 그 외 자원이 이용 가능함
• 가족이 신체활동을 거의 하지 않음 • 학교 스포츠와 위원회에 참여하지 않는 부모 • 신체활동을 좋아하지 않고 10대 자녀가 성장하는 동안에 낮은 수준의 신체활동을 한 부모 • 운동을 할 시간이나 시설이 없거나 항상 클럽(가족이 보지 않는 곳)에서만 운동하는 부모	• 부모가 규칙적인 신체활동에 참여하고 청소년 자녀에게도 그렇게 하도록 격려함 • 청소년과 부모가 하루 스크린 타임을 2시간으로 제한하는데 동의함
• 신체활동의 요구와 이점에 대한 청소년과 부모의 지식부족	• 활동의 이점에 대한 지식이 있음, 운동패턴을 유지하고자 결심함

여러분이 근무하는 지역사회에 존재하는 신체활동에 대한 위험요인과 보호요인에는 무엇이 있는가?

SOURCE: Adapted from Hagan, J. F., Shaw, J. S., & Duncan, P. M. (2017). Bright futures: Guidelines for health supervision of infants, children, and adolescents (4th ed.). Elk Grove Village, IL: American Academy of Pediatrics.

바람직한 결과에는 권장되는 수준의 체중 유지, 매일 60분 운동 그리고 평생 동안의 운동습관 형성이 포함된다.

구강건강

청소년은 6개월마다 치아검진을 위해 치과방문이 권장된다.

특정 활동은 치아나 구강상태에 영향을 미친다. 이러한 예에는 정상적인 치아 에나멜을 손상시킬 수 있는 신경성 식욕부진증(거식증)과 신경성 과식증(폭식증)에서와 같은 자기유도 구토, 궤양을 야기하거나 에나멜을 손상시킬 수 있는 특정 약물의 복용 또는 구강성교에 의해 감염된 성병이 포함된다.

일부 청소년들은 자신의 치아를 희게 만들거나 외모를 개선하기 위해서 치아교정을 원할 수 있다. 간호사는 청소년과 부모가 필요한 관리를 받을 수 있는 자원을 찾도록 도움을 준다.

흡연과 같이 구강건강을 위협하는 위험요인을 평가한다. 예를 들면, 전자담배, 씹는담배 등이 구강과 치아 건강문제를 포함한 부정적인 건강결과를 초래할 수 있다.

지역사회에서 어떠한 청소년이 이런 담배를 사용하고 있을까? 이들이 금연을 하기 위해서 필요한 자원에는 무엇이 있는가?에 대해 사정한다.

구강건강에 대한 또 다른 위협은 특정 스포츠에 참여하는 것이다. 운동종목에 따라 스포츠 활동을 하는 동안에는 마우스가드를 반드시 착용해야 하는 경우가 있다.

구강건강에 대해 기대되는 결과로 1년에 두 번 치과방문, 일상적 구강건강 습관, 구강건강 관련 위험요인의 부재 그리고 후속치료 등이 포함된다.

정신건강과 영적 건강

아동기와 성인기 사이의 청소년기(12~18세)에는 자신이 누구이고, 다른 사람과 어떻게 비슷하고 다르며 성인이 되었을 때 되고 싶은 모습은 무엇인지에 대해 생각이 많은 시기이다. 이 시기는 탐험, 흥미, 발견을 하는 시기이며 때로는 혼란과 절망의 시기가 될 수 있다.

자아개념

다른 발달단계에서처럼 자아개념은 청소년이 환경에 반응하는 방식에 영향을 미치면서 계속해서 발달한다. 학업성취, 운동경기 그리고 사회적 상호작용이 자아개념에 영향을 미치는 요인에 포함된다. 자기규제(자신을 통제하기 위한 의사결정)가 청소년기에 매우 중요하다. 자아존중감, 즉 자신에 대한 긍정적인 생각은 인생의 도전에 맞서는데 핵심적이다. 자아존중감에 관한 질문은 다음과 같다.

- "네가 성취한 일 중에 스스로가 자랑스러웠던 것에는 무엇이 있니?"
- "크게 실망한 일에는 무엇이 있니? 그 때 어떻게 대처했니?"

부모에게 자녀가 평소 자신에 대해서 어떻게 생각하는지 묻는다. 실망감에 대처할 수 있는 자원을 제공하고 청소년의 성과에 대해서 칭찬한다.

청소년의 자아존중감은 신체상에 대한 지각과 관련이 있는 경우가 많다. 이르거나 늦은 성숙, 과체중이나 저체중 또는 미디어의 역할이 10대의 신체상에 영향을 미칠 수 있다. 건강한 신체상을 위해 신체에는 긍정적이거나 긍정적이지 못한 특성이 있으며, 건강한 식습관과 신체활동을 함으로써 개인이 신체에 영향을 미칠 수 있음을 깨닫는 것이 포함된다. 다른 신체를 갖고 싶은 바람으로 식이장애와 과도한 운동 또는 영양 보충제 등을 섭취하는 청소년에 주의를 기울인다.

성 정체성

성 정체성에는 성숙한 성적 발달을 나타내는 신체변화와 성적인 존재로서 자신을 보는 정신적 개념이 모두 포함된다. 신체변화와 정신적 개념이 항상 동시에 성숙되는 것은 아니며, 청소년이 성적 성숙에 대한 준비가 되어 있지 않을 수 있고 단순히 성적 성숙을 달성했다고 하더라도 성적 행동에 대한 의사결정을 할 준비가 되어 있지 않을 수도 있다. 대부분의 어린 여자 청소년들은 월경을 시작하고, 청소년기 전반에 남아는 몽정과 사정을 경험한다. 10대에게 사춘기, 신체변화 그리고 성정체성, 피임과 성병 등에 대해 알려준다. 나이가 더 많은 청소년들에게는 성관계를 한 적이 있는지, 만약 있다면 이들이 임신과 성병을 피하기 위해서 어떻게 하고 있는지에 대해서 직접적으로 묻는다.

성 정체성에 대한 혼돈 여부, 성 정체성에 의문을 가지는 청소년에게는 언제든지 건강관리 기관을 방문해서 이와 관련된 상담을 할 수 있음을 알리고 성병에 대한 예방교육을 한다. 성 정체성에 의문을 가지는 10대를 지원하는 지역사회 자원을 제

임상간호 시 주의점

청소년을 대상으로 성 정체성 문제를 다루는 간호사는 일부 10대들의 가치관이 자신의 개인적 가치관과 아주 다르다는 것을 발견할 수 있다. 10대가 성교를 하거나 임신을 했을 때 여러분은 어떻게 대응하는가? 여러분은 10대가 현명한 결정을 하도록 어떻게 도울 수 있는가? 청소년이 성교의 중요성과 밀접한 관계의 의미를 배우는 것은 중요하다. 이에 대한 교육을 일찍 실시한다면 청소년들은 긴밀한 관계를 가지게 될 때 타인을 존중할 수 있을 것이다. 간호사는 존중하는 태도로 대해야 하며, 이들이 선택사항을 고려해서 현명한 결정을 할 것으로 기대해야 한다. 도덕적 가치의 차이로 인해서 특정 집단의 청소년들과 함께 일을 할 수 없는 간호사는 이러한 청소년들을 원하는 정보와 서비스를 받을 수 있는 자원으로 위탁해야 할 의무가 있다.

공하여 이들이 편안함을 느낄 수 있는 사회집단을 형성할 수 있도록 한다. 청소년에게 원하지 않는 성교를 강요당한 경험이 있는지 그리고 이러한 상황에 대처하는데 도움을 주는 지원이 있었는지를 묻는다. 친밀한 파트너 폭력, 데이트 강간, 기타 외상적 충격이 있었다면 정신건강 전문가로의 위탁이 필요함을 의미한다.

수면

많은 청소년들이 요구되는 수면을 충분히 취하지 못한다. 청소년들은 성장 속도와 활동 수준으로 인해서 수면의 필요성이 증가한다. 이와 동시에, 이들의 체내 시계가 바뀌어서 평상시에 자던 시간에 잠을 자는 것이 어려워진다.

수면부족의 영향은 심각할 수 있다. 10대는 학교나 직장에서 자신의 잠재적인 능력을 발휘할 수 없다. 많은 부모는 청소년 자녀들이 피곤할 때 기분이 좋지 않고 의사소통하기가 힘들다고 한다. 수면부족이 약물남용과 관련이 있을 수 있으며, 카페인이 포함된 음료를 마시는 청소년들에게 몇 시에 잠자리에 드는지 그리고 언제 일어나는지 묻는다. 자주 피곤한지도 묻는다. 도움이 될 수 있는 제안에는 다음과 같은 것들이 있다.

- 비슷한 시간대에 잠을 자도록 노력해서 신체가 이러한 패턴에 익숙해지도록 한다.
- 늦은 오후시간과 저녁시간에 카페인을 피한다.
- 숙제를 일찍 끝내고 잠자리에 들기 전에 안정을 취한다.
- 잠자는 시간에는 스크린 장치(TV, 컴퓨터, 휴대폰 문자)를 사용하지 않는다.

학교

학교는 청소년의 정신건강에 점점 더 중요한 역할을 한다. 학교는 또래집단의 지원, 의미 있는 활동 그리고 시간관리와 기타 기술을 배우기 위한 장을 제공한다. 이와 동시에, 일부 청소년들은 적응을 하지 못하고, 성적과 미래에 대한 걱정으로 많은 스트레스를 받는다. 학교에서 청소년이 좋아하는 요인과 싫어하는 요인에 대해서 논의한다. 교사나 상담사와 같은 지원인력이 학교에 존재하는지 평가한다. 청소년에게 미래에 대한 계획과 이러한 계획이 현재 학교에서의 교과과목과 친구의 선택에 영향을 미치고 있는지 묻는다.

정신건강 장애

대부분의 청소년들에게는 많은 보호요인이 있는 반면에, 일부 청소년은 정신건강을 손상시킬 수 있는 위험요인을 가지고 있다. 위험요인을 확인하고 이러한 요인을 줄이기 위해서 건강유지전략을 사용하는 것이 중요하다. 우울증과 약물남용이 정신건강에 영향을 미치는 두 가지 흔한 위험요인이다(건강검진 동안 이러한 문제를 확인하기 위해서 표 9-5 참조).

영적 건강

영성은 청소년에게 편안함과 지원을 제공한다. 신앙심이 있는 가정에서의 청소년은 또래집단에 유사한 가치관을 제공하고 삶에 의미를 부여한다. 일부 청소년은 부모의 신앙을 거부하고 다른 집단을 찾는다. 종교적 관행에서 완전하게 벗어나려고 하는 청소년이 있는 반면에, 더욱 신앙심이 깊어지는 청소년도 있다. 청소년은 자신의 삶에 의미를 부여하기 위해 필요한 자원을 가지고 있는지 묻고, 필요하다면 도움을 제공한다.

간호사의 역할

간호사는 청소년의 발달요구를 이해하고, 중요한 건강관리 목표를 함께 수립하고, 정보와 자원을 제공함으로써 청소년들의 정신건강을 증진시킨다. 건강한 자아개념, 성 정체성 그리고 인성발달을 증진하는데 도움을 제공할 수 있다. 어떠한 환경에서 학생들을 만나든 상관없이, 언제나 건강증진과 건강유지를 제공하는 것을 고려한다. 교정시설, 학교기반 건강센터 그리고 임신한 10대를 위한 프로그램과 정신건강, 식습관, 신체활동, 생활방식 행동 개선 등의 서비스를 제공할 수 있다(Box 9-2)

표 9-5 우울증과 약물남용의 징후

우울증	약물남용
• 행동, 학업수행, 수면, 식욕의 변화	• 행동, 학업수행, 수면, 식욕의 변화
• 신체적 불만	• 다중 사고
• 일반적인 활동에 대한 관심과 즐거움의 상실	• 책임감 결여
• 자기 동기부여의 어려움, 낮은 에너지	• 변덕스러운 기분, 태도, 행동
• 슬픔, 과민성, 집중력 저하	• 목표를 설정하지 못함
• 친구의 변화	• 절망감
• 무가치하다는 생각	• 양가 감정
• 죽음이나 자살에 대한 생각	• 사용되는 약물에 따른 다양한 신체변화

SOURCE: Adapted from Tanski, S., Garfunkel, L. C., Duncan, P. M., & Weitzman, M. (2016). Performing preventive services. Elk Grove Village, IL: American Academy of Pediatrics.

관계

청소년은 이전 발달단계보다 더 강한 친구와의 유대관계를 형성한다. 동시에, 독립성이 점점 더 커짐에 따라 이들에게는 부모의 지도와 확신이 필요

Box 9-2

지역사회 관리: 일반적이지 않은 환경에서의 건강증진과 건강유지

간호사는 지역사회의 진료소와 클리닉에서 뿐만 아니라 다양한 환경에서 청소년에게 건강증진과 건강유지를 제공한다. 이러한 예시에는 다음과 같은 것들이 있다.

1. **청소년 교정시설.** 소년원 시설에 구금된 청소년들을 위해 성병, 약물남용, 정신질환 등에 대해 관리를 제공하는 데 중요한 역할을 한다. 구금된 청소년들에 대한 위험평가, 건강교육 프로그램, 예방접종과 같은 중재 서비스와 여성 청소년을 위한 부인과 관리와 산과 서비스가 요구될 수 있다.
2. **학교기반 건강센터.** 신체평가와 치료, 정신건강 평가와 중재, 약물관리 그리고 구강건강 검사와 치료가 포함된다.
3. **임신관리.** 간호사들은 진료실, 클리닉 및 학교에서 임신한 청소년들에 대한 관리를 자주 제공한다. 이러한 10대에게 서비스를 제공하는 간호사는 건강증진 및 건강유지 주제에 중점을 둘 수 있다. 청소년들은 자신들의 행동이 태아에 영향을 미칠 수 있음을 인식하기 때문에 일반적으로 이러한 주제에 관심이 있다. 예를 들면, 임신한 10대의 금연 프로그램, 흡연이 태아, 영아 그리고 아동에 미치는 영향에 대한 정보를 제공할 수 있다. 임신기는 청소년이 식이요구와 음식섭취 개선에 관한 학습에 수용적일 수 있는 시기이기도 하다. 수면, 아동발달 그리고 관련 주제가 임신한 청소년과 접촉하는 많은 환경에서의 관리에 통합될 수 있다. 또래집단과 사회적 지원이 임신한 10대에게는 필수적이며, 간호관리에 의해서 긍정적인 지원체계가 제고될 수 있다.
4. **노숙자 쉼터.** 청소년이 노숙자 쉼터나 길거리에서 다른 가족과 함께 또는 혼자 생활할 수 있다. 이러한 청소년은 영양결핍, 치아관리와 예방적 건강서비스에 대한 접근성 부족, 기후나 다른 위험에의 노출로 인한 부상 그리고 정신건강 장애와 같은 건강문제를 겪는 경우가 많다. 노숙을 하는 많은 청소년은 성 정체성과 같은 문제나, 보복이나 배척에 대한 두려움으로 힘들어 한다. 노숙자 쉼터의 간호사들은 정신건강 서비스와 신체건강 서비스를 조정하고, 요구되는 관리를 위한 자원을 제공하고, 좀 더 안정적인 지역사회에서의 주거시설로 옮기는 것을 돕는다.

청소년과의 상호작용을 증진시키기 위해서 어떠한 프로그램과 임상환경이 사용되는가? 여러분은 건강증진과 건강유지 중재를 어떻게 병원이나 클리닉, 진료실, 학교, 가정 또는 그 외의 환경에 통합할 수 있는가?

하다. 그러나 청소년들은 독립성을 얻기 위해 노력하는 과정에서 자주 부모와 대립하고 한계를 느끼며 갈등한다. 가정 밖의 사회적 상호작용이 삶의 중심이 되는 동시에, 가정 내 상호작용이 일관적이고 중요한 유대관계를 제공한다. 또래들과 강한 우정을 형성하면서 계속해서 가정의 중요성을 인정하고 그 일원으로 참여하도록 돕고, 부모이 발달적 요구를 이해하고 부모의 역할을 이해하도록 돕는다.

청소년들이 건강검진을 위해 방문할 때 이들의 타인과의 관계를 평가한다. 청소년과 부모(함께 방문하는 경우)를 따로 면담하는 시간을 제공함으로써 각자 자유롭게 이야기하고 질문하는 시간을 가지도록 한다. 학업수행, 활동과 같이 청소년의 친구 및 시간을 보내는 방법에 대한 정보를 확인한다. 그리고 가장 친한 친구가 누구인지, 이들이 함께 무엇을 하는지에 대해 묻고 부모에게는 자녀의 친구들에 대한 의견을 묻는다.

기질이나 성격 유형의 특성이 청소년기에도 계속되면서 그 이전의 시기와 동일한 것이 일반적이다. 예를 들면, 활동적이었던 유아와 아동은 일반적으로 10대가 되어서도 여전히 활동적이다. 적응이 느렸던 아동이 청소년이 되면 새로운 학교와 선생님에 적응하는데 더 많은 시간을 필요로 할 수 있다. 청소년이나 부모가 성격적 특성으로 인한 문제를 겪는다면, 이러한 기질에 대해서 이야기를 나누고, 이들이 이러한 특성에 대해서 긍정적인 생각을 가지도록 돕고, 필요하다면 환경을 변화시키는 방법에 대해서 논의한다. 예를 들면, 부모는 적응이 느린 대상이 학급위원에 출마하는 것에 관심이 있을 것으로 기대해서는 안 된다. 불규칙한 수면과 식습관을 가진 청소년은 정해진 시간에 일하는 것에 어려움을 느낄 수 있을 것이다.

청소년의 가정 내에서의 역할에 대해서 묻는다. 10대에게 어떤 책임이 있는가? 형제자매와의 관계, 조부모나 사촌과 같은 친척과의 관계는 어떠한가? 가족이 함께 하는 활동은 무엇인가? 이러한 질문에 대한 청소년의 대답과 부모의 대답에 차이가 있는가? 10대-부모의 관계에 있어서 위험요인과 보호요인은 무엇인가?

대부분의 청소년들은 특정 시기에 부모로부터의 훈육이나 지도를 필요로 한다. 부모가 자녀의 자율성에 대한 요구를 존중하고 중요한 문제에 대한 몇 가지 규칙만을 활용하는 것이 바람직하다. 부모에게 도움이 될 수 있는 지침은 다음과 같다.

- 청소년의 독립성을 조금씩 증가시킨다. 증가하는 책임감을 성공적으로 완수한다면 더 많은 책임을 질 수 있는 준비가 되어 있을 수 있다. 청소년이 독립성을 잘못 사용한다면(늦게까지 집에 들어오지 않기, 거짓말 등), 분명한 한계와 특권의 상실이 있어야만 한다.
- 청소년과의 대화에 귀를 기울인다. 반면에 청소년의 잘못된 결정에 대해 이야기하지 않는다.
- 청소년을 비하하는 말 대신 행동에 대해서 언급한다.
- 청소년이 자신의 한계에 대한 시도를 하고 배워감에 따라서 일관성 있게 대하고 애정을 기울인다.

청소년이 학대를 받거나, 가정 내 폭력, 경제적 어려움 등 스트레스 요인을 확인하여 사소한 분쟁은 논의에 의해서 해결될 수 있으나 주요한 문제들은 정신건강 전문가로의 위탁이 필요할 수 있다.

청소년이 있는 가족 구성원들의 역할 변화에 대해 인지 및 적응할 수 있도록 도움을 제공한다.

- 청소년의 독립성이 증가하고 부모에 대해서 비판적일수록 거절당하는 느낌을 받을 수 있으므로 다른 부모와 이러한 문제에 대해서 이야기를 나누는 것이 도움이 될 수 있다.
- 자녀가 이야기할 수 있는 기회를 제공하되, 대화를 강요하지는 않는다.
- 개방형 질문을 이용한다. "오늘 하루 어땠니?"가 아닌, "오늘 일어난 일 중에서 좋았던 일에 대해서 말해줘."라고 말한다.
- 자녀가 책임감 있는 성숙한 행동을 하는데 시간이 걸릴 것이며 청소년 동안에 계속해서 지도가 필요하다는 것을 인식한다.
- 자녀를 과소평가하기보다는 수용할 수 없는 행동에 대해서 이야기함으로써 훈육을 제공한다.
- 좋은 성적, 활동에의 참여, 가정에서의 도움 또는 다른 행동에 대한 긍정적인 피드백을 충분히 제공한다.
- 지속적으로 몇 가지 규칙만을 강조한다. 중요한 규칙으로는 가족 구성원들과 다른 사람들을 존중하고 위험한 행동을 피하는 것이다.

청소년들에게 도움이 되는 조언은 다음과 같다.

- 대부분의 청소년들은 때때로 부모로 인해서 좌절감을 느낀다. 자신의 가족에 대해서 좋은 점과 좋지 않은 점을 표현하도록 한다.
- 부모에게 모르겠다고 말하는 대신에, 통금시간이 조금 더 늦춰지기를 원한다는 것과 같이 구체적인 문제에 대한 불만을 제기한다.
- 청소년과 마찬가지로, 부모도 자신들이 올바르게 하는 일이 무엇인지 알기를 원한다. 가끔씩 부모에게 잘 되어가고 있는 일이나 자신이 고맙게 생각하는 일에 대해서 말한다.
- 부모와 대화를 한다. 할 수 없다고 생각되면, 나이가 많은 형제자매나 교사, 상담사 또는 성직자와 같이 자신이 존경하는 또 다른 어른을 찾는다.

청소년들은 또래 친구들과의 관계에서도 부모와의 관계에서 생기는 문제와 동일한 문제를 겪는 경우가 많다. 친구와 의견이 다르거나 말과 행동에 의해서 상처를 받을 수 있다. 다른 친구들과 서로 존중하고 놀리지 않는 것의 중요성에 대해서 말한다. 친구들이 본인이 원하지 않는 일을 하도록 유도할 때조차도 자신만의 기준을 지키며 생활할 수 있는 전략을 제공한다. "대부분의 10대들은 친구들이 담배를 피우거나, 늦은 시간에 집에 몰래 들어가자고 할 때 거부하는 것을 힘들어 해. 친구들의 말을 거부하는 것이 어려웠던 때가 있었니?"라고 말한다. 신뢰할 수 있고 같은 이상을 가진 친구를 사귀는 것이 청소년 시절에 많은 도움이 될 수 있음을 제안한다.

기대되는 결과에는 의사결정에 있어서의 독립성과 함께 가정 안팎에서의 강한 유대관계 형성이다.

건강문제

중독

청소년기는 아동기에서 성인기로의 변화 단계로 정서적 불안과 혼란, 스트레스에서 벗어나기 위해 알코올, 담배, 각성제, 마약 등에 의존하는 잘못된 문제해결 방식을 취하게 된다. 청소년은 미숙한 판단능력으로 음주와 흡연에 의존하고 이는 습관성으로 지속되어 성인이 되어서도 건강문제를 일으키게 된다. 또한 학습과 사고의 능률을 높이고 행복감에 의해 각성제와 마약을 남용하게 된다. 지속적인 스마트폰, 게임, 인터넷 사용에 몰입함으로 통제력 상실과 가족 간의 갈등, 폭언, 공격적 행동 등이 나타나며 자기통제 실패로 인한 좌절감으로 우울감과 자존감 저하로 다시 스마트폰, 게임, 인터넷에 몰두하는 악순환에 빠지게 된다. 중독으로 인해 발생하는 문제를 치료하고 조기에 예방하기 위해서는 가족과 주변인들의 지지가 필요하며, 격려에 따른 청소년의 변화하려는 의지와 스트레스 대처방안을 찾도록 한다. 간호사는 중독에서 벗어나지 못하는 청소년들을 재활프로그램에 참여하게 하거나 예방교육을 실시한다.

자살

청소년의 사망원인 중 하나로 젊은 층의 자살이 지속적으로 증가하고 있다. 대부분 자살 청소년은 우울증상을 보이고 충동적이며 학교성적 저하, 가족의 해체, 극도의 스트레스, 소외감 등으로 자살충동을 느낀다. 간호사는 자살의 위험 신호를 조기에 발견하고 부모를 대상으로 자녀를 지지하며 가족의 유대관계와 의사소통을 증진시키고 원활히 할 수 있는 방법을 지도한다(표 9-6). 자살 위험신호 외에 우울, 식욕부진, 불면증, 심한 피로, 체중감소 등 신체 증상 및 가출, 무단결석, 불복종(과제 미제출) 등과 같은 행동이 나타나기도 한다. 주로 혼자 지내며 친구들로부터 정서적 지지를 받지 못한다. 자살은 예방이 최선이다. 자살의 위험 증상을 보이는 사람이 주위에 있으면 전문가의 도움을 받도록 하며 반드시 자살예방센터에 알리도록 한

표 9-6 자살 위험 신호

- 죽음이라는 주제에 대한 이야기
- 주변 정리
- 힘이 없고 흥미를 상실
- 무모한 행동과 자해 행동
- 급격한 행동의 변화
- 반사회적 행동(음주, 약물 남용, 가출, 고립, 성적 저하)
- 급격한 식욕 변화

다. 정기적인 신체검진을 하듯이 자살 위험신호에 대한 선별검사도 필요하다.

학교폭력

학교폭력은 폭언, 신체적 폭행, 집단 따돌림뿐만 아니라 스마트폰을 통한 사이버 폭력이나 왕따가 급증하고 있어 그 수준이 심각해지고 있다. 학교폭력의 원인으로는 낮은 경제적 수준, 한부모 가정, 부모의 소홀함, 가정폭력과 아동학대 경험, 자존감 저하 등이 있다. 학교폭력은 일시적 행동이 아니라 발달과정에서 점진적으로 드러나는 연속적 행동으로 간호사와 보건교사는 이러한 복합적인 원인 요소를 가진 위험 청소년을 조기에 발견하여 중재할 수 있어야 한다. 폭력적인 가족과 청소년을 전문상담사에게 의뢰하고 분노와 스트레스를 해결하는 방법을 찾도록 정서적 지지를 해준다.

섭식장애

섭식장애는 음식에 과도하게 집착하여 다량의 음식을 섭취하는 폭식증(bulimia nervosa)과 음식섭취를 거부하는 거식증이 있다. 폭식증은 한 번에 많은 양을 먹은 후 체중증가를 막기 위해 구토를 하거나 약을 이용한 설사를 유발하거나 이뇨제를 복용하는 것이다. 저체중임에도 살찌는 것에 대한 공포감을 가지고 있다. 거식증은 심한 저체중임에도 체중이 증가할까봐 두려워하고 과도한 운동을 하며 음식섭취를 거부한다. 섭식장애 진단기준(DSM-5)을 통해 진단하며, 섭식장애는 외모와 신체상에 관심이 많은 10대와 20대 여성에게서 발생한다. 섭식장애로 인해 우울과 짜증, 탈모와 무월경 증상이 나타나고 심할 경우 불임, 탈수, 심부정맥이 발생하며 자살행동을 일으키기도 한다. 이를 예방하기 위한 조기발견과 중재가 필요하다. 이를 위해 간호사는 가족의 지지를 통해 정상적인 영양상태 유지를 위한 건강한 식습관 형성과 정신적 문제 발견 시 필요한 약물치료, 스트레스 대처 방법과 문제해결 방법을 탐색하는 인지행동 치료 등을 수행한다(16장 참조).

질병예방 전략

청소년은 일반적으로 많은 질병에 걸리지 않으며, 대부분이 호흡기나 소화기 질환과 같은 경미한 질환이다. 그러나 청소년기에 주로 발생하는 질병이 있으며 건강 전문가들은 이러한 잠재적인 질병의 징후에 대해서 알고 있어야 한다. 청소년에게 주로 발생하는 일반적인 건강문제는 다음과 같다.

- 여드름과 피부감염
- 피어싱과 문신
- 과도한 스포츠 활동으로 인한 부상
- 변비와 설사

더욱 심각한 건강문제로는 다음과 같은 것이 있다.

- 척추측만증
- 빈혈증
- 과도한 피로
- 멍
- 성병
- 식이장애
- 학대나 심한 따돌림

청소년의 건강검진 동안에 여러 가지 선별검사가 수행되어야 한다. 청소년의 질병 위험에 대한 이해를 돕기 위해서는 앞에서 설명된 것처럼, 신체검사와 정신건강 검사가 포함된다(표 9-7 참조).

청소년에게는 건강을 보호하고 질병을 예방하는 방법에 관한 포괄적인 정보를 제공해야 한다. 흡연으로 인한 위험한 결과가 논의되고, 흡연 청소년들에게는 금연 프로그램이 장려된다. 피임 없는 성 활동은 건강에 대한 심각한 위협을 초래할 수 있다. 화상과 향후 피부암을 예방하기 위한 자외선차단제의 사용이 장려된다. 여아에게는 유방 자가검사에 대한 교육을 실시하고, 남아에게는 고환검사에 대한 교육을 실시한다. 과체중이면서 정적인 생활을 하는 청소년에게는 제2형 당뇨병, 심혈관 질환과 같은 가능한 결과에 대한 교육을 포함한다. 질병에 대한 설명으로 청소년을 위협하거나 겁을 주는 것이 권장되지는 않지만, 흡연이나 당뇨병의 잠재적인 심각한 결과에 대한 이해는 행동변화를 위한 동기유발 요인이 될 수 있다.

간호사는 질병예방에 대한 교육뿐만 아니라, 이들의 접종기록을 주의 깊게 검토해야 한다. 청소년에게 일반적으로 요구되는 예방접종은 다음과 같다.

- 마지막 파상풍 – 디프테리아(TD) 추가접종 – 10년마다 추가접종이 요구되므로 그 사이에 접종갱신이 필요한 상처가 없었다면, 5세에 접종을 실시한 경우에는 15세에 추가접종

표 9-7 청소년에 권장되는 선별검사

연령	권장되는 정신건강/행동 선별검사	권장되는 신체건강 선별검사
11~14세	• 담배와 알코올의 사용 • 학대 경험 • 만족스럽지 못한 학업수행 • 우울증이나 그 외 정신건강문제 병력 • 폭력이나 위험한 행동의 경험 • 개인적 스트레스나 가족 스트레스의 경험 • 외로움이나 친구 부족	• 시력 • 청력 • 빈혈증 • 지질 • 혈압 • 소변검사 • 결핵(위험할 경우) • 유방검사 • 성병 위험성
15~17세	• 위와 동일	• 위와 동일
18~21세	• 위와 동일	• 위와 동일 • 다른 위험요인이 존재하지 않으면 21세에 골반검사 시작

SOURCE: Adapted from Hagan, J. F., Shaw, J. S., & Duncan, P. M. (2017). Bright futures: Guidelines for health supervision of infants, children, and adolescents (4th ed.). Elk Grove Village, IL: American Academy of Pediatrics.

임상간호 시 주의점

성적으로 활발한 청소년들은 매년 다음과 같은 검사를 받아야 한다.

- 클라미디아
- 임질
- 질 트리코모나스증
- 인유두종바이러스
- 단순 헤르페스 바이러스
- 세균성 질염
- 인체 면역결핍 바이러스

개인의 요청이 있거나 다음의 기준 중 어느 하나에 해당된다면 매독검사를 받아야 한다.

- 성병 병력
- 지난 6개월 내에 1명 이상의 성관계 파트너
- 정맥 내 약제 사용
- 위험성이 있는 파트너와의 성교
- 마약이나 돈의 대가로 한 성관계
- 노숙생활

이 요구된다. Tdap(파상풍 – 디프테리아, 백일해) 추가접종이 실시되는데, 11~12세에 접종을 권장한다. 청소년기 동안에 TD 백신을 접종했다면, 최소한 5년 후에 Tadp 백신을 접종한다.

- 두 번째 홍역, 볼거리, 풍진접종 – 아동기에 두 번째 접종을 하지 않았다면 지금이 필요한 시기일 수 있다.
- 아동기에 접종하지 않았다면 두 차례의 A형간염 접종(6~18개월 간격)을 실시한다.
- B형간염 백신 – 모든 청소년들에게 중요하며, 일부 청소년들은 유아기에 접종하지 않았을 수도 있다.
- 수두백신 – 수두에 걸렸던 기록이 없다면 접종이 요구된다.
- 뇌수막염 백신
- 인유두종바이러스 백신(3회 접종)
- 매년 인플루엔자 백신 접종 – 현재 모든 아동과 청소년들에게 권장

기대되는 결과는 일반적인 질병과 예방법에 대한 지식 증가, 선별검사 사용, 질병관리 등이 있다.

안전사고 예방

사고는 청소년들에 있어서 가장 큰 건강위험이다. 주된 위험이 자동차 사고이다(표 9-8). 자동차 사고로 인한 부상과 사망 등에 노출 여부를 확인하고, 안전 장비 등 예방조치를 장려한다.

사고로 인한 손상위험을 확인할 수 있는 질문은 다음과 같다.

- "네가 가장 좋아하는 여름활동은 뭐니? 절벽에서 점프를 하는구나! 점프를 하니 아니면 다이빙을 하니? 물이 얼마나 깊은지 어떻게 아니? 너의 수영실력을 어떻게 설명하겠니? 혼자 가기도 하니? 부모님은 네가 절벽에서 점프하는 것을

표 9-8 청소년기의 손상예방

	위험	발달적 특성	예방조치
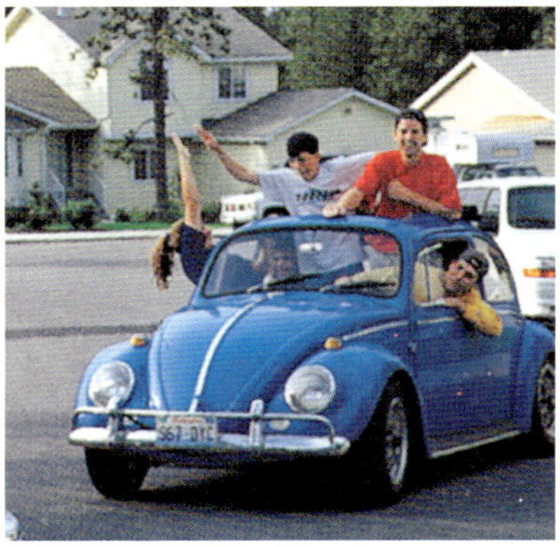	자동차 사고	청소년들은 운전을 배우고 독립심과 안전감을 느낄 수 있다.	• 운전교육 및 법적 준수사항을 지킬 것을 교육한다. • 안전에 대한 규칙을 강화한다. • 안전벨트 사용을 강조한다.
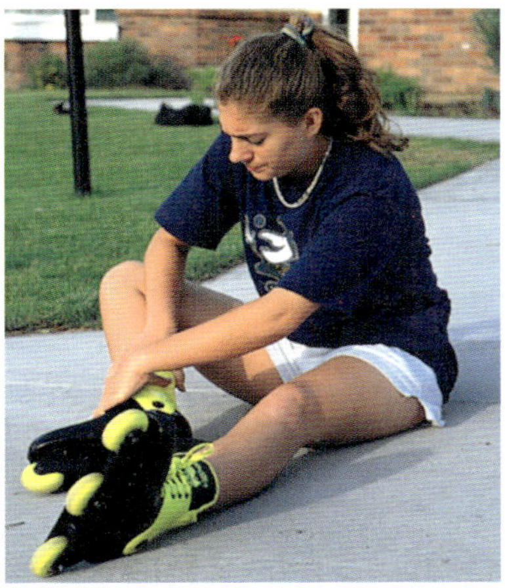	스포츠 부상	청소년들은 축구, 체조 또는 미식축구와 같이 신체적으로 힘든 스포츠에 참여할 수 있다.	• 스포츠 보호장비의 사용을 장려한다. • 안전규칙에 대해서 교육한다.
	익사	청소년들은 수영할 때 지구력(인내심)을 과대평가한다. 이들은 위험을 무릅쓰고 다이빙을 한다.	• 청소년들에게 절대 혼자 수영하지 말고 친구나 어른들과 함께 수영하도록 장려한다. • 규칙을 강화하고 위험에 관한 교육을 한다.

SOURCE: George Dodson/Pearson Education, Inc.

아시니?"

• "사람들은 때때로 다른 사람들로 인해서 다치거나 학대를 당해. 집에서나 다른 장소에서 그런 일이 너에게 일어난 적이 있니?"

일반적인 손상원인에 대한 질문을 마쳤다면, 손상예방 교육에 대해서 논의하고 이에 대한 서면자료를 제공하도록 한다(표 9-9). 이러한 조치는 중요한 건강유지 활동이다. 간호의 기대되는 결과에는 심각한 손상의 부재, 손상위험을 야기할 수 있는 원인에 대해서 진술할 수 있는 능력 그리고 위험한 활동에 참여했을 때 도움을 요청할 수 있는 비상계획이 포함된다.

간호과정

간호사정과 간호진단

다양한 환경에서 청소년의 건강문제에 대해 평가할 수 있다. 성장측정, 신체검사를 통한 비정상적인 결과 여부, 식사, 신체활동, 구강건강과 관련된 생활방식, 정신상태, 가족의 상호작용 그리고 또래와의 사회적 관계에 대한 평가, 흡연, 무방비 성

표 9-9 청소년들을 위한 손상예방 주제

주제	교육
자동차 사고	항상 안전벨트를 착용한다.
햇볕(일광)	자외선 차단제를 바른다.
기계	전동기구를 올바르게 사용하는 법을 배운다. 눈과 귀의 보호장비를 착용한다.
응급치료	응급처치, 심폐소생술, 기도폐쇄 제거에 대해서 배운다.
청력	긴 시간 동안이나 이어폰을 사용해서 시끄러운 음악을 듣는 것을 피한다.
스포츠	스포츠를 하기 위해서 권장되는 보호장비를 착용한다.
학대	학대가 있다면 신뢰할 수 있는 어른에게 이를 보고한다. 데이트 강간에 대해 교육한다.

SOURCE: Adapted from Hagan, J. F., Shaw, J. S., & Duncan, P. M. (2017). Bright futures: Guidelines for health supervision of infants, children, and adolescents (4th ed.). Elk Grove Village, IL: American Academy of Pediatrics.

표 9-10 청소년 평가에 생태체계이론의 적용

미시체계	외체계	거시체계
• 약물사용과 성적 행동에 관한 학교 교과과정 • 영양 및 신체활동과 관련된 학생과 가족의 행동	• 성 정체성 교육과 관련된 교육부 정책 • 청소년을 위한 직업이나 그 외 서비스를 제공하는 지역사회 기관 • 청소년이 접근할 수 있는 건강관리 서비스의 이용 가능성 • 건강증진과 건강유지의 지역 서비스로의 통합 • 성인 자원봉사자와 지역 사업체가 그 지역의 학교에 참여하는 정도	• 청소년의 흡연예방과 금연을 위한 정부보조금 • '청소년 위험행동 감시'와 그 외 연구의 결과를 지역사회에서 이용 가능

관계, 알코올이나 약물의 사용 또는 참여하는 모든 위험한 활동이 이러한 평가에 포함된다. 가족, 학교, 거주지역과 같이 청소년 주변의 사람들과 조직은 Bronfenbrenner의 생태체계이론을 사용해서 평가할 수 있다(표 9-10). 위험요인과 보호요인을 모두 열거하여, 보호요인은 청소년의 회복력을 제고시키기 위한 실행을 하는 동안 사용될 수 있다.

청소년과 가족에게 적합한 간호진단을 세우기 위해서 간호사는 청소년과 협력한다. 가능한 간호진단에 포함되는 것은 다음과 같다.

- 비효율적인 구강위생과 관련된 치열장애
- 영양에 대한 기본 지식의 부족과 식사장애 병력과 관련된 영양불균형: 신체요구량보다 적음
- 영양 지식 증가와 관련된 영양 향상 가능성
- 잦은 수면/기상 일정 변화와 관련된 수면양상 장애
- 청소년을 놀리는 친구의 위기와 관련된 상황적 자존감 저하
- 의사소통 패턴에서 나타나는 성숙도와 관련된 가족과정 향상을 위한 준비

계획과 수행

어떠한 환경에서든지, 간호사는 적절한 목표와 관련 중재를 계획하기 위해서 청소년과 부모, 교사, 학교 상담사와 협력한다. 간호사는 진료실, 학교 그리고 그 외 시설에서 개별 청소년을 대상으로 일하며 교육을 수행하기 위해서 청소년 집단을 대상으로 일을 하는 경우도 자주 있다. 청소년의 걱정에 귀를 기울이고, 논의를 위한 시간을 가지고, 비슷한 경험이 있는 또래 친구를 논의에 참여시키는 등 청소년들에게 효과적인 의사소통 기술을 적용한다.

대상자 교육을 위해 주제는 건강증진(청소년의 건강상태를 증진시키기 위한 정보를 제공하는 것)과 건강유지(질병과 부상을 피하는 방법에 대한 정보를 공유하는 것)를 모두 목표로 한다. 청소년으로 하여금 개인적인 건강목표를 찾도록 하는 것이 좋은 출발점이며, 거기에서부터 교육을 시작한다.

또한 청소년의 부모에게도 유용한 훈육기술, 자녀들에게 느끼는 부모의 일반적인 감정에 대한 인식 그리고 자녀에 있어서 독립성 증가의 필요성과 같은 정보를 지원하고 제공해야 한다.

매년 건강지도 방문을 실시하도록 장려하고 청소년의 환경을 개선하고 청소년의 건강목표 달성을 돕기 위해서 다른 건강관리 전문가들과 협력한다.

평가

청소년과 부모에 대한 건강증진과 건강문제에서 기대되는 결과는 다음과 같다.

- 정상적인 성장 양상과 적정 체중을 유지한다.
- 청소년이 매일 60분씩 신체활동을 한다.
- 치아 표면에 부산물이나 치태(plaque)가 없다.
- 청소년이 긍정적인 자아상을 수립한다.
- 청소년이 또래, 가족, 교사 등과 긍정적인 관계를 맺는다.
- 소년이 질병과 손상을 예방하는 건강한 생활습관을 유지한다.

핵심 요약

- 청소년에게 일어나는 일반적인 문제를 구분하고 그에 맞는 간호를 제공하기 위해 생리적, 성심리적, 심리사회적, 인지적, 도덕적 변화에 대해 고려해야 하며 가족, 학교, 친구들과 같은 사회적 환경에 대한 변화도 고려해야 한다.
- 청소년과 이들의 부모에 대한 관찰은 가장 주의를 필요로 하는 건강문제가 무엇인지를 결정하는데 중요한 단서를 제공한다.
- 성장 측정은 10대의 영양상태에 대한 유용한 단서를 제공한다.
- 청소년에게는 신체활동이 중요하지만, 대다수의 청소년들은 적절한 양의 운동을 하지 않는다.
- 청소년은 긍정적인 자아개념과 신체상을 획득하기 위해서 많은 도전에 직면한다.
- 청소년기의 2차 성징의 순서는 'Tanner의 5단계'라 이다. 여아는 유방과 음모 성장에 따라 단계를 나누며, 남아는 고환, 음경, 음낭, 음모의 성장에 따라 단계를 나눈다.
- 또래집단은 우정, 자아존중감 등에 1차적인 제공원이 된다.
- 청소년은 건강관리를 위한 방문을 자주 하지 않기 때문에 건강관리 방문 시 청소년 시기에 주요한 건강문제 검토를 권장한다.

Chapter 10

아동의 건강증진 간호

학습목표

1. 아동의 발달단계별 활동과 휴식 및 수면의 특성을 설명한다.
2. 아동의 예방접종의 종류와 방법을 설명한다.
3. 아동의 발달단계별 영양과 식습관 교육을 수행한다.

아동의 활동과 휴식 및 수면의 특성

아동의 성장과 발달, 건강유지 및 증진을 위해 필요한 기본 욕구가 아동의 신체활동과 수면 및 휴식이다.

아동의 일반적인 활동과 수면 및 휴식의 특성은 다음과 같다.

신체활동

적절한 신체활동은 아동의 건강한 체중 유지뿐 아니라 근골격계, 심혈관계, 신경계의 발달을 돕는다. 또한 심리, 정서적인 효과도 가져온다. 아동이 신체활동에 적극적으로 참여함으로써 불안이나 우울과 같은 증상이 호전될 수 있고, 신체활동을 통해 자신을 표현하고 자신감을 북돋우며, 또래와의 건강한 사회적 관계를 형성한다. 최근의 연구들은 신체활동이 활발한 아동이 다른 건강행위를 더 잘 실천하고 학업을 성취하는 능력이 높다고 보고하였다. 그러므로 아동의 발달단계에 따라 적절한 수준의 신체활동을 유지 · 증진할 수 있도록 아동과 가족을 격려하고 지지하는 것이 무엇보다 필요하다. 영아는 대체로 활동적이어서 별도의 운동자극이 필요하지는 않다. 보행기나 아기용 그네 또는 유모차를 너무 많이 태울 경우, 영아의 탐구력과 전체운동능력의 발달에 지장을 줄 수 있다. 일반적인 통념과는 다르게 보행기는 보행근육의 조화를 향상시키지 못하고, 뒤집어지거나 계단에서 굴러 떨어질 수 있기 때문에 위험하다. 유아의 활동 수준이 높은 편이기 때문에 신체운동 부족과 관련된 문제는 거의 없다. 아동의 활동을 선택할 때에는 신경발달 정도를 고려하여야 하며, 아동의 특성에 따라 활동 종류를 선택하는 것이 좋다. 예를 들어, 활동량이 많은 아동은 야외놀이가 좋다. 최근 아동의 컴퓨터나 모바일 기기를 포함한 디지털기기 사용과 좌식활동의 증가와 더불어 아동의 외부 신체활동이 많이 감소되고 있다. 신체활동 부족은 비만을 비롯한 다양한 건강문제를 초래할 수 있으므로, 아동의 신체활동을 촉진할 수 있도록 도와주어야 한다. 아동의 신체활동은 가정과 학교, 지역사회에서 이루어지는 아동의 놀이와 게임, 스포츠, 교통수단 이용, 심부름하기, 오락활동, 체육활동, 계획된 운동 등을 포함한다.

WHO는 5~17세 아동을 위한 신체활동을 다음과 같이 권고한다.

- 5~17세 아동은 매일 최소 60분 이상 중간 정도에서 격렬한 강도의 신체활동을 해야 한다.
- 매일 대부분의 신체활동은 유산소운동이어야 한다.
- 주당 최소 3회 이상의 근육과 뼈 강화 운동을 포함한 격렬한 강도의 활동이 통합되어야 한다.

발달단계에 따른 신체활동은 각 장을 참조한다.

수면과 휴식

신체가 충분한 휴식을 취하지 못하면 신체적 피로, 부정적인 반응, 지시 수행의 어려움 등을 유발할 수 있다. 따라서 적절한 신체활동의 유지와 더불어 충분한 휴식은 아동의 성장발달 증진을 위해 중요하다. 수면은 모든 연령층의 건강을 위해 중요하지만, 아동의 빠른 성장발달 때문에 아동에게 수면은 더욱 중요하다. 수면 연구에 의하면, 아동이 적절한 수면을 취하지 못하면 이들의 잠재력이 충분히 발달되지 못할 뿐 아니라 신체적 건강도 영향을 받는다고 한다. 특히 수면박탈은 아동의 성장과 면역체계에 영향을 미칠 수 있다. 지속적으로 좋은 야간 수면을 한 아동은 그렇지 않은 아동에 비해 더 창의적이며, 과업에 좀 더 오래 집중하고, 문제해결 능력이 있고, 새로운 것에 대한 학습을 더 잘 할 수 있으며, 낮 동안 에너지가 더 많고, 타인과 좋은 관계를 형성하고 유지할 수 있다. 따라서 간호사는 부모가 아동 수면증진의 필요성을 이해하고 성장하는 아동이 적절한 수면과 휴식을 취할 수 있도록 교육해야 한다. 미국수면재단(National Sleep Foundation, NSF)에서 권고한 연령별 수면시간은 표 10-1과 같다. 수면양상은 영아마다 아주 다양하게 나타나는데, 활동적인 영아는 조용한 영아보다 잠을 적게 자는 편이다. 하루의 총 수면시간은 13~15시간 정도이며, 3~4개월 된 영아는 밤에 9~11시간 정도 잔다. 낮잠 횟수는 영아에 따라 차이가 있기는 하지만, 보통 1세 된 영아는 하루에 1~2번의 낮잠을 잔다. 모유수유를 하는 영아는 인공수유아보다 자주 깨어나며 수유 빈도가 잦다. 영아의 수면문제가 발생하면 깨어나는 빈도와 깨어 있는 시간, 야간 수유횟수, 평소 잠드는 과정 그리고 영아에게 취한 조치 등을 주의 깊게 확인하여 효과적인 접근 방법을 계획하는 것이 중요하다. 수면장애를 예방하는 가장 좋은 방법은 부모가 문제되는 수면양상을 조장하지 않도록 권장하는 것이다. 영아가 부모의 팔에 안겨서 잠드는 것에 익숙해지면, 침대로 옮겨져 잠을 자다가 깨어나게 될 경우, 낯선 환경 때문에 다시 잠드는 것이 어려워진다. 그러므로 영아가 깨어 있을 때 아기침대에 바로 눕혀 잠들게 하는 것이 바람직하다. 영아가 밤에 잠투정을 하며 울더라도 수유를 하거나 달래기 젖꼭지를 물리지 않는 것이 좋다. 2세가 되어도 전체 수면량은 별로 감소하지 않아서 1일 평균 12시간을 잔다. 대부분의 아동은 하루에 한 번 낮잠을 자며, 2세 후반에서 3세가 되면, 낮잠 자는 습관이 없어진다. 잠자리에서 잠드는 것과 관련된 수면문제는 흔하며, 이는 공포와 관련이 있다. 공포는 일상적 스트레스인 대소변 가리기 훈련, 이사, 동생의 출생, 상실 경험, 부모로부터 분리 등으로 생길 수 있다. 취침시간을 규칙적으로 지키는 것이 도움이 되며, 좋아하는 봉제인형이나 담요 같은 이행적 대상을 제공하면, 취침 시 안정감을 느낄 수 있다. 학령전기 아동의 평균 수면시간은 10~12시간이고 일부 아동은 낮잠을 자지 않고도 잘 지내지만, 일부는 가끔 낮잠을 자야 하는 경우도 있다. 다른 발달 시기에 비해 학령전기에는 악몽이나 야경증과 같은 수면 문제가 많이 발생한다. 학령기 아동은 대부분 낮잠이 필요하지 않다. 수면습관은 아동마다 다를 수 있으나 일반적으로 6세 아동은 10시간, 12세 아동은 8~9시간의 수면이 요구된다. 수면은 학령기 아동의 신체성장과 학업성취에 매우 중요하며, 적당한 휴식을 취하지 못하면 신경질적인 태도를 보이거나 학교에서의 집중력이 떨어져 수업 중 졸거나 성적이 떨어질 수 있게 된다. 학령기에는 학령전기에 나타났던 악몽이나 야경증이 줄어든다. 그러나 일부 학령기 아동은 몽유병을 경험할 수도 있다. 몽유병은 아침에 일어나면 기억을 하지 못하는데, 남아에게 발생 빈도가 높으며 야뇨증과도 관련이 있을 수 있다. 몽유병은 대부분 청소년기가 되면 사라지게 된다. 잠꼬대나 몽유병은 연령과 상관이 없으며 특별한 치료가 필요하지 않다. 청소년은 잠을 매우 늦게 자고 아침에 일어나기 힘들어하는 경향이 있다. 급속한 신체성장과 활동량 증가는 청소년에게 피로를 유발한다. 부모는 자녀가 다른 일에는 에너지가 넘치지만 집안일에는 참여하지 않는다고 불만을 토로하기도 한다. 청소년이 현실적인 계획으로 휴식을 갖도록 격려한다. 청소년기의 수면장애는 성인기까지 이어질 수 있으므로 수면장애가 발생하지 않도록 규칙적인 수면습관을 갖도록 건강지도한다.

표 10-1 발달단계별 적정 수면시간

연령	적정 수면시간
신생아: 0~3개월	14~17시간
영아: 4~11개월	12~15시간
유아: 1~2세	11~14시간
학령전기: 3~5세	10~13시간
학령기: 6~13세	9~11시간
청소년기: 14~17세	8~10시간
성인 초기: 18~25세	7~9시간
성인: 26~64세	7~9시간
노인: 65세 이상	7~8시간

아동의 예방접종 종류와 방법

예방접종은 인위적으로 특정 질병에 대하여 면역을 유발하는 것으로, 감염병으로부터 아동을 보호할 수 있는 매우 유용하고 효과적인 방법이다. 예방접종은 국가예방접종과 기타 예방접종으로 분류할 수 있다(그림 10-1). 국가예방접종은 국가가 권장하는 예방접종으로, 「감염병의 예방 및 관리에 관한 법률」을 통해 예방접종 대상 감염병과 예방접종의 실시기준 및 방법에 대한 권장사항을 정하고 있으며, 보건소와 지정 의료기관에서 접종이 가능하다. 기타 예방 접종은 국가지원 대상 이외에 의료기관에서 접종이 가능한 예방접종을 말하며, 경피용 결핵 백신, 로타바이러스 백신 등이 이에 속한다(표 10-2).

아동은 발달단계에 맞게 표준 예방접종 일정에 따라 접종을 해 나가야 함을 교육하고 이행하도록 한다.

예방접종 종류

결핵 백신: BCG

결핵은 결핵균(Mycobacterium tuberculosis)에 의한 감염질

구분	대상 감염병	백신종류 및 방법	횟수	출생~1개월 이내	1개월	2개월	4개월	6개월	12개월	15개월	18개월	19~23개월	24~35개월	만4세	만6세	만11세	만12세
국가 예방접종	결핵	BCG(피내용)	1	BCG 1회													
	B형간염	HepB	3	HepB 1차	HepB 2차			HepB 3차									
	디프테리아 파상풍 백일해	DTaP	5			DTaP 1차	DTaP 2차	DTaP 3차		DTaP 4차				DTaP 5차			
		Tdap	1													Tdap 6차	
	폴리오	IPV	4			IPV 1차	IPV 2차	IPV 3차						IPV 4차			
	B형 헤모필루스인플루엔자	Hib	4			Hib 1차	Hib 2차	Hib 3차	Hib 4차								
	폐렴구균	PCV	4			PCV 1차	PCV 2차	PCV 3차	PCV 4차								
		PPSV	-										고위험군에 한하여 접종				
	홍역 유행성이하선염 풍진	MMR	2						MMR 1차					MMR 2차			
	수두	VAR	1						VAR 1회								
	A형간염	HepA	2						HepA 1~2차								
	일본뇌염	IJEV(불활성화 백신)	5						IJEV 1~2차				IJEV 3차		IJEV 4차		IJEV 5차
		LJEV(약독화 생백신)	2						LJEV 1차				LJEV 2차				
	사람유두종바이러스 감염증	HPV	2													HPV 1~2차	
	인플루엔자	IIV	-					IIV 매년 접종									
기타 예방접종	로타바이러스 감염증	RV1	2			RV 1차	RV 2차										
		RV5	3			RV 1차	RV 2차	RV 3차									

그림 10-1

아동의 예방접종 일정표

예방접종도우미(https://nip.cdc.go.kr/irgd/index.html)

표 10-2 예방접종의 분류

국가예방접종	기타 예방접종
• 결핵(BCG, 피내접종)	• 결핵(BCG, 경피접종)
• B형간염(HepB)	• 로타바이러스(RV)
• 디프테리아/파상풍/백일해(DTaP)	• 수막구균(MCV4)
• 파상풍/디프테리아(Td)	• 대상포진(HZV)
• 파상풍/디프테리아/백일해(Tdap)	
• 폴리오(IPV)	
• 디프테리아/파상풍/백일해/폴리오(DTaP-IPV)	
• 디프테리아/파상풍/백일해/폴리오/b형 헤모필루스 인플루엔자(DTaP-IPV/Hib)	
• 폐렴구균(PCV, PPSV)	
• 홍역/유행성이하선염/풍진(MMR)	
• 수두(VAR)	
• A형간염(HepA)	
• 일본뇌염(IJEV, 불활성화 백신)	
• 일본뇌염(LJEV, 약독화 생백신)	
• 사람유두종바이러스(HPV)	
• 장티푸스(파첸, 고위험군 대상)	
• 신증후군출혈열(HIFRS, 고위험군 대상)	

환으로 폐를 침범할 뿐만 아니라 뼈나 관절, 뇌 등 신체의 다른 부위에도 영향을 주는 질환이다. 주로 기침이나 재채기를 통해 호흡기 분비물로 사람 간 전파된다. 결핵을 예방하기 위하여 결핵 백신(Bacille CalmetteGuerin vaccine, BCG)을 생후 4주 이내에 접종하여야 한다. BCG 종류로는 피내용와 경피용이 있는데, 피내용은 국가예방접종에 해당되며, 경피용은 기타 예방접종에 해당된다. 예방접종 후 4주 이내에 접종부위에 염증이 생기면서 시간이 지남에 따라 아물게 되는데, 대체로 피내용은 약간의 흉터가 남는 반면, 경피용은 천자 자국만 약간 남는 편이다.

가장 흔한 이상 국소반응은 광범위한 국소 피부궤양, 국소 림프절염으로 면역이 정상인 접종자의 1% 미만에서 발생하는데 대개 자연적으로 소실된다. 전신반응으로는 매우 드물게 골염/골수염, 파종성 BCG감염증이 있다.

B형간염 백신: HepB

B형간염 백신(Hepatitis B vaccine, HepB)은 출생 후 0, 1, 6개월에 3회 기초접종을 한다. 모체가 B형간염 표면항원(HBsAg)이 양성인 경우에는 정상아와 미숙아 모두에게 출생 후 12시간 이내에 B형간염 백신과 면역글로불린(hepatitis B immunoglobulin, HBIG)을 양쪽 외측광근에 근육주사로 접종하여야 한다. 나이 든 아동인 경우 삼각근에 근육주사로 접종하는데, 배둔근에 근육주사하는 것은 면역효과가 떨어지므로 피하도록 한다. 가족 내에 간염보균자나 간염 환자가 있어서 감염 위험성이 높을 경우에는 반드시 항체검사를 실시하여야 하는데, 접종 후 3개월이 지나면 간염 항체검사를 할 수 있으나, 9개월이 지나야 항체가 제대로 형성되기 때문에 이때까지 항체검사를 연기하는 것이 좋다. 간염 항체검사 결과 항체가 생기지 않았다면, 다시 세 번의 간격으로 간염 예방접종을 하고 3개월 후 다시 항체검사를 한다. 보통 2kg 미만의 미숙아는 백

신 접종 후 항체 생성률이 떨어지기 때문에 몸무게가 2kg 이상일 때 접종하도록 권하고 있으나, 모체가 간염보균자일 경우에는 2kg 미만의 미숙아에게도 B형간염 백신과 면역글로불린을 투여하여야 한다. 예방접종 후의 이상반응은 드물게 나타나며, 주로 접종부위의 부종, 통증, 경결, 열감, 피부발진 등 국소이상반응으로 대개의 경우 1~2일 사이에 사라진다.

디프테리아, 파상풍, 백일해 혼합백신: DTaP

디프테리아, 파상풍, 백일해 혼합백신(diphtheria and tetanus toxoids and acellular pertussis vaccine adsorbed, DTaP)은 7세 이하의 정상 아동에게 생후 2, 4, 6개월에 3회 기초접종을 하고, 생후 15~18개월과 4~6세에 각각 1회 추가접종을 한다. 백일해 백신은 7세 이상의 아동에게 접종하였을 경우 부작용의 위험이 높기 때문에, 11~12세 추가접종 시에는 백일해 백신을 제외한 디프테리아, 파상풍 혼합백신인 Td (tetanus and diphtheria toxoids adsorbed)이나 Tdap (tetanus toxoid, reduced diphtheria toxoid and acellular pertussis vaccine adsorbed)를 사용한다. 예방접종 후의 이상반응은 드물게 발생하는데 주로 접종부위의 발적, 부종, 통증이 나타나고 기초접종 시보다 4차와 5차 접종 시 더 심하게 발생하는 경향이 있으며, 전신반응으로 어지러움, 식욕부진, 구토, 미열 등이 나타날 수 있다. 드물게 고열, 경련, 아나필락시스 반응 등의 심각한 부작용이 발생하기도 한다.

폴리오 백신: IPV

사균 폴리오 백신(inactivated poliovirus vaccine, IPV)을 생후 2, 4, 6~18개월에 기초접종을 하고 4~6세에 1회 추가접종을 한다. 폴리오 기초접종은 DTaPIPV 또는 DTaP-IPV/Hib 콤보백신으로 접종이 가능하며, 이때 동일 제조사의 백신으로 접종할 것을 권장한다. 사균 폴리오 백신은 소량의 항생제(streptomycin, neomycin)를 함유하고 있으므로 이러한 항생제에 과민반응이 있는 경우에는 접종 후 과민반응을 보일 수 있으며, 드물게 접종부위의 발적, 경결, 통증 등이 발생할 수 있다.

b형 헤모필루스 인플루엔자 백신: Hib

b형 헤모필루스 인플루엔자 백신(Haemophilus influenza type b vaccine, Hib)은 생후 2, 4, 6개월에 기초접종을 하고, 생후 12~15개월에 1회 추가접종을 한다. 기초접종의 경우 DTaP-IPV/Hib 콤보백신으로 접종이 가능하며, 이 때 동일 제조사의 백신으로 접종할 것을 권장한다. 5세 이상의 아동중에서 겸상적혈구증, 비장절제술, 항암치료에 따른 면역저하, 백혈병, 인간면역결핍바이러스(human immunodeficiency virus, HIV) 감염, 체액면역 결핍 등 b형 헤모필루스 인플루엔자에 대한 감염 위험성이 높은 경우 접종을 실시한다. 예방접종 후 이상반응으로 접종부위의 발적, 경결, 통증 등이 드물게 있지만, 대부분 12~24시간 이내에 소실되며 발열이나 보챔 등의 전신반응은 드물게 나타난다.

폐렴구균 백신: PCV/ PPSV

폐렴구균 단백결합 백신(pneumococcal conjugate vaccine, PCV)은 생후 2, 4, 6개월에 3회 기초접종을 하고 생후 12~15개월에 추가접종을 한다. 10가와 13가 단백결합 백신 간의 교차접종은 권장하지 않는다. 폐렴구균 다당질 백신(pneumococcal polysaccharide vaccine, PPSV)은 2세 이상 아동 중에서 면역기능 저하, 겸상적혈구 빈혈, 비장기능 장애, 만성 심장질환, 만성 폐질환, 당뇨병, 뇌척수액 누출, 인공와우이식 등 폐렴구균 감염 위험성이 높은 경우 의사와 상담 후 사용한다. 예방접종 후 이상반응으로 접종부위 통증, 부종, 발적, 열감 등이 드물게 발생한다.

홍역, 유행성이하선염, 풍진 혼합백신: MMR

약독화된 홍역, 유행성이하선염(볼거리), 풍진 혼합백신(measles, mumps, and rubella vaccine, MMR)은 생후 12~15개월에 1차 접종하고, 4~6세에 2차 접종한다. 해외여행 등으로 신속하게 면역을 획득해야 하는 경우 생후 6개월 이후의 영아에게 백신을 접종하며, 생후 12개월에 다시 홍역, 유행성이하선염, 풍진 혼합백신을 접종하여야 한다. 예방접종 후 이상반응으로 두통, 발열, 관절통, 일시적인 혈소판 감소증 등이 드물게 발생할 수 있으며, 뇌염이나 뇌신경마비 등의 신경학적 이상반응이 매우 드물게 나타날 수 있다.

수두 백신: VAR

약독화된 수두 백신(varicella vaccine, VAR)은 생후 12~15개월에 1회 접종한다. 수두 백신은 홍역, 볼거리, 풍진 혼합백신 또는 디프테리아, 파상풍, 백일해 혼합백신과 소아마비 백신, b형 헤모필루스 인플루엔자 백신과 동시에 접종할 수 있다. 예방접종 후에 이상 반응으로 접종부위의 통증, 부종, 발열, 발진이 드물게 나타날 수 있다.

A형간염 백신: HepA

A형간염은 사람과의 접촉, 오염된 음식물이나 물을 통해서 전염된다. A형간염 백신(hepatitis A vaccine, HepA)은 생후 12개월 이후에 1차 접종하고, 제조사에 따라 6~18개월 경과 후에 2차 접종을 한다. 예방접종 후 이상반응으로 주사부위 통증, 발적, 부종과 전신반응인 권태감, 피로, 미열 등이 드물게 나타난다.

일본뇌염 백신: IJEV/LJEV

일본뇌염 백신은 환자가 발생하기 1달 전(매해 6월 말)까지 적어도 1회 이상 접종하는 것을 원칙으로 한다. 불활성화 백신(inactivated Japanese encephalitis vaccine, IJEV)의 경우 생후 12~23개월 아동에게 7~30일 간격으로 2회 접종하고, 1년 후에 3차 접종을 시행한 다음, 6세와 12세에 추가접종을 실시한다. 약독화 생백신(live-attenuated Japanese encephalitis vaccine, LJEV)은 12~23개월 아동에게 1회 접종하고, 1년 후에 2차 접종을 하며, 불활성화 백신과 교차접종은 권장하지 않는다. 예방접종 후 이상반응으로 접종부위의 통증, 부종, 발열, 발진이 드물게 있으며, 아주 드물게 중추신경계 이상반응이 발생할 수 있다.

사람 유두종 바이러스 백신: HPV

사람 유두종 바이러스 백신(human papilloma virus vaccine, HPV)은 12세에 6개월 간격으로 2회 접종한다. 14세 이상 연령에서는 백신의 종류에 따라 기초 접종시기가 달라진다. 예방접종 후 접종부위의 통증, 부종, 발적, 두드러기 등의 국소반응과 발열, 오심, 근육통 등의 전신반응이 나타날 수 있지만, 대부분 가볍고 수일 내에 회복된다.

인플루엔자 백신: IIV

인플루엔자 백신(inactivated influenza vaccine, IIV)은 인플루엔자 감염에 의한 합병증의 발생률이 높은 고위험집단인 천식, 당뇨, 면역기능 저하, 심혈관질환 등이 있는 아동에게 접종을 권장한다. 매년 독감이 시작되기 전인 10~12월에 투여하며, 생후 6개월 이상의 영아에게 1개월 간격으로 2회 접종하고, 그 다음 해부터 매년 1회 접종을 한다. 인플루엔자는 해마다 변종이 나타나기 때문에 매해 새로 개발된 인플루엔자 백신을 투여하여야 한다. 예방접종 후 이상반응으로 발적, 통증, 소양감, 발열 등이 발생할 수 있으며, 달걀 단백질에 의한 알레르기 반응이나 길랑-바레증후군이 아주 드물게 발생할 수 있다.

장티푸스 백신: ViCPS

장티푸스(Salmonella Typhi)는 감염에 의한 급성 전신성 열성질환 장티푸스 백신(Vi capsular polysaccharide vaccine: ViCPS)은 장티푸스 유행지역으로 여행가거나 가족이 보균자인 고위험 아동에게 접종하도록 하고 있다. 불활성화 백신은 5세 이상 아동에게 1회 접종하고, 경구용 생백신은 만 5세 이상에서 격일로 3회 투여한다. 위험한 환경에 지속적으로 노출 시 3년마다 추가 접종한다. 예방접종 후 이상반응은 드물기는 하나 통증, 발적, 경결, 소양감 등이 있다.

신증후군 출혈열 백신: HFRS

신증후군 출혈열(Hantavirus hemorrhagic fever with renal syndrome)은 고열, 신부전, 출혈 등을 특징으로 하는 급성 열성질환으로 아시아와 유럽에 존재하는 한타바이러스에 의한 전신 감염질환이다. 야외활동 등 노출 위험이 큰 고위험군에게 접종하도록 권장하고 있으며, 접종 시기는 한 달 간격으로 2회 접종하고 12개월 뒤에 1회 접종한다. 접종 후 이상반응으로 드물기는 하나 발적, 통증, 색소침착, 소양감, 근육통, 발열, 권태감, 오심 등이 흔히 나타나는 증상이다.

로타바이러스 백신: RV

로타바이러스는 심각한 설사를 일으키는 주요 원인 중 하나이지만 로타바이러스 백신(rotavirus vaccine, RV)은 국가예방접종에 포함되지 않으며, 예방접종의 비용 효과적인 측면을 고려하여 의사와 상의한 후 접종 여부를 결정하도록 한다. 로타바이러스 백신은 경구용 생백신으로 2가지 종류가 있으며, 생후 2개월에 1차 접종을 실시하고, 2개월 간격으로 제품에 따라 1~2회 추가접종을 한다. 이 백신은 8개월 이상의 영아에게는 효과가 없으므로 그 전에 모든 접종을 종료하여야 한다. 예방접종 후 일시적인 설사나 구토가 드물게 나타난다.

예방접종 방법

예방백신의 접종방법은 경구투여, 근육주사, 피내주사 등으로 나누는데 각각의 백신은 규정된 접종방법대로 정확하게 접종하여야 한다(표 10-3). 접종방법이나 부위가 잘못된 경우에는 충분한 예방효과가 생기지 않거나 이상반응 발생률이 증가한다.

예방접종 금기증과 유의사항

일반적으로 열성질환이 있을 때에는 백신의 부작용이 가중되는 것을 방지하기 위하여 모든 예방접종을 금지한다. 하지만 감기와 같이 경미한 질환이 있는 경우는 예방접종을 실시하여도 된다(일반적인 예방접종 전후의 주의사항과 교육은 임상적 조언을 참조).

디프테리아, 파상풍, 백일해 혼합백신 접종 후 7일 이내 원인을 알 수 없는 뇌병증(encephalopathy)이 발생했을 때와 백신 접종 후 아나필락시스와 같은 심한 알레르기 반응이 있었던 경우, 다음 접종은 금기이다. 또한 디프테리아, 파상풍, 백일해 혼합백신 접종 후 48시간 내 40℃ 이상의 열이 있었거나 저긴장성 허탈 또는 쇼크 증상이 있었던 경우, 3시간 이상 지속적으로 울었거나 이전 접종 후 3일 이내 경련이 있었던 경우는 다음 접종 시 주의한다. 폴리오 사백신은 스트렙토마이신(streptomycin)과 네오마이신(neomycin)을 소량 함유하고 있

표 10-3 백신 종류/접종방법

백신 종류	접종방법
결핵(BCG, 피내용)	상완 외 측면 피내주사
B형간염(HepB)	영아: 대퇴부 전외측 소아/성인: 삼각근 부위 근육주사
디프테리아/파상풍/백일해(DTaP)	영아: 대퇴부 전외측 소아/성인: 삼각근 부위 근육주사
파상풍/디프테리아(Td) 파상풍/디프테리아/백일해(Tdap)	삼각근 부위 근육주사
폴리오(IPV)	영아: 대퇴부 전외측 소아/성인: 삼각근 부위 근육주사 또는 상완 외측면 피하주사
b형 헤모필루스 인플루엔자(Hib)	영아: 대퇴부 전외측 소아/성인: 삼각근 부위 근육주사
폐렴구균(PCV, PPSV)	(단백결합) 영아: 대퇴부 전외측 소아/성인: 삼각근 부위 근육주사 (다당질)영아: 대퇴부 전외측 소아/성인: 삼각근 부위 근육주사 또는 상완 외측면 피하주사
홍역/유행성이하선염/풍진(MMR)	상완 외측면 피하주사
수두(VAR)	상완 외측면 피하주사
A형간염(HepA)	영아: 대퇴부 전외측 소아/성인: 삼각근 부위 근육주사
일본뇌염(IJEV 불활성화 백신, LJEV 약독화 백신)	상완외측면 피하주사
인플루엔자(IIV, 불활성화 백신)	영아: 대퇴부 전외측 소아/성인: 삼각근 부위 근육주사
사람유두종바이러스(HPV)	삼각근 부위 근육주사
장티푸스(VICPS, 불활성화 백신)	영아: 대퇴부 전외측 소아/성인: 삼각근 부위 근육주사 또는 상완 외측면 피하주사
신증후군출혈열(HFRS)	영아: 대퇴부 전외측 소아/성인: 삼각근 부위 근육주사 또는 상완 외측면 피하주사

임상적 조언

예방 백신 접종방법

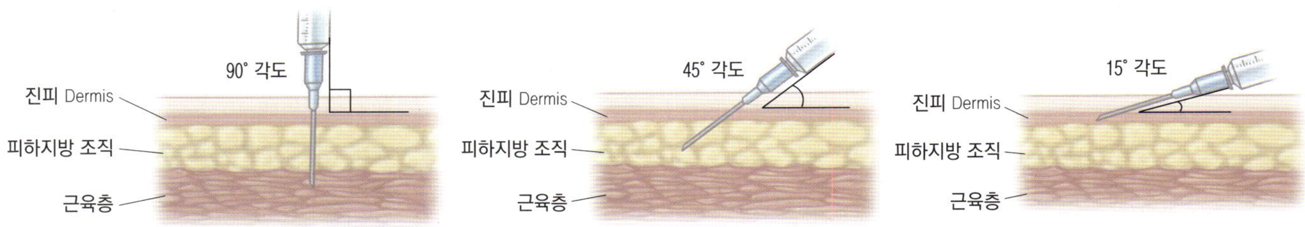

근육주사 피하주사 피내주사

으므로 이러한 항생제에 과민반응 병력이 있었던 영아에게는 접종하지 말아야 한다. 홍역, 볼거리, 풍진 혼합백신이나 수두 백신은 생백신이기 때문에 임신 중이거나 백혈병, 림프종 등 악성종양이 있는 경우 또는 면역억제요법이나 선천적 면역결핍 등으로 면역결핍상태일 접종을 금하며, 면역글로불린 제제와의 동시접종도 피해야 한다. 달걀에 아나필락시스 과민증이 있는 영아에게는 인플루엔자 백신 접종을 금한다. 건강한 영아인 경우, 출생 직후부터 예방접종을 받을 수 있으며, 조산으로 태어난 영아는 재태기간이 아니라 태어난 시점을 기준으로 한 연령에 맞추어 예방접종을 받으면 된다. 처음의 예방접종은 제대로 받았는데, 중간에 예방접종 시기를 놓친 경우 모든 예방접종을 다시 시작할 필요는 없고, 시기를 놓친 예방접종만 다

표 10-4 지연 시 예방접종 일정표

연령	접종백신 (최소 접종 연령)	1~2차 최소 접종 간격	2~3차 최소 접종 간격	3~4차 최소 접종 간격	4~5차 최소 접종 간격
4개월~6세	B형간염	4주	8주(1차 접종 16주 후)	–	–
	DTaP(생후 6주)	4주	4주	6개월	6개월
	IPV(생후 6주)	4주	4주	6개월	–
	MMR(생후 12개월)	4주	–	–	–
	수두(생후 12개월)	–	–	–	–
	Hib(생후 6주)	• 4주: 만 12개월 이전에 1차 접종을 한 경우 • 8주(마지막 접종): 만 12~14개월 사이에 1차 접종을 한 경우 • 더 이상 접종이 필요하지 않은 경우: 만 15개월 이후에 1차 접종을 한 경우	• 4주: 현재 연령이 만 12개월 미만인 경우이고, 1차 접종을 한 7개월 미만에 받은 경우 • 8주이며 12~59개월에 접종(마지막 접종): 현재 연령이 만 12개월 미만이고 1차 접종을 만 7~11개월에 받은 경우 • 더 이상 접종이 필요하지 않은 경우: 이전 접종을 만 15개월 이상에서 한 경우	• 8주(마지막 접종): 만 12개월 이전에 3번의 접종을 한 만 12~59개월 소아만 필요	–
	PCV(생후 6주)	• 4주: 만 12개월 이전에 1차 접종을 하였고 현재 연령이 만 24개월 미만인 경우 • 8주(마지막 접종): 만 12개월 이후에 1차 접종을 한 경우 • 더 이상 접종이 필요하지 않은 경우: 건강한 소아로, 1차 접종을 24개월 이후에 한 경우	• 4주: 현재 연령이 만 12개월 미만인 경우이고, 1차 접종을 7개월 미만에 받은 경우 • 8주이며 12~59개월에 접종(마지막 접종): 현재 연령이 만 12개월 미만이고 1차 접종을 만 7~11개월에 받은 경우 • 더 이상 접종이 필요하지 않은 경우: 이전 접종을 만 15개월 이상에서 한 경우	• 8주(마지막 접종): 만 12개월 이전에 3번의 접종을 한 만 12~59개월 소아만 필요	–
	일본뇌염 (생백신: 생후 12개월)	7일	6개월	2년	5년
	A형간염(생후 12개월)	6개월	–	–	–
	로타바이러스 감염증(생후 6주)	4주	4주	–	–

표 10-4 지연 시 예방접종 일정표(계속)

연령	접종백신 (최소 접종 연령)	1~2차 최소 접종 간격	2~3차 최소 접종 간격	3차~추가 최소 접종 간격
7~18세	Tdap/Td(만 7세)	4주	4주: 첫 접종을 12개월 미만에 받은 경우 6개월(마지막 접종): DTaP 첫 접종을 12개월 이후에 한 경우	6개월: 첫 접종을 12개월 미만에 한 경우
	사람유두종 바이러스 감염증 (만 9세)	접종 간격을 지킨다.		
	A형간염	6개월	-	-
	B형간염	4주	8주(1차 접종 16주 후)	-
	IPV	4주	4주	6개월
	MMR	4주	-	-
	수두	4주	-	-

지연된 예방접종이란 권장 접종시기보다 1개월을 초과하여 접종을 한 경우이다. 접종이 지연되었더라도 다시 접종하지 않고 지연된 접종부터 접종을 한다.
Source: 예방접종도우미(https://nip.cdc.go.kr/irgd/index.html

시 하면 된다(표 10-4). 백신은 반드시 개별 주사기를 사용하여 서로 다른 주사 부위에 놓아야 한다. 또한 백신의 효능을 보전하기 위해서는 백신 보관방법과 주사방법을 준수하는 것이 중요하다. 냉장보관해야 하는 백신은 냉장고 문쪽이 아니라 안쪽 중간에 보관해야 하며, 빛을 차단해야 하는 백신은 차광이 되는 병에 보관하여야 한다.

발달단계별 영양과 식습관 교육

탄수화물

탄수화물은 뇌, 신경, 적혈구와 같은 조직에 필수적이며 인체에 필요한 에너지의 대부분을 제공한다. 영아의 경우 총 에너지의 60%를 뇌가 사용하기 때문에 케톤산을 에너지로 활용하거나 포도당 신생대사가 활발하여 최소 요구량을 결정하기가 어렵다.

단백질

단백질은 인체에서 신체의 성장, 조직의 재생, 산-염기 균형과 함께 혈색소, 효소, 호르몬, 항체를 합성하는 등의 중요한 기능을 담당한다. 몸에서 직접 생산할 수 없거나 생산을 함에도 불구하고 생산량이 적어서 필수로 섭취해야 하는 아미노산을 필수 아미노산이라고 한다.

지방

지방은 세포막을 구성함과 동시에 지용성 비타민의 흡수를 돕는다. 탄수화물, 단백질, 지방 중에서 단위당 가장 높은 에너지를 낼 수 있는 고에너지원이다.

영아

모유는 생후 0~6개월의 영아에게 가장 완벽한 영양공급원이다. 모유수유를 하는 엄마가 영양을 충분히 섭취하고 있다면, 영아는 모유만으로도 충분한 영양을 공급받을 수 있다. 직장에 다니는 엄마도 모유를 짜서 소독한 젖병에 담아 냉장고에 보관했다가 영아에게 먹일 수 있다. 짜낸 모유는 냉장고에서 24시간 동안 안전하게 보관할 수 있으며, 세균 오염에 대한 위험이 없다면, 5일 동안 냉장고에 보관할 수 있다. 모유를 냉동실에 보관할 경우 6개월 동안 보관이 가능하며, 해동할 때에는 전자레인지나 불에 직접 데우는 것보다 미온수(40℃)에 담가서 녹이는 것이 좋다. 하루 동안의 수유 횟수와 양은 영아마다 다르다. 일반적으로 생후 1개월까지는 1일 6~8회 정도 수유를 하며, 생후 6개월 이후에는 1일 4~5회 정도로 수유횟수를 점차 감소시키면 된다. 생후 6~12개월의 영아에게도 모유나 우유를 일차적인 영양공급원으로 계속 제공하여야 한다. 하지만 생후 6개월 이후에는 철, 칼슘, 구리 등 태아기에 축적된 영양소가 고갈되므로 고형식이를 통하여 보충하여야 한다. 영아가 생후 6개월이 되면 복합적인 영양소를 충분히 소화시킬 수 있을 정도로 위장관이 성숙하며, 식품 알레르기에 대한 민감도도 줄어든다. 이가 나면서 음식을 씹을 수 있으며 혀를 내미는 반사가 사라지고 삼키는 능력이 발달하여 쉽게 이유식을 먹을 수 있게 된다. 또한 머리를 잘 가눌 수 있게 되어 앉아서 음식을 먹을 수 있고, 자신이 싫어하는 음식은 고개를 저어 거절할 수

임상간호 시 주의점

예방접종과 주의사항

STEP 1 예방접종 전

영아	• 예방접종에 대한 정보를 읽고 확인한다. • 아이가 좋아하는 장난감이나 담요를 가지고 병원에 오도록 한다. • 아동을 편안하게 하고 보호자가 동요하지 않도록 한다.
유아기 이후 아동	위의 사항과 더불어 • 아동에게 정직하게 말해준다. '따끔하지만 몇 초만 지나면 괜찮을 거야' • 주사로 아동을 겁주지 마세요. '잘못하면 간호사에게 주사를 놓으라고 할 거야' • 형이나 누나, 언니가 아이에게 겁을 주지 않고 안심을 시키도록 한다.

접종 전 주의사항

- 아동의 건강상태를 가장 잘 알고 있는 사람이 데리고 온다.
- 집에서 아동의 체온을 측정하고 열이 없는 것을 확인하고 방문한다.
- 모자보건수첩 또는 아기수첩을 지참하고 방문한다.
- 접종 전날 목욕을 시키고, 깨끗한 옷을 입혀서 데리고 온다.
- 가능하면 예방접종을 하지 않을 아동은 데리고 방문하지 않는다.

STEP 2 예방접종 동안

영아	• 관심을 딴 곳으로 돌리고 안심시킵니다. • 부드럽게 어루만지고 이야기해 줍니다. • 아동을 보면서 미소 짓고 눈을 맞춥니다.
유아기 이후 아동	위의 사항과 더불어 • 아동을 무릎 위로 안전하게 잡고 있습니다. • 아동과 이야기를 하거나 노래를 같이 부릅니다. • 아동이 숨을 깊게 들이 마셨다가 천천히 내쉬도록 합니다. • 작은 인형을 쥐어 줍니다.

STEP 3 예방접종 후

영아	• 편안하게 해준다. • 만져주고, 꼭 안아주고, 젖을 물린다. • 사랑스럽고 부드럽게 이야기를 나눕니다. 의사에게 귀가 후 아세트아미노펜 같은 진통제를 사용해도 되는지 물어본다.
유아기 이후 아동	위의 사항과 더불어 • 칭찬을 하면서 안아주거나 재미있게 놀아줍니다. • 아동에게 이제는 다 끝났다고 안심시킨다.

접종 후 주의사항

- 접종 후 20~30분간 접종기관에 머물러 아동의 상태를 관찰한다.
- 귀가 후 적어도 3시간 이상 주의 깊게 관찰한다.
- 접종 당일과 다음날은 과격한 운동을 하지 않는다.
- 접종부위는 청결하게 한다.
- 접종 후 최소 3일간은 특별한 관심을 가지고 관찰하며 고열, 경련이 있을 때에는 곧 의사진찰을 받도록 한다.
- 접종부위에 발적, 통증, 부종이 생기면 찬 물수건을 대 준다.
- 아동은 반드시 바로 눕혀서 재웁니다.

STEP 4 접종 후 집에서!

- 다음 예방접종일을 달력에 표시하거나 휴대폰 일정표에 알람을 설정해둔다.
- 가능한 예방접종 후 이상반응에 대해 숙지한다.
- 접종부위에 발적, 통증, 부종이 생기면 찬 물수건을 대 준다.
- 진통이나 해열을 위해 주치의는 아동에게 진통제를 추천할 수도 있다.
- 또한 해열을 위해 미지근한 수건으로 몸을 닦아줄 수도 있다.
- 아동이 다음날까지 잘 먹지 못한다면 수분을 충분히 섭취할 수 있도록 한다.

SOURCE: 예방접종도우미(https://nip.cdc.go.kr/irgd/index.html)

있다. 미세근육 운동이 발달하여 손가락으로 음식을 집어서 먹을 수 있으며, 독립성이 증가함에 따라 우유병을 잡고 먹으려고 시도하게 된다. 처음에 시도하는 고형식의 종류는 다양할 수 있으나 대부분 철 함유량이 높은 곡분을 먹이게 되는데, 특히 쌀은 소화가 잘 되고 알레르기 유발 가능성이 적어 초기 이유식으로 권장하고 있다. 곡분은 물에 타서 주는 것이 좋으며, 생후 6개월 이후에는 과일주스와 같이 준다. 곡분과 과일주스를 같이 주게 되면 과일주스 속에 있는 비타민 C가 곡분 속에 있는 철의 흡수를 강화시킬 수 있다. 과일주스는 비타민 C가 풍부해서 우유대용으로 하루에 한 컵을 줄 수 있다. 그 밖의 음식은 자유롭게 첨가하는데, 일반적으로 과일 다음에 채소를 주고 마지막에 고기를 주는 것을 권장한다. 또한 새로운 음식을 첨가하는 경우 알레르기를 확인하기 위해 4~7일 간격으로 한 가지씩 추가한다. 이유 시기는 영아에 따라 다르지만 1세까지는 모유수유를 권장한다. 고형식이의 양이 늘어남에 따라 과식을 예방하기 위하여 우유의 양은 하루에 1,000mL를 넘지 않도록 줄인다.

유아

유아는 혼자 걸어 다닐 수 있게 되면서 잠시도 가만히 있지 않고 항상 움직이므로 에너지 소비가 대단히 크다. 영아에 비해 성장률이 감소되더라도 근육조직의 성장과 높은 활동수준으로 단백질(1.2g/kg)과 칼로리(102cal/kg) 요구량은 아직도 높은 편이다. 특히 이 시기 유아의 잘 먹지 않는 식습관과 뼈의 무기질화 증가를 고려했을 때 철분, 칼슘, 인과 같은 무기질 공급도 중요하다. 유아기 동안 이유가 완성되어서 우유 섭취는 1일 500~700mL 정도로 감소한다. 전유(whole milk)는 철 함유율이 낮고 철 흡수를 방해하기 때문에 많이 섭취할 경우 철결핍빈혈이 올 수 있다. 철결핍빈혈은 생후 2년까지 정신 운동 발달에 부정적인 영향을 미치므로 생후 6개월 이후의 모든 아동에게 철이 풍부한 음식을 제공하여야 한다. 철이 풍부한 음식으로는 쇠고기, 돼지고기, 닭고기, 생선, 푸른 잎 채소, 말린 과일, 콩 등이 있다. 비타민 C는 철 흡수를 강화하므로 1일 150~180mL의 과일주스를 제공하는 것이 좋다. 칼슘과 비타민 D는 뼈 성장에 필수적이다. 1~3세 아동의 칼슘 섭취량은 1일 300mg이며 전유, 치즈, 요구르트, 콩, 브로콜리 등이 좋은 공급원이다. 구루병을 예방하기 위해서 비타민 D 섭취도 중요한데, 아동 및 청소년은 1일 200IU를 섭취하여야 한다. 생선, 달걀 노른자가 비타민 D 공급원이며, 식이섭취가 부족한 경우 비타민 D가 400IU 들어 있는 종합비타민을 투여한다. 유아에게 지방을 제한하는 것은 적절하지 않다. 열량의 30%는 지방으로 섭취하여야 하며 우유로 섭취하는 것을 권장한다. 식습관은 2~3세에 형성되어서 그 이후에도 지속적으로 영향을 미친다. 칭찬이나 보상으로 음식을 이용할 경우 아동은 비영양적인 이유로 과식할 수 있다. 유아에게 식사시간은 즐거운 시간이어야 한다. 만약 음식을 강제로 먹이거나 식사시간에 야단을 맞을 경우 식사와 관련된 즐거움이 생기지 않을 수도 있다. 또한 유아는 장시간 동안 식탁의자에 앉아 있을 수 없으며, 특히 활동적인 놀이를 하다가 식탁 의자에 앉았을 경우 더 힘들어한다. 그러므로 식사 시작 15분 전에 아동을 불러서 마음과 몸을 안정시킨 후 먹을 수 있도록 해주어야 한다. 이 시기에는 음식을 제공하는 방법이 매우 중요하다.

유아는 자신의 능력 내에서 통제하고 성취하기를 원하므로 유아에게 성인이 먹을 수 있는 정도의 많은 양을 주면 당황할 수 있다. 일반적으로 얼만큼 먹느냐보다 무엇을 먹느냐가 더 중요하다. 적은 양의 고기와 채소를 먹는 것, 이밥과 빵을 많이 먹는 것보다 가치가 있다. 식사량은 연령에 맞게 제공하여야 한다. 보통 고형식이의 경우 성인의 1/4~1/3 정도가 적절하다. 일부 유아는 양념이 진하거나 물컹거리는 음식을 싫어하는 경향이 있다. 유아가 즐기지 않으면 다른 음식으로 대체할 수 있다. 또한 유아는 씹는 기술이 완전하지 않아서 질식할 위험이 있으므로 핫도그, 팝콘, 과일젤리 같은 음식은 주지 말아야 한다. 활동적인 놀이를 하면서 먹는 것은 질식할 위험이 있으므로 피하도록 한다.

학령전기 아동

학령전기 아동의 영양요구량은 유아와 비슷한데, 체중에 따른 열량요구량은 90kcal/kg으로 하루 평균 1,400~1,800kcal 정도이다. 단백질에 대한 요구량은 나이에 따라 증가하여 13~20g/day 정도이고, 1일 지방섭취는 총 열량의 30% 이하로 감소시켜야 한다. 칼슘 섭취는 1일 600mg으로 우유와 유제품이 가장 중요한 칼슘 공급원이다. 과도한 주스 또는 음료수 섭취는 충치와 위장장애 같은 건강문제를 일으킬 수 있으므로 6세 미만 아동의 과일주스 또는 음료수 섭취량은 1일 120~180mL로 제한하는 것이 좋다. 학령전기 아동은 반항적이고 까칠한 성격 등으로 인해 음식에 대해 무척 까다롭게 굴기도 하고, 가족이 식사를 마칠 때까지 조용히 식탁에 앉아 있기 힘들어하기도 한다. 이럴 경우 가급적 식사를 마치고 자리에서 일어날 수 있도록 습관을 들이는 것이 좋으며, 억지로 식사를 하게 하거나 앉아 있게 하지 않도록 한다. 단, 식사를 끝까지 먹지 않았을 경우 식사 후 간식 등을 주지 않는 방법 등을 활용하여 아동의 식습관을 바르게 기르는 것이 중요하다. 5세 정도의 아동은 음식 준비를 할 때 아동이 함께 하면 새로운 맛과 안 먹어 본 다른 음식을 좀 더 쉽게 받아들이며, 식사예절을 어느 정도는 지킬 수 있다. 학령전기 아동에게도 유아와 같이 음식을 소량씩 자주 제공하는 것이 좋으며, 많은 양의 음식은 아동을 당황시키고 덜 먹게 할 수 있음을 인식하여야 한다.

아동이 섭취하는 음식의 양과 종류는 하루하루 크게 다르다. 부모는 때로 학령전기 아동의 음식섭취량에 대해 걱정할 수 있다. 일반적으로 양보다 질이 훨씬 더 중요하며, 영양상담을 할 때 이 점을 강조한다. 또한 학령전기 아동의 식품선택과 섭취량은 식사 분위기와 형제자매, 친구, 부모 및 아동의 생활에 영향을 미칠 수 있는 다른 어른의 태도에 따라 결정될 수 있으므로 아동의 주변 환경이 아동에게 긍정적이고 즐거운 식사 분위기를 조성해주는 것도 필요하다. 식사시간은 즐거운 시간이므로, 훈육 문제나 아동의 식욕을 저하시키는 이야기는 하지 않는 것이 좋으며, TV 시청을 하면서 식사를 하거나 억지로 먹이지 않도록 한다.

학령기 아동

학령기 아동의 신체발달 속도는 완만하며, 영양요구는 비교적 일정하다. 학령기 아동의 열량 권장량은 하루 평균 2,000~2,400kcal 정도이며 보통 하루 세 끼, 한두 번의 간식을 섭취한다. 특히 학교에 가기 전 아침식사를 먹도록 격려하는 것은 학업과 신체활동을 위해 필수적이다. 학교에 다니게 되면, 집 밖에서 생활하는 시간이 많아지면서 대부분의 아동은 학교에서 급식을 통해 식사를 하고, 운동과 방과 후 활동을 활발하게 하면서 식사시간을 제대로 지키지 않을 수도 있다. 그러므로 부모는 건강에 유익한 간식을 제공하고, 칼로리는 높고 영양가는 낮은 식품은 제공하지 않도록 주의한다. 아동은 영양가 없는 '정크푸드'를 더 좋아할 수 있는데, 대부분의 '정크푸드'는 지방과 설탕의 함량이 높다는 것을 아동에게 인식시킬 필요가 있다. 학령기 아동은 음식을 선택하는 데 매우 독립적이지만, 유아기에 형성된 식습관은 고치기 힘들기 때문에 부모와 문화적 영향을 무시해서는 안 된다. 오늘날에 많은 가족은 바쁜 생활을 하고 있으므로 칼로리, 지방, 나트륨이 높고 비타민과 무기질이 낮은 패스트푸드를 피하게 하고, 과일이나 채소와 같은 영양가 있는 음식을 이용하도록 권장한다. 아동 비만은 고지혈증, 고혈압, 심장병, 당뇨, 수면무호흡증, 암과 같은 많은 신체적 건강 문제를 초래하게 된다. 또한 비만은 잠재적으로 심리사회적 장애를 초래할 수도 있다.

학령기 동안에는 신체 성장이 빠른 시기가 아니므로 적절한 열량 섭취와 운동 프로그램을 통해 비만을 예방하는 것도 필요하다. 학령기 아동은 방과 후 집으로 가서 휴식을 취하기보다는 사교육 학원 등을 전전하는 경우가 많다. 이로 인해 영양가 높고 적절한 열량의 간식을 섭취하기보다는 밖에서 금방 사먹을 수 있는 패스트푸드나 정크푸드 섭취가 증가한다. 이러한 음식은 성장에 요구되는 적절한 열량보다 과다한 열량을 섭취하게 하여 비만 발생률을 증가시킨다. 따라서 학령기 아동에게 비만예방교육도 실시할 필요가 있다. 비만을 예방하기 위한 식이요법과 운동요법 등을 소개하고, 비만아동을 위한 관리 프로그램 등도 계획하고 실시하여야 한다. 교육 효과를 위해서 가장 중요한 것은 자기 스스로의 동기부여 능력이다. 특히 학령기 아동은 어른의 도움 없이 스스로 자신의 몸을 관리할 수 있는 능력을 함양하여야 하므로 무엇보다 이에 대한 동기부여 능력이 필요하다. 필요한 경우 아동을 개별적으로 상담하여 아동의 동기부여 능력을 함양시킬 필요가 있다.

청소년

청소년기의 키, 체중, 근육량 증가 및 성적 성숙은 칼로리, 단백질, 칼슘, 철 등의 영양 요구량을 증가시킨다. 급성장 기간 동안 칼로리 요구량이 증가하고, 청소년은 항상 배가 고픈 듯 보인다. 그러므로 청소년에게 제공하는 간식과 식사는 충분한 영양소를 함유하고 칼로리가 높은 음식이어야 한다. 부모와 간호사는 청소년의 현재 식사패턴을 사정하고, 식사습관을 파악하여 영양가 높은 식단을 계획해줄 필요가 있다. 우리나라 청소년의 1일 영양권장량은 남아는 2,200~2,700kcal, 여아는 2,000~2,200kcal이다. 청소년의 평상시 영양섭취량과 패턴을 확인하기 위해 식사일기 등을 이용하여 확인한 후 적절한 칼로리 섭취를 할 수 있도록 지도하고 교육할 필요가 있다. 신체상(body image)은 청소년기에 매우 중요하다. 대중매체는 '마른 체형이 멋지다'라는 생각을 퍼뜨리고 있는 실정이며, 청소년은 이러한 기준에 자신을 맞추려고 한다. 체중감소를 위해 단식, 다이어트 식품 등에 매료될 수 있다. 그러므로 간호사와 보건교사는 영양 문제나 섭식장애 문제를 가지고 있는 청소년을 파악하고, 올바른 식습관을 가질 수 있도록 지도하여야 한다. 청소년 여아는 초경 시작 후, 매달 월경을 경험하게 된다. 특히 정상보다 과다한 월경으로 다소 많은 양의 출혈을 경험한 여아는 출혈로 인한 어지럼증, 실신, 빈혈 등의 증상을 보이기도 한다. 따라서 반드시 청소년 여아를 대상으로 월경 시의 영양 공급에 대한 교육을 할 필요가 있다. 월경 중에는 철이 풍부한 음식 섭취가 중요함을 반드시 설명해야 한다. 철분이 풍부한 음식에는 간, 붉은 고기류(소고기, 돼지고기 등), 굴, 해조류, 푸른 잎 채소, 달걀 노른자, 잡곡류 등이 있다. 특히 철분은 체내 흡수율이 낮으므로 반드시 비타민 C를 같이 섭취하도록 지도한다.

핵심 요약

- 아동의 성장과 발달, 건강유지 및 증진을 위해 필요한 기본 욕구는 아동의 신체활동과 수면 및 휴식이다.
- 아동은 발달단계에 맞는 예방접종을 할 수 있도록 교육하여 철저히 이행하도록 한다.
- 아동간호사는 각 발달단계에 따른 올바른 식습관과 적당한 영양을 섭취할 수 있도록 교육하여 아동의 성장발달에 긍정적 영향을 미칠 수 있도록 한다.

Unit 4

아동의 건강회복

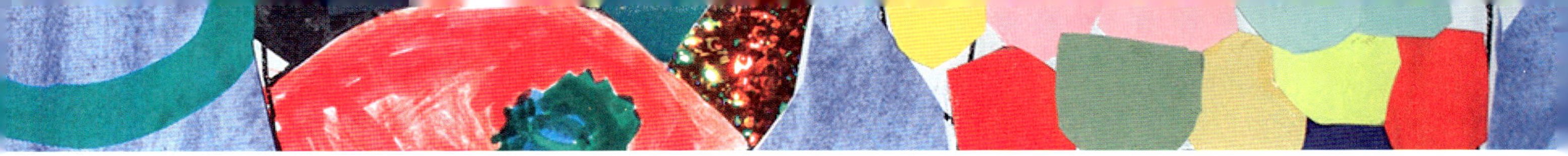

Chapter 11

아동의 발달사정 및 평가

학습목표

1. 아동과 가족에게 아동 건강력 자료를 사정한다.
2. 아동의 신체검진을 위한 발달단계에 맞는 접근법을 적용한다.
3. 아동의 신체적 성장 상태를 사정하고 평가한다.
4. 아동의 신체의 각 기관을 사정한다.
5. 아동의 성장 발달검사를 수행하고 양육환경을 사정한다.
6. 통증이 아동에게 나타나는 생리적 · 행동적 결과를 이해하고 아동의 통증을 사정한다.
7. 아동의 급성통증을 사정하고 간호과정을 적용한다.

아동은 태어날 때부터 청소년기까지 빠른 변화를 겪는 개별적인 존재이다. 가족, 친구, 건강관리자는 아동의 연령이 증가함에 따라 나타나는 신체성장, 운동기술 그리고 인지 · 사회적 발달 정도를 관찰할 수 있다. 간호사는 아동의 성장발달을 검사할 때 정상범위와 함께 아동 개개인의 변화에 대해 고려해야 한다.

아동의 병력과 신체검사는 관련 검사자료를 수집하고 분석하기 위한 자료를 제공한다. 최초의 신체검사 결과는 아동의 향후 성장과 발달 그리고 이전에 확인된 건강문제에 대한 아동의 반응을 관찰하기 위한 기준치를 제공한다.

아동건강력 자료수집

건강력의 수집을 위한 면담은 부모나 돌봄 제공자 또는 청소년과 함께 개인적인 관점과 감정을 공유하는 매우 개인적인 대화이다. 대화에 참여하는 양쪽이 모두 교환되는 정보를 이해하고 효과적인 의사소통을 위해 노력해야 한다.

부모와 아동이 간호사의 말을 정확하게 해석하지 않을 수 있고 간호사가 부모나 아동의 말을 완전하게 이해하지 못할 수도 있으며, 또한 삶의 사건이나 아동의 질환으로 인한 스트레스가 너무 커서 부모가 질문에 충분히 대답하지 못할 수도 있기 때문에 효과적인 의사소통이 쉽지 않다. 아동과 가족에 대한 정보를 해석할 때는 그 사람의 인생 경험, 문화, 교육이 바탕이 된다는 것을 잊어서는 안 된다.

병력을 청취하기 시작할 때는 부모가 면담의 목적을 이해하고 있음을 확실히 하고 정보가 적절하게 사용될 것임을 보장한다. 치료적 관계를 형성하기 위해서는 공유되는 정보에 적극적으로 귀를 기울임으로써 아동과 가족에 대한 관심과 걱정을 표현한다. 비판단적이고 비통제적인 전문가로서 의사소통한다. 이러한 치료적 관계는 아동에게 최상의 간호 돌봄을 제공할 수 있는 간호사와 부모의 협력관계를 위한 기초를 형성한다. 다음과 같은 전략이 간호사의 병력채취 동안 아동의 가족과 치료적 관계를 성립하도록 돕는다.

- 자신을 소개한다(이름, 직책, 아동의 간호에서 맡은 역할). 존중하는 의미에서, 모든 가족 구성원들에게 각자가 어떤 호칭으로 불리기를 원하는지 묻는다.
- 면담목적을 설명하고 간호사의 병력청취가 다른 건강 전문가들로부터 수집된 정보와 다른 이유를 설명한다.
- 사생활을 보장하고 면담 동안에 일어날 수 있는 방해를 최대한 많이 제거한다. 환자의 방이 사생활을 보장하지 못한다면 비어 있는 병실이나 라운지를 찾도록 한다.
- 개방형 질문을 사용해서 면담의 초점으로 이끈다. 정보를 명확하게 하기 위해서는 폐쇄형 질문이나 직접 진술을 사용한다. 개방형 질문은 인터뷰를 시작하고, 치료적 관계를 형성하고, 아동의 문제에 대한 환자의 지각(인식)을 이해하기 위해서 유용하다.
- 한 번에 하나의 질문을 해서 간호사가 어떤 정보를 원하는지를 부모와 아동이 이해하고 간호사는 어떠한 질문에 대한 답이 진술되고 있는지를 알 수 있도록 한다. "가족 중에 당뇨병이나 심장병 또는 겸상적혈구 빈혈이 있는 사람이 있나요?"는 복수형 질문이다. 가장 정확한 대답을 얻기 위해서는 각 질병에 대한 질문을 따로 한다.
- 정보를 듣고 있음을 전달하기 위해서 적절한 시점에 고개

끄덕이기, 미소 짓기 그리고 시선맞춤과 같은 비언어적 행동을 사용한다. 정보를 바꾸어 말하거나 이에 대한 간략한 정보를 제공하는 것은 간호사와 부모 그리고 아동으로 하여금 간호사가 정보를 정확하게 들었음을 확신하게 해준다.

- 면담 동안에 부모-아동 상호작용과 행동을 관찰하고 이들의 감정을 알아차리려는 노력을 한다. 면담 동안 부모와 아동의 감정적 어조에 주의한다.
- 아동의 질문에 대답하거나 앞으로 일어날 일에 대한 정보를 제공할 때는 정직하게 말한다.
- 부모와 아동이 가장 잘 이해하는 언어방식을 선택한다. 흔히 사용되는 관용구가 다른 지역에 사는 사람이나 다른 민족집단에게 다른 의미를 가지고 있을 수 있다. 의사소통을 향상시키기 위해서는 용어에 대한 부모의 이해를 분명히 하거나 또는 이들이 의미하는 것에 대한 간호사의 이해를 보장하기 위해서 부모나 아동이 자주 피드백을 제공하도록 요청한다.
- 환자와 가족의 비밀을 보호하기 위해서 가족의 일원이나 친구를 이용해서 병력청취를 하는 것을 피한다. 통역사가 아닌 가족들을 쳐다보고 직접적으로 질문한다. 이것은 가족이 돌봄의 중심이 자신들임을 알 수 있게 해준다.

부모나 아동이 더 설명하고 공유하기 어려운 정보를 표현하는 것을 독려하기 위해서 지원하고 내용을 명확하게 하는 질문을 한다. 특히 간호 돌봄계획에 영향을 미칠 수 있을 경우에는 부모가 사적이거나 민감한 정보를 공유하도록 격려한다. 부모가 좋은 인상을 주고 싶거나 혹은 빠진 정보의 가치를 이해하지 못하기 때문에 일부 정보를 공유하는 것을 피하는 경우가 자주 있다. 정보공개를 꺼려한다는 것을 감지하면 아동의 병원 경험을 더 유쾌하게 만들거나 아동의 퇴원과 가정 돌봄에 대한 계획을 시작하기 위해서와 같이 질문을 한 이유에 대해서 설명한다.

부모가 너무 불안해하고, 흥분하거나 화가 나서 질문에 대한 대답을 계속할 수 없다면, 부모가 다른 질문에는 대답할 수 있는지를 확인하기 위해서 다른 부분으로 넘어간다. 부모의 감정적 상태에 따라서 나머지 병력에 대한 자료를 나중에 수집하는 것이 더 적절할 수도 있다.

수집할 자료

간호사는 아동의 간호를 계획하기 위해 건강, 의료, 개인-사회 과거력을 수집하고 정리한다. 건강 상태, 심리사회적 상태, 발달에 관한 자료를 정리하면 간호진단과 간호계획의 수립에 도움이 된다.

환자정보

아동의 이름, 별명, 나이, 성별 그리고 국적에 대한 정보를 확보한다. 아동의 생일, 인종, 종교, 주소, 전화번호 그리고 핸드폰 번호는 입원서류에서 확보될 수 있다. 부모에게 직장 전화번호뿐만 아니라 비상시 연락주소와 전화번호를 요청한다. 환자의 병력을 제공하는 사람의 이름과 그 사람이 환자와 어떤 관계인지 기록한다. 병력 제공자가 부모가 아니라면 이 사람에게 아동의 의료적 돌봄에 동의할 수 있는 권한이 있는지를 결정한다.

생리적 자료

아동의 건강문제와 질병에 관한 정보는 일반적인 병력청취와 유사한 형식인 나이순으로 수집되며 적절한 전자건강기록 화면에서 문서화된다.

주호소. 부모나 아동의 정확한 말로 진술된 아동이 병원에 입원하거나 방문한 주된 문제나 이유이다.

현재 질병력 또는 외상 과거력. 현재 겪고 있는 각 건강문제에 대한 상세한 설명이 확보된다. 여기에는 발병이나 그 빈도, 시간에 따른 증상의 특징과 변화, 영향을 미치는 요인 그리고 문제의 현 상태가 포함된다. 각 문제에 대해서 개별적으로 서술된다(표 11-1).

과거력. 과거 병력은 과거의 모든 주요한 질병과 부상을 포함한 아동의 이전 건강상태에 대한 더욱 상세한 설명이다. 신생아 또는 어린 아동의 현 문제가 출산력과 관련되어 있을 때는 상세하고 완전한 출산력이 확보되어야 한다(출생력을 확보하기 위해서는 Box 11-1에 제공되어 있는 지침 참조). 각 질병, 부상, 수술 또는 입원 시 아동의 연령을 기록한다. 특정 검사, 치료, 결과, 합병증 또는 잔류 문제 그리고 그러한 사건에 대한 아동의 반응에 대한 정보를 각각 확보한다.

아동의 과거 병력과 각 사건이 일어났을 때 아동의 나이에 대한 정보를 수집한다. 일반적인 전염병을 포함한 모든 주요 질병을 확인한다. 주요 손상, 그 원인이나 기전, 손상 정도를 확인한다. 과거 수술에 대해서는 구체적인 수술유형에 대한 정보와 수술을 위해서 하루 이상의 입원이 필요했는지의 여부를 확인한다. 모든 입원에 대해서는 그 이유와 입원기간을 기록한다. 과거에 수혈(혈액, 혈액제품 또는 면역글로불린)을 받은 적이 있다면 어떠한 상황이었는지, 수혈의 유형과 날짜 그리고 수혈에 대한 반응을 확인한다.

현재의 건강상태. 다음의 범주와 관련하여 아동의 일반적인 건강상태에 대한 상세한 설명을 확보한다.

건강증진과 건강유지 아동의 1차 진료 제공자, 치과의사, 그 외 건강관리 제공자(예: 전문의사, 응급실이나 긴급진료소)를 마지막으로 방문한 시기를 확인한다. 각 건강관리 제공자의 이름을 확인한다.

표 11-1 현재의 질병력 또는 외상 과거력

특성	정의 변수
발병의 시작	갑작스럽거나 점진적, 이전의 사건, 시작한 날짜와 시간
증상 유형	통증, 가려움, 기침, 구토, 콧물, 설사, 발진
위치	전체 또는 국소적-해부학적으로 구체적인 위치
기간	계속적이거나 일시적, 각 사건의 기간
중증도	일상활동에 미치는 영향(예: 수면장애, 식욕부진, 결석)
영향요인	증상을 완화시키거나 악화시키는 것, 문제를 촉발시키는 것, 최근의 감염이나 알레르기 유발 항원에의 노출
질병에 대한 과거 검사결과	실험실 조사, 수행되었던 진료실이나 병원, 과거 검사의 결과
이전이나 현재의 치료	사용되는 처방 · 비처방 약물, 대체요법과 보완요법, 그 외 시도된 치료조치(예: 열, 얼음, 휴식), 치료에 대한 반응

약물 매일 또는 자주 복용한 처방 · 비처방 약물(예: 아세트아미노펜, 기침약, 비타민, 연고, 크림), 이러한 약물복용의 목적 그리고 그 효과에 대한 자료를 확보한다. 아동이 열, 감기, 기침, 상처, 발진과 같이 일시적으로 발생하는 병이나 부상에 대한 검사를 받고 있다면 가정관리를 위해서 사용되는 약물에 대해서 조사한다. 식물, 허브, 티 또는 그 외 보완대체요법의 사용과 그 목적 그리고 효과에 대해 질문한다.

알레르기 음식, 약물, 동물, 벌레물림 또는 환경적 노출에 대한 아동의 알레르기와 이에 대한 반응유형(예: 호흡장애, 발진, 두드러기 또는 가려움)을 열거한다.

예방접종 아동의 예방접종과 그 날짜에 대한 기록을 검토한다. 예상하지 못했던 반응이 있었는지 물어본다. 남아 있는 예방접종을 확인한다.

사용된 안전조치 자동차 안전시트, 방범창, 약물보관, 자전거 헬멧과 그 외 스포츠 활동기구, 연기 감지기 그리고 가정용 화학물과 총기류의 보관과 같은 연령에 적합한 안전조치가 사용되는지 결정한다.

활동과 운동 아동의 놀이와 스포츠 활동을 확인한다. 신체 이동상 문제, 제한, 사용되는 적응(조절) 기구를 확인한다.

수면 낮잠과 저녁시간에 자는 잠의 시간과 길이, 악몽이나 야경증 또는 그 외 수면장애의 존재 유무, 아동이 잠을 자는 장소 그리고 잠을 자기 위한 의식을 확인한다.

영양 영아가 분유를 먹는지 모유수유를 하는지를 알아내고, 모유수유를 계속 하고 있다면 얼마나 오래되었는지 확인하다. 분유의 유형과 양 그리고 그 외 매일 섭취하는 다른 음료를 확인한다. 고형식이를 언제 시작했는지, 무엇인지 그리고 매일 섭취하는 양이 얼마나 되는지 확인한다.

아동에 있어서는 매일 섭취하는 음식, 우유, 주스의 양을 확인한다. 식욕뿐만 아니라, 식습관과 간식 습관, 음식의 다양성, 정크푸드(junk food) 그리고 섭취하는 가당 음료를 확인한다. 식사를 함께 하는 것과 같은 가족의 식사패턴, 보육시설이나 학교에서의 음식섭취, 그 외 사교모임에서 섭취하는 음식에 대해서 조사한다.

가족력. 아동에게 잠재적으로 영향을 미칠 수 있는 주요한 가족질병과 유전병을 확인하기 위해서 가족력을 확보하는 것이 중요하다(간호사가 조사할 수 있는 구체적인 질병은 표 11-2 참조). 정보는 부모, 조부모, 고모(이모), 삼촌(외삼촌), 사촌, 아동과 형제자매를 포함하는 3세대의 가족 구성원들을 대상으로 수집된다. 각 부모의 건강상태에 대한 정보를 수집한다. 유전병의 가능성이 있다면 가족의 가계도를 만들 수 있다.

신체기관 사정. 신체기관 사정은 아동의 건강에 대한 전반적인 개관을 제공한다. 이것은 아동의 건강이나 병원입원 문제와 관

Box 11-1

출생력

출생 전 상태
- 산모의 나이, 임신 중 건강, 산전 돌봄, 체중증가, 특수 식이요법, 알코올이나 약물의 복용, 출산 예정일
- 임신 기간 중의 질병, 방사선이나 초음파 결과, 입원, 약물, 합병증 그리고 이러한 사건이 일어난 시기
- 이전의 산과 병력

분만 시 – 출산에 대한 상황
- 출산 장소(병원, 가정, 조산원)
- 유도분만이나 자연분만, 양막이 터진 시간, 진통기간, 양수의 색깔, 합병증
- 질 분만이나 제왕절개, 겸자나 흡입기의 사용, 똑바르거나 거꾸로 들어선 태아의 자세
- 임신(재태) 기간(주 단위), 단산 또는 다산

출생 직후 아기의 상태
- 출생 시 체중, 아프가 점수, 출생 직후 울음
- 인큐베이터, 소생술, 산소, 호흡기의 필요성
- 감지된 이상(기형), 양수혼탁

출생 후 상태
- 양육의 어려움 – 수유, 호흡기 문제, 황달, 청색증, 발진, 발작
- 병원입원 기간, 특수한 보육(원), 산모와 함께 가정에 거주
- 모유수유 또는 분유인공수유, 병원에서의 체중증가/감소
- 첫 주에 요구된 진료 – 병원으로의 재입원

련된 추가적인 신호와 징후를 확인할 수 있는 기회이다. 신체기관에 대한 검토를 통해서 아동의 현재 건강문제와 직접 관련이 없는 다른 문제를 찾을 수 있지만, 이러한 문제는 간호돌봄이나 가정돌봄을 복잡하게 만들 수 있다. 예를 들면, 알레르기에 대한 질문으로 아동에게 라텍스 알레르기가 있다는 것이 드러날 수 있다. 그렇다면 간호사는 아동이 라텍스에 노출되지 않도록 보장하고 알레르기 반응에 대해서 준비할 필요가 있다. 각 문제에 대한 치료, 결과, 잔류 문제, 발병 시 연령에 대한 정보를 확보한다(신체계통별 사정은 표 11-3 참조).

심리사회적 자료

병원과 가정에서의 신생아나 아동에 대한 돌봄을 계획하는 사회경제적 맥락과 사회학적 맥락을 성립하기 위해서 가족의 구성에 대한 정보를 확보한 다음과 같은 자료를 포함한다.

- **가족 구성** – 가정에 함께 거주하는 가족 구성원들, 이들과 아동과의 관계, 부모의 결혼상태나 그 외 가족구조 그리고 아동을 돌보는 사람들
- **재정적 자원** – 가족 구성원, 가족수입, 건강관리 자원
- **가정환경** – 주거환경에 대한 설명(상태, 안전한 놀이공간, 애완동물, 아동이 잠을 자는 공간), 주위 환경(정서적 스트레스, 가족 활동), 물 그리고 전기, 난방, 냉장의 이용 가능성
- **지역사회 환경** – 동네(이웃)에 대한 설명, 안전, 놀이터, 교통수단, 조명시설, 보도(인도) 그리고 쇼핑시설에 대한 접근성, 학교나 보육시설 배치
- **가족이나 생활방식 변화** – 실업, 재배치(이동), 이혼, 아동과 가족이 이러한 변화에 대처한 방식

신생아. 신생아의 부모에게서 심리사회적 자료를 수집할 때는 가정에서 신생아를 돌볼 수 있는 능력과 의지에 초점을 맞추어야 한다. 출산 직후 부모에 대한 지원, 안전한 차량 이동수단, 난방, 냉장고, 깨끗한 물 등 가정환경의 안전성 여부를 조사한다.

아동. 아동의 일상생활, 심리사회적 자료, 그 외의 생활 양상에 대한 정보를 조사하고, 삶의 질에 영향을 미치는 요인에 초점을 맞춘다(Box 11-2)

표 11-2 가족성 질환 또는 유전질환

질병 분류	예시
전염성 질병	결핵, HIV, 간염, 수두, 포진
심장병	심장결함, 고혈압, 이상지질혈증, 아동 돌연사
알레르기 질환	아토피성 피부염, 건초열, 천식
안구질환	녹내장, 백내장, 시각상실
귀 질환	청각손실
호흡기 질환	낭포성 섬유증, 천식
혈액질환	겸상적혈구 빈혈, 지중해빈혈, 포도당-6-인산탈수소효소 결핍, 혈우병
암	망막아종, 조기발병 암
내분비 질환	제1형 · 2형 당뇨병, 갑상선기능저하증, 갑상선기능항진증, 터너증후군
신장질환	다낭성 신장질환
신경질환	간질, 이분척추, 무뇌증
근골격 질환	근이영양증, 연골무형성증, 척추측만증, 관절염
위장질환	유문협착증, 궤양, 대장염, 소아 지방변증
피부질환	신경섬유종증
대사질환	페닐케톤요증, 갈락토오스 혈증, 단풍 당뇨증, 테이-삭스병
학습장애	주의력결핍증, 다운증후군, 취약 X증후군, 지적장애
문제성 임신	반복되는 유산, 사산

Box 11-2

일상생활 패턴

역할 관계
- 가족 과정에 있어서 가족관계/수정
- 사회 및 또래 관계와 상호작용: 보육시설, 유치원, 학교, 스포츠, 집단

자기-인식/자기-개념
- 개인 정체성과 역할 정체성
- 자기-존중, 신체 이미지, 뇌손상처럼 보이지 않는 장애

대처/스트레스 내성
- 기질
- 대처행동
- 훈육
- 약물남용

가치관과 신념
- 영적 집단이나 신념 공동체의 일원
- 영적 믿음에 의해서 금지된 음식, 음료수 또는 의료중재를 위한 특별한 음식준비
- 개인적 가치/믿음

아동의 상태(질병)에 따라 제공되는 가정돌봄
- 요구되는/이용 가능한 자원, 임시간호 위탁의 이용 가능성
- 부모나 그 외 가족의 지식과 기술

감각/인지 문제
- 감각상실(시각, 청각, 인지 또는 운동)과 이에 따라 만들어진 적응

표 11-3 신체계통별 사정

신체기관	확인해야 할 문제의 예
전반적 건강상태	• 일반적인 성장패턴, 전반적 건강상태, 다른 아동에 뒤쳐지지 않거나 또는 수유나 활동에서 쉽게 지침, 열, 수면패턴 • 알레르기, 반응의 유형(두드러기, 발진, 호흡곤란, 부어오름, 메스꺼움), 계절적이거나 매 노출 시 발생
피부와 림프	• 발진, 건조한 피부, 가려움, 피부색이나 결의 변화, 쉽게 멍이 듦, 부어오르거나 만지면 아픈 림프선
모발과 손 · 발톱	• 머리카락 빠짐, 색이나 질감의 변화, 머리카락에 염색약이나 화학물질 사용 • 비정상적인 손톱의 성장이나 색깔
머리	• 두통, 머리 크기에 대한 걱정
눈	• 시력문제, 사시, 약시, 안경착용 • 눈 감염, 충혈, 눈물이 남, 따가움, 문지름, 부어오른 눈꺼풀
귀	• 귀 감염, 잦은 귀 분비물, 귀 삽입관이나 고막절개 • 청각상실(시끄러운 소음이나 질문에 대한 무반응, 부주의함, 마지막 청력 검사 날짜), 보청기나 달팽이관 이식
코와 부비동	• 코피, 코막힘, 콧물감기, 부비동 통증이나 감염 • 코 폐색, 호흡곤란, 수면 시 코골이
입과 목	• 구강호흡, 삼키기 힘듦, 목 통증, 연쇄상구균 감염, 입 냄새 • 치아맹출, 충치, 교정기 • 목소리 변화, 쉰 목소리, 발화 문제
심장과 혈액	• 심장잡음, 빈혈, 고혈압, 청색증, 부종, 류마티스성 열, 가슴통증, 쉽게 멍이 듦
가슴과 호흡기계	• 호흡곤란, 일시적인 숨막힘, 기침, 천명(쌕쌕거림), 청색증, 결핵에 노출, 그 외 감염
위장관계	• 배변, 빈도, 색깔, 규칙성, 일관성, 불편함, 변비나 설사, 비정상적 통증, 직장 출혈, 고창(속이 부글거림) • 일반적인 식욕, 메스꺼움이나 구토
비뇨기계	• 빈도, 긴급함, 배뇨곤란, 실금, 소변의 강도, 악취 나는 소변, 혈뇨, 과거 요로감염, 비뇨생식기 결함(예: 잠복고환) • 배변 훈련이 됨 – 낮 시간과 야간의 방관훈련 달성, 야뇨증
생식기계	사춘기 아동들에 있어서:
여성	• 월경 시작, 양, 기간, 빈도, 불편함, 문제; 질 분비물; 가슴 발달
남성	• 사춘기 시작, 몽정, 발기, 음경의 통증과 분비물, 고환이 부어오르거나 통증
양성 모두	• 성적 활동, 피임법의 사용, 성병
근골격계	• 약함, 서투름, 저조한 조정력, 균형, 떨림, 비정상적 걸음걸이 • 근육이나 관절의 통증, 관절의 부어오름이나 붉어짐, 골절, 척추측만증
신경계	• 발작, 졸도, 어지러움, 무감각함, 뇌손상이나 뇌진탕 • 말할 수 있는 연령에 적합한 단어의 수, 조음문제 • 집중, 주의 지속 시간, 과잉활동성, 기억이나 학습 문제

청소년. 청소년의 심리사회력을 수집할 때는 삶에서 중요한 영역들에 초점을 맞추어야 한다. 이 영역들의 문제는 정상적인 성장과 발달에 걸림돌이 될 수 있다. 이때 다루어야 할 핵심 주제들이 HEEADSSS 선별검사 도구에 포함되어 있다.

- 가정환경(Home environment)
- 교육과 직업(Education and employment)
- 식이(Eating)
- 활동(Activities)
- 약물(오남용, Drugs)
- 성(Sexuality)
- 자살 충동(Suicidal thoughts)
- 안전(Safety), 폭력(폭력에 대한 노출, savagery)

발달상태

아동의 운동, 인지, 언어 그리고 사회적 발달에 관한 정보는 간호 돌봄계획을 세울 때 도움이 된다. 일부 정보는 병력청취와 신체검사 동안 아동에 대한 관찰에 의해서 확보된다. 부모에게 아동의 발달 이정표와 현재 소근육·대근육 운동기술에 대해서 묻는다. 아동이 처음으로 단어를 적절하게 사용했던 나이와 현재의 단어나 언어능력에 대한 자료를 확보한다. 부모에게 발달검사 설문지를 완료하게 함으로써 이러한 정보를 수집할 수도 있다. 인지적 발달을 검사하기 위해서는 학교에 다니는 아동의 학업수행에 대해서 묻는다. 부모에게 아동이 다른 아동이나 가족 그리고 낯선 사람들에게 어떻게 행동하고 상호작용하는지에 대해서 묻는다. 청소년들에게는 독립성과 자율성의 발달을 보여주는 활동에 관한 질문을 한다.

발달에 관한 자료는 간호사가 아동에게 적합한 돌봄계획을 세우는데 도움을 줄 것이다.

아동의 신체검진을 위한 발달단계별 접근법

검사의 순서와 접근법은 나이에 따라 다르지만 기법은 모든 연령에 있어서 동일하다(표 11-4). 사생활이 보호되는 검사를 위해 편안한 분위기를 조성함으로써 노출에 대한 환자의 프라이버시를 존중하도록 한다. 검사를 시작하면서 이에 대한 설명을 한다. 어린 아동에게는 발에서부터 머리로 향하는 순서가 자주 사용되어 검사에서 가장 고통스러운 부분을 마지막으로 완료한다. 협조할 수 있는 나이가 된 아동에게는 머리에서부터 발끝으로 진행하는 접근법이 일반적으로 사용된다. 영아나 유아가 잠이 들거나 조용할 때 폐, 심장 그리고 복부를 청진하는 것과 같이 순서는 능숙한 검사자에 의해서 달라질 수 있다.

신체검사가 진행되는 동안에는 표준주의 지침이 사용된다.

표 11-4 검진방법

방법	예시
시진	검진하는 내내 아동의 신체적 특징과 행동을 관찰한다. 신체적 특징으로는 크기, 형태, 색, 운동, 자세, 위치가 있다. 충분한 조명이 반드시 필요하다. 냄새를 맡는 것도 시진에 속한다.
촉진	촉각을 이용해서 피부, 체내 기관, 덩어리진 곳의 특징을 파악한다. 덩어리의 특징으로는 감촉, 습도, 압통, 온도, 덩어리, 형태, 굳기, 움직임이 있다. 위치, 크기, 굳기, 덩어리의 유무를 파악할 때는 손가락의 안쪽 부분과 끝의 도톰한 부분을 이용한다. 진동을 파악할 때는 손바닥이 유용하다.
청진	기도, 폐, 위, 심장, 혈관의 소리를 듣고 특징을 파악한다. 청진을 할 때는 대개 청진기를 이용한다. 청진 시에는 언어도 사정한다.
타진	몸의 표면을 직접적 또는 간접적으로 두드려서 진동을 일으킨다. 이를 통해 기저 조직 및 가슴과 배의 체내 기관 가장자리의 밀도를 알 수 있다. 조직의 밀도가 높을수록 타진음이 작아진다. 공기가 있는 부분의 타진음은 크고 고체 부분의 타진음은 작다.

아동과의 접촉 전에는 철저한 손 위생이 수행되어야 한다. 점막과 체액의 접촉이 있을 때에는 항상 장갑을 착용해야만 한다.

신생아와 6개월 미만의 영아

영아는 검사 시술에 저항하지 않기 때문에 검사하기가 가장 쉬운 아동에 속한다. 영아에게 편안함과 안정을 제공하기 위해서 부모가 늘 함께 있도록 한다. 안전이 보장된다면 어린 영아를 검사 테이블에 눕힌다. 영아가 차분하고 조용하도록 수유나 달래기 젖꼭지를 이용하거나 또는 앉거나 기저귀를 갈아줌으로써 검사를 하는 동안 신체적 편안함을 제공한다. 영아가 고통을 느끼기 시작할 때는 영아를 가볍게 흔들거나 딸깍하는 소리를 내는 것과 같이 영아의 주의를 분산시키는 것이 도움이 될 수 있다. 일반적인 활동수준, 전반적인 기분 그리고 영아를 다룰 때의 반응을 관찰한다.

손과 청진기를 따뜻하게 하고 조심스럽게 움직이도록 한다. 영아가 조용하거나 자는 시간 동안 폐, 심장, 복부를 청진하기 위해서는 검사의 순서를 유연하게 한다. 영아가 계속 조용하거나 달래기 젖꼭지로 조용하게 만들 수 있다면 영아의 근육이 이완되어 있을 때 복부를 손으로 촉진하다. 그 나머지 검사는 머리에서 발가락으로 향하는 순서로 진행될 수 있다. 둔부 검사와 같이 영아를 불안하게 하는 검사는 마지막에 수행되어야 한다.

6개월 이상의 영아

6개월이 지난 영아는 분리불안과 낯가림을 시작하기 때문에 일부 신체검사에 저항하는 경우가 자주 있다. 이러한 이유로 이 연령의 영아를 부모와 함께 있도록 하는 것이 가장 좋은 방법이다. 많은 검사가 아동이 앉은 상태에서 수행될 수 있다. 복부와 생식기 검사를 위해서는 부모와 간호사의 무릎을 맞닿게 붙여서 평평한 표면을 만든다. 귀, 눈, 입에 대한 검사를 위해서는 부모의 다리 사이에 영아의 다리를 놓고 부모의 가슴 쪽으로 바짝 당겨서 안을 수 있다. 시술을 위해서 영아를 검사 테이블에 눕혀야 한다면 부모가 가까이 있도록 한다. 영아는 탈의를 좋아하지 않겠지만 영아의 안락을 위해서 반드시 방을 따뜻하게 유지한다. 영아의 일반적인 활동수준, 기분 그리고 부모가 다룰 때의 반응을 관찰한다.

유아

유아는 활동적이고 호기심이 많으며, 수줍어하거나 조심스러워하고 또는 준비가 되는데 시간이 많이 걸린다. 낯가림이 있으므로 유아가 자신의 부모와 함께 있도록 한다. 유아를 부모의 무릎에 앉힌 상태로 검사할 수 있다. 도움이 된다면 아동에게 안정감을 주는 물건을 쥐고 있도록 한다. 아동이 검사도구를 무서워한다면 부모에게 사용해 보이거나 부모가 먼저 그 도구를 잡아보도록 함으로써 아동의 불안감을 줄이는 시도를 한다. 다른 시술을 위한 협조를 얻기 위한 방법으로서 뇌신경 검사나 발달검사를 수행한다.

아동에게 검사를 수행해도 되냐고 물을 때 전형적인 아동의 대답은 "아니요'일 것이므로 이러한 질문을 하는 것을 피한다. 각 검사 단계마다 협조를 기대하는 자신감 있는 목소리로 아동에게 무엇을 할 것인지 말한다. 선택을 하는 것이 가능한 경우에는 가슴을 만질지 복부를 만질지에 대한 선택이나 특정 검사를 아동이 서서 받을지 아니면 앉아서 받을지를 선택하는 것과 같이 어떤 검사를 다음에 할지 선택함으로써 아동이 어느 정도의 통제를 할 수 있도록 한다. 발을 만지면서 검사를 시작한 다음 천천히 몸통과 머리를 향해서 이동한다. 귀, 눈, 입을 검사하는 기구들이 일반적으로 아동에게 가장 무서워 보일 수 있기 때문에 검사의 마지막에 사용해야 한다.

신경학적 검사와 근골격 검사는 아동이 검사실에서 놀고 걸어 다니는 것을 관찰함으로써 수행될 수 있다.

학령전기 아동

아동이 자발적으로 부모로부터 분리될 의향이 있는지를 관찰한다. 어린 아동은 부모의 무릎에 앉아서 검사받는 것을 선호하는 반면에 조금 더 큰 아동은 부모가 가까이 있는 상태에서 검사 테이블에 앉는 것을 편안해 할 것이다. 이 아동은 기꺼이 검사를 위해서 탈의하지만 생식기 검사를 실시할 때까지는 하의는 탈의하지 않도록 한다. 대부분의 학령전기 아동은 신체검사를 하는 동안에 협조적이다. 그러나 어떠한 검사순서가 아동에게 가장 적합한지를 고려한다. 머리, 눈, 귀 그리고 입을 먼저 검사하는 것을 선호하는 아동이 있다. 일부 아동은 이러한 검사를 마지막으로 미루는 것을 더 선호한다.

영아나 유아에 대한 검사

6개월 이상의 영아와 유아의 행동으로 인해서 신체검사가 힘들 때가 있다. 이러한 아동은 낯선 사람들을 무서워하고 검사를 위해서 간호사가 해야 하는 밀접한 접촉에 저항한다. 이러한 어려움에도 불구하고 아동에게 있을지도 모르는 건강문제를 확인하기 위해서는 철저한 검사를 수행하는 것이 필수적이다.

간호사는 영아와 유아를 검사하기 위해서 유연한 접근법을 사용한다. 아동을 부모로부터 분리시키는 것이 아동의 고통을 증가시켜서 검사를 훨씬 더 어렵게 만든다는 것을 안다. 아동의 편안함을 높이고 검사과정을 향상시키기 위해서 아기를 부모의 무릎에 앉혀서 검사하는 방법을 선택한다. 간호사는 일부 검사를 위해서 유아를 바닥에 앉히는 것이 도움이 된다는 것도 알고 있다. 또한 특정 신체기관에 대한 검사를 위한 좋은 기회로 이용하기 위해서 검사 순서를 바꾸는 것이 중요하다. 예를 들면, 간호사는 아동이 조용하거나 잠이 들 때 심장, 폐, 그리고 복부에 대한 청진을 시도한다.

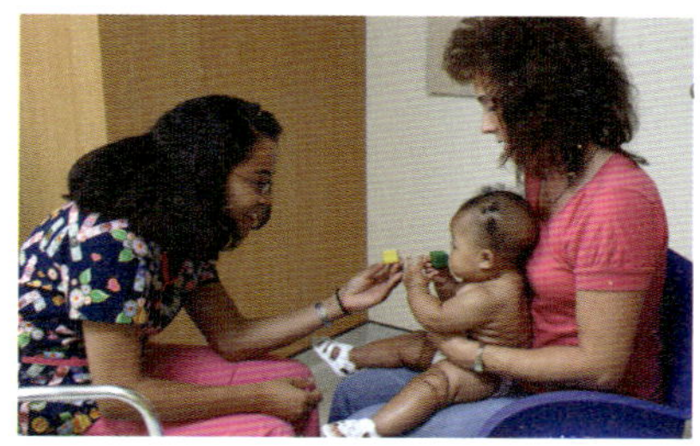

영아의 발달 그리고 블록을 향해서 손을 뻗고 움켜잡는 운동기술을 검사하기 위해서 장난감을 사용한다.

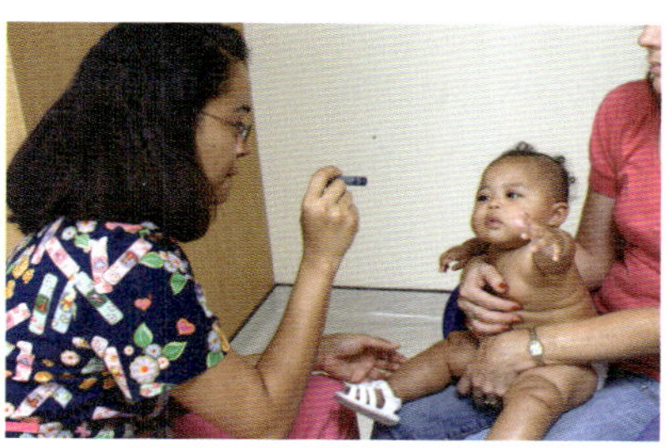

펜라이트는 눈으로 사물을 따라가는 능력뿐만 아니라, 아기의 각성수준을 검사하기 위한 효과적인 도구이다.

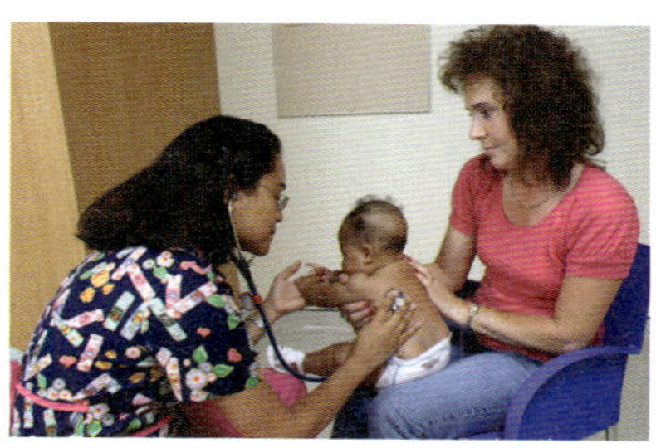

아기가 간호사를 편하게 여기고 부모의 무릎에서 안정감을 느낄 때 가슴을 청진하는 것에 덜 저항한다.

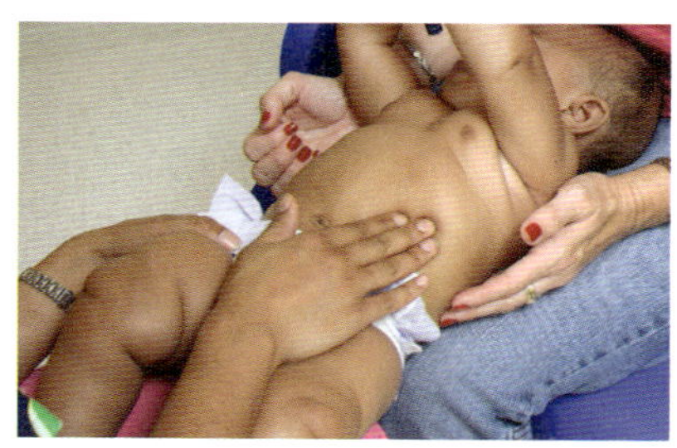

간호사는 자신의 무릎을 아동 엄마의 무릎과 맞닿게 해서 복부검사와 생식기 검사를 위한 평평한 표면을 만든다.

간호사는 검사를 진행하는 동안 영아에게 미소를 지으면서 달래듯이 말을 한다. 필요할 때는 달래기 젖꼭지나 우유병이 아기를 진정시키기 위해서 사용된다. 아기가 낯선 사람의 신체접촉을 무서워할 수 있으므로 간호사는 몸통으로 옮겨가기 전에 손과 발부터 시작한다. 아동의 주의를 분산시키기 위해서, 또한 발달과 관절가동범위 그리고 반사운동에 대한 검사를 위해서 장난감을 사용한다.

SOURCE: George Dodson/Pearson Education, Inc.

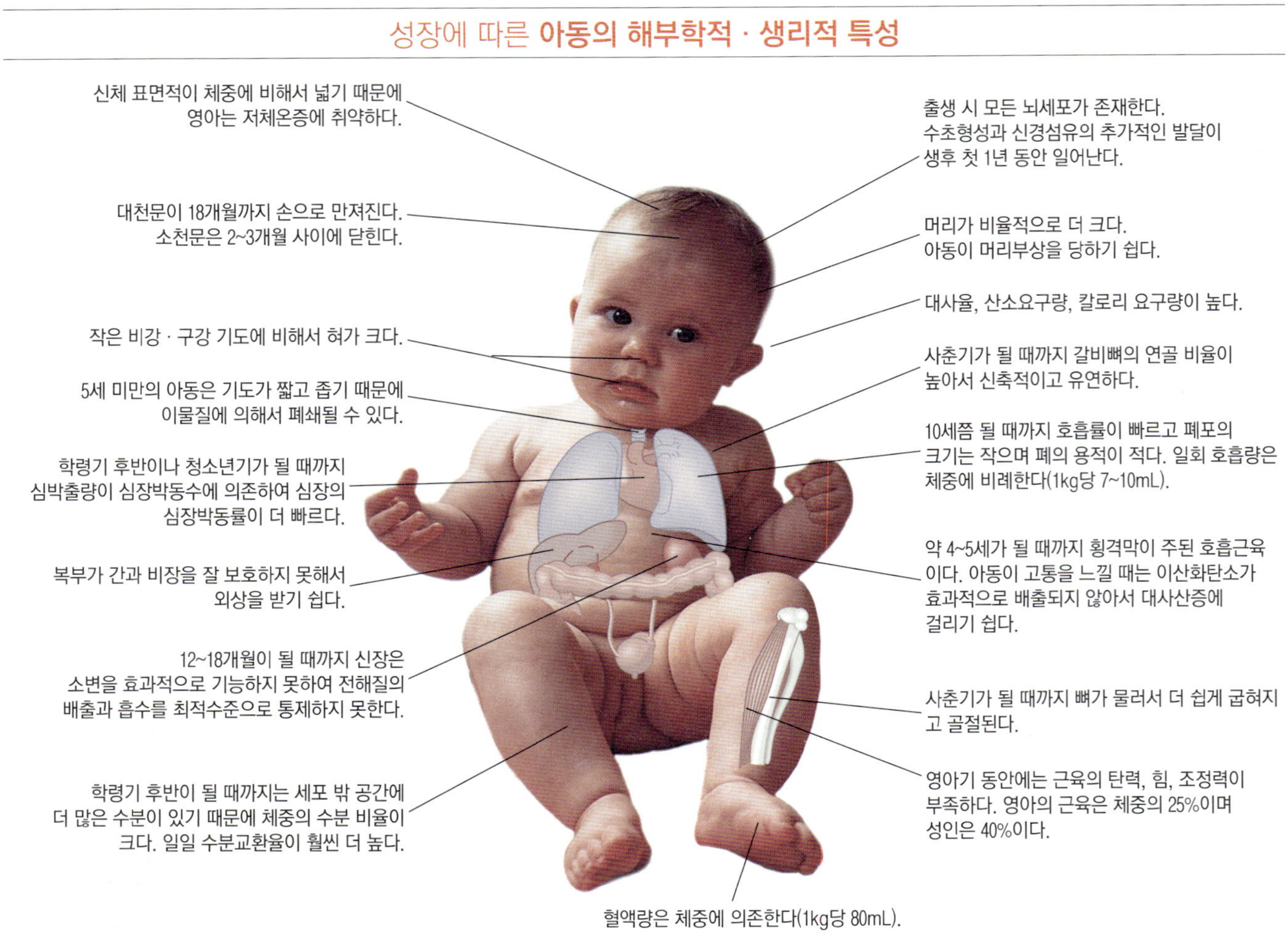

그림 11-1
아동은 단순히 작은 어른이 아니다. 아동은 어른과는 다른 중요한 해부학적 · 생리적 차이를 가지고 있는데, 이는 아동의 성장과 발달에 따라서 변한다. 이러한 차이 중에서 입원 아동에게 가장 문제가 될 수 있는 것이 무엇이며, 그 이유는 무엇인지 찾을 수 있는가?
SOURCE: George Dodson/Pearson Education, Inc.

아동이 기구를 만지며 가지고 노는 것을 허용한다. 아동이 동물인형의 귀에서 먼저 소리를 듣고 들여다보는 것과 같이 검사에 대한 불안을 줄이기 위해서 게임을 이용한다. 검사절차에 관해서 간단하게 설명한 후 가능하다면 어느 쪽 귀를 먼저 검사할지에 대한 선택권을 제공한다. 아동에게 숫자를 세거나, 색깔의 이름을 대거나 또는 가장 좋아하는 활동을 말하도록 하는 것과 같이 검사를 진행하는 동안 협조를 얻기 위해서 주의를 돌리는 방법을 사용한다. 아동이 협조할 때 긍정적인 피드백을 제공한다.

학령기 아동

학령기 아동은 신체검사 동안에 자발적으로 협조하고 도움이 되기를 원하기 때문에 아동이 검사 테이블에 앉도록 한다. 이들이 검사를 돕기 위해서 각 단계에 할 수 있는 일이 무엇인지 안내한다. 학령기 아동은 프라이버시에 대한 인식이 발달해 있어서 속옷을 가릴 수 있는 가운을 제공한다. 나이가 더 많은 학령기 아동에게는 검사를 개인적으로 수행할지, 아니면 부모나 형제자매가 있는 상태에서 수행할지를 결정하도록 한다.

머리에서부터 발끝으로 진행되는 순서가 학령기 아동에게 잘 수용된다. 기구가 사용되는 방법을 보여주고 아동이 이러한 기구를 다루는 것을 허용해 준다. 아동이 자신감을 느끼도록 돕기 위해서 가능하면 많은 선택권을 제공한다. 검사를 수행하는 동안 무엇을 왜 하고 있는지에 대해서 설명한다. 검사를 통해서 아동이 심장음과 숨소리를 듣게 해 줌으로써 신체가 어떻게 기능하는지에 대해서 교육할 수 있는 좋은 기회가 된다.

청소년

사적인 장소를 제공하여 탈의를 하고 덧가운을 입도록 하고, 검사 중에는 검사하지 않는 신체 부분을 가릴 수 있도록 함으로써 청소년의 프라이버시를 보호한다. 성인과 마찬가지로 머리-발가락 순서로 검사를 실시한다. 청소년이 구체적으로 부모가 함께 있기를 요청하지 않는다면 부모나 형제자매가 없는 곳에서 검사한다. 부모나 동행한 어른이 검사실에 함께 있지 않을 때는 검사를 진행하는 동안 보호자(가급적이면 환자의 같은 성별)를 제공한다.

청소년들은 발달하는 자신의 신체에 대해서 걱정하는 경우가 자주 있다. 적합하다면 2차 성징 발달이 정상적인 진행임을 알려주어 안심시키고 앞으로 일어날 변화에 대해서 알려준다.

영아와 아동의 해부학적 · 생리적 특징

생리적으로 영아와 아동은 성인과 현저하게 다르다. 아동의 해부학적 · 생리적 차이를 안다면 신체검사 동안에 발견되는 정상적인 편차를 인식할 것이며, 또한 질병과 손상에 대한 아동의 생리적 반응이 다르다는 것을 이해하게 될 것이다(그림 11-1).

신체적 성장 상태

신체검사는 모든 환경에서 아동을 처음으로 만나면서 시작된다. 아동의 일반적인 외모와 행동을 관찰한다. 영아와 어린 아동은 무서움을 느끼고 부모로부터 위안을 받으려고 한다. 치료적 관계를 성립하기 전에는 아동이 간호사와의 상호작용을 거부할 수 있다.

부모가 아동과 이야기할 때의 행동과 어조를 관찰한다. 아동이 말을 하도록 권장하는가? 부모는 아동을 적절하게 안심시키고 지원해주는가? 아동은 부모와 함께 있을 때 안정감을 느끼고 간호사와 상호작용해도 된다는 허용을 인지해야 한다.

신체계측

아동의 체중과 키를 측정한다. 아동이 2세 이하라면 머리둘레도 측정한다. 아동기 동안 계속해서 성장을 정확하게 측정하는 것은 건강을 보장하고, 질병이 아동에게 미치는 영향을 확인하고, 약물의 복용량을 계산하기 위해서 중요하다. 이전 측정과 비교하고 성장 방향을 검사하기 위해서 키, 체중 그리고 머리둘레의 측정값을 아동의 나이와 성별에 적합한 성장차트에 표시한다.

영아와 유아

키. 2세 미만의 모든 아동의 키는 아동이 혼자서 설 수 있다고 하더라도 바로 누운 자세로 측정한다. 누운 자세로 측정한 키와 선 자세에서 측정된 키에는 차이가 있다.

측정보드를 사용해서 영아의 머리를 보드의 제일 윗부분에 놓는다. 아동의 다리가 반듯해지도록 무릎을 부드럽게 누르는 동안에 부모나 보조자가 아동의 머리 중앙선을 잡고 있도록 요청한다. 발꿈치를 발판에 위치시키고 길이를 0.5cm에 가장 가깝도록 기록한다(그림 11-2). 정확성을 위해서 측정을 반복한다. 두 번의 측정값이 다르다면 한 번 더 측정하거나 측정값의 평균값을 기록한다.

체중. 영아의 체중은 연령에 따라서 바로 누운 자세나 앉은 자세로 플랫폼 저울에서 측정한다(그림 11-3). 부모나 보조자에게 영아의 옷과 기저귀를 모두 벗기도록 요청한다. 옷을 벗은 상태에서 영아가 소변을 보는 것에 대비해서 기저귀를 손에 쥐고 있는다. 영아가 편안함을 느끼도록 방을 따뜻하게 유지한다. 미리 저울의 균형을 체크하고 저울 위에 종이커버를 놓는다. 영아의 주의를 분산시키고 영아가 움직임을 멈출 때의 측정값을 취한다. 영아가 떨어지는 것을 예방하기 위해서 만지지 않고 손을 가슴 근처에 두어 영아의 안전을 보장하도록 주의한다. 체중을 10g에 가장 가깝도록 기록한다.

머리둘레. 영아가 2세가 될 때가지 뇌가 급속하게 성장하여 2세쯤 되면 어른 크기의 80%를 달성하기 때문에 이 시기에 주기적으로 머리둘레를 측정한다. 일회용 종이테이프를 사용하고 종이가 영아에게 상처를 입히지 않도록 주의한다. 테이프를 안와 위 돌출부위, 귀 위 그리고 머리에서 가장 둘레가 큰 지점인 후두부 돌출부위에 감는다(그림 11-4). 머리의 형태가 잡히고 있거나 부어서 이러한 지점들이 가장 큰 둘레가 아닐 수도 있지만 동일한 위치가 신생아에게도 사용된다. 둘레를 0.5cm에 가장 가깝게 기록한다. 측정값을 확정하기 위해서 측

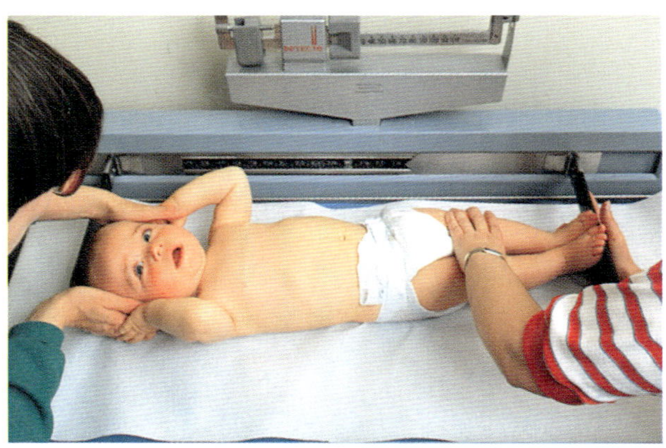

그림 11-2
영아의 키 측정. 영아의 다리를 곧게 펴기 위해서 부드럽게 누르는 동안에 보조자가 아동의 머리 중앙선을 잡고 있도록 한다. 발뒤꿈치를 발판에 위치시키고 0.5cm에 가장 가깝도록 키를 기록한다.
SOURCE: George Dodson/Pearson Education, Inc.

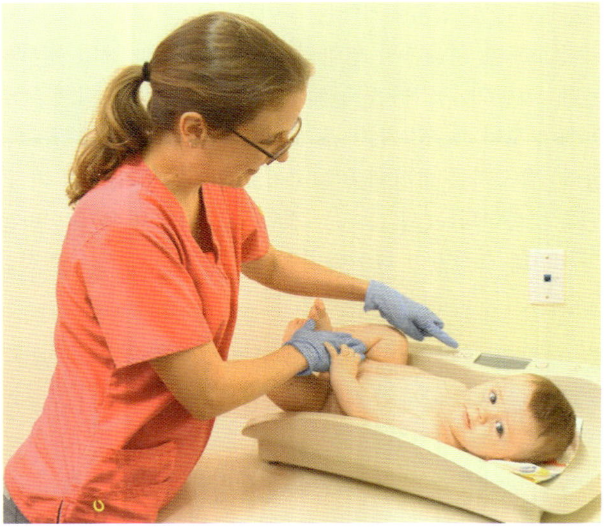

그림 11-3
영아의 체중 측정. 영아가 떨어지는 것을 막기 위해서 아기를 만지지 말고 손을 가슴 가까이에 둔다. 10g에 가장 가깝게 체중을 기록한다.
SOURCE: Laura Wisely

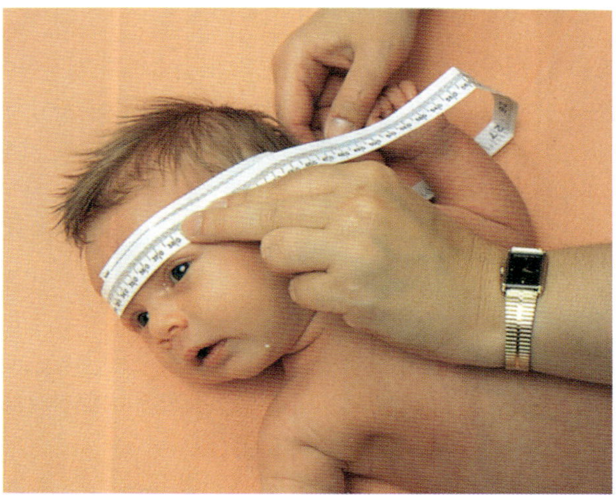

그림 11-4
머리둘레 측정. 테이프를 안와 위 돌출부위, 귀 위, 머리에서 가장 둘레가 큰 지점인 후두부 돌출부위에 감는다.
SOURCE: George Dodson/Pearson Education, Inc.

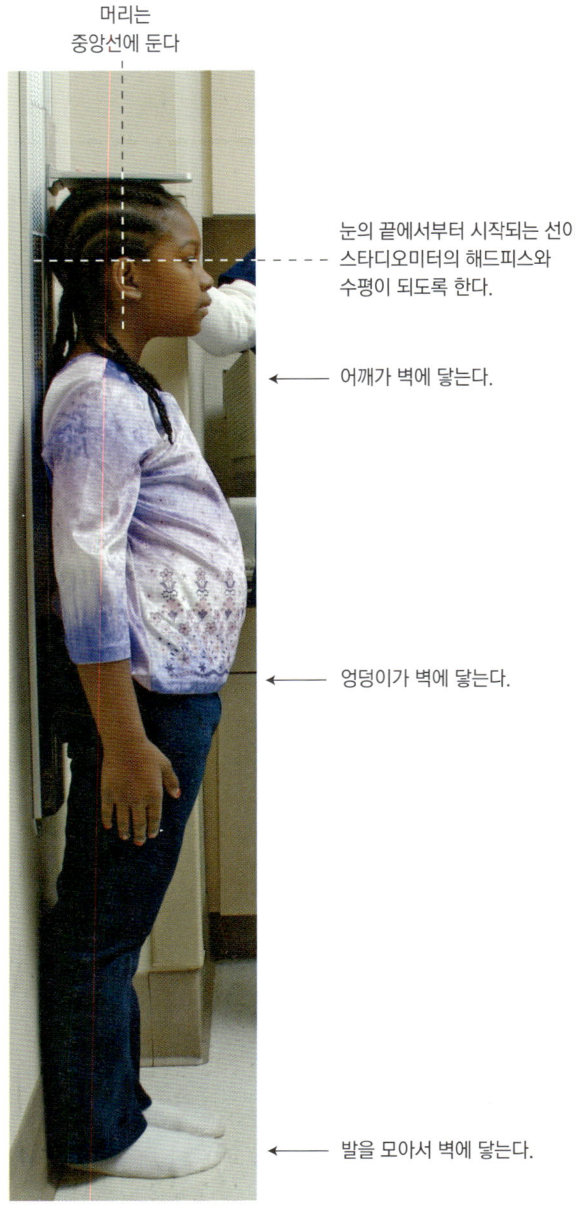

그림 11-5
아동의 성장률을 검사하기 위해서 2~3세에 시작하는 정기진료 방문을 할 때마다 스타디오미터를 사용해서 서 있는 자세로 키를 주기적으로 측정한다. 머리는 똑바로 세워서 중앙선에 놓은 상태에서 어깨, 엉덩이 그리고 발뒤꿈치가 벽에 닿도록 한다. 해드피스를 내려서 정수리에 닿게 한다. 키 측정값을 0.5cm에 가장 가깝도록 측정한다.
SOURCE: George Dodson/Pearson Education, Inc.

정을 반복한다. 정상보다 큰 머리는 뇌수종과 관련이 있으며, 정상보다 작은 머리는 소두증(microcephaly)을 암시한다.

학령전기 아동과 학령기 아동

키. 2~3세가 지난 후에는 키 측정의 정확성을 개선하기 위해서 벽에 부착하는 키 측정 장치인 스타디오미터(stadiometer)가 사용된다(그림 11-5). 아동이 신발을 벗고 벽에 등을 기댄 상태로 똑바로 서도록 한다. 머리는 꼿꼿하게 세우고 중앙선에 위치해야 한다. 어깨, 엉덩이 그리고 발꿈치는 벽에 닿아야 한

임상적 판단

현재 27개월인 영아가 건강클리닉에 방문했을 때 체중은 10.2kg이었고 키는 81cm, 머리둘레는 47cm로 측정되었다. 영아의 체중, 키, 머리둘레 그리고 체질량지수의 백분위순위는 무엇인가? 이전의 성장 측정치수는 이용이 불가능하다. 이러한 측정 결과를 엄마에게 어떻게 설명하겠는가?

다. 눈의 양 끝이 스타디오미터의 해드피스와 동일한 수평면에 있어야 한다. 해드피스가 정수리에 닿도록 밑으로 내린다. 0.5cm에 가장 가깝게 키 측정값을 잰다.

체중. 서서 재는 저울을 사용해서 아동의 체중을 측정한다. 사용하기 전에 저울의 균형을 체크한다. 어린 아동은 속옷만 입은 채로 체중을 잰다. 나이가 더 많은 아동은 코트나 다른 무거운 옷과 신발을 벗고 외출복을 입은 상태로 체중을 잰다. 0.1kg에 가장 가깝게 체중을 기록하다. 나이가 많은 아동과 청소년들에게는 프라이버시를 지켜준다.

체질량지수. 체질량지수(body mass index, BMI)는 아동의 키와 체중을 사용해서 신체의 총 지방과 영양상태를 검사하기 위해 이용되는 공식(몸무게 kg을 키의 제곱미터로 나눈다)이다.

- 연령에 따른 BMI가 5번째보다 낮은 백분위순위 – 저체중
- BMI가 85번째 백분위수에서 95번째 백분위수 미만 – 과체중
- 연령에 따른 BMI가 95번째보다 높은 백분위순위 – 비만

피부와 머리카락 검사

아동의 피부색이 균일하지 않고 만졌을 때 스펀지 같은 느낌이 든다면 이것은 무엇을 나타내는가? 주요한 피부 병변에는 무엇이 있으며, 이러한 피부 병변을 설명하기 위해 사용되는 특징은 무엇인가? 피부색이 어두운 아동에게 있어서 청색증과 황달을 어떻게 감지할 수 있는가?

피부검사

아동의 피부색과 결함 또는 변형이나 병변의 존재 유무를 검사하기 위해서는 장갑을 사용한다. 피부검사는 피부색의 변이를 감지하고 병변을 확인하기 위해서 좋은 조명상태를 필요로 한다. 가능하다면 자연일광이 선호된다. 한 번에 아동의 전체 피부 표면을 검사하기보다는 신체기관을 검사하면서 각 부분이 노출될 때 피부를 함께 검사한다.

피부색

아동의 피부색이 고르게 분포되어 있을 것으로 예상한다. 질병과 관련이 있을 수 있는 색소의 증감이나 창백함, 반점, 멍, 홍반, 청색증 또는 황달과 같은 색의 변이를 살핀다. 피부색이 어두운 아동은 손바닥과 발바닥이 나머지 피부표면보다 밝은 경우가 많다. 또한 이 아동의 입술은 가볍게 멍이 든 것처럼 보일 수 있다. 백인에게서 발견되는 주근깨와 피부색이 어두운 영아에게서 발견되는 과다색소침착 반점(몽고반점)같이 일부 피부색의 변이는 일반적이며 정상이다. 과다색소침착 반점은 일반적으로 생후 첫 몇 년 동안 옅어지고 사춘기쯤 되면 사라진다.

아동이 넘어지고 떨어질 때 생기는 반상출혈이나 작은 멍은 뼈가 튀어나온 부분(무릎, 정강이, 이마, 두피)과 신체 정면에 흔하게 생긴다. 출혈이 있는 질병을 가지고 있는 것이 아니라면 9개월 미만의 영아에 있어서 멍은 흔하지 않다. 그 외 신체 부위에 생긴 멍이 다양한 치유 단계에 있다면, 특히 아동학대를 의심해야 한다. 정상적인 피부색으로 돌아가기 전에 신체가 혈색소와 혈액세포를 여러 날에 걸쳐서 분해하기 때문에 멍이 다양한 피부색 변화(붉은색, 자주색, 검은색, 푸른색, 노란색, 초록색, 그리고 갈색)를 거치는 경우가 많다. 몸에 문신이나 피어싱이 있다면 주목한다.

비정상적인 피부색이 의심된다면 색의 변화를 확인하기 위해서 볼점막과 혀를 검사해야 한다. 피부색에 관계없이 점막은 일반적으로 핑크색이기 때문에 이것은 어두운 피부색을 가진 아동에 있어서 특히 중요하다. 잇몸을 1~2초 동안 가볍게 누른다. 피부가 흰 경우에 황달이나 청색증과 같은 잔여 색이 더 쉽게 감지된다. 황달은 눈의 공막에서도 발견될 수 있다. 신체에 전반적으로 나타나는 청색증은 호흡기 질환이나 심장질환과 관련이 있다. 황달은 간 질환과 관련이 있다. 당근을 많이 먹는 영아는 피부가 옅은 노란색이나 오렌지색으로 보일 수 있다.

모세혈관 재충전 시간

모세혈관 재충전 시간이란 혈액순환과 조직관류(조직으로 순환되는 산소)의 적절성을 결정하기 위해서 사용되는 기법이다. 손가락 끝으로 손바닥 표면을 누르고 있다가 피부가 하얗게 되면 즉시 놓는다(그림 11-6). 피부색이 원래대로 돌아오는 것, 즉 모세혈관 재충전 시간은 일반적으로 2초 이하이다. 모세혈관 재충전 시간이 길다면 아동에게 감소된 혈액순환 증상(예: 탈수나 쇼크)이나 너무 꽉 조이는 깁스나 붕대와 같은 물리적 압박이 있는지에 대해서 즉시 검사한다.

피부 촉진

다음과 같은 특성을 평가하기 위해서 피부표면을 가볍게 만지거나 두드린다. 점막이나 열창, 그리고 상처부위를 촉진할 때는 장갑을 착용함으로써 표준주의 지침을 따른다.

온도

아동의 피부를 손목이나 손등으로 만지면 따뜻하게 느껴지는 것이 정상이다. 과도하게 따뜻한 피부는 열이나 염증이 있음을 나타내며, 비정상적으로 찬 피부는 쇼크나 추위에 노출되었음을 나타낸다.

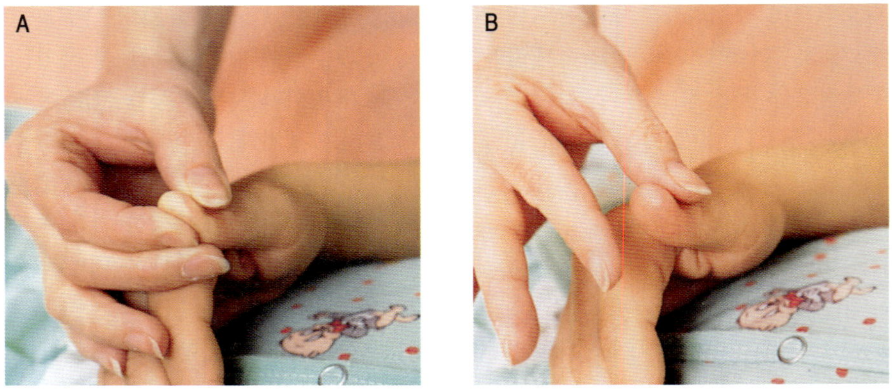

그림 11-6

모세혈관 재충전 기법

A. 팔을 심장위치에 놓고 피부색이 하얗게 될 때까지 손가락의 아래쪽(손바닥 쪽) 끝을 누른다.

B. 손가락을 재빨리 놓고 혈액이 손가락으로 되돌아가는 것을 관찰한다. 피부색이 원래 상태로 되돌아가는데 2초 이상 걸리지 않을(모세혈관 재충전 시간) 것으로 예상된다. 아동이 따뜻한 곳에 있을 때 최상의 결과를 얻을 수 있다. 모세혈관 재충전 시간이 길다면 꽉 조인 붕대나 깁스로 인한 쇼크나 조직 압박과 관련이 있을 수 있다.

SOURCE: A, B, George Dodson/Pearson Education, Inc.

촉감

아동의 전신 피부는 부드럽고 매끈하다. 거칠고 두껍거나 단단한 부분(induration)이 있는지 확인한다. 비정상적인 촉감은 내분비 질환, 만성적인 자극, 염증과 관련이 있다.

습기

아동의 피부를 만졌을 때 건조한 것이 정상이다. 아동이 활동하고 있거나 울고 있다면 피부가 살짝 축축하게 느껴질 수 있다. 격렬한 움직임 없이 과도하게 흘리는 땀은 열이나 기관지폐이형성증 또는 치료되지 않은 선천적 심장결함과 관련이 있다.

탄력성

세포내액과 세포외액의 균형 잡힌 분포로 인해서 아동의 피부는 탄력적이고 유동적이다. 피부 긴장도를 평가하기 위해서는 복부 피부를 조금 집었다가 놓은 다음 회복되는 속도를 관찰한다(그림 11-7). 긴장도가 양호한 피부는 즉시 이전 상태로 돌아간다. 긴장도가 나쁜 경우 이러한 피부는 그대로 있거나 원래 상태로 돌아가는데 오래 걸린다. 피부 긴장도는 일반적으로 탈수와 관련이 있다.

세포외액에 과도한 액체(유체) 축적인 부종(edema)이 있을 경우에는 피부가 반죽 같거나 질퍽거리는 느낌이 든다. 부종의 정도를 알아보기 위해서는 부어 있는 피부 밑 뼈를 손가락으로 5초 동안 누른 다음, 손가락을 떼고 들어간 자국이 얼마나 빨리 사라지는지를 관찰한다. 들어간 자국이 빨리 사라진다면 "비요흔성" 부종이다. 들어간 자국이 천천히 사라지면 "요흔성" 부종인데, 이는 흔히 신장질환이나 심장질환과 관련있다.

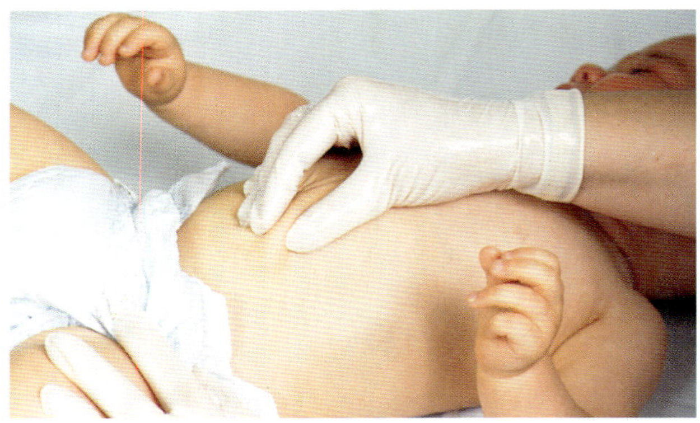

그림 11-7

피부 긴장도 테스트. 엄지와 검지손가락으로 복부 피부를 조금 잡는다. 피부를 놓고 회복속도를 관찰한다. 정상적인 긴장도가 있는 피부는 원래 색으로 빨리 돌아간다. 피부 솟음은 저조한 피부 긴장도와 관련이 있다.

SOURCE: George Dodson/Pearson Education, Inc.

임상적 조언

탈수의 정도는 여러 가지 징후와 관련된 검사결과를 고려하여 추정될 수 있다.

- 체중감소
- 피부 긴장도
- 모세혈관 재충전 시간
- 눈물의 양
- 점막의 습한 정도
- 평평하거나 꺼진 천문(숫구멍)
- 행동변화
- 소변량의 변화

피부 상처(병변)

피부 상처는 일반적으로 비정상적인 피부상태를 나타낸다. 위치, 크기, 상처유형, 패턴 그리고 분비물과 같은 특성이 있다면 이것은 질병의 원인에 대한 단서를 제공한다. 존재하는 모든 특성에 대해서 서술하기 위해서 비정상적인 피부색, 거상, 상처 또는 손상을 검사하고 촉진한다.

일차병변(예: 반점, 구진, 물집)은 손상이나 감염에 대한 피부의 최초 반응일 경우가 많다. 과다색소침착 반점(주근깨와 몽고반점)은 정상적인 결과이며 일차병변으로 분류된다. 그림 11-8은 일반적인 일차병변을 보여준다.

일차병변은 공통된 패턴으로 나타나는 경우가 많아서 각 병변 간의 구분이 용이하다.

- 직선모양 – 연속적이거나 줄무늬(예: 옻나무)
- 고리모양 – 중간이 비어 있는 반지모양(예: 백선). 여러 개의 고리모양이 함께 이어져 있는 것은 다환식이다.
- 포진모양 – 무리를 이루거나 다발성(예: 포진, 수두)
- 그물모양 – 망을 이루거나 레이스처럼 생김(예: 파보바이러스 B19)

모발 시진

두피에 난 머리카락의 색, 분포 그리고 청결함을 검사한다. 머리카락은 색깔이 고르고, 윤기가 나며, 곱슬하거나 직모여야 한다. 탈색이나 염색에 의한 것이 아닌 머리카락 색의 변이는 영양결핍과 관련이 있을 수 있다. 머리카락이 소실된 곳이 있는지 검사한다. 아동의 머리카락 소실은 꽉 조인 땋은 머리나 백선과 같은 피부 병변에 의한 것일 수 있다. 일반적이지 않은 머리카락 성장 패턴에 주목한다. 흔하지 않은 목이나 이마 쪽으로의 낮은 머리선(헤어라인)은 갑상선기능저하증과 같은 선천성 질병과 관련이 있을 수 있다.

아동은 머릿니에 자주 노출된다. 머리카락에 붙어 있는 작은 서캐(머릿니 알)를 찾기 위해서 머리카락을 한 올씩 검사한다.

검사를 실시하면서 다른 피부 표면이 노출될 때 체모의 분포를 관찰한다. 미세한 털이 대부분의 신체를 덮고 있다. 예상 밖의 신체부위에 보이는 체모에 주의를 기울여야 한다. 예를 들어, 척추 아래쪽에 촘촘하게 난 털은 모발둥지낭(모소낭포)일 경우가 자주 있다.

음모는 8~12세 사이에 자라기 시작하며, 겨드랑이 털은 일반적으로 약 6개월 뒤에 자란다. 남아에 있어서 얼굴 털은 겨드랑이 털이 자라는 직후에 보인다. 아동의 음모와 겨드랑이 털이 자라는 나이에 주목한다. 일반적이기 않은 어린 나이에 자라는 털은 성조발증(성조숙)과 관련이 있다.

모발 촉진

머리카락의 촉감을 촉진한다. 머리카락은 가늘거나 두꺼우면서 부드럽거나 비단 같은 느낌이 들어야 한다. 갑상선기능저하증과 같은 내분비 질환으로 인해서 머리카락이 거칠어지고 잘 끊어질 수 있다. 머리 전체의 여러 부분에서 가르마를 타서 검사하고 각질이나 그 외 다른 병변을 조사하기 위해서 두피를 촉진한다. 병변이 있다면 그림 11-8에 나와 있는 특징을 사용해서 묘사한다.

문화적 역량개발 모발의 특징

모발은 유전적 기원에 따라 달라진다. 흑인 아동의 모발은 곱슬곱슬하거나 돌돌 말려 있는 경우가 많으며 잘 부서진다. 아시아계 아동의 모발은 굵고 곧다. 백인 아동의 모발은 굵기가 중간 정도이거나 가늘며, 곧을 수도 있고 곱슬곱슬할 수도 있다.

머리와 얼굴 검사

무엇이 아동의 머리나 얼굴을 비대칭이 되도록 만들 수 있을까? 정상적인 천문(숫구멍)은 어떤 느낌인가? 영아에 있어서 머리가 드물게 크거나 작다는 것은 무엇을 시사하는가?

머리와 얼굴 검사

초기 아동기 동안에는 두개골의 봉합(sutures)이 뇌 성장의 팽창을 허용한다. 영아와 어린 아동은 두개골이 둥글고 후두부가 튀어나온 것이 정상이다. 머리 모양은 아동기 동안에 변하며, 튀어나온 후두부는 들어가게 된다. 봉합이 너무 빨리 닫혀서 두개골 모양이 비정상적으로 될 수 있다.

아동이 쉴 때, 웃을 때, 말할 때 그리고 울 때의 얼굴 대칭을 조사한다(그림 11-9). 현저한 비대칭은 삼차신경이나 얼굴신경(제5 또는 제7뇌신경)의 마비, 자궁 내 자세(위치) 그리고 감염이나 알레르기 또는 외상으로 인한 부어오름으로 인해서 야기될 수 있다.

다음으로 거침, 넓은 미간 또는 균형이 맞지 않는 크기와 같은 일반적이지 않는 특성을 찾기 위해서 얼굴을 검사한다. 떨림, 틱증, 얼굴근육의 경련은 흔히 발작과 관련이 있다.

두개골 검사

봉합과 천문을 검사하고 연골을 감지하기 위해서 영아와 어린 아동의 두개골을 촉진한다. 후방에 위치한 소천문은 생후 2개월 이내에 닫히며, 전방에 위치한 대천문은 생후 12~18개월에 닫힌다. 두개골의 크기가 비정상적으로 클 경우 뇌수종과 수두증을 의심할 수 있으며 작을 경우 소두증을 의심해야 한다. 형태가 오목할 경우 탈수를, 볼록할 경우 뇌압이 상승된 상태를 의심해야 한다. 봉합이 조기폐쇄될 경우 두상이 변화될 수 있다.

그림으로 보는 병태생리 **피부의 흔한 일차병변과 관련 상태**

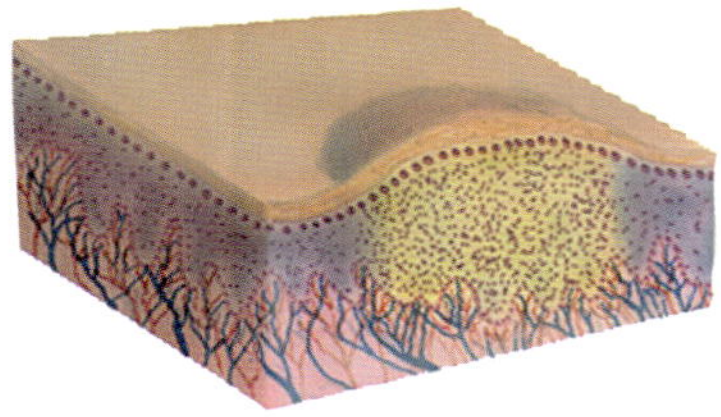

병변 명: 구진
솟아오름, 단단함, 지름이 1cm 미만
예: 사마귀, 색소모반

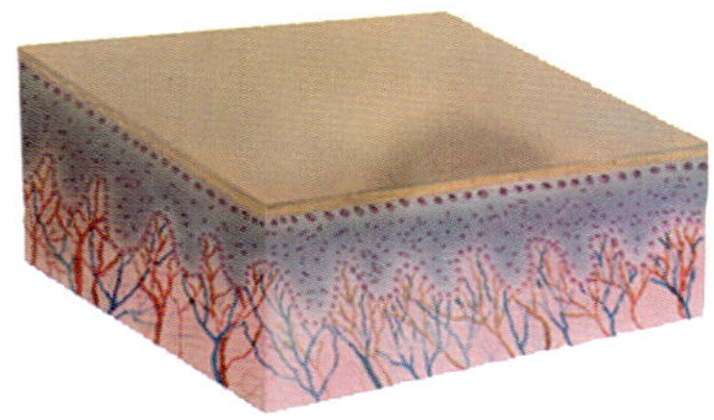

병변 명: 모반
평평함, 촉진 불가능, 지름이 1cm 미만
예: 주근깨, 풍진, 홍역, 점상출혈

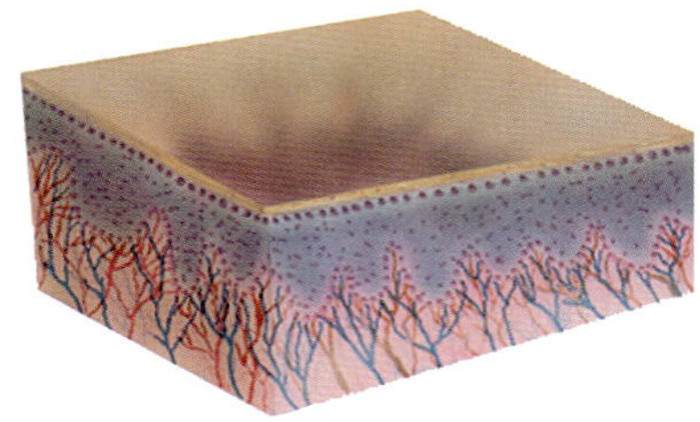

병변 명: 반점
모반, 지름이 1cm 이상
예: 백반, 과다색소침착 모반

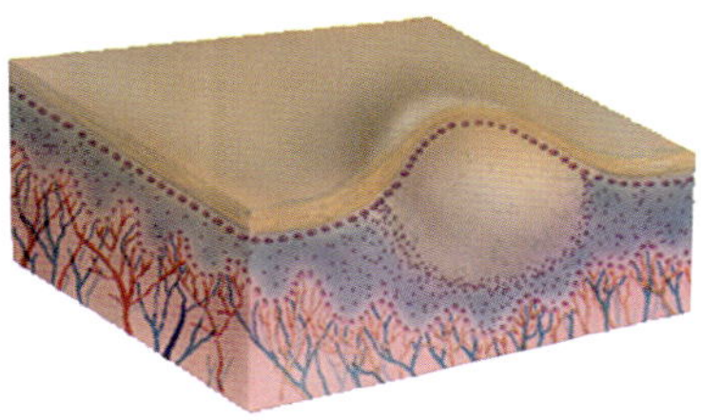

병변 명: 농포
화농성 액체로 찬 물집
예: 농가진, 여드름

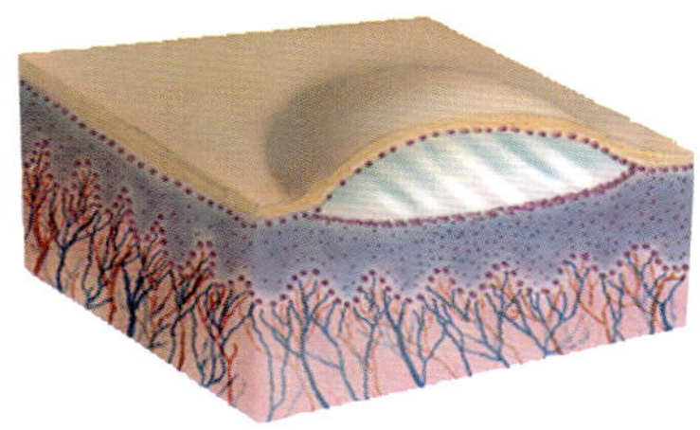

병변 명: 물집
솟아오름, 액체로 차 있음, 지름이 1cm 미만
예: 조기 수두, 단순포진

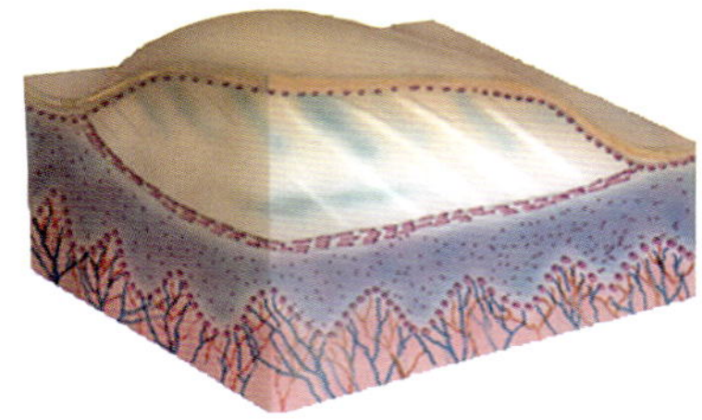

병변 명: 수포
지름이 1cm보다 큰 물집
예: 화상 물집

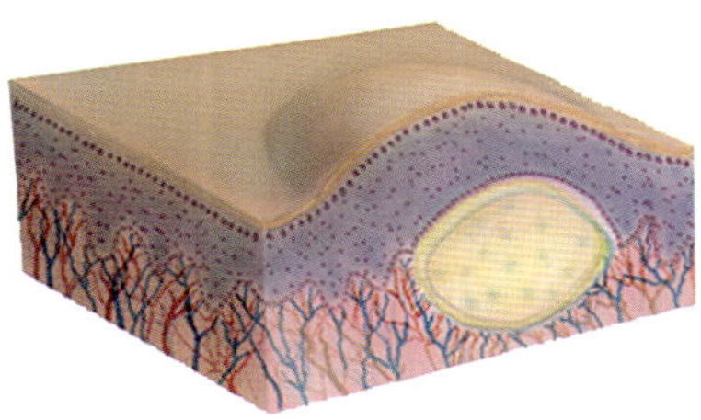

병변 명: 혹
솟아오름, 단단함, 구진보다 진피 속
더 깊은 곳에 위치, 지름이 1~2cm
예: 결절성 홍반

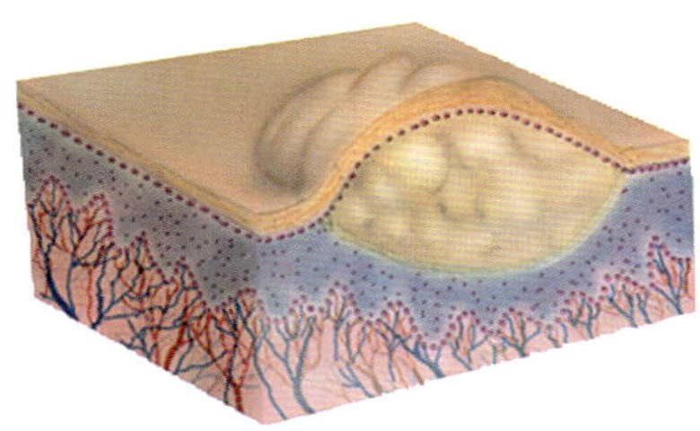

병변 명: 종양
솟아오름, 단단함, 지름이 2cm 이상
예: 신생물(종양), 혈관종

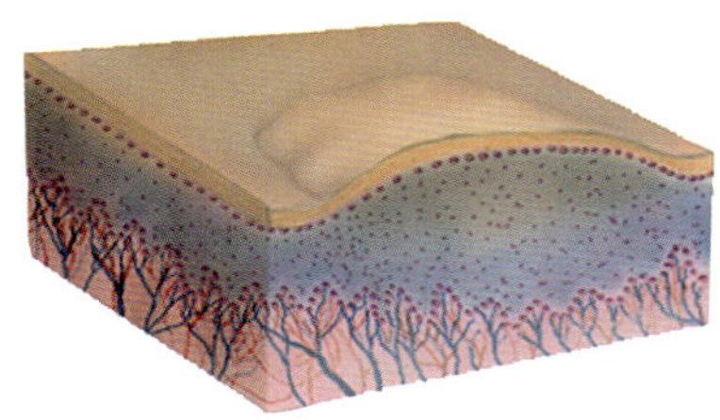

병변 명: 부스럼
부종성 피부의 불규칙하게 솟아오른 단단한 부분
예: 두드러기, 벌레 물린 자국

그림 11-8
피부 병변은 일반적으로 비정상적인 피부 상태를 나타낸다. 이러한 병변의 특성을 확인함으로써 질병의 원인에 대한 단서를 알 수 있다.

봉합

손가락 끝의 평평한 부분을 이용해서 각 봉합선을 촉진한다. 봉합선에서 각 뼈의 가장자리가 느껴지지만 두 뼈가 완전히 분리되어 있지 않는 것이 정상이다. 더 많은 뼈의 가장자리가 느껴진다면 이는 두개골 골절을 의미할 수 있다.

눈과 시력 검사

적색반사란 무엇이며 이것이 의미하는 것은 무엇인가? 눈 근육의 균형은 어떻게 검사하는가? 특정 연령에서 아동의 시력이 달라지는 것은 정상인가?

눈 외부구조 검사

눈의 내부와 외부구조 그리고 이와 관련된 뇌신경의 기능으로 인해서 보는 것이 가능하다. 안구, 눈꺼풀 그리고 눈 근육을 포함하는 눈의 외부구조를 검사한다(그림 11-10). 눈 구조에 신경을 분포시키는 뇌신경 제2, 3, 4, 6번의 기능을 검사한다. 이러한 검사를 위해서 필요한 도구에는 검안경이나 작은 손전등, 시력 검사표, 펜라이트, 작은 장난감 그리고 지수표(색인카드)나 종이컵이 포함된다.

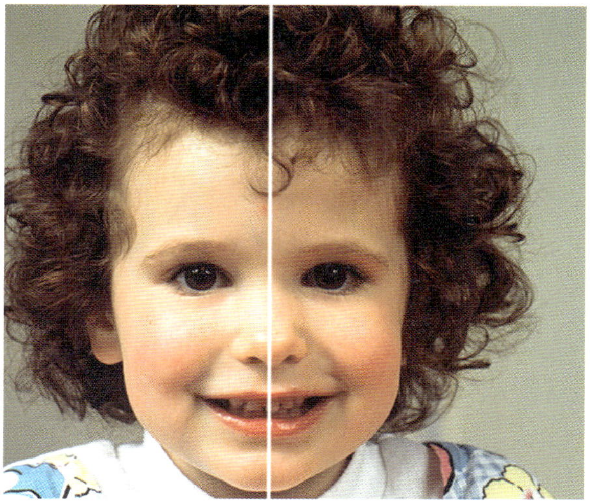

그림 11-9
얼굴을 검사할 때는 코 위를 지나는 얼굴 중앙선을 상상하여 그려서 양쪽 얼굴의 특징을 비교한다. 현저한 비대칭은 삼차신경이나 얼굴신경(제5 또는 제7뇌신경)의 마비, 자궁 내 자세(위치) 그리고 감염이나 알레르기 또는 외상으로 인한 부어오름으로 인해서 야기될 수 있다.
SOURCE: George Dodson/Pearson Education, Inc.

임상적 조언

저체중출생아는 영아기에 부드러운 두개골 뼈가 머리 무게에 눌리면서 평평하고 긴 두개골을 가지게 되는 경우가 자주 있다. 또한 납작한 머리는 영아에게 권고된 수면 자세인 대고 똑바로 누운 자세와 관련이 있을 수 있다.

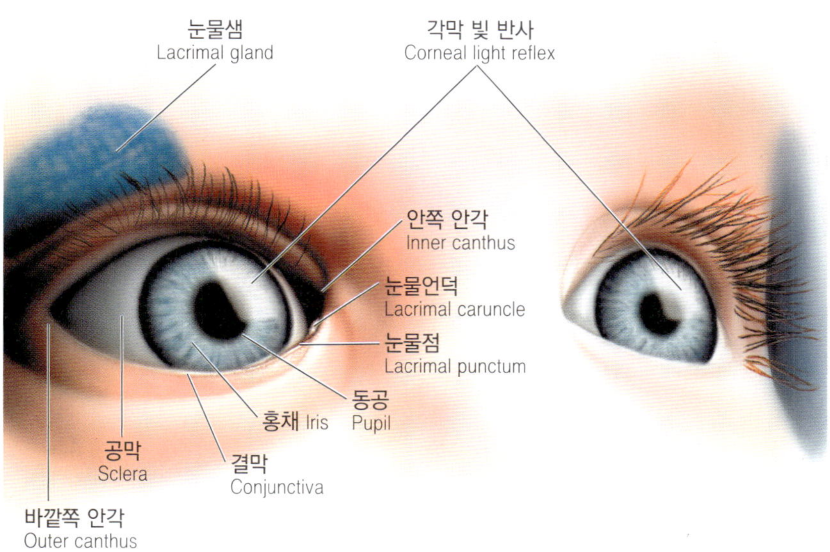

그림 11-10
눈의 외부구조. 빛 반사는 양쪽 눈의 같은 위치에 있다는 것에 주의한다. 내안각 근처 눈꺼풀의 눈물샘 구멍인 눈물점의 위치에 주목한다.

눈 크기와 간격

얼굴의 특징을 검사할 때 눈과 주변 조직을 동시에 검사한다. 눈은 같은 크기여야 하고, 비정상적으로 크거나 작아서도 안 된다. 눈이 움푹 들어가거나 불룩 튀어나왔는지 관찰하는데, 이는 들어간 눈꺼풀로 확인될 수 있다. 불룩 튀어나온 눈은 종양과 관련이 있을 수 있고, 움푹 꺼져 보이는 것은 탈수를 반영할 수 있다. 눈썹의 특징에 주목한다.

다음으로 눈의 간격이 적당한지를 검사한다. 두 눈의 거리는 안쪽 내각과 바깥쪽 내각에 이르는 눈의 크기와 대략 같아야 한다. 눈 사이 간격이 넓은 양안격리증(hypertelorism)은 지적장애와 관련이 있지만 아동에게 있어서 정상적인 변이일 수 있다.

눈꺼풀과 속눈썹

눈꺼풀의 색깔, 크기, 위치, 이동성 그리고 속눈썹의 상태를 검진한다. 눈꺼풀은 주변 얼굴피부와 같은 색이어야 하고 가장자리가 부어오르거나 염증이 없어야 한다. 모낭 근처에 노란 줄무늬처럼 보이는 피지선이 존재하는 경우가 많다. 결막을 자극하는 것을 막기 위해서 속눈썹은 말려서 눈에서 멀리 떨어져 있다.

아래쪽 눈꺼풀을 잡아 당겨서 눈꺼풀 안쪽 선을 따라 있는 결막을 검사한다. 결막은 핑크색으로 광택이 나야 한다. 과도하게 많은 눈물이 있어서는 안 된다.

눈을 뜨고 있을 때 위쪽 눈꺼풀과 아래쪽 눈꺼풀이 눈을 덮고 있는 정도를 검사한다. 각 눈꺼풀이 홍채를 일부 덮고 있지만 동공은 덮지 않는 것이 정상이다. 또한 눈꺼풀이 홍채와 각막 위로 완전하게 닫혀야 한다. 동공 위로 눈꺼풀이 쳐지는 안검하수증(ptosis)은 뇌신경 제3번인 동안신경의 손상과 관련이 있다. 위쪽 눈꺼풀과 홍채 사이의 공막이 계속해서 보이고, 시선이 아래로 향하고 있으며, 아래쪽 눈꺼풀이 동공을 일부 덮고 있다면 증가한 두개골 내 압력의 징후인 일몰징후(sunset sign)가 존재한다.

눈꺼풀의 편향(기울어짐)이 있는지 눈을 검사한다(그림 11-11A). 대부분의 아동의 눈꺼풀은 수평으로 열린다. 위쪽으로 향하는 편향은 아시아계 아동에 있어서는 정상적인 발견이다. 그러나 다운증후군이 있는 아동에게서도 위쪽으로 향하는 편향이 있는 경우가 자주 있다(그림 11-11B). 아래쪽으로 향하는 편향은 일부 아동에 있어서

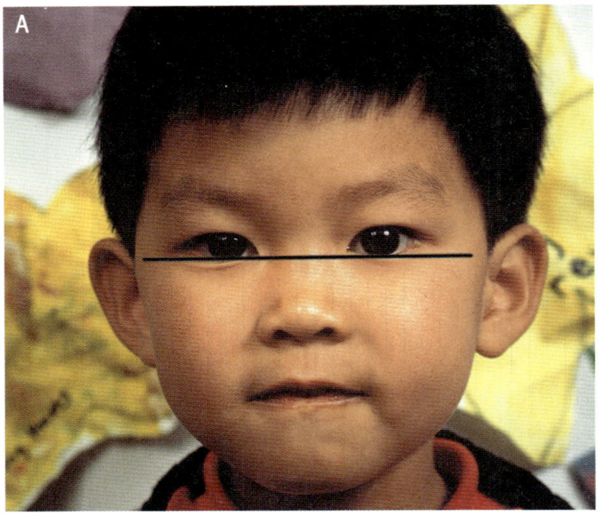

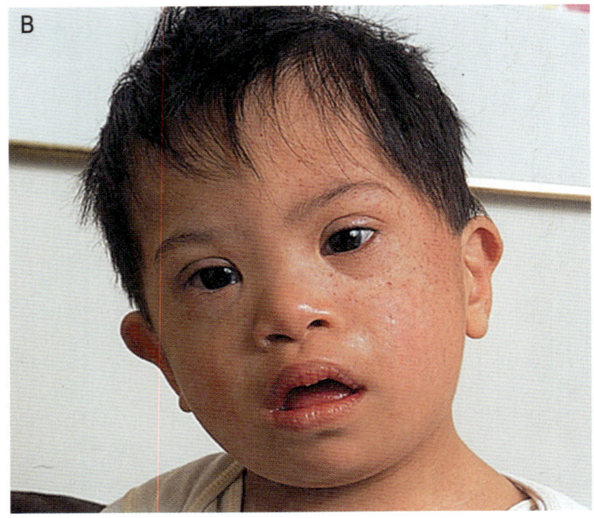

그림 11-11
눈꺼풀 편향 검사
A. 안검열의 기울어짐을 확인하기 위해서 내안각을 가로지르는 선을 상상하여 그린 다음, 그 선을 얼굴 양 측면으로 연장시킨다. 선이 양쪽 외안각을 가로지를 때 안검열이 수평이라면 편향이 존재하지 않는다. 외안각이 상상으로 그린 선 위에 있으면 눈은 위로 향하는 편향이 있다 외안각이 상상으로 그린 선 아래로 내려올 때 아래로 향하는 편향이 존재한다. 이 아동은 어떠한 유형의 편향을 가지고 있는가? 내안각 주름이 존재하는가?
B. 다운증후군이 있는 이 아동의 눈은 위로 향하는 편향을 보인다.
SOURCE: A, B, George Dodson/Pearson Education, Inc.

정상적인 변이로 나타난다. 아시아계 아동에 있어서 여분의 피부층이 내안각의 일부나 전체를 덮고 있는 **내안각주름(epicanthal fold)**이 있는 경우가 자주 있다.

눈 색깔

양쪽 눈의 공막, 홍채 그리고 안구결막의 색을 검사한다. 어두운 피부색을 가진 아동의 공막은 흰색이거나 상아색인 것이 정상이다. 공막의 색이 다르다면 기저 질병이 있음을 암시할 수 있다. 예를 들면, 노란색의 공막은 황달을 나타낸다. 공막이 과도하게 푸른색을 띠고 있다면 골형성 부전과 관련이 있을 수 있다. 일반적으로 출생 시 홍채의 색깔은 푸르거나 밝은 색이며 6개월 내에 색소침착이 생긴다. 상염색체성 우성유전으로 인해서 홍채의 색이 다른 경우는 드물다. 홍채의 둘레를 따라서 직선으로 생기는 작은 흰색 반점인 다운증후군과도 관련이 있는 브러시필드 반점이 있는지 검사한다. 각막의 가장자리까지 공막을 덮는 안구결막은 투명한 것이 정상적이다. 붉은 색은 눈의 피로, 감염, 알레르기 또는 자극을 나타낸다.

동공

동공의 크기와 모양을 검사한다. 동공은 둥근 모양에 투명하고, 크기가 동일한 것이 정상이다. 홍채의 절흔에 의해서 야기되는 열쇠구멍 모양의 동공인 **결손증(coloboma)**을 가지고 있는 아동도 있다. 이것은 다른 선천적인 이상이 있음을 나타낼 수 있다.

동공의 빛 반응을 검사하기 위해서 한쪽 눈에 밝은 빛을 비춘다. 직접적인 빛에 노출된 동공과 나머지 동공(협응반응)이 모두 빠르게 수축되는 것이 정상적인 결과이다. 동공의 적응에 대한 반응을 검사하기 위해서는 아동에게 가까이 있는 물건(예: 장난감)을 먼저 보고 난 후, 멀리 있는 물건(예: 벽에 걸린 그림)을 보도록 요청한다. 가까이 있는 물건을 볼 때는 동공이 수축되고 멀리 있는 물건을 볼 때는 동공이 이완되는 것이 예상되는 반응이다. 이러한 절차는 뇌신경 제2번인 시신경을 검사한다.

임상적 조언

일부 영아는 눈을 계속 감은 상태로 있으면서 눈 검사 받는 것을 거부한다. 이러한 영아는 똑바로 선 자세로 부모의 어깨 위로 안으면 눈을 뜨는 경우가 자주 있다. 그 때 검사자는 부모의 뒤로 걸어가서 검안경이나 펜라이트를 이용해서 각막 빛 반사와 적색 반사뿐만 아니라 동공의 크기, 모양, 빛에 대한 반응도를 검사할 수 있다.

눈 근육 검사

흔한 소아 안질환인 사시(strabismus)는 불균형한 근육으로 인해서 눈이 교차하는 것처럼 보이는 것이다. 이러한 질환은 치료되지 않을 경우에 시력장애를 유발할 수 있기 때문에 이를 감지하는 것이 중요하다. 안구외 운동, 각막 빛 반사 그리고 교대차폐 검사를 포함한 여러 가지 검사를 사용하여 근육 불균형의 존재를 감지할 수 있다.

외안근 운동

3세 이상 아동의 안구외 안구운동을 평가하기 위해서는 검사자의 눈높이로 아동을 앉힌다. 장난감이나 펜라이트를 아동의 눈에서부터 30cm 떨어져서 들고 그림 11-12에서 보는 것처럼 6개의 시선 방향으로 움직인다. 소근육 운동이 발달할 때까지는 어린 아동의 머리가 움직이지 않게 잡고 있어야 할 수도 있다. 양쪽 눈이 물체가 움직이는 모든 방향으로 함께 움직여야 한다. 이러한 절차는 동안신경, 활차신경 그리고 외전신경(뇌신경 제3, 4, 6번)을 검사한다.

각막 빛 반사

양쪽 눈 각막의 어디에 빛이 반사되는지를 확인하기 위해서 두 눈의 중간인 영아나 아동의 코에 빛을 비춘다. 빛 반사가 각 각막의 동일한 부위에서 대칭적으로 일어나는 것이 정상이다. 생후 6개월 이후 비대칭적인 각막 빛 반사는 눈근육 불균형을 의미한다.

교대차폐 검사

교대차폐 검사는 나이가 더 많은 협조적인 아동들에게만 사용될 수 있다. 아동의 두 눈을 볼 수 있는 위치에서 살짝 한 쪽으로 치우쳐서 선 다음 아동에게 벽에 걸린 그림을 보거나 부모가 들고 있는 장난감을 보도록 요청한다(그림 11-13). 나머지 눈도 같은 절차를 반복한다. 두 눈은 함께 움직이기 때문에 한 쪽 눈이 확연하게 움직이지 않을 것으로 예상된다. 눈의 움직임은 근육 불균형을 의미한다.

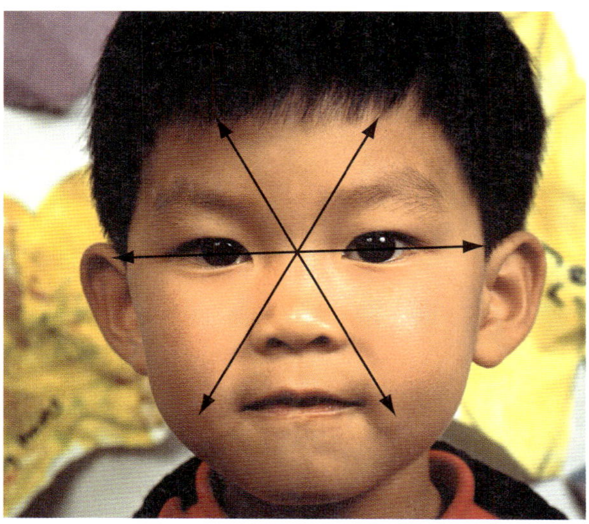

그림 11-12

안구외 안구운동 검사. 아동을 여러분의 눈높이에 앉힌다. 장난감이나 펜라이트를 아동의 눈에서 30cm 떨어져서 잡고 표시된 6개의 방향으로 움직인다. 물체를 따라서 두 눈이 함께 움직여야 한다.

SOURCE: George Dodson/Pearson Education, Inc.

눈 내부구조 검사

검안경을 사용한 안저검사는 눈의 내부구조(망막, 시신경, 동맥과 정맥 그리고 망막황반) 검사를 가능하게 한다. 일반적으로 이러한 검사는 숙련된 검사자에 의해서 수행된다. 검사자를 보조하기 위해서는 검사실을 어둡게 만들어서 아동의 동공이 확장되도록 만든다. 완전한 협조를 얻기 위해서는 아동에게 절차에 대한 설명을 한다. 아동이 응시하도록 벽에 그림을 걸거나 장난감을 들어서 아동이 억지로 눈을 뜨고 있도록 할 필요가 없게 한다.

적색반사

빛이 각막, 안방수, 렌즈 그리고 초자액을 통과해 망막에 도달하면서 망막혈관이 오렌지-적색으로 빛이 나는 현상인 **적색반사(red reflex)**를 펜라이트나 검안경의 빛을 사용해서 검사할 수 있다. 45cm의 거리에서 빛을 코에 비추고 아동이 빛을 보게 한다. 두 눈의 적색반사는 형태와 색깔에 있어서 대칭이고 동일해야 한다. 적색반사 내의 검은 점이나 불투명함은 비정상이며 또한 선천적인 백내장, 이물질 또는 망막박리를 나타낼 수 있다. 흰색반사는 종양이나 망막아종과 관련이 있다.

시각(시력) 검사

시각은 학습을 위해서 아주 중요한 감각이기 때문에 심각한 문제가 있다면 이를 감지하는 것은 필수적이다. 뇌의 시각 중추에 구조적 변화를 초래하기 전에 조기에 발견하고 적절한 중재를 해야 한다. 시각은 연령에 적합한 시각검사를 사용해서 평가되지만 간단한 방법이 존재하지는 않는다. 특정한 조종에 반응하는 행동과 놀이 중의 행동을 관찰함으로써 영아와 아동의 시각 존재 유무를 검사할 수 있다. 시각 검사기법은 빛 인식, 시력, 눈이 물체에 고정되고 물체를 따라가는 능력 그리고 색 인식에 초점을 둔다.

영아와 유아

영아가 눈을 뜨고 있을 때 손을 아기의 눈 쪽으로 재빨리 움직여서 눈깜박 반사를 검사한다. 재빠른 깜박임이 정상적인 반응이다. 깜박임 반사가 없다는 것은 영아의 눈이 보이지 않음을 나타낼 수 있다.

물체를 시각적으로 따라가는 영아의 능력을 검사하기 위해서는 빛이나 장난감을 영아의 눈에서 15cm 떨어져서 잡는다. 영아가 물체에 시선을 고정하거나 응시하고 있을 때 물체를 양쪽으로 천천히 움직인다.

영아에게 물건을 향해서 손을 뻗고 물건을 쥐는 기술이 발달되어 있다면 시각을 평가하기 위해서 놀이행동을 관찰한다. 3세 이하의 아동이 작은 장난감을 쉽게 찾아서 잡는 능력은 시각이 좋음을 나타낸다. 일부 학령전기 아동과 학령기 아동의

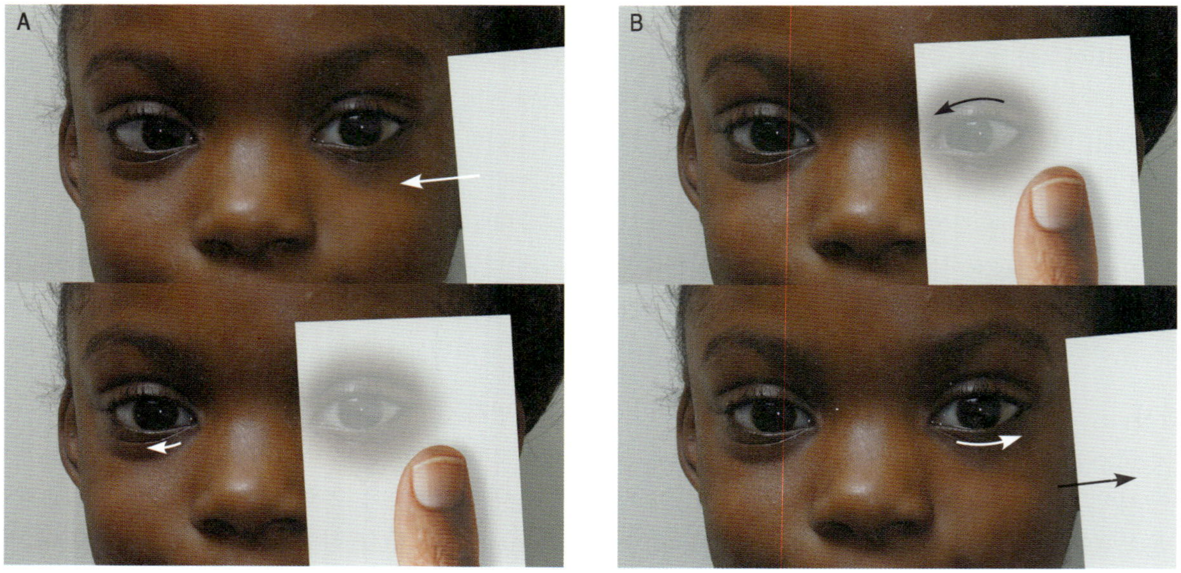

그림 11-13

교대차폐 검사. 아동을 눈높이에 앉히고 벽에 걸린 그림을 보도록 요청한다.

A. 한쪽 눈을 색인카드나 종이컵으로 가리면서 가리지 않은 눈의 움직임을 관찰한다. 눈이 움직여서 그림에 고정된다면 가리지 않은 눈의 근육이 약하다.

B. 가림을 눈에서 제거하면서 가려졌던 눈이 움직여서 그림에 고정되는지를 관찰한다. 눈의 근육이 약하다면 가려질 때의 이완 위치로 움직일 것이다.

SOURCE: A, B, George Dodson/Pearson Education, Inc.

시각을 검사하기 위해서 광 검사법이나 자동굴절검사기를 사용할 수 있다.

시야

3세 이상 아동에 있어서 주변 시야는 대면법에 의해서 평가된다. 아동이 검사자의 코나 턱을 보도록 하고 머리를 움직이지 않게 한다. 두 손을 검사자의 시야 밖으로 옮겨서 천천히 손가락을 흔들면서 검사자의 머리와 아동의 머리 사이 공간으로 가지고 온다. 아동에게 검사자의 움직이는 손가락이 보이면 말하도록 요청한다. 아동은 검사자와 동시에 손가락을 보아야 한다. 아동의 말에만 의존하지 말고 손가락이 보일 때 나타나는 눈이나 머리의 움직임을 관찰한다.

표준시력 검사표

표준화된 시력 차트는 약 3~4세쯤에 아동이 방향을 이해하고 협조할 수 있을 때까지는 시력 검사를 위해 사용될 수 없다. 알파벳을 익히기 전인 학령전기 아동에게는 여러 가지 유형의 시력검사도구가 사용될 수 있다. Snellen 문자차트, HOTV 차트 그리고 LEA 기호가 아동과 청소년을 위한 표준화된 시력검사를 위해서 추천된다(표 11-5).

생후 6개월 정도에 일시적인 가성 사시가 올 수 있으며 3세 이전에는 물체에 시선을 고정시키고 따라가는 것에 대해서 부모의 보고를 통해 사정이 가능하다. 3세 이후에는 시력표를 이용하여 검사한다. 6세 이전에 사시나 약시가 발견될 경우 교정하여 정상시력을 회복하는 것이 가능하다.

원거리 시력을 검사하기 위해 사용되는 모든 검사도구는 차트가 아동의 눈높이에서 일반적으로 약 3m나 6m의 적절한 거리에 있도록 한다. 몰래 보는 것을 막기 위해서 안대나 테이프를 사용해서 한 눈을 가려서 양쪽 눈을 따로 검사한 뒤에 양쪽 눈을 같이 검사한다. 학령전기 아동은 방향에 대한 이해를 확실히 하기 위해서 양쪽 눈을 모두 사용한 연습을 한 후에 검사를 실시해야 한다. 검사를 진행하는 동안 아동이 눈 이상 암시행동(곁눈질하기, 눈 비비기, 실눈을 뜨거나 찡그리기, 눈동자가 쏠리는 현상, 머리를 앞으로 숙이고 과도하게 눈을 깜빡이기, 눈물 흘리기 등)을 보이는지 관찰한다. 시력검사용 그림표에서 3개 이상을 맞추지 못하거나 눈 이상 암시행동을 2개 이상 보이는 경우 추가검진을 의뢰한다. 3세 이하의 아동이 0.4 이하의 시력을 보이거나 4~6세의 아동이 0.5 이하의 시력을 보인다면 정밀검사를 받도록 권유한다.

귀와 청각 검사

머리에서 귀의 적절한 위치를 어떻게 확인하는가? 낮게 자리 잡은 귀의 의미는 무엇인가? 어린 아동의 청각을 검사하기 위해서 어떠한 놀이활동이 사용될 수 있는가?

귀 외부구조 검사

머리와 눈 검사에 연속해서 귀의 외부인 귓바퀴의 위치와 특징을 검사한다. 이러한 검사를 위해서 필요한 기구에는 검이경,

표 11-5 아동과 청소년을 위한 표준시력검사

테스트	설명
Snellen 문자차트	이 알파벳 차트는 여러 선에 적힌 크기가 줄어드는 문자로 구성되어 있다. 아동에게 지시된 선의 모든 문자를 읽도록 한다. 3~6m의 거리에서 읽도록 고안되었다.
HOTV 차트	이 차트는 여러 선에 적힌 크기가 줄어드는 H, O, T, V 문자를 사용한다. 아동에게 이러한 4개의 문자가 적힌 종이를 준다. 검사를 진행하는 동안에 하나의 글자를 가리키고 아동에게 그 글자를 종이에서 선택하도록 한다. 아동의 집중력을 유지하기 위해서 검사를 약 3m의 거리에서 시행하는 경우가 더 많다.
LEA 기호	이 차트는 학령전기 아동이 집, 창문, 사과 그리고 반지와 동일시할 수 있는 4개의 테스트 기호(오각형, 네모, 사과, 원)를 사용한다. 아동은 지목된 물체의 이름을 말하거나, HOTV 차트를 사용할 경우에는 종이에 있는 같은 물체를 손으로 가리킨다. 아동의 집중력을 유지하기 위해서 검사를 3m의 거리에서 실시하는 경우가 더 많다.
Jaeger 차트나 Rosenbaum 차트	등급을 매긴 문자가 적힌 이러한 표준카드는 근거리 시력을 검사하기 위해서 사용된다. 얼굴에서부터 약 3.5~4.2m의 거리에서 읽도록 고안되었다.

조음기(방울, 딸랑이, 티슈) 그리고 500~1,000Hz의 소리굽쇠가 포함된다.

위 귓바퀴의 접점이 눈의 내안각과 외안각을 통과해서 귀쪽으로 향해서 그은 상상의 선 아래에 있을 때 귓바퀴가 "낮게 자리 잡은" 것으로 생각된다(그림 11-14). 낮게 자리 잡은 귀는 선천적인 신장장애와 관련이 있는 경우가 많다.

귓바퀴에 변형이 있는지 검사한다. 귓바퀴는 완전하게 형성되고 이도가 열려 있어야 한다. 그 다음으로 귓바퀴 주변의 조직에 이상이 없는지를 검사한다. 귓바퀴가 바깥쪽으로 돌출되어 있으면 귀 뒤가 부어 있을 수 있는데, 이것은 두개골 측두골의 유양돌기에 생긴 감염(염증)의 징후이다.

외이도에 분비물이 있는지 검사한다. 악취가 나는 화농성 분비물은 외이도에 이물질이나 감염이 있음을 의미할 수 있다. 투명한 액체나 혈액이 섞인 분비물은 두개기저부 골절에 의한 뇌척수액의 누출을 나타낼 수 있다.

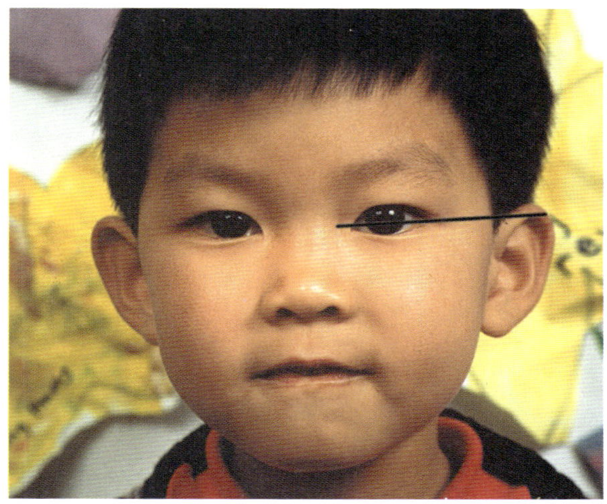

그림 11-14
외이의 올바른 위치를 감지하기 위해서는 눈의 내안각과 외안각을 지나서 귀쪽으로 향하는 상상의 선을 긋는다. 이 선이 귓바퀴의 윗부분을 통과하는 것이 정상이다. 귓바퀴의 맨 위가 완전하게 상상의 선 아래에 놓일 때 "낮게 자리 잡은" 것으로 생각된다. 낮게 자리 잡은 귀는 신장질환과 관련이 있는 경우가 많다. 사진 속의 아동의 귀 위치는 장상인가? (정상이다.)
SOURCE: George Dodson/Pearson Education, Inc.

고막 검사

영아와 어린 아동에게 있어서 고막을 검사하는 것이 중요한데 이 아동이 중이염에 걸리기 쉽기 때문이다. 내이와 고막을 검사하기 위해서는 검이경, 확대렌즈가 있는 도구, 밝은 불빛 그리고 검경을 사용한다. 이도의 크기에 맞는 귀 검경 중에서 가장 큰 것을 사용해야 고막의 움직임을 검사하기 위한 밀폐(봉인)를 형성하고 아동이 갑자기 움직일 때 이도에 부상을 입을 가능성을 줄일 수 있다.

유아와 어린 아동은 과거에 아팠던 경험으로 인해서 검이경 검사에 저항하는 경우가 자주 있기 때문에 이 연령의 아동에 있어서는 이 검사를 마지막으로 미룬다. 간단한 설명을 사용해서 아동을 준비시킨다. 아동이 검이경을 가지고 놀도록 하거나 또는 이 기구가 어떻게 사용되는지를 부모나 인형에 시범을 보인다. 그림 11-15는 비협조적인 유아나 학령전기 아동에 사용할 수 있는 억제법 중 한 가지를 보여준다.

아동 얼굴 가까운 손에 검이경의 손잡이를 쥔다. 공압 압착 전구를 사용한다면 검지손가락과 검이경 손잡이 사이에 쥔다. 아동이 협조적이라면 안정적으로 기구를 잡기 위해서 손등을 아동의 머리에 댄다. 나머지 손을 이용해서 이도를 곧게 만들고 고막을 가장 잘 보이게 하기 위해서 귓바퀴를 머리 뒤쪽으로 향하게 해서 위나 아래 중 가능한 방향으로 당긴다(그림 11-16).

검이경을 이도로 천천히 삽입해서 귀 벽에 자극이나 분비물 또는 이물질이 있는지 검사한다. 이도의 벽은 핑크색이며 귀지

임상간호 시 주의점

추가적인 시각검사를 위한 기준에 포함되는 것은 다음과 같다.

- 생후 3~12개월 – 시선을 물체에 고정하거나 따라가지 못할 때
- 3세 – 자동굴절 광 검사기를 사용한 검사에서 실패하거나, 한쪽 눈이 10/25(20/50)보다 나쁠 때
- 4세 – 한쪽 눈이 10/20(20/40)보다 나쁠 때
- 5세 이상 – 한쪽 눈이 10/15(20/30)보다 나쁠 때
- 시력검사 차트에서 양쪽 눈의 시력 차이가 2개 선 이상일 때; 예를 들면, 둘 중 한쪽 눈이 예상되는 범위 내에 있더라도 한 쪽 눈은 20/30이고, 다른 한쪽은 20/50일 때
- 눈의 정렬에 문제가 있을 때
- 그 외 다른 시각장애의 표지, 예: 대칭이 아닌 적색반사

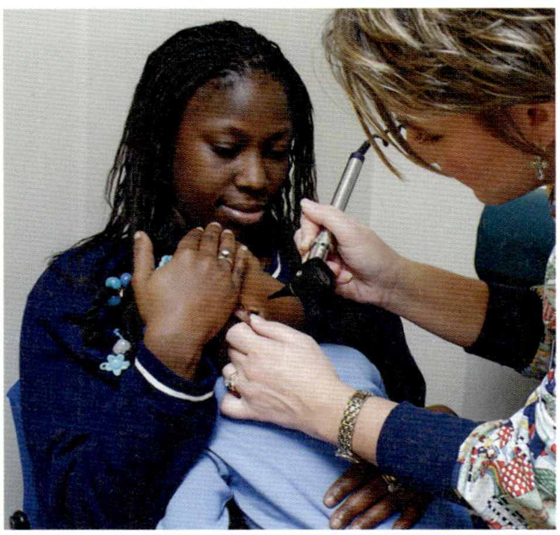

그림 11–15
검이경 검사를 위한 억제법. 비협조적인 유아의 다리를 부모의 다리 사이에 넣고 무릎에 앉힌다. 부모의 한쪽 팔을 사용해서 아동의 머리를 가슴 쪽으로 끌어당겨서 안고 다른 한 팔로 아동의 팔과 상체를 가슴 쪽으로 당겨 안는다.
SOURCE: George Dodson/Pearson Education, Inc.

가 조금 있는 것이 정상이다. 귀지나 이물질이 이도를 막고 있다면 따뜻한 물로 세척해서 이도를 청소할 수 있다.

임상간호 시 주의점

분비물이 있다면 고막이 파열되었을 수 있으므로 귀를 절대 세척해서는 안 된다. 세척으로 인해 물이 중이로 들어가서 감염을 악화시킬 수 있다.

외이와 중이를 분리시키는 고막은 진주 같은 회색이고 반투명인 것이 정상이다. 고막은 빛을 반사시키며 중이 속에 있는 뼈가 고막을 통해서 보이는 것이 정상이다(그림 11–17). 이도가 밀폐되었을 때 공압 장치를 누르면 적용되는 양압과 음압에 따라서 고막이 안팎으로 움직인다(표 11–6 고막 검사의 비정상적 결과와 관련 상태 참조).

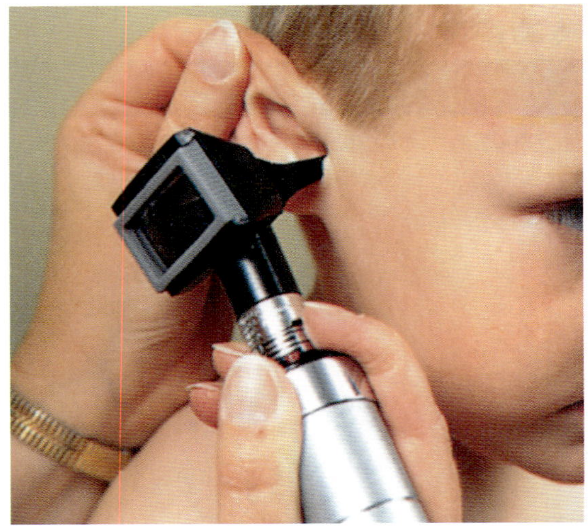

그림 11–16
검이경으로 고막을 검사하기 위해서는 3살 이상의 아동은 귓바퀴를 뒤로 향하게 해서 위로 당기고, 3살 미만의 아동은 귓바퀴를 뒤로 향하게 해서 아래로 당긴다.
SOURCE: George Dodson/Pearson Education, Inc.

임상적 판단

아동의 오른쪽 고막이 붉은색이고 빛 반사가 없다. 주요한 구조가 보이지 않고 양압과 음압에 따라 움직이지도 않는다. 또한 아동의 체온이 38°C이다. 어떠한 건강문제가 있을 가능성이 가장 높은가?

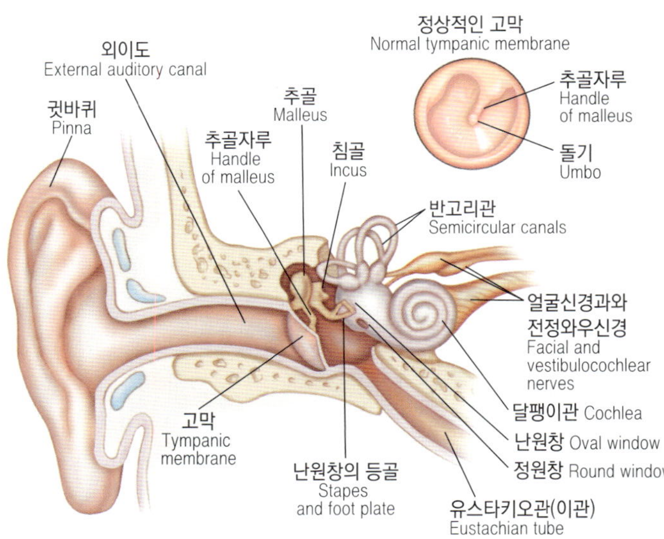

그림 11–17
귀의 해부. 고막은 외이를 중이와 내이로부터 분리시킨다. 고막의 아래 부분은 코 쪽으로 있으며 삼각형의 빛 반사는 중앙으로 향하는 것이 정상이다. 뼈로 된 주요 구조인 돌기와 추골자루가 고막을 통해서 보인다.

표 11-6 고막 검사의 비정상적 결과와 관련 상태

고막 특성	비정상적 결과	관련 질병(상태)
색깔	붉음	중이 감염
	약간 붉음	오래 계속된 울음
	호박색	중이 속 심각한 액체(유체)
	짙은 적색이나 청색	중이 속 혈액
빛 반사	없음	불룩한 고막, 중이 감염
	변형, 삼각형 모양의 상실	함몰된 고막, 중이 속 장액
뼈로 된 주요 구조	과도하게 돌출	함몰된 고막, 중이 속 장액
움직임	움직임 없음	감염이나 중이 속 유체
	과도한 움직임	치유된 천공

청각 검사

청각은 정상적인 언어발달과 학습을 위해서 필수적이다. 따라서 난청이나 청각상실의 조기발견을 통해 청력 및 언어발달 장애로 인한 장애를 최소화해야 한다. 청각상실은 출생 시 외상, 잦은 중이염, 수막염 또는 뇌신경 제8번을 손상시키는 항생제에 의해서 초기 아동기 동안에 언제든지 발생할 수 있다. 청각상실은 그 외 선천적 이상 기형 및 유전적 증후군과 관련이 있을 수 있다. 신생아의 청각은 출생 시 평가되며, 아동기 전반에 걸쳐서 청각을 검사한다.

연령에 적합한 방법을 이용해서 다양한 청각적 자극에 대한 아동의 반응을 관찰함으로써 청각을 검사한다. 최초의 청각 검사로서 청각과 발달 이정표를 사용한다. 청각을 검사하기 위해서 연령에 적합한 방법을 선택한다. 검사결과 청각결핍이 의심된다면 가장 정확한 청각평가를 확보하기 위해서 아동이 청력검사나 고실측정을 받도록 위탁한다. **청력검사(audiometry)**는 순수음의 주파수와 소리세기에 대한 청각을 측정하는 공기전도를 사용한 검사절차이다. 높은 음조와 낮은 음조의 소리를 들려줌으로써 각 음을 듣기 위해서 필요한 다양한 음의 주파수와 소리크기를 검사한다. 아동이 음을 듣기 위해서 더 높은 데시벨이 요구될 때 청각상실이 결정된다. **고실측정(tympanometry)**은 중이 내 압력을 측정하기 위한 검사이며, 고막 움직임에 대한 간접적인 측정이다.

영아와 유아

딸랑이, 종, 티슈와 같이 어린 아동의 관심을 끄는 다양한 주파수를 가진 조음기를 선택한다. 부모나 보조자로 하여금 테디베어와 같이 조용한 장난감을 가지고 아동과 놀아주도록 요청한다. 영아의 귀에서 멀고 영아의 주변 시야 밖인 60cm 정도 영아의 뒤에 서서 조음기를 사용해서 부드러운 소리를 낸다. 공기의 움직임으로 인해서 아동이 뒤돌아보는 실마리를 제공하지 않도록 한다. 부모나 보조자로 하여금 조음기가 사용될 때 아동이 다음과 같은 반응을 하는지 관찰하도록 요청한다. 눈을 크게 뜨거나, 듣기 위해서 하고 있던 모든 행동을 잠시 멈추거나 또는 소리가 나는 쪽으로 머리를 돌린다. 다른 조음기를 사용해서 나머지 귀에 대한 검사를 반복한다(영아나 어린 아동에 있어서 청각상실을 나타내는 징후는 표 11-7 참조).

학령전기 아동과 학령기 아동

3세가 넘는 아동의 청각 문제를 검사하기 위해서는 단어를 속삭이는 방법이 사용된다. 검사자의 머리가 30cm 정도 아동의 귀에서 떨어져서 아동이 검사자의 입술을 읽을 수 없도록 아동의 시야 밖에 자리 잡는다. 미키마우스, 핫도그, 팝시클(아동 스캔디)과 같이 아동이 쉽게 인식하는 단어를 사용하고, 아동에게 그 단어를 따라서 말하도록 요청한다. 다른 단어를 사용해서 반대쪽 귀에 대한 검사를 반복한다. 아동은 속삭이는 단어를 정확하게 반복해야 한다.

아동이 속삭이는 단어를 따라 말하지 않는다면 다른 대체절차를 시도한다. 검사자가 속삭이는 소리로 지시를 내리면 아동이 눈, 귀, 손과 같은 신체부위를 손으로 가리키도록 요청한다. 아동의 시야 밖에 머물러서 아동이 검사자의 입술을 읽을 수 없도록 한다. 아동이 매번 올바른 신체부위를 가리켜야 한다.

소리의 골전도와 공기전도

지시를 따를 수 있는 학령기 아동의 청각을 평가하기 위해서는 소리굽쇠가 사용된다. 진동을 시작하기 위해서 소리굽쇠의 갈래(가지)를 친다. 소리를 약화시킬 수 있으므로 진동하는 갈래를 손으로 접촉하는 것을 피한다. 소리굽쇠의 손잡이를 아동의 두개골 위에 놓으면 골전도가 검사된다. 진동하는 갈래를 아동의 귀 근처에 들고 있으면 공기전도가 검사된다(그림 11-18).

Weber 검사. 아동의 두개골 위 중앙선에 진동하는 소리굽쇠를 올린다. 아동에게 소리가 한쪽 귀에 더 잘 들리는지, 아니면 두 귀에 동일하게 들리는지 말하도록 요청한다. 소리가 양쪽 귀에

표 11-7 청각상실의 징후

아동의 나이	징후
영아	• 큰 소음에 놀라지 않는 반응 • 4개월쯤 되었을 때 소리 방향으로 돌아보지 않음 • 영아 때는 옹알이를 했으나 생후 6개월이 지난 후에는 계속 옹알이를 하지 않거나 발화를 하지 않음
어린 아동	• 2세 때까지 말을 하지 않음 • "블록을 나에게 가져와"와 같은 연령에 적합한 지시를 따를 수 있는 능력이 없음 • 적정 나이에 기대되는 대로 발화음이 또렷하지 않음

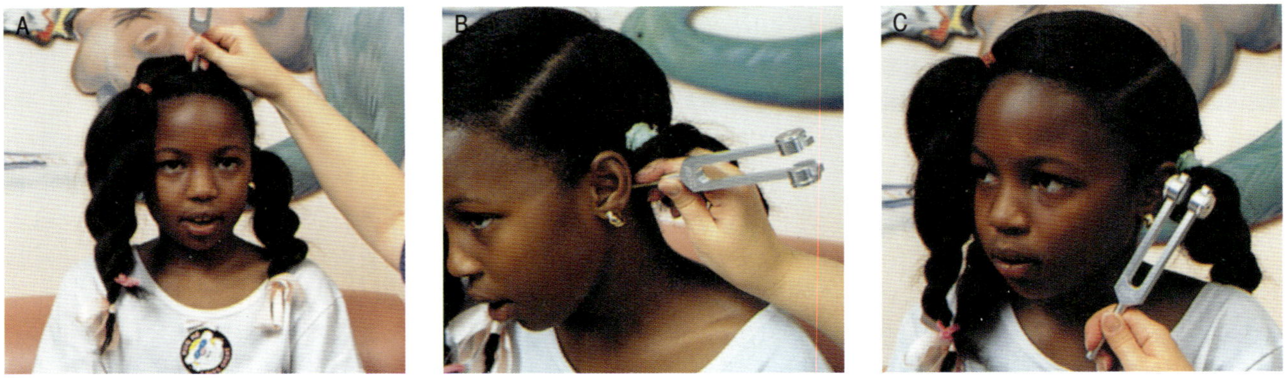

그림 11-18
A. Weber 검사. 진동하는 소리굽쇠를 아동의 머리 위 중앙선에 올린다.
B. Rinne 검사 1단계. 아동이 더 이상 소리를 듣지 못할 때까지 소리굽쇠를 유양돌기에 놓는다.
C. Rinne 검사 2단계. 계속 진동하고 있는 갈래를 귀에서 2.5~5cm 떨어진 곳으로 옮긴다.
SOURCE: A, B, C, George Dodson/Pearson Education, Inc.

동일하게 들려야 한다.

Rinne 검사. 진동하는 소리굽쇠를 귀 뒤의 유양돌기에 위치시킨다. 아동에게 소리가 더 이상 들리지 않을 때 검사자에게 말하도록 요청한다. 소리굽쇠를 즉시 옮겨서 진동하는 갈래를 동일한 귀에서 약 2.5~5cm 떨어진 곳에서 잡는다. 다시 아동에게 소리가 더 이상 들리지 않을 때 말하도록 요청한다. 아동이 공기전도 소리를 골전도 소리보다 두 배 더 오래 들어야 정상이다. 반대쪽 귀에 Rinne 검사를 반복한다.

공기전도에 의한 소리보다 골전도에 의한 소리가 더 오래 들린다면 해당되는 귀에 전도청각 상실이 있을 수 있다. 골전도보다 공기전도에 의한 소리가 더 길게 들리지만 두 배보다 짧다면 해당되는 귀에 감각신경성 청각상실이 있을 수 있다.

코와 부비동 검사

아동들에 있어서 코 폐색의 가장 흔한 원인은 무엇인가? 코 벌렁임은 무엇을 의미하는가? 이물질이 코 속에 박혀 있음을 나타내는 징후는 무엇인가?

코 외부 검사

얼굴 특징을 검사하면서 코 외부의 특징과 얼굴에서의 위치를 동시에 검사한다. 코 외부의 크기, 모양, 대칭, 얼굴 중앙선 위치 그리고 일반적이지 않은 특징에 대해서 검사한다. 예를 들면, 코의 연골과 뼈 사이를 가로지르는 주름은 알레르기가 있는 아동이 손을 사용해서 가려운 코를 위로 문질러서 생기는 경우가 자주 있다. 숨을 쉴 때 콧구멍이 넓어지는 코 벌렁임(nasal flaring)은 호흡기 질환의 징후이다.

코의 크기는 얼굴의 다른 부분과 비율이 맞아야 하고 얼굴의 중앙선에 위치해 있어야 한다. 평평한 콧등은 아시아계와 흑인 아동에 있어서 예상되는 결과이지만 다운증후군이 있는 아동에게도 볼 수 있다. 안장 모양의 코는 구개열과 같은 선천적 결함과 관련이 있다. 코입술(비순) 주름은 대칭인 것이 정상이다. 이러한 주름의 비대칭은 얼굴신경(뇌신경 제7번)의 손상과 관련이 있다.

코 외부 촉진

변형(기형)이 발견되면 통증이나 비대칭 윤곽이 있는지 확인하기 위해서 코를 촉진한다. 어떠한 누름통증이나 덩어리도 예상되지 않는다. 통증과 윤곽의 일탈은 일반적으로 외상으로 인한 결과이다.

코의 개방

적절한 산소공급을 보장하기 위해서 아동의 기도는 열려 있어야 한다. 코의 개방을 검사하기 위해서는 한쪽 코를 막고 입을 닫은 상태에서 열린 코로 숨을 쉬는 아동의 노력을 관찰한다. 나머지 콧구멍도 같은 절차를 반복한다. 힘들이지 않고 소리가 나지 않게 호흡해야 한다.

아동이 힘들게 숨을 쉰다면 코 폐색이 있을 수 있다. 생후 6개월 미만의 어린 아기들은 점액과 같은 물질에 의해서 코가 막히면 자동적으로 입을 열어서 숨을 쉬지 않는다. 코 폐색은 이물질, 선천적 결함, 마른 점액, 분비물, 폴립 또는 외상에 의해서 야기될 수 있다. 어린 아동이 물건을 자신의 코 속에 넣는 것이 흔하며, 한쪽 코의 벌렁임은 이러한 폐색의 징후이다.

냄새 검사

아동에 대한 후각신경(제1뇌신경) 검사는 드물다. 절차는 성인의 경우와 동일하지만 아동을 검사할 때는 오렌지, 초콜릿, 땅콩버터, 민트와 같이 쉽게 인지될 수 있는 냄새를 선택한다.

코 내부 검사

코 내부 점막의 색깔과 분비물, 부어오름, 상처 또는 그 외 비정상적인 특징이 있는지 검사한다. 검이경의 불빛이나 펜라이트와 같이 밝은 불빛을 사용한다. 영아와 어린 아동의 경우에는 코끝을 위로 밀어 올려서 빛을 코끝에 비춘다(그림 11-19). 나이가 더 많은 아동에게는 검이경을 사용할 수 있다. 부상을 막기 위해서 검이경이 코중격에 닿지 않도록 한다.

점막

점막은 어두운 핑크색으로 번들거려야 한다. 투명한 분비물 막이 있을 수 있다. 비갑개가 있다면 점막과 동일한 색이어야 하고 반드시 일관적이어야 한다. 비갑개의 색이 옅거나 푸른 빛이 도는 회색이라면 아동에게 알레르기가 있을 수 있다. 비갑개에서 튀어 나온 둥근 덩어리인 폴립도 알레르기와 관련이 있다.

코중격

코중격의 정렬과 천공, 출혈 또는 각질이 있는지 점검한다. 코중격은 곧아야 한다. 코피가 난 자리 위에 각질이 발견될 것이다.

분비물

코 분비물이 있는지 관찰하고 한쪽 코에서 나오는지 아니면 양쪽에서 나오는지에 주목한다. 아동이 울고 있는 것이 아니라면 코 분비물은 정상적인 결과가 아니다. 분비물은 물 같거나, 점액이거나, 화농성이거나 또는 혈액성이다. 악취가 나는 분비물이 한쪽 콧구멍에만 있다면 이는 이물질과 관련이 있는 경우가 많다(표 11-8 코 분비물의 특징과 관련 상태 참조).

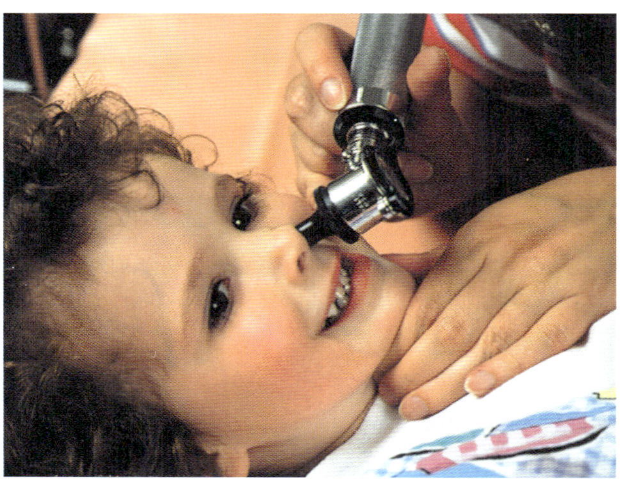

그림 11-19
아동의 코를 검사하기 위한 기법. 부상을 막기 위해서 안쪽 중격에 닿지 않도록 한다.
SOURCE: George Dodson/Pearson Education, Inc.

표 11-8 코 분비물 특징과 관련 상태

분비물 특징	관련 상태
물 같음	
투명, 양쪽 코	알레르기
장액성, 한쪽 코	체판(사상판)의 골절로 인한 척수액
점액이나 화농성	
양쪽 코	상부 호흡기 감염
한쪽 코	이물질
혈액성	코피, 외상

부비동 검사

출생 시에 상악동(위턱굴)과 사골동(벌집굴)이 존재한다. 접형동은 5세쯤에 나타나고 전두동(이마굴)은 약 7~8세에 형성된다. 모든 부비동이 청소년기까지 완전하게 발달된다(그림 11-20). 어린 아동에게 부비동염(축농증)이 가끔 발생할 수 있다. 아동에게 두통이나 통증이 있으면서 한쪽 눈이나 양쪽 눈 주위가 부어 있으면 부비동 문제를 의심한다.

한쪽 눈이나 양쪽 눈 주위에 붓기가 있는지 얼굴을 검사한다. 양쪽 눈에 모두 붓기가 없는 것이 정상이다. 상악동을 촉진하기 위해서는 엄지손가락으로 관골궁(광대뼈)을 누른다. 사골동을 촉진하기 위해서는 엄지손가락으로 양쪽 눈 위의 뼈를 누

성장에 따른 부비동 발달

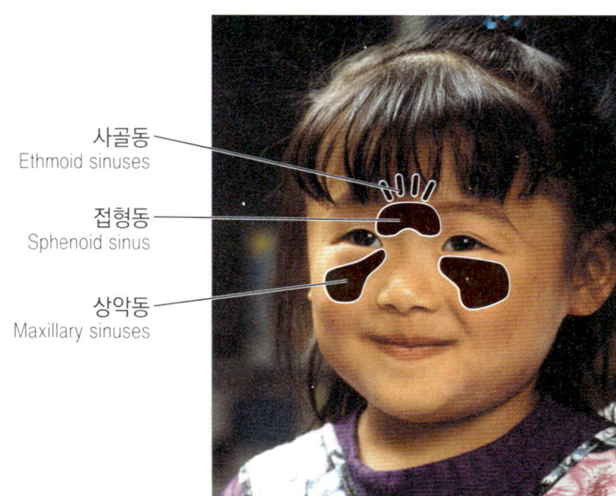

그림 11-20
사골동은 출생 시 존재하며 공기로 채워져 있다. 상악동은 출생 시 존재하며 4세까지 공기로 채워진다. 접형동은 5세쯤에 나타난다. 전두동은 7~8세에 형성되어 청소년기에 완전히 발달한다.
SOURCE: George Dodson/Pearson Education, Inc.

른다. 부어오름과 누름통증이 모두 없는 것으로 기대된다. 누름통증은 축농증의 표지이다.

입과 목구멍 검사

아동의 청색증을 평가할 수 있는 가장 좋은 부위는 어디인가? 예상되는 치아발현의 순서는 무엇인가? 모든 발화에 있어서 혀가 적당히 움직인다는 것을 어떻게 결정하는가? 아동이 헛구역질을 하지 않게 하면서 목을 검사할 수 있는 방법은 무엇인가?

입 검사

어린 아동이 입과 목구멍 검사에 협조하기 위해서는 그 전에 아동을 달래고 간단한 설명을 해 줄 필요가 있다. 대부분의 아동은 자신의 치아를 자발적으로 보여준다. 아동이 이를 꽉 다물고 저항하면 설압자를 사용해서 이를 부드럽게 벌릴 수 있다. 입을 검사하기 위해서 필요한 도구에는 설압자와 펜라이트가 포함된다. 점막에 접촉하므로 입을 검사할 때는 장갑을 착용한다(입의 구조는 그림 11-21 참조).

임상간호 시 주의점

호흡곤란, 고열, 침 흘림 그리고 극심한 불안의 징후가 있으면 입을 검사하는 것을 피한다. 이것은 후두개염의 징후이다. 입을 검사하는 것은 완전한 기도폐색을 촉발할 수 있다.

입술

입술의 색깔, 모양, 대칭, 촉촉함(습기) 그리고 상처를 검사한다. 입술이 마르거나 갈라짐 또는 그 외 상처가 없이 대칭인 것이 정상이다. 백인 아동의 입술 색은 일반적으로 핑크색이고 어두운 피부를 가진 아동의 입술 색은 더 푸르스름하다. 창백하거나 청색 또는 짙은 붉은색의 입술은 빈혈증, 호흡곤란 그리고 일산화탄소 중독과 같은 다양한 질병에 의해 야기되는 좋지 못한 조직관류의 표지이다.

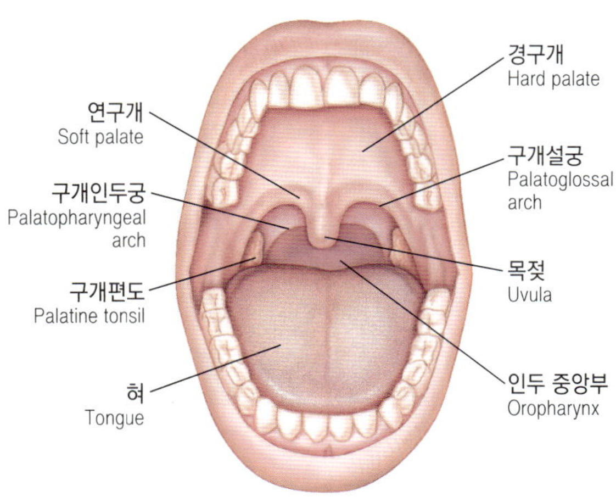

그림 11-21
입의 구조

치아

아동의 치아 수를 세고 검사한다. 치아맹출 시점은 주로 유전적으로 결정되지만, 규칙적인 순서로 진행된다(젖니와 영구치가 나는 순서는 그림 11-22 참조).

치아상태를 검사하고, 흔들리는 이가 있는지 찾고, 치아가 빠진 공간이 있다면 주목한다. 빈 치아 공간을 아동의 치아맹출 발달단계와 비교한다. 영구치아가 나왔다면 빠진 이가 없어야 한다. 치아는 일반적으로 흰색이며, 외관상으로 납작하거나 반점이나 구멍이 없다. 치관의 변색은 충치가 있음을 나타낼 수 있다. 치아표면의 변색은 일부 약물이나 불소증과 관련이 있을 수 있다. 상아질 부식은 신경성 과식증으로 인한 만성적인 구토와 관련이 있을 수 있다.

입 냄새

치아를 검사하는 동안에 당뇨병 케톤산증이나 감염 또는 비위생과 같은 문제점을 나타낼 수 있는 비정상적인 냄새에 주의한다. 나이가 더 많은 아동에 있어서는 약물(알코올) 남용을 의미할 수 있는 알코올 냄새에 주의한다.

잇몸과 볼 점막

잇몸의 색깔과 치아에 부착된 상태를 점검한다. 잇몸은 핑크색이고 반점이나 점이 보이는 것이 정상이다. 위 아래 어금니 주위의 잇몸을 보이게 하기 위해서 설압자를 사용한다. 치아 위로 올라오거나 치아 밑으로 내려간 잇몸이 보여서는 안 된다. 염증이나 부어오름 또는 출혈이 관찰된다면 누름통증이 있는지 감지하기 위해서 잇몸을 촉진한다. 염증과 누름통증은 감염이나 영양부족과 관련이 있다.

잇몸 비후증(과다형성)은 페니토인과 같은 일부 약물과 관련이 있을 수 있다.

볼 안쪽의 점막 색깔과 습기를 검사한다. 점막은 일반적으로 핑크색이지만 어두운 피부색을 가진 아동은 여러 부위의 과다색소침착이 흔하게 보인다. 귀밑샘 구멍인 스테노관이 양쪽의 위쪽 두 번째 어금니 맞은편에 있다. 이 관은 정상일 때는 핑크색인데 아동이 볼거리(유행성이하선염)에 감염되면 적색이 된다. 작은 핑크색의 볼 지방덩어리가 영아에게 있을 수 있다. 붉은 색이거나 부어 오른 부분 또는 궤양성 상처가 있어서는 안 된다.

혀

혀의 색깔, 축축함, 크기, 떨림 그리고 상처를 검사하고 혓바

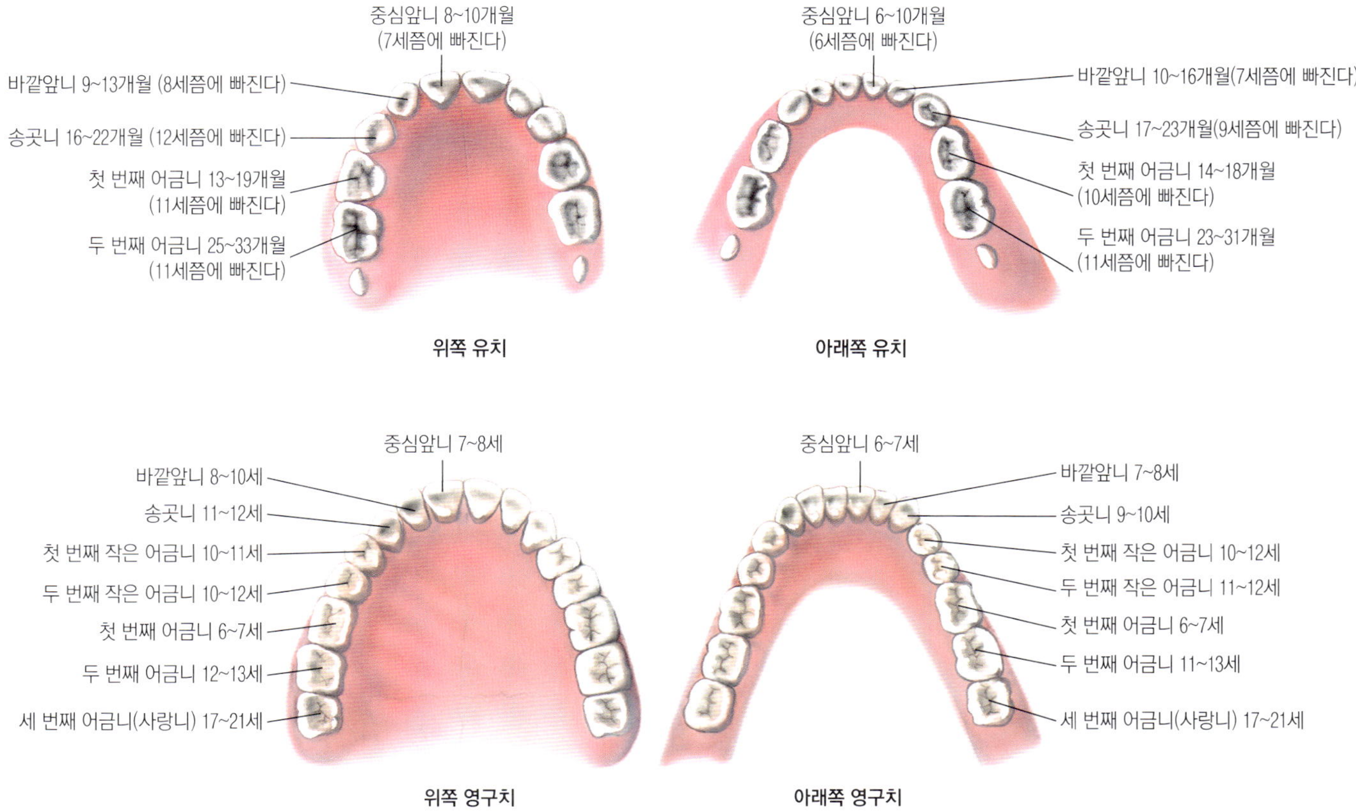

그림 11-22
젖니와 영구치가 나는 순서. 젖니와 영구치 모두 아래쪽이 먼저 난다.

닥을 검사한다. 아동의 혀는 핑크색으로, 축축하고, 코팅이 없는 것이 정상이며, 입 속에 쉽게 들어가는 크기이다. 돌출된 혀는 다운증후군과 같은 다양한 선천적 질병과 관련이 있다. 모양을 형성하는 혀의 가장자리에 회색이 돌고 패턴이 불규칙한 것(지도모양 혀)은 정상인 경우가 많지만, 열이나 알레르기 또는 약물 부작용과 관련이 있을 수도 있다. 떨림은 비정상적인 것이다. 볼 점막에까지 이어진 영아의 혀에 있는 흰색의 유착 코팅은 칸디다균에 의한 감염인 아구창에 의해 야기될 수 있다.

소대(주름띠)를 검사하기 위해서 혀의 움직임을 관찰한다. 아동의 혀가 윗니 위에 있는 잇몸에 닿을 수 있어야 한다. 이러한 혀 움직임은 모든 말소리를 또렷하게 발음하는데 적합하다. 아동에게 혀를 내밀어 위로 들도록 함으로써 혀 아랫부분의 입바닥에 팽창된 정맥이 있는지를 검사할 수 있다.

구개

갈라진 틈(파열)이나 덩어리 또는 오목한 부분이 비정상적으로 높은지를 감지하기 위해서 경구개와 연구개를 검사한다. 구개는 핑크색이고 돔 모양으로 오목하고 파열이 없는 것이 정상이다. 목젖은 독립적으로 연구개에 달려있다. 신생아는 구개의 중앙선에 흰 색의 구진인 엡스타인 진주를 가지고 있는 경우가 자주 있는데 이것은 몇 주 뒤에 사라진다. 구개의 오목한 부분이 높으면 어린 영아가 빠는데 어려움을 있을 수 있다.

입 구조 검사

입 속에 보이는 덩어리의 크기, 모양, 단단함 그리고 누름통증을 결정하기 위해서 장갑을 착용한 손가락을 사용해서 촉진한다. 어떠한 덩어리도 발견되어서는 안 된다.

설하신경(제12번 뇌신경)을 검사하는 동시에 혀의 힘을 검사한다. 검지손가락을 아동의 볼에 댄 후 아동에게 혀를 사용해서 검사자의 손가락을 밀도록 요청한다. 손가락에 어느 정도의 압력이 느껴지는 것이 정상이다.

영아의 구개는 장갑을 낀 새끼손가락의 평평한 아랫부분이 위로 향하도록 입 속에 삽입해서 촉진된다. 아기가 검사자의 손가락을 빠는 동안 전체 구개를 촉진한다. 이러한 절차는 설하신경(제12번 뇌신경)에 의해서 신경이 전달되는 빨기반사의 힘을 검사할 수도 있다. 파열이 촉진되어서는 안 된다.

목구멍 검사

목구멍의 색깔, 부어오름, 상처 그리고 편도선의 상태를 검사한다. 아동이 입을 크게 벌리고 혀를 내밀도록 한다. 목구멍을 비추기 위해서 손전등을 사용한다. 필요하다면 후인두를 보기 위해서 설압자를 사용할 수 있다. 설압자를 축축하게 적셔서 사용하면 아동의 구역질을 줄일 수 있다. 후두개는 혀 뒤에 위치해 있으며, 다른 볼 점막과 마찬가지로 핑크색인 것이 정상이다. 후인두가 부풀어 있거나 불룩한 것은 편도주위 농양과 관련이 있을 수 있다. 아동에게 구역반사는 일반적으로 검사되지 않는다.

아동기 초반에 림프조직이 가장 빠르게 성장하기 때문에 아동기 동안에 편도는 인두의 크기에 비해서 비율적으로 크다(그림 11-23). 편도는 삼출물이 없이 핑크색인 것이 정상이지만 이전에 있었던 감염의 결과로 갈라짐이 있을 수 있다. 현저하게 커진 편도는 호흡곤란을 야기할 수 있다. 편도의 크기는 그림 11-24에서 보이는 것처럼 등급을 나눌 수 있다.

목 검사

아동의 머리가 한쪽으로 기울어져 있다면 무엇을 의미하는가? 영아는 몇 살에 자신의 머리를 통제할 수 있어야 하는가? 커진 림프절은 어떤 느낌이 나는가?

목 시진

목의 크기, 대칭, 부어오름 그리고 비정상적인 특징에 대해서 검사한다. 주름이 진 짧은 목은 영아에 있어서 정상이다. 목에 붓기가 없고 대칭인 것이 정상이다. 유행성이하선염이나 선천적 결함과 같은 국소적 감염이 목을 부어오르게 만들 수 있다. 3~4세 사이에 목이 길어진다.

목의 양측에 띠나 과도한 주름이 있는지 검사한다. 띠는 흔히 Turner 증후군과 관련이 있다.

영아는 생후 2개월쯤에 목을 제어할 수 있다. 이 나이가 되면 엎드려서 누워 있는 영아가 머리를 세우고 주위를 둘러볼 수 있다. 무산소증과 같은 뇌손상이 머리 제어의 부족을 야기할 수 있다.

목 촉진

아동과 마주보고 손가락의 평평한 부분을 사용해서 목 양측의 림프절뿐만 아니라 기도와 갑상선을 동시에 촉진한다. 앙와위를 취하고 머리와 다리를 굴곡했을 때 통증이 있다면 뇌막염이 의심되는 것을 브루진스키라고 하며 앙와위를 취한 뒤 무릎을 직각으로 세웠다가 신전했을 때 통증이 있다면 뇌막염이나 추간판 질환이 의심되는 것을 커니히 징후라고 한다.

신체기관별 **성장곡선**

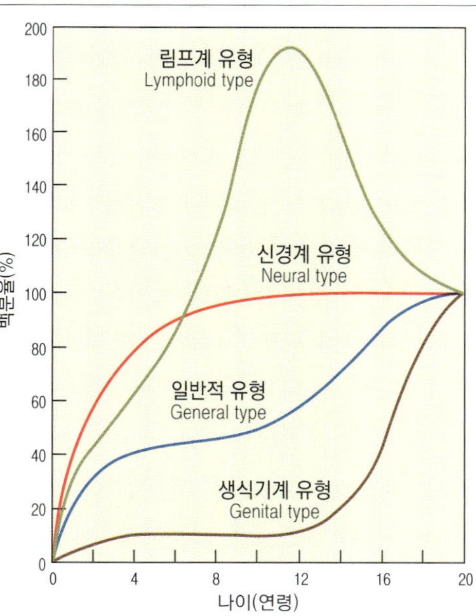

그림 11-23
림프조직은 출생 시 잘 발달되어 있으며 성인 크기에 도달하기 위해서 6세까지 급속하게 성장한다. 림프조직은 크기가 정점에 도달하는 10~12세까지 계속해서 자란 후, 청소년기 후반에는 성인 크기가 될 때까지 감소한다. 아동기 초반에는 신경조직만이 림프조직보다 빨리 자란다. 이와 대조적으로, 생식기관과 그 외 신체기관의 발달은 청소년기 동안에 정점에 도달한다.

그림으로 보는 병태생리
감염된 편도의 크기

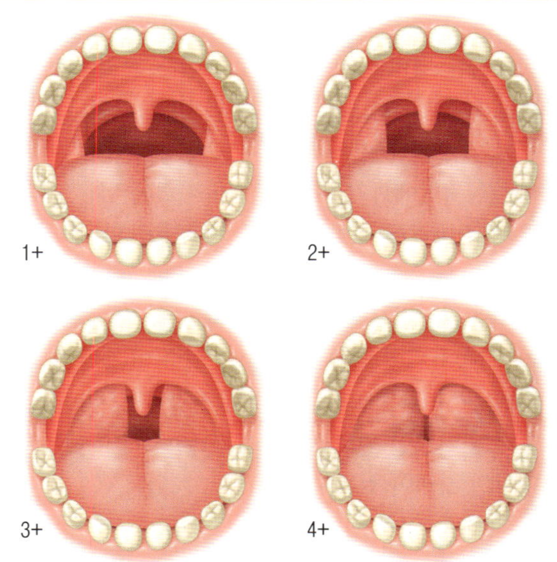

그림 11-24
편도의 크기를 기도가 막히는 정도에 따라서 1+에서 4+로 등급을 나눌 수 있다. 1+와 2+인 편도 크기는 정상이다. 3+인 편도 크기는 패혈증 인두염과 같은 감염이 있을 때 흔히 나타난다. 서로 거의 맞닿은 편도(4+)는 기도의 크기를 현저하게 감소시킨다.

림프절

림프절을 촉진하기 위해서는 손가락의 평평한 부분을 사용해서 머리와 목에 있는 일련의 림프절 위를 부드럽게 지나간다. 림프절 촉진은 귀 주위, 턱 밑, 후두부, 목의 경추 연결고리 순서로 진행된다(그림 11-25). 어린 아동의 림프절은 일반적으로 단단하고, 분명하게 확인되며, 누름통증이 없고, 지름이 1cm 이하로 움직일 수 있다. 림프절을 촉진할 때 부드럽게 원을 그리듯이 움직이는 것이 그 특성을 확인하는데 도움이 된다. 커져 있고, 단단하며 따뜻하고, 누름통증이 있는 림프절은 국소감염이 있음을 의미한다. 커져 있으면서 누름통증이 없고, 움직일 수 없는 림프절은 림프종과 관련이 있을 수 있다.

기도

기도를 촉진하기 위해서는 엄지와 검지를 턱 근처 기도의 양측에 올리고 기도를 따라서 부드럽게 내려오면서 그 위치와 덩어리가 존재하는지 확인하다. 기도가 목의 중앙선에 있는 것이 정상이다. 3세 미만 아동은 목이 짧기 때문에 이 연령의 아동을 촉진하는 것은 어렵다. 기도가 중앙선에서 오른쪽이나 왼쪽으로 치우쳐 있다면 종양이나 폐허탈이 있음을 나타낼 수 있다.

갑상선

손가락으로 목 아래의 기도를 촉진하면서 기도를 가로지르는 한 단의 선상조직인 갑상선 협부를 촉진하도록 한다. 갑상선엽은 기도 뒤를 감싸고 있으며 흉쇄유돌근으로 덮여 있는 것이 정상이다. 갑상선의 해부학적 위치로 인해서 아동의 갑상선엽은 커지지 않는 이상 촉진하는 것이 일반적으로 불가능하다.

관절가동범위 검사

목의 관절가동범위를 검사하기 위해서는 아동에게 턱을 양 어깨와 가슴에 닿게 한 다음에 천장을 올려다보도록 요청한다. 영아를 검사할 때는 불빛이나 장난감을 네 방향으로 움직인다. 아동이 통증을 느끼지 않고 네 방향으로 자유롭게 목과 머리를 움직여야 한다.

아동이 머리를 네 방향으로 자발적으로 움직이지 못한다면 예상되는 관절가동범위를 통해서 아동의 목을 수동적으로 움직인다. 수평의 관절가동범위가 제한적이라면 머리가 지속적으로 기울어져 있는 사경의 징후이다. 사경은 선천적인 흉쇄유돌근의 손상이나 또는 한쪽 시력이나 청력의 장애에 의해서 초래된다. 가슴 방향으로 숙일 때의 통증은 수막염을 나타낼 수 있다.

흉부 검사

흉부를 검사할 때 들리는 특정 소리의 위치를 설명하기 위해서 사용되는 용어는 무엇인가? 함몰은 무엇이며 이것이 의미하는 것은 무엇인가? 폐를 청진할 때 정상적인 호흡과 우발적 호흡

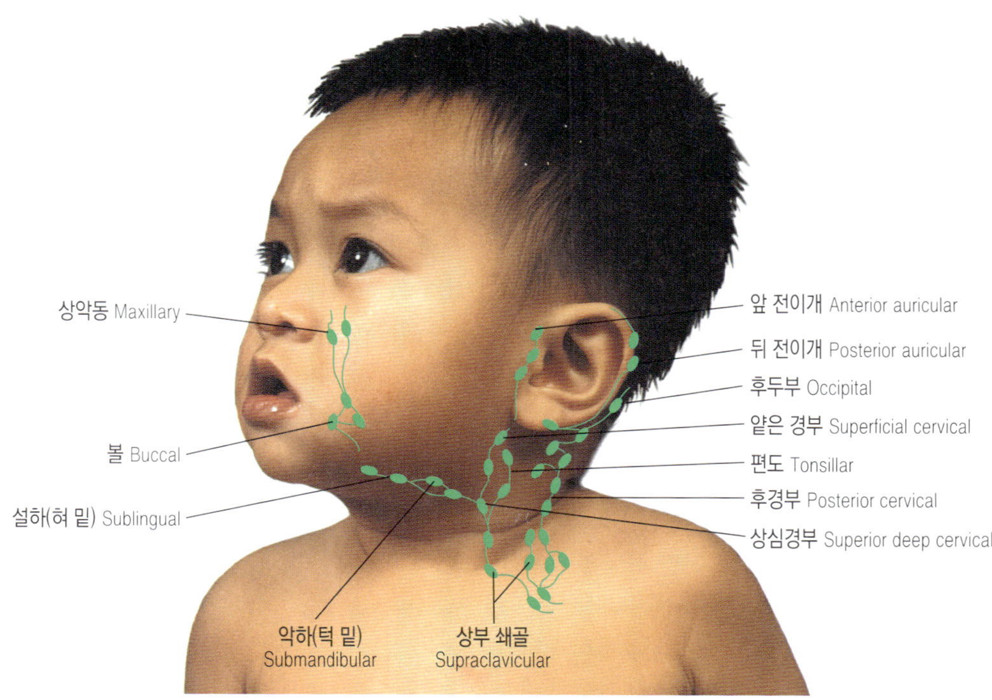

그림 11-25
림프절의 촉진. 목을 촉진할 때 귀 주위, 턱 밑, 뒤통수, 목의 림프절이 비대해지지 않았는지 살핀다.
SOURCE: George Dodson/Pearson Education, Inc.

을 어떻게 구분할 수 있는가?

흉부의 앞과 뒤를 검사하는 절차는 다음과 같다. 흉부의 크기와 모양을 검사, 호흡 시 발생하는 흉부의 움직임을 촉진, 호흡을 하는 데 얼마나 많은 힘(노력)을 쓰는지 관찰, 호흡음 청진. 흉부검사를 위해서는 청진기가 필요하다.

흉부의 해부학적 주요 구조

흉부 골격(뼈대)이 흉부, 폐, 심장을 검사하는 동안에 발견되는 결과의 위치를 설명하기 위해 사용되는 대부분의 주요 구조가 된다. 늑간강은 수평적 지표이다. 흉골(복장뼈)과 척추는 수직적인 주요 구조이다. 수평적 구조와 수직적 구조를 모두 사용하면 검사결과의 위치를 정확하게 설명할 수 있다(그림 11-26, 11-27). 검사결과가 환자 흉부의 오른쪽인지 왼쪽인지를 확실하게 표시한다(흉부의 수직적 주요 구조는 표 11-9 참조).

흉부 검사

흉부를 검사하기 위해서는 허리 위 모든 옷을 탈의한 상태로 아동을 부모의 무릎이나 검사 테이블 위에 앉힌다. 아동의 흉근과 피하조직은 성인보다 덜 발달되어 있기 때문에 흉벽이 더 얇다. 그 결과 아동에게 비만이 없다면 흉곽이 더 많이 드러나 보인다.

흉부 모양

흉부의 모양이 불규칙적인지를 검사한다. 영아의 흉부는 전후 지름이 측면 지름과 거의 같은 둥근 모양이다. 2세쯤 되면 성장과 함께 흉부가 점점 더 타원형이 되고, 측면 지름이 전후 지름보다 더 커진다.

2세가 넘은 아동에게서 둥근 모양의 흉부가 발견된다면 천식이나 낭포성 섬유증과 같은 만성 폐쇄성 폐질환이 있을 수 있다. 비정상적인 흉부 모양은 두 가지 구조적 기형에 의해서도 나타날 수 있다(그림 11-28). 척추가 굽어있는 상태인 척추측만증은 흉부의 측면 일탈을 야기한다. 유두 간격이 멀고 비정상적으로 흉부가 넓은 방패모양의 흉부는 Turner 증후군과 관련이 있을 수 있다.

흉부 움직임과 호흡노력

횡격막은 영아와 어린 아동의 호흡을 위해서 사용되는 주된 근육이다. 흉근이 발달하여 호흡을 위한 1차적인 책임을 맡게 된다. 흉부 팽창과 복부 오름이 동시에 일어나는지를 검사한다. 흉부 움직임은 양쪽이 대칭이고, 들이마시는 숨에 올라가고 내쉬는 숨에 내려가는 것이 정상이다. 영아와 어린 아동의 흉부 움직임은 복부 움직임에 비해서 덜 두드러진다. 비대칭적인 흉부 오름은 무기폐(폐허탈)와 관련이 있다.

영아와 어린 아동에 있어서 흉근은 호흡근육을 보조하는 기능을 한다. 아동에게 기도폐색과 같은 증상이 있으면 숨을 들이마시기 위해서 보조 근육이 사용되며 함몰이 나타난다. 숨을 들이마실 때마다 흉벽의 늑골 사이 조직이 눈에 보이게 들어가는 현상인 함몰(retraction)은 호흡의 어려움과 호흡곤란을 의미한다.

호흡률(respiratory rate). 영아와 어린 아동은 주된 호흡 근육으로 횡격막을 사용하기 때문에 6세 미만의 아동에 있어서 호흡률을 측정할 때는 복부의 오름과 내림을 관찰하거나 촉진한다(연령에 따른 정상 호흡수를 보여주는 표 11-10 참조).

영아와 아동은 높은 대사율과 그로 인한 높은 산소요구량으로 인해서 성인보다 호흡률이 더 빠르다. 증가된 호흡률인 급속호흡 빈호흡(tachypnea)은 흥분이나 두려움, 호흡곤란, 열 그리고 그 외의 산소요구량을 증가시키는 증상에 반응하여 일어난다. 호흡률이 연령에 따른 정상 수치보다 지속적으로 높은 것은 아동에게 호흡곤란이 있다는 중요한 징후이다. 치료를 시작하지 않으면 아동에게 저산소혈증이 생길 위험이 있다.

임상적 조언

신생아와 어린 영아의 호흡률을 가장 정확하게 측정하기 위해서는 아기가 자거나 조용하게 쉬고 있을 때까지 기다린다. 손을 복부에 올리거나 흉부를 청진한다. 신생아와 어린 영아들의 호흡은 불규칙적일 수 있기 때문에 호흡수를 1분 동안 센다.

흉부 촉진

촉진은 흉부의 움직임, 호흡노력, 흉벽의 기형, 진동촉감을 평가하기 위해서 사용된다.

흉벽

호흡 시 흉부의 움직임을 촉진하기 위해서는 두 손의 엄지손가락을 나란히 맞대고 나머지 손가락을 아동의 양쪽 흉부에 뻗은 상태로 놓는다. 양쪽 흉부의 움직임이 대칭임을 확인한다. 누름통증, 낭포, 그 외 종양이나 마찰음 또는 골절과 같은 비정상적인 결과를 나타낼 수 있는 오목하게 들어가거나 불룩하게 나온 흉벽이나 그 외 일반적이지 않은 흉벽이 있는지 촉진한다. 흉부 표면에 촉진되는 쪼글쪼글한 느낌인 **마찰음(crepitus)**은 피하조직으로 빠져 나오는 공기에 의해서 야기된다. 이것이 상부나 하부 기도의 심각한 손상을 의미하는 경우가 자주 있다.

진동촉감

울거나 말할 때 생기는 진동인 **진동촉감(tactile fremitus)**을 촉

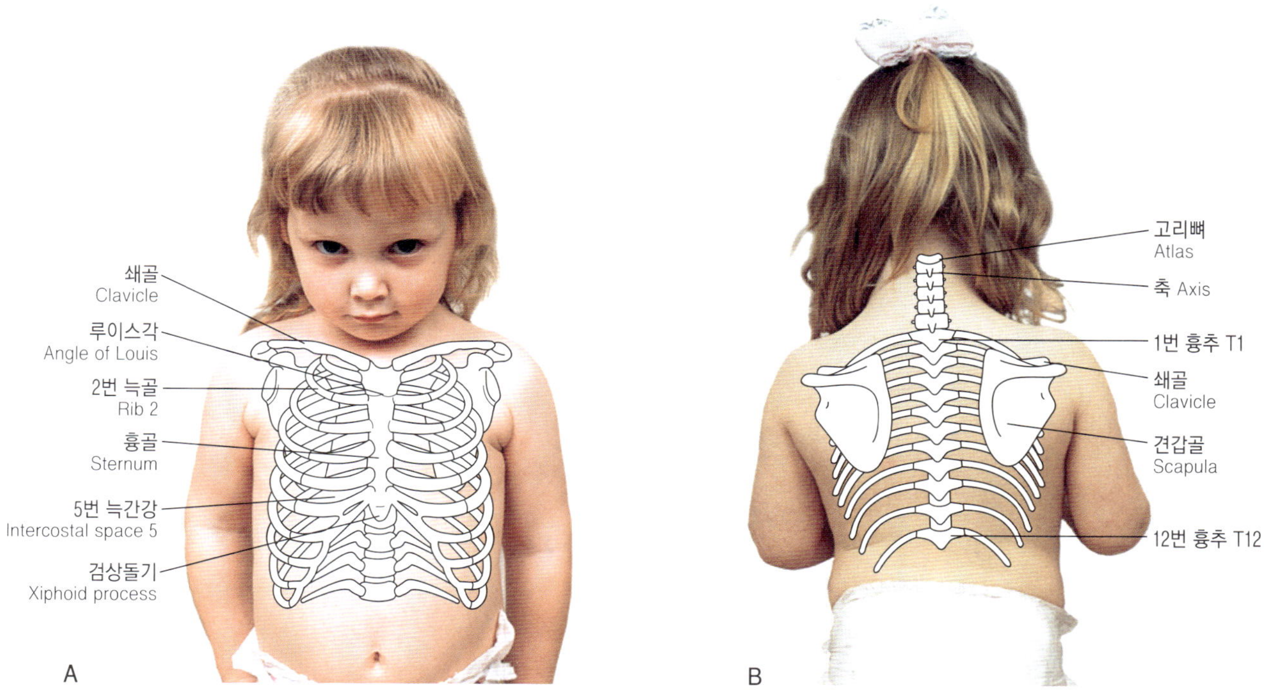

그림 11-26

가슴의 가로 방향 기준점. 늑간강과 늑골에 번호를 붙여서 검사 시 발견한 사항의 위치를 서술할 때 기준으로 삼는다.

A. 흉부 전방의 늑골 번호를 파악할 때는 흉골의 맨 윗부분부터 아래 방향으로 촉진하면서 가로 방향 융기인 흉골각을 찾는다. 융기의 좌우에 2번 늑골이 있다. 2번 늑간강은 그 바로 아래에 있다. 복부를 향해 아래로 내려가면서 손가락으로 3-12번 늑골과 늑간강을 찾을 수 있다.

B. 흉부 후방의 늑골 번호를 파악할 때는 어깨 높이의 7번 경추에 있는 척추돌기를 찾는다. 그 다음 척추돌기는 1번 흉추에 속하며 1번 늑골에 부착되어 있다.

SOURCE: A, B, George Dodson/Pearson Education, Inc.

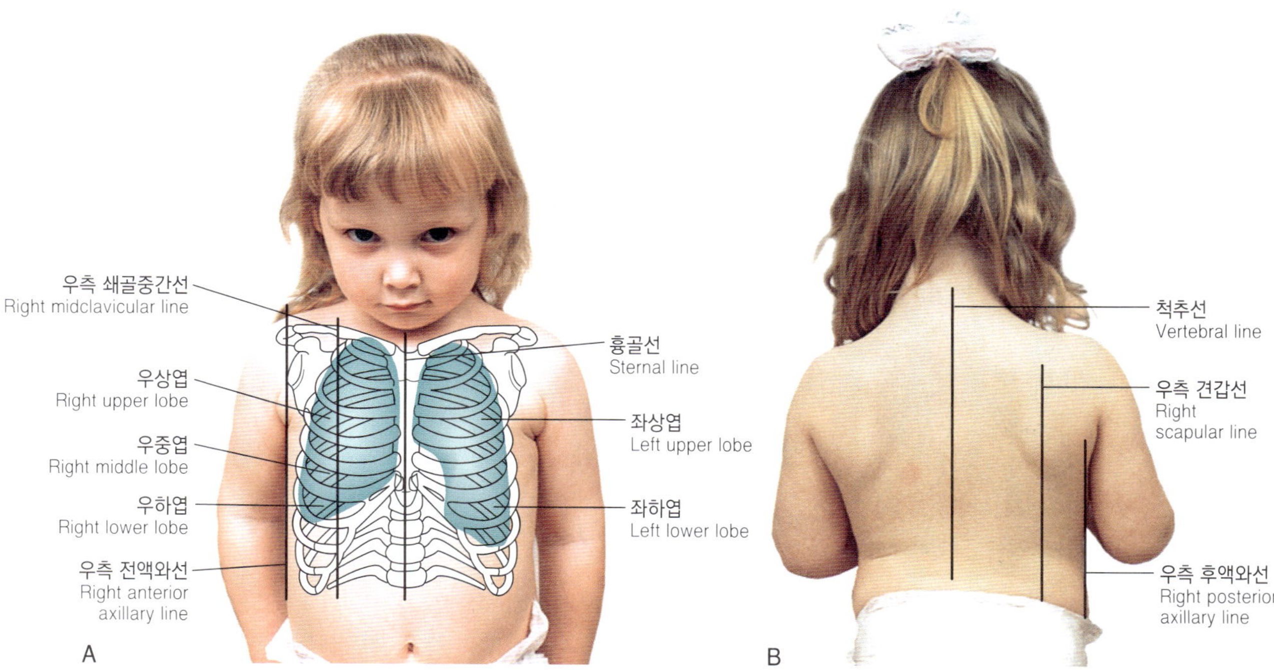

그림 11-27

가슴의 세로 방향 기준점. 흉골과 척추는 검사결과의 해부학적 위치를 서술할 때 세로 방향의 기준점이 된다. 흉골선과 척추선에 평행한 가상의 세로선을 그려서 검사결과의 위치를 더 자세히 설명할 때 이용한다. 쇄골선은 쇄골의 가운데를 지난다. 액와중앙선은 액와의 가운데를 지난다. 견갑선은 견갑골의 바닥의 각을 지난다.

A. 전방의 세로 기준점. **B.** 후방의 세로 기준점

SOURCE: A, B, George Dodson/Pearson Education, Inc.

표 11-9 흉부의 수직적 주요 구조

흉부를 검사하기 위한 수직선	수직선의 위치
흉골선	흉골의 중간을 통과
쇄골중간선	쇄골의 중간에서 시작
전액와선	앞쪽 겨드랑이 주름에서 시작
중간액와선	겨드랑이 중간에서 시작
후액와선	뒤쪽 겨드랑이 주름에서 시작
척추선	척추의 극돌기를 통과
견갑선	견갑골의 밑 각을 통과

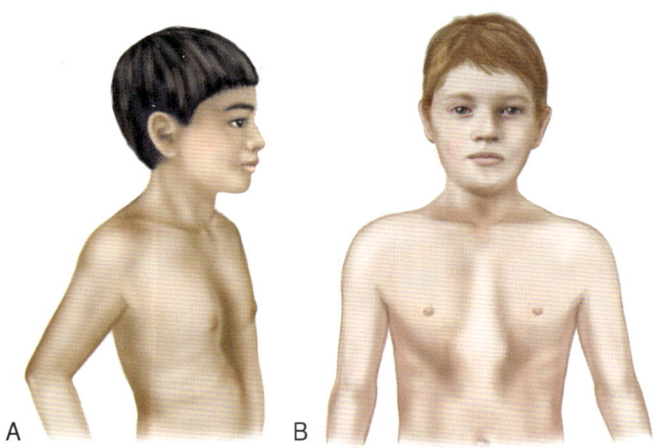

A B

그림 11-28
가슴의 비정상적 형태. 오목가슴은 흉골의 아랫부분이 뒤로 물러나서 가슴의 앞뒤 너비가 좁아지는 것이다. 새가슴은 흉골이 튀어나와서 가슴의 앞뒤 너비가 넓어지는 것이다. A. 오목가슴. B. 새가슴

진하기 위해서는 이러한 진동의 질과 분포를 평가하기 위해서 검사자의 손바닥을 흉부의 양쪽에 각각 놓는다. 아동에게 신데렐라, 도날드 덕 또는 아동스크림 맛과 같은 일련의 단어나 숫자를 반복하도록 요청하고 흉부 앞면과 뒷면의 양측에서 발견한 결과의 질을 비교한다. 진동이나 울리는 느낌이 전체 흉부에서 촉진되는 것이 정상이다. 이러한 느낌이 적다면 천식이 있을 때처럼 공기가 폐에서 나오지 못하는 것을 의미한다. 이러한 느낌이 강하다면 폐렴이 있을 때처럼 폐의 경화를 나타낸다.

흉부 청진

호흡음의 질과 특성을 검사하고, 비정상적인 호흡음을 확인하고, 또한 성대공명을 평가하기 위해서 청진기를 사용하여 흉부를 청진하다. 사용 가능하다면 영아나 아동용 청진기를 사용해서 예상하지 못한 호흡음의 위치를 알아낸다. 높은 음의 호흡

표 11-10 연령에 따른 정상 호흡수

연령	1분당 호흡수
신생아	30~55
1세	25~40
3세	20~30
6세	16~22
10세	16~20
17세	12~18

음을 더 분명하게 전달하는 청진기 판형 부분을 사용한다.

호흡음

흉부 전체에 걸쳐서 호흡음의 질과 특성을 평가하여 양쪽의 소리를 비교한다. 흉부 앞면과 뒷면을 청진하기 위한 통상적인 순서를 선택함으로써 모든 폐엽을 일관적으로 검사할 수 있다(그림 11-29는 가슴을 청진하는 순서를 제안). 흉부의 각 위치에서 들숨과 날숨을 모두 다 들은 다음에 다른 위치로 옮긴다.

흉부를 청진하면 일반적으로 세 가지 유형의 정상적인 호흡음을 들을 수 있다.

1. 폐포호흡음(vesicular breath sounds)은 휙~하는 소리의 낮은 음으로, 부드럽고 짧은 날숨 소리이다. 이 소리는 영아나 어린 아동에게는 들리지 않고, 나이가 더 많은 아동에게서 주로 들린다.
2. 기관지폐포호흡음(bronchovesicular breath sounds)은 모든 연령집단에서 들숨과 날숨에서 동일하게 들리는 중간 높이의 울리는 바람소리이다. 이러한 소리가 들리는 흉부의 위치는 아동의 발달상태와 관련이 있다.

임상적 조언

영아가 울고 있을 때에는 호흡음을 청진하는 것이 어렵다. 공갈 젖꼭지나 우유병 또는 장난감을 주고 나서도 계속 아기가 운다고 하더라도 방법이 없는 것은 아니다. 각 울음의 끝에 아기가 숨을 깊게 쉬는데, 이를 이용해서 호흡음이나 성대공명, 진동촉감을 검사할 수 있다.

유아와 학령전기 아동은 검사자의 손에 놓인 바람개비나 티슈를 불도록 함으로써 숨을 깊고 천천히 쉬도록 한다. 이러한 방법은 날숨의 끝에 발생하는 미묘한 천명(쌕쌕거림)의 청진을 가능하게 할 수 있다.

흉부를 청진하는 동안에 아동이 숨을 평상시처럼 쉬도록 격려할 때에는 협조를 높이기 위해서 도발적인 언어를 사용한다. "넌 정말 숨을 천천히 잘 쉬는구나. 연습했었니?" 검사자가 아동의 노력을 칭찬하면 아동은 호흡패턴을 깊고 느리게 조절할 것이다.

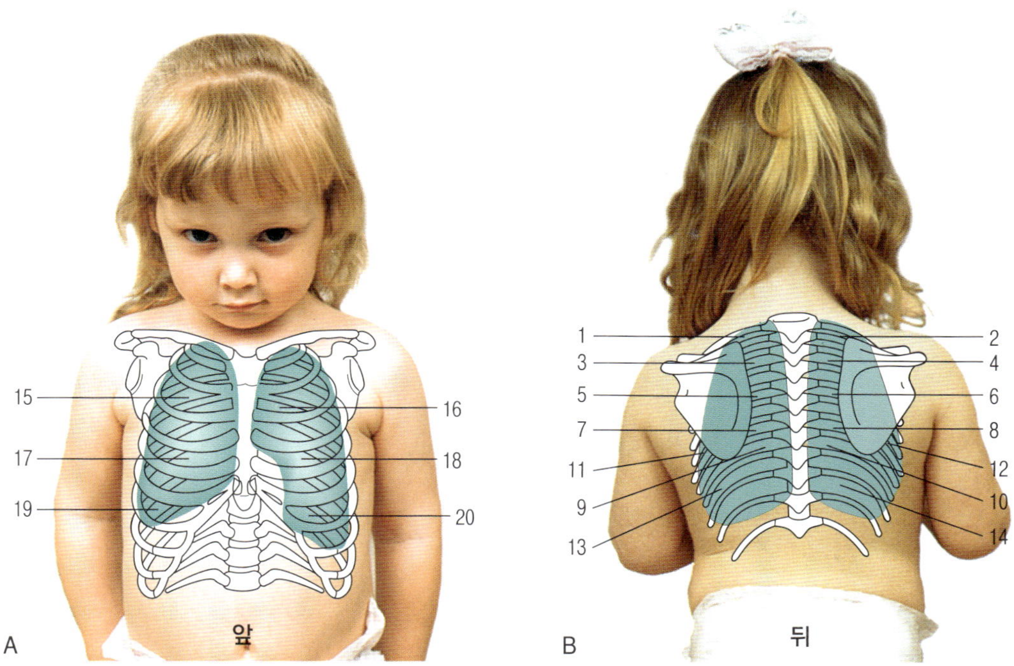

그림 11-29
가슴을 청진하는 순서
SOURCE: A, B, George Dodson/Pearson Education, Inc.

3. 기관지호흡음(bronchial/tracheal breath sounds)은 폐포 호흡음보다 더 높은 울리는 소리이다.

호흡음은 양쪽의 소리 강도, 높이 그리고 리듬이 동일한 것이 정상이다. 호흡음의 부재나 감소는 일반적으로 공기의 흐름을 막는 이물질이나 점액과 같은 부분적이거나 전체적인 폐색을 의미한다.

임상간호 시 주의점

영아와 어린 아동은 성숙하지 못한 근육발달로 인해서 얇은 흉벽을 가지고 있다. 폐 한쪽의 호흡음은 전체 흉부에 걸쳐서 들린다. 영아와 어린 아동에 있어서 호흡음의 부재나 감소를 정확하게 확인하기 위해서는 연습이 필요하다. 어린 아동은 심첨(심장의 꼭대기)과 중간겨드랑이 부위의 거리가 가장 멀기 때문에 이러한 부위가 호흡음의 부재나 감소를 확인하기에 가장 좋다. 양쪽에서 들리는 호흡음의 질을 비교하면서 신중하게 청진한다.

성대공명

목소리가 얼마나 잘 전송되는지를 평가하기 위해서 흉부를 청진한다. 아동이 숫자를 세거나, "사과", "바나나", "치리오스(씨리얼)"와 같은 연속되는 단어를 반복하도록 한다. 흉부를 청진하기 위해서 청진기를 사용하고, 좌우로 들리는 소리와 흉부 전체에서 들리는 소리의 질을 비교한다. 단어와 음절을 작은 소리로 또렷하지 않게 말하는 목소리는 보통 흉부 전체에 걸쳐서 들린다.

목소리가 들리지 않거나 정상보다 더 작게 들리면 천식과 같은 기도폐색이 존재할 수 있다. 폐렴과 같은 폐 경화 증상이 있다면 성대공명의 질이 특이한 방식으로 바뀐다. 이러한 비정상적인 특성은 다음과 같다.

- 속삭임 흉성: 속삭일 때 음절이 뚜렷이 들린다.
- 기관지 소리: 소리의 세기와 명확성이 증가하지만 단어는 여전히 또렷하지 않다.
- 염소울음소리: "이~"라는 소리가 비음의 "야이"로 전송된다.

비정상적인 호흡음

우발음이라고도 불리는 비정상적인 호흡음은 일반적으로 질병의 진행과정이 존재함을 나타낸다. 비정상적인 호흡음의 예는 수포음, 나음, 천명(wheezing; 공기가 좁아진 하부기도의 점액이나 유체를 통과할 때 생기는 소음)이다. 비정상적인 호흡음을 더 검사하기 위해서는 다음과 같은 사항을 확인한다.

- 위치, 예를 들면, 몸의 측면과 폐엽
- 들숨이나 날숨의 일부 또는 전체 단계 동안에 발생하는지의 여부
- 아동이 기침을 하거나 자세를 바꿀 때 특성의 변화나 사라짐

이러한 비정상적인 호흡음을 일상적으로 확인하기 위해서

표 11-11 비정상호흡음의 설명과 원인

유형	설명	원인
미세 수포음	들숨의 끝에 들리는 고음의 분리된 비연속적인 소리, 기침으로도 없어지지 않음 (머리카락 몇 올을 귀 옆에서 문지르는 듯한 소리)	공기가 작아진 기도(폐포와 세기관지) 속 물 같은 분비물을 통과해서 지나감
천명	음악처럼 끽끽거리거나 쉬익~ 하는 소리의 소음으로, 들숨이나 날숨 동안에 연속적으로 들리지만 일반적으로 날숨일 때 더 크고 기침으로도 없어지지 않음	천식에서처럼, 공기가 좁아진 하부기도(세기관지) 속 점액이나 유체를 통과해서 지나감
낭랑한 건성수포음	코 고는 소리처럼 거친 낮은 음의 소리, 들숨이나 날숨 동안에 들린다. 기침으로 없어질 수도 있음	공기가 큰 기관지와 기도를 일부 막고 있는 끈적이는 분비물을 통과해서 지나감

는 연습이 필요하다. 호흡의 부재나 감소는 기흉이나 기도폐색을 의미할 수 있다(표 11-11 참조).

비정상적인 목소리

폐를 검사하는 동안에 목소리와 그 외 들을 수 있는 소리의 질을 관찰하는 것도 중요하다. 다음과 같은 소리가 포함된다.

- 협착음(stridor): 공기가 좁아진 기도와 후두를 통해 이동하면서 생기는, 종종 크룹(croup)과 관련이 있는 높은 음의 수탉(까마귀) 소리
- 기침, 반사적인 기도의 이물질 제거, 호흡기 감염과 관련이 있음
- 쉰 목소리, 목소리 질의 변화, 후두 감염과 관련이 있을 수 있음

흉부 타진

타진은 폐의 공명을 검사하고, 심장, 간과 같이 아래에 있는 기관의 밀도를 검사하기 위해서 사용되기도 하는 방법이다. 그러나 오늘날에는 이러한 평가를 위해서 방사선 검사를 더 흔히 사용한다. 폐의 타진은 숙련된 검사자에 의해서 수행될 수 있다.

유방 검사

유방조직은 어떤 느낌이 나는가? 남아도 사춘기 동안에 유방 발달을 겪는가?

사춘기 전의 남아와 여아의 유두는 쇄골중간선 근처의 4번째 늑골에서부터 6번째 늑골 사이에 대칭적으로 위치해 있다. 유륜은 둥글며, 색소침착으로 주위 피부색보다 좀 더 어두운 것이 정상이다. 점(사마귀)으로 착각할 수 있는 작고 발달되지 않은 과잉의 유두와 유륜, 즉 과잉유두(supernumerary nipples)일 수 있는 색이 어두운 부위가 있는지를 확인하기 위해서 흉부 앞쪽을 검사한다. 과잉유두는 목에서부터 치골 부위에 이르는 유두선을 따라서 어느 부위에서든지 생길 수 있지만, 일반적으로 정상적인 가슴의 아래나 복부에 생긴다. 과잉유두의 존재는 선천적 신장기형이나 심장기형과 관련이 있을 수 있다.

촉진

사춘기 전 남아와 유아에게는 촉진 가능한 유방조직이 없다. 비정상적인 덩어리나 딱딱한 혹이 있는지 확인하기 위해서 발달하는 사춘기 여아의 유방을 촉진한다. 청소년이 한 팔을 목 뒤로 올리고 누워있는 동안에 해당되는 쪽의 가슴과 겨드랑이를 촉진한다. 겨드랑이와 유륜 그리고 유두를 포함하는 모든 가슴부위를 동심원 패턴과 수직선 패턴으로 촉진한다. 분비물이 있는지 확인하기 위해서 유두를 부드럽게 짠다. 각 자세에서 손가락이 작은 동심원으로 움직여야 한다. 반대 가슴도 같은 절차를 반복한다. 유방조직은 조밀하고 견고하며 탄력적이다. 덩어리가 만져진다면 추가 조사가 요구되지만 일반적으로 악성종양은 아니다. 신체검사는 청소년 여아에게 유방 자가검사를 수행하는 법을 가르칠 수 있는 좋은 기회이다.

대부분의 남아는 사춘기 동안에 한쪽이나 양쪽 가슴이 커지는데(여성형 유방), 일반적으로 14세쯤 되면 가장 뚜렷해진다. 완전한 성 조숙기가 되면 유방조직이 일반적으로 퇴행한다. 실제 가슴조직과 지방조직을 구분하기 위해서 그리고 덩어리가 있는지 확인하기 위해서 흉근 부위의 조직을 촉진한다.

심장 검사

심첨이 무엇이며 어디에 있는가? 맥박의 질을 검사하기 위한 맥박 부위는 어디에 있는가? 영아와 아동의 정상 심박동수는 무엇인가? 심장음과 심장잡음의 차이는 무엇인가? 심장 검사를 위해서 필요한 도구에는 청진기와 혈압계가 포함된다.

전흉부(명치부위) 검사

명치부위, 즉 전흉부를 검사함으로써 시작한다. 아동이 부모의 무릎이나 검사 테이블에 비스듬하게 기대거나 반좌위를 취하도록 한다. 전흉부의 앞면과 측면에서 봤을 때의 모양과 대칭을 검사한다. 흉부 왼쪽 측면이 불룩한 것은 확대된 심장을

의미할 수 있다. 심장수축과 관련된 흉부 움직임을 확인하기 위해서 관찰한다. 심장수축 동안에 흉벽이 확연하게 올라가는 들썩거림(heave)은 확대된 심장을 나타낼 수 있다.

전흉부 촉진

전흉부를 촉진하기 위해서 손가락의 손바닥 쪽 전체 표면을 앞쪽 흉벽에 가볍게 올린다. 맥박, 들썩거림 또는 진동을 감지하기 위해서 전흉부 전체를 체계적으로 촉진한다.

심첨맥박

심첨맥박(apical impulse) 또는 심첨부는 심장이 앞쪽 흉벽과 가장 가까운 지점이다. 마른 아동들의 앞쪽 흉벽에 있는 심첨박동이 가끔 보일 때가 있지만, 이것은 주로 손가락을 가볍게 두드리는 것과 같이 느껴진다. 심첨맥박의 위치를 설명하기 위해서 흉부의 해부학적 주요 구조를 이용한다(그림 11-26과 11-27). 영아와 아동의 예상 심첨맥박 위치를 보기 위해서는 그림 11-30을 참고한다. 그 외 촉진되는 다른 감각은 일반적으로 비정상적이다.

비정상적인 감각

리프트(올라감)는 심장이 흉벽을 향해서 올라가는 느낌이다. 이것은 확대된 심장이나 과도한 힘으로 수축되는 심장과 관련이 있을 수 있다. 전율은 고양이가 가르랑거리는 것처럼 느껴지는 갑작스럽고 빠른 진동이다. 이것은 결함이 있는 심장판막으로부터 나오는 격한 혈류나 심장잡음에 의해서 야기된다. 전율이 있다면 우측이나 좌측의 두 번째 늑간격에서 촉진된다. 전율의 위치를 설명하기 위해서는 흉부의 해부학적 주요 구조를 사용하며(그림 11-29 참조) 촉진되는 전율의 지름을 추정한다.

청진

청진은 심첨맥박수를 세고, 심장음의 특성을 검사하고, 또한 비정상적인 심장음을 감지하기 위해서 사용된다. 청진기의 벨 부분을 사용해서 낮은 음의 소리를 감지한다.

아동의 심장음을 완전하게 검사하기 위해서는 앉은 자세와 기댄 자세에서 모두 청진한다. 그렇게 함으로써 아동의 자세 변화나 흉벽 근처 심장의 위치 변화에 의해서 야기되는 음의 차이를 감지할 수 있다. 자세 변화로 인한 심장음의 변화가 감지된다면 아동이 왼쪽 측면으로 누운 자세로 다시 청진한다.

임상적 조언

아동의 심박동수는 연령에 따라 다른데 아동이 성장하면서 그 수가 줄어든다. 심박동수는 운동, 흥분, 불안 또는 열에 대한 반응으로 증가할 수도 있다. 이러한 스트레스가 아동의 대사율을 올려서 이와 동시에 더 많은 산소를 요구하게 된다. 아동은 심박동수를 올림으로써 더 많은 산소 요구에 대응하는데, 이러한 반응을 동성빈맥이라고 한다.

심박동수와 리듬

심첨맥박수는 심첨맥박이 있는 위치에서 촉진이나 청진에 의해서 셀 수 있다. 심장박동의 리듬이 불규칙한 영아와 아동은 1분 동안 심첨맥박수를 센다. 상완맥박수와 요골맥박수가 청진된 심첨맥박수와 동일해야 한다(아동의 연령에 따른 정상 심박동수는 표 11-12 참조).

심장박동 리듬을 주의 깊게 듣는다. 아동에게는 종종 동성부정맥이라고 불리는 호흡과 관련된 정상적인 불규칙한 리듬의 순환이 있다. 동성부정맥이 있는 경우에는 아동의 심박동수가 들숨에 빨라지고 날숨에 느려진다. 리듬의 불규칙성이 감지되면 아동이 숨을 들이마시고 멈춰 있는 동안에 심박동수를 듣는다. 리듬이 들숨과 날숨 동안에 규칙적이어야 한다. 그 외 불규칙한 리듬은 비정상이다.

심장음 구분

심장의 소리는 판막의 닫힘 그리고 판막의 닫힘으로 인해서 생산되는 혈액의 진동이나 요동에 의해서 생긴다. 흉부를 청진할 때 두 가지 주요한 소리인 S_1과 S_2가 들린다.

첫 번째 심장음인 S_1은 심실 수축이 시작될 때 삼첨판과 이첨판의 닫힘에 의해서 만들어진다. 두 개의 판막이 거의 동시에 닫히기 때문에 한 가지 소리만이 청진되는 것이 정상이다.

두 번째 심장음인 S_2는 대동맥판과 폐동맥판이 닫힘으로 인해서 생긴다. 혈액이 폐동맥과 대동맥에 도달하게 되면 이완기 동안에 혈액이 심실로 새는 것을 막기 위해서 판막이 닫힌다. 이러한 판막의 닫힘은 호흡에 따라서 다르다. S_2가 단일한 소리로 들리는 경우도 있고 분열된 소리, 즉 두 가지 소리가 아주 짧은 순간에 분리되어서 들리는 경우도 있다.

임상적 조언

각 청진 부위에서 S_1과 S_2를 구분하기 위해서는 심장을 청진할 때 경동맥을 촉진한다. 경동맥과 동시에 들리는 심장음은 S_1이다.

소리는 유체에서 쉽게 전송되며 혈류방향으로 가장 잘 이동한다. 판막을 바로 지나서 흉벽의 특정 부위에서 혈류방향으로 심장음을 청진한다(그림 11-31). 마른 영아와 아동은 심장판막이나 혈액의 요동에 의해서 만들어지는 소리가 흉부를 통해서 들린다. S_1과 S_2가 모든 청진방향으로 들릴 수 있다.

심장음의 질(뚜렷하거나 불분명)과 강도(크거나 약함)를 청진한다. 아동의 흉벽은 얇기 때문에 심장음이 일반적으로 또렷하고 맑다. 불분명하거나 또렷하지 않은 소리는 심장결함이나 울혈성 심부전을 의미할 수 있다. 표 11-13과 그림 11-31은

성장에 따른 심첨맥박의 위치

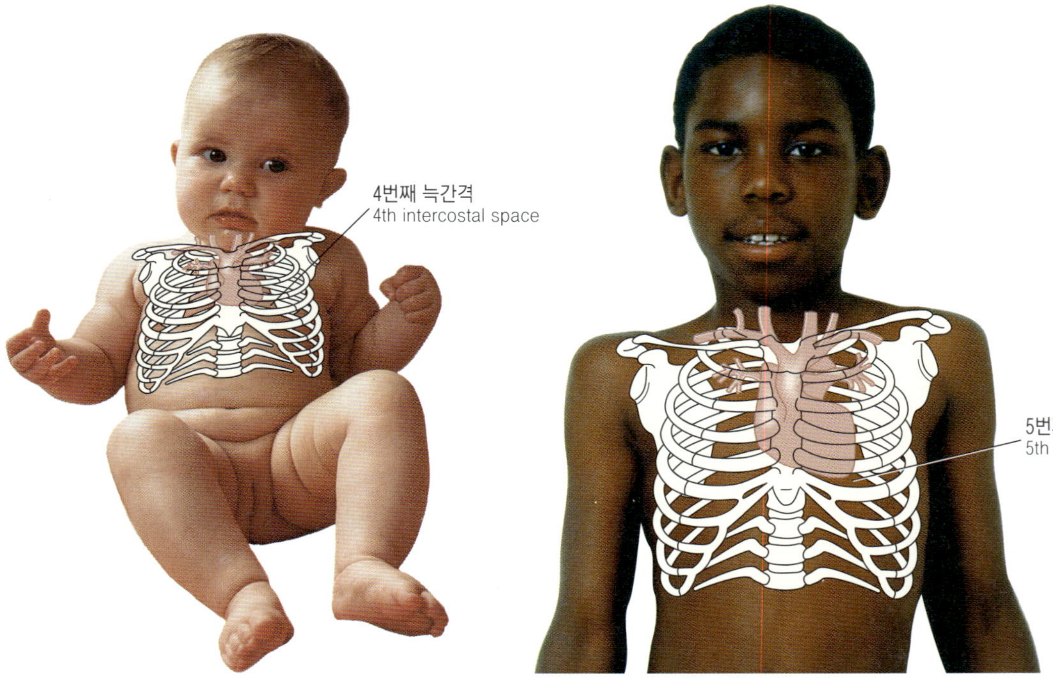

그림 11-30
심첨맥박의 위치는 아동의 흉곽이 자라면서 바뀐다. 7세 미만 아동의 심첨맥박은 왼쪽 쇄골중간선 안쪽 4번째 늑간격에 위치해 있다. 7세 이상 아동의 심첨맥박은 왼쪽 쇄골중간선의 5번째 늑간격에 위치해 있다.
SOURCE: George Dodson/Pearson Education, Inc.

표 11-12 아동의 연령에 따른 정상 심박동수

나이	심박동수 범위(1분당 박동수)	평균 심박동수(1분당 박동수)
신생아	100~160	120
2세 이하 영아	80~130	110
2~6세	70~120	100
6~10세	70~110	90
10~16세	60~100	85

질과 강도를 검사하기 위해서 각 소리가 일반적으로 가장 분명하게 들리는 위치에 대해서 검토한다. 심장잡음이 있을 가능성이 있는 아동을 청진할 때에는 앉은 자세, 비스듬하게 기댄 자세 그리고 왼쪽 측면으로 누운 자세에서 심장음을 청진한다.

심장 검사 완료

완전한 심장검사에는 맥박 촉진, 혈압측정, 다른 신체기관으로부터의 징후 평가가 포함된다.

표 11-13 심장음의 성질과 강도를 청진하기 위한 부위

심장음	가장 잘 들리는 부위	부드럽게 들리는 부위
S_1	심첨부 삼첨판 부위 이첨판 부위	심장 기저 대동맥 부위 폐동맥 부위
S_2	심장 기저 대동맥 부위 폐동맥 부위	심첨부 삼첨판 부위 이첨판 부위
생리적 분열	폐동맥 부위	
S_3	이첨판 부위	

맥박 촉진

순환을 검사하기 위해서 팔 · 다리의 맥박 특징을 촉진한다. 맥박을 촉진하기 위한 기법과 위치는 성인에게 사용되는 것과 동

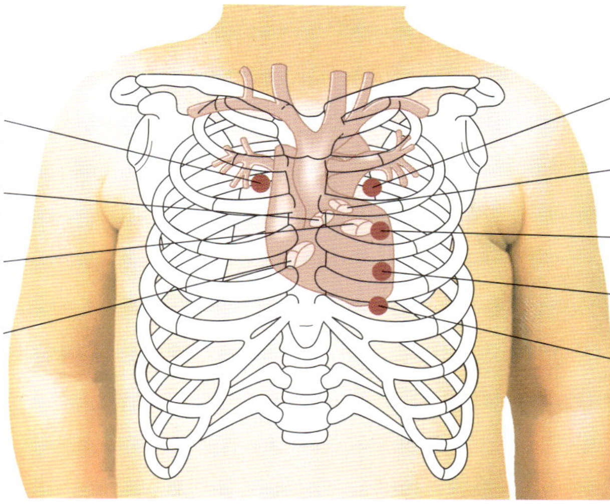

그림 11-31

심장음의 청진. 심장음을 청진할 때 소리는 혈류의 방향으로 전달된다. 각 심장판막의 위치에서 심장음을 듣기보다 판막에서는 거리가 있는 흉벽의 특정 부위에서 청진을 실시한다. 이 부위들의 이름은 심장음을 만들어내는 판막들의 이름을 따랐다.

- 대동맥판 부위(aortic area): 오른쪽 2번 늑간강의 흉골 부근
- 폐동맥판 부위(pulmonic area): 왼쪽 2번 늑간강의 흉골 부근
- 삼첨판 부위(tricuspid area): 오른쪽 5번 늑간강의 흉골 부근
- 승모판/심첨 부위(mitral/apical area): 영아 - 3번 또는 4번 늑간강에서 왼쪽 쇄골중간선의 바로 왼쪽, 아동 - 5번 늑간강의 왼쪽 쇄골중간선

일하다(그림 11-32). 각 팔 · 다리에 있어서 맥박의 비율, 리듬 규칙성 그리고 강도를 평가해서 양쪽(오른쪽과 왼쪽 팔 · 다리)의 결과를 비교한다. 영아는 수축기 혈압이 낮기 때문에 말단맥박을 촉진하는 것이 어려우므로 상완동맥과 오금동맥이나 대퇴동맥이 가장 자주 사용된다. 요골동맥이나 경동맥 맥박은 나이가 더 많은 아동에게서 더 쉽게 촉진된다.

상완동맥 맥박만큼 맥박이 강한 대퇴동맥을 촉진한다. 약한 대퇴동맥 맥박은 대동맥의 협착과 관련이 있다.

혈압

고혈압이나 저혈량 쇼크를 감지하기 위해서 혈압을 검사한다. 아동은 앉은 자세로 혈압을 측정하기 전 3~5분 동안 조용해야 한다. 가장 정확한 측정치를 확보하기 위해서는 사용되는 팔이나 다리에 적합한 사이즈의 커프를 선택한다(그림 11-33).

권고되는 혈압 측정법은 청진법에 의한 것이다. 혈압기준 개발을 위해서 사용되는 오른쪽 팔을 일관적으로 사용한다. 커프를 상박에 꼭 맞게 감고 팔꿈치 앞쪽을 심장 높이에 둔다.

혈압을 두 번 측정하여 두 측정치의 평균값을 계산한다. 50번째 백분율에 있는 혈압 값이 정상범위의 중간점으로 고려된다. 95번째 백분율 이상에 해당하는 백분율은 고혈압을 나타낸다. 고혈압을 확정하기 위해서는 여러 번 반복한다.

심장질환이 걱정되는 아동은 똑바로 눕거나 엎드려 누운 자세로 팔과 다리에서 모두 혈압을 추가적으로 측정해서 그 측정치를 비교한다. 다리에서 측정한 혈압은 팔에서 측정한 혈압과 동일하거나 10mmHg 이하로 높아야 한다. 다리의 측정값이 팔보다 낮다면 대동맥 협착이 있을 수 있다.

다른 징후들

심장과 조직관류를 검사하기 위해서 피부색, 호흡곤란 그리고 모세혈관 재충전을 포함한 그 외 징후를 검사한다(그림 11-8 참조). 점막은 일반적으로 핑크색이다. 청색증은 선천적 심장결합과 가장 관련이 많다. 빈호흡, 코 벌렁임 그리고 흉부함몰과 같은 호흡곤란의 징후는 선천적 심장결함에 의해서 야기되는 저산소혈증을 보충하기 위한 아동의 시도와 관련이 있을 수 있다.

복부 검사

꺼진 복부가 의미하는 것은 무엇인가? 장음은 일반적으로 어떤 소리인가? 아동의 장음을 얼마나 자주 들어야 하는가? 다양한 타진음이 나타내는 것은 무엇인가? 단단한(경직된) 복부는 무엇을 의미하는가?

복부의 해부학적 주요 구조

검사를 하는 동안에 복부 아래에 있는 기관과 구조의 위치를 마음속으로 그려본다. 복부 내부의 구조를 확인하기 위한 목적으로 복부를 상상의 선을 사용해서 4개 부위로 나눌 수 있다(그

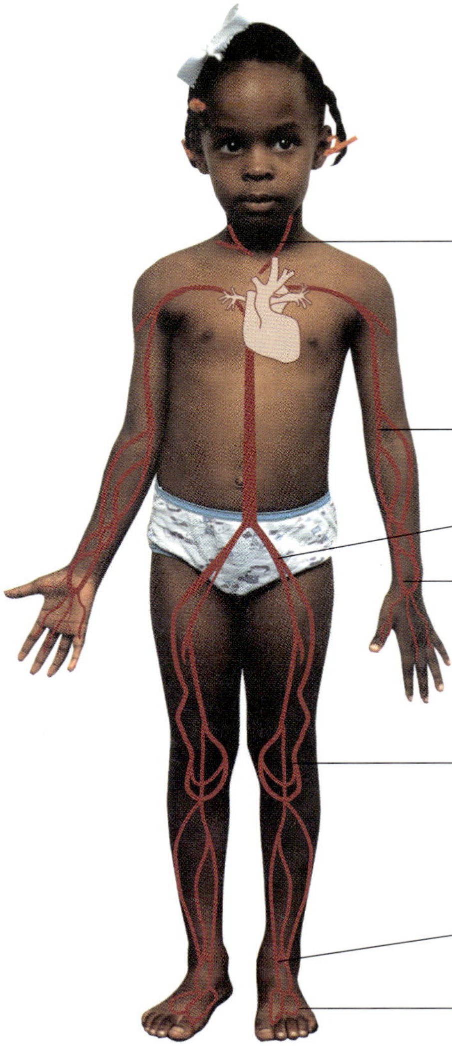

그림 11-32
아동의 맥박을 검사하기 위해서 사용되는 부위
SOURCE: George Dodson/Pearson Education, Inc.

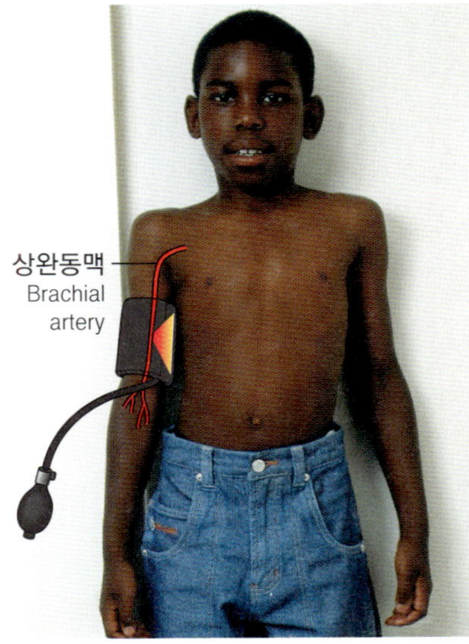

그림 11-33
아동의 혈압을 재기 위해서는 상박 또는 사용되는 팔이나 다리 둘레의 약 40%에 해당하는 공기주머니를 포함하는 커프를 선택한다. 커프를 상박에 감으면 공기주머니의 길이가 팔 둘레의 80~100%를 감싸고 팔 길이의 50~70%(겨드랑이에서 팔꿈치 앞쪽까지)를 덮는다.
SOURCE: George Dodson/Pearson Education, Inc.

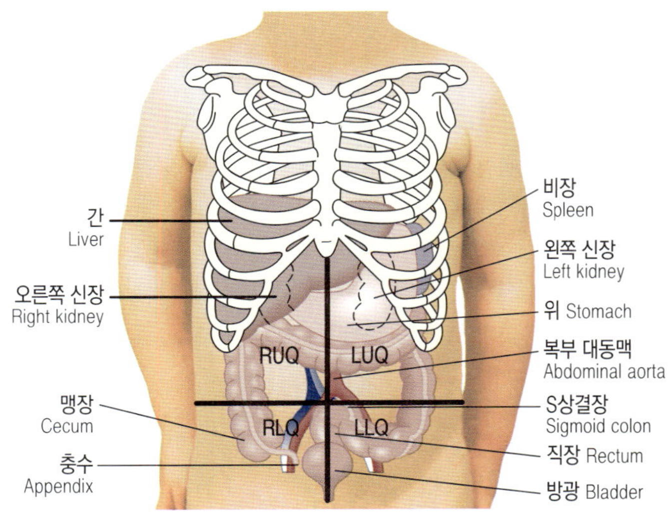

그림 11-34
복부의 해부학적 주요 구조. 내부 구조의 위치를 확인하기 위해서 흔히 상상의 선을 이용해서 복부를 4개 부위로 나눈다.

림 11-34). 복부를 검사하기 위해서는 청진기가 필요하다.

임상적 조언

복부를 만지는 것이 장음의 특징을 바꿀 수 있으므로 촉진과 타진을 하기 전에 검사와 청진을 먼저 수행한다.

복부 검사

형태와 윤곽, 배꼽과 직근 그리고 움직임을 검사함으로써 복부에 대한 검사를 시작한다. 양질의 조명을 사용하여 아동의 복부를 정면과 측면으로부터 검사한다. 주름, 줄 또는 상처가 있는지에 주목한다.

형태

비정상작인 윤곽을 확인하기 위해서 복부의 형태를 검사한다. 아동의 복부는 대칭이고 둥글며, 아동이 등을 대고 바로 누워 있을 때는 납작한 것이 정상이다. 오목하거나 꺼진 복부는 비정상적이며 신생아에 있어서는 탈수나 횡격막 탈장을 의미할 수 있다.

배꼽

신생아의 남아 있는 탯줄은 생후 7일에서 14일 사이에 떨어진다. 탯줄이 떨어지고 나면 배꼽이 완전하게 아물었는지 검사한다. 계속되는 배농은 감염이나 육아종이 있음을 나타낼 수 있다. 영아와 유아는 열린 배꼽 근육 고리를 통한 복부 내용물의 돌출인 배꼽(제대)탈장이 있을 수 있으므로 배꼽을 검사한다.

복부 움직임

6세 이하의 영아와 아동은 횡격막을 이용해서 호흡한다. 복부와 가슴은 동시에 들숨에 올라가고 날숨에 내려간다. 복부가 경직되어 있다면 예상대로 올라가지 않으며 복막염이 있을 수 있다.

연동파와 같은 그 외 복부 움직임은 비정상이다. 연동파는 음식을 소화관을 통해서 이동시키는 장벽 평활근의 리드미컬한 수축이 눈에 보이는 것이다. 이러한 증상은 일반적으로 유문협착과 같은 장 폐색을 의미한다.

복부 청진

장음을 평가하기 위해서는 청진기 판형을 사용해서 복부를 청진한다. 장음은 일반적으로 10~30초마다 발생한다. 이러한 소리는 높은 음의 울리는 금속성의 음질을 가진다. 아동이 배가 고플 때는 꼬르륵거리는 소리(창자 가스소리)가 크게 들리며, 먹을 때나 마실 때 더 많은 소리가 들리는 것이 일반적이다. 복부의 각 4분면에서 최소한 한 가지 이상의 장음을 들을 수 있도록 충분히 길게 듣는다. 장음이 없다고 결정하기 전에 최소 5분 이상 청진한다. 장음이 들리지 않는다는 것은 복막염이나 이상을 의미할 수 있다. 1분에 15~30회 들리는 과잉활성 장음은 위장염이나 장 폐색을 의미할 수 있다.

다음으로 혈관 잡음을 확인하기 위해서 복부 대동맥과 신장동맥 위를 청진한다. 어떠한 잡음도 들려서는 안 된다. 잡음이 들린다는 것은 동맥이 좁아졌거나 결함이 있음을 나타낸다.

복부 타진

복부기관과 덩어리의 경계와 크기를 평가하기 위해서 간접적인 타진이 숙련된 검사자에 의해서 자주 사용된다. 타진은 아동이 등을 대고 바로 누운 상태에서 수행된다. 간접적 타진을 수행하기 위해서는 주로 사용하지 않는 손의 중간 손가락을 아동의 복부에 올리고 나머지 손가락은 복부에 닿지 않도록 한다. 반대쪽 손의 손가락 끝을 사용해서 복부에 올려져 있는 손가락을 스프링 튕기듯이 두드린다. 내부 구조를 감지하기 위해서 음색에 귀를 기울인다. 복부 전체를 체계적으로 타진할 수 있는 순서를 선택한다.

타진 동안 들리는 서로 다른 음색은 내부 구조와 관련이 있다.

- 간, 비장 그리고 가득 차 있는 방광과 같은 기관 위에서는 둔탁한 음이 발견된다.
- 위나 창자가 막혀 있을 때는 그 위로 고음이 발견된다. 영아에 있어서는 공기 삼킴으로 인해서 이런 음이 위를 넘어선 부위에서도 들린다.
- 공명음은 그 외 부위에서 들릴 수 있다.

기관의 경계에서 타진음의 변화를 들음으로써 기관의 크기를 확인할 수 있다. 예를 들면, 흉부를 타진할 때 오른쪽 쇄골중간선에서 5번째 늑간강 근처에서 공명음이 둔탁한 음으로 바뀌는 것으로 간의 상단 가장자리를 감지한다. 간의 하단 가장자리는 일반적으로 영아와 유아에 있어서는 오른쪽 늑골연 아래 2~3cm 되는 곳에서 감지되지만 나이가 더 많은 아동에게서는 늑골연에 더 가까운 곳에서 감지된다.

복부 촉진

복부의 기관을 검사하고 덩어리를 감지하기 위해서 가벼운 촉진과 깊은 촉진이 모두 사용된다. 가벼운 촉진은 복부의 긴장감(얼마나 부드럽거나 단단한지), 간, 누름통증이나 덩어리의 유무 그리고 복벽의 결함을 평가하기 위해서 사용된다. 깊은 촉진은 복부에 덩어리가 있는지 감지하고, 이러한 덩어리의 모양과 밀도를 알아내고, 누름통증이 있는지 확인하기 위해서 사용된다.

가장 정확한 해석을 하기 위해서는 아동이 조용하고 협조적일 때 복부검사를 수행한다(Box 11-3). 촉진을 시작하기 위해서는 아동을 똑바로 눕히고 무릎을 고정시킨다. 아동의 옆에 서서 따뜻해진 손가락의 끝을 아동의 복부에 올린다. 복벽이 이완되어 있을 때 기관이나 그 외 덩어리가 더 쉽게 촉진된다.

가벼운 촉진

가벼운 촉진을 위해서는 복부를 살짝 누르는, 깊지 않고 부드러운 신체접촉을 사용한다. 일반적으로 복부가 부드럽게 느껴지고 누름통증이 감지되지 않는다(그림 11-35). 복벽을 따라서 불룩하게 나온 부분이 있는지 촉진하는데, 특히 탈장을 나타낼 수 있는 직근과 배꼽고리를 따라서 확인한다. 시간에 따른 변화를 관찰하기 위해서 배꼽 근육 고리의 돌출보다는 지름을 측정한다. 이러한 돌출은 일반적으로 4세쯤 되면 작아져서 닫힌다.

간의 하단 가장자리 위치를 확인하여 가볍게 촉진한다. 오른쪽 쇄골중간선의 배꼽 선에 손가락을 올리고 날숨 동안에 손가락을 늑골연쪽으로 부드럽게 움직인다. 간의 가장자리가 들숨에 내려가면서 평평하고 좁은 융기(솟은 부분)가 만져진다. 오른쪽 쇄골중간선에 있는 오른쪽 늑골연에서부터 간의 가장

Box 11-3
성장과 발달: 복부검사

복부를 검사하는 동안에 영아와 유아는 부모나 검사자의 무릎에 등을 대고 반듯이 누워 있을 때 더 안정감을 느끼는 경우가 많다. 우유병, 달래기 젖꼭지 또는 장난감이 아동의 관심을 돌려서 검사에 대한 협조를 높일 수 있다.

아동을 검사할 때는 아동을 안심시켜서 복부를 촉진할 수 있는 말을 사용한다. "내 손이 네 배를 만지면 배가 얼마나 부드러워질까? 이것보다 더 부드러워질까? 맞아. 네가 숨을 내쉬니까 부드러워지네. 여기도 부드러울까?" 이런 식으로 아동은 복부를 이완시키는 법을 배우고 더 잘하고자 하는 욕구가 생긴다.

복부에 누름통증이 있고 아동이 몸을 막을 때는 특히, 아동의 주의를 분산시킬 필요가 있다. 손을 누르거나 꽉 쥔 손을 푸는 것과 같이 집중을 요하는 과제를 아동이 수행하도록 시킨다.

아동이 간지럼을 잘 타면 아동의 협조를 얻기 위해서 특별한 접근법이 필요하다. 검사를 하는 동안 어느 순간에도 아동에게 간지럼을 태우는 것처럼 보이지 말고 단호한 신체접촉을 사용한다. 또는, 아동의 손을 배에 올리고 그 위에 검사자의 손을 올린다. 검사자의 손가락 끝을 살짝 넘겨서 아동의 복부를 만진다. 아동은 자신이 통제하고 있다는 느낌을 받게 되고 검사자는 직접 촉진을 할 수 있을 것이다.

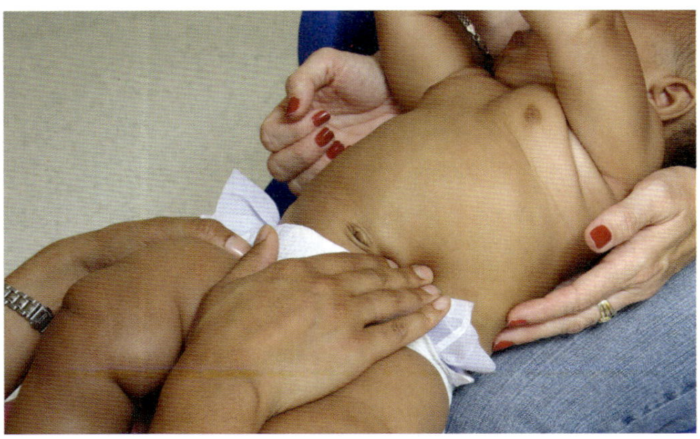

그림 11-35
복부를 촉진하기 위해서는 손가락 밑부분뿐만 아니라 손가락의 가장자리를 이용하고, 복부 전체를 검사하기 위해서 연속적인 순서로 촉진한다. 촉진을 하는 동안에 아동이 얼굴을 찡그리거나 동공이 수축되는지 살피는데, 이는 통증이 있음을 나타낸다.
SOURCE: George Dodson/Pearson Education, Inc.

자리에 이르는 거리를 측정한다. 영아와 유아에 있어서는 간의 가장자리는 일반적으로 오른쪽 늑골연에서 2~3cm 아래에서 촉진된다. 나이가 더 많은 아동들에게는 촉진되지 않을 수 있다. 간의 가장자리가 오른쪽 늑골연에서 3cm보다 더 아래에 있으면 간이 커진 것이다. 확대된 간은 울혈성 심부전이나 간 질환과 관련이 있을 수 있다.

깊은 촉진

깊은 촉진을 수행하기 위해서는 한 손의 손가락(아동이 어릴 때)이나 두 손의 손가락(아동의 나이가 더 많을 때)을 복부로 더 깊이 누른다. 아동이 깊이 호흡할 때 복근이 가장 많이 이완되므로 복부의 각 부위를 촉진할 때 아동에게 숨을 깊고 규칙적으로 쉬도록 요청한다.

아동이 호흡을 깊이 할 때 쇄골중간선의 왼쪽 늑골연에서 비장의 끝이 만져질 수 있다. 비장이 왼쪽 늑골연 아래에서 쉽게 촉진된다면 비장이 커진 것이다. 신장은 깊은 층의 복근과 창자에 있기 때문에 신생아의 경우를 제외하고는 잘 촉진되지 않는다. 신장이 실제로 촉진된다면 비정상적인 덩어리가 존재할 수 있다.

임상간호 시 주의점

복부를 촉진하는 동안에 확대된 신장이나 덩어리가 만져지면 계속에서 신장을 촉진해서는 안 된다. 즉시 1차 의료제공자에게 이를 알린다. 덩어리는 윌름스 종양일 수 있다.

그 외 덩어리

때때로 정상이거나 비정상적인 덩어리가 복부에서 촉진될 수 있다. 왼쪽이나 오른쪽 하부 4분면에서 흔히 촉진되는 관모양의 덩어리는 배설물이 찬 창자인 경우가 많다. 어린 아동의 경우에는 팽창한 방광이 치골 결합선 위에서 중앙에 위치한 돔 모양의 단단한 덩어리처럼 촉진되는 경우가 자주 있다. 양 방향으로 움직이거나, 맥박처럼 뛰고 또는 척추를 따라 위치한 고정된 덩어리는 종양일 수 있다.

서혜부 검사

복부검사 동안에 확대된 림프절이나 덩어리가 있는지 감지하기 위해서 서혜부를 검사하고 촉진한다. 심장검사의 일부인 대퇴맥박이 동시에 검사될 수 있다.

검사

서혜부를 검사하여 양측을 비교할 때 윤곽에 변화가 있는지를 확인한다. 여아의 경우에 서혜부에 작은 돌출부위가 보인다면 대퇴탈장과 관련이 있을 수 있다. 남아의 경우에는 서혜부 돌출이 서혜부 탈장과 관련이 있을 수 있다.

촉진

서혜부에 림프절이나 그 외 덩어리가 있는지 촉진한다. 다리의 경미한 부상으로 인해서 지름이 1cm 이하인 작은 림프관이 존재하는 경우가 자주 있다. 이러한 촉진된 림프절에 누름통증이나 열 또는 염증이 있다면 국소 감염과 관련이 있을 수 있다.

생식기와 회음 검사

사춘기 전 여아에 있어서 질 분비물은 무엇을 의미할 수 있는가? 신생아의 음낭이 부어 있다면 정상인가? 음경에서 요도구의 적절한 위치는 어디인가?

간호사가 외부 생식기 검사를 수행하거나 다른 건강관리 제공자를 보조할 수 있다. 검사를 위해서는 장갑, 윤활제, 펜라이트가 필요하다.

아동의 검사를 위한 준비

아동의 생식기와 회음 검사가 스트레스를 유발하는 이유는 아동이 자신의 사생활이 침해되었다고 느끼기 때문이다. 어린 아동에게 안정감을 주기 위해서는 아동의 다리를 벌린 채로 부모의 무릎에 앉힌다. 또한 아동을 검사 테이블에 앉혀서 개구리처럼 무릎을 뒤로 굽히고 다리를 벌리게 할 수도 있다. 어린 아동은 복부검사 직후에 생식기와 회음 검사를 수행한다. 나이가 더 많은 아동과 청소년들의 생식기와 회음 검사는 가장 마지막에 수행될 수 있다.

여성

외부 생식기 검사

외부 생식기의 색깔, 크기 그리고 치골, 음순, 요도, 질 구멍의 대칭을 검사한다(그림 11-36). 신생아의 생식기에 대한 설명은 신생아에 관한 부분을 참고한다. 이와 동시에 부어오름, 염증, 덩어리, 상처 또는 분비물과 같은 비정상적인 결과가 있는지 살핀다.

치골의 음모와 그 특징을 검사한다.

한 손의 엄지와 검지손가락을 이용해서 소음순을 분리시켜 질 전정부의 구조를 살핀다. 처녀막은 질 구멍 바로 안에 있다. 사춘기 이전 아동의 처녀막은 일반적으로 초승달 모양의 구멍이 있는 얇은 막이다. 처녀막이 온전한 경우에는 청소년의 질 구멍이 보통 약 1cm 정도 된다. 성적으로 활발한 청소년들은

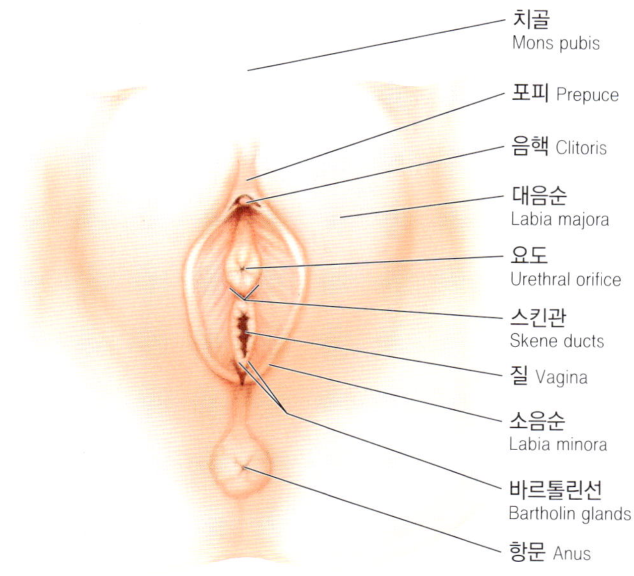

그림 11-36
여성 생식기와 회음부의 해부학적 구조

질 구멍의 가장자리가 불규칙할 수 있다.

질 전정부에 상처가 있는지 검사한다. 요도나 질 구멍 주위에 어떠한 상처나 감염의 징후가 있을 것으로 예상되지 않는다. 붉은 부위와 찰과상은 거품목욕이나 요충과 같은 자극물과 관련이 있는 경우가 많다.

사춘기 전의 여아에게는 질 분비물이 없는 것이 일반적이다. 청소년들에게는 악취가 없는 맑은 분비물이 있는 경우가 종종 있다. 월경은 일반적으로 가슴 봉우리의 발달 후 약 2년 뒤에 시작된다. 학령전기 아동에 있어서 악취가 나는 분비물은 이물질과 관련이 있을 수 있다. 나이가 더 많은 아동에게 있어서는 다양한 유기체 생물이 질 감염을 유발할 수 있다.

임상간호 시 주의점

어린 아동에 대한 성적 학대의 징후에는 외음의 멍이나 부어오름, 악취가 나는 분비물, 질 구멍의 확대 그리고 회음부의 발진이나 상처가 포함된다(4장 참조).

임상적 조언

학령전기 아동에게 낯선 사람들이 "사적인 부위"를 만지지 못하도록 흔히 가르친다. 이 연령의 아동이 생식기 부위의 검사를 거부할 때는 부모가 아동에게 간호사나 의사가 이러한 신체부위를 살피고 만지도록 허락을 받았음을 말하도록 요청한다. 검사자는 부모가 방에 있을 때에만 간호사나 의사가 볼 수 있다고 말함으로써 그러한 교육을 더욱 강화할 수 있다.

학령전기 시기에 무엇을 왜 검사하는지에 대해서 간략하게 설명한다. 그런 다음 침착하고 효율적으로 아동을 검사한다. 사춘기 전 여아의 소음순은 일반적으로 얇고 옅은 색이며 사춘기 후에는 어두운 핑크색이고 축축해진다. 어린 영아의 소음순은 서로 결합되어서 질 전정부를 가리고 있을 수 있다. 이러한 결합을 분리시킬 필요가 있을 수 있다.

질 분비물이나 외부 구조에 대한 외상이 발견되면 질의 내부를 검사할 필요가 있다. 숙련된 검사자만이 아동에 대한 질 검사를 수행해야 한다.

촉진

사용하지 않는 손의 손가락으로 질 구멍을 촉진한다. 바르톨린선과 스킨선은 일반적으로 촉진되지 않는다. 이러한 선이 사춘기 이전의 아동에게 촉진된다면 이것은 임질과 같은 감염으로 인해서 확대되었음을 의미한다.

남성

외부 생식기 검사

남성 생식기를 검사하여 음경, 음낭 그리고 고환의 구조적 · 사춘기 발달을 확인한다. 남아의 다리를 앞으로 교차하여 앉힌다. 이러한 자세는 복벽에 압력을 가하여 고환을 음낭으로 밀어 넣는다. 음모의 유무와 특징에 주목한다.

음경. 음경의 크기, 포피, 위생 그리고 요도구의 위치를 검사한다. 신생아에 있어서 발기가 되지 않은 음경의 길이는 일반적으로 2~3cm이다. 음경은 아동기와 청소년기에 길이와 폭이 커진다. 아래로 숙여진 음경은 요도하열증과 관련된 일단의 섬유조직인 음경굽음에 의해서 야기될 수 있다. 멍이나 부어오름 또는 발진에 주목한다.

포경수술이 된 음경은 음경귀두가 노출되어 있다. 음경귀두는 염증이나 궤양 없이 깨끗하고 부드러워야 정상이다. 요도구는 귀두 끝 근처에 틈 모양으로 벌어진 구멍이다. 어떠한 분비물도 있어서는 안 된다. 포경수술을 받지 않은 남아의 경우에는 3~6세 아동에게서 흔히 발견되듯이 포피가 완전히 밀리지 않더라도 충분한 양의 소변이 분출될 수 있도록 포피 구멍이 커야 정상이다. 포경수술을 받지 않은 남아의 음경귀두를 검사하기 위해서는 아동이나 부모 또는 검사자가 포피를 부드럽게 뒤로 민다. 조직의 손상뿐만 아니라 포피와 귀두 사이의 접합 형성을 막기 위해서 강제적으로 포피를 미는 것을 피한다. 포피 밀림의 정도와 요도구의 위치와 크기를 평가한다. 요도구를 눈으로 보는 것이 일반적으로 가능하다.

다른 부위에 위치한 음경은 비정상적이며, 요도하열증(요도구가 귀두의 끝과 회음 사이인 음경 간의 배쪽이나 밑면에 위치함)이나 요도상열증(요도구가 음경 간의 등쪽 표면에 위치함)을 나타낸다. 둥근 모양이나 뾰족한 요도구는 외요도구 협착을 의미할 수 있다. 귀두의 홍반과 부종(귀두염)은 감염이나 외상에 의해서 야기된다.

소변의 흐름을 검사한다. 조금씩 떨어지지(지림) 않고 강하고 똑바로 나오는 것이 정상이다.

음낭. 음낭의 크기, 대칭, 고환의 유무 그리고 비정상적인 특징이 있는지 검사한다. 음낭은 느슨하게 축 늘어지고 주름이 있는 것이 정상이다. 영아의 음낭은 음경에 비해서 큰 경우가 많다. 주름이 없고 작거나 발달되지 않은 음낭은 미하강 잠복고환을 의미한다. 음낭의 확대나 부어오름은 비정상적이며 서혜부 탈장이나 음낭수종을 의미할 수 있다. 음낭수종과 탈장을 구분하기 위해서는 밝은 펜라이트를 음낭 아래에 비춰서 붉은 불빛이나 음낭을 통과하는 광조가 있는지 찾는다. 음낭수종은 빛이 통과하고 탈장은 통과하지 않는다. 나이가 더 많은 아동에 있어서 음낭 확대는 정삭염전증이나 고환염증과 관련이 있을 수 있다. 음낭에 깊이 갈라진 틈이 있다면 모호 생식기를 의미할 수 있다.

촉진

고환. 고환이 있는지 확인하기 위해서 음낭을 촉진한다. 음경의 양쪽 사타구니(서혜부)에 있는 서혜관 위에 엄지와 검지손가락을 올린다. 이것은 고환이 복부로 밀려들어가지 않게 유지시킨다(그림 11-37).

모양과 크기를 확인할 수 있는 만큼의 압력만을 가해서 양쪽 고환을 각각 부드럽게 촉진한다. 고환은 일반적으로 부드러우며 크기가 동일하다. 고환의 크기가 증가하는 사춘기가 될 때까지는 지름이 약 1~1.5cm이다. 딱딱하고 확대된, 통증이 없는 고환은 종양을 의미할 수 있다.

음낭에서 고환이 촉진되지 않는다면 검사자는 서혜관을 촉진해서 부드러운 덩어리를 찾는다. 고환이 서혜관에서 발견될 때에는 크기와 모양을 촉진하기 위해서 숙련된 검사자가 고환을 음낭 쪽으로 옮기려는 시도를 해야 한다. 고환이 음낭 안으로 옮겨진다면 고환은 하강 가능하다. 미하강 고환은 음낭으로 내려가지 않거나 서혜관에서 촉진되지 않는 고환이다.

항문 및 직장 검사

아동이 등을 대고 반듯이 눕거나 엎드려 누운 상태로 괄약근 제어 및 염증, 갈라짐 또는 상처와 같은 비정상적인 결과를 확인하기 위해서 항문을 검사한다. 외괄약근은 일반적으로 닫혀 있다. 항문 주위의 염증과 긁힌 자국은 요충과 관련이 있을 수

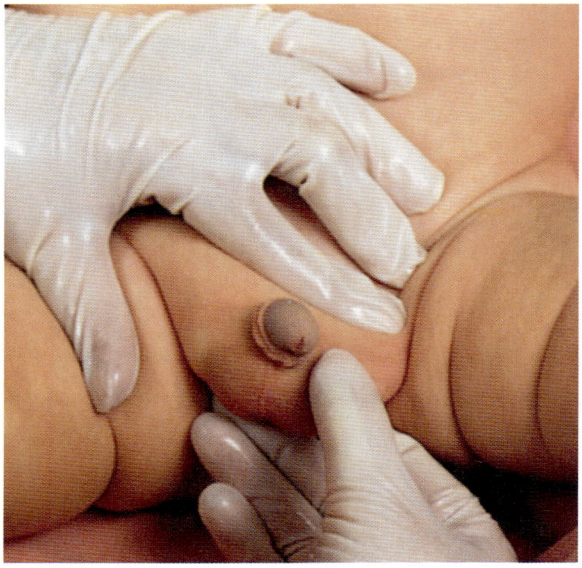

그림 11-37
음낭을 촉진하여 하강고환과 정삭을 확인한다. 손가락 하나를 서혜관 위에 올려서 그 쪽의 고환이 서혜관으로 밀려들어가지 않게 유지한다.
SOURCE: George Dodson/Pearson Education, Inc.

있다. 직장에서 나온 돌출은 직장 벽 탈출이나 치질과 관계가 있을 수 있다.

항문 및 직장 촉진

항문입구를 살짝 건드리는 것은 항문수축, 즉 "윙크"를 유도해야 한다. 수축의 부재는 척추 하부에 손상이 있음을 나타낼 수 있다.

직장검사는 아동들에게 일상적으로 수행되지 않는다. 복강내, 직장, 창자 또는 대변에 비정상적인 증상이 있을 때 이러한 검사가 요구된다. 직장검사는 숙련된 검사자에 의해서만 수행되어야 한다. 검사와 관련된 불안감을 줄이기 위해서 연령에 적합한 장난감을 사용하거나 시술을 보조하는 동안 아동과 이야기함으로써 아동의 주의를 분산시킨다. 윤활제가 차가울 수 있음을 아동에게 알린다. 검사자가 손가락을 제 위치에 놓을 때 아동에게 "똥을 밀어내"라고 말함으로써 아동이 괄약근을 이완시키도록 돕는다.

근골격계 검사

팔이나 다리에 있는 과잉 피부주름이 의미하는 것은 무엇인가? 늑골의 혹(튀어 나옴)이 나타내는 증상은 무엇인가? 아동의 외반슬(안짱다리)이나 내반슬이 정상인 연령은 몇 살인가? (표 11-14)

뼈, 근육, 관절 검사

팔과 다리에 있어서 정렬, 윤곽, 피부주름, 길이 그리고 기형의 차이가 있는지를 검사하고 비교한다. 팔과 다리의 길이, 둘레, 피부주름은 일반적으로 양쪽이 동일하다. 과잉의 피부주름과 더 두꺼운 둘레는 팔이나 다리가 더 짧음을 나타낼 수 있다.

양쪽 관절의 크기, 변색 그리고 자발적인 움직임의 용이함을 검사하고 비교한다. 관절 위 피부는 일반적으로 주위 피부색과 같으며, 붓기의 징후가 없다. 아동은 일상적인 활동을 하는 동안에 통증 없이 자발적으로 관절에 힘을 주고 펴야 한다. 붉어짐, 부어오름 그리고 움직일 때 생기는 통증은 부상이나 감염을 의미할 수 있다.

뼈, 근육, 관절 촉진

각각의 팔과 다리의 근육 긴장도, 덩어리 또는 누름통증을 확인하기 위해서 뼈와 근육을 촉진한다. 근육은 일반적으로 단단한 느낌이며, 뼈가 있는 덩어리가 존재하지 않는다. 반죽같이 무른 근육은 근육 긴장도가 나쁨을 나타낸다. 경직된 근육, 즉 과다근육긴장증은 활동성 발작이나 뇌성마비와 관련이 있을 수 있다. 긴 뼈(장골) 위의 덩어리는 최근의 골절이나 골종양을 의미할 수 있다.

각 관절과 주위 근육을 촉진해서 부어오름, 덩어리, 열 또는 누름통증이 있는지를 감지한다. 이 중 어떠한 것도 관절 촉진 시 예상되지 않는다. 누름통증, 열, 부어오름 그리고 붉어짐은 부상이나 소아 특발성 관절염과 같은 만성 관절염에 의해서 야기될 수 있다.

표 11-14 아동의 대근육 운동발달

대근육 운동 이정표	습득되는 평균 연령
엎드려 누워 있으면 팔꿈치로 민다.	4개월
양 방향으로 구른다.	6개월
앉은 자세로 옮기고 도움 없이 앉는다.	9개월
스스로 일어선다.	12개월
기어 다닌다.	9개월
혼자서 몇 발자국 내딛는다.	12개월
도움 없이 가구에 올라간다.	24개월
몇 발자국 걸어간다.	18개월
세발자전거를 탄다.	36개월

SOURCE: Data from Centers for Disease Control and Prevention. (2016). Developmental milestones. Retrieved from http://www.cdc.gov/ncbddd/actearly/milestones/index.html

자세와 척추정렬

아동이 서 있을 때 정면, 측면 그리고 뒤에서 봤을 때의 자세를 검사한다. 어깨와 엉덩이는 일반적으로 수평이다. 머리는 기울임 없이 똑바르고, 어깨윤곽은 대칭이다. 어린 아동이 걷기 시작한 후에는 요추전만으로 인해서 배가 불룩하게 나온 자세가 될 수 있다. 이러한 자세는 5세쯤 되면 보통 사라진다. 6세가 지나면 척추와 흉추는 볼록하고 요추는 오목한 정상적인 곡선을 가진다(그림 11-38 참조).

학령기 아동과 청소년에게 척추가 측면으로 굽어 있는 척추측만증이 있는지를 검사한다. 아동의 뒤에 서서 어깨와 엉덩이의 높이를 관찰한다(그림 11-39). 어깨와 엉덩이는 평행이어야 한다. 아동에게 팔은 바닥을 향해서 뻗은 상태로 허리를 앞으로 천천히 숙이도록 요청한다. 어떤 경우에도 측면으로 굽은 곡선이 없어야 한다. 늑골의 양측이 평평하게 유지되는 것이 정상이다. 요추의 오목한 곡선은 앞으로 숙인 상태에서는 평평해져야 한다. 척추에 생긴 측면곡선이나 늑골의 한쪽이 튀어나온 것은 척추측만증을 나타낸다.

상지(팔) 검사

팔의 정렬은 뼈가 연결되는 팔꿈치의 각이 최소이면서 곧게 뻗은 것이 정상이다.

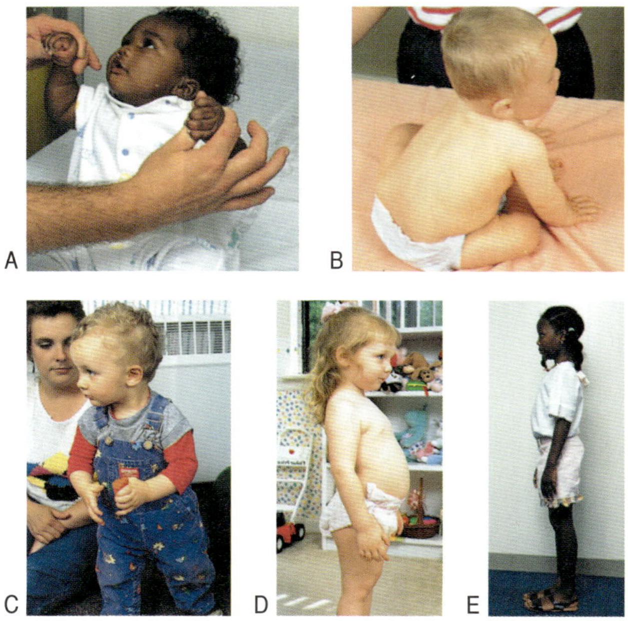

그림 11-38
자세와 척추곡선의 정상적인 발달.
A. 2~3개월 영아: 똑바로 세우면 머리를 바로 든다. 앉은 자세에서는 흉추후만이 있다.
B. 6~8개월: 도움 없이도 앉는다. 척추가 곧다.
C. 10~15개월: 독립적으로 걷는다. 척추가 곧다.
D. 유아: 튀어나온 복부; 요추전만.
E. 학령기 아동 - 어깨와 엉덩이의 높이가 수평이다. 흉추의 볼록함과 요추의 오목함이 균형을 이룬다.
SOURCE: A, B, C, D, E George Dodson/Pearson Education, Inc.

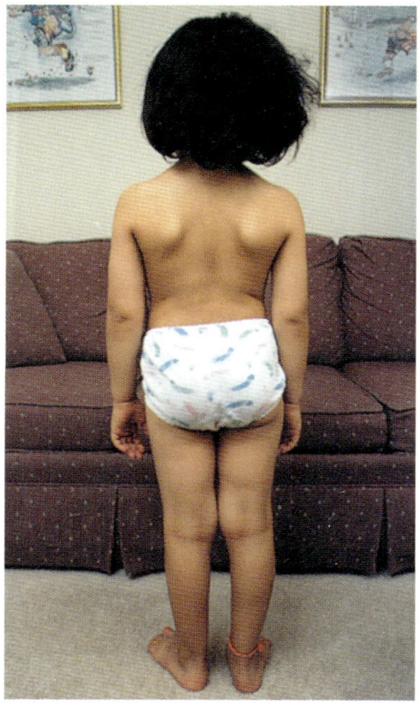

그림 11-39
척추 정렬의 평가. 양쪽 엉덩뼈능선과 어깨에 눈높이를 맞추고 양쪽의 높이가 같은지 살핀다. 사진과 같이 허리 오른쪽의 주름이 더 두드러진다면 척추측만증이 있는 것이다.
SOURCE: George Dodson/Pearson Education, Inc.

손가락 수를 센다. 여분의 손가락 수(다지증)나 물갈퀴가 달린 손가락(합지증)은 비정상이다. 각 손의 손바닥에 있는 주름을 검사한다. 손바닥을 가로지르는 여러 개의 주름은 정상이다. 전체 손바닥을 가로지르는 단일의 가로 주름은 다운증후군과 관련이 있을 수 있다.

손발톱의 크기, 모양 그리고 색깔을 검사한다. 손발톱은 볼록하고 매끄러우며 핑크색인 것이 정상이다. 손발톱의 바닥이 넓어지면서 몸 중심에 가까운 손발톱 주름과 손발톱 사이의 각이 증가하는 곤봉증은 비정상이다. 곤봉증은 만성 호흡기 및 심장질환과 관련이 있다.

하지(다리) 검사

다리

아동이 서 있는 상태에서 다리의 정렬을 검사한다. 4세가 지나면 뼈가 서로 붙어 있는 무릎과 발의 각이 최소인 상태로 긴 뼈의 정렬이 곧아진다. 영아와 유아의 하지 정렬을 검사하여 정상적인 변화가 일어나고 있는지 확인한다. 영아는 자궁에서의 자세로 인해서 정강이뼈가 뒤틀린 상태로 태어나는 경우가 종종 있다(정강 비틀림). 정강 비틀림의 결과로 아기의 발가락이 안쪽으로 향해 있다. 유아는 다리의 정렬이 곧아지기 전에 연속되는 골격 정렬인 내반슬과 외반슬(안짱다리)을 거친다.

내반슬 유아를 평가하기 위해서 아동을 단단한 바닥에 세운다. 아동의 발목이 붙은 상태일 때 무릎 간의 거리를 측정한다. 무릎 간격이 3.5cm가 넘지 않는 것이 정상이다(외반슬을 검사하는 기법은 그림 11-40 참조).

발을 검사하여 정렬상태, 모든 발가락의 존재 그리고 기형이 있는지 확인한다. 체중을 지탱하는 발의 선이 일반적으로 다리와 일직선을 이룬다. 많은 신생아는 자궁에서의 자세로 인해서 발의 앞쪽이 안으로 굽어 있다(중족골내전증). 고정된 발 기형은 비정상이다.

아동이 서 있을 때 발바닥에 오목한 부분이 있는지 검사한다. 3세 이하의 아동은 발바닥의 오목한 부분에 지방이 있어서 발이 평평해 보이는 것이 정상이다. 나이가 더 많은 아동의 발바닥은 일반적으로 세로로 오목하다. 발바닥의 오목한 모양은 아동이 발가락 끝으로 서 있을 때나 앉아 있을 때 보인다. 발바닥이 오목하지 않을 때 편평외번족(평평한 발)이 존재한다. 손톱과 같은 방식으로 발톱을 검사한다.

신경계 검사

인지기능을 검사하기 위해서는 어떤 양상의 발달정보가 유용한가? 영아와 유아의 의식 수준은 어떻게 평가되는가? 영아의 뇌신경은 어떻게 검사하는가? Babinski 반응이 비정상이 되는 연령은 몇 살인가?

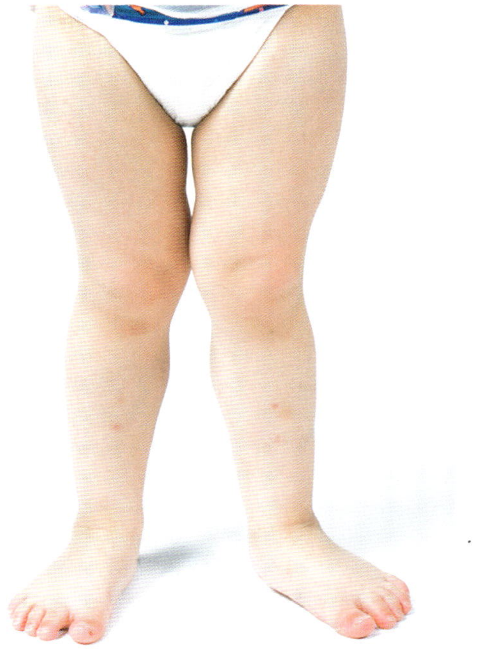

그림 11-40
외반슬(안짱다리)을 사정할 때는 아동을 단단한 바닥에 세운다. 아동이 무릎을 모으고 서 있을 때 발목 사이의 거리를 잰다. 거리가 5cm를 넘지 않아야 정상이다.

신경계 검사는 아동과의 치료적 관계를 형성할 수 있는 기회를 제공한다. 많은 절차가 아동이 좋아하는 게임의 형태로 진행된다. 아동이 게임에 대한 지시를 얼마나 잘 따르는지에 의해서 인지기능을 검사할 수 있다. 검사가 진행됨에 따라서 아동의 신뢰가 커져서 다른 기관계에 대한 검사에 더 잘 협조할 가능성이 있다.

인지기능

인지기능을 검사하기 위해서 아동의 행동, 얼굴표정, 몸짓, 의사소통 기술, 활동 수준 그리고 의식 수준을 관찰한다. 신경검사를 아동의 발달단계에 맞춘다. 예를 들면, 영아가 단어를 사용해서 의사소통을 하지 못하기 때문에 영아에 대한 인지기능 평가는 나이가 더 많은 아동에 대한 검사와 아주 다르다.

행동

영아와 아동의 각성도는 검사가 진행되는 동안의 이들의 행동에 의해서 나타난다. 영아는 호기심이 많지만 부모에게 매달리거나 부모와 잦은 시선맞춤을 함으로써 안정감을 찾는다. 나이가 더 많은 아동은 불안해하고 검사자의 행동을 주시하는 경우가 많다. 검사나 치료절차에 대한 관심 부족은 심각한 질병을 의미할 수 있다. 과도한 활동이나 비정상적으로 짧은 집중시간은 주의력결핍 과잉행동장애와 관련이 있을 수 있다.

표 11-15 아동의 언어발달

언어 이정표	습득되는 연령
프, 브, 므와 같이 말처럼 들리는 소리를 옹알거린다.	4~6개월
"엄마", "아빠", "잘 가" 같은 1~2개의 단어를 안다.	12개월
매달 단어가 증가한다, 2개의 단어가 결합된 말(예: "아기는 어디에?" "쿠키 주세요")	1~2세
무언가를 원하거나 말하고자 할 때 2~3개의 단어로 된 문장을 사용한다. 어휘력 증가, 가족들이 아동의 말을 이해한다.	2~3세
4개 이상의 단어를 포함하는 문장을 사용할 수도 있다. 대부분의 사람들이 아동의 말을 이해한다.	3~4세
몇 가지 소리를 제외하고는 대부분의 소리를 정확하게 발음한다. 이야기에 대해서 말하고 다른 가족들과 같은 문법을 사용한다.	4~5세

SOURCE: Data from: American Speech and Language Association. (2016). How does your child hear and talk? Retrieved from http://www.asha.org/public/speech/development/chart.htm

의사소통 기술

발화, 언어발달 그리고 사회기술은 인지기능에 대한 단서를 제공한다. 언어표현(발화)과 사용되는 단어를 들으면서 아동의 수행능력을 언어발달 기준과 비교한다(표 11-15). 유아는 일반적으로 "나에게 네 입을 보여줘"와 같은 간단한 지시를 따를 수 있다. 3세쯤 되면 아동이 하는 말이 쉽게 이해가 되어야 한다. 언어기술과 사회기술 발달의 지연은 지적장애나 청력상실과 관련이 있을 수 있다.

기억

약 4세 때부터는 아동의 즉각적인 기억, 최근의 기억 그리고 오래된 기억을 검사할 수 있다. 즉각적인 기억은 아동에게 가장 좋아하는 책, TV쇼 또는 영화의 주인공들과 같은 일련의 단어나 숫자를 반복하도록 요청함으로써 검사될 수 있다. 아동은 나이가 들면서 더 많은 단어나 숫자를 기억할 수 있다.

- 4세 – 세 단어나 숫자
- 5세 – 네 단어나 숫자
- 6세 – 다섯 단어나 숫자

최근의 기억을 검사하기 위해서는 아동에게 특별한 이름이나 사물을 기억하도록 요청한다. 그런 다음 검사를 진행하는 동안 5~10분이 지났을 때 아동에게 다시 그 이름이나 사물을 기억해 내도록 요청한다. 오래된 기억을 검사하기 위해서는 아동이 자신의 주소나 생년월일 또는 동요를 반복하도록 요청한다. 5~6세쯤 되면 아동은 이러한 정보를 어려움 없이 기억해

낼 수 있다.

의식수준

영아나 아동에게 접근할 때는 표정, 몸짓 그리고 상호작용을 포함한 아동의 의식과 활동 수준을 관찰한다. 아동은 보통 기민해서 잠을 자다가 쉽게 깨어난다. 낮은 수준의 의식은 뇌손상, 발작, 감염 또는 뇌종양과 같은 많은 신경질환과 관련이 있을 수 있다.

소뇌 기능

조정과 균형을 검사하기 위해서 놀이를 하고 있는 어린 아동을 관찰한다. 영아와 학령전기 아동의 소근육 운동기술 발달은 소뇌 기능에 대한 단서를 제공한다.

균형

걷기, 한 발로 서기 또는 깡충 뛰기와 같은 놀이활동을 하는 동안에 아동의 균형을 관찰한다(표 11-16 연령에 따라 예상되는 균형발달 참조). 3세 이상 아동의 균형을 검사하기 위해서 Romberg 절차를 사용할 수도 있다(그림 11-41). 균형과 그 외 운동기술을 습득한 아동은 일반적으로 검사를 하는 동안에 비틀거리거나 넘어지지 않는다. 저조한 균형은 소뇌 기능장애나 내이 장애를 의미할 수 있다.

조정

조정에 대한 검사는 움직임의 원활함과 정확성을 검사한다. 소근육 운동기술 발달이 어린 아동의 조정을 검사하기 위해서 사용될 수 있다(표 11-17 아동의 미세운동 발달 참조). 6세 이후에는 성인용 검사(손가락에서 코, 손가락에서 손가락, 발뒤꿈치에서 정강이 그리고 교차운동 검사)를 사용할 수 있다(그림 11-42). 이러한 검사를 게임처럼 진행하면 아동은 보통 열정적으로 반응한다. 발작운동이나 부정확한 지목(빗나간 지목)은 저조한 조정을 의미하며, 발달지연이나 소뇌 손상과 관련이 있을 수 있다.

걸음걸이

정상적인 걸음걸이를 위해서는 온전한 뼈와 관절, 근력, 조정 그리고 균형이 요구된다. 아동이 걷고 있을 때 앞쪽과 뒤쪽에서 보이는 모습을 모두 검사한다. 걷고 있는 동안에 엉덩이뼈 능선이 수평인 것이 정상이며, 절뚝거림은 예상되지 않는다. 걸음걸이 자세는 아동의 운동발달과 관련이 있다. 걷기 시작하는 유아의 걸음걸이는 기저의 폭이 넓고 균형이 제한적이다. 연습을 통해서 유아의 균형이 개선되고 걸음걸이 기저가 좁아진다.

절뚝거림은 부상이나 관절질환을 의미할 수 있다. 비틀거리

표 11-16 연령에 따라 예상되는 균형발달

균형 발달표	습득 연령
도움 없이 잠깐 일어선다.	12개월
혼자서 잘 걷는다.	15개월
뒤로 걷는다.	2세
5초간 한 발로 서서 균형을 잡는다.	4세
한 발로 뛴다, 발뒤꿈치-발가락 보행	5세
heel to toe 검사	6세

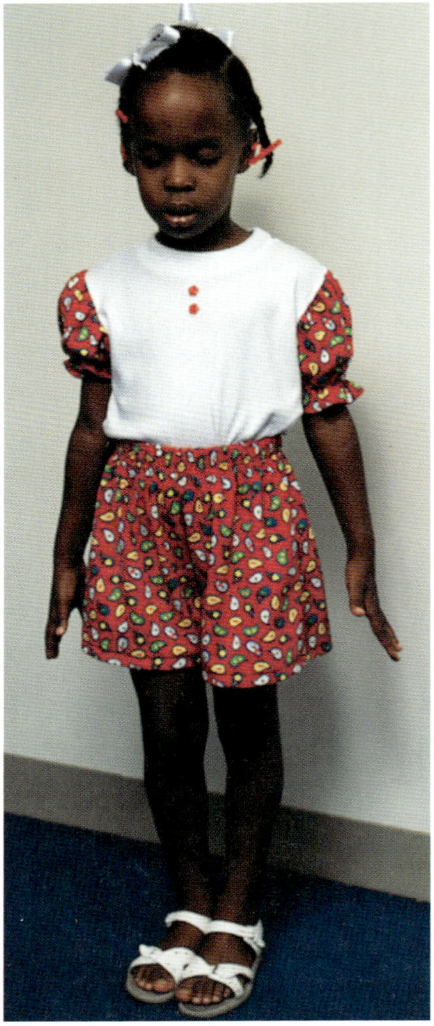

그림 11-41
롬버그 검사(Romberg procedural). 아동이 눈을 감고 양발을 붙인 채 서게 한다. 아동이 넘어질 때 붙잡을 수 있도록 가까이 선다. 학령전기 아동은 균형을 유지하기 위해 팔을 펼칠 수 있다. 그러나 나이 든 아동은 팔을 몸에 붙인 채 서 있을 수 있다. 몸이 기울거나 넘어지는 것은 비정상이며 균형이 불량한 것이다.
SOURCE: George Dodson/Pearson Education, Inc.

표 11-17 아동의 미세운동 발달

미세운동 발달표	습득 연령
한 손을 뻗어서 장난감을 잡는다.	4개월
물건을 한쪽 손에서 다른 손으로 옮기고, 물건을 입으로 가져온다.	6개월
작은 물건을 잡기 위해서 엄지손가락으로 움켜쥔다.	9개월
물건을 서로 두드리고, 도움 없이도 잡고 있던 장난감을 놓는다.	12개월
스스로 숟가락을 사용해서 먹는다.	18개월
4개 이상의 블록을 사용해서 탑을 쌓는다.	24개월

SOURCE: Data from Centers for Disease Control and Prevention. (2016). Developmental milestones. Retrieved from http://www.cdc.gov/ncbddd/actearly/milestones/index.html

거나 넘어지는 것은 소뇌실조를 의미할 수 있다. 걸을 때마다 허벅지가 서로 교차하는 가위걸음은 뇌성마비나 그 외 경련성 질환과 관련이 있을 수 있다. 지속적으로 발가락으로 걷는 것은 신경성 기능장애의 가능성이 있음을 나타낸다.

감각기능

감각기능을 검사하기 위해서는 신체의 양측이 다양한 유형의 자극에 반응하는 것을 비교한다. 양쪽이 동일하게 반응하는 것이 정상이다. 감각의 상실은 뇌나 척추 손상을 의미할 수 있다. 영아의 감각기능은 일상적으로 검사되지 않는다. 통증을 수반하는 시술에 대한 위축반응은 정상적인 감각기능을 의미한다.

표면 촉각

아동이 눈을 감고 있는 동안에 아래(하부) 다리나 팔의 피부를 탈지면이나 손가락으로 가볍게 두드린다. 2세 이상의 협조적인

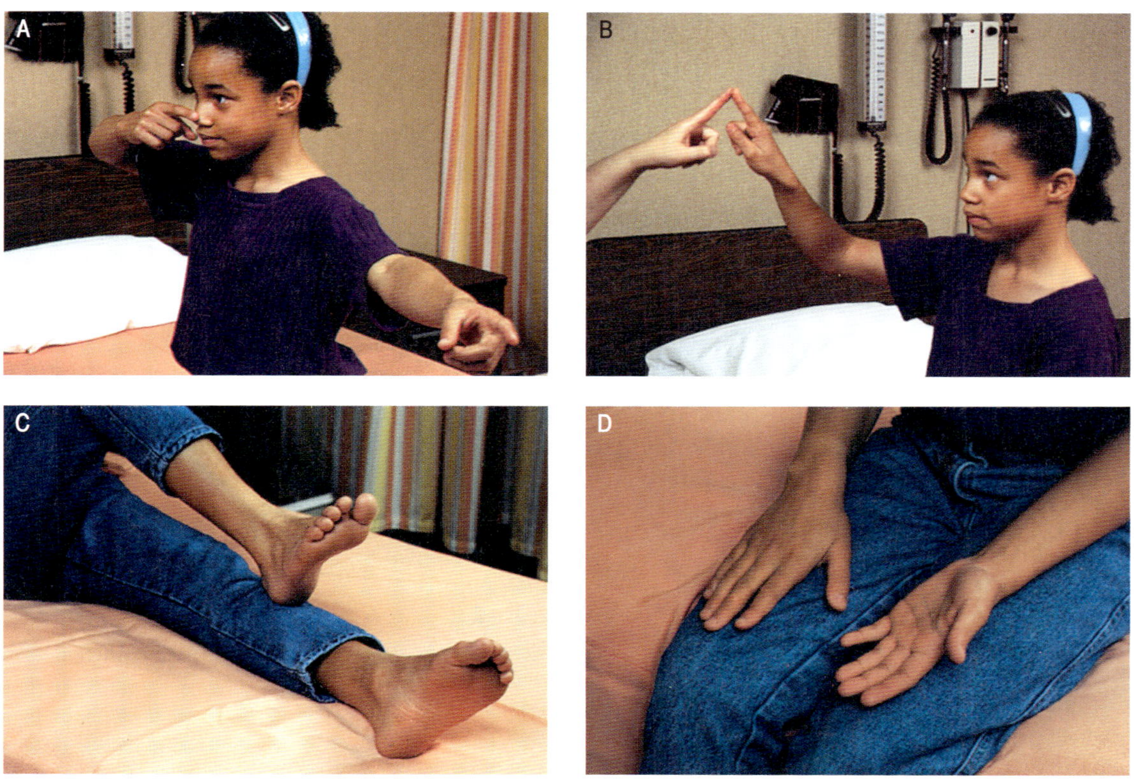

그림 11-42

조정 검사. **A.** 손가락에서 코 검사. 아동이 눈을 감은 상태에서 양 손의 검지손가락을 교대로 사용해서 자신의 코를 만지도록 요청한다. **B.** 손가락에서 손가락 검사. 아동에게 검지손가락을 사용해서 자신의 코와 검사자의 검지손가락을 교대로 만지도록 요청한다. 지목의 정확성을 검사하기 위해서 아동이 닿을 수 있는 범위 내에서 검사자의 손을 여러 위치로 이동시킨다. 나머지 손도 같은 검사를 반복한다. **C.** 발뒤꿈치에서 정강이 검사. 아동이 자신의 발뒤꿈치를 사용해서 반대쪽 다리의 무릎에서 발목까지 문지르도록 요청한다. 반대쪽 발도 검사를 반복한다. 이러한 검사는 일반적으로 망설임이나 발의 부적절한 배치 없이 수행된다. **D.** 빠른 교대운동 검사. 아동이 재빨리 자신의 손목을 돌려서 손바닥과 손등이 자신의 허벅지에 교대로 닿도록 한다. 반대쪽 손도 검사를 반복한다. 주저하는 움직임은 비정상이다. 검사가 되고 있지 않는 손이 반대쪽 손을 따라서 움직이는 것은 조정기술의 개선이 지연되었음을 의미한다.

SOURCE: A, B, C, D. George Dodson/Pearson Education, Inc.

아동은 일반적으로 만진 부위를 손가락으로 가리킬 수 있다.

표면 통각

설압자를 부러뜨려서 끝을 뾰족하게 만든다. 아동이 눈을 감고 있는 동안에 설압자의 날카로운 끝과 둥근 끝을 교대로 사용해서 양 팔과 다리의 다양한 부위에 접촉한다. 4세 이상의 아동은 일반적으로 날카로운 감각과 둔한 감각을 매번 구분할 수 있다. 검사에 대한 아동의 정확성을 개선시키기 위해서 아동이 날카로운 자극과 둔한 자극의 차이를 검사자에게 말하는 연습을 하도록 한다.

얕은 접촉과 통각을 알아차리지 못하는 것은 감각상실을 의미할 수 있다. 무릎 밑 전체 부위와 같이 감각상실의 정도를 확인한다. 감각상실이 발견될 때에는 그 외 감각기능 검사(온도, 진동, 깊은 압력통각 그리고 위치감각)가 수행된다.

뇌신경 기능

협조가 가능한 아동의 뇌신경 검사는 성인과 유사하지만 영아와 유아에 대한 검사는 다르게 수행한다(뇌신경의 사정방법은 표 11-18 참조). 비정상적인 뇌신경은 각 신경의 압박이나 뇌 손상, 감염과 관련이 있을 수 있다.

신생아 반사

신생아와 어린 영아의 모로반사, 손바닥 · 발바닥 잡기반사, 위치반사, 보행반사, 긴장성 경반사의 관찰을 통해 운동과 자세를 평가한다. 중추신경계통이 발달하면서 이 반사들은 생후 몇 개월 동안 일정한 간격을 두고 나타났다가 사라진다. 좌우의 움직임이 같아야 정상이다. 반응이 비대칭이라면 반응이 약한 쪽에 심각한 신경 문제가 발생했을 수 있다(표 11-19).

표재건 반사와 심부건 반사

표재건 반사(얕은 힘줄반사, superficial reflex)와 심부건 반사(깊은 힘줄반사, deep tendon reflex)를 평가해서 척수의 특정 분절의 기능을 사정한다.

표재건 반사. 몸의 특정 영역을 두드림으로써 표재건 반사를 사정한다. 아동에게는 일반적으로 L4에서 S2까지의 척수를 사정하는 발바닥반사를 시행한다. 남아는 좌우 넓적다리 안쪽을

표 11-18 영아와 아동의 뇌신경 사정방법

뇌신경	검사절차와 정상적인 결과
I번 후각신경	영아: 검사되지 않음 아동: 일상적으로 검사되지 않음. 한번에 콧구멍 하나씩, 익숙한 냄새를 맡도록 한다. 오렌지, 땅콩버터, 초콜릿과 같은 냄새를 확인한다.
II번 시신경	영아: 밝은 빛을 눈에 비춘다. 재빠른 눈깜박임 반사와 머리를 뒤로 젖힘은 빛에 대한 지각을 나타낸다. 아동: 협조적이라면 시각과 시야를 검사한다. 연령에 적합한 시력을 확인한다.
III번 동안신경 IV번 활차신경 VI번 외전신경	영아: 펜라이트를 눈에 비추고 양쪽으로 움직인다. 빛에 집중하고 따라간다. 아동: 사물을 6개의 시선 기점으로 움직인다. 모든 시야를 통해서 사물을 따라간다. 모든 연령: 눈꺼풀의 처짐이 있는지 검사한다. 빛에 대한 동공의 반응을 검사한다. 눈꺼풀에 처짐이 없고 동공이 같은 크기로 빛에 빠르게 반응한다.
V번 삼차신경	영아: 근원반사와 빨기반사를 자극한다. 입술 끝에 있는 자극을 향해서 머리를 돌리고 빨기의 힘과 패턴이 양호하다. 아동: 크래커를 씹고 있는 아동을 관찰한다. 눈을 감고 있을 때 이마와 볼을 탈지면으로 만진다. 양쪽 턱뼈의 힘이 양호하다. 아동이 탈지면을 밀어낸다.
VII번 안면신경	모든 연령: 울거나, 미소 짓거나, 이마를 찌푸리는 등의 행동을 할 때 얼굴표정을 관찰한다. 얼굴 양쪽의 특성이 대칭을 유지한다.
VIII번 청신경	영아: 머리 근처에서 시끄러운 소리를 만든다. 소리에 반응해서 눈을 깜빡이거나, 소리가 들리는 쪽으로 머리를 돌리거나, 부동자세를 취한다. 아동: 양쪽 귀 근처에서 조음기를 사용하거나 속삭이는 단어를 따라 하도록 한다. 소리가 나는 쪽으로 머리를 돌리고 단어를 정확하게 따라 말한다.
IX번 설인신경 X번 미주신경	영아: 수유를 하는 동안에 삼키는 행동을 관찰한다. 삼킴 양상이 양호하다. 모든 연령: 구역반사를 유도한다(일상적인 검사는 아니다). 자극을 받으면 구역질을 한다.
XI번 더부신경	영아: 검사되지 않는다. 아동: 아동에게 어깨를 위로 올리고 머리를 양 방향으로 돌리면서 저항하도록 요청한다. 목과 어깨의 힘이 양호하다.
XII번 설하신경	영아: 수유하는 것을 관찰한다. 빨기와 삼킴이 조화를 이룬다. 아동: 아동에게 혀를 내밀도록 요청한다. 말하는 것을 듣는다. 혀는 떨림이 없이 정중선이다. 단어가 분명하게 발화(조음)된다.

a 괄호로 묶인 신경은 함께 검사된다.

표 11-19 심부건 반사의 점수와 해석

점수	반응의 해석
0	반응 없음
1+	느리고 매우 약한 반사
2+	일반적인 반응, 활발함
3+	일반적인 수준보다 더 활발함
4+	과도하게 활발함, 클로누스(clonus)가 존재할 수 있음

차례로 두드려서 고환올림근반사를 사정한다. 두드린 쪽의 고환과 음낭이 올라가야 정상이다.

심부건 반사. 심부건 반사를 사정할 때는 특정 관절의 힘줄을 반사망치(영아의 경우는 검지)로 두드려서 양쪽의 반응을 비교한다. 관절의 움직임을 관찰하고 근육의 수축력을 촉진한다. 심부건 반사는 다음과 같이 점수를 매긴다. 이두근(두갈래근), 삼두근(세갈래근), 상완요골근(위팔노근), 무릎, 아킬레스건의 사정 방법은 표 11-20을 참고한다. 심부건 반사는 아동이 긴장을 풀거나 주의를 다른 곳으로 돌렸을 때 가장 좋은 결과가 나온다. 아동을 다른 근육에 집중하게 하면 더 정확한 반응을 얻을 수도 있다. 가령 하지 대퇴의 반사를 검사할 때는 양손을 서로 누르거나 잡아당기게 하는데 좌우의 반응이 같아야 정상이다. 반응이 없으면 근긴장과 근력이 감소한 것이다. 반응이 과도하게 활발하다면 근경련이다.

간헐적 신체검진

병원에서는 입원 시 보다 포괄적인 신체검진을 하고, 그 이후에 아동의 상태에 따라 적절한 간격으로 전반적인 건상상태와 문제가 되는 부위를 중심으로 검진을 한다. 이 때의 검진결과는 이전 결과와 비교하여 보다 포괄적인 검진이 필요한 변화가 있는지 확인한다. 모든 아동에게 적용되는 전반적인 건강상태 검진은 다음을 포함한다.

- 민감성, 반응성, 상호작용능력
- 안위수준 혹은 통증점수
- 심폐기능 – 색, 호흡 용이성, 활력징후
- 사지의 운동성
- 행동 – 연령에 적합한 정도
- 피부 – 색, 온도, 탄력성, 부종
- 수분과 음식섭취
- 대소변 배설
- 문제가 된 신체기관과 치료에 대한 반응

신체검진 자료의 분석. 검진 완료 후 각 계통의 비정상적인 결과를 정리한다. 임상적 판단을 이용해서 건강상태와 관련된 생리적 반응의 공통 양상을 파악한다. 비정상적인 생리적 반응들은 간호진단의 기반이다. 모든 검진결과는 해당 병원의 규정에 따라 쉽고 자세하게 기록하는 것이 필요하다.

발달검사: Denver II 검사

발달선별검사는 아동의 잠재적 또는 실재적인 발달 문제를 확인할 수 있다. 이는 좀 더 구체적인 진단적 발달검사가 필요한 아동을 선별해내는 데 용이하게 사용할 수 있는 방법이다. 발달선별검사는 또한 부모의 아동발달에 대한 자극을 제공하는 부모교육의 도구로도 활용될 수 있다. 발달선별검사 중 Denver II 검사는 임상에서 많이 사용한다. Denver II 검사는 발달지연이나 발달 문제의 가능성이 있는 아동을 선별하거나, 출생 시 문제로 발달 고위험의 상태에 있는 아동을 지속적으로 관찰하기 위한 목적으로 사용할 수 있다. 다음의 4가지 영역을 사정하여 같은 연령의 다른 아동과 비교할 수 있다.

- 개인–사회성 영역: 타인과의 상호작용과 자가간호 능력
- 미세운동–적응 영역: 눈과 손의 협응, 작은 물체의 조작, 문제해결능력
- 언어 영역: 듣고 이해하고 언어를 사용하는 능력
- 전체운동 영역: 앉고 걷고 뛰는 등 큰 근육운동

Denver II는 출생~6세까지의 아동에게 적용할 수 있다. 출산 예정일보다 2주 이상 일찍 태어난 조산아의 경우 생후 24개월까지는 출생연령이 아닌 교정연령을 이용하여 발달검사를 수행하도록 한다.

Denver II 검사도구는 검사지침서, 검사용지와 검사용구로 구성된다. 검사용지는 총 125개의 검사항목을 포함하고 있다. 검사용구로는 빨간 실뭉치, 건포도, 가는 손잡이가 있는 딸랑이, 10개의 색깔 있는 나무적목, 투명하고 작은 유리병, 작은 종, 테니스 공, 붉은색 연필, 작은 플라스틱 인형과 젖병, 손잡이가 있는 플라스틱 컵이다. Denver II 검사의 모든 항목은 지침서에서 설명된 표준화 된 방법대로 시행하여야 한다. 검사는 아동과 그 부모 또는 주 양육자와 함께 수행한다. 검사 순서는 아동의 반응에 따라 유동적으로 조정할 수 있으나, 일반적으로 아동의 참여가 적은 항목부터 실시한다. 그러므로 부모 또는 주 양육자의 보고를 통해 확인할 수 있는 항목이 포함된 개인–사회성 영역에서 시작하여, 미세운동–적응 영역, 언어 영역, 전체운동 영역의 순으로 시행할 수 있다. 아동의 주의를 분산시키지 않기 위해 항목검사에 필요한 도구 외에는 아무것도 검진탁자 위에 올려놓지 않도록 한다. 아동이 참여하는 항목을 검사할 때에는 아동의 연령에 따라 쉬운 항목, 즉 연령선의 좌측에 있는 항목부터 시작하여 아동이 자신감을 갖도록 하고,

표 11-20 심부건 반사의 사정과 관련 척수분절

심부건 반사	사정방법과 정상 결과	검사 척수분절
이두근(biceps) 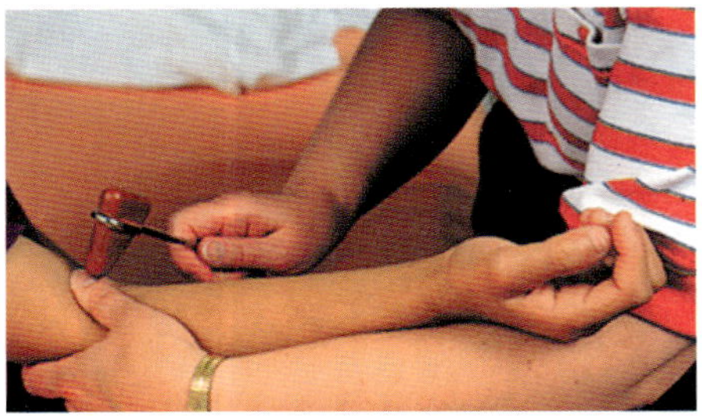	아동의 팔꿈치를 굽히고 검진자의 엄지를 팔오금의 이두근 힘줄 위에 놓는다. 엄지로 힘줄을 두드린다. 정상 결과: 이두근이 수축하면서 팔꿈치가 굴곡된다.	C5, C6
삼두근(triceps) 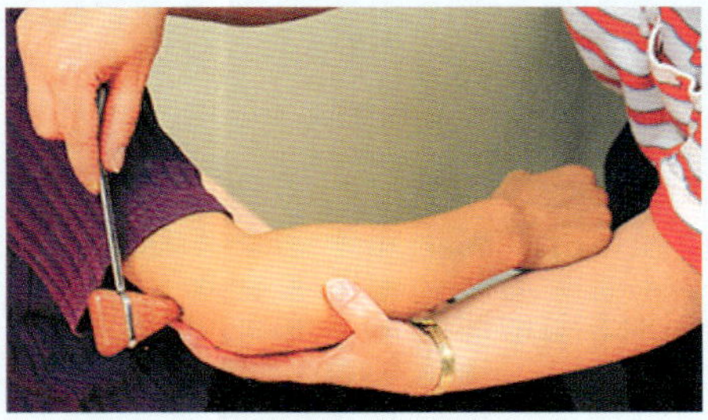	아동의 팔을 굽히고 팔꿈치 위의 삼두근 힘줄을 두드린다. 정상 결과: 삼두근이 수축하면서 팔꿈치가 펴진다.	C6, C7, C8
상완요골근(brachioradialis) 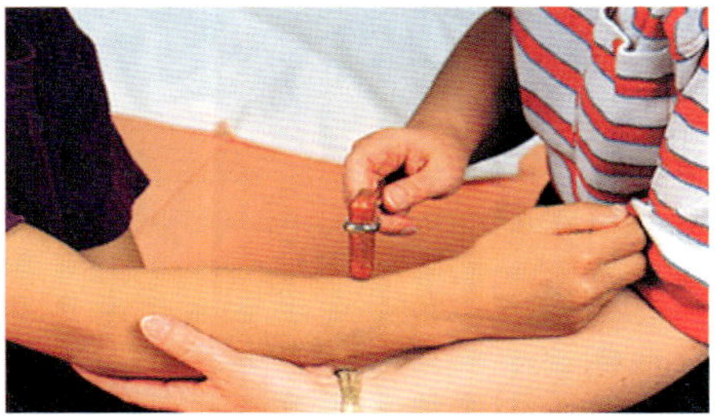	엄지가 위로 오도록 해서 아동의 팔을 검진자의 팔 위에 놓는다. 손목에서 2.5cm 위에 있는 상완요골근 힘줄을 두드린다. 정상 결과: 앞팔이 엎치고(손바닥이 아래를 향함) 팔꿈치가 굴곡된다.	C5, C6
무릎(patellar) 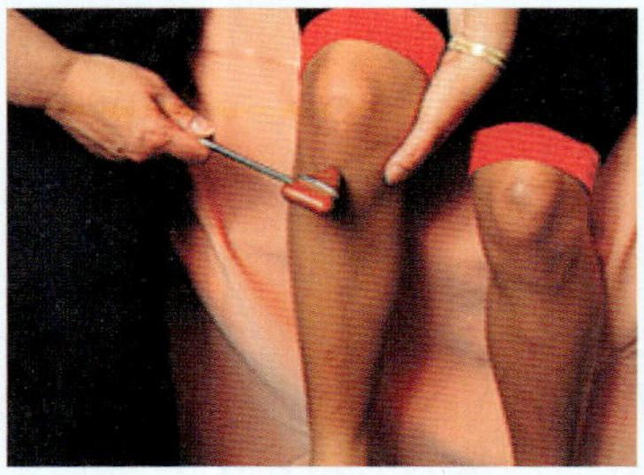	아동의 무릎을 굽히고, 아동이 다리에서 힘을 뺀 상태에서 무릎 바로 아래의 슬개건을 두드린다. 정상 결과: 사두근이 수축하면서 무릎이 펴진다(무릎반사).	L2, L3, L4
아킬레스(achilles) 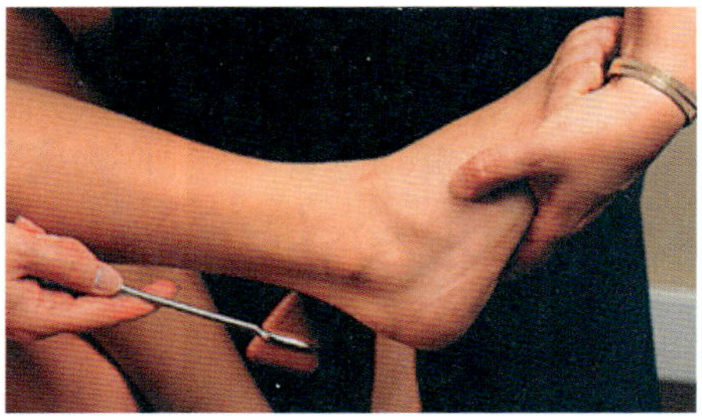	아동이 다리를 굽힌 상태에서 발을 받치고 아킬레스건을 두드린다. 정상: 비복근(장딴지근)이 수축하면서 발바닥굴곡이 발생한다(발목반사).	S1, S2

점차 우측의 항목으로 진행한다.

Denver II 각 항목의 분포막대는 25, 50, 75, 90백분율로 나누어져 있다. 각 항목검사의 결과는 각 항목에 통과(P: Pass), 실패(F: Fail), 기회 없음(NO: No Opportunity), 거부(R: Refusal)로 기록한다. 각 항목 결과는 월등, 정상, 주의, 지연, 기회 없음으로 해석한다. Denver II의 검사결과는 정상 발달은 지연항목이 없고 주의항목이 최대 1개인 경우이다. 의심스러운 발달은 1개의 지연항목 또는 2개나 그 이상의 주의항목이 있을 때를 말하며, 1~2주 이내에 재검사를 계획하도록 한다. 검사불능은 완전히 연령선 왼쪽의 항목에서 1개 이상의 거부 또는 연령선이 75~90% 사이를 지나는 항목 2개 이상에서 거부가 있는 경우이며, 이 또한 1~2주 이내에 재검사를 실시한다.

양육환경 사정

양육환경에는 아동이 속한 물리적 환경 뿐 아니라 엄마의 양육태도, 신념, 지식, 가정의 심리적 · 정서적 환경 등도 포함된다.

양육환경 사정도구

아동의 성장발달에 중대한 영향을 미치는 요인이 양육환경이다. 아동의 가정 양육환경 사정도구로 많이 사용되는 것이 HOME(home observation for measurement of the environment)이다. 이 도구는 콜드웰과 브래들리가 가정에서 아동에게 자연스럽게 제공되는 발달적 자극 및 지지의 양과 질을 평가하기 위해 개발하였다. 아동의 연령에 따라 구별된 문항을 가정에서의 직접 관찰이나 부모의 보고를 통해 평가하도록 되어 있다.

0~3세 영유아의 경우 엄마의 정서적 · 언어적 반응, 제재와 처벌의 기피, 물리적 환경의 조직, 적절한 장난감 제공, 엄마의 참여, 다양한 일상자극의 기회 등 6개 하부 영역을 조사한다.

3~6세 학령전기 아동의 경우 장난감과 게임, 책을 통한 자극, 언어적 자극, 안전하고 청결하며 발달에 적절한 물리적 환경, 부모의 따뜻한 감정, 학업 행위의 자극, 사회적 성숙의 격려와 모델링, 다양한 자극 제공, 신체적 처벌 등 8가지 하부영역의 55개 문항을 사정한다.

6~10세 초등학생용 도구의 하부 영역은 정서적 · 언어적 반응, 성숙을 위한 격려, 정서적인 분위기, 성장을 돕는 재료와 기회 제공, 활동적 자극의 제공, 발달자극 경험에의 가족 참여, 아빠의 참여 그리고 물리적 환경의 측면 등이 있다.

통증

통증은 급성이거나 만성일 수 있다. 급성통증(acute pain)은 짧은 기간의 갑작스러운 통증이다. 이러한 통증은 통증으로 인한 불편함이 있을 수 있는 수술이나 손상과 같이 단일의 사건과 관련이 있다. 또한 겸상적혈구 질환과 같은 증상의 급성악화와 관련이 있을 수도 있다. 조직손상과 동일한 시점에 즉각적인 통증반응이 발생한다. 최초의 조직손상에 따른 염증반응이 통증반응을 지속시킨다. 치유가 시작됨에 따라서 통증이 감소하고 사라지는 경우가 많다.

통각전달에 대한 양방향 통제가 뇌, 척추관, 배면각 안에서 발생한다. 엔도르핀(endorphins; 외인성 아편유사약물), 세로토닌, 노르에피네프린과 같은 일부 물질은 지각된 통증을 조절(바꾸거나 억제)할 수 있다. 통증지각은 이와 대립하는 비통증 자극이 통증전달을 위해서 사용되는 경로와 동일한 경로를 따라서 전달될 때에도 조절될 수 있다.

통증지각, 기억 그리고 반응의 발달적 측면

각 연령에서의 통증에 대한 행동적 · 언어적 반응뿐만 아니라, 아동의 통증에 대한 이해에 대해서 더 알기 위해 표 11-21을 참고한다.

과거의 통증경험은 아동의 통증반응을 높이는 선행적 불안감을 촉발할 수 있다. 예상되는 통증에 대한 아동의 기억과 반응도 발달단계와 관련이 있다. 신생아와 영아는 통증에 대한 기억을 형성한다. 학령전기 아동은 통증을 주는 시술을 지연시키기 위한 노력을 함으로써 통증기억을 나타낸다.

급성이나 만성통증에 대한 아동의 반응은 과거의 통증경험, 이들의 기질, 앞으로 일어날 일을 통제할 수 있는 능력, 통증 대처기전 그리고 두려움이나 불안감을 포함한 감정과 같은 요인에 의해서 영향을 받는다. 아동은 자신의 문화와 돌봄 제공자의 감정에 의해서도 영향을 받을 수 있다. 아동은 발달단계에 따라서 통증에 대처하기 위한 다른 전략(탈출, 연기나 회피, 주의전환 그리고 상상)을 사용한다.

아동은 여러 가지 이유로 통증에 대한 불만을 말하지 않을 수 있다.

- 어린 아동은 제한된 어휘와 통증경험으로 인해서 자신이 느끼는 통증을 상세하게 설명을 할 수 없다.
- 일부 아동은 자신이 용감해질 필요가 있으며 부모가 걱정하는 것을 원하지 않는다고 믿는다.
- 학령전기 아동과 청소년들은 간호사가 자신의 통증을 안다고 생각할 수 있다.
- 일부 아동은 통증치료가 자신들이 이미 느끼고 있는 통증보다 더 아플 것이라고 생각한다.

표 11-21 발달연령에 따른 아동의 통증에 대한 이해, 행동적 반응 그리고 통증에 대한 언어적 묘사

연령집단	통증에 대한 이해	행동적 반응	언어적 묘사
영아			
생후 6개월 미만	• 통증에 대한 명백한 이해가 없다. 부모의 불안에 반응한다.	• 전신의 움직임, 턱 떨림 • 얼굴을 찡그림 • 저조한 수유	• 운다
6~12개월	• 통증에 대한 기억이 있음, 부모의 불안에 반응한다.	• 자극에 대한 반사적 위축 • 얼굴을 찡그림 • 수면장애, 과민성, 불안	• 운다
유아			
1~3세	• 통증의 원인과 자신이 통증을 겪는 이유에 대한 이해가 부족하다.	• 통증을 주는 상황에 대한 두려움을 나타냄 • 온 몸으로 저항하거나 국소적인 위축을 보임 • 공격적인 행동 • 수면장애	• 울거나 흐느낌, 통증의 정도와 유형을 설명할 수 없음 • 2세 이후에는 아야, 아파와 같은 일반적인 단어를 사용할 수 있다.
학령전기 아동			
3~6세 (전조작기)	• 통증은 아픈 것이다. • 통증과 질병의 관련성은 모르지만 통증과 부상은 연관시킬 수도 있다. • 통증이 벌을 받는 것이라고 믿거나 다른 사람이 자신의 통증에 책임이 있다고 믿는 경우가 많다. • 통증을 주는 시술이 어떻게 자신을 치유하는지 이해할 수 없다.	• 적극적인 신체적 저항 • 유도된 공격적 행동, 아플 때에는 신체언어적으로 공격 • 쉽게 좌절	• 감각적 수준에서 통증을 표현하는 언어기술이 있다. • 통증의 위치와 정도를 확인할 수 있다. • 통증을 부정할 수도 있다. • 다른 사람들에게 자신의 통증이 보인다고 믿는다.
학령기 아동			
7~9세 (구체적 조작기)	• 통증과 질병의 간단한 관계를 이해한다. • 질병을 관찰하거나 치료하기 위한 고통스러운 시술의 필요성을 이해한다. • 통증을 기분이 나쁘거나 화가 나는 것과 결부시킨다. • 슬픔과 아픈 감정과 관련된 심리적 통증을 인식할 수 있다.	• 수동적인 저항 • 주먹을 쥐고, 경직된 상태로 몸을 움직이지 않음 • 정서적 위축을 겪음 • 거래를 함	• 통증의 위치와 정도를 구체적으로 나타낸다. • 통증의 신체적 특성을 신체부위와 연관 지어서 설명한다.
10~12세 (과도기)	• 사건과 통증과의 관계를 더 잘 이해한다. • 도덕적 딜레마와 정신적 고통과 같은 신체적 · 심리적 통증에 대한 더 복잡한 인식(인지)을 가지고 있다.	• 용감하게 보이기 위해서 편안한 척 할 수 있다. • 스트레스와 불안감으로 퇴행할 수 있다.	• 더 많은 특성을 사용해서 통증의 정도와 위치를 설명할 수 있다. • 심리적 통증에 대해서 묘사할 수 있다.
청소년			
13~18세 (형식적 조작기)	• 신체적 · 정신적 통증에 대한 정교하고 복잡한 이해력을 가지고 있다. • 통증에는 질적 · 양적 특성이 모두 있음을 인식한다. • 타인이 겪는 통증을 이해할 수 있다.	• 사회적으로 수용 가능한 방식으로 (어른처럼) 행동하기를 원하며, 통제된 행동반응을 보임 • 통증으로부터 주의를 분산시키기 위해서 활동에 몰두, 통증을 견뎌야 한다고 믿는 간호사나 다른 건강관리 제공자로부터의 신호가 있을 때 통증에 대한 불평을 하지 않을 수 있음	• 경험이 쌓이면서 설명을 더욱 정교하게 한다. • 어른과 비슷하게, 통증을 설명하기 위한 일반적인 의미의 단어(통증, 아프다, 아픔)를 사용한다. • 간호사가 자신의 생각을 알고 있으므로 통증에 대해서 간호사에게 말할 필요가 없다고 생각할 수 있다.

표 11-22 아동의 완화되지 않은 통증으로 인한 생리적 결과

통증에 대한 반응	잠재적인 생리적 결과
호흡기 변화	
빠른 얕은 호흡 부적절한 폐 확장 부적절한 기침	알칼리혈증 산소포화도 감소, 무기폐 분비물 정체
신경학적 변화	
교감신경계 활동과 카테콜아민 분비 증가	심박동수 증가, 고혈압, 수면패턴 변화
대사변화	
대사율과 발한 증가	체액과 전해질 손실 증가 혈중 포도당과 코르티솔 수치 증가
면역체계 변화	
면역반응과 항염증 반응의 억제	감염위험 증가, 상처치유 지연
위장 변화	
위산분비와 장운동성 감소	위장기능 장애, 메스꺼움, 신경성 식욕부진증, 장폐색
통증반응 변화	
증가된 통증 민감성	통각 과민증, 감소된 통증임계(통증이 느껴지는 지점), 통증경험에 대한 과장된 기억

SOURCES: Data from Brand, K., & Canchi, N. (2013). Pain assessment in children. Anaesthesia and Intensive Care Medicine, 14 (6), 228~231; Huether, S. E., Rodway, G., & DeFriez, C. (2014). Pain, temperature regulation, sleep, and sensory function. In K. L. McCance, S. E. Huether, V. L. Brashers, & N. S. Rote (Eds.), The Biological Basis for Disease in Adults and Children (7th ed., pp. 484~526). St. Louis, MO: Mosby Elsevier; Zeltzer, L. K., Krane, E. J., & Palermo, T. M. (2016). Pediatric pain management. In R. M. Kliegman, B. F. Stanton, J. W. St. Geme, & N. F. Schor (Eds.), Nelson Textbook of Pediatrics (20th ed., pp. 430~447). Philadelphia, PA: Elsevier.

통증의 생리적 결과

완화되지 않은 통증은 스트레스를 주며 여러 신체기관에 바람직하지 못한 생리적 결과를 초래한다(표 11-22). 예를 들면, 수술 후 급성통증이 있는 아동은 얕은 호흡을 하며 더 큰 통증을 피하기 위해서 기침을 억누른다. 이러한 자기보호 행위는 호흡기 합병증의 가능성을 높인다. 또한 완화되지 않은 통증은 정상적인 위장기능의 회복을 지연시키며 잠재성 위장출혈을 초래할 수도 있다. 통증으로 인한 신경성 식욕부진증이 치유과정을 지연시킬 수 있다. 활력징후 수치의 상승뿐만 아니라 카테콜아민, 글루카곤 그리고 코르티코스테로이드 호르몬의 분비가 증가한다. 통증은 치유와 성장을 위해서 요구되는 에너지 공급원을 신체로부터 소모시킨다.

신생아에 미치는 영향

완화되지 않는 통증은 대사율을 높이고 영양 비축을 줄임으로써 신생아와 어린 영아에게 심각한 영향을 미칠 수 있는 이화상태를 초래한다. 신생아와 영아에 있어서 통증은 성장과 치유를 위해서 요구되는 에너지 공급원을 소모시킨다. 활력징후와 두개내압의 증가가 스트레스 반응에 포함된다. 자율신경계 신호에는 구역질, 딸꾹질, 구토, 확장된 동공, 그리고 이마와 손바닥의 땀이 포함된다.

신생아의 뇌는 아주 빨리 발달하고 있기 때문에 반복되는 통증경험은 신경경로를 변화시켜서 통증에 대한 과민성과 통증을 주는 사건에 대한 더 큰 행동반응을 초래하는 것으로 생각된다. 입원한 신생아가 발꿈치 채혈, 흡인, 코위관 설치, 주사 그리고 테이프 제거와 같은 고통스러운 시술을 하루에 여러 번 받는 것은 이례적인 일이 아니다. 신생아에 있어서 반복적인 통증의 장기적인 결과에는 증가된 통증반응인 통각 과민증(hyperalgesia)과 무해자극통증(allodynia)까지도 포함할 수 있다는 우려가 증가하고 있다.

통증평가

통증평가의 목표는 통증의 위치와 정도 그리고 통증이 아동의 기능에 미치는 영향에 대한 정확한 정보를 제공하는 것이다.

통증병력

부모와 돌봄 제공자들은 다음과 같이 통증에 대한 아동의 반응과 통증이 아동의 기능에 미치는 영향에 대한 많은 정보를 제공할 수 있다.

- 아동이 언어 · 행동적으로 통증을 표현하는 일반적인 방법. 아동과 부모는 통증을 설명하기 위해서 비슷한 용어를 사용한다. 아동이 사용하는 단어와 같은 단어를 사용하는 것이 아동과의 의사소통을 더 쉽게 만든다.
- 통증을 겪었던 상황에 대한 아동의 이전 경험과 아동이 이에 반응했던 방법
- 아동이 통증에 대처하고 이를 관리하는 방법. 과거에 통증경험이 많았던 아동은 통증경험이 적었던 아동과 동일한 유형의 스트레스성 행동을 보이지 않을 수 있다.
- 아동의 통증을 줄이는데 가장 효과가 좋은 방법
- 진통제의 사용과 그 외 통증중재에 대한 부모와 아동의 선호

나이가 더 많은 아동은 통증을 겪었던 사건에 대한 병력을 제공할 수 있다. 아동의 통증경험에 대한 정보를 확보하고 통증수준을 제시하기 위한 시도를 할 때에는 많은 아동의 질문의 유형, 주사를 맞을지도 모른다는 두려움으로 통증을 부정하는 것처럼 자신의 답변으로 인해서 일어날 것으로 예상되는 결과에 따라서 통증에 대한 설명을 수정할 수 있음을 명심한다. 아

동에게 할 수 있는 질문에 포함되는 것은 다음과 같다.

- "과거에 어떠한 것들이 너를 아프게 했니? 무엇이 그 아픔을 낫게 만들었니?"
- "아플 때(통증을 느낄 때) 너는 엄마(또는 그 외 중요한 사람)에게 뭐라고 말하니? 너는 그러한 아픔(통증)에 대해서 엄마가 어떻게 해주기를 원하니?"
- "네가 아플 때 간호사가 어떻게 해주기를 원하니? 네가 아플 때 간호사나 그 외 다른 사람이 어떻게 해야 하니?"
- "어디가 아프니? 어떤 느낌이니? 너는 무엇이 너를 아프게 만든다고 생각하니?"

통증평가 척도

주로 시술과 수술 후 통증을 평가하기 위해서 아동에게 사용할 수 있는 통증평가 도구가 개발되고 실험되었다. 이러한 도구는 통증에 대한 발달적으로 적합한 평가를 가능하게 하기 위해서 고안되었고, 그 결과로 다음을 측정할 수 있다.

- 표현, 자세, 움직임 그리고 울음과 같은 행동에 대한 측정
- 자기-보고나 아동이 통증을 양으로 나타내는 방법

아동에게 통증이 있을 때 심장박동, 호흡률과 패턴, 산소포화도 그리고 혈압과 같은 생리적 변수가 분명히 나타날 수 있지만, 이러한 변수를 사용하는 통증평가 도구는 아직까지 개발되지 않았다.

많은 도구가 타당도(validity)와 신뢰도(reliability)에 대한 검사를 받았다. 다양한 연령집단에 일반적으로 사용되는 타당성과 신뢰도가 좋은 통증평가 도구의 예를 아래에서 확인한다.

신생아에 사용되는 행동 통증척도

행동징후와 생리징후를 결합하는 평가도구가 영아와 말을 하지 못하는 아동의 통증수준을 평가하기 위해서 건강 전문가들이 사용하는 가장 타당성이 있는 도구이다. 이러한 척도는 아동에 대한 세밀한 관찰이 중요하며 모든 요소를 평가하는 것이 중요하다. 예를 들면, 기관에 관이 삽입된 소리를 내어 울 수 없으므로 이를 고려하여 평가한다.

신생아 통증척도. 신생아 통증척도(neonatal infant pain scale, NIPS)는 조산아와 만삭아에 있어서 시술로 인한 통증을 생후 6주까지 평가하기 위해서 개발되었다. 신생아의 얼굴표정, 울음의 질, 호흡패턴, 팔다리 자세 그리고 각성상태가 관찰된다. 이 도구는 평가자 간의 신뢰도와 타당성도 높다.

CRIES 척도. CRIES 척도는 중환자병동에 있는 조산아와 만삭아의 수술 후 통증을 평가하기 위해서 개발되었다. 이 도구는 시술과 수술과 관련된 통증에 있어서 타당도와 평가자 간의 신뢰도가 높은 것으로 입증되었다.

영아통증의 행동표지. 영아통증의 행동표지(BIIP)는 조산아의 급성통증을 평가하기 위해서 개발되었다. 이전에 신생아의 통증을 평가하기 위해서 인정되었던 통증에 대한 행동지표(수면/깨어 있는 상태, 다섯 가지 안면근육 활동 그리고 두 손을 사용한 활동)가 평가도구에 결합되었다. 조산아의 급성통증을 평가하기 위한 이 도구의 타당도와 평가자 간 신뢰도가 입증되었다.

신생아 통증, 불안 그리고 진정척도. 신생아 통증, 불안 그리고 진정척도(N-PASS)는 신생아와 영아에 있어서 지속되는 통증이나 급성통증 그리고 진정수준을 평가하기 위해서 개발되었다. 이 도구는 울음/과민성, 행동상태, 얼굴표정, 손발의 긴장도, 활력징후 등 관찰되는 다섯 가지 기준을 바탕으로 해서 점수를 만든다. 정상일 때의 점수는 0점이다. 영아의 통증/불안이 0점에서 10점까지의 점수로 측정될 수 있다. 진정등급은 0~10점으로 평가될 수 있다. 통증/불안 점수가 2점보다 크고 진정점수가 −2보다 적다면 중재가 요구될 수 있다.

영아와 어린 아동에 대한 행동 통증척도

관찰 통증평가 도구. 관찰 통증평가 도구(face legs activity cry consolability, FLACC)는 수술 후 통증이나 시술 통증을 평가하기 위해서 고안된, 적용이 쉬운 도구이다. 그러나 이 도구는 자기-보고를 할 수 없는 영아와 아동에 있어서 급성통증을 평가하기 위해서도 널리 사용된다. 이 도구는 생후 2개월에서 7세 또는 아동이 또 다른 통증척도를 이용해서 통증에 대한 자기보고를 할 수 있을 때까지 임상적 환경에서 가장 일반적으로 사용된다. FLACC는 다섯 가지 평가범주를 갖는다(얼굴, 다리, 활동성, 울음, 달램). FLACC를 사용하기 위해서는 일상적인 관리(치료)를 수행하면서 1~5분 동안 아동을 관찰한 후 각 범주의 행동에 가장 근접하게 일치하는 점수를 선택한다. 다섯 범주의 점수를 모두 더해서 총 점수가 계산된다. 이 도구는 수술 후 통증을 평가하기 위한 타당도와 신뢰도를 가진다.

자기보고 통증평가 도구

자기보고 통증평가 도구는 통증에 대한 정보를 제공할 수 있는 아동 및 청소년들에 있어서 통증을 평가하는 가장 좋은 방법으로 생각된다. 아동에게 숫자 개념이 확립되고 나면 통증을 평가하기 위한 자기보고 도구가 사용될 수 있다. 아동을 위해서 개발된 자기보고 도구의 예에는 얼굴 통증평가 척도, Oucher 척도 그리고 색상 아날로그 척도가 있다.

자기보고 통증평가 도구를 사용할 준비가 되어 있는지 평가하기. 3~5세 아동이 자신이 얼마나 많은 통증을 겪고 있는지에

대해서 대답할 수 있는지를 어떻게 알 수 있을까? 어린 아동은 통증척도를 사용할 수 있는 것에 있어서 중요한 개념에 대한 이해를 점차적으로 발달시킨다. 아동은 통증에 대한 의사소통을 할 수 있을 만큼 적거나 많은 통증에 대한 기본적인 개념을 반드시 이해해야 한다. 아동의 언어기술-단어를 순서대로 사용하고, 간단한 지시를 따르고, 간단한 질문에 대답할 수 있는 능력-을 평가한다.

임상적 조언

어린 아동의 숫자와 순서 개념에 대한 발달은 다음과 같은 과제를 통해서 평가할 수 있다.

- 아동에게 5와 9 중에서 어떤 숫자가 더 큰지 묻는다. 그런 다음 7과 4 중에서 어떤 수가 더 작은지 묻는다.
- 아동에게 다양한 크기의 여러 블록이나 종이조각을 가장 큰 것에서부터 작은 것의 순서로 배열하도록 요청한다.

두 가지 중 옳은 반응이 나오면 아동은 자기보고 통증평가 도구를 사용할 준비가 된 것이다.

2~3세 아동은 일반적으로 "더 많거나 더 적은" 것의 개념을 이해할 수 있다. 이러한 개념이 발달된 아동의 통증을 평가하기 위한 통증척도에서는 세 가지(없음, 조금, 많이) 이상의 선택사항을 줄 수 없다. 4~5세 아동은 대부분 작은 숫자와 큰 숫자를 구분하거나 크기가 다른 블록을 가장 큰 것에서부터 가장 작은 것의 순서로 정확하게 배열할 수 있기 때문에 아동에게 자기보고 통증평가 도구를 사용하는 것이 가능하다.

학령전기 아동과 학령기 아동

얼굴 통증 평가 척도. 선택되는 모형에 따라서 얼굴 통증 평가 척도에는 미소 짓고 있는 표정에서부터 울고 있는 표정의, 연속되는 6~7개의 만화 같은 얼굴이 그려져 있다. Wong-Baker의 척도가 일반적으로 사용된다(그림 11-43). 숫자와 순서의 개념을 이해하는 3세 이상의 아동이 이러한 도구를 사용할 수 있다. 아동의 각 얼굴의 의미에 대한 설명을 들은 다음 아동은 자신이 느끼는 통증과 가장 가깝게 일치하는 얼굴을 선택한다. 간호사가 아동의 통증수준을 결정하기 위해서 도구와 아동의 얼굴표정을 비교해서는 안 된다. 나이가 더 많은 아동은 통증 평가를 제공하기 위해서 도구와 관련된 단어를 사용할 수 있다. 얼굴 통증평가 척도는 통증의 심한 정도를 평가하기 위한 타당성과 신뢰도가 좋다.

Oucher 척도. Oucher 척도는 0에서 100까지의 숫자가 적힌 수직의 시각 아날로그 척도와 결합된, 증가된 강도의 통증을 표현하는 아동의 얼굴을 보여주는 6개의 일련의 사진을 제시한다. 어린 아동은 자신의 통증수준과 일치하는 얼굴을 선택한다. 나이가 더 많은 아동은 0에서 10까지의 숫자 중 하나를 선택할 수 있다. 간호사는 통증수준을 결정하기 위해서 사진과 아동의 표정을 비교해서는 안 된다. 이 도구는 3세와 12세 사이의 아동에 있어서 타당성과 신뢰도를 가진다.

포커 칩 척도. 포커 칩 척도는 응급시술과 병원-기반 통증의 양을 측정하기 위해서 4개의 체커와 포커 칩을 사용한다. 아동에게 4개의 포커 칩을 주고 자신의 통증에 맞는 수의 칩을 뽑도록 요청한다. 아동에게 한 개의 칩은 적은 통증을 의미하고 4개의 칩은 자신이 느껴봤던 통증 중 가장 큰 통증을 의미한다고 말해준다. 이 도구를 사용한 점수는 일반적으로 다른 통증 평가도구와 상관관계가 있으며, 3~4세 아동에게 있어서 특히 유용하다. 많은 다양한 문화적 배경을 가진 아동에게 성공적으로 사용되어 왔다.

나이가 더 많은 학령기 아동과 청소년. 영아와 아동용으로 열거된 모든 도구들이 학령기 아동에게도 사용될 수 있다. 그러나 나이가 더 많은 아동과 청소년들에게는 언어와 수 개념에 대한 더 나은 이해가 있으므로 추가적인 도구를 사용해서 통증을 평가할 수 있다. 각 경우에 있어서 아동에게 통증의 위치 그리고 날카로운 통증, 둔통, 쑤시고 아픔, 지끈거림, 차거나 뜨거움, 화끈거림, 두근거림, 따가움, 저리거나 찌르듯이 아픔과 같은 통증의 질이나 유형에 대한 설명을 요청해야 한다.

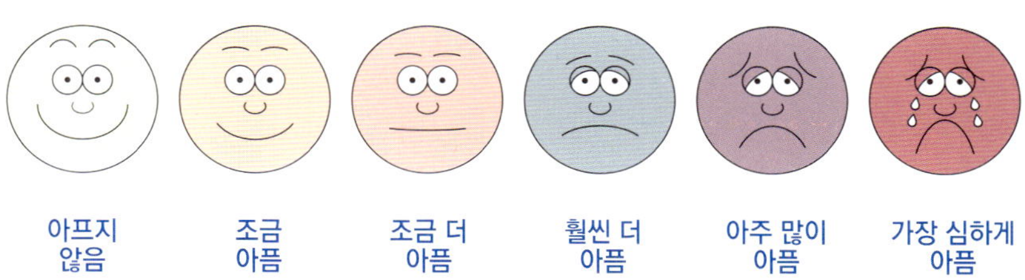

그림 11-43
Wong-Baker의 얼굴 통증 평가 척도는 아이들이 자신의 통증수준을 보고하도록 돕는데 있어서 타당도와 신뢰도를 가진다. 아동이 느끼는 통증의 정도를 설명하기 위해서 각 얼굴을 가리키면서 그림 아래에 있는 단어를 사용한다. 그런 다음, 아동에게 자신이 느끼는 통증의 정도와 가장 가까운 얼굴을 선택하도록 요청한다.

숫자 통증척도. 숫자 통증척도나 시각 아날로그 통증(VAS)은 동일한 간격으로 0에서 10까지의 숫자나 표시가 있는 10cm 길이의 수평이나 수직인 선이다. 이러한 선의 한쪽 끝은 0으로 "통증 없음"이고 다른 한쪽인 10은 "가장 아픈 통증"이다(그림 11-44). 아동은 자신이 느끼는 통증의 양을 표시하고, 선 위의 숫자가 통증을 채점하기 위해서 사용된다. 통증 체온계로 설계된 VAS는 아동에게 사용하기에 적합하다. 이러한 통증 평가도구를 사용하기 위해서는 아동이 9세 이상이고 인지능력이 있어야 한다.

단어-그래픽 등급척도. 단어-그래픽 등급척도는 수평의 선을 사용하며 하단을 가로질러서 증가하는 통증의 강도를 묘사하는 단어가 있다(그림 11-45). 아동에게 자신이 느끼는 통증에 가장 가까운 곳에 표시를 하도록 설명한다. 그런 다음 밀리미터 자를 사용해서 통증의 양을 측정하고 그 숫자를 통증점수로 기록한다. 이 척도는 특정 지점에 있는 5개의 단어를 사용해서 아동이 증가하는 통증의 강도를 이해하도록 돕기 위해서 사용될 수 있다.

청소년 통증도구. 청소년 통증도구는 사람 체형의 그림, 단어-그래픽 등급척도(0~100mm), 통증을 설명하는 단어목록을 포함한다. 사람 체형의 그림은 청소년에게 모든 통증부위의 위치를 표시하도록 하기 위해서 사용된다. 단어-그래픽 등급척도는 위에서 설명된 대로 사용되며, 단어의 선택은 자신이 느끼는 통증의 특성을 표현할 수 있는 다양한 방식을 제공한다. 이 도구는 원래 수술 후 통증을 평가하기 위해서 개발되었지만, 질병과 관련된 급성통증과 만성통증의 평가를 위해서도 사용된다. 이 도구는 좋은 타당성과 신뢰도를 가지고 있으며 5세 이상의 아동에게 사용될 수 있다.

통증의 위치

어린 아동(3세 이상)은 신체의 앞뒤 윤곽을 제공하면 통증의 위치를 확인할 수 있다. 아동에게 통증이 있는 모든 부위를 표시하거나 크레용을 사용해서 통증부위를 색칠하도록 요청할 수 있다. 아동에게 가장 아픈 곳에 한 가지 색상을 사용한 뒤 그것보다 덜 아픈 부위는 다른 색상을 사용하도록 말한다. 아동은 심각한 통증을 나타내기 위해서 주로 빨간색, 검정색 또는 자주색을 사용한다. 그러나 아동이 다른 정도의 통증을 나타내기 위해서 선택하고 사용한 색상에 대해서 질문하는 것은 중요하다.

급성통증

아동은 다양한 질병과 손상, 수술 그리고 침습성 시술과 관련된 급성통증을 겪는다. 어른의 경우와 마찬가지로 아동의 통증은 반드시 평가되고 관리되어야 한다.

임상적 징후

생리적 지표

급성통증은 아드레날린 작용 신경계를 자극하여 심박동수 증가, 빈호흡, 고혈압, 홍조나 창백, 동공확대, 말초혈관 수축, 발한 증가, 산소포화도 감소를 초래한다. 이러한 생리적 징후의 변화는 복잡한 스트레스 반응을 나타낸다. 이러한 징후는 통증에만 특정되지 않기 때문에 급성통증을 관찰하기 위해서만 사용될 수는 없다. 그러나 이러한 징후가 행동변화와 자기보고와 결합될 때에는 통증이 더 정확하게 관찰될 수 있다.

행동지표

신생아와 영아는 급성통증을 겪고 있을 때 많은 행동을 나타낸다. 이러한 행동에는 서로 붙은 눈썹, 상승된 볼과 가늘게 뜬 눈, 감은 눈, 울음, 팔다리를 발작적으로 움직이거나 마구 흔드는 것 그리고 경직된 자세가 포함된다. 덜 성숙하거나 아픈 신생아는 울음이 약하거나 얼굴표정이 적고 또는 건강한 영아처럼 신체를 많이 움직일 수 있는 에너지가 없을 수 있다.

급성통증이 있는 아동은, 특히 이전에 통증을 경험한 적이 있다면, 스트레스를 받고 불안해하는 경우가 많다. 영유아에 있어서 통증을 의미할 수 있는 행동에는 울음, 불안이나 동요, 과도한 경계, 수면장애, 과민증이 포함된다. 나이가 더 많은 아동과 청소년들은 다음과 같은 추가적인 통증행동을 보일 수 있다.

- 짧은 집중기간(아동이 쉽게 산만해진다)

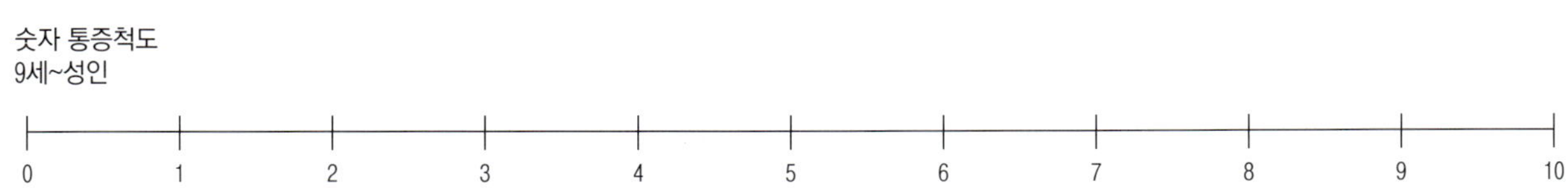

그림 11-44
숫자 통증척도나 시각 아날로그 척도는 나이가 더 많은 학령기 아동과 청소년에게 사용된다. 아동에게 이러한 척도에 대해 가르치면서 0은 통증이 없는 것이고 10이 지금까지 느껴본 통증 중 가장 아픈 통증이라고 말한다. 그 사이의 수는 적거나 많은 양의 통증을 보고하기 위해서 사용될 수 있다. 아동에게 자신이 느끼는 통증의 양과 가장 잘 일치하는 곳에 표시를 하도록 요청한다.

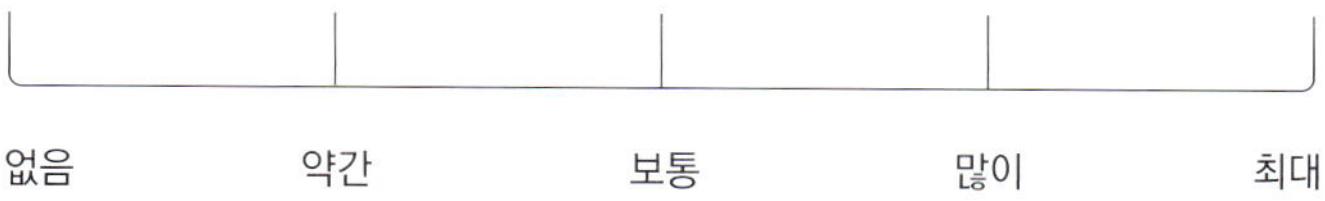

그림 11-45

단어-그래픽 등급척도는 독립적으로 사용되거나 청소년 아동 통증도구의 일부로 사용될 수 있다. 숫자가 아닌 단어가 선 아래에 표시되어 있다. 통증이 없음을 나타내는 선의 한쪽 끝을 가리키면서 척도를 사용하는 법을 청소년에게 교육한다. 그런 뒤, 선을 따라 반대쪽 끝으로 손가락을 움직이면서 그 위치가 가장 심한 통증을 나타내는 것임을 아이에게 말하다. 청소년에게 자신이 느끼는 통증의 양과 가장 잘 일치하는 곳을 선을 따라서 표시하도록 요청한다. 밀리미터 자를 사용해서 선의 제일 끝에 있는 "통증 없음"에서부터 청소년이 표시한 지점까지 측정하여 통증점수를 확인한다. 비교가 가능하도록, 통증을 평가할 때마다 선의 길이가 10cm인 것을 확인한다.

SOURCE: Adapted from Pediatric Nursing, 1997, Volume 23, Number 1, pp. 31~34. Reprinted with permission of the publisher, Jannetti Publications, Inc., East Holly Avenue, Box 56, Pitman, NJ 08071-0056; (856) 256~2300; FAX (856) 589~7463; Web site: http://www.pediatricnursing.net/; For a sample copy of the journal, please contact the publisher.

- 자세(움직임을 피함으로써 통증이 있는 관절을 보호하는 것), 움직이지 않는 것 또는 아픈 부위를 보호하는 것
- 무릎은 위로 끌어당기고, 팔다리를 구부리고, 아픈 곳을 마사지하는 것
- 무기력증, 말을 하지 않음 또는 위축됨
- 수면장애
- 우울증이나 공격적인 행동, 특히 감정적 고통과 통증(불편함)이 악화될 것이라는 두려움이 있는 아동의 경우

협력적 관리

진단검사

행동 통증척도와 자기보고 통증 평가 도구가 아동에 있어서 통증을 평가하기 위해서 사용된다. 급성통증이 심박동수 증가, 빈호흡 그리고 혈압 상승과 관련이 있기는 하지만 감염, 외상, 빈혈증 또는 스트레스와 같이 기존에 존재하던 질병도 이러한 활력징후에 있어서 변화의 원인이 될 수가 있다. 그러나 길어진 심한 통증은 카테콜아민, 코티솔, 알도스테론 그리고 그 외 코르티코스테로이드의 화학적 분비를 포함하는 생리적 스트레스 반응을 초래한다. 혈압수치 상승도 발생한다.

임상치료

통증관리에는 약리적 치료와 비약리적 치료가 모두 포함된다. 아동에게는 적절한 약리적 통증약물이 필요하긴 하지만 비약리적 치료는 통증관리를 촉진시키고 궁극적으로는 요구되는 통증약물의 양을 감소시킬 수 있다.

아편유사약물. 아편유사약물은 수술 후나 심각한 부상과 같이 중증 통증을 관리하기 위해서 일반적으로 제공되는 진통제이다. 모르핀과 코데인과 같은 아편유사약물은 경구나 피하주사, 근육주사 그리고 정맥주사로 투여될 수 있다. 일부 경우에는 아편유사약물이 펜타닐 패치처럼 국소적으로 투여될 수도 있다. 근육주사와 피하주사는 투여 시 통증과 스트레스를 야기할 수 있기 때문에 아동에 있어서는 경구투여와 정맥주사의 사용이 선호된다. 아편유사약물을 경구로 투약하는 것은 이러한 약물을 동등 진통 투여량(동일한 진통효과를 생산하기 위해서 필요한 경구나 비경구적인 방법으로 투여되는 약물의 양)으로 투여한다면 근육주사나 정맥주사에 의한 투여만큼 효과가 있다. 최적의 진통제 복용량은 모든 연령집단에 있어서 환자마다 다르다. 메페리딘은 그 대사물질이 발작, 불안 그리고 우울한 기분을 야기할 가능성이 있기 때문에 아동에게는 거의 처방되지 않는다. 아동에게 코데인을 사용할 때에도 반드시 주의를 기울여야 한다.

아편유사약물의 부작용. 일반적인 부작용에는 진정작용, 메스꺼움, 구토, 변비, 요폐(urinary retention), 가려움이 포함된다. 이러한 부작용은 아편유사약물을 교대로 사용하거나 다음과 같은 구체적인 치료법을 사용하여 치료되어야 한다.

- 진정작용 – 아편유사약물의 복용량을 낮추고 진정작용을 하지 않는 진통제로 보충한다.
- 메스꺼움과 구토 – 구토방지약물, 아편유사약물의 교대사용 또는 낮은 복용량의 날록손(1mcg/kg/hr)의 지속 정맥주입(아편유사약물과 동시에 투약)
- 변비 – 대변 연화제, 자극성 완하제, 수분과 식이섬유 증가, 신체활동 증가
- 요폐 – 베타니콜, 도뇨관 설치
- 소양증 – 위에서 언급된 바와 같이 항히스타민, 아편유사약물의 교대사용 또는 낮은 복용량의 날록손 주입

더욱 심각한 아편유사약물의 부작용은 호흡억제이다. 외상이나 중증 질병으로 인해서 아동의 상태가 불안정할 때에는 아편유사약물의 복용량이 아동의 심폐 상태에 맞도록 세심하게 계산되어야 한다. 영아나 아동에게 호흡억제의 위험을 높일 수 있는 질병이 있을 때에는 잦은 평가와 심폐 모니터를 실시하는 것이 중요한 안전지침이다.

아동이 아편유사약물을 장기적으로 투여할 경우에는 진통제나 진정제에 대한 말초신경과 중추신경계의 생리적 적응인 신체의존(physical dependence)이 나타난다. 이러한 아동은 진정제나 진통제가 갑자기 중단될 때 발생하는 신체적 징후와 증상인 금단증상(withdrawal)을 겪을 수 있다.

아세트아미노펜과 비스테로이드 소염제. 이부프로펜처럼 주로 경구로 투약되는 비스테로이성 소염제(NSAIDs)는 경미한 정도에서 중증도에 이르는 통증과 만성통증의 완화에 효과적인

임상적 징후 | 아편유사약물 금단증상

신체기관	징후와 증상	간호관리
중추신경계	과민성, 증가한 각성상태, 떨림, 과잉활동성 심부건반사, 간헐성 경련, 집중력 부족, 잦은 하품, 재채기, 망상, 근육긴장 항진증, 시각이나 청각적 환각	• 금단증상을 막기 위해서 2~4주에 걸쳐서 아동의 아편유사약물 복용을 서서히 중단한다. 한 가지 계획은 약물을 경구복용으로 바꾸고 며칠에 걸쳐서 일일 복용량을 10% 줄이는 것이다. 아동의 약물복용 기간이 길수록 약물을 서서히 줄이는 기간도 길어야 한다. • 클로니딘은 전반적인 약물중단 기간을 줄일 뿐만 아니라 아편유사약물의 일부 금단증상을 감소시킬 수 있다.
위장계	메스꺼움, 구토로 인한 수유 불내성, 경련성 복통, 설사, 과다 침 분비, 조절되지 않는 빨기와 삼킴	
교감신경계	심박 급속증, 빈호흡, 혈압 증가, 코막힘, 눈물분비, 추운 냉기와 더운 열감이 교대로 발생함, 땀 흘림, 열	

SOURCES: Data from Fisher, D., Grap, J., Younger, J. B., Ameringer, S., & Elswick, R. K. (2013). Opioid withdrawal signs and symptoms in children: frequency and determinants. Heart & Lung, 42(6), 407~413; Suddaby, E. C., & Josephson, K., (2013). Satisfaction of nurses with the withdrawal assessment tool-1 (WAT-1). Pediatric Nursing, 39(5), 238~242, 259; Barnes, S. (2014). Analgesia and sedation. In B. Engorn & J. Flerlage (Eds.), The Harriet Lane Handbook, (20th ed., pp. 111~126). Philadelphia, PA: Elsevier Mosby; Galinkin, J., Koh, J. L., & Committee on Drugs and Section on Anesthesia and Pain Management. (2014). Recognition and management of iatrogenically induced opioid dependence and withdrawal in children. Pediatrics, 133(1), 152~155.

진통특성을 가진 약물이다. 아세트아미노펜은 NSAIDs처럼 사용되는 비마약성 진통제이다. 이 약물은 통증임계를 높임으로써 작용하며 진통 특성에 있어서 아스피린과 동일하다. 아세트아미노펜과 NSAIDs는 모두 경미한 통증에 대한 1단계 치료로 사용된다. 이러한 약물은 뼈, 염증, 결합조직 질병에 가장 일반적으로 사용된다. 아편유사약물의 효과를 높이고 통증완화를 위해서 필요한 아편유사약물의 양을 줄이기 위해서 NSAIDs가 아편유사약물과 함께 처방될 수도 있다.

임상간호 시 주의점

호흡억제(불감음성과 계속해서 감소하는 호흡률)는 호흡정지로 진행될 수 있으며 아편유사약물 투여에 있어서 생명을 위협하는 중대한 합병증이다. 호흡억제의 발병을 의미하는 임상적 징후에는 졸림, 동공 축소 그리고 얕은 호흡이 포함된다. 아편유사약물-유도 호흡억제의 위험이 높은 아동으로는 변화된 의식수준, 불안정한 순환상태, 무호흡 병력, 폐쇄 수면 무호흡과 같이 알려져 있는 호흡기 문제가 있는 아동 또는 아편유사약물이 중추신경계에 영향을 미치는 것을 가능하게 하는 그 외 약물(예: 벤조디아제핀이나 바르비투르)을 복용하는 아동이다. 이러한 아동에 있어서 아편유사약물의 초기 복용량은 권장되는 복용량의 50%가 될 수 있다.

잦은 시각적 평가 및 맥박 산소측정과 함께 심폐 모니터를 하는 것이 필수적이다. 약물에 특정된 최대 호흡억제가 발생하기 전의 시간간격을 확인한 후 이러한 시간 동안 아동의 활력징후를 주의 깊게 관찰한다. 맥박 산소측정기가 환기(호흡)를 측정하지는 않기 때문에 호흡률과 의식수준을 관찰하는 것이 필수적임을 기억한다. 날록손은 아편유사약물의 부작용을 되돌리기 위해서 사용되는 약물이다. 금단증상을 야기하지 않고 아편유사약물의 효과를 점진적으로 감소시키기 위해서 1~2분마다 1~2mcg/kg의 비율로 이 약물을 투여한다. 날록손의 반감기가 아편유사약물의 반감기보다 짧기 때문에 아동에게 호흡억제가 있는지 계속해서 관찰한다.

아세트아미노펜은 NSAIDs처럼 사용되는 비마약성 진통제이면서 해열제이다. 그러나 전신에 영향을 미치는 소염기능은 없다. 이 약물은 중추신경계에서의 프로스타글라딘의 합성을 억제함으로써 진통효과를 생산하여 말초적인 통증을 막는다. 염증과 관련된 통증증상에 있어서는 이부프로펜이 그 소염 특성으로 인해서 아세트아미노펜보다 더 효과적일 수 있다.

약물투여. 통증완화는 24시간 내내 제공되어야 한다. 아동에게 더 많은 통증을 야기하지 않고 진통제를 제공하고자 하는 노력을 해야 한다. 선호되는 투여경로는 정맥주사, 국소신경차단 그리고 경구투약이다.

계속되거나 지속적인 통증을 겪는 아동에게는 통증제어를 유지하기 위해서 혈중 약물수치를 일정하게 유지시키는 지속주입 진통제가 권고된다. 진통제는 정해진 일정(예: 3~4시간마다)에 따라서 정맥주사로 투여될 수도 있다. 일정에 의해 투여되는 전통제의 지연은 돌발통증(breakthrough pain)의 가능성과 그에 뒤따른 통증에 대한 예상을 증가시킨다.

간호과정

간호사에게는 아동의 고통을 완화시켜야 하는 윤리적 의무가 있다. 완화되지 않은 통증은 이에 따른 결과를 초래하며, 적절한 통증관리는 더 빠른 이동성(움직임), 짧아진 입원기간 그리고 줄어든 비용과 같은 이점을 가질 수 있다. 통증을 겪고 있는 아동에게 효과적인 간호관리를 제공하기 위해서는 통증의 존재를 예측하고 통증관리를 받을 아동의 권리를 인정한다.

간호사정과 간호진단

통증에 대한 지각과 이에 대한 반응이 통증을 모든 개별 영아,

아동 그리고 청소년에 있어서 독특한 경험으로 만든다. 아동의 통증을 평가할 때에는 다음과 같은 질문을 염두에 둔다.

- 통증을 야기할 수 있는 어떠한 문제가 조직에서 발생하고 있는가? 수술을 했거나, 부상, 혈관막힘 위기 또는 질병을 겪은 아동은 이러한 사건들이 어른들에게 통증을 야기하는 것과 마찬가지로 통증을 겪고 있는 것으로 간주한다.
- 어떠한 외부적 요인이 통증을 야기하고 있을 수 있는가? 예를 들면, 깁스가 너무 꽉 조이거나 아동이 침대에 누워있는 자세가 나쁜가?
- 생리적 또는 행동적 통증지표가 있는가?
- 아동의 감정적 반응은 어떠한가?
- 아동이나 부모는 통증의 정도를 어떻게 평가하는가?

메스꺼움, 피로, 호흡곤란, 방광과 창자의 팽창 그리고 열과 같은 생리적 증상도 아동이 느끼는 통증의 강도에 영향을 미칠 수 있다. 통증자극에 대한 아동의 행동이나 반응은 두려움, 불안감, 부모로부터의 분리, 분노, 문화, 연령 또는 이전 통증경험에 의해서도 영향을 받을 수 있다.

영아나 아동을 대상으로 일할 때에는 어떤 통증평가 도구가 영아나 아동의 환경과 발달단계에 가장 적합한지를 결정한다. 자기보고 통증척도를 사용할 때에는 통증을 평가하고 통증관리를 평가할 때마다 동일한 도구를 사용함으로써 보고된 통증 수준이 비교될 수 있도록 한다. 아동의 통증평가에 대한 순차적인 기록이 통증완화를 위해서 취해진 중재와 함께 문서화되어야 한다. 이러한 조치의 효과를 결정하기 위해서 후속평가도 기록한다.

수술과 외상은 여러 부위의 통증(예: 절개나 열상, 베이거나 멍이 든 근육, 혈액공급의 방해, 코위관 삽입, 정맥 주사선의 삽입부위)을 초래할 수 있다. 말을 할 줄 아는 아동에게 통증척도를 사용할 때에는 모든 통증부위를 확인한 후 각 부위의 통증 정도를 확인한다.

통증을 겪고 있는 아동에 대한 간호진단의 예는 다음과 같다.

- 부상 및 대퇴부 골절과 관련된 급성통증

약물 아동 및 청소년에 대한 아세트아미노펜과 NSAIDs의 권장 복용량

경구용 약물 최대 작용시간	일반적인 성인 복용량	일반적인 아동 복용량	간호관리
비아편성 진통제			
아세트아미노펜 (Acetaminophen) 0.5~2시간, 경구복용	4~6시간마다 325~650 mg 또는 6~8시간마다 1,000 mg	4~6시간마다 10~15 mg/kg	다른 NSAIDs의 말초 소염 활동성이 부족함, 항문좌약이 이용 가능함. 그 외 약물을 아세트아미노펜과 함께 유효성분으로 사용하는 것을 피한다. G6PD 결핍이 있는 환자에 있어서 사용을 피한다. 하루에 5회 복용량을 초과하지 않는다.
NSAIDs			
아스피린(Aspirin) 1~2시간, 경구복용	4시간마다 350~650 mg	4~6시간마다 10~15 mg/kg	복용량 = 4g 12세 미만의 아동과 수두나 독감에 걸릴 가능성이 있는 청소년에게는 사용하지 않는다. 배탈과 위장출혈을 야기할 수 있다. 항문좌약이 사용 가능함
삼살리실산 마그네슘 콜린 Choline magnesium trisalicylate(Trilisate) 1~2시간, 경구복용	8~12시간마다 2,000~3,000 mg	12시간마다 25 mg/kg	다른 NSAIDs처럼 출혈시간을 증가시키지 않는다. 경구복용 액상으로도 이용 가능함. 수두나 독감 바이러스성 질병의 가능성이 있을 때에는 사용하지 않는다. 위장장애를 피하기 위해서 음식과 함께 제공한다.
이부프로펜(모트린, 아드빌) Ibuprofen(Motrin, Advil) 0.5~1시간, 경구복용	4~6시간마다 200~400 mg	6~8시간마다 5~10 mg/kg	경구 현탄액(서스펜션)으로 이용 가능하다. 출혈장애나 위궤양이 있는 아동에게는 사용하지 않는다. 위장장애를 줄이기 위해서 음식과 함께 제공한다.
나프록센(나프로신, 알레브) Naproxen(Naprosyn, Aleve) 0.5~1시간, 경구복용	처음에는 500 mg, 그 이후에는 6~8시간마다 250 mg	8~12시간마다 5~10 mg/kg	잠재적으로 치명적일 수 있는 심각한 위장출혈과 심혈관 질환의 높은 위험성과 관련이 있어 왔다. 경구복용 액상으로 이용 가능하다. 위장장애를 줄이기 위해서 음식과 함께 제공한다. 제산제와 동시에 복용하지 않는다.
케토록락(토라돌) Ketorolac(Toradol) 45~60분 경구복용 1~3분 정맥주사	30~60 mg의 정맥주사 도입 투약량, 그 이후 6시간마다 15~30 mg	0.5mg/kg의 정맥주사 도입 투약량 최대 15 mg까지	잠재적으로 치명적일 수 있는 심각한 위장출혈과 심혈관 질환의 높은 위험성과 관련이 있어왔다. 5일 이상 사용하지 않는다. 출혈장애나 출혈 합병증 위험이 있는 아동에 사용되어서는 안 된다. 위장장애를 줄이기 위해서 음식과 함께 투약한다.

SOURCE: Data from Lexicomp Online©c. Pediatric & neonatal lexi-drugs©c, Hudson, Ohio: Lexi-Comp, Inc.: July 31, 2016; Barnes, S. (2014). Analgesia and sedation. In B. Engorn, & J. Flerlage (Eds.), The Harriet Lane Handbook (20th ed.). Philadelphia, PA: Elsevier; Wilson, B. A., Shannon, M. T., & Shields, K. M. (2016). Nurse's Drug Guide 2016. Hoboken, NJ: Pearson Education.

약물 진정에 사용되는 약물

약물	작용	간호관리
벤조디아제파인 미다졸람(베르시드) Midazolam(Versed) 로라제팜(아티반) Lorazepam(Ativan) 디아제팜(발리움) Diazepam(Valium) 플루마제닐에 의해서 역전 가능할 수도 있음	빠르고 짧은 작용시간(IV 투여 시 2~3분 이내)으로 인해서 미다졸람이 선호된다. 이 약물은 근골격의 이완, 기억상실 그리고 중등도 진정 효과를 초래한다. 통증은 여전히 지각된다. 투약 경로: 경구, 비강, 정맥, 근육, 항문	• 시술과 관련된 통증을 관리하기 위해서 진통제와 함께 투약되어야 한다. • 펜타닐이나 모르핀과 같이 강력한 아편제와 동시에 투약하는 것은 진정의 깊이를 증가시키고 저혈압과 호흡억제의 위험을 높인다. • 일부 아동에 있어서는 부작용(히스테리, 불안감, 진정불가, 동요)을 초래할 수 있다.
최면제 (바비투레이트) 티오펜탈(Thiopental) 메토헥시탈(Methohexital) 펜토바비탈(Pentobarbital)	티오펜탈과 메토헥시탈은 작용시간이 아주 짧으며, 통증이 없는 진단적 시술을 위해서 유용한 최면과 진정효과를 생산한다. 펜토바비탈은 깊은 진정효과를 만드는 작용시간이 짧은 바비투레이트이다. 투약경로: 항문과 정맥	• 아동에 있어서 저혈압, 호흡(환기)저하, 무호흡을 야기할 수 있으므로 자세유지, 보충 산소, 보조 환기(호흡)가 필요할 수 있다. • 통증에 대한 감각을 높일 수도 있다.
진통제 펜타닐(Fentanyl) 알펜타닐(Alfentanil) 날록신(naloxone)이나 날미핀(nalmefene)에 의해서 역전 가능할 수도 있음	펜타닐은 짧은 작용시간으로 인해서 미다졸람과 결합되어 시술을 위한 진통제로 선호되는 아편유사약물이다. 투약경로: 정맥, 비강	• 빠른 투약은 흉벽의 경직, 서맥, 저혈압을 초래할 수 있다. • 그 외 부작용에는 소양증, 메스꺼움, 구토가 포함된다. • 아동이 잠이 든 것처럼 보이지만 의식을 유지할 수도 있다.
케타민(Ketamine)	중추신경계를 외부자극(예: 통증, 광경, 소리)으로부터 분리시킴으로써 작용한다. 심혈관계 안정성을 유지시키면서 진통, 진정 그리고 기억을 상실시키는 특성을 가지고 있다. 아동은 눈을 뜨고 깨어있는 것처럼 보이지만 행동반응을 하지 않는다. 투약경로: 정맥, 경구, 근육	• 기도반사와 호흡이 손상되지 않는다. 상부기도 분비물이 증가한다. 무작위적인 움직임이 있을 수 있다. 불쾌한 회복 반응을 줄이기 위해서 나이가 더 많은 아동에게는 유쾌한 꿈을 계획하도록 권장한다. • 진정상태에 있는 동안 기도를 유지하기 위해서 아동의 자세를 유지할 필요가 있을 수 있다. • 진정상태에서 회복되면서 구토, 동요, 근육 과다긴장, 일시적인 무호흡이나 호흡억제 또는 일시적인 후두경련이 있을 수 있다. 정맥주사용 온단세트론(ondansetron)이 구토의 발생을 줄일 수 있다.
프로포폴(디프리반) Propofol(Diprivan)	효과가 아주 빨리 나타나고(30초) 재빠르게 회복되는 진정, 최면 그리고 근육 이완제 투약경로: 정맥	• 진통효과를 늘리기 위해서 펜타닐과 결합될 수 있으나 이러한 결합은 호흡억제 위험을 증가시킬 수 있다. • 정맥 투여 시 리도카인과 함께 투여되지 않을 경우에 통증을 야기한다. 땅콩 민감성이 있는 아동에게 사용할 때는 주의를 기울인다. 계란과 콩 제품에 과민한 아동에게는 사용이 금지된다.
덱스메데토미딘 (dexmedetomidine)	진정효과와 진통효과가 있는 알파-2 작용제 투약경로: 정맥, 경구, 점막(구강과 비강)	• 처음에 반사적 서맥과 함께 고혈압이 나타날 수 있는데 일반적으로 기준수치 아래로 안정화된다. • 자폐증이 있는 환자를 진정시키는데 효과적일 수 있다.
에토미데이트(Etomidate)	작용시간이 극단적으로 짧고 회복시간도 짧은 진통 특성이 없는 최면 진정제 및 기억상실 약물 투약경로: 정맥	• 메스꺼움, 구토, 동요, 간헐적 근육경련, 호흡억제 그리고 부신억제가 발생할 수 있다. • 다른 약물에 비해서 심장박동수와 혈압에 미치는 영향이 적다.
클로랄 수화물 (Chloral Hydrate)	통증이 없는 시술을 위해서 사용되는 진통특성을 가진 진정, 최면제 투약경로: 경구, 항문	• 최고 진정상태에 이르는데 30분이 소요되고 회복시간이 추가적으로 1~2시간 걸린다. 아동이 후유증으로 운동 불균형과 동요(불안감)를 보일 수 있다. • 신경발달적 질환이 있는 아동에게 사용되어서는 안 된다. • 4세 미만의 아동에 있어서 가장 신뢰도가 높다.

SOURCE: Data from Daud, Y. N., & Carlson, D. W. (2014). Pediatric sedation. Pediatric clinics of North America, 61(4), 703~717; Pacheco, G. S., & Ferayorni, A. (2013). Pediatric procedural sedation and analgesia. Emergency Medicine Clinics of North America, 31(3), 831~852; Lexicomp Online©c. Pediatric & neonatal lexi-drugs©c, Hudson, Ohio: Lexi-Comp, Inc.:, July 31, 2016.

- 침습성 시술로 인한 통증에 대한 예측과 관련된 불안
- 통증과 관련된 신체 기동성 장애
- 통증관리를 위해 사용된 아편유사약물과 관련된 오심

계획과 수행

간호관리에는 평가가 완료되고 간호진단이 내려진 후에 환자의 안락을 증가시키고 유지하기 위한 여러 가지 조치가 포함된다. 통증관리에는 진통제와 마취제의 사용뿐만 아니라 비약리학적이거나 보완대체요법도 포함된다. 또한 간호사는 최적의 안락을 제공하기 위해서 통증통제 조치의 효과를 관찰하고, 평가하고, 기록해야 한다.

약리학적 중재

통증의 약리학적 중재에 대한 건강관리 시설의 지침은 진통제를 투약하기 전에 아동에게 특정한 등급 이상의 통증이 있어야 함을 제시하는 경우가 많다. 복용량이 아동의 체중과 의료적 상황에 적합한지를 확인하여 건강관리 제공자가 처방한대로 진통제를 제공한다. 아편유사약물을 정맥 내 주입, PCA(자가조절통증장치)로 기술 또는 대리인에 의한 PCA에 의해서 투약할 때에는 투약속도와 주입부위를 관찰한다. 아동의 활력징후를 관찰하기 위해서 시설의 지침을 따르고 호흡억제의 위험이 있는 아동에게는 가청경보 기능이 있는 맥박 산소측정기나 심폐모니터를 사용한다. 아동에게 관이 삽입되어 있을 때에는 호기말(호흡기말) 이산화탄소 모니터가 사용되어야 한다. 감염, 외상 또는 그 외 스트레스 요인에 의해서 활력징후(심장박동수와 혈압)가 계속해서 상승되어 있는 경우에는 효과적인 진통제에 반응하여 변화가 없을 수도 있다. 부작용이 나타난다면 날록손과 같은 진통제 길항제가 반드시 이용 가능해야 한다. 복용량은 미리 계산되어야 하며 아편유사약물이 사용될 때에는 이러한 약물이 즉시 사용 가능해야 한다.

임상적 조언

날록손은 아편유사약물의 통증통제 효과를 반전시키지 않는 용량으로 천천히 주입됨으로써, 아편유사약물에 의해 야기된 호흡억제를 치료하기 위해서 사용될 수 있다. 심각한 부작용에 대해서는 지속적인 주입이나 반복 복용이 요구될 수도 있다. 신생아를 포함한 모든 연령에 대한 정량이 이용 가능하다.

진정작용, 메스꺼움, 구토, 가려움, 변비와 같은 그 외 진통제 부작용이 있는지 확인하다. 진정제가 장기적으로 요구될 때 부작용이 나타난다면 대안적인 아편유사약물을 처방하거나 다른 약물을 사용함으로써 부작용을 관리한다.

심각하지 않은 통증이나 만성통증에 대해서는 일반적으로 경구용 NSAIDs가 처방된다. 이러한 약물은 열을 감출 수 있다. 중증질병이나 부상을 당한 아동은 스트레스에 대한 생리적 반응으로 위산이 증가했을 수 있으므로 잠재적인 합병증인 위장출혈에 주의를 기울인다.

통증관리에 대한 평가

아동의 통증관리를 평가하기 위해서 다음과 같은 질문을 사용한다.

- 정맥 내 통증약물을 투약한 후 15분에서 30분 뒤 그리고 경구 진통제가 투약된 후 1시간 뒤, 아동의 통증행동 점수나 자기보고 점수는 몇 점인가? 적절한 통증통제가 달성되었는가?
- 아동의 통증강도와 통증관리 반응에 대한 평가가 적절한 시간간격으로 이루어지고 있는가? 아동의 안락수준이 유지되는가?
- 약물투약 시간이 돌발통증을 예방하기에 적절한가?
- 아동이 진통제에 대한 부작용을 보이는가? 간호사는 일어날지도 모르는 부작용을 관리할 준비가 되어 있는가?

통증평가, 약물투약, 보완대체요법 그리고 지속적인 간호조치를 돕기 위한 통증통제 조치의 결과를 기록하기 위해서 흐름도를 사용한다.

통증의 상당한 감소가 발생해야 하지만, 모든 통증이 제거되지 않을 수 있다. 많은 아동이 진통제를 투약한 뒤에 잠을 잔다. 이러한 수면은 약물의 부작용이나 과다복용의 징후가 아니라 통증완화의 결과이다. 통증이 수면을 방해하기 때문에 통증이 완화되고 나면 아동은 편하게 잠을 잘 수 있다. 그러나 수면이 항상 통증통제를 의미하는 것은 아니다. 통증을 겪고 있는 아동이 지쳐서 잠에 빠질 수도 있다. 과도한 움직임이나 칭얼거림과 같은 그 외 통증증상을 살핀다.

처방된 진통제의 투여량이나 유형이 적절하지 않을 때에는 아동을 위한 옹호자가 된다. 중증 통증이 있는 아동이 여러 날 동안 아편유사약물을 복용하고 있을 때에는 내성이 발생하여 같은 수준의 통증완화나 진정효과를 유지하기 위해서 아편유사약물의 양을 증가할 필요가 있을 수 있다. 효과적인 진통제의 기간은 예상보다 짧으며 돌발통증이 일어난다. 이전 수준의 통증완화를 달성하기 위해서는 투여량을 늘릴 필요가 있다. 진통제 복용량을 바꾸도록 의사에게 요청하기 전에 아동의 통증관리에 관한 모든 정보를 분석한다. 아동의 기록을 검토하여 처방된 약물이 적절한 양과 횟수로 투약되었고 약물투약과 비약리학적 치료법에도 불구하고 아동의 통증완화가 효과적이지 않다는 것을 문서화한다. 이러한 정보를 입증한 후 의사에게 아동이 느끼는 통증의 특성에 대한 정보를 제공하고 약물을 바꾸도록 요청한다.

핵심 요약

- 아동의 건강상태에 대한 병력을 수집하기 위해서는 가족과의 치료적 관계를 성립하고 주의 깊게 듣는 기법을 사용한다.
- 수집되는 병력자료에는 주된 근심, 현 질병이나 부상의 병력, 과거 병력, 현재 건강상태, 신체기관 검토 그리고 가족병력이 포함된다. 또한 심리사회적 자료와 발달에 관한 자료가 수집된다.
- 신체검사 순서에는 다음에 관한 검사가 포함된다.
  - 피부와 머리카락
  - 머리, 눈, 귀, 코 그리고 입의 구조와 기능
  - 목
  - 흉부와 폐
  - 가슴
  - 심장과 맥박
  - 복부
  - 서혜부(사타구니 부위)
  - 생식기와 회음 부위
  - 근골격계
  - 신경계
- 검사순서는 아동의 나이와 절차에 대한 아동의 협조에 따라서 달라진다.
- 재태기간 검사를 포함하는 전반적인 신생아 검사는 생후 첫 며칠 내에 수행됨으로써 신생아의 자궁 외 삶으로의 전환이 예상대로 진행되고 있음을 확실히 하고 신생아를 위험하게 할 수 있는 특정 문제를 확인한다.
- 출생 시 체중과 재태기간에 대한 지식은 신생아가 재태기간에 비해서 큰지, 적합한지 또는 작은지를 결정하고 잠재적으로 질병의 위험이 있는지를 결정하는데 도움이 된다.
- 질병과 관련된 생리반응의 공통적인 패턴을 확인하기 위해서 임상적 판단이 사용된다.
- 건강상태에 대한 생리적 반응 및 가족과 아동의 반응이 많은 간호 검사에 근간이 된다.
- Denver II 검사는 발달지연이나 발달문제의 가능성이 있는 아동을 선별하거나 출생 시 문제로 발달 고위험의 상태에 있는 아동을 지속적으로 관찰하기 위한 목적으로 사용할 수 있다. 개인–사회성 영역, 미세운동–적응 영역, 언어 영역, 전체운동 영역의 4가지 영역으로 사정한다.
- 통증은 조직손상에 대한 반응으로 지각되는 급성이거나 만성적인 불쾌한 감각이다. 신경성 동통은 만성통증의 한 형태이다.
- 완화되지 않은 통증은 신생아, 영아, 아동의 신체계통에 바람직하지 못한 생리적 결과를 초래하여 스트레스를 준다.
- 아동의 통증에 대한 반응과 이에 대한 반응은 연령, 발달단계, 문화, 이전의 통증경험에 달려있다.
- 통증평가는 아동의 통증 위치와 강도, 아동이 통증에 어떻게 반응하는지에 대한 가장 정확한 정보를 확보하기 위해서 신체적, 행동적, 정서적 요인을 포함해야 한다.
- 통증평가는 아동의 연령과 상태에 적합한 타당하고 신뢰할 수 있는 통증평가를 포함해야 한다.
- 통증통제를 위한 약리학적 중재에는 아편유사약물, 비스테로이드성 항염증 약물(NSAIDs) 그리고 아세트아미노펜이 포함된다.
- 아편유사약물의 동등 진통 투여량이 사용된다면 경구, 근육내 그리고 정맥 내 투여는 동등한 효과를 가진다.

Chapter 12

입원 아동간호의 기본원리

학습목표

1. 아동에게 입원과 질병이 갖는 의미를 설명한다.
2. 입원아동에게 기본간호를 수행한다.
3. 아동과 가족에게 의사소통기술을 수행한다.
4. 아동과 가족에게 스트레스 완화 기법, 치료적 놀이기법을 수행한다.
5. 입원 중 안전관리를 수행한다.
6. 심폐소생술을 수행한다.
7. 아동과 가족에게 퇴원간호를 수행한다.

아동의 입원은 아동의 연령에 관계없이 아동과 가족에게 스트레스를 준다. 대부분의 아동질병은 가정과 지역사회 내에서 관리될 수 있기 때문에 항상 입원이 요구되지 않으므로 입원을 한다는 것은 아동의 상태가 심각한 경우가 많다. 최근 의료기술의 발달로 인해 복잡한 질병을 가진 아동의 생존율이 증가하면서 만성질환을 가진 아동이 장기적인 입원이 요구되는 비율이 높아졌다.

입원한 아동은 낯선 환경에서 낯선 사람들, 낯선 장비, 무서운 광경과 소리에 둘러싸여 있어 다양한 감정을 경험하게 된다. 또 익숙지 않은 시술을 경험하게 되는데 그 중 어떤 것들은 침습적이거나 괴로우며, 심지어 수술이 필요할 수도 있다. 이것은 아동과 가족 모두에게 일상에 문제를 야기시킬 수 있으므로 대응전략이 요구된다.

오늘날 간호사들은 복잡한 건강문제나 급성질환 또는 손상이 있는 입원 아동에게 개별화된 간호를 제공해야 하는 어려움을 겪고 있다. 아동의 입원과 관련된 스트레스를 최소화하기 위해서 간호사들은 입원 전, 입원 기간, 입원 후의 역할 수행을 위하여 입원과 관련되어 동반되는 심리 · 사회 · 발달적 문제들을 다루어야 하며 퇴원 시까지 아동과 가족에게 도움과 교육을 제공한다.

간호사는 가족중심 간호를 지향하고, 부모와 협력해서 대처와 적응을 증진시키는 다양한 전략을 실행하여 아동이 시술을 준비할 수 있도록 한다. 또 간호사는 다학제간 팀의 구성원들과 협력하고 가족과 동반자 관계를 형성하며 가족이 퇴원을 준비하거나 장기적 치료 또는 재활로 이행하도록 한다.

입원이 아동과 가족에게 미치는 영향

건강과 질병에 대한 아동의 스트레스

어린 아동은 신체와 관련된 건강과 질병에 대한 지식이 제한적이기 때문에 자신이 왜 아픈지 이해하지 못한다. 아동의 이해는 주로 발달단계에 따른 인지 능력 그리고 의료인과 관련된 과거의 경험에 좌우된다. 나이가 들면 질병에 대한 개념이 더 정교해지고 질병의 원인을 자기 나름대로 이해하게 된다. 예를 들어, 청소년은 자신이 병에 걸리거나 사고를 당하지 않을 것이라고 믿을 수도 있고, 교통사고를 당한 친구와 마찬가지로 자신도 교통사고를 당할까봐 두려워할 수도 있다.

아동의 인지발달이 증가함에 따라서 질병에 대한 개념 수준도 높아진다(표 12-1 아동의 발달수준에 따른 건강과 질병에 대한 이해 참조).

아동이 병원에 적응하도록 도우려면 아동이 건강과 질병을 어떻게 이해하는지 반드시 알아야 한다. 유아나 학령전기 아동과 같이 어린 아동에게 입원과 침습적 의료행위는 큰 스트레스를 준다. 스트레스에 대처하고자 하는 아동의 시도는 아동의 정신적 · 생리적 안녕에 영향을 미친다. 영아, 유아, 학령전기 아동은 입원을 이해할 만큼 인지가 발달하지 못한 상태이며, 이 연령대에는 퇴행 행동이 나타날 가능성이 가장 높다. 어린 아동은 어둠, 낯선 사람, 괴물과 같은 것들을 무서워하고 공포와 불안을 느낀다. 병원의 낯선 환경은 이러한 불안을 악화시킬 수 있다. 나이를 불문하고 입원한 아동의 주된 스트레스 요인은 다음과 같다.

표 12-1 아동의 발달수준에 따른 건강과 질병에 대한 이해

영아	유아와 학령전기 아동	학령기 아동	청소년
• 6개월 영아는 자신이 부모로부터 분리된 개체라는 인식을 형성한다. • 질병의 영향에 대해서 모른다. • 영아는 낯선 사람들이 접근할 때 불안해한다.	• 아동은 질병에 대해서 이해하기 시작하지만 그 이유에 대해서는 알지 못한다. 학령전기 아동은 세균에 대해서 이해하기 시작하지만 세균이 어떻게 전파되는지 모른다. • 아동의 신체개념은 일부 신체부위의 이름과 위치에 제한되어 있다. • 신체 내부기관과 기능에 대한 개념이 모호하다. • 질병을 나쁜 행동에 대한 벌이나 마술과 같은 것으로 볼 수 있다. • 질병이 발병하기 바로 전에 발생한 사건을 질병과 관련이 있는 것으로 오해할 수 있다.	• 학령기 아동은 세균이 어떻게 전파되는지 이해한다. • 나이가 들수록 질병의 이유와 신체기관이 어떻게 질병의 영향을 받는지에 대해서 더욱 현실적으로 이해한다. • 신체부위와 기능에 대한 개념이 성숙해진다.	• 질병과 손상의 생리적, 심리적, 행동적 원인을 더 인지하게 된다. • 질병에는 여러 가지 원인과 영향이 있으며 여러 신체기관과 부위가 포함될 수 있음을 이해한다. • 증상이 특정 신체기관의 기능과 어떠한 관련이 있을 수 있는지 이해한다. • 외모에 신경을 쓰며 질병이나 손상을 자신의 신체상에 미치는 영향의 관점에서 인식한다.

SOURCE: Data from Fernandes, S., Liamputtong, P., & Wollersheim, D. (2014). What makes people sick? Burmese refugee children's perceptions of health and illness. Health Promotion International, 30 (1), 151–161. Mouratidi, P-S., Bonoti, F., & Leondari, A. (2015). Children's perceptions of illness and health: An analysis of drawings. Health Education Journal, 1–14; Žaloud?ov? I. (2010). Children's Conceptions of Health, Illness, Death and the Anatomy of the Human Body. School and Health, 21, 123–140.

• 부모나 보호자 또는 또래와의 분리
• 자기 통제, 자율성, 프라이버시의 상실
• 고통스럽거나 침습적인 시술
• 신체 손상과 결함에 대한 공포

입원 아동의 간호는 아동의 두려움, 불안, 일상생활의 붕괴를 최소화시키고, 스트레스를 겪는 가족을 지원하는 데에 초점을 둔다. 분리불안, 자기통제 상실, 시술과 관련된 통증과 불안을 최소화시키는 것이 필요하다(발달단계에 따른 입원 아동의 주요 스트레스 요인은 표 12-2 참조; 가족과의 협력: 입원 아동을 위한 스트레스 완화법 참조).

신생아

입원이 요구되는 신생아는 일반적으로 신생아 집중치료실(NICU)에 입원한다. 일반적으로 신생아가 부모와 함께 있을 시간에 황달이나 패혈증으로 인해 의료인들이 바쁘게 움직이는 환경에 노출된다.

신생아 집중치료실 환경은 아이를 잃을지도 모른다는 두려움과 함께 부모의 불안을 가중시키는 경우가 많다. 신생아의 상태에 따라 몸에 부착되어 있는 기구와 부모의 두려움이 신생아와의 애착 형성을 방해할 수 있다. 부모와 신생아가 애착관계를 형성하지 못하는 것은 신생아에게 평생 동안 부정적인 영향을 미치기 때문에 간호사는 부모가 신생아와 신체접촉을 할 수 있도록 도와야 한다. 부모와 신생아를 돕기 위한 간호는 다음과 같다.

• 부모와 신생아 사이의 애착과 유대가 부모에게 미치는 중요성에 대해서 설명한다.
• 신생아에게 신체적 접촉을 제공하고, 안고, 수유하고, 자극하는 방법을 제공한다.
• 모든 의료기구와 시술의 목적을 부모에게 설명한다.

NICU 간호사는 치료받고 있는 미숙아를 산모가 쓰다듬고 안아주며 사랑한다고 말을 할 수 있도록 환경을 조성해 준다. 또한 미숙아의 간호계획을 세울 때 미숙아가 하루 중에 쉴 수 있는 조용한 시간(quite time)을 반드시 포함하도록 고려한다. 가족이 입원한 아동과 함께 머무르면서 아동의 돌봄에 적극적인 참여자가 되도록 권장한다. 부모가 병원에 머무를 수 없다면 가능한 한 자주 신생아를 방문하도록 격려하고 배려한다.

영아

생후 6개월쯤 된 영아는 자신을 부모와는 별개인 존재로 인식하게 된다. 이들은 의료진을 인식하고 낯선 사람들과 접촉할 때 불안감을 느낄 수 있다. 특히 부모가 아동과 함께 병원에 머무르지 않을 때 입원은 영아에게 충격적일 수 있다. 영아는 입원 동안 자신의 부모가 겪고 있는 불안감을 감지할 수 있다.

영아에게 흔한 스트레스 요인에는 고통스러운 시술, 시술 시 영아의 팔다리 억제, 영아의 정상적인 수면패턴과 일상에

표 12-2 발달단계별 아동의 입원 스트레스 요인

발달단계와 스트레스 요인	반응	간호관리
영아		
분리불안 낯가림 고통스러운 침습적 시술 움직이지 못함 수면부족, 과잉감각	수면 · 각성주기의 방해 일상적인 식습관의 변화 과도한 보챔	• 아동이 부모와 함께 있도록 격려한다. • 가능하면 아동이 가정에서 하던 생활패턴을 유지하도록 한다. • 처방에 따른 국소마취 또는 시술 전 진정을 실시한다. • 조용한 환경을 조성하고 과도한 자극을 줄인다.
유아		
분리불안 자기통제 상실 움직이지 못함 고통스러운 침습적 시술 신체의 손상 또는 변형 어둠에 대한 공포	침대 곁을 지키던 부모가 떠나면 운다. 억지로 똑바로 눕히면 겁을 낸다. 부모가 왜 구하러 오지 않는지 이상하게 여긴다. 통증이 처벌이라고 생각한다.	• 아동이 부모와 함께 있도록 격려한다. • 가능하면 검사와 시술 시에 부모가 유아를 무릎에 올려놓도록 허용한다. • 가능하면 유아에게 선택권을 준다. • 처방에 따른 국소마취 또는 시술 전 진정을 실시한다. • 발달수준에 맞는 단순하고 쉬운 언어로 시술에 대해 설명한다. • 야간조명을 제공한다.
학령전기 아동		
분리불안과 버려짐에 대한 두려움 자기통제 상실 신체의 손상 또는 변형 고통스러운 침습적 시술 어둠 및 괴물에 대한 공포	현실과 환상을 잘 구별하지 못한다. 귀신과 괴물을 무서워한다. 피부가 손상되었을 경우 그 부위로 신체의 내용물이 흘러나갈 수 있다고 두려워한다. 삽입된 관이 영구적으로 몸에 남아있을 것이라 두려워한다. 회피, 투사, 공격성, 퇴행을 보인다.	• 아동이 부모와 함께 있도록 격려한다. • 가능하면 아동에게 선택권을 준다. • 처방에 따른 국소마취 또는 처치 전 진정을 실시한다. • 모든 시술을 설명해 준다. • 야간 조명을 켜거나 손전등을 제공한다.
학령기 아동		
통제감 상실 프라이버시와 신체 기능 조절의 상실 신체 손상 가족과 친구와의 분리 고통스러운 침습적 시술 죽음에 대한 공포	환경에 대한 민감성이 증가한다. 자신과 다른 사람들에게 사건에 대한 상세한 회상을 들려준다.	• 아동이 부모와 함께 있도록 격려한다. • 가능하면 아동에게 선택권을 준다. • 모든 시술을 설명하고 안심시킨다. • 처방에 따른 국소마취 또는 시술 전 진정을 실시한다. • 인터넷(SNS)이나 휴대전화 등을 통해서 또래들과 소통하도록 격려한다.
청소년		
통제감 상실 신체상의 변화, 신체의 결함, 장애, 죽음에 대한 공포 또래집단과의 분리 프라이버시와 정체성의 상실	부정, 퇴행, 위축, 합리화, 돌출, 이탈행동을 보인다.	• 청소년을 간호계획에 참여시킨다. • 공포와 불안에 대해 이야기하도록 격려한다. • 모든 시술을 설명해 준다. • 부모가 함께 있기를 원하는지 묻는다. • 또래들과 소통하도록 격려한다.

지장이 생김으로써 야기되는 수면부족이 포함된다. 그러나 영아에 있어 가장 일반적인 입원의 스트레스 요인은 부모로부터의 분리이며, 이는 분리불안으로 나타난다(분리불안의 세 단계에서 나타나는 아동의 특징적 행동은 표 12-3 참조). 입원한 생후 6개월에서 18개월 사이의 영유아는 부모가 함께 있지 못할 때, 특히 더 이러한 행동을 보이는 경우가 많다. 생후 6개월에서 18개월 사이의 아동은 분리불안뿐만 아니라 낯선 의료인들을 대면할 때 낯가림(낯선 사람들에 대한 경계심)을 보일 수

표 12-3 분리불안의 단계

저항기	절망기(despair)	부정/분리기 (denial/detachment)
울고 소리침	슬픔	부모가 떠날 때 저항하지 않음
부모에게 매달리기	조용함, 마치 적응한 것 같이 보임	누구와 함께 있어도 기분이 좋고 만족하는 것과 같이 보임
다른 성인의 위로를 거부할 수 있음	위축이나 순응하는 행동	주변 환경에 흥미를 보임
	부모가 돌아오면 울음을 터트림	친밀한 관계를 형성하지 않음

있다.

부모-신생아 애착과 마찬가지로 부모-영아 애착이 영아의 발달적 성취에 아주 중요하다. 가족 구성원들이 신체접촉, 시각, 소리를 통해 입원한 영아의 간호에 적극적으로 참여하기를 권장한다. 영아는 자신의 구강적 요구를 충족시킴으로써 만족감을 가지므로 부모와 간호사는 달래기 젖꼭지와 연령에 적합한 치아발육기와 같은 구강 자극제를 제공해야 한다. 발달적 성장을 위한 촉각자극을 위해 영아를 가볍게 흔들고 쓰다듬어야 한다. 그러나 영아가 휴식할 수 있는 시간을 허용하기 위해서 과도한 소음과 장시간의 자극을 최소화한다.

부모가 입원한 영아와 함께 있도록 권장한다. 가족이 병원에 머무를 수 없다면 자녀를 가능한 한 자주 방문하도록 장려한다. 부모-영아의 애착과 유대가 부모에게 미치는 중요성을 설명하고 강조한다.

임상적 조언

입원한 아동은 수많은 의료인을 만나며, 그 외에 병원에서 일하는 사람들도 만난다. 생후 6~18개월의 영유아는 이 사람들을 낯설게 인식해서 새로운 사람이 병실에 들어오면 울 수 있다. 그러나 같은 사람을 계속 보게 되면 낯가림이 줄어든다. 가능한 한 같은 사람이 아동을 돌보게 하면 아동이 입원 중에 만나는 '낯선 사람'의 수를 줄일 수 있다.

가족과의 협력 | 입원 아동을 위한 스트레스 완화법

입원한 아동의 스트레스를 줄이기 위해서 간호사와 가족이 실행할 수 있는 전략에 포함되는 것은 다음과 같다.

1. 레크리에이션과 신체활동을 장려하는 것(아동에게 적합하고 건강상태로 인해서 제한되지 않는 경우)
2. 아동이 충분한 휴식을 취하도록 보장하는 것
3. 부모나 그 외 중요한 사람이 아동과 함께 있도록 하는 것
4. 아동의 일상을 유지시키는 것

레크리에이션

신생아와 영아

- 각 발달시기에 적합한 모빌, 딸랑이, 뮤직박스를 제공한다.
- 신생아나 영아를 안고 달래듯이 얘기한다.
- 나이가 더 많은 영아에게는 "까꿍놀이"나 이와 유사한 게임을 한다.

유아와 학령전기 아동

- 발달적으로 적합한 장난감을 제공한다.
- 색칠하기, 노래 부르기, 음악, 게임을 장려한다.
- 가능한 경우에는 유아나 학령전기/유치원에 다니고 있는 아동을 놀이방으로 데리고 간다.

학령기 아동

- 가능한 경우에는 또래집단 활동에 참여하도록 한다.
- 가장 좋아하는 수집품을 제공하거나 새로운 취미(활동제한이 있는 아동을 위한 우표나 동전 수집, 모형제작 또는 보드게임)를 장려한다.
- 음악, 비디오 게임 또는 컴퓨터 사용을 제공한다.
- 아동에게 놀이방이나 레크리에이션 룸을 방문해 입원한 다른 학령기 아동과 소통하도록 한다.

휴식

- 휴식을 취할 수 있는 침착하고 조용한 환경을 조성한다.
- 밤에 아동이 취침을 준비할 수 있도록 의식활동을 확립한다. 예를 들면, 목욕하기, 양치하기, 이야기책 읽기, 조용한 보드게임하기 또는 좋아하는 TV쇼 시청하기 등이다.

관계

- 형제자매를 포함한 가족의 방문을 주선한다.
- 친구들의 방문을 권장한다.
- 친구들이 방문할 수 없다면 의사소통을 유지하기 위해서 편지를 쓰거나, 전화 또는 컴퓨터로 실시간 채팅을 하도록 권장한다.
- 학령기 아동과 청소년들에게 또래 지원집단에 참여하도록 권장한다.

일상

- 가족이 간호사들에게 아동의 일반적인 일상에 대해서 알려주도록 요청한다.
- 담요나 좋아하는 장난감과 같은 것을 가정에서 가져와 제공한다.
- 나이가 더 많은 아동과 청소년들과는 일상과 관련된 자신의 바람(예: 아침과 저녁 중 언제 개인위생을 수행하기를 원하는지)을 결정하기 위해서 이야기를 나눈다.
- 적응할 수 있는 기회를 제공하기 위해서 아동이나 청소년에게 예상되는 변화에 대해서 알려준다.

유아

유아기의 아동은 질병과 입원의 결과로 스트레스를 경험할 수 있는 위험이 가장 큰 발달단계이다. 유아기에는 자신에게 문제가 발생했다는 것은 인지하지만, 그 이유는 자세하게 이해하지 못한다. 부모로부터의 분리가 주된 스트레스 요인이며 유아는 부모가 떠날 때 격렬하게 저항한다. 부모 중 한 명 또는 둘 다 유아와 함께 있을 수 없다면 엄마나 아빠의 냄새가 남아있는 옷(아동에게 호흡기 질환이나 그 외 증상이 없는 경우), 부모의 소지품 또는 부모의 메시지가 녹음된 오디오나 비디오를 증표처럼 남기고 갈 수 있다.

임상적 조언

아동간호사가 색깔이 있거나 친숙한 캐릭터가 있는 유니폼을 입는 것은 아동에게 편안함을 주고 주의를 분산시키도록 돕는다.

일상생활을 방해받는 것은 유아에게 스트레스를 유발한다. 간호사는 부모가 화장실 사용, 일상적인 취침패턴 그리고 가장 좋아하는 동요를 부르는 것과 같은 중요한 일을 하기 위해서 최대한 많은 시간을 아동과 함께 하도록 한다.

활동이 제한되고 병원에만 있는 것이 이 연령집단의 아동에게 특히 위협적일 수 있다. 가능하다면 목욕과 그 외 일상을 집에서 하던 대로 유지하도록 한다. 먹을 젤리의 색깔이나 어떤 잠옷을 입을지에 대한 선택권을 유아에게 허용한다.

유아의 일반적인 스트레스 요인으로는 통증, 외과적 시술, 변화에 대한 두려움, 신체손상 등이 포함된다. 부모가 아동과 함께 있는 것이 이러한 두려움을 감소시키는데 큰 역할을 한다. 또한 간단한 설명을 제공하는 치료적 연극이 이러한 두려움을 감소시킬 수 있다.

임상적 조언

유아는 신체평가를 포함한 치료와 시술에 협조하기를 거부함으로써 간호사를 힘들게 할 수 있다. 이럴 때 유아에게 어느 정도의 통제감을 제공하여 협조를 촉진한다.

학령전기 아동

학령전기 아동에게 가장 큰 스트레스 요인은 혼자 있는 것, 어둠 속에 있는 것, 버려지는 것, 신체 및 감정과 관련된 자기통제의 상실, 신체의 부상이나 손상에 대한 두려움이다. 학령전기 아동은 아픈 것에 대해서 죄책감을 느끼거나, 질병이나 입원을 하는 것이 벌을 받고 있는 것으로 생각할 수 있다.

학령전기 아동은 유아기 아동과 비슷하게 정상적인 일상을 유지하기를 요구하므로 가족과 협력해 입원 아동의 일상을 최대한 유지하도록 해야 한다. 발달적으로 볼 때 학령전기 아동은 자신들의 주변을 탐색하면서 주도감을 보인다. 간호사는 이러한 주도성을 증진시키기 위해서 “빨간 약을 먼저 먹을까, 아니면 자주색 약을 먼저 먹을까?”와 같은 선택권을 제공함으로써 학령전기 아동의 독립성을 강화시킬 수 있다.

부모에게 가능한 자녀와 함께 머물도록 권장해야 한다. 부모가 함께 있을 수 없다면 학령전기 아동은 자신의 부모가 언제 병원으로 돌아오는지 예상시간을 알고 있어야 할 필요가 있다. 대부분의 학령전기 아동은 “2시간”, 4시 30분” 또는 “3시”와 같은 시간개념이 부족하므로 “저녁식사 후”나 “아침식사 전”과 같이 더 간단한 시간표현을 사용해서 대답한다. 부모가 학령전기 아동인 자녀에게 전화를 하도록 장려한다. 부모가 직장에서 전화를 할 수 있다면 학령전기 아동은 부모의 목소리를 듣고 병원으로 돌아올 것임을 확신하며 안정감을 가진다.

부모는 아동에게 스트레스를 주지 않기 위해 자녀가 잠이 들고 나서 병실을 떠나는 것이 더 낫다고 믿는 경우가 많지만 실제로는 그 반대이다. 부모가 떠났다는 것을 예상하지 못하고 잠에서 깨었을 때 부모가 없음을 발견하게 된 아동은 불안감을 느끼고 불신을 형성하게 된다. 부모가 자녀에게 자신이 언제 그리고 왜 떠나야 하는지(예: 직장에 가거나 집으로 가는 것)를 설명하도록 권장한다. 사실을 말함으로서 부모는 자녀에게 자신을 신뢰할 수 있음을 입증한다.

학령기 아동

학령기 아동은 스트레스를 주는 사건과 시술이 진행되는 동안 도움과 이해를 얻기 위해서 부모와 그 외 사람들에게 의존한다. 학령기 아동은 고통스럽거나 외과적인 시술이 진행되는 동안에 침착함을 유지하려고 시도하지만, 일반적으로 이들에게는 아주 많은 도움이 필요하다. 입원한 학령기 아동의 주된 스트레스 요인에 포함되는 것은 다음과 같다.

- 신체 기능의 통제 상실
- 프라이버시의 저해
- 신체의 손상 및 통증과 관련된 공포, 죽음과 관련된 불안
- 가족 및 친구와의 분리불안

학령기 아동은 상황의 개념에 대해 이해할 수 있기 때문에 아동의 병상 머무르지 못하는 부모는 아동에게 언제 돌아올 것인지를 말해주도록 권장된다. 부모는 아동에게 힘을 주고 위안을 주기 위해 통화를 할 수 있도록 장려된다. 어린 아동보다는 덜 하지만 스트레스를 주는 시술은 학령기 아동에게 퇴행이나 그 외 행동변화를 야기할 수 있다. 부모에게 이런 행동이 스트레스를 받는 상황에서는 정상임을 알려준다.

발달적으로 볼 때 학령기 아동은 근면함을 보이므로 가정과 학교 그리고 스포츠 활동에서 자신의 성취에 자부심을 느낀다. 근면함을 촉진하기 위해서 아동이 가능한 한 많이 자신을 돌볼

수 있는 일에 참여할 수 있도록 한다. 아동이 계속해서 학교공부를 하고 미술이나 공예와 같은 창의적인 활동에 참여하도록 장려한다.

청소년

입원한 청소년의 주요 스트레스 요인에는 독립성, 통제, 사생활의 상실, 신체부상이나 신체상의 변화에 대한 두려움,장애, 고통, 사망에 대한 공포, 또래집단, 가정, 학교로부터의 분리가 포함된다. 외모와 신체상에 대한 집착이 이 연령집단에서 가장 크다. 간호사는 이런 문제에 중점을 두는 교육과 설명을 제공함으로써 청소년을 안심시킬 수 있다. 청소년은 고통스러운 외과적 수술이 시행되는 동안에 독립성과 엄격하게 자기통제를 유지하려고 노력하는 경우가 많다. 입원이 부모에 대한 의존성을 증가시킬 수 있기 때문에 좌절과 분노를 보이는 반응을 할 수 있다. 사춘기의 사생활과 독립심에 대한 기대를 존중해주는 간호사는 이들과 신뢰 관계를 구축하고 입원과 질병에 대처할 수 있게 성공적으로 도움을 줄 수 있다. 청소년들로 하여금 이러한 경험에 대한 생각과 감정을 논하도록 장려한다. 간호사가 청소년의 말을 주의 깊게 들어주는 것이 긍정적인 관계를 형성하는데 있어서 필수적이다.

청소년은 자신의 정체성을 확립하고 부모의 영향으로부터 독립되어가는 과정에 있기 때문에 자신의 치료에 대한 여러 가지 면을 통제할 수 있는 것이 중요하다. 청소년이 의사결정과 치료계획에 있어서 적극적인 참여자가 되는 것을 보장하기 위해서 가족 및 의료팀과 협력한다. 신체적 특성이 급격하게 변화함에 따라서 사생활과 정숙함은 중요한 문제가 된다. 이들의 감정에 대한 존중을 나타내기 위해서 병실에 들어가기 전에 노크를 하고 평가나 그 외 시술을 시행하기 전에 허락을 구한다. 간호사는 의복, 헤어, 음악의 선택권을 허용함으로써 청소년의 자아상(자기이미지)의 중요성을 인정할 수 있다.

사춘기 청소년의 삶에 있어서 또래집단이 중요한 영향을 미친다. 친구들의 방문시간을 유연하게 허용하는 것은 10대가 자신의 사회적 네트워크를 유지하도록 돕는다. 친구들이 방문할 수 없을 때에는 인터넷을 사용할 수 있도록 하는 것이 도움이 된다. 입원기간 동안 사용할 수 있는 레크리에이션과 10대 휴게시설에 참여하도록 권장하는 것은 추가적인 또래집단을 만나 도움을 주는 기회를 제공한다.

입원에 대한 가족의 반응(대응)

아동의 질환과 입원은 가족의 일상생활을 방해한다. 자녀가 입원을 하게 되면 부모의 역할이 바뀌고 자녀에 대한 관리가 간호사에 의해서 제공된다. 부모 중 한 명이 병원에 머물고 다른 한 명의 부모 또는 다른 자녀가 집안일을 하게 되어 부모의 역할이 변화되면서 가족들은 불안과 공포를 느낄 수 있다. 결과가 불투명하거나 심각할 수 있는 건강문제가 입원의 원인이라면 특히 그렇다. 심각한 응급상황, 장기적인 질환, 만성 건강문제, 불량한 예후, 가족의 지지 부족, 재정적 지원 또는 지역사회의 지원 부족은 가족 구성원들의 대처 능력에 장애물이 될 수 있다.

간호사는 신뢰를 형성하기 위해 부모의 요구를 사정하고 그 요구를 충족시키도록 해야 한다. 입원 아동 부모의 요구는 다음과 같다.

- 불안을 완화할 수단
- 아동의 상태에 대해 의사와 따로 이야기할 시간
- 부모가 잘 수 있는 지정된 장소
- 퇴원과 가정간호에 대한 정보
- 다른 자녀와 함께 보낼 시간

부모의 스트레스는 직장의 결근, 추가비용, 가정에 남아 있는 자녀들의 식사와 돌보는 것에 대한 걱정과 같은 부담으로 악화될 수 있다.

신뢰관계를 구축하기 위해서는 간호사가 부모의 요구를 사정하고 맞추는 것이 중요하다. 간호사들로부터 도움을 받는 부모는 불안감이 감소하고, 자신감이 향상되며, 자녀의 관리에 대한 의사결정과 참여를 할 수 있는 준비가 더 잘 되어 있다.

간호사들은 입원에 대한 가족의 대응(반응)과 이들의 입원 경험에 대한 대처에 영향을 미칠 수 있는 건강, 질병, 질병의 원인에 대한 가족 구성원들의 문화적 관점에도 주의를 기울일 필요가 있다. 문화적 영향은 가족 중 누가 건강관리 관행에 대한 의사결정권자인지를 결정하고, 수용 가능한 치료에 대한 지침을 제공할 수도 있다.

형제자매의 경험

입원한 아동의 형제자매는 입원한 자녀의 건강에 대한 걱정으로 가득 찬 부모로부터 관심을 거의 받지 못할 수 있다. 아동의 형제자매가 어떻게 반응하는지는 이들의 발달수준과 상황에 대한 이해능력에 달려있다.

질병과 입원의 원인을 이해하지 못하는 어린 아동은 입원한 자신의 형제자매와 과거에 싸우거나 못되게 굴었던 것에 죄책감을 느낄 수 있다. 일부는 자신이 형제자매의 질병이나 부상에 영향을 미쳤다고 믿기도 하기 때문에 이들이 원인을 제공하지 않았다는 말로 안심시킬 필요가 있다. 형제자매가 실제로 질병이나 부상의 원인이 되었다면 이러한 감정에 대해서 논의할 수 있는 기회를 제공함으로써 자신의 죄책감에 대처할 수 있도록 돕는다. 상황에 따라 정신건강 상담이 필요한 경우도 있을 수 있다. 아동은 자신의 형제자매가 걸린 질병이나 부상에 대한 악몽이나 아픈 아동이 죽는 꿈을 자주 꾼다.

입원은 가족의 역할과 일상을 변화시키기 때문에 입원한 아동의 형제자매들은 불안해하고 걱정을 할 수 있다. 그렇기 때문에 행동문제가 생기거나 학업수행이 악화될 수 있다. 아픈 아동이 부모의 관심을 독차지하기 때문에 형제자매들이 질투를 할 수도 있다. 이들은 질투나 시기에서부터 억울함, 죄책감, 적대감, 분노, 불안감, 퇴행 그리고 두려움에 이르는 행동을 나타낼 수 있다. 부모의 도움으로 이러한 감정 및 문제 행동들을 헤쳐나갈 수 있으므로 이를 위한 지원이 필요하다. 입원한 아동의 형제자매들에 대한 발달적으로 적합한 교육과 도움이 이들의 질병에 대한 대처와 적응을 촉진한다.

입원한 자녀에 대한 관심으로 집중되어 있는 부모는 다른 자녀들을 데리고 병원을 방문하는 것을 고려하지 않을 수 있다. 아동은 직접 정확하게 확인하지 않으면 형제의 상황이 더 안 좋은 것으로 간주하기 때문에 질병이나 부상, 입원한 형제자매의 상황에 대해 부정적인 상상을 할 수 있다. 적절한 정보가 없는 아동은 자신의 형제자매가 장애를 가지거나 죽을 것이라는 두려움을 겪을 수 있다. 잘못된 생각을 없애기 위해서 부모는 다른 자녀들이 가능한 한 빨리 입원한 아동을 만날 수 있도록 형제자매의 방문을 고려한다. 아동이 잠재적으로 사망할 가능성이 있는 경우에, 특히 형제자매들에게 작별인사를 할 기회를 제공하기 위해 방문이 권장된다. 이러한 방문은 입원한 아동의 기분을 개선시키고 형제자매들의 잘못된 개념이나 부정적인 감정을 극복하는데 도움이 되는 경우가 많으며 근거 없는 두려움이 감소될 수 있다.

방문을 하기 전에 자신들이 경험하게 될 것에 대해서 설명을 해줌으로써 아동을 준비시킨다. 입원한 아동의 모습, 달라진 환경, 형제자매가 평상시와 왜 다르게 행동하는지에 대해 설명한다. 아동생활 전문가가 이러한 준비과정에 참여할 수 있다. 인형을 사용하고, 그림을 그리거나 또는 입원한 아동의 실제 사진을 보여주면서 이해도를 높인다(가족과의 협력: 입원한 아동의 형제자매를 다루기 위한 전략 참조).

형제자매들이 병원을 방문하는 동안에 아픈 아동과 어떻게 말을 하고 신체접촉을 하는지를 보여주면서 아동이 똑같이 따라하도록 장려한다. 방문이 끝나고 나면, 아동이 보고 느꼈던 것에 대해서 논의하고 이들이 가지고 있는 질문에 대답해준다. 형제자매들이 방문할 수 없을 때에는 사진, 그림, 화상통화 등의 미디어를 통해서 입원한 아동과 연락을 유지할 수 있다. 가족과 협력하여 형제자매 간에 의사소통을 할 수 있는 가장 효과적인 방법을 결정한다. 부모가 입원한 아동과 함께 병원에 머무르고 있다면 이들이 건강한 자녀들과 일상적인 의사소통을 할 수 있도록 도움을 준다. 예를 들면, 부모에게 매일 밤 일정한 시간에 가정에 있는 자녀들에게 전화하도록 권한다. 가정에 있는 자녀들에게 자신의 하루를 공유하고 입원한 형제자매의 소식을 들을 수 있는 기회를 제공하는 것은 결속감을 제공하고 걱정과 원망의 감정을 최소화시킬 수 있다. 집에 있는 자녀들과 전화통화를 하는 것은 아동에게 부모와의 일관적인 유대감과 자신들이 부모에게 중요한 존재이고 사랑을 받고 있다는 안도감을 제공한다.

임상적 조언

고열이나 감염성 질병의 다른 증상을 보이는 형제자매들에게는 방문을 허용해서는 안 된다. 방문과 관련된 구체적인 정책에 대한 정보를 부모와 가족에게 제공한다.

표 12-4 가족에 대한 평가

가족의 역할

- 아동의 질병이 가족에게 어떠한 변화를 초래할 것인가?
- 집안일이 재배정될 필요가 있을 것인가?
- 가족 구성원들에게 어떠한 구체적인 부담이 될 것인가?
- 부모 중 한 명이 아동과 머물거나 병원에서 많은 시간을 보낼 것인가?
- 부모 중 한 명이나 보호자가 다른 가족 구성원들과의 의사소통에 주된 책임을 맡을 것인가?

지식

- 가족은 아동의 상태와 치료에 대해 어떠한 지식을 가지고 있는가? 추가적인 정보가 필요한가?
- 퇴원계획과 교육이 얼마나 빨리 시작될 수 있는가?

지원체계

- 아동이나 가족에게 건강보험이 있는가? 비용을 얼마나 보상해 줄 것인가? 그 외 재정적 지원이 요구될 것인가? 입원 후 지속적인 관리를 위한 비용이 계속해서 필요할 것인가? 그렇다면 존재하는 건강보험이 이러한 비용을 보상해 줄 것인가?
- 가까운 친구나 가족이 다른 자녀들을 돌보고, 집안일을 돕고 또는 그 외 방식으로 도움을 줄 수 있는가?
- 지원단체, 장애아동을 위한 캠프, 교육 또는 간호사가 가족을 연계해 줄 수 있는 기구와 재정적 자원과 같은 지역사회 서비스가 있는가?

형제자매

- 형제자매들은 아동의 질병과 예상되는 결과에 대한 정보를 제공받았는가?
- 아동에게 질병을 유발한 것이 자신들이 아니라고 안심시켰는가?
- 아동은 가족의 역할과 일상이 바뀌는 것을 이해하는가?
- 아동은 아픈 아동을 방문할 수 있는가?
- 아동의 교사에게 가족이 스트레스 받고 있다는 것을 알렸는가?
- 입원한 아동의 생명이 위독할 때 형제자매들이 대처/대응 능력을 향상시키기 위한 치료계획에 포함되는가?

가족과의 협력 | 입원한 아동의 형제자매를 다루기 위한 전략

입원한 아동의 형제자매를 만나는 간호사는 이들의 이해를 돕기 위해서 다음과 같은 전략을 실행할 수 있다.

- 진실되게 대한다. 아동이 입원한 이유, 어떠한 치료가 포함되는지 그리고 예상되는 입원기간을 설명한다.
- 형제자매들에게 이들이 질병에 어떠한 원인도 제공하지 않았고 입원한 아동도 잘못한 일이 없음을 확실하게 말해준다. 형제자매가 건강위기에 어느 정도 연루되었거나 책임이 있다면 (정신건강) 상담이 필요할 수 있다.
- 형제자매가 질문을 하고 두려움이나 그 외 감정에 대해서 논의할 수 있도록 허용한다.
- 가능한 형제자매의 방문을 권장한다. 침대시트로 입원 아동에 연결되어 있는 관과 선을 가린다. 가능한 경우에는 피를 씻어내고 피가 묻은 밴드를 가린다. 아동이 볼 수 있는 기구, 붕대 그리고 시술과 듣게 될 수도 있는 소리에 대해 대비시키고 이해시킨다.
- 입원한 아동이 말을 하지 않는다면 형제자매에게 이를 알린다. "지금은 말을 할 수가 없어. 아주 깊은 잠을 자고 있는 것처럼 보여. 그래도 들을 수 있을 거야. 그러니까 만지고 말을 걸어도 돼."와 같이 말한다.
- 아동의 입원이 가족의 삶에 지장을 준 영향에 관련해 형제자매들이 자신의 감정을 표현하도록 장려한다.

가족에 대한 평가

간호사는 입원한 아동을 지원하고 가족중심 간호를 제공하기 위해서 가족의 역학관계를 이해하고 아동과 가족의 요구에 맞는 개별화된 간호계획을 세운다. 모든 가족 구성원을 포함하는 간호계획을 세우기 위해서 간호사는 아동의 질병이나 입원이 가족에게 미치는 영향에 대해서 평가한다. 표 12-4는 가족의 역할, 가족에 대한 지식, 도움/지원체계 그리고 형제자매에게 미치는 영향을 결정하는 간호사에게 일련의 질문을 제공한다.

가족과 협력하여 다음과 같은 자원을 결정한다.

- 가족 구성원들의 대처 전략
- 재정적 지원
- 건강관리, 의료서비스에 대한 접근성
- 지역사회 서비스의 이용 가능성

재정적 지원이 제한적인 가족일지라도 효과적인 대처 전략을 가지고 있다면 잘 대처할 수 있는 반면에, 재정적 자원이 풍부한 가족이라도 이들의 대처 전략이 효과적이지 못하면 어려움을 겪을 수 있다. 입원한 자녀와 함께 병원에 머무는 것은 부모 중 한 명이나 둘 다 직장에서 휴가를 내거나, 결근을 하거나 또는 병원으로 장거리 이동을 해야 하는 경우에 재정적인 손실을 초래할 수 있다. 입원의 부담을 평가하기 위해서는 학제간 접근법을 사용하는데, 이로 인해 가족의 지역사회자원과 지원에의 접근성이 증가할 수 있다.

다음을 고려함으로써 가족의 역학관계를 평가한다.

- 의사소통의 질
- 스트레스에 대처하는 방법
- 위험요인
- 가족 구성원의 역량

대처기전을 알아보기 위해 가족과 협력한다. 가족 구성원들이 어디에서 머무르고 있는지, 이들의 집이 얼마나 멀리 있는지 그리고 어떠한 지원체계가 붕괴되었는지에 대해서 확인한다. 부모는 이러한 상황에서 독서, 이완 그리고 운동을 포함한 다양한 대처기전을 이용한다. 그 외 지원을 제공하는 일반적인 공급원에는 병원의 사제와 사회복지사뿐만 아니라, 친구, 친척 그리고 목사가 포함된다.

아동이 과거에 입원을 했거나 건강관리를 필요로 했던 적이 있었다면 가족이 어떻게 아동의 건강요구에 대처했는지 조사한다. 아동의 입원 및 예상되는 치료와 관련된 가족 구성원들의 이해수준을 결정한다. 아동의 관리에 대한 가족 구성원들의 바람직한 역할을 결정하기 위해서 이들과 협력한다.

가족에게 가족 서비스 기관이나 그 외 지역사회 기관으로 연결이 필요한지 평가한다. 의료기구나 그 외 지원을 제공하는 지원단체나 기관의 필요성을 평가한다.

아동과 가족을 가르치고, 지원을 제공하고, 이들을 지역사회 자원으로 연결해 주는 것이 가족중심 간호를 제공하는데 있어서 주된 요소이다. 아동과 가족이 이용할 수 있는 그 외 자원에는 사회복지사, 아동 및 가족을 위한 정신건강 전문가 그리고 전문 간호사가 포함된다. 또한 아동의 질병에 대처하는 가족을 돕기 위한 병원 프로그램과 부모 지원단체가 이용 가능하다.

입원 아동의 적응을 위한 간호사의 역할

아동의 입원은 계획되었을 수도 있고 그렇지 않았을 수도 있다. 아동이 입원하게 되는 이유는 다음과 같다.

- 급성질환이 생기거나 기존의 만성질환이 악화된 아동
- 진단 · 치료, 시술 또는 선택적 수술(elective surgery)이 요구되는 아동

가족과의 협력 | 입원 아동을 위한 부모의 준비

간호사는 부모에게 다음과 같은 중재를 제안함으로써 부모가 아동의 입원을 준비시키는 일을 도울 수 있다

- 입원에 관련된 이야기책을 읽어 준다. 다양한 책과 소책자가 있다.
- 병원에 가면 어떤 경험을 하게 될지 대화한다. 집에 돌아오는 일에 대해서도 대화한다.
- 아동이 병원과 수술에 대해 질문하도록 격려한다.
- 아동이 병원에 대한 예상을 그림으로 그리도록 격려한다.
- 가능하다면 입원 전에 병동을 방문해 본다.
- 가능하다면 아동이 의료장비를 만지거나 보도록 한다.
- 아동이 병원놀이 장난감을 가지고 놀도록 한다.
- 아동이 원한다면 간호사 옷이나 의사 옷을 입어 볼 수 있도록 한다.
- 부모가 함께 있거나, 통화를 하거나, 특별한 물건을 남김으로써 아동을 심리적으로 지원할 계획을 세운다.
- 아동에게 모든 것을 솔직히 말한다.

- 건강하던 아동이 부상을 당해 예상치 못한 입원이 필요한 아동

계획된 입원

입원이 계획되어 있을 때에는 아동과 부모에게 이러한 경험을 준비할 시간이 주어진다(가족과의 협력: 입원 아동을 위한 부모의 준비 참조).

입원 전 준비를 통해서 아동과 가족이 급성환자 치료/급성 치료시설을 접하게 된다. 가족의 지식과 기대치를 사정하고 일어날 수 있는 경험에 대한 정보를 제공한다. 정보를 제공하고 두려움을 가라앉히기 위해서 다양한 접근법이 사용될 수 있다.

- 병동이나 수술실을 미리 둘러보는 것이 도움이 된다. 이러한 활동은 아동과 가족이 앞으로 접하게 될 환경에 친숙해지도록 돕는다. 학령전기 아동과 학령기 아동은 자신들이 접하게 될 물건을 눈으로 보고 다루어볼 수 있다. 미리 둘러보지 못한다면 의료시설과 시술을 보여주기 위해서 사진이나 DVD가 사용될 수 있다.
- 수술(외과) 팀의 복장을 착용해 보고 놀이를 할 수 있는 기회가 주어진다면 아동은 이러한 복장을 덜 무서워한다.
- 인형을 대상으로 시범을 보이는 것처럼 의료기구가 무엇을 위한 것이고 어떻게 사용되는지를 관찰할 때 이러한 기구에 대한 아동의 두려움이 줄어든다.
- 아동에게 시술을 설명하기 위해서 꼭두각시 인형과 촌극을 사용할 수 있다.
- 아동은 다양한 시술이 진행되는 동안에 무엇을 예상할 수 있는지를 연령에 적합한 용어로 설명하는 책이나 미디어에 노출될 수 있다.
- 색칠하기 그림책이나 그 외 교육자료를 통해서 교육을 강화한다.

청소년들의 입원을 준비하는 것을 돕기 위해서는 다른 접근법이 더 효과적일 수 있다. 청소년들은 서면자료, 모형, 영상뿐만 아니라, 유사한 시술을 경험한 또래와의 대화를 통해서도 배울 수 있다. 독립심과 사생활에 대한 존중을 나타내기 위해서 부모가 함께 있지 않을 때 질문을 할 수 있는 기회를 제공한다.

연령에 상관없이 가족을 참여시켜 아동의 입원을 준비한다. 부모는 제시된 자료를 검토하고, 질문에 대답하고, 진실되고, 지원을 제공함으로써 자녀의 입원을 준비하는데 중요한 역할을 할 수 있다.

예상하지 못한 입원

예상하지 못한 입원은 다음을 포함하는 여러 가지 이유로 인해서 아동을 감정적 위험에 놓이게 한다.

- 입원경험에 대한 준비 부족
- 다가올 사건에 대한 불확실성과 예측 불가능성
- 아동 부모의 높아진 불안감

낭포성 섬유증이나 백혈병과 같은 질병의 악화로 인한 입원은 우울증이나 절망감을 유발할 수 있다.

병원환경에 익숙해지도록 하고 질문의 기회를 제공하고, 진실된 대답을 제공하고, 모든 시술과 예상에 대해서 설명함으로써 입원에 대한 준비가 되어 있지 않은 아동과 가족이 적응할 수 있도록 지원한다. 아동을 위한 예상되는 간호계획에 대해서 논의하고 가족을 아동의 간호에 참여시킨다. 가족에게 두려움과 근심을 표현할 수 있는 기회를 제공한다. 추가적인 지원이 요구된다면 사회복지 서비스나 부모 지원단체에 연결해 준다.

입원 아동에 대한 간호

입원 아동에 대한 가족중심 간호는 입원으로 인한 스트레스에 대처하는 아동과 가족의 전략을 증진하고, 최적의 안전과 발달을 촉진하고, 아동의 평상시 생활이 가능한 한 적게 방해받도록 하는 데에 초점을 맞춘다.

임상적 조언

병원 환경은 특히 유아와 학령전기 아동에게 다양한 안전상의 위험을 제기할 수 있다. 간호사는 아동이 씹거나 삼킬 수 있는 주사기 뚜껑, 체온계 커버 그리고 그 외 기구를 없애야 한다. 라텍스 풍선은 질식의 위험이 있으므로 허용되어서는 안 된다(연령에 특정된 안전조치는 Box 12-1 참조).

특수병동과 병동별 간호 유형

병원에 입원하는 아동은 다음과 같은 병동 중 한 곳이나 그 이상에서 치료를 받을 수 있다.

- 일반 아동 병동(general pediatric unit)
- 단기 병동(short-stay unit), 외래병동(outpatient unit), 통원수술 병동(ambulatory surgical unit),
- 응급실(emergency department)
- 신생아 집중치료실(neonatal intensive care unit), 아동 집중치료실(pediatric intensive care unit)

입원한 아동에게는 수술 전 관리와 수술 후 관리를 포함하는 수술적 치료가 요구될 수 있다. 감염성 질병을 가진 아동은 격리 예방조치가 요구된다. 최대치의 잠재적 결과를 성취하거나 회복하기 위해서 재활관리가 필요한 아동도 있다.

일반 아동 병동

규모가 작은 시설은 일반적으로 모든 아동 전문관리를 한 병동이나 장소에 통합시키는 반면에, 큰 규모의 의료센터와 아동병원은 다양한 전문관리를 위한 별개의 병동을 가지고 있다.

주기적 병원입원에 대한 간호에 포함되는 것은 다음과 같다.

- 아동과 가족을 병동과 시술에 익숙해지도록 하는 것
- 아동의 일상을 최대한 따르는 것
- 아동과 가족을 의사결정 과정에 참여시키는 것
- 아동에게 직접적인 간호를 제공하는 것
- 아동을 위한 안전한 환경을 증진시키는 것
- 아동의 성장과 발달요구를 증진시키는 것

단기입원, 외래진료, 통원수술 병동

아동의 병원 체류기간이 일반적으로 짧아졌다. 경미한 수술(통원 수술센터에서), 진단검사(예: 심장도관 삽입), 진정제 투여가 요구되는 방사선 검사 그리고 치료(예: 화학요법)와 같은 많은 시술이 외래진료 병동에서 수행된다.

아동이 아침에 입원해서 그 날 오후에 퇴원할 수도 있다. 또한 잠재적으로 심각한 질병을 가진 아동은 관찰과 간단한 치료를 위해 단기입원이나 23시간 관찰병동에 배정되고, 그 이후에 의료진들이 퇴원 유무를 결정한다.

단기입원은 가족의 패턴에 가장 적게 지장을 주고 해당 기관, 건강보험회사 그리고 가족에게 비용 면에서 효과적이기 때문에 유익한 것으로 여겨진다. 간호사들은 부모가 계획된 입원을 위해서 자녀를 적절하게 준비시키도록 돕고, 시술이 진행되는 동안에 아동을 관찰하고, 가족이 간호에 참여하도록 장려하고, 가족에게 계속해서 정보를 제공한다(Box 12-2).

단기입원, 외래진료 그리고 통원수술 병동에 머무르는 아동에 대한 간호는 일반적인 병원입원의 경우와 동일하다. 그러나

Box 12-1

입원한 아동을 위한 안전조치

신생아와 영아

- 연령에 적합한 침대와 침구를 사용한다.
- 의료기구의 전선을 영아의 가운이나 셔츠 밑에 고정시킨다.
- 영아가 전선을 씹지 못하게 한다.
- 주사기 뚜껑과 기도폐색 위험이 될 수 있는 그 외 작은 물건을 적절히 처리한다.
- 아동을 방문할 수 있는 사람들의 목록을 부모와 함께 만든다.
- 부모가 병상에 있지 않을 때에는 유아용 침대의 난간을 올려놓는다.

유아와 학령전기 아동

- 침대의 높이를 낮게 유지한다.
- 부모가 병상에 없을 때에는 침대의 난간을 올려놓는다.
- 아동이 전선을 씹지 못하도록 한다.
- 병실에 잡다한 물건이 없도록 유지한다.
- 불필요한 모든 기구를 아동의 병실에서 치운다.
- 주사기 뚜껑과 기도폐색 위험이 될 수 있는 그 외 작은 물건을 적절히 처리한다.
- 질식의 위험이 있으므로 라텍스 풍선의 사용을 허용해서는 안 된다.
- 유아나 학령전기 아동이 병원 기구에 대해서 호기심을 보인다면 지도하에 기구를 안전하게 탐색할 수 있는 기회를 제공한다(예: 호기심을 충족시키기 위해서 주사바늘이 없는 주사기, 혈압 측정띠).
- 이 연령의 아동은 본성적으로 호기심이 많고 탐색을 좋아한다는 것을 명심한다.
- 유아나 학령전기 아동의 계속적인 관찰을 위해서 가족이 병실을 떠날 때에는 직원에게 이를 알리도록 교육한다.

학령기 아동

- 아동에게 정맥주사 펌프, 자가조절 진통제 펌프 그리고 산소 측정기와 같은 병원 기구를 만지는 것을 피하도록 가르친다.
- 지도하에서 아동이 병원 환경과 의료기구를 탐색할 수 있는 기회를 제공한다.
- 아동의 계속적인 관찰을 확보할 수 있도록 가족이 병실을 떠날 때에는 직원에게 이를 알리도록 교육한다.

청소년

- 병실에서의 흡연, 음주와 같은 문제를 다룬다.
- 청소년에게 병원에서 간호사가 제공하는 약물만을 복용하도록 가르친다.

Box 12-2

부모와 아동의 계획된 단기입원을 준비함에 있어서 간호 고려사항

- 허용되지 않는 음식이나 음료 또는 추가적인 수분섭취와 같이 도착 전에 필요한 특별한 요건이 있는가?
- 아동은 몇 시에, 어디로 와야 하는가?
- 특별한 신청서, 보험번호 또는 요구되는 이전 기록이 있는가?
- 아동이 병원에 얼마나 오래 머무를 것인가?
- 아동이 담요나 동물인형과 같은 친숙한 물건을 가정으로부터 가지고 올 수 있는가?
- 부모가 아동과 함께 있거나 병원에 머무르도록 예상되거나 장려되는가?
- 아동이 예상보다 더 오래 머물러야 하는 가능성이 있는가?
- 집으로 돌아가기 위해서는 아동의 상태가 어떠해야 하는가?
- 특수한 기구나 관리가 요구될 것인가?
- 증상은 무엇인가?
- 문제나 질문이 있을 때 가족이 갈 수 있는 곳이나 전화를 할 수 있는 사람은 누구인가?

교육을 할 수 있는 시간이 촉박하므로 간호사는 가족이 퇴원 지시서를 확실히 이해하도록 하기 위해서 최소한의 시간 안에 교육방법을 실행할 필요가 있다. 이러한 빠듯한 일정에서 효과적인 교육방법에는 시연(시범), 영상, 구두 검토가 동반된 팸플릿, 비공식적인 교육이 포함된다.

응급치료

아동이 응급실로 오는 경우 부모는 일반적으로 겁에 질리고 불안정하며 충격을 받은 상태일 수도 있다. 응급실 특유의 분주함과 심각성이 부모로 하여금 질문하기를 망설이고 결과에 대한 불안감을 가지게 하는 분위기를 조성한다. 많은 요인들이 부모의 불안과 스트레스를 야기할 수 있다.

- 예측하지 못한 상황의 특성
- 응급환경에서의 불확실성
- 빠른 의사결정의 필요성
- 수많은 시술, 검사, 치료의 필요성
- 고통에 대한 두려움

집중치료실

집중치료실은 높은 수준의 기술적 지원과 중재, 지속적인 관찰이 요구되는 신생아, 영아, 아동에게 전문적인 의료관리를 제공한다.

신생아 집중치료실(neonatal intensive care unit). NICU는 합병증이 있는 미숙아, 심혈관이나 호흡기 기능에 영향을 미치는 선천적 기형을 가지고 태어난 신생아, 그 외 생명에 위협이 되는 상황에 처한 신생아에게 전문적인 간호를 제공한다.

소아 집중치료실(pediatric intensive care unit). PICU는 생명에 위협이 되는 질병과 부상, 만성질환의 급성악화(예: 중증이나 생명이 위독한 천식의 악화) 또는 높은 수준의 지원과 지속적인 관찰이 요구되는 그 외 상태에 처한 영아와 아동에게 전문적인 간호를 제공한다.

NICU나 PICU에 있는 신생아나 아동의 부모는 자녀의 질병이 심각하고 예후가 조심스럽기 때문에 불안감을 느낀다. 친숙하지 못한 기구가 두려움이나 불안감을 주는 분위기를 조성할 수 있다. 수많은 의료진들이 집중치료실에서 근무하므로 효과적이고 열린 의사소통이 없다면 부모는 누구에게 질문을 해야 하는지 또는 어떤 질문을 해야 하는지조차도 모를 수 있다. 가족에게 질문을 적어 오도록 권장하고, 대답해 줄 수 없는 질문에 대해서는 정보를 제공해 줄 수 있는 적절한 곳으로 안내한다.

요약하자면, NICU와 PICU에서 근무하는 간호사들은:

- 아동에게 포괄적인 직접간호를 제공한다.
- 아동과 가족에게 정서적 지원을 제공한다.
- 치료와 기구의 목적에 대해서 설명한다.
- 부모가 자녀를 안거나 신체적으로 접촉할 수 있도록 돕는다.
- 적합한 경우에는 다른 서비스로의 위탁을 제공한다.

격리

감염의 전파를 예방하기 위해 아동을 격리(isolation)할 경우 아동은 다른 아동 및 방문자와 충분히 접촉할 수 없어서 자극을 적게 경험할 수 있다. 가족의 잦은 방문이 중요하며 권장되어야 한다. 가족은 올바르게 사용하지 못할 것이라는 두려움이나 필요하지 않다는 믿음으로 인해서 보호용 의복을 착용하기를 꺼려할 수 있다. 간호사는 가족이 격리와 특수한 시술의 이유를 이해하도록 해야 한다. 가능한 경우에는 아동과 접촉하고 안아주는 것이 권장된다.

재활

재활은 신체적으로나 정신적으로 문제가 있는 아동이 치료와 교육을 통해서 자신이 가지고 있는 최고의 잠재력에 도달할 수 있도록 지원하는 과정이다. 재활병동은 초기의 질병이나 부상 기간이 지난 후에 아동의 계속적인 회복을 위한 지속적인 관리와 지원을 제공한다. 병원 내부의 별도 병동이거나 독립적인 센터일 수도 있다. 뇌손상, 척추손상, 익사 직전 소생, 화상을 겪은 아동은 일반적으로 광범위한 재활을 필요로 한다. 재활과정은 오랜 시간이 걸릴 수 있다. 가족은 생활방식, 수입, 재정상황 그리고 책임에 있어서의 변화에 적응하기 위한 지원을 필요로 할 수 있다.

부모의 참여

가족 구성원들은 질병을 겪고 있는 아동의 간호에 있어서 필수적이다. 아동이 병원에 입원해 있는 동안 부모의 참여를 통해서 가족의 완전한 상태가 조성된다. 참여는 부모에게 통제감을 주고 자신들이 자녀의 경과가 진척되는 과정에 적극적인 참여자임을 느끼게 해주며, 아동이 집으로 돌아갔을 때 요구되는 간호에 대해서 가족을 준비시키기도 한다. 부모의 존재와 참여는 아동에게 매우 이로우며, 부모가 함께 있을 때 아동의 감정적 고통과 불안감이 줄어든다. 부모-아동 애착이 지장받지 않는 상태로 유지될 때 아동의 행동 부적응이 감소한다.

시술준비

입원한 아동은 입원 중에 소변이나 혈액채취에서부터 요추천자와 수술에 이르기까지 수많은 시술을 받을 수 있다. 알지 못하는 것에 대한 두려움이 아동의 불안감을 증가시킨다. 시술을 위해서 아동을 준비시킬 때에는 긍정적인 태도를 유지하고, 해보지 않은 경험에 대해서 겁을 먹는 것이 정상적인 반응임을 말하여 아동을 안심시킨다. 특별한 기법이 아동이 이러한 시술에 대해서 이해하고 이에 대한 감정에 대처하도록 도울 수 있다. 시술을 받기 위해서 아동을 준비시키는데 사용될 수 있는 기법은 발달적 연령, 대처능력 그리고 이전 경험에 따라서 다르다.

심리적 준비

아동의 연령에 따라 준비가 시술 바로 전 혹은 여러 날 전에 시작될 수 있다. 아동이 시술의 이유를 이해하지 못하거나 앞으로 무슨 일이 일어날지 예상하지 못한다면 소변을 채취하거나 방사선 검사를 받는 것조차도 아동에게 두려움을 줄 수 있다. 약물투여도 아동에게 좌절감을 주거나 불안하게 만들 수 있다. 간호사가 아동의 발달수준에 적합한 기법을 사용해서 약물투여를 위한 준비를 할 때 약물의 안전한 투여가 보장된다(표 12-5).

앞으로 일어날 시술에 대한 아동의 지식과 감정을 평가하기 위해서 발달적으로 적합한 기법을 사용한다. 그림 그리기, 이야기, 신체윤곽만 있는 인형, 해부학적으로 정확한 인형, 아동과의 대화가 포함된다.

시술과 그 목적에 대해서 설명할 때에는 아동이 이해할 수 있는 단어를 사용한다. 인지수준과 이전 경험에 맞는 설명을 필요로 한다. 아동은 무슨 일이 일어나고 있으며, 그 이유는 무엇인지 그리고 시술이 진행되는 동안 자신들이 어떻게 대처할 수 있는지에 대해서 알기를 원할 것이다(표 12-6).

부모의 참관은 시술이 진행되는 동안에 아동에게 위로와 도움이 될 수 있다. 부모가 시술 시 아동 곁에 머무르기를 원하는지에 대한 선택을 할 수 있도록 해야 한다. 일부 부모는 자신들이 너무 당황해서 자녀에게 도움이 될 수 없다고 생각할 수 있다. 시술을 참관하고자 선택하는 부모도 있다. 청소년들 중에는 부모가 자신의 간호에 참여하기를 원하는 아동도 있는 반면에, 부모의 역할을 최소화하기를 원하는 아동도 있다. 부모의 참관에 대한 청소년들의 바람이 무엇인지 반드시 확인하도록 한다.

임상적 조언

놀이방이나 놀이 활동 중에 시술이 수행되어서는 절대 안 된다. 다른 의료진에 의한 치료(예: 혈액채취나 호흡기 치료)가 놀이방에서 수행되지 않도록 보장함으로써 간호사는 아동을 위한 옹호자로서의 역할을 한다. 아동이 치료실로 가는 것을 돕고 치료가 끝난 후에 놀이방으로 돌아갈 수 있음을 말하여 아동을 안심시킨다.

신체적 준비

신체적 준비는 아동의 연령과 시술에 따라 다르다. 시술 전 진정제 투여가 요구될 수 있다. 진정제 투여가 요구된다면 아동은 일정한 시간 동안에 경구로 다른 어떠한 것도 섭취할 수 없을 것이다. 어린 영아는 시술을 위해서 자당이 제공될 수도 있다. 시술을 위한 점검목록이 자주 사용된다.

검사를 위한 체위

경정맥 천자

경정맥 천자는 영아나 어린 아동의 혈액 검사물 채취 시 시행하는 것으로 아동의 머리를 옆으로 돌려 고정시킨 후 천자를 한다. 천자 후 3~5분 정도 거즈로 압박한다.

대퇴정맥 천자

흔히 사용하는 부위로 앙와위 자세로 다리를 벌려 서혜부에서 시행한다. 배뇨할 수 있으므로 기저귀로 덮고 시행하며 출혈 예방을 위해 압박한다.

말초정맥 천자

정맥천자 시 많이 사용되는 부위로 팔, 다리를 고정시킨 후 천자한다.

요추천자

억제 후 요추 3~4번 부위에 가는 바늘을 삽입하여 뇌척수액을 수집한다. 천자 시 산소포화도, 활력징후를 감시하고, 천자 후에는 활력징후와 의식변화, 신경학적 징후를 관찰한다. 두통

표 12-5 아동에 대한 약물투여의 다양성

경로	발달적 고려사항	기법
구강	5세 이하의 아동은 일반적으로 알약과 캡슐을 삼키지 못한다.	• 약물이 주로 액상으로 투여된다(엘릭서, 시럽 또는 현탁액). • 알약을 부수거나 캡슐을 개봉해서 적은 양의 음식과 섞기도 한다. 약물을 비활성화시키지 않는지 약사와 확인한다. 장용해 알약이나 지효성 약물은 절대 부수지 않는다. • 부순 알약과 섞을 매체를 선택할 때에는 한 숟가락의 사과소스, 푸딩, 젤리 또는 적은 양의 음식이나 1~2mL의 액체만을 사용함으로써 약물의 전체 복용량을 섭취하는 것이 쉽도록 한다. • 액상의 약물을 투여할 때에는 정확성을 높이기 위해서 경구 주사기를 사용한다.
	아동이 약을 복용하는 것을 원하지 않을 수 있다.	• 기도폐색과 흡인을 피하기 위해서 아동을 똑바로 앉힌다. • 볼 안쪽을 조준해서 경구용 주사기(영아용)를 사용하거나 약 컵을 사용하여(유아와 학령전기 아동용) 마시게 함으로써 액상 약물을 천천히 투여한다. • 약물을 복용할 것으로 기대한다는 말을 아동에게 전달한다. 약을 복용한 후 마실 음료의 종류를 아동이 선택하도록 하되, 약을 지금 복용할 것인지의 여부는 아동에게 묻지 않는다.
직장	직장의 크기가 작고 길이가 짧다.	• 좌약을 넣기 전에 좌약 끝에 윤활제를 바른다. • 좌약을 항문에 놓고 조임근 속으로 넣는다. • 3세 미만의 아동에게 좌약을 넣을 때는 새끼손가락을 사용한다. 3세 이상의 아동은 대개 검지를 사용한다.
눈과 귀	어린 아동은 눈이나 귀에 투여하는 약물을 두려워할 수 있다.	• 부상을 피하기 위해서 적절한 신체고정이 요구된다. • 아동의 머리에 손목을 받침으로써 간호사의 손이 고정될 수 있다. • 투약과정을 이해할 수 있을 만큼의 나이의 아동에게는 설명과 치료적 연극이 사용될 수 있다. • 약물을 실온에 보관한다.
피부	영아의 피부는 얇고 약하다.	• 처방된 투여량과 어린 아동에게 적합한 약물만이 피부에 사용되어야 한다. • 약물이 피부와 적절하게 접촉하는 것을 보장하기 위해서 투여 부위를 가리거나 아동의 손이 닿지 않도록 할 필요가 있다.
근육	아동의 몸의 구조와 생리는 성인과 다르다.	• 신경이나 혈관의 손상 위험으로 인해서 아동에게는 대둔근(둔부)이 권장되지 않는다. • 아동에게는 외측광근이 선호된다. • 적은 양의 일부 백신 투여를 제외하고는 삼각근은 어린 아동에게 거의 사용되지 않는다.
정맥	정맥이 작고 약하다. 주사액의 균형이 중요하다.	• 주사 부위의 세심한 간호가 요구된다. • 영아에 있어서 두피 정맥이 가끔 사용되기는 하지만 일반적으로 손과 발이 사용된다. • 주입펌프에 대한 잦은 관찰(모니터)이 요구된다. • 오랜 시간에 걸쳐서 적은 양의 주사액이 투약될 때에는 주사기 펌프가 자주 사용된다. • 장기간의 정맥 약물요법을 위해서는 일반적으로 중심정맥관이 사용된다.

Note: See Bindler, R. C., Ball, J. W., London, M. L., & Davidson, M. R. (2017). Clinical skills manual for maternity and pediatric nursing (5th ed., p. 106–122). Hoboken, NJ: Pearson for further medication administration techniques. See Appendix E for information related to how drug dosages are determined for children.
Adapted from: Bindler, R. C., Ball, J. W., London, M. L., & Davidson, M. R. (2017). Clinical skills manual for maternity and pediatric nursing (5th ed., p. 106). Hoboken, NJ: Pearson.

완화를 위해 한 시간 정도 누워 있게 한다.

골수천자

유아는 자세를 취하기 쉬운 경골을 선택하며 아동은 장골 전방 혹은 장골 후방을 사용한다.
통증경감을 위해 약물을 투여하며 아동의 상체와 하체를 모두 억제시켜야 한다.

검사물 수집

소변검사

어린 아동은 소변수집주머니를 사용하며, 조금 큰 아동은 좋아하는 음료를 섭취하게 한 후 자발적 배뇨를 통해 수집한다. 학령기나 청소년 아동이 생리를 할 경우에는 검사를 연기한다. 청결한 소변이 필요할 경우 여아는 앞에서 뒤로 3번 이상 닦고, 남아는 생식기 끝을 닦은 후 중간뇨를 수집한다. 검사물은

표 12-6 시술 전반에 걸친 아동에 대한 지원

발달단계	시술 전	시술 중
영아	• 영아에 대한 지원은 없음. 부모에게 시술과 그 이유 그리고 이들의 역할에 대해서 설명한다. • 부모에게 시술 시 참관할 수 있는 선택을 허용한다. • 부모는 영아의 발을 만지거나 볼을 문지르면서 진정시키는 말을 할 수 있다.	• 간호사가 안전하고 부드럽게 움직이지 못하도록 해야 한다. 부모에게 자녀를 제압하도록 요청해서는 안 된다. • 시술을 빨리 수행한다. 주의를 분산시키기 위해서 신체접촉, 목소리, 달래기 젖꼭지 그리고 젖병을 이용한다. • 시술이 끝난 뒤에 부모에게 영아를 안고, 가볍게 흔들고, 노래를 불러주도록 요청한다.
유아	• 유아의 시간개념이 제한적이므로 시술 직전에 설명을 한다. • 유아에게 어떠한 잘못도 하지 않았고 단지 시술이 필요함을 설명한다.	• 치료실에서 수행한다. 간호사가 아동의 움직임을 안전하게 억제해야 한다. • 짧은 설명과 지시를 긍정적인 방식으로 제공한다. • 선택의 여지가 없을 때에는 선택권을 주는 것을 피한다. 예를 들면, "이제 시작할거야"라고 말하는 것이 "지금 해도 되겠니?"라고 하는 것보다 낫다. • 유아가 울거나 소리치는 것을 허용한다. • 시술이 끝난 후에는 유아를 위로한다. 유아에게 좋아하는 음료수나 특별한 스티커를 선택하도록 한다.
학령전기 아동	• 시술에 대한 간략한 설명을 제공한다. 간단한 그림이 유용할 수 있다. • 가능하다면 감독 하에 아동이 사용될 기구를 만지고 가지고 노는 것을 허용한다. • 의료기구를 신체에 주입(삽입)하는 것은 위협으로 느껴질 수 있으므로 아동의 신체에 아무런 변화가 없음을 설명하고, 신체가 온전하며 신체 부위가 "떨어지지" 않을 것이라고 안심시키기 위해 접착용 밴드를 사용한다.	• 치료실에서 수행한다. 간호사가 안전하게 아동의 움직임을 억제해야 한다. • 짧은 설명과 지시를 긍정적인 방식으로 제공한다. • 아동에게 10까지 세도록 하거나 자신의 이름의 철자를 말하게 함으로써 통제감을 느끼도록 돕는다. • 아동이 우는 것을 허용한다. 협조와 시술을 완료한 것에 대한 긍정적인 피드백을 제공한다. • 시술이 끝난 후에 이에 대한 경험을 표현하기 위한 그림을 그리도록 권장한다.
학령기 아동	• 분명하고 완전한 설명이 도움이 된다. 그림, 사진, 책 그리고 기구를 만지는 방법을 사용한다. 깊은 호흡과 시각화와 같은 스트레스 완화 기법에 대해서 가르친다. • 시술이 완료된 후에는 보상을 선택할 수 있도록 한다.	• 필요한 경우에 아동의 움직임을 억제할 준비를 한다. 아동이 움직이지 않고 있을 수 있다면 스스로 자세를 유지하도록 허용한다. 시술이 진행되는 내내 일어나고 있는 일에 대해서 설명한다. 스트레스 제어 기법의 사용을 촉진한다. 협조에 대해서 칭찬한다.
청소년	• 분명한 구두 설명과 서면 설명을 제공한다. • 스트레스 완화 기법에 대해서 가르친다. • 철사 침 제거나 정맥천자와 같은 특정한 시술에 대한 두려움이 있는지 조사한다.	• 자기조절을 돕는다. 스트레스 조절 기법 사용을 돕는다. • 기대되는 결과에 대해서 설명하고 검사결과가 언제 완료되는지에 대해서 말해준다.

30분 내에 검사하며 바로 보낼 수 없을 경우 냉장고에 보관한다.

24시간 소변 수집검사

24시간 동안 분비되는 양과 물질들을 측정하기 위한 것으로, 처음 소변은 버리고 그 이후 소변을 보관용기에 얼음이나 방부제를 넣어 24시간 동안 수집하여 냉장 보관하여 마지막 소변까지 수집한 후 검사실로 보낸다.

도뇨관 삽입

자발적 배뇨가 어려울 경우 도뇨관(8~10F) 혹은 feeding tube을 삽입하여 채취한다. 작열감, 통증, 불편감 해소를 위해 리도카인(2%) 윤활제를 사용하는 경우도 있다.

치골상 천자

급성 요로감염 의심 시 의사가 천자를 시행한다. 천자침(20~21G)을 치골 중앙 1cm 위에 수직으로 삽입하여 수집한다. 소변이 모인 상태에서 해야 하며 피부준비를 한 후에 실시한다.

대변검사

기생충이나 설사의 원인균, 위장관의 기능, 잠혈 등을 확인하기 위한 검사로 소변이 섞이지 않은 대변을 채취한다.

혈액검사

말초 정맥천자 혹은 중심정맥 장치에서 정맥혈액을 채취한다.

동맥혈 가스분석

혈액 내 가스농도를 측정하는 것으로 요골, 상완, 대퇴동맥에서 Allen test 후 의사가 시행한다. 수집된 동맥혈은 공기가 들어가면 안 되므로 항응고제 처리가 된 수집관에 채집 후 바로 막는다. 얼음으로 유지시켜 즉시 검사실로 보낸다.

모세혈관 검사물

발뒤꿈치(발바닥 선 바깥부위)를 이용하여 말초혈액을 채취한다. 팔에서 할 경우 펴고 있어 멍이 들지 않게 한다.

호흡기 분비물

호흡기 감염 진단을 위해 객담 혹은 코 분비물을 수집한다. 영아나 어린 아동은 수집하기 힘들다.

흡인기

기도 내에 카테터를 삽입하여 기침을 유도하여 흡인기로 분비물을 수집한다.

코 세척

RSV 감염 진단을 위해 생리식염수를 콧속에 점적하여 분비물을 흡인한다. 후에 bulb syringe로 분비물을 흡인한다.

비인후 도말

백일해 혹은 인후배양을 위해 무균 면봉을 이용하여 수집한다.

시술의 수행

어린 아동에 대한 시술은 아동에게 자신의 병실이 "안전하고" 상대적으로 아픔이 없는 공간이라는 안정감을 촉진하기 위해서 일반적으로 정맥주사 투여, 혈액채취, 요추천자와 같은 치료를 수행하기 위해서 만들어진 방에서 수행된다. 조금 더 큰 아동은 치료실이나 자신의 병실 중 어디에서 시술을 받기를 원하는지에 대한 선택을 할 수 있다. 학령기 아동과 청소년들은 자신의 병실에서 시술을 받는 것을 선호할 수 있다.

가능한 한 빠르고 효과적으로 시술을 수행한다. 참여를 원하는 부모에게는 자녀의 손을 잡거나 가까이에 서서 위안이 되도록 요청한다. 아동의 움직임을 억제할 필요가 있을 때에는 부모가 아닌 간호사를 이용한다. 부모나 또 다른 간호사가 아동을 부드럽게 쓰다듬고, 말을 걸고, 노래를 부르고, 안심시키고 또는 스트레스 완화 기법을 사용함으로써 아동을 지원하도록 배정될 수 있다.

시술 도중 아동의 반응에 상관없이 시술이 끝난 후에는 아동을 칭찬해야 한다. 보상을 선택하도록 하는 것이 아동을 진정시킬 수 있다. 시술이 치료실에서 수행되었다면 아동을 안심시키기 위해서 자신의 병실로 옮긴다.

유연성 및 우선순위 배정 능력은 병원 간호사에게 요구되는 자질이다.

병원환경에서의 아동간호사는

- 교대근무를 시작할 때 각 환아에 대한 보고를 받는다.
- 교대근무를 시작할 때와 근무시간 동안 각 환아를 사정한다.
- 자녀의 치료계획이나 상태에 대한 부모의 질문에 대답한다.
- 연령에 적합한 정보를 이용하여 의료 시술을 받을 아동을 준비시킨다.
- 연령에 적합한 기법을 사용해서 아동에게 약물을 투여한다.
- 위관 관리, 정맥주사와 같이 요구되는 간호술을 수행한다.
- 부모에게 가정간호를 위해서 요구되는 기술을 가르친다.
- 필요에 따라서 다른 의료 팀원들에게 책임을 위임한다.
- 부모에게 퇴원교육을 실시한다.
- 교대근무를 마칠 때 각 환아에 대한 보고를 제공한다.

> **문화적 역량개발 통역사 활용**
>
> 아동 급성치료 환경에서 근무하는 간호사는 언어의 장벽이 있는 가족을 자주 접한다. 의사소통을 위해서 간호사는 반드시 적합한 통역 서비스를 활용해야 한다. 환자의 병력을 확보하고, 질병과 치료에 대한 설명을 제공하고, 사전동의를 확보하기 위해서 가족 구성원을 이용하는 것은 정보의 정확성과 관련된 문제를 초래할 수 있다.

수술준비

아동의 반응은 심리적, 신체적 준비와 관련이 있으므로, 환경 및 기구에 대한 친숙함과 수술절차에 대한 설명을 포함한 수술 전 준비는 아동과 부모 모두에게서 불안감을 감소시킬 수 있다.

수술 전 간호

아동에 대한 수술 전 간호에는 수술에 대한 심리사회적 준비와 신체적 준비가 포함된다. 수술 전 교육의 목표는 알지 못하는 것과 관련된 두려움을 줄이고 수술과 관련된 스트레스와 불안을 감소시키는 것이다.

수술 전 준비는 아동의 발달수준에 맞추어진다. 아동생활 전문가를 이용할 수 있다면 이들이 수술을 앞둔 아동을 준비시키는데 있어서 중요한 역할을 할 수도 있다. 부모가 수술실로 함께 동행할 것이며 수술 후 깨어났을 때 기다리고 있을 것이라고 말하는 것이 아동을 안심시킨다. 부모가 영아와 어린 유아를 안고 대기장소로 데리고 오거나 휠체어로 한 부모의 무릎에 앉혀서 들어오는 것이 허용되어야 한다. 학령전기 아동은 가능하다면 특별한 곰 인형과 담요가 일반적으로 수술 전 대기장소에서 허용되어야 한다. 간호사는 이러한 개인물품에 아동의 이름을 붙여야 한다. 가족이 무엇을 기대할 수 있고 이들에게 무엇이 기대되는지에 대해서 가족을 준비시킨다. 정맥주사장치, 모니터 장치와 같은 특수한 기구에 대해서 설명한다. 일부 병원에서는 한 번에 한 명이나 두 명의 직속 가족만이 아동을 방문하는 것이 허용된다. 방문객들은 특수 가운, 신발 또는 모자를 착용하도록 요구될 수 있으며 특정 구역에는 출입이 제한될 수도 있다.

마취유도 시 부모 참관

지금은 많은 병원들이 마취유도가 실시되는 동안과 마취 후 회복구역에서 부모가 자녀와 함께 있는 것을 허용한다. 대부분의 부모는 수술 전과 직후에 자녀를 지원하기를 원하며, 이들의 존재는 아동에게 안심과 위안을 제공한다. 마취유도 동안에 부모의 참관을 허용하는 결정은 개인적 상황에 근거해서 이루어져야 한다. 간호사는 수술가운, 모자, 신발덮개 그리고 수면유도 동안의 부모의 역할과 같은 기대요구에 대해서 설명한다. 간호사는 부모에게 질문을 하고 근심을 표현할 수 있는 기회를 제공한다.

신체적 준비

수술준비는 지정된 수술 전 구역에서 일어날 수 있다. 수술 전 구역에서 일반적으로 수행되는 시술에는 예비약물 투약, 정맥주사 준비(전신마취 후에 수행되지 않는다면) 그리고 수술부위에 대한 준비가 포함된다. 유치 도뇨관이 필요한 경우에는 아동이 마취되기 전까지는 일반적으로 수행되지 않는다.

> **Box 12-3**
> **수술 전 체크리스트**
>
> 1. 수술 동의서가 차트에 있는지 확인한다.
> 2. 알레르기에 대한 정보를 확인한다.
> 3. 보철장치가 제거되었는지 확인한다.
> 4. 흔들리는 치아를 확인한다.
> 5. 안경과 액세서리가 제거되었는지 확인한다.
> 6. 수술 부위가 준비되었는지 확인한다.
> 7. 검사 결과지가 차트에 있는지 확인한다.
> 8. 수술 전 배뇨를 확인한다.
> 9. 수술 전 금식 상태가 유지되었는지 확인한다.
> 10. 수술 전 처방된 약물이 투여되었는지 확인한다.
> 11. 활력징후를 차트에 기록한다.

수술 전 시술과 지침은 병원과 외래진료 수술센터마다 다르다. 통원시설과 급성 치료시설에서는 수술을 위한 환자의 적절한 신체적 준비를 보장하기 위해서 수술 전 점검목록이 사용된다(수술 전 체크리스트는 Box 12-3 참조).

수술 전에 아동의 체중과 활력징후를 정확하게 측정하고 마지막으로 섭취한 음료의 양과 종류에 대해서 질문한다. 소변의 양을 관찰한다. 영아와 어린 아동에 있어서 금식 상태는 아동과 부모 모두에게 고통스럽다. 금식 상태에 관한 교육을 강화하고 가족에게 필요한 지원을 제공한다.

수술 전 시간 동안의 간호에는 정확한 기본간호를 수행하고 처방된 수액을 투여하며 수액 상태를 평가하는 것이 포함된다. 정맥 내 주사가 처방된 때에는 수액의 유형과 투여속도가 지시된 사항뿐만 아니라 아동의 체중에 기대되는 것과 일치하는지를 확인하여 주입을 시작한다.

부득이하게 수술을 받는 어린 아동은 일반적으로 수술 직전과 수술이 진행되는 동안, 수술 후 일정 기간 동안 음식과 음료의 구강섭취가 제한되기 때문에 이로 인한 체액불균형의 위험이 발생하게 된다. 수술 전 아동의 구강섭취가 제한되는 시간은 다양하다. 우유나 가벼운 식사는 수술 전 6시간까지 섭취될 수도 있다. 영아에게는 일반적으로 모유나 분유, 맑은 음료에 대한 금식이 몇 시에 시작되는지에 관련된 아주 구체적인 지시가 내려진다. 지시는 영아의 수술 일정이 몇 시인지에 따라서 다를 수 있다. 영아보다 나이가 더 많은 아동은 일반적으로 밤에 음식이나 음료를 섭취하지 않기 때문에 주로 자정 이후의 금식 지시가 처방된다. 오래 지속되는 금식을 잘 참지 못하는 유아와 학령전기 아동에게는 특히 수술 일정이 아침이 아니라면 더 구체적인 지침서가 처방되어야 한다. 아동이 얼마나 오래 금식을 유지하는지에 대한 궁극적인 결정은 마취 전문의에게 달려 있으며 이들의 개인적인 경험과 믿음에 따라 다를 수 있다.

영아는 특히 체액을 보존하지 못한다. 따라서 진단검사를 위한 짧은 시간의 금식 상태라도 체액의 불균형을 초래할 수 있다. 수술은 출혈로 인한 체액소실을 초래하는 경우가 많으며, 이것이 체액의 불균형을 더욱 악화시킬 수 있다. 또한 수술이나 아동의 상태에 대한 반응으로 생기는 복부와 같은 신체 공간에서의 체액 손실이나 축적 등의 증상을 겪을 수 있다. 요구되는 전체 수분(수액)의 양이 마취과 전문의에 의해서 결정되기는 하지만 간호사는 수술 전 일반적으로 요구되는 수분의 양에 대해서 이해하고 있을 필요가 있다. 아동이 수술 전 금식이고 정맥주사가 시작되지 않았다면 이 아동에게는 금식기간에 섭취되지 않은 수분을 보충하기 위해서 수술 동안과 수술 후에 추가적인 수액이 요구된다.

전체 수술 과정에서 투여되는 수액의 종류는 아동의 상태, 수술이 걸리는 시간, 임상적 조건에 의해서 결정된다. 수술이 진행되는 동안 간호사는 계속해서 수액을 투여하고, 체액의 손실을 측정하고, 아동을 지속적으로 평가한다.

수술 후 간호

아동에 대한 수술 후 간호에는 신체적 · 심리적 간호가 모두 포함된다. 수술 직후 기간에는 활력징후의 기준치를 관찰하고 드레싱, 구토 또는 배액관에 의한 체액손실의 증거를 평가하고 매시간 소변의 양을 기록한다. 효과적인 기도확보를 유지하고 호흡억제나 곤란의 증거를 관찰한다. 수술 후 처방사항을 점검해서 정맥 내 수액을 처방대로 받는지 확인한다.

아동의 의식(깨어 있음) 수준이 평가되고, 프로토콜에 따라서 활력징후를 자주 평가하는데, 1시간 동안 15분 간격, 그 다음 1시간 동안 30분 간격, 4시간 동안 매시간 측정하는 것이 일반적이다. 수술부위에 분비물(배농)이 있는지 관찰하고, 드레싱에는 출혈이 있는지 살핀다. 간호사는 아동의 섭취와 배설을 매시간 관찰하고 위로와 진통제를 제공한다. 구강섭취를 재개하는 것은 수술절차, 아동의 상태, 외과의사의 프로토콜에 의해 결정된다. 구강으로의 수분섭취가 재개된 후에는 구토가 있는지 관찰한다. 아동이 적절한 수분을 섭취하고 있을 때에는 정맥 내 수액의 주입속도가 감소되거나 의사의 지시에 따라서 중지된다.

부모는 수술이 끝난 후 가능한 한 빨리 아동과 함께 있도록 장려된다. 아동의 상태에 따라서 아동을 외래진료 수술병동에서 집으로 바로 퇴원시키거나 아동병동, 집중치료실로 옮길 수 있다.

수술 후 간호의 기대되는 결과는 다음과 같다.

- 수술부위 상처가 감염의 징후 없이 치유될 것이다.
- 아동이 수술 2~3일 후에 배변을 하고 4일쯤 되는 날에 정상적인 배변패턴을 보인다.
- 아동이 수술 후 기간에 구토를 하지 않고 수분의 균형을 유지할 것이다.
- 아동이 적절한 양의 공기를 폐로 들이마시고 내쉬면서 적절한 호흡률을 유지할 것이다.
- 통증평가도구에서의 낮은 점수로 나타나듯이(행동이나 언어에 의한), 아동의 통증이 조절될 것이다.
- 합병증 없이 상처가 치유된다.

수술 후 가정간호

통원수술 또는 1일 입원수술을 받는 아동의 가족에 대한 일반적인 수술 후 교육에는 감염 징후(예: 수술절개부위의 분비물, 발적, 부종, 발열, 행동 변화)의 감시, 추후 방문, 투약, 그 외의 치료, 상처관리, 의료인에게 알려야 할 징후와 증상을 포함한다. 그 외의 교육은 수술의 내용과 아동의 상태에 따라 달라진다. 간호사는 가족이 교육을 어떻게 이해했는지 다시 말해보도록 해서 확인한다(수술 후 통증관리 11장 참조).

입원 아동의 대처 및 정상발달 증진 전략

입원한 아동에 대한 간호는 생리적 요구를 충족시키는 것뿐만 아니라 심리사회적 요구와 발달적 요구를 충족시키는 것에도 중점을 둔다. 간호사들은 아동이 병원환경에 적응하는 것을 돕고, 효과적인 대처를 증진시키고, 발달적으로 적합한 활동을 제공하기 위해서 여러 가지 전략을 사용할 수 있다. 모자동실, 아동생활 프로그램, 치료적 놀이, 치료적 레크리에이션 등이 있다.

모자동실

모자동실 관행은 입원 기간 동안에 부모가 아동의 병실에 함께 머무는 것이다. 자녀의 병상에 머무는 부모는 일반적으로 어느 정도 아동의 간호를 돕고 싶어 한다. 대부분의 부모는 자녀에게 음식을 먹이고 기저귀를 가는 것과 같은 기본적인 부분의 간호를 편하게 여기는 반면에 만성질환을 가진 아동의 부모는 더 전문적으로 참여하기를 기대할 수 있다. 부모가 참여할 수 있는 상황을 이해하고 지원하기 위해서는 간호사 및 가족과의 의사소통이 매우 중요하다.

모자동실은 아동에게 부모가 함께 있다는 위안과 안정감을 제공한다. 아동과 함께 있기를 원하는 부모가 있는 반면 스트레스를 받는 부모도 있기 때문에 가족 모두에게 효과적인 모자동실 계획을 세우기 위해서 부모와 협력한다.

간호사는 자녀의 병상을 떠나지 않는 부모에 주의를 기울이고 이들이 식사를 거르지 않도록 해야 한다. 자녀에게 건강한 부모의 중요성을 강조한다. 사회복지부나 그 외 부서들이 입원한 자녀와 함께 병원에 머무르는 가족이 식사를 확보하는 것을 지원할 수 있을 것이다.

오랜 입원기간 동안 자녀와 병원에 머무르는 부모에게는 이러한 모자동실 기간 중 어느 시점에 몇 시간 동안의 보호휴식 서비스나 그 외 부모가 이용할 수 있는 주거시설을 이용하도록 권장될 수 있다. 이는 부모에게 필요한 휴식과 사생활을 위한 기회를 제공할 것이다.

아동생활 프로그램

많은 병원이 입원한 아동의 심리사회적 요구에 중점을 두는 아동생활 프로그램을 가지고 있다. **아동생활 전문가(child life specialist)**는 아동의 병실이나 전문적인 놀이방에서 아동의 연령에 적합한 놀이를 제공하기 위한 활동을 계획한다. 이렇게 계획된 활동 중 일부는 질병에 대한 자신의 감정을 극복해 나가는 아동을 지원하기 위해서 고안된다. 의료기구를 가지고 노는 것, 시술과 치료를 인형을 대상으로 실연하는 것, 감정을 표

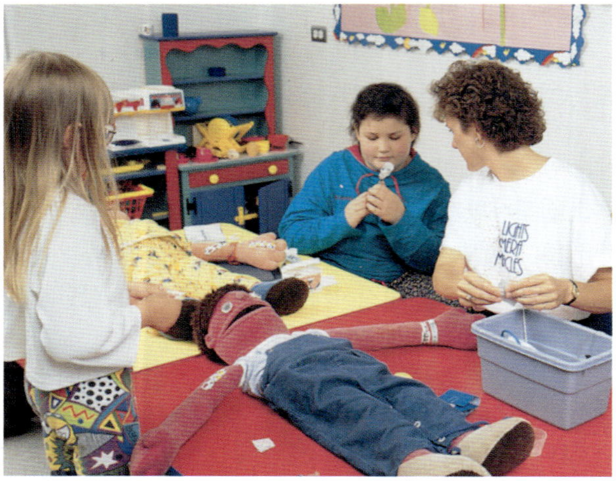

그림 12-1
아동생활 전문가가 암을 치료 중인 아동을 대상으로 일한다. 아동이 자신이 받는 시술에 익숙해지도록 하기 위해서 특수한 인형이 사용된다.
SOURCE: George Dodson/Pearson Education, Inc.

현하기 위해서 게임을 이용하는 것 또는 입원치료에 대한 그림을 그리는 것이 포함된다(그림 12-1).

아동생활 부서와 간호사들 모두 입원한 아동의 정서적 요구에 중점을 둔다. 아동생활 전문가와 간호사들은 특정한 필요를 요하는 아동을 지원하기 위한 계획을 세우기 위해서 협력한다. 활동에 참여하기 전에 아동의 이동성 수준, 피로도, 참여 준비상태, 통증과 같은 그 외 장애물에 대해서 주의를 기울인다. 간호사와 아동생활 전문가들은 고통스러운 시술에 대한 대처를 촉진하기 위한 적절한 방법을 결정하기 위해서 협력할 수 있다.

치료적 놀이

놀이는 아동기의 중요한 구성요소이며 질병과 입원의 스트레스가 놀이의 가치를 증가시킨다. 정상적인 발달을 촉진하는 수준을 넘어서 놀이는 아동에게 다음과 같은 것을 할 수 있는 수단을 제공할 수 있다.

- 건강관리에 대한 학습
- 불안의 표현
- 감정에 대한 대처
- 두렵거나 잘 이해되지 않는 상황을 통제할 수 있다는 자신감

두려움, 걱정, 건강경험에 대한 스트레스 요인에 대처할 수 있는 기회를 제공하는 놀이를 **치료적 놀이(therapeutic play)**라고 한다. 치료적 놀이는 아동과 건강 전문가 모두에게 많은 이점을 가진다. 아동이 두려운 건강관리 경험을 다시 체험하고, 이해하고, 통합할 수 있는 기회를 제공한다. 아동은 놀이를 하는 동안에 발생하는 일을 통제함으로써 통달감을 성취할 수 있다.

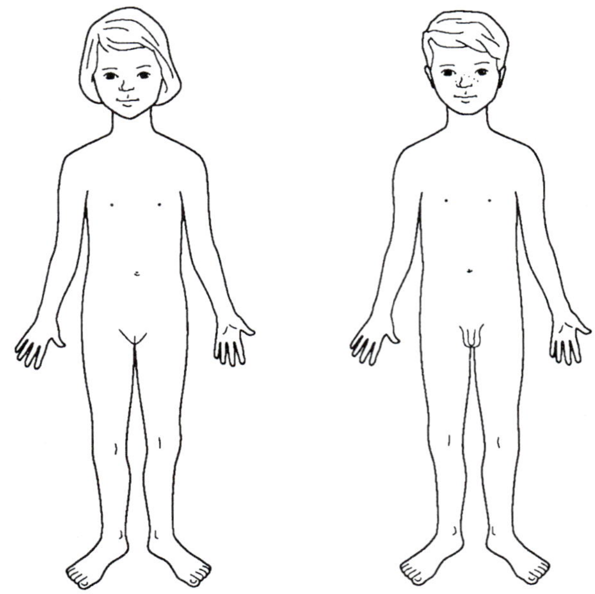

그림 12-2
간호사는 아동이 자신의 건강문제에 대한 생각을 그림으로 표현하는 것을 장려하기 위해서 각 성별에 따른 간단한 아동신체 윤곽그림을 사용할 수 있다. 이러한 그림이 아동의 이해를 보여주는데 간호사는 이를 이용해서 개선된 교육을 제공할 수 있다.

아동이 겪고 있는 스트레스와 불안감을 낮추는데 도움이 된다. 아동의 대처방법을 관찰하고 추가적인 기법을 아동에게 제공할 수 있다. 놀이치료는 불안을 야기했던 정상적인 삶의 사건이 아닌 정신건강문제를 가진 아동을 치료하기 위해서 사용되는 정신건강기법이다.

치료적 놀이를 통해서 자신의 질병이나 부상에 대한 아동의 지식이 평가될 수 있다. 일반적인 기법에는 신체 윤곽그림을 사용하는 것(그림 12-2)이나 아동에게 입원에 관한 그림을 그리도록 하는 것이 포함된다. 그림은 아동이 입원에 대해서 알고 있는 것과 이해하고 있는 것을 결정하기 위해서 사용될 수 있다. 그림은 평가뿐만 아니라 간호중재로도 사용될 수 있다. 수술이나 치료가 진행되는 동안 무슨 일이 일어날 것인지를 아동에게 그림으로 보여준다. 건강관리 경험에 대한 아동의 그림은 아동으로 하여금 자신의 두려움을 표현하고 상황에 대한 통달감을 얻도록 해준다.

경험하게 되는 의료적 상황이 아동의 의해서 재연되는 **연극놀이(dramatic play)**는 아동이 고통스러운 치료와 외과적 시술에 대처하는데 도움을 줄 수 있다. 붕대와 주사바늘이 없는 주사기와 같은 안전한 의료기구, 변장을 위한 수술복과 유니폼이 연극놀이를 장려하기 위한 효과적인 재료이다. 연극놀이는 스트레스를 주고 혼란스러운 상황에 대처하려고 노력하는 아동이 불안감을 분출할 수 있게 해준다. 이와 동시에 간호사가 질

병과 시술에 대한 아동의 인식을 관찰하고 사정하는 것을 가능하게 한다. 그로 인해서 간호사는 아동이 가지고 있는 잘못된 개념을 바로 잡을 수 있다.

아동의 발달수준에 따라서 치료적 놀이와 연극놀이를 장려하기 위한 기법이 사용될 수 있다(표 12-7). 간호사는 연령에 적합한 장난감, 주의를 돌리기 위한 재료(스트레스 볼, 거품, 음악) 그리고 선물이 이용 가능한지 확인한다(Box 12-4).

많은 병원, 특히 아동병원은 아동이 또래 친구들과 놀이를 하고 어울릴 수 있는 장소를 제공하기 위해서 각 병동에 놀이방을 가지고 있다. 놀이방은 일반적으로 아동이 좋아하는 주제로 밝게 꾸며져 있으며 보드게임, 비디오게임, 색칠이나 그림을 그리기 위한 재료 그리고 각 발달단계에 해당되는 연령에 적합한 장난감과 같은 수많은 놀이기회를 제공한다. 어린 아동의 경우에는 가족이 아동이 좋아하는 연령에 적합한 장난감을 가정에서 가지고 오도록 권장된다. 또한 다른 병원에 있는 아동과 컴퓨터를 통해서 의사소통을 하는 것을 선택할 수도 있다. 격리되어 있거나 또는 놀이방이나 10대 휴게실에 갈 수 없

Box 12-4
선물 바구니

'선물' 바구니는 유아, 학령전기 아동 그리고 학령기 아동에게조차도 보상을 제공하고 주의를 다른 곳으로 돌리는 효과적인 방법이다. 바구니에는 아동이 시술에 참여한 것에 대한 보상으로 선택할 수 있는 연령에 적합한 장난감, 게임 그리고 물건을 포함된다. 예를 들면, 비누거품, 동물인형, 작은 인형, 색칠하기 책, 공 그리고 책이 아동이 선택할 수 있는 비싸지 않은 물건들이다. 아동이 비협조적이더라도 시술이 완료되고 나면 아동을 칭찬하고 상품 바구니에서 물건을 선택할 수 있는 기회를 제공해야 한다.

표 12-7 치료적 놀이 기법

기법	평가	중재
이야기	아동에게 그림에 대한 이야기를 지어내도록 한다. 그 이야기 속의 내용과 감정적 단서를 분석한다. 다른 아동이 모인 집단에서 아동이 중요한 경험에 대한 이야기를 말하도록 한다.	질병, 입원 또는 그 외 특정 건강관리 분야를 설명하기 위해서 이야기책을 읽거나 지어낸다. 두려움과 같은 감정이 포함될 수 있다.
그림	아동에게 병원에 있는 것에 대한 그림을 그리도록 시킨다. 그림의 주제, 그림 속 물건의 크기와 배치, 사용된 색깔, 물리적 장애물의 존재 유무 그리고 일반적 감정에 대해서 고려한다.	관리, 시술 또는 질병을 설명하기 위해서 아동의 그림이나 신체 윤곽그림을 이용한다. 아동이 자신이 선택한 그림을 그릴 수 있는 기회를 제공하거나 아동의 가족이나 건강관리 방문에 대한 그림과 같은 주제를 제안한다. 아동에게 그림에 대해서 말해주도록 요청한다. 아동의 감정에 주의한다. "이 아동은 큰 엑스레이 기계를 무서워하는 것 같아"라고 말할 수 있다.
음악	선택된 음악의 종류와 연주되는 음악이 행동에 미치는 효과를 관찰한다.	부모와 아동에게 스트레스 감소를 위해서 가장 좋아하는 음악을 병원으로 가지고 오도록 권장한다. 검사와 시술이 진행되는 동안에 음악을 틀어 놓는다. 부모는 영아와 어린 아동이 격리되어 있는 동안에 틀어놓고 들을 수 있도록 자신들의 목소리를 녹음한다. 입원기간이 긴 경우에는 아동이 자신의 형제자매나 학급친구들에게 전하는 메시지를 녹음하고, 이들에게도 답장을 녹음하도록 장려할 수 있다. 놀이시간에 악기를 연주하고 노래를 부르는 기회가 포함될 수 있다.
꼭두각시 인형	꼭두각시 인형이 어린 아동에게 질문을 할 수 있는데 아동은 사람보다는 꼭두각시 인형에게 더 대답을 잘 하는 경우가 많다.	아동에게 필요한 건강관리 정보를 가르치기 위해서 짧은 촌극을 수행한다. 적합한 경우에는 감정적 내용도 포함한다.
연극놀이	인형과 의료기구를 제공하고, 아동이 인형에 배정한 역할, 아동의 연극 속에서 인형이 보이는 행동 그리고 밖으로 나타나는 감정을 분석한다. 아동과 비슷한 건강문제를 가진 인형을 사용하는 것이 특히 도움이 된다.	연극을 위해서 인형과 기구를 제공한다. 안전을 보장하기 위해서 실제 기구가 사용되는 때에는 면밀하게 감독한다. 보여지는 감정과 행동에 반응한다. 관리를 설명하기 위해서 인형, 깁스, 분무기, 정맥주사 장치 그리고 청진기와 같은 기구를 사용한다. 사용 가능하다면 아동과 유사한 건강문제나 장애가 있는 인형을 사용한다. 두드림 판과 실내 다트와 같은 감정표현을 촉진하는 장난감을 제공한다.
애완동물	동물매개활동이나 동물매개치료법을 통해 아동과 동물 간의 상호작용을 지켜본다.	아동이 보이는 감정에 반응한다. 동물을 만지고 쓰다듬을 수 있도록 한다.

는 아동은 전자 게임기를 사용할 수 있다. 발달수준에 따른 구체적인 중재가 다음에서 논의된다.

신생아와 영아

신생아와 영아는 성장을 위해서 외부적 자극을 필요로 한다. 모빌, 음악, 거울의 사용은 신생아나 영아에게 자극을 촉진하고 위안을 제공하는데 도움이 된다. 부모와 가족 구성원들은 영아를 껴안거나 가볍게 흔들면서 자장가를 불러주도록 권장된다. 영아에게 말을 거는 것은 상호작용과 놀이를 촉진한다.

유아

유아는 놀이를 통해서 환경을 탐색하고 자신의 삶에서 중요한 사람들을 확인하는 법을 배운다. 놀이는 스트레스나 공격적인 충동에 의해서 야기되는 긴장을 이완시키기 위해서 유아가 사용할 수 있는 수용 가능한 방법이기도 하다.

낯가림을 줄이기 위해 유아에게 천천히 접근하고 초기의 접촉은 가능하다면 부모가 함께 있는 상태에서 한다. 유아의 침대 주위에 있는 커튼을 사용해서 변형된 까꿍놀이나 숨바꼭질 놀이를 하는 것은 부모와 같이 시야에서 사라진 대상이 다시 돌아온다는 인식을 증진시킨다. 친숙한 담요나 동물인형의 사용은 일시적으로 부모의 안정감을 대신할 수 있다. 유아에게 익숙한 이야기책을 읽어줄 수 있다. 이야기를 반복해서 읽어주는 것은 익숙하지 않은 병원환경에서 안정감을 느끼게 해준다.

인형은 유아가 감정을 표현하고 극복할 수 있는 기회를 제공함으로써 스트레스를 주는 환경을 다시 만들기 위해서 사용될 수 있다. 그 외 유아에게 발달적으로 적합한 장난감에 포함되는 것으로는 가정에서 가지고 온 친숙한 물건-계량컵이나 스푼, 나무퍼즐, 집짓기 블록 그리고 밀고 당기는 장난감이 있다. 안전한 병원기구(붕대, 주사바늘 없는 주사기, 청진기)를 가지고 노는 것은 유아가 이러한 물건과 관련된 불안감을 극복하는데 도움이 된다. 이러한 놀이시간을 감독하고 자리를 비울 때에는 병원기구를 제거한다.

학령전기 아동

간호사는 특정 종류의 놀이를 통해서 두려움에 의해 생기는 스트레스를 줄이기 위한 중재를 할 수 있다. 단순한 신체윤곽이나 인형이 신체손상에 대한 아동의 공상과 두려움을 다루기 위해서 사용될 수 있다. 안전한 병원기구를 가지고 노는 것은 공격성과 같은 감정을 극복하는데 도움을 줄 수 있다(그림 12-3).

학령전기 아동은 크레용과 색칠하기 책, 꼭두각시 인형, 자석보드, 찰흙놀이, 책 그리고 녹음된 책을 선호한다.

학령기 아동

학령기 동안에는 놀이가 그 중요성을 잃어가기 시작하긴 하지만 간호사는 입원한 아동이 스트레스에 대처하도록 돕기 위해서 치료적 놀이기법 중 일부를 여전히 사용할 수 있다. 연령에 적합한 공예와 활동이 기분전환과 성취감을 제공한다. 학령기 아동은 입원 중에 발달적으로 퇴행하는 경우가 많아서 분리불안과 신체손상에 대한 두려움과 같은 이전 단계의 행동특성을 보인다.

신체윤곽, 해부학적으로 정확한 인형 또는 질병에 특정된 인형(그림 12-4)이 아동이 가진 질병의 원인과 치료를 설명하기 위해서 사용될 수 있다. 좀 더 큰 아동에게는 적합한 신체부위에 대한 용어가 사용된다. 그림은 두려움과 분노를 표현하는

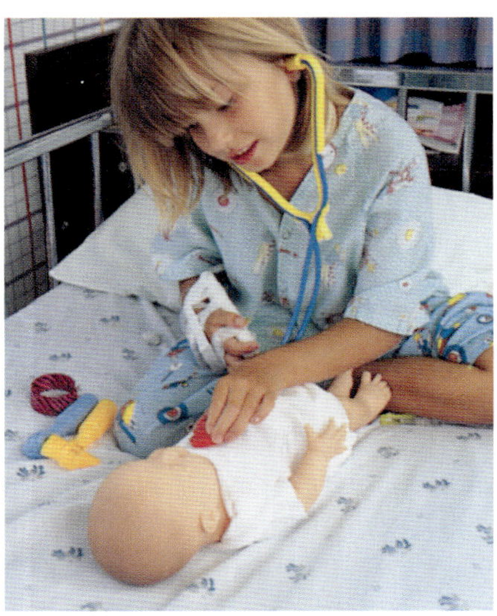

그림 12-3
연령에 적합한 놀이는 아동이 입원과 관리에 적응하도록 도울 것이다.
SOURCE: George Dodson/Pearson Education, Inc.

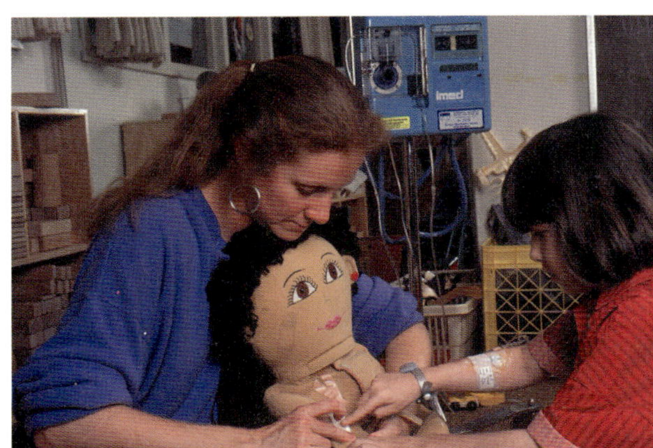

그림 12-4
간호사가 특수 인형의 도움을 받아서 수술을 기다리고 있는 어린 환아의 두려움을 없애기 위한 활동을 한다.
SOURCE: George Dodson/Pearson Education, Inc.

분출구를 제공한다.

학령기 아동은 물건을 수집하고 정리하는 것을 즐기며 자신의 간호에 사용된 일회용 기구를 보관하기를 자주 요청한다. 이들은 후에 친구들과 자신의 경험을 체험하기 위해 보관했던 물건을 사용할 수 있다. 게임, 책, 퍼즐, 학교숙제, 공예, 녹음, 컴퓨터, 비디오 게임이 학령기 아동의 스트레스 분출구를 제공하고 자아존중감을 높인다. 사용되는 놀이의 유형은 통달감과 성취감을 증진시켜야 한다.

청소년

어린 아동에게 사용된 많은 특수한 놀이기법이 청소년들에게는 적합하지 않다. 그러나 청소년들은 입원 중 자신들의 발달적 요구를 충족시키는데 도움이 되는 계획된 **치료적 레크리에이션(therapeutic recreation)**을 필요로 한다. 청소년들에게는 또래 친구들이 아주 중요하며 입원이라는 분리가 이들에게는 어려울 수 있다. 다른 10대들과의 전화통화와 친구들의 방문이 장려되어야 한다. 피자를 먹고, 비디오 게임을 하고, 영화를 보거나 그 외 활동에 참여하면서 입원한 다른 10대들과 상호작용하는 것은 청소년들에게 자신들이 정상임을 느끼게 도울 수 있다. 스트레스의 분출구를 제공하는 신체활동이 권장된다. 침대에 누워서 안정을 취해야 하거나 휠체어를 사용하는 청소년들조차도 수정된 형태의 농구를 할 수 있다. 일부 병원은 당구대, 비디오 게임, 컴퓨터와 같은 연령에 적합한 활동을 할 수 있는 10대를 위한 방이나 10대 휴게실을 가지고 있다.

청소년의 독립성은 질병에 의해서 지장을 받는다. 간호사들은 10대들이 통제감을 다시 확보하도록 돕기 위해서 선택권을 제공한다. 청소년들에게 선택권을 제공하여 저녁 레크리에이션 활동을 선택하도록 하는 것은 이들이 독립성을 느끼도록 촉진할 수 있다.

교육적 요구를 충족시키기 위한 전략

단기입원은 아동이나 청소년이 학교를 결석하고 친구들을 만나지 못하는 것에 대한 걱정이 적다. 그러나 입원이 며칠 이상 지속되거나 아동의 상태가 바뀔 것으로 예상되어 특별한 학업수행이 요구되는 경우에는 간호사가 입원이 아동의 교육에 미치는 영향에 대해서 평가한다.

선택적 시술이 있을 때에는 가족과 협력하여 장기 결석이 가능하도록 교사와 이에 대한 조정을 한다. 이후에 가능하다면 아동이 병원이나 가정에서 완료할 숙제를 제공해 아동의 교육적 결핍과 향후 문제를 최소화한다. 연필, 종이, 편안한 학습공간, 컴퓨터, 조용한 학습시간이 아동의 교육적 요구를 충족시키기 위해서 제공된다. 필요에 따라서는 교사와의 전화통화, 인터넷 연결, 실시간 화상회의가 마련될 수 있다. 아동 병원은

임상적 조언

다양한 감각을 사용할 수 있는(모형이나 기구를 듣고 만지고 보거나, 읽고, 그림을 보고 또는 알코올 솜과 같은 물건의 냄새를 맡는 것) 방법은 아동의 학습을 돕는다. 구체적 조작기의 사고 단계에 있는 학령기 아동에게 특히 중요하다.

가족과의 협력 | 표준 교육계획: 수술아동을 위한 준비

간호사는 클리닉, 수술 전 입원병원, 소아병동 등 수술을 앞둔 아동을 위한 준비를 철저히 해야 한다. 어린 아동은 계획된 수술에 대해서 바로 전날, 학령기 아동과 청소년은 수술 일정이 확정되면 가능한 한 일찍 말해주어야 한다. 연령에 특정된 지침을 따라야 한다(표 12-6 시술 전반에 걸친 아동에 대한 지원 참조).

일반적 원칙

- 아동의 부모에게 수술에 관해서 자녀에게 무슨 말을 했는지 묻는다.
- 발달단계별 활동을 통해 아동에게 수술에 대해 인식시킨다.
- 아동에게 수술과 관련된 상황, 수술 전후 예상되는 부분에 대해 미리 교육시켜 불안감을 감소시킨다.
- 수술에 대한 아동의 인식을 재평가한다.

편도선 절제술과 아데노이드 절제술을 하기로 예정된 5살 소녀 아동을 위한 교육계획

언제: 수술 전날 입원 전 방문 때

어디: 주의가 산만하지 않은 조용한 곳에서

어떻게:

- 아동의 엄마에게 수술에 대해서 아동에게 무슨 말을 했는지 묻는다.
- 아동에게 병원에 가는 것에 대한 그림을 그리도록 요청한다.
- 아동에게 수술이 필요한 이유를 묻는다.
- 신체윤곽 인형이나 신체윤곽 그림을 사용해서 고쳐질 신체부위가 어디인지를 보여주도록 요청한다.
- 아동의 잘못된 개념을 바로잡고 수술에 대한 정보를 알려주기 위해 그림, 책, 인형 그리고 안전한 의료기구를 사용한다. 아동에게 안전한 의료기구를 가지고 놀 수 있는 기회를 허용한다.
- 아동이 수술복을 입고 인형에게 "수술"을 하도록 허용함으로써 수술에 대한 아동의 이해를 재평가한다. 수술 전후에 아동이 보고, 듣고, 맛보고, 냄새를 맡고, 느끼게 될 것을 포함한다.

일반적으로 아동의 교육적 요구를 충족시키기 위해서 원내 교사를 제공한다. 병원의 교사들은 아동의 학교 교사와 협력하여 아동이 학교로 돌아갔을 때 부족함이 없도록 하기 위해서 교육목표를 충족하고 있는지 확인한다.

간호사들은 학교의 사회적 측면과 또래 친구들도 고려해야 한다. 또래 친구들은 입원한 급우를 방문하고, 카드와 편지를 보내고, 전화통화를 하고 인터넷을 통해서 의사소통 하도록 장려될 수 있다. 학급 친구들은 모든 친구들이 입원한 아동에게 메시지를 전달할 기회를 가지기 위해서 수업시간을 비디오로 녹화하는 것을 원할 수도 있다. 아동이 학교로 돌아갈 때 간호사가 학급을 방문하여 급우들에게 아동의 건강상태에 대한 정보를 제공하거나 아동이 자신의 병원경험과 질병에 대한 발표를 하도록 지원할 수 있다.

병원 간호사는 이동성 문제와 같은 상황에 대한 특별한 준비가 필요할 때 아동의 보건교사에게 연락을 할 수 있다. 예를 들면, 큰 깁스를 하고 있거나 약물이나 기관절개 관리와 같은 치료가 필요한 아동은 일반적인 학교환경이 간호하기에는 어려울 수 있다.

만성질환이 있거나 장기 입원이 필요한 아동에게는 학교와 관련해 추가적인 요구가 있을 수 있다. 병원이나 재활병동에 학습을 증진하기 위한 교실, 교사, 시설이 있을 수 있으며, 가정교사나 온라인 수업을 제공한다. 교사들이 병원이나 가정에 있는 아동을 방문할 수 있다. 부모는 자녀, 보건교사와 상호작용하기 때문에 아동의 교육적 요구를 충족시키기 위한 일을 주선하는데 있어서 핵심적인 역할을 한다.

아동과 가족에 대한 교육

교육은 입원한 아동과 가족을 돌보는 간호사의 역할에 있어서 필수적인 부분이다. 교육은 가족과 의료진 간의 첫 접촉과 함께 시작된다. 교육은 간호사가 일상적인 관리를 제공하는 동안에 설명을 하는 때와 같이, 비공식적이거나 공식적인 교육 프로그램을 계획하고 실행할 때와 같이 구조적일 수 있다.

간호사는 가족에게 대부분의 교육이 공식화된 프로그램이 아닌 비공식적으로 실행될 것임을 강조한다. 적극적인 경청과 참여를 장려하기 위해서는 가족이 교육과정에 대해서 알고 있어야 한다. 가족의 이해를 보장하기 위해서 가족을 학습과정에 적극적으로 참여시킨다. 간호사와 가족이 협력하여 가족의 학습요구와 정보를 가장 잘 전달할 수 있는 적절한 교육방법을 확인한다. 가족 구성원들의 인지 수준과 불안 수준이 다양하기 때문에 다른 유형의 교육이 필요할 수 있음을 기억한다. 아동과 가족 구성원들의 학습을 용이하게 하기 위해서 가족뿐만 아니라 다른 의료진들과 함께 계획을 수립한다.

아동을 교육할 때에는 아동의 발달수준을 고려하는 것이 필수적이다. 교육에 한 가지 이상의 감각(예: 청각, 시각, 촉각 등)이 포함될 때 학습이 더욱 성공적으로 달성된다.

입원한 아동에게 관찰되는 행동에 대한 교육과 이러한 행동에 대처하기 위한 전략이 부모에게 유익하다. 예를 들면, 입원한 유아의 부모에게 이 연령집단의 아동이 시술에 어떻게 반응하는지에 대한 정보를 제공할 때 부모의 불안은 감소하고 입원해 있는 자녀에 대한 참여와 지원 능력은 커진다.

부모를 대상으로 하는 교육은 이들의 이해수준에 맞춰져야 한다. 이해를 촉진하기 위해서 통역사가 요구된다면 교육 수행을 위해서도 통역사를 주선하고 이용해야 한다.

제시될 정보에 따라서 교육은 학습의 인지적, 정신운동적 또는 정서적 영역을 사용할 수 있다. 이러한 세 가지 영역을 모두 포함하는 교육이 더 효과적이다. 팸플릿, 소책자, DVD 그리고 모형을 포함하는 설명이나 읽기 자료는 부모가 이해할 수 있는 수준에 적합하게 맞춰진다. 사용되는 도구의 선택은 아동의 진단과 이용 가능한 재료에 따라서 다르다.

교육에 있어서 시기는 중요한 요소이다. 부모와 아동은 스트레스나 활동으로 인해서 정신이 없을 때 교육에 덜 수용적이다. 교육을 위한 구체적인 시간일정을 세울 때에는 부모와 협력하는 것이 도움이 될 수 있다.

입원 아동을 위한 기본간호

입원 아동의 기본간호는 아동의 안전 및 감염관리, 투약을 위한 간호, 영양관리, 산소요법 및 분무요법, 흉부물리요법, 기도유지, 아동의 심폐소생술에 대한 기본간호가 포함된다.

안전관리

입원 중 안전관리

입원은 아동이 직면하는 위기 중 하나이다. 아동과 가족은 입원으로 인한 부정적 영향을 없애고 긍정적 영향을 얻기 위해 안전관리 및 적절한 간호가 필요하다. 또한 아동은 안전에 대한 인지와 대처가 부족하므로 간호사는 아동의 연령에 따른 적합한 안전계획을 세워야 한다.

분리의 최소화

병원방침이 허락하는 한 가족이 아동 옆에 있는 것은 정서적으로 지지가 된다. 그러나 병실이 아닌 중환자실, 격리실 같은 특수상황에서 아동은 부모와 분리될 수밖에 없다. 불가피하게 엄마와 아동이 분리되는 경우에는 분리로 인한 영향을 최소화할 수 있는 전략이 필요하다. 중환자실과 격리실 같은 환경의 경우 시간을 이해할 수 있는 아동에게는 부모가 몇 시에 면회를 오는지를 알려주어 심리적 안정을 도모한다. 어린 아동에게는 장난감, 인형, 식기, 옷, 이불 등 친숙한 물건을 주어 안정감을 제공한다. 좀 더 큰 학령기 아동은 장난감, 게임기, 라디오 등 집에서 쓰던 물건을 주어 병원환경에 적응을 도울 수 있다.

신체손상에 대한 불안 감소

아동은 절단, 침습, 신체상해, 장애, 죽음 등에 대해 두려움을 느낀다. 유아와 학령전기 아동에게 직장체온계 사용은 침습에 대한 두려움을 유발할 수 있으므로 액와체온 측정이 더 안정감을 제공한다. 신체부위의 절단에 대한 공포가 있는 아동에게 석고붕대를 제거하는 것은 위협적일 수 있다. 이러한 경우에는 아동에게 충분히 설명하여 두려움을 줄여주도록 한다.

낙상 예방

아동의 낙상은 위험성을 미리 알고 예방하여야 한다. 장난기가 많은 아동은 침상난간을 넘어 낙상할 수도 있다. 간혹 아동용 침대 대신 성인용 침대를 사용하는 병원이 있는데, 이럴 경우 침상난간 사이가 넓어 아동의 작은 몸이 난간 사이로 빠져나와 낙상할 수도 있다. 아동의 낙상 예방을 위한 지침을 적용한다.

환경관리

간호사는 아동이 병원에서 안전하도록 환경을 감독 · 관리하여야 한다.

- 전기를 사용하는 기구는 안전하게 품질이 보증된 것을 사용하고 습기가 없는 곳에 설치하며 전기콘센트에 손가락을 밀어 넣거나 막대기를 넣어 화상을 입을 수 있으므로 콘센트 커버를 씌운다.
- 장난감은 아동의 나이와 상태에 적합해야 한다. 아동이 산소텐트 안에서 치료를 받는다면 전동 장난감이나 스파크를 일으키는 장난감은 금지하도록 한다. 산소로 인해 화재 위험성이 있으므로 사전에 교육시킨다. 떨어지는 조각으로 인해 아동이 삼키거나 다칠 수 있는 장난감은 피하며, 고무풍선처럼 조각이 입으로 들어가 호흡기 질식 위험성을 초래할 수 있는 것은 금한다.
- 영아나 어린 아동을 처치대나 치료실에 혼자 두어서도 안 된다. 특히 불안하거나 안정제를 맞거나 장애가 있는 아동은 더 주의를 요한다.
- 아동이 목욕 시에는 아동을 떠나지 말고 목욕물도 너무 뜨겁거나 차갑지 않도록 해야 한다.
- 블라인드와 커튼의 줄이 목을 조일 수 있으므로 아동의 손에 닿지 않도록 한다.
- 수도꼭지나 정수기의 온수는 아동에게 화상을 입힐 수 있으므로 어린 아동이 물을 사용할 때 잘 보조하여야 한다.

억제대 적용

입원을 하고 있는 아동에게는 아동의 움직임이나 신체활동을 제한하는 안전관리가 요구되며 안전관리 방법으로 억제대 적용이 있다. 억제대는 꼭 필요한 경우에만 적용하며 억제대의 시작과 종료 일시, 억제대 시행 이유, 사용한 억제대의 종류 등을 사전에 부모교육 후 적용한다. 억제대를 적용하는 목적은 수술부위의 봉합선이 터지거나 감염 우려가 있을 때 산소화나 기도개방을 유지하기 위해, 의식불안정이나 혼돈으로 인해 아동이 스스로 손상을 입거나 남을 해칠 우려가 있고, 다른 중재방법으로 해결되지 않을 때 적용한다. 간호사는 억제대를 적용하기 전후에 아동의 피부상태를 사정해서 이상이 없는지 살펴보고 억제대 적용으로 인해 아동에게 해가 없을지 살펴본다. 억제대는 아동의 피부에 꽉 조이면 안 되므로 손가락 하나 정도는 들어갈 수 있게 여유 공간이 있어야 한다. 억제대 적용 후에는 억제대 적용으로 인해 순환장애, 손상, 활력징후의 변화나 관절운동범위의 저하가 초래되는지 살펴야 한다. 아동에게 사용되는 억제대의 종류는 팔꿈치, 미이라, 재킷, 팔다리 억제대가 있는데 주로 팔꿈치와 미이라 억제대를 사용한다(그림 12-5).

팔꿈치 억제대는 아동의 팔꿈치에 적용하여 머리나 얼굴에 손이 닿지 못하도록 적용하는 것으로, 아동이 팔꿈치를 구부릴 수 없으므로 손이 얼굴이나 머리에 닿지 못하며, 구순구개열, 얼굴부위, 머리부위 수술 등에 적용한다.

미이라 억제대는 영아나 어린 아동에게 적용하는 억제대로, 머리나 목 부위를 시술하는 동안 잠시 억제할 때 포대기를 이용하여 이불이나 담요를 펴고 아동의 오른쪽 팔은 펴서 몸에 붙이고 담요를 어깨와 가슴을 감싸는 방법이다. 특별한 도구가 필요 없고 담요만으로 아동을 억제할 수 있는 방법이다.

벙어리 장갑 억제대는 기구, 드레싱 혹은 손상 부위를 긁지 않도록 보호하기 위하여 사용한다.

벨트 억제대는 휠체어에 탑승하거나 앉거나 누워 있는 아동의 안전을 위해 사용하는 방법이다.

감염관리

아동은 저항성이 약해 질병에 대한 감수성이 높으므로 특히 감염에 취약하다. 병원환경은 여러 질병이 있는 환자가 모여 있으므로 교차감염, 비말감염 등이 발생하기 쉽고, 병원균에 노출되기 쉬운 침습적 시술의 증가나 면역력이 약한 환자 증가로 인해 발생률이 증가하고 있다. 병원감염(nosocomial infection)이란 입원할 당시 잠복기에 있거나 감염은 되어도 증상은 나타나지 않는 불현성 감염 상태 또는 이전에 감염되지 않은 사람이 입원 후 감염되어 감염증을 일으키는 것을 말한다. 병원감염 예방에는 여러 방법이 있으나 가장 간단하고 효과적인 예방법은 손 씻기이다. 손 씻기는 환아간호, 수술, 감염병실 출입, 투약 및 주사처치 시 등 모든 처치 전에는 반드시 시행하여야 한다. 간호사는 이뿐만 아니라 개인위생관리, 소독물품관

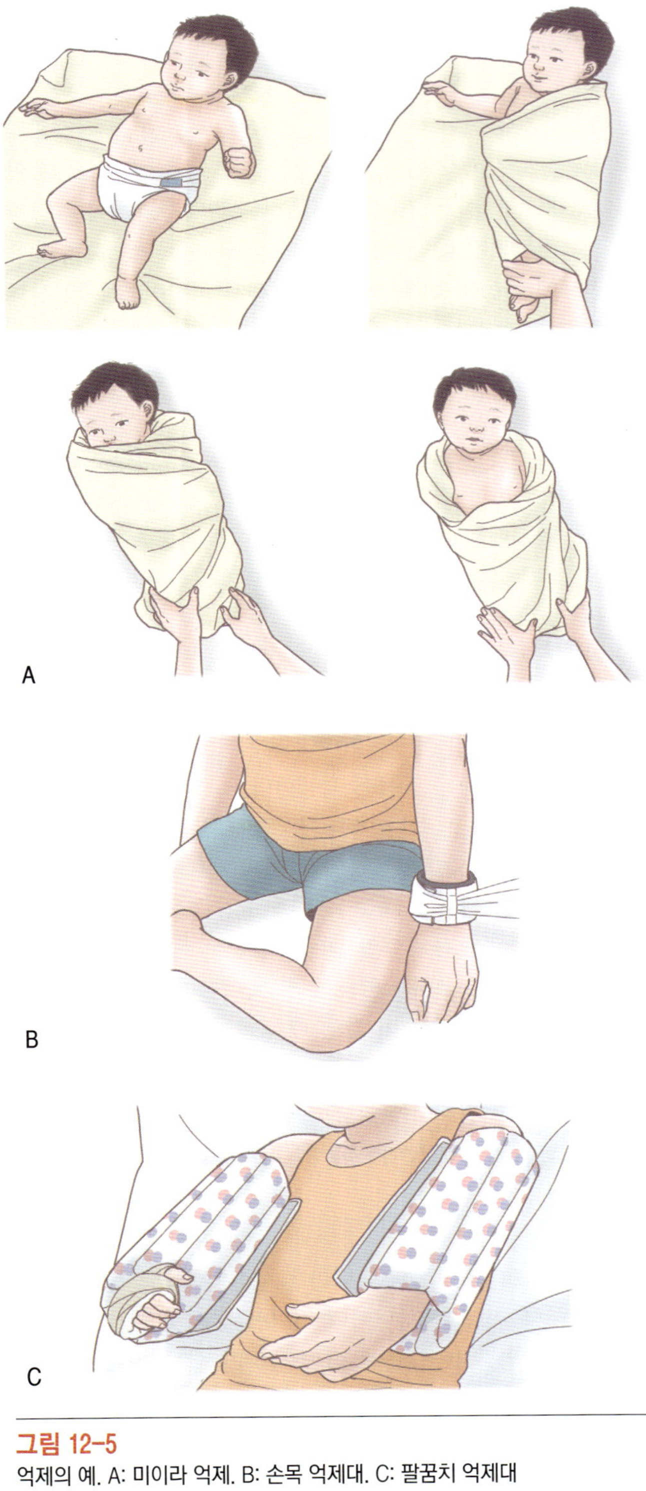

A

B

C

그림 12-5
억제의 예. A: 미이라 억제. B: 손목 억제대. C: 팔꿈치 억제대

리, 오염된 기구관리, 환경관리 등의 다양한 감염관리를 수행하여야 한다. 또한 병원감염으로부터 자신을 보호하기 위해 장갑, 마스크, 가운 등의 보호장비를 착용해야 한다.

투약관리

아동에게 안전한 투약을 위해 정확한 환자, 정확한 약, 정확한 용량, 정확한 시간, 정확한 경로의 5가지 원칙을 지켜 투여한다. 아동의 약물용량은 나이, 체중, 체표면적을 이용하여 계산한다. 아동의 용량은 체중당 단위 mg/kg으로 표시한다. 아동의 약물 용량은 아동의 체표면적/성인의 체표면적 × 성인용량의 계산식으로 구한다. 투약 전 아동의 이름을 반드시 확인한다. 아동은 다른 침대에서 놀기도 하고 팔찌를 빼버릴 수도 있으므로 주의한다. 아직 말을 하지 못하는 아동은 보호자에게 환자 확인 후 투약한다.

경구투약

경구투약의 형태는 알약, 가루약, 액체, 캡슐 등이 있다. 장관용으로 코팅된 약은 가루를 내거나 캡슐을 열어 사용해서는 안된다. 일반적으로 약이 쓰기 때문에 단성분의 맛을 내는 시럽이나 젤리, 아이스크림, 과일주스 등과 복용하기도 한다. 단 약물의 성분을 바꾸지 않아야 한다. 액체로 된 약은 약물용 컵, 경구용 주사기, 점적기, 약물 스푼 등을 사용하여 투여한다(그림 12-6). 액체는 입의 측면을 통해 뒤쪽으로 투여한다. 흡인위험이 있으므로 아동이 누워 있는 상태에서는 약을 투입하지 않아야 하며, 아동의 입 주변으로 나오는 약은 받아서 다시 먹인다.

근육 내 투약

근육주사 시 바늘 크기와 주사부위 선택은 투약기술 만큼이나 중요하다. 아동의 나이, 피하지방의 양, 약물의 점도에 따라 바늘의 게이지를 선택한다. 영아에서 가장 선호하는 주사부위는 외측광근(vastus lateralis)이다. 유아에서도 외측광근이나 대퇴직근을 선호한다. 배측 둔근은 1년 이상의 근육이 발달한 아동에서 사용한다. 삼각근은 근육량이 적어 주로 18개월 이상의 아동에게 예방접종 시 사용한다(그림 12-7). 근육주사 시 바늘이 부러지거나 주사가 다른 부위로 들어가는 것을 막기 위해 아동을 안전하게 억제 하여야 한다. 어린 아동은 성인 두 명이 붙잡는 것이 좋다.

피하 및 피내 투약

일반적으로 피하주사는 인슐린, 백신 등에 사용되고, 피내주사는 PPD 검사, 알레르기 검사 등에 사용된다. 피하로 투여하는 약물은 피하지방층에 축적된다. 피하 및 피내주사는 26~30게이지 바늘을 사용하고, 0.5mL 이하의 약물만 투여하는 것이 좋다. 피하주사는 대개 대퇴 앞쪽, 엉덩이, 상완, 복부에서 행해진다. 피하지방층을 들어 올려 근육 내로 약물이 투여되는 것을 예방할 수 있다. 영아나 아동은 주사 시 억제가 필요하다.

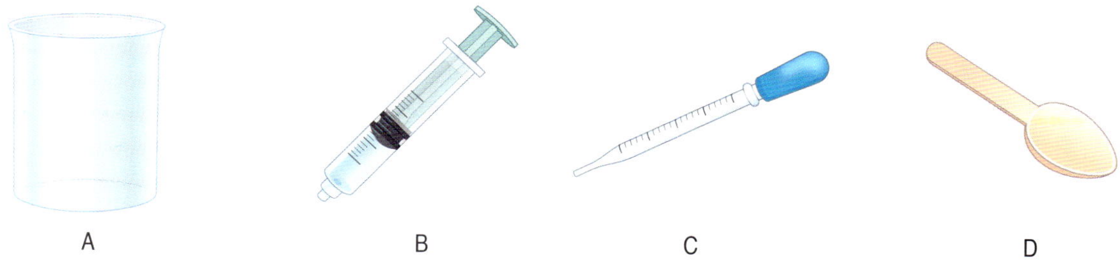

그림 12-6
경구투약 기구. A: 컵 B: 주사기 C: 점적기 D: 스푼

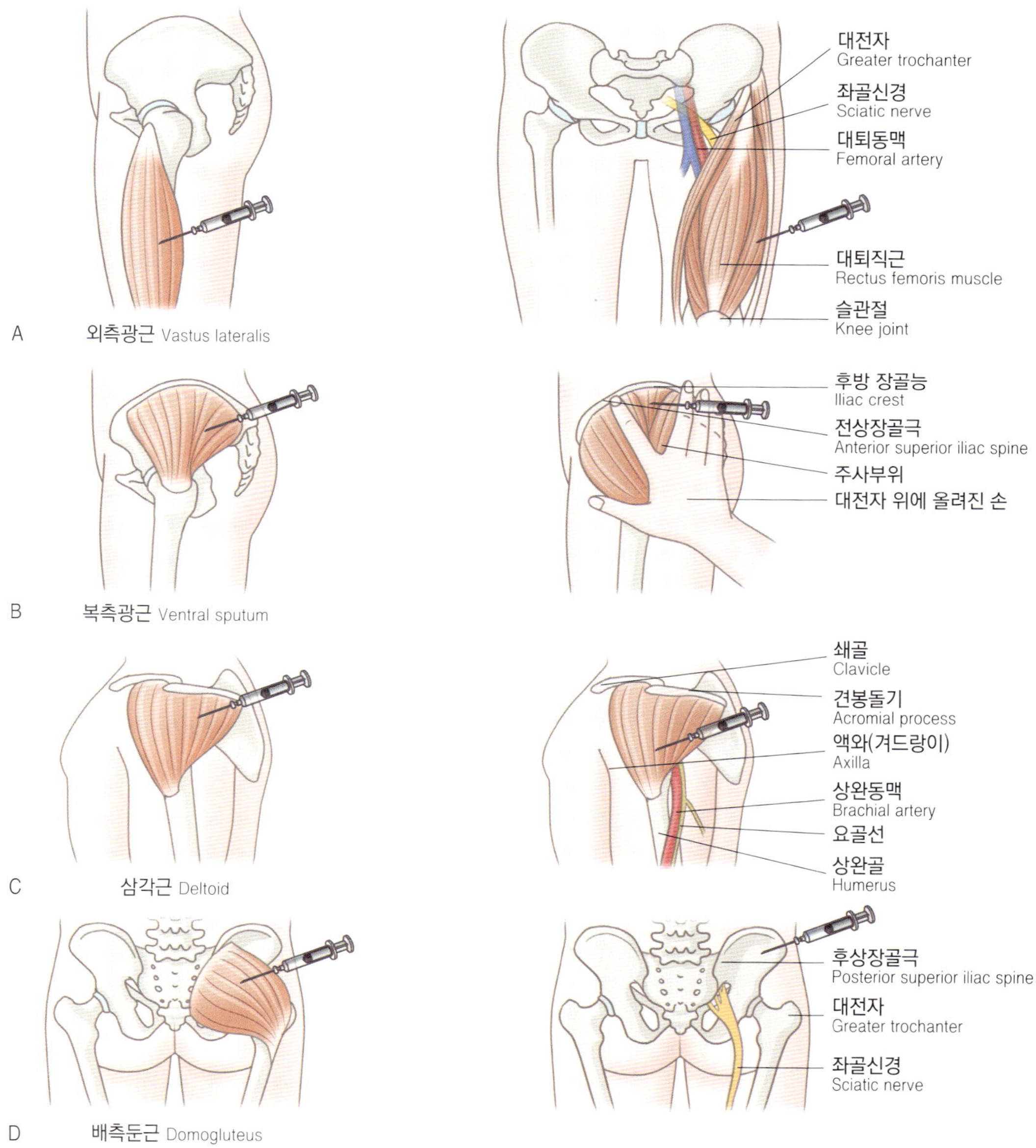

그림 12-7 근육주사 부위.
A: 대전자와 슬관절 사이 거리를 3등분 한 후 가운데 중간 지점에 주사함
B: 손바닥을 대전자 위에 올려놓은 상태에서 검지를 전상장골극에 올려놓고 중지를 장골능 후방 쪽으로 펼쳐서 검지와 중지 사이에 형성된 V자형 중앙에 주사함
C: 견봉돌기 하단과 액와선 사이에 형성되는 역삼각형 부위에 주사함
D: 후상장골극을 촉지하여 대퇴의 대전자끼리 가상의 선을 그려서 이 선의 상외측에 주사함

정맥 내 투약

정맥 내 투약이 필요한 아동은 다음과 같다.

- 응급치료가 필요할 때
- 비경구 약물 투여가 장기간 필요할 때
- 설사, 탈수 등으로 약물을 흡수하기 힘든 상황일 때
- 항생제, 진통제 등 약물을 지속적으로 투여하여야 하는 경우

정맥 내로 투약하기 전 간호사는 약물의 용량, 주입 시간, 동시에 주입하는 약물의 상호작용 등을 고려하고, 정맥주사 부위에 부종, 발적, 압통은 없는지 확인한다. 한 번 주사할 때 한 가지 항생제만 투여하도록 해야 하며, 약물을 혈액제제와 같이 섞이게 해서는 안 된다. 아동의 정맥주사 부위는 그림 12–8과 같다.

직장 투약

직장 투약은 약물 흡수가 일정하지 않아 다른 방법에 비해 효과가 적은 편이다. 그러나 아동이 구토를 하거나 금식을 하는 경우 직장투약을 한다. 좌약으로는 아세트아미노펜, 아스피린, 진정제, 진통제, 항구토제 등이 있다. 장에 내용물이 있는 경우 약물이 제대로 흡수되지 않기도 하고 배설물과 함께 약이 빠져 나오기도 한다. 좌약이 배출되는 것을 방지하기 위해서는 아동이 배변하려는 기미가 사라질 때까지 엉덩이를 마주 잡아주어야 한다. 좌약 투여 후 10~30분 이내에 배변하면 좌약이 대변에 섞여 나왔는지 확인하고 필요시 재투여를 고려한다.

안약 투여

안약 투여 시는 아동을 눕히거나 의자에 앉아 고개를 뒤로 젖히도록 한다. 손을 씻고 멸균수나 생리식염수에 적신 멸균 솜으로 눈을 안쪽에서 바깥쪽으로 닦아준다. 아동이 위를 보도록 하고 약물명, 점적 방울 수를 확인하여 눈의 측면에서 하부결막낭의 바깥쪽 1/3 부위에 안약을 투여한다. 비루관을 30초 정도 가볍게 눌러 안약이 코 안으로 흘러 내려가는 것을 막아준다. 너무 많은 약물을 투여하는 경우는 내안각 쪽으로 약물이 밀려나가는 것을 닦아주어야 반대쪽 눈의 전염을 막을 수 있다. 안연고를 사용할 때는 처음 나오는 것은 거즈로 닦아 버리고 하부결막낭 위에 튜브를 놓고 안쪽에서 바깥쪽으로 안연고를 짜 넣는다. 아동이 눈을 감고 안구를 움직이도록 한다.

귀약 투여

어린 아동에게 귀약 투여 시 아동이 머리를 움직이지 않도록 억제하여야 한다. 아픈 쪽 귀가 위로 오도록 측위를 취한다. 3세 이하의 아동은 이개를 후하방으로 잡아당기고, 3세 이상의 아동은 이개를 후상방으로 잡아당겨 약물을 투여한다. 귀약 투여 후 몇 분 동안 측위를 취하고 있어야 한다. 솜을 이도에 끼운 상태이면 솜이 귀를 꽉 막지 않도록 한다. 분비물이 배출되도록 여유 공간을 두고 솜을 끼우도록 한다.

코약 투여

어린 아동은 코에 약물을 점적하는 것을 싫어하므로 적절히 억제하여야 한다. 투약 전에 실온 정도로 데운 뒤 점적한다. 아동의 머리를 과신전시키고, 코약 투여 후 1분간은 그대로 있도록 한다.

영양관리

입으로 음식을 먹을 수 없는 경우에 구강이 아닌 다른 경로로 영양을 공급한다. 필요시 비강이나 구강을 통해 위관을 삽입하여 안전하게 영양을 공급한다. 위관영양이 필요한 경우는 다음과 같다.

- 미숙아가 너무 약해서 잘 빨지 못하고 연하와 흡철의 협조가 되지 않아 흡인(aspiration)의 위험이 있는 경우
- 아동이 인후, 식도, 위장관에 이상이 있거나 삼킬 힘이 없고 쇠약한 경우
- 호흡곤란으로 입으로 먹을 수 없는 경우
- 아동이 의식이 없거나 혼수에 빠져 있을 때
- 얼굴 · 목 · 머리 부위의 골절 또는 마비나 수술로 먹을 수 없을 때
- 삼키기 힘든 상황일 때

카테터를 비강으로 삽입하면 비강 점막을 자극하므로 입을 통해 카테터를 삽입하는 것도 좋은 방법이다(그림 12–9). 그러나 코로 삽입하는 것이 구역반사를 덜 자극하기 때문에 구역질과 구토를 하는 아동은 카테터를 코로 삽입한다. 카테터의 굵기는 영아의 경우 5~8Fr을 사용하고 나이가 든 아동의 경우 10~14Fr로 된 것을 사용한다. 카테터 삽입 길이를 측정하는 방법은 코에서부터 귓불이나 검상돌기까지의 길이를 재서 결정하며 저체중아동의 경우 체중을 참고하여 결정한다. 카테터로 인해 비염, 비강폐쇄, 코피, 감염, 위 천공과 같은 합병증이 발생할 수 있다.위장관 내에 위관이 제대로 삽입되어 있는지 확 인하기 위해 위장흡입물의 색깔 확인, 위에 공기를 넣고 소리를 들어보는 청진법, X–ray를 통한 위치 확인 등의 방법을 이용할 수 있다. 튜브 위치가 의심스러울 때는 반드시 제 위치에 튜브가 있는지 확인하고 위관용 영양액을 공급한다.

위루술 영양

위루술 또는 G–튜브 영양공급은 구강, 인두, 식도, 유문 또는 분문괄약근에 문제가 있어서 위관을 삽입할 수 없거나 금기사항이 있는 경우에 사용한다. 수술 후 감염예방을 위해 환부는 최소한 하루 한 번 소독하거나 배액이 멈출 때까지 필요시마다

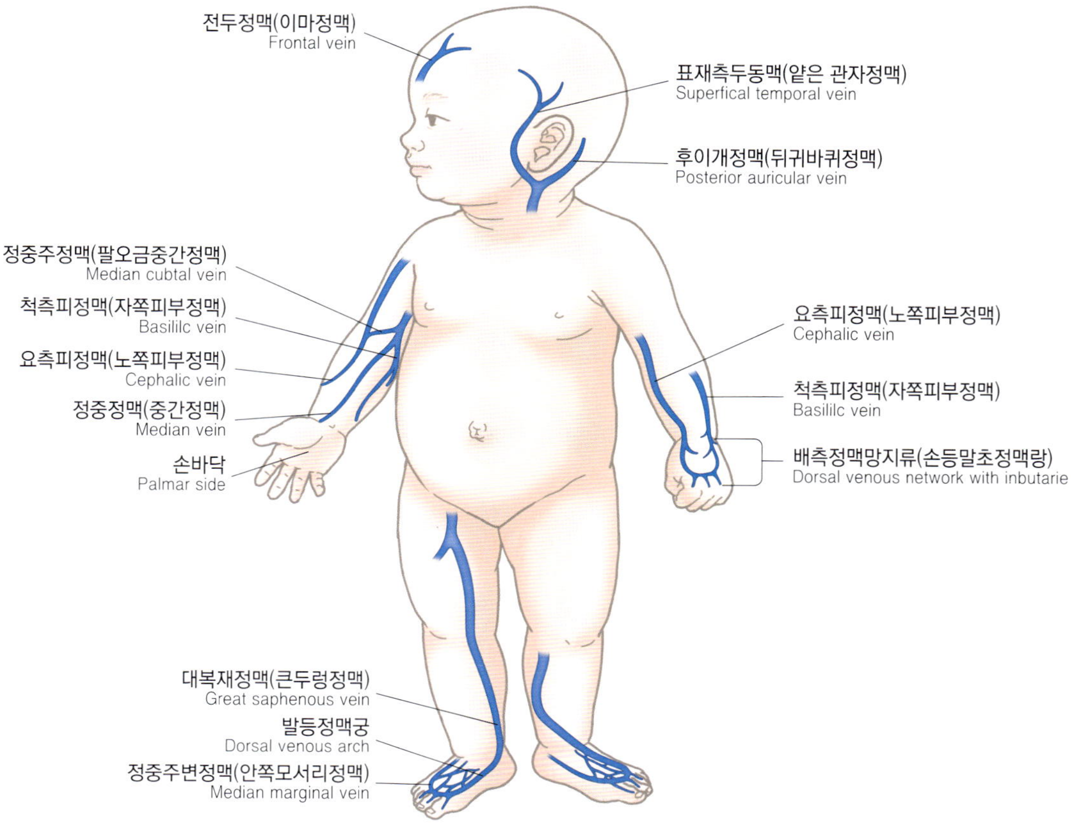

그림 12-8
아동의 정맥주사 부위

소독한다. 관 삽입 부위 주변에 감염징후가 있는지 관찰한다. 영양을 공급할 시에는 침상을 30° 이상으로 높인 자세를 유지하며 영아의 경우 노리개 젖꼭지 등을 이용하여 빨기반사를 자극하는 것이 좋다.

총비경구영양

총비경구영양(total parenteral nutrition, TPN)은 위장관을 통한 영양공급이 불가능하거나 부적절할 때 사용한다. 고농도의 영양액을 필터가 달린 튜브를 통해 혈관으로 주입한다. 농도가 높으므로 작은 말초혈관을 통해 주입하지 않는다. 주로 직경이 큰 혈관을 사용하며 내경정맥 또는 외경정맥을 통해서 접근할 수 있는 상대정맥과 흉내(intrathoracic) 쇄골하정맥을 주로 사용한다. 대퇴정맥을 통해 하대정맥을 대안적으로 사용하는 경우도 있다.

아동은 객담이 목으로 넘어와도 삼켜버리기 쉬우므로 검체 수집이 어려운 경우에는 호흡기에 관을 삽입하여 기침을 유도한 후 흡인기를 이용하여 검체를 수집한다. 기관내삽관이나 기관절개관을 한 경우에는 분비물을 흡인하여 수집한다.

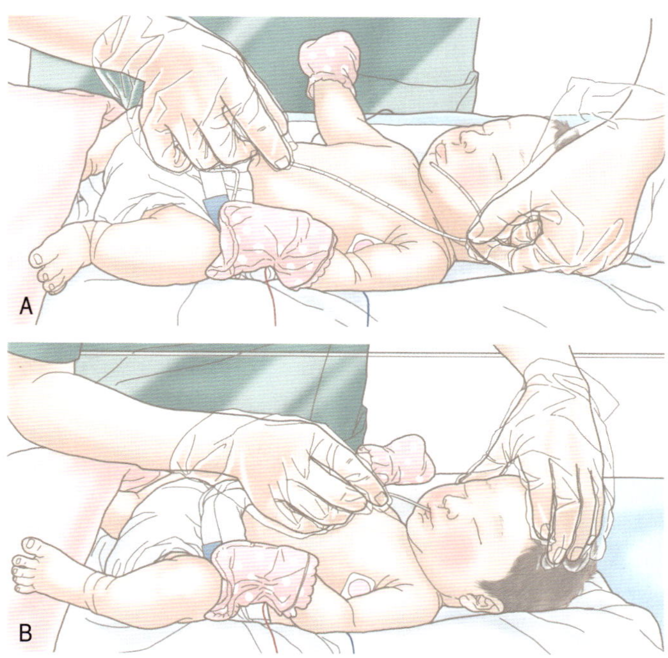

그림 12-9
위관영양법

산소요법

호흡기 질환이 있는 아동의 치료는 혈액에 적절한 산소를 공급하기 위해 기도를 유지하거나 회복시키는 것이 목적이다. 호흡기 관리방법으로는 산소요법(oxygen therapy), 분무요법, 흉부 물리요법(chest physiotherapy)을 포함한 분비물의 제거, 기도 확보 및 인공호흡 등이 있다. 이러한 방법은 환아의 상태에 따라 동시에 시행할 수 있다. 산소요법의 가장 중요한 목표는 조직 저산소증의 치료와 예방이다. 따라서 저산소혈증(혈색소 함량이 정상이란 가정하에 동맥혈 산소분압이 상대적으로 부족한 상태) 시 산소를 투여한다. 아동에게 산소를 투여하는 경우 아동의 나이, 산소요구도, 처방된 산소농도, 편안함 등을 고려하여 결정한다. 아동에게 적용할 수 있는 산소 투여방법은 보육기, 비강캐뉼라, 마스크, 산소후드, 산소텐트 등이 있다. 산소요법도 다른 치료처럼 합병증이 있기 때문에 증상에 따라 알맞은 용량을 적절한 기간 동안 사용하여야 한다. 산소는 매일 투여하더라도 가습시켜 투여하여야 한다. 건조한 산소는 점막을 건조시키고 분비물을 농축시키기 때문이다.

인큐베이터

신생아는 인큐베이터(isolette incubator) 안으로 직접 산소를 투여한다. 간호나 치료를 위해 창을 자주 열면 적절한 산소농도가 유지되기 어려우므로 낮은 농도의 산소를 공급할 때 주로 이용된다.

산소후드

산소후드(oxygen hood)는 머리를 둘러쌀 수 있는 플라스틱 통 구조로 되어 있으며, 영아에게 많이 사용하는 기구이다(그림 12-10). 호기 가스 중의 CO_2를 재흡입하지 않도록 하기 위해 고유량의 산소를 제공하여야 한다. 수유를 하거나 간호를 할 때 후드를 제거하여야 하므로 산소농도를 조절하기 어려운 단점이 있다. 개방형 보육기를 사용하는 신생아의 경우에도 산소후드를 통해 고농도의 산소를 제공할 수 있다. 산소후드는 유아의 머리에 편안하게 고정되어야 하고, 후드의 가장자리가 목, 턱, 어깨에 닿아서는 안 된다. 후드 내에 습기가 차는 경우 관찰이 용이하도록 안쪽의 수증기를 닦아준다.

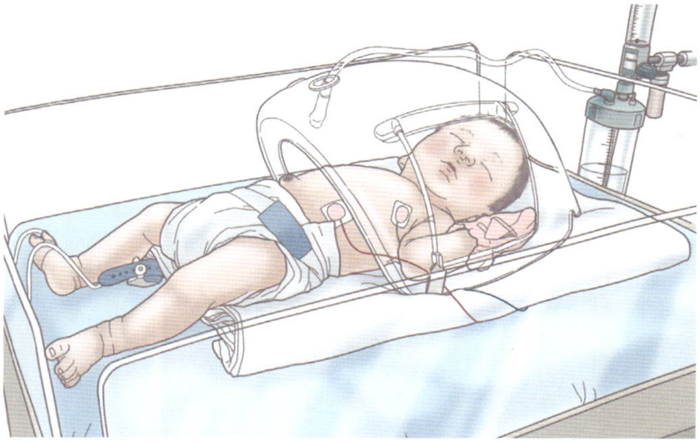

그림 12-10
산소후드

비강캐뉼라

비강캐뉼라(nasal cannula, nasal prong)는 모든 연령의 아동에게 사용한다(그림 12-11). 콧구멍으로 삽입하는 두 개의 캐뉼라로 구성된 플라스틱 장치로 마스크에 비하여 편안하므로 소아에서 많이 사용하며, 낮은 농도의 산소를 제공할 경우 적합하다. 코가 막혀 있거나 구강호흡을 하는 경우 산소농도를 조절하기 어렵다.

마스크

안면 마스크는 플라스틱으로 만들어졌으며 저농도 및 고농도의 산소를 공급하기 위해 사용한다. 주로 많이 사용하는 마스크의 형태는 단순 안면 마스크이며, 부분 재호흡 마스크, 비재호흡 마스크, 벤츄리 마스크가 있다. 안면 마스크는 마스크의 불편함 때문에 장기간 사용하기 어려운 단점이 있다.

분무요법

분무요법(aerosol physiotherapy)은 약물을 에어로졸(aerosol) 형태로 병변부위에 직접 투여함으로써 소량의 약물로 빠른 치료효과를 얻을 수 있다. 에어로졸이란 공기 중에 부유하는 고체나 액체 입자의 혼합물을 의미한다. 에어로졸을 만들어내는 기구로는 네뷸라이저(nebulizer), 정량 분무식 흡입기(metered dose inhaler, MDI), 분말 약제 흡입기(dry powder inhaler, DPI) 등이 있다. 분무요법으로 투여할 수 있는 대표적인 약물로는 기관지 확장제, 스테로이드 제제, 라세믹 에피네프린(racemic epinephrine)이 있고, 최근에는 항생제, 항바이러스제, 인슐린 치료 등으로 확대되고 있다. 또한 메타콜린이나 히스타민 등의 약물을 흡입시켜 천식을 진단하는 데에도 분무요법이 이용되고 있다(그림 12-12).

흉부 물리요법

흉부 물리요법은 폐의 합병증을 미리 예방하고 급·만성 폐질환이 있는 환자에게 폐기능을 개선시키는 방법으로, 분비물 축적 예방과 배출을 촉진해주는 행위이다. 또한 허탈된 폐포의 재팽창을 도모하여 환기/관류 불균형을 감소시킬 수 있다. 흉부 물리요법은 가래를 배출하기 위해 점액을 묽게 하기 위한 방법으로 체위배액, 타진, 진동의 3가지 기술이 있다.

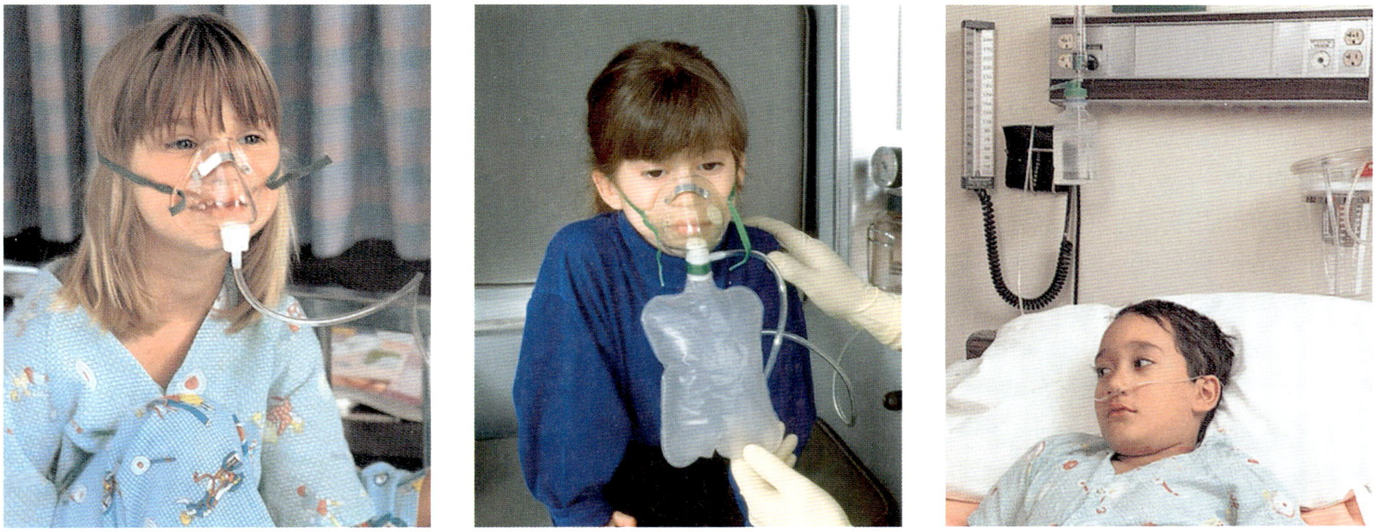

그림 12-11
비강캐뉼라

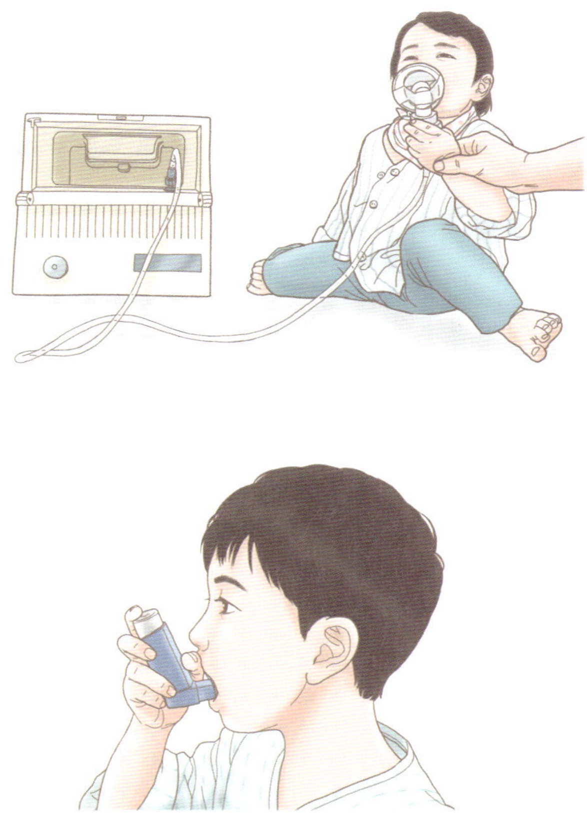

A

B

그림 12-12
분무요법

체위배액

체위배액(postural drainage)은 가래를 없애는 것이 목적으로, 분비물이 축적된 부분을 높게 위치하도록 자세를 취하여 분비물이 중력에 의해 배설되는 것을 주된 기전으로 한다. 폐혈류 또한 중력에 의해 분포하여 환부가 아래로 가는 경우 저산소혈증이 초래되므로 반드시 환부가 위쪽으로 가도록 체위를 취해야 한다. 체위배액을 효과적으로 하기 위해서 한 번 취한 자세는 30~60분을 유지하고 하루에 3~4번 시행하도록 권하고 있지만, 가래의 양과 호흡상태에 따라 자세를 더 바꾸어줄 필요가 있다. 체위배액은 구토와 흡인의 위험을 줄이기 위해서 식사 전 또는 식후 1시간이 지나서 자세를 취해주어야 한다. 구토를 일으킬 수 있기 때문에 식후에는 바로 실시하지 않는다. 또한 자세를 바꾸어주기 전에 환아가 자세를 이겨낼 수 있는지를 평가하여야 한다. 자세를 취하고 있는 상태에서도 항상 저산소증, 기도경련, 저혈압, 두개내압 증가, 폐출혈, 동통, 조직 손상, 구토와 흡인의 위험성이 있는지 확인한다.

타진

타진은 대부분의 경우 체위배액과 같이 이루어진다. 손바닥을 컵 모양으로 만들거나 고무컵을 사용하여 오목하게 공기쿠션(air cushion)을 이용하거나 병변부위를 두들기는 방법을 일컫는다. 이렇게 공기쿠션에 의해 생성된 에너지 파형은 흉벽을 통해 폐 기관지 분절에 전달되어 분비물이나 점액의 배출을 원활하게 해준다. 타진은 피부에 직접 하지 말고 수건이나 거즈를 덮고 하는 것이 좋으며, 너무 심하게 해서 환아를 불편하게 하거나 아프게 하면 안 되고, 특히 멍이 들 정도로 하는 것은 피해야 한다. 타진 시 늑골골절의 위험이 있으므로 주의가 필요하다. 또한 암의 골전이, 배농이 되지 않은 폐농양, 폐암 등은 합병증이 유발될 수 있으므로 금기이다.

진동

진동은 보통 타진을 시행하고 난 후에 행한다. 진동을 손으로 가할 수도 있으나 대부분의 경우에는 상품화된 장비를 이용한다.

기도유지

심정지 환아의 기도유지

아동의 의식이 없을 때는 혀가 이완되어 기도폐쇄가 일어날 수 있다. 아동은 체구에 비해 혀가 크고 기도의 직경이 매우 좁다. 아동의 기도는 작고 폐쇄되기 쉬우므로 기도유지가 매우 중요하다. 심정지가 의심되는 아동은 먼저 기도를 유지하고 호흡과 순환 상태를 평가한다. 두부후굴 하악거상법(머리를 뒤로 젖히고 턱을 들어 올림)으로 기도를 유지한다. 척추손상이 의심되면 머리를 뒤로 젖히지 않고 하악전굴법(턱을 밀어 올림)을 이용하여 기도를 개방한다. 기도를 확보한 후 환아의 입 속에 이물질이나 분비물이 있으면 제거한다.

기도폐쇄 시의 대처

기도폐쇄는 이물이나 다른 어떤 원인으로 인해 기도가 막힌 상태이다. 이물 흡인에 의한 사망의 90% 이상이 5세 미만의 아동에서 발생한다. 영아 질식의 흔한 원인은 액체 성분이고, 아동은 풍선, 작은 물건 또는 핫도그, 사탕, 콩, 포도 같은 음식물로 인해 주로 기도폐쇄가 발생한다.

기도의 이물질 제거가 신속히 이루어져야 한다. 기도폐쇄는 부분폐쇄와 완전폐쇄가 있다. 기도의 부분폐쇄 시에는 아동이 세게 기침을 해서 기도의 이물질을 뱉게 한다. 기침이 효과가 없으면 입을 벌려 이물질을 확인하고 처치자의 검지를 구강 내 깊숙이 넣은 후 환아의 구강을 훑어내어(finger sweep) 이물질을 제거한다. 짐작만으로 손가락을 기도 내에 넣으면 이물질을 더 안으로 밀어 넣어 기도를 완전히 막을 수 있으므로 주의하여야 한다. 기도의 완전폐쇄 시에는 횡격막 하부 복부압박법(하임리히법)을 이물질이 나올 때까지 혹은 의식이 없어질 때까지 시행한다. 영아는 5회의 등 두드리기를 하고 5회의 가슴 밀어내기를 이물질이 나올 때까지 혹은 의식이 없어질 때까지 반복한다.

아동의 심폐소생술

심폐소생술에서의 아동과 성인의 구분

소아와 성인 사이에는 심정지 원인에 차이가 있으며 체구가 다르기 때문에 심폐소생술의 방법에도 약간의 차이가 있다. 그러나 한 가지 특징만으로는 아동과 성인을 구분하기 어렵고 심폐소생술 방법을 다르게 적용해야 하는 나이를 결정하기 위한 과학적 근거가 부족하다. 이 가이드라인에서 나이의 구분은 심정지 현장에서의 적용 가능성과 교육의 수월성을 고려하여 정하였다. 아동의 체구가 커서 성인과의 구분이 어려울 때에는 구조자의 판단에 따라 아동 또는 성인 심폐소생술을 적용하면 된다. 심폐소생술에서 나이의 정의는 다음과 같다.

- 신생아: 출산된 때로부터 4주까지
- 영아: 만 1세 미만의 아기
- 아동: 만 1세부터 만 8세 미만까지
- 성인: 만 8세부터

아동의 기본소생술 순서

아동의 기본소생술은 1세 미만 영아와 만 1세부터 만 8세까지의 아동으로 나뉜다. 8세 이상은 성인과 같은 방법으로 심폐소생술을 시행한다. 1세 미만의 영아와 1~8세의 아동은 심장질환에 의한 심정지보다 질식으로 인한 심정지가 훨씬 많다. 아동의 소생술을 시행할 때는 흉부압박을 먼저 하고 인공호흡을 한다. 무엇보다 아동은 안전하게 돌보는 사고예방이 먼저이고, 2분 정도 기본 심폐소생술을 시행하고 응급의료체계에 신고한다.

아동 기본소생술 순서. 의료인을 위한 기본소생술은 일반인을 위한 소생술과 거의 유사하지만 약간 차이가 있다. 의료종사자는 혼자 소생술을 시행하는 것이 아니라 팀으로 일 한다. 따라서 여러 단계의 심폐소생활동이 동시에 이루어질 수 있다.

- 환아의 상태와 호흡확인: 먼저 환아에게 심폐소생이 필요한 상태인지를 확인한다.
- 흉부압박: 영아와 아동이 호흡과 맥박이 없으면 바로 흉부압박을 시작한다. 흉부압박을 하기 위해서는 환아를 단단하고 편평한 바닥에 눕힌다. 흉부압박은 분당 100~120회로 실시하고, 영아에서 4cm, 아동에서 4~5cm의 깊이를 압박한다. 영아는 두 손가락으로 유두 연결선 바로 아래 흉골을 두 손가락으로 압박한다. 또는 두 손가락으로 흉부를 감싸고 두 엄지손가락으로 압박한다.
- 인공호흡: 30회 흉부압박 후(2인이 시행할 때는 15회 압박 후) 두부후굴 하악거상법으로 기도를 열고 인공호흡 2회를 실시한다. 숨을 불어 넣을 때 흉부가 올라오는지 확인한다. 흉부압박은 분당 100~120회의 속도로 쉬지 않고 실시하고 호흡은 분당 10회로 실시한다. 영아는 입-입 인공호흡 또는 입-코 인공호흡을 실시하고, 아동은 입-입 인공호흡을 실시한다. 입-입 인공호흡을 하는 경우는 코를 잡아주고, 입-코 인공호흡을 하는 경우는 입을 막아준다. 감염 방지를 위해 쉴드나 포켓마스크를 사용한다.
- 흉부압박과 인공호흡: 1명이 심폐소생을 시행할 때는 30:2의 비율로 흉부압박과 인공호흡을 실시한다. 두 명이 시행할 때는 한 명이 흉부압박을 하고 다른 의료인은 인공호흡

표 12-8 아동의 심폐소생술(영아: 1세 미만, 아동: 1~8세)

치료	내용		
주변 안전성 확보	구조자와 환아의 주변 환경의 안전 확보		
심정지 상태	반응 여부 확인 무호흡, 심정지 호흡(비정상 호흡) 확인 10초 이내 맥박이 확인되지 않을 때 "얘야 괜찮니?"		
응급의료체계 가동	구조자가 혼자인 경우, 2분간 심폐소생술 실시 후 구조요청과 자동제세동기 확보		
가슴 압박: 인공호흡	1인 구조자 = 30:2 2인 구조자 = 15:2		
가슴 압박		영아	나이 든 아동
	위치	유두선 아래 중앙 (1인: 두 손가락을 올림 2인: 양손으로 감싸고 양 엄지손가락을 올림)	유두선 아래 중앙 (1인: 두 손가락을 올림 2인: 양손으로 감싸고 양 엄지손가락을 올림)
	깊이	흉곽 전후 직경의 최소 1/3(4cm)	흉곽 전후 직경의 최소 1/3(5cm)
	속도: 100~120회/분		
가슴 반동	완전한 가슴 반동 유도 매 압박 후 흉부에 기대지 않도록		
기도유지	인공호흡 실시하기위해 머리젖히고 턱들기 방법으로 기도개방		
인공호흡	머리를 젖힌 손의 엄지와 검지로 코를 막고 대상자의 입을 완전히 막은 후 숨을 불어넣고 가슴이 부풀어 오르는지 확인		
중단 최소화	가슴압박 중단 시간은 10초 미만으로		
자동제세동기 사용	도착 즉시 전원 켜고 사용		
심장리듬 분석	가슴압박 중단 상태에서 시행		
제세동 후 심폐소생술	제세동 시행 후 즉시 가슴압박 다시 시작		

을 시행한다. 두 명이 심폐소생을 실시할 때의 흉부압박과 인공호흡 비율은 15:2이다.

- 제세동: 제세동이 필요한 경우에는 2~4J/kg로 시행한다. 성인의 최대용량을 넘지 않도록 한다. 흉부압박과 제세동 사이에 걸리는 시간은 최소한이어야 한다. 제세동 후 바로 흉부압박을 시행한다.

의료인을 위한 아동전문소생술

영아나 아동의 심폐소생술은 필요시 즉시 시행하며, 전문소생술은 주로 팀을 이루어 시행된다(그림 12-13).

퇴원간호

간호사는 가정으로 퇴원하는 아동과 가족을 준비시키는데 있어서 중요한 역할을 한다. 이러한 준비는 입원 기간 초기에 시작된다. 다학제간, 가족과 협력하여 계획하고 가정 전문 간호사는 병원 간호사와 협력하여 가족이 아동의 건강간호 필요를 충족시킬 수 있도록 한다.

아동과 가족의 퇴원 준비 사정

퇴원과정을 위한 준비는 병원에 입원함과 동시에 시작되는 것이 최선이다. 의료진, 간호사, 사회 복지사 그리고 사례관리자를 포함하는 건강관리 팀이 퇴원을 위해 가족과 협력한다. 아동관리에 대처할 수 있는 가족의 능력과 가정환경에 대한 특수한 조정이 필요한지를 평가한다.

성공적인 퇴원계획을 방해하는 일반적인 문제에는 재정적 문제, 교육과 계획에 있어서 가족의 불참, 기구의 부족 그리고 참여하는 의료진 간의 팀워크 부족이 있다. 간호사가 아동 및 가족과의 초기 접촉 때부터 이러한 잠재적 문제를 평가한다면 가족이 이러한 문제를 가능한 한 빨리 해결하도록 중재하고 지원할 수 있다.

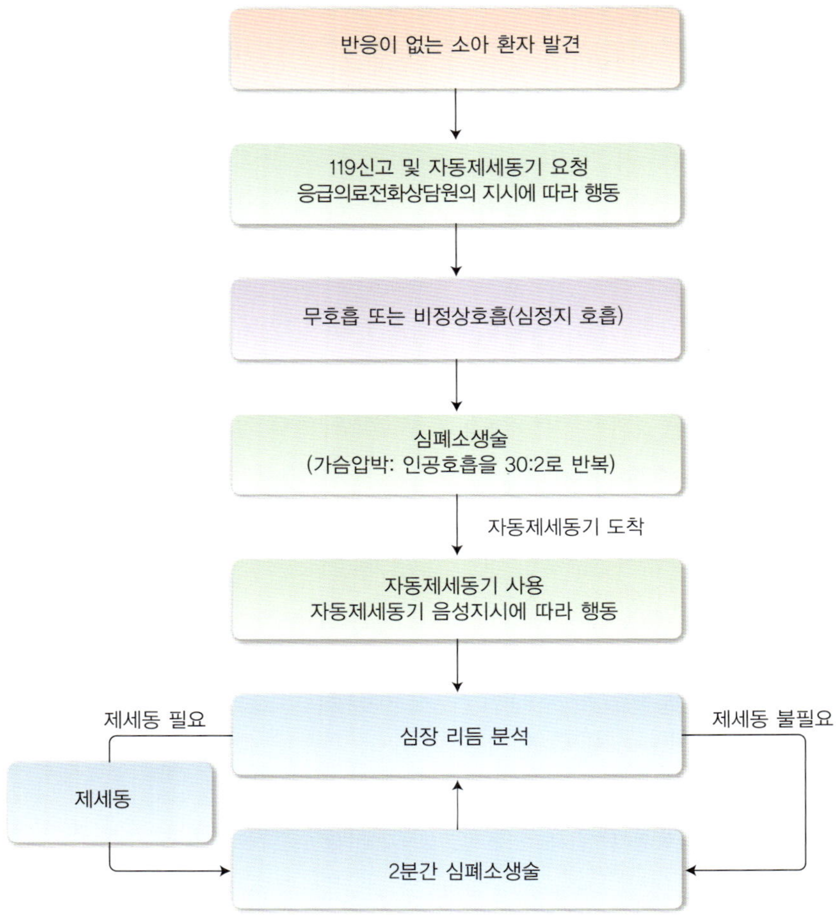

그림 12-13
심정지 환아의 전문소생술
출처: 보건복지부 질병관리본부 대한심폐소생협회. 2015 심폐소생술 가이드라인.

가족의 가정간호 준비

가족은 아동관리를 위한 신체 및 재활 절차에 대해서 배울 필요가 있다. 아동이 기능을 완전히 회복할 때까지 단기적인 관리가 필요할 수 있다. 또는 아동이 살아가는 동안 계속적으로 관리가 요구되는 상황도 있다. 가족과 협력하여 이들에게 가정에서의 아동관리에 대한 교육을 실시한다.

복잡한 장기적 관리가 필요한 아동에 있어서는 부모가 정맥주사, 약물, 산소투여 또는 호흡기에 대해서 배울 필요가 있다. 호흡정지나 심장마비의 위험이 있는 아동의 부모는 심폐소생술(CPR)을 배우도록 권장된다(그림 12-14~16). 가족에게 CPR을 가르치는 개별적 교육이 마련될 수 있다. 일부 가족은 임종간호를 위한 지원과 도움을 필요로 한다.

입원 후 퇴원하는 모든 아동에게 추가적인 관리가 필요한 것은 아니다. 그러나 이러한 가족도 자녀의 입원에 대한 걱정과 스트레스가 계속될 수 있으므로 지원과 교육이 여전히 필요하다. 일상적인 퇴원을 위한 표준 퇴원계획에는 다음이 포함된다.

- 후속방문 일정
- 질문이 있을 때 걸 수 있는 전화번호
- 약물 지시사항
- 관찰해야 할 질병에 특정된 징후와 증상
- 가정관리를 위한 설명

가족이 이러한 지시사항을 이해하고 집으로 퇴원하기 전에 질문을 할 수 있는 충분한 시간을 가지도록 보장한다.

아동과 가족에 대한 가정건강관리 준비

아동이 병원에서 퇴원한 뒤 장·단기적으로 가정 내에서 건강관리/간호가 필요할 수 있다. 복합질환을 가진 아동에게 전문적인 기구와 직원이 참여하는 가정관리가 요구될 수 있다. 조기계획이 가족에게 건강보험혜택, 지역사회의 지원 서비스 그리고 그 외 요구에 대해서 퇴원 전에 조사할 수 있는 시간을 제

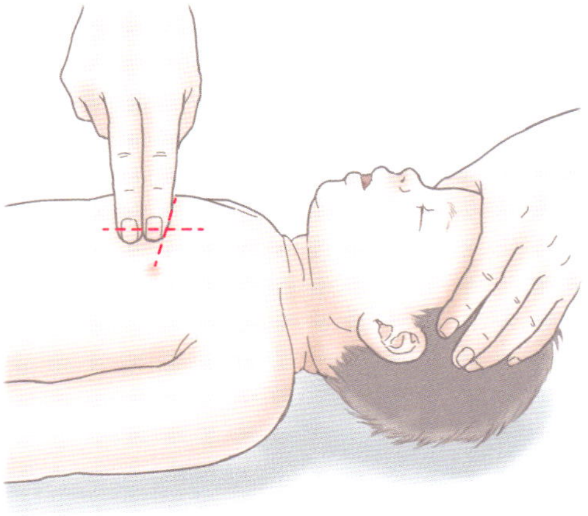

그림 12-14
영아의 가슴압박(1인)

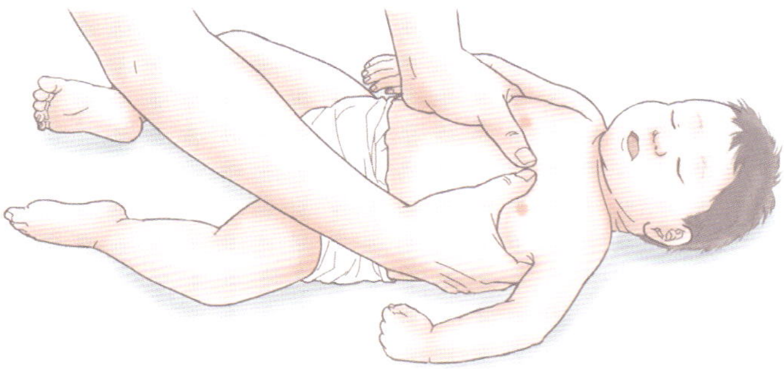

그림 12-15
영아의 가슴압박(2인)

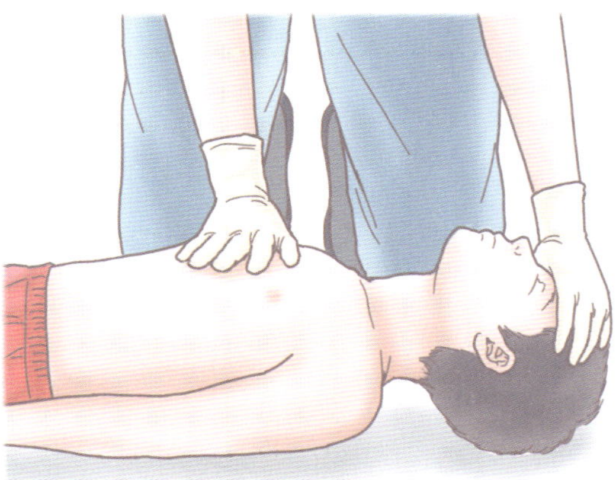

그림 12-16
아동의 가슴압박

공한다. 제공되는 교육과 관리를 수행할 수 있는 부모의 능력이 방문 간호사나 가정관리 프로그램을 관리하는 사람과 함께 논의하도록 한다.

간호사는 모자동실 중인 부모를 편안하게 해주고 아동의 관리에 대한 논의와 결정에 참여시킴으로써 이들을 지원할 수 있다. 이들은 포함되는 모든 관리에 있어서 협력자이다. 간호사들은 모든 상호작용을 교육 가능한 시간으로 보고 부모와 함께 있을 때마다 지속적으로 교육을 시킬 수 있다. 약물, 수행될 평가 그리고 이것이 가정환경에서 어떻게 조정될 것인지에 대한 설명이 포함되어야 한다. 또한 전화번호, 부모지원단체, 읽기자료, 인터넷 정보원을 포함하는 자료가 제공되어야 한다. 간호사는 퇴원 전에 교육에 대한 부모의 이해를 평가해야 한다. 부모에게 어떠한 관리를 편하게 느끼는지 그리고 어떠한 관리의 수행을 위해서 더 많은 지원이 필요한지에 대해서 묻고 다른 간호사에게 연결하는 등의 결정에 참여시킨다.

간호사는 사회복지부서, 가정관리 기관 그리고 가족과 협력하여 기구, 시술, 그 외 가정관리 요구에 대한 계획을 세우고 가정관리 간호사가 가족이 아동의 건강관리 요구를 충족시킬 수 있도록 돕는다.

아동과 가족에 대한 장기적인 관리 또는 재활 준비

아프거나 부상당한 아동에게 장기적인 관리가 필요할 때에는 아동이 급성치료병원에서 재활센터나 그 외 장기 관리시설로 옮겨간다. 퇴원계획과 마찬가지로 치료의 재활단계는 급성치료병원에서의 퇴원시기가 아닌 입원단계의 초기에 시작된다. 관리계획이 병원에서 개시되고, 중재와 치료가 시작되며, 지속적인 관리를 위한 계획이 수립된다. 간호사, 사회복지사, 사례관리자가 포함된 학제간 팀이 과정을 조정하고 가족과 협력하여 가능한 한 지장을 초래하지 않도록 보장한다.

아동에게 장기적인 관리가 필요하다는 것이 분명해질 때에는 건강관리 팀이 가족과 함께 다음과 같은 관리를 제공하기 위해서 이용할 수 있는 선택사항과 자원에 대해서 조사한다.

- 방문 간호사, 물리치료사와 같은 지원 서비스를 이용하는 가정관리
- 장기 관리시설
- 오랜 시간 동안 관리를 제공할 수 있는 전문적인 재활센터

간호사는 아동의 요구, 재정적 영향, 가족에게 이용 가능한 역할과 지원 그리고 지역사회에서 이용할 수 있는 자원을 고려하여 어떤 방법이 가장 가족에게 이로울 것인지에 대한 의사결정을 하도록 지원한다.

급성치료병원에서 근무하는 간호사는 다른 시설로의 이동이 발생하는 서비스를 자주 조정한다. 이러한 일에는 새 시설에 아동의 병력, 관리계획, 치료 그리고 현 상태에 관한 정보를 제공하는 것이 포함된다. 관리의 영속성을 보장하기 위해서 간호관리계획과 의료관리계획 사본을 제공한다.

가족은 급성 치료시설에서 또 다른 시설로 옮겨가는 일을 처리하는데 있어서 지원과 도움을 필요로 한다. 아동이 옮겨가

기 전에 시설을 먼저 방문하는 것이 가족에게 이로울 수 있다. 직원을 만나고 환경에 익숙해지는 것이 새로운 환경에 대비해서 아동을 준비시키는 가족을 도울 수 있다. 가족은 소책자, 사진 그리고 그 외 시설에서 받은 자료를 아동에게 제공하고 새 시설로 옮겨 갔을 때 아동이 무엇을 경험할지에 대해서 설명할 수 있다. 가능하다면 재활센터나 장기 관리시설의 간호사가 이동 전에 아동을 방문하는 것 또한 이로울 수 있다.

아동이 추가적인 관리를 받을 필요 없이 집으로 퇴원하든 가정관리나 재활관리가 필요하든 상관없이 간호사는 퇴원과정 동안 아동과 가족에게 정보와 지원을 제공하기 위해서 가족중심 접근법을 유지한다. 간호사는 가족이 퇴원할 준비가 되었는지 요구되는 치료와 관찰에 대해서 이해하고 있음을 확인한다. 아동이 퇴원하기 전 연락처 및 해당하는 정보를 제공하고 지원 서비스를 주선해 준다.

핵심 요약

- 입원은 모든 아동과 가족에게 스트레스를 주며, 입원이 계획되지 않고 갑작스러운 경우에는 더욱 그렇다.
- 자신의 입원과 질병에 대한 아동의 이해는 인지적 · 심리사회적 수준과 이전 건강관리 경험에 달려 있다.
- 간호사는 아동의 질병이나 입원이 가족에게 미치는 영향을 사정하고 개별화된 가족중심의 관리를 제공한다.
- 가족은 항상 아동의 입원으로 인해서 혼란에 빠지는데, 가족이 그 과정을 이해하고 잘 대처할 수 있도록 돕는 다양한 접근법이 있다.
- 입원이 계획되어 있을 때에는 아동과 부모가 모두 이에 대한 준비를 할 수 있다. 간호사는 이들에게 앞으로 일어날 일에 대한 교육을 제공함으로써 이러한 과정을 돕는다.
- 교육계획에 포함되는 것으로는 목표와 기대되는 결과, 특정 목표를 달성하기 위해 필요한 중재 그리고 평가를 위한 방법과 시간이 있다. 교육계획이 어떻게 실행되는지는 교육을 받을 아동과 가족의 고유한 특성에 달려 있다.
- 아동의 발달연령, 대처능력 그리고 이전 경험을 고려한 다양한 기법을 사용해서 시술을 받을 아동을 준비시킨다.
- 모자동실, 아동생활 프로그램, 치료적 놀이 그리고 치료적 레크리에이션과 같은 전략이 입원한 아동의 심리사회적 필요를 충족시키는데 도움이 된다.
- 간호사는 가족이 자녀의 장기적인 건강관리 요구와 가정관리 문제에 대한 계획을 세우는 것을 지원한다. 문화적으로 역량 있는 관리가 모든 관리제공의 단계에 통합된다.

Chapter 13

고위험신생아 간호와 가족간호

학습목표

1. 고위험신생아의 정의 및 생리적 특성을 설명한다.
2. 고위험신생아의 건강증진간호를 수행한다.
3. 고위험신생아의 건강문제를 설명한다.
4. 고위험신생아의 건강문제에 따른 간호과정을 적용한다.

고위험신생아의 정의와 분류 및 생리적 특성

고위험신생아의 정의

고위험신생아(high risk newborn)는 재태기간이나 체중에 관계없이 출생 후 28일 내에 자궁 밖의 생활에 적응하기 어려운 신생아를 말한다. 일반적으로 재태기간 37주 미만, 출생 시 체중이 2,500g 이하, 기타 병리적 문제 등이 있는 신생아가 포함된다. 고위험신생아의 원인은 모체의 원인, 태아의 원인, 태반의 원인 등으로 분류되며 생후 1주 내에 사망할 수 있는 질환부터 감염증 및 후유증으로 뇌성마비, 청각장애나 시각장애, 학습장애 등이 올 수 있다. 그러나 신생아의 생명을 위협하는 응급상황에서 즉각적인 사정과 중재에 따라 신생아의 상태는 호전될 수도 있고 일생 동안 장애를 예방할 수 있으므로 고위험신생아 간호를 위해 이론적 근거에 의한 실무 능력이 요구된다.

재태연령의 평가와 체중에 따른 분류

신생아는 출생체중보다 재태연령(gestional age) 37주 미만에 태어난 아기를 미숙아(premature infant) 혹은 조산아(preterm infant))라고 정의한다. 출생체중에 따라 저체중출생아(low birth weight infant, LBW: 2,500g 미만), 극소저체중출생아(very low birth weight infant, VLBW: 1,500g 미만), 초극소저체중출생아(extremely low birth weight infant, ELBW: 1,000g 미만)로 분류한다. 대개 출생 시 체중이 2,500g 이하인 저체중출생아의 2/3는 미숙아지만, 만삭아도 저체중아일 경우가 있다. 또한 재태기간을 주수로 분류하여 체중에 따라 재태기간에 대한 체중이 10~90백분위수(%)에 해당하는 경우를 적정 체중아(appropriate for gestational age

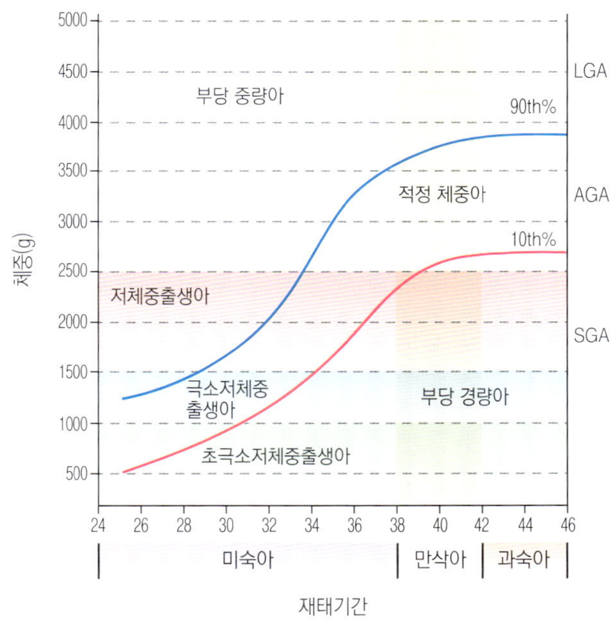

그림 13-1
체중-재태기간 곡선(Lubchenco)

infant, AGA), 10백분위수 미만인 경우를 부당 경량아(small for gestational age infant, SGA), 90백분위수 이상을 부당 중량아(large for gestational age infant, LGA)라고 한다(그림 13-1).

재태기간에 비해 큰 체중아

재태기간에 비해 큰 체중아(LGA)는 90백분위수 이상인 신생아를 말하며 엄마의 과체중, 임신기간 체중증가, 다산부, 거대아 분만 경력, 당뇨와 같은 질환 등에 의해 나타날 수 있다. 또

임상적 조언

고위험신생아의 분류

출생체중에 따른 분류

- 저체중출생아(low birth weight infant, LBW): 출생체중이 2,500g 이하
- 극소저체중출생아(very low birth weight infant, VLBW): 출생체중이 1,500g 이하
- 초극소저체중출생아(extremely low birth weight infant, ELBW): 출생체중이 1,000g 이하
- 재태기간에 적절한 체중아(appropriate for gestational age infant, AGA): 체중이 자궁 내 성장곡선상 10백분위수와 90백분위수 사이인 신생아
- 재태기간에 비해 작은 체중아(small for gestational age infant, SGA): 자궁 내 재태기간에 비해 체중이 작은 신생아
- 자궁내 성장지연(intrauterine growth retardation, IUGR): 자궁내 성장이 지연된 신생아
- 재태기간에 비해 큰 체중아(large for gestational age infant, LGA): 출생체중이 자궁내 성장곡선상 90백분위수 이상인 신생아

재태기간에 따른 분류

- 미숙아(premature infant): 임신 37주 이전에 출생한 신생아
- 만삭아(term infant): 임신 37~42주 사이에 출생한 신생아
- 과숙아(postmature infant): 42주 이후에 출생한 신생아

한 유전적 성향이나 유전적 결함이 있을 수 있다. 또한 재태기간에 비해 큰 신생아는 산류(caput succedaneum) 혹은 두혈종(cephalohematoma)과 같은 출생 시 손상이 더 증가하며 겸자분만(forceps delivery)으로 인한 타박상 혹은 열상도 입을 수 있다. 다른 손상으로는 쇄골 골절과 상완골 골절이 있다. 쇄골 골절은 손상부위의 부종, 동통, 압통이 있을 때 의심할 수 있거나 손상받은 사지를 사용할 경우 저항이 있을 수 있다. 심각한 출생 시 손상은 모상건막하 출혈, 질식, 척수손상, 심지어 사망으로 이어질 수 있다. 종종 인슐린 의존성 혹은 임신성 당뇨병이 있는 산모에게서 부당 중량아(LGA)가 출생한다. 이들 신생아는 모체의 고혈당증에 대한 반응으로 일시적 고인슐린혈증이 나타날 수 있다. 출생 후 신생아는 인슐린을 과다 생산할 수 있고 저혈당의 위험에 빠질 수 있다.

재태기간에 비해 작은 체중아

재태기간에 비해 작은 체중아(SGA)는 10백분위수 이하 혹은 체중의 평균에서 2표준편차 이하인 신생아를 말한다. 저체중출생아(low birth weight infant, LBW)는 재태기간과 관련 없이 출생 시 체중 2,500g 미만인 신생아를 의미한다.

체중이 1,500g 미만인 신생아는 극소저체중출생아(very low birth weight infant, VLBW)라고 하며, 체중이 1,000g 미만인 신생아는 초극소저체중출생아(extremely low birth weight infant, ELBW)라고 한다. 원인으로는 낮은 사회경제적 상태, 고혈압, 심장병, 신장병, 약물복용, 흡연, 태반부전증, 자궁기형, 다산부, 작은 산모, 지연분만 혹은 이전의 부당경량아(SGA) 분만 경험과 같은 모체 측 상황이 부당 경량아를 출산할 수 있다. 태아 측 상황으로는 선천적 기형, 무뇌증, 골형성 지연, 대사장애, 선천적 감염과 같은 자궁내성장지연(intrauterine growth restriction, IUGR) 등이 포함된다.

부당 경량아는 피하지방 부족, 오목배, 전반적인 영양결핍 모습, 몸에 비해 머리가 큰 것을 볼 수 있다. 부당 경량아는 성장곡선에서 비율적으로 신체크기가 작으며 후두-전두부 둘레가 10백분위수 이하이다. 부당 경량아는 출산 후 감염위험성 증가, 호흡문제, 신경학적 변화 혹은 사망과 같은 합병증이 생길 수 있으며 저혈당증이 나타날 수 있다.

성숙 정도에 따른 분류

미숙아

세계보건기구(WHO)의 정의에 의하면 조산아(preterm infant) 혹은 미숙아(premature infant)는 출생체중에 관계없이 재태기간 37주 이전에 출생한 영아를 의미한다. 미숙아는 신생아 집중치료실에 입원한 신생아 중에서도 가장 많은 비율을 차지하며 신생아 합병증 빈도도 미숙아에서 가장 높다. 심각한 선천성 기형과 같은 다른 위험요인도 흔히 나타나며 신생아의 사망 원인 중 가장 높은 비율을 차지한다. 미숙아는 신체 및 생리적 특성에 따라 다양한 문제와 합병증이 나타날 수 있다(그림 13-2).

원인

미숙아 출생의 원인은 태아, 모체의 요인으로 분류된다. 태아 요인으로는 태아 스트레스, 다태아, 비면역성 태아수종, 감염이 있고, 모체 요인은 사회경제적으로 낮은 계층 및 16세 미만 35세 이상 여성, 다태아 출산, 조산의 기왕력, 산과적 결함(조기파수, 태반기능부전, 전치태반, 태반조기박리, 쌍각자궁, 자궁과도신장, 경관무력증), 모체 전신감염, 임신 당뇨병, 임신성 고혈압증후군, 임신 중 부적당한 체중증가, 영양장애, 약물, 흡연, 알코올 중독 등이 있다. 이 밖에도 산과적 진단과 치료기술의 향상, 불임치료 기술 발달로 다태아의 임신이 증가하면서 조산이 증가하는 경우를 볼 수 있다.

발생 빈도

전체 신생아 출생률이 감소하는 것과는 대조적으로 미숙아 출생률은 꾸준한 증가 추세에 있으며, 통계청이 발표한 2016년 우리나라 출생 통계자료에 의하면 37주 미만 출생아의 구성비는 7.2%로 2006년 4.6%, 2011년 6.0%와 비교하여 계속 증가하고 있으며, 2.5kg 미만 저체중아의 구성비는 5.9%로 과거 20년 전에 비해 2배 증가하였다.

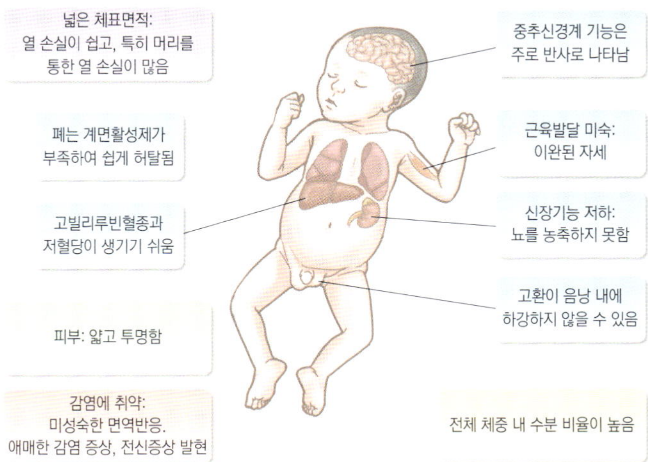

그림 13-2
미숙아의 특성과 관련된 문제

Box 13-1
미숙아의 임상증상

- 신체에 비해 머리가 큼
- 주기적 호흡, 환기 저하
- 매우 작고 야윈 외모
- 가늘고 솜털 같은 머리카락; 등과 얼굴에 솜털
- 손바닥, 발바닥에 주름이 적거나 없음
- 이완된 자세로 누워 있음
- 귀 연골의 발달 미약
- 신경학적 징후가 없거나 감소됨
- 생화학적 변화에 더욱 민감함
- 여아에서 음핵 돌출
- 남아에서 음낭발달 미약, 고환이 하강되지 않음
- 관절이 이완되고, 쉽게 조작됨
- 잡기반사, 빨기반사, 연하반사가 없거나 약하고 비효과적임
- 피부는 적색에서 분홍색, 정맥이 보임
- 불안정한 체온
- 유연한 흉곽
- 빈번한 무호흡
- 감염에 취약
- 피하지방이 적거나 없음
- 희석된 소변

치료

고위험신생아는 해부학적 · 신체적 · 생화학적으로 미숙하여 신생아기에 관리가 필요한 다양한 문제가 발생할 가능성이 높다. 미숙아 출생이 예상되면 신생아 집중치료실에 알리고 의사가 대기한다. 심폐소생술이 필요 없는 미숙아는 보온된 보육기에 넣어서 신생아 집중치료실에 곧바로 옮겨 체중을 측정하고 필요한 처치를 시작한다. 이후의 관리는 신생아의 상태에 따라 결정한다.

과숙아

과숙아(postmature infant)란 출생 시 체중에 관계없이 산모의 최종 월경일로부터 계산하여 재태연령이 42주 이상의 아기를 말하며, 전체 임신의 약 3.5~15%를 차지한다. 과숙아의 원인은 아직 알려져 있지 않으며, 어느 한쪽 부모가 크거나 다산모, 당뇨병 산모일 경우 발생 빈도가 높다. 과숙아는 만삭아와 구분이 어렵지만 출생 후 1~3주 된 만삭아의 특성을 보인다. 과숙아는 만삭아에 비해 태아 및 신생아 사망률이 상당히 높다. 특히 태반기능부전과 태변흡인 증후군으로 인한 자궁 내 저산소증의 가능성이 높다. 신체적 특징으로는 건조하고 갈라진 피부, 태지와 솜털이 없고, 만약 자궁 내에서 태변을 흡인하였으면 녹색의 피부를 볼 수 있다.

과숙아의 가장 큰 위험은 진통과 분만 중에 발생하는데 분만 예정일보다 지연되는 경우 제왕절개술이나 유도분만을 권장하며 상태에 따라 개별화된 간호가 제공되어야 한다.

고위험신생아의 생리적 특성

체온조절

신생아는 출생 전 모체의 일정한 체온환경에서 지내다 출생과 함께 외부 온도에 급격히 노출된다. 신생아는 체표면적 비율이 더 넓고 피하지방이 부족하여 피부를 통한 열 손실이 많으며, 열 생산에 필요한 갈색지방의 성숙과 분포가 제한적이다. 체온 유지는 산소소모와 직결되어 있어 중성온도 환경을 유지하여 산소 소모량을 최소로 해야 하며, 적극적인 치료가 요구된다. 또한 질병의 속성뿐만 아니라 처치를 하면서 외부 환경에 노출되어 열 손실 가능성이 높다. 특히 발한 기능이 미숙하여 열을 발산해내지 못하므로 쉽게 고체온이 올 수도 있다.

호흡기

출생 전 호흡기 발달은 임신 20~24주에 표면활성제(surfactant)가 생산되어 28~32주에 양수에 출현하며, 35주 이후에는 충분한 양의 표면활성제가 분비된다.

표면활성제는 인지질, 중성지질, 단백질복합체로 구성되어 있다. 레시틴(lecithin)과 프로스타글란딘(prostaglandin, PG)으로 구성되어 있는 인지질은 표면장력 저하를 통해 폐포의 안정성을 유지시켜 호기 시 폐포의 허탈(collapse)을 방지하며, 정상적인 팽창을 유지시킨다. 미숙아의 경우 표면활성물질 생산이 부족하고 폐조직의 발달이 불충분하여 호흡장애를 초래하는 질환이 쉽게 생길 수 있다. 이러한 문제로 일부 미숙아들은 출생 직후부터 인공호흡기 치료와 인공계면활성제 치료가 필요하다. 또한 여러 가지 원인에 의해 호흡이 20초 이상 정지되는 무호흡이 자주 발견되며 호흡이 불규칙하다. 늑골이 연하고 늑간 근육과 횡격막 근육이 약해 흡기 시 흉곽 내 음압에 의해 흉벽이 빨려 들어가 흉곽이 작아져서 폐포 확장이 어렵고, 이로 인한 과소환기는 호흡성 산증을 유발한다. 약한 기침반사와 구역반사로 흡인의 위험이 크며 호흡기 합병증 발생이 많다.

심혈관

태아에서 신생아 순환은 제대를 자르는 순간, 아기의 첫 호흡에 따른 폐혈관 저항의 급속한 감소와 동시에 폐혈류 증가로 인한 산소농도 증가에 대한 반응에 의한다. 동맥혈의 산소분압이 올라가면서 태반에서 생성되어 태아에게 공급되던 프로스타글란딘 2의 양이 갑자기 감소하며, 이에 반응하여 동맥관이 수축하고 출생 후 첫 12~24시간 내에 기능적으로 폐쇄된다. 동맥관은 대개 출생 후 2주 내에 섬유화 과정을 거쳐 해부학적으로 완전 폐쇄된다.

미숙아의 경우 동맥관이 늦게 닫히는 경우가 많아 동맥관을 통한 좌우단락으로 심부전이 발생할 수 있으며, 출혈성 폐질환 등이 생길 수 있다. 이에 따라 동맥관을 통한 혈액의 흐름으로 생기는 심잡음(murmur)을 청진하고, 피부색, 체온, 모세혈관 재충전시간(capillary refill time), 말초맥박의 강도 등을 관찰한다.

뇌혈관

미숙아의 뇌혈관은 미세혈관이 많이 분포되어 있고, 주위 조직이 치밀하지 않은 배아기질(germinal matrix)로 구성되어 있는데 신생아 가사나 호흡곤란증후군, 갑작스러운 뇌혈류 증가 혹은 감소, 고혈압, 혈량 과다 등에 의해 뇌출혈로 이어질 수 있다. 뇌출혈(두개내 출혈)은 미숙아의 가장 심한 합병증의 하나로 출생 시 체중이 작을수록 빈도가 증가한다. 출혈 정도와 위치에 따라 신경학적 예후가 달라지므로, 1,500g 미만의 미숙아와 출혈이 의심되는 경우 출생 후 3~7일 내 뇌 초음파 검사를 시행해야 한다.

위장관

미숙아는 위 크기가 작고 공복 시간이 길며, 장의 근육층 발달이 약해 쉽게 과팽창, 심할 경우 호흡곤란도 유발된다. 또한 위장관 움직임이 활발하지 않아 복부팽만과 대변횟수 감소의 특징을 보인다. 미숙아도 생후 6시간이면 모유수유를 할 수 있으나 흡철반사(sucking reflex)와 연하반사(swallowing reflex)가 재태연령 32~34주 이전에는 완전하지 않아 구강섭취가 어렵다. 재태기간 34주 이전에 태어난 미숙아는 임신 후반기에 발달하는 소화효소(아밀라아제, 락타아제, 리파아제)가 분비되지 않으므로 우유는 소화시키지 못하고 지방소화가 어렵다. 또한 재태기간 36주 이전에는 구역반사(gas reflex)가 발달되지 않고 초기 흡철 시 연하작용 및 식도수축이 함께 일어나지 않으며, 식도하부괄약근이 약해 위식도역류와 흡인이 자주 발생한다. 또한 32주 미만의 미숙아는 괴사성 장염이 잘 올 수 있어 수술이 필요하거나 사망을 초래할 수 있고, 장기간 금식으로 인해 성장지연 및 발달문제를 가져올 수 있다.

> **Box 13-2**
> **과숙아의 임상증상**
>
> - 피부는 건조하고 갈라지며 벗겨져 있음, 주름이 많음
> - 영양장애의 외모
> - 피하조직 감소
> - 태변 착색
> - 명료한 상태(alert)

간기능

미숙아는 미성숙한 간기능으로 인해 간을 통해 배출되는 약물의 독성이 증가하며, 적혈구 파괴로 생기는 빌리루빈의 포합능력이 감소하여 고빌리루빈혈증이 발생한다. 미숙아의 뇌혈관 장벽 또한 취약하여 낮은 수치의 빌리루빈에도 핵황달이 발생할 수 있으므로 가능하면 일찍 광선요법을 시작하여 빌리루빈 상승을 억제한다.

비뇨기계

미숙아의 세포외액 비율은 90%로 매우 높고, 체표면적이 넓으며 소변농축능력이 저하되어 있어 쉽게 탈수에 빠진다. 사구체여과기능은 34주부터 증가하므로 그 전에는 사구체여과율(glomerular filtration rate)이 낮아서 약물 배설이 제한적이므로 소량의 약물도 체내에 축적되고 독성을 유발하게 된다. 또한 중탄산이온의 보유능력도 저하되어 대사성 산증이 나타나기 쉽다.

면역기능

미숙아의 백혈구는 정상아에 비해 효과적인 작용을 하지 못한다. 면역글로불린 중 면역글로불린 G는 임신 3기에 태반을 통과하여 아기에게 모체의 면역성을 제공해주는 기능을 한다. 그러나 조기에 출생한 미숙아에게는 이러한 면역성이 부족하고, 장기간의 입원과 여러 가지 침습적 절차에 노출되기 때문에 감염 위험성이 높아 세균 및 진균이 항상 침입할 수 있는 통로가 있어 패혈증에 걸리기 쉽다.

장기적인 문제

미숙아는 여러 측면에서 이환율이 높으므로 취약한 존재이다. 질병 이환율은 곧 사망률로 직결되며, 장기적으로 발달장애(뇌성마비, 정신지체, 청력, 시력장애, 언어장애, 학습장애, 주의력 결핍, 과다행동), 만성 폐질환, 성장장애, 선천성 기형의 문

제를 지닐 수 있다.

고위험신생아 건강증진

최근 고위험신생아의 병태생리에 대한 지식과 관리 기술이 급속히 발전되면서 심각한 건강문제를 가진 신생아를 적절하게 관리할 수 있는 인력과 시설을 갖춘 특별한 환경이 필요하게 되었으며, 고위험신생아의 전문적 관리를 위한 시설로 신생아 집중치료실(neonatal intensive care unit, NICU)을 설치하고 있다. 즉 신생아 간호에 적합하게 고안되어 적절한 농도와 압력에서 적은 양의 산소를 공급하는 인공호흡기(ventilator), 매우 적은 양을 정확하게 공급하는 수액펌프, 심폐 기능을 비롯한 각종 신체 기능을 파악하는 모니터, 소량의 검체물을 채취하고 이를 통해 분석하는 방법, 체온의 보존을 위한 방사열 난방기구 등을 효과적으로 설치하고 활용할 수 있는 시설을 갖추고 있다. 이와 더불어 고위험신생아 관리에 대한 전문적 지식과 기술을 갖춘 인력을 통해 고위험신생아를 효과적으로 관리할 수 있게 되었다(그림 13-3, 그림 13-4).

신생아 초기 건강사정

미숙아 출생이 예상되면 신생아 집중치료실에 알리고 분만 전에 전문 의료진과 의료장비가 준비되어야 한다. 출생 시부터 신생아에게 즉각적인 관리를 필요로 하는 문제가 있는지 파악하기 위하여 신생아를 사정하는데, 가장 먼저 심폐기능과 신경계 기능을 사정한다. 분만실에서는 아프가 점수를 측정하며 선천성 기형이나 신생아 스트레스의 증거를 관찰한다. 분만실에는 호흡곤란의 증상을 가진 신생아를 신생아 집중치료실로 이송하기 전에 사용할 수 있는 특별한 소생기구를 갖추어 둔다. 심폐소생술이 필요 없는 경우에는 보온된 이동용 보육기(transport incubator)를 이용하여 신생아 집중치료실에 곧바로 이동하여 필요한 처치를 받게 된다(그림 13-5).

신생아 집중치료실 간호

고위험신생아의 출생비율이 증가함에 따라 신생아집중치료실(neonatal intensive care unit, NICU)에서의 양질의 치료와 간호가 중요하다. 신생아 집중치료실(neonatal intensive care unit, NICU)은 고위험신생아를 적절하게 관리할 수 있는 인력과 장비를 갖춘 시설이다. 인공호흡기(ventilator), 혈역학적 상태를 모니터링하는 감시장치, 정확한 수액공급을 위한 수액펌프, 체온과 에너지 보존을 위한 보육기, 소량의 검사물을 채취하고 분석하는 기계 등이 구비되어 있다.

고위험신생아를 간호하기 위해서는 철저하고 체계적인 신체사정이 필요하다. 수유행위, 활동, 피부색, 산소포화도 또는 활력징후 등의 미세한 변화는 종종 잠재적인 문제를 암시한다. 미숙아, 특히 극소저체중출생아는 사소한 문제라도 적절하게 교정되지 않으면 이상 증상이 나타나 고 수 분 이내에 사망할 수도 있다. 그러므로 간호사는 지속적이고 체계적인 신생아 사정을 통해 아주 작은 변화라도 정확하게 인지하고, 고위험신생아가 최적의 기능을 발휘할 수 있도록 필요한 중재를 즉각적으로 수행해야 한다. 고위험신생아의 사정은 신생아 상태의 중증도에 따라 다르다. 중증 신생아는 지속적인 말초경피 산소측정(pulse oximetry), 전해질, 동맥혈가스 분석을 포함하여 호흡기능의 세밀한 관찰과 사정이 요구된다. 환아의 상태에 대한 정확한 기록은 간호의 필수적인 요소이다.

신체적 자료의 모니터링

고위험신생아는 환경 온도를 통제해야 하며, 심박동수, 호흡, 체온 및 산소포화도 등을 지속적으로 모니터링해야 한다. 모니터는 경보시스템을 갖추고 있어서 활력징후가 미리 설정된 한계보다 높거나 낮을 때 경보시스템이 작동된다. 그러나 기계는 오작동의 위험이 있기 때문에 정기적으로 심첨맥박 수를 직접 측정하여 기계에 나타난 맥박 수와 비교하는 것이 필수적이다.

신생아의 가슴은 편평한 부위가 적어서 전극(electrode)을 돌아가면서 붙이기가 어렵다. 또한 전극의 크기, 위치, 테이프 또는 접착제로 인한 자극 등이 중요한 피부간호 문제가 될 수 있다. 따라서 심장모니터를 위한 전극은 상박이나 등에 붙이거나 피부자극을 줄이기 위해 비접착성 사지 전극을 사용하기도 한다. Hydrogel 전극은 피부에 자극이 적으며, 접착부분을 떼어낼 때 물에 적셔서 피부에 붙어 있는 전극의 끝부분을 들어올리면 쉽게 제거된다.

고위험신생아의 혈압은 침습적 또는 비침습적인 방법으로 정기적으로 모니터하는데 동맥카테터를 이용하여 직접적으로 측정하기도 한다. 신생아의 중심정맥압을 측정하기 위해서는 제대정맥 카테터를 사용한다. 진동측정법 또는 도플러 경피장치는 혈압의 변화를 발견할 수 있는 간단하고 효과적인 방법이다. 출생 시 가사상태였으며 아프가 점수가 낮고 기계적 환기가 적용된 신생아는 일반적으로 혈압이 낮다. 활력징후의 측정빈도는 환아 상태에 따라 결정한다.

혈액 검사는 신생아의 상태 파악에 가장 필수적인 검사로 혈당, 빌리루빈, 칼슘, 헤마토크리트, 혈액가스 등이다. 혈액 검사물은 발뒤꿈치, 정맥천자, 동맥천자 또는 제대정맥, 제대동맥, 말초동맥의 유치 카테터를 통해서 얻을 수 있다. 혈액 검사를 많이 할 때는 채혈 양을 정확하게 기록하는 것이 중요한데, 특히 극소저체중출생아와 초극소저체중출생아는 질병의 급성기 동안 소모된 혈액을 보충하기 어렵기 때문에 더욱 유의해야 한다. 동맥천자 없이 반복적인 동맥혈액 가스를 분

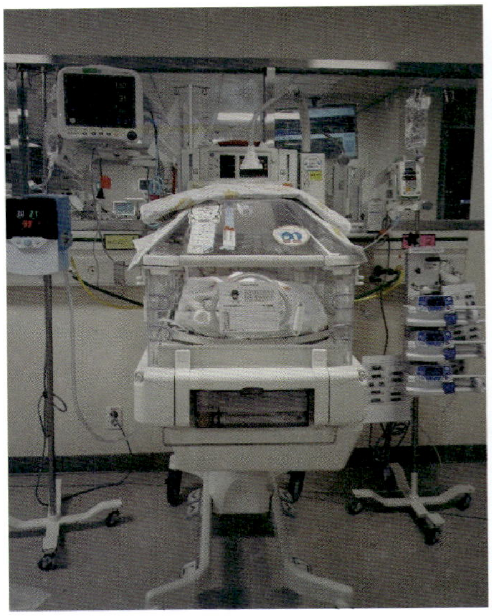

그림 13-3
신생아 집중치료실 환경

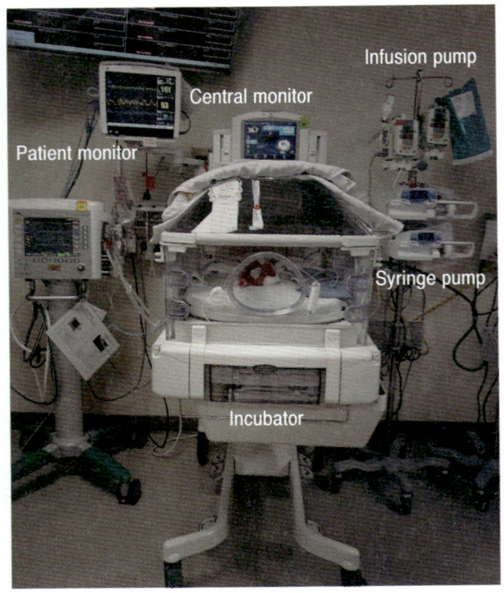

그림 13-4
신생아 집중치료실은 미숙아 관리를 위한 의료장비를 구비하고 있다.

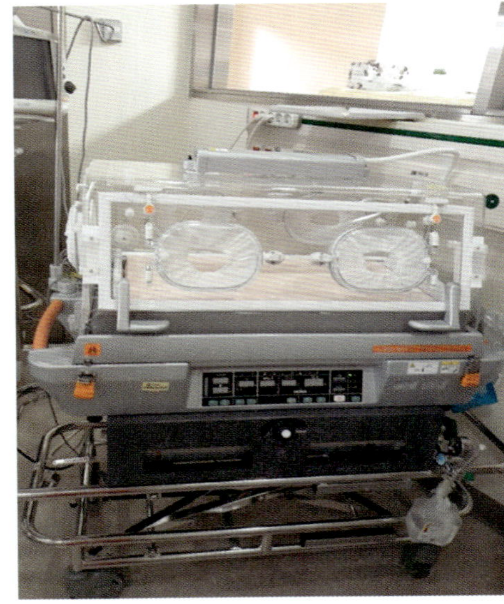

그림 13-5
이동식 보육기

석하기 위해서는 경피산소측정기(trans-cutaneous oxygen measurement, PO 2 monitor, oxygen saturation monitor, pulse oximeter)를 사용하는 것이 좋다.

섭취량과 배설량의 기록은 모든 신생아에게 필요하다. 미숙아를 위해 특수하게 만들어진 플라스틱 소변 수집백을 이용하여 소변량을 정확하게 측정할 수 있다. 또는 간단히 기저귀의 무게를 재서 배설량을 측정하기도 한다.

호흡지지

고위험신생아를 위한 일차적인 간호목표는 호흡을 확립하고 유지하는 것이다. 미숙아는 대부분 산소공급과 보조적 환기요법이 필요하다. 또한 산소포화도를 유지하기 위해 적절한 체위를 유지해주는 것이 중요하다.

체온조절

고위험신생아에게는 호흡문제가 안정이 되어도 체온조절에 대한 간호는 매우 중요한 부분이다. 체온조절을 위한 중성온도환경유지와 열 생산과 손실에 대한 상황을 정상적으로 유지하는 것이 체온조절에 중요한 과제이다.

고위험신생아는 출생하자마자 바로 따뜻하게 보온된 환경에 체온이 안정될 때까지 둔다. 열의 안정상태란 열 생산과 소모가 균형을 이룬 상태이다. 과열은 산소와 칼로리 소모를 증가시키기 때문에 고온의 환경 역시 신생아를 위태롭게 한다. 중성온도환경(neutral temperature environment)은 산소 소모와 에너지 대사를 최소화한 최적의 온도환경으로 열 생성은 최소로 하되, 신생아의 액와체온은 36.5~37.5℃로 유지할 수 있도록 하는 환경 온도를 말한다. 피부가 얇고 피하지방이 거의 없는 극소저체중출생아와 초극소저체중출생아는 정상 신생아보다 열 손실이 3~5배 더 증가된다. 따라서 중성온도환경을 유지하는 것은 고위험신생아에게는 특히 중요하다. 중성온도환경을 유지하기 위해 보육기나 방사보온기(radiant warmer)를 이용하는 방법이 있다.

보온

미숙아의 열 손실을 줄이기 위한 보온 방법은 아이에게 옷을 입히거나 담요로 싸주며 덮어주는 것이다. 또한 미숙아는 머리가 상대적으로 크기 때문에 열 손실을 예방하기 위해 수건이나 모자를 씌어주면 좋다. 신생아실의 온도와 습도도 적절하게 유지하고, 침대를 찬바람이 들어오는 문, 햇볕 또는 열이 발생하는 난방기 가까이에 두지 않는다. 또한 저울, 방사선 촬영용 카세트, 담요, 신생아와 직접 접촉하게 되는 모든 것을 따뜻하게 함으로써 전도로 인한 열 손실을 줄일 수 있다. 시트 보온기에 담요를 놓아 두었다 사용하거나 신생아의 체중을 측정하기 전에 체중계를 heat lamp로 따뜻하게 만드는 등 세심한 배려가 필요하다.

보육기(incubator)는 고위험신생아의 체온을 유지하고 에너지 소비를 줄여주는 가장 효과적인 수단이다. 신생아에게 수유하거나 신생아를 달래기 위해서 보육기로부터 꺼낼 때 옷을 입히고 담요로 따뜻하게 싸주며 모자를 씌워준다. 온도가 자동으로 조절되는 보육기는 신생아의 복부에 부착된 온도감지기의 신호에 반응하여 스스로 환경 온도를 조절한다. 자동온도조절 보육기의 온도는 일반적으로 피부체온을 36~36.5℃

사이로 맞추어 놓는다. 기계를 사용하여 온도조절을 하는 경우 신생아의 체온과 보육기 온도를 주기적으로 비교하여 정확한 사정을 한다. 신생아가 복위를 취할 때 탐지기가 복부에 부착되어 있으면 체온이 높게 측정되므로 등의 옆쪽으로 붙이도록 한다. 갈색 지방이 많은 부위와 뼈가 돌출된 부위에 탐지기를 두면 피부 체온의 측정이 부정확할 수 있다.

방사보온기

방사보온기(radiant warmer)는 신생아 피부에 부착된 체온 감지기를 통해 온도조절이 되는 자동조절기전에 따라 작용한다. 방사열을 전달하는 장치 밑 침요 위에 신생아를 눕히는데, 미리 맞춰놓은 온도(36.5℃)로 체온을 유지하기 위해 자동적으로 켜지거나 꺼진다.

방사보온기를 처음 사용할 때 미리 수동 온도 조절장치로 온도를 높인 후 온도가 유지되면 자동 온도 조절장치로 전환하여 사용한다. 고위험신생아는 30분마다 체온을 관찰하여 기록하고, 감지기의 부착 상태를 수시로 점검한다. 방사보온기가 제대로 작동하는지 자주 점검한다. 방사보온기의 가장 큰 장점은 고위험신생아에게 외과적 처치나 간호를 적용하기가 수월하다는 것이다. 또한 체온이 낮은 신생아를 빨리 보온하는 데 유용하지만 방사열에 의해 보온이 이루어지는 방사보온기는 대류와 증발로 인한 열 소실을 방지하지 못하는 단점이 있다. 따라서 이러한 수분 손실을 보상하기 위해 일일 수분 요구량을 증가시키기도 한다. 방사보온기 간호를 받는 고위험신생아의 불감성 수분 손실과 대류에 의한 열 손실을 감소시키기 위해 환아에게 비닐 랩을 씌우기도 한다.

감염간호

감염간호는 신생아 집중치료실 내에 있는 고위험신생아에게 매우 중요하다. 감염예방의 기본은 철저한 손 씻기이다. 손 씻기는 신생아 및 기구와 접촉하는 모든 사람에게 해당된다. 다른 아기나 기구를 만진 다음에는 항상 손을 씻어야 하며, 감염성 질병이 있는 사람들은 다른 사람에게 그 병을 전파하지 않을 때까지 병동 출입을 금하거나, 마스크나 장갑과 같은 적절한 차폐물을 착용하는 것이 필요하다.

병동에 들어가기 전에 깨끗한 무균복을 입고 오염될 때마다 갈아입고 병동 밖으로 나갈 때는 덧가운(cover gown)을 반드시 입는다. 신생아를 간호하는 데 사용되는 기구인 침대, 매트리스, 보육기, 방사보온기, 호흡기계의 모니터, 말초 산소맥박 측정기 등은 사용하기 전후에 반드시 소독액으로 닦는다. 미생물은 습도가 높은 곳에서 가장 잘 번식하기 때문에 가습을 하는 기구는 특히 위험하다. 보육기(incubator)는 공기 중의 병원균으로부터 미숙아를 효율적으로 보호, 격리하지만 초극소저체중출생아는 높은 온도와 습도를 유지해야 하므로 미생물 번식으로 인한 오염이 되기 쉽기 때문에 정기적인 클렌징과 소독, 보육기 교환이 필요하다. 분무기나 플라스틱 산소 튜브와 같은 일회용 기구는 정기적으로 교환해야 한다. 주기적으로 역학 조사를 실시하여 신생아 집중치료실에서의 감염 발생률과 유형을 평가함으로써 예방과 관리대책을 세울 수 있는 기초 자료를 마련한다. 유치 카테터, 혈액, 기관 내 삽관 분비물 및 뇌척수액을 배양하여 특별한 추이가 모니터되면 기관의 책임자에게 보고한다.

수분공급

고위험 신생아, 특히 극소저체중출생아는 칼로리, 전해질, 수분을 보충받는다. 만삭아는 세포외액의 비율이 70%인데 비해 미숙아는 90%로 매우 높고 체표면적이 넓으며, 삼투성 이뇨능력이 제한되어 있어서 탈수 증상이 더 쉽게 일어난다. 따라서 적절한 수분공급이 특히 중요하다. 또한 빠른 호흡을 하기 때문에 많은 열과 수분이 손실되므로 방사보온기나 광선요법을 받는 경우에는 탈수 징후를 주의 깊게 관찰해야 한다.

체중, 섭취량과 배설량을 정확히 측정하고 소변 비중, 혈청 전해질 수치를 평가함으로써 수분상태를 모니터해야 한다. 특히 극소저체중출생아는 피부를 통한 과도한 수분손실, 미성숙한 신장 기능, 탈수 또는 과수화의 경향 때문에 수화 상태를 좀 더 자주 모니터할 필요가 있다. 과수화의 증상은 24시간에 체중이 30g 이상 증가하거나 눈 주위의 부종, 빈호흡, 빈맥, 폐청진 시 습성 악설음 등이다. 매우 작고 약한 혈관은 파열된다. 초극소저체중출생아와 극소저체중출생아는 수액의 변화에도 민감하고 손상을 받기 쉬우므로 혈관 외 주입, 수액의 과부하 또는 탈수로 인한 조직손상을 예방하기 위해 주입속도를 조심스럽게 조정하고 관찰해야 한다. 수액이 과도하게 주입되었을 때는 폐부종, 울혈성 심부전, 동맥관 개존, 뇌실내 출혈 등이 일어날 수 있다.

영양

신체적 특징

재태연령 32~34주가 되면 흡철과 연하기능이 사용이 가능하며 36~37주에 완벽하게 조절이 가능해진다. 초기 흡철은 연하작용과 식도수축이 일어나지 않는다. 재태기간 36주 이전에는 구역반사(gag reflex)가 발달하지 않아 흡인에 따른 위험이 매우 높다. 미숙아는 하부식도 괄약근의 근긴장도가 약해 위에 있는 우유가 쉽게 식도로 역류된다. 또한 화학수용기를 자극하여 무호흡과 서맥이 쉽게 생기며, 흡인의 위험이 증가된다. 미숙아의 위는 용량이 매우 적어 쉽게 과팽창되며 더 심해지면 호흡곤란이 나타난다. 락타아제(lactase)는 임신 후반기에 발달하는 효소이기 때문에 재태기간 34주 이전에 태어난 미숙아는 락토스오를 함유한 우유는 소화를 잘 시키지 못한다. 미숙아는 아밀라아제가 부족하지만 대부분의 신생아에게 대체효소(glucoamylase)가 보충되기 때문에 전분을 소화시킬 수 있다. 미숙아는 췌장 리파아제와 담즙이 적어 지질, 특히 우유의 포화 중성지방은 소화와 흡수가 잘 안 된다.

영양요구

미숙아의 영양요구는 정상 신생아보다 높다. 이는 신생아 활동수준, 기본적 에너지 소비의 용이성, 중성온도 환경 상태, 신체적 상태 및 영양 흡수율 등이 영양요구에 영향을 준다. 미숙아는 만족스러운 성장을 위해 하루에 105~130kcal/kg의 열량을 섭취해야 한다. 대부분의 영양은 출생 마지막 달에 저장되기 때문에 미숙아는 칼슘, 철, 인, 단백질, 비타민 A와 C의 저장이 부족하여 결핍 증상이 생길 수 있다. 수유방법과 양은 신생아의 체중과 상태에 따라 결정된다. 매우 작은 신생아와 심각한 질병상태의 신생아는 장내 영양소를 소화하고 흡수하는 능력이 없기 때문에 주로 비경구적으로 영양을 공급받는다. 저산소증과 주요 기관의 미성숙을 초래하는 질병요인들은 신생아의 상태가 안정될 때까지 장내수유를 더욱 어렵게 한다.

최소량의 장내 수유는 신생아의 위장관을 자극하고, 점막의 위축과 이후에 일어나는 장내 수유의 어려움을 예방한다. 우유 또는 모유를 0.1~0.4mL/kg의 적은 양으로 공급하는 최소의 장내 수유는 출생 후 3일 또는 7일에 위관을 통해 줄 수 있다. 장내로 수유하는 저체중출생아에게서 괴사성 장염 발생의 증가는 아직 증명되지 않았다. 조산한 산모의 모유는 정상분만한 산모의 모유보다 더 높은 농도의 단백질, 나트륨, 염화물, 면역글로불린(immunoglobulin A, IgA)을 함유하고 있으며, 출산 30일 동안 모유 구성성분의 양에 변화가 있다. 어머니의 모유가 성숙되면 모유에 적절한 성장을 위해 필요한 영양소를 첨가하여 제공한다.

젖병수유

활발한 미숙아는 부드러운 젖꼭지로 어려움 없이 수유를 할 수 있는 반면 흡철과 연하기능이 미약한 미숙아는 다른 방법이 필요하다. 수유량은 신생아의 크기와 연령에 따라 결정된다. 중요한 것은 신생아가 수유하는 동안 피로하지 않고 수용 가능한 수유량을 사정하고 수유하도록 한다. 보통 최대 수유시간은 15~20분이 좋다. 수유 후에는 수유로 인한 스트레스 정도를 사정하기 위해 활력징후, 특히 맥박을 측정한다. 미숙아에게 언제 젖꼭지로 수유를 시작할 것인지에 대한 결정은 논쟁거리이다. 많은 경우에서 구강 수유는 신생아의 재태기간(34주 이상), 체중, 활동수준, 호흡상태(무호흡이 없고 적당한 산소포화도 수준), 강하게 빠는 능력 정도에 근거하여 결정된다. 미숙아의 수유에 대한 내구력은 호흡상태, 맥박, 산소포화도를 근거로 평가되어야 하며, 이들 상태가 비정상인 것은 스트레스와 피로를 나타낸다.

미숙아는 빨고 삼키고 숨쉬는 것, 3가지의 협응이 잘 되지 않아 서맥, 무호흡, 산소포화도의 감소(desaturation)가 나타난다. 미숙아가 달래기 젖꼭지를 빤다고 해서 수유할 수 있는 준비가 되었다고 할 수는 없다. 따라서 젖병수유는 점진적으로 시작해야 하며, 빠는 동안 적절한 심폐 기능 유지 여부를 주의 깊게 사정, 평가해야 한다. 수유 시 사용하는 젖꼭지는 비교적 단단하고 안전해야 한다. 젖이 많이 나오고 유연한 젖꼭지는 더 적은 에너지가 요구되기는 하지만 젖이 흘러나오는 속도가 너무 빨라서 미숙아에게는 주의를 요한다. 단단한 젖꼭지는 젖이 흘러나오는 속도를 조절하면서 먹을 수 있다. 미숙아가 수유를 잘하고 필요한 만큼 먹을 수 있다면 젖병수유를 계속 한다. 수유하기 전에 신생아의 입, 뺨, 혀를 두드리는 것은

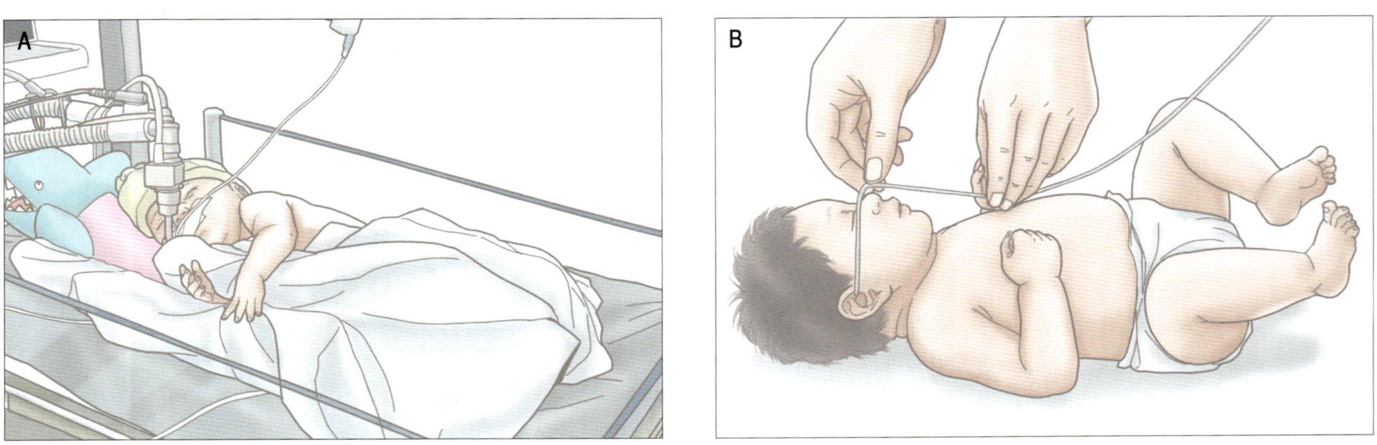

그림 13-6
A. 위관영양 B. 위관 삽입 길이 측정

구강 감각을 돕는다. 미숙아가 졸릴 때보다 완전히 깨어 있을 때 수유하는 것이 좋은데 그 이유는 졸릴 때 수유를 하면 모유를 삼키기 전에 이완된 인두에 우유가 차게 되어 흡인될 수 있기 때문이다. 미숙아는 천천히 빨기 때문에 인내를 갖고 자주 쉬면서 자주 트림을 시키는 것이 필요하다. 젖병수유를 견디지 못할 때에는 젖꼭지를 다룰 충분한 힘과 협응력이 생길 때까지 위관영양을 실시한다. 미숙아에게는 때로 식물성 기름과 탄수화물을 공급하는 특수 조제유와 같은 첨가물 형태로 칼로리 보충이 필요하다. 흔히 구강수유를 할 때에는 적절한 탄수화물과 수분섭취를 위해 정맥으로 수액을 보충한다.

모유수유

흡철반사와 연하반사가 적당하고 다른 금기증이 없다면 미숙아라도 모유수유를 할 수 있다. 모유수유를 원하는 미숙아의 어머니는 신생아가 미숙아라도 모유수유를 잘할 수 있을 때까지 유방을 마사지하도록 한다. 모유수유를 한 미숙아는 젖병수유를 한 미숙아보다 산소포화도가 높고 서맥이 나타나는 경우가 적으며, 체온유지를 잘하고 호흡, 흡철, 연하 조절이 더 잘된다. 모유수유 준비도는 미숙아의 행동과 호흡상태, 체온유지 능력, 젖을 빨 수 있는 준비 여부를 사정하여 평가한다. 수유는 천천히 시작하는데 매일 한 번 씩 시작해서 단계적으로 횟수를 증가시킨다.

위관영양

간헐적인 위관영양(gavage feeding)은 32주 이전에 출생하였거나 체중이 1,500g 이하인 영아에게 가장 안전한 영양공급 방법이다(그림 13-6). 미숙아는 너무 약해서 효과적으로 빨지 못하며, 연하와 흡철의 협응이 안 되기 때문이다. 큰 신생아라 하더라도 지나치게 피로하거나 불안정하거나 청색증이 나타나면 에너지를 보존하기 위해 위관영양을 실시한다. 5~8Fr. 크기의 카테터를 사용하는데, 카테터는 코로 삽입하는 경우 비강호흡을 방해하고 섬세한 비강점막을 자극할 수 있으므로 입을 통해서 삽입하는 것이 좋다. 그러나 코로 삽입하는 경우에는 구역반사를 덜 자극하기 때문에 구역질과 구토를 하는 장기 입원 미숙아에게는 코로 삽입하도록 추천한다. 수유는 압력으로 밀어 넣지 말고 우유가 중력에 의해 흐르도록 천천히 실시한다. 카테터를 유치하는 경우 비강 폐쇄, 비염, 코피, 감염, 위 천공과 같은 합병증이 발생할 수 있다. 위관영양 시 위 내용물을 흡인하여 양을 측정하고, 흡인된 것을 수유의 일부분으로 다시 재주입한다. 그러나 이 방법은 병동의 프로토콜에 따라서 다양하며 흡인되는 양을 총 수유량으로부터 뺄 수도 있고 그렇게 하지 않을 수도 있다. 어떤 사람들은 위의 과팽창을 피하기 위해 빼는 것을 옹호한다. 예를 들면, 수유를 20mL했고, 5mL가 흡인되었다면, 총 20mL를 수유하기 위해서는 수유할 15mL에 흡인한 5mL를 합해서 재주입한다. 다른 병동에서는 그 양을 개인적인 기초에 근거해서 결정한다. 위관영양을 하는 동안 신생아를 자극하여 흡철과 연하를 시도하게 한다.

위관영양을 하는 동안 달래기 젖꼭지를 빨려서 영아의 흡철능력을 사정하고, 신생아에게 음식물에 대한 느낌과 흡철 행동을 관련시킬 수 있게 한다. 또 달래기 젖꼭지를 허용했던 신생아가 젖병수유 준비가 더 빨리 되었고 위관영양 기간을 단축시켰으며, 체중증가가 더 잘되고 더 일찍 퇴원하며 합병증이 더 적었다.

수유저항

수유저항을 보이는 신생아는 젖병에서 머리를 돌리거나 젖꼭지를 혀로 밀어내거나 구역질을 하거나 심지어 토하기도 한다. 구강 외 수유기간이 길수록 수유저항 문제는 더 심하다. 특히 이 기간이 영아가 반사적 수유에서 학습된 자발적인 수유행동으로 진행해가는 과정에서 일어난다면 더욱 심해진다. 영아기는 입으로 자극과 만족감을 받아들이는 시기이다. 수유저항의 위험성이 있는 신생아는 입 주위를 톡톡 치거나, 혀를 접촉하거나, 입술과 혀 위에 우유를 대어보는 것 등 규칙적인 구강자극을 주거나 안아주기, 이야기하기 등 좋아하는 행동을 수유와 연관시켜 본다. 수유저항이 있는 신생아는 자극 프로그램을 시작해야 하는데, 장기간 동안의 시간이 요구되므로 부모의 참여와 동일한 간호사의 간호가 필수적이다.

에너지 보존

고위험신생아를 간호하는 중요한 목표 중의 하나는 에너지 보존이다. 신생아가 숨쉬고, 먹고, 체온을 유지하는 노력에 에너지를 소비하지 않고 그 에너지를 성장과 발달에 이용하기 위해서이다. 환경 소음을 줄이고 밝은 빛을 가려 주어서 휴식을 증진시키는 것이 좋다. 복위는 미숙아에게 가장 좋은 체위로 산소화를 증진시키고 수유를 잘할 수 있게 하며, 수면-휴식 패턴을 안정시켜 준다. 또한 신체적 활동을 줄이고 에너지 소모를 줄인다. 그러나 깊은 수면 시에는 영아돌연사 증후군(SIDS)의 발생과 관련성이 높기 때문에 미국 소아과학회에서는 수면 시 복위를 취하지 않도록 권장하고 있다. 미숙아에게 장기간의 앙와위는 바람직하지 않다. 이러한 결과는 평형감각을 잃게 하고, 자세변화에 따르는 균형을 회복하기 위해 중요 에너지를 소비하기 때문이다.

피부간호

미숙아의 피부는 만삭아에 비해 미성숙하고 예민하며 약하기 때문에 피부의 산성막을 파괴하는 알칼리성 비누나 세정제는 사용하지 않는다. 크림, 로션, 약용 연고 등의 도포제는 사용

전에 가능한 독성 작용을 주의 깊게 점검하여야 한다. 알코올, 포비돈 등의 소독제는 주의해서 사용하고 심한 피부 자극의 원인이 되므로 사용 후에는 세척을 해준다. 미숙아의 피부는 쉽게 헐고 벗겨지므로 섬세한 피부구조가 손상받지 않도록 유의한다. 전체 피부층은 얇고 섬유가 적으며, 얇은 피부층 사이의 결합력이 매우 약하다. 따라서 반창고를 부착한 경우, 반창고가 피부를 헐게 하거나 피부표면에 달라붙어 표피와 진피가 분리되기도 한다. 피부연화제나 기름으로 만든 제품은 피부상태가 심각하지 않을 경우 사용하지 않으며, 테이프 사용은 최소화하되 말초정맥관 삽입, 안대 적용 시, 입 주변, 심전도 전극(electrode), 소변을 모으기 위한 수집백을 부착할 때에 멸균 투명 필름드레싱인 테가덤(tegarderm)이나 하이드로콜로이드(hydrocolloid) 재질의 듀오덤(duoderm)을 이용하여 피부손상을 최소화하도록 한다.

투약

약물, 연고, 정맥주입, 산소는 정확한 조작과 세심한 주의를 기울여 투여한다. 소량의 약물을 투여할 때에는 간호사와 의사 그리고 약사의 협조를 필요로 한다. 미숙아에게 고농도의 용액을 구강으로 투여할 경우 괴사성 장염과 같은 심각한 문제가 발생할 수 있으므로 고농도와 관련된 합병증을 예방하기 위해서는 비경구적으로 투여하거나 충분히 희석하여 투여한다.

스트레스 관리

미숙아도 다른 신생아와 마찬가지로 스트레스를 받기 쉬우면서도 환경 스트레스에 대처하고 적응하는 능력은 부족하다. 스트레스는 시상하부 기능에 영향을 미쳐 성장, 체온, 신경기능에 부정적 영향을 미친다. 따라서 미숙아의 스트레스를 완화하는 중재를 하면 미숙아의 수면과 성장을 증진시킬 수 있다. 간호사는 신생아 집중치료실에서 신생아의 스트레스 징후를 관찰하고, 스트레스를 유발하는 행동이나 환경요인을 조정함으로써 스트레스가 없는 환경을 조성해 주어야 한다. 예를 들면, 신생아를 조심스럽게 다루고 체위를 적절하게 잡아주며 통증자극을 감소시키는 것은 스트레스를 줄이는 데 도움이 된다.

통증관리

신생아의 신경 통로는 통증자극을 전달하기에 충분히 수초화되지 않았기 때문에 통증을 인지하거나 회상하는 통합기능이 불충분하여 단순히 통증 조절을 목적으로 마취를 시도하는 것은 매우 위험한 일이라고 여겨져 왔다. 그러나 미숙아나 정상 신생아 모두 통증을 받아들이고 반응하는 것이 아동이 어른과 같은 수준이라는 반론이 제기되고 있다. 통증인지는 신체적이고도 정상적인 요소를 포함하며 신생아가 신체적으로 통증을 인식하고 통증자극에 반응한다고 여겨지고 있다. 이러한 반응으로 심장 호흡기계 변화(심박동수와 혈압의 상승, 산소농도의 감소), 손바닥의 땀, 뇌압 상승, 호르몬의 변화(카테콜아민, 성장호르몬, 글루카곤, 코티졸, 그 외 코르티코스테로이드와 알도스테론의 분비, 고혈당), 신진대사의 변화(혈장의 젖산, 초성 포도산염, 케톤체, 지방산 등의 증가) 등이 있다.

신생아의 통증평가는 신체적 변화와 행동의 관찰에 근거를 두어야 한다. 발성, 얼굴표정, 움직임, 전반적인 상태를 포함한 행동들은 모든 신생아에게 공통적이지만 상황에 따라 다양하다. 신생아가 통증을 느낄 때 울음은 보다 강렬하고 지속적이다. 얼굴 표정은 가장 일관성 있고 특징적인데 눈은 감고 눈두덩은 불룩하며, 입은 벌리고 혀는 굳는다. 불면과 불안정, 수유 변화, 구토, 식욕감퇴, 흡철에 대한 관심과 능력 감소 등이 있다(신생아의 통증 시 증상은 Box 13-3 참조). 또한 수면-각성 양상, 행동상태, 부모-영아 상호작용에 문제가 생기고 수술 후 회복을 저해할 수도 있다. 신생아에게 많이 사용하는 통증척도는 신생아 수술 후 통증평가 도구(crying, required oxygen, increased vital signs, expression, sleeplessness, CRIES)로써 Missouri-Columbia 대학의 Krechel과 Bildner가 개발한 도구로 신생아 집중치료실에서 간호사들에 의해 정상 신생아와 미숙아의 통증을 사정하고 수술 후 통증을 사정하는 데 사용한다(표 13-1). 지표는 울음, 산소요구량 증가, 활력증상의 증가, 표정 및 수면 부족이 포함된다. 각각의 지표는 0~2점까지이고, 가장 심한 통증의 경우 10점으로 4점 이상 시 통

Box 13-3
신생아의 급성통증 증상

신체반응

- 활력징후: 다양함, 심박수 증가, 혈압상승, 빠르고 얕은 호흡
- 산소화 상태: 동맥 산소포화도 감소
- 피부색과 양상: 창백하거나 붉어짐, 발한, 손바닥의 땀
- 기타 증상: 근력 증가, 동공의 산대, 미주신경 강도 감소, 뇌압 상승, 신진대사나 내분비계의 변화에 대한 검사 소견; 고혈당, pH 저하, 코르티코스테로이드 증가

행동반응

- 발성: 특성, 간격, 기간; 울음, 끙끙대기, 신음
- 얼굴표정: 특성, 간격, 눈과 입의 모양; 찡그림, 이마의 주름, 턱의 떨림, 꽉 감은 눈, 네모나게 벌린 입
- 몸의 동작과 자세: 양상, 움직임 정도 다른 요인과의 관계, 사지 움츠림, 심하게 움직임, 경직, 이완, 주먹을 꽉 쥠
- 상태 변화: 수면, 식욕, 활동수준; 수면/각성 양상 변화, 수유행동 변화, 활동수준의 변화, 보채기, 불안정, 안절부절

표 13-1 신생아 수술 후 통증평가 도구(CRIES)

항목	0	1	2
울음	없음	고음의 울음	지속적인 울음
산소포화도 > 95% 유지를 위한 노력	없음	30% 미만	30% 이상
활력징후 증가	심박수와 혈압이 수술 전 상태와 같거나 낮음	심박수와 혈압이 수술 전 상태보다 20% 미만 상승	심박수와 혈압이 수술 전 상태의 20% 상승
얼굴 표정	변화 없음	찡그림	찡그림/끙끙거림
불면	문제 없음	자주 깸	계속 깨어있음

표 13-2 신생아 통증척도(NIPS)

항목	0	1	2
얼굴 표정	• 이완됨 - 중립적인 표정의 편안한 얼굴	• 찡그림 -긴장된 얼굴근육, 찌푸린 눈썹, 턱, 아래턱(주의: 낮은 재태연령의 영아는 얼굴 표정이 없을 수 있다)	
울음	• 울음 없음 - 조용함, 울지 않음	• 흐느낌 - 약간의 칭얼거림, 간헐적 울음	• 크고 지속적인 울음 - 큰 소리로 비명을 지름, 소리가 점점 커지고, 날카롭고, 계속됨 (주의: 영아의 기관에 관이 삽입되어 있고 얼굴근육의 움직임으로 명확하게 나타나는 경우에는 소리를 내지 않는 울음도 평가될 수 있음)
호흡패턴	• 이완됨 - 이완됨, 정상적인 호흡패턴이 유지됨	• 호흡 변화 있음 - 호흡의 변화, 불규칙함, 정상보다 빠름, 구역질 또는 호흡을 참는 것	
팔	• 이완되거나 억제됨 - 이완됨, 근육경직이 없음, 때때로 팔을 무작위로 움직임	• 굴곡/신전됨(긴장, 뻣뻣함, 빠른 신전) - 긴장됨, 쪽 뻗은 팔, 경직됨 또는 빠른 뻗음과 굴곡	
다리	• 이완되거나 억제됨 - 이완됨, 근육경직이 없음, 때때로 다리를 무작위로 움직임	• 굴곡/신전됨(긴장, 뻣뻣함, 빠른 신전) - 긴장됨, 쪽 뻗은 다리, 경직됨 또는 빠른 뻗음과 굴곡	
각성 수준	• 안정된 수면이나 깨어 있음 - 조용함, 평화로움, 잠을 자고 있음 또는 기민하면서 안정됨	• 조용함, 기민하고 불안해하고 몸부림 침 - 기민하면서 불안정하거나 몸부림을 침, 신경질적임	

증 완화 중재가 필요하다. 이 도구로 재태기간 32주 신생아부터 생후 20주 영아까지의 수술 후 통증을 연구하여 그 신뢰도와 타당도가 입증되었다. 이 밖에 신생아 통증척도(newborn infant pain scale, NIPS)는 통증에 대한 행동반응(호흡 패턴, 얼굴 표정의 변화, 울음, 팔과 다리의 위치, 각성상태)만 보는 것으로, 객관적이며 점수화하기도 쉽다(표 13-2). 미숙아 통증평가 도구(face legs activity cry consolability, FLACC)는 미숙아 통증에 대한 평가표로 재태연령, 얼굴 표정, 생리적 변화, 행동상태로 평가한다(표 13-3).

신생아 통증을 완화시키기 위한 방법은 체위 변경, 포대기로 감싸주기, 꼭 껴안기, 얼러주기, 흔들어주기, 음악 들려주기, 소음 줄이기, 편안한 접촉, 달래기 젖꼭지 제공 등이 포함

표 13-3 미숙아 통증평가 도구(FLACC)

항목	점수 0	점수 1	점수 2
얼굴(face)	특이소견 없음/무표정 또는 미소	찡그림/찌푸림/위축	이를 악물거나 아래턱이 떨리며 계속 찡그림
다리(legs)	편안한 정상 체위	어색한 체위, 편하지 않음, 긴장	발을 차거나 다리 들어 올림
활동성(activity)	편하거나 정상 자세로 누움	긴장하거나 몸부림침	몸을 활처럼 휨
울음(cry)	울지 않음(자거나 깨어 있을 때)	끙끙거리거나 신음소리를 냄	계속 울며, 비명소리를 내거나 흐느낌
진정(consolability)	이완 및 진정 상태	만지거나 안아주고 말을 걸어야 진정됨	진정이나 안위가 어려움

된다. 그러나 비약물요법은 울음과 같은 행동반응은 감소시키더라도 신체적인 반응을 감소시키기에는 충분하지 않다. 그리고 미숙아에게는 쓰다듬어 주기와 같은 비약물적 통증완화 방법이 오히려 신체적인 고통을 증가시킬 수 있다. 신생아 통증에 대한 약물은 morphine과 fentanyl을 가장 흔히 사용한다. 진통제는 지속적인 정맥 주입이 효과적이고 안전한 통증조절 방법이다. 부모는 아이가 시술 시에 겪게 될 통증을 걱정한다. 이러한 걱정을 완화시키는 데 관심을 기울여야 하고 부모가 의료진과 상담하도록 격려해야 한다. 부모는 적절한 진통제나 마취제의 투여 없이 시행되는 시술을 거부할 권리가 있고 시술에 대한 정직한 정보를 얻을 권리가 있다. 부모는 간호사가 신생아의 통증에 민감하다는 것을 알고, 자신의 아이가 고통받지 않을 것이라는 확신을 가지도록 하는 것이 중요하다.

발달간호

발달간호(developmental care)란 자궁 밖 생활에 대한 적응을 도와줌으로써 신체적인 성장발달과 정서적 · 심리적 안정을 돕기 위한 것으로 환경적 스트레스 감소, 신경발달의 조직화 촉진, 에너지 보존, 환아와 부모 간의 상호작용을 통해 획득할 수 있다. 이러한 과정은 신생아를 둘러싼 환경과 자극, 수유, 기저귀 교환, 안아주는 것, 놀아주는 것과 같은 신생아와 간호제공자, 부모 사이의 상호작용을 통해 촉진되거나 방해될 수 있다. 신생아는 우리가 생각하는 것보다 훨씬 다양한 자극에 반응할 수 있으며, 따라서 신생아실의 환경과 일련의 활동들은 고위험 신생아에게 과도한 자극으로 손상을 주기가 쉽다.

발달간호를 필요로 하는 주요 신생아 질환은 Box 13-4와 같다. 신생아 집중치료실에 입원하는 저체중출생아는 신경계 질환에 의한 발달장애, 정상 신생아는 염색체이상, 선천이상

임상간호 시 주의점

발달간호의 흐름

발달간호의 핵심은

- 미숙아, 특히 저체중출생아는 정상신생아에 비해 발달 예후가 바람직하지 않다는 것을 인식해야 한다.
- 출생 후 1년 이상 신생아 집중치료실에서 퇴원하지 못하는 장기 입원하는 미숙아가 매년 증가하고 있으며, 대부분은 중증 심신 장애를 가지고 있다.
- 미숙아의 근골격기능과 뇌기능은 출생 후(혹은 출생 전부터)의 다양한 요인에 의해 성장과 성숙이 제대로 이루어지지 않는다.
- 발달간호는 호흡 · 순환기계의 안정, 스트레스로부터의 보호, 발달의 촉진을 목적으로 이루어진다.

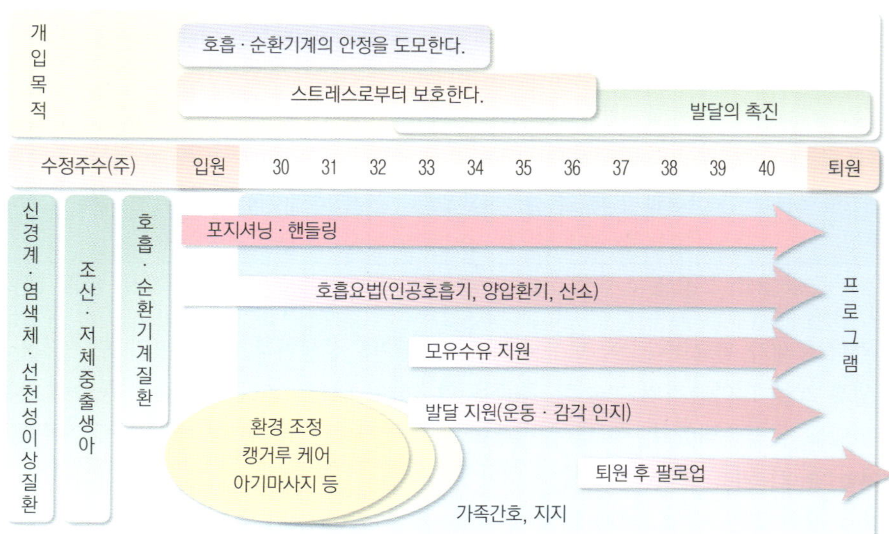

> **Box 13-4**
> **발달간호를 필요로 하는 신생아 질환**
>
> **신경계 질환**
> - 신생아가사(저산소성허혈성뇌증, HIE)
> - 뇌실주위백질연화증(PVL)
> - 뇌실내출혈(IVH)
> - 수두증
> - 고빌리루빈혈증(핵황달)
> - 척수수막류
>
> **염색체, 선천이상계 질환**
> - 18트라이소미(18trisomy)
> - 21트라이소미(21trisomy, 다운증후군)
> - 구순열, 구개열
>
> **호흡 · 순환기계 질환**
> - 만성폐질환(CLD)
> - 태변흡인증후군(MAS)
> - 무기폐, 폐렴(선천성심질환[CHD] 수술 등)
>
> **조산, 저체중출생아**

질환이나 저산소성허혈성뇌증에 의해 중증심신장애를 가질 가능성이 높아진다. 이와 같은 발달장애를 조금이라도 줄이기 위해 미숙아 · 저체중출생아는 조산을 예방하고 출생 후의 영양상태 개선, 질환 발생 예방이나 경감, 치료 환경 개선 등을 목표로 신생아 집중치료실에서의 발달지지간호가 필요하다. 발달간호의 목적은 표 13-4와 같이 호흡 · 순환기계의 안정, 스트레스로부터의 보호, 발달의 촉진을 들 수 있다. 또 스트레스로부터의 보호나 호흡 · 순환기계의 안정은 질환 발생 예방이나 질환발생률을 낮출 수 있으므로 신생아 집중치료실 치료 환경 개선의 주된 목적은 아기를 각종 스트레스로부터 보호하는 것이다.

환경 자극의 최소화

신생아 집중치료실 환경은 미숙아의 발달에 부적절한 자극을 제공한다. 미숙아의 시각과 청각은 가장 많은 자극을 받고 가장 발달이 잘 된 촉각, 전정계는 가장 적게 자극을 받는다. 고위험신생아는 24시간 관찰이 필요하므로 지속적으로 불을 환하게 켜두게 되는데 이는 미숙아에게 시각적으로 불필요한 자극을 줄 수 있다. 따라서 실내조명(light) 수준은 모든 침대에서 10~600lux 사이의 범위로 조정하되 개별조명을 하는 것이 좋으며 밤에는 담요를 이용하거나 눈을 가리는 등의 방법으로 밤낮의 조명을 조절해준다. 그림 13-7과 같이 야간의 조용한 시간(quiet time)을 이용해 불빛을 어둡게 해주고, 아기 침대나 보육기에 커버나 시트로 덮어주며, 완전한 휴식시간을 제공하여 수면에 방해를 받지 않도록 한다. 단, 광선치료를 받는 아기의 경우 안대를 사용하기 때문에 시각적 스트레스 요인이 될 수 있으므로 수유시간 혹은 상호작용을 하는 시간 동안은 안대를 제거해준다. 신생아 집중치료실 내의 모니터 경보장치, 인

표 13-4 발달지지간호의 목적과 내용

목적	내용	
호흡 · 순환기계의 안정 • 에너지 소비 경감(안정된 머리둘레 · 체중 발육) • 조기발견, 호흡기 합병증 예방이나 개선	• 체위변경(positioning), 핸들링 • 호흡관리요법	가족간호 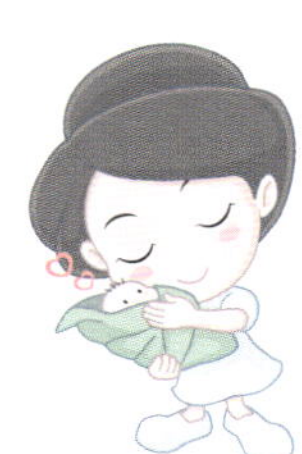
스트레스로부터의 보호 • 안정된 뇌 성숙 • 호흡, 순환계 안정	• 체위변경(positioning), 핸들링 • 환경 조절(소리나 빛 등) • 케어 패턴 조정 • 치유 케어	
발달 촉진 • 적절한 시기에 필요한 자극을 입력 • 부모의 양육행동을 촉진시킨다.	• 체위변경(positioning), 핸들링 • 캥거루 케어 • 터치 케어(아기 마사지) • 모유수유 지원 • 발달적 자극(운동, 감각 인지)	
퇴원 후	성장발달 관련 추후 follow	

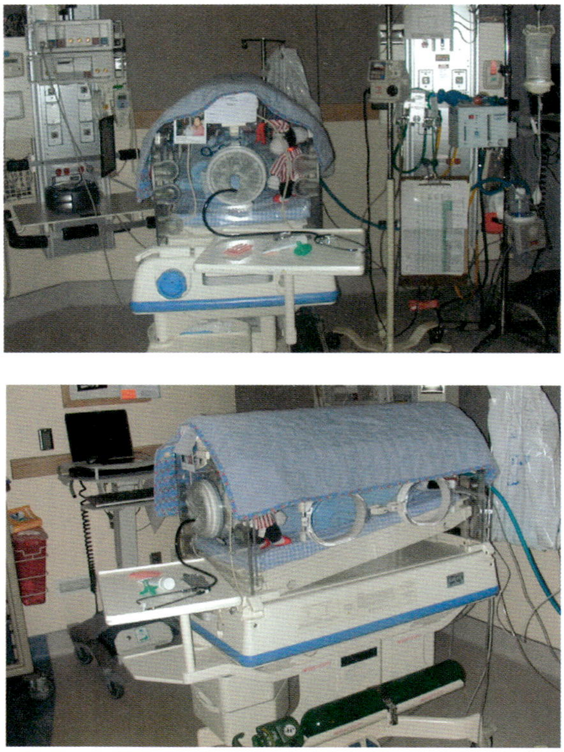

그림 13-7
집중치료실 환경 중재를 통한 시각적 자극으로 인해 스트레스를 줄이기 위한 노력이 반드시 필요하다.

표 13-5 신생아 집중치료실의 소음 수준

레벨(dB)	기기음이나 소음 종류
50~60	보통 사람들의 대화 소리
50~73.5*	인큐베이터(모니터의 소음)
45~85	NICU에서의 소음(대화, 알람음, 전화, 라디오)
48~69	가습기와 네뷸라이저
65~80*	생명 유지 장치(인공호흡기, 수액 펌프)
92.8*	인큐베이터의 동그란 창을 연다.
96~117*	인큐베이터 위에 젖병을 올려 둘 때
110~116*	인큐베이터 문을 닫을 때
114~124*	인큐베이터의 동그란 창을 닫을 때
130~140*	무호흡을 일으킨 미숙아를 자극하고자 인큐베이터를 두드릴 때

* 인큐베이터 안에서 측정한 수치

공호흡기, 간호사와 의료진의 대화, 문 여닫는 소리, 발소리, 카트 끄는 소리, 전화벨소리 등 전반적인 활동이 유발하는 소음(sound)은 잠재적인 청각손상, 생리적인 반응(혈압상승, 면

* 자궁 안은 40~60dB

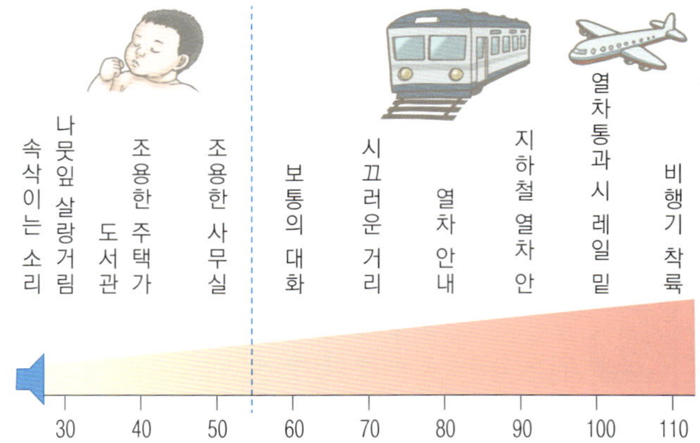

그림 13-8
일상의 소음 수준(소리의 크기 : dB)

역반응의 변화, 스트레스 호르몬 분비 증가, 수면 방해), 피로, 불안정, 초극소저출생체중아의 두개 내 출혈과 관련이 있다. 자궁 안의 소음 수준을 40~60dB이라고 했을 때, 신생아 집중치료실에서 발생하는 소음의 종류와 수준은 표 13-5, 그림 13-8과 같다. 따라서 외부적 청각자극을 최소화하기 위해 소음 수준을 고려하며, 가능한 한 소음이 유발되지 않도록 유의한다. 특수 귀마개를 사용하면 신생아의 청각자극을 줄일 수 있다. 그러나 아기는 조용한 클래식 음악(브람스, 바흐, 베토벤 음악)에 스스로 진정되며, 높은 톤의 목소리, 부모 음성, 부드럽게 이야기하는 것은 발달상의 통합과 안정상태를 이루게 한다. 미숙한 신생아일수록 사소한 처치라도 쉽게 해로운 자극이 될 수 있으므로 가능하면 휴식을 방해하지 않는 상황에서 최소한의 핸들링을 하고 한 번에 모아서(minimal handling) 간호를 한다.

발달지지 간호중재

체위변경

체위변경(positioning)은 발달지지를 위한 중재로 신생아 개인의 발달 수준과 상태에 맞게 계획하여야 한다. 미숙아는 팔, 다리, 가슴, 골반의 굴곡이 만삭아에 비해 덜 발달하여 중력의 영향과 함께 견고한 매트리스 위에서 특별한 체위 없이 오랜기간 고정되어 있는 경우, 개구리 다리 모양의 비정상적인 굴곡 형태를 초래할 수 있다. 이러한 체위는 눈과 손의 조화 및 정상 체위를 유지시키는 능력을 방해한다. 따라서 적절한 체위를 취해줌으로써 머리 가누기, 굴곡 균형, 반중력 행동 발달, 신장의 대칭적 발달을 촉진시킨다. 또한 재태기간 33주 이전의 미숙아는 자극에 대해 과도한 굴곡이나 신전과 같은 무작위 움직임과 불규칙한 활력징후가 나타날 수 있다. 이러한 경우에는 가

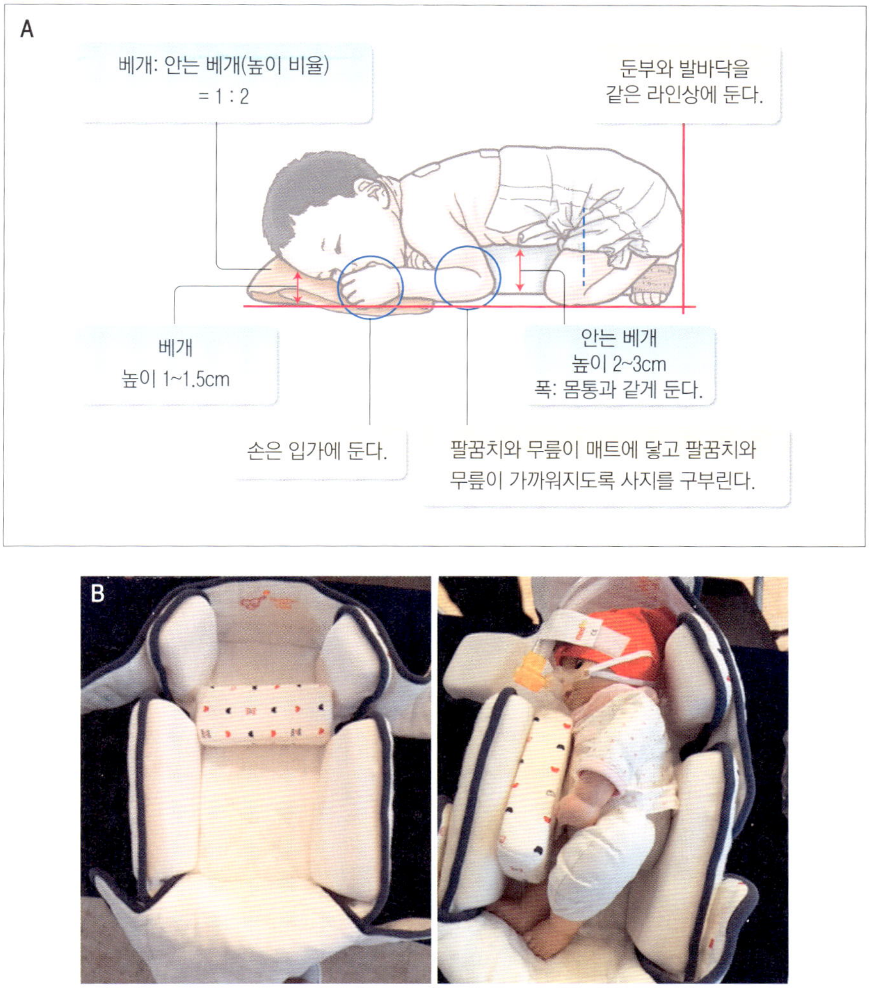

그림 13-9
Positoning에 사용되는 도구(nest, boundary). **A:** 고위험신생아의 올바른 자세, **B:** 자세지지 도구를 이용하고 있는 고위험신생아 모형

능한 한 환경자극을 최소화시키기 위해 천천히 조심스럽게 접근하여야 한다. 아기가 움직이며 동요할 경우를 대비하여 아기를 포로 꼭 싸매거나 팔을 몸 중앙 쪽으로 엇갈려 두고 담요(boundary)를 말아 지지해줌으로써 굴곡자세 유지와 진정에 도움이 된다(그림 13-9). 또한 아기가 깜짝 놀라는 반응, 무호흡, 고개를 과도 신전할 경우 복위자세를 취해준다. 복위자세는 심박동수를 감소시키며, 호흡을 용이하게 하고, 에너지 소모를 줄이며, 열 손실을 줄인다(그림 13-9A). 또한 울음과 활동을 감소시키며, 상체를 30° 정도 상승시켰을 경우 위식도역류를 감소시키는 효과가 있어 미숙아에 많이 이용되는 체위이다. 발달지지를 위한 중재는 신생아 개개인의 발달수준과 상태에 맞게 계획되어야 한다. 부모와 저체중출생아 사이의 캥거루 케어(kangaroo care)와 같은 정기적인 피부 접촉은 스트레스를 감소시킨다. 캥거루 케어는 부모가 앞가슴을 열 수 있는 옷을 입고 신생아를 기저귀만 채운 채 부모의 가슴 위에 안는 방법으로 이 때 서로 눈 맞춤을 하고, 피부와 피부를 밀착시킨다. 이와 같은 부모와의 피부접촉은 인공호흡기 사용, 환아와의 조기접촉, 신생아의 체온유지, 흡철 증진, 조직적인 행동상태 유지, 불필요한 활동의 감소 등에도 효과가 있는 것으로 보고되고 있다.

고위험신생아 회복기 간호

회복기 신생아를 위한 간호중재는 부모역할 준비를 포함한다. 부모에게 신생아의 특이사항을 감시하고 반응하도록 가르치는 것은 간호사의 중요한 역할이다. 신생아의 상태가 충분히 좋아지면 미각, 시각, 청각, 평형감각, 후각, 촉각 등의 감각적 자극을 제공하기 위한 프로그램을 계획하여 실시한다. 프로그램은 신생아의 암시, 기질, 행동조직, 특별한 요구에 따라 개별화되어야 한다. 중재는 짧은 시간 동안 신생아가 견딜 수 있는 범위 내에서 제공한다. 예를 들어, 시각 자극은 1~2분, 목소리 들려주기는 2~3분, 조용한 음악 듣기는 5분 정도 제공한다. 신생아의 내구성과 반응을 관찰하기 위해 한 번에 한 가지 중재만을 제공한다.

고위험신생아의 가족 돌봄: 부모역할 증진 간호

신생아의 불안정한 상태로 인해 부모는 아이의 생존 가능성과 정상적인 성장발달에 대해 걱정하고, 신생아 집중치료실에서 발생하는 위기와 경제적 문제 등에 대해 우려한다. 또한 출산 후 아이를 병원에 둔 채 퇴원할 때 상실감과 우울을 경험한다. 따라서 부모-자녀 상호작용을 위한 간호계획을 초기에 수립할 필요가 있다. 의료진들은 신생아의 생명을 구하기 위한 신체적 관리 측면을 강조한 나머지 신생아나 부모의 정서적 요구를 무시하는 경향이 있다. 간호사는 신생아와 가족의 이러한 욕구를 인지하고 간호계획을 수립할 때 가족 상호작용을 촉진시킬 수 있는 활동을 포함시켜야 한다. 고위험신생아의 출생은 보통 예기치 못한 긴장된 사건으로, 대부분의 가족은 정서적으로 준비가 되어 있지 않다. 신생아의 불안정한 상태로 인해 부모는 염려와 불확실성을 경험하고, 다양한 위기와 책임, 경제적 지출, 좌절에 빠지며, 아이의 생존 가능성과 정상적인 성장발달에 대해 걱정한다.

부모는 신생아를 신생아 집중치료실에 둔 채 퇴원할 때 실망감, 실패감, 상실감과 외로움을 경험하며, 심각한 스트레스 요인이 될 수 있으므로 주의 깊게 관찰하고 중재한다. 부모가 신생아를 방문할 때에는 보통 익숙하지 않은 의료기구들에 압도당하므로, 이러한 환경하에서 신생아가 적절한 관리를 받고 있음을 확신시킬 필요가 있다. 그런 다음에 아이에 관한 정보를 제공하는데, 너무 많은 정보를 제공하거나 부모의 공포를 고려하여 신생아 상태의 부정적인 면 에 대해 지나치게 솔직할 필요는 없다. 그러나 부모는 신생아의 상태에 대한 실제적이고 솔직하며, 직접적인 정보를 알고 있어야 한다.

부모-신생아 관계 증진

신생아의 입원으로 인한 물리적 분리는 어머니 측면에서는 감정적으로 신생아와 멀어지게 되며, 이것은 신생아를 돌보는 능력을 심각하게 제한하게 된다. 또한 신생아의 좋지 못한 건강상태는 감정적 분리를 더욱 악화시킨다. 신생아의 생존이 의심되는 상태에서 부모는 자녀와의 애착관계를 형성하고 싶어 하지 않을 수도 있다. 부모는 신생아의 회복을 원하면서도 한편으로는 죽음에 대한 준비도 하게 되는 것이다. 예를 들면, 아이의 이름을 짓지 않거나 아이에게 면회를 오지 않고, 기회가 주어져도 아이를 만지지 않거나 안지 않는 등 애착관계 형성을 주저하는 것을 볼 수 있다.

부모가 자신의 아이를 처음으로 보게 될 때 이에 대한 준비를 시키는 것은 간호사의 책임이다. 첫 방문 전에 부모에게 신생아의 외모, 부착된 기구들, 환경 등에 대한 정보를 제공한다. 신생아 집중치료실 환경에 대한 사진이나 소개 책자 등을 제공하여 부모가 두려워하지 않도록 도울 수 있다. 방문 초기에 잠시 동안 어머니와 신생아 둘만의 시간을 갖도록 하며, 신생아의 행동이나 발달의 긍정적인 측면을 강조하여 신생아가 단순히 기계에 둘러싸인 아이가 아닌 그들의 특별한 자녀임을 깨닫게 하는 것이 매우 중요하다. 대부분의 기관에서는 부모로 하여금 원한다면 가능한 한 빨리 그리고 자주 방문하도록 격려한다. 대부분의 부모는 신생아와 처음으로 상호작용을 시작할 때 매우 떨리고 불안을 느낀다. 간호사는 부모의 준비 정도를 인지하고 이들의 처음 노력을 격려한다. 신생아의 손발을 만지고 피부를 눌러보기도 하고 쓰다듬기도 한다. 신생아를 만져보는 것은 신생아와의 관계를 형성하는 첫 행동이다. 이 과정에서 간호사는 부모의 걱정거리와 아이를 가족으로 통합하는 과정을 사정하기 위하여 그들이 하는 말을 주의 깊게 듣는다. 간호사는 부모에게 신생아의 옷이나 장난감을 가져오도록 격려하고, 어머니 자신과 아이를 위한 일련의 목표 설정을 돕는다. 수유계획에 대해 의논하고, 신생아 간호에 참여할 수 있도록 시간에 맞추어 방문하도록 격려한다. 미숙아가 위독한 경우 부모는 무력감과 통제력 상실의 감정을 표현할 수 있게 한다. 신생아 집중치료실 환아의 가족에게 부모 지지모임은 매우 유용한 영향을 미칠 수 있다. 미숙아를 둔 부모는 그들이 혼자가 아니라는 것을 느낄 필요가 있다. 미숙아 부모 모임은 서로 같은 불안과 걱정거리를 공유하고 있거나 같은 경험을 하였고, 위기를 효율적으로 대처해 온 부모로 구성될 수 있다.

캥거루케어

부모와 미숙아 사이의 캥거루케어(kangaroo care)와 같은 정기적인 피부접촉은 아기의 스트레스를 감소시킨다. 캥거루케

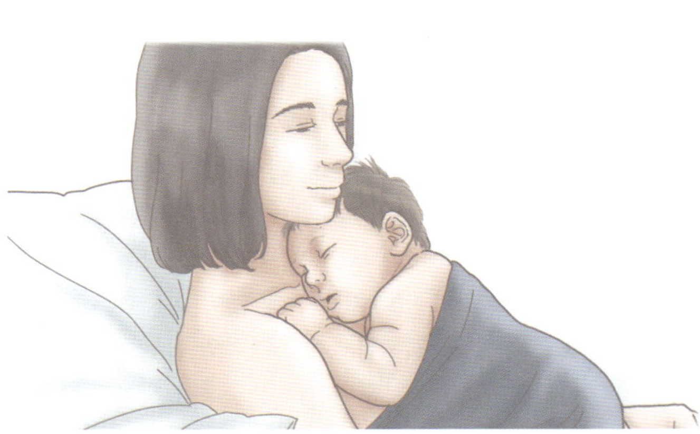

그림 13-10
캥거루케어

어는 부모가 앞가슴을 열 수 있는 옷을 입고 신생아를 기저귀만 채운 채 부모의 가슴 위에 안는 방법이다(그림 13-10). 이때 서로 눈맞춤을 하고 피부와 피부가 밀착되게 유지한다. 이와 같은 피부 대 피부의 접촉은 극소저체중출생아와 부모 간의 상호관계 증진에 효과적이고 안전한 방법일 뿐만 아니라 고위험 산모에게 긍정적인 치료 효과를 나타낸다. 미숙아에게는 인공호흡기 사용, 체온유지, 흡철 증진, 조직적인 행동상태 유지, 불필요한 활동의 감소 등에도 효과가 있으며, 부모는 조산으로 인한 함께 있지 않음의 심리적 어려움을 극복하고 모성역할을 일찍 습득할 수 있다.

신생아 상실

고위험신생아의 죽음을 피할 수 없는 경우 간호사는 부모를 준비시키고, 사망 후에 가족의 애도과정을 지지해 주어야 한다. 아이의 사망은 부모에게 매우 특별한 의미가 있다. 그들은 자신의 일부분을 잃었다는 상실감과 임신기간 동안 상상해온 그들의 아이를 잃었다는 실패감을 동시에 경험한다. 간호사는 아이의 사망 전후에 부모가 아이를 안거나 만져 보도록 허용한다. 신생아가 부모의 품에서 사망하는 것은 부모에게 신생아 사망에 대한 현실감을 심어주는 데 도움이 된다. 사망 직후에도 원한다면 보고, 만져보고, 안아볼 수 있는 기회를 준다. 부모가 원한다면 아이의 물품을 줄 수 있다. 죽은 아이에 대해 의논을 할 때 대부분의 부모는 이러한 일에 경험이 없기 때문에 가족을 지지하는 것이 좋다.

퇴원계획과 가정간호 교육

부모는 퇴원이 다가오면 매우 흥분하기도 하지만 불안해하기도 한다. 신생아를 돌보는데 대해 걱정과 불안감을 가지고 있다. 그들이 걱정스러워하는 것은 정상적인 반응이며, 아이가 자라면서 사라질 것이고 신생아를 돌보는 동안에는 간호사의 도움을 받을 수 있을 것이라고 설명하여 부모를 안심시킨다. 부모에게 신생아에게 제공되는 간호를 옆에서 지켜볼 수 있는 환경을 조성하여 시간에 따라 요구되는 적절한 간호시술을 보고 배울 수 있도록 한다. 또한 미숙아에 대한 다른 정보들과 더불어 예방접종에 대한 정보도 주어야 한다. 퇴원할 때 의료인과 접촉할 수 있도록 연락처를 알려주면 도움이 된다. 대부분의 신생아 집중치료실은 퇴원 후에도 의료진과 가족이 자유롭게 의사소통 할 수 있도록 하고 있다. 부모가 자신의 아이를 정서적 · 신체적으로 돌볼 수 있도록 확실하게 준비시키는 것은 간호사의 중요한 책임이다. 고위험신생아가 퇴원 후 가지게 되는 주된 문제로는 과 수유, 수유부족, 수유거부, 사람과의 관계 형성 장애 등이 있다. 간호사는 부모가 신생아를 집에서 돌보는 스트레스를 감당할 수 있도록 부모의 불안, 두려움에 대한 호소를 경청하고 신생아 간호를 일상적인 행위로 만들어갈 수 있도록 도와야 한다. 미숙아는 정상적인 발달이 서서히 진행되므로 지속적으로 신생아의 신체 상태를 점검하도록 정보를 준다.

발달적 예후

미숙아는 예정보다 빠른 출생으로 인한 여러 가지 문제들로 인해 성장하면서 여러 면에서 만삭아와 다르게 자라는 것으로 나타났다. 미숙아는 일반적인 성장률을 따라 가지만 신장, 체중, 두위에 있어서 정상 범위의 하한선에 머무르고 있다. 첫 6개월간 빠른 성장을 보이지만, 2~3세에 이르러야 정상 만삭아의 성장을 완전히 따라간다. 미숙아의 출생 시 크기와 재태기간, 출생 후 질병, 합병증 등이 지속적인 신경학적 장애나 치명적인 후유증 유무와 관계가 있다. 미숙아 출생 시 신체 미숙의 정도가 심각할수록 후유증 정도가 심하다. 후유증은 뇌성마비, 주의력결핍 과잉행동장애, 지적 기능장애 등의 가능성이 높다. 그러나 행동발달은 성장발달 중재를 제공하고, 가족이 올바른 지지를 하는 경우 정상적인 시기에 성취될 수 있다. 미숙아는 회복 후에도 감각기능장애의 발생률이 높다. 망막손상과 그에 따른 부작용이 있으며 청력 결함도 현저하게 많다. 대부분의 신생아 집중치료실에서는 청각능력을 정기적으로 점검한다. 비침습적인 전극을 두개골에 부착하여 외부의 소리자극이 청각통로에 어떻게 전달되는지 전기적으로 감지하는 방법인 BAER(brainstem auditory-evoked response) 검사, ABR(auditory brainstem response)을 실시한다. 미숙아는 퇴원 후 필수적으로 검사를 통해 청력을 점검해야 한다.

고위험신생아를 돌보는 간호사를 위한 임상적 조언

건강문제가 있는 아기들은 잠재적으로 가족을 붕괴시키거나 성장에 문제를 일으킬 수 있는 외상적인 상황에 처해 있다. 신생아 집중치료실 간호사들은 아기와 부모에게 민감하게 접근해야 한다. 효과적인 간호를 제공하는 것은 부모의 슬픔을 해결하고 회복해서 퇴원하여 아이와 부모가 행복하고 가족생활이 다시 통합되도록 하는 것이다. 간호사들은 스스로 지지받지 못하면 가족을 지지할 수 없다. 신생아 집중치료실 간호사들은 '많이 죽고 많이 사는' 감정적인 환경에서 근무할 수밖에 없다. 신생아 집중치료실은 의료환경 중에서 환자, 가족, 간호사에게 가장 스트레스가 많은 곳이다. 간호사들은 신생아 집중치료실의 분위기가 스트레스 상황을 가장 많이 결정한다고 한다. 간호사들은 스트레스에 대처할 수 있고 감정적으로 건강하고 긍정적으로 일할 수 있는 분위기를 만들어야 한다. 감정적인 요구와 의료인들의 기분은 부모를 지지하는 과정에서도 인식하게 된다. 돌봄 제공자로서 간호사들은 신생아 집중치료실

가족과의 협력 | 고위험신생아의 가족 돌봄 간호

1. 신생아를 처음 볼 때 부모 지지하기

간호사는 부모가 자녀를 직접 보기 전에 준비를 시켜야 한다. 이때 신생아에 대해 긍정적이면서 정직한 태도를 보이는 것이 중요하다. 만약 부정적이고 체념한 듯한 태도는 부모의 애착 형성에 좋지 않은 영향을 미칠 수 있다. 많은 신생아 집중치료실에서는 부모에게 소책자를 제공해 주는데 여기에 포함된 설명이나 그림을 통해 부모는 첫 만남을 준비할 수 있다. 또한 신생아 집중치료실에 출입 전에 부모에게 고위험신생아가 사용하는 장비에 대해 설명하는 것도 필요하다. 부모가 신생아 집중치료실에 처음 들어오면 모니터 · 알람소리 · 낯선 기계들의 소리와 분위기에 압도될 수 있다. 가능하면 항상 동일한 의료인이 부모를 안내하도록 하면 부모가 안심할 수 있다. 부모가 신생아를 처음 방문할 때는 신생아를 담당하는 간호사와 의사가 함께 있는 것이 좋다. 부모의 반응은 다양하지만 대체로 충격을 받기 때문에 앉기를 권하고 마음을 추스를 시간을 주는 것이 좋다. 천천히, 쉽게 설명을 하면 두려움과 불안을 줄여줄 수 있다. 먼저 신생아에 대해 설명하고 사용 중인 장비에 대해 설명해준다. 부모는 신생아의 모습에 대해 걱정하지만 잘 표현하지 않는다. 예를 들어, "아이가 너무 작고 빨개요. 물에 빠진 생쥐 같아요.", "왜 생식기가 저렇게 이상하게 생겼죠?", "저 보기 흉한 입(구순열, 구개파열)이 언젠가 정상으로 돌아올까요?"와 같은 질문은 그들의 걱정이나 두려움을 의미하는 것으로 설명을 통해 부모를 안심시킬 수 있다. 구순열 수술을 한 영아의 사진을 보여주거나 "피부가 아주 빨갛고 투명해서 정맥이 많이 보일 수 있지만 재태기간을 고려해보면 정상이에요. 시간이 지나면 피부 밑에 지방이 생기면서 정맥이 보이지 않을 거예요."와 같이 설명할 수 있다.

간호사는 신생아 집중치료실의 환경을 관리한다. 간호사는 부모를 방문자로 생각하기보다는 신생아에게 반드시 필요한 사람으로 인식하여야 한다. 가능한 부모가 원하는 대로 해주고 병원을 쉽고 친숙하게 느낄 수 있도록 해야 한다. 서로 협력하며 신생아를 돌보는 데에는 부모와의 신뢰관계가 필수이다. 부모에게 도움이 되는 방향으로 반응하며, 1대1 관계를 기반으로 부모와 소통해야 한다. 모든 사람은 저마다 요구가 다르고 위기 상황에서 대처하고 적응해 가는 방법이 다르다. 의료진은 진실하고 자연스러운 방법으로 접근하여 부모에게 낯선 말이나 행동은 피해야 한다. 전문 의료인이라면 진실하고 자연스러운 방법으로 소통해야 하며, 부모에게 낯선 말이나 행동은 피해야 한다. 가족 중심의 간호에서 부모와 그 외의 가족 구성원은 신생아를 위해 의료인과 한 팀이 되어야 한다. 부모와 함께 일정을 마음으로 함께하고 필요한 경우 반복 설명을 하고 사생활을 보장하고 걱정과 지지를 보여주는 것도 중요하다.

초산부의 15%는 출산 전후 우울증을 겪는다. 신생아 집중치료실 간호사는 사정과 적절한 중재에서 중요한 위치에 있다. 신생아를 안거나 돌보면서 말을 걸고 옹알이를 받아주고(특히 얼굴을 마주보며) 신생아의 행동에 관심을 가지면서("분유 30mL를 다 먹었어요.", "담요를 꼭 잡고 놓지를 않아요.") 간호사는 부모의 시각에서 신생아에게 가치를 부여한다. 각 신생아의 '정상적인' 특징과 능력, 필요한 것을 파악해야 한다. 신생아의 이름을 외워서 불러야 한다. 신생아가 생리적으로 안정되고 체중이 충분히 늘면, 미리 준비해 둔 옷을 입힌다. 그렇게 하면 어머니가 신생아를 '사람' 또는 '진짜 아기'로 인식하는 데에 도움이 된다.

2. 부모의 접촉과 돌봄의 촉진

작거나 건강 문제가 있는 신생아를 둔 부모는 자신감과 편안함을 느끼기 위해 여러 번의 방문이 필요하다. 신생아를 다치지 않게 하면서 접촉할 수 있다는 자신감과 편안함을 부모가 느끼기 위해서는 여러 번의 방문이 필요할 수 있다. 인큐베이터, 관, 기구 등으로 인해 어머니가 신생아와 편안하게 접촉하기까지 시간이 걸린다. Klaus와 Kennell(1982)은 정상 신생아의 어머니와 조산아의 어머니가 자녀와 눈을 맞추고 접촉하는 시간이 상당히 차이가 남을 발견했다. 정상 신생아의 어머니는 생후 몇 분 이내에 아이의 몸을 만질 수 있었지만 조산아의 어머니는 아이의 몸통을 만지기까지 시간이 오래 걸리고 여러 번 방문을 해야 할 수 있다. 간호사는 어머니를 안심시키고, 격려하고 지지해 줌으로써 자신이 얼마나 중요한 존재인지 알아가게 할 수 있다. 부모와 아이의 접촉은 유대를 형성하게 되고 잠재력을 깨우게 된다. 간호사는 가능한 한 부모가 신생아에게 필요한 자극을 주도록 권장한다. 신생아의 상태가 하락하는 경우 부모는 토닥이기, 가볍게 흔들기, 안기, 노래 불러주기, 말 걸기를 반드시 할 것을 강조한다.

부모는 신생아를 자주 방문해서 돌봄에 참여하도록 하면 유대를 촉진할 수 있다. 대개 어머니 · 아버지, 그 외의 보호자와 신생아 사이에서 이루어지는 캥거루 케어(Kangaroo care)는 40년 전에 처음 소개되었으며 오늘날에는 부모와 아이의 유대를 강화하고 신생아의 행동과 생리에 긍정적인 영향을 주는 방법으로 활용되고 있다. 조용히 책을 읽어 주는 등의 단순한 행동도 이 시기에는 유익하게 작용할 수 있다. 방문이 불가능한 상황이면 부모는 전화로 신생아에 대한 정보를 얻어야 하며 간호사는 항상 따뜻하고 열린 태도로 부모를 지지해야 한다. 신생아를 이름으로 부르거나 신생아 개인의 행동 특징을 이야기함으로써, 부모가 신생아를 하나의 인격체로 인식하게 한다. 처음 부모가 신생아를 돌볼 때 간호사가 시범을 보이고, 설명하고, 지지하면 돌봄 행동을 긍정적으로 강화할 수 있다. 처음에는 기저귀를 갈거나, 피부 또는 입을 관리하거나, 자세를 바꾸도록 돕는 일이 부모를 불안하게 할 수 있다. 그러나 부모는 돌봄에 점점 익숙해지고 자신감을 느끼며, 영아의 반응과 자신이 무언가를 할 수 있다는 사실에 만족한다. 부모의 돌봄 능력을 칭찬하는 것도 죄책감과 패배감으로 낮아진 부모의 자아존중감을 높일 수 있으며, 부모가 성취 가능한 수준의 요구만 하는 것이 필요하다. 부모가 자녀의 이름을 부르거나 식사량, 수면 양상, 현재의 모습, 어떤 것을 좋아하는지 등의 아이의 생활양상에 대해 질문한다면 돌볼 준비가 되어 있다는 것을 의미한다. 고위험신생아의 부모는 간호사에게 양면적인 감정을 가지는 경우가 많다. 이 감정은 간호에 대한 비판, 관련된 직원을 자기 뜻대로 조종하려 들기, 개인적인 죄책감의 형태로 나타날 수 있다. 간호사는 부모의 행동을 수용하는 동시에, 실망 · 패배감 · 무력감 · 분노를 느끼는 것은 자연스러운 일임을 계속 일깨운다. 나쁜 감정을 부정하면 오히려 그 감정을 지속시키고, 해결을 늦추고, 현실적인 계획을 세우지 못하게 된다. 간호사는 침묵으로 이러한 부정적인 감정을 갖게 하기보다는 감정을 인식하고 적절히 중재해서 애착을 형성할 수 있도록 해야 한다. 모유를 먹는 동안 신생아의 체중이 늘면, 이것을 어머니에게 전달하는 것이 중요하다. 또한 신생아가 수유를 하면 능동적으로 영양을 섭취하기 때문에 에너지 소비가 많아져, 초기에 체중감소는 흔한 일임을 알려주어야 한다. 간호사는 부모에게 희망이나 두려움에 대한 이야기를 할 수 있도록

가족과의 협력 | 고위험신생아의 가족 돌봄 간호(계속)

하며 부모 모임에 참여할 수 있도록 도와주어야 한다. 신생아의 상태가 매우 심각하여 사망할 것 같은 상황에서도 부모가 돌봄에 참여할 수 있도록 격려해야 한다.

3. 가족의 적응 촉진

위기상황에서 사람 간의 관계를 유지해나가는 일은 어렵지만 부모는 신생아 집중치료실에서 관련된 많은 사람들과 관계를 이어나가야 한다. 담당 간호사는 부모에게 지속적으로 일관된 정보를 제공해서 불필요한 불안과 혼란을 주지 않도록 해야 한다. 부모는 신생아 집중치료실에서 일반병실로 가거나 퇴원을 할 때 불안해한다. 또 새로운 사람들과 관계를 맺어나가야 하며 신생아 집중치료실의 담당 간호사보다 자신의 아이가 소홀한 취급을 받는다고 느낄 수 있기 때문에 간호사는 부모와 새로운 의료인과의 관계를 연결하고 정보제공과 설명 등을 통해 지속적으로 지지해야 한다. 지지체계는 위기의 상황에서 감정적인 어려움을 해소할 뿐 아니라 지원을 해줄 수 있다. 혈연관계뿐 아니라 이웃, 친구, 동창일 수 있으며, 간호사는 감정적 유대가 가까운 사람을 찾아서 부모를 돕도록 할 수 있다. 위기가 미치는 영향은 가족마다 다르다. 간호사는 부모나 가족과의 관계를 통해 그들의 적응 수준을 파악할 수 있고, 신생아의 상태를 막론하고 열린 소통을 장려하여 대처할 수 있도록 하는 것이 중요하다. '남편이 걱정하는 것이 싫다'라는 것이 선의에서 비롯되었다 할지라도, 이는 소통을 저해하여 가족관계의 신뢰를 해칠 수 있다. 신생아와 부모가 떨어진 상황에서는 소통이 특히 중요한데, 이는 어머니가 자녀와 거의 혹은 전혀 접촉하지 못하는 상황에서 고립되어 있고 직접 보기 전에는 간호사나 의료인, 가족 등 정보를 전달하는 상황을 믿지 못할 수 있기 때문에 열린 상황에서 함께 정보를 제공받는 것은 중요하다. 이를 통해 가족 간의 오해나 어려움을 극복하고 협력을 통해 문제를 해결할 수 있다. 또한 다른 자녀를 간과해서는 안 된다. 다른 자녀 또한 신생아와의 만남을 기대했기에 상실감을 경험할 수 있다. 또한 적대감을 가질 수도 있고 나이 든 자녀의 경우 비정상적인 신생아가 태어남을 부끄러워할 수 있다. 부모는 자신들의 감정으로 인해 다른 자녀에게 관심을 보이지 않거나 요구를 채워주지 못하는 경우가 많다. 또한 다른 자녀의 잘못을 찾거나 과도한 걱정으로 자신의 불안감을 부정할 수 있다. 간호사는 이런 상황을 관찰하고 사정한 후 다른 가족 구성원이나 친구가 개입해서 다른 자녀의 필요를 충족할 수 있는지 알아본다. 자녀가 신생아실에 있는 부모는 친밀감을 형성하고 서로 지지하게 된다. 부모는 자신과 같은 경험을 한 사람들로부터 임신, 분만, 아이의 출생, 기대와 다른 아이의 상태 등에 대한 감정을 공유할 수 있다.

에서 그들 스스로의 슬픔에 대해서는 인식하지 못하고 잊고 있는 상황이 많다. 미숙아와 몇 시간, 며칠, 몇 주, 몇 달간 일하면서 그들은 아이와 가족에 대한 애착이 생기게 된다. 간호사들은 가족이 경험하는 슬픔을 극복해야 하고 죽음에 대한 자신의 감정부터 편안하게 받아들여야 한다. 신생아실 퇴원 가족모임에 참여하는 것은 가족에게도 유익한 일이며, 간호사에게도 퇴원 후 아기를 볼 수 있는 기회가 된다.

고위험신생아의 건강문제

호흡기능 장애

미숙아 무호흡

미숙아 무호흡(apnea of prematurity, AOP)은 주기성 호흡(periodic breathing)의 일환으로 나타나는 증상으로, 20초 이상 자발적인 호흡이 없는 상태이다. 미숙아에게 흔한 증상으로 재태기간이 짧을수록 빈도는 증가한다. 재태기간 32주 이하 미숙아의 1/3 정도, 30주 이하의 대부분에서 무호흡 증상이 나타난다. 미숙아의 호흡은 불규칙하여, 빠른 호흡을 하다가 느린 호흡을 하기도 하며 호흡이 중지되기도 한다. 무호흡으로 인해 서맥, 피부색 변화가 동반되기도 한다. 신생아 무호흡은 그 원인에 따라 다음과 같이 분류할 수 있다.

- 중추성 무호흡: 횡격막 및 다른 호흡근육의 기능 부재로 나타난다.
- 폐쇄성 무호흡: 흉곽이나 복부는 움직이나 공기의 흐름이 막혀서 나타난다.
- 혼합성 무호흡: 중추성 무호흡과 폐쇄성 무호흡이 함께 나타난다.
- 주기성 무호흡: 5~10초 동안 지속되는 호흡의 휴지기 후에 10~15초 동안의 빠른 호흡이 뒤따라오는 반복적인 호흡양상으로 나타난다.

병태생리

미숙아 무호흡의 정확한 원인은 알려져 있지 않으나 신경계 및 화학적 호흡 통제 기전의 미성숙과 관련된 것으로 생각된다. 미숙아는 과호흡이나 저산소증에 반응을 보이지 않으며 만삭아만큼 신경 뉴런의 수초화가 이루어져 있지 않다. 호흡반사가 미성숙한 것도 원인이 된다. 무호흡은 특히 REM 수면 시에 많이 나타난다.

임상치료

신생아의 일차적 무호흡, 서맥 증상의 빈도를 줄이기 위해 methylxanthines (aminophylline, theophylline, caffeine) 등을 투여한다. theophylline과 caffeine은 중추신경계에서 호흡을 자극한다. 이 약물을 투여하고 있는 신생아는 정기적으로 혈중 약물 농도를 검사하여 독성 증상(안정 시 빈맥, 구토, 안절부절, 이뇨, 부정맥, 진전, 출혈성 위염)의 유무를 관찰해야 한다. 혈중 약물 농도는 신생아의 체중, 재태기간, 출생 후 연령 등에 따라 결정되며, 치료적 범위는 6~13㎍/mL 내에서 유지되어야 한다.

간호과정

무호흡 신생아를 위한 간호중재는 모든 미숙아의 호흡과 심박수를 규칙적으로 측정하고, 무호흡으로 초래되는 상황을 예방하는 것이다. 신생아 무호흡을 발견할 수 있는 가장 효과적인 방법은 모니터의 사용과 간호사의 관찰이다. 무호흡 모니터 기계는 보통 15~20초 동안 호흡이 없으면 경보음을 울리도록 세팅하며, 상태에 따라 변경할 수 있다. 기계는 어떠한 경우라도 오작동이 생길 가능성이 있으므로 기계를 설치하였다고 해서 간호사의 관찰이 필요 없는 것은 아니다. 자세히 관찰하지 않으면 기계로 모니터하고 있어도 무호흡과 심각한 서맥을 발견하지 못할 수 있다. 경보음이 울리면 제일 먼저 신생아의 피부색과 호흡 유무를 사정한다. 호흡과 피부색이 정상이면 심전도 전극(electrode)의 위치가 잘못되었거나 떨어지지 않았는지, 경보 영역을 잘못 세팅하지 않았는지, 기계적 오류인지를 확인한다. 무호흡이 발견되면 신생아의 가슴, 등을 문지르거나 앙와위로 체위를 변경하는 등 부드러운 촉각자극으로 호흡을 자극한다. 만일 촉각자극에도 호흡이 돌아오지 않는다면 비강과 구강, 인두를 흡인하고 100% 산소를 공급한다. 무호흡 상태가 지속되면 턱을 올리고 기도를 확보한 후 심폐소생술 시 사용하는 마스크와 산소백으로 압력을 가하면서 산소를 주입하고, 흉곽이 확장되는지 확인한다. 이 때 절대로 신생아를 흔들지 않는다. 신생아가 다시 호흡을 하기 시작하면 온도, 습도, 복부팽만, 무호흡, 기존의 주입 산소량과 같은 다른 가능한 선행 요인이 있는지 사정한다. 무호흡의 시작을 알려주는 맥박산소 모니터의 사용도 유용하다. 무호흡 발작을 기록하는 것도 중요하다. 무호흡의 횟수, 무호흡을 전후한 신생아의 외모, 신생아가 자발적으로 회복하였는지, 촉각자극을 제공하였는지의 여부 등을 자세히 기록한다. 무호흡이 계속되거나 반복된다면 인공호흡기를 사용하거나 양압 산소를 비강으로 계속 주입해야 한다. 무호흡을 일으킬 수 있는 질병에 대한 사정도 매우 중요하다. 패혈증이나 뇌실내 출혈 등으로 인해 무호흡이 발생할 수 있기 때문이다. 또한 무호흡으로 인해 심근으로 전 달되는 산소량이 저하되면서 서맥이 나타날 수 있다. 간헐적으로 자극을 주어 호흡을 돕는 기구들인 진동침대나 물침대 등을 사용할 수도 있으나, 뇌실 내 출혈의 가능성을 높일 수 있기 때문에 흔히 사용하지는 않는다.

태변흡인 증후군

태변흡인 증후군(meconium aspiration syndrome, MAS)은 태아 질식이나 자궁 내 스트레스로 인해 태아의 항문 괄약근이 이완되면서 자궁 내에서 태변을 보게 되어 발생된다. 태변흡인은 주로 첫 호흡 시 일어나며, 일부 태아의 경우에는 자궁 안에서 태변을 흡인할 수도 있다.

병태생리

태변흡인 증후군은 질식성 스트레스로 인해 자궁 내로 태변이 유출되는 것으로 주로 만삭아나 과숙아에게 생긴다. 태아가 태변을 삼키거나 흡인하면 흡인된 태변이 더욱 끈끈하게 되고 기도가 부분적으로 막히거나 하부 호흡기의 공기 폐색, 과팽창 등이 나타날 수 있고, 이로 인해 폐혈관 저항이 상승된다. 태아가 산소부족으로 더 많은 공기를 흡입하려고 할수록 더 많은 태변을 흡인하게 된다. 폐혈관 저항이 증가하면 동맥관 개존(우-좌 단락)이 존재하면서 더욱 심한 저산소증과 산혈증을 유발하게 된다. 동맥관 개존은 폐혈관 저항이 높아져서 좌심방을 채우는 혈액량이 줄어들게 되므로 일부의 혈액은 우심방에서 난원공을 통해 유입되고, 따라서 난원공도 개존된 채 남게 되어 저산소증을 심화시킨다. 또한 흡인된 태변으로 공기 통로가 막혀서 과팽창된 폐포들은 공기 유출을 초래한다. 흡인된 태변은 계면활성제를 파괴하므로 폐 표면의 긴장을 증가시켜 폐포 기능을 저하시키기도 한다.

임상적 징후

태변흡인 증후군의 임상적 징후는 출생 시 태변이 피부에 착색되어 있고 비익호흡, 흉곽함몰, 청색증, 창백증, 저산소증, 호흡부전, 호기 시 끙끙거리는 소리, 술통 모양의 흉곽, 기면, 저

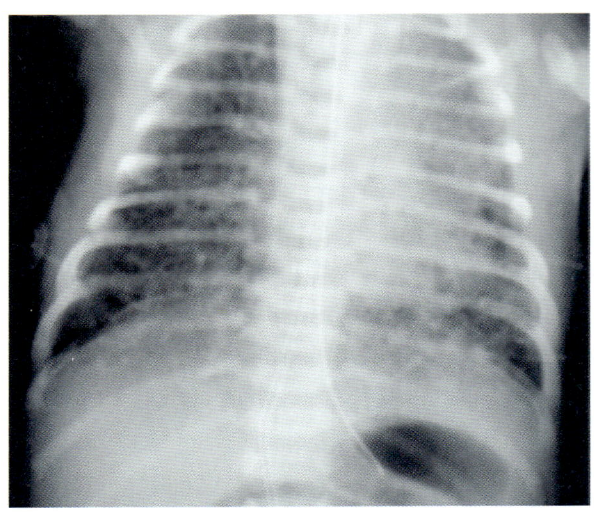

그림 13-11
태변흡입증후군 환아의 흉부 X-ray

체온, 저혈당, 저칼슘혈증 등이다.

임상치료

태변흡인을 예방하기 위해서는 신생아의 어깨가 분만되기 전에 인후두부를 철저하게 흡인하는 것이 중요하다. 기관지에 부착된 끈적끈적한 태변을 흡인할 경우에는 후두경으로 정확히 보일 때만 수행하며, 기관지에 부착된 태변을 제거하기 위해 기관 튜브를 삽입할 수 있다. 심폐소생술을 빨리 시행하고 신생아의 상태가 안정될 때까지 계속 유지한다. 호흡부전이 있는 신생아는 신생아 집중치료실에 입원시킨다. 이물질 흡인에 의한 폐렴의 치료로는 인공호흡기를 통한 지지, 정맥 주사, 항생제 사용 등이다. 폐혈관의 고혈압이 쉽게 올 수 있기 때문에 약간 과산소화시키고 알칼리화시키는 것이 예방에 도움이 된다.

간호

신생아 가사 위험이 있는 경우 태변흡인을 예방하기 위해서 태아의 두위가 산도로 나오고 어깨가 분만되기 전 구인두 및 비강의 분비물을 흡인해 제거한다. 필요에 따라 기관지에 부착된 끈적끈적한 태변을 흡인할 경우 기관삽관을 통해 제거할 수 있다. 분만 후 심한 가사징후가 없다면 경과를 관찰하며, 심한 가사징후가 있을 경우 기관삽관 및 인공환기치료가 필요하다. 또한 흉부 방사선상 침윤이 있으면 세균성 폐렴과 구분이 어려우므로 혈액배양검사를 실시한 후 광범위 1차 항생제를 사용하며, 폐동맥고혈압이 동반될 경우 고빈도진동환기요법, 과산소화, 알칼리화시키는 것이 도움이 된다. 이밖에도 2차적으로 표면활성 제 부족이 초래되므로 인공 폐표면활성제 사용도 효과가 있다고 알려져 있다.

호흡곤란 증후군

재태기간 37주 미만의 미숙아는 호흡곤란 증후군(respiratory distress syndrome, RDS)이 발생할 수 있다. 이는 폐포 확장을 유지할 만큼의 충분한 계면활성제가 생성되지 않기 때문에 발생한다. 신체에 필요한 충분한 산소를 공급하지 못하게 되면 미숙아는 호흡곤란, 저산소증 그리고 인공호흡기와 같은 즉각적인 산소공급이 필요하게 된다.

발생 빈도와 원인

폐가 미성숙할수록 잘 발생하므로 재태기간이 짧고 체중이 작을수록 발생 빈도가 높다. 재태기간 28주 미만에서 60~80%, 32~36주 15~30%인 반면, 37주 이후에는 5%의 발생률을 보이고 있다. 출생체중 1,500g 미만의 극소저체중출생아의 경우 30~40%의 발생 빈도를 보인다.

병태생리

호흡곤란 증후군을 가진 미숙아는 폐의 순응도(compliance)가 낮게 나타나 일반적으로 기계적 환기와 산소공급이 필요하다. 폐표면활성제의 부족은 폐구조에 손상을 입히며, 간질 부종과 상피조직의 파괴를 초래한다. 조직괴사에 의해 축적되는

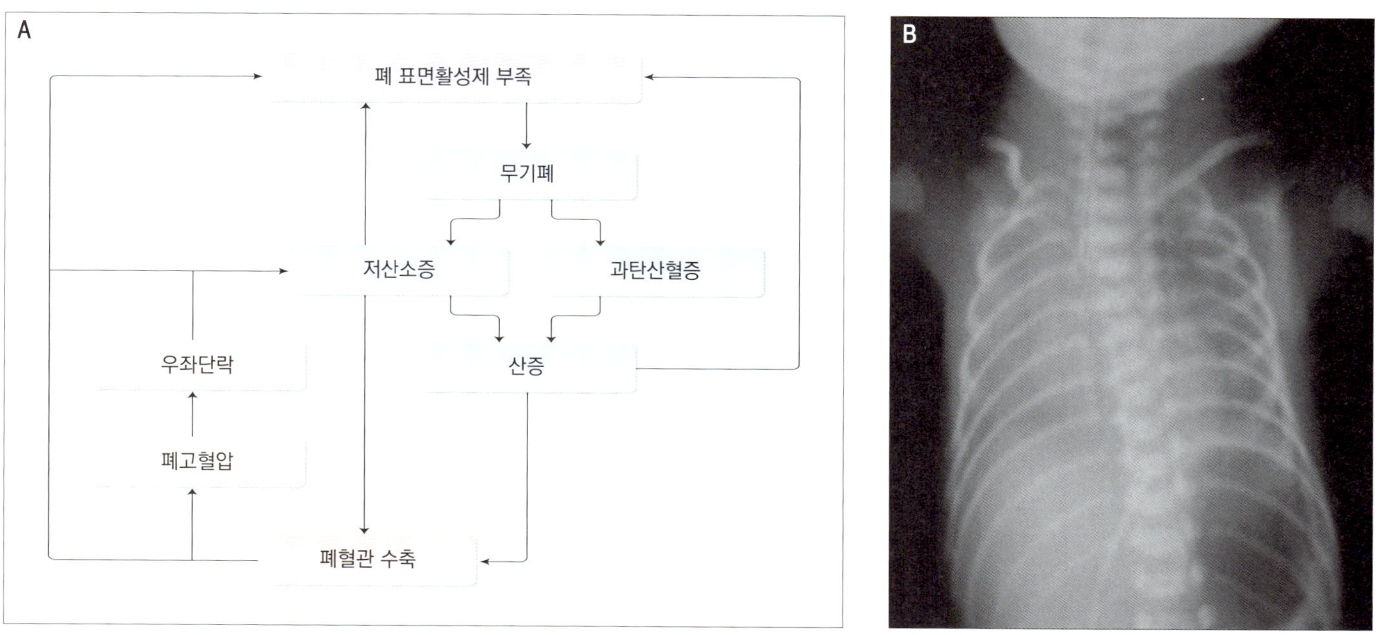

그림 13-12
A: RDS의 기전 B: RDS 호흡곤란증후군 흉부 X-ray (infantogram)

세포조직과 염증반응은 기도폐쇄의 원인이 되며, 결과적으로 과팽창, 무기폐, 조직의 섬유화 상태가 된다. 이는 폐 혈관계의 손상을 초래하여 폐 순응도는 감소하고 폐혈관 저항은 증가한다. 또한 환기/관류 비율의 불균형으로 인한 과탄산혈증과 산증, 저산소증으로 폐동맥이 수축되고, 이로 인해 난원공, 동맥관을 통해 우좌단락이 발생하고, 폐동맥의 혈류가 감소하여 폐포가 손상되는 과정이 초래된다(그림 13-12).

임상적 징후

호흡곤란 증후군을 가진 신생아는 질병의 중증도에 따라 다양한 호흡곤란의 양상을 가지고 있다. 한 달 이상 추가적인 산소공급이 필요하며 보상적인 호흡성 산증이 특징적인 증상이다. 또한 폐부종, 우심실 비대와 관련된 증상이 나타나며 악설음과 천명음이 흔히 청진된다. 심부전으로 인해 체액정체가 발생할 수도 있다. 장기간의 호흡곤란 증후군 치료로 인한 산소독성이 기관지폐이형성증을 초래한다. 기관지폐이형성증(BPD)은 만성질환으로 호흡곤란 증후군을 가진 극소저출생체중아에게 일차적으로 나타난다. 호흡곤란 증후군은 미숙아 폐의 미성숙과 계면활성제의 부족의 결과로 발생한다. 미숙아는 적절한 환기를 위한 치료가 필요하다. 일차적인 치료방법인 기계적 환기는 신생아 폐 손상의 원인이 된다. 기계적 환기와 약한 폐조직의 복합적인 영향이 미숙아의 기관지폐이형성증을 유발하게 된다.

진단검사

출산 전에는 산모의 양수로 태아의 폐성숙도를 사정한다. 레시틴(Lecithin)과 스핑고마이엘린(sphingomyelin) 비율이 2:1 이상이면 자발호흡이 가능하다. 출생 후에는 흉부 X-ray 사진을 통해 진단한다. 폐가 공기로 찬 음영이 아닌 뿌옇게 관찰되면 신생아호흡곤란 증후군으로 진단한다(그림 13-12B).

임상치료

예방은 호흡곤란 증후군의 첫 번째 치료의 초점이다. 산전 산모에게 제공되는 스테로이드는 태아의 폐성숙을 촉진한다. 출생 후에는 기관삽관 등 소생술을 시행하고 신생아 집중치료실에 입원하여 치료한다. 가스교환과 대사성 산증, 전신순환부전에 대한 치료가 주된 목표이다. 우선 부족한 폐 표면활성제를 투여하는데 인간의 양수, 동물(소, 돼지)의 폐에서 추출한 것 또는 순수 합성 인지질로 만들어진 인공 폐 표면활성제를 기관 내 튜브를 통해 주입한다. 약물에 따라 다르나 소의 폐에서 추출한 서반타(survanta)는 1kg당 4mL(100mg phospholipid)의 용량을 사용한다. 인공호흡기를 잠깐 분리한 후 약물의 1/4을 주입한다. 주입 동안 환아의 자세를 바꾸어 약이 골고루 잘 퍼지도록 도와준다. 그러나 자세를 바꾸어주지 않음으로 인해 약이 소량 전달되었다고 해서 효과가 현저히 떨어진다는 근거는 없다고 한다. 다만 처치를 하는 동안 환아 상태를 반드시 주의 깊게 관찰하여야 하는데, 산소포화도 감소, 서맥, 무호흡을 보일 수 있다. 어떤 신생아는 약에 급속도로 반응을 보이므로 인공호흡기 설정을 주의 깊게 조절하여 이차적으로 나

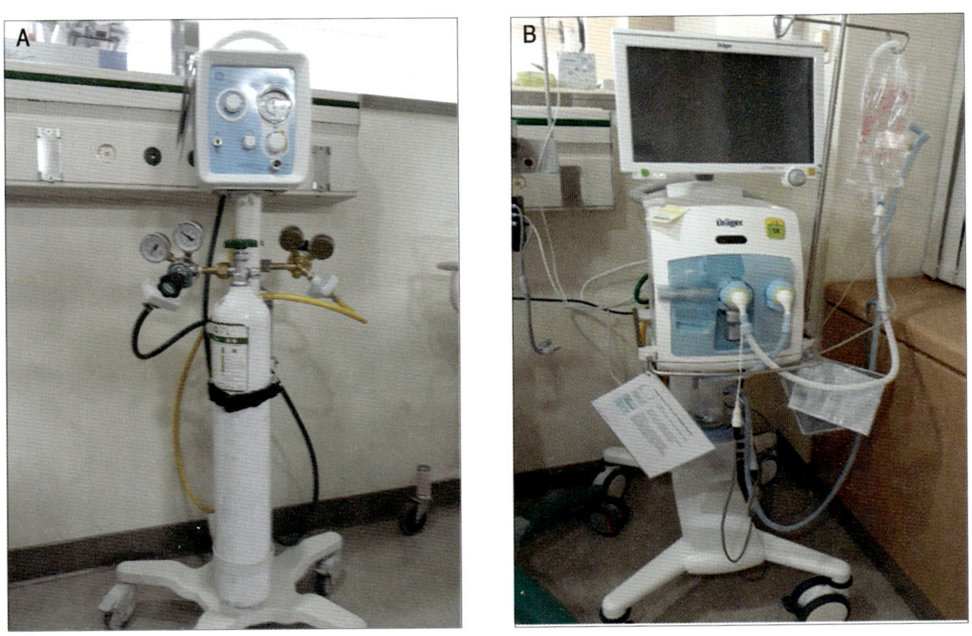

그림 13-13
인공호흡기. A. 양압환기 B. 인공호흡기

타날 수 있는 저혈압과 기흉을 예방하여야 한다. 한 번 더 처치가 요구된다면 6시간 간격을 두고 실시한다. 이 밖에 약물치료로 이뇨제, 스테로이드, 기관지확장제를 사용한다. 이뇨제는 폐와 전신부종을 관리하는데 도움이 되며, 스테로이드는 질병과 치료와 관련된 염증반응을 감소시킨다. 적절한 환기와 산소치료를 위해 기계적 환기요법을 사용한다. 양압환기(positive pressure ventilation: 그림 13-13)를 주로 사용하며, 일반적으로 정해진 압력과 일정한 시간 내에 호흡수와 시간을 조절하는 압력제한(pressure-limited), 시간주기(time cycled) 방식을 사용한다. 또한 폐동맥고혈압과 과탄산가스혈증을 치료하기 위해 호흡횟수를 늘리고 압력은 감소시킨 고빈도 진동환기기(high frequency ventilation, 300~1,800회/분)와 선택적 폐동맥확장제인 흡입용 질소가스(inhaled nitric oxide gas)를 사용한다. 그 밖에 체외순환 막성 산소화요법(extracorporeal membrane oxygenation, ECMO)도 사용할 수 있다.

간호중재로는 환아의 신체적 요구의 사정과 가족에 대한 지지 및 교육이 포함된다. 지속적인 신체사정을 시행하고, 호흡과 영양 및 아동의 발달과 관련된 지지를 제공한다. 인공기도 유지, 인공호흡기의 적절한 기능과 사용, 아동의 산소포화도 감시와 검사, 기관 내 흡인간호를 수행하여야 한다. 특히 미숙아는 치료와 관련된 빈번한 접촉으로 인해 스트레스를 받게 되므로 미숙아의 안정, 에너지 보존, 호흡 노력의 감소를 위해 조직적으로 간호를 수행하여 최소한의 핸들링 방법을 지킬 필요가 있다. 호흡곤란증후군 환아는 미성숙과 관련되어 대사율이 상승하기 때문에 영양요구량이 증가하므로 충분한 영양섭취가 매우 중요하다. 환아는 쉽게 지치며, 호흡 노력의 증가는 수유동안 빨고 삼키고 호흡하는 활동을 어렵게 한다. 따라서 증상이 호전될 때까지 총정맥 영양법과 비위관영양을 시행한다.

모유는 쉽게 소화되고 면역에 유용한 물질이 포함되어 있기 때문에 선호되며, 적은 양으로 수유를 시작한다. 환아의 상태가 안정되고 체중이 적절히 늘고 가족이 영아의 간호를 수행할 능력을 갖추면 신생아 집중치료실에서 퇴원한다. 그러나 호흡곤란 증후군 환아는 호흡기 감염의 위험이 높고 추후 만성적인 호흡기 문제가 나타날 수 있으므로 가족은 호흡기 감염의 조기징후와 관리방법을 배우고, 일차적인 예방방법으로 면역의 중요성을 교육받아야 한다. 일반적인 예방접종으로 호흡기 세포융합 바이러스 면역글로불린을 투여하면, 이러한 감염의 위험을 낮출 수 있다. 부적절한 환경적 자극과 영양섭취 그리고 불충분한 호흡의 복합적인 영향으로 발달지연의 위험성이 나타난다. 장기간의 치료결과를 극대화하기 위해서는 미숙아의 발달과 관련된 문제를 복합적으로 수행하여야 한다. 신생아 집중치료실과 관련하여 유해한 자극을 최소화하고 발달적 요구에 적절한 자극을 제공하여야 한다. 부모에게는 미숙아와의 신체적인 접촉과 대화를 격려하며, 치료와 간호에 참여하도록 유도한다.

간호과정과 가족교육

호흡곤란 증후군 아동을 위한 간호중재에는 신체적 요구의 사정과 가족에 대한 지지 및 교육이 포함된다. 가족 중심의 지지적 간호는 이 질환에 대한 간호과정에서 매우 중요하다. 신체적 간호를 위해 지속적인 신체사정을 시행하고, 호흡, 영양 그리고 아동의 발달과 관련된 지지를 제공한다. 호흡지지는 일반적으로 인공기도의 유지, 인공호흡기의 적절한 기능과 사용, 신생아의 산소포화도와 검사결과 관찰 그리고 필요시 기관 내 흡인을 포함한다. 특히 호흡곤란 증후군을 가진 미숙아는 치료와 관련된 빈번한 접촉으로 인해 손상을 받을 수 있다. 비침습적인 관찰과 조직적인 간호는 신생아의 안정, 에너지 보존, 호흡노력의 감소에 도움이 된다. 호흡곤란 증후군을 가진 신생아에게 충분한 영양섭취를 증진시키는 것은 간호의 중요한 과제이다. 이런 신생아는 쉽게 지치며 호흡노력의 증가는 수유동안 빨고, 삼키고 호흡하는 활동을 어렵게 한다. 또한 호흡곤란 증후군의 신생아는 미성숙과 관련되어 대사율이 상승하기 때문에 영양 요구량이 증가한다. 또한 위식도 역류가 흔히 나타나 영양섭취를 방해한다. 호흡곤란 증후군이 호전되거나 모유수유, 젖병수유가 가능해질 때까지 비위관 영양을 시행한다.

모유는 쉽게 소화되고 면역에 유용한 물질이 포함되어 있기 때문에 선호된다. 적은 양의 잦은 수유는 많은 수유량보다 훨씬 섭취가 용이하다. 호흡곤란 증후군의 과거력을 가진 신생아는 호흡기 감염의 위험이 높고 아동기에 만성적인 호흡기계 문제를 가질 수 있다. 가족은 호흡기 감염의 조기징후와 관리방법을 알아야 하고, 이러한 증상이 발현되었을 때는 의료진을 방문해야 한다. 부모는 일차적인 예방방법으로 면역의 중요성을 교육받아야 한다. 또한 일반적인 예방접종으로 호흡곤란 증후군을 경험한 아동에게 RSV 면역글로불린을 투여하면 이런 감염의 위험을 낮출 수 있다. 입원, 부적절한 환경적 자극과 영양섭취 그리고 불충분한 호흡의 복합적인 영향으로 발달지연의 위험성이 나타난다. 장기간의 치료결과를 최대화하기 위해서는 신생아의 발달과 관련된 문제를 복합적으로 수행해야 한다. 신생아 집중치료실과 관련하여 유해한 자극을 최소화해야 하고 발달적 요구에 적절한 자극을 제공해야 한다. 부모에게는 신생아와의 신체적인 접촉과 대화를 격려하며 신생아의 간호에 참여하도록 유도한다. 호흡곤란 증후군의 신생아는 상태가 안정되고 적절한 체중증가가 나타나며 가족이 신생아의 간호를 수행할 능력이 갖추어지면 가능한 한 빨리 퇴원시킨다. 가정간호는 양육자와 신생아의 애착형성 그리고 발달적, 신체적 건강과 비용 절감의 효과를 위해 반드시 필요하다. 부가적으로 환아를 위한 가족교육에는 약물, 산소요법, 심폐기능 사정, 응급처치 그리고 추후 진료에 대한 지침이 포함된다. 반드시 부모에게 아동이 담배연기나 호흡기계 감염을 가진 다른 사람과의 접촉을 피하도록 교육한다.

기관지폐이형성증

기관지폐이형성증(bronchopulmonary dysplasia, BPD)은 호흡곤란 증후군을 가진 초극소저체중출생아나 극소저체중출생아에게 나타나는 만성 폐질환으로 태변흡인증후군, 지속적인 폐고혈압, 폐렴, 청색증형 심장병이 있는 신생아에서도 나타난다. 또한 고농도의 산소에 장기간 노출시키거나 양압의 인공호흡기나 기관내 삽관을 장기간 사용할 때도 나타난다. 재태기간이 짧은 미숙아의 생존율이 증가하면서 기관지폐이형성증의 발생률이 증가하고 있다. 호흡곤란 증후군 신생아에게 기관지폐이형성증이 발생했을 경우 생존할 수 있는 확률은 20~30%에 불과하며, 생존한 신생아라 하더라도 성장 저하, 호흡기계 불안정, 호흡기도의 과민성, 호흡기 감염 증가 등으로 자주 입원하게 된다.

병태생리

기관지폐이형성증의 특징은 폐 간질의 부종과 폐포 상피의 부종으로 폐포 상피가 편평세포로 증식되고, 폐포벽이 두꺼워지며 섬유화가 일어나는 것이다. 무기폐와 낭 모양의 과환기(hyperaeration) 병소가 생후 10~20일 사이에 나타나서 수 주간 지속된다(그림 13-14). 또한 고농도의 산소공급으로 섬모 활동이 마비되어 폐 점액을 배출할 수 있는 능력이 떨어져 호흡기 폐색이나 무기폐가 초래된다. 계속되는 고농도의 산소주입과 부적절한 영양상태, 비타민 E 부족 등은 신생아의 폐가 나아지는 상태에서도 폐포 표면에서 산소와 이산화탄소 교환을 감소시킨다. 따라서 저산소증과 과탄산증이 오며 인공호흡기에 계속 의존하게 된다. 진단은 병력, 임상증상, 동맥혈 가스검사(ABGA), X-선 검사 등을 통해 이루어진다. 호흡부전으로 장기간의 산소공급을 받거나 동맥혈가스검사에서 낮은 산소분압과 높은 이산화탄소 분압을 보이며 낮은 산소포화도를 보인다. X-ray상 공기-기관지 음영과 간질기종을 보이다가 점차 비균질한 음영으로 변화한다. 또한 폐동맥고혈압의 이환이 높기 때문에 주기적인 심장초음파 검사가 필요하다.

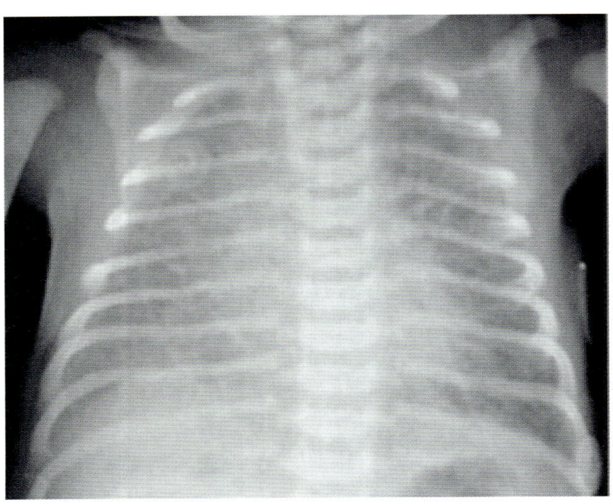

그림 13-14
기관지폐이형성증(BPD) 환아의 흉부 X-ray

임상치료

기관지폐이형성증의 치료로는 산소포화도를 유지하기 위해 산소를 공급하고 병이 더 이상 진행되는 것을 막는 것이 최선의 방법이다. Corticosteroid(dexamethasone) 치료가 폐의 염증 반응을 줄이고 가스교환을 증진시키지만 패혈증, 고혈압, 고혈당, 당뇨, 혈변 등의 부작용이 있을 수 있어서 전체적인 이환율을 감소시키지 못하고 있다. 인공호흡기 사용 시 적절한 환기를 유지하면서 산소 압력에 의한 상해를 예방하기 위해서 산소투여 압력과 농도를 최소화하여 적용한다. 이러한 신생아는 수분이 폐 실질에 고이게 되는 경우가 많으므로 수분을 주의 깊게 주입해야 한다. 폐 실질에 고인 수분을 배출시키기 위해 이뇨제가 사용될 수 있다. 만성적인 폐질환을 가진 신생아에게 흡인용 기관지 확장제나 스테로이드를 사용하면 효과가 있다. 또한 기관지폐이형성증을 가진 신생아에게 theophylline을 투여하면 폐 순응도가 증가하고 호기 시 저항을 줄이는 데 효과가 있다. 기관지폐이형성증 환아는 장기간의 입원으로 정상적인 자극이 부족하고 영양을 적절히 공급받기가 어려워 흔히 성장이 지연된다. 기관지폐이형성증을 가진 신생아의 영양 요구량은 평균 요구량보다 훨씬 많으므로 신생아에게 적절한 영양요구를 만족시키면서 수분과다 등의 부작용을 예방하는 것이 매우 중요하다.

간호

기관지폐이형성증을 가진 신생아는 호흡을 위해 많은 에너지가 요구되므로 충분한 휴식과 적절한 영양공급이 매우 중요하다. 신생아가 많은 양을 수유하면 쉽게 지칠 수 있고 호흡 능력이 저하될 수도 있으므로 적은 양을 여러 번 나누어 수유하는 것이 바람직하다. 수유 시에는 고농도의 산소를 공급하고, 환경 자극을 줄이는 것이 좋다. 주변 환경의 자극을 줄임으로써 산소소모가 증가하지 않도록 한다. 이산화탄소 농도가 높아지면 신생아의 행동에 변화가 오므로 기관지폐이형성증 신생아의 작은 행동 변화도 매우 주의 깊게 관찰하여야 한다. 호흡 시에 수분이 많이 소실되므로 부가적인 수분을 공급한다. 그러나 대부분 폐부종 증상이 흔히 나타나므로 수분을 제한하는 경우가 많다. 구강으로 섭취할 수 있는 수분의 양을 정확하게 계산하고, 약물 섭취 시 마시는 물도 계산하여야 한다.

역류된 약물이나 우유는 다시 주어야 하며, 역류 전에 주입한 약물만을 섭취량으로 계산한다. 체중 변화, 전해질, 배설량, 요비중, 부종의 증상 등을 관찰하여 탈수 상태 혹은 과수화 상태의 유무를 감지한다. 부모는 환아의 예후에 대해서 걱정이 많으며 장기간의 입원으로 부모-신생아 간 관계 형성에 장애를 초래하기 쉽다. 간호사는 부모에게 신생아를 자주 방문하여 간호에 참여하도록 격려하고 부모에게 신생아가 사용하는 약물, 기기, 시술 방법 등에 대해 정보를 제공하고 교육을 실시한다.

가정간호. 가정에서 산소공급과 호흡 모니터 기기를 사용할 수 있게 되면서 기관지폐이형성증 신생아의 체중이 늘고 산소 주입량이 감소되면 퇴원할 수 있게 되었다. 가정간호는 부모와 신생아의 관계를 증진시킬 수 있다는 장점 이외에도 입원비 절감, 병원 감염의 위험 감소 등의 장점이 있다. 가정간호가 효과적으로 이루어지기 위해서는 교육과 지지가 필요하다. 모니터기기와 산소요법은 부모에게 낯설지만 병원에 입원해 있는 동안 익숙해질 수 있다. 또한 부모에게 신생아가 호흡기 감염이 있는 다른 외부인과 접촉했을 때 감염의 위험이 높다는 것을 주지시켜야 한다. 기관지폐이형성증 신생아는 심하지 않은 호흡기 질환에도 치명적이므로 부모에게 심폐 소생술 및 응급 상황에 대한 대처법을 교육한다. 가족이 불안에 대처할 수 있도록 지지하고 그들이 신생아를 돌볼 수 있다는 확신을 갖도록 돕는다.

감염질환

패혈증

패혈증(sepsis, septicemia)은 혈류의 박테리아 감염으로 전신 증상을 나타내는 질병이다. 신생아는 특이적, 비특이적 면역이 감소되어 있어서 감염에 취약하다. 병원균에 대한 부적절한 반응 때문에 감염을 조기에 인식할 수 있는 국소 염증반응은 흔히 나타나지 않으며, 증상은 대부분 애매하고 비특이적이다. 그러므로 진단과 치료가 지연되기 쉽다. 패혈증으로 인한 사망률은 저하되었으나 이환율은 변하 지 않고 있다. 고위험신생아의 경우 정상 신생아보다 이환율이 4배 이상 높고, 남아의 감염 빈도가 여아보다 2배 이상 높으며, 사망률도 높다. 패혈증의 빈도는 출생아 1,000명당 1~5명이다. 감염의 위험을 높이는 요인은 미숙아, 정맥주사나 기도 내 삽관과 같은 침습적 절차, 만성 폐질환을 위한 스테로이드 사용, 신생아 집중치료실 환경에 의한 교차 감염 등이다.

병태생리

미숙아는 태반의 보호로부터 일찍 분리되어 각종 박테리아, 바이러스, 진균 및 기생충 감염에 이환되기 쉽다. 만삭아는 재태기간 후반기에 어머니로부터 면역 물질인 IgG를 전달받아 병원균에 수동적인 면역방어를 할 수 있다. 그러나 미숙아는 이러한 전달이 이루어지지 않은 채 조기에 태어나기 때문에 매우 적은 양의 IgG만 갖게 된다. 바이러스 감염에 대항하는 IgA와 그람 음성균에 대항하는 IgM의 함유량도 매우 낮아서 병원균에 쉽게 감염된다. 신생아의 면역체계는 적은 양의 보체, 백혈구의 식균작용을 돕는 혈청 내 옵소닌 작용의 감소, 비효과적이고 적은 양의 백혈구 등 때문에 일시적으로 취약하다.

원인

신생아의 패혈증은 출생 전과 출생 중에 감염된 양수를 마시거나 흡인하여 혹은 모체 혈류가 태반이나 산도를 통과하는 동안 모체 조직에 직접 접촉되어 감염된다. 박테리아는 제대 절단면, 피부, 눈, 코, 귀의 점막, 호흡기, 신경계, 요로계, 위장계 등의 내부 장기를 통해서 침투한다. 또한 산후 감염은 다른 신생아, 외부 사람, 환경 내의 물체나 침습적인 절차에 의한 교차 감염으로 일어난다. 박테리아는 물속에서만 성장할 수 있으므로 가습기, 싱크대, 흡인기기, 대부분의 호흡기기, 정맥 주사관, 채혈 등을 통해 감염될 수 있다. 미성숙한 면역계는 감염의 감수성을 높이며, 일단 감염이 되면 미생물과의 대항에서 취약하다. 신생아 패혈증은 고위험 요인 중 가장 흔하며 특히 조산과 난산으로 태어난 신생아에게는 더욱 흔하다. 신생아 패혈증은 다양한 미생물로 유발되지만 원인균은 연쇄상구균(group B streptococcus), 대장균, 포도상구균이 가장 흔하다. 그 외 gonococci, candida albicans, herpes simplex virus 등도 원인균으로 알려져 있다(신생아 패혈증의 임상적 징후는 Box 13-5 참조).

진단검사

신생아 패혈증의 증상은 매우 미미하고 애매하며 비특이적이고, 신체적 증상을 거의 지각하지 못하는 것이 특징이다. 또한 다른 질병과 혼동되기 쉬우므로 임상검사와 방사선 검사로 확인해야 한다. 반복적인 혈액 배양과 잠재적인 감염원인 제대, 비인두강, 이도, 피부병변, 뇌척수액, 대변, 소변 등을 분석하여 원인균을 찾아내면 확진된다. 혈액 검사상으로는 빈혈, 백혈구증가증 또는 백혈구감소증 등이 나타날 수 있다. 미성숙 중성구의 증가, 중성구 형태의 변화, 중성구 총량의 증가 등은 신생아의 감염이 진행되고 있음을 나타낸다.

임상치료

일단 패혈증이 의심되면 적절한 배양검사를 실시한 후 즉각적으로 항생제를 투여한다. 균 배양 검사결과가 나올 때까지 우선적으로 사용하는 항생제는 ampicillin과 gentamycin이다. 원인균이 밝혀지면 원인균에 맞는 항생제를 선택하며 항생제

치료는 증상이 해결된 후 10~14일 혹은 적어도 5~7일 정도 계속되어야 한다. 항생제 치료 외에 수분 전해질 교정, 보조환기, 수혈, 교환수혈, 범발성 응고장애의 치료, 혈압 유지를 위한 dopamine, dobutamine, steroid 투여 등의 보조적 치료도 많은 도움을 준다. 심부 화농이 있는 경우에는 외과적 배농을 실시하고, 항이뇨호르몬 분비이상 증후군에 대해서는 수분을 제한하며, 항경련제를 투여하는 등 합병증에 대한 적절한 치료도 병행되어야 한다. 박테리아 패혈증의 경우 공여자의 신선한 과립구나 다형핵 백혈구(polymorphonuclear leukocyte)를 투여하는 것이 신생아의 사망률을 낮추는 데 효과가 있다고 알려져 있다. 면역물질을 정맥으로 투여하는 방법도 패혈증의 예방은 물론 감염치료에도 효과가 있다.

사망률은 10~40%이지만 발병 시기, 원인균, 재태기간 등의 환아 상태, 신생아 집중치료실의 시설과 관리에 따라 다양하다. 즉각적이고 효과적인 항생제 요법으로 사망률을 감소시킬 수 있다. 신생아 패혈증의 예후는 다양하여 조기 패혈증(출생 후 3일 이내)으로 초극소저체중출생아나 극소저체중출생아에게 심각한 신경계 혹은 호흡기계 후유증이 나타날 수도 있다. 후기 패혈증(출생 후 1~3주)이나 뇌막염도 면역기능이 저하된 신생아에서는 예후가 나쁘다.

간호

감염예방. 감염을 예방하기 위해 가장 중요한 것은 환아를 접촉하는 모든 사람이 환아를 만지기 전후로 반드시 손 씻기를 철저히 하고, 필요시 가운과 마스크, 장갑을 착용하며, 적응증이 된다면 환아를 격리한다. 혼잡을 피하고 간호사 수 대비 환자 수를 제한할 필요가 있다. 침습적 절차를 최소화하여 정맥이나 발뒤꿈치 천자를 가능한 한 적게 하며, 정맥카테터나 인공호흡기의 사용기간을 줄인다. 구토물이나 대변 등의 체액분비물 관리, 침상(incubator, bassinet), 청진기, 체온계 등 환자 주변의 물품과 환경을 주기적으로 소독하며, 병원감염률을 감시하는 것도 필요하다. 한편, 감염 발생을 조기에 발견하는 것도 매우 중요하다. 간호사는 영아를 자주 관찰하고 사정하기 때문에 이상증을 가장 먼저 인식한다. 병원균의 전파경로를 알고 있으면 패혈증으로 진행할 위험이 있는 환아를 더욱 빨리 발견할 수 있다.

항생제 요법. 작은 신생아에게 정맥으로 약물을 적절하게 투여하는 것은 매우 중요하다. 소량의 항생제 차이도 작은 신생아에게는 큰 영향을 미칠 수 있으므로 특수한 주사기를 이용하거나 수액주입펌프로 정확하게 그리고 천천히 주입하여야 한다. 패혈증 신생아에게 항생제를 장기간 투여하면 비타민 K의 합성을 막거나 칸디다균에 노출될 수 있다. 간호사는 항생제의 부작용을 알고 발생 여부를 면밀히 관찰하여야 한다.

에너지 보존. 패혈증 환아 간호의 중요한 측면 중 하나는 영아가 에너지를 보전하여 가능한 한 자원을 감염을 극복하는 데 사용할 수 있도록 해주는 것이다. 즉 생리적 · 환경적 스트레스가 가중되는 것을 감소시킨다. 적절하고 온도 조절이 잘 되는 환경을 제공하며, 탈수증이나 저산소증과 같은 잠재적 문제를 예방하고, 패혈증의 흔한 합병증인 뇌막염의 징후를 관찰한다. 패혈증의 심한 합병증은 혈류 내로 독소가 분비됨으로써 발생하는 쇼크인데, 패혈증의 증상과 구별하기가 곤란하다.

괴사성 장염

주로 미숙아에게서 발생하는, 잠재적으로 생명을 위협하는 장관의 염증성 질환이다. 신생아 집중치료실에 있는 미숙아의 생명을 위협하는 질환 중 하나인 괴사성 장염(necrotizing enterocolitis, NEC)은 소장과 대장의 점막괴사가 특징으로, 원위 회장과 가까운 직장에 가장 흔히 발생한다. 이 질환은 이 연령집단의 외과적 응급상황 중 가장 흔한 경우이다. 괴사는 매우 표면적이고 현미경을 통해서만 추적되거나 장벽 사이에 있을 수 있다. 경미한 경우 완전하게 치료될 수 있지만 광범위하게 침범한 경우 생존하기 어렵다.

발생 빈도와 원인

전반적인 발병률은 신생아 1,000명당 1명에 해당한다. 출생 시 극소저체중출생아(체중이 1,500g 미만)의 7%까지 영향을 미치며 5~24%의 사망률과 관련이 있다. 괴사성 장염은 보통 생후 1주 이내의 미숙아나 2,000g 이하의 저체중출생아에 주로 생기지만 간혹 만삭아에서도 생길 수 있는데, 이러한 경우 대개 청색증형 심장병이 있는 경우가 많다. 이 질환은 모든 인종, 성별에서 동일하게 나타난다. 최근에는 고위험신생아의 생존율이 증가함에 따라 이 질환의 발생 빈도가 증가되었다. 괴사성 결장염의 정확한 원인은 불분명하지만 몇 가지 소인이 관련되는데, 장 허혈, 박테리아의 집락화, 장내에 주로 조제유와 같은 고장성 용액이 있는 것 등이 관련된다. 출생 전후 질식, 호흡곤란 증후군, 동맥관개존증, 교환수혈, 제대동맥 카테터가 장의 울혈을 일으킬 수 있다. 괴사성 장염은 회장 부위에서 가장 많이 발생하고 미숙아에게 고장성 조제유를 생후 48시간 이내에 장관영양을 실시하는 것이 발병률을 높이기 때문에 피해야 한다. 모유가 괴사성 장염을 예방하므로 직접 모유수유하거나 산모의 유축된 모유를 먹이는 것이 좋다.

병태생리

괴사성 장염은 미숙아 중 혈관손상의 결과로 장이 손상받았을 때 발생한다. 정확한 원인은 알 수 없으나 저산소증 등으로 장의 허혈, 세균 증식, 조기 수유의 3가지 요인이 상호작용함으로써 생기는 질병으로 보고 있다. 괴사성 장염의 관련 요인으로는 출생 시 쇼크 혹은 심한 저산소증이 가장 크며, 그 밖에 패혈증, 저체온, 질식, 저혈압, 무호흡, 호흡부전 증후군 등이 지적되고 있다. 이러한 분만 전후에 생길 수 있는 요인들로 인하여 장으로의 혈류가 감소하여 장 점막의 허혈을 가져온다. 장 점막 장벽의 파괴는 특정적인 감염의 취약성을 가져 온다. 괴사성 장염과 고농도의 수유는 상관관계가 있으나 이러한 관계는 우유가 순환이 결핍된 장에 스트레스를 주기 때문인지, 박테리아 증식의 배지가 되기 때문인지는 명확하지 않다. 이로 인해 장 점막에서의 보호성 분비물이나 윤활성 점액이 생산되지 않아 장 점막으로 세균이 유입된다. 따라서 장벽이 계속적으로 붓거나 파괴된다. 장벽의 파괴로 IgM을 생산할 수 없게 되고 외독소가 장벽을 통과해서 배출되므로 장내 방어체계는 더욱 악화된다. 이때 많이 발견되는 세균은 Klebsiella pneumoniae와 E.coli이다. 조직에 염증이 증가하고 괴사되면 패혈증과 장 천공이 발생할 수 있다.

임상적 징후

괴사성 장염의 전형적인 임상적 징후는 복부 긴장도 증가, 팽창, 복벽의 홍반, 혈변, 장음의 감소, 위 잔여물의 증가(관 영양법에 따른 위의 잔류), 식후 담즙 섞인 구토 등이다. 질병의 심각한 상태를 의미하는 임상증상은 무호흡, 서맥, 기면, 불안정한 체온, 소변량 감소, 복부팽만의 증가, 쇼크 증상(차고 얼룩덜룩한 피부, 창백, 말초 맥박이 약함) 등이다. 저혈압은 질병이 매우 극심할 때 나타난다. 괴사성 장염이 치료되지 않는 경우, 산증, 패혈증, 사망에 이를 수 있다.

> **Box 13-5**
> **신생아 패혈증의 임상적 징후**
>
> **① 일반 증상**
> - 미미하고 애매하며 비특이적임, 비효율적인 체온조절-열 혹은 저체온, '뭔가 잘못 되었다'는 느낌, 기면, 젖을 잘 빨지 않음
> - 국소 염증반응이 나타날 수 있음
>
> **② 위장 증상**
> - 복부팽만, 식욕부진, 담즙 섞인 구토, 설사, 간비대, 장 마비로 인한 대변배출장애, 대변 잠혈
>
> **③ 호흡기 증상**
> - 무호흡, 불규칙 호흡, 빈호흡, 흉벽 함몰, 신음, 비익호흡, 청색증
>
> **④ 순환기 증상**
> - 창백, 청색증, 피부 반점, 차고 끈적끈적한 피부, 저혈압, 부종, 서맥, 빈맥, 부정맥
>
> **⑤ 중추신경 증상**
> - 활동 감소(기면, 반사저하, 혼수), 활동 증가(진전, 경련, 보챔), 긴장도 증가 혹은 저하, 비정상 안구운동, 대천문 팽창
>
> **⑥ 혈액증상**
> - 황달, 비장종대, 창백, 출혈반, 출혈 창백, 청색증, 피부 반점, 차고 끈적끈적한 피부, 저혈압, 부종, 서맥, 빈맥, 부정맥

진단검사

진단은 임상적 결과와 복부 방사선 사진에 기초한다. 괴사성 장염과 관련된 방사선 사진은 장 고리가 커져 있으며, 장내 공기가 존재하는 기복증(pneumoperitoneum)이 나타난다. 복막강이나 문맥순환 내 공기가 보이는 것은 심각한 괴사성 장염 상태와 장 천공을 의미한다(그림 13-15).

또한 특징적인 임상증상인 대변과 구토의 잠혈 여부와 복부 방사선 촬영에서 보이는 자유 복막가스의 존재, 팽창된 장 고리, 장 팽압, 장벽의 두께에 근거해서 이루어진다. 임상결과는 빈혈증, 백혈구감소증, 백혈구증가증, 혈소판감소증, 전해질 불균형, 대사성 또는 호흡기 산증을 밝힌다. 혈액 배양균은 존재하는 유기체에 대해서 양성이다.

임상치료

괴사성 장염이 조기진단되면 천공을 예방하기 위한 치료가 시작되고, 외과적 중재 없이 회복될 수도 있다. 초기 치료 단계는 다음과 같다.

- 장의 휴식을 위한 금식
- 위 배액의 지속과 비위관을 통한 감압술
- 지속적인 산소투여, 필요할 때 환기
- 비경구적 영양법을 위한 정맥 내 수액 공급
- 광범위한 항생제 치료
- 산-염기와 전해질 균형의 회복

임상검사 결과를 자주 확인하는 것은 질환이 극심한 상태로 진행되는지를 알아보는 데 중요하다. 주로 시행되는 검사로는 혈액가스, 백혈구 수, 헤마토크리트, 혈소판 수, 전해질, 복부 방사선 촬영이 포함된다. 적절한 약물요법에도 환아의 40~50%에서 외과적 중재가 필요하며 회장 조루술이나 결장 조루술을 시행하며 수술은 장 천공, 국소화된 복막염, 대사성 산증의 지속, 강력한 약물요법에도 반응이 없을 경우에 적용된다.

괴사성 장염의 합병증에는 단장증후군, 협착증, 담즙정체

> **임상간호 시 주의점**
>
> 괴사성 장염은 담즙정체가 가장 흔한 문제이다. 담즙정체는 담즙 흐름의 중단을 의미한다. 질환은 완전한 비경구영양(TPN)의 합병증으로 TPN 요법이 시작되고 나서 2주 뒤에 일반적으로 발생한다. 고빌리루빈혈증, 간비대증, 그리고 상승된 혈청 아미노전이효소 수치가 이 질병의 특징이다.

임상간호 시 주의점

괴사성 장염이 있는 영아는 패혈증에 걸릴 위험이 있다. 신생아나 미숙아에 있어서 패혈증의 징후는 다음과 같다.

- 저체온증이나 고체온
- 황달
- 호흡곤란
- 간비대증
- 복부팽만
- 신경성 식욕부진증
- 구토
- 무기력

이러한 증상을 즉시 의료진에게 보고한다.

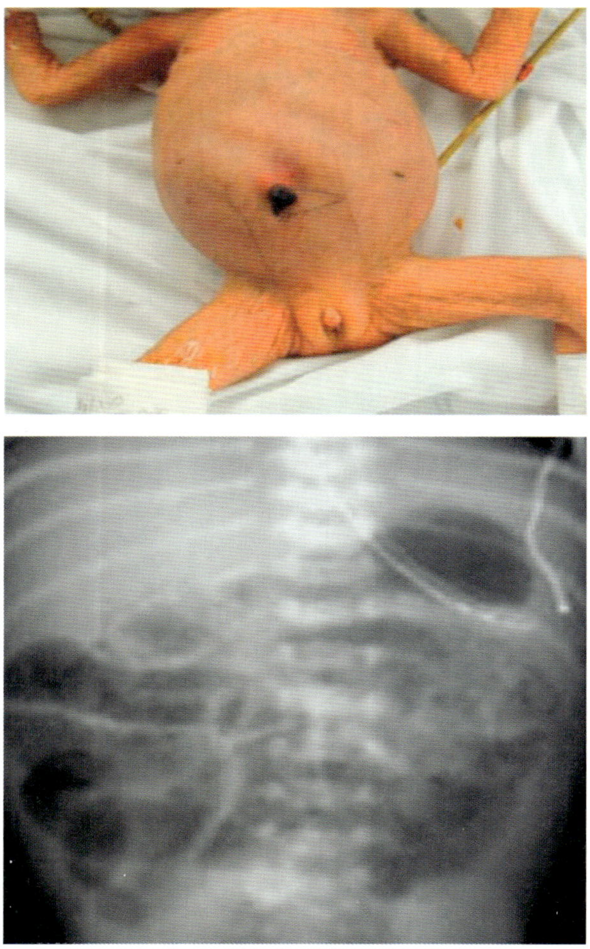

그림 13-15
괴사성 장염의 복부 모습

(중단된 담즙의 흐름), 손상된 영양과 성장, 발달지연이 포함된다.

간호

간호사는 괴사성 장염의 조기증상을 사정할 수 있어야 한다. 복부팽만을 사정하기 위해 복부 둘레를 자주 측정한다. 수유 전 위내 잔여 내용물을 측정하는데, 잔여물의 증가는 흡수장애를 의미한다. 장의 운동감소 여부를 확인하기 위해 장음을 청진하고, 대변에 잠혈 여부를 검사한다. 괴사성 장염의 진단 이후 간호중재로는 섭취량과 배설량을 정확히 측정하고, 활력징후를 모니터링하고, 정맥 내 수액요법을 유지하고, 환아의 상태변화를 사정하는 것이다. 활력징후 측정은 패혈증이나 천공과 복막염으로부터 오는 쇼크 증상을 확인하기 위함이다. 구강으로의 영양섭취를 다시 시작한 경우, 괴사성 장염이 재발할 수 있기 때문에 간호사는 환아의 반응, 소화하는 정도를 확인한다.

간호사정과 간호진단

장관영양을 하는 미숙아라면 위 잔여물을 흡인함으로써 수유곤란증을 관찰한다. 위험요인을 가진 미숙아는 복부둘레와 장음을 4~8시간마다 측정한다. 복부둘레의 아주 작은 변화라도 괴사성 장염을 의미할 수 있으므로 의료진에게 보고해야 한다. 합병증을 감지하기 위해서 활력징후 및 섭취량과 배설량에 대한 주의 깊은 관찰이 필수적이다.

괴사성 장염이 있는 아동에 적용되는 간호진단은 다음과 같다.

- 유기체의 존재와 관련된 감염의 위험
- 금식 상태와 관련된 체액 부족의 위험
- 혈관장애와 관련된 비효과적 위 관류의 위험
- 질병과정과 금식 상태와 관련된 신체요구량보다 적은 영양 불균형
- 신생아의 중증 상태와 관련된 부모/영아 애착장애의 위험

계획과 수행

수분과 전해질의 균형을 유지하는 것이 필수적이며, 금식 상태인 영아를 안아줌으로써 위안을 제공하고, 비영양적 빨기 요구를 충족시키기 위해서 달래기 젖꼭지를 제공한다. 감염에 대한 평가와 피부 통합성의 유지가 아주 중요하다. 장 기능이 회복되고 나면 수유가 점진적으로 재성립된다. 생균제의 투여가 치료에 포함될 수 있다.

괴사성 장염의 증상이 수유가 시작된 후에 지연되어 나타날 수 있고 회복이 늦고 복잡하기 때문에 부모는 영아의 거부에 대한 준비가 되어 있지 않을 수 있다. 명확한 설명을 제공하고, 부모에게 질문을 하고 자신들의 두려움과 걱정을 표현하도록 권장한다. 예후가 좋지 않은 아동의 부모에게 지원을 제공한다.

아동이 퇴원한 후에 잦은 추후간호가 요구된다. 부모들은

수유, 약물, 처방된 그 외 치료와 관련된 교육이 필요하다. 영아의 체중증가를 확인하고, 발달진행검사를 통해 평가하고, 합병증의 징후를 확인하기 위해서 주기적이고 철저한 신체검사가 요구된다. 아동이 인공항문을 만들 필요가 있다면, 가족에게 인공항문 관리에 대한 교육이 제공되어야 한다.

평가

괴사성 장염이 있는 아동에 대한 간호의 기대되는 결과는 다음과 같다.

- 아동에게 감염의 징후와 증상이 없다.
- 수분과 전해질 균형이 달성되고 유지된다.
- 괴저성 장의 수술적 제거 후에 조직관류가 유지된다.
- 아동이 성장과 발달요구를 지원하기에 적절한 영양을 섭취한다.

수술이 수행된다면, 감염이나 그 외 합병증이 없는 완전한 치유가 요구된다. 영아가 성공적으로 치료되지 않은 경우에는, 부모에 대한 지원과 위안이 필요하다. 아동이 질병으로부터 살아남은 경우에는 정상적인 발달진행과 성장을 지원하는 영양 공급이 포함된다.

심혈관 및 혈액계 장애

동맥관 개존증

동맥관 개존증(patent ductus arteriosus, PDA)은 동맥관이 폐쇄되지 않은 채 남아 있는 상태로 미숙아에게 있어서 심각한 호흡기계 질환의 흔한 합병증이다. 출생 시 체중이 1,200g 미만인 미숙아에게 흔하며 체중이 증가할수록 발생률은 현저하게 감소한다. 태아기 동안 조직 내에 있는 prostaglandin의 작용으로 동맥관개존이 유지된다. 출생 후 산소의 증가된 압력이 동맥관을 좁히는데, 미숙아는 폐의 미성숙으로 산소 압력이 낮아 동맥관이 개존된 상태로 유지된다. 증상은 출생 후 첫 주에 나타나는데 조기증상은 $PaCO_2$의 증가, PaO_2의 감소, FiO_2의 증가, 무호흡의 반복 등이다. 그 밖에 튀는 듯한 말초맥박의 약동, 이완기 혈압 저하로 인한 맥압의 증가, 심낭막의 과도한 움직임, 심비대, 심장수축 시 지속적인 기계성 잡음 등이 나타날 수 있다. 동맥관이 넓으면 잡음은 들리지 않는다. 진단은 심초음파 검사로 확진한다.

신생아 지속성 폐동맥 고혈압

신생아 지속성 폐동맥 고혈압(persistent pulmonary hypertension of the newborn, PPHN)은 태아순환 지속(persistent fetal circulation)으로 심각한 폐고혈압, 즉 폐동맥 압력이 전신의 혈압보다 높거나 같아서 난원공(foramen ovale)과 동맥관으로 혈액이 우−좌 단락하는 질환을 말한다. 원인은 특히 태변 흡인과 같은 잦은 흡인, 심한 호흡부전을 동반한 선천성 횡격막 탈출, 한랭 스트레스, 호흡부전, 패혈증 등과 관련이 있다. 또한 출산 전후의 질식 같은 요인이 폐혈관을 수축시키는 것으로 알려져 있다. 신생아 지속성 폐동맥 고혈압은은 두 종류로 나눌 수 있다. 일차적 신생아 지속성 폐동맥 고혈압은은 출생 후 첫 호흡 시 폐혈관 체계가 확장되지 않은 것을 말하며, 이차적 신생아 지속성 폐고혈압은 저산소 스트레스가 폐혈관 저항을 증가시켜서 재태기의 심폐 순환으로 돌아가게 된 것이다. 진단은 임상증상과 흉부 방사선 검사, 심전도, 심초음파 등을 통해서 확진될 수 있다. 임상증상은 저산소증, 심한 청색증, 끙끙거리는 가쁜 호흡, 흉곽 함몰, 말초순환 감소, 폐잡음, 수축기 잡음 등이다.

임상치료

신생아 지속성 폐동맥 고혈압의 치료는 어렵고 복잡하여 저산소증이나 폐혈관 수축을 초래하는 증상을 조기발견하고 예방하는 것이 가장 중요하다. 수액을 주의 깊게 주입하고 체액량을 평가한다. 저산소증과 폐혈관 수축을 방지하기 위해 보조적으로 산소를 투여한다. 더불어 흡입용 산화질소(nitric oxide)와 같은 폐혈관 확장제를 투여하고, 일반적인 기계적 환기요법으로 아기의 산소포화도가 유지되지 않을 경우 고빈도 환기(high frequency ventilation, HFV)가 필요하다. 인공호흡기에 대한 저항을 줄이기 위해 신경근육차단제를 사용한다. tolazoline과 같은 혈관 확장제로 폐혈관 저항을 줄이고, 우−좌 단락의 순환을 줄여서 심박출량을 증가시킬 수 있다.

산−염기 균형을 위해 sodium bicarbonate와 tromethamine, 체액 확장을 위해 알부민이나 혈장을 이용하고, dopamine, dobutamine, nitroprusside 등을 전신 혈관 저항을 높이기 위해 사용한다. 또한 폐동맥 고혈압이 지속되는 경우 sidenafil 등을 투여하여 폐동맥 고혈압을 치료하고 있다. 최근에는 산화질소 요법이 폐혈관 수축을 전환시키기 위해 사용되기도 하는데, 주로 ECMO(extracorporealmembrane oxygenation) 시술 전에 적용된다. ECMO는 순환하는 혈액을 기계에 의해 산소화시켜 폐가 쉴 수 있도록 도와주는 것으로 심각하게 손상되어 있는 폐가 회복될 시간을 주면서 뇌, 심장, 신장, 폐 등의 장기에 적절한 관류를 돕는다. ECMO는 인력과 노력이 많이 요구되며 기계적 오류가 발생할 수 있으므로 기계장치와 환아의 상태를 잘 관찰해야 한다.

간호

신생아 지속성 폐동맥 고혈압 간호는 심한 호흡부전이 있는 신생아나 인공호흡기 지지를 받고 있는 신생아의 간호와 유사하다. 신생아를 만지기만 해도 동맥 산소포화도가 급격히 저하될 수 있으므로 처치로 인한 저산소증을 예방하기 위해 간호를 조직화하여 스트레스를 최소화하여야 한다. 무엇보다도 통증 자극을 줄여야 하며 정기적으로 행해지는 간호는 한 번에 모아서 수행하여 자극이 최소화되도록 해야 한다(minimal handling).

빈혈

미숙아의 빈혈(anemia)은 혈색소량이나 적혈구 수 혹은 이 두 가지 모두 정상치보다 떨어져 있는 상태로 만삭아보다 미숙아가 조기에 더 심각한 빈혈을 나타낸다. 빈혈의 원인은 출생 시 출혈이나 용혈성 질환, 혈소판감소증 등의 혈액 질환 등이며 반복되는 혈액 채취도 요인이 된다. 미숙아의 헤모글로빈 생산 저하 및 적혈구 생존 기간 단축 등의 신체적인 미성숙도 요인이 된다. 성장에 따라 조혈 기능 미성숙으로 인해 신체적 빈혈이 나타난다. 한편 초극소저체중출생아도 신체에 필요한 다량의 철분을 위에서 흡수할 능력이 있어 철분이 함유된 유동식이나 철분 제제를 공급할 수 있다. 혈액 채취로 인한 심각한 혈액 손실을 보상하기 위해 흔히 농축 적혈구(packed RBC)를 수혈한다. 출생 후 4~12주경에 신체적 빈혈이 가장 심하며 어떤 신생아에게 있어서는 진성 빈혈의 증상을 보이기도 한다.

미숙아에게 있어 빈혈의 증상은 수유 저하, 산소포화도 저하, 수축기 잡음, 호흡곤란, 빈맥, 빈호흡, 활동 저하, 창백함, 성장부진 등이다. 그러나 어떤 신생아에게 있어서는 이러한 증상이 나타나지 않을 수도 있다. 미숙아는 몇 번의 채혈로도 쉽게 빈혈이 될 수 있으므로 빈혈의 증상을 주의 깊게 관찰하고 채혈 검사를 모두 기록하는 것이 중요하다.

다혈구혈증

다혈구혈증(polycythemia)이란 정맥혈의 헤마토크리트가 65% 이상 증가하는 상태이다. 이 상태에서는 혈액의 점도가 높아 각 장기로 가는 혈액 관류가 저하된다. 다혈구혈증은 태내에서 쌍둥이 사이의 순환이나 모체-태아 순환에서 과량의 혈액이 이동되었거나, 출생 후 적혈구 생산이 증가하여 발생한다. 재태기간에 비해 작은 체중아일수록 다혈구혈증의 발생률이 높아진다. 다혈구혈증이 있으면 심폐기관 부전 증상(태아순환지연, 청색증, 무호흡 등), 경련, 고빌리루빈혈증, 위장관 기형 등이 많이 나타난다. 저산소증, 저혈당, 고빌리루빈 혈증 등의 대사성 이상을 교정하기 위한 적절한 치료가 요구되며 증상에 따라 혈액의 밀도를 낮추기 위해 희석된 혈청을 수혈하는 방법도 있다. 다혈구혈증의 증상을 관찰하고 필요한 검사와 처치 시 환아의 안위를 확인하는 것이 간호의 역할이다.

신생아 용혈성 질환

신생아는 적혈구가 성인의 적혈구에 비해 수명이 짧아 용혈이 일어나기 쉬운데, 여러 요인에 의해 적혈구의 파괴가 더 가속화된 경우를 신생아 용혈성 질환(hemolytic disease of the newborn)으로 정의하며, 간접 빌리루빈의 증가에 따른 핵황달과 같은 심각한 후유증을 초래할 수 있다. 신생아 용혈성 질환의 원인은 크게 내인성과 외인성으로 나뉜다. 내인성 원인은 적혈구의 막, 혈색도 또는 효소의 유전적 이상에 의한 것이고, 외인성 원인은 적혈구의 물리적 또는 면역학적 손상에 의한 것이다. 대표적으로 Rh 부적합증(Rh incompatibility)과 ABO 부적합증(ABO incompatibility)이 있다(표 13-6). 태아적혈모구증은 임산부의 항체가 태반을 통해 태아에 순환되면 태아의 적혈구가 파괴되어 빈혈, 황달 및 태아수종이 발생하는 것인데, 출생 후에 발생하는 것은 신생아 용혈병이라고 한다. 신생아 용혈병은 병리적 고빌리루빈혈증의 주된 원인이다. Rh 음성이거나 O형인 임신부에게 유산이나 임신의 과거력과 수혈 여부를 조사하여야 한다. 제대혈액의 빌리루빈 수치를 측정하

표 13-6 Rh 및 ABO 부적합증의 임상 및 검사소견

구분		Rh 부적합증	ABO 부적합증
임상소견	안면 창백	심함	경함
	황당	심함	경함
	태아수종	흔히 동반됨	거의 없음
	간비장비대	심함	경함
검사소견	혈액형(어머니/태아)	Rh(-)/Rh()+)	O/A 또는 B
	빈혈	중증	경증
	direct Coombs 검사	양성	흔히 음성
	indirect Coombs 검사	양성	양성
	고빌리루빈혈증	중증	일정하지 않음
	적혈구 형태	유핵 적혈구	구상 적혈구

Source: 안효섭, 신희양(2017). 홍창의 소아과학(제11판). 서울: ㈜미래엔.

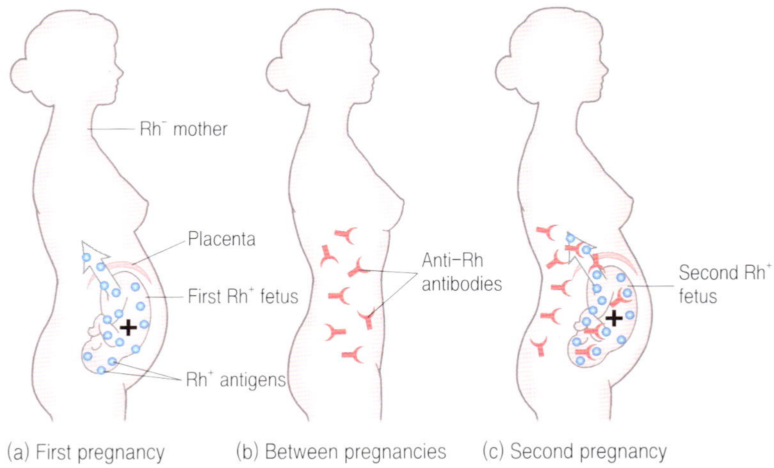

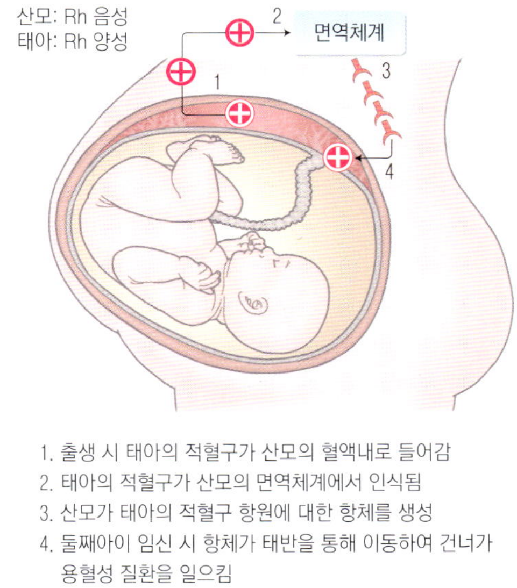

그림 13-16
Rh 항원에 대한 모체의 감작과정

여 5mg/dL를 넘지 않으면 정상이며, 분만된 신생아의 혈액형, 황달, 혈청 빌리루빈 수치를 주의 깊게 사정한다.

Rh 부적합증

Rh 양성이란 적혈구 내 항원을 소지하고 있는 경우이고, 항원이 없는 경우를 Rh 음성이라 한다. Rh 부적합증은 수혈, 자연유산, 인공유산 및 출산과 같은 원인으로 인하여 Rh 양성인 태아의 혈액(1mL)이 Rh 음성인 임산부로 들어가게 되면 임신 동안 D항원에 대한 항체가 형성된다. 이 항체가 태반을 통과해 다시 태아에게 반입되어 태아적혈구모세포에 부착하면 태아적혈구모세포가 면역기전에 의해 파괴되어 용혈이 일어나게 된다. Rh 항원에 대한 초기 감작이 진통 시작 전에는 거의 일어나지 않기 때문에, 첫 임신에서는 태아에게 거의 영향을 미치지 않는다(양수천자, 유산, 수혈 등의 특수한 경우 제외). 그러나 태반박리 중에 대량의 태아혈액이 모체순환에 유입되는 경우에는 모체의 면역체계에서는 항 Rh항체(anti-Rh antibody)를 만든다. 이후의 임신에서는 이전에 생성된 모체의 항체가 태아순환으로 들어가 태아 적혈구모세포를 파괴시킨다. 발생빈도는 임신 횟수에 비례하여 급증한다. 임상증상은 감작된 임산부의 면역반응에 따른 태아 또는 신생아의 용혈 정도에 따라 달라진다. 경증의 용혈부터 심한 빈혈과 간비장 비대까지 다양하다. 용혈이 심하면 빈혈이 심해져 창백, 심부전, 심한 전신부종 및 순환 허탈이 일어난다. 태아의 신체 중 두 부위 이상에 수분이 지나치게 축적되는 태아수종(hydrops fetalis)이 발생하면 대부분의 태아가 사산된다. Rh 부적합증의 치료 목적은 심한 빈혈과 저산소증으로 인한 태아나 신생아 사망을 예방하고, 고빌리루빈혈증에 대한 신경독성을 방지하는 것이다. 태아의 치료는 제대정맥을 통해 농축 적혈구를 수혈함으로써 생존을 개선할 수 있으며, 초음파 검사를 시행하여 태아수종 등을 관찰한다. 출생 후 치료는 출생과 동시에 소생술이 필요한 경우가 많기 때문에 이에 대비하여야 하며, 빈혈과 심한 황달에 대한 수혈과 광선치료 등 신생아 황달에 대한 치료를 시행한다. 혈액검사를 통하여 산증 여부를 확인한 후 교정하고, 수액요법을 통해 저혈압에 대처하며, 호흡부전을 치료한다. Rh 부적합증의 예방을 위하여 산모에게 Rh 면역글로불린(RhoGAM)을 주사하면 산모가 Rh 항원에 감작되지 않는 효과가 있다.

ABO 부적합증

ABO 혈액형에서 O형인 사람은 A와 B형에 대한 자연 항체 anti-A, B항체를, A형은 anti-B 항체를, B형은 anti-A 항체를 가지고 태어난다. ABO 부적합증은 흔히 산모의 혈액형이 O형이고, 영아가 A형 혹은 B형일 때 발생한다. 자연적으로 존재하는 항 A항체와 항 B항체가 태반을 통과해 태아의 적혈구를 공격해 용혈반응을 일으킨다. 일반적으로 Rh 부적합증에 비해 적혈구의 항원성이 약하기 때문에 증상 역시 경한 경우가 많다. 또한 이전 임신에 대한 면역반응이 없어도 발생할 수 있으므로 첫 임신 때에도 발생할 수 있다. 태아 수종이나 사산은 극히 드물어 출생 시에는 빈혈이나 간비장 비대 등의 증상이 나타나지 않으나, 일반적으로 첫 24시간 내에 황달이 나타난다. ABO 부적합증의 발생 빈도가 Rh 부적합증보다 높다.

임상적 조언

광선요법과 간호

광선요법

광선요법(phototherapy)은 빛에 신생아를 노출시켜 혈청 빌리루빈을 낮추기 위하여 시행한다. 가시광선을 쬐면 혈중의 간접 빌리루빈이 감소하는데, 가장 효과적인 치료는 광선의 파장이 420~470mm 청록색 빛이며, 치료의 기전은 빛을 조사하여 빌리루빈 구조를 수용성으로 바꾸어주는 광이성화(photoisomerization) 과정을 통해 빌리루빈을 배설시키는 것이다. 즉, 간접 빌리루빈의 담즙 배설이 촉진되어 피부에서 혈청 빌리루빈 농도가 낮아지며, 지용성 빌리루빈을 수용성 부산물로 바꾸어 소변과 담즙으로 배출시키는 것이다.

광선요법의 합병증으로는 묽은 변, 홍반 발진, 발열과 탈수, 노출에 의한 오한, 청동아 증후군 등이 있으나, 대부분의 경우 장기적인 생물학적 부작용은 거의 없다.

광선치료기를 적용하여도 빌리루빈 수치가 충분히 감소하지 않으면 교환수혈을 고려한다. 광선치료기와 아기 사이의 거리는 50~70cm이다. 최근 연구에 따르면 광선치료를 받는 신생아의 주기적인 체위변경(position change)은 빌리루빈 감소를 촉진하지 않기 때문에 광선치료를 받는 신생아는 의학적인 문제가 없다면 앙와위(supine position)를 유지하는 것이 좋다. 광선치료기는 여러 가지 형태의 장비를 함께 사용할 수도 있다. 담요 형태의 광선치료기는 광선이 항상 유지되는 상태에서 수유나 기저귀 교환 등의 신생아 돌보기를 지속할 수 있다. 광선에 노출되는 표면적이 넓어서 체온조절과 관련된 문제는 없고, 눈은 가리지 않아도 되며, 수분손실이나 체중감소도 발생하지 않는다. 또한 부모가 신생아를 볼 수 있으며, 일반적인 광선치료장치보다 부모에게 불안함을 덜 주기 때문에 의료기관과 가정 내에서 고빌리루빈혈증 치료에서 사용될 수 있다.

간호

광선요법 시 혈청 빌리루빈 수치를 12시간이나 24시간 간격으로 측정한다. 신생아가 용혈이 있거나 치료 전 빌리루빈 농도가 높았다면 측정 간격을 더 짧게 한다. 빌리루빈 농도 측정을 위해 채혈을 할 때는 반드시 광선요법 조명을 꺼야 한다. 광선요법의 단점으로서 신생아의 피부색을 왜곡하여 청색증 등의 사정을 방해할 수 있으며, 연고, 로션을 광선용법 중에 바르면 피부온도의 상승으로 인한 화상을 입을 수 있으므로 주의한다. 광선요법을 적용하는 동안 신생아에게 안대를 착용시켜서 망막이 손상되지 않도록 한다(그림 13-17 광선요법 참조). 근무 시간 중 최소한 한 번 이상 광선요법을 중단하고 눈을 사정하여 결막염 여부를 파악한다. 수유 시 사회적 자극을 주거나 부모가 방문하였을 때 애착을 촉진하기 위하여 안대를 벗긴다. 부모가 신생아의 질환으로 인하여 죄책감을 느낄 수 있으며, 스트레스를 받아 의료진의 설명을 이해하지 못할 수 있다. 부모에게 반복적으로 설명하며 두려움과 궁금증을 표현할 수 있도록 한다. 부모가 신생아와 눈을 맞추고 신체 접촉을 하도록 권장한다.

미숙아 망막증

미숙아 망막증(retinopathy of prematurity, ROP)은 망막혈관의 미성숙으로 망막이 섬유조직과 혈관으로 대체되는 질병으로 미숙아에게 관찰되는 모든 단계의 망막 손상을 포함하고 수축하여 괴사가 될 때 발생한다. 수정체 후부 섬유증식증(retrolental fibroplasia, RLF)이라고도 하며 주로 가장 심한 신생아에게 나타나는 후기의 반흔 변화(cicatrical change)를 뜻한다. 미숙아 망막증은 미숙아에게 흔하며 중증도는 신생아의 미숙도와 정비례하여 재태기간이 짧을수록 발생률이 높아지고, 극도로 미숙한 신생아에게 망막 손상의 위험이 가장 높다. 그 밖에 미숙아 망막증의 원인이 되는 요인들은 과산소증, 저산소증, 탄산과잉증(hypercarbia), 저이산화탄소혈증(hypocarbia), 동맥관 개존증(PDA), prostaglandin 합성 저해제 사용, 무호흡, intralipid 투여, 뇌실 내 출혈, 감염, 비타민 E 및 A 부족, 젖산 산혈증(lactic acidosis), 모체 당뇨, 광선 노출, 유전자 요인 등이다. 과거에는 고농도의 산소치료로 미숙아 망막증이 초래된다고 알려졌으나 최근에는 미숙도와 그밖에 다양한 요인들이 복합적으로 작용하는 것으로 알려져 있다.

병태생리

미숙아 망막증은 미성숙한 망막의 모세혈관의 발달이 손상되어 발생한다. 산소요법은 미숙아 망막증의 발생과 관련이 있다. 또한 호흡곤란, 보조환기, 무호흡, 서맥, 심장질환, 여러 번의 수혈, 감염, 저산소증, 고탄산혈증, 산혈증, 쇼크 및 패혈증 등과 같은 요인도 관련이 있다. 가끔 뇌성마비(cerebral palsy)도 관련 요인이며, 쌍둥이의 경우에 망막증 사례가 더 많이 나타난다. 재태기간 28주 이전, 출생 시 체중이 1,500g 이하인 남아에게서 가장 흔하게 나타난다.

대개 임신 8개월쯤에 망막혈관이 형성되는데 미숙아의 경우 이 과정이 출생 후에도 계속되어야 하며, 환경 및 기타 조건이 이 과정에 영향을 미치는 것처럼 보인다. 세동맥의 수축에 이어서 혈관의 비정상 증식이 발생한다. 대부분 비정상적으로 증식된 혈관은 점차 퇴행하고 정상 혈관이 형성된다. 그러나 때로는 혈관의 비정상적 신생이 초자체 속으로 계속 성장하여 망막, 시신경 및 황반의 이상을 초래한다. 망막증이 어떤 경우에 진행되는지에 대한 원인은 알려져 있지 않다.

미성숙한 망막 혈관의 심한 수축과 허혈 상태로 허혈이 있

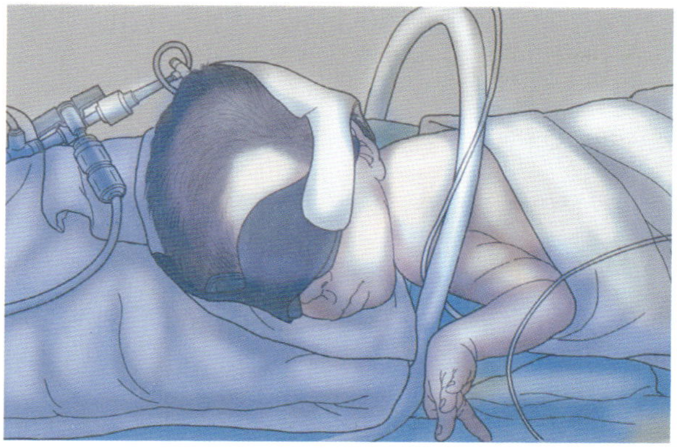

그림 13-17
광선요법을 받는 신생아
인큐베이터 위에 광선치료기를 설치한다. 치료 중에는 항상 눈을 보호하기 위해 안대로 눈을 가린다.

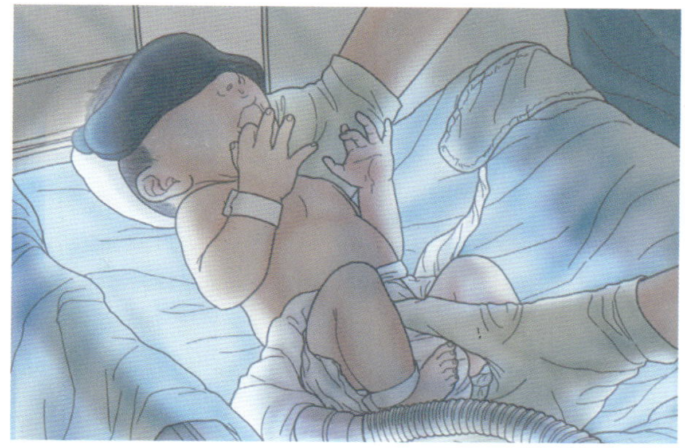

그림 13-18
일반적인 광선치료기와 담요 형태의 광선치료기. 두 가지를 함께 사용할 수 있다.

표 13-7 미숙아 망막증의 단계

단계	설명	예후
1단계	혈관의 약간 비정상 성장	대부분 치료 없이도 개선된다. 결국 정상 시력으로 발달할 수 있으며, 질병은 대개 더 이상 나빠지지 않고 해결된다.
2단계	혈관의 중간 정도 비정상 성장	1단계와 동일하다.
3단계	비정상적인 혈관 성장이 극단적이다. 혈관이 망막 표면에 정상양상을 따르지 않고 중심부에서 성장하는 경향이 있다.	일부 영아는 치료 없이 호전될 수 있지만, 일부 영아는 영역 및 질병의 심각성에 따라 치료가 필요하다.
4단계	부분적인 망막박리	망막박리는 질병에 의해 관찰된 혈관의 비정상 성장의 견인에 의해 시작된다. 신속한 치료는 전체 망막박리를 예방하는 데 중요하다.
5단계	전체 망막박리	치료하지 않고 방치하면 영아는 영구적으로 시력이 손상되며, 심하면 실명을 초래할 수 있다.

SOURCE: Data from National Institutes of Health's National Eye Institute, Facts about Retinopathy of Prematurity (ROP), 2014, Retrieved from https://nei.nih.gov/health/rop/rop

는 부분에 망막 혈관 성장이 자극되어 정맥이 많이 생겨나고 확장된 모습을 보인다. 새로운 혈관이 렌즈 방향으로 증식하면서 홍채액과 초자체액이 혼탁해진다. 망막은 부종과 출혈로 망막과 렌즈가 분리된다. 더 진행되면 망막에서 렌즈를 향해 반흔이 생겨나서 눈의 구조가 파괴되어 영구적으로 시력을 상실하게 된다.

간호진단

산동제 투약 후 안과 검사로 진단한다. 미숙아 망막증의 중증도를 기술하고 혈관에 침범된 정도에 따라 망막의 손상단계를 체계적으로 분류한다. 분류체계는 영역(zone), 단계(stage), 플러스(plus)의 3가지 항목으로 이루어진다. 영역은 시신경에서 거리에 따라 I~III까지로 구분한다. 단계는 섬유혈관의 증식 정도에 따라 5단계로 구분한다(단계는 표 13-7 참조). 2단계부터 동맥과 정맥이 바로 연결되는 동정맥 측로(shunt)가 나타나며, 측로를 통한 혈류가 증가하면 측로에서 시신경까지의 혈관이 확장되고 구불구불해지는데 이것을 플러스(plus) 징후라고 한다. 일반적으로 단계가 높아질수록 질병의 심각성이 증가하고, 시력손상 위험이 더 커지고 시력상실의 가능성은 더 커진다.

임상치료

가장 중요한 관리는 미숙아에게 고농도의 산소를 투여하지 않고 예방하는 것이다. 조기진단과 치료 및 지속적인 중재가 중요한데, 미숙아 망막증의 예방과 조기 치료방법으로 위험군을 분류해내는 지침에 의하면 초기분류 지침으로 1,500g 미만 미숙아 또는 재태기간 28주 미만으로 출생한 지 4~6주 신생아 또는 추가적 관리가 필요한 31~33주 신생아 등이 포함된다.

치료의 일차적 목표가 예방이지만 미숙아 망막증(ROP)의 치료는 혈관 증식 예방에 초점을 두어 냉동요법(cryotherapy)과 레이저 요법이 가장 많이 적용된다.

간호과정

간호과정은 미숙아 망막증의 위험에 처한 영아를 검안경을 통한 망막검사에 의뢰하고, 장애가 나타날 때 시각손상에 대처하는 가족을 돕는 것에 중점을 둔다.

극도로 미숙한 신생아나 발생 위험이 높은 신생아는 외부의 광선 자극을 줄이고, 혈압과 산소포화도에 영향을 미치는 것으로 알려진 시술들을 최소화한다. 미숙아의 개별화된 발달지지 중재는 미숙아 망막증을 줄일 수 있는 간호의 중요한 부분이다.

간호사정과 간호진단

미숙아 망막증 위험이 있는 미숙아에 대한 사정은 출생 시 산소요법이나 인공호흡기 치료를 받았는지를 확인함으로써 시작한다. 또한 미숙아 및 출생 시 저체중과 같은 위험요인을 확인해 본다. 영아의 호흡노력을 사정하고 변화가 있으면 보고한다. 인공환기는 적절한 환기압과 산소량을 제공하도록 적절하게 설정되어 있는지를 산소포화도 측정기로 평가한다. 산소포화도가 목표 수준 이하인 경우 산소 불포화 정도를 관리하기 위해 산소를 조금씩 증가시킨다. 인공호흡기를 세심하게 모니터한다. 간호사는 신생아 집중치료실에서 산소포화도 모니터링을 통해 적정량의 산소를 공급하고 신생아 호흡 호전 상태에 따라 산소요법을 중단한다. 특정 경우의 누적 위험(신생아가 미성숙할수록 고농도의 산소를 주입할수록 미숙아 망막증의 위험이 증가함)에 유의하고, 안과의사에게 의뢰해야 할 필요성을 제시한다. 다음에 제시하는 간호과정에는 미숙아 망막증 시각손상이 있는 아동에 대한 간호진단에 대해 간략히 설명한다. 다음은 미숙아 망막증이 발생할 가능성이 있거나 그 결과로 시력손상이 발생할 수 있는 영아에게 적합한 간호진단이다.

- 시각 자극의 전달변화와 관련된 사회적 상호작용 장애
- 환기-관류 불균형과 관련된 가스교환 장애
- 시각손상의 영향과 관련된 발달지연의 위험
- 시각손상이 있는 아동과 관련된 가족과정 손상

수술 전 간호. 냉동요법이나 레이저 수술을 받게 되는 신생아의 간호는 신생아의 확인, 활력징후의 측정 및 안정화, 정맥 주사요법의 관리, 필요한 약물의 투여 등이다.

수술 후 간호. 신생아 통증의 사정과 적절한 통증관리를 해야 한다. 필요에 따라서 안약이 투여될 수 있으며, 약물에 대한 신생아의 반응도 잘 관찰하여야 한다. 수술 후 신생아가 깨어나면 수술 전 수유 상태에 따라 대부분 젖병 수유가 가능하다. 모유수유를 했던 신생아는 계속 모유를 먹인다. 신생아가 부분적 혹은 완전한 시각장애가 생기게 되면 부모에게 신생아의 특별한 성장요구에 맞는 지지와 도움을 제공한다.

선천성 대사장애

선천성 갑상선기능저하증

병태생리

선천성 갑상선기능저하증(congenital hypothyroidism, cretinism)은 갑상선 형성부전에 의한 갑상선 불형성증 혹은 이소성으로 발생한다. 요오드 농축 혹은 섭취장애로 갑상선호르몬 합성장애, 뇌하수체기능장애에 의해 유발되기도 한다. 임신 중 갑상선 조직의 억압이나 파괴를 유발하는 약물복용, 식이 중 요오드 결핍, 선천성 효소장애로 유발될 수 있다. 신생아 3,500~4,000명 중 1명 정도 발생하며, 갑상선기능형성부전증이 선천성 갑상선기능저하증의 80%를 차지한다. 상염색체 열성유전질환으로 여아가 남아보다 3배 정도 많다. 갑상선호르몬은 합성과정에서 요오드가 필요하며, 칼시토닌은 열생산에 관여하고 중추신경계 성숙에 필요하므로, 부족할 경우 지능발달에 영향을 미친다. 카테콜아민 기능을 증진시켜 심장기능을 강화하고 피부 구조 유지에 관여하므로 부족 시 점액수종, 황달, 부종, 푸석푸석한 얼굴이 나타난다. 생식기능 유지에도 관여하여 부족 시 불임이나 월경주기 변화를 초래한다.

선천성 갑상선기능저하증의 원인은 다음과 같다.

- 영구적인 상태: 영구적인 갑상선기능저하증 발생률은 출생한 아이 3,500~4,000명 중 1명으로 갑상선 발생장애(무형성, 형성저하증, 이소갑상선)가 가장 일반적인 원인이다. 종류로는 갑상선호르몬 합성 결함, 갑상선기능저하증이 있다.
- 일시적인 상태: 일시적으로 모체에서 전달된 갑상선 차단 항체가 있는 경우, 요오드 함유 소독액에 노출되었거나, 아프거나, 미숙아에서 일시적으로 갑상선기능저하증이 나타나는 경우로 몇 달 안에 정상화된다.

진단검사

생후 2~6일 사이에 선별검사를 통해 티록신(thyroxine, T4), 트리요오드타이로닌(triiodothyronine, T3), 갑상선자극호르몬(thyroid stimulating hormone, TSH)을 측정하여 진단한다. T3, T4는 정상 이하 혹은 경계치이며, 갑상선자극호르몬은 상승되어 있다. 갑상선자극호르몬이 20 이상이고 T4가 6.5 이하이면 재검사가 필요하다. 단백결합요오드는 저하되며, 방사성 요오드(I123) 섭취율과 전환율을 보면 정상에서는 투여량의 15~45%가 24시간 후에 갑상선에서 섭취되지만, 기능 저하 시 섭취량이 없거나 감소한다. X-ray상 골단 형성부전, 화골핵 출현이 지연된다. 심전도상 P, T, QRS 진폭이 낮게 나타나

며, 뇌파 진폭도 낮다. 기초대사량 저하가 나타난다. 모체의 호르몬이 전달되어 생후 2~3개월간은 무증상일 수 있으므로 조기선별검사가 중요하다.

임상치료 및 간호

성장 및 발달을 위해 평생 갑상선 제제를 투여하여야 하며, 지속적으로 갑상선호르몬 검사를 해야 한다. 출생 직후 치료를 바로 시작하면 정상적인 지능발달과 성장이 가능하다. 갑상선 약물인 레보티톡신(levothytoxine) 투여 시 심한 흥분, 불면증, 다뇨, 빈맥, 발한, 발열, 고혈압, 구토, 설사, 복통 등의 부작용이 나타날 수 있다. T4 수치가 매우 낮고 골격 성숙지연이 심한 경우 예후가 나쁘다. 출생 시 임상증상을 나타내는 경우는 5%에 불과하기 때문에 선별검사를 통해 갑상선호르몬 결핍 여부를 확인한다. 영아기 후반까지 진단이 지연될 경우, 영구적인 지능장애가 초래될 가능성이 높으므로 질병의 조기발견이 중요하다. 부모에게 조기치료의 중요성과 평생 동안 약물치료가 필요하므로, 이에 대한 규칙적인 약물투여의 중요성을 교육한다. 치료시작 후 표정이 밝고 치아나 머리카락이 변화되며 점액수종이 소실되는 것은 효과가 있음을 의미한다. 그러나 피로, 졸음, 식욕부진, 변비 등의 증상은 치료가 부적절함을 시사한다. 갑상선 제제를 처음 복용하면 골격이 빠르게 성장하므로 비타민 D를 충분히 제공하여 구루병을 예방하고, 철 요구량이 증가하므로 육류와 생선 등을 충분히 제공한다. 또한 치아부식을 예방하기 위해 구강간호를 철저히 한다. 지적발달을 위해 연령에 적합한 놀이자극 및 발달을 촉진하는 환경을 제공하며, 형제에게 발생할 확률이 1/4이므로 다음 임신을 위한 유전상담이 필요하다.

페닐케톤뇨증

병태생리

페닐케톤뇨는 성장에 필수적인 아미노산인 페닐알라닌(phenylalanine)을 대사하는데 필요한 효소의 결핍이나 부재로 발생한다. 상염색체 열성유전질환으로 대표적인 아미노산 장애이다. 전형적인 페닐케톤뇨는 고페닐알라닌혈증(hyperphenylalaninemia)으로 알려져 있다. 페닐알라닌은 성장을 위해 필요한 필수 아미노산이며 페닐알라닌 수산화효소(phenylalanine hydroxylase)라는 효소에 의해 정상 대사과정에서 티로신(tyrosine)으로 전환된다. PKU를 가진 신생아는 효소 활성의 선천적인 결핍으로 이런 전환 능력이 결여되어 혈액 속에 페닐알라닌이 축적된다. 페닐알라닌은 티로신으로 전환되지 못하고, 비정상 대사산물인 페닐피루브산(phenylpyruvic acid)과 페닐아세트산(phenylacetic acid)이라는 물질을 생성하여 소변으로 배출된다. 이런 페닐알라닌과 비정상적인 대사산물이 뇌에 지나치게 축적되면 뇌와 중추신경계 발달에 영향을 미치는 도파민(dopamine)과 트립토판(tryptophan) 같은 신경전달물질 생성 또한 저하되면서 인지장애가 생기게 된다. 티로신은 멜라닌 색소를 합성하고 갑상선 호르몬 생

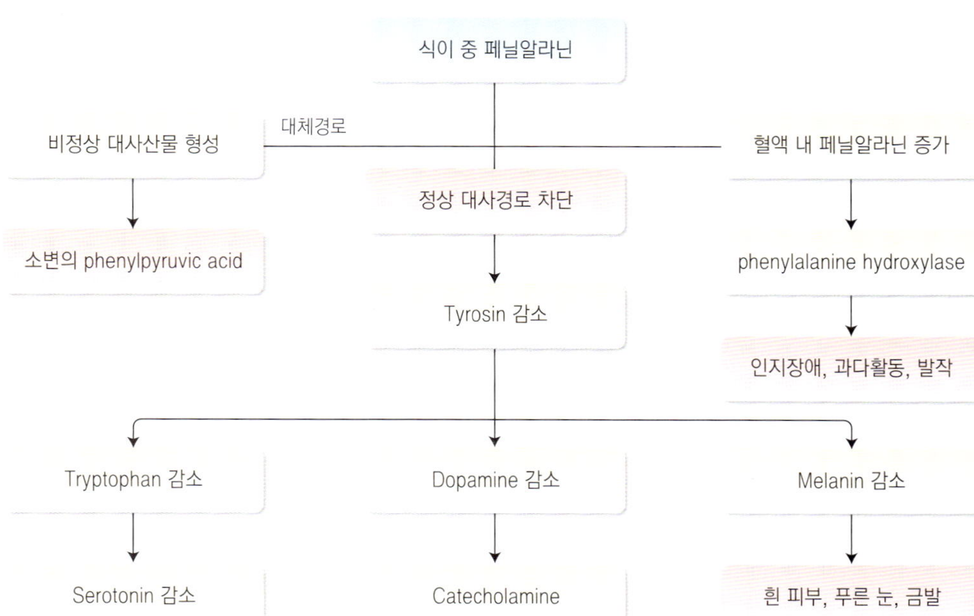

그림 13-19
페닐케톤뇨의 병태생리

성, 에피네프린(epinephrine) 합성에 관여하는데, PKU 신생아는 티로신의 결핍으로 멜라닌 색소 결핍 증상을 나타낸다(그림 13-19).

페닐케톤뇨증은 남여 동일한 비율로 발병하며 발병률은 국가마다 다양한데, 미국인에서는 신생아 13,500~19,000명 중에 1명으로 보고되었고, 한국인에서는 4만 명 이상에서 1명씩 발병하는 것으로 보고되었다.

진단검사

멜라닌색소 결여로 백색증(albinism, 금발의 머리, 흰 피부, 푸른 눈)의 특정적인 외모가 나타난다. 치료하지 않으면 영양실조, 발진, 습진 등이 나타나며, 생후 6개월 이후 깜짝 놀라거나 소리 지르고 머리를 부딪히는 등 정신분열증적인 증상을 보인다. 불안정, 경련, 지남력장애, 자극에 대한 반응결여 등 중추신경계 질환에서 나타나는 증상을 나타낸다. 정신지체, 발육지연, 운동 및 언어 발달지연, 사회성 발달저하 등이 나타난다. 치료받지 못한 경우, 80%에서 비정상적인 뇌파검사 결과를 보인다. 케톤 산물인 페닐아세테이트(phenylacetate) 축적으로 땀과 소변에서 곰팡이 냄새(musty odor)가 난다. 페닐알라닌은 우유에도 포함되어 있으므로 수유 후에 증가하기 시작한다. 따라서 진단을 위해 생후 24시간 내 검사를 하고, 1~14일 후 반복검사를 하며, 생후 1~2개월에 소변 및 혈액검사를 통해 확진한다.

임상치료 및 간호

페닐케톤뇨증 치료는 페닐알라닌을 제한하는 식이를 통해 이루어지며 혈중 페닐알라닌 수치를 주기적으로 모니터하여야 한다.

페닐알라닌 섭취제한. 저페닐알라닌 식이는 일생 동안 유지해야 하는데, 페닐알라닌 함유량이 낮은 특수조제분유를 먹이게 되며 출생 후 가능한 즉시 시작해야 한다. 혈중 페닐알라닌이 10mg/dL 이상인 경우 생후 7일까지 교정할 수 있도록 치료식이를 시작한다. 정상적인 뇌 발달을 위해 생후 3주 후에는 철저한 식이요법을 시작하고, 생후 3개월 안에 치료가 시작되면 뇌손상을 최소화할 수 있다.

성장에 필요한 적절한 페닐알라닌 공급. 모든 자연식품 내에 단백질은 15% 정도의 페닐알라닌을 함유하고 있으므로 특별히 조제된 우유 대용품이 필요하다. 모유의 경우 페닐알라닌을 적게 함유하고 있으므로 혈중농도를 확인하면서 모유만 먹이거나 분유와 함께 먹인다. 단백질은 조직의 성장과 회복을 위해 반드시 식이를 통해 제공되어야 한다. 6세까지 뇌신경계 발달이 이루어지므로 페닐알라닌 농도를 6mg/dL로 엄격하게 유지하되, 과도하게 제한하면 빈혈, 저단백혈증, 기면, 설사 등의 증상을 보이며, 심하면 사망에 이를 수 있다. 따라서 혈중농도를 확인하면서 성장에 필요한 적절한 페닐알라닌을 공급하여야 한다. 음식 중 고기, 생선, 닭고기, 우유, 유제품에는 페닐알라닌이 많이 함유되어 있으므로 과일, 채소, 빵 등을 먹이도록 한다. 페닐케톤뇨증 아동은 행동 예측이 어렵고 폭발하는 기질과 의사소통에 문제가 있을 수 있으므로 부모에게 정확한 정보과 교육을 제공할 필요가 있다.

갈락토오스혈증

병태생리

갈락토오스혈증(galactosemia)은 상염색체 열성유전질환으로 갈락토오스 분해효소의 결핍으로 인해 탄수화물 대사장애를 일으키는 질환이다. 상염색체 열성유전으로 발생 빈도는 출생아 50,000~60,000명 중 1명이다. 간세포에서 갈락토오스와 락토오스는 포도당으로 전환된다. 갈락토오스혈증에서 갈락토오스 분해효소인 갈락토오스-1 포스페이트우리딜전이효소(galactose1-phosphate uridyl transferase, GALT)의 결핍으로 전환경로가 차단된다. 따라서 갈락토오스와 락토오스를 사용할 수 없기 때문에 체내에 갈락토오스와 그 대사산물인 갈락토오스-1 포스페이트우리딜전이효소가 축적되어 증상이 나타난다.

진단검사 및 증상

유제품 섭취나 모유수유 직후 구토를 동반하며 설사, 영양실조, 간비대, 황달, 성장발달 지연, 수유곤란, 보챔, 기면 증상을 보인다(그림 13-20). 또한 이런 증상들은 신생아기에 빈혈, 패혈증 등을 야기한다. 신생아기에 진단받지 못하거나 치료하지 않아 혈액 속 갈락토오스의 농도가 증가하면 뇌손상,

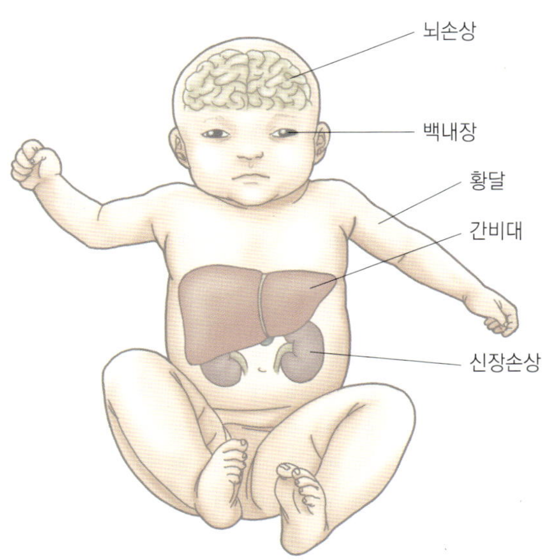

그림 13-20
갈락토오스혈증의 주요 증상

간손상, 신장손상, 눈손상으로 정신지체, 간경변, 갈락토오스뇨(galactosuria), 아미노산뇨, 백내장 등을 보이고 결국은 간경변으로 사망할 수 있다.

임상치료 및 간호

갈락토오스를 제거한 식이요법, 즉 유당제거 특수분유를 먹인다. 고기, 콩은 갈락토오스가 없는 식이이다. 조기진단과 지속적인 식이요법을 통해 정신지체, 백내장을 제외한 증상은 호전될 수 있으므로 식이요법에 대한 부모교육이 필요하다. 우유, 치즈, 버터 등 유제품이나 우유가 함유된 모든 식품은 엄격히 제한하여야 한다. 조기치료에도 불구하고 학습장애, 언어 문제, 난소 부전이 나타날 수 있으며, 감염에 대한 저항력이 약해지므로 이에 관해 부모를 지지하고 교육한다.

선천성 부신과형성증

선천성 부신과형성증(congenital adrenal hyperplasia, CAH)은 선천성 부신성기증후군의 가장 흔한 형태이며, 부신피질호르몬 생합성에 필요한 효소의 결핍으로 부신피질호르몬 분비에 장애가 발생하는 질환으로, 비교적 흔한 상염색체 열성유전 질환이다. 인구 14,000~16,000명당 1명꼴로 발생하나 인종에 따라 다소 차이가 있다. 미국에서 환자와 가족을 대상으로 유전자 빈도를 조사한 결과 100~150명당 1명으로 대단히 높다고 조사된 바 있다.

병태생리

코티솔의 생합성에 관여하는 21-hydroxylase, 11β-hydroxylase, 3β-hydroxysteroid dehydrogenase, 17α-hydroxylase, 20, 22-desmolase 등 여러 가지 효소의 결핍으로 초래되며, 이 중 21-hydroxylase 결핍에 의한 선천성 부신과형성증이 전체의 90%를 차지한다. 부신피질호르몬인 코티솔 합성이 떨어지므로 이에 따른 보상기전으로 뇌하수체에서 부신피질자극호르몬(adrenal corticotropic hormone, ACTH) 분비가 증가하여 부신피질 증식 및 기능항진이 초래되며, 부신피질호르몬의 대사중간산물이 과잉 분비됨으로써 여러 가지 증상을 일으키는 질환이다. 부신피질자극호르몬이 과잉 분비되면 남성호르몬의 합성 단계가 활성화되면서 과잉 생산을 일으키는데, 이 과잉 생산된 남성호르몬이 여성 태아에서는 생식기 분화시기에 영향을 미쳐 외음부 성기 이상, 남성화와 염분 소실을 나타낸다. 21-dehydrogenase 불완전 결핍 시에는 염분 소실은 없고 남성화만 나타나고, 완전 소실의 경우 코티솔과 알도스테론 모두 생산되지 않아 염분 소실과 남성화가 함께 나타난다.

진단검사

미숙아를 비롯한 모든 신생아를 대상으로 한 21-dehydrogenase 결핍증 선별검사는 발뒤꿈치 천자를 통해 혈액을 채취하여 여과지에 묻힌 다음, 17-hydroxy-progesterone(17-OHP) 농도를 측정한다. 효소결핍으로 출생 시부터 성기발달 이상이나 염분 소실 등이 나타나는 정형적인 형과 효소 결핍이 불완전하거나 경미하여 임상적 증상이 늦게 나타나는 비정형적인 형이 있다. 선천성 부신과형성증의 과반수 이상은 알도스테론이 결핍된 염분 소실형이다.

임상치료 및 간호

외음부 성기 이상의 교정은 2~3세경 성형수술을 통해 음핵절제술, 음핵 함몰술, 질 형성술을 시행한다. 효소 결핍으로 합성되지 못하는 코티솔을 투여하여 부신피질자극호르몬 과잉 분비를 감소시키는데, 생리적 용량의 히드로코르티손(hydrocortisone)을 투여하여 정상적인 성장 및 골 성장을 유지시켜 성인 왜소증을 막아준다. 염분 소실형의 경우 심한 탈수와 순환 부전이 생기므로 응급처치를 시행하고, 미네랄코르티코이드(mineralocorticoid)를 투여하며, 전해질 불균형 및 대사이상을 교정한다. 플로리네프(flornief)를 히드로코르티손과 함께 경구 투여하며, 환자의 혈압, 전해질, 체중 및 혈장 레닌 활성도를 측정하여 조절한다. 출생 전 치료로는 이환될 가능성이 높은 태아의 산모에게 임신 5주 이내에 덱사메타손을 투약하며, 성별이 확인된 경우 여성 태아에게만 치료를 계속하는 방법을 취하기도 한다.

단풍당뇨증

병태생리

단풍당뇨증(maple syrup urine disease, MSUD)은 상염색체 열성으로 유전되는 선천성 아미노산 대사장애 질환이다. 모든 인종에서 발현되고 발생 빈도는 225,000명당 1명이다. 단풍당뇨증은 소변에서 달고 태운 설탕 또는 단풍시럽(maple syrup)과 같은 냄새가 난다 하여 명명되었다. 효소장애에 의해 인체 내 필수아미노산인 루이신(leucine), 이소루이신(isoleucine), 발린(valine)의 대사이상으로 이들 아미노산이 혈액 내에 축적되어 뇌 기능 장애를 유발한다. 루이신, 이소루이신, 발린은 아미노산 전이효소(transaminase)에 의해 α-keto β-methylvaleric산, α-ketoisovaleric 산과 α-ketoisocapeoic 산 등의 α-keto 산이 된다. 이런 α-keto 산은 다시 탈탄산 효소(oxydative decarboxylase)에 의해 대사되는데 이 중에서 탈탄산 효소의 이상으로 α-keto산이 축적되어 증상을 유발한다.

진단검사

검사와 결과. 단풍당뇨증의 진단은 혈중 루이신, 이소루이신, 발린의 혈중 수치를 분석함으로써 이루어진다. 혈액과 소변에서 이들 수치가 증가된다. 확진은 탈탄산 효소의 혈액검사(blood essay)에 달려있다. 소변에 염화철(ferric chloride)을 첨가하면 회녹색으로 색깔 변화가 나타난다. 그 외 임상증상과 소변에서의 특징적인 단 냄새도 진단에 도움이 된다. 단풍당뇨증에서는 조기진단과 조기치료가 환아의 정상발달에 가장 중요하므로 의심이 가는 신생아는 생후 24시간 내에 검사하여 2~3일 내에 결과를 얻는 것이 이상적이다.

임상적 징후

치료받지 않을 경우 급속히 진행되어 신경계 질환을 야기한다. 출생 후 1주일에 수유문제와 신경계 징후(경련, 강직성, 후궁반장)를 나타낸다. 신생아기 증상은 식욕부진, 보챔, 빨기반사 소실, 구토, 모로반사 소실, 경련, 고음의 울음소리, 경직과 무기력, 활동저하를 보인다. 소변에서 특이한 냄새, 즉 단풍당 냄새가 나고 진단과 치료가 지연되면 증상이 빨리 진행되어 혼수, 사망을 유발하고 사망에 이르지는 않더라도 정신지체, 신체장애, 발육장애 등 영구적인 손상이 나타난다. 조기에 진단과 치료를 받으면 영구적 손상의 위험이 감소한다.

임상치료 및 간호

질환이 확진되거나 의심되는 경우 치료는 되도록 빨리 시작한다. 루이신, 이소루이신, 발린수치를 신속히 감속시키는 것이 가장 중요한데 이들 수치를 감소시키기 위해 복막투석이나 교환수혈을 실시할 수도 있다. 아미노산이 제거된 특수 분유로 수유하고 수유하는 동안 이들 아미노산 수치를 계속 확인하고 조절한다. 생후 12일 이전에 식이요법을 실시하면 정상지능을 가질 수 있다. 특수 분유는 성장해서까지 계속 섭취해야 한다. 비타민 B_1은 효소의 활동을 촉진하므로 다량 투여한다. 육류, 콩류, 달걀, 유제품 등의 고단백 음식을 제한하는 식이요법에 대한 교육이 필요하다.

호모시스틴뇨증

병태생리

호모시스틴뇨증(homocystinuria)은 아미노산인 메티오닌(methionine)의 대사과정 중 시스타티오닌 합성효소(cystathionine B synthase)의 장애에 의해 발생되는 선천성 대사장애이다. 상염색체 열성으로 유전되는 질환으로 보인자인 부모에 의해 발생하며 발생 빈도는 200,000~300,000명 중 한 명이다. 시스타티오닌 합성효소의 결함으로 메티오닌 시스틴(methionine cystine)으로 전환되지 못하고 메티오닌과 그 대사산물인 호모시스틴(homocystine) 아미노산이 체내에 축적된다.

진단검사

혈액 내에 메티오닌 수치가 증가되어 있으며 소변으로 대량의 호모시스틴이 배설되는 것을 확인하여 진단한다. 골다공증 및 사지와 체간이 길어지는 골격계 증상을 보일 수 있다. 안구 수정체 변위(dislocation), 시력장애, 근시, 백내장 등 안과적 증상이 나타날 수 있고 정신지체, 경련, 보행장애 등 신경계 증상도 나타난다. 기타 증상으로 안면 발적, 가늘고 숱이 적은 모발을 볼 수 있다.

임상치료 및 간호

치료는 메티오닌이 낮은 특수 분유제제와 식이로 관리해야 하며, 시스틴(cystine)과 피리독신(pyridoxine)(비타민B6)을 보충한다. 비타민 B6를 대량 투여하는데(200~1,000mg/일), 혈액 내 메티오닌 수치가 정상화되고 소변의 호모시스틴 배설이 소실되어도 비타민 B6의 투여를 계속하며 이 때 식이조절은 필요하지 않다. 혈액과 소변에서 비정상 소견이 계속되면 시스틴을 첨가한 저메티오닌 식이와 베타인(betaine)을 투여한다. 어느 경우나 지능저하를 예방하기 위해 조기진단과 치료가 요구된다.

신경계 장애

저산소성-허혈성 뇌손상

저산소성-허혈성 뇌손상(hypoxic-ischemic encephalopathy, HIE) 또는 저산소-허혈 재관류 손상은 만삭아나 미숙아의 신경계 손상 중 가장 흔하다. 뇌손상은 흔히 분만 전후나 분만 도중에 질식 상태에서 일어난다. 허혈이나 저산소증은 동시에 일어나거나 하나가 선행되기도 한다. 태아의 뇌는 약간의 저산소 상태에는 대처가 가능하지만 뇌 혈류량 감소, 저혈당, 저혈압 등의 상황에서는 손상을 입는다. 손상 후 뇌혈관이 약해져 있어 재관류가 되면 출혈이나 허혈 상태가 될 수 있다. 신생아의 재태기간에 따라 저산소-허혈 손상 부위는 다양하게 나타난다. 만삭아의 일차적 허혈 손상 부위는 피질 괴사를 동반한 뇌의 더 깊은 부위인 측부 평면인 반면, 미숙아는 일차적 괴사 부위가 뇌실 혹은 뇌실 주변의 백질이기 때문에 그 결과로 뇌실 주위 연화증(periventricular leukomalacia, PVL)이 발생한다.

병태생리

뇌허혈 발생의 중요한 원인은 뇌혈류의 감소이다. 정상적인 뇌혈류는 전신혈압에 관계없이 자율조절 체계에 의해 일정하게 유지되는데, 가사(asphyxia) 직후에는 자율조절체계가 손상된다. 신생아에서 자율조절 체계가 손상되면 뇌 혈류는 전신혈압에 좌우되기 때문에 전신혈압이 떨어지면서 뇌혈류가 감소하게 된다.

임상적 징후

뇌손상을 암시하는 신경학적 증상은 저산소증 증상이 나타난 후 수 시간 이내에 볼 수 있으며, 양쪽 뇌기능의 부전을 보인다. 신생아는 정신이 혼미하거나 혼수상태일 수 있다. 발작은 50%의 신생아에게서 6~12시간 이내에 나타나며, 12~24시간 이내에 빈도가 높아지고 더욱 심해진다. 24~72시간 사이에 의식 상태는 더욱 악화되며 72시간 후에는 혼미 상태가 지속된다. 근육은 비정상적으로 이완되며, 흡철반사 곤란과 연하곤란 증상을 보인다. 만삭아는 둔부와 어깨의 근육이 허약해지고, 미숙아는 하지의 허약이 나타난다. 무호흡 증상도 약 50%의 신생아에서 나타난다. 증상의 호전은 너무나 다양하여 예측하기 어려우나 초기에 빠르게 호전을 보인 신생아에서 더 좋은 예후를 볼 수 있다. 흔한 합병증으로는 심근부전(myocardial failure), 급성 신장 괴사가 있으며, 장기 합병증은 정신지체, 발작, 뇌성마비 등이다.

임상치료

치료는 출생 시 철저한 소생술, 적절한 환기 제공과 저산소증 악화를 예방하기 위한 지지적 간호, 뇌관류 유지와 뇌부종을 예방하는 처치 등이다. 예방이 무엇보다도 중요하므로 고위험 임신 시 태아를 사정하고 적절한 치료를 조기에 시작하는 것이 가장 중요하다.

간호

간호는 고위험신생아 간호와 동일하다. 뇌의 저산소증 또는 허혈을 나타내는 증상의 관찰과 주의 깊은 사정, 인공호흡기 및 정맥주사 요법의 점검, 경련의 관찰과 중재, 정신지체아 중재를 위한 지침 등을 포함한 부모와 신생아를 위한 일반적인 지지간호 등이다.

뇌실내 출혈

뇌실내 출혈(intraventricular hemorrhage, IVH)의 발생 빈도는 20~40%로 미숙아, 특히 재태기간 32주 미만의 초극소저체중출생아, 극소저체중출생아에게 매우 흔하다. 신생아의 미성숙 정도가 출혈의 발생 빈도와 비례하지만 지속적인 신경학적 후유증은 흔하지 않다.

병태생리

태아 발달과정 동안 복잡하고도 연약한 수많은 혈관들이 뇌실을 형성하며, 성숙도에 비해 많은 비율의 혈액이 뇌실을 순환한다. 만삭이 가까워오면서 더욱 많은 양의 혈액이 대뇌의 미형핵(caudate) 주위의 뇌실부위에 위치하고 있는 배아이질부(germinal matrix)를 순환하게 된다. 미숙아의 경우 혈관이 발달되어 있는 뇌실 부위에서 저산소증을 유발하는 뇌 혈류량의 변화나 정맥압 상승과 같은 상황에서 출혈이 가장 많이 일어난다. 뇌실내 출혈은 출혈이 미세 혈관에서 시작되며, 혈액이 뇌실내 상피를 통해 뇌실을 부분적으로 혹은 모두 채우게 된다. 이때 압력이 주어지면 뇌실은 팽창하고 급성 수두증이 발생된다. 뇌실내 출혈의 분류를 다음에 제시하였다.

원인

뇌실내 출혈의 원인은 출산 시 질식, 조산, 체중 미달, 호흡부전, 과탄산혈증, 기흉, 저혈당, 통증자극, 응고 및 혈소판 장애, 저혈압 등이다. 출혈 후 수두증과 뇌실부위 백질의 손상 등이 장기적 문제와 예후에 영향을 미친다.

임상적 징후

출혈로 인한 뇌압 상승의 증상으로는 무호흡, 서맥, 청색증, 근육강도 저하, 혈색소 감소, 대천문 팽창, 두위 증가, 두개골 봉합의 분리, 신경학적인 증상(뒤틀림, 혼미, 무호흡, 경련) 등이 있다. 뇌실내 출혈 중 1~2단계에서는 증상이 나타나지 않을 수도 있다.

진단검사

뇌실내 출혈이 의심되거나 위험성이 높으면 뇌 초음파, CT, MRI 등의 검사를 통해 뇌내 구조를 검사한다. 대부분의 신생아 집중치료실에서는 출생 후 뇌실내 출혈이 의심될 경우 수 시간 이내에 재태기간 32주 미만의 미숙아에게서는 4일 이내에 뇌 초음파 검사를 실시한다.

임상치료

초극소저체중출생아와 극소저체중출생아에게 적절한 산소를 공급하고 자극을 감소시켜 정상적인 신경학적 상태를 유지한다. 미성숙도 및 호흡곤란증후군(RDS)과 관련된 몇 가지 요인, 즉 산혈증, 전해질 불균형, 급속한 체액 변화, NaHCO3 같은 고농도액 주입, 기흉과 같은 급속한 부피 팽창으로 인한 저혈압 등이 미숙아에게 뇌실내 출혈을 유발할 수 있다. 뇌실내 출혈의 치료는 예방적, 지지적인 것이 모두 적용된다. 혈압의

표 13-8 뇌실내 출혈 예방을 위한 약물

약물	작용기전
산모에게 산전에 투여 corticosteroids	뇌실막하 배아기질부의 미세혈관의 성숙 유도
Indomethacin	생산 억제, 뇌혈류 감소, 동맥관 개존증의 폐쇄
Ethamsytate	모세혈관 인정, 생산 억제, 모세혈관 출혈 방지

급변을 막기 위해 pancuronium를 투여하거나 비타민 E, phenobarbital, ethamsylate, magnesium sulfate, indomethacin 및 호흡곤란 증후군 신생아에게 계면활성제, betamethasone(산모에게 투여) 등이 효과가 있다. 뇌실내 출혈이 발생하지 않은 750g 이상의 미숙아에게 출생 후 12시간 이내에 예방적으로 indomethacin을 투여했을 때 뇌실내 출혈 발생 빈도가 유의하게 감소하였다. 초음파 검사를 포함하여 임상증상의 조기발견이 향후 손상을 예방할 수 있다. 출혈 후 수두증은 출혈 후 1개월 이내에 나타난다. 병원에 따라 정기적으로 척수 천자를 통한 뇌척수액 배출로 뇌실 크기를 줄이기도 한다. 뇌실 내의 압력을 줄이기 위해 뇌실 내 측로를 통해 뇌척수액을 배액시킨다. 뇌실 팽창은 뇌실-복강내 측로(ventricle-peritoneal shunt)나 일시적인 외부 뇌실 배액(external ventricular drainage, EVD)을 통해 치료한다. 출혈의 크기와 뇌 실질 침범의 정도에 따라 장기적인 예후가 달라진다. 손상부위가 적은 신생아는 신경계 증상의 예후가 매우 좋다.

간호

정기적인 관찰 및 중재와 함께 뇌압의 변화를 방지하는 것이 매우 중요하다. 간호처치 중 뇌압이 상승될 수 있는 상황은 되도록 피해야 하는데, 이를 요약하면 다음과 같다.

- 기관내 흡인
- 머리의 위치를 바꿀 때
- 신생아에게 통증을 주는 시술
- 울음; 저체중출생아의 정맥 귀환을 막아 뇌혈류량을 상승시키고 뇌산소화를 방해
- 몸의 움직임 없이 머리만 돌리게 되면 정맥압이 높아져 뇌압이 상승
- 체액량의 급속한 변화; 급속한 체액 공급, 고농도 용액 투여

뇌압을 낮춰주는 간호중재는 다음과 같다.

- 신생아의 머리를 몸의 중심선에 위치한다.
- 머리 부분을 바닥에서 30° 정도 올려준다.
- 측위보다 앙와위를 취해 주면 뇌압이 저하된다.

그러나 특히 각종 튜브와 모니터기기를 가지고 있는 신생아는 특히 머리-신체선을 유지하기 어렵다. 또한 기흉같은 공기유출의 경우 뇌혈류량의 변화가 예상되므로 조기발견과 적절한 치료가 고위험신생아에게 있어 중요하다. 혈당을 검사하여 저혈당을 막는 것도 필수적이다. 일상적인 간호도 뇌혈류량에 변화를 가져오는 것으로 알려져 있어 신생아를 다루는 처치를 최소화한다. 통증이나 소음과 같은 부정적 자극도 뇌실내 출혈을 일으키는 원인 중의 하나로 신생아를 다루는 방법을 점검하고 불편감을 줄이기 위해 진통제를 사용한다.

신생아 경련

신생아 경련(neonatal seizure)은 대개 심각한 다른 질병의 임상증상으로 나타난다. 그러므로 신생아 경련이 단독으로 발생한 경우에는 생명을 위협하지 않을지라도 영구적인 뇌손상을 유발할 수 있는 질병 과정의 단서가 되기 때문에 의학적 응급상황으로 본다. 출생 시 질식으로 인한 저산소성-허혈성 뇌손상이 신생아의 재태기간에 관계없이 경련을 일으키는 가장 흔한 원인이다. 경련의 증상을 조기에 파악하여 그 원인이 되는 질병을 확인하여 치료하는 것이 중요하다. 경련은 신생아의 약 0.5~1%에서 발생한다.

원인

신생아 경련의 원인은 다양하다.

- 대사 장애: 저혈당증, 고혈당증, 저칼슘혈증, 저마그네슘혈증
- 독성과 전해질 장애: 고나트륨혈증, 저나트륨혈증, 습관성 약물의 금단증상, 핵황달
- 감염: 박테리아성 뇌막염, 패혈증, 대상포진, 세포질 봉입체 질환, TORCH 감염
- 출생 시 손상: 저산소성 뇌증, 두개내 출혈
- 선천성 기형: 뇌수종, 중추신경계 무형성증
- 기타: 퇴행성 질환

임상적 징후

신생아의 경련은 경미할 수도 있고 뚜렷한 증상을 보이기도 한다. 아직 축삭과 수초화가 안 된 상태이므로 동시성이 결여되어 있어 전신 강직 발작은 잘 나타나지 않으며, 경련이 쉽게 유발되지만 대부분 짧고 일시적인 현상으로 나타난다. 신생아에게 흔한 경련의 유형은 비정형적 경련, 전신성 강직 경련, 다국소성 간대경련이 있다. 한 유형의 경련이 또 다른 여러 가지 유형으로 나타날 수 있으므로 경련의 종류는 별로 중요하지 않다.

진단검사

경련의 진단에는 주의 깊은 신체사정, 임신 및 가족력, 혈당 및 전해질 검사, 뇌척수액 검사가 필요하다. 뇌파검사는 비정형적인 경련을 확인하는 데 도움이 되나 확진은 어렵다. 컴퓨터 단층촬영이나 뇌초음파 검사 등을 시행하기도 한다.

임상치료

신생아 경련은 주의를 요하는 가장 흔한 신경학적 문제이기 때문에 간호사가 그것을 확인하는 기술을 갖는 것이 중요하다. 모든 경련은 어떤 원인이든 즉각적으로 치료해야 한다. 치료는 대뇌손상의 예방을 주목적으로 하며, 대사장애의 교정, 호흡 및 심혈관계 지지, 경련 억제를 포함한다. 다른 처치로 경

련을 통제할 수 없을 때에는 항경련제를 투여한다. 항경련제로는 diazepam(valium), phenobaribital, phenytoin(dilantin), paraldehyde 등이 흔히 사용된다.

간호

간호의 주요 핵심은 신생아의 경련 증상을 조기에 발견하여 치료가 빨리 시작될 수 있도록 하고, 치료에 대한 반응과 경련의 증거나 다른 증상을 관찰하는 것이다. 간호사는 부모에게 환아의 상태를 알려주고 환아의 행동을 해석해 주며 치료에 대한 반응을 설명해 주어야 한다. 또한 부모에게 환아를 방문하게 하고 부모역할을 수행하도록 격려해야 한다. 경련은 부모에게 놀라움을 주는 현상이며, 상당한 불안과 공포를 자아내는데 부모의 이러한 반응은 간호하는 사람의 세심한 관심에 의해 쉽게 완화된다. 중요한 간호기능은 지속적인 지지와 지도를 제공하는 것이다. 일반적인 경련 신생아 간호는 고위험신생아의 간호와 같다.

모체 요인과 관련된 고위험

당뇨병 어머니의 신생아

당뇨병이 있는 임부가 인슐린 요법을 적절히 실시하지 못한 경우, 이러한 어머니에게서 태어난 신생아(infant of diabetic mother, IDM)는 정상 모체에서 태어난 신생아에 비하여 태아 및 신생아 사망률이 몇 배 더 높다. 그러나 의학기술의 발전으로 당뇨병 산모로 인한 신생아의 사망률과 이환율이 점차 감소되고 있다. 신생아 사망률은 어머니의 질병 정도와 재태기간에 따라 다르다. 심한 인슐린 의존성 당뇨병이 있는 임부의 태아는 사산의 빈도가 더 높고, 살아서 출생하더라도 고위험 정도가 더 심하다. 태아 사망은 주로 임신 28주 이후에 일어나며, 37주 이후에는 급격히 증가한다.

병태생리

산모의 임신 중 혈당 조절상태에 따라 태아의 기형 정도가 결정되는데, 임신 초기에 혈당 조절이 적절히 되지 않으면 기형 발생률이 증가한다. 임신 기간 동안 태아는 모체의 고혈당에 지속적으로 노출된 상태이므로, 태아의 췌장세포가 인슐린을 분비할 수 있는 시기부터 태아의 혈당농도를 낮추기 위하여 많은 양의 인슐린을 분비하게 된다. 이에 따라 태아 췌장세포의 과형성이 일어난다. 고혈당 상태는 태아의 인슐린 생산을 증가시키고, 태아의 과성장과 지방축적을 야기하여 거대아로 만든다. 이런 상태에서 신생아가 태어나면 신생아는 인슐린 과다상태에 처하게 되고, 따라서 저혈당의 위험도가 높아진다. 저혈당은 생후 30분에서 4시간 내에 나타나며, 갑작스러운 혈당 저하는 심각한 신경손상이나 사망에 이르는 원인이 될 수 있다. 임신성 당뇨가 의심되는 경우 정기적으로 태아의 상태를 모니터한다. 임신 16주에 산모의 α-fetoprotein을 검사하여 태아의 신경계 손상 유무를 파악하고, 태아의 크기와 기형 유무를 사정하기 위해서 재태기간 18~20주에 초음파 검사를 시행한다. 초음파 검사는 태아가 성장하는 동안 반복적으로 시행한다.

임상적 징후

당뇨병 산모에서 출생한 신생아는 특징적인 외모와 신체적 특성을 나타낸다. 재태기간에 비해 체중이 무겁고 몸집이 크며, 얼굴이 통통하다. 태지가 전체적으로 많으며, 적혈구 과다증이 있다. 행동은 불안정하고 기면 상태이다.

임상치료

치료의 가장 중요한 점은 혈당을 주의 깊게 파악하고, 호흡곤란 증후군과 같은 합병증 증상을 관찰하는 것이다. 저혈당증이 치료되지 않으면 중추신경계 손상의 원인이 된다. 신생아 집중치료실에서 세밀한 관찰을 하고, 5%, 10% 포도당, 조제유 순으로 조기수유를 실시한다. 모체의 당뇨가 적절하게 치료되지 않은 채 출생한 신생아는 적절한 혈당을 유지하기 위해 구강 및 정맥으로 약물을 투여한다. 생후 첫 2일간은 저혈당의 정도를 파악하기 위해 혈당검사를 자주 시행한다.

간호

간호는 선천성 기형과 호흡기 및 심혈관계 문제의 증상들을 조기에 파악하고, 적절한 체온을 유지하며 가능하면 조기에 포도당으로 수유를 시작하고 혈당 수치를 모니터한다. 혈당을 자주 검사해야 하는 이유는 많은 신생아가 저혈당 증상을 나타내지 않기 때문이다. 거대아로 태어나는 신생아에게는 상완신경총의 손상이나 마비, 쇄골 골절, 횡격막 신경마비 등과 같은 출생 손상이 있을 수도 있으며, 그 밖에 다혈구혈증, 저칼슘혈증, 수유곤란, 고빌리루빈혈증과 같은 관련 질환의 유무를 관찰하는 것도 간호사의 역할이다.

약물에 노출된 신생아

마약은 분자의 크기가 작아서 태반을 통해 쉽게 태아순환으로 옮겨갈 수 있다. 임산부가 습관적인 마약복용자일 경우 특히 헤로인이나 메타돈(methadone)일 경우, 태아는 수동적으로 마약에 중독될 가능성이 있으며, 출생 후 신생아 초기에 고위험 상태에 빠질 수 있다. 신생아 금단증상(neonatal abstinence syndrome, NAS)은 태내에서 금단증상을 유발하는 약물에 노출된 신생아에게 나타나는 일련의 행동을 의미한다.

임상적 징후

헤로인을 복용해 왔을 경우, 출생 직후에는 정상처럼 보이는 신생아도 생후 12~24시간 내에 금단증상이 확실하게 나

표 13-9 약물중독 신생아에게 나타나는 기관별 증상

기관	증상	예후
중추신경계	과활동성 과민감성(지속적인 약한 울음) 근긴장도 증가 과도한 반사(근간대성 경련)	경련, 진전(tremens) 재채기, 딸꾹질, 하품 짧고 시끄러운 수면 열이나 체온 불안정
호흡기계	빠른 호흡(안정 시 60회/분 이상) 또는 무호흡	
위장관계	비조직적이고 활발한 빨기 구토 침흘림 민감한 구역반사 과도한 연하(hyperphagia)	설사 복부경련 수유곤란(출생 후 첫 날은 15mL 이하, 1회 수유에 30분 이상 소요)
혈관 운동성	코막힘, 하품, 재채기	안면홍조, 창백, 발한

타나며, 메타돈을 투여해 왔다면 증상은 조금 느리게 발현되어 1~2일 또는 2~3주에 증상이 시작된다. 증상은 발현 후 48~72시간 이내에 더욱 두드러지며 금단증상의 정도에 따라서 6일~8주까지 지속된다. 임상증상은 주로 자율신경계의 과민반응으로 나타나며 3~4개월 동안 지속된다. 헤로인을 복용한 모든 산모의 신생아에서 금단증상이 나타나는 것은 아니며, 약물 복용량, 약물의 종류, 함께 사용한 약물 등이 복합적으로 작용하여 신생아에 따라서 경한 증상을 보이거나 다양한 증상을 나타낸다. 분만 임박 시까지 약물을 복용할수록, 많은 양의 약물을 장기간 복용한 산모의 신생아일수록 금단증상은 더 오래 지속되고 더 심한 양상을 나타낸다. 대부분의 증상은 뚜렷하지 않으며 보통 신생아에게 나타나는 증상과 뚜렷이 구분되지 않는다. 따라서 마약의 금단증상과 다른 질병과의 구분이 중요하다.

임상치료

약물에 노출된 신생아의 첫 번째 치료는 외부 자극을 최소화하는 환경을 제공하는 것이다. 약물 치료에는 phenobarbital, chlorpromazine, diazepam, methadone 등이 금단증상의 완화를 위해 사용된다.

마약 중독 어머니에게서 출생한 신생아의 관리는 금단증상의 인지에서 시작한다. 간호사는 환아의 특성에 대해 알고 있어야 한다. 산모가 산전간호를 받았다면 간호사가 이미 출산 전에 문제를 파악하고 중재를 시작하였을 것이다. 그러나 대부분의 약물중독 산모들이 산전간호를 잘 받지 않기 때문에 분만 시까지 약물 중독 사실이 알려지지 않는 경우가 많다. 약물에 노출된 신생아는 발견된 즉시 불빛과 소음 등 외부 자극을 줄여야 하는데, 이는 외부의 자극이 활동과다를 악화시킬 수 있기 때문이다. 적절한 영양과 수분을 공급하고 모아 관계를 정립시켜야 한다. 편안하게 감싸주고 움직여 주거나 안아주는 것은 신생아의 행동으로 인해 스스로 자극되는 것을 방지해준다. 간호활동도 스트레스를 줄이는 방향으로 조직화하여야 한다. 묽은 변과 수유곤란, 수유 후 심한 역류 등은 영양부족, 탈수, 전해질 불균형 등의 선행 증상이므로, 체중을 자주 측정하고 수분 섭취와 배설을 기록한다. 반복되는 활동과 산소 소모가 증가해 에너지가 고갈되므로 영양제를 투여한다. 신생아에게 충분한 칼로리와 수분이 공급되기까지는 많은 시간이 필요하다. 간호사는 무릎이나 발가락, 뺨 등이 침대에 마찰하여 생긴 피부 손상 유무를 살피고, 활동 정도를 기록하고 수유 정도나 다른 합병증 유무를 모니터한다. 신생아의 건강 문제를 해결하기 위해서는 약물 남용 산모를 파악하는 것이 중요하다. 산전관리를 통해 자신의 약물 복용 사실을 노출시키지 않기 때문에 신생아와 산모 모두 산과적, 의학적 합병증의 위험에 놓이게 된다. 한편 헤로인 중독의 특성상 중독자는 B형간염이나 HIV 감염, 영양실조, 조산 등을 동반하는 경우가 많음을 유의한다. 또한 이후에도 약물 남용의 재발을 방지하기 위해 지지 집단이나 상담 프로그램을 소개해줄 필요가 있다. 산모를 정신적으로 지지해주는 것도 치료 및 출산 전후 이환율을 줄이기 위한 하나의 방법이다. 약물중독 산모는 흔히 심한 불안, 우울증, 자신감 부족, 자존감 저하, 대인관계 장애, 가정불화, 부모역할 부적응 등을 보이기 때문에 정신과적 치료나 혹은 지지를 제공하고, 임신과 출산, 신생아 돌보기에 대한 지지와 교육이 필요하다. 금단증상의 회복은 흔히 퇴원 후에 이루어지므로 부모와의 신뢰감 형성을 통해 신생아의 상태를 의료진과 상의할 수 있도록 퇴원 전에 계획하여야 한다. 약물에 노출된 신생아는 많은 인내와 간호가 필요하다. 신생아는 안정되지 못하고 장시간 울

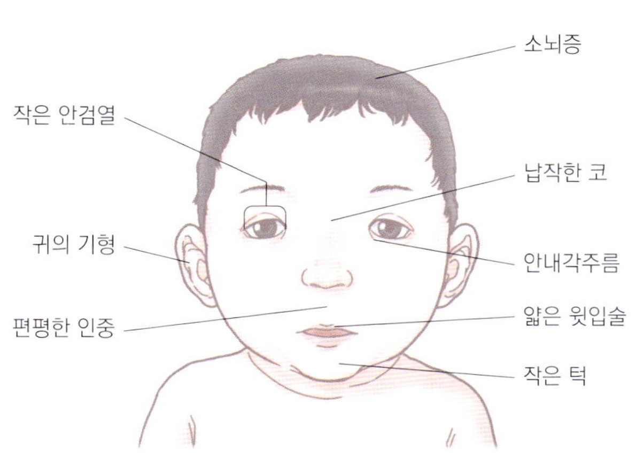

그림 13-21
태아알코올 증후군 아동의 전형적 얼굴 모양

기도 하므로 돌보는 사람을 지치게 할 수도 있다. 따라서 이러한 산모와 신생아에게 추후 장기간의 도움을 주는 것이 매우 중요하다. 흡연 산모의 임신 중 흡연은 신생아의 체중을 저하시키는 원인으로, 흡연량과 저체중 정도는 비례한다. 또한 흡연 임산부는 조산의 위험이 높고, 신생아의 아프가(apgar) 점수에도 영향을 미친다. 임산부의 흡연은 체중저하뿐 아니라 성장지연, 인지, 정서적 발달지연을 가져오며, 어머니와 가족 구성원의 흡연은 신생아돌연사 증후군의 위험을 증가시키는 원인이 된다.

간호

간호사는 산모의 흡연과 관련된 위험에 대해서 임산부에게 정보를 줄 수 있다. 임신 중에 금연하거나 흡연량을 줄이는 것은 태어나지 않은 신생아의 삶의 질을 향상시킬 수 있는 방법이다. 임신 중 정보제공과 지지, 격려, 실제적 지침, 행동 수정 등의 중재를 받은 산모가 중재를 받지 않은 산모보다 신생아의 체중이 유의하게 큰 것으로 나타났다.

태아알코올 증후군

태아알코올 증후군(fetal alcohol syndrome)은 태아 때 알코올에 노출되어(잦은 음주나 과음에 의함) 신체적, 행동적, 지각적 이상이 함께 나타나는 것이다(그림 13-21). 태아알코올 증후군은 신생아 1,000명당 0.5명의 비율로 나타난다. 아메리칸 인디언과 같은 특정 소수집단에게서 높게 나타나는 것으로 보고되고 있다. 태아알코올 증후군을 유발하는 태아 알코올의 정확한 양은 알 수 없다. 그러나 그 양이 많을수록 태아에게 미치는 영향이 크다.

임상적 징후

태아알코올 증후군 신생아는 성장지연, 중추신경계 이상, 두개안면 이상 등의 3가지 특징을 나타낸다.

- 태아 때 혹은 출산 후 성장지연 – 신장, 체중, 10% 이하의 머리둘레, 지방 조직의 감소
- 중추신경계 신경발달 이상 – 발달지연, 지능손상, 정신지체, 비정상적인 지각 기능(학습과 집중력 장애), 행동적 문제(신생아 불안정, 아동기 활동 과다, 저항행동)
- 두개안면 이상 – 이상 소두증, 비정상적으로 작은 눈, 짧은 안검열, 발달이 덜 된 인중, 얇은 윗입술, 상악부위가 평평하거나 없음
- 기타 이상 – 심장, 골격, 눈의 결함과 신장 이상

임상치료

태아알코올 증후군은 영구적이며 불가역적이지만 퇴행성은 아니다. 치료는 신생아기에 주로 이루어진다. 아동은 주로 영양학적으로 결핍되어 있으므로 영양공급이 필요하다. 체중증가를 관찰하고, 칼로리 섭취를 최대화하며, 빨고 삼키는 것을 도와준다. 태아알코올 증후군이 의심되는 신생아나 아동은 초기에 검사해야 한다. 장애가 있는 아동을 위해 신속한 치료가 필요하고 교육기관에 의뢰해야 한다.

부모(특히 모친)는 알코올 치료를 하여 미래에 비슷한 문제가 발생하지 않도록 해야 한다. 임신기간 동안 적당한 알코올의 양은 알 수 없으므로 건강 관리자는 임산부나 임신을 계획하고 있는 사람에게 알코올 섭취를 중단하도록 주의를 주어야 한다.

유전 질환

염색체 이상을 포함한 유전성 질환(hereditary disease)은 부모로부터 물려받은 유전자의 이상에 의해서 일어나는 질병 또는 병적 상태를 말하며 신생아의 4~6%에서 발생한다. 현재까지 유전적 원인을 가진 것으로 알려진 약 4,700개 이상의 질병이 단일 유전자의 돌연변이에 기인한다고 한다. 그러나 아동에서 흔히 발생하는 여러 가지 질환은 다인성 유전성 질환으로 환경의 오염 및 공해, 고령의 임산부 증가 등으로 이런 다인성 질환을 가진 아동이 증가하고 있다. 유전학의 발달로 불치병이라고 여겼던 많은 질병이 치유되고 산전 검사를 조기발견 및 관리를 통해 아동의 건강과 삶의 질을 향상시킬 수 있으므로 간호사는 유전 질환에 대한 이해를 통해 유전상담을 실시하고 유전성 질환을 가진 신생아와 아동을 조기발견하고 관리하는 역할을 담당해야 한다.

유전자형(genotype)이란 개인이 가지고 있는 모든 유전자의 형태를 말한다. 정상적인 인간 세포 각각은 23쌍, 전체 46개의 염색체를 가지고 있다. 이 중 1번부터 22번까지는 상염색체(autosome)로 22쌍이며 다른 한 쌍은 성염색체(sex chromosome)로 여자는 XX, 남자는 XY가 된다. 인간의 유전성 질

환은 염색체 이상, 단일 돌연변이 유전자, 환경적 요인과 상호작용하는 다인성 인자에 인한 유전질환으로 분류할 수 있다.

염색체 이상

모든 임신의 약 40%에서 유산이 발생하며, 조기 자연유산의 60%는 염색체 이상에 의한다. 염색체 이상은 염색체의 구조나 수의 변형이다. 염색체 수의 이상은 세포 내의 염색체가 너무 많거나 너무 적을 때 발생한다. 이것은 대개 비분리(non-disjunction)의 결과로 발생하는데, 비분리는 세포분열 중에 염색체 쌍이 독립적으로 이동하지 못하는 것을 말한다. 정상적인 쌍보다 많은, 3개의 똑같은 염색체가 있을 때를 삼체성(trisomy)이라고 하며, 다운증후군은 21번째 염색체가 3개인 21번 삼체성(trisomy 21)이다.

단일 유전자 결함에 의한 이상

정상적인 발달과 기능에 대한 정보는 유전자에 의해 제공된다. 유전자의 기본적인 구조는 다음과 같은 사항에 의해 변경될 수 있다.

- DNA에 있는 하나의 염기가 다른 것으로 대치되는 것(point mutation)
- 한 부분의 결합(depletion)
- 한 부분의 전위(inversion, insertion)
- 한 부분의 중복(duplication)

유전자 변이를 돌연변이라 한다. 단일 유전자의 돌연변이는 부모로부터 이어 받은 1개의 변이 유전자가 유전되어 나타나는 것을 말한다. 가족에게 승계되며 상염색체 열성, 상염색체 우성, X 염색체 우성, X 염색체 열성의 양상으로 전달된다. Mendel에 의해 최초로 인식된 이유 전방식은 가계도(family tree) 혹은 가계보가 독특한 유전 형태를 보여주는 것으로서 가족력을 사정하는 데 있어 중요한 가치가 있는 도구로 인식하는 계기가 되었다.

상염색체 우성질환

우성질환이란 돌연변이 유전자를 가진 염색체가 하나만 있어도 질환이 유전되는 것이다. 상염색체 우성질환(autosomal dominant inheritance)은 상염색체 한 쌍 중에 한 개의 염색체에 돌연변이가 발생하는 것으로, 한 개의 정상 유전자와 한 개의 돌연변이 유전자로 이루어진 이형접합체(heterozygotes)이다. 한쪽 부모가 질환이 있을 경우 자녀는 정상일 확률 50%, 질환이 있을 경우 50%이며 이때 남녀가 이환될 확률은 같다. 아동에게 흔한 상염색체 우성질환에는 연골무형성증(achondroplasia), 골형성 부전증, 마르팡증후군(Marfan syndrome) 등이 있다.

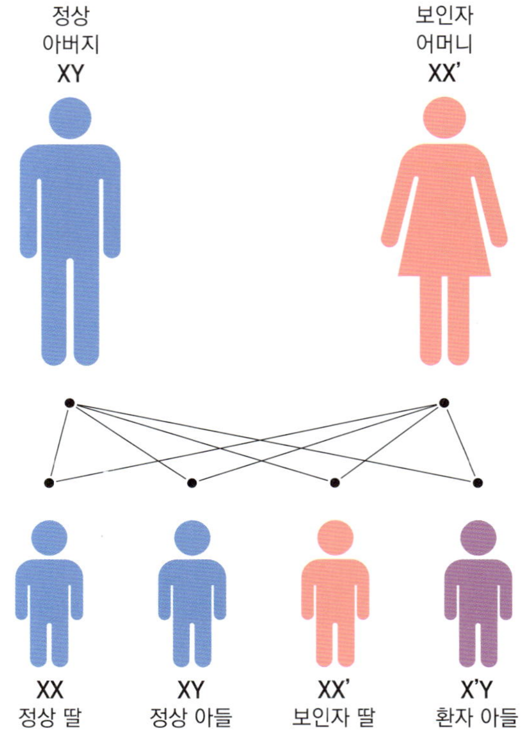

그림 13-22
성염색체 열성 유전 양식

상염색체 열성질환

두 개의 상염색체가 모두 돌연변이 유전자를 가지고 있어야(동형접합체: homozygotes) 질환이 나타나는 것이다. 이형접합체(보인자)인 경우는 별다른 증상을 보이지 않는다. 부모가 모두 이형접합체(보인자)일 때 자녀가 질환에 걸릴 확률 25%, 보인자일 확률 50%, 정상인일 확률 25%이다. 양친의 한쪽이 증상이 있고 한쪽은 정상일 경우는 모두 보인자이다. 양친 중 한쪽이 보인자인 경우 50%는 정상아, 50%는 보인자가 된다. 양친 중 한쪽은 증상이 있고 한쪽은 보인자인 경우 자녀의 50%는 보인자, 50%는 질환을 가진다. 따라서 질환이 대대로 발견되지 않을 수 있으며 같은 질환이 형제 간에서 발견될 수 있다. 단일 돌연변이 유전 질환 중 가장 많으며 페닐케톤뇨증, 갈락토오스혈증, 낭성섬유증, 겸상적혈구 빈혈 등 대부분의 대사장애 질환이 여기에 해당된다.

성염색체 우성질환

남자가 비정상적인 X 염색체를 가지고 있거나 여자가 비정상적인 X 염색체를 가지고 있을 때 발생된다. 성염색체 우성질환은 남자가 더 취약하며 이 유전형태는 희귀하다. 저인산혈증, 구루병, 취약 X 증후군(fragile X-syndrome) 등이 있다.

성염색체 열성질환

성염색체 열성질환(X-linked recessive inheritance)은 돌연

변이 유전자가 X 염색체에만 있는 것이다. 열성질환이므로 여아는 두 염색체가 모두 돌연변이 유전자를 가지고 있어야 질환이 발생하며 이형접합체인 경우는 보인자이다. Y 염색체에는 돌연변이가 없으므로 Y 염색체가 정상이고 X 염색체가 돌연변이 유전자인 남아는 질환을 가진다. 모체가 이형접합체(보인자)일 때 남아의 50%가 질환에 걸리고 여아의 50%가 이형접합체(보인자)가 된다. 질환을 가진 아버지에게서 태어난 딸들은 전부가 보인자이며 아들은 정상이다. 질환을 가진 아버지와 보인자인 어머니에게서 태어난 자녀인 경우, 여아의 50%는 질환을 가지며 50%는 보인자가 되고, 남자의 50%는 질환을 가지고 50%는 정상이다(그림 13-23). 여아보다는 대부분 남아에게서 증상이 나타난다. 여아는 보인자, 질환, 정상 중 하나이고 남아는 질환 아니면 정상 중 하나이다. 혈우병, 근디스트로피 등이 여기에 해당된다.

다인성 유전성 질병인자

다인성 유전성 질병(polygenic inheritance, multifactorial inheritance)은 환경과 같은 비유전적 요인과 몇 가지의 유전적 요인이 결합되어 발생되는 것을 말한다. 다인성 유전성 질병은 멘델 유전법칙에 따르지는 않지만 가족 중에 특정 질병의 발생 빈도가 증가하는 것이다. 다인성 요인으로는 자궁 내에서의 기계적인 문제, 태아발육에 있어서 적절한 시기에 미리 정해진 장소로 세포가 이동하지 못한 경우, 환경적 요인 등이 복합되어 나타나는 것으로 가족적 소인을 가지고 있으나 가족 간 유전 형태는 분명하지 않다.

다인성 유전성 질병으로는 구순열, 구개열, 대퇴관절형성장애, 만곡족, 이분척추, 인슐린의존 당뇨병, 선천거대결장, 선천심장병, 선천유문협착증 등이 있다.

유전상담

유전상담은 유전성 질병을 가지고 있거나 위험이 있는 개인과 가족에게 질병과 관련된 문제점과 예방에 대해 설명하고 상담하는 것으로 간호사, 의사, 유전학자에 의해 이루어질 수 있다.

최근 많은 유전성 질병에 대한 유전자 검사가 개발되었고 치료법도 계속 개발되고 있으므로 간호사는 유전상담을 통해 유전위험을 확인하고 예방할 수 있도록 가족을 지지하고 교육하는 한편, 유전성 질환을 가진 아동에 대한 정확한 정보제공과 지지적 간호로 아동의 최적의 성장발달을 돕고 질병에 대처할 수 있도록 도와야 한다.

유전상담은 상담자와 가족 간에 정보를 나누는 의사소통 과정이다. 상담의 목적은 합리적인 결정을 내리도록 도와주는 것이지 그들을 대신하여 결정을 해 주는 것이 아니다. 예를 들어 열성유전자를 가지고 있는 부부가 아이를 가졌을 때 그들이 내릴 수 있는 선택, 즉 양수천자를 통한 진단 후 선택적 유산, 입양, 임신 전 인공 수정 등의 방법에 대한 정보를 제공하여 의사결정을 도와주게 된다. 의사결정 전에 유전상담에서 가장 먼저 해야 할 것은 유전이 질병을 어떻게 일으키는지에 대해 부모가 이해하는 것이다. 그러므로 상담 초기는 질병이 가족에게 대물림되는 방식에 초점을 맞추어야 한다. 진단 즉시 이러한 설명이 이루어져도 진단 초기에 부모는 쇼크 상태이기 때문에 자세히 듣지 않게 된다. 또한 부모는 자녀와 다른 친척에게 이런 질병이 나타날 위험을 이해할 필요가 있다. 정확한 정보가 주어지고 부모가 전부 이해했을 때 그들의 가치관, 목표, 종교적 신념에 따라 미래나 현재의 임신에 관한 결정을 하게 한다. 또한 간호사는 유전성 질환을 가진 신생아나 아동에 대해 개인위생, 투약 및 영양관리, 안전사고예방 등과 같은 실제적인 간호를 제공하는 한편, 최적의 성장발달을 증진시킬 수 있는 교육을 위한 계획을 세우며 아동의 전반적인 상태를 사정하는 관리자로서의 역할을 해야 한다.

다운증후군

다운증후군(down syndrome)은 매우 흔한 염색체 이상으로, 생존 출산아 600~800명당 1명의 비율로 발생한다. 다양한 수준의 정신발달 지연과 특징적인 외양을 하고 있어 출생 시에 진단이 내려지기도 한다.

원인

다운증후군의 원인은 분명하게 알려져 있지 않지만 어머니의 임신 연령과 관련이 있는 것으로 알려져 있다. 즉, 다운증후군의 약 95%는 21번째 염색체가 하나 더 있는 21 삼체성(trisomy 21)을 이루고 있는데, 21 삼체성은 통계적으로 어머니의 임신 연령이 증가할수록 발생 빈도가 높아진다. 즉, 어머니 연령이 30세 이상인 경우 1,500명 중 1명, 40세 이상에서는 약 100명 중 1명이 발생하는 것으로 알려져 있다. 다운증후군의 3~6%는 21번째 염색체의 전위에 의해서 발생하고 이러한 염색체 변이는 유전에 의한 것이며 부모의 연령과는 무관하다. 또한 약 1~3%는 염색체 수가 46개인 정상세포와 47개인 21 삼체성의 세포집단이 혼합되어 개체가 구성되어 있는 모자이크 형태(mosaicism)에 의한다. 이 경우 신체적, 지적 손상의 정도는 비정상 염색체가 있는 세포의 비율과 밀접한 관계가 있다.

진단검사

다운증후군은 임상증상만으로도 초기에 진단을 내릴 수 있다. 그러나 부모가 젊고, 진단이 의심스럽거나 모자이크 형태인 경우에는 유전적 이상을 확실히 규명하기 위해 염색체 분석검사를 실시한다. 다운증후군 아동의 약 40%는 선천성 심장기형(심실중격 결손, 심방중격 결손)을, 2~3%는 십이지장 폐색을 동반한다. 호흡기계의 해부학적 이상을 동반하거나 흉부와 복부근육의 긴장저하로 호흡기 감염에 매우 취약하다. 특히 심장 기형을 동반한 다운증후군 아동이 호흡기 감염에 이환될 경우, 이는 생후 첫 1년 동안 주된 사망원인이 된다. 갑상선저하증을 동반하거나 급성 임파구백혈병 발생 빈도가 정상인에 비해 15배 높다.

임상치료

다운증후군 아동의 치료는 선천적 기형과 신체증상을 완화 혹은 교정해 주는 것 이외에 특별한 치료 방법은 없다. 그러나 신체증상을 교정하는 것은 논란의 여지가 있으며 이러한 아동은 정기적으로 의학적 치료를 받아야 한다. 시력과 청력에 대한 평가를 주기적으로 실시한다. 특히 청력장애는 지적 기능에 영향을 미칠 수 있으므로 이를 예방하기 위해 중이염 예방과 조기 치료가 필요하다. 성장지연이 심한 아동은 갑상선 기능을 주기적으로 평가한다. 다운증후군 아동은 후두와 제1, 2 경추가 불안정하므로 머리와 목에 긴장을 줄 수 있는 운동을 하는 아동은 제1, 2 경추의 불안정(atlantoaxal instability) 여부를 평가한 후 실시하고, 불안정한 경우 목의 통증, 허약, 사경과 같은 증상은 척수 압박의 위험이 있으므로 이에 대한 신속한 대응이 필요하다

간호

다운증후군 아동은 신체적 특성과 관련된 다양한 간호문제를 갖고 있다. 다운증후군 아동간호는 가족으로 하여금 아동을 받아들이고, 실현 가능한 목표를 세우도록 도우며, 아동이 자신의 능력을 최대한 발휘할 수 있도록 돕는 데 그 목표를 둔다.

장애진단과 관련된 가족과정 기능장애

다운증후군 아동은 독특한 외형으로 대부분 출생 시에 진단이 내려진다. 아동의 부모는 가능한 한 빨리 진단결과를 알고 싶어 하고, 증상 관련 책자를 받아보거나 부모 모임, 전문가와의 상담 등과 같이 다른 사람들로부터 도움이나 충고를 받고자 한다. 진단이 내려지면, 부모는 자신이 생각했던 아동 또는 건강한 아동을 상실한 위기와 슬픔 그리고 현재의 아동을 수용해야 하는 상황에 직면하게 된다. 아동에 대한 부모의 반응은 아동의 미래간호의 방향을 좌우하는 데 크게 영향을 미친다. 몇몇 가정은 기꺼이 가정에서 아동을 돌보기를 원하지만 어떤 가정은 다른 돌봄기관이나 장소를 고려하기도 한다. 이때 간호사는 아동의 발달 가능성 및 집 이외의 다른 장소에서 아동을 돌보는 것과 관련된 정보를 제공해 주어 부모가 올바른 선택을 할 수 있도록 지지한다. 다운증후군 신생아를 집에서 돌볼 준비가 되어 있지 않거나 능력이 없는 가족은 대안으로서 다른 양육기관 혹은 양자로 보낼 것을 고려할 수 있다.

신생아의 질병과 관련된 애착장애의 위험

다운증후군 아동은 근육 긴장도 저하와 관절의 과신전으로 바른 자세를 유지하기 어렵고, 팔과 다리가 축 늘어져 마치 헝겊으로 만든 인형과 같은 자세를 취하고 있다. 그 결과, 아기를 안을 때 일반 아기들 같이 꼭 껴안을 수 없고, 과도하게 힘이 들기도 하는데, 때로는 이것이 부모 역할을 제대로 하지 못한다는 부정적 느낌을 갖게 하는 원인이 되기도 한다. 또한 팔, 다리를 쭉 편 자세는 환경에 노출되는 체표면적을 크게 하여 열 손실의 기회를 증가시킨다. 따라서 다운증후군 신생아를 이동시킬 때에는 사전에 아기를 담요에 꼭 싸서 이동하도록 부모에게 교육한다. 또한 간호사는 아기를 안았을 때 아기에 대한 부모의 느낌을 표현하도록 격려하고, 꼭 안기지 않고 힘이 많이 드는 이유가 아기의 신체적 특성으로 인한 결과이며, 이것이 애착 결여나 거부의 표현이 아니라는 것을 강조한다.

비골의 미성숙한 발달과 관련된 감염의 위험

비골이 발달되지 않아 비강 내 분비물이 지속적으로 흐르는 만성적인 건강문제가 나타나며, 분비물로 인한 비강 폐쇄는 아동의 구강호흡의 원인이 된다. 구강호흡이 지속되면 구강인두 점막이 건조하여 상기도 감염에 대한 감수성을 증가시킨다. 또한 비강폐쇄는 영아 수유 시 지장을 초래하기도 한다. 이를 감소시키려면 구형 주사기(bulb syringe)를 사용하여 비강을 청결히 하고, 식후에는 따뜻한 물로 입안을 닦아주며, 자주 체위변경을 실시해 준다. 가습기를 틀어주어 비강점막이 건조해지는 것을 예방하고, 분비물의 배액을 촉진시키기 위해 체위배액과 타진을 실시한다. 만일 항생제 처방이 있다면 투약 방법에 대한 부모교육을 실시한다. 또한 수유 전에 비강을 깨끗이 하고, 소량씩 자주 수유하며 수유 중간중간에 휴식을 하는 것도 도움이 된다.

신체적 특성과 관련된 비효과적 영아수유 양상

다운증후군 아동이 혀를 내밀고 있으면 우유나 고형식을 제공하기 어렵다. 아동이 혀를 내밀고 있는 것이 음식을 거부하는 신호가 아니라 다운증후군 아동에서 나타나는 전형적인 반응이라는 것을 교육하고, 음식물을 쉽게 삼키도록 돕기 위해 길고 곧은 작은 숟가락을 이용하여 음식을 입안 깊숙이 넣어 주도록 격려한다.

근육긴장도 저하와 관련된 변비의 위험

다운증후군 아동의 복부 근육긴장도 저하는 위장운동에 영향을 미쳐 변비의 원인이 된다. 따라서 식사에 섬유소와 수분을 증가시켜 배설이 잘 되도록 한다. 비만을 예방하기 위해 아동의 식습관을 주의 깊게 관찰해야 한다. 특히 영아기에 체중이 증가하면 운동발달을 저해할 수 있으므로 키와 체중을 주기적

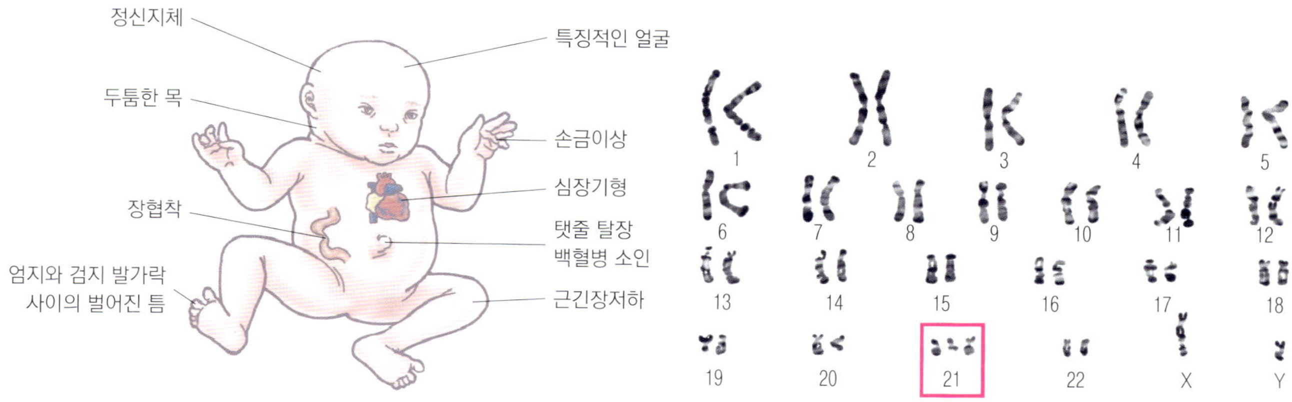

다운증후군의 대다수가 21번 염색체가 3개인 세염색체증후군이지만 소수에서는 21번 염색체가 전좌되어 발생한다.

그림 13-23
다운증후군의 특징

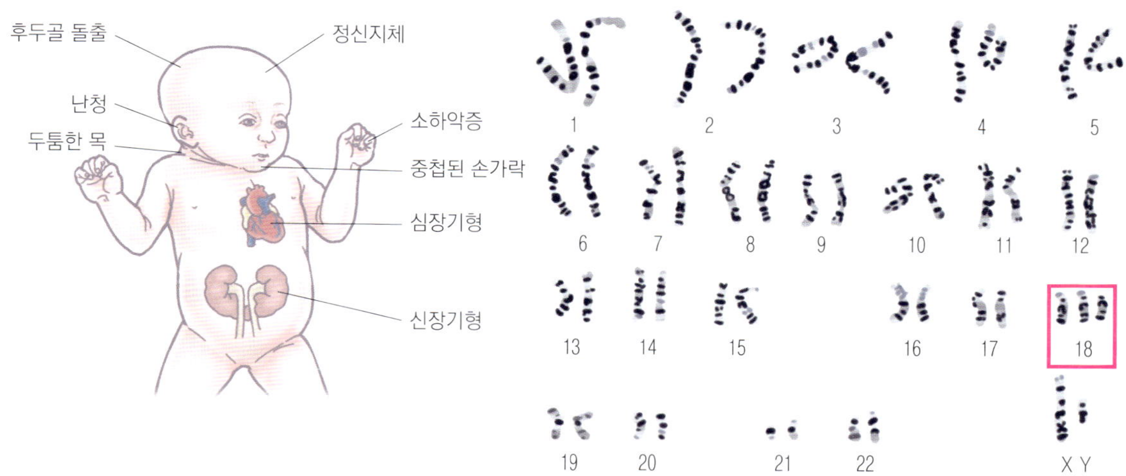

그림 13-24
에드워드증후군의 특징

으로 측정하여 변화 양상을 살펴보도록 한다.

건조한 피부와 관련된 피부 통합성 장애

다운증후군 영아의 피부는 유연하고 부드러우나, 성장함에 따라 점차 건조하고 거칠며, 쉽게 갈라져 감염에 취약해진다. 따라서 아동의 피부간호 시에는 비누사용을 최소화하고 윤활제를 사용하며, 아동의 입술에 윤활제를 발라주어 입술이 갈라지지 않도록 한다.

근육 긴장도 감소와 관련된 불균형적 성장의 위험

근육 긴장도 감소는 근육발달을 방해하여 아동의 운동발달 지연을 초래하는 원인이 된다. 따라서 간호사는 물리치료를 통해 아동의 비정상적 신체 움직임을 감소시키고, 운동기술 습득을 위해 조기자극 프로그램에 참여하도록 아동과 가족을 격려한다. 또한 간호사는 아동의 발달을 정기적으로 사정하고 작은 변화에도 주의를 기울여야 한다. 표준화된 발달사정 검사는 근육의 힘, 균형, 조절이 비정상인 다운증후군 아동에게는 적절하지 않다. 따라서 정기적인 검사뿐 아니라 아동의 운동발달에 대한 자세한 기록을 통해 아동의 미세한 변화들을 구별하도록 한다.

부모에게 가능한 되도록 빨리 아동을 지역사회 내에 있는 특수 교육기관에 보내도록 격려하고, 아동을 과잉보호하지 않도록 부모와 형제에게 교육한다.

예후

다운증후군은 조기노화를 초래하지만, 최근에는 평균수명의 증가로 80% 이상이 50대 후반까지 생존하는 것으로 보고되고 있다.

Box 13-6
주요 삼체성 유전질환의 형태

분류	파타우증후군 (3개의 염색체 13번)	에드워드증후군 (3개의 염색체 18번)	다운증후군 (3개의 염색체 21번)
출생 체중	• 정상 범위	• 저체중출생	• 정상 범위
신경계	• 전전뇌증 • 소뇌저형성 • 신경관 결손 • 심한 지적장애	• 소뇌증 • 심한 지적장애	• 경추탈구 • 지적장애
얼굴	• 비정상적인 얼굴 중심선 • 소안구증/외눈증 • 소하악증 • 구순구개열 • 낮은 변형귀	• 후두골 돌출 • 소구증 • 소하악증 • 구순구개열	• 작고 뒤가 납작한 머리 • 둥글고 납작한 얼굴 • 올라간 눈꼬리 • 넓은 미간 • 안내각상의 주름 • 크고 두꺼운 혀와 벌린 입 • 작고 낮은 귀, 접혀진 귓바퀴 • 짧은 목
심장	• 심실중격 결손 • 심방중격 결손 • 동맥관 개존	• 심실중격 결손 • 심방중격 결손 • 우심실 이중 유출로 • 동맥관 축착	• 심실중격 결손 • 심방중격 결손 • 동맥관 개존 • 심내막상 결손 • Fallot 4 징후
복부	• 다낭성 신장 • 남아: 잠복고환 • 여아: 쌍각 자궁 및 난소 저형성	• 횡격막 탈장 • 기관 식도루 • 말발굽 콩팥 • 낭종성 신장 질환 • 탈장	• 십이지장 폐쇄 • 식도 기형 • 폐쇄항문 • 거대결장 • 남아: 잠복고환
사지	• 다지증/합지증 • 검지가 중지 위에, 새끼손가락이 약지 위에 위치 • 둥근 발바닥	• 굴지증 • 검지가 중지 위에, 새끼손가락이 약지 위에 위치 • 둥근 발바닥	• 단지증 • 50%에서 원선(simian crease) • 첫 번째와 두 번째 발가락 사이가 넓음
기타	• 발달지연 • 중앙부 두피 결손	• 발달지연 • 반척주증	• 발달지연 • 근력 저하 • 관절의 과굴절 • 남아: 작은 성기

에드워드증후군

에드워드증후군(Edward syndrome)은 18 삼체성(18 Trisomy)으로 21 삼체성(21 Trisomy)보다 장애가 더 심한 염색체 이상 질환이다(그림 13-24). 6,000명 중의 1명의 비율로 발생하고 복합기형과 심한 지적 장애가 있다. 대부분 선천성 심장기형을 동반하고 1년 이상 생존율이 10% 이하이다. 후두골 돌출, 낮게 위치한 귀, 소안구증, 작은 입, 심한 저긴장증, 짧고 굵은 목, 손톱 형성장애, 짧은 흉골 등의 신체적 특징이 있다. 산전 선별검사와 진단검사가 가능하나 대부분 신체적 특징으로 인해 출생 후 진단되는 경우가 대부분이다.

터너증후군

터너증후군(Turner syndrome)은 흔한 성염색체 유전질환이다. 생존 출산 여아 2,500명 중 1명의 비율로 발생한다. 질환 아동의 절반이 하나의 X 염색체(45, XO)를 가지고 있으며 나머지 절반은 성염색체 중 하나에 다양한 비정상이 나타난다.

사정 시에 성장의 양상에 주목해야 하며 작은 키(평균 신장 142cm)와 더딘 성장이 특징적이며 종종 진단의 첫 단서가 되기도 한다. 다른 신체적 특징은 짧고 두껍고 주름진 목, 두툼한 손과 발, 짧은 손가락, 유방의 미발달과 무월경 등 이차성징의 결여, 불임, 인지기능, 사회적 기능의 부족이다. 터너증후군은 태아초음파로 진단하기도 하나 산전 혹은 산후에 염색체 검사로 확진된다. 대부분의 아동은 출생 시 진단받기도 하나 더딘 성장과 성장부진으로 초기 아동기에 진단받기도 하며 어떤 경우는 사춘기가 발현되지 않아 진단되는 경우도 있다.

터너증후군 아동은 심혈관계 문제, 신장과 갑상선의 문제, 척추측만증이나 골다골증과 같은 근골격계 문제, 시력과 청력의 문제, 비만과 학습장애 등의 문제를 동반할 수 있고 대부분 불임이나 자연임신이 보고되기도 하였다.

키가 작으므로 일반적으로 성장호르몬을 투여하고, 키가 5 백분위수(percentile) 이하일 때 보통 호르몬 주입을 시작한다. 사춘기를 유도하기 위해 호르몬대체요법을 하기도 한다. 가족에게는 작은 키와 불임의 가능성에 대해 교육하고 지지한다. 지적 발달은 정상이나 약간의 학습장애는 발생할 수 있음을 교육한다. 터너증후군 여성도 의학적인 도움으로 건강하고 만족스러운 삶을 살 수 있음을 강조한다. 불임에 대한 상담은 중요하며 임신을 원한다면 시험관시술 같은 많은 대안이 있음을 설명한다. 지지적인 사회적 자원에 대한 정보를 제공하는 것도 간호사의 중요한 역할이다.

핵심 요약

- 신생아의 분류는 재태연령의 평가와 체중에 따라 분류되며 신생아는 출생체중보다 재태연령의 평가가 더 중요하다.
- 출생체중에 따라 저체중출생아, 극소저체중출생아, 초극소저체중출생아로 분류한다.
- 체중에 따라 재태기간에 대한 체중이 10~90백분위수(%)에 해당하는 경우를 적정 체중아라고 10백분위수 미만인 경우를 부당 경량아, 90백분위수 이상인 경우를 부당 중량아라고 한다
- 신생아 집중치료실은 고위험신생아를 적절하게 관리할 수 있는 인력과 장비를 갖춘 시설이다. 이와 더불어 고위험신생아 관리에 대한 전문적 지식과 기술을 갖춘 인력을 통해 고위험신생아를 효과적으로 관리하고 있다
- 신생아 집중치료실 간호사는 고위험신생아의 생리와 특성을 이해하고, 각종 의료장비의 기능 및 관리방법을 숙지해야 하며, 경미한 비정상 상태라도 인지하여 정확한 판단 하에 수행할 수 있는 능력이 있어야 한다
- 고위험신생아 간호에서 일차적인 목표는 호흡을 확립하고 유지하는 것이다
- 고위험신생아의 간호에서 감염간호는 모든 신생아 간호에서 필수적인 부분으로, 미숙아나 질병이 있는 신생아의 경우 특히 중요하다.
- 미숙아의 영양요구는 정상 신생아보다 높다.
- 간헐적인 위관 영양은 32주 이전에 출생하였거나 체중이 1,500g 이하인 미숙아에게 가장 안전한 영양공급 방법이다.
- 고위험신생아를 간호하는 중요한 목표 중의 하나는 에너지 보존이다. 신생아가 숨쉬고, 먹고, 체온을 유지하는 노력에 에너지를 소비하지 않고 그 에너지를 성장과 발달에 이용하기 위해서이다.

Chapter 14

호흡기 문제를 가진 아동간호

학습목표

1. 아동 호흡기의 특성을 설명한다.
2. 영아 돌연사 증후군 아동에게 간호과정을 적용한다.
3. 중이염 아동에게 간호과정을 적용한다.
4. 크룹 아동에게 간호과정을 적용한다.
5. 기관지염 아동에게 간호과정을 적용한다.
6. 세기관지염 아동에게 간호과정을 적용한다.
7. 폐렴 아동에게 간호과정을 적용한다.
8. 결핵 아동에게 간호과정을 적용한다.

해부생리

호흡기는 상기도와 하기도로 구성된다. 상기도는 비인두와 구인두를 포함하고 있으며 환기, 즉 산소를 폐 속으로 이산화탄소를 폐 밖으로 이동시키는 가스교환의 통로 역할을 한다. 기도는 섬모(cilia)가 있는 점막으로 덮여 있어 흡입된 공기의 가습을 돕는다. 점액 분비물과 섬모 운동은 공기가 폐로 이동할 때 공기 중의 이물질 제거를 촉진한다. 후두(larynx)는 상기도와 하기도 사이에 위치한다. 하기도(기관, 기관지, 세기관지)는 폐의 폐포까지 가스 통로의 역할을 한다. 좌폐는 2개의 엽(lobe)으로 나누어지고 우폐는 3개의 엽으로 나누어진다. 폐포는 모세혈관에 의해 둘러싸여 있으며, 폐의 가장 말단에 위치하여 가스를 교환하는 부위로, 여기서 기도를 통해 들어온 산소는 폐포와 모세혈관막을 가로질러 확산된다. 폐포 세포에서 분비하는 계면활성제(Surfactant)는 폐포 내면을 코팅하여 흡기하는 동안 폐포의 팽창을 가능하게 한다. 기도를 감싸고 있는 폐조직은 폐포가 허탈되지 않도록 하여 환기 중에 산소가 들어가고 이산화탄소가 나가도록 한다. 폐는 흉강에 위치하고 있으며 흉강은 늑골과 근육으로부터 폐가 손상되지 않도록 보호하고 있다.

늑간근(intercostal muscles)은 횡격막(diaphragm)과 함께 호흡운동을 수행한다. 횡격막은 복강과 흉강의 내용물을 분리하는 근육이다. 횡격막이 수축하면 흉강의 부피를 증가시켜 음압을 만들어내어 공기가 폐로 들어가게 된다. 폐와 흉벽은 흡기 중에 확장할 수 있는 능력(compliance)이 있고, 호기 때 반동으로 휴식 상태로 돌아갈 수 있다. 호흡 노력은 환기에 필요한 호흡근육의 노력과 관련이 있는데, 이는 폐의 경직이나 기도의 폐쇄를 증가시키는 장애가 있을 경우 증가될 수 있다.

뇌의 호흡중추는 호흡을 조절하는 곳으로 호흡근육에 자극을 전달하여 근육을 긴장시키고 이완하게 한다. 일반적으로 신경계가 정상적인 가스교환을 유지하기 위해 호흡의 속도와 용량을 조정하므로 호흡은 자동으로 수행된다. 화학수용체(chemoreceptors)는 동맥혈의 pH, $PaCO_2$ 및 PaO_2를 모니터하여 호흡중추에 신호를 보내어 동맥이 저산소혈증인 경우 환기를 증가시킨다. 효과적으로 가스교환이 되려면 환기와 관류(perfusion)가 거의 균등하게 분포되어 있어야 한다. 산소가 폐포-모세혈관막을 통해 확산되어 혈장에 용해되고 그 결과로 나타난 압력(PaO_2)은 산소를 헤모글로빈 분자에 결합시켜 세포로 전달하여 세포 대사에 사용된다. 세포 대사에 의해 생성된 이산화탄소는 혈장(PCO_2)에 용해되고 중탄산염이 되어 다시 폐로 이동하고 폐포-모세혈관막을 통해 확산된다.

아동의 호흡기 특성

아동의 호흡기는 12세까지 계속 성장하고 변한다. 아동의 목 부분은 성인보다 짧아서 기도의 구조들이 서로 가깝게 모여 있다.

상기도 차이

아동의 기관기도는 성인의 기도보다 짧고 좁다. 이러한 특성은 아동의 기도가 폐쇄될 가능성을 더 높인다(그림 14-1). 성인의 기도 직경이 20mm인 것과는 달리 영아의 기도는 직경이 약 4mm로 음료수 빨대의 직경 정도이다. 아동의 새끼손가락

아동의 성장에 따른 **기도 구조의 비교**

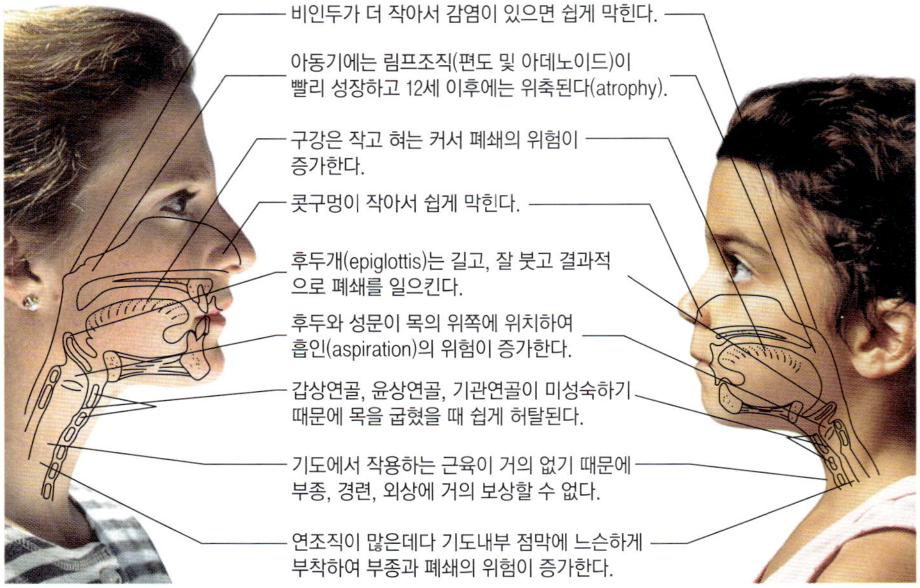

그림 14-1
아동의 기도는 성인보다 작고 덜 발달되어 상기도 감염, 편도선 및 아데노이드의 확대, 알레르기 반응의 결과에 취약하고 수면 중 두경부의 위치 및 작은 물체의 흡인으로 인해 더 취약한 결과가 나타난다. 이 모든 상태는 호흡곤란을 초래하는 기도 폐색을 일으키는 원인이 될 수 있다.

은 아동의 기관 직경의 크기를 잘 나타내어 기도 직경을 빠르게 사정하는데 사용할 수 있다. 아동의 기관은 주로 생후 5년간 직경보다 길이가 더 증가한다. 기관의 좌우 기관지 분지는 기도에서의 위치가 아동이 성인보다 더 높고, 각도도 다르다(그림 14-2). 기관을 지지하는 연골은 보다 유연하며 두경부가 적절히 위치하지 않으면 기도를 압박할 수 있다.

아동의 좁은 기도는 기도저항(airway resistance)을 매우 증가시키기 때문에 산소가 기관을 통과하여 폐로 옮겨지려면 호흡을 위한 더 많은 노력과 힘이 필요하다. 공기가 아동의 콧구멍부터 기관을 타고 내려가 먼 기도(폐포)로 이동할 때 비교적 좁은 지역을 통과해야 하기 때문이다. 또 기도가 바이러스, 세균 또는 다른 자극물질에 반응하여 부종이 발생하면 기도는 더 좁아지고 아동이 산소화 상태를 유지하기 위해 더 빨리 흡기를 해야 한다(그림 14-3). 결과적으로 기도에 형성된 음압이 조직을 더 가깝게 끌어당겨 기도를 더 좁히고 기도저항을 증가시키게 된다.

신생아는 대부분 코를 이용하여 숨을 쉰다. 신생아가 입을 통해 숨 쉬는 유일한 경우는 울고 있을 때이다. 구강호흡을 조절하는 것은 신경경로가 성숙해야 가능하기 때문에 2~3개월까지의 영아는 코가 막혔을 때 호흡하기 위해 자동적으로 입이

아동의 성장에 따른 **기도의 위치**

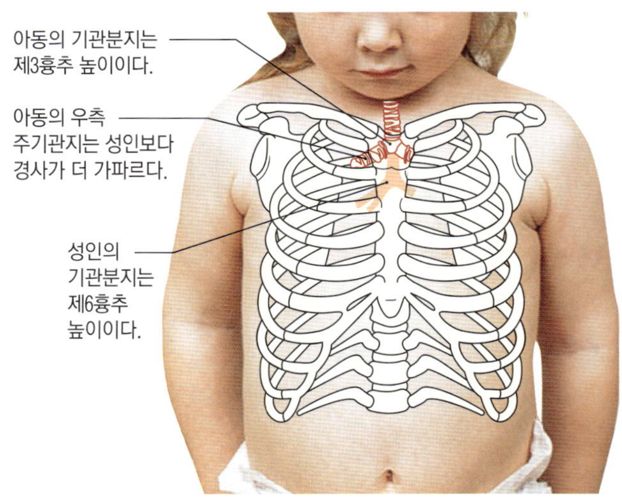

그림 14-2
아동은 성인보다 기관이 더 짧고, 분지한 우측 기관지의 각도가 더 급하다. 흡인된 이물질이 도착할 가능성이 있는 곳은 어디인가? 심폐소생술을 하거나 흡인을 할 때 기관 내 튜브(endotracheal tube)나 흡인 카테터를 우측 기관지로 밀어 넣기가 더 쉽기 때문에 기관 길이에 차이가 있음을 고려해야 한다.

그림으로 보는 병태생리
기도의 직경

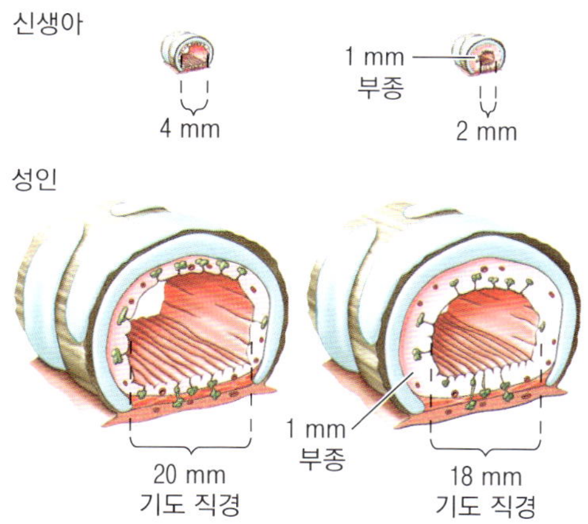

그림 14-3
성인의 기도 직경이 20mm인 것과는 다르게 영아의 기도 직경은 약 4mm이다. 기도의 염증 과정은 부종을 일으켜 기도를 좁히기 때문에 기도저항이 증가한다. 부종이 1mm 생기면 영아의 기도는 직경이 2mm로 줄어든다. 반면 성인의 기도는 직경이 18mm까지 좁혀진다. 영아는 같은 양의 공기를 폐로 보내기 위해 더 좁은 기도에서 더 빨리 움직여야 한다. 기도의 측면에 대항하여 빠르게 움직이는 공기의 마찰은 기도저항을 증가시킨다. 따라서 영아는 충분한 산소를 얻기 위해 호흡을 위한 더 많은 노력을 해야 하고 더 빨리 호흡해야 한다.

그림으로 보는 병태생리
호흡 시 견축 부위

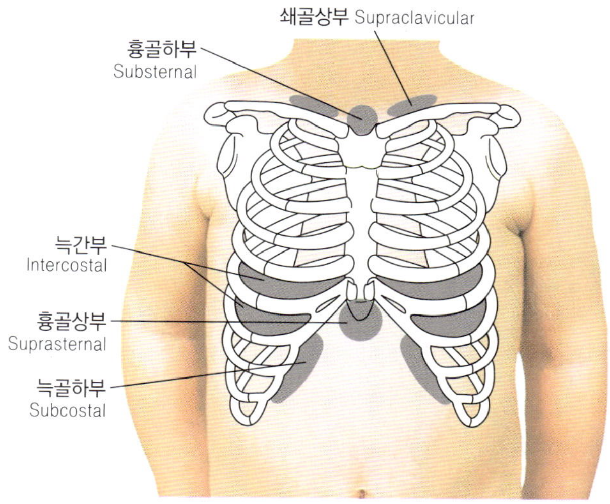

그림 14-4
영아와 어린 아동은 흉부 근육이 미성숙하고 늑골의 연골이 뼈보다 더 많기 때문에 흉벽이 유연하다. 호흡곤란이 있을 때 공기를 흡입하기 위해 횡격막의 하향운동으로 음압이 생성되면 흉벽이 안쪽으로 당겨져 견축(retractions)이 발생한다. 경증 호흡곤란에서는 늑간 견축이 관찰된다. 호흡곤란의 중증도가 증가함에 따라 견축이 흉골하부와 늑골하부에서도 관찰된다. 호흡곤란이 심할 경우 호흡보조근육(흉쇄유돌근 및 승모근)이 사용되며, 견축은 쇄골상부 및 흉골상부에서도 관찰된다.

벌려지지 않는다. 호흡 및 수유와 같은 활동 시에 신생아의 코(nose)가 개방성을 유지하는 것은 필수적이다. 영아, 아동 및 성인은 코나 입을 통해 호흡할 수 있다.

하기도 차이

만삭이 되면 태내에 있는 아기는 기관 및 기관지가 완성되어 신생아로 태어나며, 하기도는 지속적으로 성장한다. 기관지의 분화는 임신 24주부터 시작하고 출생 후 가스교환을 위해 폐낭(lung sacs)이 형성되기 시작하며 폐낭은 임신 36주에 폐포(alveoli)로 분화되기 시작한다. 만삭으로 태어난 신생아의 폐포는 약 2천5백만 개이다. 이러한 폐포는 완전히 발달되어 있지 않으며 폐포로 연결되는 기관지는 성인보다 좁고 숫자가 적다. 아동은 8세가 지나면 폐포의 크기와 복잡성이 증가하기 시작한다. 성인이 되면 폐포의 수가 3억 개로 증가한다.

기관지와 세기관지는 평활근이 둘러싸고 있지만 신생아의 평활근은 아직 잘 발달되어 있지 않다. 생후 5개월이 된 영아는 충분한 근육을 가지게 되며 자극에 대하여 기관지 경련(bronchospasm)과 근육 수축(muscle contraction)으로 반응한다.

6세 미만 아동은 늑간근이 미성숙하기 때문에 호흡할 때 횡격막(diaphragm)을 사용하며 그 이후가 되면 아동은 늑간근을 보다 효율적으로 사용한다. 늑골은 주로 연골로 되어 있어 매우 유연하다. 호흡곤란의 경우 횡격막 운동을 통한 음압으로 인해 흉벽이 안으로 당겨져 견축을 일으키는데, 이는 흡기 중 늑골 사이에 가라앉는 것과 같이 보인다(호흡곤란과 관련된 견축 부위는 그림 14-4 참조).

아동은 대사율이 높기 때문에 성인보다 산소 소비량이 더 많다. 이러한 산소 소비량은 아동이 호흡곤란이 있을 때 더욱 증가한다. 또한 아동은 글리코겐의 근육 보유량이 적기 때문에 호흡하는데 보조근육을 사용하는 경우 근육피로가 급격히 증가한다.

호흡기 사정

잠재적이거나 실제적인 호흡기 질환이 있는 아동을 사정할 때에는 전체적인 신체기관의 증상 및 징후에 대해 자세히 검토하고 호흡기 기능과의 관계를 파악하기 위해 진단검사 및 병리검사를 실시하는 것이 중요하다(표 14-1, 표 14-2).

영아 돌연사 증후군

갑작스럽고 예기치 않은 영아 사망(sudden and unexpected infant death, SUID)은 영아 사망의 주요 원인이다. SUID

표 14-1 호흡문제가 있는 아동을 위한 사정지침

사정초점	사정지침
편안한 자세	• 아동은 편안하게 누워 있는가? • 아동은 앉아 있거나 삼각대 자세(tripod position, 앉아서 무릎 위에 팔을 올려 지지하고, 턱을 앞으로 내미는 자세)를 선호하는가?
활력징후	• 호흡의 속도, 깊이 및 용이함을 사정한다. • 맥박의 횟수와 강도를 사정한다.
폐의 청진	• 호흡음이 양측인가, 감소하였는가, 없는가? • 비정상음[adventitious sounds, 천식음, 수포음(crackles), 나음(rhonchi)]이 있는가?
호흡노력 (호흡에 힘이 듦)	• 협착음(stridor, 숨을 들이마시거나 내쉴 때 시끄럽고 그르렁거리는 소리)이 나는가? 후두음(grunting, 신생아가 성대를 사용하여 폐포허탈을 방지하기 위해 호기를 멈춘 후 호기말에 빠르게 숨을 내쉴 때 발생하는 소리)이 있는가? • 호흡이 힘들거나 호흡하는데 노력이 더 필요한가? • 호흡 시에 견인이 보이거나 호흡보조근을 사용하는가? • 비익(코날개)이 벌렁거리는가? • 빈호흡(tachypnea, 비정상적으로 빠른 호흡수)이 있는가? • 아동이 말할 때 완전한 문장을 사용하는가 아니면 몇 마디 할 때마다 숨을 쉬어야 하는가? 울음소리가 강한가 아니면 약한가? • 흡기 시에 흉부와 복부가 동시에 올라가거나 아니면 흉부와 복부가 동시에 올라가지 않는 역설적 호흡(paradoxical breathing)이 있는가?
색깔	• 점막의 색깔, 피부, 손톱은 어떠한가? 분홍색인가, 창백한가, 청색증인가 혹은 얼룩덜룩한가(피부에 분홍색, 창백 및 청색 패치)? • 울 때 색깔이 좋아지는가 아니면 나빠지는가?
기침	• 기침은 건조한지(비생산적), 젖어 있는지(생산적, 점액성), 귀에 거슬리는지(시끄러운, 뮤지컬) 또는 크루프성인지(짖는 소리, 밀봉한 것에서 나는 소리)? • 기침 노력이 강력한가 혹은 허약한가?
행동변화	• 과민반응, 불안 또는 반응의 수준에 변화가 있는가?
가족력	• 천식이나 낭포성 섬유증의 가족력이 있는가?

표 14-2 호흡기계에 대한 진단검사 및 병리검사

진단검사	병리검사
기관지경(bronchoscopy)	동맥혈 가스분석(arterial blood gas analysis)
흉부 방사선(chest radiograph)	배양검사(cultures)
다면수면검사(polysomnography, 수면검사)	신생아 낭성섬유증 선별검사(neonatal screening for cystic fibrosis)
맥박산소측정(pulse oximetry)	단백정제유도체(protein-purified derivative, PPD), Mantoux 검사
폐활량계(spirometry, 폐기능 검사)	
염화수소 땀검사(sweat chloride test)	

에 포함되는 영아 돌연사 증후군(sudden infant death syndrome, SIDS)은 1세 미만의 영아가 수면 중 갑작스런 사망으로 철저한 조사 후에도 원인을 설명할 수 없는 상태를 말한다. 철저한 조사에는 부검, 죽음과 관련된 환경적인 상황에 대한 검토 및 임상 기록이 포함된다. 예기치 못한 영아 사망은 환경적인 상황에 따라서 우발적인 질식이거나 체위에 의한 질식으로 분류될 수 있다(예: 영아가 침구에 얼굴을 묻거나 측위에서 복위로 누운 경우). 대부분의 SIDS 사망은 2~4개월 된 영아에게서 발생하며, 이는 SUID 사례의 50%를 차지한다. 현재로서는 SIDS는 예측할 수 없으며 어떤 경우에는 예방할 수조차 없다.

임상적 징후 | 상기도 폐쇄의 위치에 따른 호흡음

기도폐쇄의 위치	임상적 징후
비인두 폐쇄, 편도선 확대 혹은 아데노이드 확대	큰 코 고는 소리
상기도(후두 위쪽이나 기관의 상부)의 부분폐쇄	흡기할 때 협착음(stridor)
기관의 아래쪽 및 기관지 중앙부위의 폐쇄	호기할 때 협착음이나 천식음, 크룹성이나 저음의 기침
후두 혹은 성문 하부 공간에 폐쇄가 고정됨	흡기 및 호기 시 협착음
성대가 막힘	쉰 목소리, 울음소리가 약함

SOURCES: Data from Brasher, V. L., & Huether, S. E. (2014b). Alterations in pulmonary function in children. In K. L. McCance, S. E. Huether, V. L. Brashers, & N. S. Rote, Pathophysiology: The biologic basis for disease in adults and children (7th ed., p. 1294). St. Louis, MO: Elsevier Mosby; Snyder, S. R., Kivlehan, S. M., & Collopy, K. T. (2013). What's behind stridor: Case studies in diagnosis and care, EMS World, 42(1), 30–42; Wetmore, R. F. (2016). Tonsils and adenoids, In R. M. Kliegman, B. Stanton, J. W. St. Geme, & N. F. Schor (Eds.), Nelson textbook of pediatrics (20th ed., pp. 2023–2026). Philadelphia, PA: Elsevier Saunders.

병태생리

SIDS의 원인은 아직 정확히 파악되고 있지 않지만 유전적 · 환경적 스트레스 요인에 대한 생리적 반응 혹은 호흡이나 심부정맥의 조절 장애로 이어지는 생화학적 변화와 같은 여러 요인이 기여할 수 있다. SIDS의 원인에 관한 이론은 다음과 같다.

- 영아의 근본적인 취약성(예: 유전성 심부정맥 또는 호흡, 수면 및 각성을 조절하는 신경망의 결함)
- 주요 발달 기간(예: 심혈관계가 성숙하기 전)
- 기타 스트레스원(예: 호기한 공기를 재호흡함, 침대 공유, 복위 혹은 측위, 과열되거나 호흡기 감염)이 영아의 취약성을 조장
- 연수(medulla oblongata)의 신경전달물질인 세로토닌(serotonin)과 관련된 비정상 상태가 수면 중 뇌간에서 중재하는 보호반응(예: 각성)을 방해

영아 돌연사 증후군의 위험에 처하게 하는 영아 측 요인 및 환경 측 요인은 Box 14-1과 같다. 이를 예방하고 아동을 보호할 수 있는 방법은 모유수유이다. 모유수유 시 영아는 더 쉽고 더 자주 깨어나므로, 나타나는 문제를 좀 더 쉽게 발견할 수 있다.

임상적 징후

첫 번째 징후는 심폐기능 정지이다. 임상결과는 버둥거림이나 체위변화의 증거와 입과 콧구멍에서 거품과 혈액이 섞인 분비물이 파악된다. 대개 부모는 아침에 일어나서 혹은 낮잠 후에 영아가 아기 침대에서 사망한 것을 발견하고, 수면 중간에 울음소리나 부스럭거리는 소리를 듣지 못했다고 보고한다.

협력적 관리

SIDS의 발생률을 줄이기 위해 영아를 앙와위로 눕히도록 격려한다. 가정에서는 예방관리가 중요하므로 금연, 침대 공유의 회피 및 너무 더운 것을 피하는 환경을 제공하는 것이 SIDS 비율을 감소시키데 기여하였다. 30년 동안 SIDS 사망자 수가

Box 14-1
영아 돌연사 증후군의 위험요인

영아 측 위험요인
- 미숙아와 저체중아, 재태연령이 적고, 다태(multiple birth)인 경우
- 아메리카 원주민과 흑인 영아는 위험이 매우 높음(유전적 요인일 수 있음); 백인, 아시아계, 히스패닉 영아는 위험이 낮음
- 남아가 위험이 매우 높음(유전적 요인일 수 있음)
- 모성이 흡연, 음주 또는 물질 남용을 한 경우
- 사회 경제적으로 불리함(예: 한부모, 젊은 어머니, 모성의 기간이 짧음, 실직상태)

환경 측 위험요인
- 복위 혹은 측위로 자고 있음
- 실내가 너무 더움
- 간접 담배 연기에 노출됨
- 침대의 공유; 0~3개월 영아에게서 매우 위험이 높음
- 부드러운 침구, 베개 및 봉제 동물 인형은 3개월 영아에게는 위험이 높음

SOURCES: Data from Gelfer, P., & Tatum, M. (2014). Sudden infant death syndrome. Journal of Pediatric HealthCare, 28(5), 470~474; Colvin, J. D., Collie-Akers, V., Schunn, C., & Moon, R. Y. (2014). Sleep environment risks for younger and older infants. Pediatrics, 134(2), e406~e412; Van Nguyen, J. M., & Abenhaim, H. A. (2013). Sudden infant death syndrome: Review for the obstetric care provider. American Journal of Perinatology, 30(09), 703~714.

근거기반 실무 | 영아의 수면 자세

문제

2010년에 모든 영아의 13.5%가 복위(prone position)로 잠을 잔다고 보고되었다. 알려지지 않은 수의 영아가 질식의 위험이 증가하는 방식으로 잠을 잔다. 어떤 전략이 어린 영아에게 안전한 수면 환경을 조성하고 수면 자세에 도움이 될 수 있을까?

근거

신생아 집중치료실(NICU)의 침대 감사에 따르면 영아의 39%만이 앙와위(supine position)로 자고 있었고 45%는 침대에 부드러운 물건이 없었다. NICU에서 퇴원한 영아의 부모를 대상으로 전화조사를 실시한 결과 영아의 23%만이 모든 기준을 충족하는 안전한 수면을 실행하였다. 질 개선 계획에 따라 간호지침과 안전한 수면 습관에 대한 간호교육이 이루어졌다. NICU의 영아가 바람직하고 안전한 앙와위 수면 자세를 하는지를 사정하기 위한 알고리즘이 개발되었다. 영아가 앙와위 자세로 수면을 하는지 기준을 충족할 때 유아용 침대에 큐 카드를 놓았다. 이 카드는 간호사가 안전한 수면 습관에 대해 부모가 교육을 시작하도록 한다. 안전한 수면 습관에 관한 부모 교육에는 DVD 및 퇴원 서면 지침이 포함되어 있다. 아동용 침대 감사(crib audit)를 통해 영아는 중재 전 39%에서 중재 후 3개월 만에 83%로 앙와위 자세의 수면이 증가하였고 침구 표면을 단단하게 하고, 침대에 부드러운 물건을 두지 않는 비율 또한 증가했다. 퇴원 후 부모에 대한 추적 조사에서 안전한 수면 습관이 유의한 증가를 나타내었다(중재 전 23%에서 중재후 82%).

연구에서 SIDS 혹은 SUID로 사망한 영아의 연령별 수면 환경요인을 조사했다. 수면 중이거나 수면 환경에서 사망한 12개월 미만의 영아를 대상으로 국가 아동 사망 검토 팀에 의해 수집된 자료를 기반으로 영아 및 보호자의 특성, 수면 환경의 물건(예: 의류, 담요, 범퍼 패드, 인형) 그리고 수면 장소와 수면 자세 등과 같은 요인을 분석하였다. 연구에서 침대 공유는 69.2%가 영아 사망과 관련이 있었으며, 사망률은 나이 든 영아(58.9%)보다 생후 3개월 미만 영아(73.8%)에게서 유의하게 높게 나타났다. 어린 영아의 사망은 수면 환경의 물건과 관련이 없어 보였고, 앙와위 혹은 측위에서 복위로 수면 자세의 변경과도 관련이 없는 것으로 나타났다. 나이 든 영아는 복위에서와 수면 환경의 물건이 있는 경우에 더 많이 사망하는 경향이 있었다. 어린 영아 및 SIDS의 포대기 사용과 잠재적 연관성을 확인하기 위해 4가지 사례 대조 연구에 대한 메타 분석이 수행되었다. 영아의 울음을 달래고, 스트레스를 줄이며, 잠자는 동안 덜 깨도록 하기 위해 포대기의 사용이 점차 증가하고 있다. 그러나 수면 중 각성이 줄어들면, SIDS의 위험이 높아질 수 있다는 우려가 있다. 연구결과에 따르면 포대기를 덮고 복위나 측위로 눕히는 것이 포대기를 덮지 않는 영아와 비교할 때 SIDS의 위험이 두 배로 증가한 것으로 나타났다. 6개월 이상 된 영아에게 포대기를 덮었을 때도 위험이 증가했는데, 이는 영아가 잠잘 때 구르면서 앙와위 자세가 될 수 있기 때문이다.

결과

수면 캠페인인 Back to Sleep Campaign은 영아의 앙와위 수면 자세를 성공적으로 향상시켰지만, 추가 수면 환경요인이 수면 중 영아 사망 위험을 증가시킬 수 있다. 부모교육은 앙와위 자세를 취하는 것 이상에 초점을 맞춰야 한다. 영아가 입원할 때 부모에게 안전한 수면 환경과 부모의 자세를 모델링하는 것은 효과적인 메시지가 될 수 있다. 영아가 침대에서 뒤집으며 움직일 수 있는 능력이 발달되면, 부모는 침대에서 물건을 치우도록 해야 한다. 특히 영아가 앙와위에서 복위로 뒤집을 때 질식 가능한 부드러운 물건은 침대에서 치우도록 한다. 영아에게 포대기를 덮어주기로 한 부모에게는 영아를 앙와위로 눕히고, 영아가 뒤집는 징후를 보이면 포대기 사용을 중단해야 한다고 교육한다. 교육이 신념과 우려를 적절하게 다룰 수 있도록 간호사는 또한 침구 및 침대 공유와 같은 문제에 대한 부모의 관점을 이해해야 한다.

비판적 사고 적용

모성병동 및 아동병동에 영아의 수면 자세에 대한 병원 정책이 있는지 확인한다. 아동 침대 및 요람에 대한 감사를 수행하여, 앙와위로 잠을 자는 영아의 비율이 어떠한지 확인하고, 침대 위에 물건이 있는지 확인한다.

71.3%로 급감하였는데 이는 대부분 지속적인 예방교육 캠페인과 전략이 성공하였다고 볼 수 있다.

간호과정

갑작스럽고 예기치 않은 영아 사망은 종종 응급실에서 다루어진다. 간호사는 가장 큰 위기 상황에서 가족에게 공감하고 영아의 사망으로 인한 가족의 쇼크 반응에 필요시 특별 지원을 한다.

간호사는 부모가 아기의 사망에 책임이 없다는 것을 다시 확인시키고 다른 가족 구성원에게 연락하여 지지를 동원하는데 도움을 준다. 또한 부모, 형제자매 및 기타 가족이 이러한 두려움을 표현하도록 돕고 영아 사망에 대한 자신의 감정을 정리하도록 도와준다.

영아 돌연사 증후군의 예방

간호사는 부모에게 SUID에 대한 예방교육에 중요한 역할을 할 수 있다. 입원한 영아는 측위나 복위보다는 앙와위로 눕혀서 재우도록 해야 한다. 부모에게 영아가 잠자고 생활하는 곳에서 담배를 피우지 않도록 하거나 흡연을 중단하도록 권장한다(근거기반 실무: 영아의 수면 자세 참조).

간호사와 신생아는 영아가 있는 모든 부모에게 집에서 영아를 위한 권장 수면 자세, 즉 단단한 바닥에 앙와위로 눕혀 재우는 것에 대해 교육한다. 다른 가족, 베이비시터가 영아를 돌보거나 어린이집에서 영아를 돌볼 때에도 영아가 잠잘 때 반드시 이와 같은 수면 자세를 취해주도록 요청한다. 수면 자세 이외에, 부모 및 돌봄 제공자는 느슨한 침구, 장난감 및 베개의 사용을 피해야 한다. 잠자는 동안 영아를 따뜻하게 유지하기 위해 담요보다는 잠옷을 입히고 겉옷을 너무 많이 입혀서 영아가 덥지 않도록 한다. 부모와 침대를 공유하는 것은 권장하지 않는다. 미국 소아과 학회(American Academy of Pediatrics)에서는 취침 시각과 낮잠시간에 달래기 젖꼭지를 사용하도록 권장한다. 임산부와 흡연하는 어머니에게 태아 및 영아가 담배 연기에 노출되면 위험이 증가된다는 사실을 교육해야 한다.

표 14-3 비인두염의 증상

3개월 미만 영아	3개월 이상 영아	유아 및 학령전기 아동
무기력함 과민성 젖을 잘 안 먹음 발열(열이 없을 수 있음)	발열 구토 설사 재채기 식욕부진 과민성 안절부절	코와 인후의 건조 및 과민성 오한 및 발열 전신 근육통 두통 쇠약함 식욕부진 후비루(postnasal drip) 묽은 콧물이다가 나중에 진하고 농이 있는 분비물이 됨 재채기

상기도 질환

비인두염

비인두염(nasopharyngitis)은 상기도 감염(URI) 또는 감기(common cold)로 알려져 있는데, 코와 인후의 염증과 감염을 일으키며 영아와 아동에게 가장 흔한 질환이다. 200종 이상의 바이러스와 수많은 박테리아가 비인두염을 일으킬 수 있다. 가장 흔한 바이러스에는 라이노 바이러스(rhinovirus)와 코로나 바이러스(coronavirus)가 있으며 가장 흔한 세균은 A군 베타 용혈성 연쇄상구균(Group A beta hemolytic streptococcus)이다. 비인두염을 일으키는 병원체는 1~3일간의 잠복기를 가지며, 증상이 나타나기 수 시간 전부터 질병이 시작된 후 1~2일간 전염성이 있다. 증상은 4~10일이나 그 이상 지속될 수 있다. 감염자가 비감염자의 손을 만졌을 때 그 손으로 입이나 코를 만지게 되고 결과적으로 감염된 비말을 통해 자가접종(self inoculation)을 초래하여 질병이 전파되는 것으로 생각된다.

비인두염이 있는 아동은 코점막이 붉고 맑은 비강 분비물이 있으며, 인후가 감염되어 있으며 편도선이 부어 있는 것이 분명하게 보인다. 연구개와 인두에 소포(vesicles)가 나타나기도 하며 동반 증상은 아동의 연령에 따라 다를 수 있다(표 14-3).

비인두염이 없을 때는 아동에게 증상이 없어야 한다. 아동이 상기도 감염이나 만성 기침을 계속하는 경우에는 알레르기, 천식 또는 비강폴립과 같은 기저질환의 가능성을 배제할 수 없음을 알아야 한다.

간호과정

입을 통해 숨을 쉬지 못하는 영아의 경우 생리식염수를 3~4시간마다 코에 점적하는데 특히 수유 전에 점적 투여한다. 생후 9개월이 넘은 영아의 경우 생리식염수를 코에 점적하여 코막힘(stuffiness)을 치료할 수 있다. 또한 수유하기 전에 벌브 주사기(bulb syringe)로 흡인 후 수유한다. 6세 이상 아동은 비강 스프레이를 사용한다.

울혈제거제 점적약 및 스프레이는 4일이나 5일 이상, 즉 권장 횟수보다 더 자주 사용해서는 안 된다. 항히스타민제는 아동이 알레르기성 비염이거나 코 분비물이 많을 때 도움이 될 수 있다. 비강 스프레이 및 여러 성분이 들어 있는 약물은 장기간 지속적으로 권장하지 않는다. 생리식염수 점적은 아동의 비강을 세정하고 진정시키기 위해 매일 사용할 수 있는 안전한 선택이다.

병실 가습은 비강 분비물이 건조되는 것을 예방하는 데 도움이 된다. acetaminophen이나 ibuprofen과 같은 해열제(antipyretics)는 열을 감소시켜 아동을 보다 편안하게 한다. 아스피린을 장기적으로 복용할 때에는 라이증후군(Reye syndrome) 발생의 요인이 될 수 있기 때문에 사용을 권장하지 않는다.

아동은 격렬한 신체활동을 피하고 독서, 음악이나 이야기 듣기, 텔레비전이나 DVD 시청과 같은 조용한 놀이를 해야 한다. 아동에게 음식을 강제로 먹이지 않아야 하지만 분비물을 액화시키기 위해 수분을 섭취하도록 권장한다. 부모에게는 약이나 백신이 감기를 예방할 수 없으며, 감염된 사람과 접촉을 하지 않아야 감염의 확산을 줄일 수 있다고 말해준다. 적절한 손 씻기 및 휴지 처분이 감염의 확산을 줄이는 데 도움이 된다. 카운터, 장난감, 문손잡이 등을 매일 청소하면 감염 확산을 줄일 수 있고 식사시간에 음식, 반찬, 식기 등은 공유하지 않도록 한다.

인두염

급성 인두염(acute pharyngitis)은 주로 인두에 영향을 미치는 감염으로 편도선(tonsils)도 포함한다. 4~7세 아동에게서 가장 흔히 볼 수 있으며 1세 미만의 아동은 드물다. 이 감염의 약

가족과의 협력 | 처방전 없이 구입할 수 있는 기침약 및 감기약에 대한 교육

부모는 상기도 감염이 있는 아동이 감기에 걸렸을 때 복용했던 익숙한 약물로 치료할 수 있다. 건강증진을 위해 의료기관을 방문할 때 부모가 아동을 위한 약물을 다루는 방법에 대하여 계획하도록 돕는다. 안내 지침은 다음과 같다.

- 담당의사의 특정 지시가 없는 한 12세 미만의 아동에게 처방 없이 기침약 및 감기약을 사용하지 않도록 한다.
- 담당의사가 권장하는 경우, 아세트아미노펜 및 이부프로펜과 같은 해열 진통제를 사용할 수 있다. 아동의 연령과 건강상태에 맞출 수 있도록 약물의 상표를 반드시 읽어보도록 한다. 아동의 나이와 체중에 맞는 권장량만을 복용시키도록 한다. 성인용으로 포장된 제품을 사용하지 않도록 한다.
- 약물을 측정하는 방법을 알고 있어야 한다. 큰 스푼과 찻숟가락은 동일하지 않으며, 가정용 스푼을 사용하면 잘못 투여될 수 있다. 아주 정확하게 하기 위해 액체 약물을 제공할 때는 측정용기를 사용한다. 약물과 함께 제공되지 않으면, 약국에서 정확하게 눈금이 붙은 측정용기를 구입하도록 한다. 투여해야 할 용량과 일치하는 정확하게 표시된 측정용기만을 사용하도록 한다.
- 다음과 같은 경우 약사, 간호사 또는 의사에게 질문한다. 즉 아동이 다른 약물을 복용하고 있는 경우, 아동의 나이에는 권장되지 않는 약물인 경우, 아동의 건강상태가 개선되지 않는 경우 또는 다른 증상이 나타나는 경우 등이다.
- 아동이 병뚜껑을 열 수 없는 약병을 사용한다. 모든 아동의 손이 닿지 않는 곳에 보관한다. 잠금장치가 있는 곳에 보관하면 더 좋다.
- 용기를 점검하여 금이 가거나, 불완전하거나, 변조가 있는 물품을 구매하지 않도록 한다.
- 상자 포장 상표의 '약에 대한 정보(Drug Facts)'에 있는 모든 정보를 검토한다.
- 아동의 담당의사와 먼저 상의하지 않고, 아동의 감기를 치료하기 위해 가정요법이나 허브 제품을 사용하지 않도록 한다.
- 아동의 증세가 더 심해지거나 개선되지 않으면 투약을 중지하고 담당의사에게 연락한다. 포장에 있는 지시사항을 이해하지 못하겠으면 약물을 사용하기 전에 담당의사에게 문의한다.

SOURCES: Adapted from Pappas, 2016. The common cold in children: Management and prevention. UpToDate; American Academy of Pediatricians. (2015). Children and Colds. Retrieved from https://www.healthychildren.org

80%는 바이러스가 원인이며 나머지는 박테리아가 원인이다. 세균성 인두염은 일반적으로 급성 인후염증(strep throat)으로 알려져 있으며 그 이유는 A군 베타 용혈성 연쇄상구균(Group A Beta hemolytic streptochoccus)이 가장 흔한 원인균이기 때문이다.

인후통(sore throat)은 인두염을 앓고 있는 아동의 주호소이다. 약간의 인후 발적과 통증, 삼출물, 경한 림프절 병증 및 미열이 있고, 급성 인후염증을 앓고 있는 사람에게 노출된 아동은 반드시 인후 배양검사를 해야 한다. 모든 급성 인후염증 환자에게서 화농성 분비물과 흰 반점 출현이라는 전형적인 증상이 나타나는 것은 아니다.

삼키기가 어렵고 통증이 심하며 침을 흘리고 탈수증상과 호흡곤란 증세를 보이는 아동은 즉시 의사에게 진찰을 받아야 한다. 이러한 징후는 후두개염(epiglottitis)이나 디프테리아(diphtheria)와 같은 심각한 건강상태를 나타내는 지표일 수 있다. 편도선 주위 농양과 인두후부 농양(retropharyngeal abscess)은 또 다른 심각한 징후이다. 이러한 상태는 목의 움직임 감소, 목의 부종이나 통증 및 호흡곤란과 같은 추가 증상이 있을 수 있다. 이러한 증상이 있을 때 CT 검사나 MRI는 농양 진단에 도움이 될 수 있다.

협력적 관리

급성 인후염증(strep throat)은 인후 배양검사를 통해 진단하는데, 급속 항원검출 검사(rapid antigen detection test, RADT) 또는 전통적 인후 배양검사를 사용한다. 급속 연쇄상구균 검사의 결과는 수분 이내 이용할 수 있다. 전통적인 인후 배양검사 결과는 24~48시간이 걸린다. 결과를 신속하게 확인하기 위해서 급속 항원검출 검사결과 음성으로 나타나면 이후 일반적인 검사를 시행한다.

임상적 조언

정확한 진단을 위해서는 인후 배양검사를 올바르게 수행해야 한다. 멸균된 면봉으로 편도선, 연구개의 후방 가장자리 및 목젖(uvula)에서 채취한다. 협조가 가능한 아동에게 손을 엉덩이 밑에 넣고 입을 벌리고 웃거나 강아지처럼 헐떡거리라고 요구한다. 협조가 힘든 유아는 손을 머리 가까운 등 뒤로 하여 부모나 보조자에게 붙잡도록 한다. 혀를 설압자로 부드럽게 누르고 인후를 스왑한다. 반드시 편도선 부위도 채취하도록 한다.

A군 베타-용혈성 연쇄상구균에 의한 인두염은 경구용 페니실린으로 10일간 치료하거나 지속형 페니실린을 1회 주사 투여하여 치료한다. 아동이 페니실린에 알레르기가 있으면 에리스로마이신(erythromycin)을 투여한다. 아지스로마이신(Azithromycin)과 clarithromycin은 치료에 추가로 사용되는 항생제이다. 급성 증상은 치료 후 24시간 이내에 사라져야 하며, 이때 아동은 더 이상 전염성이 없다. 바이러스에 의한 인후염의 경우 대증요법만 사용한다.

임상적 징후 | 인두염, 급성 부비동염, 편도선 주위 농양 및 인두 후부 농양

인두염	급성 부비동염	편도선 주위 농양	인두후부 농양
증상만으로 바이러스성인지 세균성인지 구분이 안 된다. 편도선 삼출물 편도선 부종 발열 전방 림프절의 부종 및 민감성	두통, 구취 식욕부진 코 분비물 발열, 기침 상기도 감염 후 뒤따르는 증상 악화	발열 으스스한 느낌 인후통, 농양이 있는 한쪽 편도선 주위가 더 심함 특히 인후와 연구개의 한쪽 면에 현저한 홍반과 부종 연하곤란	발열 인후통 먹을 수 없음 마시기 어려움 민감성 목의 통증과 부종 침 흘리기 인두염 호흡곤란 및 협착음 수면무호흡증

SOURCES: Data from Centers for Disease Control and Prevention. (2016). Pediatric treatment recommendations. Retrieved from http://www.cdc.gov/getsmart/community/forhcp/outpatient-hcp/ pediatric-treatment-rec.html; Pappas, D. E., & Hendley, J. O. (2016c). Acute Pharyngitis. In R. M. Kliegman, B. Stanton, J. St. Geme, & N. S. Schor, Nelson textbook of pediatrics (20th ed., pp. 2017~2021). Philadelphia, PA: Saunders; Pappas, D. E., & Hendley, J. O. (2016b). Retropharyngeal Abscess, Lateral Pharyngeal Abscess, and Peritonsillar Cellulitis/Abscess. In R. M. Kliegman, B. Stanton, J. St. Geme, & N. S. Schor, Nelson textbook of pediatrics (20th ed., pp. 2017~2021). Philadelphia, PA: Saunders.

편도선 주위 농양은 수술로 농양을 배액하고 농양에서 배액물 배양 후 효과적인 항생제를 투여하여 치료한다. 일반적으로 투여되는 항생제는 암피실린(ampicillin), 설박탐(sulbactam), 페니실린 G 및 클린다마이신(clindamycin) 등이다. 일단 치료가 이루어지면 아동은 편도선절제술의 가능성 여부를 평가한다. 인두후부 농양은 대부분 농양을 배액하는 방법으로 치료하지만 경우에 따라서는 항생제를 정맥투여하여 치료할 수 있다. Ampicillin, Sulbactam, Clindamycin, Cephalosporin 및 Penicillin이 흔히 사용되는 항생제이다. 인두염을 앓고 있는 아동의 호흡관리는 매우 중요한 부분으로 세밀한 사정과 간호가 필요하다.

간호과정

간호는 증상 완화에 초점을 둔다. 아세트아미노펜은 인후 통증과 전신 발열을 감소시킨다. 시원하고 비산성인 음료와 부드러운 음식물, 얼음 조각 또는 냉 주스를 소량씩 자주 제공하면 연하를 촉진하고 탈수를 방지할 수 있다. 가습, 껌, 따뜻한 소금물(물 5~250mL)로 양치질을 하면 자극된 인후가 진정된다.

인후 스프레이 또는 인후염용 트로키제(throat lozenges) 사용은 가정요법보다 대개 효과적이지 못하므로 아동이 휴식하여 회복을 촉진하고 에너지를 보존하도록 격려한다.

세균성 인후염에 항생제가 처방될 경우 항생제 투여의 전체 과정을 마치는 것이 중요하다는 것을 부모에게 교육한다. 세균에 의한 재감염을 방지하기 위해 물기에 젖은 축축한 아동의 칫솔을 새 것으로 바꾸어 주도록 부모에게 교육하며, 특히 연쇄상구균 감염 치료의 중요성을 부모에게 강조한다. 감염을 치료하지 않으면 류마티스 열, 경부 림프선염(cervical adenitis), 부비동염, 사구체신염(glomerulonephritis) 또는 뇌수막염(meningitis)으로 이어질 수 있기 때문이다.

편도선염

편도선염(tonsillitis)은 구개 편도선의 감염 또는 염증(비대)이다. 인두염이 있는 대부분의 아동은 편도선에 감염이 있지만, 반드시 편도선염을 나타내는 염증이 있는 것은 아니다. 아데노이드(adenoid)는 인두 후벽에 위치한 림프조직이며 인두편도(pharyngeal tonsils)라고도 한다. 편도선염은 이 부분에 급성 또는 만성감염으로 발생한다.

병태생리

인두염과 마찬가지로 편도선염은 바이러스나 박테리아에 의해 유발될 수 있고 감염의 주요 부위는 편도선이다. 이 질환은 특정 아동에게서 여러 번 재발하는 경향이 있다.

임상적 징후

편도선염 증상은 호흡곤란 및 연하곤란이 동반된 잦은 인후 감염, 구개편도의 지속적 발적, 경부 림프절의 비대 등이다. 아동이 지속적으로 입을 통해 숨을 쉬면 점막이 건조해지고 염증을 일으킬 수 있다. 아데노이드염은 코 막힘(nasal stuffiness), 코 분비물 및 인두 이물감 등이 특징적이며, 결과적으로 헛기침을 하거나 코골이와 수면장애를 유발한다.

가족과의 협력 | 편도선 절제술 후 관리

아동의 편도선 절제술 후 부모는 아동의 안위를 증진하기 위한 조치를 취할 수 있다.

- 아동에게 적절한 시원한 음료수를 마시거나 껌을 씹게 한다. 이는 인후 주변 근육의 경련을 감소시킨다.
- 아세트아미노펜 엘릭서(elixir) 혹은 기타 진통제를 처방대로 투여한다.
- 아동의 목 부위에 얼음 찜질을 적용한다.
- 230g의 물에 베이킹 소다와 소금을 각각 2.5g(0.5티스푼)씩 넣은 용액으로 아동에게 양치질을 시킨다.
- 외과의사가 처방한 경우 점성이 있는 리도카인으로 입을 잘 헹구게 하고 용액을 삼키게 한다.

협력적 관리

치료의 목표는 아동의 불편감을 제거하는 것이다. 이러한 문제를 해결하기 위해 대증요법, 항생제 투약 및 필요시 수술을 시행한다.

진단검사

임상증상으로는 편도선이 커지고 염증이 나타나며, 아데노이드 확대 여부는 방사선 검사로 진단한다(Box 14-2). 편도선염으로 확진을 하려면 편도선의 비대, 통증과 염증이 동반되어야 한다.

임상치료

편도선염의 대증요법은 인두염과 동일하다. 편도선이 전년도에 최소한 7번 정도, 2년 안에 5번 혹은 3년 동안 매년 3번 정도 반복적으로 발생하였다면 편도선 절제술을 고려해 보아야 한다. 이러한 경우, 편도선염을 진단하는 데는 인후통이 있어야 하고 적어도 다음 증상 중 하나가 포함되어야 한다. 즉 체온이 38.3℃ 이상이거나 경부 림프절증(cervical adenopathy), 편도선 삼출액 및 A군 베타 용혈성 연쇄상구균 감염이 양성이어야 한다. 편도선 절제술은 다른 건강 문제와 함께 수면을 방해하는 호흡이 있는 아동에게는 선택적 치료로 논의되어야 한다. 수술 중 정맥으로 덱사메사손(intravenous dexamethasone)을 1회 투여하도록 권장하지만, 수술할 때 사용하는 일상적인 항생제는 필요하지 않다.

Box 14-2
성장과 발달: 편도선

정상적으로 발달을 하는 동안 아동은 편도선 조직이 성장하여 편도선이 크게 보인다. 그러나 편도선염의 진단에는 큰 편도선과 함께 통증과 염증이 있어야 한다. 많은 학령기 아동의 편도선은 관찰하여 흔히 볼 수 있는 편도선 크기의 변화를 학습하도록 한다.

간호과정

편도선염과 아데노이드염의 간호목표는 아동의 안위를 증진하고 감염을 성공적으로 치료하는 것이다. 편도선 수술이 결정되면 간호사는 수술을 위해 가족과 아동을 준비시키고 수술 후 간호를 제공하고 수술 후 가정간호에 필요한 내용을 교육한다.

간호사정과 간호진단

매번 신체사정을 하는 과정에서 주의 깊게 인후를 사정한다. 편도가 단순히 큰 것인지(어린 시절에 흔하게 발견됨), 염증이

가족과의 협력 | 편도선 절제술의 합병증 관리

출혈

- 출혈을 예방하기 위해 수술 후 첫 주에는 통증을 조절하기 위해 아스피린이나 출혈을 변화시키는 다른 약물을 투여해서는 안 된다. 그 대신 아세트아미노펜이나 이부프로펜을 처방대로 사용할 수 있다.
- 출혈은 편도선 수술 후 첫 24시간 이내 혹은 7~10일에, 흉터가 형성될 때 발생할 가능성이 가장 높다. 밝은 붉은색의 혈액이 졸졸 새거나 자주 삼키는 것이 목격되면 즉시 의사에게 보고한다.

감염

- 수술 후 첫 7~8일에 인후 뒤쪽이 창백하게 보이고 냄새가 나면 의사와 논의한다.
  또한 아동에게서 미열이 날 수 있지만 이는 감염의 징후는 아니다.
- 체온이 38.3℃ 이상이면 아세트아미노펜을 사용할 수 있다.
- 체온이 38.8℃ 이상으로 열이 나면 의사와 논의한다.

통증

- 아세트아미노펜이나 기타 진통제를 처방된 대로 투여한다.
- 소량의 시원한 음료수를 자주 제공한다. 감귤 주스는 주지 않는다.
- 며칠 동안 휴식을 하고, 조용한 활동을 하도록 한다.

있거나 또는 염증으로 인해 연령보다 편도선이 더 커져 있는지를 관찰한다. 발적의 정도와 삼출물의 여부를 살펴본다. 아동에게 통증이 있는지 혹은 삼키기가 어려운지를 사정한다. 편도선 감염의 과거력과 현재의 불편한 정도에 대해 질문한다. 코골이, 안절부절 또는 반복적인 야간 각성에 관한 정보도 함께 수집한다.

수술이 결정되면 수술 전에 아동에 대한 건강력을 완전하게 사정한다. 치아가 흔들리는 것이 있으면 수술 중 치아가 빠질 위험성이 있으므로 의사와 함께 의논한다. 수술 후 활력징후를 측정하고 호흡곤란, 출혈, 탈수를 관찰한다. 투약에 대하여 질문한다.

편도선염이 있는 아동에게 적용할 수 있는 간호진단은 다음과 같다.

- 인두의 염증과 관련된 급성통증
- 불충분한 섭취와 관련된 체액부족의 위험
- 편도선 비대에 의한 폐쇄와 관련된 비효과적 호흡 양상
- 염증 및 통증과 관련된 연하장애
- 퇴원 후 가정간호와 관련된 (부모의) 지식 부족

계획과 수행

간호사는 일반적인 지지간호를 제공하며, 약물이 처방되면 약물투여의 전체 과정을 완료하도록 격려한다. 편도선염이 있는 아동의 간호과정은 인두염이 있는 아동의 간호과정과 유사하다.

수술이 정해지면 간호사는 부모가 병원에 밤새도록 머물면서 짧은 수술을 위해 자녀를 준비시킨다. 아동은 수술 전 적어도 1주일간 인후통이나 발열, 상기도 감염이 없어야 한다. 수술하기 10일 전부터 출혈 시간을 지연시킬 수 있는 아스피린이나 기타 약물을 투약해서는 안 된다. 이러한 약물은 수술 후 출혈을 증가시킬 수 있기 때문이다.

퇴원계획과 가정간호 교육

퇴원계획에서는 수술 후 통증관리, 수분 및 영양섭취, 활동 제한 및 가능성 있는 합병증 등에 대해 부모를 교육한다. 대부분의 아동은 편도선절제술 후 7~10일간 인후통을 호소한다. 부모에게 아동의 인후통을 완화시키는 방법을 미리 설명해준다.

아동은 편도선 절제술 후 4~8일 사이에 귀에 통증을 느끼는데, 특히 음식을 삼킬 때 귀의 통증이 있다. 이러한 통증은 편도선 부위로부터 오는 연관통의 결과이며 귀의 감염을 나타내는 것이 아님을 부모에게 알려준다.

부모에게 충분한 수분섭취의 중요성을 강조한다. 수술 후 첫 주에는 아동이 선호하는 음료를 제공할 수 있지만 감귤 주스는 인후에 타는 듯한 느낌을 줄 수 있기 때문에 제외한다. 젤라틴, 사과 소스, 시원한 주스, 으깬 감자와 같은 부드러운 음식을 허용되는 대로 제공할 수 있다.

아동은 수술 후 침대에만 누워 있을 필요는 없지만 수술 후 첫 주에는 격렬한 운동을 피해야 한다. 편도선 절제술을 실시하고 약 10일 후에 학교에 다시 돌아갈 수 있다고 부모에게 알려준다.

어떤 수술이라도 수술 후 합병증의 위험이 있다. 수술 후 합병증의 징후뿐만 아니라 수술 후 정상적인 치유의 징후를 부모에게 교육한다.

평가

편도선염이 있는 아동을 위한 간호의 기대되는 결과는 다음과 같다.

- 아동은 적절한 음식과 음료를 섭취할 수 있다.
- 아동에게 통증과 발열을 안위 수준으로 관리한다.
- 아동은 출혈, 탈수와 같은 수술 후 합병증을 경험하지 않는다.
- 아동은 합병증 없이 치유된다.

중이염

중이염(otitis media)은 중이의 염증으로 때때로 감염과 동반된다. 이 질환은 아동기에 가장 흔하게 나타난다. 모든 영아의 약 절반이 생후 1년 정도까지 적어도 한 번은 급성 중이염을 경험한다. 중이염은 어린이집, 유치원에 다니는 아동, 알레르기가 있는 아동, 담배 연기에 노출된 아동, 매일 몇 시간씩 달래기 젖꼭지를 빠는 아동에게서 더 자주 발생한다. 또한 겨울철에 가장 흔하게 발생한다. 구순열(cleft lip)이나 구개파열(cleft palate)과 같은 상태 혹은 다운증후군이 있는 아동이 중이염을 더 자주 경험한다.

병태생리

중이염의 구체적인 원인은 알려져 있지 않지만, 이관(eustachian tube)의 기능부전과 관련되어 있으며 종종 상기도 감염이 중이염의 발병에 앞서 발생한다. 이 감염이 이관의 점막에 부종을 초래하며 그 결과 정상적으로 중이로 흐르는 공기가 차단되고 중이에 있는 공기가 혈류로 흡수된다. 체액이 점막층에서 이전의 공기층으로 들어가 병원체가 급속히 성장할 수 있는 배지를 제공하며 고막과 그 뒤에 있는 체액이 감염된다. 원인이 되는 병원체는 Streptococcus pneumoniae, Haemophilus influenza 및 Moraxella catarrhalis이다. 원인이 되는 흔한 바이러스는 호흡기 세포 융합 바이러스(respiratory syncytial virus), 인플루엔자 바이러스, 라이노 바이러스(rhinoviruses) 및 아데노 바이러스 등이다.

아데노이드가 커지거나 알레르기성 비염으로 부종이 생기

임상적 징후 | 급성 중이염 및 삼출성 중이염

원인	임상적 징후	임상치료
급성 중이염 – 비인두에서 옮겨진 병원체에 의한 중이의 세균 감염; 가장 흔한 병원체는 S. pneumoniae, H. influenzae, M. catarrhalis이다.	행동 – 이통, 귀를 잡아당김, 급성발병, 과민성, 불쾌감, 식사를 잘 못함 검진 – 고막 팽창, 고막 뒤에 공기방울이나 물방울이 있음. 고막이 움직이지 않거나 적게 움직이고 적색이고(또는 팽창과 함께 흰색, 회색 또는 황색과 같은 색 변화), 광추체의 위치 변화로 고막 경계표의 가시성이 감소한다.	마취성 귀점적제, 약초 진통제를 외이도에 점적하여 귀의 통증을 치료하거나 전신용 아세트아미노펜이나 이부브로펜으로 치료한다. 귀에 약물을 점적하기 전에 고막이 손상되지 않았는지 확인한다. 48~72시간 동안 아동의 건강 상태를 관찰하고, 개선되지 않으면 항생제 치료과정을 시작한다.
삼출성 중이염 – 고막 뒤에 있는 중이에 세균에 감염되지 않은 체액이 축적됨	행동 – 듣기가 어렵거나 소리에 예상되는 반응이 어려움 검진 – 급성 염증의 징후가 없다. 고막은 수축되거나 중립적. 고막은 움직이지 않거나 일부만 움직이고 황색이나 회색이다. 고막은 불투명하거나 두꺼워져 고막 경계표의 가시성이 감소한다.	통증에 대한 증상 완화 치료를 제공한다. 몇 개월에 걸쳐 조심스럽게 청력을 사정한다. 청력의 상실이 발생하면 언어를 사정한다. 발달사항을 사정한다.

면 이관을 막아 중이염을 유발할 수 있다. 달래기 젖꼭지를 사용하면 연구개(soft palate)를 들어 올려 이관의 역학을 변화시켜 비인두로부터 미생물이 침입할 수 있는 입구를 제공한다.

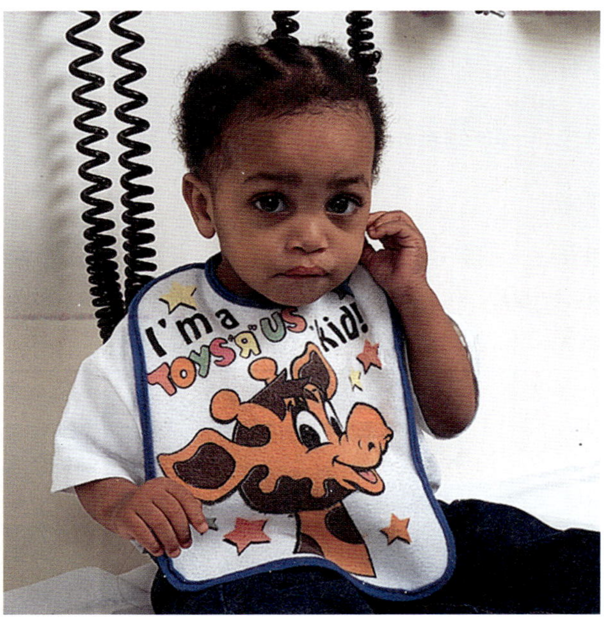

그림 14-5
이 유아는 귀를 잡아당기고 민감하고 까다롭게 행동하고 있는데, 이는 중이염의 2가지 중요 징후이다. 발열과 수면장애 그리고 중이염이 있는 아동에게서 종종 관찰되는 기타 징후가 있는지 부모에게 질문한다.
SOURCE: George Dodson/Pearson Education, Inc.

재발성 중이염(recurrent otitis media)은 부모가 흡연하는 경우 자녀에게서 발생 빈도가 증가한다. 재발성 급성 중이염이 있는 아동은 면역체계가 발달하지 않아 반복적인 발병 위험이 매우 높은 것으로 알려져 있다.

임상적 징후

중이염은 중이에 염증과 관련된 증상이 나타난다. 특히 급성 중이염(acute otitis media, AOM)은 아동의 귀에 통증이 급격히 발생하고, 이경 검사에서 고막의 현저한 발적이 보이며 중이에 삼출액이 있는 경우 진단한다. 재발성 급성 중이염은 급성 중이염이 반복적으로 나타나는 것이다. 예를 들어, 6개월 중 3회 또는 12개월 중 4회 발생하는 것을 말한다. 삼출성 중이염(otitis media with effusion, OME)은 염증 없이 중이에서 체액이 발견된다. OME는 때때로 저절로 만성이 되고(3개월 이상 지속됨), 흔히 청력상실과 연관된다.

영아와 어린 아동은 중이염이 있을 때 특징적인 행동을 한다. 귀를 당기는 행동은 이통(ear pain)의 징후이다(그림 14-5). 설사, 구토 및 발열은 전형적인 중이염의 증상이다. 과민반응과 표출행동은 관련된 청력 손상의 징후일 수 있다. 중이염을 앓고 있는 아동은 종종 복와위나 앙와위일 때 압박감을 느끼기 때문에 밤에 울면서 깨어난다.

협력적 관리

중이염이 있는 아동을 정확하게 진단하고, 치료에 대한 현재 지침을 수행하기 위해서 보건의료 전문가들은 서로 협력한다.

진단검사

중이염의 진단은 이경검사(otoscopic examination)를 기반으로 한다. 급성 중이염은 급성 발병의 병력이 있고, 중이에 삼출액이 있으며 염증의 징후 및 증상(아동에게 고막의 홍반이나 수면, 식사 및 기타 활동을 어렵게 하는 불편감)이 있을 때 확실히 진단한다. 이경검사는 시각화 및 공기이경검사(pneumatic otoscopy)를 포함한다. 숙련된 임상 전문가가 수행하는 공기이경검사는 외이도에 가하는 음압공기와 양압공기가 고막의 윤곽과 움직임을 보여준다.

스펙트럼 기울기 음향 반사계(spectral gradient acoustic reflectometry, SGAR)는 소리를 도입하여 고막 반응을 계측하여 중이의 상태를 측정한다. 또한 평면 고막운동성 검사(flat tympanogram)에서 고막에 대한 정상적인 움직임이 없는 것으로 나타나면 중이염을 암시한다.

때로는 중이의 삼출물을 배양하여 원인균을 확인할 수 있다. 고막이 손상되었으면 이도에 있는 분비물로부터 배양 검체를 쉽게 얻을 수 있다. 반복적인 항생제 치료가 실패하는 경우, 고막을 통해 중이에서 액체를 흡인해내기 위해 고막천자(tympanocentesis)가 시행될 수 있다.

삼출성 중이염은 염증 없이 중이에 체액이 포함될 수 있기 때문에 공기이경검사나 고실측정(tympanometry)으로 가장 잘 진단된다. 이런 유형의 중이염은 청력 손실과 관련이 깊기 때문에 삼출액이 3개월 이상 지속되면 청력검사를 수행해야 한다.

임상치료

중이염의 원인 물질로서 약물 내성 항균제의 출현이 증가하고 있다는 우려가 제기되고 있다. 중증 급성 중이염은 2세 이하의 아동에게는 항생제 요법(1차 요법으로 고용량 아목시실린을 복용)으로 10일간 치료하고, 경증에서 중간 정도의 증상

급성 중이염의 치료에 사용되는 약물

약물	작용 및 적응증	간호과정
아목시실린(Amoxicillin)	광범위 항생제로 세균의 세포벽에서 점액 단백 합성을 억제한다. 그람 양성 및 그람 음성 감염을 치료하는 데 사용한다.	이전에 약물, 페니실린 또는 세팔로스포린(cephalosporins)에 대해 알레르기가 있었는지 사정한다. 처방된 전체 기간 동안 처방대로 복용한다. 구강용 현탁액을 투여하는 경우 냉장 보관하고, 투여 전에 잘 흔들어야 한다. 아동에게 투약하는 방법을 부모에게 교육한다. 아동에게 발진 및 설사와 같은 부작용이 나타나면 가족에게 보고하도록 한다.
파목클 시럽 (Amoxicillin and clavulanate potassium)	작용과 사용은 아목시실린과 유사하다. 그러나 클라블라네이트(clavulanate)는 아목시실린의 효과를 증진시키는 베타락탐 분해효소저해제(β-lactamase inhibitor)이다.	아목시실린을 참고한다.
세프록심(Cefuroxime)	2세대 세팔로스포린계로, 세균의 세포벽에 있는 하나 이상의 페니실린 결합 단백과 결합한다. 대부분의 그람 음성 및 일부 그람 양성 감염의 치료에 유용하다.	아목시실린을 참고한다.
알레르기원 귀점적약 (Allergen eardrops)	국소 용액(안티피린 및 벤조카인)은 통증, 울혈 및 부종을 감소시켜 중이염으로 인한 통증을 완화한다.	필요에 따라 1~2시간마다 외이도에 2~4방울을 떨어뜨려 채운다. 약물 투여 후 외이도에 탈지면을 끼워 넣는다. 고막에 천공이 있거나, 고막천공 압력 균등화 관(pressure equalizing [PE] tubes)이 삽입된 경우는 사용하지 않도록 한다.

은 2~5세 아동에게는 7일간, 6세 이상 아동에게는 5~7일간 치료한다. 현행 지침에 따라 한쪽 귀에 심한 중이염이 없는 영유아(6~23개월)와 심한 경우가 아닌 학령전기 및 학령기 아동의 경우에는 부모의 동의를 받아 항생제 요법을 시도하거나 아동의 상태가 악화되면 관찰 및 추적관찰을 위해 계획을 연기할 수 있다.

처음에 치료를 위해 항생제가 처방되지 않으면 아동에게 통증 완화를 위해 아세트아미노펜이나 국소 귀점적 진통제를 투여할 수 있다. 증상이 계속되면 아동은 추가 치료를 위해 내원해야 한다.

처방된 항생제의 선택은 가능한 병원체, 투여의 용이성, 비용, 이전의 효과 및 모든 알레르기 병력에 따라 다르다. 일차 요법은 아목시실린(amoxicillin) 80~90mg/kg/day 및 클라블라네이트(clavulanate)를 함유한 아목시실린(90mg/kg에 클라블라네이트 6.4mg/kg/day가 함유됨)이다. 이는 아목시실린을 단독으로 쓸 때보다 클라블라네이트를 함께 추가하는 것이 항균력을 증가시키기 때문이다. 2차 약제에는 세프디날(Cefdinir), 세푸록심(Cefuroxime), 세프폭시(Cefpodoxime) 및 세프트리악손(Ceftriaxone)이 포함된다. 사용되는 일반 약물에 대한 좀 더 자세한 내용은 급성 중이염 치료에 사용되는 약물표를 참고한다.

삼출성 중이염은 항생제로 치료하지 않지만 치료가 필요한 추가 급성 중이염이 없는지 주기적으로 평가한다. 삼출성 중이염이 있는 아동은 일반적으로 3개월 이내에 호전된다. 이러한 유형의 중이염은 청력상실 및 달팽이관 손상과 관련이 있기 때문에 청력검사를 통한 추적관찰이 필수적이다. 청력이 비정상적인 경우, 음성 테스트를 수행해야 한다. 아동이 있는 곳에서는 흡연을 해서는 안 된다.

충혈완화제나 항히스타민제는 삼출물이 있거나 없는 중이염의 치료에 효과가 있는 것으로 나타났다. 스테로이드는 장기간 유익한 효과를 나타내지 않는다. 급성 중이염의 항생제 치료에도 불구하고 감염이 재발하거나 삼출성 중이염이 4개월 이상 계속되며 청력상실이 동반되면, 고막절개술(myringotomy)을 시행할 수 있으며 고막절개관(tympanostomy tubes)을 삽입하여 중이에서 체액을 배액할 수 있다.

간호과정

중이염을 앓고 있는 아동의 간호과정은 감염의 예방, 신속한 치료의 확인 그리고 아동을 성공적으로 치료할 수 있도록 가족을 교육하는 것에 초점을 둔다.

간호사정과 간호진단

고막에 대한 사정은 매번 건강증진을 위한 방문 때마다 실시한다. 색깔, 투명도, 움직임, 랜드마크의 존재 및 빛에 대한 반사를 검사한다. 아동이 열이 나는지, 짜증을 내거나 귀를 잡아당기는지를 부모에게 질문한다. 아동이 속삭임이나 부드러운 소리를 들을 수 있는지 관찰하여 청력손상 징후가 있는지 사정한다.

가족이 아동의 귀 감염 및 관련된 통증을 치료하기 위해 집에서 무엇을 했는지 질문한다. 통증이 있는 아동에게 흔들어주고 노래를 불러주는 것과 같은 일부 가정 처방은 안전하지만, 일부 다른 방법은 아동에게 유해할 수 있다.

간호진단에는 다음과 같은 내용이 포함될 수 있다.

- 질병과정과 관련된 비효과적 체온조절의 위험
- 수면박탈과 관련된 피로
- 만성적인 귀의 감염 및 감각수용의 변화와 관련된 탈언어적 의사소통 장애

계획과 수행

중이염은 예방 조치가 가장 중요하다. 가정에서 담배 연기(간접흡연)에 노출되는 환경이면 아동의 중이염 발생률이 증가한다. 따라서 흡연을 하는 부모는 아동이 있는 집에서 흡연을 피하도록 권한다. 흡연자의 의복과 모발조차도 아동에게 간접흡연에의 노출을 유발하기 때문에 부모가 금연하도록 자원을 제

> **보완대체요법**
> **중이염의 자연요법 치료**
>
> 많은 아동이 중이염을 경험할 것이고 이와 관련하여 통증, 급식장애 및 발열과 같은 부정적 증상이 나타나기 때문에 귀점적 항생제와 마취제를 치료에 사용하는 경우가 많다. 일부 가족은 자연 치료법을 단독으로 사용하거나 처방 약물과 함께 사용하기를 선호하기 때문에, 중이염의 치료를 위하여 가능한 보완대체요법(complementary alternative medicine, CAM)에 대한 체계적인 검토 및 메타 분석(여러 연구의 집단분석)을 실시하여 부모와 의료진 모두에게 최신 정보를 제공하였다. 연구에 의하면, 급성 중이염 치료를 위해 항생제와 함께 사용될 때 침술이 효과적이라는 것이 발견되었다. 동종요법(homeopathic) 접근법은 급성 중이염, 재발성 중이염 및 삼출성 중이염의 치료에 경미한 효능이 있는 것으로 밝혀졌다. 또한 리뷰 논평에서도 국소 및 구강 probiotics를 구강으로 투여하거나 국소에 바르는 것이 급성 중이염, 재발성 중이염, 삼출성 중이염의 치료에 효과적이라는 것이 발견되었다. 일부 유망한 논문이 검토되었음에도 불구하고, 자연요법 치료가 아동의 중이염 치료에 효과적인지 여부를 확인하는 증거는 아직 불충분하다고 결론지었다. 불행히도, 아동의 중이염에 대하여 항생제 치료집단에 CAM 단독 사용을 비교한 무작위 대조연구(randomized control studies, RCTs)는 아직 수행되지 않았다. 간호사는 연구결과에 대해 부모에게 정보를 제공할 수 있다. 개별 아동에게 사용된 치료법과 그 효과를 면밀히 모니터하고, 중이염에 대한 자연요법 치료의 효능에 대한 향후 연구 보고서에 대한 문헌을 자주 검토한다.

공한다. 가능하면 나무를 태우는 난방용 난로도 피해야 한다. 10명 미만의 아동을 돌보는 시설에 보내는 경우, 중이염의 발병률이 감소하므로 부모는 이 정보를 바탕으로 아동 탁아 서비스를 선택하도록 한다. 모유수유는 아동을 중이염으로부터 보호하는데 이 정보에 기반하여 모든 영아에게 모유수유를 장려할 수 있다. 달래기 젖꼭지를 물고 아기가 잠자는 상태로 두면 중이염의 발병률이 높아질 수 있으므로 이를 피하도록 하고, 특히 이전에 중이염에 감염된 적이 있는 영아는 더 위험성이 있으므로 주의한다. 유아에게는 권장된 예방접종을 하도록 장려한다. Hib 백신은 Haemophilus influenza type b로 인한 중이염 및 기타 질병을 예방하는 데 효과적이며 폐렴구균 백신은 폐렴구균의 일부 균주에 효과적이다.

중이염을 앓고 있는 대부분의 아동은 입원하지 않는다. 따라서 간호과정은 가정에서 아동을 돌보는 것에 집중한다. 부모는 감염 가능성이 있는 아동에게 항생제를 제공하지 않는 이유를 이해하지 못할 수 있다. 내성 균주 발생의 문제를 설명하고 최근 연구에 따르면 대부분의 아동이 항생제를 사용하지 않아도 48~72시간 후에 호전되는 것으로 나타났다는 것을 설명한다. 권장 시간 내에 상태가 악화되거나 호전되지 않으면 아동을 다시 병원으로 데려오도록 한다. 의사의 처방에 따라서 귀 점적 진통제, 이부프로펜 혹은 아세트아미노펜을 적절하게 사용하는 방법을 교육한다.

항생제를 처방할 때는 부모와 함께 투약방법을 검토하고 처방된 대로 약물 전체를 아동에게 반드시 투여해야 함을 강조한다. 부모와 약물의 부작용에 대해 논의하고 만약 부작용이나 기타 우려 사항이 있으면, 부모가 담당의사에게 보고하도록 한다. 투약을 완료한 후에 아동의 귀를 다시 검사받도록 한다 (Box 14-3).

마찬가지로, 삼출성 중이염을 앓고 있는 아동의 부모는 약을 복용하지 않거나 다른 치료를 하지 않고 약 3개월간 기다려야 하는 이유에 대한 설명이 필요하다. 항생제, 스테로이드 및 항히스타민제, 충혈 제거제는 효과적인 치료법이 아니며, 대부분의 아동은 3개월이 지나면 호전된다는 것을 설명한다. 그 시간 이후에도 삼출물이 계속 나온다면 아동은 청력검사를 받고, 해당되는 경우 언어발달에 대한 검사도 받도록 할 것이라는 점을 확실히 한다.

일부 아동은 만성적 중이염 때문에 가족에게 문제를 발생시킬 수 있다. 아동이 밤에 통증 때문에 잠에서 깨면, 부모는 수면부족으로 피로해진다. 부모는 종종 보건의료 시스템에서 자녀를 치료할 수 없어서 그리고 영구적으로 청력 손상으로 이어질 것을 인지하고 좌절하게 된다. 아동이 성장하면서 재발성 감염은 결국 끝나게 된다. 귀 점적 약물의 정확한 투여, 아세트아미노펜의 경구 투여 및 아동의 머리를 약간 상승시킨 자세를 취해 주기와 같은 통증 경감술을 교육하는데, 이는 종종 압력과 통증을 감소시킨다. 청력검사 및 언어검사를 정기적으로 제공하고 그 결과를 학부모에게 알리며 청력 문제가 확인되면 청력 전문가에게 의뢰한다. 삼출성 중이염으로 인해 일부 청력상실이 있는 아동의 경우, 인지 기술을 키우는 가정환경은 감염된 시간 동안 청력 저하의 영향을 극복할 수 있다. 간호사는 삼출성 중이염을 앓고 있는 아동과 부모가 자주 독서하고 이야기할 수 있는 중재에 중점을 두어야 한다.

고막천공관(tympanostomy tubes)을 삽입하고 있는 아동은 대개 하루 정도 수술 환경에서 치료한다.

> **Box 14-3**
>
> **연구: 박테리아 균주의 출현**
>
> 항생제에 대한 약물 내성은 일부 병원체가 약물의 작용을 방해하도록 진화함에 따라 발전했다. 일부 병원체는 베타락탐분해효소(beta lactamase)를 생산하여 항생제를 불활성화시키는데, 베타락탐분해효소란 페니실린의 베타락탐고리와 관련된 약물을 파괴하는 효소이다. 예를 들어, 중이염에서 흔한 감염균인 Streptococcus pneumoniae는 일반 항생제를 불활성화시키는 작용이 있다. 이 감염균은 또한 일부 항생제의 세포 투과성 및 약물 작용을 감소시키는 페니실린 결합 단백의 생성을 증가시킬 수 있다. 약물 내성에 대한 연구를 통해서 중이염 치료에 대한 현재의 권고사항을 이끌어내었다.
>
> 중이염에서 원인이 되는 세균 균주의 출현과 항생제 사용에 대한 지식은 계속 발전하고 있다. 중이염에 대한 광범위한 항생제 사용이 약물 내성 출현에 기여하였기 때문에 일부 박테리아는 흔히 사용되는 항생제에 내성을 갖게 되었다. 이러한 항생제는 면역저하가 있거나 잦은 감염이 있는 사람에게서 감염을 치료하는 데 효과적이지 못하다. 의료서비스 제공자는 때때로 치료에 저항성이 있는 중이염을 치료하기 위해 소아과에서 사용이 승인되지 않은 약을 사용한다. Fluoroquinolone계 항생제가 이러한 경우에 사용된 약물의 예로서, 이러한 약물은 아동에게 사용하도록 적절하게 검증되지 않은 항생제이다.
>
> 간호사는 항생제가 항상 처방되지 않는 이유를 부모에게 이해시키고, 처방된 항생제를 정확한 용량으로 투여하는데 대한 교육에 중요한 역할을 한다. 간호사는 문헌을 정기적으로 검토하여 확인된 항생제 내성 균주를 알아내고, 권장되는 치료방법 및 사용하는 약물의 작용 및 부작용에 대하여 확인하도록 한다.

평가

중이염을 앓고 있는 아동에 대한 간호의 기대되는 결과는 다음과 같다.

- 아동은 정상적인 수면, 수유 패턴으로 되돌아간다.
- 아동은 정상적인 청력발달 및 언어발달을 보인다.
- 통증관리 및 체온관리가 효과가 있는 것으로 나타난다.
- 부모는 치료법에 대해 이해하고 있음을 나타낸다.

크룹 증후군

크룹(croup)은 후두개(epiglottis)와 후두(larynx)의 염증과 부종으로 초래되는 상기도 질환으로 광범위하게 분류되는 용어이다(그림 14-6 참조). 크룹 증후군은 감염이 발생된 해부학적 위치에 따라 급성 후두개염, 급성 후두기관기관지염, 급성 경련성 후두염, 급성 기관염으로 분류된다.

급성 경련성 크룹, 급성 후두기관기관지염, 급성 기관염은 모든 연령집단의 많은 남녀 아동에게 영향을 미친다. 후두기관기관지염이 가장 흔한 질환이지만 후두개염과 급성 기관염은 증상이 더 심각하다. 성문하(subglottic area) 부위는 기도의 가장 좁은 부분인데, 완전한 연골의 고리가 있는 유일한 곳으로 기도에 부종이 있을 때 외측 확장을 억제한다. 따라서 1mm의 부종만 있어도 기도는 정상 크기의 50% 이상 감소될 수 있다. 부종이 생기면 기도는 좁아져 아동은 좁은 기도로 숨을 쉬기 위해 더 많은 노력을 기울인다. 흉곽 내 음압이 증가하여 견축 및 코 벌렁거림과 같은 호흡곤란 징후를 초래한다. 세 가지 특징적인 증상으로 흡기성 협착음, 개 짖는 듯한 컹컹거리는 기침, 쉰 목소리가 나타난다.

그림으로 보는 병태생리
크룹 질환의 기도 변화

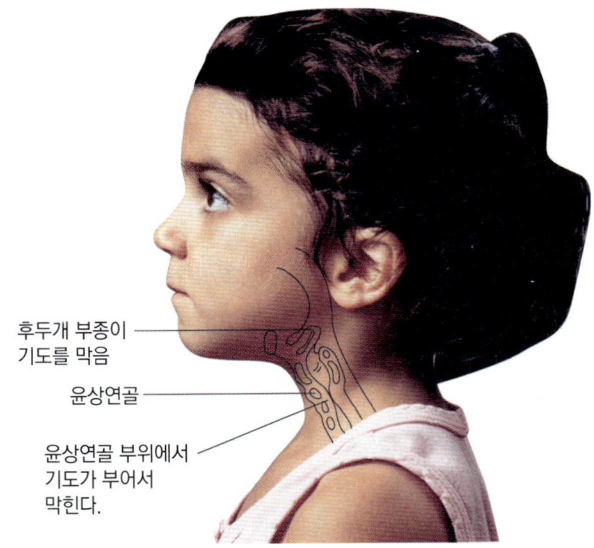

그림 14-6
크룹(croup)이 있으면 상기도에 2가지 중요한 변화가 발생한다. 상기도 조직은 침입한 바이러스에 대해 염증으로 반응한다. 후두개가 부어서 부분적으로 기도를 막는다. 기관이 윤상연골 부위에서 부어오르면, 기도가 좁아진다. 상당량의 분비물로 인해 호흡곤란이 증가하고, 기도가 폐쇄될 수 있다.

급성 후두기관기관지염

크룹(croup)이란 용어는 후두기관기관지염(laryngotracheobronchitis, LTB)을 가리키는 데 가장 자주 사용된다. 후두기관기관지염은 후두, 기관 및 기관지 전체에 걸쳐 나타나는 상기도의 바이러스 감염이다. 표 14-4에는 후두기관기관지염과 다른 크룹 증후군을 서로 비교하여 설명하였다. 여러 종류 중에서 경련성 후두염은 LTB와 임상적으로 구별하기가 어렵다.

병태생리

급성 바이러스성 LTB는 6개월에서 3세 아동에게 발병률이 가장 높고 흔히 아동의 호흡곤란을 일으키는 일반적인 질병 상태이다. 남아가 여아보다 더 자주 급성 바이러스성 LTB에 잘 걸린다. LTB는 잠재적인 기도폐쇄 때문에 영아와 6세 미만 아동에게 가장 큰 고민이다. 원인이 되는 병원체는 대개 인간 파라인플루엔자 바이러스(human parainfluenza virus) 유형 I 또는 III이고, 늦가을과 겨울에 집단적으로 발생한다. 이 질환을 일으키는 다른 바이러스에는 인플루엔자 A 또는 B, 호흡기세포융합바이러스, 아데노바이러스, 폐렴 뮤코플라스마(Mycoplasma pneumoniae), herpes simplex I, human metaneumovirus 및 human coronavirus 등이 있다.

기관 및 후두의 기도 조직은 침입한 바이러스에 대하여 염증 및 부종으로 반응한다. 후두 염증은 성문하 부위에서 주로 나타나며 이 부위는 상기도 직경이 가장 좁은 부위로 기도의 직경을 좁히는 원인이 된다. 많은 끈적이는 분비물이 나와 아동의 호흡곤란을 더욱 악화시킨다. 소량의 점액이나 부종조차도 기도를 신속하게 폐쇄시킬 수 있다. 흡기 중에 기도의 내벽을 안으로 당겨서 염증과 호흡곤란을 더욱 자극한다.

임상적 징후

후두기관기관지염으로 응급실을 방문하는 대부분의 아동은 이전에 며칠 동안 상기도 증상을 앓은 것으로 나타났다. 이러한 증상은 개 짖는 것 같은 컹컹거리는 기침과 쉰 목소리로 진행된다. 미열과 인두염은 나타날 수도 나타나지 않을 수도 있다. 이러한 증상은 밤이나 아동이 흥분할 때 더 악화될 수 있다. 흔히 나타나는 징후로는 콧물, 빈호흡, 개 짖는 것 같은 컹컹거리는 기침 등이다. 흡기 시 협착음, 심한 빈호흡, 견축 및 저산소혈증이 나타나는 경우는 심한 기도 염증 및 부종과 관련이 있다. 정신 상태의 변화는 저산소혈증 및 호흡부전의 발생 가능성을 나타낸다.

협력적 관리

진단검사

진단은 흔히 병력 및 임상증상에 의해 이루어진다. 맥박산소측정법(pulse oxymetry)은 저산소혈증을 탐지하는 데 사용된

표 14-4 급성 감염성 상기도 폐쇄증의 요약

	급성 후두개염	급성 후두기관기관지염	급성 경련성 후두염	급성 기관염
호발 연령	2~5세	5세 이하	1~3세	1개월~6세
원인균	세균(Haemophilus influenza)	바이러스	알레르기 성분을 가진 바이러스	알레르기 성분을 가진 바이러스나 세균(staphylococcus aureus가 원인)
발병	빠르게 진행	서서히 진행	갑자기 진행	중등도로 진행
증상	연하곤란 협착(앙와위에서 악화) 침흘림 고열 매우 아파 보임 빈맥과 호흡	상기도 감염 쇳소리 같은 기침 쉰 목소리 호흡곤란 불안감 민감 미열 별로 아파 보이지 않음	상기도 감염 크룹성 기침 천명 쉰 목소리 호흡곤란 안절부절 낮 동안 증상 사라짐 재발 경향	상기도 감염 크룹성 기침 농성 분비물 고열 후두기관기관지염의 치료에 반응이 없음
치료	기도유지 가습된 산소투여 수액 항생제 안심시키기	코르티코스테로이드 수액 안심시키기 라세믹 에피네프린 (racemic epinephrine)	습도 유지	항생제 수액

다. 후두기관기관지염을 진단하는데 문제가 있고 기도가 위협받지 않는다면, 상기도의 전후방(anteroposterior, AP) 및 측방에 대한 방사선 사진촬영을 할 수 있다. 방사선 사진촬영으로 일부 아동의 탑상징후(steeple sign)라고 불리는 대칭성 성문하 협소부(subglottic narrowing)를 볼 수 있다. 방사선 사진을 촬영하는 또 다른 이유는 증상을 일으킬 수 있는 이물질의 존재를 진단할 수 있다.

임상간호 시 주의점

인후의 배양검사 그리고 구강 및 인후의 육안검사는 LTB와 후두개염이 있는 아동에게는 금기이다. 이러한 시술은 아동이 불안해하거나 반응성이 있는 이미 손상된 부위를 탐침으로 자극하는 것에 의해 후두경련(후두를 닫는 경련성 진동)을 초래할 수 있다. 후두경련으로 인해 기도가 완전히 막힐 수 있다.

임상치료

임상치료는 산소포화도(SpO_2)가 92% 미만일 때 약물과 산소 보충을 통해 호흡 노력을 유지 · 개선하는 것으로 구성한다(후두기관기관지염의 대증치료에 사용되는 약물 참조).

약물치료에 잘 반응하는 아동은 관찰 기간이 지난 후 응급실에서 가정으로 보내진다. 분무제 투약 후 중등도 이상의 심한 증상이 지속되는 아동은 입원하여 추가관찰 및 치료를 받을 수 있다. 이러한 아동은 또한 세균성 기관염에 대해 더 면밀히 평가될 수 있다. 기도폐쇄는 심한 후두기관기관지염의 잠재적인 합병증이다. 완전 기도폐쇄가 임박하면 기도의 개방성을 유지하기 위해 아동에게 삽관을 하고 소아 집중치료실(PICU)로 보내야 한다. 그러나 대부분의 아동은 약물 및 산소요법에 잘 반응하며 48~72시간 이내에 퇴원한다.

간호과정

간호사정과 간호진단

LTB가 있는 아동의 초기 및 지속적인 신체검진은 적절한 호흡기능에 초점을 맞추고 있다. 심폐모니터와 맥박산소 측정기를 부착하고 아동을 자주 관찰한다.

기도 개방성의 변화를 확인하기 위해 지속적 관찰이 가능한 영역 이내에 아동이 있어야 한다. 아동의 호흡노력, 호흡음, 선호하는 자세 및 반응성 등에 특별한 관심을 기울이고 흥분하거나 과민반응을 보이는 등 행동 변화가 있는지 주의한다. 신체가 기진맥진한 상태에서는 견축의 강도와 협착음이 감소할 수 있다. 아동이 환기를 유지하기 위해 보유하고 있는 남은 에너지를 사용하기 때문에 실제로 호흡음은 줄어들 수 있다. 저산소혈증이 증가함에 따라 반응성이 감소하며 이런 상황에서 거친 호흡(noisy breathing)을 할 수가 있다(표 14-5 참조).

급성 LTB가 있는 아동에게 적절한 간호진단은 다음과 같다.

후두기관지관지염의 대증치료에 사용되는 약물

약물	작용/적응증	간호관리
베타 항진제 및 베타 아드레날린제 (albuterol, racemic epinephrine) 안면마스크를 통한 분무	급속 작용 기관지 확장제는 기관지 및 기관 분비물을 줄이고, 점막 부종을 감소시킨다. 중등도에서 중증의 호흡곤란 증상을 감소시키고 성문하 점막 및 점막하 모세혈관의 수축을 감소시키는데 사용한다. 인공 기도의 필요성을 줄인다.	• 증상과 징후는 약 30분 안에 개선된다. 하지만 완화는 일시적이다. 약효는 약 2시간 동안 지속되므로 코르티코스테로이드의 약효가 작용할 시간을 제공한다. • 아동의 빈맥(160~200회/분), 고혈압, 현기증, 두통 및 오심을 모니터한다. 투약을 중단해야 할 수도 있다.
코르티코스테로이드제(dexamethasone) 구강용, 분무용 budesonide, 근육주사용	부종을 감소시키는 데 사용되는 항염증제. 반감기가 36~54시간으로 길다. 아동은 응급 인공기도의 필요성이 줄어들고, 협착음이 더 빨리 해결된다.	• 심혈관 증상(고혈압)을 모니터하고, 개인의 반응을 면밀히 관찰한다.

- 기도 협착, 에너지 감소 및 피로와 관련된 비효과적 호흡양상
- 입원 전 불충분한 수분섭취와 관련된 체액불균형의 위험
- 호흡곤란, 낯선 환경, 여러 가지 시술 및 부모와의 분리와 관련된 두려움
- 크룹의 가정관리 및 향후 증상 발현 시 간호와 관련된 지식 향상을 위한 준비

계획과 수행

숙련된 간호는 LTB가 있는 아동과 그의 가족이 질병의 증상에 대처하는데 크게 도움을 줄 수 있다. 간호는 기도개방성 유지, 수분균형 증진, 스트레스를 감소시키고, 가정에서 자녀를 돌보는 방법을 교육하는데 중점을 둔다.

기도 개방 유지

저산소혈증에는 가습한 산소를 보충할 필요가 있지만, 찬 연무 및 습한 공기는 권장하지 않는다. 아동이 편안해하는 자세를 하도록 허락한다. 대개 똑바로 앉거나 머리를 상승시킨 상태에서 누워 있을 가능성이 높다. 아동의 호흡 욕구에 즉각적으로 반응하고, 응급소생 장비를 침상 옆에 두어 유지하도록 하며 필요시 약물을 투여한다.

의사소통

발달상 중요하게 고려해야 할 사항은 아동이 신뢰성 있는 의사소통을 할 수 있는 능력이다. 간호사는 응급실 또는 외래진료 중에 아동의 호흡 욕구에 즉시 반응할 수 있어야 한다. 입원이 필요한 경우, 간호사실 가까운 병실에 아동을 배치한다. 부모는 호흡기 증상이 악화될 때 아동을 지원하고 의사소통수단은 나이 든 아동이 호흡곤란에 대해 간호사에게 알리는데 도움이 된다.

수분 및 영양요구 충족

응급실을 방문하기 전에 아동은 질병으로 인해 수분을 섭취하는 욕구 및 능력이 방해받아 체액균형에 문제가 있을 수 있다. 간호사는 잠재적 수분결핍을 인식하고 아동의 수화상태 및 영

표 14-5 크룹의 사정

중증도	특성
경증	수시로 개 짖는 듯한 컹컹거리는 기침, 휴식 시 협착음이 들리지 않음, 견축이 없음
중등증	빈번한 개 짖는 듯한 컹컹거리는 기침, 휴식 시 협착음이 들림, 흥분하거나 호흡곤란이 없음, 청색증이 없음
중증	빈번한 개 짖는 듯한 컹컹거리는 기침, 두드러진 흡기 시 협착음, 빈호흡, 현저한 견축, 흥분하거나 호흡곤란이 나타남 청색증이 없음, 무기력함이 있음
호흡부전이 임박함	개 짖는 듯한 컹컹거리는 기침, 휴식 시 협착음이 두드러지지 않으며, 협착음을 듣기가 어려움, 견축이 덜 현저해 보임, 무기력하고, 의식 수준이 낮아지고, 청색증이 있음

SOURCES: Data from Bjornson, C. L., & Johnson, D. W. (2013). Croup in children, Canadian Medical Association Journal, 185(15), 1317~1323; Khemani, R. G., Schneider, J. B., Morzov, R., Markovitz, B., & Newth, C. J. L. (2013). Pediatric upper airway obstruction: Interobserver variability is the road to perdition, Journal of Critical Care, 28, 490~497; Wald, E. L. (2010). Croup: Common syndromes and therapy. Pediatric Annals, 39(1), 18

양상태를 모니터하는 것이 필수적이다. 수분은 분비물을 묽게 하고 에너지와 대사에 필요한 칼로리를 제공한다.

LTB를 앓고 있는 아동은 대개 시원하고 탄산가스가 없는 비산성 음료, 즉 구강 보충 수액 또는 과일 맛의 음료를 선호한다. 젤라틴, 얼음, 과일향이 나는 아이스 팝도 수분의 한 종류이다. 구강으로 수분을 섭취하는데 있어 아동으로부터 협조를 받도록 부모를 격려한다. 아동을 재수화하거나 체액균형을 유지, 응급 약물을 투여하기 위해서 정맥 내 주입이 필요하다. 아동이 연하곤란이 있거나 침을 흘리는지 면밀히 관찰해야 한다. 이러한 증상은 후두개염의 초기 징후일 수 있다.

퇴원교육과 가정간호 교육

아동을 관찰하는 동안 간호사는 부모의 LTB 증상에 대한 지식을 사정하고 증상이 재발할 경우 취할 수 있는 조치를 논의할 수 있는 기회를 가져야 한다. 예를 들어, 다음과 같은 경우에는 부모가 담당의사에게 전화하도록 교육한다.

- 찬 야간 공기 또는 에어컨에 1시간 동안 노출된 후에도 경미한 증상이 호전되지 않는다.
- 아동의 호흡이 빠르며 힘들어한다.
- 아동이 수분섭취가 적절하지 않아 소변배설량이 감소한다.

평가

간호의 기대되는 결과는 다음과 같다.

- 아동은 호흡곤란이 감소됨을 경험한다.
- 증상이 감소함에 따라 아동의 두려움과 불안이 감소한다.

후두개염

후두개염(epiglottitis)은 성문상염(supraglottitis)으로도 알려져 있는데 후두개를 둘러싼 조직의 염증이며, 삼키는 동안 성문을 닫는 길고 좁은 구조이다. 이 부위에 부종이 발생하면 급속하게(몇 분 또는 몇 시간 이내) 기도를 막을 수 있기 때문에 후두개염은 잠재적으로 생명을 위협하는 치명적인 상태로 간주된다.

병태생리

후두개염은 연쇄상구균, 포도상구균, Haemophilus influenzae b형(Hib)을 예방접종하지 않았거나 예방접종을 했어도 실패한 경우, 성대 위쪽 부위의 연조직에 세균의 침투로 발생한다. 그 결과 염증이 발생하고, 후두개 주변 조직의 부종을 일으켜 기도폐쇄를 유발한다. Hib 백신의 사용이 확산되면서 후두개염은 아동에게서 거의 발생하지 않지만 주의가 요구되는 질환이다.

임상적 징후

특징적으로 이전에 건강한 아동이 갑자기 심하게 아프고 처음에 고열(39°C 이상)을 보이며 심한 인후통을 호소한다. 후두개염의 전형적인 4가지 증상이 다음과 같은 순서로 나타난다.

- 발성장애(dysphonia): 목이 잠김, 쉰 소리, 목소리가 나지 않거나 말하기가 고통스러움
- 연하곤란(dysphagia): 삼키기 어려움
- 침 흘리기(drooling): 아동은 심한 인후통 때문에 물 마시기를 거부하고 삼키지 않으려고 함
- 흡기 협착으로 인한 호흡곤란(dyspnea)이 있음

기도를 완전히 열어 공기 흡입을 향상시키기 위해 아동은 앉아서 턱을 앞으로 내밀고 앞으로 향해 앉는다. 이를 고전적인 '코 킁킁거림(sniffing)' 또는 삼각대(tripod) 자세라 하며, 아동은 누워 있기를 거부한다(그림 14-7). 기도가 막히면 아동은 불안해하며 저산소증과 관련하여 청색증이 발생하고 정신상태가 변한다.

협력적 관리

후두개염이 의심되는 아동의 관리는 빠른 진단과 응급으로 기도를 확보하는 것에 초점을 둔다.

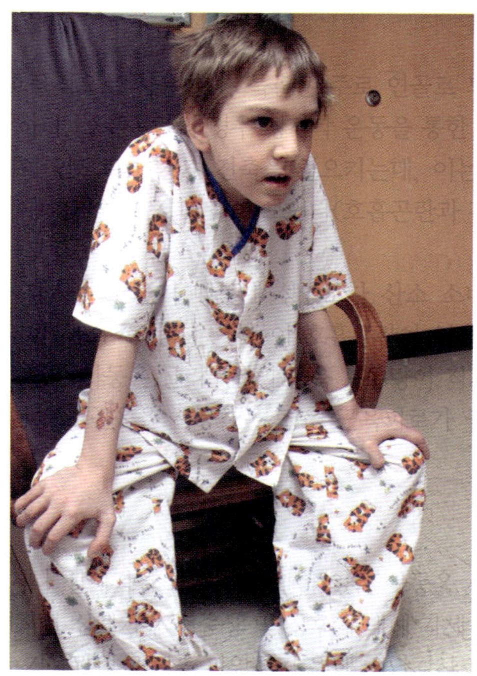

그림 14-7
심한 호흡곤란과 기도가 좁아진 아동은 종종 삼각대 자세로 앉아서 팔을 다리 위에 놓고 앞쪽으로 향하여 앉는다. 머리와 목을 길게 빼고 턱을 앞으로 내밀어 기도를 개방된 상태로 유지하려고 한다. 이러한 자세는 급성 천식발작이 있는 아동에게서도 나타날 수 있다.
SOURCE: George Dodson/Pearson Education, Inc.

진단검사

진단은 신체적 징후와 머리와 목을 과신전하여 외측 경부를 촬영한 방사선 사진에 근거하여 진단한다.

임상간호 시 주의점

후두개염이 의심되는 아동에게 입과 인후에 대한 육안검사는 금기이다. 왜냐하면 후두경련과 기도폐쇄의 위험이 있기 때문이다. 기도가 확보될 때까지 불안감을 유발하는 검사나 시술은 수행되어서는 안 된다.

임상치료

즉각적인 임상치료는 기도유지를 하기 위해 기관내 삽관을 하게 되는데, 이는 대개 수술실이나 중환자실에서 수행된다. 동시에 기도를 시진하고 성문위 조직에 대한 배양검체를 직접 수집한다. 혈액 배양검사에서 민감성을 확보할 때까지 그람 양성균과 H. influenzae에 효과적인 항생제(ceftriaxone, cefotaxime 또는 ampicillin+sulbactam)를 투여하고, 혈액배양검사 결과가 나오면 병원체에 특화된 항생제로 교체한다. Racemic epinephrine과 corticosteroids는 효과가 없다. H. influenzae가 원인균인 경우, H. influenzae에 대해 완전히 면역화되지 않았거나 면역저하 상태에 있는 48개월 미만의 아동에게는 rifampin 예방접종을 해야 한다.

간호과정

간호관리는 기도관리, 약물요법, 수분공급 및 아동과 부모에 대한 정서적, 심리적 지지로 구성한다.

간호사정과 간호진단

아동은 삽관할 때까지 아동이 편안한 자세, 즉 대부분 앉아 있는 자세를 취할 수 있도록 해준다. 아동의 호흡기 및 기도상태는 지속적으로 면밀하게 관찰해야 한다. 아동은 종종 기도폐색이 증가함에 따라 천천히 아주 크게 집중하여 호흡한다. 아동의 의식수준 변화, 즉 저산소증이 증가함에 따라 불안에서 무기력으로 또 반의식상태로 의식수준이 바뀌면 의사에게 즉시 통보한다.

임상간호 시 주의점

아동의 기도에 삽관이 될 때까지 아동을 홀로 두지 않도록 한다. 아동을 계속해서 관찰한다. 즉 삼키지 못하고, 목소리가 나지 않고, 호흡곤란이 증가하며, 갑자기 침 흘림(성문상 폐쇄의 불길한 징후) 등에 대해 계속해서 관찰한다. 이런 징후가 나타나면 즉시 의학적 도움을 받도록 한다. 아동이 더 조용해질수록 주의해야 한다.

간호진단의 예는 다음과 같다.

- 후두개 부종과 침 흘림의 증가와 관련된 비효과적 기도 청결
- 호흡곤란의 증가와 관련된 (아동)불안
- 생명을 위협하는 질병의 갑작스런 발병과 관련된 손상된 가족대처

계획과 수행

기도에 삽관이 될 때까지 아동을 혼자 내버려두거나 응급 기도 중재를 수행할 수 있는 전문가나 의료장비로부터 떨어진 먼 곳으로 이송하지 않도록 한다. 아동이 기도 개방성을 유지하고 좀 더 쉽게 호흡하도록 똑바로 앉거나 편안한 자세를 하도록 해준다. 불안과 울음을 줄이기 위해 가능한 한 스트레스가 적은 조용한 환경을 제공한다. 인후 배양이나 정맥천자와 같은 불안을 유발하는 시술과정은 기도가 확보될 때까지 연장한다. 울음은 기도를 자극하고 산소 소비를 증가시키며 후두경련을 촉진시킬 수 있다. 초기에 가습된 산소를 보충하여 저산소혈증을 역전시킬 수 있다.

치명적인 질병의 갑작스런 발병에 잘 대처하도록 부모에게 지지를 제공한다. 호흡곤란과 목소리 상실 혹은 소리를 잘 내지 못하는 것조차도 아동에게는 무서울 수 있다. 낯선 병원 환경과 장비는 아동과 부모 모두에게 스트레스를 유발할 수 있다. 아동의 목소리 상실은 일시적이라고 부모를 안심시키며 부모에게 다양한 장비를 사용해야 하는 이유를 설명하는 것은 중요하다. 부모가 가족 구성원에게 내용을 알리도록 하고, 위기 동안 다른 자녀들이 보살핌을 받을 수 있는 방법을 찾는다. 부모에게 자녀의 상태에 대한 정보를 지속적으로 제공하고 자녀 옆에서 차분함을 유지할 수 있도록 돕게 한다.

감염을 치료하기 위해 처방된 항생제를 투여하고 수화를 정맥으로 수액 주입한다. 아동이 입원하기 전에 인후통과 함께 열이 있었기 때문에 수분섭취가 손상되었을 수 있다. 대부분의 아동은 일단 산소, 항생제 및 수액요법이 시작되면 급속한 개선을 보인다. 기관내 튜브는 1~2일 안에 제거하고, 가정간호는 항생제를 투여하는 전 과정을 포함한 교육을 실시한다. 부모는 적절한 약물투여 및 약물치료의 잠재적 부작용에 대한 교육이 필요하다.

평가

간호의 기대결과는 다음과 같다.

- 급성 감염이 해결되고 기관에 삽입된 튜브가 제거된다.
- 아동과 부모에게 지지가 제공된다.

세균성 기관염

세균성 기관염(bacterial tracheitis)은 처음에 바이러스성 LTB 후 기관의 상부에 이차감염으로 발생한다. 세균성 기관염이 진행되면 치명적일 수 있으며 사망률은 최대 20%에 이른다. 기도가 정상인 아동에게는 드물게 나타나지만 기관절개술을 받

은 아동은 발병 위험이 증가한다. 이차감염은 황색포도상구균, A군 용혈성 연쇄상구균, 화농성 연쇄상구균, Moraxella catarrhalis 또는 Haemophilus influenzae(주로 백신 접종을 받지 않은 아동)가 원인균이다.

이 질환의 특징적인 징후로는 며칠간 바이러스성 크룹 징후가 나타난 후 가래가 있는 기침, 고열 및 중독성 외모가 나타난다. 연하곤란과 침을 흘리는 일은 거의 일어나지 않으며 아동은 편평하게 누워 있을 수 있다.

진단은 아동이 후두기관기관지염 치료에 반응하지 않아 혈액 배양을 통해 진단된다. 내시경 검사는 기도 증상이 조금 있는 아동에게 시행할 수 있다. 성문 아래에 궤양성 부종이 있고, 진한 점액농성 분비물이 기도와 주요 기관지를 폐쇄한다. 대다수의 아동은 기도손상의 징후가 있으며 기도삽관이 이루어진다. 배양검체 수집은 기도가 확보된 후에 수행한다.

증상의 유사성 때문에 세균성 기관염은 처음에는 LTB로 잘못 진단될 수 있다. 에피네프린을 분무하여도 증상이 개선되지 않고 아동의 상태가 악화된다. 치료는 항생제로 10~14일 투여하며 필요시 산소투여를 제공할 수 있다. 기관내관의 개방성을 유지하기 위해 자주 흡인하고 가습하며 모니터해야 할 필요가 있다.

간호과정

세균성 기관염이 있는 아동은 기관내관을 제거할 때까지 집중치료실에서 간호를 받는다. 아동의 기도는 개방성을 자주 사정해야 하는데, 상기도의 윗부분에 진한 기관 분비물이 고여 있기 때문이다. 기관내관 및 기도는 필요에 따라 자주 흡인해야 하며 가습된 공기나 산소를 제공해야 한다. 아동은 일반적으로 앉아 있기보다는 편평하게 누워 있는 것을 선호하는데 이것은 아동이 에너지를 보존할 수 있는 편안한 자세이기 때문이다. 항생제는 처방대로 투여한다.

세균성 기관염 아동의 간호는 후두개염의 간호중재와 동일하게 적용할 수 있다.

하기도 질환

하기도는 기관 아래에 있으며 기관지, 세기관지 및 폐포를 포함한다. 하기도 질환은 구조적이거나 기능적 문제로 호흡주기를 완성하는 폐 능력에 손상을 받기 때문에 발생한다. 아동에게 발생 빈도가 높은 하기도 질환에는 기관지염, 세기관지염, 폐렴 및 결핵 등이 포함된다.

기관지염

급성 기관지염(acute bronchitis)은 기도와 기관지의 염증으로 아동기에는 단독으로 거의 발생하지 않는다. 기관지는 호흡기 질환 중에 인접한 호흡기 구조와 동시에 영향을 받을 수 있다. 기관지염은 겨울철에 가장 흔하게 발생한다.

발열이 없이 경미한 호흡기 감염의 증상처럼 시작한다. 며칠 후 전형적인 마른기침을 심하게 하는데, 특히 밤에 심각성이 증가한다. 기침은 생산적일 수도 있고 그렇지 않을 수도 있다. 심하고 빈번한 기침으로 흉부와 늑골에 통증이 있을 수 있다. 며칠 동안 숨소리는 미세한 악설음으로 거칠어지고 고음이 흩어지는 천명음이 들린다. 증상은 2~3주가 지나면 저절로 해결된다. 아동이 열이 나거나 항생제 치료가 필요한 이차 세균 감염이 발생하지 않으면 완화적인 치료를 한다.

간호과정

간호관리에는 휴식, 가습, 수분공급 및 증상 치료를 통한 호흡 기능의 지원이 포함된다.

가정간호는 질환 자체가 저절로 해결된다는 점을 강조하도록 한다. 흡연을 하는 부모는 흡연을 끊거나 아동이 있는 곳에서 삼가는 것이 아동에게 도움이 될 수 있음을 알린다.

세기관지염 및 호흡기 세포융합 바이러스

세기관지염(bronchiolitis)은 감염원(바이러스나 세균)이 작은 기도인 세기관지에 염증과 폐쇄를 일으킬 때 발생하는 하기도 질환이다. 세기관지염이 있는 영아는 생후 첫 1년 동안 재발성 천명음의 위험이 증가한다.

병태생리

세기관지염은 대부분의 경우 호흡기 세포융합 바이러스(respiratory syncytial virus, RSV)와 관련이 있다. 세기관지염을 일으키는 것으로 알려진 기타 바이러스에는 metapneumovirus, adenovirus, parainfluenza virus, coronavirus, rhinovirus 및 독감 바이러스(influenza virus) 등이 있다. 일부 아동 특히 아픈 아동은 하나 이상의 바이러스에 감염된다.

RSV는 매년 10~3월에 걸쳐 유행한다. 호흡기 분비물이나 오염된 바닥에 직접 접촉하여 전염된다. 바이러스에 감염된 아동은 3~8일 동안 전염력이 있으며 잠복기는 2~8일이다. 거의 모든 아동이 2세까지 RSV에 감염되며 감염이 면역을 부여하지 않기 때문에 재감염이 흔히 발생한다. RSV 감염 위험이 높은 영아는 면역 억제 상태이거나 출생 시 체중이 매우 적거나 폐질환, 심한 신경근 질환 또는 복합성 선천성 심질환이 있는 경우 등이다.

바이러스는 기생충으로 작용하여 작은 기관지와 세기관지의 점막 세포를 침범한다. 공격받은 세포는 바이러스가 세포 내부에서 파열되어 인접 세포를 침범할 때 죽는다. 감염된 세포의 막이 인접한 세포와 융합되어 큰 세포덩어리, 즉 '융합체(syncytia)'를 만든다. 그 결과로 생긴 세포 잔해가 세기관지를 막히게 하고 기도를 자극한다. 이에 반응하여 기도는 부종이 생기고 과도한 점액을 분비한다. 이러한 세기관지의 보호 반응에도 불구하고 실제적으로는 호기 동안 부분 기도폐쇄 및 기관지 경련이 발생한다.

기도의 세포가 바이러스에 의해 침범되면 양측 폐에서 주기가 반복된다. 부분적으로 폐색된 기도에는 공기가 유입되지만, 호기가 점액과 기도부종으로 방해를 받아 폐포의 공기부족과 폐포 팽창이 발생하여 무기폐 영역이 발생할 수 있다. 폐쇄 부위 아래에 갇힌 공기 또한 정상 가스교환을 방해하여 환기-관류 불일치 및 저산소혈증을 유발한다. 따라서 RSV가 있는 아동은 저산소혈증과 고탄산혈증이 발생하면 무호흡 및 호흡부전의 위험에 처하게 된다.

임상적 징후

일부 아동은 비염(rhinitis), 기침, 미열, 천명음, 빈호흡, 잘 먹지 않음, 구토 및 설사와 같은 경미한 증상이 있다. 아동의 증상이 며칠 동안 계속되면 탈수가 나타날 수 있다. 부모는 영아나 아동이 많이 아픈 것 같아 보이고, 잘 놀지도 않고, 먹는데 관심이 덜하다고 보고한다. 특히 영아는 젖먹기를 거부하거나 진한 투명한 점액과 함께 먹은 음식을 뱉어낼 수도 있다.

감염이 더 심한 영아나 아동은 분당 70회 이상의 빈호흡, 후두음(grunting), 천명음의 증가, 견축, 코 벌렁거림, 과민반응, 기진맥진, 젖을 잘 안 먹음, 과도하게 팽창된 폐로 인한 복부팽만 등이 있다. 저산소증이 발생하면 유아는 청색증이 되고 의식 상태가 저하된다. 공기흐름이 계속 줄어들면 호흡음도 따라서 줄어든다. 그러므로 폐에서 소음이 크게 날수록, 더 좋은 현상이며 그 이유는 아동이 여전히 공기를 폐 안팎으로 이동시킬 수 있음을 나타내는 것이기 때문이다. RSV 세기관지염은 5~7일 이내에 해결되지만, 기도저항 증가 및 기도 과민반응은 몇 주 혹은 몇 달간 지속될 수 있다.

협력적 관리

감염이 해결될 때까지 영아와 아동을 지원하기 위해 산소공급, 수액 및 약물 제공에 초점을 두어 관리한다.

진단검사

병력수집 및 신체검진을 통해 세기관지염 진단에 필요한 자료를 확보한다. 흉부 방사선 촬영 사진은 폐의 과다팽창, 곳곳에 나타나는 무기폐 및 기타 염증 징후를 보여준다. 병리검사로는 세기관지염을 일으키는 바이러스를 확인하기 위해서 후비인두 검체를 사용한 효소결합면역흡착검사(enzymelinked immunosorbent assay, ELISA) 혹은 면역 형광 분석검사(immunofluorescent assay)를 실시한다.

임상치료

RSV 세기관지염에 대한 효과적인 치료법이 없기 때문에 지지적 치료를 한다. 대부분의 아동은 증상이 미미하여 가정에서 관리한다. RSV에 양성 반응을 보인 입원 아동은 다른 입원 아동에게 바이러스가 확산되는 것을 최소화하기 위해 함께 격리하거나 1인실을 사용한다. 심각한 저산소혈증이 있는 영아에게는 가습된 산소를 제공한다. 이 외에도 구강이나 정맥으로 수액을 제공하고, 호흡을 촉진하기 위해 비강흡인을 제공하는 등 지지적 관리를 한다. 중등도 이상 심한 세기관지염이 있는 아동에게는 지속적 기도양압(continuous positive airway pressure, CPAP)을 사용할 수 있다. 흉부물리치료는 권장하지 않는다.

RSV와 세기관지염을 치료하는 약물은 거의 없다. 기관지 확장제, 코르티코스테로이드 및 에피네프린은 권장하지 않지만 해열제는 사용할 수 있다. 입원한 신생아에게는 분무용 고장성 생리식염수(3%)를 사용할 수 있다. 항생제는 세균 감염이 있는 아동에게만 사용한다.

* RSV 예방

RSV의 예방은 중증 세기관지염의 고위험군인 다음과 같은 아동에게 중점을 두어야 한다.

- 미숙아의 만성 폐질환으로 6개월간 약물치료를 받았던 현재 24개월 미만의 아동으로 두 번째 RSV 계절이 시작되기 전의 아동
- 선천성 심장질환이 있는 24개월 미만의 아동이 울혈성 심부전이나 폐고혈압 치료가 필요한 경우
- 임신 주수가 32주가 되기 전에 태어나서 처음 28일 이상 산소보충이 필요했던 영아로 아직 12개월이 안 된 영아
- 임신 주수가 29주가 되기 전에 태어난 조산아

이러한 고위험군의 아동을 보호하기 위해 수동면역으로 palivizumab(Synagis)을 근육주사한다. RSV 계절이 시작될 때, 즉 10월 또는 11월에 시작하여 5개월간 30일마다 체중 1kg당 15mg의 용량을 투여한다. Palivizumab은 비용이 많이 들지만 RSV 영아의 입원비용보다는 저렴하다. Palivizumab의 투여는 정상적으로 권장되는 아동 예방접종에는 아무 지장이 없다.

간호과정

간호사는 부모와 보호자에게 질병에의 노출과 질병전파를 방지하는 방법을 교육함으로써 RSV 예방에 중요한 역할을 한다. 즉 교육내용은 손 위생을 자주 실시하고, 군중이 있는 곳과 다른 아동과의 만남 및 담배 연기에 노출되지 않도록 하는 것이다.

가족과의 협력 | 경미한 기관지염이 있는 영아의 가정간호

일반적인 간호지침

- 1세 미만의 영아는 벌브 주사기를 사용하여 코 속을 흡인한다.
- 기도분비물을 묽게 하기 위해 수액을 공급하고, 에너지를 보충하기 위해 열량을 공급한다. 받아들일 수 있는 경우, 적은 양으로 자주 수유한다.
- 분비물을 묽게 하는 것을 돕고 열량을 공급하는 수액을 공급한다. 가능하다면 자주 먹인다.
- 많이 움직이는 유아에게는 휴식을 취하고 낮잠을 자도록 권장한다.

다음과 같은 경우에는 부모가 의사에게 전화하도록 조언한다.

- 호흡기 증상 때문에 잠잘 수도 없고, 먹을 수도 없을 경우
- 호흡이 빠르고 호흡하기 어려운 경우
- 1살 미만이거나, 심장 · 폐 질환이 있거나, 조산아이거나, 출생 후 폐 질환이 있는 아동에게 증상이 계속되는 경우
- 아동이 아픈 행동을 보이는 경우, 즉 피곤해 보이고, 잘 놀지 않고, 음식에 관심이 덜한 경우(부모는 단순히 아동이 호전되지 않는다고 느낌)

간호사정과 간호진단

생리적 사정

기도와 호흡 기능을 주의 깊게 사정한다. 호흡기의 증상 악화와 호흡부전의 예방을 위해 시기 적절한 중재와 훌륭한 관찰기술이 중요하다. 심폐 모니터와 맥박산소 측정기를 부착한다. 산소포화도가 90% 이하로 감소하는 것은 중증의 증상을 나타내는 좋은 지표이다. 아동의 피부와 점막을 사정하여 수화상태(hydration status)를 확인한다. 매일 아동의 체중을 측정하고 섭취량과 배설량을 모니터한다.

임상간호 시 주의점

RSV 세기관지염은 종종 증상이 점점 심해지다가 해결되기 시작한다. 호흡곤란 증상이 나타나고 산소요구량이 증가하는지 주의 깊게 관찰해야 한다. 세기관지염이 있는 영아의 치명적인 질병의 징후로는 중심부 청색증, 호흡수가 분당 70회 이상, 기력 탈진(listlessness) 및 무호흡 증상의 발현 등이다. 흉부는 과다팽창되고, 가스교환은 매우 불량하여 청진상 호흡음이 매우 감소한다. 호흡 상태의 중대한 변화가 있으면 즉시 담당의사에게 알린다.

심리사회적 사정

아동과 부모가 두려움과 불안감의 징후를 나타내는지 관찰한다. 생소한 병원환경과 시술은 이들의 스트레스를 증가시킬 수 있다. 부모의 질문과 비언어적인 단서는 입원 수속 동안 그리고 입원해 있는 기간 동안 제공할 간호중재에 도움이 된다.

해당하는 간호진단은 다음과 같다.

- 기관지 내 기도분비물 증가와 관련된 비효과적 기도청결
- 산소요구와 공급의 불균형과 관련된 활동 지속성 장애
- 영아의 갑작스런 급성질환과 관련된 가족 과정 손상

임상적 판단

몇 시간 동안 빈호흡을 하던 영아가 예상 호흡속도보다 더 느리게 호흡을 하기 시작한다는 것을 알게 되면 어떤 사정과 중재를 시작해야 하는가?

계획과 수행

입원한 아동의 간호관리는 호흡 기능을 유지하고, 전반적인 생리기능 및 수분공급을 지원하고, 아동 및 가족의 불안을 감소시키고, 가정간호를 위해 가족을 준비시키는 것 등에 중점을 둔다. 공기매개에 대한 주의예방(airborne precautions) 및 표준주의 지침을 사용하여 RSV 및 기타 미생물의 전파를 예방한다.

호흡기능 유지

아동의 호흡 상태를 세밀히 모니터하는 것은 아동의 호전 정도를 평가하거나 악화되는 징후를 초기에 발견하는 데 필수적이다. 습한 산소를 비강 캐뉼라, 마스크, 후드 또는 텐트를 통해 보충할 수 있다. 아동이 얼굴에 적용하는 산소기구에 저항하거나 두려움을 느끼면, 부모가 개입하여 아동을 진정시키고 치료를 수용하도록 촉진한다. 산소 섭취를 촉진시키는 데 있어 콧구멍의 개방은 중요하다. 벌브 주사기로 생리식염수를 방울방울 떨어뜨려 신속하고 간편하게 비강을 세정한다. 호흡 노력을 쉽게 하고 상기도에서 점액을 배출할 수 있도록 침상 머리를 위로 올려준다.

생리기능 지지

스트레스를 줄이고 휴식을 촉진하기 위하여 간호업무를 분류한다. 휴식은 아동의 호흡과 전반적인 건강을 개선하는 핵심 구성요소이다. 발열을 조절하고 필요에 따라 안위를 증진하기 위해 약물을 투여한다.

영아는 모유수유하기 어렵고 기도흡인의 위험이 있다. 모유수유를 하기 전 먼저 비강을 흡인한다. 조제유 수유를 하거나 모유수유를 하거나 수유를 소량으로 자주 제공하면 세기관지염을 앓고 있는 영아가 에너지를 보존하는데 도움이 될 수 있다. 빈호흡이 있으면 구강으로 하는 수유는 보류한다. 비위관으로 영양공급을 할 수도 있다. 아동이 구강으로 충분한 수액을 섭취할 수 있을 때까지 수분을 재공급하고 체액균형을 유지

하기 위해 정맥주입이 처방될 수 있다.

불안 감소

입원 및 보조요법은 아동과 부모에게 불안과 두려움을 줄 수 있다. 부모는 아동의 계속되는 호흡곤란과 침상 옆에 있는 보조기구로 인해 두려워할 수 있다. 아동은 부모의 불안에 반응하고 더 짜증을 낼 수 있다. 간호의 중요한 부분은 아동과 부모의 불안을 예기하고 인식하여 감소시키는 것이다. 부모에게 정기적으로 설명하고 계획된 진료에 대한 부모의 질문에 대답하도록 한다. 병원에서 아동을 간호할 때 부모와 함께 하도록 한다. 부모가 아동 옆에 함께 있으면서 아동을 진정시키는 능력은 아동의 회복에 도움이 될 수 있다. 부모가 아동을 안거나 만져도 전선이나 튜빙이 빠지지 않는다고 안심시켜야 한다.

아동이 며칠 동안 아프다가 입원하게 되면 부모는 지치게 된다. 부모의 신체적 · 정서적 욕구를 인식하는 것은 간호 정신을 촉진하고, 직원과 가족 간의 의사소통을 향상시킨다. 부모가 아동의 침상 옆에서 교대로 식사를 하고 휴식을 취하도록 격려한다.

퇴원계획과 가정간호 교육

산소를 보충하지 않고도 적절한 산소화를 유지하는데 충분한 안정성을 보이면 아동은 퇴원한다. 대부분의 아동은 호흡노력과 점액생성이 24~72시간 이내에 감소하지만 모든 증상의 해결에는 몇 주가 걸릴 수 있다. 기침은 퇴원 후 몇 주 동안 계속될 수 있다.

부모에게 다른 병원체에의 노출을 감소시키기 위해 영아와 상호작용하는 모든 사람은 손을 자주 씻어야 한다고 교육한다. 부모에게 약물의 적절한 투여법에 대해 교육한다. 미열이 지속되고 전신 불편함이 보이는 경우, 아세트아미노펜(Acetaminophen)이 처방될 수 있다. RSV 감염은 재발할 수 있다고 부모에게 알리고 부모는 호흡곤란의 징후와 증상을 인지하는 방법과 담당의사에게 언제 연락해야 하는지를 알아야 한다.

예방

RSV의 위험이 높은 영아에게 매월 palivizumab을 주사를 맞히도록 부모를 교육하고, 호흡기 증상이 나타나면 즉시 병원을 찾도록 부모를 교육하는 것 또한 다른 중요한 간호 역할이다. 보건소에 근무하는 간호사는 palivizumab을 투여하고 주사 시에 통증이 있다는 것을 알고 있어야 하며 주사할 때 통증을 감소시키려는 노력을 해야 한다.

평가

고위험 영아는 palivizumab의 모든 용량을 투여받아야 한다.

폐렴

폐렴(pneumonia)은 세기관지 및 폐의 폐포 공간에 발생한 염증이나 감염이다. 폐렴은 영아와 어린 아동에게서 자주 발생한다. 폐렴은 지역사회 획득감염이거나 병원 획득감염(예: 인공기계호흡 관련)으로 발생할 수 있다. 지역사회 획득폐렴(community-acquired pneumonia, CAP) 고위험 아동은 담배 연기나 나무를 때는 난로에서 나온 연기에 노출된 아동과 만성 질환이 있는 아동, 즉 겸상적혈구 질환, 천식, 기관지폐 이형성증, 낭성섬유증, 선천성 심장병 및 면역 결핍증이 있는 아동이다.

병태생리

폐렴은 바이러스, 마이코플라즈마 또는 세균이 원인이 될 수 있다. 5세 미만 아동의 폐렴은 대부분 바이러스가 원인인데, 예를 들면, RSV, human metapneumovirus, influenza virus, parainfluenza virus 및 adenovirus 등이다. 세균성 폐렴(bacterial pneumonia)은 모든 연령층에서 발생한다. 마이코플라즈마 폐렴은 5세 이상 아동에게서 더 흔하게 발생한다. 흔한 원인균으로는 Streptococcus pneumoniae, Chlamydophila pneumoniae 및 Staphylococcus aureus 등이 있다. Group B streptococcus, 장내 그람 음성균 및 Chlamydia trachomatis는 3개월 미만의 영아에서 발견된다. 낭포성 섬유증이나 면역 억제 상태의 아동은 다른 세균, 기생충 또는 진균 감염에 민감하다.

이 감염은 상기도 감염 후에 종종 비인두에 집락화된 병원체 흡기 시 들이 마시거나 균혈증(bacteremia)으로 폐조직으로 병원체가 전파되어 발생한다. 하기도는 면역기전 이외에도 생리학적 방어기전(점액섬모의 세정작용, 기침 및 IgA분비 등)으로 멸균환경의 유지능력을 증진한다. 폐렴을 일으키는 일부 비감염성 원인으로는 음식물, 구토물, 위역류 내용물 등의 기도흡인 및 탄화수소 섭취가 포함된다. 이런 물질들은 폐렴을 일으킬 수 있는 세균 침입의 발판을 만들어 준다.

세균성 폐렴의 병태생리(bacterial pathophysiology). 비인두에 있던 세균이 흡인되어 폐에 들어간 후에 기관 및 기관지에서 세균이 서식한다. 폐에 침입한 세균은 혈류를 타고 폐를 순환하면서 호흡상피에 부착하여 세포 파괴를 일으킨다. 이로 인해 대개 염증반응과 부종이 발생한다. 세포 파편과 점액은 기도폐색을 일으켜 병원체가 증식되고 기관지 전체에 퍼지게 된다. 세균이 한쪽 폐의 하나 이상의 엽(lobe) 전체에 균등하게 분포하게 되면, 일측성 대엽성 폐렴(unilateral lobar pneumonia)이라고 불리는 양상을 나타낸다. 세균성 폐렴의 합병증으로는 흉막삼출(pleural effusion), 농흉(empyema), 심낭염(pericarditis) 및 균혈증 등이 있다

바이러스성 폐렴의 병태생리(viral pathophysiology). 바이러스는 종종 상기도에 유입되어 원위 기도의 섬모상피에 손상을 준다. 폐포는 한쪽이나 양쪽 폐의 기관지에 가장 가까운 부위를 침투한다. 바이러스는 폐포 세포에 침투하여 복제되어 힘차게 폐포를 박차고 나와 세포를 죽이고 세포 파편을 내보낸다. 부종, 비정상 분비물 및 세포 파편 때문에 기도 폐쇄가 발생한다. 바이러스에 감염된 세포가 인접 지역을 빠르게 침범하여 불균등한 패턴으로 흩어져 분포하기 때문에, 이를 기관지 폐렴(bronchopneumonia)이라고도 한다. 영아의 작은 기도는 점점 증상이 진행하여 무기폐, 부종, 환기-관류 불일치, 저산소혈증의 위험성이 증가한다. 결과적으로 아동은 폐손상이 발생하여 2차성 세균성 폐렴에 잘 걸리게 된다.

임상적 징후

폐렴 증상은 비염과 기침을 동반한 상기도 감염이 선행되기도 한다. 원인에 관계없이 폐렴 증상에는 발열(보통 미열은 바이러스성 폐렴과 관련 있음), 기침 및 빠른 호흡이 포함된다. 다른 증상과 징후로는 악설음(crackle), 천명음, 호흡곤란, 안절부절 등이 있다. 경화(consolidation)가 있으면 호흡음이 감소한다. 신생아 및 영아는 빠른 호흡, 후두음, 코 벌렁거림, 견축, 과민성, 기진맥진, 식욕 감소 등이 나타난다. 호흡음의 감소는 주의를 기울여야 한다.

세균성 폐렴을 앓는 아동은 기침을 할 때 흉통이 있어 가슴을 지지하려고 한다. 증상이 심해질수록 영아나 아동은 호흡노력이 증가하고, 청색증 및 견축(retractions)이 나타나며 호흡 시에는 보조근육을 사용한다(임상적 징후: 원인 병원체에 따른 폐렴 참조). 아동의 나이, 중증도 및 기저폐질환의 존재 여부, 심장질환 혹은 면역결핍질환 등이 있으면 전형적인 임상 소견과 다른 증상이 나타날 수 있다.

협력적 관리

진단검사

수집된 병력, 신체적 증상 및 징후에 근거하여 진단한다. 중합효소연쇄반응(polymerase chain reaction)이나 면역형광(immunofluorescence)검사로 인플루엔자 및 호흡기 바이러스에 대한 신속한 검사를 하는 것을 권장하는데, 이는 폐렴의 원인이 바이러스인지 혹은 세균인지를 구별하는데 도움이 된다. 세균성 폐렴은 고열, 절대 호중구수 및 미성숙 호중구백분율 변화와 관련이 있다. 흉부 방사선 촬영은 아동의 폐렴 유형을 구별하는 데 도움이 된다. 휴대용 초음파를 사용하여 폐경화 및 폐삼출을 확인할 수 있다. 아동에게 고열이 있으면, 혈액배양 검체를 수집한다. 폐렴이 재발되는(재발성 폐렴, 1년에 2회 이상 증상발현이 있거나 평생 3회 이상 증상발현이 있는 경우) 아동에게는 면역결핍 증후군, 이물질 기도흡인, 기도폐쇄 또는 압박, 구조적 비정상, 낭포성 섬유증 및 천식에 대해 평가를 해야 할 필요가 있다.

임상치료

모든 폐렴 아동에 대한 임상적 관리는 대증치료(통증 및 발열 조절) 및 지지적 관리이다. 지지적 관리에는 기도관리, 체액조절, 발열조절 및 휴식 등이 포함된다. 합병증이 없는 폐렴 아동에 대한 치료는 5일간 고용량 암피실린(ampicillin) 또는 아목시실린(amoxicillin)의 투여이다. 입원한 아동에게는 항생제 치료, 산소보충 및 수분공급을 위한 정맥용 수액을 투여한다.

간호과정

폐렴에 걸린 대부분의 아동은 집에서 관리를 받는다. 입원한 영아 및 아동의 경우, 간호목표는 호흡곤란을 증가시키는 아동의 증상을 모니터하고 최적의 호흡기능을 회복시키는 데에 중점을 둔다. 세기관지염이 있는 아동에 대한 간호는 일반적으로 폐렴이 있는 아동에게도 적용될 수 있다.

간호사정과 간호진단

영아나 아동의 상태를 사정하고 호흡수, 심박수 및 체온에 특히 주의를 기울이고 창백이나 청색증에 대하여 관찰한다. 맥박산소측정기를 부착하여 산소포화도(SpO_2)를 모니터한다. 수화상태를 사정하고 기침할 때 통증이 있는지 사정한다.

간호진단의 예는 다음과 같다.

- 호흡곤란, 기침 및 수면 박탈과 관련된 피로
- 폐포에 찬 삼출물과 관련된 비효과적 기도 청결
- 대사율 증가, 발열 및 호흡곤란과 관련된 체액불균형의 위험

계획과 수행

간호목표는 최적의 호흡기능을 회복시키는 것이다. 세기관지염이 있는 아동에게 사용한 간호는 일반적으로 호흡기 질환이 있는 모든 아동에게 적용할 수 있다. 아동이 심호흡을 통해 폐에 공기를 완전히 순환시키고, 기침을 촉진하여 분비물과 세포 파편을 배출시킬 수 있도록 도와준다. 기침과 심호흡을 할 때 아동의 통증을 완화시킨다. 기침 시 통증이 덜 하도록 작은 베개, 곰인형 또는 인형을 껴안고 가슴과 목을 지지하는 방법을 자녀와 부모에게 교육한다. 진통제(acetaminophen 또는 ibuprofen)는 체온조절에 효과적이므로 이는 수면을 도와줄 수 있다.

선호하는 맑은 수액을 제공하여 수화상태를 유지한다. 영아나 아동이 적절한 수분섭취를 유지할 수 없을 때 정맥으로 수액을 주입한다. 소량의 부드러운 음식을 아동이 받아들일 수 있을 때 권한다. 처방된 항생제를 투여한다.

퇴원계획과 가정간호 교육

퇴원계획은 입원 초기에 세워야 한다. 약물, 특히 항생제는 처방된 간격으로 일정에 맞게 모두 복용해야 한다. 부모가 약물의 적절한 투여 및 부작용에 대하여 알고 있는지 확인한다. 영아 또는 아동의 상태가 악화되고 있음을 나타내는 징후, 즉 호흡곤란 증가와 수액섭취 거부와 같은 징후가 있을 수 있음을 부모에게 알려준다. 부모가 자녀의 상태에 대한 질문이나 걱정이 있는 경우 연락할 수 있는 정보를 제공한다. 폐가 완전히 치료되기 훨씬 전에 폐렴의 증상이 사라진다. 일부 아동은 반사적 기도문제가 지속되거나 폐기능 검사에서 계속 비정상적 결과가 나오기도 한다. 그러나 대부분의 아동은 특별한 사건 없이 회복한다.

폐렴의 예방 조치에는 한계가 있다. 하지만 Haemophilus influenzae type b(Hib) 백신으로 병원체로 인한 폐렴 발병률을 현저하게 감소시켰다. 영아에게 정기적으로 투여되는 새로운 폐렴구균 결합백신(pneumococcal conjugate vaccine, PCV13)은 이전 백신(PCV7)에 포함되지 않은 Streptococcus pneumoniae 균주에 의한 폐렴 발병률을 더욱 감소시킬 것으로 기대된다. 면역이 억제되어 있거나 만성질환(겸상적혈구 질환, 다른 종류의 기능성이나 구조적 비장증, HIV 감염 또는 원발성 면역 결핍증)이 있는 2세 이상의 아동에게는 폐렴백신을 추천한다.

결핵

결핵(tuberculosis, TB)은 결핵균(mycobacterium tuberculosis)이 일으키는 감염으로 전 세계적으로 심각한 공중보건 문제이다.

병태생리

아동은 대개 감염된 어른의 기침, 재채기, 말하기 또는 노래 부르기 등으로 간균(bacillus)을 포함하고 있는 작은 비말(tiny droplets)에 의해 결핵감염을 획득하게 된다. 아동이 이러한 비말을 흡입하게 되면, 간균은 작아서 폐포로 직접 이동하여 감염을 일으킬 수 있다. 그러나 많은 세균이 상기도에 갇히게 되지만 거기서 감염을 일으킬 수는 없다. 간균이 폐포에 도달하면 면역반응이 시작되어 대식세포는 간균을 둘러싸고 간균이 증식하는 곳을 벽으로 막아 작은 단단한 캡슐 안에 가두는데, 이를 육아종(granuloma) 또는 결절(tubercle)이라고 부른다. 결절 내의 간균은 천천히 자라고 25~32시간마다 분열한다. 간균은 2~12주 동안 1,000~10,000개에 도달할 때까지 자라난다. 이 시점에서 TB에 대한 세포성 면역반응은 피부검사를 시행한다면 피부결핵 반응에 의해 유도될 수 있다.

세포매개면역이 손상되지 않은 사람은 활성화된 T 세포와 대식세포가 육아종을 형성하여 병원체의 증식과 확산을 제한한다. 결핵의 증식은 세포매개면역이 발생하면 저지되지만, 소수의 생존 가능한 간균이 육아종 속에 남아 있을 수 있다. 이런 경우, 잠복 결핵감염(latent tuberculosis infection, LTBI)이 있으면 투베르쿨린 피부검사가 양성으로 나오는데 질병의 임상적 징후나 방사선 촬영에서 징후는 나타나지 않는다. 이때는 전염성이 없어 질병이 전염되지는 않는다.

그러나 간균(bacilli)이 성장해서 결절 내 대식세포로부터 분열하여 떨어져 나가면서 대식세포의 파괴로 활동성 결핵이 발생할 수 있다. 일반적으로 LTBI에서 활동성 결핵으로 전환할 위험이 가장 큰 영아 및 청소년은 결핵균 감염 후 1년 이내

임상적 징후 | 원인 병원체에 따른 폐렴

원인	임상적 징후	흉부 방사선 촬영 소견
마이코플라즈마	점진적 발병, 쇠약감, 근육통, 두통, 발열, 인후통, 비루, 객담이 동반된 바튼 기침, 미세한 악설음, 식욕부진	양측성 덩어리진 침윤물과 경미한 흉막삼출물
바이러스	갑작스런 발병이나 점진적 발병, 콧물, 가래가 나오는 경미한 기침, 미열과 오한, 악설음 및 천명음	양측성 간질 침투와 폐포 과다팽창
연쇄상구균	갑작스런 발병, 고열, 젖은 기침, 흉통, 빠른 호흡, 코 벌렁거림, 견축, 미세한 악설음, 침범부위의 호흡음 감소, 타진 시 둔감, 진탕음(fremitus), 구토와 복통	폐엽의 경화, 흉막삼출이 있을 수 있다.
황색포도상구균	상기도 감염 및 증상의 갑작스런 변화, 고열, 기침, 중독증상, 기진맥진, 흉통, 코 벌렁거림, 견축, 미세한 악설음, 타진 시 둔감, 진탕음	패치성 침투가 제한되고 여러 개의 폐엽 경화
클라미디아 폐렴균	점진적인 발병, 발열은 없거나 미열, 빠른 호흡, 쇠약감, 지속적인 기침, 인두염	흉막삼출 및 폐엽 침습

에 활동성 결핵으로 진행된다. 그 위험을 증가시키는 요인으로는 면역억제요법, HIV 공동 감염, 면역 결핍증, 영양실조, 비타민 D 결핍증 및 만성적 질병상태 등이 있다. 10세 미만의 활동성 결핵 아동은 대부분 전염성이 없다. 이러한 이유는 폐의 병변이 작고 간균이 거의 배출되지 않는 비생산적인 기침을 하기 때문이다.

영아와 유아는 속립성 결핵(disseminated TB)이나 폐 이외 결핵(extrapulmonary TB)이 더 흔하게 발생한다. 간균은 일차 침범 부위에서 방출되어 혈액으로 들어가며 간, 비장, 신장, 골수 혹은 뇌막(속립성 결핵, miliary TB)으로 퍼진다.

임상적 징후

폐결핵이 있는 영아는 지속적인 기침, 식욕감소, 체중감소 또는 체중증가가 없고, 미열 및 피로를 보인다. 활동성 결핵이 있는 아동은 피로, 지속적인 기침, 식욕부진, 체중감소 또는 체중증가가 없고, 발열, 천명음 및 호흡음 감소 등이 나타날 수 있다. 청소년은 기침, 발열, 식욕부진, 체중감소 또는 성장지연 및 야간발한(night sweats)이 발생할 수 있다. 객혈은 중증 폐결핵에서 늦게 나타나는 징후이다.

결핵이 폐기관 밖으로 퍼지면 징후는 침입한 계통에 따라 다르게 나타난다.

- 표재성 림프절염(superficial lymphadenitis): 2~4cm 정도의 단단하고 압통이 없거나 아주 적은 림프절, 두둘두둘한 림프절, 림프절 위에 보라색 피부변색이 있을 수 있다.
- 중추신경계와 속립성 결핵(central nervous system and miliary): 2세 미만의 아동에게서 흔히 발생한다. 고열, 구토, 기진맥진, 두통, 발작, 목덜미 강직, 뇌신경 마비 및 과민반응이 있고, 간비장 비대 및 전신 림프선염(lymphadenopathy)이 있다.
- 골관절 결핵(osteoarticular): 감염된 뼈나 관절의 염증, 통증, 부종, 발열 및 관절가동범위 제한이 나타난다.

협력적 관리

진단검사

영아 혹은 아동의 LTBI의 위험성을 확인하기 위한 선별검사는 영아의 건강검진을 위한 첫 번째 병원 방문 시에 반드시 실시하고, 그 다음에는 2세까지 6개월마다 실시하며, 그 다음부터는 해마다 실시한다. 다음과 같은 결핵의 위험인자가 하나 이상 존재하면, 정제 단백질 유도체(purified protein derivative, PPD) 5투베르쿨린 단위를 사용하여 피내주사로 투베르쿨린 피부 검사(tuberculin skin test, TST)를 시행하거나 혈액을 채취하여 인터페론-감마 분비검사(interferon-gamma release assay, IGRA)를 실시한다.

- 아시아, 중동, 아프리카, 라틴 아메리카 및 구소련의 국가와 같이 지역 감염(endemic infection)이 있는 국가나 지역에서 태어난 아동
- 위에 열거된 국가나 지역에 살고 있는 거주자와 상당 기간 접촉을 가진 아동
- 결핵이 의심되는 방사선 촬영소견이나 임상소견이 있는 아동
- 전염성 결핵이 확실하거나 결핵이 의심되는 사람이나 가족 구성원과 접촉하고 있다.
- PPD가 양성인 가족 구성원이 있는 아동
- HIV에 감염되어 있는 아동(매년 관리한다)

인터페론감마분비검사(interferon gamma release assay, IGRA)에서 양성으로 나오는 것은 아동이 결핵에 노출되어 감염되었고 결핵간균에 대하여 항체가 생산되었음을 나타낸다.

IGRA는 PPD소견을 명확히 하는데 도움이 될 수 있다. 예를 들어, BCG (bacille Calmette-Guerin) 백신을 투여받은 아동은 여러 PPD에 대해 위양성 반응을 나타낼 수 있다. 하지만 IGRA는 BCG와 교차반응을 하지 않아서 좀 더 정확한 결과를 제공한다. PPD와 마찬가지로 IGRA는 잠복결핵이나 활동성 결핵을 구별할 수 없다(진단을 확인하는데 사용되는 진단검사는 표 14-6 참조). 혈액의 항산성 염색, 위액 흡인물 및 객담 배양으로 간균을 확인한다. 흉부 방사선 촬영 소견은 아동의 상태에 따라서 다르며 육아종, 석회화, 흉강 내 림프선염, 무기폐, 폐엽이나 폐분절의 침윤, 흉막삼출, 공동 병소 또는 속립성(miliary, disseminated) 질환이 있는지를 확인할 수 있다. 활동성 결핵을 앓고 있는 영아, 아동 및 청소년의 경우, 치료 반응을 평가하기 위해 치료 2~3개월 후에 흉부 방사선 촬영을 해야 한다.

임상치료

결핵관리는 항결핵제(antitubercular drugs) 등을 사용하여 활동성 결핵 및 잠복결핵 치료에 중점을 둔다(아동의 잠복결핵 및 활동성 결핵 치료에 사용되는 약물 참조). 결핵약제에 대한 내성은 감염된 개인이 약물치료 과정을 완료하지 못하여 결핵간균이 돌연변이를 일으키고 저항을 발달시켜서 발생한다. 활동성 결핵 치료는 isoniazid, rifampin, pyrazinamide, ethambutol로 구성되는 약물로 6개월간 치료하는데, 처음 2개월은 ethambutol을 사용하고, 다음 4개월은 isoniazid와 rifampin으로 구성한다. LTBI가 있는 12세 미만의 아동은 9개월간 1일 1회만 isoniazid(또는 TB가 isoniazid에 내성이 있는 경우, 6개월간 rifampin투여)를 투여하여 치료한다. 활동성 결핵을 앓고 있는 아동과 LTBI가 있는 아동의 치료지시 이행을 보장할 수 없을 때, 의료진이 매주 2회 실시하는 직접 관찰 약물

치료를 하도록 권장한다. 약제 내성 결핵균주가 감염을 일으킨 경우 치료약제를 수정한다. 결핵 치료에 흔히 사용되지 않는 다른 약물이 약제내성 결핵치료에 사용된다. 여기에는 Amikacin, Capreomycin, Cycloserine, Ethionamide, Kanamycin, Levofloxacin, Para-aminosalicylic acid 및 Streptomycin 등이 포함된다. 결핵은 주요 공중보건 문제이며, 특히 전 세계적으로 발생한 약제내성 균주의 수가 많아 문제가 된다. 활동성 결핵의 경우는 질병의 추가 확산을 방지하기 위한 질병 접촉을 추적하기 위해 공중보건 당국에 즉시 보고해야 한다. 아동이 결핵으로 진단되면, 감시가 고려되고 활동성 결핵이 있는 성인과의 접촉을 확인해야 한다.

간호과정

간호사는 결핵에 대한 하나 이상의 위험요인이 있는 아동을 확인하는 데 중요한 역할을 한다. 위험요인이 있는 아동으로 외국인-태생 아동, 결핵에의 노출 가능성이 있는 아동, HIV 감염이 있는 아동 등이 확인되면 간호사는 즉시 아동의 결핵을 진단하고 치료할 수 있다.

간호사정과 간호진단

결핵 노출 위험이 높은 의심되는 특정 아동은 적절한 선별검사 지침을 고려하여 사정하는데 초점을 맞춘다. 위험한 아동에게는 TST를 적용하고 48~72시간 이내에 결과를 판독하거나, IGRA를 위해 혈액을 채집해야 한다. 투베르쿨린 피부검사 결과가 변화된 영유아는 향후 몇 개월 만에 활동성 결핵이 발생할 위험이 높으므로 이들을 조심스럽게 평가한다. 아픈 아동이 병원에 오면, 신체적 사정을 전체적으로 수행하며 특히 체중감소, 발열, 피로, 기침 및 호흡 상태를 주의 깊게 사정한다. 만약 결핵이 의심되면 감염 정도를 확인할 때까지 공기매개주의 격리지침(airborne isolation precautions)을 수행한다.

아동이 활동성 결핵으로 입원하면 아동의 호흡상태, 에너지 수준, 영양섭취 및 체중을 사정한다. 기침이 없고 객담 항산성 간균 도말검사가 음성이면 아동을 격리시키지 않아도 된다. 환아가 전염성이 있으면 공기매개주의 격리가 필요하다. 간호사는 배양을 위해 혈액, 객담 및 위액 흡인물을 수집하여 약물의 민감성을 확인할 수 있도록 돕는다.

임상간호 시 주의점

공기매개주의 격리지침은 간호사를 보호하고 다른 대상자에게 감염이 전파되는 위험을 줄이기 위해 시도하는 것이다. 권장되는 모든 개인보호장비(personal protective equipment, PPE)를 올바르게 착용하고 손 위생을 실시하며 자신과 타인을 감염으로부터 보호하기 위해 침구류, PPE 및 쓰레기를 적절하게 처분한다.

표 14-6 결핵의 진단검사

진단검사	적응증 및 근거
투베르쿨린 피부검사(TST); 정제단백유도체(PPD)의 피내주사	결핵균에 의한 감염(잠복이나 활동성)을 확인한다(노출 후 2~10주). 그러나 아동은 48~72시간 내에 검사부위를 판독하고 해석해야 한다. 양성이고 2차로 사용되면 반응이 나타나고 위양성 반응이 발생할 수 있다.
인터페론-감마 분비검사(IGRA)	혈액 분석을 통해 24시간 이내에 결핵균에 감염(잠복이나 활동성)을 확인한다. 2차로 사용되면 환자 반응이 나타나지 않는다. 5세 이상 아동에게 사용 가능하다. 1세 이상의 아동에게도 정확성이 있음을 나타내는 근거가 있다.
흉부 방사선 촬영술(전후 촬영 및 측면 촬영)	폐결핵을 확인한다(작고 씨앗 같은 불투명체가 보임). 그러나 방사선 변화는 다른 만성 폐질환처럼 보일 수 있다.
Mycobacterium tuberculosis의 혈액배양	활동성 결핵의 진단을 입증하는 근거이다. 특정 약물에 대한 민감성을 확인한다.
3일 동안 매일 보행이나 식사 전 이른 아침에 비위관을 통해 위 세척(비위관 흡인)을 시행함	배양결과 양성이면 활동성 폐결핵을 확정한다. 가래를 뱉을 수 없는 12세 미만 아동에게 사용한다.
유아 및 학령기 아동, 청소년에게는 객담배양(고장성 생리식염수 에어로졸을 사용)	활동성 폐결핵을 확정한다.
늑막, 림프절, 간, 기타 조직의 배양을 위한 생검 및 조직검사	림프절 질환, 흉막 삼출 또는 기타 폐 외적인 징후가 있을 때 수행한다.
요추천자	뇌막결핵을 진단하기 위한 뇌척수액 검사를 한다.

적절한 간호진단의 예는 다음과 같다.

- 투베르쿨린 피부검사 양성과 관련된 (활동성 결핵)감염의 위험
- 식욕부진 및 활동성 감염과 관련된 영양 불균형
- 투약 처방에 대한 부적절한 이행과 관련된 비효과적 가족 건강관리

계획과 수행

간호는 약물투여 및 지지간호를 제공하는데 중심을 둔다. 부모와 자녀에게 질병진행, 약물치료, 나타날 수 있는 부작용 및 장기치료를 반드시 완료해야 하는 중요성에 대해 교육한다. 약물 내성이 있는 영유아에게 투약을 위한 제안을 한다. 처방된대로 빈속에 약물을 복용해야 하는 중요성을 강조한다.

간호사는 LTBI가 있는 아동 및 청소년이 약물을 끝까지 복용할 수 있도록 가족과 함께 협력한다. 가족을 도와서 직접 관찰하면서 약물요법을 하지 않는 날에는 투약을 기억할 수 있도록 가족의 전략 개발을 돕는다. 청소년의 경우, 자신의 건강관리에 대한 책임을 지도록 장려한다. 부모가 중재할 필요가 있으면, 청소년이 약물복용 시간을 선택하게 하고 약물복용을 알려주는 알람시스템을 설치하게 할 수 있다. 부모는 청소년이 정해진 기간 내에 모든 약을 복용하면 포상을 약속함으로써 지지할 수 있다.

아동이 심하게 아프지 않으면 입원할 필요가 없다. 대부분의 경우 아동이 입원하면, 전염성이 없으므로 표준주의 격리지침이 유지된다. 아동이나 청소년이 광범위한 폐감염이 있고, 객담배양검사에서 양성이거나 전파가 의심되는 결핵인 경우,

아동의 결핵(잠복 및 활동성)을 치료하는데 사용되는 약물

약물과 분류	간호관리
이소니아지드(Isoniazid) (살균작용)	• 간독성(hepatotoxicity)이 발생할 수 있으므로 빌리루빈 및 간기능 검사의 기본값을 확보하고 정기적인 검사를 실시한다. • 체중의 기본값을 확보하고 병원을 방문할 때마다 체중을 다시 확인한다. • 위장 자극이 발생하지 않는다면, 식사 1시간 전이나 식사 2시간 후에 투약한다. 그 다음 음식을 제공한다. 정제(tablets)는 부수어 줄 수 있다. • 아세트아미노펜 및 페니토인과 같은 일부 약물의 농도나 효과를 증가시킬 수 있다. • 과민반응의 증상, 간독성 징후(식욕부진, 발열, 쇠약함, 오심, 구토, 설사, 체중감소), 짙은 색의 소변 및 황달에 대하여 모니터한다. • 청소년은 음주를 삼가야 한다. • 엽산, 니아신, 마그네슘과 같은 비타민과 미네랄 보충제의 복용을 권장한다.
리팜핀 Rifampin (살균작용)	• 본 약물은 다른 약물의 약물동력학(pharmacokinetics) 및 혈청농도를 변화시킬 수 있으므로 빌리루빈 및 간기능 검사의 기본값을 확보하고 정기적인 검사를 실시한다. • 리팜핀과의 상호작용을 확인하기 위해 복용 중인 약제를 사정한다(예: 디아제팜, 베타- 아드레날린작용제, 바비튜레이드, 진통제, 코르티코스테로이드 및 기타). • 위장 자극이 발생하지 않는다면, 식사 1시간 전이나 식사 2시간 후에 투약한다. 그 다음 음식을 제공한다. 캡슐 내용물을 사과 소스에 뿌리거나 맛을 내는 시럽에 섞어서 줄 수 있다. • 황달 및 기타 부작용의 증상에 대하여 모니터한다. • 부모와 아동에게 체액이 오렌지색으로 착색된다는 점을 알려준다. • 콘택트렌즈를 사용하는 경우 콘텍트렌즈의 색깔이 영구적으로 변색된다. • 사춘기 여성이 성교를 하는 경우 호르몬 피임약을 사용하는 것은 효과가 없으므로 장벽 피임약(barrier contraceptive)을 사용해야 한다.
피라진아미드 (Pyrazinamide) (정균작용)	• 간기능 검사, 신장 및 조혈기능 검사에 대한 기본값을 확보한다. 간독성 증상에 대하여 모니터한다. • 당뇨병이 있는 아동은 혈당조절이 영향을 받을 수 있으므로 혈당값을 모니터한다. • 이소니아지드와 리팜핀을 함께 사용하면 6개월에 치료가 가능하다.
에탐부톨(Ethambutol) (사용되는 용량에 따라 정균작용 혹은 살균작용)	• 간기능 검사 및 신기능 검사, 전혈검사의 기본값을 확보하고 이를 정기적으로 실시한다. • 약물이 가역성이거나 비가역성 시신경염(optic neuritis)을 유발할 수 있으므로, 특히 신기능이 손상된 아동에게는 시력검사, 시야검사 및 색각검사 등 안과검사의 기본값을 확보하고 매달 정기적으로 검사한다. • 위장 자극이 있으면 식사와 함께 투약한다. • 부모와 자녀에게 시력에 변화가 있으면 보고하라고 정보를 준다.

임상적 조언

활동성 결핵을 앓고 있는 아동은 약물복용을 보장하기 위해서 간호사나 의료진의 "직접 관찰하에 약물치료"를 받아야 한다. 직접 관찰은 치료기간 동안 일주일에 2~3회 실시해야 한다. 정기적인 투약 이행이 중요한 관심사라면 LTBI 아동에게도 일주일에 1회 직접관찰 치료를 해야 한다.

공기매개주의 격리지침을 준수하여 공기매개주의 격리병실 및 모든 의료진에게 '적합'하고 '밀봉'된 특급 방진 마스크(particulate respirator)를 적용하도록 한다. 다른 아동 및 병원직원의 감염 위험을 감소시키기 위해 결핵으로 진단받은 방문객을 제한한다. 가족 구성원은 아동이 전염성이 없다고 판단될 때까지 병원에서 아동을 방문할 때 마스크(공개매개주의 역격리)를 착용해야 한다. 가족 및 가까운 접촉자의 투베르쿨린 피부반응 검사를 하도록 장려하고, 필요에 따라 흉부 방사선 검사를 실시하도록 한다.

정상적인 성장과 발달을 촉진하기 위해 적절한 영양섭취와 휴식을 권장한다. 효과적인 치료법이 수립되고, 치료에 대한 이행이 증명되며 임상증상이 현저하게 감소되면 아동은 학교나 어린이집으로 돌아갈 수 있다. 아동은 일상적인 모든 예방접종을 받아야 한다. TB치료를 받는 대부분의 아동은 본질적으로 정상적인 삶을 영위할 수 있다.

평가

간호의 기대되는 결과는 다음과 같다.

- 아동은 결핵 약물 치료의 모든 과정을 완전하게 수행한다.
- 아동은 에너지와 식욕을 되찾고 성장발달이 지속된다.
- 모든 가족 구성원과 긴밀한 접촉자에 대한 TB검사가 이루어지며 이에 따른 적절한 치료가 이루어진다.

핵심 요약

- 호흡기 질환은 1~19세 아동의 입원에 주요 원인이다.
- 아동의 기도는 성인보다 더 짧고 좁다. 이러한 해부학적 차이는 기도폐쇄의 가능성을 크게 만든다. 폐에는 자체 근육이 없기 때문에 호흡은 횡격막과 늑간근에 의해 이루어진다.
- 영아 및 아동의 호흡부전 징후는 다음과 같다. 즉 호흡곤란이 점점 악화되고, 안절부절, 무기력, 피부가 얼룩덜룩하거나 청색증이 나타나고, 발한, 호흡곤란, 호흡수 증가, 코 벌렁거림, 후두음 및 견축과 같은 호흡노력이 증가한다.
- 영아 돌연사 증후군은 영아 사망의 주요 원인이다. 치명적인 증상 발현은 수면 중에 발생하며 철저한 조사, 즉 부검, 사망 시의 환경에 대한 검토 및 임상 병력을 포함한 철저한 조사 후에도 원인을 설명할 수 없다.
- 중이염의 치료는 최대 3일 간의 모니터링부터 시작하며, 아동의 상태가 나빠지면 항생제 치료를 시작한다.
- 후두기관기관지염은 상기도 질환의 징후, 쉰 목소리, 빈호흡, 흡기 시 협착음 및 개 짖는 컹컹거리는 기침이 있는 바이러스성 크룹 증후군이다. 발열은 있을 수도 있고 없을 수도 있다.
- 후두개염은 후두의 연조직에 세균이 침입하여 야기되는 염증이며, 결과적으로 생명을 위협하는 기도폐색을 초래할 수 있다. 이는 대개 아동에게 폐렴구균 백신을 예방접종하면 예방할 수 있다. 후두개염의 전형적인 징후는 발성장애, 연하곤란, 침 흘림, 호흡곤란 및 호흡노력 등이다.
- 호흡기 세포융합 바이러스는 세기관지염의 가장 흔한 원인으로, 세기관지염은 감염원(바이러스나 세균)이 세기관지의 염증 및 폐쇄를 일으킬 때 발생하는 하기도 질환이다.
- 영아 및 아동의 폐렴 증상은 체온상승, 폐에서 수포음, 천명음이 들리고, 기침이나 호흡곤란, 빈호흡, 안절부절하고, 폐에 경화가 발생하면 호흡음이 감소한다.
- 2세 미만의 아동은 활동성 결핵에 걸릴 위험이 높고, 감염이 폐 이외로 확산될 위험이 있다(예: 결핵성 수막염 및 속립성 결핵).

Chapter 15

소화기 문제를 가진 아동간호

학습목표

1. 아동기 소화기관의 특성을 설명한다.
2. 소화기능을 사정한다.
3. 아동의 수분전해질 불균형을 설명한다.
4. 구순열과 구개파열 아동에게 간호과정을 적용한다.
5. 기관 폐쇄증, 기관식도루 아동에게 간호과정을 적용한다.
6. 선천성 유문협착증 아동에게 간호과정을 적용한다.
7. 복벽결함 아동에게 간호과정을 적용한다.
8. 장중첩증 아동에게 간호과정을 적용한다.
9. 선천성 거대결장 아동에게 간호과정을 적용한다.
10. 항문직장 기형 아동에게 간호과정을 적용한다.
11. 탈장 아동에게 간호과정을 적용한다.
12. 궤양성 대장염 아동에게 간호과정을 적용한다.
13. 급성 위장관염(설사, 변비)과 유분증 아동에게 간호과정을 적용한다.
14. 담도 폐쇄 아동에게 간호과정을 적용한다.

아동은 위장관을 통해서 생명을 유지하고 성장을 촉진하기 위해서 필요한 음식과 수분을 섭취하고 흡수한다(그림 15-1). 대부분의 위장장애는 단기간 동안 영양과 수분의 균형을 방해하는 증상을 보이며 일부 질병이나 중증결함은 최적의 영양과 적절한 성장을 방해하는 합병증을 초래한다.

위장질환은 선천적 결함, 후천적 질환, 감염 또는 부상에 의해서 초래될 수 있다. 재태기간 초반에 발달이 변형되거나 중단될 때에는 구조적 문제가 생길 수 있다. 감염은 운동성의 증가나 감소를 야기하거나 영양소의 적절한 흡수를 방해할 수 있다. 이 장에서는 일반적인 위장질환과 그에 따른 적절한 간호에 대해서 설명할 것이다.

해부생리

출생 시 신생아의 위장관계는 미성숙하다. 태반이 영양분을 제공하고 노폐물을 제거하기 때문에 흡수와 배출 과정은 출생 이후에 시작된다. 빨기는 입술이나 볼을 쓰다듬을 때마다 발생하는 원시 반사작용으로 영아는 생후 약 6주까지 삼키는 것을 수의적으로 조절하지 못한다.

신생아의 위 용량은 아주 작으며, **연동운동(peristalsis)**은 영유아보다 더 활발하다(그림 15-2). 이런 특징은 신생아에게 적은 양의 잦은 수유가 필요한 이유와 배변의 증가 횟수와 농도를 설명해준다.

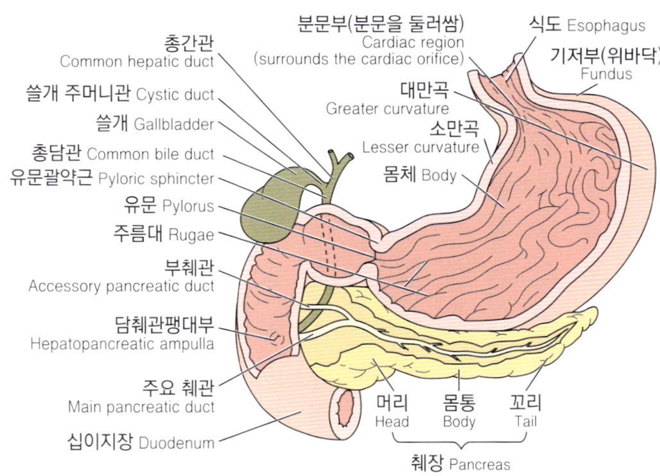

그림 15-1
췌장관, 쓸개 주머니관, 간관, 췌장, 쓸개를 포함한 위의 해부학적 내부구조

미성숙한 분문 괄약근으로 인해서 영아들은 적은 양의 음식을 자주 역류시킨다.

영아는 몇 가지 효소가 결핍되어 있는데 아밀라아제(탄수화물을 소화시킴), 리파아제(지방을 분해함), 트립신(단백질을 폴리펩티드와 일부 아미노산으로 대사시킴) 효소가 이에 포함된다. 일반적으로 생후 4~6개월이 될 때까지는 효소의 양이 소화를 도울 만큼 충분하지 않아 가스로 인한 복부팽만이 흔히 나타난다.

성장에 따른 아동기 전반에 걸친 **위 용량의 증가**

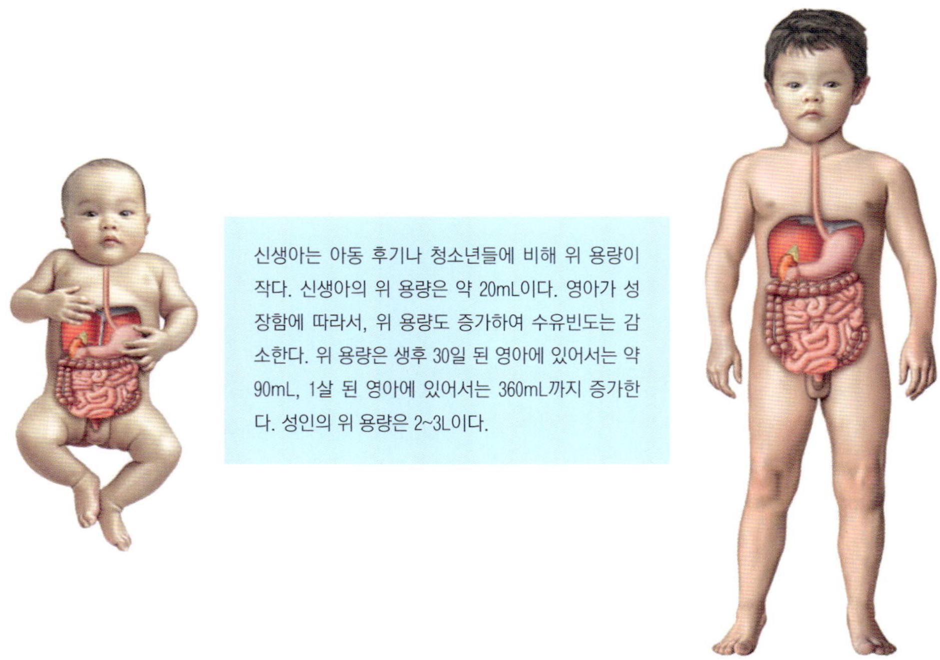

그림 15-2
위 용량은 아동의 연령에 따라서 다르다.

간 기능도 미성숙하여 출생 후 몇 주가 지나고 나서야 간이 빌리루빈을 활용하고 담즙을 분비할 수 있다. **포도당신생합성**(**gluconeogenesis**; 탄수화물이 아닌 성분으로부터 글리코겐이 형성되는 것), 혈장 단백질과 케톤 형성, 비타민 저장, **탈아미노 작용**(**deamination**; 아미노화합물에서 아미노기가 제거되는 것)의 과정이 생후 1년 동안 미성숙한 상태로 유지된다.

생후 2년이 되면 소화과정이 거의 완성되어 위 용량은 하루 세 끼의 식사 일정을 수용할 수 있을 만큼 증가한다. 생후 18개월이 지나면, 아동은 직장이 가득 찬 것을 인지하게 되고 배출 기능을 어느 정도 신체적으로 통제할 수 있다(위장관계에 대한 사정지침은 표 15-1 참조, 위장관계에 대한 진단적 검사는 표 15-2 참조).

아동의 수분 전해질 특성

체액의 구성

수분은 체액의 중요한 구성요소로서 생명유지에 필수적이다. 체액은 수분 외에 각종 전해질과 유기물을 포함하고 있으면서 세포의 내외 환경을 구성하며, 대사 및 물질 이동의 매체로서 신체의 항상성을 유지하고 있다. 따라서 생명을 유지하기 위해서는 체액과 전해질의 양을 일정하게 유지하고 조절하는 것이 꼭 필요하다. 총 체액량은 개인의 성장에 따라 총 체중의 75%에서 45%에까지 이른다. 아동이 어릴수록 총 체중에서 수분이 차지하는 비율이 높아 만삭아의 총 체액은 체중의 75%이며, 그 후 1년 동안 약 60~65%까지 급격히 감소하는데, 이러한 변화는 주로 세포외액의 영향을 받는다.

총 체액은 세포외액(extracellular fluid, ECF)과 세포내액(intracellular fluid, ICF)으로 구성되며, 각각 함유된 전해질의 성분과 농도가 다르다. 총 체액량은 나이, 성별, 비만의 정도에 따라 다양하여 체지방이 많은 여성과 비만한 사람은 체중에 비해 수분함유량이 적다.

세포내액은 세포막 안에 있는 액체로서 아동이나 성인 모두 총 체액량의 약 40%를 차지한다. 세포외액이 차지하는 비율은 연령이 증가하면서 감소되는 경향을 보이는데, 신생아의 경우 체액의 40%가 세포외액이고, 영아는 체액의 약 30%, 5세경에는 20%까지 감소하여 성인과 비슷한 수준을 보인다.

수분과 전해질 평형

세포외액을 구성하는 혈장이나 간질액의 주된 양이온은 Na^+이며 그에 동반하는 음이온(Cl^-, HCO_3^-)이 혈장삼투압의 90%를 차지하고, 세포내액은 K^+이 주된 양이온이다.

영아와 어린 아동은 성인에 비해 수분 요구가 크고 체액

표 15-1 위장질환이 있는 아동에 대한 사정지침

사정초점	사정지침
복부	• 복부모양을 관찰한다. • 복부팽창에 주목한다. 복위를 측정한다. • 배꼽이 돌출되어 있는지 관찰한다. • 연동운동(눈으로 확인되는 복벽 평활근의 주기적인 수축)을 관찰한다. • 황달, 멍, 출혈증가를 관찰한다.
복부-청진	• 촉진을 하기 전에 모든 복부 사분면의 장 소리를 청진한다.
복부-촉진	• 복부를 촉진하여 복부가 부드러운지, 아니면 단단한지 확인한다. • 배꼽의 크기를 촉진한다. • 아동이 촉진 동안 통증이나 압통을 호소하는가? 영아가 우는가? • 촉진되는 모든 덩어리의 위치, 모양, 크기, 밀도를 설명한다. • 간의 크기와 압통을 촉진한다. • 비장의 크기와 압통을 촉진한다.
입과 식도	• 증가된 구강 분비물의 존재에 주목한다. • 구순열이나 구개파열의 존재에 주목한다.
영양	• 수유, 뱉어냄, 구토, 반복되는 호흡기 감염에 주목한다. • 구토의 양, 색깔 그리고 빈도를 관찰한다. • 구토가 수유와 관련이 있는지, 구토양상이 분출성인지 주목한다. • 섭취량, 수유횟수, 성장에 주목한다.
대변	• 대변의 색깔, 농도, 크기를 관찰한다. 대변 양상의 변화에 주목한다.
가족력	• 소아 지방변증과 염증성 장 질환과 같은 유전적 영향이 있는 위장질환의 병력에 대해서 묻는다.

표 15-2 위장관계에 대한 진단적 검사

진단검사	임상검사
복부 초음파	전혈구 측정
바륨관장 혹은 조영제	빌리루빈
복부 CT	전해질
내시경	간 효소
위장관 조영술	대변의 잠혈검사
식도 내 pH 탐색자 감시	대변의 충난 및 기생충 검사
복부 방사선	
직장 조직검사	

과 전해질 균형의 변화에 취약하다. 단위체중에 대한 체표면적의 비율, 에너지소비량, 수분섭취량과 배설량이 더 많아 체내 수분회전 속도가 현저하게 빠르기 때문에 수분이 부족한 경우, 성인에 비하여 신속하게 적응하지 못한다. 또한 수분 소실의 60%는 주로 세포외액에서 이루어지며, 나머지 40%는 세포내액에서 이루어지므로 결국 수분전해질의 불균형을 초래하게 된다.

영아기 수분 평형에 영향을 미치는 요인으로는 불감성 수분 손실량(insensible water loss), 기초대사율(basal metabolic rate, BMR), 신장기능, 수분요구량을 들 수 있다. 불감성 수분 손실의 2/3는 피부를 통한 확산으로, 1/3은 호흡기를 통한 증발로 소실된다. 특히 신생아의 단위체중당 체표면적은 성인의 2~3배에 달하며, 미숙아는 5배에 달하는 등 영아와 아동은 성인에 비해 단위체중당 체표면적의 비율이 상대적으로 크기 때문에 피부를 통한 불감성 수분손실의 양이 많다. 특히 영아기에는 다른 성장단계에 비해 위장관이 길어 설사를 할 경우 수분손실이 더 많아진다. 기초대사율은 어릴수록 높고, 그 결과 대사노폐물도 많아지고 열 생산도 빠르게 증가하며, 불감성 수분손실 및 수분 배설량, 수분요구량도 증가한다.

또한 어릴수록 신장의 농축능력이 미숙하여 희석된 소변을 배출하고 같은 양의 용질을 배설하는데 더 많은 수분이 필요하다. 탈수증이 있는 경우, 충분히 농축된 소변을 만들지 못하는 등 체액 조절기전이 미숙하여 수분과 전해질의 변화에 신속히 적응하지 못한다. 영아의 소변 농축능력은 성인의 절반이며, 사구체여과율은 성인의 1/4 정도이다. 그 밖에도 세뇨관의 재흡수와 분비의 차이로 인해 나트륨 보유나 배출, 포도당 재흡수, 소변의 산성화 등의 능력이 불충분하여 체중당 수분섭취량과 배설량이 더 많고 전해질도 함께 배설되고 영아의 보유능력은 한계가 있기 때문에 큰 아동에 비해 수분과 전해질 요구량이 높다.

수분평형은 수분 섭취와 배설을 통해 이루어지고, 수분소실의 양과 종류는 구토와 설사나 열, 부종 등과 같은 탈수 상태에 따라 변화하기 때문에 간호사는 이와 같은 상황을 잘 인지하고 신속히 대처하여야 한다.

수분과 전해질 불균형

구토

구토(vomiting)는 아동에게 가장 흔히 나타나는 증상의 하나로, 오심 후에 하부 식도괄약근이 이완되고 횡격막과 복근이 경련성 수축을 일으킴으로써 복압과 흉곽내압이 상승하면서 위의 내용물이 강한 힘으로 분출되는 것이다. 구토 직전에 나타나는 오심이란 토해내고 싶은 불쾌한 상복부 느낌으로, 자율신경 증상을 동반한 타액 및 땀의 분비 증가, 동공 크기와 심박수가 증가하고 호흡이 불규칙해지며, 위의 장력과 수축력, 분비량, 혈류도 감소한다.

구토의 원인은 다양하며, 대부분 증상이 경하여 특별한 치료는 필요 없지만, 구토가 지속될 경우에는 심각한 수분전해질 불균형 장애를 초래할 수 있다. 아동의 연령과 구토양상, 증상 발현기간 등에 관한 사정을 하도록 한다.

임상적 징후

구토가 지속되면 체내 수분을 상실하여 탈수에 빠지게 되고, 위 내용물과 함께 위산과 Na^+, K^+ 등이 소실되어 알칼리증, 저나트륨혈증, 저칼륨혈증이 발생한다. 또한 식도가 지속적으로 위산에 노출되면서 식도염이 유발되고, 토물로 인한 기도흡인 등의 위험도 발생한다.

토물의 색은 보통 녹색이나 갈색, 선홍색을 띠는데, 녹색은 담즙일 가능성이 높고, 혈액이 섞여 있으면 갈색이나 선홍색을 나타낸다. 그러므로 병력 조사 시 토물의 색도 사정하도록 한다.

진단검사

구토의 원인은 다양하므로 구토를 유발하는 자극의 위치와 증상을 고려하여 감별하는 것이 필요하다. 철저한 병력조사를 통해 토물의 양상과 양, 구토 시기, 식사나 특별한 음식과의 관련 여부, 통증의 유무 등을 조사하고, 황달이나 변비, 설사 등의 과거력이 있는지 알아본다. 수분섭취량과 배설량 조사, 체중 측정, 피부 및 점막의 상태 파악, 복부검진 등을 포함하여 신체검진을 면밀히 시행하고 수화상태를 사정하여야 한다.

혈중 전해질 수치를 확인하여 수분 전해질 불균형이 있는지 사정하며, 소변검사를 통해 소변 내 단백이나 혈액의 유무를 확인하고, 필요하면 방사선검사를 시행한다. 가슴과 복부의 방사선 촬영이나 초음파검사, 뇌 스캔 등은 구토를 유발할 수 있는 해부학적 이상 소견을 발견하는 데 중요한 단서를 제공한다. 상부 위장관의 내시경검사는 장관의 폐쇄 및 식도염의 유무 등을 발견하는 데 도움이 된다.

임상치료

구토의 원인을 확인하여 근본적인 원인을 제거하고 탈수와 수분전해질 불균형 장애 등의 합병증 예방에 중점을 둔다. 구토는 흔히 감염성 질환의 증상으로 자기제어성이 있어 특별한 치료 없이 치료될 때가 많다. 구토로 탈수증상을 보이면 소량씩 자주 먹이며 수액을 보충해주면서 동반되는 증상에 따라 함께 치료하며, 구토의 원인에 따라 구토를 진정시킬 수 있는 약물을 선택하여 투여할 수 있다. 진토제(Ondansetron 등)는 원인을 알고 있는 경우 제한적으로 단기간 사용할 수 있으나, 영아나 어린 아동의 경우 부작용이 많기 때문에 잘 사용하지 않는다.

간호

구토와 관련된 증상을 관찰하고 구토를 감소시키기 위해 무엇보다 구토의 원인을 파악하고 구토의 유형과 토물의 양상, 구토와 관련된 행위를 정확히 사정하는 것이 중요하다.

간호계획은 구토의 원인에 따라 수립한다. 구토의 원인이 위장관 폐색에 있다면, 일단 금식을 하게 하거나 특수 영양공급을 고려하여야 한다. 원인이 수유 방법에 있다면, 적절한 수유기술을 습득하도록 교육한다. 감염이나 무분별한 식사, 정신적인 문제와 관련이 있을 때는 수분과 전해질 부족의 위험성에 주의를 기울이고 세심한 관찰과 간호를 제공하여야 한다. 구토를 하는 영유아나 아동에게는 특히 흡인을 예방하기 위한 자세를 취해주어야 하며 탈수의 징후는 없는지 살펴야 한다. 구토 후에는 구강간호에 신경을 써서 위산에 의한 에나멜질의 손상을 최소화하고 입안을 깨끗하게 유지시켜 준다.

설사

설사(diarrhea)는 소화, 흡수, 분비 기능장애로 인해 대변으로 다량의 수분과 전해질이 소실되는 것이다. 전 세계적으로 수많은 아동이 설사로 사망하며, 개발도상국에서는 특히 영양실조와 감염으로 인한 설사가 자주 발생한다. 따라서 설사의 원인 및 기전을 이해하고 설사로 인한 탈수 및 수분전해질 불균형 장애를 예방하고 적절히 치료하여야 한다.

원인

급성설사는 탈수로 인한 심각한 합병증이 발생하지 않는 한 특별한 치료가 요구되지 않는다. 급성설사는 주로 바이러스, 세균, 기생충에 의한 위장관의 감염에 의해 발생하며, 그 밖에 중이염, 폐렴, 요로감염과 같은 질환이나 항생제를 비롯한 약물의 사용, 급성 충수염 등이 원인이 되고 있다.

급성설사는 크게 염증성과 비염증성으로 나눌 수 있다. 영유아 설사의 대표적 원인체인 로타바이러스와 일부 세균은 직접 장을 침입하거나 장독소를 생산하면서 염증성 설사를 일으키는 반면, 기생충이나 세균이 장에 부착하면 비염증성 설사를 유발한다. 자세한 간호는 급성 위장관염에서 다루고자 한다.

탈수

탈수(dehydration)는 영아와 아동기에 발생하는 대표적인 체액장애로서, 주로 구토나 설사와 같이 피부나 호흡기계, 신장, 위장관을 통해 수분이 손실되는 많은 질병에서 체액이 과다하게 소실될 때 일어나며, 당뇨병성 케톤산증이나 광범위한 화상과 같은 상황에서도 발생할 수 있다.

탈수의 유형. 등장성 탈수(isotonic dehydration)는 수분과 전해질이 거의 동일한 비율로 소실된 경우로서 혈장 Na^+ 농도는

130~150mEq/L를 유지한다. 등장성 탈수는 아동에서 가장 흔히 발생하는 1차적 탈수현상으로 주로 구토와 설사로 인한 위장관 손실에 의해 발생한다. 이러한 경우에는 세포내액과 세포외액 사이의 수분재분포를 초래하는 삼투현상이 없기 때문에 등장성 손실은 대부분 세포외액에서의 손실이 지속된다. 따라서 손실의 결과, 혈장량을 감소시키고 피부, 근육, 신장에 영향을 미치는 순환 혈액량이 감소하여 쇼크를 초래할 수 있다. 등장성 탈수는 설사, 구토, 기아, 장의 누공이 있을 때와 흡인을 자주 실시할 때 발생한다.

고장성 탈수(hypertonic dehydration)는 전해질 손실보다 수분 손실이 더 많은 경우로써, 혈청 Na^+ 농도는 150mEq/L 이상이다. 이러한 유형의 탈수는 수분섭취량이 감소했거나 Na^+ 섭취량이 증가했을 때 발생하는데, 특히 설사를 하는 영아에게 많은 양의 경구용 전해질 용액을 투여하거나 비위관을 통해 고영양액을 공급받는 경우 항이뇨호르몬결핍에 의한 요붕증 등에서 나타날 수 있다. 이는 의식장애, 집중력 부족, 기면, 반사이상 상진, 자극에 대한 과민성(접촉, 청각, 밝은 빛) 등을 포함한다. 고장성 탈수에서는 삼투농도가 낮은 세포내액에서 삼투농도가 높은 세포외액으로 수분이 이동하여, 쇼크는 잘 일어나지는 않고 실제 탈수의 정도보다 일상 모습은 좋아 보이지만, 세포내액의 고갈로 인해 경련과 같은 신경학적 장애가 나타나고 심각한 뇌손상을 초래할 수 있다. 고장성 탈수는 염분이 많은 용액의 섭취, 요붕증, 화상, 발열, 호흡기 감염 등으로 인해 불감성 수분손실이 심할 때 발생한다.

저장성 탈수(hypotonic dehydration)는 전해질 손실이 수분 손실을 초과할 때 나타나며, 혈청 Na^+ 농도는 130mEq/L 미만이다. 이런 형태의 탈수는 수분축적과 Na^+ 소실에 의해 발생하며, 수분이 세포외액에서 세포내액으로 이동하여 세포외액의 손실이 크기 때문에 등장성이나 고장성 탈수보다 더 적은 양으로도 쇼크를 동반한 심각한 증상을 동반할 수 있다. 저장성 탈수는 심한 발한으로 인한 Na^+ 소실, 만성설사가 있을 때 발생할 수 있고, 희석된 조제유와 같이 염분이 적은 조제유를 많이 섭취하는 아동이 설사를 하면 초래될 수 있다

진단검사

탈수를 진단하기 위해 신체사정에 의한 탈수의 정도, 탈수상태를 초래한 특정 질환의 병태생리에 기초한 탈수 유형, 특이한 임상적 징후, Na^+과 K^+ 농도, 산염기 균형, 치료의 효과 및 환자상태의 호전 여부를 평가하기 위해 주기적으로 사정하여야 한다.

탈수의 정도를 확인하는 방법은 탈수 전 체중과 현재 체중의 차이를 아는 것이다. 다른 임상증상으로는 의식변화(불안정에서 기면), 자극에 대한 반응 변화, 피부 탄력성 감소, 지연된 모세혈관 재충혈시간, 심박동수 증가, 움푹 패인 눈, 천문함몰 등이다. 모세혈관 재충혈 시간 2초 이상, 눈물이 나오지 않고 구강점막이 건조하며, 아파 보이는 표정 등 4가지 증상 중 2가지가 존재하면 최소 5%의 수분결핍이 존재함을 의미한다.

임상치료

경구수액요법. 경증 또는 중등도의 탈수는 수분전해질 불균형을 교정하고 잠재적 원인을 치료하는 데 목표를 둔다. 아동의 의식이 명료하고 구토가 없으며 쇼크상태가 아니라면 경구 재수화용액을 공급한다. 탈수가 없거나 체중감소가 3% 미만인 최소의 탈수에서 치료는 적당한 수액을 공급하고 연령에 맞는 식사를 계속하는데 목적을 둔다.

정맥수액요법. 정맥수액요법은 체중의 9% 이상이 감소된 심한 탈수의 경우, 경구를 통해 충분한 수분과 전해질을 공급할 수 없을 때 실시하며, 수액량은 수분 1일 유지량과 이미 소실된 양, 계속 소실되는 양을 합해서 계산한다.

중증 탈수가 있는 아동에서 초기 치료 목적은 세포외액을 신속히 증가시켜 순환기와 신장의 기능을 빠르게 회복하는 데 둔다.

정맥수액요법이 시작된 지 24시간이 지나면, 대부분 수분과 전해질의 수준이 정상으로 회복되고 탈수의 임상증상도 사라져서 정상적인 경구영양으로 돌아갈 수 있다. 그러나 아동이 계속 경구섭취가 불가능하거나 경구섭취로 인해 증상이 더 악화되면 총비경구영양(total parenteral nutrition, TPN)을 실시하여야 한다.

등장성 · 저장성 탈수에서는 수분을 신속히 보충해서 순환기능과 신기능을 증진해 주어야 한다. 그러나 고장성 탈수에서는 세포외액의 나트륨 농도가 높아 세포내액의 수분이 세포외액으로 이동한 결과, 세포내액이 고갈되어 있는 상태이므로, 수분보충이 너무 빠르게 이루어지면 탈수되어 있던 뇌세포에 수분이 급속히 확산되면서 뇌부종을 유발할 수 있으므로 수분보충 시 주의하여야 한다.

협력적 관리

급성설사로 인해 탈수가 발생하면, 아동의 간호는 대부분 가정에서 이루어질 수 있다. 흔히 급성설사는 대변-구강 경로에 의해 전파되므로, 개인위생과 식수공급, 음식물 준비에 특히 주의를 기울인다. 잦은 설사로 인한 회음부의 손상이 우려되므로 위생을 철저히 하고 배설물의 처리, 올바른 손 씻기, 위생적인 조리 및 감염된 사람의 격리 등이 요구된다.

부모 및 아동을 돌보는 사람에게는 탈수 증상, 섭취량과 배설량을 관찰하고 특히 소변이나 젖은 기저귀 수를 확인하도록 교육하여야 한다. 설사나 구토가 있을 경우 대부분 가정에서는

모유수유를 중단하고 주스나 묽은 수프, 젤라틴, 바나나, 쌀 등의 유동식을 제공하는 경향이 많지만, 이보다는 모유수유나 정상 식사를 계속하면서 수액을 적절히 투여하도록 교육하여야 한다. 정상 식사를 주는 것이 초기에 배변의 양은 약간 많아지더라도 배변으로 인한 손실을 계속 보충하는데 효과적이다. 이는 질병기간을 단축하고 합병증을 감소시키며 영양상태가 개선되는 장점이 있다.

아동이 탈수로 입원하게 되면 간호사는 부모와의 구체적 면담을 통해 구토나 설사 여부, 질병시기 동안 제공된 음식과 수분 종류, 소변량, 행동의 변화, 감염 여부와 관련된 정보를 수집한다. 반드시 수화상태 및 매일 동일한 조건에서의 체중 측정, 섭취량과 배설량 및 요비중 등을 사정하여야 한다. 탈수의 원인이 설사인 경우에는 원인이 밝혀지기까지 감염 전파를 방지하기 위해 적절한 예방법을 수행하여야 한다. 이를 위해 변에 노출되지 않도록 하며, 천 기저귀보다는 일회용 기저귀를 사용한다. 경구로 영양을 제대로 공급하지 못할 경우에는 지속적인 위관영양이나 비경구영양과 같은 특별한 영양공급이 필요하다.

영아의 경우 울음소리가 약하면서 고음이며 짜증을 내고 칭얼거린다. 탈수 정도가 심해질수록 불안정하고 의식수준이 저하된다. 아동의 체온이 상승하고 빈맥이 나타나므로 활력징후를 자주 측정해야 한다.

전해질 불균형

저칼륨혈증

칼륨은 세포내액을 구성하고 있는 중요한 전해질로서, 신경과 근육의 흥분성을 결정한다. 저칼륨혈증(hypokalemia)은 K^+의 부적절한 섭취, 위장관이나 신장을 통한 K^+의 과다소실, 세포외에서 세포 내로의 K^+ 이동에 의해 일어난다. 과다한 K^+ 소실은 구토와 설사, 비위관 흡인, K^+을 배설시키는 이뇨제 사용, 코르티코스테로이드제제 사용, 인슐린 투여 시 발생한다. 증상으로는 근육쇠약, 경련, 강직, 마비 등과 함께 저혈압, 부정맥, 과민, 피로, 기면상태 등이 나타난다.

고칼륨혈증

고칼륨혈증(hyperkalemia)은 K^+ 섭취 증가, 부적절한 K^+ 배설, 세포 내에서 세포 외로의 K^+ 이동 시에 발생한다. 임상에서 정맥으로 염화칼륨을 너무 빨리 투여하였거나, 화상으로 인한 조직의 괴사나 용혈, 신부전, 부신기능부전, 대사성 산증 등의 경우에 발생한다. 고칼륨혈증은 서맥, 심실부정맥과 심정지를 유도하여 급작스러운 죽음을 초래하기도 한다.

저나트륨혈증

나트륨은 세포외액의 중요한 전해질로서, 삼투압과 세포외액을 형성하고 유지하는 역할을 한다. 혈중 나트륨이 감소하면 혈관 내 삼투압이 감소하고 세포 내 · 세포 외 두 구획 간의 삼투압이 같아질 때까지 혈관 내 수분이 간질액으로 이동한다. 저나트륨혈증(hyponatremia)은 영양실조, 설사, 구토, 비위관 흡인, 이뇨제 사용, 발한, 당뇨성 케톤산증, 신질환 등에서 발생하며, 오심, 약한 맥박, 두통과 근육허약, 복부경련, 혈압감소, 기면, 핍뇨, 뇌부종 등이 나타난다.

고나트륨혈증

고나트륨혈증(hypernatremia)은 체내 총 나트륨 양에 대한 총 체액량의 상대적 비율이 감소하는 상황에서 발생한다. 다량의 나트륨을 섭취했거나 정맥주입을 했을 때 나타날 수 있으며, 요붕증으로 인한 수분결핍, 불감성 수분손실의 증가 및 수분섭취 부족 등에서도 발생한다. 대부분 탈수를 동반하나, 수분이 세포 내에서 세포 외로 이동하므로 초기에는 혈압과 소변량이 유지되어 증세는 미미하다. 주로 심한 갈증, 오심, 구토, 체온상승 가능성, 핍뇨, 지남력 상실, 경련, 안절부절못함, 기면 등의 중추신경계 증상이 나타나며, 뇌세포 용량이 줄어들어 뇌출혈이 발생하기도 한다.

구조적 결함

구조적 결함은 위장관의 한 가지 이상 부위를 포함할 수 있다. 이러한 결함은 태아구조의 성장과 발달이 임신 초기에 방해를 받을 때 발생한다. 이로 인해서 구조가 불완전한 상태로 남게 되어 폐쇄(정상적인 신체 개구부의 부재나 막힘), 이상 위치(변위), 비 폐쇄, 그 외 비정상적인 구조가 초래될 수 있다. 구조적 결함은 구순열과 구개파열, 식도폐쇄와 기관식도루, 유문협착증, 복벽 결함, 장중첩증, 선천성 거대결장, 항문직장 기형이다.

구순열과 구개파열

구순열(cleft lip)와 구개파열(cleft palate)은 단독으로 발생하거나 동반되어 발생할 수 있는 별개의 안면결함이다. 구순열과 구개파열은 약 45%의 사례에서 함께 발생하며, 구개파열이 단독으로 발생하는 비율은 약 35%인 반면에 구순열이 단독으로 발생하는 비율은 약 20%이다.

병태생리

구개파열을 동반하거나 동반하지 않은 구순열은 재태기간 6주째에 상악의 앞면 융기부위와의 융합과정 실패에 의해서 초래된다. 정상적으로는, 윗입술의 결합은 7주째에 완성된다. 2차적인 구개의 융합이 재태기간의 5~12주 사이에 발생한다. 올바른 시점에 혀가 아래로 움직이지 못하면 구개가 융합되는 과정이 발생하지 못한다. 경구개와 연구개의 자궁 내 발달은 임신 초기에 완성된다. 이 시기에 그 외 주요한 장기 계통이 발달한다. 구순열과 구개파열이 있는 아동 중 약 30%가 또 다른 선천적 기형을 가지게 된다.

구순열이나 구개파열 가족력이 있는 아동에게 발병률이 높다. 그 원인은 복합적인 환경적 · 유전적 영향을 포함한 다원적인 것으로 생각된다. 병인학적 요인에는 임신기간 중의 흡연과 산모의 알코올 섭취 그리고 임신기간 중의 항경련제와 스테로이드제와 같은 약물의 사용이 포함된다. 또한, 임신기간 동안 엽산을 섭취하는 것이 구순열과 구개파열의 발병률을 감소시킬 수 있음을 제시하는 연구가 있다.

임상적 징후

구순열은 출생 시에 쉽게 확인될 수 있다. 이러한 결함은 입술의 주색 경계에 생긴 단순한 보조개(움푹 들어간 곳)이거나, 또는 코 아래까지 이어지는 완전한 분리일 수 있다. 구순열은 입술의 한쪽에만 발생하거나 양쪽에 발생할 수 있으며 단독으로 발생하거나 구개파열과 결합되어 나타날 수 있다. 불완전한 구순열에는 입술 중앙과 입술 측면을 연결하는 조직의 연결선이 있다. 다양한 정도의 코 기형도 존재할 수 있다.

구개파열 결함은 구순열과 함께 발생하지 않는 경우에는 명확하지 않아서 출생 시에 감지되지 않을 수 있다. 경구개의 파열은 입술과 비강 사이에 연속되는 개구부를 형성하며 입술의 한쪽이나 양쪽에 발생할 수 있고, 연구개만 포함되거나 연구개와 경구개가 모두 포함될 수도 있다.

협력적 관리

언어, 청력 그리고 치아상태에 있어서 손상의 위험으로 인한 다학제간 팀이 구순열과 구개파열을 가진 아동에 대한 관리에 참여해야 한다. 이러한 팀은 1차 아동건강관리 제공자뿐만 아니라 성형수술과 구강수술, 청각학, 말/언어 병리학, 이비인후과, 치과, 유전학, 사회복지 그리고 심리학에 있어서 전문가들을 포함해야 한다(표 15-3).

표 15-3 구순열이나 구개파열과 관련된 합병증

간호문제	원인	간호관리
수유	• 빨기 어려움 • 과도한 공기섭취로 인한 위장문제 초래	• 수유평가와 특수 젖꼭지의 필요성을 평가(전문간호사에게 의뢰)한다. • 모유수유를 원하는 산모의 아기가 젖을 빨지 못한다면, 산모에게 모유를 유축하도록 권장한다. • 부모에게 아기를 똑바로 세운 자세로 안아서 천천히 수유하는 법과 자주 트림을 시키는 법을 가르친다. • 성장의 적정성을 평가하기 위해서 자주 측정한다.
귀	• 감소된 인두와 귀인두관의 수평적 위치로 인한 중이염의 위험(구순열 구개파열로 인한 감염발생 가능) • 반복되는 중이염의 결과로서 청력상실이 발생할 수 있다.	• 귀의 감염을 관찰한다. • 가족에게 감염을 예방하는 방법을 가르친다. 감염 시 항생제를 사용한다. • 이물질 배출을 촉진하기 위해서 아동의 귀에 고막튜브를 설치할 필요가 있을 수 있다. • 주기적으로 청력검사를 수행한다.
치아와 치아교정	• 아동의 유치 맹출이 지연될 수 있다. 치아가 비정상적으로 맹출되고 작거나 없을 수 있다. • 아동에게 치아 우식이 생길 위험이 높다. 치아가 구부러져서 닦기 어려울 수 있다. 흉터(반흔)조직도 양치를 어렵게 만들 수 있다.	• 구강위생을 권장하고 구순열/구개파열이 있는 아동에 대한 경험이 있는 치과의사를 주기적으로 방문하도록 장려한다. • 치아가 맹출하기 시작할 때부터 양치질을 하도록 권장한다. • 필요하다면 불소 보충제를 제공한다. • 설탕이 적게 포함된 건강한 식사를 권장한다.
언어발달	• 구개의 비정상(기형), 결함 있는 치아상태 그리고 잦은 귀 감염으로 인한 청력문제가 언어문제를 초래할 수 있다.	• 말과 언어발달을 주기적으로 평가한다.

SOURCE: Data from Abbott, M. A. (2014). Cleft lip and palate. Pediatrics in Review, 35(5), 177–181; Crockett, D. J., & Goudy, S. L. (2014). Cleft lip and palate. Facial Plastic Surgery Clinics of North America, 22(4), 573–586; Haque, S., & Alam, M. K. (2015). Common dental anomalies in cleft lip and palate patients. Malaysian Journal of Medical Sciences, 22(2), 55–60; Hopkins, E. E., Gazza, E., & Marazita, M. L. (2016). Parental experience caring for cleft lip and palate infants with nasoalveolar moulding. Journal of Advanced Nursing, 72(10), 2413–2422.

진단검사

구순열과 구개파열은 출생 전, 출생 시 또는 신생아 기간 동안에 진단된다. 이르게는 13주에서 14주의 재태기간에 경복부 초음파를 통한 성공적인 얼굴 이미지 촬영이 수행될 수 있다. 3차원 초음파나 자기공명영상의 사용이 가능한 경우에는, 결함에 대한 더욱 명확한 사진을 얻을 수 있고 분리된 구순구개열을 출생 전에 감지할 수 있는 능력을 높인다. 아동이 출생한 후에는, 신체적 사정에 의해서 구순열과 구개파열이 진단된다. 윗입술, 치조궁, 비강 그리고 1차 · 2차 구개가 검사되고 촉진되어야 한다.

구순열, 구개파열이 생명을 위태롭게 하는 많은 기형과 관련될 수 있기 때문에, 귀 기형, 골격 기형, 심장결함 그리고 비뇨 생식기 결함을 감지하기 위한 즉각적인 진단검사가 수행된다.

임상치료

구순열 교정수술의 시점은 외과 전문의들마다 의견이 다를 수 있다. 일반적으로 생후 3개월에서 5개월 사이에 수술이 수행된다. 수술 후에는 부드러운 팔꿈치 고정장치가 절개부위를 보호하기 위해서 2주 동안 사용된다. 지속되는 울음이 봉합선을 파열시킬 수 있기 때문에, 울음을 예방하기 위해서 필요에 따라서 아동에게 주의산만과 통증완화를 위한 약물을 제공해야 한다. 항생제도 처방될 수 있다.

입술이 조기 봉합되면 영아가 수유를 위해서 유두 주변을 더 잘 밀폐할 수 있게 된다. 빨기 운동이 말을 하기 위해 필요한 근육을 강화시킨다. 구멍이 큰 긴 젖꼭지와 같은 특수 수유장치가 수술적 교정 전에 영아의 영양적 요구를 충족시키기 위해서 사용될 수 있다. 수유 상담가가 모유수유 기법을 지원할 수 있다.

구개파열 교정 시기는 외과 전문의에 따라 다르며 파열(틈)의 크기와 심각도에 달려 있다. 구개는 일반적으로 생후 9~12개월 사이에 닫힌다. 이것이 치아싹의 형성을 보호하고 영아의 정상적인 언어패턴 발달을 가능하게 한다. 파열이 심했다면, 구개파열의 교정은 추가적인 단계의 재건이 요구될 수 있다.

두 번의 수술적 시술은 모두 전신마취의 사용을 필요로 하며, 입원은 아동의 수술 후 과정에 달려 있다. 수술 후 수유 프로토콜은 특수 젖꼭지나 주사기의 사용에서 모유수유에 이르기까지 다양하다. 구순구개열을 가진 영아는 중이염이 재발되는 경향이 있고, 이는 청력상실을 초래할 수 있다. 구개파열 교정을 받은 아동은 치아교정 관리를 필요로 한다. 조기 방문이 치아 맹출과 추가적인 치아교정의 필요성에 대한 평가를 가능하게 한다.

간호과정

간호관리에는 수유를 용이하게 하는 것, 정서적 지원을 제공하는 것, 수술 전후 관리를 수행하는 것, 관리를 조정하고 건강한 가정환경을 유지하고자 하는 부모를 지원하는 것 그리고 적절한 위탁을 제공하는 것이 포함된다.

간호사정과 간호진단

구순열은 출생 시 관찰될 수 있다. 구개파열 결함은 일반적으로 신생아 신체사정을 수행하는 동안 손가락을 사용한 구개의 촉진에 의해서 발견된다. 결함의 위치와 정도에 대한 설명이 간호사가 올바른 수유방법을 결정하는데 도움을 준다. 추가적인 결함이 존재하는 경우가 있으므로, 철저하고 완전한 신체사정이 요구된다.

가족의 반응에 대한 심리사회적 평가가 전반적인 간호사정의 중요한 일부이다. 신체적 기형 중 얼굴의 기형이, 특히 부모에게 큰 충격을 줄 수 있다. 완전하게 교정되지 않은 결함은 성장한 아동에 있어서 낮은 자아 존중감의 형성을 초래할 수 있다. 아동의 발달수준과 또래 친구들과의 사회적 상호작용을 평가한다.

구순열과 구개파열을 가진 영아에 대한 일반적인 간호진단은 다음과 같다.

- 해부학적 결함과 관련된 흡인의 위험
- 결함 있는 아동의 출생과 관련된 가족의 대처 불능
- 영양섭취 불능과 관련된 영양 불균형: 신체요구량보다 적음
- 수술적 교정과 관련된 비효과적 호흡양상

계획과 수행

아래에 동반되는 간호계획에는 수유에 대한 지원을 제공하는 것, 정서적 지원, 수술 후 관리를 수행하는 것, 관리를 조정하고 건강한 가정환경을 유지하는 부모를 돕는 것 그리고 적절한 위탁을 제공하는 것이 포함된다.

수유촉진

구순열이나 구개파열이 있는 영아에 대한 수유문제는 해부학적 결함의 심각성에 달려 있다. 구순열이 있는 영아들은 일반적으로 자세잡기, 수유기법과 관련된 지원과 교육이 있다면 모유수유를 할 수 있다. 모유수유가 가능하지 않거나 적합하지 않다면, 특수한 젖병을 사용하여 모유를 먹이기 위해서 산모가 펌프로 자신의 모유를 유축하도록 지원할 수 있다. 여러 회사가 수유를 위해서 도움이 필요한 구순열이나 구개파열이 있는 영아에게 유용할 수 있는 특수 젖병을 제공한다(가족과의 협력: 구순열이나 구개파열이 있는 영아에게 수유하기 참조).

가족과의 협력 | **구순열이나 구개파열이 있는 영아에게 수유하기**

간호사는 가족이 아동의 성장과 발달을 증진할 수 있는 수유방법을 유지하도록 지원한다. 부모에게 다음과 같은 정보를 제공한다.

- 구순/구개파열이 있는 영아는 수유를 하기 위해서 더 많은 시간이 필요하며, 이것이 피로를 야기할 수 있다. 아동에게 추가적인 수유시간을 허용하고, 수유 후에는 휴식을 할 수 있는 기회를 제공한다.
- 중력으로 인해서 모유가 아기의 코를 통해서 나오거나 귀인두관으로 올라가는 것이 예방될 수 있으므로, 아기의 머리와 흉부를 세운 상태로 수유한다.
- 가능하다면 모유수유가 권장된다. 성공적인 모유수유를 달성하기 위해서 특수 기법을 사용하는 것이 도움이 될 수 있다.
- 구개파열이 있는 영아들은 수유를 하는 동안에 공기를 삼키는 경향이 있으므로 아기에게 자주 트림을 시킨다.
- 수유 전문가들의 도움을 받을 수 있으며, 이들은 아기의 수유를 용이하게 하기 위해서 특수하게 만들어진 젖병이나 그 외 수유기법의 사용을 제안할 수 있다.
- 후속 방문을 유지함으로써 영아의 체중을 측정하고 성장과 발달에 대한 평가를 받도록 한다.
- 영아가 수유를 힘들어하거나 구토나 호흡곤란과 같은 문제가 생길 때에는 의료진에게 이를 알린다.

정서적 지지

아동이 구순열/구개파열을 가지고 태어나면, 부모는 자신들이 바라던 이상적인 자녀의 상실로 인해서 슬퍼할 수 있다. 신체적 결함에만 중점을 두지 않고 전체적인 인간으로서 자녀를 볼 수 있도록 부모에게 지원이 필요할 수 있다. 구조적 결함의 본질과 그 교정적 시술에 대한 설명을 제공함으로써, 부모와 자녀의 유대감을 촉진한다. 부모가 있는 자리에서 영아와 상호작용을 하면서 이야기하고, 아기의 기민함, 부드러운 피부 또는 활발한 움직임과 같은 긍정적인 특성을 강조한다. 부모의 자기 비난이 흔하게 발생한다. 부모가 질환에 대한 정보를 얻을 수 있도록 구개파열 재단에 위탁할 수도 있다. 성공적인 교정수술을 받은 아동의 사진을 보는 것이 부모에게 안심을 준다.

아동이 수술을 받을 때 부모의 불안감은 전형적인 반응이며, 그 대상이 영아일 때 불안감은 더욱 고조된다. 불안감을 최소화시키기 위해서 부모에게 분명하고 간결한 설명을 제공한다. 부모가 질문할 수 있는 충분한 시간을 허용한다. 수술 전에 부모가 영아를 안고 있도록 권장한다.

수술 후 간호

영아에게 전반적인 수술 후 간호를 제공한다. 활력징후를 자주 사정하고 영아의 기도를 유지한다. 섭취량과 배설량을 측정한다. 투명한 액체의 구강섭취가 시작되면, 드롭퍼, 주사기 또는 특수 수유기를 사용해서 제공할 수 있다. 흡인을 피하기 위해서 영아를 앉은 자세로 수유한다. 수유를 하는 동안 자주 트림을 시킨다. 영아는 저유당(50%) 모유나 분유로 진행한다. 수유가 끝날 때마다 수유의 축적을 피하기 위해서 물이나 생리식염수를 사용해서 봉합선을 닦는다.

치유를 보장하기 위해서 봉합선을 관리하는 것이 중요하다. 영아가 봉합선을 침구에 문지르는 것을 막기 위해서 등을 대고 똑바로 눕힌다. 팔꿈치는 부드러운 고정장치를 사용하여 감싼다. 절개부위의 봉합선이나 Steri-Strips를 관리한다. 지시에 따라서 절개부위에 항생제 연고를 바른다. 영아의 통증을 통제하고 울음과 봉합선에 가해지는 스트레스를 최소화시키기 위해서 처방된 약물을 투약한다. 구개파열 수술 후에는 수술부위를 손상시킬 수 있는 금속 식기나 빨대의 사용을 피한다.

임상적 조언

구순열 교정수술을 받은 영아는 주의를 분산시키기 위한 자극을 필요로 한다. 이러한 접근법이 봉합선을 손상시킬 수 있는 울음을 최소화할 것이다. 부드럽고 다양한 색깔의 장난감, 모빌 그리고 그 외 시각적 물건이 도움이 된다. 음악도 영아를 달래기 위해서 사용될 수 있다. 부모의 존재가 영아에게 위안과 안심을 제공한다.

퇴원계획과 가정간호 교육

퇴원하기 훨씬 전에 가정관리의 필요성을 확인하고 이에 대처한다. 입원기간 동안 수술 후에 영아의 관리에 대한 모든 양상을 부모와 논의한다. 퇴원 전에 부모가 느끼는 편안함의 수준을 높이고 영아와의 유대감을 촉진하기 위해서 부모를 영아의 관리에 참여시킨다. 수유기법, 감염의 징후를 인식하는 방법, 영아의 자세를 잡는 방법, 봉합선을 관리하는 방법을 가르친다.

장기적인 관리에 따른 재정적 영향에 대해서 부모와 논의한다. 부모와 영아가 자격조건이 될 수 있는 프로그램과 재정지원을 잘 아는 사회복지서비스에 부모를 위탁한다. 재정적 걱정의 경감은 부모로 하여금 자녀를 돌보는 일에 집중할 수 있도록 한다.

부모에게 퇴원 후 자녀를 돌보는 법에 대해서 가르친다. 아동에게 형제자매가 있다면, 이들이 아동을 받아들일 준비가 되어 있을 필요가 있음을 강조한다. 가정에서 한 아동이 더 많은 관심을 받게 되면 형제자매 간의 경쟁이 높아질 수 있다. 부모에게 제한을 설정하고 각각의 자녀와 시간을 보내는 것의 중요성을 상기시킨다. 추가적인 가족지원이 필요한지 결정한다. 부모에게 지원단체, 의사, 사회복지사, 인터넷 자료 그리고 가족의 연속성(지속성)을 유지하는데 도움이 될 수 있는 지역 서비스에 대한 정보를 제공한다.

영아가 봉합선을 만지지 않게 하는 방법을 논의한다. 부모들에게 영아의 팔을 담요 속에 단단히 고정시켜서 감싸는 방법을 가르친다. 앞으로 안는 아기띠도 팔을 고정시키기 위해서 사용될 수 있다. 앞으로 안는 아기띠는 부모와의 접촉을 통해서 아기에게 위안을 주고, 수유 후 최적의 자세인 아기를 똑바로 세운 자세로 안을 수 있는 추가적인 이점을 제공한다.

수술 후에 부모는 영아에게 수유를 하는 방법과 합병증의 징후(열, 구토, 호흡곤란)를 확인하는 법에 대한 교육을 받을 필요가 있다. 아동에게 언어발달, 귀 감염의 존재에 대한 평가 또는 성형수술 제안에 대한 추가적인 평가가 필요할 수 있다 (건강증진 및 건강유지 개요: 구순열이나 구개파열이 있는 아동 참조).

지역사회 간호

양호한 미용적 결과, 치아상태 그리고 언어발달을 촉진하기 위해서 조기 아동기 전반에 걸친 아동에 대한 주기적인 관찰이 필요하다. 이러한 관리에는 다양한 건강 전문가들이 참여한다. 건강관리팀의 구성원에는 병원, 클리닉 가정 건강관리 간호사들뿐만 아니라, 성형전문의, 치아교정전문의, 치과의사, 사회복지사, 청력학자, 언어병리학자 그리고 소아과 전문의가 포함된다. 부모는 아동관리에 있어서 최고의 조정자이다.

평가

기대되는 간호중재의 결과는 다음과 같다.

- 영아가 흡인으로 인한 호흡곤란의 징후를 보이지 않는다.
- 부모가 자녀를 안아 달래고 관심을 보인다.

건강증진 및 건강유지 개요 구순열이나 구개파열이 있는 아동

구순열이나 구개파열이 있는 아동은 면밀한 관찰과 성장과 발달을 촉진하기 위한 중재를 필요로 한다. 간호사는 아동 및 가족과 협력하여 건강한 결과를 성취한다.

성장과 발달평가
- 아동의 성장과 발달 양상을 관찰한다.
- 발달지연을 관찰한다.
- 수술 후 유아나 아동의 퇴행행동이 정상임을 부모에게 설명한다.

영양
- 가족을 젖꼭지, 수유기 그 외 특수수유장치를 공급하는 곳으로 위탁한다.
- 모유를 유축하고 모유수유를 용이하게 하는 법을 배우는 산모를 지원한다.
- 아동에게 질식 위험을 초래할 수 있는 음식을 피하도록 부모를 가르친다.
- 부모가 영아를 똑바로 세운 자세로 수유하고 수유 중에 자주 트림을 시키도록 가르친다.

신체활동
- 구개파열을 교정하기 위한 수술적 시술을 하는 아동의 활동은 치유를 위해서 일반적으로 약 2~3주 동안 제한된다.
- 수술부위가 치유되고 난 후에는, 부모에게 구순열이나 구개파열이 없는 아동과 마찬가지로 아동의 활동을 촉진하도록 권장한다.

구강건강
- 아동은 주기적으로 치아 우식에 대한 선별검사를 받아야 한다. 가족에게 치과방문에 대해서 묻는다.
- 자녀에게 올바른 치아위생을 제공하는 법을 부모에게 교육한다.
- 구개파열을 가진 아동에게는 주기적인 치아상태/치아교정 평가가 필요하다.

정신건강 및 영적 건강
- 자신과 다른 아동의 차이에 대한 아동의 인지와 저조한 자아-존중감의 징후를 관찰한다.
- 발음이나 외모와 관련된 놀림을 받은 경험이 있는 아동에게 주의를 기울인다. 언어치료와 가정에서의 연습을 계속 하도록 권장한다.
- 필요한 경우에는 아동이 상담을 받도록 위탁한다.

관계
- 부모-영아 관계를 확인하기 위해서 부모를 평가한다.
- 부모에게 영아의 관리에 참여하고, 영아를 안고, 영아의 긍정적인 특성을 인식하도록 장려함으로써 유대감 형성을 촉진한다.

질병예방 전략
- 가족에게 귀의 감염이나 그 외 감염의 징후와 증상을 인식하고 즉각적인 평가를 구하도록 가르친다. 반복되는 감염의 장기적인 영향을 예방하기 위해서 급성 중이염에 대한 치료가 필요하다.
- 전도성 청각상실을 평가하기 위해서 구순열/구개파열이 있는 아동이 청력검사를 받는 것의 중요성을 부모에게 강조한다.

손상예방 전략(안전)
- 수술 후에 봉합선을 보호하기 위해서 부모가 팔꿈치 고정장치를 올바르게 착용시키도록 돕는다.
- 부모에게 구개를 손상시킬 수 있는 빨대, 금속 숟가락, 그 외 날카로운 식기의 사용을 피하도록 교육한다.
- 부모에게 아동이 사용하는 식기에 대해서 묻는다.

그림으로 보는 병태생리
식도 폐쇄증과 기관식도루

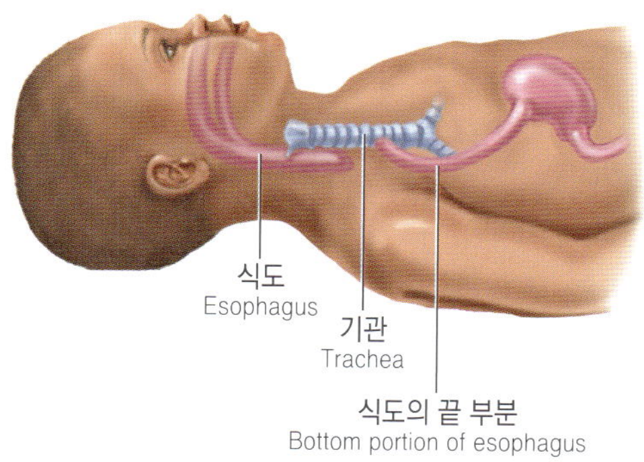

그림 15-3
가장 일반적인 식도 폐쇄와 기관식도루에서는 식도의 윗부분이 기관과 연결된 막힌 주머니로 끝난다. 누공의 아랫부분을 기관과 연결시킨다.

- 가족이 영아돌봄에 대처하고 이를 관리할 수 있는 능력을 보인다.
- 영아가 적절한 영양섭취를 하고 체중이 증가한다.
- 영아가 호흡기 감염의 징후를 보이지 않는다.

식도 폐쇄증과 기관식도루

식도 폐쇄증(esophageal atresia)은 4주와 5주째 재태기간 동안 식도가 연속적인 관으로 발달하지 못함으로써 초래되는 기형이다(그림 15-3). 식도 폐쇄증은 4,500명의 신생아 중에서 약 1명에게 발생한다. 이러한 영아들 중 90% 이상이 기관식도루(tracheoesophageal fistula)도 가지고 있다.

병태생리

식도 폐쇄증은 태아발달 기간 동안에 앞창자가 늘어나서 분리되어 두 개의 평행관(식도와 기관)과 융합되지 못한 상태이다. 이러한 이유로 식도가 막힌 주머니가 되거나 구멍으로 기관과 연결된 주머니(기관식도루)로 발달하게 될 수 있다(그림 15-3).

식도 폐쇄증은 산모의 양수과다증과 관련이 있는 경우가 많다. 식도 폐쇄증이 있는 아동의 50% 이상에서 선천성 심장결함, 비뇨생식관이나 요로이상, 근육계통의 이상 등이 나타난다.

임상적 징후

신생아에 있어서 증상에는 이러한 결함에 전형적인 세 가지 증상(청색증, 질식, 기침)에 자주 동반되는, 과도한 침 분비와 침 흘림이 포함된다. 재채기도 나타날 수 있다. 수유 동안에 영아가 코와 입을 통해서 분비물을 뱉어낸다. 영아에게 흡인으로 인한 폐렴의 위험이 있다. 결함의 유형에 따라서 영아의 복부에 공기가 차서 팽창될 수 있다.

협력적 관리

협력적 관리에는 결함의 즉각적인 확인, 흡인과 같은 합병증의 예방, 필요에 따른 호흡지원과 영양지원 그리고 결함을 교정하기 위한 수술적 중재가 포함된다.

진단검사

양수과다증의 존재와 산전 초음파에서 발견되는 작거나 결여된 태아 위 거품(방울)을 근거로 식도 폐쇄증을 의심할 수 있다. 진단은 일반적으로 방사선 비위관을 식도로 삽입하는 방법을 통해 확인한다. 관이 저항을 받으면, 흉부와 복부 방사선 촬영으로 식도 폐쇄의 존재를 확정할 수 있다. 방사선 검사는 관련된 기형(변이)도 밝혀낼 수 있다. 폐렴을 초래할 수 있는 분비물의 흡인을 막기 위해서는 조기진단이 매우 중요하다.

임상치료

가능한 경우에는 1차 교정이 선호되며, 식도의 두 끝을 연결시키고 누공이 존재할 경우에는 이를 묶는다. 신생아 기간 동안 1차 교정이 가능하지 않다면, 수유를 위해서 위루술이 설치되고 누공을 묶는다. 식도를 늘리는 것을 가능하게 하는 여러 시술이 오랜 시간에 걸쳐 발달되었다. 식도의 길이가 적절해지고 나면, 미뤄졌던 1차 교정에서 두 끝이 다시 연결된다. 아동은 일반적으로 교정이 될 때까지 입원한다. 잠재적인 수술 후 합병증에는 위식도 역류, 흡인, 협착 형성, 결합부위의 누출, 기관연화증이 포함된다. 수술을 할 경우에 예후는 일반적으로 좋다. 그러나 일부 복잡한 사례는 반복적인 수술과 장기적인 관리를 필요로 한다. 식도의 양 끝이 다시 연결될 수 없다면, 결장, 공장 또는 위의 일부분들이 식도를 늘리기 위해서 사용될 수 있다.

간호과정

간호관리는 신생아의 출생 직후 결함의 공동확인, 흡인과 같은 합병증 예방, 수술 전 · 후 간호, 질병과 치료에 대한 가족교육, 가족에게 정서적 지원을 제공하는 것으로 구성된다. 수유를 촉진하고 발달을 증진시키기 위한 지속적인 관리도 요구된다.

간호사정과 간호진단

간호사는 신생아의 출생 직후 기간에 징후와 증상을 인식할 수 있다. 수유의 어려움과 과도한 침 흘림이 있는지 사정한다. 질식, 기침, 청색증, 호흡곤란과 폐 소리를 주의 깊게 사정한다.

식도 폐쇄증은 수술을 요하는 응급상황이다. 수술 전에는 영아에게 면밀한 관찰과 기도개방을 유지하기 위한 중재가 요구된다.

식도 폐쇄증이나 기관식도루가 있는 아동에게 적합한 간호진단은 다음과 같다.

- 구토와 관련된 흡인의 위험
- 금식 상태와 관련된 체액 부족
- 금식상태와 관련된 영양 불균형: 신체요구량보다 적음
- 흡인과 관련된 감염의 위험
- 신생아의 응급수술과 관련된 부모/영아 애착장애의 위험

계획과 수행

신생아에 대한 수술적 중재는 부모와 가족에게 스트레스를 주는 상황이다. 영아의 입원기간 내내 부모에게 정서적 지원이 필요하다. 모든 시술이 명확하게 설명되어야 한다. 부모가 자녀를 쓰다듬고 이야기를 함으로써 영아와의 유대감을 형성하도록 지원한다. 질문을 하게 하고 부모가 영아에 대한 관리, 특히 수유에 참여하도록 허용하는 것이 유대감을 촉진하고 부모에게 퇴원 후 자녀를 관리할 수 있는 준비를 시킬 수 있다.

수술 전 간호

비인두 기도에 축적되는 분비물을 제거하기 위해서 흡입기를 쉽게 사용할 수 있어야 한다. 분비물이 기관으로 흡인되는 것을 최소화하기 위해서 영아의 침상을 살짝 올린 상태로 영아를 눕힌다. 막힌 주머니에서 분비물을 제거하기 위해서 지속적인 흡입이나 낮은 간헐적 흡입을 사용한다. 액체의 구강섭취를 중지하고 정맥 내 수액을 제공한다. 활력징후와 영아의 상태에 대한 지속적인 관찰이 요구된다.

수술 후 간호

수술 후에 정맥 내 수액과 항생제를 투여한다. 정확한 섭취와 배설을 관찰한다. 위루술이나 구강수유가 용인될 때까지 완전한 비경구영양이 요구될 수 있다. 수유하는 동안 관찰과 사정을 한다. 수유는 천천히 적은 양으로 시작한다. 재수유 동안에 호흡곤란이 있는지 사정한다. 체중과 성장, 발달 달성도 정도를 관찰한다.

한 번의 수술로 합병증 없이 개선되는 영아가 있는 반면에, 적절한 영양, 성장, 발달을 보장하기 위해 여러 번의 수술과 장기적인 중재를 필요로 하는 영아들도 있다.

퇴원계획과 가정간호 교육

퇴원교육의 구체적인 세부 내용은 아동이 받은 시술의 유형에 달려있다. 가정간호 요구와 관련하여 부모와 협력하고 이들에게 위루술의 관리와 위관영양, 감염의 징후 그리고 수술 후 합병증을 예방하는 방법에 대해 교육한다. 수술을 필요로 하는 영아의 가족에게는 지속적인 지원이 요구된다. 이러한 영아는 적절한 영양과 성장 그리고 발달양상에 대한 평가를 자주 받는

가족과의 협력 | 가족에게 위루술 위관영양에 대해서 교육하기

삼키는데 문제가 있거나, 구강섭취를 못하거나 체중이 늘지 않는 영아나 아동은 위루술 설치를 고려할 수 있다. 위루술 설치의 필요를 나타내는 표지에는 신경결함; 회피성/제한성 음식섭취 질환(성장장애); 낭포성 섬유증, 흡인, 삼킴장애, 중증 위식도 역류와 같이 추가적인 열량이 요구되는 질환; 음식혐오; 단장증후군; 입, 식도 또는 위의 결함; 뇌성마비가 포함된다. 질환에 따라 아동은 영양섭취나 보충영양을 위해서 위루술을 필요로 할 수 있다. 위루술이 시술되었거나 시술을 받을 아동의 부모에게는 위루술이 아동에게 주는 이득을 최대화시키기 위해서 명확한 설명이 필요하다.

일반적 원칙

수술 전

- 위루술 시술에 대해서 가족이 알고 있는 지식 정도를 사정한다.
- 위루술의 관리와 위관영양에 대한 효과적인 교육방법에 대하여 사정한다.
- 가족에게 사진이나 위루술을 하고 있는 인형을 보여주어 아동의 복부가 수술 직후에 어떠한 모습일지 설명한다.
- 가족에게 위루술과 위관영양에 대한 소책자를 제공한다.

수술 후

- 가족에게 아동의 위루술을 보여주고 가족의 이해 정도를 재평가한다.
- 위관영양이 시작될 때, 부모에게 각 단계를 설명하면서 이를 시연한다.
- 두 번째 위관영양에 가족 구성원들을 적극적으로 참여시킨다. 다음 위관영양에서는 간호사가 지켜보는 가운데, 가족 구성원이 아동에게 위관영양을 실시하도록 한다.
- 가족에게 다음과 같은 교육을 실시한다.
  - 위관영양 수행
  - 약물투약
  - 위관과 위관 주변 부위에 대한 관리
  - 누출, 막힘, 관의 빠짐, 육아조직의 존재, 주변 피부의 자극이나 감염과 같은 문제에 대처하는 방법
  - 필요한 경우에 전화를 할 연락처 제공
  - 위루술과 관련하여 의료적 관리를 구해야 하는 상황
- 아동의 간호에 참여하는 모든 가족 구성원들은 퇴원 전에 아동에게 위관영양을 하고 약물을 투약하는 연습을 해야 한다. 이것은 간호사로 하여금 이러한 시술에 대한 가족의 이해를 사정하고 가족에게 아동을 돌보는 자신들의 능력에 대한 자신감을 제공한다. 일부 아동은 한 회분(볼러스)의 위관영양을 필요로 하는 반면에, 펌프를 통한 지속적인 급식을 하는 아동도 있으며, 낮 동안에는 한 회분의 위관영양을 하고 밤에는 지속적인 위관영양을 하는 아동도 있다.

다(가족과의 협력: 가족에게 위루술 위관영양에 대해서 교육하기 참조).

평가

간호중재의 결과는 결함과 교정의 정도에 따라 다르다. 기대되는 결과는 다음과 같다.

- 아동이 호흡곤란을 겪지 않고 정상적인 호흡을 유지한다.
- 아동이 정상체중을 달성하고 유지한다.
- 긍정적인 부모–영아 유대관계가 성립된다.
- 부모가 결함, 교정법, 영아의 요구에 대한 지식을 가지고 있다.

유문협착증

유문협착증(pyloric stenosis)은 유문괄약근의 비대성 폐색이다. 유문협착증은 신생아 1,000명당 약 2명에게서 발생한다. 첫 번째 남아의 발병률이 높다. 유문협착증은 백인에게 더 흔하게 발생한다.

병태생리

유문협착증의 정확한 원인은 알려져 있지 않지만, 이 질병에 대한 가족력이 있는 경우가 많다. **고가스트린혈증(hypergastrinemia**: 혈액 속에 포함된 과다한 가스트린)이 유문협착증의 발생에 영향을 미치는 것으로 생각된다. 생후 2주 내에 경구용 에리트로마이신을 복용한 영아에 있어서 이러한 질병의 발병률이 높음을 시사한 연구가 있다.

그림으로 보는 병태생리
유문협착증

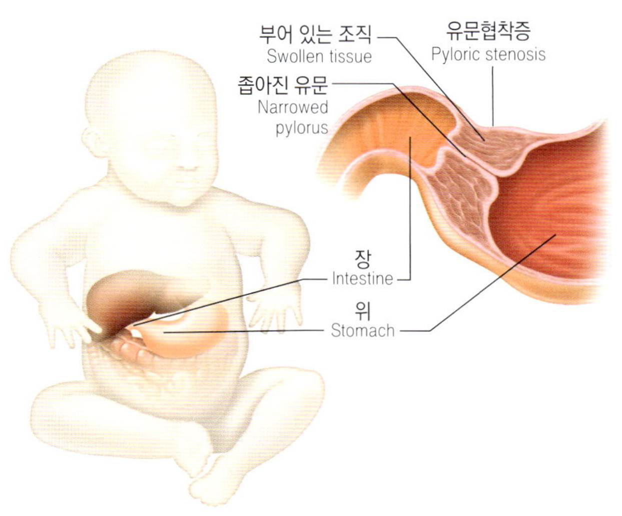

그림 15–4
유문협착증에서는 비대해진 유문 근육에 의한 분출성 구토와 눈에 띄는 연동운동을 야기한다.

유문괄약근의 비대가 위와 십이지장 사이 통로의 협착을 초래하여, 위의 내강(루멘)을 부분적으로 막는다(그림 15–4). 이러한 속공간에 염증과 부종이 생기면서, 완전한 폐색(폐쇄)이 발생할 때까지 개구부가 좁아진다. 이때에는 구토가 더욱 격렬해진다. 폐색이 진행됨에 따라서 영아에게 탈수가 일어나고 전해질이 감소되어, 대사 불균형이 초래된다.

임상적 징후

증상은 일반적으로 생후 2~8주에 분명해지지만, 발병시기는 다양하다. 처음에는 영아가 건강해 보이거나 수유 후에 가벼운 구토를 한다. 부모는 영아에 대해 가끔 구토를 하지만 '잘 먹는' 아기라고 설명할 수 있다. 분유 과민증이나 알레르기가 나타나서 분유를 여러 번 바꿀 수도 있다. 유문협착증 초기에, 특히 위식도 역류로 진단되거나 의심된다. 폐색이 진행됨에 따라서 구토가 분출성의 형태를 띠게 된다. **분출성 구토(projectile vomiting)**에서는 위 속의 내용물이 영아로부터 90cm 이상까지 분출될 수 있다. 구토물은 비담즙성이며 식도의 반복적인 자극으로 인해서 혈액이 착색되어 있을 수 있다.

영아는 일반적으로 배가 고파 보이는데 구토 후에 특히 배고파하며 과민하고, 체중이 늘지 않으며, 대변의 횟수와 양이 적다. 아동의 구토 기간에 따라서 탈수와 대사성 알칼리증을 보일 수 있다. 위가 좁아진 유문관으로 내용물을 통과시키려는 시도를 함에 따라서 신체검사 시에 복부를 통과하는 연동파가 관찰될 수 있다. 오른쪽 상단의 복부에 올리브 크기의 덩어리가 나타날 수 있다.

협력적 관리

관리에는 수분(체액)과 전해질 균형을 회복시키고, 결함을 교정하고, 질환과 관련된 합병증을 예방하는 것이 포함된다.

진단검사

진단을 위한 복부초음파를 진행하여 유문괄약근의 두께가 3mm이고 유문관의 길이가 15mm 이상일 때 유문협착증이 진단된다.

혈액검사를 통해 탈수, 전해질 불균형, 빈혈증의 정도를 결정한다. 유문협착증이 있는 영아들에게는 저염소혈증, 저칼륨혈증, 대사성 알칼리혈증의 위험이 있다. 그러나 최근의 연구들은 검사수치는 정상으로 나타나며, 이는 더 빨라지는 조기진단과 진단의 확정을 위한 초음파 사용의 증가 때문일 수 있다. 조기진단이 영아에게 전해질 변화가 나타나는 빈도를 감소시킬 것이다.

임상치료

수술적 교정(유문근육절개술)이 선택되는 치료법이다. 수술 전에 정맥 내 수액과 전해질을 투여하여 아동의 상태를 안정시킨다. 수술 전에 위 감압을 위해서 비위관이 삽입될 수 있다.

수술은 영아의 체액과 전해질 균형이 회복되고 난 후 가능한 한 빨리 수행한다. 복강경 유문근육절개술이 유문협착증을 교정하기 위해서 선호되는 수술이다. 유문근육절개술에서는 음식과 액체의 통과를 허용하기 위해서 유문근육이 절개된다. 예후가 좋아 영아는 일반적으로 수술 후 몇 시간 이내에 수분을 섭취하며 수술 후 24시간 내에 유당 100%의 분유를 섭취할 수 있다.

간호과정

간호는 유문협착증이 있는 영아에 대한 공동확인, 탈수와 같은 합병증 예방, 수술 전후의 관리에 초점을 둔다.

간호사정과 간호진단

영아의 복부에 연동파가 있는지 관찰한다. 청진 시 장 소리가 비정상적으로 활동적이다. 촉진이 장 패턴에 변화를 초래할 수 있으므로, 복부를 촉진하기 전에 청진을 먼저 한다. 촉진을 통해서 복부의 오른쪽 상부에 있는 올리브 크기의 덩어리가 발견된다.

영아의 구토, 활력징후, 체중, 영양상태에 대한 병력을 사정한다. 수분공급이 충분한지 결정하기 위해서, 피부 팽만, 대천문, 소변량(기저귀의 무게를 측정), 요비중, 모세혈관 충만 그리고 점막을 사정한다. 발생한 구토와 대략적인 구토의 양에 대해서 서술한다. 전해질 불균형; 특히 낮은 혈청 염화, 나트륨, 칼륨 수치; 상승된 pH의 징후에 주의를 기울인다. 위액은 칼륨 수치가 높기 때문에 저칼륨혈증이 초래될 수 있다. 영아에게는 염산의 손실에 따른 대사성 알칼리혈증의 위험도 있다. 아동의 질환과 관련된 부모의 불안을 평가한다. 아동은 일반적으로 배가 고파서 음식을 먹으려고 노력한다. 울음과 일반적인 (전신의) 불편함이 자주 관찰된다.

유문협착증이 있는 아동에 적합한 간호진단은 다음과 같다.

- 구토와 관련된 체액부족
- 구토 및 영양섭취 불능과 관련된 영양 불균형: 신체요구량보다 적음
- 불편함과 배고픔과 관련된 수면양상 장애
- 수술과 관련된 부모의 불안
- 절개 부위와 관련된 급성통증

계획과 수행

간호는 영아의 수분과 전해질 요구를 충족시키고, 체중감소를 최소화시키고, 휴식과 안정을 증진하고, 감염을 예방하고, 부모에게 지원적 관리를 제공하는 것에 중점을 둔다.

수분 및 전해질 요구 충족

폐색이 해결될 때까지 분출성 구토가 계속될 것이므로 수술 전에 구강 영양섭취를 중단하고 부모에게 수술 전 금식 상태를 유지하는 것의 중요성을 강조한다. 수분과 전해질 불균형을 회복하고 적절한 수분공급을 유지하기 위해서 정맥 내 수액요법이 실시된다. 비위관이 존재한다면 흡입을 위해서 이를 유지하고 관으로 나오는 배출량을 측정한다. 영아의 소변과 대변의 양을 측정하기 위해서 모든 기저귀의 무게를 측정할 것임을 부모에게 설명한다.

체중손실 최소화

잦은 구토로 인해서 영아의 체중이 감소한다. 수술 전과 후에 체중을 매일 측정한다. 의료진의 처방에 따라서 수술 후 영양공급을 시작한다. 일부 외과 전문의들은 유문근육절개술 후에 금식 기간을 가지는 것을 선호하며, 영양공급이 일단 제기되고 나면 그 양과 농도를 천천히 조금씩 증가시킨다.

휴식과 안정 증진

수술 전 기간 동안에 영아는 배가 고파서 자주 울기 때문에 따뜻함을 유지하고 안정을 제공하기 위해서 영아를 포대기로 감싼다. 부모에게 영아를 안아서 달래주도록 권장한다. 영아의 빨기 욕구를 충족시키기 위해서 공갈젖꼭지를 제공한다.

수술 후에는 수술절개로 인해서 영아가 불편함을 겪는다. 지시에 따라서 불편함을 경감시키기 위한 진통제가 투약될 수 있다. 부모에게 절개부위를 누르는 것을 피하도록 가르친다. 영아에게 기저귀를 채울 때에는, 다리를 들어 올리지 말고 기저귀를 엉덩이 아래로 조심스럽게 밀어 넣는다. 담요로 감싸기, 가볍게 흔들기, 공갈젖꼭지의 사용이 영아에게 안정을 제공한다.

감염 예방

수술 후에 절개부위는 깨끗하고 마른 상태로 유지되어야 한다. 절개부위에 붉어짐, 부어오름 또는 분비물이 있는지 검사한다. 영아의 체온을 4시간마다 관찰하고, 우발성 호흡소리가 있는지 확인하기 위해서 폐를 청진한다.

지원적 관리

입원과 수술은 부모의 불안감을 초래하므로 이들에게 영아의 간호에 참여하고 자신들의 감정과 걱정에 대해서 말하도록 권장한다. 영아의 상태와 관리에 대해서 간단하고 명료한 설명을 제공한다. 부모에게 수술 후에도 구토가 가끔 발생할 수 있음을 알린다.

가족과의 협력 | 유문근육절개술 후 가정관리 지침

영아들은 일반적으로 수술 다음날에 다음과 같은 가정수유 및 관리 지침을 제공받아 가정으로 퇴원한다.

- 영아는 젖병수유나 모유수유를 할 수 있다.
- 수술 후 영아가 가끔 구토를 할 것이다. 이것이 수술이 성공적이지 않았음을 의미하는 것은 아니다.
- 영아가 구토를 한다면, 수유에 대한 관심이 생기는 즉시 모유나 젖병 수유를 제공한다.
- 영아가 수유를 하는 동안, 30~60cc를 먹을 때마다 트림을 해야 한다. 모유수유를 한다면, 5~10분마다 영아를 트림시킨다.
- 수유 후에 아기를 똑바로 선 자세로 약 30분 동안 안고 있거나, 아기의 머리와 상체의 위치를 살짝 높게 하여 오른쪽으로 눕힌다.
- 수유 후 30분 동안 영아를 흔들거나 놀이를 하도록 해서는 안 된다.
- 처방된 대로 진통제를 투약한다. 영아의 통증이 적절하게 완화되지 않는다면 건강관리 제공자에게 이를 알린다.
- 수술 상처부위를 깨끗하고 건조한 상태로 유지한다. 밴드나 스트립이 떨어질 수 있으며, 이것은 정상이다. 그렇지 않다면, 후속 방문에서 제거될 것이다.
- 영아를 목욕 스펀지만 사용하여 씻긴다. 욕조 목욕은 상처가 치유되거나 건강관리 제공자가 지시할 때까지 피한다.
- 영아에게 다음과 같은 증상이 나타나면 건강관리 제공자에게 알린다.
  - 수술 부위의 붉어짐, 분비물, 출혈 또는 부어오름
  - 37.8도 이상의 체온
  - 젖은 기저귀 수의 감소
  - 달래지지 않는 행동
  - 두 번의 수유 대부분을 연달아서 구토하는 것

퇴원계획과 가정간호 교육

부모에게 절개부위에 붉어짐, 부어오름 또는 분비물이 있는지를 관찰하고, 이러한 일이 발생하거나 영아에게 열이 있을 경우에는 즉시 건강관리 제공자에게 알리도록 교육한다. 감염 가능성을 줄이기 위해서, 부모에게 영아의 기저귀를 접어서 절개부위에 접촉하지 않게 하도록 조언한다. 계속되는 구토와 탈수의 징후는 즉각적으로 보고되어야 한다(가족과의 협력: 유문근육절개술 후 가정관리 지침 참조).

평가

유문협착증이 있는 아동에 대한 간호의 기대되는 결과는 다음과 같다.

- 아동이 수분과 전해질 균형을 달성하고 유지한다.
- 아동에 구토를 하지 않고 적절한 양의 분유나 모유를 섭취한다.
- 아동의 통증이 효과적으로 관리된다.
- 절개부위가 감염되지 않고 치유된다.

복벽 결함(결손)

태아기 초기에 장(창자)은 복강 외에 있다. 장은 약 11주의 재태기간에 복부 안으로 들어간다. 전방 복벽의 가장 일반적인 두 가지 선천적 결함은 다음에서 논의되는 제류탈출과 복벽파열증이다.

제류탈출

제류탈출(omphalocele)은 복강 안의 내용물이 탯줄을 통해서 탈장하는 선천적 기형이다. 재태기간 10주째에 복벽이 닫히기 시작할 때 장이 복부로 들어가지 못하게 되면 제대탈장이 초래된다. 주머니의 크기는 돌출의 정도에 따라 다르며 큰 결함은 장, 위, 간, 비장을 포함한다. 제류탈출은 탯줄의 맨 아랫부분에 생긴다. 복부의 내용물은 복막과 얇은 점막으로 덮여 있으며, 주머니의 파열은 복부 내용물의 적출을 초래한다. 장이 탯줄 속을 탈장하는 제류탈출은 5,000명의 신생아 중 한 명에게서 발생하는 반면에, 간과 장이 탈장하는 제류탈출은 10,000명 중 한 명에게 발생한다. 제류탈출이 있는 영아 중 약 80%가 이와 관련된 선천적인 기형이나 증후군을 가지고 있다.

복벽파열증

복벽파열증(gastroschisis)은 복벽의 결함으로 장이 배꼽의 한쪽 측면으로(우측이 가장 일반적) 돌출되는 것이 특징인 선천적 복벽 결함이다. 제류탈출과는 다르게, 점막이 장기를 감싸고 있지 않다. 복벽파열증은 10,000명의 신생아 중 4~5명에게서 발생한다. 복벽파열증이 있는 영아들 중 약 28%가 이와 관련된 장 폐쇄가 있으며, 비-장기 관련 기형(변이)은 드물다.

협력적 관리

복벽파열증이나 제류탈출이 있는 아동에 대한 간호는 돌출된 복부 장기를 보호하고, 결함을 교정하고, 저체온증, 감염, 관련된 장기의 부상과 같은 합병증을 예방하는 것에 중점을 둔다.

진단검사

복벽파열증과 제류탈출에 있어서 모두 알파 태아단백질(AFP) 수치의 상승이 나타난다. 상승된 수치가 발견될 때에는, 태아 초음파가 결함의 위치를 찾기 위해서 사용된다. 관련된 결함

의 존재를 포함한 추가적인 정보를 제공하기 위해서 MRI가 사용될 수 있다. 일상적인 AFP와 초음파 검사는 조기진단과 가족에 대한 교육 그리고 선천적 기형을 관리하기 위해서 전문가로 구성된 팀의 조직 구성이 필요하다.

임상치료

출생 시 즉각적인 조치는 영아의 발에서부터 유두선까지 장백(살균된 큰 투명백)에 담아서 끈으로 고정시킴으로써 주머니(제류탈출의 경우)나 노출된 복부 내용물(복벽파열증의 경우)을 보호하는 것이다. 이러한 방법은 결함을 눈으로 보는 것을 가능하게 한다. 대부분의 경우, 이러한 결함을 수술할 수 있는 신생아 집중치료실(NICU)로 아동을 옮길 것이다.

노출된 내장을 통한 열 손실로 인해서, 신생아의 체온조절과 내장을 통해서 손실된 수분을 보충하기 위한 수분공급이 요구된다.

항생제를 투약하기 전에 혈액 배양이 수행된다. 팽창(팽압)을 막기 위해서 비위관이 삽입될 수 있다. 심장기형이나 그 외 기형의 가능성을 배제하기 위해서 철저한 검사가 수행된다.

제류탈출과 복벽파열증에 대한 수술적 교정이 결함의 중증도에 따라서 1단계나 2단계로 실시될 수 있다. 작은 결함을 교정하기 위해서는 단 한 번의 수술만이 요구될 수 있다. 더 큰 결함에 있어서 첫 단계 교정은 복부 내용물이나 주머니를 Silastic 사일로 안으로 넣는 비수술적인 방법일 수 있다. 일단 복강이 장기 내용물을 수용할 수 있게 된 후에, 아동은 복벽을 닫기 위한 수술을 받게 될 것이다.

간호과정

제류탈출이나 복벽파열증이 있는 신생아에 대한 간호는 주머니나 돌출된 장기를 보호하고, 저체온증을 막고, 감염을 예방, 확인하고, 수술 전후 관리를 제공하고, 가족을 지원하는 것에 중점을 둔다.

간호사정과 간호진단

관련된 선천적 기형의 징후에 주의를 기울인다. 제류탈출에서 주머니의 온전함을 평가한다. 최소한 1시간마다 활력징후를 측정하고 체온에 특별한 주의를 기울인다. 수분요구를 평가하기 위해서 소변 양이 측정된다.

제류탈출이나 복벽파열증이 있는 아동에게 적용되는 간호진단은 다음과 같다.

- 노출된 복부 장기와 관련된 체액 부족
- 노출된 복부 장기와 관련된 감염의 위험
- 노출된 복부 장기를 통한 열 손실과 관련된 저체온
- 절개부위와 관련된 급성통증
- 선천적 기형, 응급수술 그리고 신생아를 잃을 가능성과 관련된 부모/영아 애착장애의 위험
- 영아의 건강상태에 대한 위협과 관련된 부모의 불안

계획과 수행

자녀의 입원 기간 동안, 부모는 영아의 상태에 대한 명확하고 정확한 설명을 필요로 한다. 부모가 급성질환을 가진 신생아의 위기에 대처하도록 돕고, 정서적인 지원을 제공하고, 부모가 자신의 감정을 표현하도록 권장하기 위해서 가족과 협력한다. 아동에게 다수의 기형이 있는 경우에는, 부모는 장기적인 치료, 여러 번의 입원, 그리고 영양섭취에 대한 관리를 위한 지속적인 지원을 필요로 한다. 상담사나 사회복지 서비스로의 위탁이 가족에게 도움이 될 수 있다. 또한, 간호사는 결함을 교정하기 전과 후에 영아에게 집중적인 관리를 제공한다. 중요한 간호수행에는 건강상태 관찰, 안위제공 및 영양지원 등이 포함된다.

수술 전 간호

제류탈출의 주머니나 복벽파열증의 노출된 복부 내용물을 관리하기 위해서 출생 직후에 간호프로토콜에 따라 영아에게 주머니를 통한 열 손실이 발생할 수 있으므로, 최소 1시간마다 활력징후를 측정하면서 체온에 특별한 주의를 기울인다. 체온유지를 위해서 아동은 보온기나 미숙아 보육기 안에 있어야 한다. 해당 부위에 감염의 징후가 있는지 검사한다. 수술 전에는 영아가 금식 상태이기 때문에, 정맥 내 수액을 사용해서 수분과 전해질을 유지한다.

수술 후 간호

수술 후 간호는 통증을 조절하고, 감염을 예방하고, 수분과 전해질 균형을 유지하고, 적절한 영양섭취를 보장하기 위한 조치를 포함한다. 장 운동성과 기능의 달성은 다르며 수술 후에는 몇 주 동안 지연되는 경우가 많다. 영아의 장 기능이 회복될 때까지 완전한 비경구적 영양이 사용된다.

평가

간호의 기대되는 결과는 결함의 중증도와 그 교정에 따라 다르며, 다음이 포함될 수 있다.

- 수분(체액) 양의 균형이 유지된다.
- 절개부위가 감염의 징후 없이 치유된다.
- 안정적인 체온조절 기능이 유지된다.
- 효과적인 통증관리가 달성된다.
- 부모/영아 유대감과 애착이 나타난다.

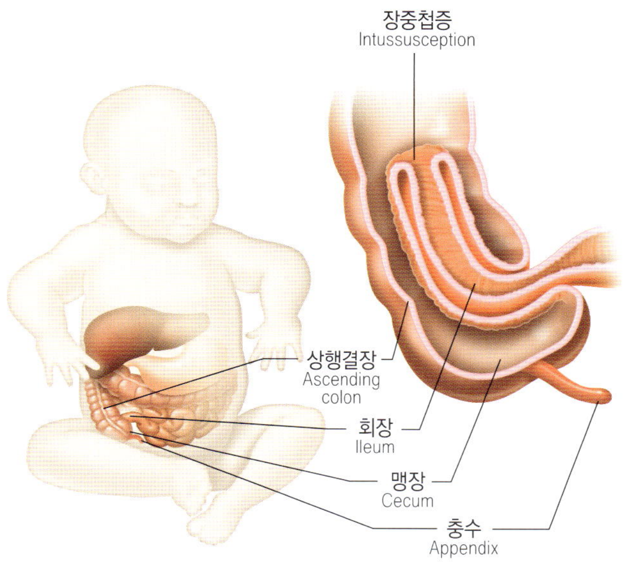

그림 15-5
영아에 있어서 장중첩증은 일반적으로 바이러스성 질병, 위장염과 관련이 있다.

장중첩증

장중첩증(intussusceptions)은 장의 일부가 이어지는 장 안으로 빠져 듦으로써 막힐 때 발생한다. 이것은 유아기 동안 장 폐쇄의 가장 흔한 원인 중 하나이며, 2,000명의 영아와 아동 중 1명의 비율로 발생한다. 장중첩증은 남아에게 더 흔하게 발생한다. 사례 중 약 65%가 생후 1년 이전에 발생한다.

병태생리

아동에게 발생하는 장중첩증 사례 중 90%가 일반적으로 확인되지 않는 특발성(원발성)이다. 정확한 원인은 알려져 있지 않지만, 장염이나 상부 호흡기 질환을 앓고 있거나 최근에 앓았던 경우가 자주 있다.

장중첩증이 가장 일반적으로 발생하는 부위는 회맹장 부위이다. 장의 중첩은 대변이 통과하는 것을 막는다. 장벽이 서로 마찰함으로써 염증, 부종, 혈류감소가 발생한다. 이로 인해서 장벽부종, 괴사, 천공이 초래될 수 있다(그림 15-5).

임상적 징후

장중첩증은 일반적으로 갑작스럽게 발병한다. 전에는 건강했던 영아나 아동에게 구토와 갈색의 배변을 동반한 급성복통이 발생한다. 영아는 일시적인 급성통증 사이에 편안한 상태를 경험할 수 있다. 증상이 악화됨에 따라서, 고통스러운 통증의 발작이 증가한다. 아동에게 담즙성 구토물과 촉진되는 복부 덩어리가 있을 수 있다. 혈액과 점액이 섞임으로 인해서 대변이 붉어지고 건포도 젤리처럼 보인다.

협력적 관리

협력적 관리는 장중첩을 줄이고 수분과 전해질 균형을 회복시키는데 중점을 둔다.

진단검사

진단은 병력을 근거로 이루어지고 복부 방사선과 초음파 촬영을 통해서 확정된다. 공기나 바륨을 사용한 조영관장은 진단검사일 뿐만 아니라, 치료적 방법이기도 하다. 공기(또는 공압) 관장은 약 90%의 사례에 있어서 장중첩을 감소시키고, 천공의 위험이 낮기 때문에 바륨 관장보다 더 안전한 방법으로 생각된다.

임상치료

비위관이 위 감압을 위해서 삽입된다. 공기나 바륨관장 동안에 장중첩의 감소가 발생하지 않는 경우에는, 함입된 장을 줄이고 괴사된 조직을 제거하기 위한 수술적 중재가 필요하다. 수술은 문제를 교정하는데 성공적인 방법 중 하나이다.

간호과정

간호는 수분과 전해질을 유지하거나 회복시키는데 중점을 둔다. 정맥 내 수액이 즉시 시작되며, 불균형을 관리하기 위해서는 혈청 전해질 관찰이 필수적이다.

간호사정과 간호진단

수술 전 평가에는 활력징후, 복부팽창 관찰, 4시간마다 장음 청진이 포함된다. 정맥 내 투여량과 소변배출을 관찰하고 구토물을 측정한다. 배변의 횟수와 특성을 평가한다. 영아나 아동이 복부를 막는 행동을 하는지 관찰한다. 혈청 전해질을 관찰한다.

임상간호 시 주의점

정상적인 갈색 배변은 장중첩이 감소되었음을 의미하므로 이러한 결과를 즉시 의료진에게 보고한다.

수술 후 평가에는 활력징후, 장음, 섭취와 배출이 포함된다. 수술적 절개부위를 평가하고 통증의 증거가 있는지 관찰한다.

장중첩증이 있는 아동에 적용될 수 있는 간호진단은 다음과 같다.

- 장 압박과 관련된 급성통증
- 장 압박과 관련된 감염된 위장관 운동 기능장애의 위험
- 구토 및 통증으로 인한 식음료 섭취 불능과 관련된 체액 부족
- 아동의 응급상황과 관련된 부모/아동의 불안

계획과 수행

수술 전 간호는 아동의 통증을 경감시키고, 비위관의 개방성을 유지하고, 수술적 시술에 대비해서 아동과 가족을 준비시키는 것에 중점을 둔다. 수술 후 간호는 감염의 조기 징후를 관찰하고, 아동의 통증을 관리하고, 비위관의 개방성을 유지하는 것에 중점을 둔다. 수유(영양공급) 프로토콜은 정상적인 장 기능이 회복된 후에 맑은 액체의 섭취나 모유수유가 시작된다. 그런 후, 영아나 아동의 섭취 정도에 따라 모유/분유와 그 외 음식으로 진행된다.

퇴원은 영아나 아동이 완전한 수유(음식섭취)를 시작하게 되면 가능해진다. 가족과 협력하여 부모가 아동에게 열과 같은 감염, 상처 배액 그리고 과민함의 징후가 있는지 관찰하는 법과 증상이 재발하거나 식욕이 감소할 때 의료진에게 이를 알리는 것의 중요성을 교육한다.

평가

장중첩증이 있는 아동에 대한 간호의 기대되는 결과는 다음과 같다.

- 효과적인 통증관리가 달성된다.
- 적절한 장 기능이 나타난다.
- 수분과 전해질 균형이 유지된다.

선천성 거대결장(히르쉬스프룽병)

선천성 거대결장(congenital megacolon)이라고도 알려져 있는 히르쉬스프룽병(hirshsprung disease)은 부적절한 운동성이 장의 기계적 폐쇄를 야기하는 선천적 기형이다. 이 질병은 신생아 5,000명당 약 1명에게서 발생하며, 여아보다는 남아에게 더 흔하다. 선천성 거대결장은 단일 기형으로 발생하거나 선천적 심장결함, 다운증후군, 요도이상과 같은 다른 기형과 결합하여 발생할 수 있다.

병태생리

히르쉬스프룽병은 결장의 자율 부교감신경세포의 선천적 결여로 영향을 받은 부분의 장에서 연동운동을 막아 장 내용물의 축적과 복부팽창을 초래한다. 대부분의 경우에 있어서, 신경절 세포가 부족한 부분은 결장의 직장S상결장 부위에 제한되어 있다.

임상적 징후

히르쉬스프룽병의 임상적 징후는 아동의 발병 연령에 따라서 다르다. 신생아에 있어서 증상에는 출생 후 48시간 내에 태변을 배설하지 못하는 것, 복부팽만 그리고 담즙성 구토가 포함된다. **위장관염**(**enterocolitis**; 장의 염증)은 조기에 인지되어 치료되지 않을 때에는 치명적일 수 있는 히르쉬스프룽병의 합병증이다. 소장결장염의 증상에는 복부팽창, 열, 중증의 혈액이 섞인 **설사**(**diarrhea**; 자주 발생하는 묽은 변), 구토와 탈수가 포함된다.

나이가 더 많은 영아나 아동에게는 체중증가 실패, 영양실조, 만성적인 진행성 **변비**(**constipation**; 단단하고 건조한 변으로 인한 어렵고 드문 배변), 재발하는 대변 막힘(분변매복)의 병력이 있을 수 있다.

협력적 관리

협력적 관리는 히르쉬스프룽병의 확인, 선천성 거대결장 부위의 제거, 성장과 발달을 위한 영양 증진, 정상적인 배변 양상의 달성에 초점을 둔다.

진단검사

진단은 병력, 배변 양상, 방사선 조영검사, 신경절 세포의 존재 여부를 확인하기 위한 직장 조직검사가 이루어진다. 직장은 촉진 시 크기가 작으며 대변이 들어 있지 않다. 복부 초음파는 일반적으로 복부 전반에 걸쳐서 장 고리가 옆으로 펴져 있는 팽창된 장을 보여준다. 수용성 조영제를 사용한 검사를 통해서 정상적인 장과 선천성 거대결장이 있는 장 사이의 과도기적 구역이 드러난다. 신경절 세포의 결여와 비대성 신경섬유다발의 존재를 보여주는 직장 조직검사가 진단을 확정하기 위한 가장 신뢰성 있는 검사인 것으로 입증되었다.

임상치료

복강경을 통한 정상적인 장이 직장에 문합되도록 당기는 시술(보조 항문경유 견인: pull-through)을 사용하여 선천성 거대결장이 있는 장의 일부를 제거하기 위한 히르쉬스프룽병에 대한 1차적 교정(수술)은 대부분의 영아와 아동에게 적합하며 가장 일반적으로 사용되는 기법이다. 영향을 받은 장의 양에 따라서, 1차적 수술이 가능하지 않을 수 있다. 이러한 경우에는, 임시 인공항문이 만들어지고 최종적인 수술이 시행될 때 닫힐 것이다.

정상적인 장 기능의 회복은 관여된 장의 양에 달려 있다. 수술 후에 어느 정도의 대변실금과 변비가 지속될 수 있다. 소장결장염은 수술 전이나 후에 발생할 수 있는 심각한 합병증으로, 국소성 빈혈이나 장벽의 궤양을 초래한다. 히르쉬스프룽병과 관련된 소장결장염의 치료에는 직장 세척법과 항생제가 포함된다.

간호과정

간호는 히르쉬스프룽병의 병력 확인, 영양지원을 포함한 수술 전후의 간호관리, 가족에 대한 지원에 중점을 둔다.

간호사정과 간호진단

신생아 시기에 있어서 간호사정은 태변 통과를 주의 깊게 관찰하는 것을 포함한다.

질병이 영아기 후반이나 아동기에 진단될 때에는, 체중증가, 영양섭취, 배변습관에 대한 철저한 병력을 확보한다. 아동의 성장과 발달적 성취를 평가한다. 아동에게 복부팽만 및 설사·구토가 번갈아 발생하는 증증 변비가 있는지 평가한다. 대변의 모양을 관찰한다.

히르쉬스프룽병이 있는 아동에게 적용될 수 있는 간호진단은 다음과 같다.

- 비효율적인 장 기능, 금식 상태, 수술적 중재와 관련된 체액부족의 위험
- 비효율적인 장 기능, 금식 상태, 수술적 중재와 관련된 영양불균형: 신체요구량보다 적음
- 수술적 절개와 관련된 급성통증
- 자녀의 질병과 요구되는 수술적 중재와 관련된 부모의 불안

계획과 수행

간호는 수분과 전해질 균형에 대한 주의 깊은 관찰, 영양유지, 수술 전·후 관리 제공, 통증완화 제공, 배변촉진으로 구성된다.

수술 전 간호

히르쉬스프룽병이 진단될 때의 간호에는 감염에 대한 증상, 통증관리, 수분공급 유지, 복부팽만을 감지하기 위한 복부둘레 측정, 아동과 가족에 대한 지원제공이 포함된다. 수술 전날의 음식섭취는 일반적으로 투명한 액체로 제한된다. 수술 전에 장을 비우기 위해서 직장 세척술이 수행될 수 있다.

수술 후 간호

수술 후 간호는 복부수술을 하는 다른 영아나 아동의 경우와 동일하다. 정맥 내 수액과 비위관을 유지하고, 섭취량과 배설량을 측정한다. 처방된 통증 약물을 투여하고 최소한 1시간 마다 통증의 증거를 통증척도를 사용하여 측정하고 측정결과를 기록한다. 인공항문술이 수행되었다면, 장 기능의 회복뿐만 아니라 장루에 대한 평가가 자주 수행되어야 한다.

아동이 가끔 변비에 걸리는 경우가 있으며, 부모는 변비를 관리하기 위해서 식사와 수분섭취를 조정하기 위한 지침이 필요할 수 있다. 일부 아동에게는 흡수장애가 생길 수 있으므로, 성장지연이나 영양실조의 징후에 주의를 기울인다.

> **임상적 조언**
>
> 몇 개월간 인공항문을 가지고 있던 아동의 인공항문 폐쇄 후에는 회음부위가 대변과의 접촉에 익숙하지 않다. 세심한 피부관리가 없다면, 피부손상이 일어날 가능성이 아주 높기 때문에 부모에게 기저귀를 자주 갈고, 회음부위를 세심하게 닦고, 기저귀를 갈 때마다 보호용 연고나 크림을 바르도록 가르친다.

평가

히르쉬스프룽병이 있는 아동에 대한 간호의 기대되는 결과는 다음과 같다.

- 수분과 전해질 균형이 유지된다.
- 성장과 발달을 촉진하기에 적절한 영양섭취가 분명하게 나타난다.
- 적절한 장 기능이 입증된다.
- 아동의 통증이 효과적으로 관리된다.
- 부모가 아동의 상태에 대한 스트레스에 효과적으로 대처한다.

항문직장 기형

항문직장 기형(anorectal malformations)은 직장과 항문 말단부, 요도, 생식관의 기형을 일컫는다. 이러한 질병은 전 세계적으로 5,000명의 생존 신생아 중 약 1명의 비율로 발생한다. 항문직장 기형은 그 외 기형과 관련된 경우가 많다.

밀폐항문이라는 용어가 항문직장 기형을 설명하기 위해서 자주 사용되며 구체적인 결함에 따라서 분류된다. 밀폐항문을 가진 남아에게는 직장요도루가 있는 경우가 많으며, 여아에게는 일반적으로 직장질전정루가 있다. 항문협착(항문의 좁아짐)은 경미한 형태의 항문직장 기형이다.

밀폐항문은 남아와 여아에게 동일한 영향을 미친다. 출생 시 회음 검사를 통해서 결여된 항문이 드러난다. 출생 24시간 내에 태변을 통과시키지 못하는 것은 무공항문이 있음을 의미할 수 있다. 소변 속의 보이는 대변은 일반적으로 결장과 요도 사이에 누공이 있음을 나타낸다. 여아에 있어서 요도, 질, 직장이 함께 융합되어 공통된 통로를 형성하는 배설강 기형이 발생할 수 있다. 배설강 기형이 있는 아동은 회음에 하나의 구멍이 있다.

협력적 관리

협력적 관리는 관련된 기형의 치료뿐만 아니라, 장 기능, 비뇨기 기능, 성 기능의 보존에 중점을 둔다.

진단검사

항문직장 기형의 진단은 출생 시, 항문직장 구조와 직장 개방성에 대한 신생아 신체사정을 수행하는 동안 이루어진다. 초음파와 하부 위장 방사선 검사가 진단을 확정하고 기형(변이)의 정도를 보여준다. 항문직장 계측검사가 수행될 수 있다. 관련된 기형을 확인하기 위해서 모든 신체계통에 대한 검사가 수행된다.

임상치료

치료는 기형의 정도와 관련된 질병의 존재에 따라 다르다. 항문협착은 밀폐항문막을 수술적으로 절개한 후에, 매일 수동(손을 사용한) 확장을 수행한다. 직장회음 결손(이전에는 아래 부분 결손으로 알려졌음)을 교정하기 위해서 단일 수술의 항문성형술이 사용될 수 있다. 결함의 정도가 클 때에는 3단계 시술이 요구된다. 신생아기에 있어서 임시 인공항문은 장의 감압과 교정된 수술부위의 보호를 제공한다. 재건 수술은 후방 시상봉합 항문직장 성형술(PSARP)을 통해서 이루어진다. 수술의 시기는 생후 1개월 후에 수술을 하거나, 생후 6~12개월 후에 수술을 하는 경우도 있다. 수술 후 약 2주 뒤에 수술부위가 치유되고 나면, 항문확장이 시작된다. 바람직한 항문 크기가 달성되고 나면, 인공항문이 폐쇄된다. 인공항문의 폐쇄를 위해 장문합술이 수반된다. 아동에게 인공항문의 세척이 시행되며 수술 전날부터 시작해서 투명한 액체류만 섭취하게 된다. 예방적 항생제가 마취유도 동안과 수술 후 48시간 동안 투약될 것이다. 인공항문이 제거된 아동에게는 통증관리와 정맥 내 수액이 필요할 것이다. 비위관이 삽입된 아동은 장 기능이 회복될 때까지 금식 상태가 유지될 수도 있다.

간호과정

간호는 신생아의 항문 개방성, 수술 전후 관리, 가족지원에 중점을 둔다.

간호사정과 간호진단

최초 신생아 평가를 수행하는 동안, 항문 딤플(오목하게 들어간 곳)의 저조한 발달이나 천골기형이 있는지를 확인하기 위해서 회음부위를 검사한다. 태변의 통과를 관찰하고 기록한다. 모든 신체사정을 하고 비정상적인 발견은 즉시 보고한다. 심장, 호흡, 비뇨기 배출 문제에 특별한 주의를 기울인다. 수술 후에는 수술부위에 감염의 징후가 있는지 관찰한다.

임상간호 시 주의점

후방 시상봉합 항문직장 성형술을 받은 아동에게 있어서, 체온계와 좌약을 포함한 어떠한 것도 직장에 삽입하지 않는 것이 아주 중요하다. 영아를 돌보는 모든 직원들이 주의할 수 있도록 환자의 병상에 경고문을 설치해야 한다.

정확한 섭취와 배출이 필수적이다. 최소한 4시간마다 활력징후를 측정한다. 아동에게 통증의 정도를 사정하고, 평가한다.

항문직장 기형이 있는 영아에게 적용될 수 있는 간호진단은 다음과 같다.

- 절개부위와 관련된 급성통증
- 불안(부모), 영아의 건강상태와 관련된 부모의 불안
- 손상된 피부의 통합성(절개부위)과 관련된 감염의 위험
- 금식 상태와 관련된 체액 부족의 위험
- 스토마(소공) 장루 관리와 관련된 부모의 지식 부족

계획과 수행

항문직장 기형으로 진단되면 위의 압력을 감소시키기 위해서 정맥 내 수액이 시작되고 비위관이 삽입된다. 아동의 섭취와 배출, 심폐기능을 관찰한다. 부모에게 정서적 지원 및 계획된 치료와 수술에 대한 정보를 제공한다.

항문직장 성형술을 받은 아동의 특수한 수술 후 간호는 수술부위의 보호에 중점을 둔다. 새로 생긴 항문을 소변으로부터 보호하기 위해서 유치도뇨가 5일 동안 삽입되어 있을 것이다. 이미 설치되어 있는 인공항문은 수술부위를 대변으로부터 보호한다. 아동에게 적절한 통증관리를 제공하고, 아동이 입으로 액체를 섭취할 수 있을 때까지 정맥 내 수액이 투여될 것이다.

인공항문 폐쇄 시술을 받은 아동에 대한 간호는 장이 수술 동안 조작(처리)되었다는 사실로 인해서 더욱 복잡하다. 장 기능이 회복될 때까지 하부 벽면흡입을 위한 비위관을 유지 · 관리하는 것이 아주 중요하다. 정맥 내 수액 또는 말초정맥이나 중심 정맥선을 통한 완전한 비경구적 영양공급이 아동이 입으로 액체를 섭취할 수 있을 때까지 제공될 것이다. 섭취와 배출이 관찰된다. 소변 배출양의 정확한 측정을 위해서 아동에게 유치도뇨가 자주 삽입될 것이다.

수술부위에 대한 간호에는 감염 징후에 대한 평가와 함께, 드레싱을 교환하는 것이 포함된다. 아동이 처음으로 항문을 통해 배변을 하기 시작함에 따라서, 피부손상의 가능성이 크다. 보호크림을 사용해서 회음부위를 보호해야 한다.

정맥 내 진통제가 주기적으로 제공되어야 한다. 간호사는 아동의 감염예방을 위해 항생제를 투여해야 한다.

관련된 기형이 있는 아동에게는 존재하는 모든 질병을 치료하기 위해서 여러 번의 수술과 중재가 필요할 수 있다. 가족 및 건강관리 제공자들과 협력하는 것이 아동의 건강과 발달을 촉진하는 사례관리에 도움이 될 것이다. 건강증진과 건강유지에는 가족 구성원들을 지원하고, 예방접종을 보장하고, 발달상태를 관찰하는 것이 포함된다.

퇴원계획과 가정간호 교육

정상적인 신생아 태변배출과 출생 시에는 보이지 않았던 항문직장 결손을 일찍 감지하기 위해서 어떠한 기형(이상)을 보고해야 하는지에 대한 분명한 신체사정이 필요하다.

신생아기에 인공항문 성형술이 수행된다면, 부모에게 인공항문 부위를 관리하는 방법에 대해서 가르친다. 인공항문은 나중에 폐쇄될 것임을 부모에게 알려 안심시키고, 이들이

입원에 대한 계획을 세우는 것을 돕는다. 후속치료와 장기적 관리에 대해서 논의한다. 아동의 인공항문 부위를 평가하고 성장을 관찰하기 위한 후속방문과 가정간호 방문 일정을 잡는다.

항문을 만들기 위한 수술 후에는 부모에게 액와로 영아의 체온을 측정하는 법을 교육한다. 항문확장이 시작되고 나면, 가족은 이를 가정에서 수행하는 법에 대해서 배울 것이다. 마지막 수술이 끝난 후에는, 성장과 발달에 적절한 영양공급을 유지하기 위해서 필요한 수유 요법과 배변습관에 대해서 논의한다. 항문직장 기형이 있는 아동은 배변통제를 달성하는데 어려움을 겪을 수 있음을 부모에게 알린다. 배변훈련에 있어서 인내심이 중요하다. 아동이 배변훈련에 적합한 연령에 도달한 경우에는, 가족이 건강관리 제공자와 함께 아동의 진행상황을 논의하도록 권장한다.

탈장

탈장(hernia)은 장기가 들어가 있어야 될 공동(공간)의 근육벽을 통해서 장기나 장기의 일부가 돌출되거나 튀어나온 것이다. 이러한 돌출은 태아발달 기간 동안에 정상적인 구멍(개구부)이 닫히지 못하거나 지탱하는 근육조직이 약해서 초래될 수 있다. 복강 내 압력이 증가할 때(영아가 울거나 배변을 위해서 힘을 줄 때와 같이), 약해진 부분이 분리됨으로써 그 밑에 있는 장기의 돌출을 야기한다. 서혜탈장이 아동에게 발생하는 가장 일반적인 유형의 탈장이다. 아동에게 자주 발생하는 그 외 탈장은 선천적 횡격막 탈장과 제대탈장이며, 아래에서 논의된다.

선천적 횡격막 탈장

선천적 횡격막 탈장(diaphragmatic hernia)에서는 복부 내용물이 횡격막에 난 구멍을 통해서 흉강으로 돌출한다. 탈출증 부위에는 흉골하 공간, 후측방 부위, 식도열공이 포함된다.

병태생리

횡격막 탈장의 원인은 횡격막을 형성하는 흉막복막강 근육조직의 폐쇄 실패나 지연이다. 장과 그 외 복부 구조가 횡격막에 생긴 구멍을 통해서 흉곽으로 들어온다. 횡격막 탈장의 전반적인 발병률은 신생아 2,200명당 1명에 해당한다. 횡격막 탈장을 가진 생존 신생아 중 40~60%에서 관련된 기형이 존재한다.

임상적 징후

횡격막 탈장은 생명을 위협하는 질병으로, 이러한 질환을 가지고 태어난 생존 신생아에 있어서 전반적인 사망률이 20%에서 50%에 이른다. 폐형성 저하증으로 인한 중증 호흡곤란이 출생 직후에 발생한다. 영아가 울 때 복부의 장기가 흉부로 들어가면서 흉강의 크기를 감소시키고 이로 인해 영아에게 호흡곤란과 청색증이 발생하고 원통형의 흉부와 푹 꺼진 복부가 특징으로 나타난다. 영향을 받은 부위에서 감소되거나 결여된 호흡소리가 발견된다. 장 소리가 흉부에서 청진될 수 있으며 심장음이 흉부 오른쪽에서 청진될 수도 있다. 기흉이 이와 관련된 합병증일 수 있다.

협력적 관리

협력적 관리는 즉각적인 생명보존, 산소호흡 지원 확립, 수분균형 지원, 결함의 수술적 교정에 중점을 둔다.

진단검사

선천적 횡격막 탈장은 환아의 약 3분의 2에서 초음파를 통해 자궁 내에서 진단된다. 산전 진단은 출생 후 복잡한 관리가 요구될 영아의 조기 확인을 가능하게 하기 때문에 생존율을 개선시킨다.

임상치료

영아는 가능한 한 빨리 신생아 집중치료실로 옮겨진다. 호흡기 손상에 대처하기 위해서 산소호흡 지원이 필요하다. 일반적인 기계적 환기, 고주파 산소 환기, 산화질소, 체외막 산소공급(ECMO)이 이러한 아동에 있어서 호흡부전을 치료하기 위해 사용되는 주된 방법이다.

복부장기가 아래로 움직이는 것을 촉진하기 위해서 영아의 머리와 흉부가 복부보다 높게 위치하도록 한다. 위의 압력을 감소시키기 위해서 비위관을 삽입한다. 제동맥 카테터를 통해서 정맥 내 수액이 투여된다.

영아의 상태가 안정되면, 결함이 수술에 의해서 교정된다. 성공적인 교정과 생존 가능성은 결함의 크기에 의해서 영향을 받는다. 생존하는 아동에게는 일반적으로 계속해서 건강문제가 생길 것이며, 폐, 위장, 영양, 신경발달과 관련된 문제에 대한 지속적인 평가를 받아야 한다.

간호과정

간호는 영아의 산소호흡 지원, 수술 전 준비, 수술 후 관리, 생명을 위협하는 일이 발생하는 동안 가족에게 지원을 제공하는 것에 중점을 둔다.

간호사정과 간호진단

지속적인 사정에 의해서 영아의 활력징후와 호흡상태를 평가한다. 호흡기 손상이 악화되는지 평가한다. 신체사정과 심폐 모니터를 사용해서 심장박동을 측정한다. 호흡소리를 사정한다. 흉강에서 장 소리가 들리는지의 여부에 주목하고, 흉부 오른쪽에 심장음이 있는지에 주의를 기울인다. 청색증과 정신상태 변화를 평가한다.

횡격막 탈장이 있는 영아에 적용될 수 있는 간호진단은 다음과 같다.

- 복강 내 장기에 의한 폐 압박과 관련된 비효과적 호흡 양상
- 금식 상태와 관련된 체액 부족의 위험
- 신생아의 생명을 위협하는 상태와 관련된 부모의 불안
- 영아의 생명을 위협하는 상태, 수술과 관련된 부모/영아 애착장애의 위험

계획과 수행

횡격막 탈장이 있는 영아는 신생아 집중치료실에 입원하며 지속적인 관찰을 필요로 한다. 응급수술의 필요성과 저조한 생존율은 부모와 그 외 가족 구성원들에게 엄청난 스트레스를 준다. 지원을 제공하고 가족을 스트레스 관리과 지원을 받을 수 있도록 돕는다.

수술 전 간호

수술 전 간호는 영아와 부모에게 지원적 관리를 제공하는데 중점을 둔다. 정맥 내 수액을 투여한다. 아동에게 심폐모니터를 부착시키고 영아의 활력징후와 맥박 산소측정을 30분마다 기록한다. 호흡기 손상이 악화되는지 관찰한다. 영아를 안정시켜 복부압력을 낮게 유지하기 위해 자극을 감소시킨다. 부모에게 영아의 상태에 대한 정보를 계속해서 제공하고, 수술 전과 후에 정서적 지원을 제공한다.

수술 후 간호

수술 후 간호에는 폐의 확장을 촉진시키기 위해서 영아를 영향을 받은 쪽으로 눕히는 것, 감염의 징후를 면밀하게 관찰하는 것, 호흡지원을 유지하는 것, 통증을 관리하는 것, 수분과 전해질 균형을 주의 깊게 관찰하는 것이 포함된다. 퇴원 전에 부모에게 상처관리, 감염예방, 수유기법에 대한 교육을 실시한다.

이러한 질병과 관련된 높은 영아 사망률로 인해서, 아동의 상태가 악화되고 치료에 반응하지 않는 경우에는 부모와의 고통완화관리에 대한 논의가 필요할 수 있다. 영아를 위한 안위조치가 관리의 중심이 될 수 있다.

평가

횡격막 탈장이 있는 아동에게 적용할 수 있는 간호의 기대되는 결과는 다음과 같다.

- 수술적 중재 후 아동이 효과적인 호흡 양상을 보인다.
- 수분과 전해질 균형이 유지된다.
- 부모와 영아의 유대감과 애착이 나타난다.
- 부모가 아동의 상태로 인한 스트레스에 효과적으로 대처하는 것이 보인다.

제대탈장

제대탈장은 배꼽고리의 불완전한 폐쇄나 약함으로 인해서 초래된다. 제대탈장은 아동기의 일반적인 질환이며 흑인 아동과 출생 시 저체중으로 태어난 영아에게 더 자주 발생한다.

제대탈장은 피부로 덮인 무른(연한) 부기(부어오름)로 나타난다. 기침, 울음 또는 배변 동안의 압력으로 인해서 장막과 소장이 구멍을 통해서 탈장하거나 돌출한다. 섬유성 고리를 통해서 장을 다시 밀어 넣음으로써 쉽게 감소된다. 생후 6개월 이전에 나타나는 대부분의 결함은 생후 1년쯤에 저절로 해결될 것이다. **꼬임(strangulation**; 장의 일부가 그 주위 근육고리가 막힘으로써 복부로 다시 돌아가지 못하는 것)의 경우에는 수술이 필요하다. 결함이 4~5세까지 해결되지 않거나 또는 이러한 결함이 1~2세 후에 더 커지는 경우에도 수술이 권고된다.

간호는 일반적으로 지원적이다. 테이프, 끈 또는 동전을 사용하는 것은 탈장을 줄이는데 효과가 없는 것으로 입증되었으므로, 부모에게 이러한 방법을 사용하지 않도록 설명한다. 수술이 요구되는 경우에는, 일반적으로 외래환자 수술 병동에서 수행된다. 수술 후에는 부모에게 수술부위를 관리하고, 출혈을 관찰하고, 감염의 징후를 인식하는 방법에 대해서 가르친다. 후속평가를 위해서 재방문을 하는 것의 중요성을 강조한다.

염증성 질환

부상, 이물질, 화학물, 미생물 또는 수술에 의해서 야기되는 외상에 대한 반응으로 위장관에 염증이 생길 수 있다. 이러한 질병은 급성이거나 만성일 수 있으며, 위장관의 다양한 부위가 연루될 수 있다.

염증성 장 질환

염증성 장 질환(inflammatory bowel disease, IBD)에는 증상과 치료가 유사한 두 가지 만성질환인 크론병과 궤양성 대장(결장)염이 포함된다(Box 15-1).

병태생리

염증성 장 질환의 발병에는 유전적 요인과 환경적 요인이 있다. 이 두 가지 질병은 모두 청소년기와 청년기에 가장 일반적으로 발생하지만, 아동기 초기에도 발생할 수 있다.

크론병. 크론병(Chron's disease)은 만성적인 염증과정이다. 이 질병은 위장관 전반에 걸쳐서 무작위로 발생할 수 있지만, 회장, 결장, 직장이 가장 일반적인 발병 부위이다. 크론병의 구별되는 특징은 장고리 사이나 장기 근처에서 장 누공(장루)이 발생하는 것이다. 점막 궤양이 작은 부위로 시작해서 크기가

> **Box 15-1**
> **과민성 장 증후군**
>
> 과민성 장 증후군(IBS)은 만성적이고 일시적(발작적)인 것이 특징인, 위장관의 기능장애를 일컫는다. 구조적인 원인은 없지만, 위장염이나 중대한 생활사건이나 스트레스 요인과 같은 사건에 의해서 촉발되는 것으로 보인다. 원인이 되는 그 외 요인에는 스트레스, 다이어트, 알코올이 포함된다. IBS의 특징은 발작적인 복부 경련과 통증, 설사나 변비 그리고 팽만감이다. 관리는 일반적으로 증상에 따른 치료에 중점을 둔다. 생활방식과 식사에 있어서 변화가 증상의 빈도를 줄이는데 효과적일 수 있다. 진경제, 장운동 억제제, 완하제와 같은 약물도 사용될 수 있다.

커지고 점막 벽 속으로 침투한다. 점막하 염증이 심각할 수 있다. 원인은 알 수 없으나 유전적 요인이 있음을 나타낸다.

크론병은 백인에서 흔하며, 아시아계와 히스패닉계에서는 드물다. 이 질병은 청소년과 청년에게 가장 많이 발생한다. 소아 크론병은 100,000명 중 약 4.56명의 발병률을 가진다. 크론병과 관련된 합병증에는 천공, 출혈, 협착증, 누공, 간 질환 그리고 독성거대결장이 포함된다.

궤양성 대장염(결장염). 궤양성 대장염(ulcerative colitis)은 병인이 알려지지 않은, 대장과 직장점막의 만성적인 재발성 질환이다. 크론병과는 다르게 염증이 점막에 제한되고 장벽 속으로 확장된다. 궤양성 대장염은 장 전체에 영향을 미치며, 염증, 궤양, 출혈, 부종의 정도가 다양하다. 정서적 요인과 그 외 심리사회적 요인이 질병의 증상과 과정에 영향을 미칠 수 있다. 이 질병은 유대인 혈통의 사람들에게 더 만연하다. 20살이 되기 전에 발병하고 약 12세에 발병이 최고조에 이른다.

궤양성 대장염과 관련된 합병증에는 출혈, 패혈증, 독성 거대결장, 암 발병률의 증가 등이 포함된다.

임상적 징후

크론병의 발병은 감지하기가 어렵다. 처음에는 설사가 뒤따르는 경련성 복통이 나타나며 그 외 열, 신경성 식욕부진증, 성장장애나 체중감소, 전신권태, 관절통의 증상이 있다.

궤양성 대장염의 첫 증상은 일반적으로 설사이다. 하복부 통증과 경련이 배변 전과 배변 동안에 있고 대변과 위창자 가스의 통과에 의해서 완화된다. 대변에 혈액과 점액이 섞여 있는 경우가 많다. 체중감소나 성장지연, 영양부족, 관절통이 질병의 영향으로 자주 발생한다.

협력적 관리

협력적 관리는 질병의 개선(차도), 최적의 영양섭취, 최적의 성장과 발달을 촉진하는 데 중점을 둔다.

진단검사

진단은 원인을 평가하고, 영향을 미치는 장의 정도를 확인하고, 전염과정(이질균과 살모넬라와 같은 유기체)을 염증성 장 질환으로부터 구분하는 것에 중점을 둔다. 상부 위장관 내시경과 대장내시경이 염증과정의 정도와 중증도를 결정하는데 도움이 된다. 일반적으로 검사결과로 상승된 적혈구 침강속도, 상승된 C-반응성 단백질, 저알부민혈증, 항중성구세포질항체(antineutrophil cytoplasmic antibody, ANCA), 출아형효모항체(anti-saccharomyces cerevisiae antibodies, ASCA) 양성을 보여준다.

위내시경 및 대장내시경을 통한 조직검사가 염증성 장 질환에 대한 정밀검사에 포함된다. 소장에 대한 영상촬영 검사가 염증성 장 질환의 진단을 지원하고 궤양성 대장염을 크론병과 구분하는데 도움이 되며, 이러한 영상촬영에는 MR 소장조영술, 무선 캡슐 내시경, 초음파 촬영이 포함된다.

임상치료

크론병과 궤양성 대장염에는 병의 차도와 악화의 기간이 있다. 이 두 질병에 대한 치료에는 약물요법, 영양요법, 중증인 경우에는 수술이 포함된다. 염증성 장 질환의 약물치료에는 아미노살리실산염(메슬라민), 코르티코스테로이드, 면역억제제(아자티오프린, 메토트렉사트, 6-메르캅토푸린)가 포함될 수 있다. 인플리시맵(레미케이트)과 아달리무맙(휴미라)과 같은 생물학적 요법이 크론병과 궤양성 대장염이 있는 환자에 있어서 차도율과 치유율을 높이는데 효과가 있었다. 염증성 장 질환(IBD)이 있는 일부 환자들은 추가적인 치료법으로 생균제(프로바이오틱스)를 사용한다.

영양 전문가는 아동을 치료하는 팀의 일원으로 영양 치료법의 목표는 성장에 필요한 적절한 열량 섭취량과 영양소를 제공하는 것이다. 비타민, 철분, 아연, 엽산 보충이 요구되는 경우가 많다. 염증성 장 질환에 동반되는 영양결핍과 영양실조를 치료하기 위해서 총비경구영양(TPN)이 자주 제공된다. 정상적인 양의 지방과 함께 고단백질, 고탄수화물, 섬유질이 적은 식사가 권장된다.

다른 치료법으로 염증을 줄이지 못하는 경우 수술이 요구된다. 장 폐색, 항문주위 질병, 복부 종기, 협착증이 수술적 중재의 가장 일반적인 이유이다. 장이 휴식을 할 수 있도록 일시적인 결장조루술이나 회장조루술이 수행된다. 그러나 크론병에 있어서는 궤양이 위장관의 어느 부위에서나 재발하는 경향이 있다. 궤양성 대장염에서는 질병에 걸린 장의 제거가 영구적인 치료가 된다.

임상적 징후 | 궤양성 대장염과 크론병

	궤양성 대장염	크론병
병변 유형	연속적인, 표면적(표피상) 관여	분절된, 경벽성(벽을 통한) 관여
항문이나 항문 주위 병변	드묾	일반적
식욕부진증	경미-중등도	심각할 수 있음
설사	심한 경우가 많음	증등도
성장지연	경미함	심각함
통증	존재함	일반적임
직장출혈	존재함	없음
체중감소	중등도	심각함
암 위험	조금 증가	크게 증가

간호과정

간호는 주로 지역사회와 가정에서 이루어지고, 아동과 가족이 만성적 질병이 미치는 정서적 영향에 적응하도록 돕고, 약물과 식이요법을 적용하고, 영양상태와 성장상태를 관찰하고, 적절한 위탁을 제공하는 것에 중점을 둔다.

간호사정과 간호진단

복부팽만, 압통, 통증을 평가한다. 장음과 대변양상을 관찰한다. 복부둘레를 측정한다.

염증성 장 질환이 있는 아동에게 적용되는 간호진단은 다음과 같다.

- 질병과정과 관련된 설사
- 장 염증과 영양섭취 부족과 관련된 영양 불균형: 신체요구량보다 적음
- 염증성 질환 과정과 관련된 급 · 만성통증
- 설사로 인한 수분 손실과 관련된 체액부족의 위험
- 질병과정, 장루의 존재, 약물 부작용과 관련된 신체상 손상

계획과 수행

아동이 또래 친구들과 '다르다'고 느끼는 것에 적응하도록 돕기 위해서 정서적 지원과 상담을 지원한다. 또래 친구들과 경쟁할 능력이 없는 것과 잦은 학교 결석이 아동의 자아 존중감에 영향을 미칠 수 있다. 간호 시 부모와 협력하고 장기적인 학교 결석이 필요한 경우, 학교에 연락하며 친구들과의 연락을 유지하도록 권장한다.

염증성 장 질환이 있는 아동과 청소년들의 주된 걱정은 신체상이다. 코르티코스테로이드 치료법은 성장지연과 성 성숙지연을 초래한다. 아동에게 이러한 부작용에 대한 감정에 대해서 논하도록 장려한다. 영구적인 결장조루술이나 회장조루술이 요구될 경우에는, 아동과 가족이 수술적 치료의 필요성에 대해서 이해하도록 간호사가 도울 수 있다. 장루를 가지고 있는 다른 아이들을 아동과 가족에게 소개한다.

부모에게 약물투약과 식이요법에 대해서 가르친다. 부모와 아동 모두에게 엄격한 약물요법을 지키는 것이 중요하다는 것을 강조한다. 아동에게 증상이 없을 때조차도 약물을 계속 복용해야 한다는 것을 강조한다. 약물의 부작용과 이러한 부작용이 발생할 때 해야 할 일에 대해서 논의한다. 스테로이드의 사용으로 면역상태가 바뀔 수 있기 때문에, 아동이 스테로이드제를 복용하고 있을 때에는 가족이 감염성 질병과의 접촉을 피하도록 한다. 아동에게 질병과 열이 있을 때 즉시 보고하고, 스테로이드제의 사용을 보건의료팀에 보고하도록 가족에게 알린다. 예방접종 일정이 변경될 수 있다.

아동이 먹지 못하거나 열량 섭취에 있어 기본적인 영양과 대사요구를 충족시키기에 부족하다면, 비경구영양이 지시될 것이다. 성장측정과 영양평가가 자주 수행되어야 한다(가족과의 협력: 염증성 장 질환에 대한 식이교육 참조).

부모는 드레싱 교환, 무균 · 비무균 기법, 감염의 징후, 주입펌프와 튜브를 다루는 법, 아동의 섭취량과 배출량을 계산하는 방법을 포함한, 비경구영양과 중심 정맥 카테터의 관리에 대한 교육이 필요하다. 가정방문과 건강관리 예약방문 동안 부모에게 중심 정맥 카테터에 대한 숙달과 비경구영양기법에 대해 이해하도록 해야 한다.

가족과의 협력 | 염증성 장 질환에 대한 식이교육

가족은 염증성 장 질환이 있는 아동을 위한 식이조절과 관련된 정보를 필요로 한다. 가족에게 다음과 같은 정보를 제공한다.

- 하루 세 끼보다는 적은 양을 여러 번 먹는 것이 좋다.
- 섬유질 섭취를 제한하는 것이 장 운동성과 염증을 줄이는데 도움이 될 수 있다. 과일의 껍질을 벗기고 많은 양의 곡물과 견과류를 섭취하는 것을 피한다.
- 아동이 잘 먹지 않는다면, 고열량 식사를 제공한다. 특정 아동에게 유당 불내증이 문제가 되지 않는다면, 크림스프, 밀크쉐이크, 푸딩 그리고 커스타드가 제공될 수 있다.
- 단백질과 열량 요건이 충족되도록 보장하기 위해서 액상 식이보충제가 도움이 될 수 있다.
- 개별 아동에게 장 문제를 유발하는 음식을 관찰하고, 향후에 이러한 음식을 섭취하는 것을 피한다.
- 식사시간이 가정불화의 원인이 되는 것을 피한다. 필요한 경우에는 간호사와 임상 영양사의 도움을 구한다.

부모가 사회복지 서비스, 방문간호사협회 그리고 가정 건강관리 기관의 서비스를 받지 않고 있다면 이러한 기관에 이들을 위탁한다. 가족이 염증성 장 질환에 대한 정보를 구할 수 있도록 크론병 및 대장염 재단을 소개한다.

평가

염증성 장 질환이 있는 아동에 대한 간호의 기대되는 결과는 다음과 같다.

- 정상적인 성장과 발달이 이루어진다.
- 아동이 위장장애 증상에 대처하는 능력을 보인다.
- 아동이 약물요법을 지킨다.
- 중심 정맥선의 감염 증상이 없다.
- 아동이 긍정적인 신체상을 가지고 있다.
- 아동이 일상생활에서 스트레스를 줄이는 원칙을 실천한다.

장 운동성 장애

수분은 정상적인 위장기능의 중요한 요소이다. 음식이 장을 통과하면서 수분이 재흡수되고 부드러운 대변이 형성되어 배출된다. 설사나 변비와 같은 질병에서는 수분 균형이 무너지면서 재흡수되는 수분의 양이 더 많거나 적어진다. 이것이 대변의 특성을 크게 바꿀 수 있다.

수분의 재흡수가 너무 적으면 설사를 야기하고 수분과 전해질 변화를 초래할 수 있다. 너무 많은 수분의 재흡수는 변비를 야기할 수 있으며, 치료가 되지 않을 경우에는 장 폐색을 초래할 수 있다.

변비, 대변실금, 설사와 같은 배변에 영향을 미치는 질병이 아래에서 논의된다. 선천성 거대결장과 같이 배변에 영향을 미치는 그 외 질병은 앞에서 논의되었다.

위장염(급성 설사)

위장염(gastroenteritis)은 구토와 설사가 동반될 수 있는 위와 장의 염증이다. 위장염은 위장관의 모든 부위에 영향을 미칠 수 있으며, 바이러스, 박테리아 또는 기생충 감염에 의해서 야기되는 급성문제이거나 만성적인 문제일 수도 있다. 로타바이러스가 전 세계적으로 5세 미만 아동에 있어서 중증 위장염의 주된 원인이다. 이러한 유기체와 관련된 이환율과 사망률을 줄이기 위해서 로타바이러스 백신이 권장된다. 위장염이나 설사가 있는 영아와 어린 아동은 탈수가 일찍 일어날 수 있으며 수분과 전해질이 보충되지 않는 경우에 저혈량 쇼크를 겪을 위험이 있다. 아주 많은 수의 영아와 어린 아동이 매년 위장염으로 인한 탈수로 병원에 입원한다.

병태생리

아동에 있어서 설사는 염증으로 인한 장의 흡수력 감소, 흡수 표면적 감소 또는 부교감 신경자극 전달의 변화 등 다양한 원인과 관련이 있다(표 15-4). 특정한 병인이 항상 확인되는 것은 아니다. 어린이집의 아동과 위생이 부적절한 표준 이하의 주택에 거주하는 아동에게 위험이 높다.

임상적 징후

- 경미한 설사에서는 배변 횟수가 조금 증가하고 액체 농도가 더 높다.
- 중등도 설사에서는 아동이 묽은 대변을 여러 번 본다. 그 외 증상에는 과민성, 신경성 식욕부진증, 메스꺼움, 구토가 있다. 중등도 설사는 일반적으로 자기-제한적이며, 치료가 없이도 1~2일 내에 사라진다.
- 중증 설사에서는 묽은 변이 지속된다. 아동이 수분과 전해질 불균형 증상을 보이고 복부 경련을 겪고, 극도로 과민하여 달래기 어렵다.

협력적 관리

협력적 관리는 수분과 전해질 불균형을 바로잡고 정상적인 배변을 회복하는 것에 중점을 둔다.

표 15-4 아동에 있어서 설사의 원인

원인	장 증상
정서적 스트레스(불안, 피로)	운동성 증가
장 감염 박테리아 대장균 살모넬라 시겔라(이질균) 바이러스 인간 로타바이러스 장내 감염 아데노바이러스 곰팡이균 과다증식	점막의 염증 결장에서의 점액 분비 증가
음식 민감성 글루텐 우유(소젖)	음식의 소화 감소
음식 과민성 락토스(젖당) 새로운 음식의 도입 과식	운동성 증가 결장에서의 점액 분비 증가
약물 철분 항생제	자극과 중복감염
대장(결장) 질환 대장(결장)염 괴사성 소장대장염 소장결장염	장벽의 염증과 궤양 수분흡수 감소 장 운동성 증가
수술적 변화 (단장증후군)	결장크기 감소 감소된 흡수 표면

진단검사

진단검사는 병력, 신체검진, 임상결과에 근거한다. 신체검진은 탈수의 중증도에 대한 지침을 제공한다. 대변 배양균이나 농과 혈액에 대한 대변검사와 같은 그 외 검사가 수행될 수 있다. 대변에 충란, 기생충, 감염성 유기체, 바이러스, 지방 그리고 소화가 되지 않은 당이 있는지 검사할 수 있다. 혈청 전해질과 소변에 대한 검사결과로 전해질 불균형과 그 외 결핍 정도를 알 수 있다.

임상치료

관리는 설사 및 수분과 전해질 불균형의 중증도에 따라 다르다. 치료의 목표는 수분과 전해질 불균형을 바로잡는 것이다. 경미한 탈수와 중간 정도 탈수에 대해서는 경구 수분보충 요법이 첫 중재이다. 이러한 요법은 가정이나 병원의 단기입원 병동에서 수행될 수 있다.

> **임상적 조언**
>
> 탄산음료와 설탕을 많이 포함하는 음료수를 제공해서는 안 된다. 위장관에서 설탕의 발효는 증가된 가스, 복부팽압, 증가된 설사 빈도를 야기한다.

중증 탈수에 대해서는 특정 전해질 불균형을 바로잡기 위해서 선택된 수액의 정맥 내 주입에 의해서 수분보충이 이루어진다. 가능한 한 빨리 투명한 액체나 모유가 아동에게 보충된 후, 일반적인 식사로 진행된다. 음식은 일반적으로 하루나 이틀 이상 중단되지 않는다.

박테리아나 기생충이 설사를 유발할 경우에는 항균 치료법이 처방될 수 있다. 제토제와 지사제는 더 심각한 질병의 징후와 증상을 가릴 수 있기 때문에 어린 아동에게는 일반적으로 사용되지 않는다.

간호과정

간호는 설사와 관련된 합병증을 예방하고, 수분과 전해질 균형을 유지하고, 안정을 증진시키는 것에 중점을 둔다.

간호사정과 간호진단

아동이 정맥 내 주입이나 구강 수분보충을 위한 탈수 치료를 위해서 클리닉이나 긴급진료센터에서 몇 시간 이상 돌봄을 받고, 부모가 자녀를 돌볼 수 있도록 교육을 받은 후 가정으로 돌아갈 수 있다. 완전한 병력은 병인을 확인하는데 도움이 될 수 있다. 부모에게 과거력과 현병력 확인을 통해 원인을 찾는다. 최근의 질병노출, 항생제 사용, 여행, 음식, 분유조제, 음식 민감성이나 알레르기, 아동이 어린이집에 다니는 지에 대해서 묻는다.

아동이 입원을 하는 경우에는, 대변의 시작(나타남), 빈도, 색깔, 양, 농도를 평가하는 것이 중요하다. 아동이 구토까지 한다면, 구토물의 양과 유형을 관찰한다. 아동에 대한 초기 신체검진과 지속적인 신체검진은 수분과 전해질 상태를 반영하는 탈수의 징후와 증상을 관찰하는데 중점을 둔다. 소변의 배출량과 비중을 평가한다. 입원 시 그리고 그 이후로도 매일 정확한 체중이 확보되어야 한다. 활력징후를 2~4시간마다 측정한다. 아동에게 열이 있을 때 수분손실이 증가하여 탈수가 초래된다. 회음과 직장 부위에 있어서 피부 상태를 사정하고, 상처나 발진이 있을 경우에 이를 기록한다.

위장염이 있는 아동에 대한 일반적인 간호진단은 다음과 같다.

- 감염과정과 관련된 설사
- 잦은 수분 상실과 관련된 체액부족
- 변화된 수분 상태와 관련된 피부통합성 손상 위험

- 건강상태의 변화와 관련된 부모/아동의 불안
- 통증과 관련된 수면장애
- 영양섭취 불능과 관련된 신체요구량보다 적은 영양 불균형

계획과 수행

간호는 정서적 지원을 제공하고, 휴식과 안정을 증진하고, 적절한 영양을 보장하는 것에 중점을 둔다.

임상간호 시 주의점

아동의 기저귀에 소변과 대변이 모두 있을 때에는 간호사가 그 총 용량, 색, 농도를 기록하는 것이 중요하다. 이것은 아동이 실제적으로 손실하는 수분의 양을 정확하게 측정함으로써 필요한 적절한 조치를 취할 수 있게 한다.

정서적 지지

아동은 며칠간 아팠거나 건강관리를 구하기 전에 짧은 시간 동안 갑자기 아팠을 수도 있다. 아동과 부모는 일반적으로 불안한 상태이므로 이들에게 말을 하고 질문을 할 수 있는 기회를 제공하는 것이 중요하다. 수분보충요법을 지시하기 위해서 아동이 혈액검사를 받을 필요가 있을 수 있다. 24시간 모니터 병동에서의 관리가 필요한 경우도 있지만, 대부분의 아동은 가정에서 돌봄을 받는다. 입원이나 모니터 병동의 경우에는, 아동이 기구를 조작하는 것을 허용하는 것과 같은 불안감을 감소시키기 위한 치료적 놀이기법을 사용한다.

휴식과 안정 증진

위장염이 있는 아동은 구토와 설사로 인해서 밤에 자주 깬다. 방해를 받지 않고 쉴 수 있는 시간을 제공하기 위해서 조용하고 편안한 환경을 제공하고 간호수행 시 한 번에 모아서 실시한다. 병실을 어둡게 하고 방해를 최소한으로 유지한다.

아동의 불안을 줄이기 위해서 부모가 함께 병실에 머무르도록 권장한다. 아동이 좋아하는 장난감과 위안을 주는 물건을 손이 닿는 장소에 둔다. 가끔 차가운 수건이나 얼음조각을 제공하여 아동의 입이 마르지 않게 유지한다. 피부통합성을 유지하기 위해서 설사를 하고 난 후에 항상 피부관리를 제공한다. 알코올이 포함된 시중에 판매되는 아기 물티슈는 피부를 자극하고 불편함을 야기할 수 있으므로 사용을 피한다.

적절한 영양 공급

정맥 내 수액이 주입되고 있을 때에도 질병기간 동안 음료가 제공된다. 연령에 따른 적은 양의 정상 식사가 제공된다. 영아는 모유가 수유되거나 분유가 제공된다. 아동의 식사는 프로토콜이나 음식에 대한 아동의 섭취 정도에 따라서 진행된다.

임상적 조언

대변의 색을 붉게 만들어서 부모가 이 붉은 색을 혈액으로 착각할 수 있으므로 설사를 하는 아동에게 붉은 색소가 포함된 음식이나 음료(젤로, 아이스캔디)를 제공하는 것을 피한다. 의심이 될 때에는 잠혈에 대한 대변검사를 수행해야 한다.

퇴원계획과 가정간호 교육

퇴원교육은 입원 시 시작된다. 부모에게 탈수의 증상과 설사가 발생할 때 취해야 할 조치에 대해서 교육한다. 부모가 권장되는 식사진행을 이해하는지 확인한다. 위장염을 초래할 수 있는 미생물의 전염을 막기 위해서는 올바른 위생원칙이 필요함을 강조한다. 아동이 유치원을 다니는 경우에는 부모로 하여금 위장염에 대해서 알려 직원들이 다른 사례를 관찰하고 감염의 확산을 막기 위한 조치를 취할 수 있게 한다.

임상간호 시 주의점

위장염이 있는 아동을 돌보고 있는 경우에, 특히 부모에게 손 위생의 중요성과 손 씻는 방법에 대해서 교육한다. 보육센터와 학교에 있는 아동에게 감염성 질병의 전염을 막기 위해서 효과적으로 손을 씻는 방법에 대해서 교육한다.

평가

위장염이 있는 아동에 대한 간호의 기대되는 결과는 다음과 같다.

- 아동의 장기능이 정상으로 회복된다.
- 아동이 정상적인 수분과 전해질 균형을 회복한다.
- 아동의 회음과 직장조직이 핑크색의 온전한 상태를 유지한다.

변비

변비(constipation)는 아동인구에 있어서 흔한 불편한 증상이며 소아과 1차 진료자를 방문하는 모든 사례 중 3%를 차지한다. 30%에 이르는 아동인구가 변비를 경험한다. 대부분의 아동이 생리적, 해부학적 원인이 없는 기능적 변비를 겪는다.

대변 양상이 아동마다 다르기 때문에, 비정상적인 양상의 확인이 어려울 때가 있다. 영아들은 일반적으로 하루에도 여러 번 배변을 한다. 어린 아동에 있어서는 하루 한 번의 배변이 정상일 수 있다. 그러나 아동이 성장함에 따라서 일주일에 3~4차례의 배변이 정상적인 양상일 수 있다. 변비에 대한 진단은 아동의 정상적인 대변 양상을 고려해야 한다.

병태생리

변비는 기저 질병, 식사 또는 생리적 요인에 의해서 야기될 수 있다. 변비는 직장의 메움(가득 참)이나, 더 흔하게는, 비움에 있어서 결함으로부터 초래될 수 있다.

직장 내에서의 정체는 수분흡수 증가와 단단하고 마른 대변을 초래한다. 직장의 비움은 배변반사에 달려 있다. 척수의 병

변, 복근의 약함, 괄약근 이완을 막는 국부적 병변, 고통스러운 배변을 피하고자 하는 바람이 모두 배변을 하고자 하는 시도를 방해한다.

임상적 징후

변비는 대변 통과 빈도의 감소; 단단하고 마른 대변의 형성; 단단하고 마른 대변 덩어리를 지나서 새어 나오는 점액 대변이 그 특징이다. 출생 후 48시간 내에 태변을 통과시키지 못할 때에는 선천성 거대결장에 대한 의심이 제기되어야 한다.

영아기 동안의 변비는 드물며 잘못된 식이관리에 의해서 야기되는 경우가 가장 많다. 분유에서 우유로 전환할 때 장이 우유에 포함된 단백질 양의 증가에 적응해야 하기 때문에 일시적인 변비가 생길 수 있다.

변비는 유아와 학령전기 아동 집단에서 가장 자주 발생한다. 이러한 높은 발생률은 신체기능을 통제하는 법을 배우는 것과 관련이 있다. 많은 아동이 배변의 느낌을 좋아하지 않아서 대변을 참기 시작하는데, 이렇게 억제된 대변이 그 다음 배변 충동이 있을 때까지 직장에 쌓여서 직장을 팽창시킨다. 점점 더 단단해지고 고통스러워지는 배변이 이러한 아동의 행동을 강화시키며, 반복되는 순환이 시작된다.

학령기 아동, 나이가 더 많은 아동 그리고 청소년에 있어서 변비는 일반적으로 활동, 식사, 화장실 이용 습관과 관련이 있다. 아동의 식사에 섬유소가 부족하고 변비를 야기하는 탄수화물(녹말) 식품이 많이 포함되어 있을 수 있다. 변비는 화장실을 이용할 시간의 부족으로 인해서 발생할 수 있다. 아동은 낮 시간 동안 배변을 하기 위한 시간을 내지 않거나 익숙하지 않은 화장실을 사용하기를 꺼릴 수 있다.

협력적 관리

협력적 관리는 변비의 병리학적 원인을 결정하고, 구조적 결함이나 폐색을 바로잡고, 영향을 미치는 요인을 제거하고, 아동이 일상적인 대변습관을 형성하도록 돕는 것에 중점을 둔다.

진단검사

진단검사는 병력과 신체검사를 근거로 한다. 직장검사가 직장의 크기와 직장 속 대변의 존재를 확인하기 위해서 수행될 수 있다. 항문직장 계측검사가 괄약근의 비정상을 평가하기 위해서 사용될 수 있다. 대변 막힘을 확인하기 위해서는 복부방사선 촬영이 유용할 수 있다. 변비가 성장장애, 구토 또는 복통과 함께 발생할 때에는 다른 질병의 가능성을 배제하기 위해서 추가적인 조사가 필요하다. 검사에는 갑상선 기능 검사; 칼슘, 포도당, 전해질 측정; 완전혈구 측정; 소변검사가 포함된다.

임상치료

병리(학)적 원인이 없는 변비에 대해서는 식이관리가 선택되는 치료법이다. 어린 영아에 있어서 변비는 일반적으로 수분의 양을 증가시키거나 60cc 정도 배나 사과주스를 매일 추가시킴으로써 치료될 수 있다. 신체활동과 수분섭취를 증가시키는 것이 일부 아동에게 효과적일 수 있다.

변비를 초래하는 음식(예: 바나나, 쌀, 치즈)을 아동의 식사에서 제외하는 것이 변비를 완화시키는 경우가 많다. 섬유질이 많은 음식(예: 곡물 빵, 생과일, 채소)과 수분의 섭취를 증가시키는 것도 아동의 배변을 촉진한다. 나이가 더 많은 아동에 있어서는, 수분, 시리얼, 과일, 채소의 섭취를 증가시키는 것이 이러한 문제를 해결할 것이다. 단단한 대변을 제거하기 위해서 글리세린 좌약이나 관장제가 필요할 수 있다.

학령기 아동에 있어서는, 부모의 격려와 학교에서의 편한 화장실 사용으로 짧은 시간 내에 규칙적인 배변 양상과 정상적인 배변 양상의 회복을 촉진한다. 학교에 가기 전에 아침을 먹고 화장실에 갈 시간을 가지기 위해서는 아동이 더 일찍 일어날 필요가 있을 수 있다.

수술 후에 움직이지 못하는 아동에게 있어서, 특히 변비가 발생할 수 있다. 대변 유연제, 섬유질과 수분이 많은 식사가 변비 예방 및 치료를 위해서 제공된다.

중증 변비에 대한 약학적 관리는 일반적으로 두 단계로 실시된다. 첫 단계에는 대변 막힘 제거와 그 이후의 관리요법이 포함된다. 비우기 과정(단계)이 아동과 아동의 변비를 치료하는 사람들에게 가장 어렵다.

아동에게 최소한의 스트레스와 불안감을 야기하면서 대변을 비울 수 있는 가장 효과적인 방법을 고려한다. 구강을 통하는 경로가 덜 침습적이지만, 아동이 메스꺼움과 구토를 겪고 있다면 직장을 통하는 경로가 사용될 수 있다.

행동요법. 행동수정이 변비를 관리하는데 도움이 되는 것으로 입증되었으며, 식사 후 5~10분 동안 아동이 변기에 앉아 있도록 하는 것이 좋다. 매일 정해진 시간에 화장실에 가는 것에 대한 보상을 제공하는 것이 효과적이다. 이러한 보상은 부모와 함께 게임을 하면서 오후 시간을 보내는 것과 같이 간단한 것일 수 있다. 심리적 문제가 있는 아동의 경우에는, 아동과 가족의 심리치료법이 필요할 수 있다. 이러한 경우에는, 가족을 아동 및 가족 상담가에게 위탁한다.

간호과정

간호는 아동에 있어서 정상적인 배변 양상을 구성하는 요소와 이러한 양상을 유지하는데 있어서 식사의 중요성을 부모에게 교육하는 것에 중점을 둔다.

간호사정과 간호진단

아동의 식사를 평가하고 부모로부터 배변 양상과 습관에 대한 자료를 수집한다. 아동이 언제 화장실 훈련을 받았으며 이러한 양상이 언제 변하였는가? 화장실 훈련을 받은 아동에 있어서 실금이 있었는가? 가족이 변비를 어떻게 치료하는지 묻는다. 대변의 빈도, 농도 그리고 혈액의 존재에 대해서 묻는다. 아동이나 부모에게 대변이 통과할 때 통증이 있는지 묻는다. 아동이 좋아하는 음식과 싫어하는 음식에 대한 평가가 변비의 원인에 대한 단서를 제공할 수 있다. 수분섭취와 활동수준에 대해서 평가한다. 현재 복용하는 약물뿐만 아니라, 이전의 위장 합병증이나 수술 병력에 대해서 조사한다. 부모에게 신생아가 언제 태변을 봤는지 묻는다.

신체검진

아동의 복부가 단단하거나 압통이 있는지, 촉진되는 덩어리(보유된 대변)가 존재하는지를 촉진하여 평가한다. 장음을 평가한다. 직장검사를 수행하는 경우에는, 직장에 대변이 존재하는지 평가한다. 치질(치핵), 항문열상 또는 그 외 복부나 회음의 비정상적인 증상이 있는지 평가한다.

변비가 있는 아동에게 적용될 수 있는 간호진단은 다음과 같다.

- 식단, 영양, 배변 습관과 관련된 변비
- 대변 주위의 누출과 관련된 변실금

계획과 수행

아동을 식사 후나 배변이 일반적으로 일어나는 시간에 변기에 앉힘으로써 규칙적인 습관이 권장된다. 화장실(배변) 훈련을 하는 동안 긍정적인 강화를 제공하는 것이 배변을 참는 패턴을 예방하는데 도움이 된다.

가족과 협력하고 부모에게 규칙적인 배변을 촉진할 수 있는 방법을 가르친다. 아동에게 과일과 채소같이 섬유질이 풍부한 식사를 제공할 수 있다. 간식으로 자른 신선한 과일, 말린 과일, 과일주스를 제공한다. 필요한 경우에는 자연적인 장 자극제와 윤활제인 글리세린 좌약이 주기적으로 사용될 수 있다.

과도한 사용이 장 의존성을 야기할 수 있으므로, 부모에게 완하제, 대변 유연제 그리고 관장제의 잦은 사용을 피하도록 주의를 준다. 장 운동 보조제가 일반적으로 해롭지는 않지만, 약초성분의 자극 완하제는 12세 미만의 아동에게 권장되지 않는다. 가족에게 자주 사용하는 약초제품이 있는지 묻는다.

평가

변비가 있는 아동에 대한 간호의 기대되는 결과는 다음과 같다.

- 규칙적인 배변습관이 성립된다.
- 아동이 변비의 징후가 없는 정상적인 배변 양상을 보인다.

유분증

유분증(encopresis)은 배변 자제를 달성한 아동이 부적절한 시간에 대변을 반복적으로 지리거나 통과시키는 것이 특징인, 비정상적인 배변 양상이다. 유분증은 3~12세 사이 아동의 약 3%에서 발생하는 것으로 보고된다. 1차 유분증이 있는 아동은 배변 자제를 달성한 적이 없다. 2차 유분증이 있는 아동은 유분증이 생기기 전에 6개월 이상 동안 대변을 자제할 수 있었다.

유분증은 일반적으로 장 하부와 직장에서의 자발적이거나 비자발적인 대변 보유와 관련이 있으며, 이는 변비, 장 하부의 팽창 그리고 내부 괄약근의 무능력을 초래한다. 대변의 보유는 일반적으로 "너무 바쁜" 것의 결과이다. 아동이 하고 있던 활동을 중단하고 가는 것이 번거로워서 화장실 가는 것을 미룬다. 대변의 보유는 치료되지 않고 만성적인 변비를 초래한다. 단단한 대변 주위로 묽은 변이 새어 나오고, 아동은 배변의 필요성을 인지하지 않게 된다. 낮이나 밤에 대변지림이 발생할 수 있다. 배변이 불규칙적이고, 고통스럽고, 작고, 단단하다. 몸에서 나는 불쾌한 냄새 때문에, 또래 친구들이 아동을 놀릴 수 있다. 이러한 또래 친구들로부터의 거절(거부)이 위축과 행동문제로 이어지고 학업수행과 출석의 변화를 초래하는 경우가 많다. 대변을 통과시키는 것이 고통스러워짐에 따라서 아동은 계속해서 대변을 참는다. 자녀에게 설사나 변비가 있다고 믿는 부모는 일반적으로 건강센터를 찾는다.

유분증을 초래하는 원인이 되는 변비는 환경적 변화(예: 형제자매의 출산, 새 집으로의 이사, 새로운 학교로의 전학)에 의한 스트레스, 배변훈련과 관련된 분노와 통제의 문제, 식사, 꽉 찬 활동 일정 또는 유전적 영향으로 야기될 수 있다.

완전한 병력, 신체검사 그리고 진단검사(가능하다면, 바륨이나 조영 관장)가 유기적 원인과 신체적(해부학적) 비정상의 가능성을 배제시키기 위해서 필요하다. 정신건강과 인지기능에 대한 검사가 요구될 수 있다. 아동의 배변훈련 습관과 이러한 습관에 대한 부모의 태도에 대한 정보를 확보한다. 식사습관과 섭취하는 음식의 종류를 포함하는 식사에 관련된 정보가 도움이 되는 경우가 많다. 신체검사를 통해서 하복부의 비압통성 덩어리가 드러나는 경우가 있다.

앞서 논의된 장을 비우기 위한 식사관리와 치료뿐만 아니라, 행동수정 기법도 사용될 수 있다. 올바른 배변습관을 보상하고 강화시키는 행동수정 프로그램이 성공적일 수 있다. 아동은 아침식사와 저녁식사 후 몇 분 동안 화장실에 앉아 있어야 한다. 장이 괄약근 자극에 반응하도록 다시 훈련하는데 몇 개월이 걸린다. 아동이 다른 조치에 반응하지 않는다면 심리적 위탁이 필요할 수 있다.

간호과정

유분증의 예방이 간호목표이다. 아동의 발달적 준비상태를 강조하면서 배변훈련 기법을 가르치기 위하여 부모와 협력한다. 부모에게 아동의 성공을 칭찬하고 처벌과 통제력 다툼을 피하도록 권장한다. 섬유질이 많은 식사와 규칙적인 시간의 배변을 장려한다.

간호는 이러한 질병과 그 치료법에 대해서 아동과 부모를 교육시키고 정서적 지원을 제공하는데 중점을 둔다. 식사변화 및 완하제나 대변 유연제의 사용을 포함한 치료계획에 대해서 설명한다. 아동에게 건강한 신체를 가지고 있으므로 치료를 받으면 정상적인 기능을 달성할 것임을 말하여 이들을 안심시킨다. 새로운 패턴이 성립되었음을 확신하기 위해서 최소한 6개월 동안 아동이 클리닉 방문 시 이들을 관찰한다.

간 질환

간은 신체에서 가장 중요한 장기 중 하나이다. 따라서 간 기능에 영향을 미치는 염증성, 폐쇄성 또는 퇴행성 질환은 생명을 위협할 수 있다.

담도 폐쇄

담도 폐쇄(biliary atresia)는 간 표면의 담관이 발달하지 못했거나 막힐 때 초래된다. 이 질환은 담즙정체, 간경변, 말기 간 질환, 치료되지 않는 경우에 발생할 수 있는 2세 이전의 사망을 초래한다. 담도 폐쇄는 8,000명의 생존아 중 약 1명에서부터 20,000명의 생존아 중 1명에서 발생한다. 이 질환은 영아에 있어서 가장 일반적인 만성 담즙정체의 원인이다. 담도 폐쇄는 아동에게 간 이식의 주된 적응증으로 1세 미만의 아동에 있어서 간 이식의 60%를 차지한다.

병태생리

담도 폐쇄의 원인은 알려져 있지 않다. 간 표면 담관의 결여나 막힘이 간에서 십이지장으로 흐르는 담즙을 막게 되면서 이러한 변형된 담즙의 흐름이 곧 간의 염증과 섬유증 변화를 초래한다. 이러한 질환은 폐쇄뿐만 아니라, 간세포 기능장애의 원인이 될 수 있다. 담즙산의 부족도 지방의 소화와 지용성 비타민인 A, D, E, K의 흡수를 방해해서 지방변증과 영양결핍을 초래한다.

임상적 징후

초기에는 신생아에게 증상이 없다. 황달은 출생 2~3주가 될 때까지 감지되지 않을 수 있다. 이 시점에 되면 빌리루빈 수치가 증가하고 복부팽압과 간 비대가 동반된다(빌리루빈 수치와 그 외 간 기능검사에 대해서는 부록 D 참조). 질병이 진행됨에 따라서 비장 비대증이 발생한다. 영아는 쉽게 생기는 멍, 길어진 출혈시간 그리고 극심한 가려움을 겪는다. 담즙 색소의 결여로 인해서 변이 퍼티가루와 같은 농도이고 색이 희거나 진흙색이다. 빌리루빈과 담즙산염의 배출로 인해서 소변이 차(tea)와 같은 색깔이다. 질병의 파괴적인 변화가 진행됨에 따라서 성장장애와 영양실조가 발생한다.

협력적 관리

협력적 관리는 담도 폐쇄가 있는 영아의 즉각적인 확인, 폐쇄의 수술적 교정, 간 이식의 필요성에 대비한 아동과 가족의 준비에 중점을 둔다.

진단검사

담도 폐쇄가 있는 영아에 있어서 간 손상이 빠르게 진행되기 때문에, 조기진단이 아주 중요하다. 진단은 병력, 신체검사, 임상결과에 근거한다. 임상결과는 빌리루빈, 혈청 아미노기 전이효소, 알칼리포스파타아제 수치가 높다. 경피성 간 조직검사가 담도 폐쇄를 시사하며, 복강경 개복술과 수술 중 담관조영법이 진단을 확정한다.

임상치료

치료에는 폐쇄의 교정을 시도하기 위한 수술(간문장문합술)과 지원적 관리가 포함된다. 간문장문합술(카사이 시술)에서는, 장의 일부가 간문에 문합된다. 이러한 시술의 주된 목적은 간으로부터 나오는 담즙의 흐름을 촉진하는 것이다. 담관염을 예방하기 위해서 수술 후에 정맥 내 항생제가 투약된다. 경구 항생제를 사용한 예방조치가 수술 후 1~2년 동안 계속된다.

추가적인 치료에는 수술 후의 출혈 위험을 줄이기 위해서 침습성 시술과 수술 전에 근육 내 비타민 K를 투여하는 것과, 비타민 A, D, E, K의 흡수가 손상됨으로 인해서 이러한 비타민 보충제를 투약하는 것이 포함된다. 영아는 모유수유를 하거나, 중쇄중성지방을 포함하는 분유인 Pregestimil이나 Nutramigen이 수유된다. 간 질환이 악화됨에 따라 가려움을 줄이기 위해서 아동에게 콜레스티라민과 항히스타민제가 필요할 수 있다. 장관영양도 요구될 수 있다.

담도 폐쇄가 있는 많은 아동에 있어서 카사이 시술의 사용으로 담즙흐름이 달성되지만, 이 시술을 받는 아동 중 약 70%에서 80%가 결국에는 간 이식을 필요로 할 것이다. 현재는 이식수술의 발달로 인해서 장기 기증자의 절제부위로부터의 부분적인 간 이식을 수행하는 것이 가능해졌다. 이로 인해서, 아동이 말기 간 질환으로 진행되기 전에 이식을 수행하는 것이 가능하다.

간호과정

담도 폐쇄의 초기단계에 있어서 간호는 건강한 신생아에 대한 관리와 동일하다. 증상이 진행됨에 따라서, 간호관리는 장기적인 관리와 지원에 중점을 두게 된다.

간호사정과 간호진단

복부에 팽만이 있는지 사정한다. 대변양상을 관찰하고 진흙 색의 퍼티가루와 같은 대변과 짙은 색의 소변에 대해서 평가한다. 황달과 반상출혈을 확인하기 위해서 피부를 검사한다. 불편함(통증)이 없는지 평가한다.

담도 폐쇄가 있는 아동에 적용되는 간호진단은 다음과 같다.

- 변화된 소화과정과 관련된 신체요구량보다 적은 영양 불균형
- 영아의 생명을 위협하는 질병과 관련된 손상된 가족 대처
- 영양결핍과 관련된 발달지연의 위험

계획과 수행

간호에는 수술 전후 간호를 제공하는 것, 가족을 지원하는 것, 가족에게 가정관리에 대한 교육을 제공하는 것, 장기이식에 대비해서 가족을 준비시키는 것이 포함된다.

수술 전 간호

잠재적으로 치명적인 질환의 진단은 부모에게 큰 충격일 수 있다. 정서적인 지원을 제공하고 초기 진단평가를 수행하는 동안 검사에 대한 설명을 자주 제공한다. 질병이 진행됨에 따라서, 극심한 가려움과 독성의 축적으로 인해서 영아가 과민해진다. 미지근한 물로 목욕하는 것이 가려움을 완화시키고 편안함을 제공하는데 도움이 될 수 있다. 피부자극을 피하기 위해서 목욕 후에 피부를 문지르지 말고 가볍게 두드려서 말린다. 영아가 깨어 있는 동안에 모든 간호를 제공함으로써 휴식을 증진한다. 영아의 체중을 매일 측정한다. 처방에 따라서 TPN, 인트라리피드, 지용성 비타민 A, D, E, K를 투여한다.

수술 후 간호

간문 · 장문합술 후의 관리는 복부수술을 받는 아동에 대한 간호와 유사하다. 이식 후 관리에는 면역억제제의 투약과 혈관성 합병증에 대한 면밀한 관찰이 포함된다.

퇴원계획과 가정간호 교육

퇴원계획은 부모에게 아동의 피부를 관리하고, 영양적 요구를 충족시키고, 약물을 투약하고, 증가하는 간 질환 증상을 관찰하는 방법을 교육하는 것에 중점을 둔다. 아동이 장기이식을 받았을 때에는 부모에게 면역억제제의 투약과 부작용뿐만 아니라, 거부의 징후(메스꺼움, 구토, 열, 황달)에 대해서 교육한다. 이들은 자녀의 복잡한 관리를 처리하는 것을 도와줄 가정전문 간호사의 가정방문을 필요로 할 것이다. 아동이 생존하지 못할 것이 분명해지면 고통완화관리에 대한 가족과의 논의가 필요할 수 있다.

평가

담도 폐쇄가 있는 아동에 대한 간호의 기대되는 결과는 다음과 같다.

- 아동이 성장과 발달을 지원할 수 있을 만큼 적절한 영양을 섭취한다.
- 부모는 아동의 질병으로 인한 스트레스에 효과적으로 대처한다.
- 아동이 연령에 예상되는 성장과 발달 이정표를 달성한다.

핵심 요약

- 태아 발달변형에 의해서 초래되는 다양한 구조적 결함이 영아의 위장계에 영향을 미칠 수 있다.
- 구순구개열은 성형외과 전문의, 소아과 전문의, 간호사, 청각학자, 언어치료사 그리고 치과교정 전문의와 같은 다학제간 의료팀에 의한 관리를 필요로 하는 구조적인 결함이다.
- 식도와 기관의 다양한 결함이 신생아 기간에 경미한 문제에서부터 생명을 위협하는 문제로 나타날 수 있다.
- 유문협착이 신생아 기간의 분출성 구토의 일반적인 원인이다.
- 위식도 역류는 영아와 아동에 있어서 가장 일반적인 위장문제 중 하나이다.
- 복벽 결함과 항문직장 기형은 영아기의 심각한 구조적 결함이다.
- 장중첩증은 아동인구에 있어서 가장 흔한 장 폐쇄 원인이며 주로 1세 미만의 아동에게 발생한다.
- 선천성 거대결장인 히르쉬스프룽병은 정상적인 배변의 실패와 복부의 팽압을 초래한다.
- 아동기의 여러 장 문제는 일시적이거나 영구적인 인공항문의 설치를 필요로 한다.
- 횡격막 부위, 배꼽 또는 서혜부 관에 탈장이 존재할 수 있다.
- 괴사성 소장대장염은 장관영양이 시작된 후에 주로 미숙아에게 보이는, 잠재적으로 생명을 위협하는 장 염증성 질환이다.
- 청소년과 청년집단에 주로 영향을 미치는 일반적인 염증성 장 질환은 크론병과 궤양성 대장염이다.
- 일반적인 장 운동성 질환에는 설사, 변비 그리고 대변실금이 포함된다.
- 위장염은 아동에 있어서 위장장애 및 통증의 일반적인 원인이며 수분과 전해질의 불균형을 초래할 수 있다.
- 담도 폐쇄는 어린 아동에게 생기는 가장 일반적인 간 질환이다.

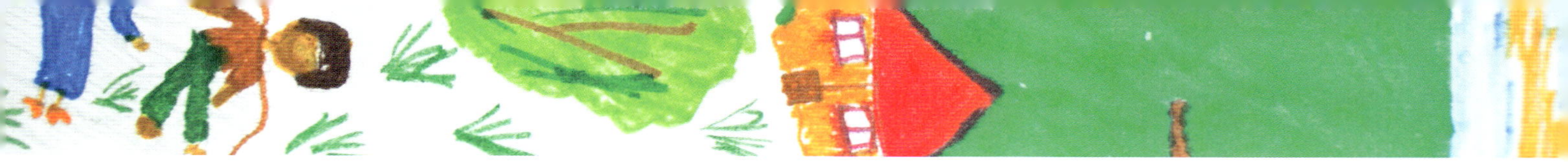

Chapter 16

영양 및 대사 문제를 가진 아동간호

학습목표

1. 아동의 영양 및 대사기능의 특성을 설명한다.
2. 일반적인 영양문제를 가진 아동에게 간호과정을 적용한다.
3. 수유장애와 식이장애 아동에게 간호과정을 적용한다.
4. 영양장애 아동에게 간호과정을 적용한다(비타민 D 결핍성 구루병, 단백질 에너지 영양실조, 성장장애).
5. 유당불내성과 우유 알레르기 아동에게 간호과정을 적용한다.

좋은 영양과 건강한 섭식은 성장과 발달의 필수적인 구성요소이다. 아동의 영양상태는 출생 전에 시작되며 산모의 영양상태와 관련이 있다. 출생 후부터 전체 아동기를 통틀어서 음식섭취가 건강에 영향을 미친다. 간호사는 모든 아동의 영양상태를 평가한 후 건강을 증진시키기 위한 교육이나 그 외 중재를 사용해야 한다. 여러분은 간호사로서 가족들에게 영아, 아동, 청소년들의 정상적인 영양요구에 관한 정보를 제공해야 한다. 성장측정을 하고 적혈구 용적률을 관찰하는 것과 같은 일반적인 영양평가 기법은 영양섭취가 적절한지를 알기 위한 필요한 정보를 제공한다.

영양요구에 관한 정보는 모든 아동과 이들의 부모, 그 외 다른 관리 제공자들에게 유용할 수 있지만, 일부 아동은 간호사들이 고려해야 하는 추가적인 문제를 가지고 있다. 간호사는 식품 알레르기, 낭포성 섬유증, 뇌성마비, 암 또는 당뇨병과 같은 질병을 가진 아동에게 특수한 음식섭취가 필요함을 인식하고 이에 대응해야 한다. 아동기의 건강증진 및 건강유지를 위해서는 영양 문제를 관찰해야 하며 식사에 관한 상담은 발달증진을 위해 다른 교육에 통합될 수 있다.

간호사는 건강증진의 개념을 가족들에게 적용할 때 아동 비만율뿐만 아니라 일반적인 영양결핍을 고려할 수 있다. 일부 아동은 이들이 처한 사회적 환경으로 인해서 특수한 영양요구를 가진다.

- 부모가 채식주의자라면 자녀가 필수적인 영양분을 섭취하도록 보장하기 위해서 추가적인 도움을 필요로 할 수 있다.
- 아동이 환경적 독극물에 노출되었다면 독극물 노출과 영양섭취의 관계를 확인하도록 한다.

간호사가 어떠한 환경에서 근무하든지 상관없이, 영양에 대한 고려가 간호관리에 통합되어야 한다. 간호사는 다음과 같은 질문을 생각해 보도록 한다.

- 간호사는 가정, 보육환경, 학교 그리고 병원과 같은 다양한 환경에서 음식섭취를 관찰하는 부모를 어떻게 도울 수 있는가?
- 가족들이 건강증진을 촉진하는 영양습관을 성립하는데 도움이 되는 중재에는 무엇이 있는가?
- 아동 비만율을 줄이기 위해서 간호사들은 어떠한 중재를 할 수 있는가?

아동의 영양 및 대사기능 특성

아동은 에너지 소비와 활동에 필요한 에너지 외에도 정상적인 성장발달에 필요한 에너지와 영양을 섭취하여야 한다. 성장에 필요한 영양요구량은 나이와 성별에 따라 다르고, 개인별 발달양상에 따라서도 달라진다. 영양요구량은, 특히 제지방체중(lean body mass)에 따라 달라지기 때문에 영양요구량을 평가할 때는 신체조성을 고려하여야 한다. 영아기와 아동기 초기에는 체중에서 지방이 차지하는 비율이 높다가 학령기가 되면 점차 감소하고, 사춘기가 되면 지방조직이 다시 증가하여 성인의 신체조성에 도달하게 된다. 제지방조직은 성별에 따라서도 차이를 보이는데, 사춘기까지는 남녀가 비슷하다가 남성은 약 3배로 늘어나지만, 여성은 2배로 늘어나서 여성에 비해 남성의 에너지 요구량이 더 많아진다. 생후 1년까지의 영아기는 일생에서 성장이 가장 빠른 시기로 영양섭취가 매우 중요하다. 특히 이 시기는 단위체중당 체표면적이 커서 어느 때보다 영양요구량이 높고, 소화와 흡수에 관여하는 효소의 종류와 양, 대사도 성인과는 많은 차이가 있다.

모유는 영아에게 가장 이상적인 식품으로서, 아기를 급 · 만성질환으로부터 보호해주는 면역학적 요소를 제공할 뿐만 아니라, 모든 필수영양소가 균형 있게 들어 있다. 그러나 영아기가 지나면 여러 가지 다양한 음식물을 섭취하는 것이 바람직하다. 생후 1년이 지나면 단위체중당 에너지 필요량이 감소하므로 유아의 식욕은 감소하지만 단백질, 비타민, 무기질 요구량은 점차 증가한다. 영유아기 동안 섭취하는 음식의 형태도 차이가 있어, 특히 인공영양의 경우에는 이종단백을 생애 처음으로 접하게 되면서 알레르기 질환의 발생 가능성이 높아진다. 청소년기 또한 급속한 성장이 일어나기 때문에 에너지와 단백질, 칼슘, 인, 철 등의 요구량이 절정에 달한다.

아동성장에 따른 섭식운동 발달

식사와 관련된 섭식운동은 음식물을 찾는 행위, 입으로 가져가는 행위 그리고 연하운동으로 이루어진다. 재태기간 32~34주부터는 흡철반사뿐 아니라 연하운동이 가능하여, 이 시기 이후에 태어난 미숙아는 젖꼭지를 빨 수 있다. 신생아는 혀 운동이 젖꼭지를 빠는 데 알맞은 구강구조인 반면, 숟가락 등으로 주는 음식을 받아먹는 데는 적당하지 않다. 4개월이 되면 젖꼭지를 빨기에 적절한 혀내밀기 반사가 사라지고, 혀 운동도 상하운동에서 전후방운동으로 바뀌어 숟가락을 이용하여 이유를 하기에 적절한 시기가 된다. 6개월이 되면 앞니가 출현하기 시작하여 음식을 입 안에 어느 정도 가둘 수 있고, 혀를 돌려가며 씹는 운동이 나타나기 시작하여 반고형식을 주어도 좋은 시기가 된다. 9개월경이 되면 입술과 턱의 운동이 강해지면서 컵으로 음식을 줄 수도 있고, 또한 부드러운 고형식을 주어도 무방한 시기가 된다. 이 시기에는 숟가락을 쥘 수 있지만 흉내만 낼 뿐 아직 스스로 먹기에는 부족하다. 돌이 지나면서 컵으로 혼자 마실 수 있게 되고, 15개월까지는 숟가락질이 서툴러 숟가락이 자주 뒤집히기 때문에 음식이 쏟아지곤 한다. 손목운동의 조절이 가능한 16~17개월이 되어야 숟가락으로 음식을 먹을 수 있게 되고, 18개월에는 손목뿐만 아니라 팔꿈치 운동도 함께 조화를 이루어 음식물을 쏟지 않고 혼자 숟가락으로 식사를 할 수 있게 된다. 만 2세가 되면 먹고 싶을 때 음식을 달라고 의사표현도 하고, 스스로 음식을 찾기도 하며, 어른의 도움 없이 독립적으로 먹는 기술을 배우게 된다.

에너지 대사

간호사는 기본적인 영양개념을 다양한 연령과 영양요구를 가진 아동에 적용할 필요가 있다. 영양(nutrition)은 음식을 섭취하고 섭취한 음식을 신체가 사용하기 위해서 신진대사로 흡수하는 것을 말한다. 영양은 필수적인 생명요소이며 아동의 성장과 발달에 대한 논의에서 고려해야 할 중요한 주제이다. 신체는 다양한 종류의 영양소를 필요로 한다. 대량영양소(macronutrients)는 신체의 주된 구성요소이다. 미량영양소(micronutrients)는 건강한 신체기능을 위해서 소량으로 요구되는 물질이다. 영양소에 대한 요구는 활동수준, 건강상태, 질병이나 스트레스 여부, 연령과 관련된 요구에 따라서 다르다.

신체의 구성요소 중 필수적인 영양소에는 탄수화물, 단백질, 지방이 있다. 탄수화물(carbohydrate)은 당류(설탕 분자)를 형성하기 위해서 다양한 형태로 배열된 탄소, 수소, 산소로 구성된 영양소이다. 탄수화물이 신체에서 하는 주요 기능은 에너지 생산이다. 실제로 우리가 매일 섭취하는 열량의 50% 이상이 탄수화물로부터 온다(인간의 식생활에 일반적으로 포함되는 탄수화물은 표 16-1). 탄수화물의 소화는 소장에서 발생하며 소장에서는 단당류가 흡수된다. 탄수화물은 간에서 포도당으로 바뀌어 온 몸에서 에너지로 사용된다. 간은 여분의 포도당을 글리코겐(glycogen)으로 변환시켜 저장할 수 있다. 남아 있는 탄수화물은 단사슬지방산으로 전환되어 대장(결장)에서 흡수된다. 섬유질은 소화가 잘 안 되는 탄수화물 구성요소로 대변이 장을 건강하게 통과하도록 한다.

일부 탄수화물은 급속하게 흡수되어 섭취 후에 혈당을 급속하게 올리는 반면에 천천히 흡수되어 정점에 이르지 않고 혈당 상승을 더 길게 유지시키는 탄수화물도 있다. 탄수화물 섭취가 충분하지 않으면 결핍성 질환인 소모증(marasmus; 심한 기

표 16-1 인간의 식생활에 포함되는 탄수화물

단순 탄수화물	예
단당류	
포도당	옥수수 시럽
과당	꿀
	과일
이당류	
자당	백설탕
젖당	당밀
엿당	우유
복합 탄수화물	**예**
다당류	
전분	파스타
글리코겐	쌀, 옥수수, 불가
	콩류
	감자

근, 잘 먹지 못하는 아동에게 발생, 단백질, 에너지원 섭취 부족으로 체지방, 근육, 체중이 감소된 상태)이 발생한다.

단백질(protein)은 탄소, 수소, 산소뿐만 아니라 필수 성분인 질소도 포함하는 화합물인 아미노산으로 구성된 영양소이다. 20개의 아미노산이 신체의 단백질을 구성한다. 이 중 9개가 필수 아미노산(essential amino acids)으로, 반드시 식사를 통해서 섭취되어야 한다. 11개의 아미노산은 비필수 아미노산(nonessential amino acids)으로 건강한 상태일 때 대사를 통해 자연적으로 생산할 수 있다(표 16-2). 단백질은 신체조직의 구성요소이며 끊임없이 분해되고(이화작용, catabolism) 재합성된다(동화작용, anabolism). 탄수화물과 지방의 이용이 불가능할 때에 기본적인 에너지 요구를 충족시키기 위해서 신체가 단백질을 분해해서 사용할 수 있다.

지방(fat 또는 지질)은 탄소, 수소, 산소로 구성되어 글리세린과 지방산이 구조적인 하위 구성요소로 배열된 여러 가지 유형의 복잡한 분자이다. 지방의 주된 역할은 신체 에너지를 생산하는 것이지만 세포막 기능, 세포 신호 그리고 혈액응고와 같은 많은 과정에서 필수적인 영양소이다. 지방산은 지방의 주된 구성요소이며 포화(추가적인 수소원자가 구조에 의해서 흡수될 수 없음) 또는 불포화(수소와의 추가적인 결합이 가능함) 지방산(fatty acids)으로 불린다. 불포화 지방산은 다시 단일불포화(수소와의 단 하나의 결합만이 가능함)나 다불포화(두 개 이상의 결합이 가능)로 구분된다. 트랜스 지방산은 부분적으로 수소화된 불포화 지방산에 식품 처리가 적용될 때 만들어진다.

불포화 지방산은 일반적으로 실온에서 액체상태이며, 수소를 첨가해서 마가린과 같은 발라먹는 식품으로 경화시킨다. 최근에 이렇게 인공적으로 수소가 첨가된 지방산(트랜스 지방산)이 신체에서 포화지방산과 유사한 작용을 한다는 것이 밝혀졌다. 즉 이러한 지방산은 콜레스테롤 수치를 올리고 심혈관 질환의 위험을 높일 수 있다. 트랜스 지방의 평균적인 일일섭취량은 5g이다.

많은 지방이 글리세롤과 결합된 세 가지 지방산으로 구성되며, 이러한 지방을 **중성지방(triglycerides)**이라고 부른다. 이러한 지방산은 인간에 의해서 섭취되는 주요 지방이다. **콜레스테롤(cholesterol)**과 지질단백질이 지방과 관련된 두 가지 용어이며 지방과 혼동되는 경우가 많다. 콜레스테롤은 실제로 동물세포에서만 발견되는 스테로이드나 스테롤 혼합물이다. 콜레스테롤은 음식으로 섭취되거나 신체에서 생산될 수도 있다. **지질단백질(lipoproteins)**은 혈액에서 지방을 운반하는 지방과 단백질의 결합이다.

주요 지질단백질에는 저밀도 지질단백질(low-density lipoprotein, LDL), 고밀도 지질단백질(high-density lipoprotein, HDL), 초저밀도 지질단백질(very high-density lipoprotein, VLDL)이 포함된다.

표 16-2 아미노산

필수 아미노산	비필수 아미노산
이소류신	알라닌
류신	아르기닌
리신	아스파르트산
메티오닌	아스파라긴
페닐알라닌	글루타민산
트레오닌	글루타민
트립토판	글리신
발린	프롤린
히스티딘	세린
	시스테인
	타이로신

표 16-3 한국인 영양소 섭취 기준 – 에너지 적정 비율

영양소	에너지 적정 비율		
	1~2세	3~18세	18세 이상
탄수화물	55~65%	55~65%	55~65%
단백질	7~20%	7~20%	7~20%
지방	20~35%	15~30%	15~30%

인간의 신체는 비타민, 미네랄과 같은 많은 미량영양소에 의존한다. 비타민 A, D, E, K는 지용성 비타민으로 흡수되기 위해서 식이지방이 반드시 있어야 한다. 그 외 모든 비타민은 수용성으로 쉽게 흡수되는 반면에 몸 밖으로 쉽게 배출된다. 티아민, 리보플라빈, 니아신, 비오틴, 비타민(B_6, B_{12}, C), 탄수화물, 지방, 단백질, 무기질의 목록과 신체에서 결핍과 과다복용의 임상적 징후에 대해서는 임상적 징후 표를 확인한다.

일반적인 영양문제

아동 기아

아동 기아는 모든 가족 구성원들을 위한 충분한 음식을 구매할 수 없을 때 나타날 수 있다. 알레르기나 당뇨병 또는 면역질환을 가진 아동을 위한 분유나 음식을 사고 준비하는 것이 더 비싸기 때문에 특수한 영양요건을 가진 아동이 특히 더 큰 위험에 처해 있다.

식이섭취가 불충분한 아동은 아주 다양한 건강문제를 겪을

임상적 징후 | 영양소의 결핍 및 과다증상

영양소	결핍증상	과다증상
비타민 A	야맹증 피부건조 및 각질화	두통 어지러움 간 비대 구토 및 설사
비타민 C	비정상적인 머리카락(나선형) 피부 비정상(피부염 및 상처) 자반병 잇몸 출혈 관절 압통 갑작스러운 심부전	일반적으로 증상이 없음 - 과다한 양은 소변으로 배출됨
비타민 D	갈비뼈 이상(기형) 오다리	어지러움증
비타민 B류	힘이 없음 심부반사 감소 피부염	일반적으로 증상이 없음 - 과다한 양은 소변으로 배출됨
단백질	간 비대 부종 부족하고 탈색된 머리카락	신장병
탄수화물	쇠약 에너지 감소 성장발달 지연	과체중
철분	무기력 늦어진 성장과 발달진행 창백함	구토, 설사, 복통 창백함 청색증 어지러움 쇼크

위험에 놓인다. 아동에게 빈혈증이 생기거나 면역반응 저하로 인해서 감염성 질환의 발병률이 높고 발달적 성숙이 늦어지고 신체성장이 지연되거나 위축되며 학습장애가 생기고 성인기에 과체중, 심혈관질환, 당뇨병이 생길 위험이 아주 커진다.

간호사들은 임상 영양사와 같은 다른 건강 전문가들과 협력하여 병원, 학교, 가정과 같은 다양한 환경에서 아동과 가족의 영양상태를 확인할 수 있다. 가족에 있어서 위험을 확인하기 위해서 선별검사 도구를 적용한다. 그러나 음식을 제공하는 것에 대한 불안감이 가족에 있어서는 아주 큰 스트레스가 될 수 있다. 이와 관련하여 도움이 될 수 있는 지역사회 기관과 프로그램에 대한 접근성을 확인하고 제공하도록 한다.

과체중과 비만

소비에 비해 섭취하는 칼로리가 많은 경우 과체중과 비만이 나타난다. 섭취하는 칼로리 양은 증가하지 않지만 매일 운동하는 아동은 과체중을 보이지 않는 경향이 있다. 아동은 안전하지 않은 주변 환경으로 인해서 자주 걷거나 자전거를 타지 않을 수 있다. TV 시청을 하거나 영화, 인터넷, 컴퓨터 게임, 휴대폰의 사용 등 증가하는 미디어의 사용이 높은 비만율과 관련이 있다. 비활동적인 취미는 칼로리가 높은 에너지를 요구하지 않기 때문에 칼로리 섭취와 요구에 있어서 불균형을 초래한다. TV 시청과 같이 주로 앉아서 하는 취미활동에는 칼로리가 높은 "정크푸드"의 섭취가 동반되는 경우가 많다. 또한 아동은 몸에 좋지 않은 음식 광고를 많은 미디어를 통해 접하게 된다.

지방으로 섭취되는 칼로리의 비율이 높은 것도 하나의 원인이다. 식사에서 모든 지방을 제거하기보다는 다불포화 지방산과 단일불포화 지방산을 결합시키는 것에 중점을 두면서 포화지방을 불포화지방으로 대체시켜야 한다. 높은 수준의 식이지

표 16-4 체질량지수 백분위수와 체중 상태 분류

BMI 백분위수	체중 분류
5번째 백분위수 미만	저체중
5번째 백분위수에서 85번째 백분위수 미만	정상/건강한 체중
85번째 백분위수에서 95번째 백분위수 미만	과체중
95번째 백분위수 이상	비만

Based on the Centers for Disease Control and Prevention. About Child and Teen BMI. (2015). Retrieved from http://www.cdc.gov/healthyweight/assessing/bmi/childrens_bmi/about_childrens_bmi.html

방, 특히 트랜스 지방은 높은 콜레스테롤 수치 및 활동감소와 관련이 있다. 패스트푸드 식당이 편리하고 오늘날의 생활방식에 잘 들어맞기 때문에 높은 비율의 식이지방은 많은 양의 패스트푸드 섭취와 관련이 있다. 과체중에 기여하는 또 다른 요인은 영양적으로 부족하면서 고칼로리인 간식 섭취이다.

협력적 관리

협력적 관리의 목적은 과체중인 아동을 확인하고 아동과 가족들과 협력하여 건강한 생활방식을 개발하는 것이다. 아동이 과체중일 때에는 여러 가지 진단검사가 필요할 수 있다. 키, 체중, 체질량지수가 정확한 진단을 위한 핵심이다(표 16-4). 아동의 과체중이 확인되면 완전한 영양평가가 수행되어야 한다. 신체활동 패턴, 과체중 가족력, 심혈관 질환, 고혈압, 당뇨병, 고콜레스테롤혈증에 대한 정보를 수집한다. 심혈관 질환과 제2형 당뇨병 위험을 평가하기 위해서 혈청 콜레스테롤, 중성지방, 포도당, 헤모글로빈 A1c, 인슐린이 측정될 수 있다. 고혈압의 여부를 확인하기 위해서는 혈압을 세심하게 측정해서 기준과 비교하여 평가한다.

비만수술은 아동과 청소년들에게 흔히 수행되지 않고 논란이 많긴 하지만 병적으로 비만인 경우 시행하기도 한다. 골 성숙도가 완료되고(여성은 13세, 남성은 15세 이후) 과체중으로 인한 다른 후유증이 있는 아동과 청소년에게만 수술이 고려될 수 있다.

과체중, 비만과 관련하여 다음과 같은 목표를 선정할 수 있다.

- 적정 체중
- 양과 질에 있어서 건강한 식사
- 적절한 양과 유형의 신체활동
- 신체적, 심리사회적, 인지적 성장 및 발달 이정표 달성

간호과정

간호의 목표는 새로운 과체중 발생을 예방하고 과체중인 아동의 체중감량과 권장체중의 유지를 증진시키는 건강한 생활방식을 성립하도록 아동과 가족들을 지원하는 것이다. 간호사는 위험한 상태에 있을 수 있는 아동을 확인하기 위해서 고혈압, 비만, 수면 무호흡증, 제2형 당뇨병과 같은 질병의 가족병력을 먼저 조사해야 한다. 키, 체중, 신체질량지수를 측정하고 그 결과를 성장곡선에서 확인한다. BMI가 85번째 백분위수 이상이거나 성장 패턴에 변화가 있는 아동에게는 추가적인 영양분석이 요구된다. 평가에는 (1)혈압 측정, (2) 부모와 형제자매가 과체중인지, 혈압이 높은지, 운동을 자주 하지 않는지, 체중, BMI, 피부주름의 백분율이 높은지 평가, (3) 담배의 사용 및 환경적 흡연에의 노출에 대한 질문, (4)매일 TV와 그 외 스크린 활동에 사용하는 시간에 대한 질문, (5) 아동의 신체활동과 스포츠 참여도에 대한 질문을 포함한다.

간호사는 병력을 바탕으로 과체중인 아동을 확인해서 그 아동과 관련된 위험에 대한 프로필(개요)을 수립한다. 아동 개인의 병력뿐만 아니라 가족의 비만 및 관련 질병에 대한 병력도 수집되어야 한다. 이러한 자료를 바탕으로 간호진단이 수립된다. 건강한 생활방식을 증진하기 위한 중재는 모든 아동에게 수행되고, 과체중 및 이와 관련된 만성질환 위험을 줄이기 위한 중재는 위험이 확인된 아동을 대상으로 한다. 간호사는 부모와 아동이 평생 동안 좋은 영양 및 운동 습관을 형성함으로써 과체중과 이에 동반되는 건강위험의 발생을 줄이는데 도움을 줄 수 있다. 패스트푸드를 자주 섭취하거나 식사를 돌아다니면서 하고 TV를 시청하면서 식사를 하는 습관에 대한 중재가 이루어져야 한다. TV 시청과 그 외 스크린 활동을 하루에 총 최대 2시간으로 제한하고 아동의 방에 TV와 비디오 게임을 두지 않도록 부모에게 주의를 준다. 매일 30분 동안 운동하는 것부터 시작해서 60분까지 증가시키는 것이 포함될 수 있다. 이러한 운동에는 학교까지 걸어가거나 동네를 걷는 것, 운동 비디오를 보고 운동하는 것, 자전거를 타는 것, 학교의 체육수업에 참여하는 것, 그 외 유사한 활동을 수행하는 것 등이 있다. 건강한 간식에는 과일, 채소, 곡물, 견과류가 포함된다. "슈퍼 사이즈"의 패스트푸드와 외식을 피해야 한다. 간호사는 아동과 가족들에게 건강한 식사와 신체활동의 중요한 역할모델이 되는 경우가 많다는 것을 인식한다. 또한 간호사는 가족과 협력해서 체중관리를 장려할 수 있다.

다음과 같은 지침을 고려할 수 있다.

- 건강관리 제공자와 함께 희망하는 체중을 계획한다.
- 천천히 바꾸고 한 번에 1~2개씩만 바꾼다.
- 아침식사를 항상 한다.

- 식사마다 채소를 섭취한다.
- 가정에 신선한 과일, 채소, 전곡을 많이 구비한다.
- 과자, 탄산음료, 그 외 달고 지방이 많은 간식을 제한한다.
- 미리 식사계획을 세우고 가족이 함께 식사한다.
- 일상생활에 신체활동을 통합한다.
- 주기적으로 건강관리 제공자와 상담한다.

중재의 성공 여부를 평가하고 필요에 따라서 개별화된 수정을 하기 위해서 과체중인 아동을 면밀하게 관찰해야 한다. 바람직한 결과에는 체중감소, 매일 최소 5회의 과일 및 채소와 6회의 전곡 포함식 섭취, 심혈관 질환이나 제2형 당뇨병의 위험요인 감소, 매일 60분 운동이 포함된다.

식중독

아동은 성숙하지 못한 위장 시스템과 면역 시스템으로 인해서 성인보다 식료품으로 인한 심각한 질병과 사망의 위험이 더 크다. 면역력이 떨어진 아동은 이러한 위험성이 훨씬 더 높다. 가장 흔한 식중독이 노로바이러스와 캄필로박터, 살모넬라, 웰치균과 같은 병원균에 의해서 야기된다. 5세 미만의 아동은 캄필로박터, 오포자충, 대장균, 살모넬라, 이질균, 예르시니아균과 관련된 질병에 걸릴 위험이 극도로 높다. 이전에는 식품과 관련된 질병을 유발하는 일반적인 원인은 A형 간염이었다. 일부 지역에서는 여전히 만연하긴 하지만 예방접종을 통한 효과적인 관리와 예방으로 인해서 발병률이 감소했다.

식중독 전염은 음식준비와 저장 습관, 식품과 위생에 관한 소매점 직원의 적절한 훈련부족, 다른 나라로부터 수입되는 음식의 양과 종류의 증가와 관련이 있다. 지난 몇 년간 오염된 식품의 예로는 덜 익은 햄버거, 고기에 의한 샐러드 바의 교차오염, 익히지 않은 시금치, 포장된 샐러드와 조리된 고기, 베리류와 싹채소가 있다. 식중독에 감염된 대부분의 사람들은 갑작스런 피가 섞인 설사를 하지만 용혈성 요독 증후군이나 혈소판자반증과 같은 심각한 합병증이 생긴 사람들도 있다. 그 외 신경호흡기 문제, 열, 황달 또는 관절염과 같은 다양한 증상이 있을 수 있다. 건강관리 직원들은 가족들에 대한 주기적인 교육을 통해서 가정에서 전염되는 식중독의 위험을 줄이도록 해야 한다. 가족들이 저온살균되지 않은 우유와 과일주스, 조리가 되지 않거나 덜 익은 굴, 날계란이나 덜 익은 계란, 조리가 되지 않거나 덜 익은 간, 덜 익은 가금육의 섭취를 피하도록 권장한다(가족과의 협력: 건강증진 식품 안전성 지침 참조).

영양소 결핍

모든 영양소가 결핍될 수 있지만 특정한 영양소의 결핍이 아동기에 더 흔히 발생한다. 음식공급의 제한이나 식사패턴이 대부분의 결핍을 초래하는 원인이다. 대사질환과 같은 특정 질환을 겪고 있는 아동은 섭취한 영양분을 흡수하거나 사용하는데 문제가 있을 수 있다. 특정 인구집단에 존재하는 영양결핍은 유전적 요인, 식품공급의 특성, 특정 집단의 식사패턴의 결과이다(문화적 역량개발: 비타민 A 참조).

가족과의 협력 | 건강증진 식품 안전성 지침

핵심적인 네 가지 음식준비 안전 습관

씻기: 손과 작업대를 자주 씻는다.

분리하기: 교차오염을 피한다.

조리하기: 적절한 온도로 조리한다.

냉장하기: 즉시 냉장시킨다.

SOURCE: From Partnership for Food Safety Education. (2016). Food Safety Basics: The Core Four Basics. Retrieved from http://www.fightbac.org

철분

산모의 영양상태가 만족스럽고 아기의 재태연령이 정상이라면 신생아의 몸에는 자궁에서 산모로부터 확보한 철분이 저장되어 있다. 모유에는 아주 적은 양의 철분이 포함되어 있지만 그 속에 포함된 철분은 생체 이용률이 높다. 그러나 4~6개월쯤이 되면 아동의 철분 보유량이 감소하기 시작하며 철분을 공급하는 식사가 추가되어야 한다. 쌀미음, 강화쌀 시리얼 등이 초기 철분요구를 충족시키기 위해서 흔히 사용된다. 신체에 적절한 철분이 없거나 충분한 철분을 섭취하지 않는 아기들에게는 빈혈증(적혈구 수의 감소)이 초래될 수 있다. 영아기에 우유를 수유하는 것도 장을 자극해서 작지만 지속적인 위장관의 출혈을 초래함으로써 빈혈증을 유발할 수 있다. 분유를 사용할 때에는 철분결핍 빈혈증을 피하기 위해서 철분이 강화된 분유를 사용해야 한다(표 16−5).

여성 청소년들은 월경 시 혈액소실, 성장급등을 위한 대사요구, 산발적 다이어트로 인한 저조한 식이균형으로 인해서 철분결핍이 흔한 연령집단이다.

칼슘

칼슘은 아동기와 청소년기의 골 발달을 위해서 필수적인 영양소이다. 우유섭취를 대체하는 것뿐만 아니라 음료의 높은 인 함량으로 인해서 칼슘 흡수를 감소시킬 수 있다. 청소년기의 성장급등 동안에는 성인 골 질량의 거의 40%가 축적된다. 어린 시절의 결함을 만회할 능력이 없기 때문에 부적절한 칼슘 섭취는 나이가 들어서 골다공증이 생길 위험을 초래한다. 유적적 변수가 성인 골 질량에 어느 정도 영향을 미치긴 하지만 칼슘섭취를 증가시키는 것이 골 형성을 촉진시키는 것으로 밝혀졌다.

문화적 역량개발 비타민 A

비타민 A 결핍은 개발도상국가에서 흔하게 나타난다. 이 비타민은 간, 유제품, 생선에서 발견된다. 프로비타민 A의 공급원은 녹황색 채소이다. 이 비타민은 지용성이며 간에 저장된다. 이러한 비타민이 부족한 아동은 야맹증, 시력감퇴, 높은 감염률을 가지게 된다.

임상간호 시 주의점

"여성 운동선수 3징후"는 마른 몸을 강조하는 스포츠를 수행하는 여성에게서만 나타나는 것으로 생각되지만 그 외 다른 사람들도 영향을 받을 수 있다. 신경성 식욕부진증이 있는 청소년들은 체중을 줄이기 위해서 과도하게 운동을 하는 경우가 많다. 남성들은 신경성 식욕부진증이나 또는 레슬링이나 승마와 같이 체급이 있는 스포츠에 참가하는 것으로 인해서 다이어트를 할 수 있다. 올바른 병력수집 질문이 과도하게 마른 청소년들에게 영향을 미치는 요인에 대한 정보를 밝히는데 도움이 될 것이다.

뼈 발달장애의 위험이 가장 높은 청소년은 여성 운동선수와 날씬한 몸을 유지하기 위해서 심한 다이어트를 하는 청소년이다. 이러한 10대들은 과도한 마름, 과도한 운동에도 불구하고 저조한 골 건강, 무월경을 초래하는 식이장애인 '여성 운동선수 3징후'를 보인다. 성인이 되었을 때 골다공증 위험의 증가뿐만 아니라 골절과 골연화증(osteomalacia; 뼈가 부드러워짐)의 발생률이 높아질 수 있다.

비타민 D

최근에 비타민 D 결핍성 구루병 사례의 증가가 관찰되고 있으며 골 강화작용을 위해서 적절한 양의 비타민 D 섭취가 요구된다. 비타민 D는 피부가 햇빛에 노출될 때 합성될 수 있지만 이러한 생산을 위해서 필요한 햇빛의 양은 다양하며, 이는 노출되는 피부면적, 피부 색, 위도에 의해서 결정된다. 이러한 가변성으로 인해서 모든 신생아부터 생후 12개월까지의 영아, 아동, 청소년들이 하루에 5~10ug의 비타민 D를 섭취하도록 한다. 비타민 D는 칼슘 흡수를 제고시키기 위해서 필요하기 때문에 부족하면 칼슘 결핍의 원인이 될 수도 있다. 구루병은 혈청 칼슘, 인, 25-(OH)형 비타민 D, 알칼리포스파타아제, 부갑상선 호르몬, 적혈구 용적률을 통해 확인한다. 또한 팔과 다리의 방사선 촬영이 수행된다(성장과 발달 문제는 Box 16-1 참조, 비타민 D의 식품 공급원은 표 16-5 참조).

Box 16-1
성장과 발달: 비타민 D

비타민 D 구루병 원인에는 생후 6개월 이상 동안 모유수유가 유일한 음식 공급원일 때 비타민 D 보충제를 제공하지 않은 것, 두유와 같은 비강화 제품을 사용하는 것, 영아를 밖으로 데리고 나갈 때 자외선 차단제를 사용하고 옷으로 몸을 감싸는 것이 있다. 발작과 같은 신경질환, 연령에 비해서 작은 키, 늦은 걷기 학습, 치아맹출 지연과 저조한 치아 에나멜, 척추, 다리, 팔의 기형(구부러짐)이 있는 영유아에게 주의를 기울인다. 다른 비타민 D 공급원이 식사에 추가될 때까지 모유수유를 하는 아기들이 비타민 D 보충제를 반드시 섭취하도록 한다.

엽산

엽산 섭취의 증가는 영아에 있어서 이분척추와 같은 신경관 결손의 발병 감소와 관련이 있다. 청소년들의 엽산 수치가 낮기 때문에 이들이 아기를 낳게 되면 선천적 결함을 가지게 될 위험이 특히 높다. 15~45세까지의 모든 여성들은 매일 0.4mg의 엽산을 섭취해야 하며 임산부는 0.6mg을 섭취해야 한다. 임신이 가능한 모든 10대와 여성들에 대한 교육에는 엽산을 섭취할 수 있는 일반적인 공급원과 그 중요성이 포함되어야 한다(표 16-5).

단백질-에너지 영양실조

콰시오커는 단백질 결핍을 나타내며 소모증은 에너지를 생산하는 칼로리의 부족을 말하지만 이 두 가지 결핍은 함께 나타나는 경우가 많으며 단백질-에너지 영양실조(protein-energy malnutrition, PEM)라고 일컬어진다. 단백질 결핍의 증상은 부종으로 심각한 영양결핍 아동에게서 볼 수 있는 복부팽만과 둥근 얼굴을 초래한다. 그 외 증상에는 빈약하고 탈색된 머리카락, 피부변화, 혈청 단백질 감소가 포함된다. 단백질 결핍은

표 16-5 일부 영양소의 식품 공급원

철분	칼슘	비타민 D	엽산
식육제품	우유와 우유제품	비타민 D가 강화된 우유와 분유	빵과 밀가루로 만든 제품
철분강화 분유	계란 노른자	계란	이스트
철분강화 아기용 시리얼	곡물	버터	시금치, 아보카도, 녹색 잎 채소
비타민 C와 함께 복용 시 철분 흡수 향상	콩류, 견과류	마가린	콩과 완두콩, 간
모유에 존재하는 소량의 철분 흡수	대두		과일

취약한 아동에 있어서 심각한 설사나 그 외 다른 감염이 있은 뒤에 발생할 수 있다. 칼로리 결핍은 쇠약, 감소된 에너지 수준, 발달지연을 초래한다. 단백질-에너지 영양실조는 새로 태어난 아동에 모유수유를 하기 위해서 엄마가 아동의 젖을 뗄 때 그 아동에게 나타날 수 있다. 적절한 영양을 제공하기 위해서 세심한 평가가 요구된다.

소아지방변증

소아지방변증, 즉 글루텐-민감성 장질환은 흡수장애 증후군을 포함하는 만성적인 소화장애이다. 많은 사람들이 자신에게 이러한 질환이 있다는 것을 인지하지 못한다. 이 질환은 동일한 가족 구성원들 사이에서 다운증후군이나 터너증후군이 있는 아동에게 더 흔히 나타난다.

병태생리

소아지방변증은 밀, 보리, 호밀, 오트에서 발견되는 단백질인 글루텐에 대한 민감성을 특징으로 하는 면역성 질환이다. 글루테닌과 글리아딘(단백분획)을 소화시키지 못하는 것이 아미노산 글루타민의 축적을 초래하는데, 이것은 장 속의 점막세포에 유독한 물질이다. 융모의 손상은 궁극적으로 소장의 흡수과정에 지장을 초래한다.

질병의 초기단계에서는 소아지방변증이 지방흡수에 영향을 미쳐서 많은 양의 지방을 대변으로 배출시킨다(지방변증). 대변에 기름이 많고 악취가 나며 거품이 떠 있고 과도하다. 융모의 변화가 계속됨에 따라서 단백질, 탄수화물, 칼슘, 철분, 엽산, 비타민 A, D, E, K, B_{12}의 흡수기능이 손상된다.

임상적 징후

소아지방변증이 성인기에 처음 진단되는 경우도 있지만 그 증상은 글루텐을 포함하는 고형식을 아동의 식사에 도입할 때(일반적으로 생후 6개월에서 2세 사이) 일반적으로 발생한다. 유아기에 나타나는 소아지방변증의 일반적인 특징은 설사, 성장장애, 통증, 복부팽창이다. 또한 아동은 식욕 저하, 에너지 부족, 근력저하로 인한 근육 감소증을 보인다. 소아지방변증을 가진 아동에게 흔히 나타나는 영양결핍에도 불구하고 이러한 질병을 진단받은 상당수의 아동이 과체중이거나 비만이다. 모든 아동이 각각 독특한 증상을 보이지만 소아지방변증이 있는 아동 중 약 25%만이 소화기와 관련된 증상을 겪을 것이다. 나이가 더 많은 아동의 증상에는 설사, 변비, 사춘기 지연, 작은 키, 주의력 결핍 과잉행동장애(attention deficit hyperactivity disorder, ADHD), 학습장애, 근육 공동작용 감소와 두통을 포함한 신경계와 관련된 증상이 있다. 그 외 증상에는 철분결핍, 치아 에나멜 결함, 비정상적인 간 기능 검사가 포함될 수 있다. 증상이 경미할수록 진단이 지연되거나 놓치게 되는 경우가 흔하며 진단은 어느 연령에서나 이루어질 수 있다.

협력적 관리

협력적 관리는 장애(질환), 영양관리, 성장과 발달의 증진을 확인하는 것에 초점을 둔다.

진단검사

진단은 대변 지방함량 측정, 십이지장 생체검사, 식사에서 글루텐을 제거했을 때의 개선 여부를 통해서 확인된다. 면역글로불린 A 항근섬유막 항체(EMA)와 면역글로불린 A 항 조직 트랜스 글루타미나제 항체(tTGA)에 대한 혈청 선별검사가 진단을 위해서 사용된다. 소장에 대한 생체(조직) 검사가 수행될 수도 있다.

임상치료

글루텐을 식사에서 완전히 배제한다. 글루텐을 함유하지 않은 식사는 평생의 치료법으로 증상은 일반적으로 며칠에서 몇 주 내에 호전된다. 영양결핍을 확인하기 위해서 소아지방변증이 있는 아동의 성장과 발달 패턴이 면밀하게 관찰되어야 한다. 활생균(프로바이오틱스)을 사용하는 것이 도움이 될 수 있다.

내장의 융모는 약 6개월 이내에 정상으로 돌아간다. 성장은 꾸준히 향상되며 키와 체중도 1년 내에 정상범위에 도달한다. 아동에게 영양실조가 있다면 일정 기간 동안 비타민과 철분 보충제를 섭취하게 할 필요가 있다.

간호과정

간호사정과 간호진단

아동에게 구토, 과민성, 빈혈증, 근력저하, 구강궤양이 있는지 평가한다. 성장패턴과 발달적 성취를 평가한다. 가족에게 아동의 배변 패턴에 대해서 묻는다. 대변의 패턴과 특성을 관찰한다.

소아지방변증이 있는 아동에게 적용되는 간호진단에 포함되는 것은 다음과 같다.

- 영양흡수 불능으로 인한 음식섭취 불능과 관련된 영양불균형: 신체요구량보다 적음
- 영양상태에 대한 불충분한 지식과 관련된 체액부족

계획과 수행

간호는 자녀를 위해서 글루텐이 포함되지 않은 식사를 유지하는 부모를 지원하는데 중점을 둔다. 아동을 위한 영양계획을 세우기 위해서 부모 및 임상 영양사와 협력한다.

부모에게 질병과정에 대해서 완전하게 설명한다. 글루텐이 포함되지 않은 식사를 따르는 것의 중요성을 강조한다. 소아지방변증은 아동에게 증상이 없더라도 평생 동안 식사관리를 해

야 하는 질병임을 부모가 이해하도록 돕는다. 식사의 중단은 아동의 성장지연 및 성인기에 위장과 관련된 암의 발병위험과 관련이 있다. 영양에 대한 평가와 글루텐이 포함되지 않은 식사를 유지하도록 하는 지속적인 교육이 필요하다. 감자, 쌀, 대두, 퀴노아, 메밀 또는 콩으로 만든 밀가루와 음식을 사용한 대체식품과 요리법이 제공된다. 초콜릿 사탕, 가공식육, 아이스크림, 양념, 전분과 같이 많은 가공식품에 숨어 있는 글루텐으로 인해서 식사관리가 어려울 수 있다.

영아와 유아의 식사는 가정에서 쉽게 관리할 수 있다. 아동이 학교에 들어가게 되면 제한된 식이를 지키는 것이 더 어려워진다. 빵, 케이크, 도넛, 쿠키, 크래커와 같이 글루텐이 포함된 것을 쉽게 확인할 수 있는 식품뿐만 아니라 첨가제로 글루텐을 포함하는 가공식품도 피해야 한다. 학령기 아동과 청소년들은 또래 친구들과 함께 있을 때 이러한 음식을 먹고 싶은 충동이 생기는 경우가 많다. 아동의 발달요구를 충족하는 동시에 식사제한을 준수해야 할 필요성을 강조한다.

아동의 특수한 식이요구는 가족에게 재정적 부담을 줄 수 있다. 부모는 쌀이나 옥수수 가루로 만든 식품을 구매하거나 스스로 빵 제품을 만들기도 한다.

또한 가족 전체가 이러한 식사에 적응해야 하기 때문에, 부모와 아동의 형제자매들에게 지원과 관리기술이 요구된다.

평가

간호의 기대되는 결과에 포함되는 것은 다음과 같다.

- 아동이 성장과 발달요구를 지원하기에 충분한 영양을 공급받는다.
- 아동의 연령에 적합한 성장과 발달 이정표가 달성된다.
- 가족이 식사제한과 적절한 식사계획에 대한 이해를 보인다.

식품 과민반응

식품 과민반응은 식품이나 식품으로 섭취되는 물질에 대한 모든 과민반응을 포함한다. 대부분의 식품 과민반응은 면역글로불린 E에 의해서 매개되지 않는 음식에 대한 비정상적인 생리반응인 음식 과민증(food intolerance; 민감성)이다. 이러한 예로는 소화불량, 고창(속이 부글거림), 설사, 복부팽만, 복통, 특정 음식 섭취 시 나타나는 설사가 있다. 우유와 곡물은 음식 과민증을 야기하는 일반적인 원인이다. 화학 첨가제, 항생제, 방부제, 식용색소도 음식 민감성 반응을 야기할 수 있다(문화적 역량개발: 유당(락토스) 불내성 참조).

가장 심각한 유형의 식품 과민반응은 식품 알레르기(food allergy)인데 이는 잠재적으로 전신에 영향을 줄 수 있고 발병이 빠른 것이 특징인 면역글로불린 E-매개 반응이다. 증상은 입술, 입, 목젖 또는 성문이 부어오르는 것으로 나타날 수 있으며 심각한 경우에는 과민증(아나필락시스)으로 나타날 수 있다. 식품 알레르기는 과민증의 가장 흔한 원인이며 다양한 물질과 식품에 대한 알레르기 반응(아토피, atopy)을 보이는 가족력이 있는 아동에게 가장 많이 나타난다. 아동에게 가장 일반적으로 과민반응을 야기하는 음식은 우유, 조개, 땅콩으로 계란이나 우유 알레르기는 흔한 식품 알레르기이다. 식품 알레르기 증상을 임상적 징후 표에서 확인한다. 식품 알레르기가 있는 사람들은 가공식품의 "숨겨진" 물질을 인지할 필요가 있다. 예를 들면, 부엌에서 다른 음식을 준비하는데 땅콩이 사용되었거나 그 전에 땅콩을 담았던 접시를 현재의 음식을 준비하기 전에 잘 씻지 않았다면 땅콩 알레르기에 있는 아동이 음식에 대한 과민반응을 겪을 것이다.

지연되는 과민반응은 소화성 식품으로 인한 것이며 영향을 미친 음식을 찾기 위해서는 며칠 동안 섭취한 식사에 대한 완전한 조사가 필요하다. 이러한 반응은 음식을 섭취한지 최대 24시간이 지난 후에 일어날 수 있기 때문에 진단이 더 어렵다.

문화적 역량개발 우유 알레르기

우유 알레르기는 우유 단백질을 섭취한 후 면역반응에 의해 알레르기 징후가 나타나는 것으로 대부분 1세 이전의 영아에게서 발생하며 대부분 2세가 지나면 적응한다. 일반적으로 위장과 관련된 증상이 많이 나타난다. 다른 식품 알레르기와 마찬가지로 병력을 사정하고 피부반응 검사, 방사능 알레르기 검사, 당내성 검사 등을 통해 진단한다. 가급적 모유수유를 하도록 한다. 모유수유가 불가능한 경우에는 치료식을 먹이고 소량씩 우유섭취를 늘리도록 한다. 대체 식품으로 대두분유, 저알레르기성 우유 등을 이용할 수도 있다. 이유식을 시작하면서 유제품을 첨가하지 않도록 주의를 기울인다.

문화적 역량개발 유당(락토스) 불내성

일부 민족집단은 내장에 있는 적은 양의 락타아제 효소로 인해서 젖산 과민성의 발병률이 높다. 이러한 집단의 대부분의 구성원들이 아동기에는 유제품을 대사시키기에 충분한 양의 락타아제를 가지고 있지만, 성인기가 되면 일부 집단의 80%에서 100%의 사람들이 젖산에 과민해진다. 흑인, 아시아인, 북미 인디언 등에게 락타아제 결핍이 있는 경우가 많은데, 이러한 결핍증이 아동기 동안에 나타나기 시작할 수 있다. 신생아에게 모유나 조제유를 먹인 직후 증상이 나타날 수도 있고 3~7세경이 되어서야 나타날 수도 있다. 병력을 확인하고 혈액 중 글루코스, 갈락토오스의 상승, 호기 시의 수소함유율 상승 등으로 진단을 한다. 유당불내성이 있는 경우 유제품 섭취를 제한하고 락토오스를 보충하도록 한다. 유제품에 대한 과민증이 나타날 때에는 우유에서 발견되는 칼슘과 그 외 영양소를 대신할 수 있는 식품 공급원을 제안한다. 모유나 우유 대용으로 두유 등의 섭취를 고려할 수 있다. 우유를 소량씩 섭취하거나 다른 음식과 함께 섭취하는 것이 도움이 될 수도 있다. 우유를 소화시키지 못하는 사람들도 요거트는 아무 문제없이 먹을 수 있어 요거트, 치즈, 저젖당 우유나 아이스크림 등을 섭취할 수 있다.

임상적 징후 | 식품 알레르기

기관계	증상
피부와 점막	입술, 입, 목의 담마진과 부종 두드러기 붉어진 볼 악화된 습진/아토피/피부염 손바닥과 발바닥 가려움
순환계	저혈압 빈맥 불규칙한 심장박동 과민증
호흡계	재채기 기침 코막힘 호흡곤란 천명 후두부종 재발하는 (중)이염
위장계	메스꺼움, 구토, 고창, 설사, 복통
신경계	피로 우울증, 두통 어지러움, 실신 수면장애 발작 의식상실, 혼수상태, 사망

SOURCE: Data from Asthma and Allergy Foundation. (2014). Food allergies.
Retrieved from http://www.aafa.org/display.cfm?id=9&cont=286

최초 과민증이 발생한 뒤 1시간에서 30시간 후에 발생하는 이상성 반응도 있을 수 있다. 이러한 반응은 심각하며 생명을 위협할 수 있다. 식품 알레르기가 있는 아동이 알레르기 유발물질을 섭취했을 때에는 즉시 에피네프린으로 치료하고 추가관리와 관찰을 위해서 응급실로 이송해야 한다.

의심되는 식품 알레르기를 확인하기 위한 진단검사에는 혈청 면역글로불린 E 수치 측정, 피부반응 검사, 특정 항원에 대한 면역글로불린 E 항체를 측정하기 위해서 방사면역측정법을 사용하는 라디오알레르고소르벤 검사(radioallergo sorbent test, RAST)가 있다. 식사일기가 날짜, 섭취한 음식유형, 이에 대한 반응을 추적하는데 도움이 된다.

치료법에는 아동에게 영향을 미치는 음식을 식사에서 제거하는 것을 포함한다. 식품 알레르기가 있는 아동이 알레르기나 민감성 반응을 유발하는 물질에 노출되지 않도록 아동, 부모, 학교, 건강관리 제공자를 포함하는 공동관리가 요구된다. 식품 알레르기가 있는 아동은 자신의 건강관리 제공자가 과민증 치료계획을 완료하도록 해야 한다. 아동과 부모가 이러한 계획을 검토하고 학교직원과 공유하며 아동을 돌보는 책임이 있는 모든 모든 어른들이 알고 있어야 한다. 아동이 식품에 노출된 경우에는 에피네프린이 투여되어야 하며 아동을 즉시 병원으로 이송해야 한다. 병원에서는 필요에 따라 기관지 확장제, 항히스타민제, 산소요법과 같은 추가적인 조치를 실시한다.

간호과정

예방이 첫 단계이다. 영아를 둔 부모에게 3~5일에 걸쳐서 새로운 음식을 한 가지씩 도입하도록 교육한다. 음식 과민증이 발견되면 원인이 되는 음식이 쉽게 확인될 수 있다. 식사나 분유를 준비하는 과정에 어떠한 변화가 있었는지 논의한다. 영향을 미치는 음식을 식사에서 제외하면 아동의 증상이 사라질 것이라고 부모를 안심시킨다.

아동에 있어서 피부, 호흡기, 그 외 특징적인 증상에 주의한다. 이러한 증상이 나타나면 치료를 받도록 즉시 119에 전화한다. 이러한 모든 사례는 알레르기 전문의에게 위탁하여 진단을 받을 수 있도록 해야 한다. 알레르기가 확인되면 가족이 영향을 미치는 음식을 섭취하지 않도록 돕는다. 알레르기 반응을 유발할 수 있는 숨어 있는 음식을 확인하기 위해서 식품라벨을 읽는 것의 중요성을 강조한다.

임상간호 시 주의점

알레르기 유발물질을 섭취한 식품 알레르기가 있는 모든 아동은 즉시 에피네프린으로 치료를 하고 추가적인 관리와 관찰을 받도록 응급실로 이송해야 한다. 지연된 과민증과 이상반응은 이러한 음식을 섭취한지 몇 시간이 지난 후에 생명을 위협하는 반응을 초래할 수 있다.

아동에게 식품 알레르기가 있는 것으로 진단이 내려진 뒤의 간호관리는 아동(참여할 수 있을 만큼의 연령일 때), 그 외 가족 구성원, 학교나 그 외 시설과 공유해야 한다(표 16-6). 식품 알레르기가 생명을 위협할 수 있음을 인식한다. 영향을 미치는 음식을 피하고 필요할 때에는 응급치료가 가능하도록 보장하기 위해서 가족, 보육시설, 학교, 그 외 지역사회 기관과 함께 세심하게 계획을 세운다.

부모에게 모든 검사, 음식일기의 사용, 알레르기 반응이 일어날 때 아동에 대한 관리에 대해서 설명한다. 가정과 학교에 알레르기가 있는 아동을 위한 에피네프린 주사나 그 외 응급치료제가 있어야 한다. 이러한 치료제는 접근 가능한 곳에 두고 항상 이용 가능해야 한다.

가족과 학교직원들에게 식품 알레르기 네트워크와 같은 자

표 16-6 식품 알레르기 – 책임 공유

가족의 책임	아동의 책임	학교의 책임
• 모든 학교의 장소와 활동에 있어서 자녀를 위한 식품 알레르기 조치 계획을 세우기 위해서 학교에 통보하고 협력한다. • 서면 의료기록, 설명서, 처방약물을 제공한다. 필요에 따라서 갱신하고 라벨을 붙이고 교체한다. • 식품 알레르기 조치계획에 필요한 자녀의 현재 사진을 제공한다. • 비상 연락정보를 제공한다. • 안전한 음식과 안전하지 않은 음식, 안전하지 않은 음식에 대한 노출을 피하는 것, 알레르기 반응의 증상, 문제에 대해서 어른에게 말하는 방법, 식품 라벨을 읽는 방법을 포함하여 자녀의 연령과 인지에 따라서 가능한 수준까지 자녀를 교육시킨다.	• 다른 아동과 음식을 교환하지 않는다. • 알레르기 유발물질이 포함된 것으로 알려져 있거나 모르는 성분이 들어 있는 어떠한 음식도 먹지 않는다. • 알레르기 유발물질을 섭취했다면 즉시 어른에게 이를 알린다. • 응급약물(예: 에피펜)의 위치를 안다.	• 모든 직원에게 정보를 제공하고 알레르기와 의료정보 공유에 관한 법을 따른다. • 모든 학생들의 건강기록부를 검토한다. • 알레르기 유발물질을 섭취했을 가능성이 있다면 치료법을 실행한다. • 아동과 상호작용하는 모든 직원들이 식품 알레르기, 응급 시 취할 조치, 알레르기 유발물질을 식사, 간식, 교육도구, 미술도구에서 제거하는 조치에 대해서 인식하도록 교육한다. • 식품 알레르기 조치계획을 실행하고 결과를 평가한다. • 비상약물의 안전하고 접근 가능한 보관이 가능하도록 보건교사와 협력한다. • 아동의 연령이 적합한 경우에는 학생이 자신만의 응급약을 가지고 다니도록 허용되어야 한다. • 모든 버스, 학교행사, 현장학습으로부터의 비상연락망을 확인한다. • 알레르기가 있는 학생에 대한 위협이나 공격에 주의하고 이를 심각하게 받아들이고 관리한다. • 알레르기 반응이 있었다면 계획에 대한 검토를 제기한다.

SOURCE: Data from Food Allergy and Anaphylaxis Network. (2016). Managing food allergies at school. Retrieved from http://www.foodallergy.org/managing-food-allergies/at-school

료를 제공한다. 식품 알레르기가 아동과 가족들에게 스트레스를 유발할 수 있다는 사실에 주의한다. 특히 아동에게 생명을 위협하는 사건이 있었다면 앞으로 일어날 문제의 위협으로 인해서 새로운 상황에서의 불안감과 음식을 먹는 것과 관련된 식이장애를 초래할 수 있다. 따라서 아동과 부모는 잠재적으로 생명을 위협하는 질환에 의한 스트레스를 관리하기 위해서 정신건강 서비스로의 위탁을 필요로 할 수 있다.

수유장애와 식이장애

영아산통

산통은 발작성 복통과 심한 울음이 특징인 수유장애이다. 울음은 일반적으로 3시간 이상 지속되며 일주일에 3일 이상 발생한다. 울음발작은 생후 6주 정도에 최고조에 이르고 일반적으로 생후 3~4개월쯤에 사라지지만 영아가 6개월이 될 때까지 지속될 수도 있다. 산통의 원인은 알려져 있지 않지만 너무 빨리 수유를 하는 것과 많은 양의 공기를 마시는 것과 관련이 있다고 여겨진다.

특징적인 증상은 영아가 크게 계속해서 울고 울음이 몇 시간 동안 지속되는 것이다. 영아의 얼굴이 상기될 수 있으며 복부가 팽창되고 팽팽하다. 영아가 다리를 오그리고 손을 꽉 쥐는 경우가 많다. 이러한 발작은 매일 같은 시간에 발생하는데 일반적으로 늦은 오후나 이른 저녁에 일어난다. 아기는 완전이 지치거나 또는 고창이 지나가거나 대변을 본 후에 울음을 멈춘다.

반추(되새김)

반추(되새김, rumination)는 흔하지 않으며 최근에 섭취한 음식을 입 속으로 게워내서 그 내용물을 다시 씹은 후 다시 삼키거나 배출하는 심각한 만성적 식이장애이다. 씹는 움직임과 손가락을 오물거리는 것이 게워내는 행동에 선행하거나 동반된다.

반추는 연하곤란 진단을 받은 영아에게 자주 보여진다. 발달지연, 신경질환, 장애를 가진 영아가 이러한 반추장애를 보일 가능성이 더 크다. 오랜 기간 동안 촉각, 시각 또는 청각을 잃은 영아에게도 보인다.

반추는 체중감소, 성장실패, 영양실조, 전해질 불균형을 초래할 수 있기 때문에 생명을 위협할 수 있다. 아동기와 청소년기 동안의 반추는 일부 연구에서 우울증, 불안감과 관련이 있었다.

진단평가는 영양결핍의 정도와 종류를 확인하고 진단은 영아가 반추를 하는 것을 관찰하는 것으로 이루어진다. 치료에는 영양결핍을 바로잡고 정상적인 수유패턴을 확립하는 것을 포함한다. 부모가 개인적인 영양적 요구와 심리적 요구를 충족시키는 것을 돕기 위해서 다학제간 접근법이 요구되는 경우가 많다.

가족과의 협력 | 산통을 완화시키기 위한 제안

- **리드미컬한 움직임 제공:** 몸 앞으로 안는 슬링, 영아용 그네(건전지로 작동되는 그네는 계속적인 움직임을 제공한다), 자동차 타기, 유모차 타기
- **자세 바꾸기:** 영아의 무릎을 복부 쪽으로 굽히고 다리를 쭉 펴서 부드럽고 늘어나는 담요로 감싼다. 아기가 엎드린 자세에서 부모의 한 손을 아기의 배 밑에 놓고 머리를 다른 팔의 팔꿈치 안쪽에 부드럽게 감싼다.
- **환경자극 줄이기:** 울음에 반응한다. 조용하고 편안한 음악을 튼다. 갑작스러운 시끄러운 소음을 예방한다. 흡연을 피한다.
- **다양한 촉감자극 제공하기:** 달래기 젖꼭지를 제공한다. 따뜻한 목욕을 시킨다. 영아의 복부를 마사지한다.
- **수유섭취에 변화주기:** 적은 양을 수유하고 자주 트림을 시킨다. 공기를 빨아들이는 것을 막기 위해서 압출 백이 있는 젖병을 사용한다. 모유수유를 하는 산모들은 유제품 및 양념이나 가스를 생산하는 음식을 먹지 말아야 한다. 수유 후에 영아를 똑바로 세운 자세로 30분 동안 안고 있는다.

간호는 아동 및 부모와의 따뜻하고 배려하는 관계를 성립하는데 중점을 둔다. 영아와 시선을 맞추고, 음식을 규칙적으로 제공하고, 영아에게 적절한 자극을 제공하여 반추의 패턴을 끊어내도록 한다. 아동과 청소년들은 우울증 선별검사를 받아야 하며 심리치료를 위해서 위탁될 수 있다.

회피적/제한적 음식섭취 장애

회피적/제한적 음식섭취 장애(전에는 유아기 및 아동기 초기 수유장애 또는 성장장애로 불림)는 영아나 어린 아동이 적절한 영양공급을 위해서 필요한 음식을 충분히 먹지 않는 증후군을 말한다. 적절한 영양이 충분이 제공되지 않거나 충분한 음식을 섭취하지 못하는 영아나 아동은 성장장애의 위험이 있다. 출산 시 저체중과 연관이 있다고 알려져 있다.

병태생리

음식섭취장애의 원인은 선천적인 후천성 면역결핍 증후군(AIDS), 선천성 대사장애, 신경질환, 위식도 역류가 원인이 될 수 있다. 그러나 대부분의 경우는 어떠한 질환적 원인이 없다.

부모나 돌봄 제공자가 가난, 우울증, 약물남용, 지적장애 또는 정신병을 겪는 영아와 아동이 질병에 걸릴 위험이 있다. 부모는 사회적으로나 정서적으로 소외되어 있거나 영아의 영양적 요구와 양육요구에 대한 지식이 부족할 수 있다. 쌍방의 상호작용 패턴이 존재할 수 있어서 부모가 충분한 음식을 제공하지 않거나 영아의 배고픔 신호에 대응하지 않을 때 영아는 과민하고 달래기가 힘들고 배고픔에 대한 분명한 단서를 제공하지 않는다. 가족에게 지속적인 음식을 공급할 수 있는 적절한 음식자원이 부족할 수 있다. 부모의 방치가 질병의 원인이 되기도 한다. 조산아와 재태기간에 비해서 크기가 작은 아기가 식이장애를 더 흔하게 겪는다.

임상적 징후

회피적/제한적 음식섭취 장애의 특징은 다른 질병이나 정신질환과 관련이 없고 음식이 부족하거나 식품의 이용이 불가능하여 나타나는 체중의 변화와 상관없이 6살 미만의 아동이 계속해서 제대로 먹지 못하는 것이다. 체중은 일반적으로 5번째 백분위수보다 적거나 나이에 대한 이상적인 체중의 80% 이하이다. 수유장애가 있는 영아는 음식을 거부하고, 불규칙한 수면패턴이 있을 수 있으며, 과민하며 달래기 힘들고 발달이 지연되는 경우가 많다(그림 16−1).

협력적 관리

만성적인 신체질병의 가능성을 배제하기 위해서는 완전한 병력수집과 신체검사가 요구된다. 영아나 아동이 입원을 해서 건강관리 제공자가 수유와 수면 일정을 세울 수도 있다. 치료의 목적은 적절한 칼로리와 영양섭취를 제공하고 정상적인 성장과 발달을 촉진하고 부모가 수유일정을 확립하고 아기의 신체

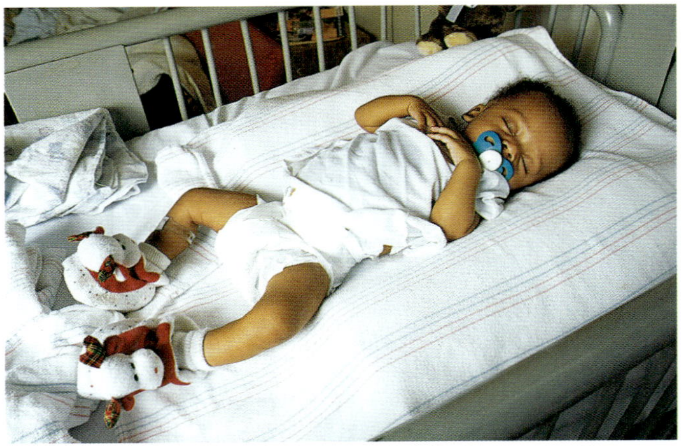

그림 16−1
수유장애가 있는 영아는 심각한 영양실조가 있는 것처럼 보이지 않을 수 있지만 그 연령에 예상되는 체중과 키의 기준에 훨씬 미치지 못한다. 생후 약 4개월로 보이는 이 사진 속의 영아는 실제로 생후 8개월이다. 이 아기는 유아기의 수유장애로 입원 중이다.
SOURCE: George Dodson/Pearson Education, Inc.

적·정서적 배고픔 단서에 반응하도록 돕는 것이다. 또한 건강관리 제공자는 가족에게 영아나 어린 아동의 영양상태에 영향을 미칠 수 있는 정신건강이나 사회적 문제가 없는지 평가해야 한다.

간호과정

간호사정과 간호진단

아동에 대한 간호사의 평가는 최선의 중재계획을 세우기 위해서 필수적이다. 아동이 건강관리를 위해서 방문할 때마다 키와 체중을 정확하게 측정하는 것은 성장패턴에 대한 중요한 기록이다. 이러한 기록은 식이장애가 있는 아동을 확인하는데 도움이 된다. 아동의 활동수준, 발달 이정표, 상호작용 패턴은 중요한 정보를 제공한다. 간호사는 수유를 할 때 영아가 배고픔과 만족감을 어떻게 표시하는지, 아동이 달라지는지, 눈맞춤, 터치, 껴안기와 같은 일반적인 상호작용 패턴은 어떤지 관찰한다(문화적 역량개발: 식이장애를 의심해야 할 때 참조).

부모에게 자신들의 삶에 있어서 스트레스가 무엇인지 질문한다. 이러한 스트레스가 자녀와의 적절한 상호작용을 막을 수 있다. 임신기간과 출산에 대한 질문이 자녀-부모 관계의 초기 방해요인에 대한 정보를 도출할 수 있다. 같은 가정의 다른 자녀들도 식이문제가 있는가? 우울증, 정신질환, 또는 약물남용이 있는가? 부모가 영아에게 수유(급식)할 때 아동과 부모의 행동을 관찰한다. 이들 각자가 제공하는 단서, 흔들기, 노래 부르기, 말하기, 몸짓과 같은 상호작용 유형이 중요하다.

다음은 음식섭취 장애가 있는 어린 아동과 관련된 간호진단이다.

- 불충분한 식이섭취와 관련된 영양 불균형: 신체요구량보다 적음
- 아동의 영양요구에 대한 불충분한 정보와 관련된 지식부족
- 아동건강관리에 대한 불충분한 지식과 관련된 부모역할 장애의 위험
- 영양결핍과 관련된 피로

계획과 수행

간호는 완전한 병력수집, 신체평가, 수유(급식) 동안의 부모-자녀 상호작용 관찰, 부모가 자녀의 요구에 적절하게 대응할 수 있도록 필요한 교육을 제공하는 것에 중점을 둔다. 아동은 초기에 입원을 해서 직원들이 영아에게 수유를 하는 동안 잠재적인 병리적 원인에 대한 평가를 받는 경우가 많다. 영아가 더 정상적으로 성장하는지 확인하기 위해서는 정확한 체중, 영양평가, 발달평가가 이루어져야 한다. 저조한 성장의 유기적 원인을 배제시키기 위해서 추가적인 진단검사가 수행될 수 있다.

비질환적 성장장애 진단이 확인되고 나면 수유에 대한 관찰과 지속적인 세심한 신체평가가 요구된다. 매 식사나 수유 시 아동의 섭취를 정확하게 기록한다. 부모는 자녀의 배고픔과 만족감의 단서를 이해하고 이에 대응하는 법에 대해서 배운다. 수유 동안에 영아를 안고 흔들고 달래는 법과 영아와 눈맞춤을 하는 것에 대해서 배운다.

퇴원 후에도 성장측정과 발달평가가 지속되어야 한다. 생활에 있어서 스트레스를 주는 상황을 관리하고 자신들의 양육 기술을 향상시키기 위해 지역사회 자원으로의 위탁을 필요로 할 수 있다.

> **문화적 역량개발 식이장애를 의심해야 할 때**
>
> 모든 아동은 인구기준과 유사한 키와 체중 성장패턴을 유지한다. 영아나 아동이 자신의 곡선 아래로 한 표준편차 내려갈 때나 여러 달 동안 체중에 변화가 없을 때 식이장애를 의심한다.

평가

간호의 기대되는 결과는 다음과 같다.

- 영아의 적절한 성장과 정상적인 발달이 달성된다.
- 부모-자녀 관계가 개선된다.

신경성 식욕부진증

신경성 식욕부진증(anorexia nervosa)은 주로 10대 여성과 젊은 여성들에게 일어나는 잠재적으로 생명을 위협하는 식이장애이다. 신경성 식욕부진증은 일반적으로 청소년기나 청년기에 발생하지만 어느 연령에서나 일어날 수 있다.

병태생리

다양한 원인들이 식욕부진증과 관련이 있다. 문화적으로 마른 몸을 지나치게 강조하는 것은 청소년들이 겪는 다이어트, 신체상, 뚱뚱해지는 것에 대한 두려움에 대한 지나친 걱정의 원인이 될 수 있다. 또한 식욕부진증을 가진 환자의 뇌와 혈액에서 화학적 변화가 있었다는 연구를 토대로 생물학적 원인도 고려하고 있다. 막연한 삶의 스트레스, 상실 또는 변화가 식욕부진증을 선행해서 일어나는 경우가 많다. 식욕부진증이 있는 청소년들의 스트레스 호르몬 수치가 일반적으로 높으며 면역체계 기능이 방해를 받을 수 있다.

많은 전문가들은 가족문제를 식욕부진증의 원인으로 본다. 부모가 청소년을 과하게 통제하거나 완벽주의자일 때 청소년의 식이행동은 독립성을 행사하거나 내적 심리갈등을 해결하고자 하는 시도로 나타날 수 있다.

청소년은 체중감소를 위해 오랜 시간 동안 운동하거나 완하제나 이뇨제와 같은 약물을 사용할 수도 있다. 10대들은 식욕부진증이 있는 친구들과 체중감소 방법을 공유하고 식욕부진

증을 칭찬하는 인터넷 사이트를 이용하기도 한다. 신체는 이러한 비정상적인 식이행동에 기아상태가 일어나고 있는 것처럼 반응한다. 그 결과 백혈구 감소, 전해질 불균형, 저혈당, 단백질-에너지 영양실조가 발생한다. 신체질량이 심각한 수준 이하로 감소하게 되면 월경이 중단된다.

임상적 징후

거식증이 있는 청소년들의 특징에는 극도의 체중감소와 함께 체중과 음식에 대한 집착, 과도한 강박적 운동, 기이한 식사와 음식섭취, 왜곡된 신체상이 있다. 이들은 다른 사람들을 위해서 정성을 들여 음식을 준비하지만 칼로리가 낮은 음식만 먹는다. 특징적인 것은 체중이 계속해서 감소해도 뚱뚱해지는 것에 대한 두려움이 줄어들지 않는다는 것이다. 일반적으로 우울증의 징후, 증상과 함께 울음발작, 소외감과 외로움, 자살에 대한 생각과 감정이 나타난다. 이러한 식이장애는 강박장애, 불안장애, 학대경험과 관련이 있다.

신체적 증상에는 추위를 견디지 못함, 어지러움, 변비, 복통, 복부팽만감, 불규칙적인 월경, 영양실조가 있다. 시상하부 억제는 여성생식기능의 장애, 골다공증, 골밀도 감소, 골절을 초래할 수 있다. 배냇솜털(가늘고 솜 같은 체모)이 존재할 수 있다. 체액과 전해질 불균형, 특히 칼륨 불균형이 흔하게 나타난다. 일반적으로 아동이나 청소년은 심각한 체중감소에도 불구하고 활동적이다. 또한 극도의 체중감소는 심장 부정맥(서맥)을 초래할 수 있다.

협력적 관리

협력적 관리는 식이장애의 조기진단 및 치료를 위한 위탁과 함께, 필요한 경우에는 지속적인 중재를 보장하기 위한 후속조치에 중점을 둔다.

진단검사

진단검사는 포괄적인 병력수집, 특징적인 임상적 징후를 밝히는 신체검사를 바탕으로 한다. 진단검사에는 적혈구 용적률과 헤모글로빈, 혈청 전해질, 혈청 비타민과 비타민 전구물질이 포함된다. 오랫동안 무월경이 있는 여성들에게는 골밀도 검사가 권고된다.

임상치료

치료는 질병의 행동적 · 지적 구성요소뿐만 아니라 영양실조와 관련된 생리적 문제를 다루는 것이다. 점진적으로 체중을 늘려서 목표체중에 도달하는데 중점을 둬야 한다. 상실된 체액(수분), 단백질, 영양소를 보충하기 위해서 장관영양이나 완전한 비장관영양(total parenteral nutrition, TPN)이 필요할 수 있다.

또한 가족 내 문제를 해결하기 위해 개인적 치료법과 가족 치료법을 사용할 수 있다. 청소년의 지속적인 변화를 가져오기 위해서는 가족의 참여가 필수적이다.

적절한 체중증가와 건강한 신체상을 위해서 자기개발 기법을 포함하는 상담이 2~3년 동안 계속될 수 있다. 우울증, 불안감 또는 강박장애와 같이 동반되는 질환에 대해서 선택적 세로토닌 재흡수 억제제(selective serotonin reuptake inhibitors, SSRIs)와 같은 일부 항우울제가 처방될 수는 있지만, 3환계 항우울제와 모노아민 산화효소 억제제(monoamine oxidase inhibitors, MAOIs)는 영양실조 환자에 미치는 분명한 부작용으로 인해서 사용이 권장되지 않는다. 그러나 우울증이 식이장애와 관련이 없을 때에는 이러한 질병의 1차적 치료법에서 항우울제가 사용되지 않는다.

체중의 25~30% 감소나 건강한 체중의 85% 이하일 때 체액과 전해질 불균형, 저혈압, 심장 부정맥 또는 외래환자 치료를 통해서 상태가 개선되지 않을 때 입원할 수 있다. 식욕부진증으로 입원한 청소년들을 치료하는데 있어서 행동수정기법이 상담 및 그 외 방법과 함께 사용된다.

간호과정

간호사정과 간호진단

완전한 개인과 가족의 병력을 확보한다. 일반적인 식사패턴, 하루 칼로리 섭취량, 운동패턴, 월경력에 대해서 질문한다. 처방, 비처방 약물, 허브제품을 포함한 약물사용에 대해서 묻는다. 식이장애 가족력이 있는지, 영양실조 징후가 있는지 평가한다. 키와 체중을 측정해서 일반인구 기준치와 비교한다. 성장패턴, 성 성숙도/발달, 일반적인 신체적 · 심리사회적 안녕을 평가한다. 식욕부진증 환자들은 체중을 잴 때 옷을 여러 겹 껴입고 있는 경우가 많으므로 주의하도록 한다.

신경성 식욕부진증이 있는 청소년들에 대한 간호진단에 포함되는 것은 다음과 같다.

- 수분 섭취 부족과 관련된 체액 부족의 위험
- 신체상의 변화와 관련된 상황적 자존감 저하
- 불충분한 식이 섭취로 인한 음식섭취 불능과 관련된 영양 불균형: 신체 요구량보다 적음

계획과 수행

간호관리는 영양과 수분요구를 충족시키고 합병증을 예방하고 약물을 투여하고 심리적 중재를 지원하고 적절한 자원으로의 위탁을 제공하는데 중점을 둔다. 구체적인 치료방법은 신체적 합병증, 질병의 기간과 정도, 질병에 동반된 감정적 증상, 가족의 역학관계에 따라서 다양하다.

영양요구 및 수분요구 충족

영양과 수분섭취를 관찰하고 음식섭취를 권장하고 식사시간의 행동을 관찰한다. 복부팽만, 변비 또는 설사를 포함하여 일어날 수 있는 문제를 관찰한다. 혈청 전해질을 매일 관찰할 필요가 있다. 비장관영양이 투여된다면 혈액순환 과부하, 고혈당증 또는 저혈당증과 같은 합병증이 있는지 관찰한다. 삽입관이나 붕대를 교체할 때에는 엄격한 무균기법을 사용한다.

약물투여

청소년이 항우울제를 복용하고 있다면 활력징후를 관찰한다. 고혈압과 빈맥(심박 급속증)의 징후를 살핀다.

정서적 지지

식욕부진증이 있는 청소년에 대한 관리(치료)에는 정서적인 지지가 반드시 포함되어야 한다. 자기개념을 향상시키고 현실적인 신체상을 가지게 하는 중재가 필요하다. 중재에는 스포츠에 참여하도록 장려하는 것, 치료계획에 참여하는 것에 대해서 칭찬하는 것, 치료가 진행되면서 재발이 있을 시에 즉시 알리는 것이 포함된다.

평가

간호의 기대되는 결과에는 권장되는 수준의 체중증가를 달성하는 것, 적절한 수분 양과 균형 잡힌 전해질의 유지, 정상적인 혈압과 심장박동 유지, 긍정적인 자아존중감을 가지는 것, 영양적으로 균형 잡힌 식사, 질병을 이해하기 위해서 심리상담을 이용하는 것이 포함된다.

신경성 식욕항진증

신경성 식욕항진증은 폭식(binge eating; 짧은 시간 내에 많은 양의 음식을 섭취하고자 하는 충동)을 특징으로 한다. 일반적으로 폭식을 하고 난 후에는 의도적인 구토, 많은 양의 완하제나 이뇨제 복용 또는 이러한 방법들의 결합과 같은 다양한 체중통제 방법을 사용한다. 식욕항진증은 젊은 여성의 유병률이 남성보다 3배 더 높으며 일반적으로 청소년기 중반에서 후반에 시작된다.

병태생리

신경성 식욕항진증의 원인은 신경성 식욕부진증의 원인과 유사하다. 마른 몸을 선호하는 사회적 압박에 대한 민감성, 신체상 문제, 오래 지속된 역기능적 가족패턴이 있다. 가족들은 식욕부진증을 앓고 있는 자녀에게 과도한 관심을 주기보다는 오히려 아동으로부터 멀어질 수 있다. 식욕항진증을 가진 많은 사람들이 우울증을 겪는다. 우울증이 원인인지 아니면 폭식과 구토의 반복을 제어하는 능력의 부족으로 인한 결과인지 분명하지 않다. 식욕항진증이 있는 청소년은 스트레스를 주는 사건이 있은 후에 폭식을 하는 경우가 많다.

일반적으로 폭식은 복통, 다른 사람 또는 구토에 의해서 중단될 때까지 몇 시간 동안 비밀스럽게 일어난다. 처음에는 폭식을 하는 것이 즐거울 수 있다. 그러나 폭식이 끝나고 난 즉시, 죄책감, 수치심, 분노, 우울증, 통제감 상실과 체중증가에 대한 불안감을 겪는다. 이러한 불안감으로 구토(제거) 행동을 시작하게 된다.

구토는 복부팽만으로 인한 불편함을 제거하고 체중증가도 막는다. 이러한 행동이 우울감과 죄책감을 일시적으로 완화시킨다. 식욕항진증이 있는 청소년들은 일반적으로 하루에 여러 번 폭식-구토를 하며, 정상적인 배고픔과 배부름에 반응하는 능력을 상실하게 된다.

임상적 징후

식욕항진증은 건강관리 제공자로부터 쉽게 감춰지므로 "침묵의" 질병인 경우가 많다. 많은 사람들이 수년간 식욕항진증을 겪은 후에 질병을 극복하기 위한 상담을 구한다. 식욕부진증을 가진 청소년과 마찬가지로 식욕항진증이 있는 청소년들은 체형, 신체 사이즈, 체중에 집착한다. 이들은 말라 보이거나 과체중일 수 있으며, 일반적으로 수년간 평균 체중의 광범위한 변화를 보인다. 신체적 결과는 구토, 기아, 탈수, 전해질 불균형의 정도에 따라 다르다. 위산의 구토로 치아 에나멜의 부식, 치아 우식증, 잇몸손상이 나타날 수 있다. 구토를 유도하는 행동으로 손등에 굳은살이 있을 수 있으며 복부팽만이 자주 관찰된다. 식도의 상처와 식도염도 있을 수 있다.

협력적 관리

진단검사

식욕항진증이 있는 대부분의 청소년들은 정상 체중이거나 아주 약간 저체중인 것으로 보인다. 진단검사에는 적혈구 용적률, 헤모글로빈, 혈청 전해질이 포함되는데 내용물의 칼륨수치가 높기 때문에 칼륨수치 저하는 반복적인 구토와 관련이 있다. 진단은 특정한 DSM-V 기준의 존재에 의해서 확인된다.

임상치료

치료에는 생리적 문제에 대한 관리와 인지-행동 치료법이 포함된다. 항우울제나 항불안치료제와 같은 약물이 개별화된 기준에 의해서 처방될 수 있다. 행동수정은 역기능적인 식이패턴을 수정하고 정상적인 패턴을 회복하는 것에 중점을 둔다. 폭식과 구토행위가 통제 가능해질 때까지는 좌절과 절망감이 만연하다. 따라서 치료 초기에는 즉각적인 행동변화를 개시하는데 중점을 둔다. 일단 초기 중재가 성공적이면 집단치료가 신경성 식욕항진증이 있는 사람들에게 좋은 효과를 보인다. 구체적인 치료법에 포함되는 것은 다음과 같다.

- 청소년에게 좋은 영양(식품선택과 칼로리 함량을 포함)에 대한 교육을 제공한다.
- 청소년으로 하여금 일지나 음식일기를 쓰도록 장려하고 청소년이 감정상태와 스트레스, 폭식이나 구토를 하고자 하는 충동의 연관성을 찾도록 돕는다.
- 하루 3회 식사와 3회 간식으로 구성된 식사일정을 확립한다(특정 음식의 체중증가 가능성에 대한 잘못된 개념을 바꾸고 다음 식사에 어떤 음식을 먹어야 하는지에 대한 불안감을 줄이기 위해서 매 식사와 간식에 같은 음식을 사용).

이러한 초기 조치를 취하고 나면, 원인이 되는 심리사회적 문제에 대해서 조사한다. 치료의 목표는 식욕항진증이 있는 청소년의 자아존중감을 향상시키기 위해서 적응 대처능력을 제공하는 것이다.

식욕항진증이 있는 대부분의 청소년들은 입원할 필요가 없으나 우울증이나 자살행동이 동반되거나 제어 불가능한 반복적인 폭식과 구토에 의해서 야기된 심각한 수분과 전해질 불균형이 있다면 입원이 필요하다. 장기적인 치료법을 사용할 때 예후가 좋다.

간호과정

간호사정과 간호진단

매일 섭취하는 식사와 체중 변화, 개인과 가족의 완전한 병력에 대한 자료를 수집한다. 비정상적인 식사나 복통, 복부팽만과 같은 문제에 대해서 질문한다. 구토에 의한 치아 에나멜 손상의 징후를 찾기 위해서 구강점막을 평가한다. 구토로 유도된 굳은살의 증거를 찾기 위해서 손을 검사한다.

신경성 식욕항진증이 있는 청소년에게 적합한 간호진단은 다음과 같다.

- 고칼로리의 건강에 안 좋은 음식에 대한 지식에 미치는 미디어의 영향과 음식에 대한 부적절한 선택, 과도한 스트레스와 관련된 비효과적 청소년 식생활의 역학관계
- 반복적 구토와 관련된 전해질 불균형의 위험

계획과 수행

간호에는 영양섭취와 구토 여부 관찰, 합병증 예방, 적절한 추후관리가 포함된다.

입원 중에는 환자가 음식일기를 적어야 한다. 식판의 음식을 숨기거나, 다른 사람에게 주거나 또는 버리는 청소년에게 주의를 기울인다. 식사 후 최소 30분 동안 간호사나 보호자가 관찰한다. 완하제와 이뇨제 사용의 중지는 체액과 전해질의 변화를 세심하게 관찰하면서 관리한다. 칼륨수치가 심각하게 낮다면 심장 모니터가 필요할 수 있다. 식도의 상처나 식도염을 치료하고 항우울제와 같은 약물을 투여할 수 있다. 집단치료나 그 외 치료를 계속해서 하도록 권장한다.

평가

식욕항진증이 있는 청소년에 대한 간호의 기대되는 결과에는 건강한 점막과 피부, 적절한 수분과 음식섭취, 균형 잡힌 음식섭취, 정상체중 유지, 적절한 지지와 건강한 심리적 균형, 폭식과 구토의 부재가 있다.

핵심 요약

- 아동의 정상적인 성장과 발달을 위해서는 적절한 영양섭취가 필요하다.
- 영양평가는 간호관리의 필수적인 부분이며 성장측정과 섭취기록과 같은 접근법을 포함할 수 있다.
- 아동기의 일반적인 영양문제에는 과체중, 식중독, 식이결핍, 비타민 D 결핍성 구루병(단백질-에너지 영양실조) 등이 포함된다.
- 과체중은 소비에 비해 섭취하는 칼로리가 많은 경우 나타나며 식습관과 운동습관의 변화가 요구된다.
- 비타민 D 결핍성 구루병을 예방하기 위해 적절한 양의 비타민 D 섭취가 요구된다.
- 단백질-에너지 영양실조에는 단백질 결핍이 나타나는 콰시오커와 칼로리 부족으로 나타나는 소모증이 있다.
- 소아지방변증은 식사에서 글루텐이 포함된 모든 재료를 제거하는 세심한 관리를 요구한다.
- 식품 알레르기는 아동의 생명을 위협하는 식품 반응인 반면에 식품 민감성/과민증은 불편하지만 생명을 위협하지는 않는 증상을 초래할 수 있다.
- 유당불내성은 유당 분해요소인 락토오스의 결핍으로 나타난다. 유제품 섭취를 제한하고 요거트, 치즈 등의 대체 식품을 통해 칼슘 등을 보충하도록 한다.
- 우유 알레르기가 있는 영아에게는 가급적 모유수유를 하도록 한다. 1세 이후에는 소량씩 섭취하여 점차 늘리도록 한다.

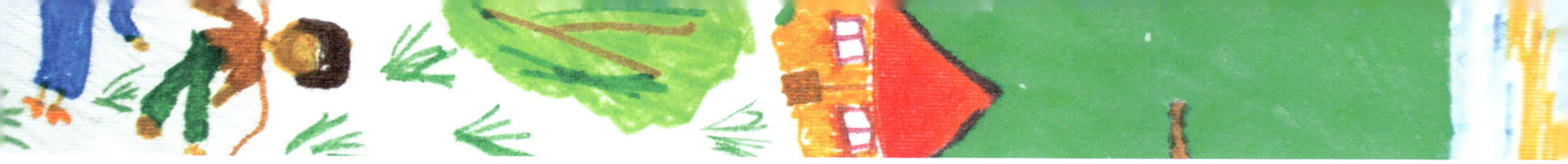

Chapter 17

심혈관 문제를 가진 아동간호

학습목표

1. 심혈관계의 해부와 생리에 대한 아동과 성인의 차이점을 설명한다.
2. 심장질환이 있는 아동을 사정한다.
3. 선천성 심장질환이 있는 아동에게 간호과정을 적용한다.
4. 폐순환 증가를 일으키는 선천성 심장질환을 설명한다.
5. 폐순환 감소로 청색증을 일으키는 선천성 심장질환을 설명한다.
6. 울혈성 심부전 아동에게 간호과정을 적용한다.
7. 심장이식 아동에게 간호과정을 적용한다.
8. 폐동맥 고혈압이 있는 아동에게 간호과정을 적용한다.
9. 후천적 심장질환(심내막염, 류마티스열, 가와사키 질환)이 있는 아동에게 간호과정을 적용한다.
10. 심장질환 아동과 가족의 심리사회적 안녕을 지지하기 위한 간호중재를 적용한다.

심혈관계 기능 변화는 선천성 결함, 후천성 감염이나 손상의 결과로 초래될 수 있다. 선천성 심장질환은 출생 후에 심장이나 대혈관의 결손이 있거나 태아구조가 존재하는 것(예: 난원공 개존증 혹은 동맥관 개존증)을 나타낸다. 선천성 심질환은 모든 선천성 기형의 27%를 차지하며 영아에서 가장 흔히 발생하는 선천성 기형이다. 진단의 발전, 수술 방법의 개선 및 집중치료 등에 의하여 선천성 심질환아의 생존율이 향상되었다. 심장질환을 앓고 있는 영아와 아동은 어릴 때 수술을 받기 때문에 이들의 반응을 확인하고 관리하는 간호가 중요하다.

해부생리

심장은 2개의 심방과 2개의 심실로 이루어진 4개의 방이 있다. 방실판막(atrioventricular valves, 삼첨판막 및 승모판막)은 심방을 심실과 분리한다. 방실판막은 심실로 혈액의 흐름을 제어하기 위해 열리고 닫힌다. 반월판막(semilunar valves, 폐동맥판막 및 대동맥판막)은 심실이 혈액을 펌프할 때 열리고, 심실로 혈액이 역류하는 것을 막기 위해 닫힌다. 큰 동맥(대동맥과 폐동맥)은 혈액을 심장에서 전신이나 폐로 운반한다. 폐정맥 및 상 · 하대정맥은 혈액을 심장으로 귀환시킨다.

심장은 전신 및 폐를 통해 혈액을 순환시키는 펌프이다. 혈액은 폐에서 산소와 이산화탄소를 교환한다. 산소포화가 이루어진 혈액은 심장으로 귀환하여 전신순환으로 박출되어 조직에 산소를 공급한다(심장 각 방의 혈액 산소포화도 및 압력을 보여주는 그림 17-1 참조). 정상 심장에 관한 혈역학(hemodynamics)에 대해서는 표 17-1을 참조한다. 심장의 전기 전도계는 심박동의 율동을 조절한다(그림 17-2).

아동의 특성

태아순환

혈액은 제정맥(umbilical vein)을 통해 태반에서 태아로 흐른다. 정맥관(ductus venosus)을 통과하는 혈류는 심장의 우심방으로 들어간다. 난원공(foramen ovale)은 태아 심장의 좌우 심방 간에 있는 개구부로 혈액이 우심방에서 좌심방으로 흐르게 하여 좌심실로 들어가게 된다. 그리고 혈액은 대동맥으로 박출되고 전신순환계로 분출된다. 일부 혈액은 머리와 상지에서 상대정맥으로 들어와 우심방으로 귀환한다. 그다음 우심실로 흘러 들어가 폐동맥으로 박출된다. 대부분의 혈액은 동맥관(ductus arteriosus)을 통과하여 전신순환계로 들어간다. 동맥관은 태아의 폐동맥과 하행대동맥 간에 있는 혈관통로이다. 폐동맥에서 나오는 소량의 혈액이 태아의 폐로 간다. 혈액은 결국 제동맥(umbilical arteries)을 통해 태반(placenta)으로 되돌아온다(그림 17-3).

태아순환 중 산소 함량이 가장 높은 혈액이 심장과 뇌로 이동한다. 폐혈관은 수축되어 있어 폐로 가는 혈류가 제한된다(폐혈관 저항이 높다). 그러나 혈액은 전신 혈관저항이 낮기

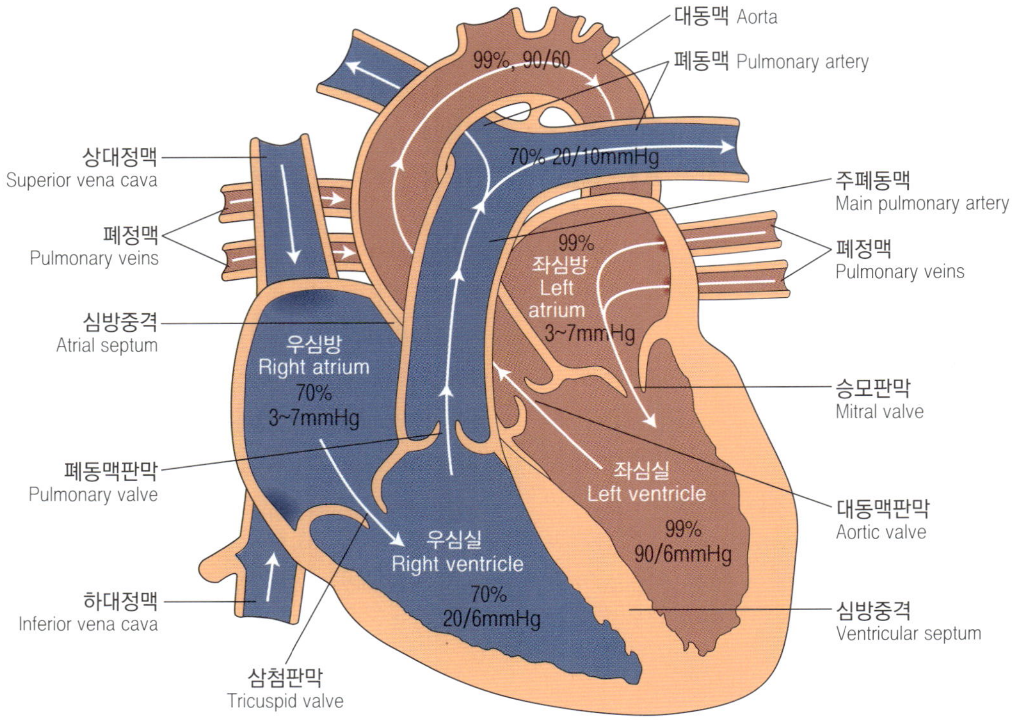

그림 17-1
심장 해부, 혈류의 방향, 심방과 심실 및 큰 동맥의 정상압 및 산소포화도. 우심실은 좌심실보다 수축기 압력이 낮다. 그 이유는 혈액을 폐로 박출하는데 필요한 압력이 나머지 전신으로 박출하는데 필요한 압력보다 낮기 때문이다.

표 17-1 정상 심장의 혈역학

작용	우심장	좌심장
심장귀환	전신순환으로부터 상 · 하대 정맥을 경유한다.	폐로부터 좌 · 우폐정맥을 경유한다.
이완기	폐동맥판막은 닫히고 삼첨판막은 열린다.	대동맥판막은 닫히고 승모판막은 열린다.
	혈액은 대정맥으로부터 우심방과 삼첨판막을 통과하여 우심실로 유입된다.	혈액은 폐정맥으로부터 좌심방과 승모판막을 통과하여 좌심실로 유입된다.
수축기	삼첨판막이 닫히고 폐동맥판막이 열린다.	승모판막이 닫히고 대동맥판막이 열린다.
	혈액은 우심실에서 폐동맥으로 박출되고, 좌 · 우폐동맥을 통과하여 폐로 유입된다.	혈액은 좌심실에서 박출되어 대동맥으로 들어가고 거기서 전신순환으로 유입된다.

때문에 쉽게 사지로 흐른다. 탯줄이 절단된 후 신생아는 폐순환을 통한 산소공급에 적응해야 한다.

태아순환에서 폐순환으로의 전환

태아순환에서 폐순환으로의 전환은 출생 후 단 몇 시간 이내에 발생한다. 첫 호흡은 폐를 팽창키고 이전에 동맥관을 통과했던 혈액이 폐를 향해 흐르기 시작한다. 폐혈관 저항이 감소하고 결과적으로 폐혈류가 증가한다. 폐로부터 폐정맥을 통해 돌아오는 혈류가 증가함에 따라서 좌심방압이 증가한다.

탯줄이 잘린 후에 전신 혈관 저항(systemic vascular resistance)은 증가하고 우심방압은 감소된다. 좌심방의 압력이 증가하여 난원공이 닫히도록 자극한다. 우심장의 압력이 높지 않으면 난원공의 덮개가 닫히고 섬유소가 침착되어 개구부를 영구적으로 닫는다. 동맥관은 정상적으로 출생 후 10~15시간 이내에 산소포화도가 높은 것에 반응하여 수축해서 닫힌다. 동맥관의 영구적 폐쇄는 대개 출생 후 10~21일까지 완성된다. 산소포화도가 낮으면 영아의 동맥관 폐쇄가 지연되거나 중지될 수 있다. 태아 조직은 산소포화도가 낮은 것에 적응되어 있다. 이것은 청색증이 있는 심질환 신생아가 동맥산소분압(PaO_2)이 아주 낮을 때도 상대적으로 편안하게 보이는 이유를 설명해준다(그림 17-3).

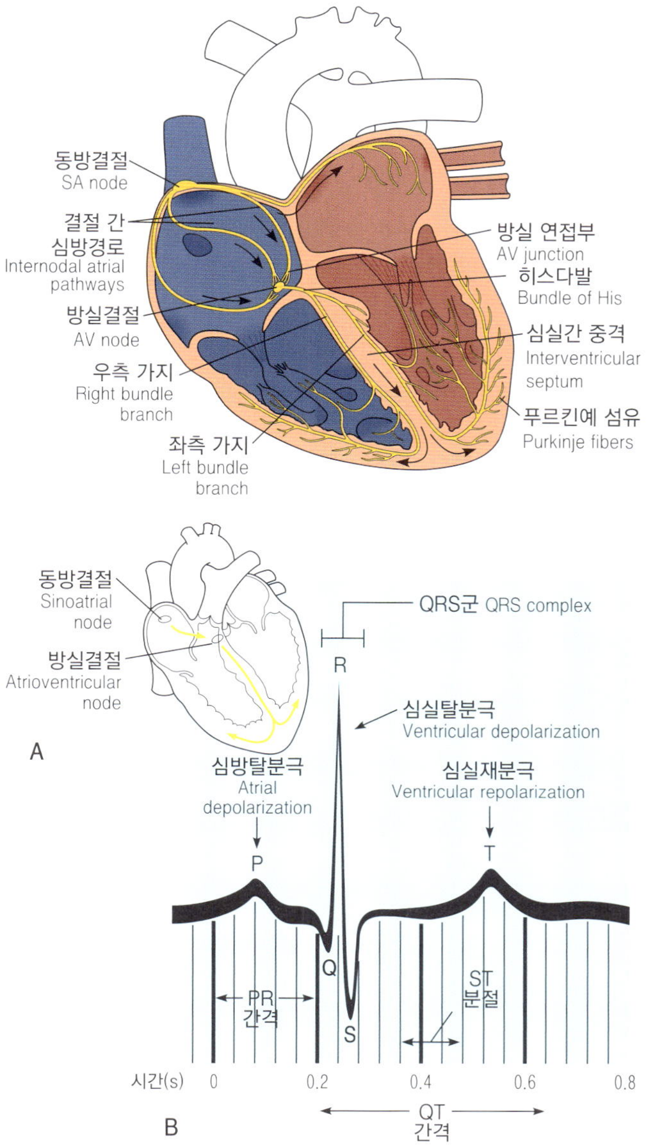

그림 17-2
A: 심장 전기 전도계(electrical conduction system of the heart). 탈분극은 일반적으로 동방결절(SA node)에서 시작하여 심방근육을 통해 방실연접부(AV junction)로 이동한 다음 방실결절(AV node)을 통해 심실근육으로 이동하는 일련의 순서를 따른다. 심실의 통로는 히스다발에서 시작하여 좌우 속가지(bundle branch)로 나누어진다. 이 경로는 전기자극이 심근(myocardium) 전체로 퍼질 수 있게 푸르킨예 전도계에서 끝나게 된다.
B: 정상 심전도 양상
P파–심방탈분극
P-R 간격–심방탈분극에서부터 심실탈분극의 시작까지의 시간
QRS군–심실탈분극
T파–심실재분극
ST분절–심실탈분극과 재분극 간의 기간

심장의 혈역학

태아가 일단 자궁 밖 생활로 전환을 완료하면, 혈액이 심장과 폐를 통과하여 좌 · 우 심장에 평행하게 작동한다. 심장의 다양한 질병 상태의 병태생리를 검토할 때 그림 17-1에 제시한 정상 심장의 혈역학과 비교한다.

아동의 성장에 따른 심혈관 변화

영아의 심혈관계는 체형에 비추어 볼 때 비율적으로 성인보다 더 크다. 출생 시에는 우심실이 좌심실보다 더 큰데, 그 이유는 태아기에는 폐 저항이 높아 우심실이 좌심실만큼 힘이 있고 강해야 하기 때문이다. 출생 후 폐의 저항이 감소함에 따라 출생 1개월쯤 되면 우심실 근육이 좌심실 근육과 크기가 동일하게 된다. 전신 혈관 압력이 높아지면서 좌심실이 빨리 커진다.

출생 시 폐혈관 저항의 감소는 폐세동맥의 벽 두께를 얇게 하고 직경을 증가시킨다. 또한 폐 성장에 반응하여 폐모세혈관망이 발달한다. 이러한 2가지 변화로 인해 영아가 2개월쯤 되면 폐 저항이 성인수준과 같아진다. 그러나 신생아가 폐포저산소증, 산증, 저체온증과 같은 상태를 경험하게 되어 폐혈관수축이나 폐혈관 저항이 길어지면, 폐고혈압이 초래될 수 있다.

신생아의 좌심실은 수축력이 낮아 수축기압(약 39~59 mmHg)이 낮다. 심장의 근섬유는 유아기 및 학령전기에 발달하며 9세가 되면 심장의 무게가 6배 증가한다. 아동의 심장이 성장하고 발달함에 따라 수축기 혈압은 계속 상승하여 사춘기가 되면 성인 수준에 도달한다.

산소화

헤모글로빈에 결합된 산소는 전신순환으로 조직에 전달된다. 적절한 산소 전달을 위해서는 아동의 연령에 적합한 헤마토크리트 및 헤모글로빈 농도가 필요하다. 동맥 산소포화도(oxygen saturation)는 잠재적으로 조직으로 전달될 수 있는 산소용량이다. 선천성 심장질환으로 인해 산소화된 혈액과 산소화가 되지 않은 혈액이 혼합되면 불포화 혈액(desaturated blood)이 된다. 청색증(cyanosis)은 저산소혈증(hypoxemia)을 나타내는데, 동맥에 산소화되지 않은 헤모글로빈의 농도가 증가하여 초래되는 것이다. 청색증은 정맥에 헤모글로빈이 5g/100mL까지 산소화되지 않거나 동맥 산소포화도가 85% 미만인 경우에 나타난다. 그러나 청색증을 나타내는 동맥 산소포화도는 아동이 빈혈, 적혈구 정상 또는 적혈구증가증의 유무에 따라 달라진다.

아동의 골수에서는 만성 저산소혈증에 반응하여 조직으로 산소를 운반할 헤모글로빈의 양을 증가시키기 위해 적혈구를 많이 생산하게 되는데, 이를 적혈구증가증(polycythemia)이라고 한다. 혈액 점도(blood viscosity)는 특히 아동이 탈수상태인 경우에 혈전색전증(thromboembolism)의 위험을 증가시킨다. 또한 적혈구증가증은 혈소판 기능장애와 연관되어 있고, 섬유소원, 응고인자 V 및 VII의 저하와도 연관되어 있어 출혈

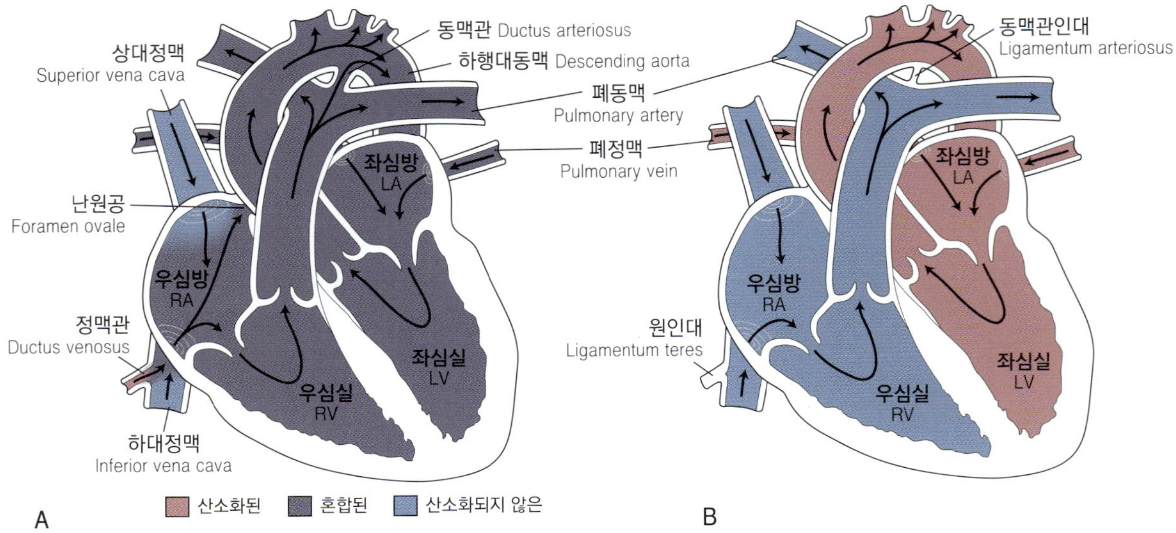

그림 17-3
화살표는 심장을 통과하는 혈액의 흐름을 나타내며, 색상은 혈액의 산소포화도를 나타낸다.
A: 난원공과 동맥관을 통한 태아순환(산전)
B: 난원공과 동맥관의 폐쇄 후의 폐순환(출생 후)

경향을 초래한다.

심장 기능

영아는 기초대사량과 산소요구량이 출생 시 2배가 증가하므로 높은 심박출량(cardiac output)과 적절한 산소 전달을 유지하려면 심박수가 빨라야 한다. 심박출량은 다음의 4가지 상호작용에 의해 조절된다.

- 심박수(heart rate)
- 전부하(preload): 심장근육이 수축하기 전에 이완기말 심실의 혈액량
- 수축력(contractility): 심근섬유가 힘 있게 수축하는 능력
- 후부하(afterload): 혈액의 심실 배출에 대한 전신 혈관 저항

신생아 및 영아의 심박출량은 심근이 완전히 발달하는 5세까지는 주로 심박동수에 의존한다. 신생아는 심근의 순응도(compliance)가 낮다. 이는 일회박출량(stroke volume)이 지속적으로 증가할 수 없다는 것을 의미한다. 영아는 심장박출량을 높이기 위해 이미 심박수를 높게 증가시켰다. 영아는 약 2개월쯤에 산소요구량이 감소하기 시작할 때까지 심장 예비 용량이 거의 없다. 스트레스, 발열 또는 호흡곤란은 영아가 감당할 수 없을 정도로 산소요구량을 증가시킬 가능성이 있다. 이 외에도 영아는 유아보다 심부전의 위험이 훨씬 더 큰데, 그 이유는 미성숙한 심장이 후부하 용량이나 압력에 더욱 민감하기 때문이다.

심장 사정

잠재적 또는 실제적 심장 문제가 있는 아동의 사정에는 중요 신체계통의 증상 및 징후를 면밀히 검토하고 심장 기능과의 관련성을 분석해야 한다(심장 문제가 있는 아동의 포괄적인 사정을 수행하기 위해서는 표 17-2 참조). 심혈관 질환의 진단을 위해서는 수많은 진단 시술 및 병리검사가 사용된다(표 17-3).

선천성 심장질환

선천성 심장질환(congenital heart disease, CHD)은 심장이나 대혈관에 결함이 있거나 출생 후에도 태아 구조가 지속되는 것(예: 난원공 개존이나 동맥관 개존)을 의미한다. 선천성 심장결손은 가장 흔한 선천적 질환 중 하나이며, 선천성 기형을 가지고 태어난 영아의 가장 흔한 사망 원인이다. 심한 경우 선천성 심장결손은 생명을 위협하므로 출생 후 처음 며칠이나 몇 주 이내에 응급치료, 수술 또는 심도자 중재가 필요하다. 선천성 심장결손은 35가지 이상의 유형이 있다.

병태생리

태아의 심장은 임신 4~7주에 발달하기 시작한다. 심방과 심실 간 중격은 임신 4~5주에 형성되는데, 이때 혈관도 형성되기 시작한다. 대부분의 선천성 심장결손은 임신 첫 8주 동안에 발생하는데, 이 시기는 기형유발물질에 가장 민감한 시기이다. 많은 선천성 심장결손은 산전 요인, 유전적 요인 및 환경적 요

표 17-2 심장 문제가 있는 아동을 위한 사정지침

사정의 초점	사정지침
호흡	• 호흡의 속도와 깊이는 얼마인가? • 기침이 있는가? • 호흡 노력이 증가하는 징후가 있는가(예: 호흡이 빠름, 호흡곤란, 견축, 코 벌렁거림, 날숨 시 그렁거림)? • 호흡음을 청진한다. 이상음이 있는지 확인한다(예: 천명음, 수포음).
맥박의 특성	• 맥박의 속도, 리듬 및 질을 사정한다. • 맥박 촉진 부위의 강도와 속도를 서로 비교한다(심첨에서 상완맥박 혹은 요골과 대퇴의 맥박).
혈압	• 연령, 성별 및 신장 백분위 수에 대한 혈압의 기대 값을 비교한다. • 상지와 하지의 혈압을 비교한다.
색깔	• 전신의 피부 색깔을 관찰한다. 창백, 거무스름한지, 청색증인지 확인한다. • 말초부위와 중심부의 색깔을 비교한다(예: 손톱 색깔과 점막). 아동이 울면 피부색깔이 개선되는가, 악화되는가? • 맥박산소 측정기로 산소포화도를 측정한다.
흉부	• 전흉벽이 골격 이상인지, 팽창되어 있는지, 융기하는지(heaving, 수축 중에 흉벽이 들어 올려짐) 검사한다. • 심장 위의 흉벽을 촉진하여 박동, 들어 올려짐, 진동이 느껴지는지 확인한다. • 가장 강하게 느껴지는 부위를 촉진하여 흉부의 경계표를 사용하여 표시한다.
심장 청진	• 심장을 청진하여 심음과 심음의 질(심음이 큰지 혹은 약한지, 분명한지 혹은 둔탁한지)을 확인한다. • 예외적인 심음이 있는가(예: 제3심음 혹은 제4심음이나 잡음)? • 심장잡음의 강도, 위치, 방사, 시기 및 질을 서술한다. 주의: 모든 심장잡음이 병리적인 것은 아니다. 일부 아동에게서는 기능적 심장잡음이 들린다(심장질환과는 관련이 없으며 대개 아동이 성장함에 따라 사라진다). • 심장잡음이 있다면, 심음의 차이를 감지하기 위해 아동이 앉아 있는 상태에서 심장을 청진하고, 누운 자세에서 심장을 청진하여 비교한다.
체액상태	• 안와부종, 안면부종 또는 말초부종의 징후를 관찰하거나 탈수상태를 관찰한다. • 복부 팽창이 있는지 관찰한다. • 간을 촉진하여 간비대를 확인한다. • 모세혈관 재충전을 사정한다.
활동과 행동	• 운동 내성이 있는지 혹은 아동이 수유 후에 피곤해하는지 확인한다. • 발한이 있는지, 언제 땀을 흘리는지 확인한다. • 활동 수준의 변화나 행동 변화(기진맥진, 안절부절, 과민반응, 반응감소)를 확인한다.
전신상태	• 성장 양상을 사정한다.

인이 결합되거나 상호작용의 결과로 초래된다. 즉, 그 요인들은 다음과 같다.

- 약물에 대한 태아 노출이다. 즉, 페니토인, 리튬, 와파린, 안지오텐신전환효소(ACE) 억제제, 레티노산, 발프로산, 알코올 등이 있다.
- 모성의 전신성 바이러스 감염이다. 즉, 풍진, 콕사키 B5 바이러스 혹은 헤르페스 바이러스 등에 감염된 경우이다.
- 산모의 연령 증가이다
- 모성의 신진대사 장애이다. 즉, 페닐케톤뇨증, 당뇨병 및 고칼슘혈증 등이 있다.
- 홍반성 루푸스 및 기타 결합조직 질환과 같은 모성 질병상태이다.
- 고도가 높은 곳에 사는 경우이다
- 임신에 대한 모성 합병증, 즉 고령 임신 및 산전 출혈 등이 있다.
- 유전인자로 가족에게 재발 패턴이 있다. 예를 들면, 유전자 TBX5, NKX2.5, GATA-4의 돌연변이 등이다.

선천성 심장결손(congenital heart defects, CHD)은 단독 결함이나 염색체 증후군과 관련된 기형으로 발생할 수 있다. 선천성 심장결손이 있는 아동은 적어도 25%가 염색체 이상과

표 17-3 심혈관계의 진단 시술 및 병리 검사

진단 시술	병리 검사
심도자술	전혈구 검사
흉부 방사선 촬영	동맥혈 가스 분석
심초음파	항스트렙도라이신 O 항체가 (antistreptolysin-O antibody titer)
심전도 및 24시간 홀터모니터	
운동 부하 검사	적혈구 침전율
고농도산소 검사	C-반응 단백
컴퓨터 단층촬영	혈청 지질
자기공명영상	혈청 약물검사(예: 디곡신)

관련이 있다. 흔히 볼 수 있는 사례로는 삼염색체증후군(13, 18, 21), 터너 증후군 등이 있다. 일부 결손상태는 유전자의 돌연변이로 인해 발생하지만, 또 일부는 상염색체 우성이나 상염색체 열성 양상으로 유전된다. 이러한 결손 중 일부 결함이 있는 사람이 생존하고 자신의 자녀를 갖게 되면, 유전적 요인으로 인해 선천성 심장결손의 발생률이 서서히 증가할 수 있다. 선천성 심장결손의 발생은 가족에게서 그 빈도가 증가한다. 일반 인구의 CHD의 발생률은 1%인데, 어머니가 선천성 심장결손이 있는 경우, CHD의 발생률은 15%로 증가한다. 한 아동이 선천성 심장결손이 있는 경우, 부모가 같은 다른 형제 아동의 선천성 심장결손의 발생 가능성은 증가한다.

선천성 심장결손은 일반적으로 결손이 청색증을 유발하는지 아닌지의 여부가 병태생리 및 혈류역학에 의해 분류한다. 결손의 분류는 다음과 같다.

- 폐혈류 증가
- 폐혈류 감소
- 전신 혈류 폐쇄

혼합 결손은 이전의 3가지 분류 중 하나에 속하지만, 영아의 생존이 전신혈액과 폐혈액의 혼합에 달려 있는 결함이다. 혼합 결손이 있는 아동과 폐혈류 감소가 있는 아동은 유사한 임상치료 및 간호관리를 하기 때문에 이 2가지 범주의 결손은 함께 논의한다.

임상적 징후

심장잡음이 들리면, 대개 선천성 심장결손을 나타내는 첫 징후이다. 심장잡음이 크다는 것은 좁은 판막이나 혈관을 또는 단락(shunt)을 통과하기 위해 혈류가 정상보다 높은 압력으로 흐르고 있음을 나타낸다. 다른 임상증상 및 그 출현 시기는 결손의 병태생리 및 중증도에 따라 다르다(임상적 징후: 선천성 심장결손의 원인과 유형 표 참조).

처음에는 증상이 없지만 신생아는 생후 며칠 이내에 증상이 나타날 수 있다. 일부 신생아는 제대(탯줄)가 절단되자마자 증상이 나타나기도 한다. 심방중격 결손이 작은 일부 영아와 아동은 심장잡음을 제외하고는 증상이 없을 수 있다. 유아에게서 나타나는 선천성 심장결손의 증상과 징후로는 운동불내성, 흉통, 부정맥, 실신(syncope)이 나타나고 갑작스런 사망을 초래할 수 있다.

임상간호 시 주의점

선천성 심장결손이 있는 유아, 학령기 아동 및 청소년의 운동 유발성 현기증 또는 실신은 의학적 평가가 필요한 심각한 징후이다. 만일 이를 확인하지 않아 치료를 받지 못하면, 사망으로 이어질 수 있는 심각한 상태의 증후군일 수 있다. 갑작스런 사망이 발생할 수도 있다.

협력적 관리

진단검사

병력 및 신체검사를 통해 선천성 심장결손을 의심할 수 있다. 심장결손을 진단하기 위해 여러 가지 검사와 진단시술이 시행된다. 즉, 흉부 방사선 촬영, 심전도, 2차원 심초음파, 경흉부 심초음파, 심도자, 운동부하 검사, 전산화 단층촬영, 자기공명영상 및 고농도산소 검사(hyperoxia test) 등을 시행한다. 혈액 검사에는 빈혈이나 적혈구증가증을 사정하기 위해 헤마토크리트 및 헤모글로빈의 측정을 포함한다. 일부 아동의 경우, 특히 청색증이나 혼합 심장결손이 의심되는 경우 동맥혈 가스 분석을 한다. 맥박산소 측정기를 이용한 신생아 선별 검사는 선천성 심장결손을 확인하는데 사용한다.

유전자 검사는 환자와 가족이 정확한 정보를 갖고 다음 임신에서 재발 위험성과 그 원인에 대한 상담을 받기 위해 일반적으로 사용되고 있다.

임상치료

선천성 심장결손을 갖고 태어나는 영아의 1/3 정도가 출생 후 처음 며칠 이내에 생명을 위협하는 증상이 나타난다. 선천성 심장결손에 대한 치료는 증상의 심각성과 그 상태가 긴급하게 생명에 위협적인지에 따라 달라진다.

중재적 심도자술(interventional cardiac catheterization). 중재적 심도자술은 일부 선천성 심장결손을 교정하기 위해 수행한다. 풍선은 심방중격에서 더 큰 개구부를 만들기 위해 사용하거나, 협착성 폐동맥판막이나 대동맥판막을 확장시키는 판막성형술을 수행하거나 대동맥 축착을 확장시키는 데 사용될 수 있다(그림 17-4). 또 다른 중재로 장기간 프로스타글란딘 E_1(PGE_1) 주입에 대한 대안으로서 개존성을 유지하기 위해 동맥관 개존증에 스텐트를 삽입한다. 팽창할 수 있는 스텐트를 삽입하는 것은 협착성 형성부전성(hypoplastic) 폐동맥이나

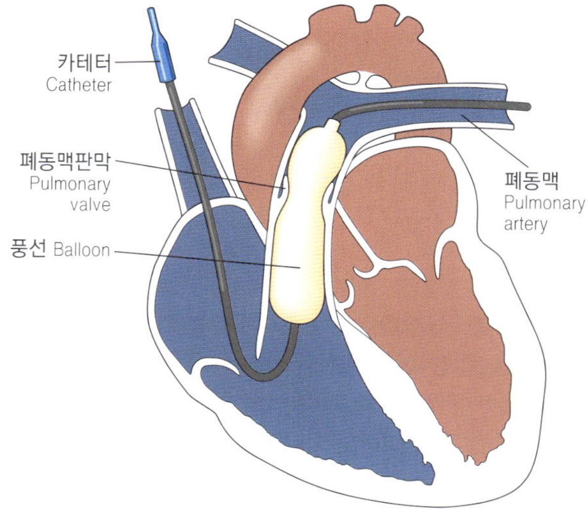

그림 17-4
중재적 심도자술의 한 형태: 폐동맥 협착이 있는 경우 폐동맥 판막을 열기 위한 풍선 판막 성형술

대동맥 축착을 치료하는데 사용될 수 있다.

코일(coil)은 동맥관 개존증 및 다른 혈관을 막기 위해 사용할 수 있으며, 중격 폐쇄장치는 일부 심방중격 결손 및 심실중격 결손에 사용할 수 있다(그림 17-5). 중재술 도중과 폐쇄 장치를 설치한 후에 몇 개월 동안 항응고요법(유아용 아스피린)이 처방될 수 있다.

외과적 중재(surgical intervention). 많은 경우 심장결함은 수술 중재로 정상적인 혈역학 및 생리를 회복할 수 있다. 완화술(palliative procedure)은 잠재적으로 치명적인 상태에 있는 아동에게 수행할 수 있다. 완화술은 초기 수술로 시행하여 영아가 성장한 후에 최종 교정수술을 할 수 있도록 해준다(선천성 심장결손이 있는 아동에게 시행되는 외과적 및 중재적 심도자 중재 유형의 목록은 표 17-4 참조).

심도자술을 받는 아동의 간호과정

심도자술(cardiac catheterization)은 대개 외래에서 수행된다. 심도자술을 하기 전에 여러 가지 진단검사, 즉 흉부 방사선촬영, 심전도, 심초음파, 전혈구, 전해질 검사를 수행한다. 아동은 투약을 제외하고 몇 시간 동안 금식을 하며, 심도자술을 시작하기 1~2시간 전에 심도자 검사실로 이동한다. 심도자술의 준비과정에서 아동에게 소변을 보도록 하고, 구강으로 진정제를 투여한다.

간호사정과 간호진단

생리적 사정

심도자술을 시작하기 전에 표 17-2의 사정지침을 이용하여 아동을 사정한다. 아동의 활력징후, 헤마토크리트 및 헤모글로빈

임상적 징후 | 선천성 심장결손의 원인과 유형

원인	선천성 심장결손의 유형	임상적 징후
폐혈류의 증가	동맥관 개존증(patent ductus arteriosus), 심방중격 결손(atrial septal defect), 심실중격 결손(ventricular septal defect), 방실통로 결손(AV canal defect)	빠른호흡, 빈맥, 심장잡음, 울혈성 심부전, 체중증가 부족, 발한, 안와 주위 부종, 잦은 호흡기 감염
폐혈류의 감소	폐동맥 협착(pulmonic stenosis), 팔로4징후(tetralogy of Fallot), 폐동맥 폐쇄(pulmonary atresia), 삼첨판 폐쇄(tricuspid atresia)	청색증, 과도한 청색증, 체중증가 없음, 적혈구증가증
전신 혈류의 폐쇄	대동맥 축착증(coarctation of aorta), 대동맥협착(aortic stenosis), 좌심형성부전 증후군(hypoplastic left heart syndrome, HLHS)	맥박감소, 색깔이 나쁨, 모세혈관 재충전 시간지연, 배뇨량 감소, 폐부종이 동반된 울혈성 심부전
혼합 결손 – 출생 후의 생존은 전신혈액과 폐혈액의 혼합에 달려 있음	대혈관 전위(transposition of great arteries), 전폐정맥환류이상(total anomalous pulmonary venous connection), 동맥간증(truncus arteriosus)	청색증, 체중증가 없음, 폐울혈, 울혈성 심부전이 단락 증가로 발생

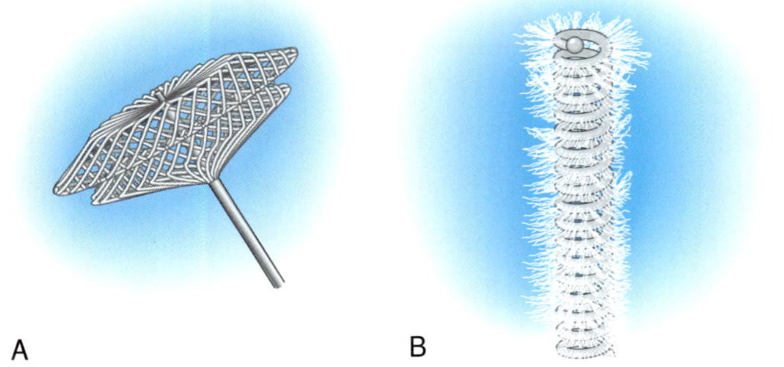

그림 17-5
A. 심방중격 결손(ASD)을 닫기 위해 사용되는 심중격 폐쇄기의 예. 심실중격 결손(VSD)을 닫기 위해서는 흔히 사용하지 않는다. B. 동맥관 개존증(PDA)을 닫기 위해 사용되는 코일의 예. 섬유와 전선의 덩어리에서 혈전이 형성될 때 작은 섬유로 덮인 전선 코일이 동맥관을 폐쇄한다.

농도, 모세혈관 재충전 시간에 특히 주의를 기울이도록 한다. 또한 심도자술 후 사정과 비교하기 위해 피부 체온과 색깔 그리고 발등맥박 및 슬와맥박에 대한 기본 자료를 수집한다.

심도자 시술 후 수 시간 동안 아동을 관찰하여 잠재적 합병증, 즉 부정맥, 출혈, 혈종발생, 혈전형성 및 감염 등이 있는지 확인한다. 도관 삽입 부위에서는 출혈이 없어야 한다. 활력징후와 다리의 관류상태(발등 및 슬와맥박, 피부체온, 피부색깔, 모세혈관 재충전 및 감각)를 사정하여 이를 심도자술 전 상태와 비교한다. 아동의 체온 및 활력징후는 안정을 유지해야 한다. 조영제(contrast medium)가 이뇨를 유발할 수 있으므로 섭취량과 배설량을 모니터한다.

심리사회적 사정

부모가 정서적 지원을 필요로 하는지 사정한다. 아동은 시술 중 깨어 있기 때문에 부모와 떨어지는 것과 모든 장비에 대한 두려움과 침습적 술기를 수행하는 사람들 때문에 불안해한다. 또한 아동은 병원에 대한 과거 경험으로 인해 두려움을 느낄 수도 있다.

심도자술을 받는 아동에게 적용 가능한 간호진단은 다음과 같다.

- 스트레스가 많은 상황에서 지지체계로부터의 격리와 관련된 두려움
- 심각한 진단 가능성과 관련된 (가족)불안
- 시술하기 전 금식 상태 및 조영제의 이뇨효과와 관련된 체액 불균형의 위험
- 하지로 가는 동정맥 혈류의 기계적 감소와 관련된 비효과적 말초조직 관류의 위험

계획과 수행

심도자술 절차 준비 및 심도자술로 자녀가 얻을 수 있는 기대결과에 대하여 부모를 준비시킨다. 학령기 아동이 미리 도뇨 검사실을 둘러보게 하면 대형 장비에 대한 아동의 두려움을 줄일 수 있다. 시술을 하는 동안 아동을 진정시키지만, 시술을 하는 동안 의식이 있기 때문에 아동이 경험할 수 있는 감각을 설명해 준다(예: 억제대 적용, 장비소음, 카테터 부위의 차가운 액체 세정제 및 조영제 주입 시 따뜻한 느낌 등). 유아 및 학령기 아동과 청소년은 심도자 시술 중 불안을 관리하는 데 필요한 대처전략을 배울 수 있다.

심도자술 중 간호는 아동의 활력징후를 모니터하고, 아동을 안심시키며, 필요한 경우 응급간호를 제공하는데 중점을 둔다. 시술 도중 아동과 이야기하거나 음악을 들려주어 관심을 딴 곳으로 끌 수 있다. 절차가 끝나면 그 부위에 압박 드레싱을 몇 시간 동안 적용한다. 시술 후 몇 시간 동안 카테터 삽입부위 및 다리 말단부에 대한 정기적인 사정을 수행한다. 다리의 원위부위에 출혈이 발생하거나 순환장애가 있는 경우 의사에게 연락하도록 한다.

아동은 4~6시간 동안 침상안정을 해야 하는데, 이때 다리를 몇 시간 동안 수평으로 유지하도록 해야 한다. 이 기간 동안에는 고관절의 굴곡이 허용되지 않으므로 침상머리를 들어 올리지 않도록 한다. 그런 다음 24시간 동안 활동을 제한하며, 경우에 따라서는 병원에서 밤을 보낸다. 아동이 침상안정을 할 수 있도록 조용하게 활동해야 한다.

처음에는 소량의 맑은 수액을 섭취하도록 권장한다. 그러고 나서 아동이 견딜 수 있는 다른 음료나 음식을 주도록 한다. 수분공급을 유지하는 것은 심도자술 중에 사용된 조영제가 이뇨

임상적 조언

압박드레싱은 출혈을 통제해야 하는 부위에 두꺼운 거즈 패드로 덮고 압박붕대로 바짝 조인 드레싱이다. 드레싱은 자주 모니터해야 한다(첫 15분간은 5분마다 관찰하고, 그 다음 1시간은 15분마다 살펴보고, 그러고 나서 1시간마다 혹은 의사의 지시나 의료시설의 지침에 따른다). 드레싱에 혈액이나 젖은 흔적이 있는지 관찰한다. 그러나 압박드레싱을 유지하도록 처방된 시간이 지날 때까지 시술부위를 보려고 드레싱을 제거해서는 안 된다. 아동의 엉덩이 아래를 점검하여 혈액이 스며 나오는지, 출혈이 있는지 확인한다.

임상간호 시 주의점

심도자술과 관련된 장골대퇴동맥(iliofemoral artery) 손상은 신생아 및 영아에게서 흔히 발생한다. 대퇴동맥을 경유한 심도자술 후 발에서 느껴지는 냉기와 관류 감소는 다리의 잠재적 동맥폐색 및 국소빈혈을 나타내는 징후이다. 다리의 영구적 신경 · 혈관 손상을 예방하려면 즉각적인 의료중재가 필요하다.

표 17-4 선천성 심장질환에 대한 임상적 중재*

심도자술 및 치료적 이용	설명
풍선 심방중격 절개술(balloon atrial septostomy)-라쉬킨드(rashkind) 혹은 경동맥 바늘 천자 및 풍선확장 TGA의 완화	산소화된 혈액과 산소화가 안 된 혈액을 혼합시키기 위해 심방 간의 결함(난원공에서)을 더 크게 만든다.
풍선확장술(balloon dilation procedure) PS 및 MS의 교정. AS, COA의 고식적 수술	좁은 밸브나 혈관 개구부에 수축된 풍선을 삽입하여 팽창시켜 열리게 한다. 혈관(예: 동맥관)이 개방성을 유지하도록 스텐트를 삽입할 수 있다.
폐쇄장치(device closure) PDA, ASD, VSD의 교정	우산장치나 코일장치로 동맥관을 폐쇄하고 중격폐쇄 장치로 중격결손을 폐쇄한다.
외과적 시술 및 치료적 이용	**설명**
대동맥 단단문합술(aorta end-to-end anastomosis) COA의 교정	대동맥의 좁아진 부위를 절제하고 근위부와 원위부를 연결한다.
변형 블라록-타우시히 단락술(blalock-taussig shunt, modified) TOF, 폐유출 폐색을 동반한 단일 심실결손의 고식적수술	폐동맥 혈류를 증가시키기 위해 대동맥 · 폐동맥 도관(완두동맥에서 폐동맥으로)을 생성한다.
브록(brock)술 PS의 교정	폐동맥 판막을 기계적으로 절개해서 구멍을 낸다.
Damus-Kaye-Stansel술(폐동맥-대동맥 단락술) TGA, 복합성 단일 심실 결손의 교정	폐동맥을 2개로 절단하여 근위부를 상행대동맥에 부착한다. 원위부는 전신순환과 폐동맥 사이에 꿰메어 단락을 형성하여 혈액을 폐로 보낸다.
폰탄(fontan)술 HLHS, 단일 심실 결손의 완화	폐혈류를 증가시키기 위해 하대정맥과 폐동맥 사이에 도관을 생성한다. - 우심장을 완전히 우회한다. 이는 단일 심실이 전신순환에 대한 책임을 지고 대동맥으로 혈액 박출을 가능하게 한다.
글랜(glenn), 양방향글랜(bidirectional glenn)술 HLHS, 단일 심실 결함의 완화	대동맥 폐동맥 단락을 차단시키고 상대정맥을 우폐동맥에 연결한다. 머리에서 오는 전신 정맥혈은 심실 박출 없이 직접 폐로 들어간다.
동맥전환술(jatene, arterial switch) TGA의 교정	대동맥 및 폐동맥을 잘라서 반대편 절단면에 재부착한다. 관상동맥은 새로운 대동맥 영역으로 이동한다.
노우드(norwood)술 대동맥발육부전, 단일심실결손 예: HLHS의 고식적 수술	심방중격 절제술, 대동맥에 주폐동맥 문합 및 동맥-폐 단락 예: 수정 Blalock-Taussig 단락술
노우드의 사노 수정술(norwood with sano modification) HLHS의 고식적 수술	폐 및 대동맥 혈류가 직접 우심실에서 시작하도록 폐동맥 도관에 우심실을 생성한다.
니케이도(nikaidoh)술 VSD와 심한 PS가 있을 때 TGA의 교정	대동맥 뿌리는 우심실에서 전좌 되며, 좌우 유출로를 재구성하고 VSD를 패치한 후 좌심실에 관상 혈관을 연결한다.
첩포 대동맥 성형술(patch aortoplasty) COA의 교정	Dacron 패치를 삽입하거나 좌쇄골하정맥을 개방하여 대동맥의 내강을 확장한다.
폐동맥 결찰술(pulmonary artery banding) VSD, 방실통로결손, 단일 심실 결손의 완화	폐동맥 혈류 및 압력 감소를 위해 폐동맥 주변의 협착 밴드를 설치한다.
라스텔리(rastelli)술 폐동맥판막 협착이 있는 TGA, TOF, 삼첨판폐쇄, 동맥간증(truncus arteriosus), 일부 양대혈관우심실기시증의 교정	우심실과 폐동맥 사이에 도관을 형성하고, 심실중격 결손을 닫는다. 동맥간증의 경우 폐동맥을 몸통(truncus)에서 제거한다.
로스(ross)술 AS의 교정술	병이 있는 대동맥판막을 환자의 폐동맥 판막(폐동맥 자가이식)으로 대체하고, 동종이식(인간기증자로부터 받은 판막)으로 폐동맥판막을 대체한다.
쇄골하동맥편 대동맥성형술(subclavian flap aortoplasty) COA의 교정술	원위 쇄골하동맥을 나누어 축착된 부분을 통과해 대동맥으로 피판을 삽입한다.
이식술(transplant) HLHS, 복합결손, 심근병증의 교정술	병든 심장을 기증자의 심장으로 대체한다.

*AS-대동맥판막협착(aortic stenosis), ASD-심방중격 결손(atrial septal defect), AV canal-방실통로결손(atrioventricular canal defect), COA-대동맥축착증(coarctation of aorta), HLHS-형성부전 좌심증후군(hypoplastic left heart syndrome), MS-승모판막협착(mitral stenosis), PDA-동맥관 개존증(patent ductus arteriosus), PS-폐동맥판막협착(pulmonic stenosis), TOF-팔로4징후(tetralogy of Fallot), TGA-대혈관 전위(transposition of the great arteries), VSD-심실중격 결손(ventriculoseptal defect)

작용을 하기 때문에 중요하다. 섭취량과 배설량의 균형을 이루어야 한다. 이뇨제로 치료받는 영아와 아동은 탈수 가능성이 크므로, 추가로 수액을 제공하기 위해서 과도한 요배설을 확인하는 것은 중요하다.

퇴원계획과 가정간호 교육

아동은 심도자술 몇 시간 후에 대개 퇴원한다. 부모에게 자녀가 합병증의 징후가 있는지를 지켜보도록 교육한다. 담당의사에게 알려야 할 상황을 알고 있는지를 확실하게 교육한다(가족과의 협력: 심도자술 후 가정간호 참조).

평가

간호의 기대되는 결과는 다음과 같다.

- 심도자술 후 있을 수 있는 잠재적인 합병증(혈전 또는 출혈)은 즉시 확인되고 관리된다.
- 아동의 체액 균형은 유지된다.

폐혈류를 증가시키는 선천성 심질환

가장 흔한 선천성 심장결함은 좌심과 우심 간의 연결(중격 결손)로 인한 것이거나 좌심과 우심 간에 혈액이 흐르도록 하는 큰 혈관 간의 연결(동맥관 개존증)로 인해 초래된다.

병태생리

좌심의 압력이 우심보다 높다. 좌심과 우심이 연결되는 경우에는 혈액이 션트(shunt)를 통해 좌심에서 우심으로 흐르게 되어 폐로 박출되는 혈액의 양이 증가한다. 연결 구멍의 크기와 이곳을 혈액이 얼마나 많이 통과하는지에 따라서 아동의 울혈성 심부전(congestive heart failure, CHF)과 관련된 징후가 발생할지 혹은 얼마나 빨리 발생할지가 결정된다. 폐혈류가 증가하면 이를 감소시키려고 폐혈관 저항(pulmonary vascular resistance)이 증가하게 되고 결과적으로 폐동맥 고혈압(pulmonary artery hypertension)이 유발된다. 우심실 근육은 폐혈관 저항이 증가하는 것을 막고 증가된 혈액량을 폐로 박출하기 위해 커진다.

임상적 징후

폐동맥 혈류가 높기 때문에 영아는 심박수, 호흡수 및 기초대사량이 증가한다. 모유나 조제유를 영아가 빠는데 에너지가 필요하여 수유 시 땀나는 것이 목격된다. 이때 영아는 기초대사량과 성장을 지원할만큼 충분한 칼로리를 섭취할 수 없으므로 체중이 증가하지 않는다. 폐가 혈액으로 과부하되면 울혈성 심부전이 발생할 수 있으며, 이는 호흡곤란, 빠른호흡, 늑간 견축 및 안와 부종을 초래한다. 폐가 습하여 박테리아의 성장을 지원하기 때문에 호흡기 감염이 자주 발생한다. 심장결손이 더 심하고 복잡하면 울혈성 심부전의 증상이 더 일찍 나타난다(폐혈류를 증가시키는 선천성 심장결손에 대한 병태생리, 임상적 징후 및 임상치료에 대해서는 표 17-5 참조).

협력적 관리

진단검사

이 범주에 속하는 여러 가지 선천성 심장결손을 진단하는 데 사용되는 검사에 대해서는 표 17-5를 참조한다.

임상치료

폐동맥 혈류를 심각하게 증가시키는 심장결함을 교정하거나 관리하는 수술은 돌이킬 수 없는 폐동맥 고혈압(심장결손의 중요 합병증)을 예방하기 위해 영아에게 조기에 수행한다. 이에 대해서는 본장의 뒷부분에서 설명한다. 수술하기 전에 이런 합병증이 발생하지 않으면 아동은 예외 없이 완전히 회복한다(폐혈류를 증가시키는 선천성 심장결손 아동을 위한 임상치료는 표 17-5 참조).

이런 결손이 있는 일부 아동은 증상이 나타날 때까지 혹은 아동이 나이가 더 들 때까지 기다리는 등 초기에 보존 치료를

가족과의 협력 | 심도자술 후 가정간호

심도자술 후 첫 24시간 동안 합병증의 징후가 있는지 여러 차례 확인하고, 다음과 같은 징후가 확인되면 담당의사에게 알리도록 한다.

- 열이 난다.
- 도관 삽입 부위에 출혈이나 멍 자국의 크기가 커진다.
- 도관을 삽입한 쪽의 발이 다른 쪽 발보다 피부온도가 더 낮다.
- 카테터를 삽입한 쪽의 발에 감각이 없다.

아동이 이뇨제 치료를 받는 경우, 탈수를 나타내는 징후를 관찰한다.

- 점막이 건조하다.
- 눈물이 흐르지 않는다.
- 소변 냄새가 심하게 난다.

수액섭취를 권장하여 신체로부터 조영제를 배출하고, 탈수를 예방하도록 한다.

처음 24시간 동안은 거친 활동이나 적극적인 운동을 하지 못하게 한다. 크레용이나 마커, 보드게임, 수수께끼, 책, 음악 및 비디오와 같은 조용한 놀이를 하도록 한다.

선택할 수 있다. 예를 들어, 심실중격 결손이 작으면 자연적으로 닫힐 수 있으며 또는 심방중격 결손의 폐쇄 수술은 아동이 학령전기 혹은 초기 학령기에 도달할 때까지 연기하기도 한다. 동맥관 개존증이 있는 조산 영아는 동맥관의 즉각적인 폐쇄가 필요할 땐 이부프로펜(ibuprofen)이나 인도메타신(indomethacin)을 투여할 수 있다. 이러한 결손에는 중재적 심도자술을 시행할 수도 있다(표 17-4 참조).

수술 전 간호과정

간호사정과 간호진단

생리적 사정

수술 전에 영아나 아동의 성장을 사정하고 울혈성 심부전(CHF) 징후를 감지하기 위해 정기적으로 살펴본다. 영아나 아동이 호흡노력, 수유를 잘 못하고, 땀이 나고, 피로해 하며, 재발성 폐감염 및 심부전 징후가 있는지에 관심을 가진다. 심방중격 결손이나 심실중격 결손의 크기가 작은 영아의 대부분은 성장에 문제가 없을 것이다. 신장과 머리둘레가 성장하는지 사정하는 것 또한 건강상태가 성장에 미치는 완전한 영향을 확인하는데 중요하다.

심리사회적 사정

영아의 선천성 심장결손의 진단에 대처하는 부모의 능력을 사정한다. 처음에 부모는 충격을 받고 죄책감을 느끼고 불안해할 수 있다. 처음에는 신생아가 건강해 보이고 증상이 거의 없을 수 있다. 영아가 치명적인 심장 결손이 있다면 부모는 특별한 지지가 필요하다.

다음은 폐혈류 증가 및 그 합병증이 있는 심장결손과 관련된 간호진단의 예이다.

- 심부전 및 폐혈관 과부하와 관련된 체액 과다
- 호흡곤란 및 피로와 관련된 비효과적 영아 수유 양상
- 폐혈관 울혈 및 만성 질환과 관련된 감염의 위험
- 아동의 심각한 질환 위기와 관련된 가족과정 손상

계획과 수행

수술 전에 심장에 큰 결손이 있는 아동에 대한 간호관리는 심부전 아동에게 제공하는 간호와 유사할 수 있다(구체적인 간호중재에 대해서는 본장의 뒷부분에 있는 심부전 부분 참조).

가족교육

아동의 건강상태에 대해 가족에게 정보와 교육을 제공하기 위해 심장팀 구성원으로 참여한다. 정보에는 다음 내용을 포함한다.

- 심장의 해부생리 및 결손에 대한 설명을 포함한 선천성 심장질환에 대한 일반 정보
- 아동의 특정 결손과 관련된 유전적 영향 및 환경적 영향에 대한 정보
- 예후가 좋은 사례 및 나쁜 사례
- 아동의 예후와 내과적 중재 및 외과적 중재의 시기
- 심부전 증상과 이런 증상이 나타나는 경우의 치료

심리사회적 지지

부모는 불확실한 수술 결과에 대해 불안해하므로 지지가 필요하다. 영아의 진단에 대해 학습하고 자녀의 수술에 관한 결정을 내릴 때 부모의 지원 시스템이 있는지 확인한다.

미래에 임신을 계획하고 부모는 유전상담을 받아야 한다.

가정간호

아동은 대개 수술을 할 때까지 집에서 관리한다. 초기 관리의 중요한 초점은 성장이다. 부모는 수유를 권장해야 하며, 모유나 조제유를 30분 이상 수유하도록 한다. 또는 의사는 복합 선천성 심장결손이나 심부전이 있는 영아에게는 더 오래 시간 수유하도록 처방한다. 모유수유는 영아에게 유익한 효과가 있기 때문에 권장한다. 영아는 숨가쁨을 줄이기 위해 45° 각도로 안아주어야 한다. 영아의 체중이 증가하지 않으면, 젖을 짜서 모유에 칼로리 밀도를 증가시키는 제품을 보충하도록 권장한다. 충분한 칼로리가 섭취되도록 하기 위해 경유문관(transpyloric tube), 비위관 또는 위루관(gastrostomy tube)를 통한 급식을 밤에도 지원하여 하루 24시간 내내 지원한다. 이와 같은 경관급식을 하는 경우에도 영아가 구강으로 젖을 빨도록 권장하여 긍정적인 구강자극을 제공하도록 한다.

감염성 질환에 영아가 노출되지 않도록 노력해야 한다. 왜냐하면, 질병은 아동의 심장에 스트레스를 더욱 증가시키기 때문이다. 비누와 물 혹은 알코올 용액으로 손위생을 자주 하도록 격려한다.

건강검진을 위해 정기적으로 병원을 방문하는 것은 중요하며, 예방접종 권장일정에 따라 모든 예방접종을 완료하도록 한다. 호흡기 세포 융합 바이러스(respiratory syncytial virus, RSV)가 유행할 때는 선천성 심장결손이 있어 울혈성 심부전에 대한 치료를 받고 있거나, 심장수술이 필요하거나, 중간 정도에서 심한 정도의 폐고혈압이 있는 24개월 미만 영유아에게 매월 palivizumab를 예방주사하도록 처방한다(가족과의 협력: 선천성 심장결손 아동의 수술 전 가정간호 참조).

수술 전 준비

학령전기 혹은 학령기 아동의 경우, 마취유도 중에 그리고 수술 후에 예상되는 장소, 장비 및 경험을 준비시킨다.

평가

간호의 기대되는 결과는 다음과 같다.

표 17-5 폐혈류를 증가시키는 선천성 심장결손의 병태생리, 임상적 징후 및 임상치료

병태생리	임상적 징후 및 임상치료

동맥관 개존증(patent ductus arteriosus, PDA)

선천성 심장질환이 있는 모든 영아의 5~10%에서 발생함. 태아순환이 지속되는 선천성 결손. 출생 시 폐순환이 확립되고 전신 혈관저항이 증가하면 대동맥의 압력은 폐동맥보다 커지게 된다. 그러면 혈액이 대동맥에서 폐동맥으로 방향을 바꾸어 폐순환이 증가한다. 정상 신생아에서 동맥관은 출생 2~3일 이내에 닫힌다. PDA는 대개 동맥관이 자연적으로 닫히는 것을 방해하는 상태로 호흡곤란 증후군 및 저산소증과 같은 미숙아의 생리적 영향 때문이다.

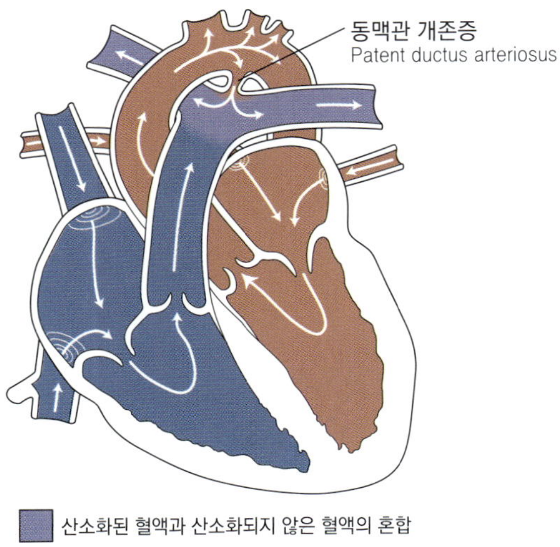

임상적 징후

- 호흡곤란, 빠른호흡, 빈맥, 강한 맥박, 맥압이 넓어짐, 심박출량이 적을 때 저혈압이 나타난다. 증상이 없을 수 있다.
- PDA가 클 때는 울혈성 심부전, 늑간 견축, 간비대, 성장불량이 있을 수 있다.
- 심장 수축기와 확장기에 지속적인 '기계적' 잡음이 청진되고 진동이 폐동맥부 위에서 촉진된다.
- 영아는 잦은 호흡기 감염과 폐렴의 위험이 있다.

진단절차

- 흉부 방사선 사진과 심전도에서 좌심방과 심실의 확대가 보인다. PDA가 보이며, 심초음파로 좌심에서 우심으로 가는 단락을 측정할 수 있다.

임상치료

- 많은 의료센터에서 기준치료는 중재적 심도자술 동안 폐쇄장치에 의한 비수술적 폐쇄이다.
- 정맥으로 ibuprofen이나 indomethacin을 주입하는 것은 미숙아에서 동맥관 폐쇄를 자극하지만, 모든 경우에 사용할 수는 없다. 예를 들면, 이런 약물은 CHF가 있는 경우에는 사용할 수 없다.
- 예후: 폐혈관 질환이 발병하기 전에 치료하면 장기간 후유증이 발생하지 않는다. PDA를 치료하지 않으면, 폐고혈압 및 폐혈관 폐쇄질환이 발병하여 아동의 수명이 단축된다.

심방중격 결손(atrial septal defect, ASD)

심방중격에 있는 개구부에 의해 혈액은 좌심방에서 우심방으로 흐른다. 개구부가 작을 수 있는데, 난원공이 닫히지 않거나 중격이 완전히 없을 때와 같다. 선천성 심장질환 아동 중 30~50%는 ASD가 다른 결손과 동반되지만, 아동의 5~10%는 단독결손이 나타날 수 있다.

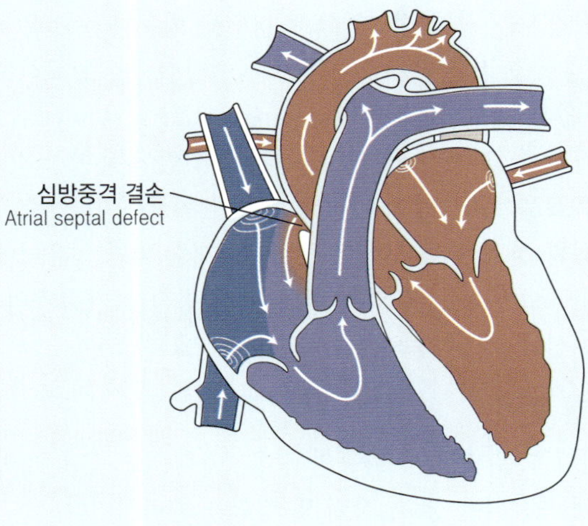

임상적 징후

- 영아 및 유아는 대개 증상이 없다. ASD의 크기가 작거나 중간 정도이면, 학령전기 혹은 더 늦게까지 진단되지 않을 수 있다.
- ASD의 크기가 크면, CHF, 쉽게 피곤함, 성장불량을 초래할 수 있다.
- 부드러운 수축기 박출 잡음이 모든 호흡단계에 걸쳐 S_2가 일정하게 넓게 분열된다.

진단절차

- 심초음파는 혈액 과부하 및 단락 크기에 의해 우심실 확장을 확인한다.
- 흉부 방사선 촬영 및 ECG로는 ASD가 크거나 과도한 단락이 있고 우심실 비대가 나타나지 않는 한 거의 정보를 제공하지 않는다.

임상치료

- 일부 유형의 ASD는 출생 첫 4년 이내에 저절로 폐쇄된다. 활동 제한이 필요하지 않다. 직경이 8mm보다 큰 ASD는 저절로 폐쇄되지 않는다.
- 폐동맥 혈류가 증가하여 CHF를 유발할 때 혹은 2세까지 자발적인 ASD 폐쇄가 이루어지지 않은 경우에 ASD를 막거나 폐쇄하는 수술이 수행된다.
- 예후: ASD가 작고 중간 크기여서 교정하지 않고 있는 많은 사람이 증상 없이 중년까지 살 수 있으나 뇌졸중 위험이 있다. 우심방에서 흔히 발생하는 작은 혈병은 대개 폐에서 여과되지만, 대신 ASD를 통해 직접 좌심방과 전신순환계로 들어간다. CHF, 심방 부정맥, 폐고혈압이 발생할 수 있다.

표 17-5 폐혈류를 증가시키는 선천성 심장결손의 병태생리, 임상적 징후 및 임상치료(계속)

병태생리	임상적 징후 및 임상치료

심실중격 결손(ventricular septal defect, VSD)

심실중격의 개구부는 결과적으로 폐동맥 혈류를 증가시킨다. 혈액은 좌심실에서 중격의 구멍을 가로질러 직접 폐동맥으로 들어간다. 이런 선천성 심장결손은 가장 흔한데, 약 15~20%가 단일결손으로 발생한다. 그러나 다른 결손과 함께 발생하기도 한다. 이것은 심실중격의 모든 영역에서 발생할 수 있다.

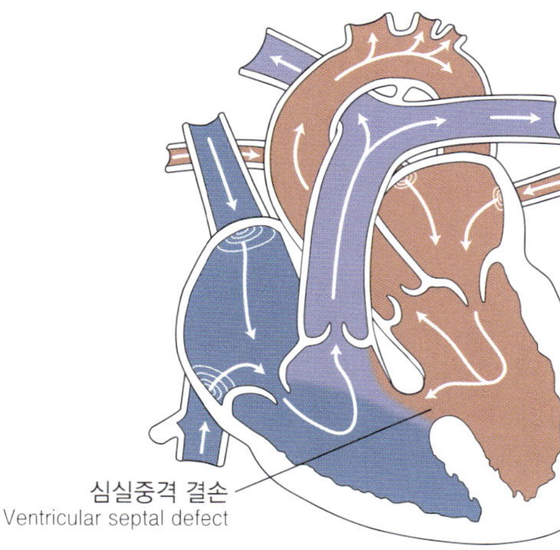

임상적 징후

- VSD의 크기가 작은 경우, 영아 및 아동은 증상이 없을 수 있다. VSD가 중간에서 큰 경우, CHF(빠른호흡, 호흡곤란 및 성장 불량과 같은 증상과 함께) 및 폐고혈압과 관련이 있을 수 있으며, 폐감염 횟수가 증가한다.
- 흉골 경계에서 3번째 또는 4번째 좌측 늑간 공간에서 수축기 잡음이 청진된다. 이상 진동음(thrill)이 들린다.

진단절차

- VSD가 작으면 흉부촬영 및 심전도 검사에서 비정상 소견을 거의 발견할 수 없다. 큰 VSD가 단락의 원인일 때 흉부방사선 사진에서 심장확대 및 폐혈관 표식이 보일 수 있다. 좌심실 비대와 우심실 비대를 ECG에서 확인할 수 있다.
- 단락이 있으면 심초음파를 하여 진단을 확정한다.

임상치료

- VSD가 작은 경우, 대부분은 생후 첫 6개월 이내에 자발적으로 폐쇄된다. CHF 또는 폐고혈압의 징후가 없으면, 보존적인 치료를 한다(본장의 뒷부분 CHF가 발생한 아동의 의료치료에 관한 절 참조).
- 영아의 성장이 CHF에 대한 의료치료에 반응을 하면, 생후 6개월 후에 VSD를 폐쇄하는 수술을 수행한다.
- 심장판막에 너무 가까워서 수술을 할 수 없는 일부 결손의 경우는 심도자술을 하여 장치를 사용하여 VSD 폐쇄를 시도한다.
- 예후: 생후 첫 몇 달 이내에 외과적 수복과 관련된 가장 큰 위험이 발생할 수 있다. 아동은 수술에 잘 반응하고 상당한 추이 성장을 경험한다. 빈맥성 부정맥, 우측 각차단 및 완전한 심장차단이 합병증으로 발생할 수 있다. 일부 아동은 맥박 조절기가 필요하다.

심방실관[atrioventricular canal, 심내막융기 결손(endocardial cushion defect)]

심내막융기(endocardial cushions)는 승모판막, 삼첨판막, 방실(AV)중격이 발생하는 태아 성장 중추이다. 심방실관(AV canal)은 심방 및 심실중격 결손과 삼첨판막 및 승모판막 부위의 조합을 의미한다. 가장 복잡한 심방실관 기형은 한 개의 방실판막과 심방과 심실 간 큰 중격 결손을 초래한다. 우측 및 좌측 심실 모두의 용량 과부하가 발생한다. 선천성 심장질환이 있는 아동의 약 2%는 심방실관이 있으며, 이 아동 중 70%는 21번 삼염색체 증후군(trisomy 21, 다운증후군)을 가지고 있다.

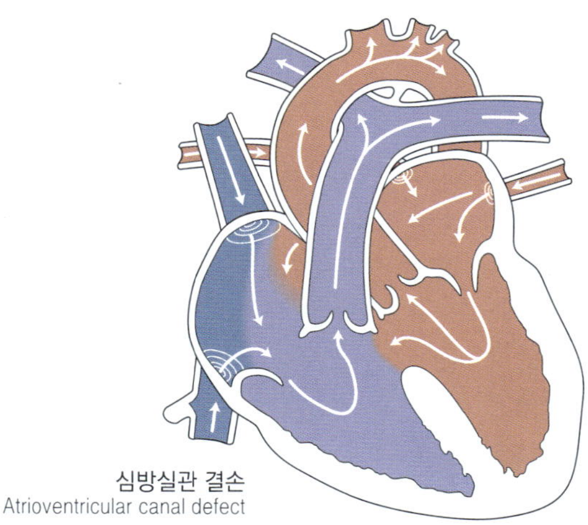

임상적 징후

- 증상의 중증도는 중격을 가로질러 좌측에서 우측으로 단락되는 혈액의 양에 따라 달라진다. 영아에게 일찍 CHF가 발생한다.
- 빠른호흡, 빈맥, 성장불량, 재발성 호흡기 감염 및 반복 호흡부전 등이 동반된다.
- S_1이 두드러지고 S_2가 분리된다. 범수축기 잡음(holosystolic murmur, 전체 수축기 단계에서 들림)은 좌측 흉골 경계부에서 가장 크게 들리며, 그 강도는 승모판 폐쇄부전 정도를 반영한다. 수축기 진동음이 촉지된다.

진단절차

- 흉부 방사선 촬영에서 심비대(심장벽의 비대에 의한 심장확장)와 폐혈관 표식을 볼 수 있다.
- ECG에서 PR간격과 우심실비대가 나타난다.
- 심초음파에서 심실확장, 중격 결손 및 세부적인 판막 기형을 볼 수 있다.
- 심도자술은 우심방에 산소가 증가한 것을 나타내고, 우심실 · 폐동맥 압력이 증가한 것을 보여준다.

임상치료

- CHF는 본장의 뒷부분에서 설명하는 대로 치료한다. 하지만 대부분은 반응하지 않는다.
- 수술은 폐혈관 질환을 예방하기 위해 대개 2~4개월 사이에 시행한다. 패치는 중격 결손 부위에 붙이며, 판막조직은 기능하는 삼첨판 및 승모판을 형성하는 데 사용된다. 감염성 심내막염의 예방은 교정수술 후 6개월까지 필요하다.
- 예후: 수술 후에 부정맥과 승모판막 역류, 잔존 중격 결손, 대동맥하 협착이 발생할 수 있다. 다운증후군(down syndrome) 유무에 관계없이 신생아 생존율은 비슷하다.

- 아동은 경구 급식과 필요에 따른 보충 경관급식으로 적절한 영양을 섭취한다.
- 아동의 성장 양상은 성장곡선에 설정된 백분위에 해당된다.
- 아동은 연령에 따른 모든 예방접종을 받고, 호흡기 세포융합바이러스(RSV) 예방접종을 받는다.
- 부모는 자녀의 건강상태에 대한 스트레스에 효과적으로 대처한다.

수술 간호과정

이런 심장결손 아동은 수술을 위해 입원하거나 수술로 이어지는 울혈성 심부전과 같은 합병증 때문에 입원하게 된다. 간호관리의 목표는 사정을 수행하고 가족에게 지지적 간호를 제공하고, 수술 전 · 후에 아동의 간호욕구를 충족시키는 것이다.

간호사정과 간호진단

수술 시에는 아동은 급성기 질환의 존재 혹은 발생 가능성을 탐지하기 위해 주의 깊은 병력조사 및 신체검진이 필요하다. 아동의 행동양상, 심장기능, 호흡기능, 체중 및 체액 상태를 사정한다(표 17-2의 선천성 심장결손 아동에 대한 사정지침 참조).

중환자 간호

수술 직후에 아동은 집중치료실에서 간호를 받게 된다. 아동의 건강상태를 침습성 혈역학 기술, 병리검사(예: 동맥혈액가스, 헤마토크리트, 전해질, 산-염기 균형) 및 신체검진(예: 활력징후, 체온, 산소포화도, 의식 수준, 말초조직의 관류 및 호흡노력) 등을 사용하여 주의 깊게 모니터한다. 심장에서는 심음이 명확한지 청진하고, 폐를 청진하여 호흡음을 사정한다. 부정맥이 발생하였는지도 사정한다. 심박출량을 모니터하는 것은 특히 중요한데, 그 이유는 아동의 폐혈류 증가의 병력이 폐동맥고혈압과 연관된 폐혈관 반응성을 증가시킬 수 있기 때문이다. 수분의 섭취량 및 배설량을 모니터한다. 흉관이나 종격관의 배액을 모니터하여 관이 막히지 않고 출혈이 없는지 확인한다. 아동의 통증 정도를 정기적으로 사정한다.

일반병동 간호

아동을 일반병동으로 옮긴 후에는 감염, 부정맥, 조직 관류 손상과 같은 수술 합병증의 징후가 나타나는지에 초점을 두고 사정한다. 아동에게 심장 모니터를 부착하거나 심장박동기의 전선이 연결되어 있을 수 있다. 아동의 체온을 모니터하고 수술 절개부위가 노출된 경우 시진한다. 발열 및 과도한 절개통증이 있고, 절개부 주위에 홍반이 퍼지고, 수술 후 3~4일쯤에 상처배액이 시작되는 것은 감염의 초기 증상을 나타내는 것이다. 흉부와 폐에서 호흡음, 호흡노력을 사정하고 폐렴이나 흉막강에 체액이 차서 나타나는 호흡곤란 징후가 있는지 사정한다.

혈압을 포함하여 활력징후를 모니터한다. 또한 SpO_2도 모니터한다. 심첨맥박을 청진하고 심박동수를 모니터하여 아동의 부정맥이나 서맥을 감지한다. 부정맥이나 서맥의 경우는 모두 즉각적인 중재가 필요한 심박출량 감소를 나타내는 징조이다. 조직관류 손상을 측정하려면 SpO_2, 모세혈관 재충전, 사지의 온감, 발등맥박, 의식 수준 및 요배설량을 점검한다. 배뇨량 감소는 심박출량의 감소를 나타내는 징후이다. 아동의 통증을 계속 사정한다.

심장수술 후 간호진단의 예는 다음과 같다.

- 호흡근육 피로와 관련된 비효과적 호흡 양상
- 외과적 절개와 기침 및 심호흡에 의한 흉부 확장과 관련된

가족과의 협력 | 선천성 심장결손 아동의 수술 전 가정간호

일상적인 건강관리

- 손을 자주 씻거나 소독액을 사용하여 영아에게 감염이 전파되지 않도록 한다.
- 건강검진을 하고, 인플루엔자 예방접종을 포함하여 모든 예방접종을 한다. 또한 처방이 있는 경우, 가을과 겨울에 호흡기 세포융합 바이러스를 예방하기 위해 palivizumab 주사를 매월 예방접종한다. 수술 전에 면역력이 생길 수 있는 시간적 여유(예: 4주 이상)가 있다면 바이러스 생백신은 예방 접종 스케줄에 따라서 투여한다.
- 하루에 2번 양치질하고, 물이 불소처리 되지 않은 경우 불소처리를 한다. 예방적 치아 관리를 받기 위해 아동은 2~3세부터 치과 방문을 시작한다.

약물 투여

- 처방된 모든 약물은 가족의 일상에 맞게 복용량을 계획하여 안전하게 제공한다.

질병의 징후

- 아동이 열이 나거나 구토나 설사가 있으면 의사에게 알린다. 적절한 수화상태를 유지하는 것은 중요하다.
- 영아나 유아가 젖을 잘 빨지 못하면 의사에게 알린다. 이는 울혈성 심부전의 초기 증상일 수 있다.

활동

- 아동이 자신의 활동 수준을 설정할 수 있게 한다. 선천성 심장결손 아동은 대개 스스로 무리한 노력을 하지 않는다.

급성 통증
- 수술이 심박동 활동에 미치는 영향과 관련된 체액 불균형의 위험
- 수술 및 만성 질병 상태와 관련된 감염의 위험

계획과 수행

중환자실

수술 후 간호는 아동의 회복을 촉진하는 데 중점을 둔다. 심장결손의 교정 수술 이후, 아동은 대개 안정될 때까지 집중치료실에서 돌본다. 아동은 처음에는 삽관을 하거나 인공호흡기를 적용한다. 아동이 분비물을 스스로 뱉을 수 있을 때까지 필요에 따라 흡인을 시행한다. 아동에게 마취하에 정맥라인을 여러 개 연결하여 동맥과 정맥의 압력을 모니터하고 수액을 주입한다. 혈액 샘플은 동맥에서 손상 없이 수집할 수 있다. 흉관이나 종격동 튜브는 심장과 폐주변의 공기, 체액 및 혈액을 배출하기 위해 적용한다. 복사열 온열장치는 아동의 체온이 불안정할 때 체온을 유지하도록 돕기 위해 혹은 수술 중 저체온증이 있을 때 아동을 점차적으로 재가온하기 위해서 사용된다. 전해질 불균형을 교정한다. 장관영양은 필수영양소를 제공하고 면역반응을 향상시키기 위해 시작한다. 일반적으로 수술 후 항생제를 예방적으로 투여한다. 부정맥은 항부정맥제를 사용하여 관리한다.

통증관리

아편제제를 사용하여 24시간 정맥 주사하는 통증관리는 수술 후 1~2일 동안 혹은 아동이 수분을 섭취할 수 있을 때까지 제공한다. 일단 아동이 구강으로 수분과 음식을 섭취하고, 진통제가 경구용으로 전환되면 24시간 내내 관리한다.

호흡 기능 촉진

완전한 폐 확장을 촉진하기 위해 아동에게 심호흡 및 기침을 하도록 격려하거나, 강화 폐활량기 훈련을 정기적으로 실시하도록 권장한다. 비눗방울이나 팔랑개비 놀이는 유아가 심호흡을 하도록 도와준다. 기침 및 심호흡과 관련된 통증을 줄이기 위해 흉부 지지대(베개나 동물인형)를 사용하는 팁을 제공한다. 흉부물리요법은 3세 미만의 아동에게 시행할 수 있다(매뉴얼 참조).

수액과 영양관리

가능한 경우, 허용이 되면 영아나 아동에게 구강으로 수분과 영양을 섭취하도록 권장한다. 폐혈류가 증가하는 심장결손을 수술한 후에 구강 수액섭취가 제한되는 경우는 거의 없지만, 이들의 수분 섭취량과 배설량은 주의 깊게 사정해야 한다. 아동에게 섭취가 허용되는 음식을 섭취하도록 격려하기 위해 부모에게 아동이 좋아하는 음식을 가져오도록 요청한다.

퇴원계획과 가정간호 교육

영아와 아동은 수술 후 며칠 이내에 병원에서 퇴원할 수 있다. 부모는 가정에서 자녀의 지속적인 보살핌을 준비하기 위해 다음과 같은 정보가 필요하다.

- 특정 심장결손, 수술 및 예후에 관한 정보
- 처방된 약물 및 약물의 투여
- 절개 부위의 관리 및 걱정스러운 감염의 증상 확인
- 영양 및 수유 전략
- 건강증진(활동 가이드라인, 청력 선별검사 필요성, 발달 촉진 방법)
- 처방에 의한 세균성 심내막염의 예방

심장결손을 완전히 교정한 아동은 심혈관 문제가 더 이상 발생하지 않는다고 부모를 안심시킨다. 아동이 수술로부터 회복한 후에 아동이 정상적이며 적극적인 삶을 살아가게 부모가 지원하도록 부모를 격려한다.

평가

간호의 기대되는 결과는 다음과 같다.

- 아동의 통증이 효과적으로 관리된다.
- 강화폐활량기 훈련 혹은 흉부물리요법으로 다시 폐가 완전 팽창된다.
- 아동의 절개부위는 감염 없이 치유된다.
- 아동의 성장은 다음 몇 개월에서 몇 년 사이에 기대 신장과 체중을 따라 잡는다.
- 아동은 수술의 심리적 영향으로부터 회복한다.

폐혈류를 감소시키는 결손과 혼합 결손

폐혈류를 감소시키는 결손과 혼합 결손은 임상치료와 간호중재가 유사하기 때문에 이들에 대한 정보는 본 절에서 함께 설명한다. 각 결손의 특징을 원인, 병태생리 및 임상적 징후로 설명한다.

병태생리

폐혈류를 감소시키는 결손

우심장에서 폐로 가는 혈류를 방해하는 결손이 있거나 태생학적 발달 부전은 폐혈류를 감소시킨다. 이로 인해 산소화되기 위해 폐에 도달하는 혈액은 거의 없거나 전혀 없게 된다. 좌우심장에 심방중격 결손이나 심실중격 결손이 존재하면, 우측 심장압력이 좌측 심장압력을 초과하여 우측-좌측 단락을 초래하게 된다. 청색증은 산소에 예상대로 반응하지 않는 폐혈류 감

소와 관련된 선천성 심질환의 전형적 징조이다.

신장은 적혈구를 더 많이 생성하도록 골수를 자극하는 적혈구조혈인자(erythropoietin)를 생산하게 되고, 결국 적혈구증가증(polycythemia)이 초래된다. 적혈구증가증은 조직으로 산소를 운반할 수 있는 헤모글로빈의 양을 증가시키기 위한 적혈구 과다생산이다. 만성 적혈구증가증으로 인해 영유아는 뇌혈관 및 폐혈관에서 혈전 색전증의 발생 위험이 증가한다. 시간이 지남에 따라 혈소판의 생존시간이 단축되고, 비타민 K 의존성 응고인자의 합성이 손상된다. 이러한 요인들은 수술 시 출혈의 위험을 높인다.

적혈구증가증 및 폐혈류 감소와 관련된 심중격 결손이 있는 아동에게서 뇌농양(brain abscesses)이 흔히 발생한다. 심중격 결손을 통해 폐를 거치지 않고 전신 순환계로 들어가는 산소화되지 않은 혈액 속에는 박테리아가 존재하기 때문이다. 그 이유는 심중격 결손에 의해 폐를 거치지 않고 전신순환계로 들어가는 혈액이 폐모세혈관에서 여과되지 않았기 때문이다.

청색증이 있는 영유아는 아침에 일어날 때 갑작스런 전신 혈관저항 감소 및 폐혈류 감소를 경험한다. 우심에서 좌심으로 VSD를 가로질러 흐르는 혈류가 증가되고 폐로 가는 혈류를 감소시켜 저산소혈증을 증가시키게 된다. 이런 생리적 변화는 무산소 발작(hypercyanotic episode)의 유발요인이 되는데, 이때에 갑작스런 심박출량과 정맥귀환량이 함께 증가하고, 아동은 울음, 수유, 운동, 따뜻한 목욕 혹은 배설 시 힘을 주기와 같은 활동이 발생한다. 산소분압이 저하되고, 이산화탄소 분압이 상승한다. 보상부전이 심해지면, 점차적으로 저산소혈증은 악화되고 뇌의 호흡중추가 과민반응하여 호흡노력을 증가시킨다. 추가적인 호흡노력으로 심박출량을 증가시키지만, 빠른 의학적 중재를 하지 않으면 생명을 위협하는 심박출량 감소를 초래하게 된다.

혼합 결손

많은 복합 선천성 심장결손은 이전에 제시한 2가지 범주(폐혈류를 증가시키거나 감소시키는 결손) 중 하나에 해당하는 결손의 혼합을 의미한다. 이들에게 독특한 것은 신생아가 출생 후 기간 동안 생존을 위해 폐순환 및 전신순환의 혼합에 의존한다는 것이다. 산소가 포화된 혈액과 산소가 불포화된 혈액이 혼합되면 일반적으로 전신 혈류가 불포화 상태이고 청색증이 초래된다. 폐혈류 증가 및 전신혈류 폐쇄 때문에 폐울혈이 발생한다.

임상적 징후

폐혈류를 감소시키는 결손

영아는 초기에 임상적 징후로 출생 직후 청색증, 호흡곤란 및 아주 시끄러운 심장잡음이 나타난다(표 17-6). 청색증은 동맥관 폐쇄가 일어나 저산소혈증을 일으키는 경우에 종종 발생한다. 처음에 피부는 청색증이 관찰되기 전까지 붉거나 얼룩덜룩해 보인다. 이 경우, 산소보충에 반응하지 않는 청색증이 특징적인 징후이다. 만성 저산소혈증의 증상과 징후로 피곤함, 곤봉형 손가락과 발가락, 운동성 호흡곤란 및 발달지연 등이 나타난다. 영아는 수유 중 호흡하기 위해 주기적으로 젖을 빠는 것을 멈추고, 수유와 관련된 노력이 증가하여 땀을 흘리는 것이 보인다. 이런 영아는 기초대사율이 높고 부적절하게 칼로리가 소비되어 결과적으로 체중이 증가하지 못하게 된다.

영아나 아동이 폐혈류가 심하게 폐돼되면, 갑자기 무산소 발작이 발생할 수 있다. 청색증성 심장질환을 교정하지 않은 유아는 호흡곤란을 완화하기 위해 종종 쪼그리고 앉는다(그림 17-6). 슬흉위(knee-chest position)나 쪼그리고 앉은 자세는 하지정맥으로부터 정맥귀환을 줄이고 전신 혈관저항을 증가시켜 심박출량을 감소시킨다.

초기에 외과적 교정수술을 함으로써 지금은 흔히 발생하지는 않지만, 무산소 발작은 2~4개월 된 영아에게서 가장 흔하게 나타난다. 징후는 다음과 같다.

- 호흡수 증가 및 호흡항진(심호흡)
- 청색증이 증가하고, 창백하며, 조직관류가 불량함
- 심박수 증가
- 발한(diaphoresis)
- 과민성과 울음
- 발작과 의식 상실

폐혈류가 감소하는 결손이 있는 학령기 아동은 완전히 교정하지 않은 경우, 추가적인 증상이 나타날 수 있다. 운동으로 유발되는 현기증과 실신(syncope)은 의학적 평가가 필요한 심각한 징후이다.

혼합 결손

이러한 복합성 선천성 심장결손이 있는 영아는 청색증과 CHF의 정도가 다양하다(표 17-7의 혼합 결손에 대한 병태생리, 임상적 징후 및 임상치료 참조).

협력적 관리

진단검사

맥박산소 측정치가 93% 미만일 때 혹은 청색증이 분명할 때, 청색증이 심장질환과 관련이 있는지 혹은 다른 원인 때문인지를 알기 위해 고농도산소검사를 시행한다.

임상치료

심장결손의 조기관리는 아동의 인지적, 정신운동 발달에 대한

표 17-6 폐혈류를 감소시키는 선천성 심질환의 병태생리, 임상적 징후 및 임상치료

병태생리	임상적 징후 및 임상치료

폐동맥판 협착증(pulmonic stenosis)

협착증(stenosis)이란 판막, 판막 위, 판막 위쪽의 대동맥이 좁아진 것이다. 협착증은 폐동맥으로의 혈류를 막아 전부하(preload, 확장기말 심실의 혈량)를 증가시키고, 폐쇄를 통과해서 혈액을 박출하기 위해 심장이 더 열심히 일하게 되므로 우심실 비대증이 초래된다. 폐동맥판막협착증(pulmonic stenosis)은 모든 선천성 심장결손의 8~12%를 차지하는 단일결손이다. 하지만 다른 선천성 심장결손과 동반되어 발생하기도 한다. 중등도에서 중증의 협착증이 있는 신생아는 심방 사이의 난원공(foramen ovale)을 통과하는 우-좌단락(right-to-left shunt)을 일으켜 청색증을 유발할 수 있다.

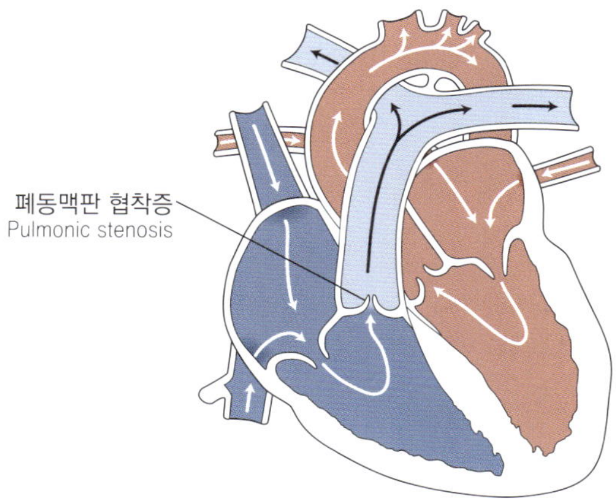

산소화되지 않은 혈류 감소

임상적 징후

- 협착이 경증인 아동은 증상 없이 정상적으로 성장할 수 있다.
- 중등도 협착증에서는 운동 시 호흡곤란과 피로가 발생한다. 협착증이 심한 경우에는 CHF, 심부전, 운동 시 흉통의 징후가 발생할 수 있다.
- 폐동맥 청취 부위에서 넓게 찢어진 S_2와 진동과 함께 큰 수축기 박출성 심장잡음이 들린다.

진단절차

- 흉부 방사선 사진에서는 심장 크기가 정상이고 및 폐혈관이 정상인데, 폐동맥이 확대되어 있는 것을 보여준다.
- 심전도는 우심방 비대 및 우심실 비대를 보여준다.
- 심초음파는 판막두께, 판막 안팎의 압력경사 및 판막링의 크기에 대한 정보를 제공한다.
- 심도자 검사에서는 우심실압 상승 및 정상이나 경미하게 낮은 폐동맥압을 포함한다.

임상치료

- 심도자술 동안 시행되는 풍선 판막 성형술에 의한 판막 확장은 단순 폐동맥판 협착증을 치료하는 것이다.
- 위중한 폐동맥판막협착이 있는 신생아는 폐혈류를 개선하기 위해 프로스타글란딘 E_1(PGE_1)을 투여하여 동맥관 개존을 유지할 수 있다. 풍선 판막 성형술이 완료된 후에 PGE_1의 투여를 중단한다.
- 풍선 확장술의 적응증이 아니거나 풍선 확장술이 성공하지 못하면 혹은 VSD와 같은 다른 결손이 있는 경우에는 외과적 판막절제술을 할 수 있다.
- 예후: 치명적인 PS가 있는 신생아의 사망률은 10%이다. 경증의 폐동맥 협착증은 일반적으로 심각성이 증가하지 않는다. 평생 감염성 심내막염 예방이 필요할 수 있다.

팔로4징후(tetralogy of fallot)

4가지 이상, 즉 폐동맥판 협착증, 우심실 비대, 심실중격 결손 및 대동맥 기승(overriding of aorta)이 팔로4징후를 구성한다. 이는 우심실 유출부의 발육부진이나 저형성으로 인해 초래된다. 우심장의 압력이 높아져서 우좌단락이 생기게 된다. 이는 청색증을 일으키는 가장 흔한 선천성 심장결손 중 하나이며, 모든 선천성 심장 질환 사례 중 약 5~10%를 차지한다.

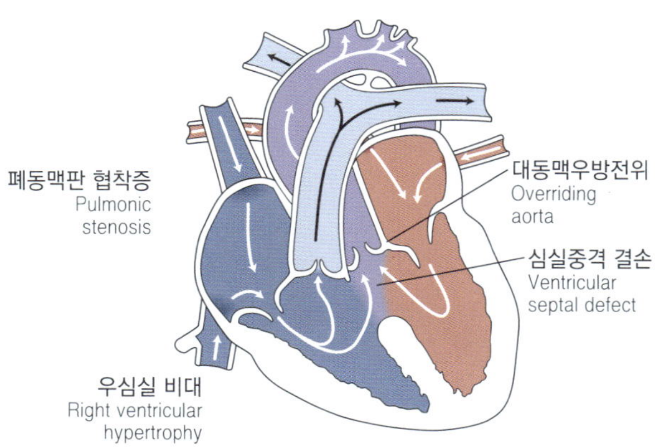

산소화되지 않은 혈류감소

산소화된 혈액과 산소화되지 않은 혈액의 혼합

임상적 징후

- 동맥관이 닫히면 영아는 저산소증과 청색증이 나타난다. 폐동맥판 협착 정도는 증상의 중증도를 결정한다.
- 적혈구증가증, 무산소 발작, 대사성 산증, 성장불량, 곤봉형 손가락 및 운동불내성이 발생한다.
- 결손을 교정하지 않은 유아는 전신 정맥혈의 심장으로의 귀환을 줄이기 위해 본능적으로 쪼그려 앉는 슬흉위 자세를 취한다(그림 17-8). 수축기 심장잡음이 폐동맥판 부위에서 들리며, 단일 S_2 심음이 들린다. 또한 떨림(thrill)이 폐동맥판 영역에서 촉지된다.

진단절차

- 흉부 방사선 사진에서 심장은 우심실 비대, 폐혈관 표식 감소 및 두드러진 대동맥으로 인해 부츠모양으로 보인다.
- 심전도에서는 우심실 비대를 보여준다.
- 심초음파에서는 VSD, 폐유출의 폐쇄, 대동맥기승, 폐동맥판 크기를 보여준다. 이 상태는 태아 심초음파로도 확인할 수 있다.
- 심도자술을 일반적으로 시행하지 않는다.
- 혈액 검사소견에서 헤마토크리트와 혈색소 수치가 증가하며, 응고시간이 길어진다.

임상치료

- 무산소 발작 관리를 실시한다. 대사성 산증이나 장기간의 무의식 상태가 나타나는지 아동을 모니터하는 것은 중요하다.

표 17-6 폐혈류를 감소시키는 선천성 심질환의 병태생리, 임상적 징후 및 임상치료(계속)

병태생리	임상적 징후 및 임상치료
	• 심한 결손이 적은 영아는 대부분 약 1~2세에 완전교정술을 받는다. • 무산소 발작이 발생하면 수술은 생후 3개월부터 시작될 수 있다. • 인공재료가 교정수술에 사용되면 감염성 심내막염 예방이 필요하다. • 예후: 모든 아동이 수술로 완치되는 것은 아니지만 대부분은 삶의 질이 개선되고 수명이 연장된다.
삼첨판 혹은 폐동맥판 폐쇄(tricuspid or pulmonary atresia) 삼첨판 폐쇄증(tricuspid atresia)에서는 삼첨판막이 완전히 막힌 상태로 우심방과 우심실 사이에 소통이 이루어지지 않는다. 폐동맥판 폐쇄증(pulmonary atresia)에서는 우심실에서 폐동맥으로 혈액이 흐를 수 있도록 하는 판막이나 통로가 없다(폐동맥판 협착증의 심한 형태). 우심실은 형성부전되어 작고 비기능적이다. 혈액은 난원공 개존을 통하여 심장의 왼쪽으로 흐른다. 삼첨판 폐쇄는 선천성 심장결손의 1~3%를 차지하는 반면, 폐동맥판 폐쇄는 1% 미만을 차지한다. 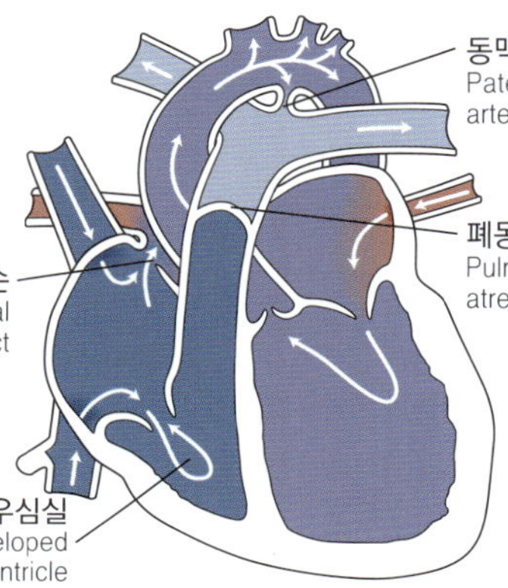 	**임상적 징후** • 출생 시 청색증이 있고 빠른호흡, CHF, 폐부종, 간비대, 산증, 무산소발작, 곤봉형 손가락, 적혈구증가증, 성장지연이 발생한다. • PDA로부터 연속적인 심장잡음이 폐동맥판 부위에서 들린다. 대동맥판 부위에서 단일 S_2 심음이 들린다. 폐동맥판 폐쇄증에서 거친 수축기 심장잡음이 들릴 수 있다. **진단절차** • 흉부 방사선 사진에서 심장은 정상 크기이거나 약간 확대되어 있다. • ECG에서는 우심방 비대를 나타낸다. • 경흉부 심초음파에서는 발육부전성 작은 우심실과 삼첨판이 보이고, 우심실 유출로가 보이지 않으며, 심방중격을 가로질르는 우-좌단락이 보인다. **임상치료** • 동맥관을 계속 열려있도록 하기 위해 즉시 Prostaglandin E_1을 투여한다. • CHF에 대한 치료가 필요할 수 있다. • 풍선 심방중격 절개술(balloon atrial septostomy)이 난원공의 크기를 증가시키기 위해 시행된다. • 혈전 색전증 및 감염성 심내막염 예방을 권장한다. • 예후: 아동은 부정맥 및 우심실부전의 위험이 증가한다.

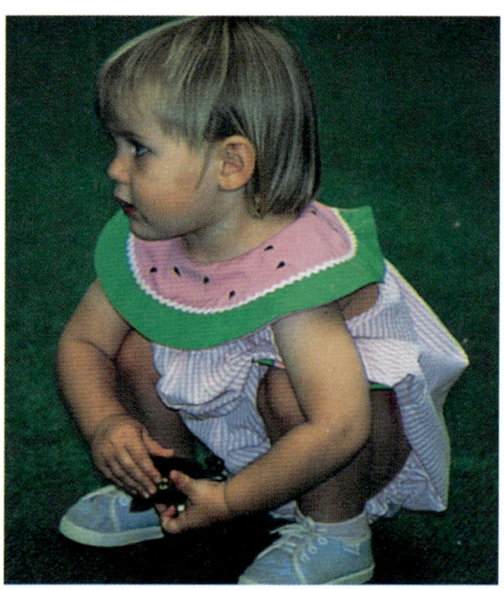

그림 17-6
폐혈류가 감소하는 결손을 교정하지 않은 아동은 무산소 발작을 완화하기 위해 쪼그리고 앉는다(슬흉위).
SOURCE: George Dodson/Pearson Education, Inc.

저산소혈증의 부작용 및 심장, 폐 및 뇌의 이차손상을 예방하는데 중요하다. 이러한 이유 때문에 가능하면 신생아기 또는 초기 영아기에 교정수술을 시행한다. 풍선 심방중격 절개술과 같은 완화술은 잠재적으로 치명적인 선천성 심장결손이 있고, 합병증 결손이 있는 영아의 삶을 보존하고, 영아의 교정 수술을 연기하기 위해서 생애 처음으로 수행될 수 있다. 이것은 영아에게 성장 기회를 제공하고 교정 수술의 성공을 향상시킨다. 그림 17-7에는 다양한 보존술(혈류를 위해 외과적으로 만든 통로)을 제시하였다. 울혈성 심부전은 적극적으로 치료한다.

삼첨판 폐쇄증, 폐동맥 폐쇄증, 대동맥 전위 및 동맥간증에서와 같이 동맥관의 폐쇄가 신생아 생명을 위협하는 쇼크를 일으킨다면, 동맥관을 재개방시키기 위해 prostaglandin E_1(PGE_1)을 처방한다. 이런 영아는 생존을 위해 동맥관 개존이나 폐 혈류 혹은 전신 혈류의 개선에 의존한다. PGE_1 치료는

표 17-7 혼합 결손 심장질환의 병태생리, 임상적 징후 및 임상치료

병태생리	임상적 징후 및 임상치료

대혈관전이(transposition of the great arteries, TGA)

이 질환에서 폐동맥은 좌심실의 유출로이며, 대동맥은 우심실의 유출로이며, 평행 순환을 만든다. 이 상태는 출생 시 생명을 위협하며, 초기 생존율은 동맥관 및 난원공이 열려있는 것에 따른다. 이 질환은 선천성 심장결손의 5~7%를 차지한다.

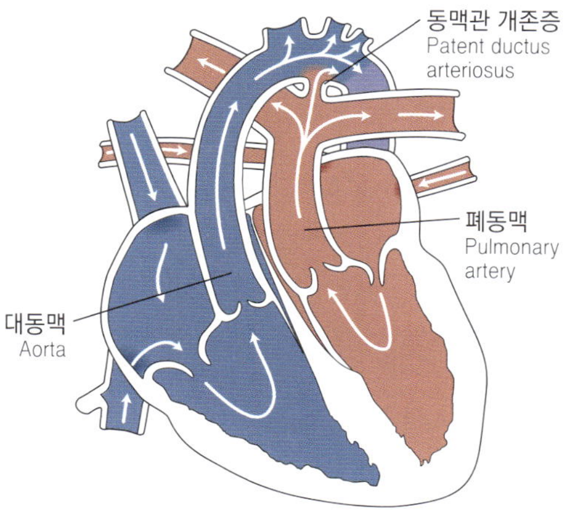

임상적 징후

- 청색증이 출생 직후 뚜렷이 나타난다. 저산소증 및 산증으로 진행한다. 청색증은 산소보충으로 개선되지 않는다. 그러나 큰 VSD가 있는 경우에는 청색증이 좀 덜 해 보인다.
- CHF가 즉시 발생하거나 며칠이나 몇 주 지나서 발생할 수 있다.
- 견축이나 호흡곤란 징후 없이 빠른호흡(tachypnea, 60회/분)이 자주 나타난다.
- S_2심음은 크다.
- 영아는 수유하는데 시간이 오래 걸리고 잦은 휴식기간이 필요한데, 그 이유는 빠른호흡과 피로 때문이다.
- 교정수술을 받지 않으면, 생후 2주부터 성장부진이 나타날 수 있다.

진단절차

- 흉부 방사선 사진에서는 심실이 확장되고 폐 혈관음영이 증가하여 좁은 상부 종격동에 전형적인 달걀모양의 심장이 보인다.
- 심전도에서는 우심실 비대가 나타난다.
- 심초음파에서는 심실에 연결된 대동맥의 비정상 위치 및 이와 관련된 결손을 볼 수 있다.
- 혈액검사 소견에서는 헤마토크리트와 헤모글로빈의 상승 또는 적혈구증가증과 산증이 나타난다.

임상치료

- 완화술을 시행할 때까지 동맥관 개존 상태를 유지하기 위해 Prostaglandin E_1을 투여한다. 저산소증이 심하면 산소를 투여한다.
- CHF는 이뇨제로 치료한다.
- 수술을 할 때까지, 산화된 혈액과 산화되지 않은 혈액이 혼합되도록 하는 첫 단계로서 신생아의 심도자술 중에 풍선 심방중격 절제술이 시행될 수 있다.
- 교정수술(동맥치환, arterial switch)은 대개 출생 후 1~3주 사이에 시행한다.
- 예후: 수술하지 않고 생존하는 것은 불가능하다.

동맥간증(truncus arteriosus)

단일 동맥 본체가 양쪽 심실을 모두 비우고 폐순환, 전신순환 및 관상순환을 제공한다. 단일 동맥의 분지가 혈액을 폐로 운반한다.

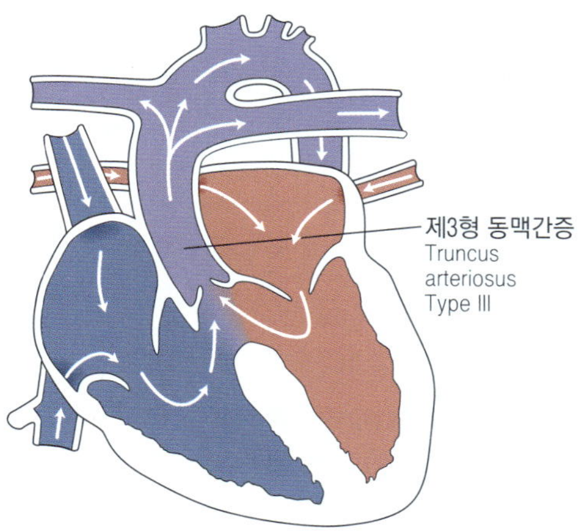

■ 산소화된혈액과 산소화되지 않은 혈액의 혼합

임상적 징후

- 청색증이 출생 직후에 발생한다. 청색증도 폐 혈류의 증가 상태이기도 하다. CHF는 출생 후 2주 이내에 발생하며, 징후로 빠른호흡, 호흡곤란, 견축, 피로, 수유를 잘못함, 성장불량 등이 나타난다. 또한, 적혈구증가증, 곤봉형 손가락, 맥압의 증가, 도약성 말초맥박, 맥압이 넓어지고, 잦은 호흡기 감염이 발생한다.
- VSD가 있으면 흉골하 경계부에서 심한 수축기 심장잡음을 들을 수 있다. 수축기의 예리한 심음은 심첨부와 폐동맥판 부위에서 청진할 수 있다.

진단절차

- 흉부 방사선 사진에서는 심비대, 대동맥 비대, 폐혈관 음영이 증가를 볼 수 있다.
- ECG에서는 좌우 심실비대를 볼 수 있다.
- 심초음파에서는 VSD, 아주 큰 단일 대동맥 및 한 개의 반월판막을 볼 수 있다.

임상치료

- **라스텔라 수술**은 VSD를 폐쇄하기 위해 출생후 일주일 이내에 시행하는데, 좌심실을 단일 큰 동맥으로 비우고 폐동맥 통로를 만들어 준다.
- CHF는 이뇨제와 디곡신으로 치료한다. 감염성 심내막염 예방은 평생 동안 필요하다.
- 예후: 장기적인 예후는 알려져 있지 않다. 심실성 부정맥이 발생할 수 있다. 아동은 경쟁이 치열하거나 심한 운동에 참여해서는 안 된다.

표 17-7 혼합 결손 심장질환의 병태생리, 임상적 징후 및 임상치료(계속)

병태생리	임상적 징후 및 임상치료
전폐정맥환류이상(total anomalous pulmonary venous return, TAPVR) 폐정맥은 우심방으로 혈액을 보낸다. 즉 폐정맥이 좌심방이 아니라 우심방으로 이어진다. 우심방에서 온 혼합된 혈액을 전신순환으로 전달하려면 난원공은 열려 있어야 한다. 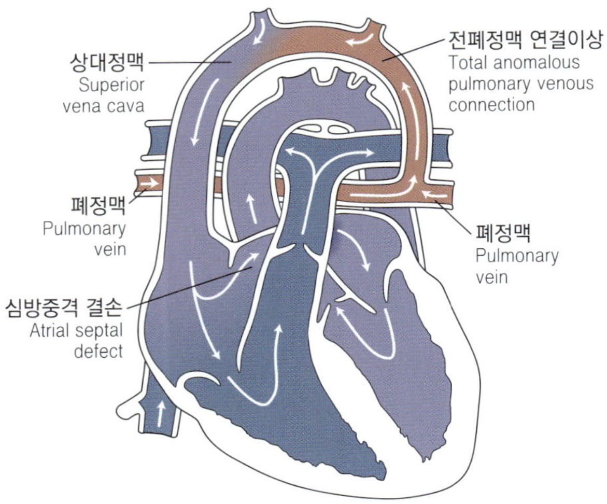	**임상적 징후** • 신생아 및 영아는 경증 청색증이 있고, 호흡이 빠르다. • CHF의 징후(빠른호흡, 호흡곤란, 빈맥 및 간비대) 및 폐부종이 발생하고, 성장불량과 잦은 호흡기 감염이 발생한다. • 전흉부 팽창(precordial bulge)을 촉진할 수 있다. • 폐동맥 폐쇄가 없는 경우, S_2 심음은 넓고 고정된 분할이 있다. • 박출성 심잡음과 말발굽 리듬을 청진할 수 있다. **진단절차** • 흉부 방사선 촬영사진에서는 우심방과 심실의 확대 및 폐혈관 음영 증가를 볼 수 있다. • ECG에서는 우심방과 심실의 비대를 볼 수 있다. • 심초음파에서는 확장된 우심방, 우심실과 함께 좌측 방실은 작으며 폐동맥 확장 및 난원공 개존이 나타난다. **임상치료** • 일부 신생아에서 동맥관 개존증을 유지하기 위해 Prostaglandin E_1을 제공한다. • CHF 치료에 이뇨제를 사용한다. • 좌측으로 혈류를 증가시키기 위해 풍선 심방중격 절개술을 시행할 수 있으므로, 영아가 안정될 때까지 수술을 지연시킬 수 있다. • 예후: 수술을 하지 않고 생존할 수 없다.

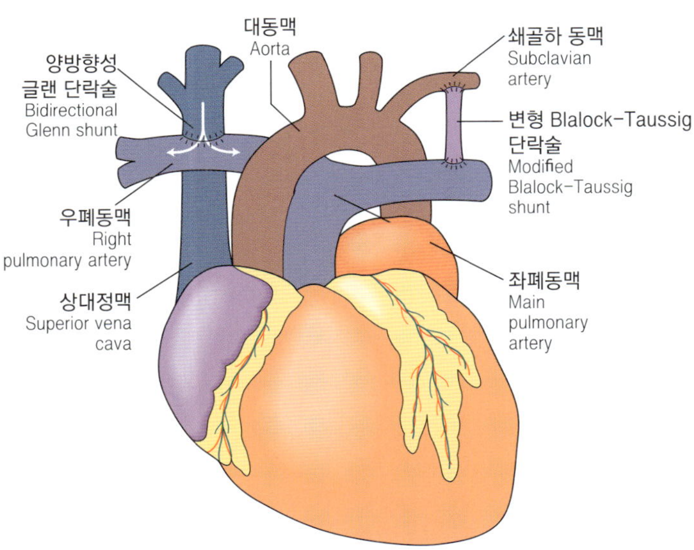

그림 17-7
보존술을 위한 변형 Blalock-Taussig 및 Glenn 단락술의 해부학적 위치

신생아가 진단평가 및 외과적 중재를 위해 심장 센터로 옮길 수 있는 시간을 제공한다. PGE_1에 대한 반응 시간은 결손의 유형에 따라 다양하다. 부작용으로는 호흡억제와 무호흡이 포함되므로 신생아를 면밀히 관찰하여야 하고 때로는 환기를 도와주어야 한다.

혈액이 너무 끈적이지 않도록 아동의 헤모글로빈 수준과 헤마토크릿 값을 모니터해야 한다. 혈액점도가 너무 높으면, 혈액 내에서 적혈구를 제거하여 적혈구증가증을 관리한다. 또한 이런 아동은 빈혈을 모니터해야 하는데, 헤모글로빈이 낮고 산소운반능력이 저하되면 견딜 수 없기 때문이다.

감염성 심내막염(infective endocarditis). 복합 심장결손이 있는 대부분의 아동은 수술하기 전이나 수술 후 6개월간 치과시술을 할 때 감염성 심내막염을 예방하기 위해 예방적 항생제 요법이 필요하다. 드문 경우이지만, 항생제 예방조치를 6개월 이상 지속하는 경우도 있다.

무산소 발작(hypercyanotic episodes). 무산소 발작은 적극적으로 치료해야 한다. 전신 혈관저항을 증가시키기 위해 영아를 슬흉위 자세를 취해준다(그림 17-8). 고통스러운 자극을 줄이고 영아를 진정시키기 위해 노력해야 하며, 산소를 보충해야 한다. 무산소 발작이 이러한 조치로 완화되지 않으면, 보다 더 적극적인 치료를 시도한다. 무산소 발작을 유발하는 호흡 중추와 과호흡(hyperpnea)을 억제하기 위해, 모르핀을 피하주사 혹은 근육주사한다. 대사성 산증이 있으면 치료한다. 아동이 빈혈이 있으면 조직으로 산소를 전달하기 위해 농축 적혈구

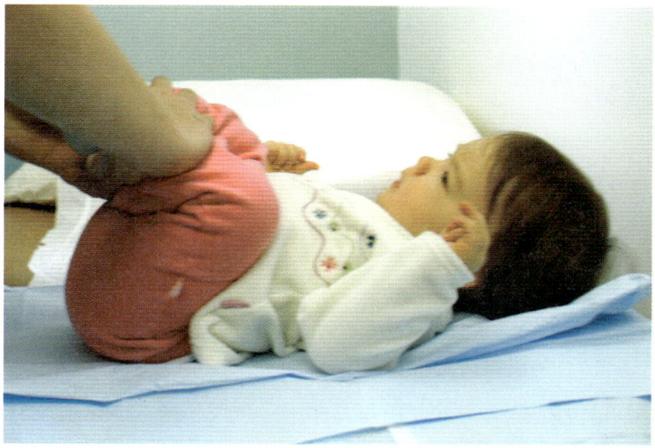

그림 17-8
무산소 발작이 있는 영아는 슬흉위를 취해준다. 이 자세는 하지의 전신 혈관 저항을 증가시킨다.
SOURCE: George Dodson/Pearson Education, Inc.

(packed red blood cells)를 투여하기도 한다. 모든 불쾌한 절차를 연기한다. 일단 무산소 발작이 발생하면 즉각적인 보존술이나 교정수술을 계획한다.

결과 및 예후. 선천성 심장질환이 있는 대부분의 아동은 IQ 점수가 정상이며 간단한 결손을 교정하면 아동은 정상적은 삶을 영위할 수 있다. 그러나 신경학적 손상은 여러 가지 이유로 발생할 수 있다. 울혈성 심부전 및 청색증과 같은 상태는 신생아 대운동 발달(gross motor development)에 영향을 미칠 수 있다. 선천성 혼합 심장결손이 있는 영아는 수술 전 신경학적 손상의 위험이 크다. 급속한 두뇌 발달이 일어나는 생의 첫 해에 영양섭취가 부족하게 되면 영아는 더 큰 위험에 처하게 된다. 일부 영유아는 뇌의 구조적 이상, 뇌 혈류의 비정상, 염색체 이상 및 뇌 허혈로 인해 신경 발달 문제의 위험에 처해 있다. 청색증이 있는 영아는 철분 결핍성 빈혈이 있으면 뇌졸중이 발생할 수 있다. 뇌졸중의 또 다른 원인은 우-좌 단락을 통해 전신 순환계로 들어가는 색전이다.

간호과정

입원 아동의 간호과정은 PGE_1 치료(신생아에만 해당되고 완화술이 시행될 때까지 사용함)를 관찰하며 무산소 발작을 치료하고, 수술 후 관리를 하는데 중점을 둔다. 또한 간호과정에는 초기 또는 이후의 수술이 시행될 때까지 가정에서 아동을 돌보는 부모를 지원하는 것을 포함한다. 즉, 부모의 불안을 줄이거나, 적절한 영양섭취 지침을 제공하고, 부모가 아동의 상태에 대한 질병의 징후 및 예후를 인지하도록 도와 응급처치에 대한 계획을 수립함으로써 부모를 지원한다.

간호사정과 간호진단

수술 전 생리적 사정

PGE_1 치료를 받는 영아의 심혈관 상태는 신생아 중환자실에서 면밀히 모니터해야 한다. 활력징후를 측정하고, 심장리듬, 피부색깔, 말초맥박, 모세혈관 재충전시간을 사정한다. 초기 치료 후 산소포화도가 증가하고 산증이 감소할 때 활력징후 및 색깔의 개선 징후를 관찰하고 뿐만 아니라 부작용도 관찰한다. 경우에 따라서 이런 영아는 기관내 삽관과 인공호흡이 필요하다. 이런 영아는 CHF의 위험이 있으므로 빈맥, 빠른 호흡, 수포음, 거품이 있는 분비물, 배뇨량이 적음, 폐부종 등이 있는지 추가로 모니터한다.

수술 이전이나 수술단계 사이사이에 규칙적으로 영아나 아동의 성장을 사정하고, CHF 상태를 모니터하며, 점진적으로 악화되는 심장징후가 있는지 사정한다. 표 17-2의 사정 안내지침을 사용하여 생리학적 상태를 모니터한다. 이런 아동은 성장 문제의 위험이 있으므로 신장, 체중 및 머리둘레를 측정한다.

교정술을 받지 않은 아동은 아침에 혹은 고위험 시간에 청색증이 증가하는 징후를 조심스럽게 관찰해야 한다. 두통, 현기증, 과민성 및 마비와 같은 적혈구증다증과 연관된 혈전 색전증의 신경징후에 대하여 관찰한다. 청색증성 심장결손이 있는 학령기 아동은 곤봉형 손가락과 발가락이 나타날 수 있다.

수술 후 사정

아동은 수술 후 집중치료실에서 간호를 받는다. 비디오 흉강경 수술을 받은 아동은 마취회복실에서 간호를 받거나 당일 퇴원하는 경우, 단기입원병실에서 간호를 받는다. 아동을 일단 일반병동으로 이송하면, 아동의 심장 기능을 모니터한다. 활력징후를 측정하고, 맥박 산소측정, 피부색깔, 모세혈관 재충전에 의한 피부의 관류, 말초 맥박 등을 평가한다. 수술 후 수분 섭취량과 배설량을 모니터하는 것은 중요하다. 갑자기 맥박과 호흡이 지속적으로 증가하고 말초부위 관류감소가 나타나는 것은 출혈의 징후일 수 있다. 기흉이나 울혈성 심부전의 발생을 나타낼 수 있는 호흡곤란 징후가 있는지 확인한다.

심리사회적 사정

부모가 정보와 정서적 지지를 원하는지에 대해 사정한다. 경우에 따라서는 영아의 출생 시에 처음으로 영아의 상태를 확인하기도 한다. 하지만 선천성 심장결손은 태아 초음파나 심초음파로 확인되는 경우도 있다. 부모는 자신의 아이가 건강하지 않다는 것에 영아의 상태와 예후에 대해 매우 염려할 수 있다.

폐동맥 혈류가 감소된 아동에게 적용할 수 있는 간호진단의 예는 다음과 같다.

- 심실 제한과 폐쇄된 유출과 관련된 심박출량 감소
- 폐에서 여과되지 않은 혈액 내 세균과 세균성장을 촉진하는 혈액단락이 발생하는 부위와 관련된 감염의 위험
- 완화술이나 교정술과 관련된 급성통증
- 만성질환을 앓고 있는 아동의 돌봄과 관련된 돌봄제공자 역할 긴장
- 청색증 및 활동 시 호흡곤란 관련된 활동 지속성 장애
- 중증 저산소혈증과 관련된 발달지연의 위험
- 예측 불가능한 무산소 발작의 사정과 관리: 치료적 요법의 복잡성과 관련된 비효과적 가족 건강관리

계획과 수행

수술 전 아동의 가정간호

팔로4징후 및 기타 결손이 있는 영아는 초기에 가정에서 관리하는데, 영아가 성장하면 수술결과를 잠재적으로 향상시킬 수 있다. 하지만 부모는 대개 수술을 수행하기 전에 기다려야 하기 때문에 불안해한다. 부모에게 정보를 제공하고 가정에서 자녀를 돌보는 방법을 교육한다. 이들 많은 아동이 영양보충이 필요하고 응급상황에 대비한 산소공급이 필요하다. 이런 아동은 산소화가 되지 않은 혈액과 산소화된 혈액이 혼합되어 있기 때문에 항상 산소포화도가 낮은 상태를 유지하며, 일상적인 산소보충을 하여도 산소포화도 수준을 개선하는데 효과적이지 못하다.

발달 촉진하기

CHF를 동반하거나 혹은 동반하지 않는 청색증의 경우, 종종 영아의 대근육 운동능력을 지연시키는 결과를 초래한다. 부모는 청색증의 정도가 아동의 두뇌에 손상을 일으킬까 걱정한다. 발달 전문가로 하여금 부모가 자녀를 위한 현실적인 발달 목표를 세울 수 있도록 돕기 위해 지역사회기반 조기중재 프로그램을 소개하도록 한다.

부모가 영아를 가능한 정상처럼 취급하도록 격려한다. 경증의 청색증성 병변이 있는 아동은 활동을 조절할 필요가 없다. 중등도 이상의 중증 질환이 있는 아동은 어려움 없이 몇 분 동안 울음을 참을 수 있어야 한다.

무산소 발작에 대한 간호

무산소 발작(hypercyanotic episodes)은 즉시 치료하지 않으면 치명적이다. 무산소 발작 시에 영아는 점점 더 저산소 상태가 되고, 몸을 가눌 수 없으며, 의식을 잃게 된다. 또한 발작을 하거나 뇌졸중이 나타나거나 사망할 수 있다. 무산소 발작은 보통 2~4개월의 영아에게서 흔히 발생한다. 부모에게 청색증이 악화되는 징후를 관찰하도록 교육한다. 특히 아침에 청색증이 악화되는 징후는 무산소 발작의 시작을 알리는 신호이다. 일부 가족에게 산소포화도 측정기를 제공하여 매일 산소포화도를 측정하도록 할 수 있다. 아동의 기본적인 산소포화도 수치를 알고 있는 것은 응급상황을 암시하는 변화를 부모가 알아차리게 도와주므로 중요하다.

무산소 발작의 초기 관리 지침을 제공한다. 부모는 구급차를 부르고, 영아를 진정시키고 안심시켜야 한다. 영아에게 슬흉위를 취해 주어야 하며, 영아의 얼굴을 부모의 가슴에 기대게 하고 끌어안는다. 한쪽 팔은 영아의 무릎 아래에 놓고, 다리를 접어 영아의 가슴을 향하도록 하여 안고, 다른쪽 팔을 사용하여 영아의 등을 지지해야 한다. 혹은 영아를 앙와위로 눕히고 무릎을 굽혀 가슴에 닿게 한다(그림 17-8 참조). 산소가 있다면, 영아가 더 이상 동요하지 않게 산소를 공급한다. 집에서 아무것도 사용할 수 없는 경우, 응급구조사가 응급실로 이송하는 동안 산소를 투여할 것이다.

질병 관리

이런 아동에게 질병의 징후가 있으면 즉시 의사에게 보고하도록 부모를 교육한다. 발열은 대사율을 증가시키고 심장에 더 많은 스트레스를 유발한다. 구토와 설사는 탈수증을 유발할 수 있다. 특히 CHF로 인해 이뇨제로 이미 치료한 아동이나 혈액이 훨씬 더 끈적거리게 되어 잠재적으로 혈전을 일으킬 위험이 있는 적혈구증가증이 있는 아동에게는 특히 위험하다. 해열제와 체액량 공급으로 적극적인 관리가 필요하다.

감염성 심내막염(infective endocarditis)의 징후, 즉 미열, 피로 및 불쾌감(malaise) 등이 나타나는지 아동을 관찰하도록 부모를 교육한다. 이런 증상이 수술이나 고위험 시술 후 2개월 이내에 발생하면 담당 의사에게 알려야 한다. 아동이 예방적 항생제 주사를 맞아야만 하는 필요성에 관해 부모를 교육한다.

부모는 청색증이 있는 아동과 함께 여행을 다닐 수 있지만, 고도가 높은 지역으로 데려가야 하는 경우에는 담당 의사와 상담하도록 한다. 비행기로 여행할 때는 산소보충이 필요할 수 있다.

영아 및 아동에 대한 병원 기반 간호

신생아 간호

PGE_1을 지속적으로 주입 받는 신생아의 중심정맥선이나 배꼽 또는 말초정맥선을 모니터하고 조심스럽게 유지한다. 영아에게 프로스타글란딘 치료의 부작용, 즉 피부혈관 확장, 서맥, 빈맥, 저혈압, 발작, 발열, 무호흡 등이 나타나는지 관찰한다. 무호흡의 경우에 대비하여, 기도삽관 장비와 인공호흡 백과 마스크를 침상 옆에 준비해 둔다. 저혈압을 조절하기 위해 정맥주사액을 준비해 두도록 한다.

수술 전 아동간호

무산소 발작을 예방하기 위해 불쾌감이나 불안감을 유발하는 시술을 하지 않도록 한다. 무산소 발작이 발생하면 앞에서 설명한 치료 지침을 따르도록 한다. 이러한 절차가 효과적이지 않고 무산소 발작이 지속되면 즉시 의사에게 보고하여 추가 지시명령을 받도록 한다.

임상간호 시 주의점

폐 질환이나 중추신경계의 장애로 인한 청색증일 때는 울게 되면 청색증이 호전될 수 있다. 청색증을 유발하는 심장결손이 있는 아동이 울면 대개 청색증이 악화된다. 이렇게 우는 것은 것은 피로를 초래하고 추가적으로 저산소증을 일으킬 수 있으므로 오랫동안 울게 해서는 안 된다.

수술 후 아동간호

수술 후 출혈은 적혈구 증가증이 있는 아동에게는 잠재적 위험이 있다. 왜냐하면 출혈시간이 길고 혈소판 수치가 낮기 때문이다. 수액 및 이뇨제는 우심실의 전부하를 유지하기 위해 사용하고, 심장수축약물은 심박출량을 지원하기 위해 사용한다.

아동이 일반 간호병동으로 돌아온 후에 제공되는 간호는 이미 설명한 폐혈류 증가에 대해서 수술을 받은 아동에게 제공된 간호와 동일하다.

평가

간호의 기대되는 결과는 다음과 같다.

- 무산소 발작이 있는 아동에게 적절한 응급 처치가 제공된다.
- 부모는 효과적으로 탈수와 혈전색전증을 예방하기 위해 집에서 질병 및 발열을 관리한다.
- 가족은 자녀의 상태와 다른 가족의 요구에 대한 스트레스에 대처한다.
- 수술 후 대근육 운동, 소근육 운동 및 언어기술의 점진적인 발전을 보여준다.

전신혈류 폐쇄결손

병태생리

해부학적 협착(판막을 좁히고, 판막주변 혹은 발부위에 큰 혈관의)은 혈류를 방해하여 좌심실에 압박을 가하여 심박출량을 감소시킨다. 협착이 심할수록 전신순환에 대한 혈류는 더욱 막힌다. 심한 좌심유출로 폐쇄 혹은 좌심실 기능장애가 있는 신생아는 종종 심박출량 저하 및 쇼크가 발생한다.

임상적 징후

이러한 선천성 심장결손의 임상적 징후는 심박출량 감소와 관련된 증상으로, 맥박 감소, 좋지 않은 혈색, 모세혈관 재충전 시간 지연 및 배뇨량 감소 등이다. 혈액은 폐쇄된 곳을 통과하여 이동할 수 없기 때문에 좌심장으로 역행하여 폐로 들어오게 되어 울혈성 심부전 및 폐부종을 일으킨다. 폐쇄가 경미한 경우에 아동은 다리 경련과 함께 손보다 발이 더 냉하고, 하지보다 상지에서 맥박이 더 강하고 혈압이 더 높다. 위장관으로 혈액 공급이 감소하면 괴사성 장염이 생길 수 있다(전신혈류를 방해하는 선천성 심장결손에 대한 병태생리, 임상적 징후 및 임상치료에 대해서는 표 17-8 참조).

임상적 조언

혈압은 상지보다 하지에서 보통 10~15mmHg 더 높은데, 아동이 대동맥 축착, 전신혈류를 방해하는 결손이 있으면 상지보다 하지의 혈압이 더 낮을 수 있다.

협력적 관리

중대한 좌심유출 장애 또는 좌심실 기능장애가 있는 신생아는 심박출량 저하와 쇼크가 발생할 수 있다. PGE_1과 수축촉진제는 폐쇄가 완화되거나 심실기능이 향상될 때까지 전신순환을 유지하는데 필요하다.

간호과정

대동맥판막 협착증과 대동맥 축착증이 있는 아동은 본 장의 앞부분에서 폐혈류를 증가시키는 선천성 심장결손의 간호관리에 따라, 형성부전 좌심증후군이 있는 영아는 폐혈류 감소를 유발하는 결손 및 혼합 결손의 간호과정에 따라 간호를 받아야 한다.

형성부전 좌심증후군과 같은 치명적인 결손이 있는 아동의 부모는 태아초음파 검사 중에 진단을 받더라도 자녀를 위한 최선의 치료를 결정해야 한다는 강한 압력을 받고 있다. 이런 질병상태는 치유법이 없으므로 개인 상황에 가장 적합한 결정을 내려야 한다. 부모와 다음 정보를 공유하여 의사결정을 위한 충분한 정보, 즉 치료 선택 및 관련 사망률, 생존 아동에게 필요한 집중적인 치료, 신경인지 및 신경발달장애의 가능성, 알려지지 않은 장기간의 생존 등의 정보를 얻도록 한다. 이 기간 동안 부모를 돕기 위해 다른 가족, 성직자 또는 사회 복지사의 지원을 찾아본다. 영아의 심장이식은 대개 가능하지 않다. 부모가 안위 혹은 완화간호를 선택하면 PGE_1과 같은 중재를 중단하고 영아에게 적절한 진통제와 안위를 제공한다. 신생아는 호스피스 지원 서비스를 받으면서 가정에서 치료할 수 있다.

표 17-8 전신혈류를 방해하는 심장질환에 대한 병태생리, 임상적 징후, 임상치료

병태생리 | **임상적 징후, 진단절차 및 임상치료**

대동맥판 협착(aortic stenosis)

대동맥판막의 협착은 혈류를 막아 전신순환을 방해한다. 협착은 파막 아래, 판막에서 혹은 판막 위에서 발생한다. 이 결손은 보통 이첨판(bicuspid valve)과 관련이 있으며, 오히려 삼첨판(tricuspid valve)은 정상이다. 판막 전후의 압력경사는 일반적으로 급격한 성장 기간 동안 심박출량의 증가와 관련하여 증가하고 판막은 비슷한 속도로 성장하지 않기 때문이다. 좌심실은 좁아진 판막개구부를 통해서 혈액을 강제로 밀어내야 하므로 비대하게 되고, 이는 점차적으로 좌심부전으로 진행될 수 있다.

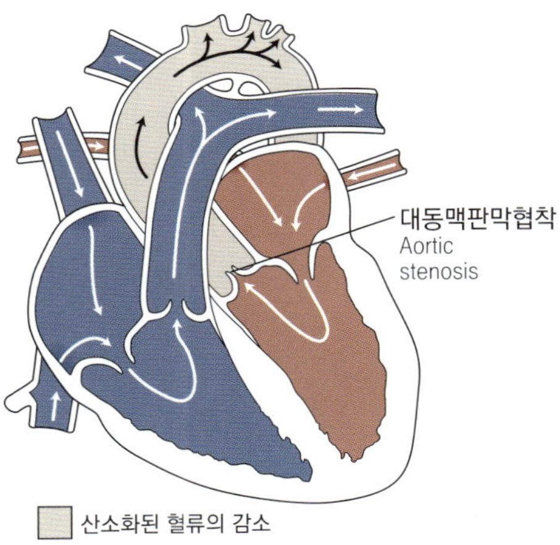

임상적 징후

- 영유아 및 학령전기 아동의 대부분은 증상이 없으며 정상적으로 성장 · 발달한다.
- 일부 신생아는 출생 시 치명적인 대동맥 협착증이 발견된다. 중증 협착증이 있는 영아에게서는 CHF가 발생한다.
- 혈압은 정상이지만 맥압이 좁게 나타날 수 있다. 말초맥박이 약할 수 있다. 때때로 아동은 운동 후에 흉통과 호흡곤란을 호소하지만, 운동 불내성은 흔하지 않다. 실신과 현기증은 중재가 필요한 심각한 증상이다.
- 수축기 심장잡음과 진동은 대동맥판막 부위에서 청취되며 목으로 전달된다. 심박출 소리가 들릴 수 있다. 중증 대동맥 협착증이 있는 경우 S_2의 분리음이 들릴 수 있다. 대동맥판 폐쇄부전은 중재 후에 초래될 수 있는데, 승모판 근처 흉골의 좌측 경계를 따라 점차 약해지는 고음의 이완기 심장잡음을 유발한다.

진단절차

- 흉부 방사선 사진은 대개 정상이지만, 중증이면 좌심실과 대동맥의 약간의 돌출이 보일 수 있다. 상행대동맥의 확장이 보일 수 있다.
- ECG는 대개 경증에서는 정상이지만 중증 AS에서는 경미한 좌심실비대를 보일 수 있다.
- 심초음파는 판막 첨의 수, 대동맥판막 앞뒤의 압력경사, 대동맥의 크기를 나타낸다.
- 운동검사는 아동의 현재 폐쇄 정도를 확인하고 허용 가능한 운동을 결정하기 위해 무증상 아동에게 사용한다.

임상치료

- 치명적인 대동맥판막 협착증이 있는 신생아는 대동맥판막이 확장될 때까지 동맥관의 개존을 유지하기 위해 PGE_1의 투여가 필요하다.
- 풍선 판막 성형술이나 외과적 판막절개로 대동맥판막을 성공적으로 확장할 수 있다.
- 외과적 치료는 보존적 치료이다.
- 예후: 증상이 있는 아동에게서, 특히 격렬한 운동을 하는 동안 흉통, 실신, 돌연사가 발생할 수 있다. 협착증은 중재 후 재발할 수 있으며 판막이 석회화 될 때 악화될 수 있다. 성인이 되면 판막교체가 필요하며, 대개 평생 동안 항응고요법이 필요하다.

대동맥 축착증(coarctation of aorta)

하행대동맥이 대개 동맥관(ductus arteriosus)이나 좌쇄골하동맥 근처에서 좁아지거나 수축이 있어 전신혈류를 차단한다. 이 결손은 비교적 흔하게 볼 수 있으며, 선천성 심장질환을 앓는 아동의 8~10%에서 발생하며, 남아와 여아의 비율은 2:1이다. 이와 흔하게 관련된 결손은 대동맥 협착이다.

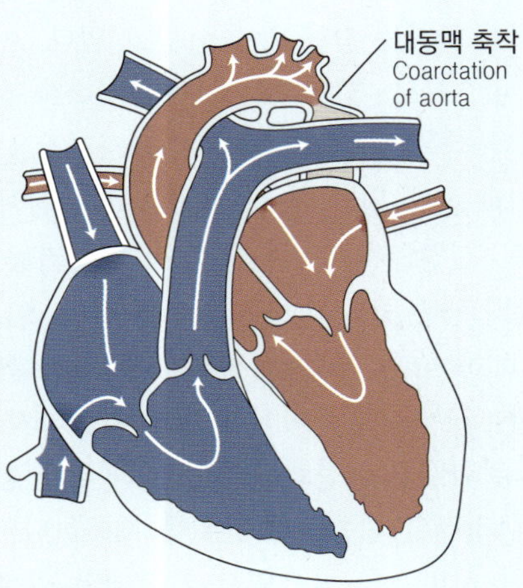

임상적 징후

- 많은 아동이 증상을 나타내지 않고 정상적으로 성장한다. 하행대동맥을 통한 혈류 감소는 하지의 혈압을 낮추고 상지, 목 및 머리의 혈압을 높인다. 상완맥박과 요골맥박은 대개 힘차게 뛰지만 대퇴맥박은 약하거나 촉진할 수 없다. 학령기 아동은 운동 후에 다리의 허약감과 통증을 호소할 수 있다.
- 수축이 심한 영아는 동맥관이 닫힐 때 하지의 청색증, 심부전 및 쇼크 징후를 나타낼 수 있다. 신부전 및 괴사성 장염이 발생할 수 있다.
- 수축이 중간 정도인 영아는 수유를 잘 하지 못하고, 음식을 회피하거나 제한적으로 음식을 섭취하고(무럭무럭 자라지 못함) 호흡노력이 증가한다. 이들은 CHF로 진행할 수 있다.
- S_2심음은 청진 시 크고 하나로 들린다. 수축기 분출 심장잡음은 흉골의 우상단, 좌중간이나 아래 경계부에서 들릴 수 있다. 진동을 흉골상절흔(suprasternal notch)에서 촉진할 수 있다.

진단절차

- 흉부 방사선 촬영 사진에서 심비대, 폐정맥 울혈, 하행 대동맥의 압흔을 확인할 수 있다. 늑골절흔(방사선 사진에서 측부혈관으로부터 늑골의 부드러운 윤곽의 변화가 명백함)은 10세 이전에는 거의 볼 수 없다.
- ECG에서는 좌심실 비대를 보이고 심한 경우에는 우심실 비대가 보일 수 있다.
- 심초음파는 대동맥의 크기와 실제 축착의 크기를 측정할 수 있으며, 대동맥판막과 좌심실의 기능을 평가한다.
- CT 스캔과 MRI는 대동맥궁과 측부순환에 대한 영상이 잘 보일 뿐만 아니라, 축착 부위를 볼 수 있다.

임상치료

- 증상이 있는 신생아에게는 PGE_1을 주사하여 동맥관을 다시 개방시켜 하지로의 혈류 이동을 촉진한다. 울혈성 심부전의 예방치료는 수축촉진약물, 이뇨제 및 산소로 시작할 수 있다.
- 스텐트를 설치하는 풍선 확장술은 일부 의료기관에서 수행된다. 외과적 절제술은 대개 초기에 축착의 위험을 줄이기 위해 선택한다.
- 일부 아동에게서 고혈압이 지속되는 경우가 있는데, 이때는 반드시 치료해야 한다.
- 예후: 풍선 확장술과 외과적 절제술은 보존적 방법이며, 이 2가지 방법 중 어떤 것을 선택하든 축착의 재발은 6~33%이다.

표 17-8 전신혈류를 방해하는 심장질환에 대한 병태생리, 임상적 징후, 임상치료(계속)

병태생리	임상적 징후, 진단절차 및 임상치료
형성부전 좌심증후군(hypoplastic left heart syndrome) 승모판과 대동맥판막의 부재(absence) 또는 협착(stenosis)은 좌심실과 대동맥궁이 비정상적으로 작은 것과 관련이 있다. 이러한 결손에서는 대동맥 축착의 빈도가 높고 종종 뇌의 이상이 공존한다. 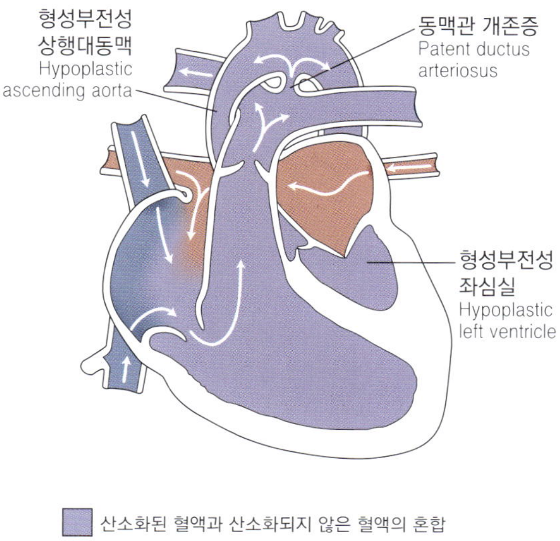	**임상적 징후** • 출생한 후 동맥관이 폐쇄되고 몇 시간 내에 신생아는 점차적으로 청색증이 진행되고, 빈맥, 빠른호흡, 호흡곤란, 건축 및 말초맥박 감소 등이 발생한다. • 말초관류 불량, 호흡곤란, 폐부종 및 CHF가 결국 쇼크, 대사성 산증으로 이어지고 중재를 하지 않으면 사망하게 된다. • S_2심음이 크게 하나로 들리고, 종종 어떤 심장잡음도 들리지 않는다. **진단절차** • 흉부 방사선 사진에서는 심비대와 폐정맥 울혈을 볼 수 있다. • 심초음파에서는 좌심실이 작고, 우심실이 확장된 것을 볼 수 있다. 태아 심초음파에서도 이 상태를 진단할 수 있다. • 수술 전에 종종 유전적, 안과적 및 신경학적인 평가를 수행한다. **임상치료** • 동맥관의 개존을 유지하기 위해 출생 후 즉시 Prostaglandin E_1을 투여한다. • 기관내 삽관과 인공기계환기를 적용하며 산소를 보충한다. 대사성 산증을 치료한다. • 외과적 치료 옵션(Norwood 시술 및 Sano 시술) 혹은 심장이식술을 한다. • 예후: 중재를 하지 않으면 생존이 불가능하며, 생애 첫 해의 사망률은 29%에 이른다. 그러나 일부 영아는 수술 도중에 사망한다.

울혈성 심부전

울혈성 심부전(congestive heart failure, CHF)은 심장기능이 손상되어 심박출량이 신체의 순환욕구 및 대사욕구를 지원하기에 적절하지 못한 장애이다. CHF는 폐동맥 혈류가 증가하거나 전신혈액 유출로가 막히는 선천성 심장결손으로 초래된다. 다른 원인으로는 심수축 문제 및 부정맥, 심장의 고박출량을 필요로 하는 병리적 상태(즉, 심한 빈혈, 산증 또는 호흡기 질환) 혹은 후천성 심장병(예: 심근병증이나 Kawasaki병) 등이 있다.

병태생리

선천성 심장결손과 관련된 혈액량 과부하는 영아 CHF의 가장 흔한 원인이다. 이런 병태생리가 있는 많은 영아가 생후 6개월 이내에 CHF가 발생한다. 일부 결손에서는 혈액이 단락을 통해 좌심에서 우심으로 이동하는데, 이때 좌심실이 수축하여 여분의 혈액이 대동맥판막을 통과하지 않고 박출된다. 이는 폐시스템을 과부하시키게 되고, 이것이 오래되면, 폐동맥 고혈압(pulmonary artery hypertension)으로 이어질 수 있다. 폐동맥고혈압은 대개 치명적인 폐혈관 저항을 초래하는 돌이킬 수 없는 상태이다. 폐쇄성 선천적 결손(예: 폐동맥판 협착증이나 대동맥판 협착증)은 혈류를 제한하므로 심실이 비대해지고 이러한 구조를 통해 혈액을 강제로 박출하려면 심장은 더욱 힘이 든다. 결국 심근은 이런 요구를 따라갈 수 없다. 생애 첫 몇 개월 동안 울혈성 심부전을 일으킬 수 있는 선천성 심장결손의 예로는 형성부전성 좌심증후군, 대동맥 폐쇄, 대혈관 전위, 대동맥 축착증, 심실중격 결손, 심방심실관(atrioventricular canal) 및 삼첨판 폐쇄증 등이 있다.

심박출량이 충분하지 않으면, 혈압이 떨어지고, 신체의 기관과 조직에는 적절한 산소가 공급되지 않는다. 교감신경계가 활성화되고 카테콜아민이 방출되어 빈맥, 심근수축력 강화 및 심장으로 혈액을 되돌리려는 평활근의 긴장도 증가 등을 초래한다. 또한 교감신경계는 신장으로 가는 혈류를 감소시켜 레닌(rennin), 안지오텐신(angiotensin), 알도스테론(aldosterone)의 방출을 촉진한다. 나트륨과 체액을 보유하게 되고 순환용량이 증가한다. 심근은 혈류증가와 수축력을 관리하기 위해 일시적으로 신장된다. 이러한 생리적 반응은 CHF가 진행되고 심근이 최대한 신장되어도 심박출량을 유지하지 못하고 혈압을 유지할 수 없다. 궁극적으로 심근은 증가된 심실용량을 수용하기 위해 심근섬유를 더 이상 신장시킬 수 없으며 수축력은 감소한다. 이것은 점진적으로 전신부종과 폐울혈을 초래하게 된다. 처음에는 좌심부전이나 우심부전이 발생하지만 궁극적으로 좌

건강증진 및 건강유지 개요 선천성 심장질환이 있는 청소년

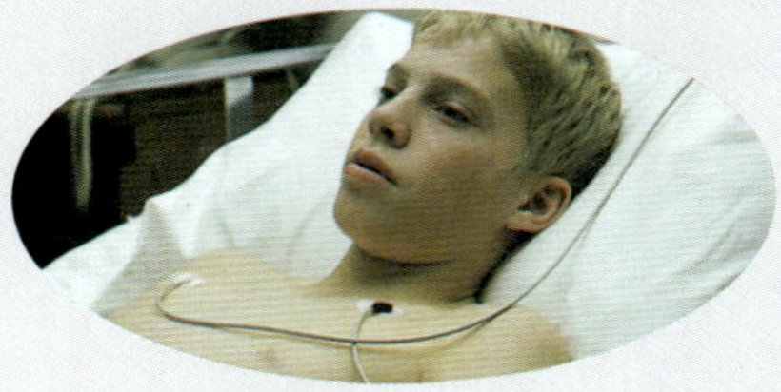

질병예방 전략

- 청소년이 매년 독감 예방접종을 포함하여 모든 예방접종을 마쳤는지 확인한다.
- 필요에 따라 치아를 세정하고 충치를 복구하기 위해 1년에 두 번 치과를 방문하도록 권장한다. 청소년이 이를 알고 있는지 확인하는 것은 심내막염의 위험을 감소시키는 한 가지 방법이다.
- 청소년은 일반적인 건강 및 질병 관리를 위해 건강관리센터에 다니고 있는지 확인한다. 건강검진 권장 스케줄에 따라 적절한 건강검진을 제공한다.
- 성 건강과 피임을 위한 적절한 관리가 이루어지도록 여성 청소년이 부인과 관리(gynecologic care)를 시작하도록 격려한다. 예를 들어, 에스트로겐을 함유한 피임약은 정맥 혈전증의 위험 때문에 청색증이 있거나, 기계적 인공심장판막 삽입술을 하였거나 또는 Fontan순환 시술을 받은 여성에게 권장하지 않는다. 모성과 태아의 위험을 줄이기 위해 임신 중에는 특별한 관리가 필요하다는 것을 청소년이 이해하고 있는지 확인한다.
- 흡연, 음주 및 마약 사용 그리고 비보호 성관계와 관련된 건강위험에 관하여 상담한다.

영양

- 청소년이 영양가 있는 식사와 스낵을 섭취하도록 하여 심기능에 스트레스를 줄 수 있는 과도한 체중증가를 피하도록 격려한다.
- 적혈구증가증이 있는 청소년은 수화상태를 유지하기 위해 충분한 물을 마셔야 한다.

신체활동

- 레크리에이션 운동 및 신체활동에 대한 지침을 제공하기 위해, 선천성 복합 심질환을 앓고 있는 모든 청소년에게 러닝머신이나 자전거의 단계별 운동 검사에 대한 개별 평가를 실시하고, 목표 심박수를 정하여 운동 처방을 제공해야 한다. 새로운 증상이나 임상상태의 변화가 발생하면, 운동검사를 다시 해야 한다.
- 청소년이 선호하는 운동과 활동 수준 그리고 허용된 운동 및 활동 수준에 대한 청소년의 신념에 대해 질문한다. 장기적인 건강을 위한 신체활동의 중요성을 분명히 설명한다. 격렬한 업무 및 스포츠 참여와 같은 활동이나 기타 제한 사항에 대해 토론한다[일부 스포츠에서 사용되는 몸으로 차단하기(body blocking)는 심장박동조절장치를 삽입한 청소년은 피해야 한다].

심내막염의 위험 및 예방

- 감염성 심내막염의 위험이 높은 청소년의 경우, 심내막염의 발생 원인이 될 수 있는 상황에 대해 토론한다. 즉, 바디 피어싱, 문신, 침술, 전기분해, 치과진료, 피임을 위한 자궁내 장치, 다양한 진단 시술 및 수술, 불법적인 주사약물 사용 등에 대해 토론한다. 청소년에게 심내막염의 징후와 증상에 대해 교육하여 신속하게 치료를 받을 수 있도록 한다.
- 예방적 항생제 사용에 관해 교육하고, 예방적 항생제 사용을 해야 하는 경우, 심장상태에 관해 모든 의료진에게 알릴 필요성에 대해 교육한다.

정신건강 및 영적 건강

- 청소년과 그들의 정체성, 즉 자신은 수술 흉터가 있고, 동료들보다 키가 더 작고, 신체적으로 활동적이지 못하며, 병원을 자주 방문해야 하는 것 등에 관해 함께 이야기한다.
- 질병의 경과와 결과에 대해 심각한 불확실성이 있을 수 있으므로 미래에 대해 우려하는 바를 청소년과 함께 토론한다.
- 상담의 필요성을 확인하고 의뢰하며, 필요하면 선천성 심장병이 있는 비슷한 또래의 청소년으로 구성된 지지집단에 의뢰한다.

환자 교육

- 청소년 시기 건강관리에 대한 책임이 부모에서 본인으로 전환되어 성인기 건강관리로 이행되는 과정이 시작된다. 선천성 심장결손의 특정 양상, 수행된 수술 및 그에 따른 증상의 유형에 대해 청소년을 대상으로 교육을 제공한다. 의사에게 통보해야 하는 특정 증상에 대한 정보를 제공한다. 이전 교육은 부모를 대상으로 한 것임을 기억한다. 이전의 수술로 심장이 정상이 되었다라고 오해하고 있다면 바로잡는다.
- 다른 의료진(예: 외과의사, 치과의사, 다른 의료 전문가)를 방문할 때 사용할 수 있도록 청소년의 상태에 대한 의료관리와 관련된 주요 요점을 정리한 요약서를 제공한다. 이 요약서에는 진단명, 수술명 또는 기타 중재, 현재 심장 상태, 약물, 기본적인 기능상태, 권장하는 제한점 및 질병예후에 대한 기대 등이 포함되어야 한다.
- 필요한 약물과 투약 이유에 대해 토론하고, 청소년이 책임감 있게 자가투약을 하도록 계획을 세운다. 처방전 없이 구입한 약물과 약초를 사용할 경우에는 약물의 상호작용의 가능성이 있으므로 미리 청소년에게 가이드라인을 찾아보도록 교육한다.
- 건강상태에 대한 유전적 측면에 대해 토론하고 필요할 경우 유전상담을 위한 자원을 제공한다.
- 건강상태의 위험징후(즉, 부정맥, 청색증이 있는 청소년의 탈수 가능성) 및 긴급 또는 응급 처치를 하는 방법에 대하여 논의한다. 역할극은 청소년이 의료진의 조언을 찾는데 도움이 될 수 있다.

직업 교육

- 선천성 심장결손에 대하여 완전한 치료를 받은 청소년은 장애가 없어 직업이나 직장선택에 제한이 없다고 안심시킨다.
- 심장장애를 가진 청소년에게 그들의 관심사, 학업 능력 및 임상적 제한과 일치하는 진로 및 직업 상담을 제공하고, 직장 경력을 유지할 수 있는 취업 준비를 하도록 격려한다.
- 가족과 청소년에게 필요한 의료관리 중재수준에 더 적합한 건강보험 옵션 및 정책을 파악하도록 권장한다. 청소년은 미래 직업의 전환을 고려할 때 건강보험이 중요한 이점이 있는지에 대하여 정보를 받아야 한다.

임상적 징후 | 울혈성 심부전

원인	임상적 징후
폐정맥 울혈	휴식 중 경한 빠른호흡, 천명음, 수포음, 견축, 기침, 그렁거림, 코 벌렁거림, 최근 수유를 잘 안 함, 수유를 하는 동안 빠른 호흡이 증가하고 발한 증가
전신정맥 울혈	간의 압통과 간이 커짐, 복수, 안와주위 부종 및 체액보유로 인한 체중증가, 학령기 아동의 경정맥 팽창 및 의존성 부종
심박출량 저하	빈맥, 약한 맥박, 저혈압, 모세혈관 재충전 시간 2초 이상, 안면창백, 사지가 냉하며, 핍뇨, 놀이 중 지치며 피로, 안절부절하고 과민함
높은 대사율	수유를 피하거나 성장장애 혹은 체중증가가 느림, 발한 등

우심부전이 함께 나타난다.

임상적 징후

CHF의 초기 징후는 미묘하여 즉시 인식되지 않을 수 있다. 영아는 쉽게 피로해하며, 특히 수유 동안에 쉽게 피로해한다. 체중이 감소되거나 정상적으로 체중이 증가하지 않으며, 발한이 있고, 과민성이며 빈번한 호흡기 감염이 나타난다. 피부가 얼룩덜룩하거나 창백하게 피부색 변화가 나타난다. 유아나 학령기 아동은 운동을 견딜 수 없으며, 호흡곤란, 복통 혹은 복부팽창, 말초부종이 나타날 수 있다.

질병이 진행됨에 따라 아동에게서 빠른호흡, 빈맥, 창백함이나 청색증, 코 벌렁거림, 후두음(그렁거림), 견축, 기침 혹은 수포음 등이 발생한다. 제3심음(S_3)인 말발굽 리듬이 청진될 수 있다. 유아와 학령기 아동에게서는 전신 체액량 과다를 더 흔하게 볼 수 있다. 안와주위 부종과 안면부종 및 간비대는 체액량 과다의 징후이다. 말초부종은 영유아에게는 잘 나타나지 않는다. 학령기 아동에게서는 운동불내성, 식욕부진, 기침, 천명음, 수포음, 경정맥 팽대를 볼 수 있다.

심비대는 심장근육의 비대로 심장이 커지는 것을 의미하는데, 이는 심박출량을 유지하기 위한 심장의 보상기전이다. 청색증, 약한 말초맥박, 사지말단의 냉감, 저혈압 및 심잡음 등은 CHF를 적절하게 치료하지 않을 경우 발생할 수 있는 심인성 쇼크(cardiogenic shock)의 전조이다.

협력적 관리

의료관리의 목표는 심장을 보다 효율적으로 작동시키고 과다체액을 제거하는 것이다. 이렇게 하면 심장의 작업량이 감소되고 전신 순환을 개선하여 폐시스템을 침범하지 않는다.

진단검사

진단은 주로 빈맥, 호흡곤란 및 수포음과 같은 임상증상에 기초한다. 흉부 방사선 촬영 사진에서는 심비대 및 정맥울혈 또는 폐부종의 징후를 볼 수 있다. 심초음파 검사는 울혈성 심부전을 확인하고 특정 심장결손이나 심실기능 장애를 진단하고 울혈성 심부전의 심각성을 평가하는 데 도움이 된다. 심전도는 울혈성 심부전의 부정맥 원인을 확인하는 데 도움이 된다. 어떤 경우에는 심도자술을 수행하는 중에 심근염이나 심근병증을 진단하기 위해 심내막 생검을 시행한다. 전해질, 젖산, 동맥혈액 가스 및 전혈검사를 수행한다. 신기능은 크레아티닌 및 혈액 요소질소(BUN) 수준으로 평가한다. 간기능 검사결과 수치가 높아질 수 있다.

임상치료

의료관리의 첫 번째 목표는 CHF를 치료하는 것으로 부정맥을 중지시키거나 심장결손을 교정하기 위한 수술을 하는 것 등이다. 다음 목표는 심박출량과 조직관류를 극대화하는 한편 심장이 보다 효율적으로 작동하고 과다체액량을 제거하도록 하는 것이다. 이것은 심장의 작업량을 감소시키고, 폐 시스템을 침범하지 않고, 전신순환을 향상시킨다. 이뇨제, 즉 furosemide, thiazides와 같은 약물은 체액 분비를 촉진시켜 심장의 전부하를 감소시키기 위해 투여한다. 대부분의 이뇨제가 칼륨손실을 유발하기 때문에 혈청 칼륨 농도를 모니터해야 하고 칼륨 보충제가 처방될 수 있다. 심장 수축 약물, 즉 도파민, 도부타민, 이소프로테레놀, 에피네프린 등과 같은 약물은 중환자 치료에 사용된다. 후부하를 줄이는 약물[안지오텐신 전환효소(ACE) 억제제]은 종종 심장의 작업량을 줄이기 위해 처방된다. 울혈성 심부전 치료에 사용되는 약물을 참조한다.

디곡신은 ACE 억제제를 이용함으로 흔히 처방되지 않는 편이다. 디곡신은 폐의 과다순환이 있는 영아에서 가끔씩 사용되는데, 그 이유는 이 약물이 심근의 산소소모를 증가시키지 않으면서 심수축효과 뿐만 아니라 심박동수를 늦추는 부교감신경의 효과가 있기 때문이다. 때때로 첫 용량으로 정상보다 높은 용량을 투여한 후에 유지용량은 낮은 용량을 투여한다. 이런 과정을 디지털화(digitalization)라고 부르는데, 약물에 대한 아동의 반응을 촉진하여 약물의 치료적 혈중 농도를 더 빨리 달성한다.

울혈성 심부전을 관리하기가 어려울 때 선천성 심장결손에 대한 수술이나 중재적 심도자술이 치료로 선택될 수 있다. 심장이식은 말기 심근병증 또는 형성부전 좌심증후군과 같은 선천성 복합 심장결손이 있는 아동에게 시행할 수 있다.

기타 의료 치료는 지지요법이 있다. 기도관리, 인공기계호흡 지원, 휴식 및 수분 관리와 식이 관리 등도 치료계획의 일부이다. 산소가 처방될 수 있다. 대부분의 아동은 약물을 투여한 후에는 빠르게 호전된다.

간호과정

간호의 초점은 아동과 가족에 대한 신중한 사정, 산소공급과 심혈관 기능을 촉진하고, 약물을 안전하게 투여하고, 성장과 발달을 촉진하고, 가정에서 자녀를 돌보는 가족의 계획을 돕는 것이다.

간호사정과 간호진단

생리적 사정

울혈성 심부전의 진단이 주로 신체적 증상에 달려 있기 때문에 간호관찰이 중요하다. 아동의 활력징후, 행동양상, 심장기능, 호흡기능 및 체액 상태를 사정한다. 빈맥과 빈호흡을 확인한다. CHF가 종종 느리게 진행됨에 따라 부모에게서 증상 발현에 대한 자세한 병력을 수집한다. 수유시간이 30분 이상 걸리면 CHF의 발생 가능성을 의심한다.

섭취량 및 배설량을 신중하게 측정한다. 기저귀를 사용하기 전과 교체한 후에 기저귀 무게를 측정한다. 기저귀 무게의 차이는 배설량에 관한 정보를 제공한다(1g=소변 1mL임). 매일 같은 시간에 아동의 체중을 측정한다. 체액량이 하루 동안에도 다양하게 변하기 때문이다. 체중 및 체중증가에 대한 사정은 치료에 대한 아동의 반응과 수술적 중재의 필요성을 결정하는 데 중요하다. 일부 아동은 수유에 소비되는 에너지 때문에 칼로리가 부적절하게 소모되어 체중이 증가하지 않는다. 다른 아동의 경우, 체중이 눈에 띄게 증가하는데, 이러한 체중증가가 수분정체 때문인지 혹은 성장 때문인지를 결정하는 것이 중요하다.

말초부종 및 순환의 변화를 관찰한다. 복수가 있는 경우 변화를 모니터하기 위해 연속적으로 복부둘레를 측정한다. 아동을 자주 돌려 눕혀, 피부의 발적과 피부손상이 있는지 사정하도록 한다.

가족 사정

아동의 이전 입원에 대한 건강력을 수집하고 자녀의 상태에 관한 가족의 지식을 사정한다. CHF를 앓고 있는 아동의 가족은 불안해하고 가지고 있는 문제가 심각한 결과를 초래할 가능성과 지속적인 치료를 제공해야 할까봐 두려워한다. 가족의 불안 수준과 대처 전략을 사정한다. 가족의 경제적 상태를 평가한다. 투약은 치료에 중요하다. 가족이 필요한 약물을 구입하거나 살 수 있는 능력이 없는 경우에 아동의 생존 가능성이 위협받는다.

발달 사정

CHF가 있는 아동은 피로로 인하여 활동이 제한되기 때문에, 정상 발달지표를 달성하는 데 필요한 기술을 연습할 수 있는 기회가 더욱 제한된다. 발달 사정도구를 사용하여 아동의 현재 상태를 측정하여 기록한다. 또한 부모가 기대 발달지표, 즉 앉거나, 물건을 조작하거나, 서거나 걷는 것 등의 발달 지표의 성취 정도에 관한 정보를 제공할 수 있다. 영아 및 유아의 경우 2~3개월마다 사정을 하여 발달상태를 관찰하고 질병관리를 평가하는데 유용하다.

부모는 잦은 감염과 운동불내성으로 아동이 다른 아동과 접촉하는 것을 제한할 수 있다. 부모에게 다른 아동과의 접촉과 놀이 및 일반적인 하루의 활동 일정에 관해 질문한다. CHF가 잘 조절되면 아동은 에너지 수준이 증가하고 종종 발달 기술이 향상된다.

울혈성 심부전이 있는 환아에게 적용할 수 있는 주요 간호진단은 '비정상적인 심장과 관련된 심박출량 감소'이다.

계획과 수행

CHF가 있는 아동을 위한 간호는 투약과 약물의 작용을 모니터하고, 적절한 산소공급 및 심근기능을 유지하고, 휴식을 증진하며, 발달을 촉진하고, 적절한 영양을 섭취하도록 하고 아동 및 가족에게 정서적 지지를 제공하는 것에 중점을 둔다.

처방된 약물의 투여 및 모니터

CHF를 앓고 있는 아동은 대개 furosemide와 ACE 억제제와 아동 집중치료실에서 정맥으로 심장수축제를 투여받는다. 경우에 따라서 디곡신이 처방된다. 이러한 약물은 약효가 강력한 약물이므로 정확하게 투여되어야 한다.

산소화의 유지 및 심근 기능

산소요법이 처방될 수 있다. 산소공급관이 열려 있으며 산소 유속이 정확하고, 산소공급 장치가 올바르게 작동하고 가습이 제공되는지 확인한다. 아동을 진정시키고 조용하게 유지시킨다. 산소공급을 최대화하기 위해 아동을 반좌위, 즉 45° 각도로 자세를 취해준다. 영아용 카시트는 체위를 잡는데 적절하다.

휴식 증진

자녀가 매시간 방해받지 않고 휴식을 취할 수 있도록 함께 사정하고 중재한다. 흔들어주기(rocking)는 영아에게 휴식을 주고 안위를 준다. 학령기 아동에게 보드게임, 컴퓨터게임이나 비디오 시청 및 독서와 같은 조용한 활동에 참여하도록 격려한다.

발달 촉진

부모가 아동과 함께 눈과 손의 협응과 미세 운동을 자극하는 장난감을 사용하여 놀이를 하도록 권장한다. 이러한 장난감에는 영아용으로 딸랑이, 헝겊으로 속을 채운 동물 등이 있고, 학령기 아동에게는 책, 종이 및 연필, 인형 등이 있다. 대근육 발달을 촉진하기 위해 앉기, 일어서기 혹은 적절한 휴식 후에 잠깐 동안 걷기를 하도록 격려한다. 노래하고, 말하고, 음악을 연주하는 것은 인지 기술 및 언어 기술의 발달을 장려한다.

적절한 영양 제공

부모에게 수유방법에 대해 교육한다. 모유에 들어 있는 항체는 감염을 줄이고 성분상 나트륨이 적다. 그러나 수유할 때 영아가 빠는 것은 호흡곤란을 유발할 수 있어 수유를 하는 동안 영아가 자주 휴식을 취할 수 있게 한다. 수유는 30~40분 정도 지속되어야 하지만 일부 영아는 20분 이상 수유하지 않도록 해야 한다. 빈번하게 조금씩 하는 수유가 대개 최선의 방법이지만, 영아가 스스로 수유와 휴식에 대한 리듬을 타도록 내버려 둔다. 영아는 자주 트림을 시켜야 한다. 휴식을 취하고 구토를 최소화하기 위해 매 1/2온스 정도 수유하고 나서 트림을 시킨다. 영아를 45° 각도로 안아서 자세를 유지하거나 유아용 좌석에 앉히면 심장으로의 정맥귀환이 감소하고 기초대사 요구가 감소한다. 수유 습관의 변화(섭취 감소, 구토, 수유 중 수면, 수유 시 발한 증가)가 심장 상태의 악화를 나타낼 수 있음을 부모에게 반드시 이해시키도록 한다.

영아의 성장을 지원하려면 적절한 영양이 필요하다. 이런 영아는 높은 기초대사율과 체중증가를 지속하기 위해 종종 하루에 최대 150kcal/kg 이상이 필요하다. 일부 영아는 적절한 영양분을 섭취하거나 수분제한을 충족시키기 위해 고칼로리 분유(24~30cal/oz)가 필요하다. 예를 들어, 일반 분유에는 물을 적게 부어 준비하고, 모유에는 모유강화제(human milk fortifier)를 첨가할 수 있다.

심장질환이 있는 영아가 수유곤란의 결과로서 회피성·억제성 음식섭취장애(성장장애)를 보이는 것은 드문 일이 아니다. 일부 영아는 경유문(transpyloric) 튜브, 비위관 또는 위루관으로 영양을 보충할 필요가 있다(그림 17-9).

임상간호 시 주의점

디곡신의 디지털화 용량(혈중 농도를 보다 빠르게 수립하기 위한 고용량)을 제공하기 전에 기준선을 확인하기 위해 활력징후, 말초맥박의 질, 임상증상을 사정한다. 심전도 결과를 파악한다. 혈청 전해질의 수준을 확인한다. 특히 혈청칼륨 수준을 모니터한다(칼륨 수준이 낮으면 디곡신 과다복용의 위험이 증가한다). 또한 간기능 및 신기능을 점검한다. 수화상태를 사정하고 저용량상태이면 수분을 공급한다.

항상 디곡신을 투약하기 전에 1분 동안 심첨맥박을 측정한다. 다음과 같은 상태라면, 디곡신을 투약하기 전에 의사에게 조언을 구해야 한다.

- 심박동수가 60~100회/분 이하이다. 연령에 따라서 담당의사의 처방에 명시된 지침보다 더 높거나 낮은 경우
- 심장 리듬이나 질의 변화가 나타난 경우

아동에게 디곡신 독성의 징후가 있는지 주의 깊게 관찰한다. 조기 징후에는 아동의 심부정맥이 포함된다. 매일 복용 후 적어도 6시간 동안 혈청 디곡신 수치를 파악한다. 항생제 치료에 의해 변경된 장내 정상 세균총이 갑자기 디곡신 독성에 빠뜨릴 수 있으므로 항생제 치료 중 혈청 디곡신 수치를 면밀히 모니터한다.

정서적 지지

영아나 아동이 CHF로 입원하면 가족은 대개 불안해한다. 부모에게 우려를 표명할 기회를 제공한다. 아동의 치료법을 설명하고, 가족 구성원이 아동의 영양과 휴식의 필요성을 반드시 이해하도록 한다. 아동의 예후와 궁극적인 결과에 대한 질문에 답하는 것은 일부 가족을 안심시킬 수 있다. 가족에게 정보

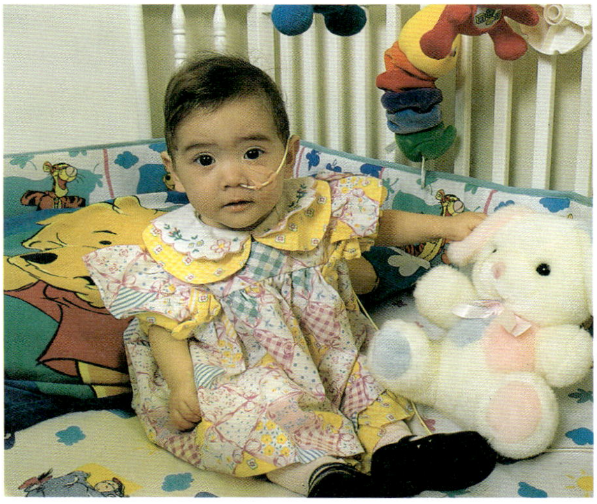

그림 17-9

심장질환이 있는 영아는 성장과 발달에 필요한 충분한 칼로리를 제공하기 위해 종종 보충급식이 필요하다. 이 영아의 부모는 가정에서 자녀에게 경관급식을 하는 방법을 교육받고 있다.

SOURCE: George Dodson/Pearson Education, Inc.

를 제공하고 질문을 의사에게 전달한다. 부모에게 적절한 지지그룹이나 온라인 자료를 전달한다. 심장 질환을 앓고 있는 아동의 부모와 이야기하는 것은 정서적 지지의 원천이 될 수 있다.

퇴원계획과 가정간호 교육

가정간호 요구를 퇴원하기 전에 가능한 한 빨리 확인하고 해결해야 한다. 부모에게 어떻게 분유를 조제하는지, 모유를 보충하는 방법을 보여주고 아동의 영양섭취를 최대화하기 위해 도움이 되는 지침을 제공한다. 아동이 입원하고 있는 동안, 약물의 투여 및 상태가 악화되는 징후를 가족에게 교육한다.

약물투여

투약에 대하여 시범 보이고 나서 부모가 약물을 측정하여 투약하는 것을 감독한다. 부모가 구강용 주사기나 기타 적절한 측정 기구를 사용하여 영아에게 정확한 용량을 투여하는지 반드시 확인한다. 부모에게 디곡신 및 기타 약물의 독성 부작용에 대하여 교육하고 가정에서 참고하기 위해 내용이 적힌 정보지를 제공한다.

상태악화에 대한 사정. 영양섭취를 최대화하기 위해 아동에게 어떻게 먹이는지에 대하여 부모에게 보여준다. 급식 장애, 과민성, 기진맥진, 호흡곤란, 눈가의 푸석함이나 사지의 부종 등은 CHF가 악화되고 있는 것을 나타내는 것이다. 이러한 증상이 나타나는지 부모에게 지켜보도록 한다. 부모에게 자녀의 맥박을 자주 측정하여 의미 있는 변화가 있으면 의사에게 보고하도록 교육한다. 맥박수의 증가는 CHF가 있음에 대한 신호일 수 있다. 맥박수의 감소는 디곡신 독성을 나타낼 수 있다. 열이나 설사나 구토를 동반한 급성질환에 대해 부모가 특별한 주의를 기울이도록 교육한다. 아동의 심부전을 이뇨제로 관리하고 있을 때 탈수의 징후가 나타나는지 확인하도록 부모를 교육한다.

지역사회 간호

부모는 아동의 정상적인 발달을 촉진하고 CHF의 발생이나 부정적인 결과를 줄이는 것이 심장질환이 있는 아동을 돌보는데 중요한 역할을 한다.

가정전문 간호사는 종종 심장전문가와 협력하여 병원 외래에서 가족과 아동을 지원함으로써 가정에서 아동의 상태를 적절하게 관리하도록 한다.

심장이식

심장이식(heart transplantation)은 말기 단계의 심부전, 외과적 교정이 실패한 선천성 복합 심장결손 혹은 수술의 위험 때문에 수술을 선택하지 않거나 생존 결과가 이식보다 더 나쁜 선천성 심장결손이 있는 아동에게 고려된다. 아동의 심근병증은 종종 심장이식술의 동기가 된다. 심장이식이 필요한 선천성 복합 심장결손 성인의 숫자가 증가하고 있는데, 그 이유는 선천성 복합 심장결손의 생존자가 아동기를 지나면서 증가하였기 때문이다.

간호과정

심장이식 당시의 나이에 따라, 아동은 모든 예방접종을 받지 못했을 수도 있다. 생바이러스 백신은 심장이식 수술 전 적어도 1개월 전에 투여해야 하며, 보통 심장이식을 한 후에는 생바이러스 백신의 투여는 금기사항이다. 홍역(measles), 유행성 이하선염(mumps), 풍진(rubella), 수두(chicken pox)가 발생하면 학교 및 보육센터 관리자가 즉시 가족에게 알리도록 부모를 준비시킨다. 필요한 경우 아동에게 예방적 치료를 제공한다. 심장이식의 중요 간호문제는 감염이다. 감염의 확산을 줄이기 위한 손 위생관리는 가정과 학교에서 수행하도록 권장되어야 한다.

수술에서 회복된 아동은 거의 정상적인 운동 능력과 정상 심장기능을 갖게 되고, 학교 및 기타 활동으로 돌아갈 수 있다. 면역 억제제는 장기간 지속적으로 사용해야 하므로 털이 나거나, 잇몸 과형성, 체중증가, 둥근 얼굴, 여드름, 발진 및 골다공증 등과 같은 다양한 부작용을 유발할 수 있다. 아동과 청소년은 긍정적인 자존감을 키우기 위해 정서적 지지가 필요할 수 있다.

폐동맥 고혈압

폐동맥 고혈압(pulmonary artery hypertension, PAH)은 폐동맥압의 지속적인 증가이다. PAH는 선천성 심장결손의 합병증으로 환자의 약 43%에서 폐혈류가 증가한다. 기타 잠재적 원인으로는 폐질환(태변 흡인 증후군, 신생아의 급성 호흡곤란 증후군 및 미숙아 관련 만성 폐질환)과 선천성 횡격막 탈장이 포함된다.

병태생리

동맥관 개존증이나 심실중격 결손으로부터 오는 과도한 폐동맥 혈류에 대한 반응에 의해 혈액이 폐로 되돌아온다. 폐혈관 수축이 발생하여 폐로 가는 혈류를 감소시킨다. 작은 폐동맥의 평활근은 과다 폐혈류가 조절되지 않으면 혈관 수축을 유지하기 위해 비대해진다. 폐고혈압으로 초래된 저산소혈증은 혈관 수축을 유지하는 데 기여한다. 이에 따라, 우심실은 비대를 일으켜 폐동맥압을 높여서 수축된 폐혈관망으로 혈액을 밀어 넣으려 한다. 따라서 염증, 작은 폐동맥의 비대, 섬유증이 발생한다. 압력이 증가하면 우-좌 단락이 생기고 우심 기능이 손상된다. 우심부전이 발생할 수 있다. PAH는 대개 돌이킬 수 없고 진행성이며, 현재의 치료법으로도 사망으로 이어진다.

임상적 징후

영아는 심박출량이 낮아져 빠른호흡, 피로감 및 과민반응을 나타낸다. 수유 시에 피로해하며, 기피성 · 억제성 음식섭취 장애(성장장애)가 나타난다. 우심부전이 발생하면 울혈성 심부전의 징후도 발생한다. 학령기 아동은 목정맥 팽창, 심계항진, 운동 시 호흡곤란, 흉통 및 운동 시 실신이 발생할 수 있다.

협력적 관리

진단검사

정확한 폐혈관 해부를 확인하기 위해 ECG, MRI를 이용한 방사선 이미지 촬영, 폐기능 검사 및 여러 병리검사를 사용하여 상태를 진단한다. 아동이 코골이나 수면 무호흡증의 병력이 있는 경우 수면 검사가 처방될 수 있다. 심도자술은 PAH의 중증도를 결정하고 예후를 평가하며 적절한 치료법을 선택하는 데 사용되는 진단적 시술이다.

임상치료

임상치료에는 폐혈류를 증가시키는 선천성 심장결손을 치료하기 위한 수술을 포함한다. 폐혈관 변화가 폐동맥의 비대 및 섬유화로 고정되기 전에 수술을 시행하면 PAH가 역전될 수 있다. 폐동맥 고혈압을 일으킬 수 있는 태변 흡인과 급성 호흡곤란 장애와 같은 폐질환의 치료를 시작한다. 폐동맥 고혈압 치료에 사용되는 약물에는 이뇨제, 칼슘 통로 차단제 및 항응고제가 포함된다. 신생아는 산소보충, 아산화질소 흡입 또는 체외막형 산소공급(extracorporeal membranous oxygenation, ECMO)으로 치료할 수 있다.

간호과정

간호는 산소보존을 위해 휴식을 촉진하고, 수분 섭취량과 배설량을 신중하게 모니터하고, 약물과 산소를 투여하는 데에 중점을 둔다. 산소를 보충하면 비행기 여행도 가능할 수 있다.

후천성 심장질환

감염성 심내막염

감염성 심내막염(infective endocarditis)은 잠재적으로 생명을 위협할 수 있으나 심내막 세포손상이 있는 개인에게는 드물게 발생하는 감염이다. 감염성 심내막염이 아동에게는 드문 질환이지만, 감염성 심내막염의 발생은 선천성 심장결손, 류마티스성 심질환, 중심정맥 카테터, 심장 수술 또는 정맥주사 약물 남용과 관련이 있다. CHD가 있는 아동 중에서 이첨판–대동맥판막, 청색증 병변 또는 6개월 전에 심장수술을 받은 환아에게서 심내막염의 발생 위험이 더 높다. 심내막염의 발생 비율은 잠재적으로 의료기기의 사용 및 병원 감염 때문에 증가하였다.

병태생리

심장결손이나 우심의 내재 카테터로 인한 빠르고 거친 혈류는 심내막을 손상시킬 수 있다. 혈소판 및 피브린은 내피층(endothelium)이나 판막의 표면에 침착된다(그림 17–10). 다양한 치과치료 혹은 의료 시술, 치과질환이나 치주질환 또는 손상에 의해 도입된 혈류의 박테리아는 심내막(endocardium)에 달라붙어 집락화한다. 감염성 심내막염과 관련된 가장 흔한 세균은 연쇄상구균 및 포도상구균이다. 이러한 박테리아가 번식하여 추가로 혈소판과 피브린의 침착을 유발하고 증식(vegetation)을 만든다. 감염성 심내막염을 앓고 있는 많은 수의 아동이 이식된 혈관 이식편, 패치 또는 감염소로서 역할을 하는 인공판막 등의 유무에 상관없이 교정수술이나 완화술을 받았다. 박테리아 번식은 주요 장기로 이동하는 색전이 될 수 있다.

임상적 징후

발병은 대개 느리며, 아동에게 나타나는 가장 흔한 징후는 재발성 미열이다. 다른 증상으로는 피로, 허약감, 체중감소, 관

그림으로 보는 병태생리 **감염성 심내막염**

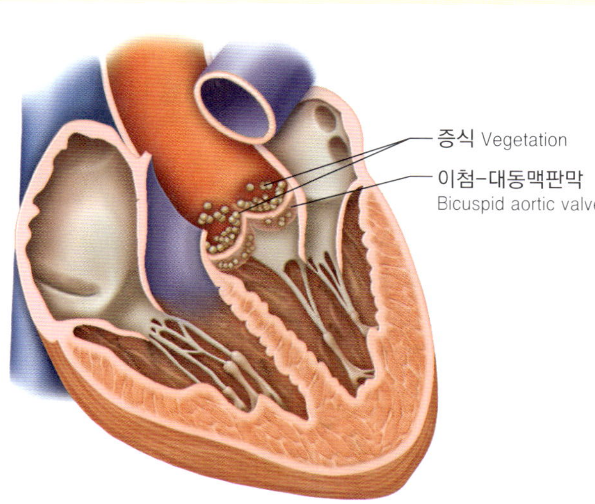

그림 17–10
심내막은 협착된 판막을 통과하는 혈액의 과속에 의해, 중격 결손을 가로지르는 몹시 거친 혈류에 의해 또는 중심정맥 카테터가 놓인 위치에 의해 손상을 입는다. 섬유소와 혈소판은 내피 손상 부위로 이동하여 감염성 유기체가 정착할 수 있는 비세균성 혈전성 색전의 기초가 된다. 경우에 따라서 증식은 손상부위 근처에 형성되는데, 이 경우에는 대동맥판막 근처에서 형성되었다.

절통과 근육통 및 발한이 있다. 다른 징후에는 새롭게 들리는 심잡음, 기존 심잡음의 강도 변화, 비장비대 등이 있다. 청소년에게서 점상출혈, 손톱밑 선상출혈(splinter hemorrhage), 로트반점(Roth spots, 망막의 삼출성 병변), 오슬러 결절(Osler nodes, 손가락과 발가락에 통증성 붉은 무출혈 결절), Janeway 병변(손바닥과 발바닥에 압통이 없는, 색이 바랜 황반 병변)이 나타날 수 있다.

협력적 관리

진단검사

혈액 배양검사 양성, 심초음파 검사 소견 및 임상적 징후에 대한 안내를 제공한다. 감염성 심내막염은 종종 경식도심초음파 및 경흉부심초음파로 진단하는데, 이런 심초음파들은 심내막의 감염부위, 판막손상의 정도 및 심장기능을 볼 수 있게 해준다.

임상치료

임상치료에는 혈액배양검사에서 특정 병원체를 확인할 때까지 초기에는 나프실린(nafcillin), 옥사실린(oxacillin), 메타실린(methacillin) 및 겐타마이신(gentamycin)과 같은 정맥주사용 항생제를 사용한다. 경우에 따라서 반코마이신(Vancomycin)을 사용한다. 일단 병원체가 확인되면 항생제를 변경한다. 정맥 투여가 바람직하며, 감염성 병원체가 박멸될 때까지 4~6주간 계속 치료한다. 항생제의 치료범위를 유지하도록 항생제의 혈청 농도를 모니터한다. 심장판막을 교체하거나 색전의 위험이 있기 때문에 종종 수술을 한다. 심장판막의 손상으로 CHF가 발생하는 경우, 의학치료가 적절한지 혹은 수술이 필요한지를 결정할 때까지 처음에는 침상안정 및 약물, 즉 digoxin과 furosemide의 투여가 처방된다. 대다수의 아동은 회복된다.

감염성 심내막염은 예방이 바람직하며, 항생제 예방은 감염성 심내막염으로 인해 부작용의 위험이 있는 선택된 환자의 치과 치료(치은 조직 또는 치근단 부위의 조작 혹은 구강점막 천공) 및 침습적 호흡기 시술(절개 또는 생검 포함)을 할 때에 권장한다. 감염성 심내막염의 위험을 줄이기 위해 좋은 구강 위생 관리와 정기적인 치과 진료가 권장된다.

간호과정

감염성 심내막염을 앓고 있는 아동에 대한 간호는 아동의 건강상태를 사정하고, 합병증에 대해 모니터하고, 약물을 투여하고, 부모에게 아동의 보살핌에 대하여 교육하는데 중점을 둔다.

간호사정과 간호진단

사정은 아동의 호흡기 상태 및 심혈관 상태에 중점을 둔다. CHF와 색전증이 발생할 수 있기 때문에 활력징후, 산소포화도 및 의식 수준에 주의를 기울이도록 한다. 아동은 심장모니터와 맥박산소 측정기를 적용하고 있을 것이다. 아동의 체온과 섭취량 및 배설량을 측정하고 및 안위수준을 모니터한다.

감염성 심내막염과 관련된 간호진단은 다음과 같다.

- 감염성 심내막염의 예방적 항생제 사용과 관련된 자기돌봄 향상을 위한 준비
- 중심 정맥 카테터와 관련된 감염의 위험
- 자녀의 증가하는 간호요구와 관련된 돌봄제공자 역할 긴장
- 자녀의 건강상태 악화 및 부모의 신념 및 가치체계에 대한 도전과 관련된 (부모의) 영적 고뇌의 위험

계획과 중재

간호는 감염성 심내막염 예방에 중점을 둔다. 구강위생을 잘하고 정기적으로 치과진료를 받는 것은 중요한 예방조치이다. 아동 및 청소년의 부모는 모든 의료진에게 감염성 심내막염의 위험성을 알릴 필요가 있다.

아동은 종종 무기력하며 침상안정 상태에 있다. 부모가 자녀의 보살핌을 도우며 조용하고 나이에 맞는 활동을 계획하도록 격려한다. 부모가 자녀의 보살핌과 합병증의 가능성에 대해 충분한 정보를 얻었는지 확인한다. 이 감염의 발생에 대한 감정과 좌절감을 표현할 수있는 시간을 허락한다. 부모가 자녀를 보살피는데 기여할 수 있는 방법을 확인한다.

퇴원계획과 가정간호 교육

가정에서의 아동간호에 대한 퇴원계획 및 교육을 가능한 한 빨리 시작하도록 한다. 퇴원 시에 가정간호를 준비하고 부모에게 자녀의 회복을 위해 필요한 보살핌에 대해 교육한다. 부모가 자녀의 친구들과 연락을 유지하고 아동의 사회적 상호작용을 장려하도록 돕는다.

평가

간호의 기대되는 결과는 다음과 같다.

- 선천성 복합 심장질환이 있는 아동의 감염성 심내막염이 예방된다.
- 감염성 심내막염과 관련된 합병증이 빠르게 감지된다.

급성 류마티스열

급성 류마티스열(acute rheumatic fever, ARF)은 A군 베타 용혈성 연쇄상구균(group A beta hemolytic streptococci, GABHS)의 인두감염에 대한 자가면역반응으로 초래된 염증성

결합조직 질환이다. 이 질환은 심장판막에 오랜 기간 손상을 일으킬 수 있으며 관절, 뇌 및 피부조직에 영향을 미친다.

역학

A군 연쇄상구균에 감염된 소수의 사람만이 급성 류마티스열을 일으키지만 구체적인 항원형 혹은 혈청형은 밝혀지지 않았다. 급성 류마티스열이 있는 환자의 약 60%가 류마티스 감염이 재발하여 류마티스성 심장질환으로 진행된다.

임상적 징후

연쇄상구균에 감염된 후 치료하지 않은 상태로 1~3주가 지나서 급성 류마티스열이 발생할 수 있다. 주요 임상적 징후는 다음과 같다.

- 심장염은 승모판막 또는 대동맥판막의 침범을 나타내는 새로운 심잡음의 발생으로 탐지될 수 있다. 흉통은 심낭염증에 의해 유발될 수 있다.
- 2개 이상의 큰 관절에 통증, 압통, 홍반 및 발열이 있다. 관절에서 다른 관절로 징후가 이동할 수 있다(이동성 다발성 관절염). 뼈 돌출부와 신근 힘줄을 따라 촉진될 수 있다.
- 유연성 홍반은 소양증이 없는 반점으로 중앙의 색이 바랜 핑크색 피부발진이며 몸통에 나타나고 얼굴과 손에는 나타나지 않는다. 열이 있으면 발진의 색이 진하게 된다.
- 시드넘 무도병(sydenham chorea)은 사지의 목적 없는 움직임과 얼굴 찡그림을 특징으로 하는데, 중추신경계가 영향을 받을 때 발생한다.

협력적 관리

진단검사

임상적 징후에 나열된 주요 징후가 2가지 이상 나타나고, 직전에 A군 연쇄상구균 감염의 증거가 있다. 이에 대한 증거는 인후 배양검사나 rapid streptococcal antigen test에서 양성이거나 연쇄상구균에 대한 항체(antistreptolysin-O)가 증가한다.

임상치료

임상치료에는 연쇄상구균 감염을 근절시키기 위해 항생제(penicillin이나 erythromycin)를 투여한다. 경증 또는 중등도의 심장염, 발열 및 관절염을 치료하기 위해 항염증제로 아스피린을 4~8주 동안 투여한다. 심한 심장염의 경우에는 코르티코스테로이드의 사용을 권장한다. 조기 치료를 받는 대부분의 아동은 완전히 회복은 되지만 류마티스열이 계속될 위험이 있다. 아동은 심장 합병증의 가능성이 있으므로 심초음파를 하여 주의 깊게 모니터한다. 급성 류마티스 질환을 앓고 난후 10년간 혹은 적어도 21세까지는 재발의 위험을 줄이기 위해 장기적인 항생제 예방법(근육주사용 benzathine penicillin 또는 구강용 penicillin V, 페니실린에 알레르기가 있는 경우 구강용 sulfadiazine)을 실시한다.

간호과정

간호사의 가장 중요한 역할은 류마티스열의 예방이다. 진료실, 사무실 및 학교에서 근무하는 간호사는 연쇄상구균 감염의 가능성이 있는 모든 아동이 인후배양검사를 하였는지 확인한다. 인후통이 경미하더라도 가족이나 다른 접촉자가 연쇄상 구균 감염이 있는 경우 배양검사를 해야 한다. 배양검사에서 양성 소견이 나올 경우 반드시 10일간 항생제로 계속 치료해야 하는 중요성을 가족에게 강조한다.

류마티스열이 심한 경우에는 아동을 입원시켜 한동안 침상안정시킨다. 간호는 아동의 상태를 평가하고, 회복을 촉진하며, 치료처방을 준수하도록 하는데 중점을 둔다.

급성 염증기에는 적어도 4시간마다 체온과 활력징후를 측정하고 관찰한다. 심장염의 발병을 모니터하는 동안 아동을 안정시키고, 심장염이 발병하면 4주간 침상안정을 유지하며 모니터한다. 아동의 심장을 청진하여 이상 심음이 있는지 확인한다. 피부, 관절 또는 행동의 변화가 있는지 아동을 관찰한다. 가족은 무증상 연쇄상 구균의 보균자일 가능성이 있으므로 이를 확인하기 위해 인후배양검사를 시행하도록 한다.

처방대로 항생제, 아스피린 및 코르티코스테로이드를 투여한다. 아동은 대개 기면증이 있고 종종 관절통이 있다. 아스피린을 몇 차례 복용하고 나면 대개 관절 통증이 극적으로 완화된다. 아동이 자연스런 관절 자세를 취하도록 하고 관절을 조심스럽게 다룬다. 조용한 활동을 하도록 하고 가족이나 친구의 방문이나 전화통화를 장려한다. 무도병이 있는 아동에게는 정서적 지지를 제공한다. 왜냐하면 목적 없는 불수의적 움직임이 6~7개월 동안 지속되는 것은 아동을 불안하게 할 수 있기 때문이다. 가족이 아동의 병원 간호에 참여하도록 격려한다.

회복 단계에서 아동은 대개 가정에서 보살핌을 받게 된다. 특히 심장손상이 의심되는 경우에는 활동은 몇 주 동안 실내 활동으로 제한해야 한다. 부모가 보드게임, 컴퓨터 작업 또는 독서와 같은 조용한 활동을 계획하고 아동이 학교에 돌아온 후 휴식 시간을 가질 수 있도록 마련하게 한다. 무도병의 영향이 궁극적으로 가라앉을 것이라고 아동과 부모를 다시 한 번 확신시킨다.

퇴원 시 매일 복용할 구강용 저용량 항생제를 처방받거나 오랫동안 효과가 있는 근육주사용 항생제를 매달 처방받는다. 미래의 감염과 류마티스열의 재발로 인한 심장손상의 가능성을 방지하기 위해 성인기까지 처방약물을 잘 투약하는 것이 중요하다는 것을 아동과 부모에게 이해시키도록 한다.

아동의 미래 인후통이 연쇄상구균일 수 있으며 아동이 매일 항생제를 복용하고 있을 때에도 인후 배양을 해야 한다는 것을 부모에게 확실히 이해시킨다. 아동은 감염에 대한 추가 항생제가 필요할 것이다. 새로운 감염을 예방하고 심장 기능을 모니터하기 위해 후속 치료의 중요성을 강조한다.

가와사키 질환

가와사키 질환(Kawasaki disease)은 급성, 고열을 동반한 전신성 혈관 염증성 질환으로 관상동맥을 포함하여 중, 소동맥에 영향을 미친다. 이 질환은 여아보다 남아에게서 더 흔하게 발생한다.

병태생리

가와사키 질환의 원인은 알려져 있지 않다. 이 질환은 유전적으로 감수성이 있는 아동에게서 감염에 대해 과장된 면역 반응의 결과로 초래되는 것으로 보인다. 겨울과 봄철에 발생 빈도가 가장 많다. 염증성 질환은 작고 중간 크기의 동맥을 침범하며, 염증이 큰 혈관으로 퍼지면서 관상동맥의 동맥류(aneurysms)를 유발할 수 있다. 급성기에 최대 15~25%의 아동이 관상동맥의 동맥류 또는 확장증이 발생한다. 치료로 증상이 해결되어도 관상동맥에 반흔이 남을 수 있다. 치료를 하지 않으면 최대 25%의 아동에게 관상동맥의 동맥류나 협착증이 발생하여 심근경색이나 급사를 유발할 수 있다.

임상적 징후

질병은 급성기, 아급성기 및 회복기의 3단계를 거친다.

- 가와사키 질환의 급성기는 1~2주간 지속되는데, 과민성, 5일 이상 지속되는 고열, 결막 충혈, 인후홍조, 손과 발의 부종, 몸통과 회음부의 반점상 구진이나 다발성 홍반과 같은 발진, 경부림프절의 일측성 확대, 설사, 간기능 장애 등이 특징적으로 나타난다.
- 아급성기는 2~4주간 지속되는데, 열은 나지 않고, 입술이 갈라지고 균열이 생기며, 손가락과 발끝의 피부 박리, 관절통, 심장병 및 혈소판증가증(thrombocytosis)이 특징적으로 나타난다(그림 17-11).
- 발병 후 6~8주가 되면 회복기이다. 이때 아동은 정상으로 보이지만 염증의 징후가 남아 있을 수 있다. 손톱 · 발톱을 가로질러 깊은 가로홈(Beau선)이 나타날 수 있다.

일부 경우에는 비정형 또는 불완전한 상태로 나타난다. 다른 임상적 징후로 관절통, 복통, 설사, 구토 뿐만 아니라 간기능 장애, 담낭수종, 무균성 수막염 및 감각신경성 청력상실 등의 징후가 나타날 수 있다. 가와사키 질환의 급성기 증상 및 징후는 다른 질환과 흔히 혼동을 일으킨다.

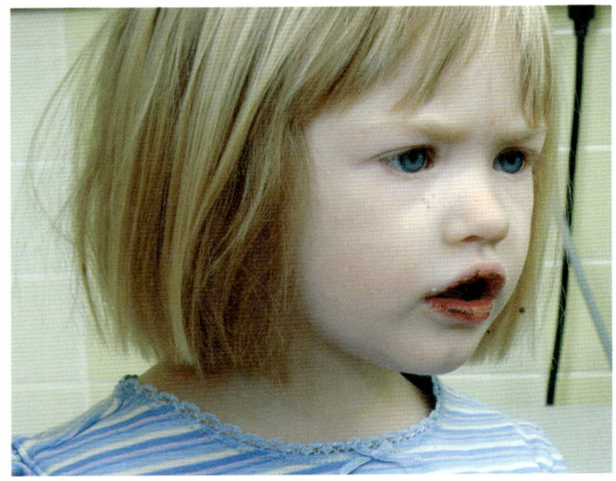

그림 17-11
이 아동은 가와사키증후군의 치료 후 심장상태를 사정하기 위해 잦은 후속 방문을 한다. 염증과 균열을 나타내는 입술을 주목하도록 한다.
SOURCE: George Dodson/Pearson Education, Inc.

협력적 관리

진단검사

가와사키 질환을 진단하는 병리검사는 없다. 질병은 5일 이상 39°C의 고열이 치솟고, 다른 질병 과정으로 설명되지 않은 5가지 주요 특징 중 4가지 특징이 동시에 나타나지 않고 순서대로 나타날 때 가와사키질환으로 진단한다. 주요 특징이 4가지 미만이라도 심초음파 또는 혈관조영술에서 관상동맥 이상을 나타낼 때는 가와사키 질환으로 진단한다.

초기 혈액검사에서는 전신 염증의 징후를 보인다[백혈구 수 증가, 적혈구 침강속도 상승, CRP 3mg/dL 이상] 혈소판 수, 빌리루빈 수준 및 알라닌 아미노전이효소 수치도 상승할 수 있다. 심초음파 검사는 심장 및 관상동맥의 특정 혈관 변화를 확인하기 위해 사용한다. 심초음파 검사는 질병의 급성기 동안 관상동맥 병변의 발생을 모니터하기 위해 빈번히 반복적으로 시행되고, 다음에 주기적으로 관상동맥 병변이 해결되는지를 관찰하기 위해 회복 및 장기 추적 관찰 중에 정기적으로 시행된다.

임상치료

가와사키 질환은 관상동맥의 동맥류의 위험을 줄이기 위해 발병 후 7~10일 이내에 정맥용 면역글로불린(intravenous immune globulin, IVIG)을 주사하여 치료를 시작하는 것이 이상적이다. 2g/kg 단일용량을 10~12시간에 걸쳐 주입한다. 이 약물에 대한 알레르기 반응의 위험을 줄이기 위해 일부 아동은 IVIG 용량의 투여를 시작하기 전에 디펜히드라민(diphenhydramine)을 정맥으로 투여한다. 열이 높으면, 안위를 증진하기 위해 고용량의 아스피린(80~100mg/kg/day을 4회로 나누어)을 투여한다. 일단 아동이 2~3일간 열이 나지 않으면 아스피린은 2~5mg/kg으로 용량을 줄여 하루에 한 번 투여한다. 저용량의 아스피린은 혈소판 수가 정상으로 될 때까지 처방될 수 있다.

아동은 심장 병변의 유무와 발열이 지속되는 정도에 따라 다르지만 대개 3일 이상 입원한다. 대부분의 아동은 완전하게 회복할 수 있다. 몇 주 또는 몇 달 동안 심장질환에 대한 주의 깊은 모니터는 계속한다. 관상동맥의 동맥류는 아동의 5%에서 발생하며, IVIG로 치료받는 아동의 1%에서 거대 동맥류가 발생하지만 관상동맥 동맥류의 약 50~67%가 2년 내에 해결된다. 관상동맥에 큰 동맥류가 있는 일부 아동은 동맥류가 해결될 가능성이 적으며, 이러한 관상동맥은 시간이 지남에 따라 협착이 발생할 수 있다.

간호과정

간호는 안위를 증진하며 합병증의 조기 징후 및 질병의 진행을 모니터하고, 가족을 지지하는데 중점을 둔다.

간호사정과 간호진단

가와사키 질병의 급성기는 다른 질병과 흔히 혼동되기 때문에 징후를 확인하기 위해 사정은 중요하다. 아동이 입원하면 4시간마다 아스피린을 복용하기 전에 체온을 측정한다. 팔다리의 부종, 붉은색, 피부박리가 있는지 8시간마다 조심스럽게 사정한다. 눈에 결막염과 점막에 염증이 있는지 검사한다. 아동이 섭취하는 음식 및 음료를 모니터하고 매일 체중을 측정한다. 심음 및 리듬을 주의 깊게 사정한다.

가와사키 질환이 있는 아동에게 적절한 간호진단은 다음과 같다.

- 염증 및 수분섭취 감소와 관련된 조직통합성 장애
- 부종, 발한 및 피부 박리와 관련된 피부통합성 장애
- 염증 과정과 관련된 비효과적 체온조절
- 아동의 급성 질병 및 치명적인 질병 가능성과 관련된 가족과정 손상

계획과 수행

아스피린을 투여하고 출혈이나 위장 장애와 같은 부작용이 있는지 모니터한다. IVIG를 의사의 처방에 따라 주입속도를 조심스럽게 조절하고 주입에 대한 어떤 반응이 나타나는지 모니터한다.

아동의 안위를 증진한다. 통증을 사정하고 진통제를 제공하며 통증을 관리하기 위해 보완요법을 한다. 아동의 피부를 깨끗하고 건조하게 유지하고 입술에 윤활제를 발라준다. 열이 나는 아동을 더 편안하게 하기 위해 냉찜질을 적용한다. 아동의 의복과 침대 시트를 자주 교환한다. 뜨겁거나 차지 않은 않은 부드러운 음식이나 음료를 적은 양으로 자주 섭취하도록 해 준다.

관절의 움직임을 촉진하기 위해 수동적 관절범위운동을 실시한다. 가와사키 질환이 있는 아동은 자주 무기력하고 과민성을 보이기 때문에 휴식시간을 주고 조용한 연령대에 맞는 활동을 계획하도록 한다. 부모를 격려하여 아동의 안위를 증진하고 아동을 안심시키기 위해 자녀의 보살핌에 참여하도록 한다. 부모에게 질병 및 아동치료에 대한 정보를 제공한다.

임상간호 시 주의점

가와사키 질환이 있는 아동은 IVIG 투여 후 11개월 동안 생백신(예: 홍역이나 수두) 예방접종을 하지 않도록 연기한다. 왜냐하면 IVIG가 생바이러스 백신에 대한 아동의 면역반응을 방해하기 때문이다. 아동이 홍역에 노출될 위험이 높은 경우, 시간이 지나기 전에 예방접종을 한 다음, IVIG 치료하고 나서 11개월 후에 다시 예방접종을 하도록 한다. 아동이 수두에 노출될 위험이 높지만 IVIG 치료 후 11개월이 지나서도 아스피린을 계속 복용하는 경우, 라이증후군(Reye syndrome)이 발병할 가능성의 우려가 있다. 백신접종을 하는 것이 유익한지 연기하는 것이 유익한지를 고려해야 한다. 비활성화된 백신예방은 접종을 연기하지 않도록 한다.

퇴원계획과 가정간호 교육

아동이 퇴원하기 전에 부모에게 처방대로 아스피린을 투여하고 부작용을 살펴보도록 교육한다. 처음 2주 동안 매일 아동의 체온을 측정하게 하고 일지에 기록하도록 한다. 체온이 38.3℃ 이상 나면 담당 의사에게 보고하도록 한다. 회복 후에도, 특히 장기간 아스피린이나 와파린이 계속 처방되는 경우에는 접촉이 많은 스포츠나 기타 출혈을 일으킬 수 있는 활동을 피해야 한다고 부모에게 교육한다. 심장 합병증을 모니터하기 위해 후속 치료의 필요성을 강조한다. 또한 이런 아동은 고혈압과 고지혈증의 위험 인자가 있는지에 대해서도 모니터해야 한다. 아동이 심혈관계 합병증 없이 회복되면, 운동제한 없이 적극적인 생활을 하도록 권장한다. 관상동맥류 또는 관상동맥 협착증이 있는 모든 아동은 격렬한 활동을 제한하도록 권장한다.

평가

간호의 기대되는 결과는 다음과 같다.

- 급성증상, 발진, 발열 및 과민 반응이 있는 아동의 안위가 향상되었다.
- 아동의 회복을 촉진하기 위해 휴식과 조용한 활동 기간이 균형을 이룬다.

핵심 요약

- 선천성 심장결손은 모든 출생아의 약 1%에서 발생하며 가장 흔한 선천성 결손이다.
- 영아는 미숙한 심장으로 인해 용량이나 압력 과부하에 매우 민감하기 때문에 심부전의 위험이 높다. 심장 근섬유는 덜 발달하고 심실의 순응도가 낮아서 일회박출량이 지속적으로 증가할 수 없다.
- 영아와 5세 미만의 아동의 심박출량의 증가는 심박동수에 의존한다. 5세 이후에는 심장의 근섬유가 충분히 신장할 수 있도록 발달하여 심실용량을 증가시킬 수 있다.
- 대부분의 선천성 심장결손은 임신 첫 8주 동안에 발생하며, 종종 유전적 요인과 환경적 요인이 결합되거나 상호작용한 결과로 나타난다.
- 선천성 심장결손은 병태생리 및 혈역학에 의해 분류한다.
  - 폐동맥 혈류를 증가시키는 심장결손은 동맥관 개존증, 심방중격 결손, 심실중격 결손 및 심방실관이 있다.
  - 폐동맥 혈류를 감소시키는 심장결손은 폐동맥판막 협착증, Fallot 4징후, 폐동맥판 폐쇄증 및 삼첨판 폐쇄증이 있다.
  - 전신 혈류를 감소시키는 심장결손은 대동맥 협착증, 대동맥 축착증, 형성부전성 좌심실 증후군이 있다.
  - 혼합 심장결손은 신생아가 생존하기 위해 폐순환 및 전신순환을 혼합시켜야 하는 대동맥 전위 및 동맥간증이 있다.
- 심도자술은 심장 해부, 혈역학 및 압력경사를 평가하기보다는 일부 심장결손의 중재 혹은 회복을 위해 더 흔히 사용된다.
- 일부 아동은 삶의 질을 향상시키기 위해 여러 단계의 수술이 필요한 선천성 복합 심장결손이 있다.
- 폐혈류를 증가시키는 선천성 심장결손이 있는 영아는 울혈성 심부전의 발병 위험이 높다. 초기에 결손을 교정하지 않으면, 폐동맥 고혈압이 발생할 수 있다.
- 폐동맥 혈류를 감소시키는 선천성 심장결손이 있는 아동은 응급처치가 필요한 치명적인 저산소성 발작이 발생할 수 있다.
- 전신 혈류를 방해하는 선천성 심장결손은 심박출량 감소와 관련된 증상 및 징후를 유발한다. 즉, 맥박감소, 피부색이 창백해지며, 모세혈관 재충전 시간의 연장 및 배뇨량 감소 등이 나타난다.
- 울혈성 심부전의 징후는 다음과 같다. 즉, 빠른호흡, 빈맥, 안면이 창백하거나 청색증, 코 벌렁거림, 후두음, 견축, 기침, 수포음, 안와주위 부종 및 안면부종, 경정맥팽창, 간비대 등이다.
- 심장이식은 복합 심장결손이나 심근증이 있는 영아와 아동에게 시행한다. 이식거부반응 및 감염이 이식 후 첫 해에 발생하는 사망률과 이환율의 주요 원인이다.
- 폐동맥 고혈압은 폐혈류가 과도하여 생명을 위협하는 선천성 심장병의 합병증이다. 폐혈관의 돌이킬 수 없는 변화에는 염증, 폐혈관의 비대 및 섬유증이 포함된다.
- 감염성 심내막염은 아동에게서 선천성 심장결손, 류마티스성 심질환 또는 중심 정맥 카테터 삽입, 심장수술 이후 또는 중재적 심도자술 후에 나타나는 위험이다. 감염성 심내막염을 모두 예방할 수 있는 것은 아니다.
- 류마티스열은 연쇄상구균 감염 후 발생하는 염증성 결합조직 질환으로 심장, 관절, 피부 또는 중추신경계에 영향을 미칠 수 있다. 감염이 반복되는 것을 방지하기 위해 질병의 급성기 이후에 장기간 항생제요법이 처방된다.
- 가와사키 질환은 원인불명이며 관상동맥 동맥류의 합병증의 가능성이 있는 급성 발열성, 전신 염증성 질환이다.

Chapter 18

혈액 문제를 가진 아동간호

학습목표

1. 아동의 혈액계의 특성을 설명한다.
2. 아동의 혈액기능을 사정한다.
3. 빈혈 아동에게 간호과정을 적용한다.
4. 출혈장애(혈우병, 특발성 저혈소판 자색반) 아동에게 간호과정을 적용한다.

혈액계통(hematologic system)은 직·간접적으로 다른 모든 신체 기능을 조절하는 몇 개 안 되는 신체계통 중 하나이다. 혈액이 모든 조직 및 기관의 기능과 관련되어 있기 때문에 혈액의 변화는 많은 신체기관의 기능과 구조에 영향을 미칠 수 있다. 이 장에서는 가장 흔한 혈액장애와 아동의 조혈기관에 대해 다룬다.

해부생리

혈액은 액체성분인 혈장과 유형성분인 혈액세포로 구성된다. 혈장은 단백질, 전해질, 응고인자, 항체, 항응고제를 포함한다. 혈액세포는 **적혈구(erythrocytes)**, **백혈구(leukocytes)**, **혈소판(thrombocytes)**으로 분류된다(그림 18-1).

적혈구

적혈구는 혈액의 혈액세포 중 가장 많은 양을 차지한다. **적혈구 생성(erythropoiesis)** 과정을 통해 적혈구가 만들어진다. 적혈구의 첫 번째 기능은 폐에서 조직으로 산소를 운반하며, 조직에서 폐로 이산화탄소를 운반하는 것이다. 적혈구는 적색 색소를 함유한 단백질과 철로 구성된 혈색소를 가지고 있는데 이는 꼭 필요한 요소이다. 적혈구의 평균 수명은 120일이다. 비장에 의해 적혈구가 파괴될 때 세포의 철 성분은 새로운 적혈구를 생성하기 위해 저장된다. **적혈구생성인자(erythropoietin)**는 적혈구 생성을 자극하는 신장에서 분비되는 호르몬이다(그림 18-2).

적혈구증가증(polycythemia)은 혈액의 적혈구 수가 정상 수치 이상으로 증가하는 것이다. 조직으로 운반되는 산소의 양을 줄이는 모든 조건은 적혈구의 생성을 증가시킨다. 예를 들어, 환아가 출혈에 의해 빈혈이 발생하면 골수는 즉시 많은 양의 적혈구를 생성하기 시작한다. 빈혈은 적혈구의 수가 감소하는 상태이다. 이 장에서는 다양한 종류의 빈혈에 대해 다룰 것이다.

백혈구

백혈구는 인체를 보호하기 위해 이동하는 구성요소이며 골수와 림프조직에서 생성된다.

백혈구 수치의 감소는 **백혈구감소증(leukopenia)**이라고 불리며 면역체계 또는 골수의 장애로 발생할 수 있다.

혈소판

혈소판은 출혈을 멈추기 위한 혈전을 형성하는 세포 조각들이다. 혈소판은 적색골수의 성분에 의해 합성되고 비장에 저장된다. 혈소판의 결핍은 출혈장애를 일으킬 수 있고 이를 **혈소판감소증(thrombocytopenia)**이라고 부른다.

아동의 특성

태아의 적혈구 생성은 임신 2주 이후부터 이루어지고 백혈구와 혈소판 생성은 임신 8주부터 시작된다. 대부분의 초기 생성과정은 배아의 난황낭에서 그 다음은 간에서 이루어지지만 20~24주까지 골수 생산이 우세하기 시작하면서 간 생산이 감소한다. 출생 후부터 **조혈(hematopoiesis)**은 거의 모든 뼈의

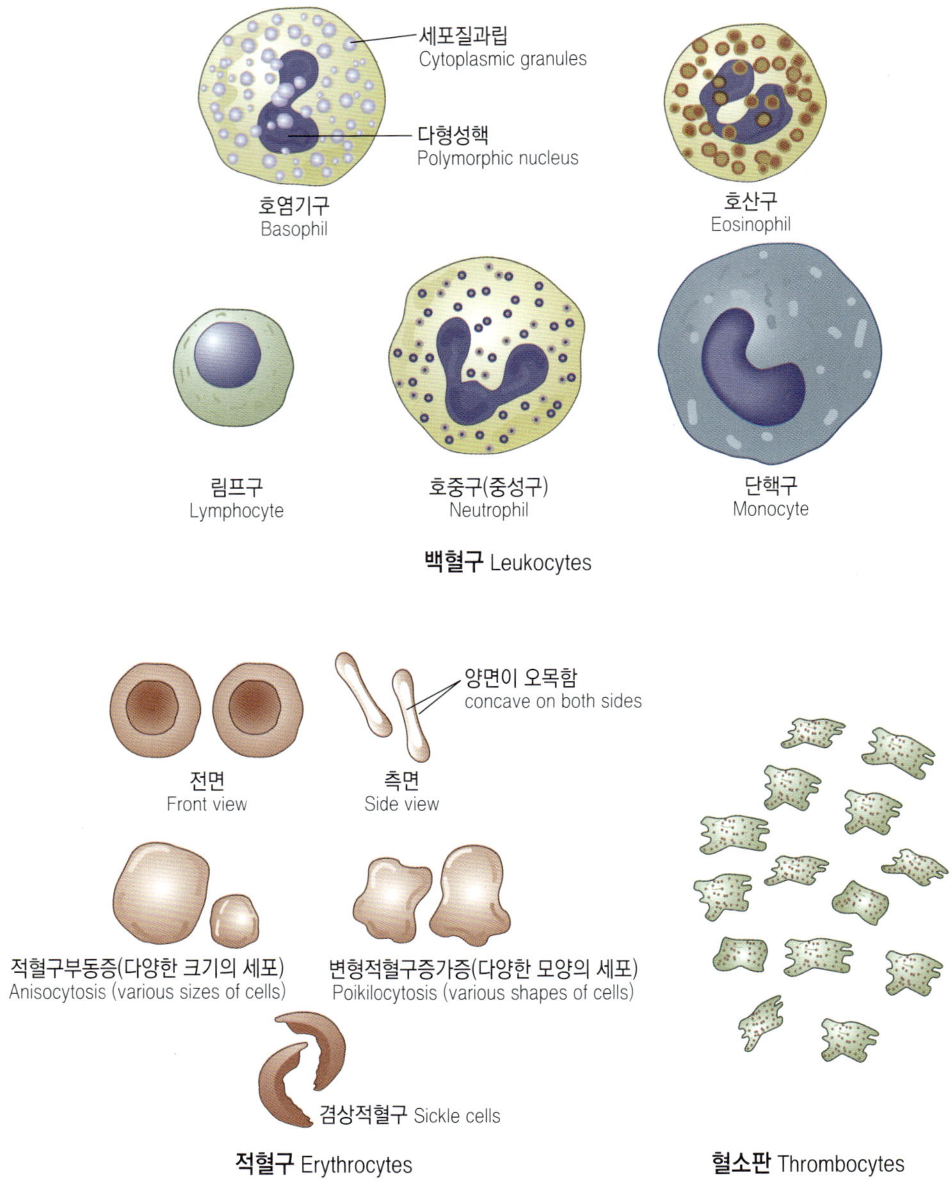

그림 18-1
혈액세포의 종류

골수에서 생성된다. 흉골, 늑골, 골반, 어깨이음뼈, 척추, 관골(골반)과 같은 편평골에서 전 생애의 조혈활동이 유지된다.

신생아의 혈액량은 체중 kg당 85mL를 차지한다. 출생 후 신생아는 적혈구 생성을 유도하는 많은 적혈구생성인자로 인해 자연스럽게 적혈구와 헤모글로빈이 증가한다. 이렇게 많은 양의 적혈구생성인자가 만들어진 배경은 출생 시 태반으로부터 수혈된 혈액과 적은 구강섭취로 인한 낮은 세포외액 용적량과 연관이 있다. 신생아가 호흡을 시작하게 되면 혈액의 산소량이 증가하고, 헤모글로빈 생성은 늦춰진다. 적혈구와 헤모글로빈의 양은 2~3개월까지 감소(약 9~11g/dL)하고 이후 다시 증가한다. 사춘기 동안 성인 수치만큼 도달하는데, 사춘기의 남아는 여아보다 적혈구가 약간 많다.

백혈구 양은 발달단계에 따라 영유아, 아동마다 다르지만 출생 시 가장 높다. 태어난 지 12시간이 지나면 그 양이 줄어들기 시작하고 첫째 주 동안은 계속 유지된다. 태어난 후 일주일까지 백혈구 수치는 큰 변화가 없고 1세가 될 때까지 안정적으로 유지된다. 청소년 시기에는 성인 수치만큼 도달할 때까지 천천히 줄어든다.

신생아의 혈소판 수치는 아동과 성인보다 낮다. 영유아의 혈액응고인자 또한 적다. 혈액응고인자 II, VII, IX, X의 합성을 위해서는 비타민 K가 필요하다. 이러한 이유로 모든 신생아에게 태어날 때 비타민 K 주사가 투여된다(간호사정을 수행할

그림으로 보는 병태생리 **적혈구생성인자 되먹임 기전**

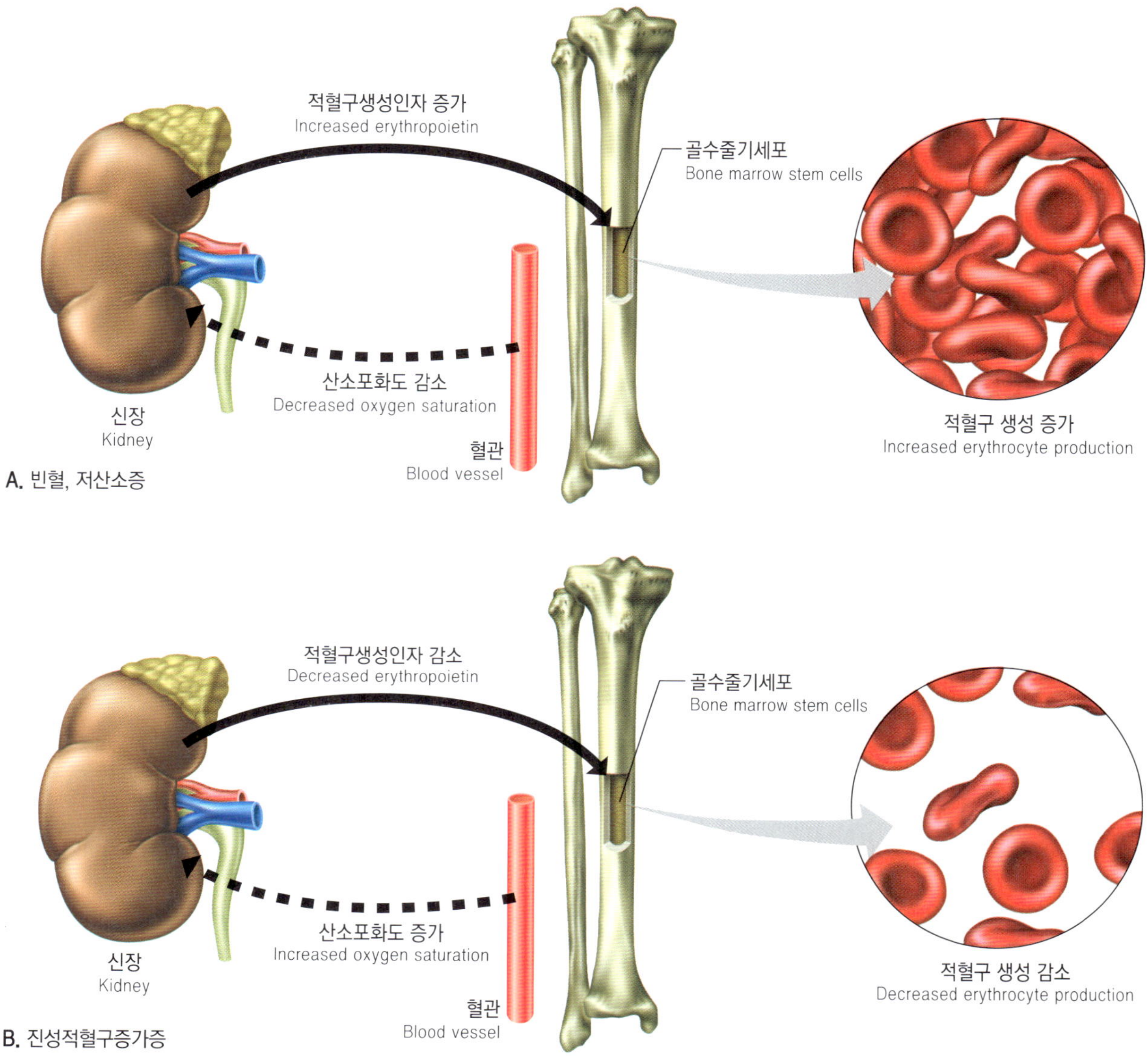

그림 18-2

신장은 적혈구 생성을 유도하는 적혈구생성인자가 증가 또는 감소함으로써 전달된 산소량에 따라 반응한다.

A. 빈혈과 저산소증 같은 상태는 그에 따른 보상기전으로 신장이 골수를 자극하여 적혈구생성을 할 수 있도록 유도한다.

B. 진성적혈구증가증처럼 적혈구가 과잉생산되었을 때 신장은 골수가 적혈구생산을 줄일 수 있도록 유도한다.

때에는 표 18-1 참조).

쉽게 관찰되는 타박상은 많은 출혈장애에서 볼 수 있는 특징적인 증상이다. 다른 증상은 비출혈, 창백함, 빈번한 감염, 무기력한 상태가 있다.

빈혈

빈혈은 적혈구의 수, 헤모글로빈의 양, 농축적혈구가 정상 수치보다 감소됨을 의미한다. 이러한 상태는 적혈구의 많은 소실 또는 파괴가 있었을 때 발생하거나 적혈구 생성과정에 문제가 생겨 충분히 생성되지 않을 때 일어나기도 한다. 빈혈은 또한 납 중독이나 **비장기능항진증(hypersplenism)**과 같은 기저질환의 임상증상일 수도 있다.

영유아기의 생리적 빈혈(physiologic anemia of infancy)은 정상적인 발현이다. 출생 후에는 조직의 높은 산소포화도에 반

표 18-1 혈액장애 아동을 위한 사정지침

사정내용	사정지침
가족력	• 가족 중 겸상적혈구 빈혈이나 관련된 특징 또는 다른 혈액장애를 앓고 있는 사람이 있는가? • 가족 중 혈우병 또는 다른 유전적인 응고장애를 가지고 있는 사람이 있는가?
성장과 발달	• 정기적으로 키와 체중을 측정하고 표준화된 성장수치와 비교하여 기록한다. • 환아가 적당한 칼로리를 섭취하는지 영양학적 평가를 실시한다. • 발달 이정표 측정을 위해 환아를 사정한다.
피부	• 창백함, 홍조, 발진, 반상출혈, 자색반, 점상출혈을 평가한다. • 지속적인 출혈이나 응고시간, 타박상이 잘 생기는지, 비출혈이 자주 발생하는지 관찰한다.
관절	• 부종, 통증, 염증, 움직임의 범위에 대해 관찰한다.
추가 사정	• 신체 다른 부위의 통증을 사정한다. • 감염이 빈번한지 확인한다. • 피로감과 무기력함이 있는지 병력을 청취한다.

응하기 위해 적혈구생성인자 합성과 적혈구의 생성이 갑자기 감소한다. 출생 8~12주 때 헤모글로빈은 거의 11g/dL 정도로 가장 낮은 수치에 도달하게 된다. 적혈구생성인자 과정은 다시 자연스럽게 자극되고 적혈구생성량이 증가하며 출생 후 약 20주까지 체내 철 함유량은 철 섭취량과 관계없이 적절하게 유지된다.

철결핍빈혈

철결핍빈혈(iron deficiency anemia, IDA)은 빈혈의 가장 흔한 형태이며 아동의 가장 대표적인 영양결핍 상태이다.

병태생리

우리 몸은 헤모글로빈을 생성하기 위해 철 성분이 필요하다. 철이 불충분하면 헤모글로빈 생성이 제한되고 곧 적혈구 생성에도 문제를 일으킬 수 있다. 적혈구는 몸 전체에 산소를 운반하기 위해 필요하므로 빈혈은 세포와 조직에 산소 부족 상태를 초래한다.

철결핍빈혈은 혈액손실, 영양분 흡수장애 또는 부족한 영양 섭취에 의해 2차적으로 발생할 수 있다. 아동 철결핍빈혈의 가장 흔한 원인은 충분하지 않은 음식섭취이다. 임신 기간 동안 어머니를 통해 공급받은 철이 출생 후 6개월 이후에 감소하면서 이러한 현상이 빈번히 나타나기도 한다. 미숙아의 경우 재태기간이 짧아 체내 철 함유량이 적으므로 출생 후 철의 감소량은 빠르다. 이 현상을 **미숙아 빈혈(anemia of prematurity)**이라고 부른다. 미숙아의 빈혈은 보통 정상으로 태어난 신생아보다 일찍 발생하며 더욱 빈번하다. 게다가 임산부가 임신 기간 동안 음식을 제대로 섭취하지 못했거나, 2명 이상의 자녀를 출산했거나 또는 여러 번의 임신을 했다면 태아는 출생 후 4~6개월 동안 유지되는 철의 양이 충분하지 않을 수 있다. 태어난 지 6개월 된 영유아는 체내 철 성분이 점점 감소되기 시작하므로 적절한 음식을 섭취하지 못하거나 철 성분이 많지 않은 모유 혹은 분유만을 먹는다면 철 성분이 충족되지 않기 때문에 결핍될 위험성이 크다.

혈액 생성을 위해(빠른 성장기간과 같은) 증가된 생리적 요구 역시 빈혈로 이어질 수 있다. 고지방이 함유되고 낮은 비타민과 미네랄이 포함된 식단을 먹는 청소년들은 특히 철결핍빈혈의 위험이 높다. 또한 만성적인 혈액손실은 철결핍빈혈의 잠재적인 원인이 된다. 빈혈의 위험이 있는 사람은 신생아 시기에 출혈이 있던 영유아, 크론병, 복강질환, 기생충성 위장병에 의해 혈액손실이 있는 아동, 월경과다가 있는 여자 청소년 등이다.

임상적 징후

임상적 징후와 증상의 중증도는 철 결핍량 또는 철결핍빈혈의 정도와 직접적인 연관이 있다. 심각한 빈혈이 있는 영유아는 창백함, 피로감, 불안정함, 연하곤란, 빈호흡, 심장비대를 나타내는 반면, 경증이나 중등도의 빈혈은 증상이 없을 수도 있다. 이미증(pica)은 음식물이 아닌 것을 먹으려는 행동으로, 철결핍빈혈과 연관이 있다.

협력적 관리

철결핍빈혈을 앓는 환아를 간호하기 위해서 빈혈의 원인을 파악하고 약물치료 또는 적혈구가 정상 수치에 도달할 때까지 식이요법에 집중해야 한다.

진단검사

진단은 임상적 발현과 검사실 검사를 바탕으로 내려진다. 빈혈의 원인을 파악하고 진단하기 위해 헤모글로빈, 헤마토크리트, 적혈구수, 평균적혈구용적, 평균적혈구혈색소량, 망상적혈구 비율을 평가한다. 헤모글로빈 수치가 11g/dL보다 적은 때 빈혈을 의미한다. 심각한 빈혈이 있는 환아의 경우 혈청철, 혈청 페리틴(저장철), 총철결합능력, 트렌스페린 포화 수치, 대변의 잠재혈액 여부에 대한 추가 검사가 실시된다. 현미경을 통해 적혈구의 크기는 매우 작으며 저색소형(창백한 색의) 세포인 것을 알 수 있다. 빈혈과의 연관성을 알기 위해 아동의 식습관을 분석한다.

우유를 먹는 아동은 대변 잠혈검사의 대상자이다. 납중독을 앓는 아동은 빈혈이 있을 수 있다. 따라서 빈혈을 앓는 환아는 납중독을 의심해볼 수 있어서 혈청 납검사를 해야 한다.

빈혈은 다양한 질병, 장애 그리고 영양소 결핍과 관련된 아주 흔한 증상이다. 헤모글로빈과 헤마토크리트 수치, 적혈구지수, 혈청 페리틴 수치로 근본적인 문제의 심각성을 판단하기에는 비효율적일 수 있다.

임상치료

치료는 섭취가 가능한 철분 보충제를 통해 철결핍빈혈을 교정하기도 한다. 하루에 kg당 3~6mg의 황산철은 효과를 기대할 수 있는 일반적인 치료법이다. 철분 보충제는 변비, 위장의 불편함 등 여러 부작용을 발생시킬 수 있다. 따라서 환아가 영양권장량의 체내 철 권장량보다 많이 섭취하고 있지만 철이 함유된 약물을 처방받을 수도 있다. 철분 섭취제는 필요한 만큼의 철분을 음식으로 섭취하면 점점 먹는 횟수를 줄여나갈 수 있다. 그 후에는 환아의 빈혈 재발 여부에 대해 6개월 후에 재평가를 실시한다.

간호과정

간호과정은 질환에 대한 선별검사를 하고 부모 및 자녀의 철결핍빈혈, 식단관리, 약물요법의 준수에 관한 교육에 초점을 맞춰야 한다.

간호사정과 간호진단

빈혈에 관한 검사는 약 12개월 이상의 모든 아동에게 시행할 수 있도록 권하고 있다. 만약 위험요소가 확인되면 재검사를 해야 한다. 청소년 시기의 빈혈 검사 빈도는 개인에 따라 결정되어야 한다. 기력이 없거나 창백한 증상이 있는 아동의 경우 빈혈 검사는 필수적이다. 키와 체중은 검진 방문 시 측정하고 성장차트에 기록할 수 있으며 이전 방문 때의 자료와 표준성장곡선의 백분위수를 비교할 수 있다. 백분위수의 감소 추세는 문제가 될 수 있으며 추가적인 영양학적 분석이 요구된다. 식이력과 분석으로 음식 섭취와 연관된 정보를 얻을 수 있다. 발달선별검사는 발달지연에 대한 사정을 위해 수행되어야 한다.

철결핍빈혈 환아에게 필요한 간호진단 내용은 다음과 같다.

- 식이 섭취량과 관련된 영양 불균형: 신체 요구량보다 적음
- 혈액의 산소 운반능력 감소와 관련된 활동 지속성 장애
- 조직 관류 감소와 관련된 발달지연 위험
- 철결핍빈혈의 관리와 관련된 지식부족

계획과 수행

간호과정의 목표는 식이요법, 약물요법, 예방에 대해 가족을 교육하는 것에 중점을 둔다.

식이요법

식이요법은 철결핍빈혈 환자의 장기적인 치료법이다. 철이 풍부한 음식을 섭취할 수 있도록 자녀와 가족을 교육해야 한다. 비타민 C는 철의 흡수량을 높여주기 때문에 비타민 C가 함유된 음식도 함께 먹어야 한다는 것을 교육한다(표 18-2). 6개월 이상의 영아에게는 모유나 철 강화 조제분유 또는 철 성분량이 많은 시리얼을 먹이도록 한다. 1세가 될 때까지 우유를 피하는 것이 좋은데 그 이유는 위장관 출혈이 생겨 빈혈로 이어질 수 있기 때문이다. 좀 더 나이가 있는 영아나 유아가 다량의 우유를 섭취하고, 고형의 음식을 먹으려 하지 않는다면 우유 섭취를 제한해야 할 수도 있다. 얇게 자른 고기처럼 손가락으로 집어 먹을 수 있는 음식을 주는 것도 좋다. 청소년은 철과 비타민 C가 포함된 음식(햄버거에 들어 있는 토마토 등)을 먹을 수 있게 해준다. 단백질은 혈액세포를 위해 꼭 필요하며, 엽산은 철분을 페리틴에서 헤모글로빈으로 전환해주는 역할을 한다. 이러한 영양소들을 잘 섭취할 수 있도록 적절한 양을 권장한다.

약물요법

철분제는 철분 섭취가 필요한 빈혈에 처방되어야 한다. 철분제 섭취로 흑색변, 변비, 끝 맛이 좋지 않은 등의 부작용이 있을 수 있음을 설명한다. 변비를 예방하기 위하여 물을 많이 마시고 섬유질이 풍부한 음식을 먹는 것도 중요하다는 것을 강조한다.

철 과다복용은 환아나 다른 가족이 많은 양의 철분을 섭취했을 때 발생하며 복통, 구토, 혈변, 호흡곤란, 쇼크를 일으킬 수 있다. 약물의 올바른 보관방법을 설명한다.

평가

철결핍빈혈 환아를 위한 간호의 기대되는 결과는 다음과 같다.

- 적혈구 수치 검사결과 정상
- 치료법에 대한 보호자와 가족의 이해
- 철과 비타민 C 권장량 섭취
- 철분제 복용의 부작용이 없음

겸상적혈구 빈혈(낫적혈구장애)

겸상적혈구 빈혈(sickle cell disease, SCD)은 정상 헤모글로빈의 부분 또는 전체 부분이 비정상적으로 생긴 헤모글로빈 S(Hb S)로 대체되는 유전적인 **혈색소병증(hemoglobinopathy)**이다. 작은 혈관의 폐색, 허혈, 장기의 손상을 일으키기도 한다. 겸상적혈구 빈혈을 가진 사람은 겸상적혈구 유전자와 정상 헤모글로빈 유전자를 모두 가지고 있다. 이런 사람들에 의해 질병이 유전되긴 하지만 전반적으로 증상이 없고, 매우 힘

표 18-2 철과 비타민 C가 들어있는 식품

철 함유 식품	비타민 C 함유 식품
고기류, 생선류, 가금류	오렌지 주스
각종 야채	감귤류
마른 과일	딸기
콩류	토마토
곡물류	브로콜리
통밀로 만든 시리얼	푸른 잎의 채소류
철 강화 시리얼	감자, 시리얼 제품

들거나 피곤할 때 증상이 나타날 수 있다.

예후는 아동이 가진 질병의 심각성에 따라 달라지는데 상태가 자주 나빠지거나 자주 입원하는 환아들은 예후가 더 나쁘다. 겸상적혈구 질병이 있는 신생아의 경우 조기 검사가 필요하다. 특히 뇌졸중 위험이 있는 사람들의 조기 진단과 예방 항생제, 매달 정기적으로 하는 수혈은 수명을 연장하고 있다. 겸상적혈구 빈혈은 아프리카와 같은 말라리아 유행 지역에서 잘 발견되는 질환이다.

병태생리

겸상적혈구 빈혈은 상염색체열성질환(염색체열성질환, autosomal recessive disorder)이다. 만약 부모 모두 가지고 있다면 태어날 자녀가 물려받을 확률은 25%이다.

겸상적혈구 빈혈의 특징은 적혈구의 헤모글로빈 모양이 긴 초승달이나 낫 모양이다(그림 18-3). 체내 산소요구량이 증가하는 환경이거나 산소 운반능력에 영향을 미칠 수 있는 모든 조건은 겸상세포의 위험성을 높인다. 겸상세포는 단단하고 모세혈관 혈류를 방해한다. 혈관이 미세하게 폐쇄되어도 충혈이나 조직 허혈을 일으킨다. 조직의 저산소증은 추후에 겸상적혈구화(sickling)와 넓은 부위의 경색이 발생할 수 있다(겸상적혈구화의 요인은 Box 18-1 참조).

겸상세포는 수분이나 산소를 다시 공급받으면 정상적인 모양으로 바뀔 수 있다. 하지만 세포막은 좀 더 연약해지고 평균 수명이 120일인 것에 비해 약 10일이나 20일로 짧아질 수 있다. 이에 대응하여 골수 공간이 확대되면서 적혈구를 더 많이 생산해낸다. 적혈구의 지속적인 파괴는 만성 용혈성 빈혈로 이어지게 된다(그림 18-3 참조).

겸상적혈구의 임상증상은 모든 신체구조와 신체계통의 병리학적 변화로 인해 시작된다. 장기조직은 생후 2~3개월까지 반흔을 남기는 경색이나 원활하지 않은 기능에 의해 손상받는다. 비장은 겸상적혈구화에 의해 손상받는 첫 번째 장기이다.

Box 18-1

겸상적혈구화의 요인

- 열
- 갈증
- 고지대
- 극심한 체온증가
- 구토
- 감정적 스트레스
- 피로
- 알코올
- 임신
- 헤모로글로빈 수치 증가
- 망상적혈구 수치 증가
- 과도한 운동 또는 신체활동 증가
- 산증

태아의 헤모글로빈 감소는 비장의 장애를 일으키게 된다. 그 때문에 겸상적혈구 빈혈이 있는 많은 아동이 5세까지 무비장증(asplenia)을 앓게 된다. 겸상적혈구 빈혈 환아는 비장이 분리되어 그 사이에 혈액이 고이게 되는 비장격리로부터 생명이 위험할 수 있는 고통을 겪을 것이다. 대부분의 환아는 비장적출술을 받아야 하며 이로 인해 면역이 손상될 수 있다. 손상된 면역으로 인해 감염될 확률이 매우 높으며, 박테리아 감염의 경우 겸상적혈구 빈혈로 인해 사망에 이를 수도 있다.

뇌혈관의 문제나 뇌졸중은 겸상적혈구 빈혈을 가진 아동 환자에서 나타나기도 한다. 환아 중 약 11%는 20세까지 이러한 합병증을 갖고 있으며, 뇌졸중은 인지장애로 이어진다. 겸상적혈구 빈혈의 다른 합병증은 폐 침윤을 동반한 급성 가슴증후군, 급성 빈혈, 감염, 지속발기증(지속해서 고통스러운 음경발기), 망막증, 신장과 간 손상, 담석증식이 있다.

임상적 징후

겸상적혈구 빈혈의 임상적 징후는 거의 모든 장기를 아우르며 나타난다. 병리학적 변화는 모든 신체 내에서 발생하고 여러 가지 증상과 징후들이 있다(그림 18-4). 생후 4~6개월까지는 거의 무증상일 수 있는데 그 이유는 풍부한 태아 헤모글로빈에 의해 겸상적혈구화가 억제되기 때문이다. 임상적 징후는 적혈구의 수명이 짧아지고(용혈빈혈), 혈관폐색이 발생하여 조직 파괴와 직접적인 연관이 있다. 혈관폐색이 재발하여 통증이 생기거나 만성 장기부전으로 이어질 수 있다. 겸상적혈구 장애는 심각성과 빈도 횟수가 확실히 급성으로 악화되는 질병이다.

그림으로 보는 병태생리 **겸상적혈구 빈혈**

헤모글로빈 S와 적혈구 세포의 겸상적혈구화

겸상적혈구 빈혈은 유전된 보통(상)염색체 열성 질환 때문에 생긴다. 겸상세포헤모글로빈(Hb S)은 헤모글로빈 분자 사슬에 있는 글루타민의 아미노산 발린(valine)의 구조물을 비교할 때 정상 헤모글로빈과 다르다.

Hb S가 산소와 결합할 때 정상 헤모글로빈처럼 공 모양으로 바뀐다. 하지만 산소량이 적다면 세포내액과 결정질 사이에서 용해되지 않는다. 막대 모양의 고분자 덩어리(긴 사슬)는 길쭉하게 생긴 겸상세포를 구부리게 된다.

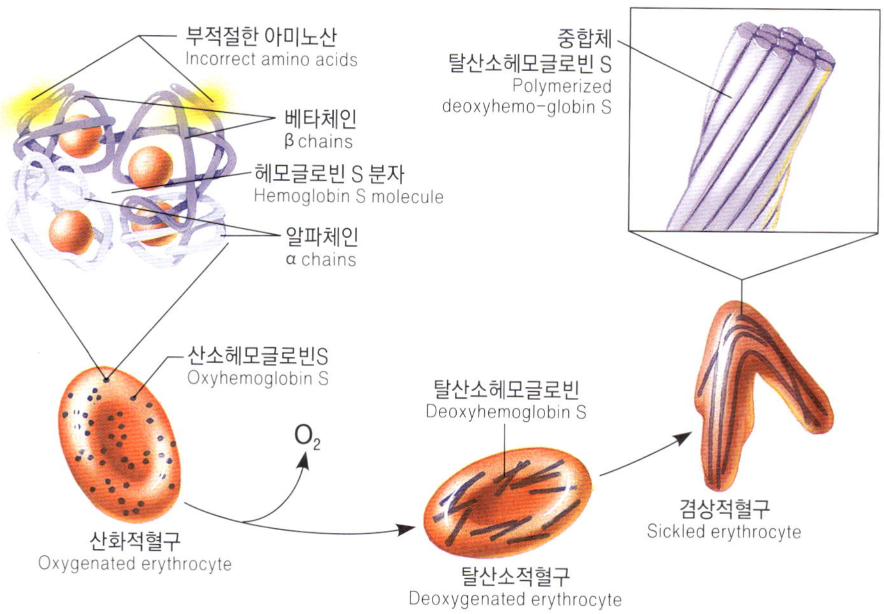

겸상세포 장애의 과정

겸상세포 장애는 급성 통증의 원인이 된다. 겸상적혈구화는 조직의 산소요구량을 높이거나 세포의 pH에 영향을 주는 주변 조건 때문에 발생한다. 발병하기 시작하면 겸상적혈구는 모세혈관 장벽에 달라붙어 혈류를 방해해 산소가 모자라게 된다. 결국 조직에는 저산소증이 생기고 산성 대사과정의 찌꺼기는 겸상적혈구화와 세포 손상을 일으킨다. 겸상세포 장애는 관절과 장기의 미세한 경색을 일으키고 반복될수록 장기와 조직은 서서히 파괴된다. 특히 비장이 손상받기 쉽다.

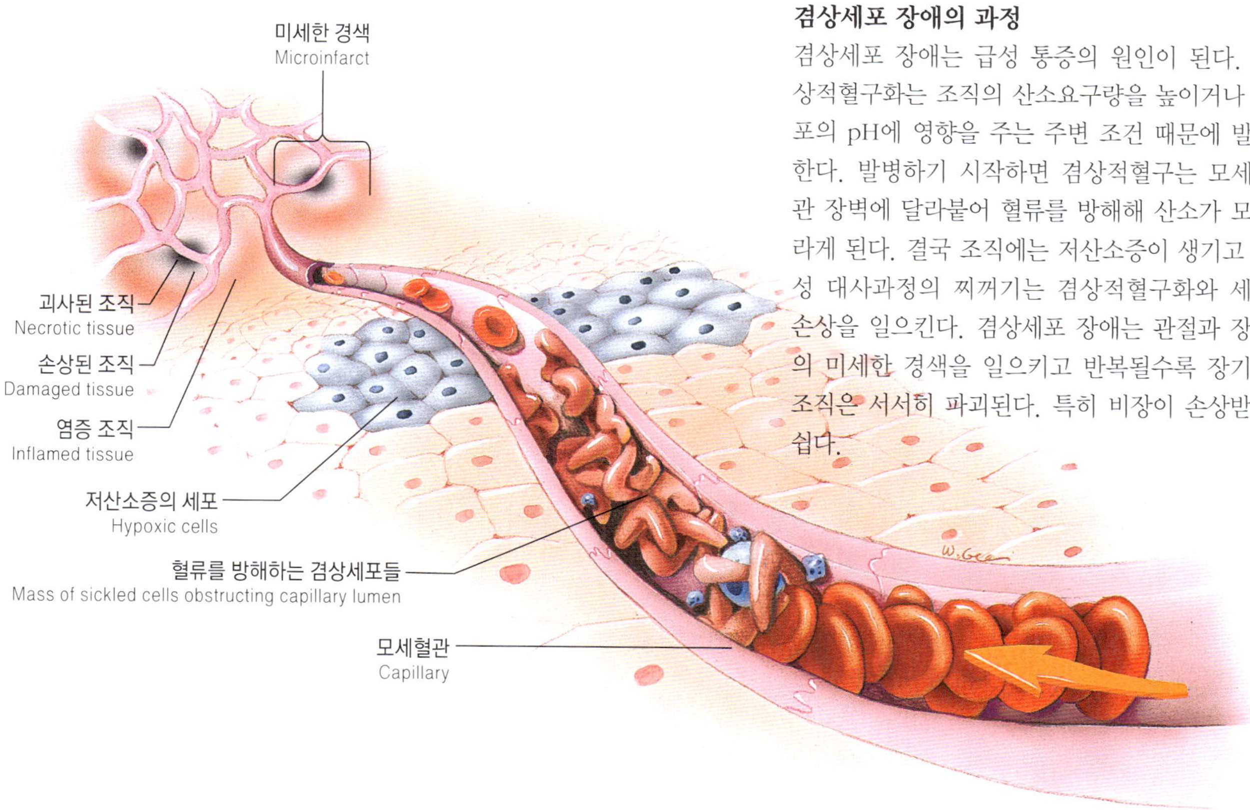

그림 18-3
겸상적혈구 빈혈의 병태생리 및 질병 과정

그림으로 보는 병태생리 **겸상적혈구 빈혈의 임상적 징후**

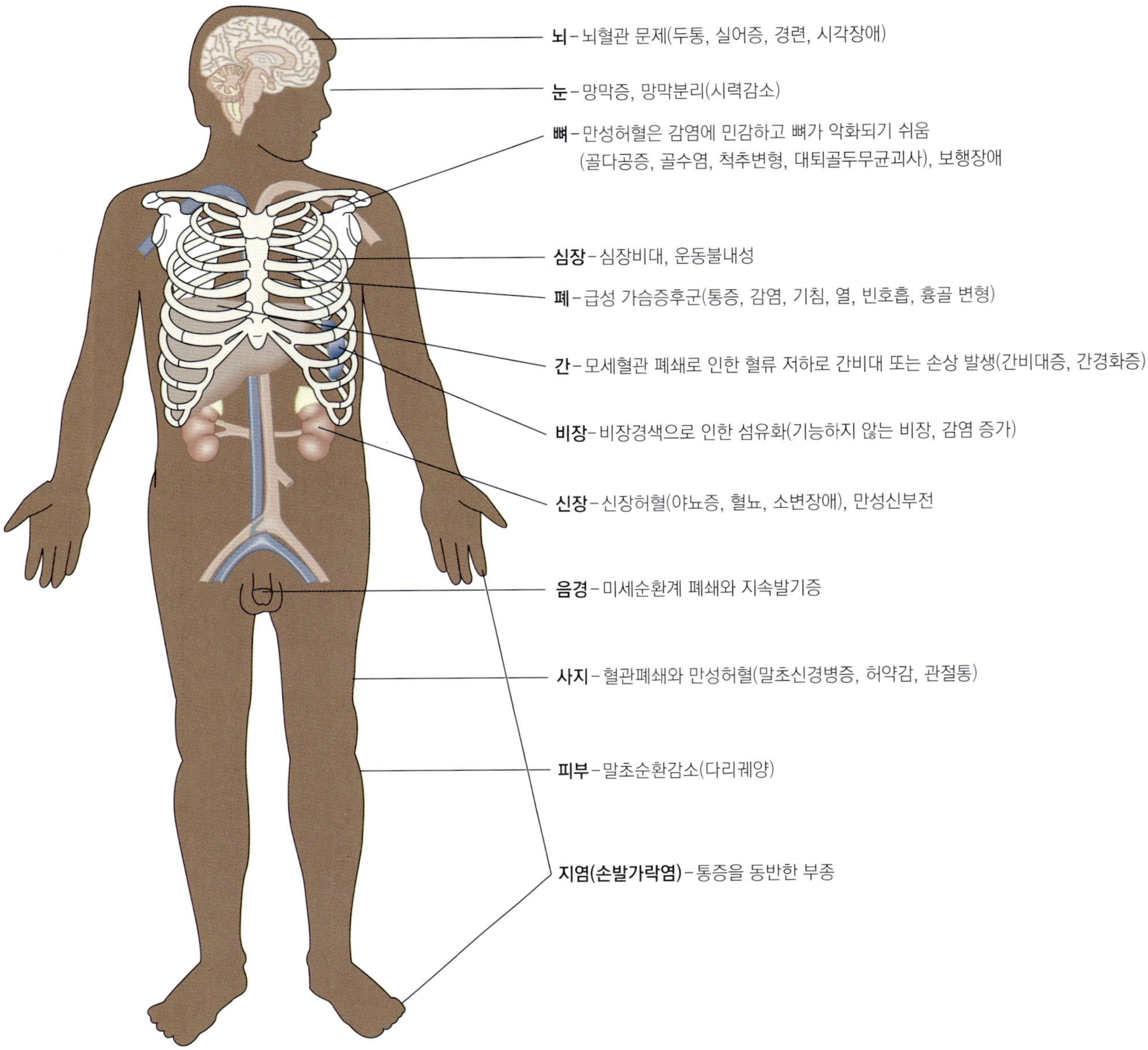

그림 18-4
병리학적 변화에 따라 전신에 나타나는 겸상적혈구 빈혈의 임상적 징후

겸상적혈구 질병을 앓는 환아가 응급실을 찾는 가장 큰 이유는 갑자기 생기는 통증 때문이다. 게다가 입원 중인 SCD 환아의 60~80% 역시 다른 증상과 함께 통증이 동반된다. 겸상적혈구는 모세혈관의 혈류를 막는다. 이러한 미세한 폐쇄는 혈류를 방해하거나 조직허혈을 일으키는데 이는 혈관폐색의 심각한 상황으로 이어진다. 조직허혈에 의해 생기는 통증은 등 또는 사지에서 느낄 수 있으며, 다른 신체 부위에서도 발생할 수 있다. 겸상적혈구 빈혈을 앓고 있는 환아의 폐에서 방사선 촬영 시 새로운 병변이 보인다면 생명이 위험할 수 있는 급성 가슴증후군(acute chest syndrome, ACS)이라는 합병증으로 진행될 수 있다. 급성 가슴증후군의 증상은 열, 흉통, 빈호흡, 기침, 천명음이다.

통증의 강도와 기간은 개인차가 있고 발병한 신체 부위에 따라 다르다. 손목처럼 한정적인 부위는 일시적으로 나타날 수 있지만 전신 부위의 통증은 며칠 혹은 몇 주 동안 지속하는 편이므로 입원 치료가 필요할 수도 있다. 오피오이드계 진통제나 자가통증조절장치로 통증 조절이 가능하다.

유전적으로 겸상세포 특성을 물려받아도 문제가 발생하지 않을 수도 있지만 고지대로 올라가면 비장경색증의 위험성이 있을 수 있다. 요로감염과 정맥혈전증에 대한 위험성 또한 배제할 수 없다.

협력적 관리

겸상적혈구 빈혈 간호에서 초기 단계에 필요한 것은 예방과 겸상적혈구화의 치료 그리고 통증 관리에 목표를 두는 것이다. 감염 노출과 추위를 미리 방지하고, 수분보충을 꾸준히 하는 것이 가장 중요하다.

진단검사

신생아는 겸상적혈구 빈혈 진단검사를 한다. 헤모글로빈 전기영동은 겸상적혈구 지수검사 양성반응을 확인하기 위해 실시한다.

혈청분석검사 결과는 겸상적혈구 빈혈의 헤모글로빈 수치가 5~11g/dL라면 빈혈의 정도를 설명하기에 충분하다.

임상치료

치료는 통증 조절, 수분, 산소요법, 감염예방, 합병증 예방에 초점을 맞춘다. 환아의 체력관리를 위해서 침대에서 휴식을 취하도록 하는 것도 치료법에 포함된다. 겸상적혈구 빈혈 아동관리를 위해 신생아 검사, 조기 중재, 예방적 항생제 투여, 부모 교육이 실시된다. 아동의 상태가 자주 나빠지거나 여러 번 입원하는 등 심각성에 따라 예후가 달라진다.

통증 조절, 수분, 산소요법. 모르핀과 같은 비경구용 진통제는 보통 시간별로 투여해 주거나 PCA로 주입된다. 탈수는 증상을 더욱 악화시킬 수 있기 때문에 경구나 정맥주사를 통한 수액보충은 통증을 감소시키는데 도움이 된다. 수액은 혈액의 점성도를 낮춰주므로 적절한 수분 공급이 필수적이다. 환자에게 편안함을 제공하고 폐 합병증의 발생을 감소시키기 위해 산소를 투여한다.

감염 예방과 치료법. 겸상적혈구 장애를 앓고 있는 아동이 생명에 위협이 되는 감염을 예방하기 위해서는 폐렴구균 백신, Hib 백신, B형간염 백신, 인플루엔자 백신 등 권장 예방접종을 받는 것이 필수적이다. 게다가 첫 접종 2~5년 후에 23-폐렴구균백신(뉴모백스)을 꼭 맞아야 한다. 기능적 및 해부학적 무비장증이 있다면 생후 2개월 때 뇌척수막염균 백신을 맞도록 한다.

페니실린 예방주사는 신생아가 태어나자마자 혹은 진단을 받은 즉시 실시하는 것이 좋으며, 폐렴연쇄구균 박테리아 감염은 매우 위험하므로 감염방지를 위해 5세까지 꾸준히 실시해야 한다. 신생아 검사는 조기진단에 도움을 주고 그에 따른 조기 예방계획을 세울 수 있다. 만약 아동이 비장절제술 혹은 침습적인 폐렴구균 질환에 걸린 적이 없는 한 약물치료는 5세에 중단해도 된다는 연구결과가 있다.

적혈구 수혈. 예방 차원의 수혈은 뇌졸중의 위험성을 예방 또는 감소시키기 위해 실시하는 방법이다. 적혈구 수혈에 관한 몇 가지 지시사항에는 비장격리, 급성 신경학적 장애, 급성 가슴증후군, 심각한 빈혈, 수술 조기 간호를 포함한다. 수혈은 조직의 산소공급과 겸상적혈구화 가능성을 줄이고, 일시적으로 Hb S의 양을 감소시켜 준다. 만성수혈의 경우 뇌졸중을 겪었던 환아 중 겸상적혈구 빈혈이 있다면 고려해볼 수 있다.

빈번한 수혈 때문에 생길 수 있는 합병증은 철분 과다이다. 철분은 체내 밖으로 배출될 수가 없기 때문에 조직과 장기에 저장된다(혈철증). 이러한 이유로 초과량의 철분을 신장에서 제거될 수 있도록 해주는 데페록사민(데스페랄)같은 철분 킬레이트 약물이 처방된다.

다른 치료법들. 수산화요소(hydroxyurea)를 이용한 치료법은 성인에게 도움이 되며, 환아에게도 자주 사용되어 왔다. 이 치료법은 태아 헤모글로빈 수치와 전체 헤모글로빈 농도를 증가시켜 준다. 태아 헤모글로빈의 증가는 겸상적혈구화가 되는 것을 방지해 주고 혈관폐색으로 인한 통증을 경감시켜 주기도 한다.

조혈줄기세포이식. 조혈줄기세포이식(HSCT)은 겸상적혈구 빈혈의 치료법 중 하나로 심각한 합병증이 있는 환아를 위해 이용된 처치법이다.

간호과정

간호의 목표는 겸상적혈구 장애의 위험성을 알고, 관리할 줄 알며 환아의 성장과 가족을 지지해주고 합병증을 예방하는 것이다.

간호사정과 간호진단

유전학을 공부한 간호사(간호학생)라면 겸상세포 유전자 질병 예방교육을 통해 검사와 해당 질병을 가진 아동에게 어떻게 다가갈 것인지 알 것이다. 환아가 진단을 받았다면 겸상적혈구 빈혈은 신체 모든 곳에 영향을 줄 수 있기 때문에 전반적인 신체사정은 필수적이다.

생리적 사정

겸상적혈구 빈혈을 진단받은 아동의 힘들었던 위기나 사건, 의학적 치료, 가정에서의 치료에 대한 상세한 내용을 부모에게 들을 수 있다. 아동의 키와 체중을 정확하게 측정하고 성장 장애가 흔하기 때문에 과거 자료와 비교해본다. 만성 혹은 급성 통증에 관해서도 물어본다. 통증은 거의 신체 어느 곳에서든 나타나지만 보통 두통, 사지 통증, 복부 불편감과 함께 나타난다. 환아가 통증 점수를 묘사할 수 있고, 신체 부위의 통증에 대해서 확실히 설명할 수 있게끔 나이를 고려하여 적절한 방법으로 물어본다. 보호자 및 가족이 이용한 통증 관리 프로토콜과 어떤 방법을 성공적으로 활용했는지에 대해서도 사정한다.

겸상적혈구 장애 환아에게는 세심하고 전반적인 사정이 필요하다. 열, 의식변화나 행동 변화 같은 신경학적 변화, 호흡계통 문제는 즉시 치료를 필요로 하는 응급상황임을 뜻한다. 환아가 매우 아프다면 통증 정도를 사정하고 염증 또는 감염과 관련된 징후 및 증상이 있는지 살펴본다. 쇼크 징후도 있는지 함께 감시한다.

심리사회적 사정

아동이 겪은 겸상적혈구 장애는 일상생활에 지장을 주는 만성 질환과 다르지 않다. 자아 인식과 신체 변화, 본인이 가족의 일상을 방해하고 있다는 것에 대한 감정이 우울증으로 나타날 수 있다. 친구들을 사귀고, 가족의 지지와 자아 인식에 대해 사정하는 것이 아동의 인지발달을 위한 항목들이다.

한 가족의 자녀가 겸상적혈구 장애를 앓고 있다면 심리 사정도 필요하다. 병을 앓고 있는 다른 가족이 있는지, 환아가 새롭게 진단받은 질병이 있는지 물어보고, 질병으로 인해 겪을 수 있는 어려움이나 생명에 위협이 될 요소들을 견딜 수 있게 가족이 늘 도와줄 것을 알려준다. 환아의 부모가 유전에 대해 잘 알고 있는지 그리고 유전자 상담사와 상담이 이루어졌는지 확인한다. 환아의 가족이 치료비용을 처리할 수 있는 재정적 능력이 충분한지 확인한다. 비교적 어리지 않은 환아에게는 본인이 가진 질병에 대해 무엇을 알고 있는지, 현재 받는 치료에 대해 만족하는지 물어본다. 가족이나 다른 구성원이 보인자라면 주기적인 상담이 필요하고 결혼이나 출산계획에 도움이 될 수 있다.

겸상적혈구 빈혈을 앓고 있는 아동에게 적용할 수 있는 간호진단은 다음과 같다.

- 혈류감소와 관련된 비효과적 뇌조직 관류의 위험
- 신체장애와 관련된 발달지연의 위험
- 자녀의 만성 질병과 관련된 돌봄제공자의 역할 긴장
- 통증과 관련된 신체기동성 장애

계획과 수행

겸상적혈구 빈혈 아동을 위한 간호계획에는 조직 관류, 수분보충, 통증 관리, 감염 예방, 적절한 식단관리, 합병증 예방, 아동과 가족의 정서적 지지와 상담에 초점을 둔다.

조직 관류 촉진

혈액수혈과 산소를 투여한다. 용혈작용을 예방하기 위해 수혈 전과 후에 5% D/W보다는 생리식염수를 정맥 투여하는 것이 좋다. 모든 병원과 의료기관은 수혈에 관한 지침이 있어야 하며, 간호사는 일하는 곳의 정책과 절차에 대해 숙지하도록 한다. 환아가 휴식을 취할 수 있도록 활동 시간을 조정한다.

수분 유지

겸상적혈구 빈혈은 탈수 상태에서 큰 영향을 받는다. 아동에게 필요한 수분요구량을 계산하여 적절한 양을 투여한다(최소 하루 권장량). 수액은 처방된 양만큼 투여해야 하며 환아의 수분 상태가 잘 유지될 수 있도록 필요한 만큼 음식을 섭취할 수 있도록 돕는다.

통증관리

시간마다 마취제를 투여할 수 있다. 만약 자가통증조절장치가 사용된다면 기본적으로 투여될 수액이 사용되고 있는지 부모 혹은 아동이 응급 호출 버튼을 눌러야 하는 상황을 잘 알고 있는지 확실히 한다. 환아가 가장 편안해하는 자세를 취할 수 있도록 도와준다. 통증을 가장 많이 느끼는 관절은 조심히 다룬다.

감염예방

감염은 환아의 증상을 더욱 악화시킬 수 있고, 결국 감염에 대한 민감성은 증가하게 된다. 보호자 및 부모에게 항생제와 감염 시 알아야 할 처치법에 관해 설명해 주도록 한다. 감염은 환아에게 특히 치명적이며 사망할 수도 있기 때문에 보호자 및 부모가 적절한 처치가 시행될 수 있도록 알고 있어야 한다.

충분한 영양섭취

성장을 위한 충분한 영양섭취는 매우 중요하다. 환아에게 고단백질, 고칼로리 식단을 먹을 수 있도록 한다. 엽산과 비타민 C의 중요성에 대해서도 강조해야 한다. 규칙적으로 환아의 성장발달을 측정하며, 만약 성장이 느리다면 24시간 동안 어떤 음식을 섭취했는지 직접 물어보고, 다른 영양학적 평가를 하도록 한다.

합병증 예방

환아의 빈혈이 심해지거나 쇼크(의식변화, 창백함, 활력징후 변화)의 징후가 있는지 관찰한다. 환아의 뇌 기능의 변화가 있는지 알아내기 위해 신경학적 상태를 잘 감시하여야 한다. 부드럽게 촉진하여 비장의 크기가 커졌는지 사정하고, 수혈과 그에 따른 부작용이 나타나는지 자세히 보도록 한다.

정서적 지지

겸상적혈구 빈혈은 생명에 위협을 줄 수 있는 만성질환이다.

환자의 가족 또한 그 질병과 영향 때문에 겪는 감정들을 다룰 수 있어야 한다. 이 질병에 익숙한 집단이나 개인과 알고 지내는 것은 큰 도움이 된다.

가족 구성원과 함께 어울리고 그들에게 아픈 아동을 키워야 하는 스트레스를 이겨낼 수 있도록 계속된 지지를 보여준다. 필요한 물품과 보호자 및 부모를 위한 휴식 시간, 형제 및 자매에게도 필요한 정보를 공유한다.

퇴원계획과 가정간호 교육

퇴원하기 전 가정간호에 필요한 것을 알려주고 교육할 수 있도록 한다. 겸상적혈구 장애에 관한 정보와 환아의 치료를 위해 부모를 교육해야 한다. 조직의 저산소증과 적혈구의 겸상적혈구화 상태에 관해 설명한다. 부모가 환아에게 필요한 약물과 약제, 식단을 적절하게 제공해줄 수 있는지 알기 위해 부모와 함께 가정 내에서나 지역사회에 이용할 수 있는 물품이나 편의시설 등을 살펴본다. 감염의 징후나 병원에서의 처치가 필요할 때를 알고 있는지 확인한다. 만약 자녀 계획이 있다면 유전자 검사에 대해 언급해도 좋다. 가족 내 사춘기 혹은 10대 자녀가 있다면 유전자 상담사를 소개해 주거나 검사를 받을 수 있도록 격려한다.

점막 건조, 체중감소, 진하고 냄새나는 소변 등의 탈수 증상을 가족에게 확실히 알려주되 하루에 얼만큼의 물을 마셔야 하는지를 구체적으로 설명해준다. 더운 환경이나 땀이 많이 난다면 그만큼 채워주기 위해 많은 체액이 필요하다는 걸 설명해준다. 환아와 가족 모두 위험한 상황이 생길 수 있다거나 유발요인이 존재하기 때문에 이를 예방하도록 교육한다. 위험한 증상이나 징후가 나타나면 의료제공자에게 보고해야 한다는 것도 꼭 알려주도록 한다.

정기적인 수혈은 체내 철분의 양을 증가시켜 그로 인해 장기가 부담될 수 있다. 철분을 지나치게 섭취하였을 때를 대비하여 이때 필요한 지시사항을 함께 알려준다. 부모에게 환아의 건강 상태를 내과의사와 치과의사에게 알리는 것이 중요함을 인지시켜 마취로 인한 저산소증이 매우 위험하므로 어떤 작은 수술이든 특별한 주의가 필요하다는 것을 알려야 한다.

아동에게 있어 놀이시간과 사회성을 기르는 것은 학습과 성장발달을 위해 중요하다. 지지단체나 인터넷을 통해 또래들과 보내는 시간을 늘려주도록 한다.

나이가 좀 있는 아동이라면 다른 또래와 함께 시간을 보낼 수 있도록 격려해주되 격렬한 활동이나 스포츠는 피하도록 한다. 함께 놀며 사회성을 기르는 것은 학습과 신체발달을 위해 중요하다. 비행기를 타는 상황은 겸상적혈구화가 발생할 수 있으니 위험요소에 대해 잘 인지하고 있어야 한다. 여행계획을 짜기 전 비행기에 탑승해도 좋은지 의료진과 논의할 수 있도록 설명한다.

지역사회 간호

아동은 수혈요법을 위해서 집에서도 간호를 받을 수 있지만, 의료기관을 방문해야 할 수도 있다. 이러한 관리를 하기 위해서 간호사는 환아 또는 가족과 협력하며, 개인에게 맞춘 건강관리와 교육이 필요할 것이다. 이러한 계획을 수행하기 위해 간호사는 가족과 학교를 도울 수 있어야 한다.

평가

겸상적혈구 빈혈이 있는 아동을 위한 간호의 기대되는 결과는 다음과 같다.

- 환아는 통증을 효과적으로 관리할 수 있다.
- 세포의 겸상적혈구화를 방지하기 위한 수분보충이 적절히 실시되고 있다.
- 호흡기계, 중추신경계, 신체 장기의 합병증이 없음을 확인한다.
- 정상 면역상태를 유지하거나 감염 위험성이 없다.
- 가족과 의료제공자는 즉시 합병증을 인지하고 처치 방법에

가족과의 협력 | 겸상적혈구 빈혈이 있는 아동을 위한 가정간호

- 건강검진 방문 시 알려준 일정을 따르도록 한다.
- B형간염, 인플루엔자 연간주사, 폐렴구균 또는 수막염구균 백신, B형 헤모필루스 인플루엔자를 포함한 예방접종 날짜를 확실히 한다.
- 앓고 있는 질병의 후유증을 진단하기 위해 심장이나 안구 검사 같은 특수 검사가 정기적으로 필요할 수 있다.
- 부모는 집에서 사용하는 체온계의 기능과 사용 방법에 대해 잘 알아야 한다.
- 항생제 관리의 지시사항을 잘 지킨다.
- 환아의 통증이 어떤지 사정하고 처방받은 급성 또는 만성통증을 위한 약물을 복용한다.
- 환아가 성장할수록 질병에 대한 정보를 꾸준히 알려주고, 스스로 자신을 돌볼 수 있도록 격려해준다.
- 아동의 진단과 관련하여 학교 측에 양해를 구하고 수업 도중 치료가 필요할 수 있음을 알려준다.
- 만약 열, 하루 이상 지속되는 증상, 발작, 행동 변화, 심해지는 통증, 복부의 피부색이나 호흡 양상, 그 외 다른 증상이 있다면 의료진에게 연락한다.
- 수술이 필요하다면 모든 의료진에게 환아의 상황을 알리도록 한다.

대해 안다.

- 아동의 성장과 신체발달이 정상적이다.
- 환아의 가족은 질병에 대한 지식과 필요한 처치법에 대해 정확히 안다.

재생불량성빈혈

재생불량성빈혈은 골수가 적당한 양의 혈액세포를 만들어내지 못해 혈액세포의 결핍으로 인해 발생하는 질환으로 선천적이거나 후천적으로 발생한다. 약 80%는 후천성 재생불량성빈혈이며 자가면역질환 중 하나로 알려져 있다.

병태생리

선천성 재생불량성빈혈(판코니 빈혈)은 상염색체 열성에 의한 증후군으로 드물게 일어나는 질환이다. 이 질환을 앓고 있는 아동의 경우 급성 백혈병과 같은 악성 질환이 될 위험성이 크다.

아동의 후천성 재생불량성빈혈은 방사선이나 화학요법 이후 또는 클로람페니콜, NSAID, 항경련제를 사용한 뒤 생길 수 있다. 이 질병의 경우 바이러스 감염, 단핵구증, 시토메갈로 바이러스 같은 감염성 질환에 의해서도 생길 수 있으며, 비타민 B_{12}나 엽산 결핍 또는 살충제나 농약에 노출되어도 문제가 발생한다.

임상적 징후

원인과 상관없이 임상적 징후는 혈소판감소증, 빈혈, **호중구감소증(neutropenia)**의 정도와 연관이 있다. 가장 흔한 증상은 **점상출혈(petechiae)**, 자색반(피부조직에 불규칙한 자줏빛 모양이 관찰됨), 혈변, 코피, 망막출혈 같은 출혈 양상이다. 다른 증상은 허약감과 빈호흡이 있다. 빈혈과 관련된 증상은 창백함, 피로감, 빈호흡, 운동불내성이 있다. 호중구감소증과 연관된 증상은 열과 박테리아 감염이다. 출혈, 패혈증, 악성 암으로 인해 사망에 이를 수 있다.

협력적 관리

간호관리는 재생불량성빈혈 진단 여부를 확인하고 질병의 원인이 될 수 있는 것들을 제거하며 연관 있는 장애 혹은 감염에 대해 치료하는 것이다. 백혈구감소증, 혈소판감소증, 빈혈로 인해 생길 수 있는 합병증을 예방하고 환아와 가족을 지지한다.

진단검사

진단검사는 빈혈, 호중구감소증과 관련 있는 백혈구감소증, 혈소판감소증, 전혈구감소증을 알아낼 수 있는 전혈구계산(CBC)을 검사하는 것이다. 골수 흡인은 붉은 골수 대신 노랗고 지방이 많은 골수로 보인다.

임상치료

후천성 재생불량성빈혈을 위해서는 독성 또는 화학물질에 노출되었는지, 현재 복용 중인 약물, 바이러스에 감염되었던 적이 있는지 알아내고 빈혈의 원인이 될 수 있는 것들로부터 예방되어야 한다. 치료법으로는 농축 세포 혹은 농축 혈소판을 수혈할 수 있다.

면역억제 약물요법은 많은 아동에게 효과적인데 그 이유는 아동의 면역체계가 골수를 공격하고 있는 것으로 알려져 있기 때문이다. 면역억제요법은 일반적으로 글로불린(ATG)과 시클로스포린을 포함한다.

간호과정

간호 관리방법은 백혈병이 있는 아동과 비슷하다. 출혈과 수혈상태를 면밀히 살피고, 감염예방, 움직임의 정도, 질병에 대하여 부모와 아동을 교육하고 정서적인 지지를 제공해 주어야 한다.

환아와 가족과 함께 파트너가 되어 신체활동을 이룰 수 있도록 도와준다. 환아가 피로감과 조직산소 부족, 허약감 등을 느낀다면 해결해줄 수 있도록 한다. 수혈반응을 보이거나 혈액제제 투여의 합병증이 있는지 잘 관찰하여야 한다. 조혈줄기세포이식을 했다면 감염관리에 주의한다.

가족은 생명이 위험할 수 있는 질환이 있는 아동을 위해 보살핌과 지지를 제공해 주어야 한다. 사회봉사, 종교활동, 다른 단체들과 함께 가족에게 위안을 주고 교육할 수 있도록 한다. 간호과정의 목표는 환아에게 출혈이 관찰되지 않고, 질병과 치료에 대해 부모를 잘 교육하는 것이다.

출혈 장애

신체는 정상적인 응고 기전과 출혈을 방지하는 기전을 가지고 있으며, 혈소판과 몇몇 응고기전이 필요하다. 혈소판은 다음과 같은 여러 가지 이유로 감소할 수 있다.

- 골수 손상 혹은 비정상적인 혈소판 생성(재생불량성빈혈 참조)
- 많은 양의 혈액손실 혹은 희석
- 비장의 혈액고임(겸상적혈구 장애 참조)
- 파종성혈관내응고(disseminated intravascular coagulation), 용혈성 요독증후군 혹은 감염을 포함한 의학적 상태
- 면역반응(혈소판감소성 자반증)

혈액응고인자는 유전적인 원인으로 결핍되기도 한다. 본 장에서는 혈우병을 중심으로 알아본다.

혈우병

혈우병은 유전적으로 발생하는 출혈 장애로 특정 응고인자의 결핍으로 인해 발생한다. 혈우병 A 혹은 고전적 혈우병이라고도 부르는 이 질환은 응고인자 VIII의 결핍으로 인해 발생하고, 혈우병 B는 크리스마스병(Christmas disease)으로도 알려져 있으며, 응고인자 IX의 결핍 질환이다. 혈우병 A는 혈우병 환자 85%에게서 나타나며 나머지 10~15%는 혈우병 B를 앓고 있다.

병태생리

응고인자 VIII와 IX 유전자는 X염색체 상에 존재한다. 혈우병 A와 B는 X 연관 열성유전 질환으로 남성에게 발현되거나 여성의 경우 보인자로 존재한다. 만약 아버지로부터 유전자를 물려받은 여자가 아들을 임신했다면 아들에게 50%의 확률로 혈우병 유전자를 물려줄 수 있다. 하지만 혈우병을 앓는 몇몇 아동은 응고인자 유전과 거리가 멀 수도 있어서 어떤 경우에서는 돌연변이로 혈우병이 발생할 수 있다.

혈우병의 합병증은 체내출혈, 수혈반응, 저혈량 쇼크의 가능성이 있고 사망에 이를 수도 있다.

임상적 징후

혈우병 아동의 임상적 징후는 경증부터 중증까지의 다양한 출혈 양상을 볼 수 있다. 혈우병 아동은 보통 생후 6개월 후까지 증상이 나타나지 않으며, 부상이나 추락으로 인해 출혈이 일어나도 종종 증상이 나타나지 않을 수 있다. 혈관절증(hemarthrosis)같이 자연적으로 발생하는 출혈과 조직 내 출혈 가능성도 있다. 혈우병을 앓는 환아의 경우 무릎, 발목, 팔꿈치 같은 관절 내 출혈이 자주 생긴다. 관절 내 출혈이나 좌상이 생기는 경우 통증, 압통, 부종 때문에 움직임에 제한이 생길 수 있다. 원활하게 움직일 수 없기 때문에 근골격 변형과 구축, 장애로 이어질 수 있다.

남아의 경우 포경수술로 인해 출혈이 생길 수 있다. 다른 증상은 쉽게 드는 멍(반상출혈), 혈뇨, 자연적으로 발생한 출혈, 발치 후 출혈, 경증 외상 혹은 수술로 인한 출혈이다. 피하 혹은 근육 내 출혈, 위장관계 출혈 또한 발생할 수 있다. 두개강 내 출혈은 혈우병 환자 중 10% 정도에서 발생하며, 사망률은 30%를 차지한다. 혈우병 보인자인 여성은 보통 혈우병 증상을 나타내지 않는다.

협력적 관리

의료제공의 가장 큰 목표는 결함이 있거나 부족한 응고인자를 대체해 주거나 출혈에 의한 합병증을 예방하는 것이다.

진단검사

환아와 보인자의 혈우병 여부는 융모막융모 혹은 산모의 양수검사를 통해 알 수 있다. 보인자를 찾기 위해서 가족 구성원의 유전자 검사가 점차 많이 이용되고 있다. 혈우병 진단은 병력과 신체검사 또는 혈액검사 결과를 통해 진단이 가능하다. 검사결과는 응고인자 VIII과 IX의 낮은 수치, 부분 트롬보플라스틴 시간(aPTT)의 지연을 보일 수 있다. 프로트롬빈시간(PT)과 트롬빈시간(TT), 피브리노겐, 혈소판 수치 결과는 정상이다.

임상치료

치료의 가장 큰 목표는 부족한 응고인자를 대체하여 지혈을 돕는 것이다. 바소프레신의 아날로그제인 데스모프레신(DDAVP)은 응고인자 VIII을 자극시켜 수치를 높이는 데 도움을 준다. DDAVP는 경증의 혈우병 A를 앓는 환자에게 가장 효과적으로 사용될 수 있는 처치법이다.

많은 재조합 응고인자 VIII은 혈우병 A의 대체요법을 위해 사용된다. 응고인자 IX 역시 혈우병 B의 처치로 이용된다. 심각한 혈우병을 앓고 있는 아동은 응고인자 대체요법의 예방치료를 진행하는 반면, 중등도의 혈우병은 간헐적인 치료가 필요하다. 예방치료를 시행하고 있는 경우일지라도 혈우병이 심각하다면 출혈 증상을 보일 수 있고 간헐적인 치료 방법이 필요하다. 출혈을 감소시키기 위한 예방치료는 관절의 반복적인 출혈을 일으키는 관절 손상을 감소시킨다. 적절하고 빠른 치료는 심각한 출혈 및 후유증을 예방해 준다. 유전자 검사는 혈우병에 적합한 치료방법을 찾기 위해 연구되고 있다.

혈우병이 있는 아동의 예후는 수혈치료를 하면서 눈에 띄게 향상되고 있다. 과거에는 응고인자 VIII 결핍 아동의 평균 수명은 5세에 불과했다. 오늘날 중등도 또는 경증의 혈우병은 정상적인 일상생활에 큰 문제가 되지 않는다.

간호과정

간호는 혈우병을 앓는 아동을 구별하고, 출혈 예방 및 처치를 시행하며 환아 및 가족과 협력하여 합병증의 위험을 줄이는 것을 목표로 한다.

간호사정과 간호진단

간호사정은 출혈, 성장발달과 예상되는 아동의 성장 정도와 발달단계, 환아와 가족의 대처 방법과 연관 있는 증상에 중점을 둔다.

생리적 사정

부모와 자녀로부터 얻을 수 있는 가족의 의학적 단서를 찾는다. 구체적으로는 사고로 인한 출혈 경험이나 혈우병의 발현 또는 가족 구성원 중 출혈 장애를 앓고 있는 사람이 있는지 물어본다.

아동을 사정할 때 관절의 통증, 부종, 영구적인 신체변형, 특히 무릎, 팔꿈치, 발목, 어깨와 같은 부위를 살펴야 한다. 신체 어느 곳에 통증이 있는지 잘 살펴본다. 혈뇨나 가벼운 옆구리 통증이 있다면 기록하고, 반상출혈이나 점상출혈이 보이는지 살핀다. 두개강내 출혈과 출혈은 말초 신경병증으로 이어질 수 있으므로 신경학적 사정을 수행한다.

심리사회적 사정

혈우병이 있는 자녀를 돌보는 가족에게는 특히 질환의 정도가 심하다면 간호하는 일이 결코 쉬운 일은 아니다. 가족의 대처 및 지지능력을 사정한다. 환아 간호에 필요한 처치와 관련된 장비들은 고가이기 때문에 보호자 및 가족의 재정적 능력을 알아본다. 어느 정도 나이가 있는 아동이라면 질환에 대해 그리고 금기증과 적응증에 대해 이해하고 있는지 물어본다.

발달 사정

혈우병이 있는 아동은 신체활동이 제한되어야 하기 때문에 발달 사정을 해야 한다. 미세운동과 대근육 운동 능력에 주의를 기울이면서 발달 사정을 자주 수행한다.

가장 중요한 간호진단은 '출혈장애와 관련된 상해의 위험'이다. 다음과 같은 진단이 포함된다.

- 관절 출혈과 관련된 급성 또는 만성통증
- 과다출혈과 관련된 상해의 위험
- 관절의 경직 또는 구축과 관련된 신체기동성 장애
- 혈우병 관리와 관련된 지식부족
- 만성질환을 앓는 아동을 돌보는 가족 역할 변화와 관련된 가족과정 손상
- 신체적 장애의 영향요인들과 관련된 발달지연의 위험

계획과 수행

간호관리의 목표는 출혈의 예방과 관리, 관절 부위 병변 예방, 통증관리, 정서적 지지를 제공해 주는 것이다. 단기간 또는 장기적인 관리가 필요하다.

출혈 예방과 관리

출혈은 혈우병이 있는 아동에게 드문 일이다. 아동의 경우 걷고 여러 운동을 즐기지만 가끔 높은 곳에서 떨어지거나 열상 또는 타박상을 입기도 한다. 이를 예방하기 위해 부모가 가까이에서 감시하고 덜 다칠 수 있도록 안전한 환경을 조성해야 한다. 부모는 안전하고 나이에 맞는 장난감을 가지고 노는 자녀를 격려하도록 한다. 가정환경 역시 걸려 넘어지기 쉬운 카펫을 치우고 가구의 뾰족한 곳을 감싸 다치지 않도록 예방해야 한다(가족과의 협력: 활동과 안전 참조).

만약 치과 치료 혹은 발치가 필요하다면 경험 많은 직원 혹은 의료진에게 환아의 상태를 알려주도록 한다. 만약 아동의 잇몸에서 과다출혈이 발생한다면 치아 흡인기구 사용을 권유한다.

외부출혈은 약 15분간 눌러서 지혈하도록 한다. 상처 부위는 고정 및 거상 자세로 유지하고 혈관수축을 위해 얼음팩을 이용한다. 응고인자 대체요법으로 처방된 지시에 따르며, 대체요법 시행 시 아동에게 다른 부작용이 나타나는지를 잘 살피도록 한다. 만약 두부, 복부를 다쳤거나 혹은 다른 손상 부위가 있다면 즉시 의료지원이 필요하다.

관절 움직임 제한과 통증 조절

출혈이 발생하는 동안 혈관절증은 가능하면 빨리 응고인자 대체요법을 받을 수 있게 하며 고정된 부위는 높게 올려주고 얼음팩과 진통제를 제공해 주도록 한다. 출혈이 교정되면 신체활동 범위를 훈련해야 하는데, 이는 근육 및 관절 강화, 굴곡구축 예방을 위해서이며 물리치료가 필요할 수 있다. 과체중은 관절에 무리를 주기 때문에 정상 체중을 유지할 수 있도록 격려해준다.

정서적 지지

혈우병으로 진단받은 후 가능한 한 빨리 유전자 상담을 권유한다. 과다출혈의 위험성이 있기 때문에 가족 중 누가 유전자를 보유하고 있는지 알아내는 것은 중요하다.

보호자 및 부모에게 감정을 잘 호소할 수 있도록 격려해 주고 그들을 이해하고 포용하도록 한다. 어머니의 경우 자녀에게 질병을 물려주었다는 것에 대해 크게 자책할 수 있으니 적절한

가족과의 협력 | 활동과 안전

혈우병을 앓는 아동의 부모는 출혈 위험이 있는 신체활동을 쉽게 허락하지 않을 것이다. 소아 또는 청소년기의 환아가 참여할 수 있는 안전한 신체활동을 찾을 수 있도록 보호자 및 가족을 도와주도록 한다. 컴퓨터 게임, 독서 모임, 공작 활동, 보이스카우트 같은 사회활동 등을 즐길 수 있도록 환아를 격려해준다. 수영, 자전거, 하이킹처럼 다른 사람과 접촉하지 않아도 되는 운동을 선택하는 것이 가장 좋은 선택일 수 있다. 무릎이나 팔꿈치 보호대, 헬멧은 혈우병을 앓는 아동에게는 필수이다. 또한 코치, 선생님, 다른 운동에 참여하는 사람들도 혈우병 환아의 출혈이 발생할 때 해야 할 점을 알아야 하므로 알려주어야 한다.

아동을 과잉보호하지 않는 선에서 안전하게 적절한 활동을 제공해주기 위해 가족과 학교에 알려준다. 다만 축구, 하키처럼 다치거나 외상을 입을 수 있는 격렬한 운동을 삼가도록 한다.

임상간호 시 주의점

출혈 장애가 있는 아동간호 시 주의해야 할 점은 다음과 같다.

- 좌약 등 직장을 통해 체온이 높아질 수 있으니 피하도록 한다.
- 응고인자 대체요법을 실시한 후에는 필요하지 않는 한 근육주사는 하지 않는다. 환아는 주사 후 5분 정도 주사 부위를 압박하도록 권유하고 있다.
- 정맥천자 된 부위를 5분간 압박하여 눌러주도록 한다.
- 아스피린 혹은 아스피린 계열은 복용하지 않는다.

상담을 통해 이런 감정을 다룰 수 있도록 도와준다.

퇴원계획과 가정간호 교육

출혈이 보이는 환아는 진단과 치료를 위해 잠시 입원이 필요할 수 있다. 대부분 간호는 가정에서 일어나므로 가정간호에 필요한 것은 퇴원하기 전 미리 알아두어야 한다. 부모에게 아동이 환자 인식표를 가지고 있도록 권고하여 치과의사나 다른 의료인이 진단한 질병에 관해 미리 알 수 있도록 한다.

아동과 부모 모두에게 질병을 잘 이해할 수 있도록 출혈의 원인에 대해 설명해준다. 또한 내부 출혈을 알 수 있는 방법도 가르쳐준다. 관절 통증, 복통, 눈에 띄는 출혈 모두 응고인자 주입이 즉시 필요한 중요한 증상 및 징후에 속한다. 출혈이 일어나는 상황을 잘 인지할 수 있도록 아동과 부모에게 확실히 알려준다. 부모에게는 통증 시 아스피린이나 아스피린계 대신 아세트아미토펜을 복용해야 한다는 걸 알려주도록 한다.

평가

혈우병이 있는 아동을 위한 간호의 기대되는 결과는 다음과 같다.

- 출혈이 발생할 수 있는 손상으로부터 안전하다.
- 관절 움직임이 정상적으로 유지된다.
- 통증은 편안함을 느낄 정도로 큰 회복세를 보였다.
- 안전하고 시간제로 주입되는 주입기계는 필요한 만큼 그리고 합병증을 예방할 만큼만 사용된다.
- 아동의 성장발달은 정상적이다.
- 출혈을 인지하고 곧바로 필요한 주입을 하는 등 질병에 대한 올바른 지식이 있다.
- 가족 구성원은 환아를 위한 적절한 간호와 유전적 영향을 견딜 수 있는 처치를 제공해줄 수 있다.

특발성 저혈소판 자색반

특발성 저혈소판 자색반(idiopathic thrombocytopenic purpura, ITP)은 면역성 저혈소판 자색반(immune thrombocytopenic purpura, ITP)으로도 알려져 있으며 골수에서 혈소판이 정상적으로 생성됨에도 불구하고 비장 내의 파괴된 혈소판이 증가하여 생기는 질환이다. 혈소판은 혈소판 항원과 자가항체 결합 반응에 의해 파괴된다. 혈소판 파괴 수치가 혈소판 생성 수치보다 많아질 때, 순환되는 혈소판량은 감소하고 응고 과정이 지연된다.

ITP의 원인은 정확히 밝혀지지 않았지만, 급성 감염성 질환과 연관이 있다. 증상으로 다양한 반상출혈, 자반병, 점상출혈이 나타난다. 입안이나 코점막의 출혈이 가장 흔한 증상이다. 환아는 전반적으로 건강하지만 바이러스성 질병에 걸릴 경우 멍 자국과 출혈을 보이기 시작한다.

협력적 관리

특발성 저혈소판 자색반 환아의 관리는 질환에 대해 인지하고 출혈과 합병증을 예방, 혈소판 수치 회복에 초점을 맞추도록 한다.

진단은 병력, 신체검사, 혈소판 수치(정상 수치는 150,000~4000,000μL 이하)를 알아낼 수 있는 임상검사를 통해 이루어진다. 헤모글로빈과 백혈구 수치는 정상이다. 골수 흡인은 다른 질병과 감별 진단할 때 더 유용할 것이다.

혈소판 수치가 10,000μL 이상이면서 약간의 출혈이 있는 환아는 좀 더 주의 깊게 간호관리를 해주어야 한다. 가족에게 출혈 특히 두개강내 출혈이 있을 때의 간호방법에 대해 알려주도록 한다. 환아는 혈소판 수치가 정상으로 회복될 때까지 격한 운동은 피해야 한다.

치료는 일반적으로 ITP 환아 중 혈소판 수치가 10,000μL 이하인 경우 실시된다. 처치법은 다양한 의료진에 의해 제공되며 코르티코스테로이드, 정맥 내 면역글로불린(IVIG), 정맥 내 항 D 면역글로불린 등이 있다.

간호과정

간호는 출혈의 빈도를 낮추는 것에 집중하고 활력징후와 의식 수준을 평가한다. 점상출혈과 반상출혈을 포함한 출혈의 증거를 찾는다. 간비장비대증은 복부를 검진하여 알아볼 수 있다. 비강출혈, 정맥부위의 삼출출혈, 위장관계 출혈, 두개강내 출혈이 있는지 살펴본다. 두개강내 출혈은 의식 수준 변화, 구토, 발작 등 증상이 나타난다.

출혈을 예방하기 위해서는 혈우병을 앓는 환아와 같은 간호관리를 제공해 주면 된다. 통증이 있거나 열이 나는 경우 아스피린이나 다른 약물보다 아세트아미노펜을 복용해 줄 것을 부모에게 알려준다. 손상의 위험이 있는 운동이나 신체활동은 피해야 한다. 부모와 환아는 출혈, 두개강내 출혈 등 증상과 징후에 대해 인지하고 있어야 함을 확실하게 알려준다. 간호관리를 통해 출혈 예방, 정상적인 응고 과정으로의 회복을 기대할 수 있다.

핵심 요약

- 적혈구는 혈액의 주요 구성성분이고 폐와 조직으로 산소를 운반한다.
- 적혈구증가증은 적혈구 수가 증가하는 증상이다. 빈혈은 적혈구의 수가 감소하는 질환이다. 백혈구는 질병에 맞서는 가장 중요한 세포이다.
- 혈소판은 혈액 응고 과정에 필수적인 요소이다.
- 아동기에 발생하는 빈혈은 철결핍빈혈, 겸상적혈구 빈혈, 재생불량성빈혈이 있다.
- 철결필빈혈의 간호방법으로는 영양소 섭취와 철분 보충제 관리가 있다.
- 겸상적혈구 빈혈은 비정상적인 모양이나 겸상적혈구화에 의한 유전적인 질환으로 정상적인 적혈구의 혈류를 방해한다.
- 겸상적혈구 빈혈의 합병증은 통증, 뇌졸중, 폐의 침윤을 동반하는 급성 가슴증후군, 급성 빈혈, 감염, 지속발기증, 망막증, 신장과 간의 손상, 담석 형성이 있다.
- 겸상적혈구 빈혈과 같은 만성질환을 앓는 환아를 간호하기 위해 간호사는 질병에 대한 정확한 정보를 제공해 주어야 하며, 환아를 지지해 주고 성장발달과 질병 진행에 대해 관리방법을 알려주어야 한다.
- 재생불량성빈혈은 골수의 기능이 적절하지 못해서 생기는 세포 결핍성 질환으로 볼 수 있다. 선천적이거나 특정 약물 혹은 해로운 독성환경에 의해 후천적으로 발생할 수 있다.
- 혈우병은 유전 때문에 생기는 출혈 장애이다. 혈우병 A는 가장 흔하며 응고인자 VIII의 결핍으로 인해 발생한다.
- 혈우병의 치료목적은 출혈 예방 및 결핍인자의 교정이다.
- 혈우병을 앓는 아동에게 필요한 간호관리법은 출혈관리, 통증관리, 신체적 활동을 최소화, 만성질환을 앓고 있는 자녀의 부모 및 보호자의 지지 그리고 유전자 질환에 관해 설명해 주는 것이다.
- 특발성 저혈소판 자색반은 혈소판의 파괴에 의해 발생하며 아동기의 바이러스성 질환과 연관 있다.
- 자가면역으로 발생된 면역성 저혈소판 자색반 처치법은 코르티코스테로이드와 면역글로불린이 포함된다.

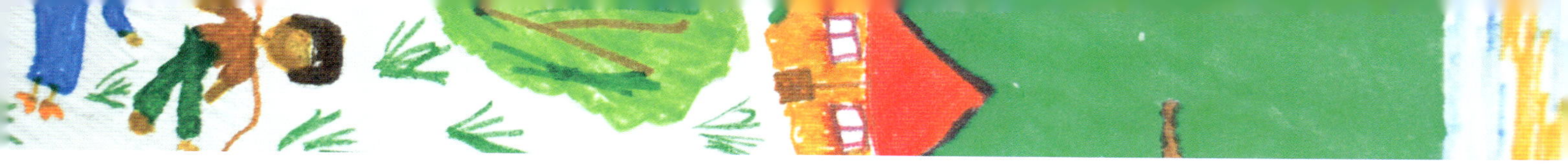

Chapter 19

면역 문제를 가진 아동간호

학습목표

1. 아동기 면역기전을 설명한다.
2. 면역장애/자가면역질환 아동에게 간호과정을 적용한다.
3. 천식/알레르기 비염 등 알레르기 질환 아동에게 간호과정을 적용한다.

아동에게 나타나는 면역질환의 증상과 징후는 대부분 불특정한 특징이 있다. 면역체계는 신체계통 중 하나로서 직접적이든 간접적이든 모든 신체 기능을 조절한다. 따라서 면역체계에 문제가 있는 경우 복잡한 문제가 생길 수 있고 그로 인해 생명이 위험해질 수 있다. 반복적으로 감염이 발생하는 환아는 진단되지 않은 면역장애가 있을 수도 있다. 선천적으로 장애가 있는 경우 가끔 세포 면역 내에서 결함이 발견되기도 한다. 이 장에서는 면역기능에 문제를 가진 아동 및 가족의 간호에 대해 제시하고자 한다.

해부생리

면역시스템의 역할은 외부로부터 침입한 물질을 인지하여 "자기(self)"와 "비자기(nonself)"로 구분 가능한 효율적인 방법으로 외부물질을 제거하는 것이다. 신체 내 외부물질이 인식되면, 스스로 면역반응을 일으켜 우리 몸을 보호하게 한다. 일반적으로 면역계는 침입한 외부물질 혹은 항원에 대하여 여러 가지 방식을 통해 반응한다(표 19-1). 면역계는 **항원(antigens**: 면역반응을 일으키는 외부물질)에 대항하는 항체 혹은 단백질을 생성한다. 항체의 종류는 매우 다양하며, 면역계는 T림프구나 자연살해세포(natural killer cells, NK cells) 같은 다른 세포를 생성한다.

인체의 면역은 선천적이거나 후천적이다. **선천적 면역(natural immunity)**은 태어날 때부터 가지고 있는 방어기전으로, 피부 반응, pH, 모체로부터 받은 항체, 염증 및 포식 반응을 예로 들 수 있다. **후천적 면역(acquired immunity)**은 체액(항체 매개)과 세포매개면역으로 나뉘며, 후천적 면역은 약 6세까지도 완벽하지 않다.

체액 면역은 박테리아 항원을 공격하는 기전이다. 골수에서 생성되는 B림프구나 장, 다른 림프계 조직들은 체액성 면역에서 중요한 역할을 하며 항체를 생성하는 혈장 세포를 발달시킨다. 항체는 **면역글로불린(immunoglobulins)**이라고 불리는 단백질 세포로, IgM, IgG, IgA, IgD, IgE의 총 5가지 종류가 있다. IgM, IgG, IgA는 감염의 수를 조절하기 위해 활성화된다. IgE는 기생충 감염에 맞서는 항체로 알레르기 반응에도 관여한다. IgD의 역할은 정확히 알려지지 않았다.

항체는 혈청, 체액, 특정 조직에서 발견된다. 아동이 처음으로 항원에 노출될 때, B림프구가 특정 항원에 반응할 수 있는 항체를 만들기 시작한다. 생성되는 데 약 3일이 소요되며, 이를 **일차면역반응(primary immune response)**이라고도 한다(그림 19-1). 그 후에 항원이 기억세포를 촉진해 24시간 이내에 다음 단계인 **이차면역반응(secondary immune response)**이 시작된다.

세포면역 혹은 세포매개면역은 흉선에서 생성되는 T림프구를 이용하여 바이러스, 균 또는 결핵이나 종양처럼 서서히 발병하는 박테리아 감염으로부터 보호한다. 정제 단백질 유도체(purified protein derivative, PPD) 검사처럼 지연성 과민반응을 통제하거나 이식거부반응에 관여한다. T림프구는 살해 T세포, 억제 T세포, 도움 T세포 등 특수한 종류들로 나뉘진다. 억제 T세포는 혈장 세포와 구별하여 B림프구를 억제한다. 도움 T세포는 다른 세포들의 증식과 면역기능을 도와주는 역할을 한다. T림프구의 표면은 단백질로 이루어져 있어서 수용체를 찾는데 용이하다. 또한 단백질은 면역 활동성이 어느 정도인가를 나타내기도 한다. NK세포(non-B/non-T lymphocytes)는 골수와 흉선에서 생성되어 혈액과 비장으로 이동하여

표 19-1 면역계통의 세포와 조직

성분	위치	기능
백혈구		
과립성백혈구		
호중구	혈관	포식작용, 화학주성
호산구	혈관, 호흡기관, 위장관계	포식작용 기생충으로부터 보호 알레르기반응 관여
호염기구	혈관	화학작용 물질 분비
단핵백혈구와 대식세포	혈관(단핵백혈구), 신체조직, 피부(조직구), 간(쿠퍼세포), 폐포, 비장, 편도, 림프선, 골수, 뇌	외부물질과 조직파편을 포획 및 식균작용 인터루킨-1을 분비하여 림프구 성장 자극
림프구		
T세포(흉선에서 생성)	혈관, 림프계, 조직	T 또는 B세포 활성화 바이러스 감염 방어 및 암세포 파괴 과민반응 및 이식거부반응에 관여
B세포(골수에서 생성)	혈관, 비장	특정 항원의 항체(면역글로불린) 생성
NK(natural killer) 세포	혈관	세포독성작용; 종양세포, 균, 바이러스 감염 세포, 외부 침입물질 공격
림프조직		
원발 및 중추 림프계	골수, 흉선	면역세포 생성, 세포 성숙 담당
이차 및 말초 림프계	림프선, 비장, 편도, 장 림프조직, 다른 기관의 림프조직	항원에 의한 면역세포 활성화 담당

SOURCE: From LeMone, P., Burke, K., Bauldoff, G., & Gubrud, P. (2015). Nursing care of patients with infections. In Medical-surgical nursing: Clinical reasoning in patient care, 6th ed., pp. 260~296. Upper Saddle River, NJ: Pearson.

바이러스 감염, 종양이나 자가면역질환에 반응한다.

보체는 11개의 단백질 화합물로 구성된 혈청 성분이다. 항원-항체 기능에 반응하는 비활성 효소로 일반적으로 침입한 세포를 죽이는 염증반응을 일으킨다. 또한 몇 가지 자가면역질환을 일으키기도 한다.

면역세포는 사이토카인(cytokines)이라고 불리는 단백질을 분비하여 면역체계로 명령을 보낼 수 있게 한다. 림프구, 단핵백혈구, 대식세포 모두 사이토카인을 분비하여 목표물에 다음과 같은 영향을 끼친다. 세포증식을 통한 성장이나 세포작용의 분화, 염증 작용, 통증에 대한 민감성 등이 있다. 사이토카인의 종류인 인터루킨(interleukin)은 백혈구에서 생성되는 세포로 알려졌지만 최근에는 다른 많은 세포에서도 발견될 수 있다는 연구결과가 있고 그 종류와 기능이 계속 밝혀지고 있다.

아동의 특성

영유아 및 아동의 면역글로불린 수치는 성인과 다르다. 태반에 존재하는 면역글로불린은 오직 IgG뿐으로써, 신생아의 수치는 모체의 수치와 매우 비슷하다. 모체의 IgG는 6개월에서 8개월 사이에 사라지게 된다. 영아의 나이가 7~8세 정도 되었을 때 영아의 IgG는 충분히 성숙한다. IgM은 출생 시 낮은 수치이지만 생후 1주 때 급증하며 1세 때까지 성인의 수치만큼 계속 증가하게 된다. IgA와 IgE는 출생 시에는 없다가 생후 2주까지 생성되기 시작한다. 하지만 6~7세까지도 평균 수치에 도달하지는 않는다. 따라서 6세 이하의 아동이 자주 아픈 이유는 바로 충분한 면역글로불린을 가지고 있지 않기 때문이다.

반대로, 세포매개면역은 어렸을 때 충분한 기능을 모두 갖추게 된다. 태아 때부터 흉선에서 T세포를 만들기 시작하며 다른 세포들 역시 태어날 때부터 관찰이 가능하다. 태어날 때부터 흉선의 크기는 큰 편이지만 사춘기 이전까지 최대 크기로 자라다가 다시 감소하기 시작한다. 비장이나 편도 같은 아동의 다른 림프조직 역시 상대적으로 큰 편이다. 세포면역이 잘 발달하였기 때문에 신생아에게 수혈되는 어떠한 혈액이든 주입

그림으로 보는 병태생리 **일차면역반응**

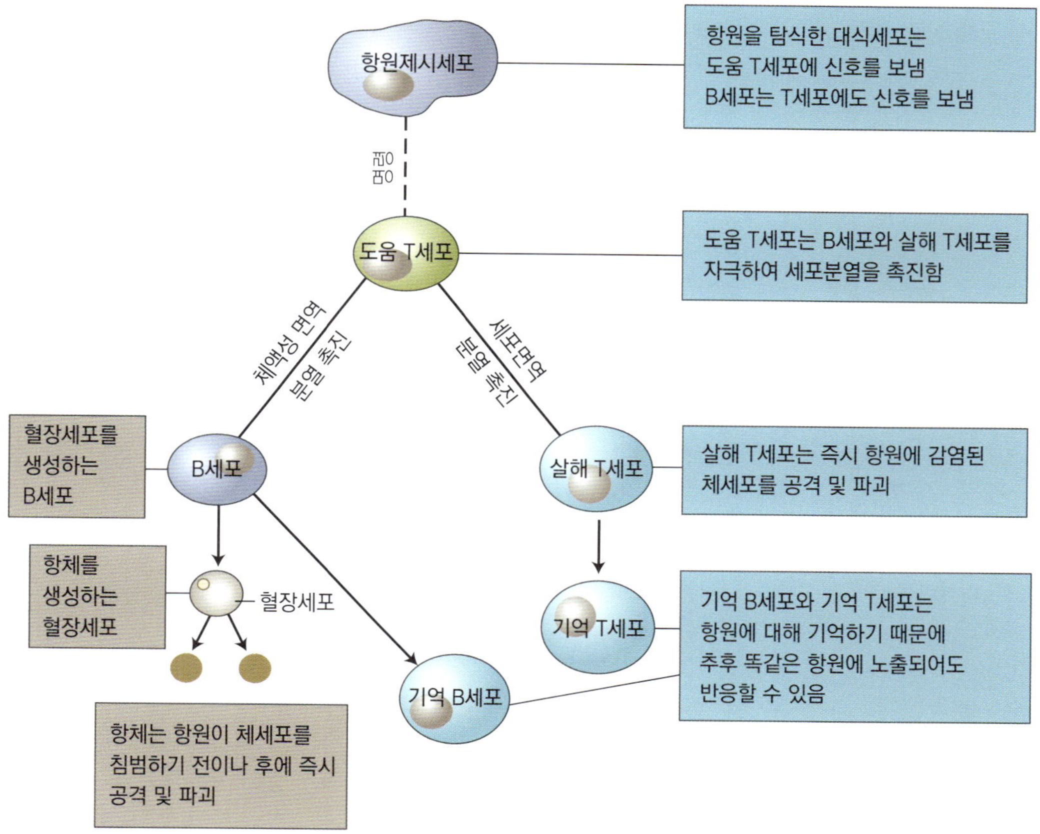

그림 19-1
일차반응은 체액성 및 세포성 면역반응을 포함한다. 신체에서 특정 항원이 다음에 다시 감지되었을 때 어떠한 면역반응이 좀 더 빨리 반응할 수 있을까?

된 림프구로부터 **이식편대숙주병**(**graft-versus-host disease**; 이식받은 세포에 반응하는 면역기전)이 생기는 것을 피하고자 방사선 조사가 이루어진다.

신생아의 자연살해세포(natural killer cells, NK cells) 수치는 아동과 성인에 비해 높지 않아 특정 항원에 반응하는 능력이 낮다(B림프구 및 T림프구와 NK 세포의 차이점은 그림 19-2 참조). 신생아의 보체 단백질 수치는 아동과 성인보다 낮으며, 특정 감염에 대해 반응하는 것 또한 지연 혹은 방해받는다. 신생아의 면역은 매우 약한 상태이므로 특히 조산아의 경우 감염에 노출되기 훨씬 쉽다. 모유에는 영아의 면역반응에 관여하는 면역글로불린 성분이 많이 함유되어 감염으로부터 보호받을 수 있다.

간호사는 신생아의 감염방지를 위해 중요한 역할을 수행해야 하며, 모든 연령의 환아에게 나타나는 감염 징후를 인지할 수 있어야 한다(표 19-2).

면역장애

면역계통의 기능이 제대로 발휘되지 않는 면역결핍은 원인에 따라 다양한 증상이 나타날 수 있다. 선천적인 면역결핍이 있거나 일차면역결핍이 있는 아동의 경우 체액 항체의 형성 실패(B세포 장애), 체액 면역결핍(T세포 장애) 또는 이 두 가지가 합쳐 있는 형태가 있을 수 있다. 선천적인 면역결핍의 다른 원인은 존재하지 않는다. 하지만 면역결핍은 후천적으로 생길 수 있고 HIV 감염이 그 예이며, 후천면역결핍은 이차면역결핍이라고도 부른다.

B세포 및 T세포 장애

B세포 장애의 경우 면역글로불린의 부적절한 수치 또는 결핍 상태를 보인다. X-연관성 무감마글로불린증(X-linked agammaglobulinemia), 선택적 IgA 결핍, 공통변수 면역결핍이 대

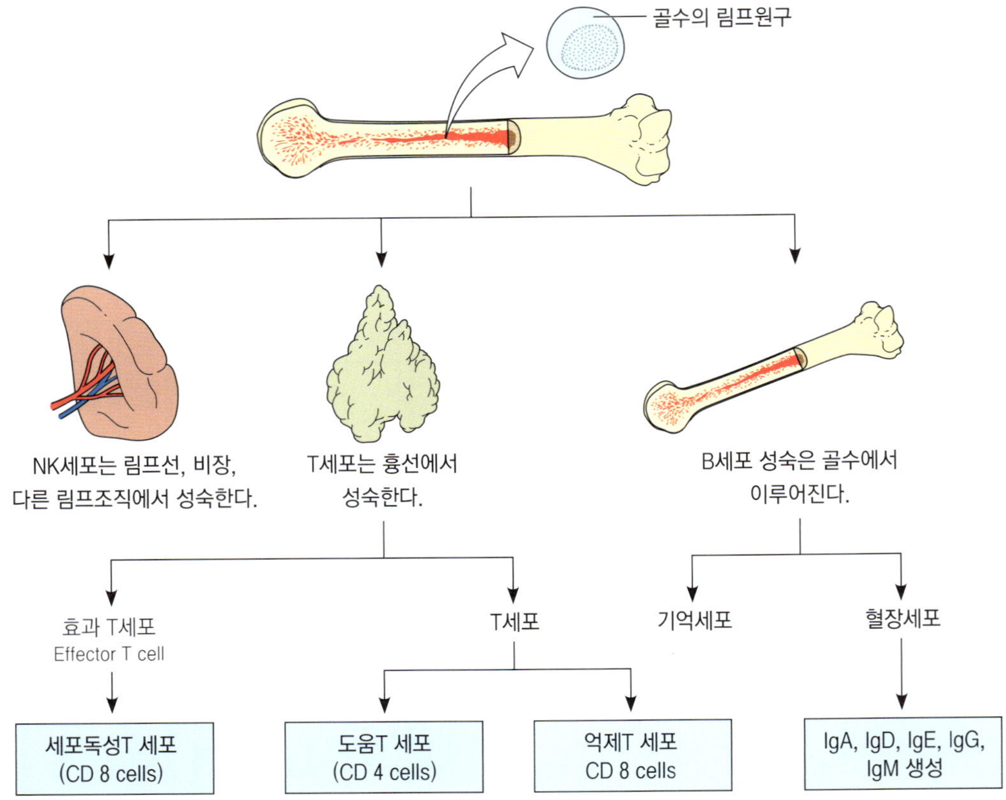

그림 19-2
림프구는 줄기세포(림프원구, 림프아세포)로부터 진화 및 분화한다. 세포는 순환하며 림프조직에서 성장하고, 항원에 노출될 때 각각의 기능이 발휘된다.

표 19-2 아동의 면역체계 사정지침

평가항목	사정지침
병력	가족 구성원 중 알레르기를 앓고 있는 사람이 있는가? 어머니나 다른 가족 구성원 중 HIV 혹은 그 외 면역장애를 앓는 가족이 있는가? 어머니의 HIV 양성 때문에 환아가 예방의학 치료를 받은 적이 있는가?
성장과 발달	발달 양상은 어떠한가? 발달 이정표에 맞춰 성장하고 있는가? 아동의 식습관은 어떠한가?
피부 및 점막	피부가 손상되었는가? 점막의 다른 병변이 있는가? 감염 없이 상처는 잘 아무는가?
질환의 증거	감염재발 혹은 흔하지 않은 감염에 걸린 적이 있는가?

표적인 질환이다. 출생 후 1개월까지는 신생아의 모체 항체가 감염으로부터 보호해 주다가 생후 3개월이 지나 모체항체가 사라지면서 B세포 장애의 증상이 서서히 나타나게 된다. 이 질환을 앓는 영유아는 순환성 박테리아 감염에 자주 걸리거나 성장장애를 보인다. 질병의 진단은 항체 결핍의 정도에 따라 다르다.

T세포 장애는 T림프구의 부적절한 수치 또는 기능부전에 의해 정의된다. 단독적인 T세포 장애는 드물고 대개 B세포 장애와 결합한 형태를 띠며, 선천적 장애와 연관이 있거나 혹은 알 수 없는 원인으로 발병할 수 있다. 표 19-3은 선천적 면역결핍질환을 선별할 수 있는 검사와 결과이다. 표 19-4는 면역질환을 평가할 수 있는 검사와 결과이다.

IgM 증가를 동반한 면역결핍

IgM 증가를 동반한 면역결핍은 남성에게 발생하는 T세포 질환으로 T세포 기능부전, 면역글로불린의 비정상적인 수치 또는 몇몇 항체 역가가 높을 때 발생한다. 대개 X염색체와 연관성이 있지만 상염색체와도 관련이 있을 수 있다. 면역글로불린 주사(intravenous immune globulin, IVIG)는 하기도 감염과 관련된 감염의 빈도를 낮출 수 있지만 상기도 감염에는 전혀 도움이 되지 않는다. 바이러스, 박테리아, 균, 기회감염으로 인한 감염은 이 질병을 앓고 있는 아동에게서 매우 흔하다.

중증 복합면역결핍증

중증 복합면역결핍증(severe combined immune deficiency,

표 19-3 선천적 면역결핍의 검사

질환 종류	검사결과
B세포	
반성(X-linked)유전자 저감마글로불린	IgA, IgM, IgE, IgG 감소(100mg/dL 이하) 말초혈관의 B세포 결핍 T세포는 정상임
선택적 IgA 결핍	IgA<10mg/dL
분류불능형면역결핍	IgG, IgA, IgM 감소
T세포	
디조지 증후군(DiGeorge syndrome)	림프구감소증, T세포 기능부전, T세포 감소, B세포는 정상
IgM 증가를 동반한 면역결핍	IgG, IgA 감소, IgM 증가 T세포 표면의 단백질 변이 발생
결합된 형태	
중증 복합면역결핍증	T세포와 B세포, NK 면역의 결핍(부재)
비스코트-알드리히 증후군	저혈소판증, 혈소판 수치 감소, B세포 기능부전, IgG 정상, IgM 감소, IgA 증가, IgE 증가, 다당류 항원에 반응하지 못함

표 19-4 면역질환 평가를 위한 검사와 결과

검사대상 세포/정상수치	기능	증가 및 감소에 미치는 영향
백혈구		
호중구(중성구)(54~62%)	박테리아를 공격하는 포식세포	박테리아 감염, 염증과정, 악성종양 시 증가함
호산구(1~3%)	항원-항체 반응과 연관 있음	알레르기 반응일 때 증가함 코르티코스테로이드를 복용한 아동은 감소함
림프구[T, B, non-B/non-T(NK)](25~33%)	면역계통의 보체 담당	감염 시 증가함 면역결핍이 있는 아동은 감소함
면역글로불린		
IgM, IgG, IgA, IgD, IgE (나이에 따른 정상수치는 부록 참고)	면역반응의 다양한 기능을 담당	감염이나 알레르기 반응이 보이면 증가함 면역결핍이 있는 아동은 감소함

SCID)은 일차면역결핍 중 가장 심각한 형태로 T세포와 B세포가 적절하게 기능을 발휘하지 못하는 선천적인 문제에 의해 발생한다. SCID는 X-연관성 열성 및 상염색체 열성으로 발생한다. 어떤 경우에서는 중증 복합면역결핍증은 염색체 이상에 따라 발생할 수도 있다. 여성보다 남성에게 나타나며 50,000명에서 100,000명 중 1명에게 발생한다. 적절한 치료가 없다면 중증 복합면역결핍증을 앓는 아동은 대부분 1세 전에 사망한다.

병태생리

중증 복합면역결핍증은 T세포와 NK세포가 적은 아동에게 림프발달이 부족해 유전적 돌연변이가 발생하는 것이다. B림프구의 수치는 정상일 수도 있지만 심각한 T세포 결핍 상태 때문에 정상적인 기능을 하기 어렵다.

임상적 징후

중증 복합면역결핍증의 증상은 아주 어릴 때부터 나타난다. 영유아는 종종 감염에 민감할 수 있고, 생후 몇 개월 동안 호흡기계 감염이 지속되거나 설사 증상이 나타날 수 있다. 구강칸디다증, 성장장애, 피부감염 역시 자주 나타난다. 게다가 감염이나 수술 후 회복이 완전히 불가능하거나 바이러스(예: 거대세포 바이러스)와 박테리아의 감염이 매우 흔하고 자주 반복된다. 환아는 뇌염, 피부 또는 장기감염, 골수염, 패혈증에 대한 감수성이 매우 높다.

협력적 관리

임상치료의 목표는 면역기능의 교정이다. 협력적 간호는 감염의 예방과 치료, 피부 통합성 증진, 약물요법 관리, 보호자와 부모의 지지를 제공하는 것을 포함한다. 조혈모세포는 이식을 했던 환아의 가족 또한 추가적인 교육과 지지가 필요할 수 있다.

진단검사

진단은 대개 전체적인 가족력 또는 추가검사를 통해 이루어진다. 일반혈액검사, B세포, T세포, NK림프구 수치 또는 IgA, IgG, IgM 혈청 수치를 포함한 여러 항목이 포함된다. 흉부 방사선은 흉선의 크기를 알기 위해 수행한다.

임상치료

중증 복합면역결핍증의 기본 치료는 체액성 면역이 형성될 때까지 보조해 줄 수 있는 면역글로불린의 주사이다. 조혈모세포 이식은 중증 복합면역결핍증을 앓는 환아들의 가장 확실한 치료법이다. T세포 기능은 이식을 통해 교정되며 기증자의 줄기세포를 통해 3~4개월 사이 새로운 세포가 생성된다. 즉각적인 치료와 이식을 하지 않는 환아의 경우 예후가 좋지 않다.

감염의 예방과 치료는 필수적이며 항생제 치료는 병원체를 위해 실시한다. 예방적 항생제와 특수 예방접종이 필요할 수 있다. T세포 결핍이 있는 아동은 기증받은 림프구에 의해 감염이나 이식편대숙주병이 생길 수 있어서 백혈구 제거 및 방사선 조사, 혈액제제를 투여받아야 한다.

간호과정

간호과정은 전염 예방, 적절한 영양분과 피부 관리, 보호자 및 가족을 지지하고 아동의 성장과 발달을 증진하는 목적을 가지고 있어야 한다.

간호사정과 간호진단

증상이 발현한 나이, 병원 유기체의 감염 빈도나 심각성에 대한 모든 내용을 얻어야 한다. 가족력을 조사하고 자녀가 백신, 약물, 음식에 어떤 반응이 있었던 적이 있는지 물어본다. 아동의 키와 몸무게를 측정하여 성장장애가 있는지 확인하기 위해 차트에 기록한다. 아동의 영양섭취와 수분 및 전해질 균형을 검사한다. 피부, 피하조직, 호흡기계나 점막을 확인하여 감염 여부가 있는지 사정한다. 간비대증이나 임파선염이 있는지 알아보기 위해 복부와 림프선을 촉진할 수 있다. 발달사정을 수행하고 발달 이정표와 비교하여 성장지연이 나타나는지 사정한다. 자녀의 질병에 관하여 보호자 및 가족의 부양 정도와 자녀를 잘 돌볼 수 있는지 사정해본다.

일차간호진단은 면역결핍과 관련된 감염의 위험이다. 다른 진단 항목에 포함되는 내용은 다음과 같다.

- 질병과 관련된 영양불균형: 신체요구량보다 적음
- 면역결핍과 관련된 피부통합성 장애의 위험
- 만성질환 또는 생명에 위협이 되는 질환을 앓는 자녀와 관련된 부모역할 장애의 위험
- 신체적 장애 또는 만성질환과 관련된 발달지연의 위험

계획과 수행

면역결핍을 앓는 아동을 위해 감염방지는 필수적이다. 하지만 특수병동(양압병실)처럼 환아의 주위 환경을 무균상태로 유지시켜 준다 해도 **기회감염(opportunistic infections)**에 노출될 가능성이 높다.

전신감염 예방

손 위생은 자주 그리고 꼼꼼하게 잘 지켜야 하는 필수 원칙이다. 표준주의 지침을 준수하고, 증상이 나타날 때 전파에 근거한 예방책을 준수한다. 바늘, 카테터, 중심정맥관, 기도삽관 튜브, 혈압모니터링 라인, 말초정맥 라인, 그 외 환아에게 적용되는 모든 장비를 다룰 때 무균법을 실시한다. 직장 체온계나 좌약은 피하도록 한다. 음식이나 다른 물품이 병실로 반입될 때에는 특별한 조치가 필요할 수 있다. 감염 예방을 위해 양압병실에 입원하도록 안내해 주어야 하고 타인과의 접촉을 피하도록 한다. 환아의 형제자매, 부모, 다른 가족 구성원에 의해 환아가 전염될 가능성이 있기 때문에 보호자 및 부모에게 살아있는 백신을 피해야 한다고 알린다. 환아의 현재 상태를 고려하여 예방접종을 알려준다.

피부 통합성 증진

피부는 면역결핍이 있는 아동에서 유일한 방어기전이다. 피부관리를 꼼꼼하게 자주 해줘야 하며 피부에 적절한 압력을 가하면서 쇠약감이나 감염의 징후가 있는지 살펴본다. 피부 장애를 피하도록 해주고 자세를 조정해주며 관절가동범위 운동을 격려한다.

영양 균형 증진

적절한 수분과 영양분을 섭취할 수 있도록 격려한다. 환아에게 적절한 영양소가 함유된 음식을 제공해야 한다. 고칼로리 음식이나 고단백질 음식은 조금씩 자주 먹을 수 있도록 한다. 분말형태의 단백질을 음식에 첨가하면 섭취량을 늘릴 수 있다. 적은 양의 지방과 영양분이 풍부한 유아식을 섭취하여 에너지를 얻을 수 있도록 한다. 필요하다면 부모와 함께 영양사와 상의하여 환아에게 맞는 식단을 맞춰주도록 한다.

투약 관리

중증 복합면역결핍증을 위해 장기간 사용되는 약물은 수많은 부작용이 있다. 내성균의 과도성장 같은 항생제의 부작용[예: 구강의 아구창 감염, 위장관의 클로스트리듐 디피실(Clostridium difficile) 감염]을 잘 살피고 IVIG를 안전한 술기로 시행하도록 한다.

정서적 지지

중증 복합면역결핍증은 생명을 위협하는 심각한 질병이다. 즉각적인 치료를 했음에도 조혈모세포 이식을 받지 않은 환아의 경우 예후가 매우 안 좋을 수 있다. 보호자 및 가족이 질병에 대해 올바르게 알고 있는지 평가하고 감염예방법과 감염의 징후에 대해 가르쳐주도록 한다. 가족을 도와 환아가 치료를 잘 받을 수 있도록 격려한다. 부모는 자녀에게 치료가 어려운 유전병을 물려준 것에 대해 죄책감을 느낄 수 있다. 가족과 함께 그들의 감정과 걱정을 털어놓을 수 있는 시간을 가진다. 적당한 자선단체나 상담사가 필요하면 추천하도록 한다. 유전자 상담 또한 도움이 될 수 있다.

가정간호가 가능한지 가족의 상황을 평가한다. 만약 안전하다고 판단되면 환아가 다른 또래와 지낼 수 있는 시간을 만들어주거나, 신체발달에 도움이 되는 활동들을 추천해주어도 좋다. 재정적인 정보나 다른 도움이 필요하다면 상담이 가능한 곳을 소개한다.

조혈모세포이식을 경험한 아동의 가족은 추가적인 정보와 환자를 간호하는 방법, 상담이 더 많이 필요할 것이다. 이식수술은 환아와 기증자 모두에게 시행되는 수술로, 기증자는 종종 어린 또래일 수 있다. 이식수술을 마친 환아는 T림프구가 감염에 대해 충분히 저항할 수 있는 수치가 생성될 때까지 몇 개월 동안 입원해야 할 것이다. 이 기간에 부모는 가족의 현재 상황과 특히 가족과 멀리 떨어져 있는 자녀에 대해 사회단체의 도움이 필요할 수 있다. 가족의 상황을 평가하고 올바른 사회복지 및 지지단체에 대해 알려주도록 한다. 조혈모세포 이식을 경험한 다른 가족을 소개해주는 것도 좋은 방법이다.

평가

간호의 기대되는 결과는 다음과 같다.

- 감염으로부터 안전하다.
- 정상적인 성장발달을 보이며 환아의 영양 상태가 적절하다.
- 피부 상태가 양호하다.
- 보호자 및 부모가 만성질환에 대한 적합한 대응 방법을 알고 있다.
- 나이에 맞는 발달 과정을 보여주고 있다.

인간면역결핍바이러스와 후천면역결핍증후군

후천면역결핍증후군(acquired immunodeficiency syndrome, AIDS)은 인간면역결핍바이러스(human immunodeficiency virus, HIV)(주로 HIV-1, 드물게 HIV-2)에 의해 발생한다. 인간면역결핍바이러스가 감염에 대항하는 능력을 파괴하면서 일반적으로 사람에게 영향을 주지 않는 기회감염이 발생하여 면역체계가 파괴된다. 만약 치료가 제때 이루어지지 않는다면 인간면역결핍바이러스 감염의 진화 단계인 후천면역결핍증후군이 발생할 수 있다.

자가면역질환

병리학적 변화에 의해 손상된 면역체계에서는 자기 신체 내의 단백질과 면역반응을 일으켜 그 결과 자기항체를 만들어낸다. 이렇게 면역반응이 자기 조직을 외부의 것으로 인식하여 생기는 병리학적 기전을 **자가면역질환(autoimmune disorders)**이라고 부른다.

자가면역질환의 주요 특징은 숙주의 조직과 면역반응에 의한 조직손상이다. 구조적 · 기능적 변화로 면역세포가 체내의 다른 세포를 공격하게 되는 것이다. 자가면역질환은 전신질환과 기관-특이적 질병으로 분류된다. 일반적으로 하나 이상의 기관을 침범하는 전신질환은 전신홍반루푸스와 소아 류마티스 관절염이 있고, 하나의 기관에만 영향을 미치는 기관-특이적 질환은 제1형 당뇨와 갑상선염이 있다.

전신홍반루푸스

전신홍반루푸스(systemic lupus erythematosus, SLE)는 많은 장기에서 발생하는 만성 염증으로 원인이 불분명한 자가면역질환이다. 성인이 되어서 진단되지만 환자의 경우 약 15~20% 정도는 16세가 되기 전 진단을 받는다. 백인보다는 아프리카계 미국인, 아메리카 원주민, 라틴 아메리카인, 아시아계 사람에게 흔하게 나타난다. 전신홍반루푸스를 앓는 아프리카계 미국인이나 라틴 아메리카계 환자들의 예후가 좋지 않다. 전신홍반루푸스는 남성보다 여성의 발병률이 9배 더 높다.

병태생리

전신홍반루푸스의 정확한 원인은 아직 밝혀지지 않았으나, 환자의 가족에게서 더 흔히 나타나기 때문에 질병의 원인을 유전적인 요소 또는 외부환경의 요인으로 여기고 있다. 신체는 자가항체를 만들어 면역복합체를 형성한다. 이 항원 항체결합은 조직에 축적되어 염증 반응을 유발한다. 만성염증은 결합조직을 파괴하게 된다. 이 조직과 연관된 장기가 파괴되며 미세혈관, 사구체, 관절, 비장, 심장판막에 더 많은 손상을 입게 된다.

많은 기관이 동시에 영향을 받음으로써 다양한 기관의 손상이 발생할 수 있다.

임상적 징후

임상적 징후는 신장염, 관절염, 혈관염 중 하나와 급성으로 발생할 수 있거나 증상이 없이 점진적으로 생길 수도 있다. 질병의 증상은 장기와 조직의 양에 따라 달라질 수 있으며, 열, 피로감, 권태감, 체중감소를 나타낸다. 다른 임상적 징후는 발진, 신장염이 있다. 콧등에서 볼까지의 나비 모양 발진은 전신홍반루푸스의 특징 중 하나이다. 전신홍반루푸스를 앓는 아동은 빈혈, 저백혈구증, 저혈소판증을 동반할 수 있다. 질병률 및 사망률과 연관 있는 신장질환은 전신홍반루푸스로 진단받은 환아 중 50%에서 나타나고 진단받은 지 1년 안에 신장질환이 생긴 비율은 80~90%가 된다. 중추신경계질환은 전신홍반루푸스를 앓는 아동에게서 발생할 수 있고 두통, 감정 장애, 발작장애나 뇌혈관질환이 동반될 수 있다.

협력적 간호

임상치료의 목표는 증상의 완화, 질병의 악화와 합병증을 예방하는 것이다.

진단검사

혈액검사를 통해 비특이적 염증의 증거인 빈혈, 증가한 요소질소 수치(BUN), 비정상인 혈장단백질, 비정상인 적혈구침강속도(ESR), 항핵항체의 존재, 홍반루푸스(LE)의 양성반응을 확인할 수 있다. 쿰즈검사(Coombs test) 결과는 양성이며 CT, MRI 등을 통해 손상된 관절을 확인할 수 있다. 신장염을 확인하기 위해 신장생검, 24시간 소변 채취 검사와 영상검사가 진행될 수 있다. 요검사 결과는 단백뇨를 보일 것이다.

임상치료

염증을 억제하기 위해 스테로이드, 비스테로이드성 항염증제, 면역억제제 등이 사용될 수 있다. 아동의 체중도 과도하게 증가하거나 스테로이드 혹은 신장 장애로 체액 저류를 보인다면 엄격한 식단관리가 필요하다.

질병의 예후는 기관의 심각성에 따라 다르다. SLE는 치명적인 질병으로 간주되지만, 10~15세 사이 환아의 생존율은 85% 이상을 차지한다. 신 기능 상실 시 혈액투석이나 복막투석으로 관리하며, 신부전을 치료하기 위해 이식이 필요할 수 있다.

간호과정

질병의 악화를 예방, 질환과 관련된 합병증을 최소화하여 성장발달의 최적 상태로 증진시키는 것을 목표로 한다.

간호사정과 간호진단

전신홍반루푸스는 전반적인 모든 기관과 연관이 있어서 합병증을 조기인지하고 예방하기 위해 가능하다면 각 기관을 세심하게 평가하는 것이 중요하다. 철저한 심리평가는 물론 생리학적 검사가 필수적이다.

생리적 사정

이전 체중 기록과 현재 체중을 비교하여 변화가 있는지 살펴보고 환아의 영양학적 상태를 함께 평가해본다. 피부의 발진, 궤양, 광과민성, 반상출혈, 점상출혈, 청색증과 모발 손실의 여부도 평가한다. 호흡기계는 호흡음과 호흡률로 평가할 수 있고, 흉막삼출이나 흉막염과 연관된 호흡음이 있는지 살핀다. 심혈관계 평가는 활력징후 측정과 심장막염의 징후, 마찰음 여부 등을 포함한다. 근골격계 사정은 관절 부위 통증이나 부종, 변경, 허약감 등이나 일상생활에서의 움직임을 바탕으로 한다. 신경계의 변화로 인지능력에 영향을 주는지 혹은 간질의 여부로 알 수 있다.

심리사회적 사정

전신홍반루푸스는 청소년기에 영향을 주는 만성질환으로 심리사회적 사정이 필요하다. 이혼이나 사고와 같은 스트레스 상황 유무를 살피며 가족과의 관계가 어떤지 평가해본다. 치료와 관련된 약물요법으로 체중증가, 쿠싱증후군과 같은 외모 변화가 나타날 수 있고, 피부발진은 의기소침, 우울감 또는 자살의 위험이 생길 수 있다. 아동의 성장상태나 질병에 대해 잘 받아들이고 있는지 또는 만성질환에 의해 나타나는 변화를 잘 감수하고 있는지에 대해 주기적으로 심리상태를 파악할 필요가 있다. 추가적인 항목은 다음과 같다.

- 부작용이나 외모의 변화가 나타날 수 있으므로 미리 언급해준다.
- 외모 변화의 걱정을 덜어줄 수 있는 의상을 제안한다(머리를 감추는 스카프나 헐렁한 옷 등).
- 골 손실의 위험성을 줄이는 방법에 관해 이야기한다.

전신홍반루푸스를 앓는 아동의 간호진단은 다음과 같다.

- 손상 가능성, 광과민성과 관련된 피부통합성 장애의 위험
- 관절통이나 피로감과 관련된 활동장애
- 영상 검사, 약물치료의 부작용에 따른 요소나 피부 변화와 관련된 신체상 혼란
- 감염, 면역억제치료에 따른 변화와 관련된 신체상 혼란
- 통증, 급성 양상, 염증이나 손상과 관련된 급성통증
- 건강관리, 가족의 협조, 치료 방법의 복잡함과 관련된 비효과적 가족 건강관리

계획과 수행

간호의 목표는 만성질환을 다루는 방법과 감염 예방, 적절한 영양분 유지, 질병을 완화해 악화되지 않도록 도와주는 것이다.

감염방지

감염 노출은 전신홍반루푸스 환자를 사망에 이르게 할 수 있다. 예방적 항생제는 치과나 수술실에서도 필요하다. 예방적 항생제를 실시하기 위해 모든 의료진이 알 수 있도록 하고 환자와 가족에게도 알려준다. 폐렴구균, 수막염구균, 인플루엔자를 위해 권고된 예방접종의 중요성에 대해 강조한다. 손 위생을 철저하게 지키도록 하고 가정 내에서 감염관리 방법을 지킬 수 있도록 알려준다. 타투문신이나 피어싱은 감염 위험성이 있으므로 10대 환자들에게 꼭 알려주어야 한다.

체액 균형 유지

전신홍반루푸스를 앓는 대부분 아동은 신장과 관련된 문제가 동반되기 때문에 적절한 섭취와 배설을 유지할 수 있도록 도와주어야 하고 환아의 체액, 전해질 상태, 몸무게를 자주 측정해야 한다.

적절한 영양 유지

전신홍반루푸스 환아를 위한 식단관리는 따로 관리될 필요는 없지만, 신장 상태나 체중증가 혹은 감소, 다른 합병증이 있다면 관리를 해야 한다. 스테로이드제로 인해 체중이 증가하거나 질병이 악화하면서 신체활동이 저하될 수 있다. 칼슘과 비타민 D를 포함한 균형 잡힌 식사는 나이에 맞는 섭취량은 물론 적절한 골밀도를 충족시켜 줄 수 있다.

피부 통합성 증진

점막의 궤양은 조직 약화의 원인이 되거나 감염의 위험성을 높일 수 있다. 구강점막을 깨끗하게 유지할 수 있는 방법을 알려준다. 올바른 위생법과 부드러운 비누로 씻을 수 있게 격려한다. 청소년에게는 화장품 특히 오일이 들어간 제품은 사용하지 않도록 알린다. 가능하면 햇빛을 피해야 하며 외출할 때에는 30SPF 이상의 선크림 제품을 바르도록 교육한다. 햇빛을 차단할 수 있는 옷을 입을 수 있게 한다. 게다가, 형광물질이 있는 제품은 전신홍반루푸스를 악화시킬 수 있기 때문에 꼭 조심해야 한다. 피부를 태우는 태닝용 기구 또한 햇빛에 노출된 것만큼 좋지 않다는 것을 교육해야 한다. 구강점막을 위해 구강상태는 청결하게 유지해야 한다. 만약 탈모가 발생했다면 두피관리를 위한 방법을 알려주도록 한다.

휴식 및 안정 취하기

전신홍반루푸스가 있는 아동은 질병을 앓고 있는 동안 피로감, 관절통을 경험하고 쉽게 지친다. 휴식을 자주 취하고 체력을 보충하기 위해 영양가 있는 식단을 먹도록 한다. 심리치료사는 환아의 움직임과 근력을 늘려주는 치료요법을 시행할 수 있다. 통증이 있는 부위는 온열법을 이용할 수 있다.

약물의 부작용 관리

치료를 위해 이행되는 약물치료의 부작용을 살펴보고 환아와 가족에게 이에 관해 설명해야 한다. 예를 들어, 면역억제제는 감염에 대한 저항성이 떨어질 수 있고 비스테로이드 항염증제는 위장관 부위의 통증이나 출혈을 일으킬 수 있다. 항말라리아제(황산하이드록시클로로퀸)는 망막 독성을 일으키거나 시력을 잃게 할 수 있으므로 시력검사를 매년 기본적으로 실시해야 한다. 코르티코스테로이드의 부작용은 쿠싱증후군의 증상, 체중증가, 고혈압이 있다. 설파제는 광과민성을 높여주기 때문에 피해야 한다.

정서적 지지

청소년기의 환자들은 발진, 탈모, 관절염, 만성질환에 의해 신체상 변화가 나타날 수도 있다. 자조모임, 환자모임, 지지단체 등을 통해서 보호자 및 부모를 도와주고 질병을 이해하도록 도움을 제공할 수 있다.

질병 악화 방지

많은 아동과 그들의 부모는 심각해지는 상태를 볼 수 있을 것이다. 아마도 햇빛, 스트레스, 질병이나 약물치료에 의해 심해질 수도 있다. 부모와 협력하여 아동의 질병을 악화시키지 않을 수 있는 방법을 찾아 실천한다. 성적 활동이 활발한 여아의 경우 에스트로겐 호르몬이 들어 있는 피임약을 복용 시 상태가 더 악화하므로 피해야 한다. 그 외 피임법 또한 의논이 필요하다고 언급한다.

지역사회 간호

전신홍반루푸스를 앓는 환아를 위한 간호는 악화 또는 질병 상태에 따라 입원하기 때문에 지역사회 안에서 시작된다고 볼 수 있다. 부모와 아동은 질병의 악화요인을 피하는 방법과 나타나는 증상과 징후를 알아야 한다. 가정과 외부 환경 내에서의 감염관리 방법의 중요성에 대해 알려주도록 한다. 아동의 성장발달을 증진하고 교육지원이 필요하다면 계획할 수 있도록 부모와 협력한다. 환아가 신체활동을 할 수 있는 범위 내에서 허락해주도록 하고 햇빛을 막을 수 있도록 도와준다(예: 넓은 모자, 긴 소매, 선크림 등). 다음과 같은 증상이 하나라도 있다면 의료진에게 알릴 수 있도록 보호자 및 부모를 교육한다[예: 혈변, 멍들기 쉬운 상태(코피가 동반 또는 동반하지 않을 수 있음), 발작, 새로운 또는 매우 높은 열, 흉통이나 복통]. 청소년기의 환자와 가족에게는 직업상담을 할 수 있게 도와줄 수 있다.

평가

간호의 성공적인 결과는 만성질환을 제대로 관리해주는 것이다. 기대되는 결과는 다음과 같다.

- 감염의 징후가 전혀 없다.
- 체액, 전해질 균형과 신장기능을 바탕으로 적절한 섭취와 배설이 유지된다.
- 깨끗한 피부가 유지된다.
- 신체발달을 위해 적당한 휴식과 활동이 이루어진다.
- 아동 또는 청소년기의 긍정적인 신체상 모습을 보인다.

알레르기 반응

명확하지 않은 원인에 의해 알레르기성 비염이나 천식과 같은 알레르기를 앓는 아동이 많이 증가하고 있다. 알레르기를 앓고 있는 가족이 없어도 "왜 고양이 알레르기 같은 특정 알레르기를 앓게 되는 될까?" 질문에 대한 해답은 알레르기의 기전에 대해 이해해보면 알 수 있다.

알레르기(allergy)는 항원에 대한 변형된 혹은 비정상적인 반응이다. 알레르기의 임상적 징후를 일으키는 항원 반응 원인을 알러젠(allergens)이라고 부른다(Box 19-1의 아동의 흔한 알러젠 참조). 알러젠은 음식, 약물로 섭취되거나 주사, 상처없는 피부를 통해 흡수 또는 흡입될 수 있다. 알레르기가 있는 가족이 있다면 자녀 또한 종류나 증상이 다를지라도 알레르기를 가질 확률이 높다. 알레르기 반응은 항원항체반응을 의미하며 아나필락시스, 아토피성 질환, 혈청병 그리고 접촉성 피부염 형태로 나타난다. 그러므로 증상은 아주 경미한 것부터 생명을 위협할 정도까지 다양하며 국소적이거나 전신적이다.

과잉반응을 보이는 면역기전을 **과민반응(hypersensitivity response)**이라고 하며 알레르기 반응이 나타난다.

Box 19-1
아동의 흔한 알러젠

다음과 같다.

- 동물의 비듬
- 바퀴벌레
- 우유
- 먼지
- 계란흰자
- 의약품(예: 페니실린)
- 진드기
- 곰팡이
- 꽃가루
- 땅콩
- 해산물
- 갑각류
- 콩류
- 견과류
- 밀가루

협력적 관리

알레르기가 있는 아동을 평가할 때 알레르기 검사, 방사선, 폐기능 검사를 포함한 신체검사, 비강 검사, 피부 검사를 진행한다. 전반적인 치료는 예를 들어 알레르기가 있는 약물 대신 다른 약물을 사용하는 것처럼 알레르기 항원을 피하는 것부터 시작된다. 탈감작(민감소실)은 알러젠을 피하로 투여하여 그 양을 점차 늘리는 방식으로 손쉽게 어디서든 사용할 수 있다. 벌이나 몇 가지의 꽃가루 알레르기에 매우 유용하다. 피부 알레르기의 경우 알러젠은 피해야 하고 피부를 잘 윤활하며 국소스테로이드를 사용할 수 있다. 경구 항히스타민제는 가끔 치료제로 사용된다. 응급처치는 아나필락시스가 발생했을 때 필요하다.

간호과정

알레르기가 있는 아동의 전체적인 평가는 과거의 병력, 가족력, 개인 및 사회적인 문제, 증상에 대한 모든 병력을 청취하는 것이다. 알아야 할 병력은 다음과 같다.

- 환아가 겪은 증상은 어떤 것이 있는가? 환아가 스스로 설명할 수 있도록 격려한다.
- 지속적인 혹은 간헐적인 증상이었는가? 증상의 빈도와 지속시간은 어느 정도인가?
- 증상을 처음 겪은 적은 언제였는가? 습진/아토피 피부염이 있거나 어렸을 때 식습관에 문제가 있었는가? 어렸을 때 배앓이를 했거나 새로운 음식에 피부 문제를 보인 적이 있는가? 사춘기가 되었을 때 증상이 변했었나? 증상이 악화하고 있는가 혹은 좋아지고 있는가?
- 알레르기 반응을 일으키는 환경요인에 대해 아는 것이 있는가?
- 계절과 관련된 증상이 있는가? 낮이나 밤 중 어떤 시간에 증상이 나타나는가?

간호사는 알레르기를 알아내는 피내반응검사를 시행해야 할 수도 있다. 간호과정은 증상을 다루고 환아와 부모의 불안감을 완화해주고 알러젠을 확인시켜 주는 것을 목표로 한다. 환아와 보호자에게 알러젠의 노출을 최소한으로 하거나 차단시켜야 한다고 교육한다. 벌에게 쏘였을 때 심각한 반응을 보이는 자녀를 둔 부모는 벌에 쏘일 것을 대비하여 예방법(밝은 옷, 향기 나는 비누나 로션을 피해야 한다)과 응급상황 대처법

임상적 징후 | 아동의 알레르기 반응

신체계통	임상적 징후	
호흡기계	• 천식음 • 비염(계절성, 사계절) • 기침 • 비정상호흡음	• 흡기 시 협착음 • 성대 부종 • 코막힘, 콧물
위장관계	• 복부통증, 급성 경련통 • 구내염 • 설사	• 혈변 • 지도 상설(지도 모양 혀) • 구토
피부	• 혈관부종 • 두드러기 • 습진, 아토피 피부염 • 다형 홍반	• 자반병 • 약물 또는 음식 발진 • 접촉성 피부염
신경계통	• 두통 • 긴장 • 피로감 • 발작	• 진전 • 과민성 • 수면장애 • 집중력 저하
안구	• 결막염 • 섬모연축 • 홍채염	• 안구 가려움 • 눈물 흘림
혈액계통	• 저혈소판성 자반증 • 용혈성 빈혈	• 백혈구감소증 • 무과립구증
근골격계	• 관절통 • 근육통	• 사경(torticollis)
비뇨생식계	• 배뇨장애 • 음문 질염	• 야뇨증
그 외	• 아나필락시스 쇼크	• 혈청병

가족과의 협력 | 가정에서 제거할 수 있는 알러젠

가정 내에서 알러젠 노출을 줄이는 것은 매우 중요하다. 보호자와 가족에게 접촉을 최소화할 수 있는 다음 방법들에 대해 알려준다.

- 아동의 침실과 애완동물을 멀리하도록 한다.
- 젖은 옷감, 먼지떨이, 대걸레로 자주 청소한다.
- 매트리스와 베개는 비닐 커버로 덮는다.
- 가능하다면 카펫 사용을 피한다.
- 먼지 쌓인 장난감은 사용하지 않는다(자주 세척해야 되는 면으로 된 장난감보다 플라스틱이나 나무 장난감이 훨씬 낫다).
- 고효율성 공기필터를 사용한다.
- 물 유입구와 부근에 곰팡이가 생길 수 있으므로 수리한다.
- 날씨가 습할 때 제습이 필요하며 특히 환아의 침실은 더욱 필요하다.

에 대해 알고 있어야 한다. 에피네프린 주사를 처방받아야 하며, 보호자와 부모는 사용 방법에 대해 정확하게 인지하고 있어야 한다.

가족과 함께 가정에서 알레르기를 방지할 수 있는 효과적인 방법을 강구한다. 애완동물, 먼지, 카펫, 섬유, 깃털이 있는 베개나 침구, 담배 연기 모두 알레르기 반응의 원인이 될 수 있다. 만약 가족이 애완동물을 포기하기를 꺼린다면 비듬이 생기지 않게 자주 목욕시킨다(가족과의 협력: 가정에서 제거할 수 있는 알러젠 참조). 학교 보건교사는 아동의 알레르기에 대해 기록하고 해당 학생이 조심해야 할 항원들에 대해 학교 관계자

들에게도 알려주어야 한다. 환아가 입원했다면 다른 직원들에게도 알릴 수 있도록 차트나 침대에 표시하거나 빨간색 팔찌를 채우도록 한다. 간호사는 반드시 병동, 사무실, 보육시설이나 학교 등 모든 시설의 응급장비와 소생술에 대해 알고 있어야 한다.

천식

천식(asthma)은 기관지 수축, 과민반응성 기도 및 기도염증을 특징으로 하는 아동의 만성질환이다. 천식은 아동에게 영향을 미치는 가장 흔한 만성질환 중 하나이다. 아동기에는 남아가 여아보다 천식이 더 많지만, 청소년기에는 소녀의 천식 유병율이 증가한다.

천식은 아동과 그 가족에게 중대한 영향을 미친다. 천식 발병률은 아동기에 증가하며, 5~17세에 가장 비율이 높은 것으로 보고되었다. 아동은 천식발작으로 1일 이상 학교를 결석하였고 일부 활동에 제한이 있었다고 보고한다. 결과적으로 천식 치료를 위해 보건소 및 응급실 방문 횟수가 증가하고 때로 입원이 필요하다.

병태생리

천식은 면역계의 발달에 결정적인 시기에 발생하는 여러 요인(예: 환경 노출, 바이러스성 질환, 알러젠 및 유전적 소인)에 의해 아동에게서 유발되는 폐의 만성 염증성 질환이다. 이제는 천식은 유사한 특징과 증상을 가진 여러 질병의 집합으로 간주된다.

많은 잠재적인 유전자 또는 염색체 부위가 면역 증강, 염증반응 및 기도 개형(airway remodeling)과 관련된 것들처럼 천식과 관련이 있다. 일부 표현형은 천식의 알레르기성이나 아토피성 형태와 관련이 있으며, 또 다른 표현형은 베타-아드레날린성 약물 및 코르티코스테로이드의 흡입에 대한 다양한 반응과 관련된다. 약 70~80%의 아동이 알레르기나 아토피가 있다고 알려져 있다. 담배 연기, 애완동물 비듬, 바퀴벌레 배설물 및 실외 공기 오염물질과 같은 환경에의 노출도 역시 민감한 아동에게 천식 위험이 증가한다. 재발성 호흡기 바이러스 감염 또한 위험을 증가시킨다. 천식 발병 위험을 줄이기 위한 보호요인에는 대가족, 출생 순서가 늦음, 어린이집 출석, 집에서 기르는 개, 농장생활 등이 포함된다. 이론적으로 이러한 요인들은 생의 초기에 감염에 노출을 증가시켜서 아동의 면역계가 비알레르기성 경로로 발달할 수 있도록 해준다.

지속적인 염증은 폐의 정상 보호기전(점액형성, 점막부종, 기도근육 수축)이 자극에 대한 반응에서 과잉 반응을 일으키게 하여 급성 천식발작 및 기도폐쇄를 일으킨다. 급성 천식발작을 유발하는 자극, 즉 트리거(trigger)는 염증성일 수도 비염증성일 수도 있다. 트리거는 평활근 수축(기관지 경련)의 빈도와 중증도를 증가시키고, 기도반응은 염증성 메커니즘을 통해 강화된다. 천식 유발 자극에는 운동, 바이러스성이나 세균성 물질, 알러젠(곰팡이, 먼지, 꽃가루, 애완동물의 털, 새), 향료, 식품 첨가물, 오염물질, 기상변화(습도 및 온도), 감정 또는 스트레스 등이 포함된다. 천식 유발 자극은 아동마다 서로 다를 수 있다.

트리거에 노출되면, B세포는 IgE 및 사이토카인을 활성화시켜 호산구의 이동과 증식을 촉진하고 전염증성 매개물질(예: 히스타민, 프로스타글란딘 및 류코트리엔)을 방출한다. 만성 기도 염증은 결과적으로 기도 개형, 기관지 과민성 증가, 섬유아세포 증식 및 기도 흉터로 발생하는 직접적인 조직손상이 발생한다. 과장된 염증반응은 혈관 확장, 모세혈관 투과성 증가, 점막 부종, 기관지평활근의 수축 및 진한 분비물 등으로 이어져 기도를 좁히고 폐쇄한다. 호기가 손상되어 폐포에 공기가 갇히게 되고, 폐포의 과다팽창, 호흡곤란으로 이어지게 되는데, 이는 급성 천식발작을 일으키는 생리학적 수순이다. 폐포 모세혈관의 관류 감소는 결과적으로 저산소성 혈관수축과 폐포의 과다팽창으로 인한 압력증가로 이어진다. 저산소혈증으로 호흡속도가 증가하여도 기도저항 때문에 분당 호흡량(분당 호흡하는 공기)이 감소하고 분당 흡기하는(inspired) 공기량이 더 적어짐에 따라 저산소증은 더욱 악화된다.

임상적 징후

호흡곤란(기침, 천명음 또는 숨막힘)의 갑작스러운 출현은 종종 급성 천식(acute asthma episode), 천식발작(asthma flare, asthma attack)이라고 한다. 기침이 빈발하거나 잦은 호흡기 감염이 발생하는 영아 및 아동도 역시 천식에 대한 평가를 받아야 한다. 특히 밤에 빈번하게 발생하는 기침은 아동의 기도가 자극에 매우 민감하다는 경고 신호이다. 이는 '침묵'의 천식을 나타내는 유일한 징후일 수 있다.

급성 발작기에는 호흡이 빠르고 힘들며, 호흡을 지속하려는 노력 때문에 아동은 종종 피곤해 보인다. 코가 벌렁거리는 증상과 늑간 견축(retractions)을 볼 수 있다. 아동은 생산적인 기침과 호기 시 천명음, 호기가 길어짐, 공기의 움직임 감소, 호흡보조근육의 사용 및 호흡 피로를 나타낸다. 아동은 흉부 압박감을 호소하기도 한다. 천식발작이 시작되면 보통 정도의 불안이 발생하고, 발작이 심해질수록 불안이 증가한다. 심한 불안은 신체 반응과 증상을 강화시키고 악순환이 형성된다. 기도폐쇄가 심한 경우 공기 흐름이 낮기 때문에 천명음이 들리지 않을 수 있다. 머리를 이리저리 움직이는 것은 유아가 숨쉬기 위해 호흡보조근육(예: 흉쇄유돌근, sternocleidomastoids)을 사용하여 호흡을 하는 경우에 볼 수 있다. 결과적으로 초래되는 저산소증과 이전에 투여된 약물의 누적효과로 아동은 눈을 크게 뜬 흥분에서 기면성 과민증(lethargic irritability)에 이르는 행동을 하게 된다. 급성 천식발작이 반복되는 아동은 결과적으로 술통형 흉곽(barrel chest)과 호흡보조근육의 사용이 공통적으로 나타난다. 심한 천식발작 시에 기이맥(pulsus paradoxus)이 나타날 수 있는데, 이는 흡기 중에 수축기 혈압이 10mmHg 이상 감소하는 것이다.

운동 유발성 기관지 경련(exercise-induced bronchospasm)의 증상은 기침, 천명음, 흉통 또는 흉부압박감, 숨가쁨(shortness of breath) 및 엄격한 운동과 관련된 피로이다. 증상은 운동 후 3~15분에 최고조가 되며 3시간이 지나면 가라앉는다.

생명을 위협하는 천식발작

어떤 경우에는 약리학적 중재 및 지지적 중재에도 불구하고 매우 심각한 호흡곤란 및 기관지경련이 지속된다. 이런 아동은 급성 호흡곤란 상태이다. 임상증상으로 호흡보조근육의 사용, 안절부절, 불안, 의식상태 변화, 숨쉬기 위해 헐떡거리지 않고는 한두 마디 이상 말하지 못하고, 발한 및 청색증 등이 나타난다. 공기 흐름이 너무 적을 때는 천명음이 들리지 않을 수도 있다. 이것은 임박한 호흡부전의 징후이다. 이런 경우 아동은 부호흡이나 호흡정지의 위험이 있다.

협력적 관리

진단검사

천식은 호흡기에 초점을 맞춘 자세한 병력조사 및 신체검진을 통해 진단한다. 폐기능 검사(폐활량 측정)는 기도 기능을 사정하는데 사용한다. 1초 강제 호기량(forced expiratory volume in 1 second FEV1)을 측정하여, 아동의 신장, 나이, 성별 및 인종에 따른 예상 FEV1의 백분율로 표시한 값을 가장 흔하게 사용한다. 폐활량 측정법(spirometry)은 일시적인 기류 폐쇄 및 기도 과민반응의 근거를 제공한다. 천식의 진단에는 천명음이나 기타 기류 폐쇄의 징후가 필요하며, 속효성 베타아드레날린 작용제와 경구스테로이드제로 치료를 한 후에 기류폐쇄의 징후가 개선되었다는 증명이 필요하다. 증상이 유사하지만 다른 질병으로 진단하기 위해 추가적인 진단검사를 수행할 수 있다. 즉 이물질 흡인은 흉부 방사선 촬영으로 확인하여 천식에서 배제할 수 있다. 아토피(습진 또는 알레르기)가 있다는 증거는 천식 진단에 중요한 요인이다. 피부검사는 천식 유발인자가 될 수 있는 알러젠을 확인하기 위해 사용할 수 있다.

임상치료

천식은 시간이 지남에 따라 질병 과정이 변하고, 증상이 완화되거나 중증도가 증가하는 등 개인별로 다른 증상을 경험하는 장애이다. 천식의 중증도는 아동이 증상과 야간 각성이 얼마나 자주 있는지, 일주일에 며칠간 속효성 베타2작용제(short-acting beta2-agonist, SABA)가 필요한지, 아동이 1년에 몇 번 경구 스테로이드요법이 필요한지로 분류된다.

임상치료에는 약물치료, 수분공급, 교육, 부모와 자녀에 대한 지지제공을 포함한다. 약리학적 치료는 천식의 중증도와 일치하여 장기적인 조절 및 급성 발작을 관리하는 것이다. '천식 치료에 사용되는 약물'을 참조한다. 천식 치료의 목표는 약물 복용량을 최소화하고, 천식을 장기간 조절 · 유지하여 부작용의 위험을 줄이는 것이다.

천식 치료의 주요 목표는 증상뿐만 아니라 건강상태를 관리하는 것이다. 약물치료는 아동의 천식의 심각성에 맞추어 6가지 점진적 단계 중 하나로 처방되며, 심각성이 심해지면 특정 약물을 추가하거나 변경한다. 경우에 따라서 아동의 천식이 3개월 이상 잘 조절되면 약을 감량하거나 저용량으로 투여하는 것을 고려한다. 2~6주 후 치료에 대한 아동의 반응에 따라서 증상을 조절하기 위한 노력으로 약물을 추가 투여할 필요성을 결정한다. 아동의 천식관리는 0~4세까지, 5~11세까지, 12세~성인기까지 단계적 접근법을 국가에서 권장한다.

천식이 지속되는 아동은 매일 흡입용 코르티코스테로이드를 사용하도록 추천하며, 중증도가 증가함에 따라 추가적인 장기조절 약물을 추가한다. 간헐적으로 천식이 있는 아동은 속효성 베타2 작용제만을 사용해도 좋다. 아동의 천식 조절이 어려우면 천식 치료 전문의사에게 의뢰해야 한다.

임상적 조언

모든 아동연령 집단에서 잘 조절되는 천식 징후에는 다음의 내용이 포함된다. 즉, 일주일에 며칠만 증상이 있고, 야간 각성이 드물고, 학교생활이나 운동 등 정상적인 활동에 참여할 수 있고, 증상 조절을 위해 속효성 베타2 작용제를 일주일마다 거의 사용하지 않는다.

최대 호기 유속기(peak expiratory flow meter, PEFM)의 적절한 사용은 특히 천식발작의 발생을 인식하지 못하는 아동의 폐기능 악화의 징후 및 급성 천식발작의 시작을 확인하기 위해 아동의 기도 변화를 모니터하는 데 도움이 될 수 있다. PEFM 값이 예측 수준의 50% 미만인 경우, 심각한 기도폐쇄를 나타낸다. 급성 천식발작 중 가정 치료에 대한 반응 측정 또한 가능하다. 이 장치는 협조적인 아동이 폐에서 강제로 밀어낼 수 있는 최대 공기 흐름을 간단하고 정량적이며 재현 가능한 방식으로 측정한다.

아동이 학교 및 가정에서 사용할 수 있도록 천식 악화 지표, 구체적 증상 목록 및 치료 권장 사항을 포함한 상세한 서면 천식 행동계획을 아동에게 제공한다. 이런 계획에는 아동이 응급 의약품(속효성 베타2 작용제)을 사용하여야 할 때, 전신 코르티코스테로이드제의 구강투여를 시작할 때, 의료진과 연락하거나 응급실에 가야 할 때를 표시한다. 환자가 측정한 개인 최대 호기 유속값은 환자의 천식 행동계획의 투약 지침에 사용하기에 알맞으며, 치료 효과는 PEFM의 판독 값이 향상되는 것으로 확인한다. 아동은 자신의 천식행동계획을 작성하는데 가능한 많이 참여시켜야 한다.

운동 유발성 기관지 경련(exercise-induced bronchospasm). 아동은 신체 활동과 운동에 참여하도록 권장해야 한다. 운동으로 유발되는 기관지경련이 있는 아동은 운동 중이나 운동 후에 기침, 호흡곤란, 흉통 또는 천명음의 병력을 갖고 있다. 운동하기 5~20분 전에 속효성 베타2 작용제로 전처리하면 운동 유발성 기관지 경련을 예방하고 2~4시간 동안 기관지 경련을 경감시킨다.

급성 천식발작(acute asthma episodes). 급성으로 악화되는 천식이 있는 대부분의 아동은 응급실에서 이루어지는 공격적인 치료, 즉 알부테롤(albuterol)을 분무기기로 지속적 투여를 하고, 구강으로 전신 코르티코스테로이드제를 투여하고, 이프라트로피움(ipratropium)을 흡입시키는 것에 반응을 한다. 치료에 반응이 없거나 이미 가정집에서 코르티코스테로이드로 관리를 받은 아동은 입원할 확률이 훨씬 더 커진다.

심한 천식 악화(severe asthma exacerbations). 일부 천식발작은 반복적인 알부테롤 및 코르티코스테로이드 투여에 반응하지 않으며, 잠재적으로 생명을 위협할 수 있는 증상으로 진행된다. 아동은 저산소혈증이 증가하고, 공기포획으로 인한 호기의 감소 그리고 환기가 비효과적이 된다. 아동은 중환자실에서 공격적이고 즉각적인 중재가 필요하다. 아동은 호흡부전으로 진행하여 사망할 수 있다. 아동에게 심폐모니터와 맥박산소 측정기를 부착한다. 정맥주입용 마그네슘 설페이트는 급성 천식 악화에 대하여 테오필린 및 정맥 내 베타2 작용제와 같은 약물에 추가하여 사용할 수 있다. Heliox(헬륨 70%, 산소 30% 또는 헬륨 80%: 산소 20%)가스는 보충하는 산소보다 밀도가 낮아, 좁은 기도에서 공기흐름에 대한 저항을 줄인다. 보조환기를 통해 몇몇 중증 케이스에서 케타민과 흡입마취제를 사용한다.

간호과정

간호의 목표는 급성 천식발작 중에 있는 아동을 지지하고 아동과 가족이 천식증상을 조절할 수 있도록 돕기 위해 사정하고 중재를 수행하는 것이다.

간호사정과 간호진단

간호사는 대개 응급실, 병동 및 보건센터에서 아동 및 가족을 만나게 된다. 아동의 호흡기의 손상 수준에 따라 가정집에서 관리할 수 없는 경우 급성기 간호가 필요하다.

생리적 사정

ABCs-기도(airway), 호흡(breathing) 및 혈액순환(circulation)을 사정하여 먼저 아동의 현재 호흡기 상태를 점검하여 아동의 상태가 생명을 위협하지 않는지 확인한다. 아동이 숨을 쉬거나 말을 하는 경우 호흡의 질과 호흡노력을 사정한다. 호흡수를 측정하고, 호흡음의 질과 천명음의 유무를 파악하기 위해 폐를 청진한다. 호흡곤란의 정도를 사정하기 위해 흉곽을 시진하여 견축이 있는지 확인하며 기침이나 협착음이 있는지 사정한다. 아동의 피부색깔을 관찰하고 심박수를 측정한다. 생명에 위협적인 호흡곤란이 없다는 것을 확인한 후에 다른 계통으로 옮겨가면서 건강사정을 수행한다.

맥박산소 측정기를 부착하여 산소 포화도를 모니터한다. SpO_2 값이 92% 미만이면 저산소혈증을 나타낸다. 피부 탄력성, 섭취량 및 배설량, 소변비중을 측정한다. 아동은 PEFM을 사용하면 호흡곤란이 너무 심하여 사용할 수 없다. 천식은 감염이나 다른 건강상태와 관련이 있을 수 있기 때문에 다른 관련 문제를 확인하기 위해 머리부터 발끝까지 생리적 사정을 수행해야 한다.

천식관리 사정

부모와 학령전기 아동 및 학령기 청소년에게 질문할 때 고려해야 할 핵심 질문은 다음과 같다.

- 지난 한 달 동안 낮에는 얼마나 자주 숨이 차거나 기침, 흉부 압박감 또는 흉통이 있었는가? 밤에는 어떠했는가?
- 아동이 일주일에 몇 번 구급약물을 사용했는가?
- 천식 증상으로 인해 아동이 집이나 학교에서 공부하거나 놀이를 하는데 제한을 받았는가?
- 아동은 현재 어떤 약물을 복용하고 있는가? 얼마나 자주 복용하는가? 약물은 어떻게 투여하는가? 흡입기를 사용하는 방법을 보여주도록 한다.
- 약물 복용을 놓친 횟수는 일주일에 몇 번 있는가?
- 처방된 약물에 대한 우려는 무엇인가(예: 실제로 필요하지 않음, 부작용, '스테로이드'에 대한 걱정)?
- 투약과 관련된 어떤 문제가 있는가(비용, 시간 등)?
- 사용하고 있는 천식에 대한 다른 치료법은 무엇인가(예: 보완요법 등)?

천식 치료에 사용하는 약물

일일 투약조절	작용 및 적응증	간호관리
속효성 베타2 작용제(SABA) 알부테롤(Albuterol) 레바알부테롤(Levalbuterol) 피르부테롤(Pirbuterol): *정량분무식 흡입기(MDI) 또는 분무기(nebulizer)*	기도에서 평활근을 이완시켜 신속한(5~10분 이내) 기관지 확장 및 점액을 제거한다. 급성 천식 치료 및 운동 유발성 기관지 경련 예방을 위한 약물이다.	• 흡입용 스테로이드를 사용하기 전에 이 구급약을 사용한다. 퍼프한 후 1~2분간 기다린 후 퍼프한다. 15분을 기다리고 난 후에 흡입용 스테로이드를 사용한다. • 아동은 약물을 들이마신 후 10초 동안 숨을 멈추어야 한다. 그런 다음 입을 헹구고 약물을 삼키지 않도록 한다. 스페이서를 사용한다. • 효능의 차이는 있지만 모든 제품은 퍼프 기준으로 비교할 수 있다. • 복용과 관련된 일부 부작용으로는 빈맥, 신경과민, 오심, 구토, 두통 등이 있다. • 증상 조절을 위해 일주일에 2일 이상 정기적으로 사용하면 조절력이 상실되고 추가치료가 필요하다.
코르티코스테로이드 메틸프레드니솔론(Methylprednisolone) 프레드니손(Prednisone) 프레드니솔론(Prednisolone) *구강*	기도 염증, 분비물 및 폐색을 감소시키고, 베타2 작용제의 기관지확장 효과를 향상시킨다. 베타2-작용제에 완전히 반응하지 않는 급성 천식발작에 사용된다. 입원율을 낮추는 데 돕는다.	• 단기요법은 아동의 증상이 개선되고, 개인 최고인 최대호기유속 80%를 달성할 때까지 계속되어야 한다. • 위장 자극을 줄이기 위해 음식과 함께 투약한다. • 정상적으로 스테로이드가 혈중 최고 수준에 이르는 시간에 맞추어 이른 아침에 경구 투약한다. • 장기 치료의 잠재적 부작용, 즉 성장감소, 혈당 불안정, 면역억제 등에 대해 사정한다.
항콜린성 제제 이프라트로피움(Ipratropium): *정량분무식 흡입기(MDI) 또는 분무기(nebulizer)*	30~90분 이내에 작용이 시작되면서 기관지 수축을 억제하고 점액 생산을 감소시킨다.	• 작동이 지연되므로 초기 응급처치에 사용하지 않도록 한다. • 투약 후 입을 헹구어 쓴맛을 제거한다. • 부작용으로는 천명음, 기침, 신경과민, 구강 건조, 빈맥, 현기증, 두통 및 심계 항진 등이 포함된다. • 약물이 눈과 접촉하지 않도록 한다.
지속성 베타2 작용제(LABA) 살메트롤(Salmeterol) 포모테롤(Formoterol): *건조분말흡입기(Dry powder inhaler, DPI)*	기도의 평활근을 이완시키고, 섬모 운동을 증가시키며, 야간 증상 및 운동 유발성 기관지 경련을 예방하기 위해 사용된다. 이 약제는 아동 천식의 단일요법으로 사용해서는 안 되며, 코르티코스테로이드와 병용하는 추가 요법으로 처방해야 한다.	• 활동 30~60분 전에 운동전 용량을 섭취한다. 이미 12시간 간격으로 1일 2회 복용하고 있다면 운동하기 전에 추가 용량을 사용하지 않도록 한다. • 과다 복용 시에 빈맥, 진전, 과민반응 및 불면증과 같은 부작용이 8~12시간 지속되므로 주의한다. • 통상적인 용량에 대한 반응이 없다고 보고하는 경우 단계적 요법의 필요성이 있음을 의미한다.
흡입용 코르티코스테로이드(ICS) 베클로메타손(Beclomethasone) 부데소나이드(Budesonide) 프루니솔리드(Flunisolide) 프루티카손(Fluticasone) 모메타손(Mometasone) 트리암시놀론(Triamcinolone): *정량 분무식 흡입기 또는 분무기*	항염증약물로, 계절성 천식, 알레르기성 천식 및 운동 유발성 천식을 조절한다. 기도의 점막 부종을 효과적으로 줄인다.	• 스페이서 혹은 홀딩 챔버로 약물을 투여한다. • 매일 흡입기의 부품을 분리하여 세척한다. • 치료 후 구강 인두에서 약물을 제거하기 위해 입안을 헹구고 가글한다. 이는 기침, 아구창, 발성장애의 위험을 감소시킨다. • 성장을 모니터한다. 그러나 권장 흡입량은 수직성장에 돌이킬 수 없는 영향을 미치지는 않는다. • 적절한 MDI, 분무기 혹은 DPI 약물투여를 통해 눈에의 노출을 방지한다. • 두통, 위장장애, 현기증, 감염을 모니터한다. • 처방된 대로 정확하게 사용한다.

천식 치료에 사용하는 약물(계속)

일일 투약조절	작용 및 적응증	간호관리
메틸산틴(Methylxanthines) 티오필린(Theophylline): *구강용*	기도를 수축시키는 근속을 이완시키고, 기도를 확장하고, 지속적인 기도 이완을 제공하고, 야간 증상의 예방을 위해 지속적으로 방출된다. 장기 조절을 위해 사용하고, 코르티코스테로이드의 투여 용량을 줄이지만, 부작용 때문에 흡입용 약물보다 일반적으로 사용이 덜하다.	• 정제를 부수거나 씹어서는 안 된다: 매일 같은 시간에 투여한다. • 장기 조절용으로 사용한다. 치료적 혈청농도(10~20mcg/L)가 유지될 때 가장 효과적이다. • 혈청 농도를 모니터하여 용량 조절이 필요하다. • 카페인 섭취를 제한한다. • 부작용으로는 빈맥, 부정맥, 안절부절, 진전, 발작, 불면증, 저혈압, 심한 두통, 구토, 설사 등이 있다.
비만세포 억제제 크로몰린 소디움(Cromolyn sodium) 네도크로밀(Nedocromil): *정량분무식 흡입기 또는 분무기*	항염증제로 알러젠과 운동 유발성 기관지 경련에 반응하는 조기 및 후기 단계의 천식을 억제한다. 피할 수 없는 알러젠 노출에 사용할 수 있다.	• 증상이 심해지거나 급성 악화 시에는 사용하지 않는다. • 환자는 하루에 최대 4회까지 사용해야 효과적이다. • 치료 반응은 2주 후에 나타난다. 최대 혜택은 4~6주 동안 보이지 않을 수 있다. • 이상 반응에는 천명음, 기관지 경련, 인후 자극, 코 막힘 및 아나필락시스 등이 포함된다. 이러한 증상이 있으면 즉시 의사에게 보고한다.
류코트리엔수용체길항제 (Leukotriene Receptor Antagonist, LTRA) 몬테루카스트(Montelukast) 자퍼루카스트(Zafirlukast): *구강용*	기도 염증의 원인이 되는 염증연쇄반응을 감소시킨다. 폐기능을 향상시키고 증상 및 구급약물의 필요성을 감소시킨다. 중증 지속성 천식 환자의 흡입형 코르티코스테로이드를 보조하거나 경증 지속성 천식환자의 흡입형 코르티코스테로이드 대체제이다.	• 영아용 과립 및 유아용으로 씹을 수 있는 정제를 이용할 수 있다. • 저녁에 몬테루카스트를 투여한다. 음식의 유무에 관계없이 투여할 수 있다. • 아동이 약제를 통째로 삼키기보다는 씹을 수 있는 몬테루카스트 정제를 씹어 먹는지 확인한다. 과립은 사과 소스나 아이스크림에 혼합할 수 있다. 약물을 액체에는 섞지 않도록 한다. • 자퍼루카스는 식사하기 1시간 전 또는 식사 2시간 후에 투여한다. • 가족은 아동의 발열, 급성 천식발작, 독감 같은 징후, 심한 두통 또는 기진맥진한 상태가 있으면 보고해야 한다. • 처방대로 복용한다. 갑자기 투약을 중단하지 않도록 한다.
면역치료 오말리주맙(Omalizumab): *피하주사*	IgE를 표적으로 삼는 치료용 항면역글로불린 E 단클론 항체로 천식 증상을 유발하는 알레르기 반응을 일으키는 것을 막는다.	• 지속성 중등도나 중증 천식이 있는 12세 이상 아동에게 사용이 승인되어 있다. • 혈청 IgE 농도에 따라 2~4주마다 주사를 해야 한다. • 아나필락시스에 주의한다. 아나필락시스를 치료하기 위해 준비된 장소에서 투여해야 한다.
저민감성(알레르기 주사): *피하주사*	피할 수 없는 알레르기원(예: 곰팡이, 꽃가루)에 대한 감수성을 감소시킬 수 있는 일련의 주사이다. 시간이 지남에 따른 점진적인 용량 증가는 아동의 알레르기 물질에 대한 내성을 증가시킨다.	• 면역요법으로 치료할 수 있는 알레르기가 있는 지속성 천식이 있는 아동에게 유용할 수 있다.

SOURCES: Data from Wilson, B. A., Shannon, M. T., & Shields, K. M. (2016). Nurse's drug guide 2016. Hoboken, NJ: Pearson; Taketomo, C. K., Hodding, J. H., & Kraus, D. M. (2014). Pediatric and neonatal dosage handbook (21st ed.). Hudson, OH: Lexicomp; Chang, C. (2012). Asthma in children and adolescents: A comprehensive approach to diagnosis and management. Clinical Reviews in Allergy and Immunology, 43(1~2), 98~137.

심리사회적 사정

천식발작이나 입원과 관련된 아동의 불안이나 공포를 사정한다. 최근에 발생한 급성 천식발작에 부모는 어떻게 반응하는가? 부모는 불안해하고, 걱정하고 좌절하는가? 부모는 재정문제, 실직 또는 집에 있는 다른 가족에 대해 염려하고 있는가? 아동은 약을 복용하면 코를 벌렁거리는 것을 피할 수 있다고 생각하는지 사정한다. 간호사는 숨겨진 스트레스와 자기비난에 대한 단서를 파악해야 한다.

급성 천식발작을 경험하고 있는 아동에게 흔하게 적용되는 간호진단은 다음과 같다.

- 기도손상, 많은 점액 분비 및 기침과 관련된 비효과적 기도 청결
- 기도폐쇄와 관련된 가스교환 장애
- 호흡곤란으로 적절한 수액섭취의 어려움과 관련된 체액부족의 위험
- 호흡곤란 및 건강상태 변화와 관련된 (아동과 부모의) 불안
- 만성 질환의 일상적인 관리에 대한 이해 부족 및 필요성과 관련된 비효과적 가족 건강관리

계획과 수행

약리학 치료 및 지지요법은 기도폐색을 역전시키고 호흡기능을 촉진하기 위해 사용된다. 간호중재는 기도 개방성 유지, 수분 요구량을 충족시키고, 아동과 부모의 휴식을 증진하여 스트레스를 감소하며, 돌봄에 가족의 참여를 지지하고, 아동과 부모에게 아동의 질병 및 지속적인 발달 욕구를 관리할 수 있도록 정보를 제공하는 것에 초점을 둔다.

기도 개방 유지

아동이 호흡곤란을 겪고 있다면 비강 캐뉼라 혹은 안면 마스크를 통해서 산소를 보충한다. 점액 분비물이 건조하여 찐득거리는 것을 방지하기 위해 산소를 가습하여 사용한다. 아동은 호흡을 촉진하고 호흡노력 완화시키기 위해 반쯤 앉아 있는 자세(semi-Fowler) 또는 직립 자세를 취하도록 해준다. 체위, 약물 반응 및 산소 투여에 대한 효과는 맥박산소 측정기로 측정하고, 호흡 상태가 개선되었는지는 관찰하여 평가한다.

호흡곤란과 이로 인한 산소보충을 해야 하는 것은 부모와 아동 모두에게 스트레스를 준다(그림 19-3). 부모가 아동과 함께 있으면 아동이 안심한다고 부모를 격려한다. 부모는 시술과 그 결과에 대한 정보를 지속적으로 제공받아야 하며, 치료계획을 수립할 때 참여하여 그 정보를 확보해야 한다.

대부분의 약물은 흡입(inhalation)을 통해 투여한다(그림 19-4). 이러한 경로로 투약하는 것은 폐혈관이 약물을 빠르게 흡수할 수 있으면서도 전신에 미치는 영향을 최소화 할 수 있으며 흡입되는 비말(droplets)에는 수분이 첨가된다는 이점이 있다. 증상이 심하게 악화되는 일부 아동에게는 분무기로 흡입치료를 지속적으로 사용할 수 있다(흡입 장치로 약물을 투여할 때 성장과 발달에 대한 고려사항은 Box 19-2참조). 아동의 약물 부작용을 모니터한다. 증상의 중증도에 따라 활력징후의 측

임상적 판단

천식발작이 있는 아동의 의식상태가 점점 반응적이 감소하면, 그 원인은 무엇이며, 어떤 간호조치가 시작되어야 하는가?

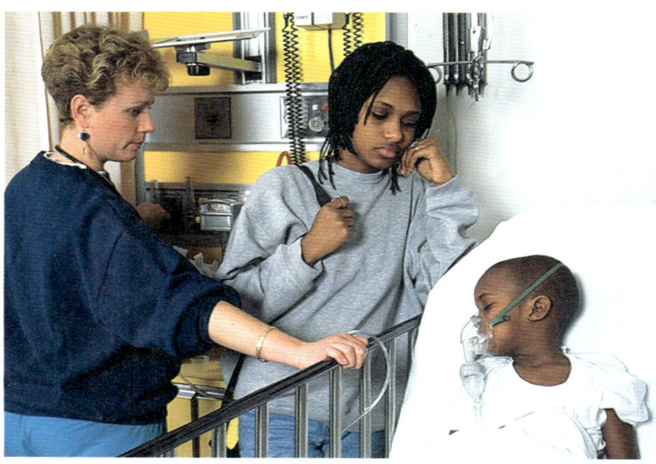

그림 19-3
급성 천식발작은 응급실에서 관리해야 할 수도 있다. 아동은 반쯤 앉은 자세를 취해주어 호흡노력을 촉진한다. 이러한 급성 천식발작 동안 간호의 중요한 부분은 자녀와 부모 모두에게 지지를 제공하는 것이다. 아동을 돌보느라고 밤에 잠을 못자기 때문에 엄마는 매우 지쳐있다.
SOURCE: George Dodson/Pearson Education, Inc.

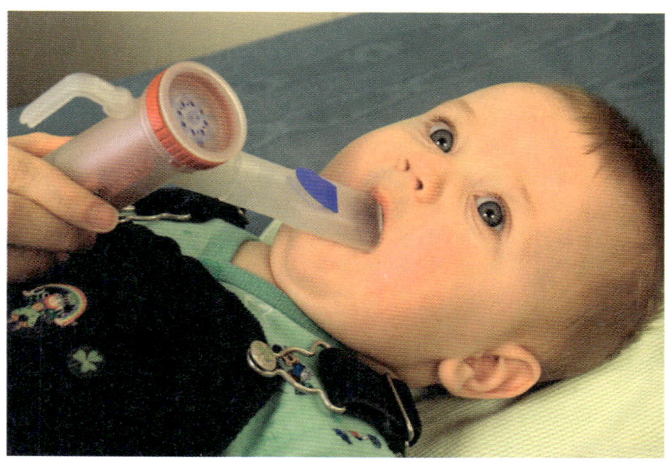

그림 19-4
에어로졸 요법으로 약물을 투여하면, 영아와 아동이 주사를 맞지 않고도 최적의 치료를 할 수 있으며, 주사와 관련된 통증도 없고, 스트레스를 받지 않을 수 있다. 부모가 분무기를 잡고 투여할 수 있어 영아의 두려움을 줄여줄 수 있다. 에어로졸 요법 대신에 안면 마스크를 분무기(nebulizer)에 부착하여 사용할 수 있다.
SOURCE: George Dodson/Pearson Education, Inc.

Box 19-2
성장과 발달: 약물 투여

정량분무식 흡입기(MDI), 분무기 및 건조 분말 흡입기(DPI)는 흡입치료에 사용되는 장치이다. 적절한 기술을 사용하더라도 흡입에 의해 전달된 약물의 대부분은 구인두에 침전되어 삼켜진다. 이러한 장치는 영유아에게 투여 시 특별한 어려움을 초래한다. 많은 장치는 협력, 협조 및 자주 교육하고 강조해야 하는 적절한 기술을 필요로 한다.

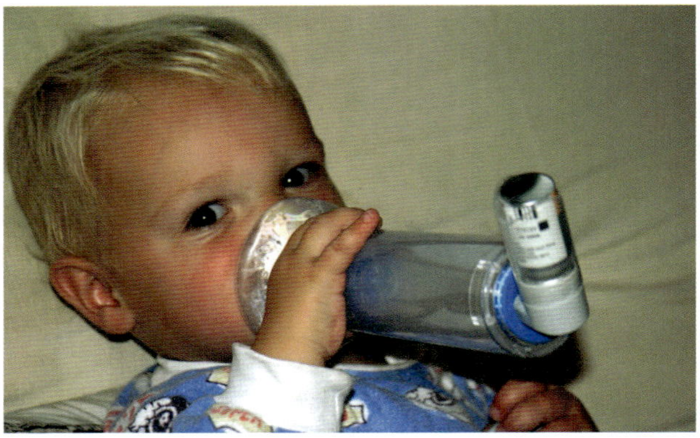

- 5세 이상 아동은 대개 MDI를 사용할 수 있고, 약물 방출과 흡기를 조정한다. 그러나 이들은 보유챔버 또는 스페이서를 사용하기를 더 선호한다. 스페이서에는 마우스피스가 있고 마스크 부착물이 있다. 영유아는 비강으로만 호흡하는 경향이 있으므로 영유아를 위한 스페이서를 선택할 때는 마스크에 부착할 수 있는 스페이서를 선택한다. 아동의 얼굴에 맞는 마스크를 선택하여 안면윤곽 주위에서 공기가 새지 않도록 유연한 밀봉력이 있는 것으로 선택한다. 유아가 비협조적일 때는 봉인을 유지하기가 어려울 수 있다. 유아와 함께 놀아주고 주의를 끌어서 약물의 전달을 위한 협력을 향상시키도록 한다. 아동이 울면 호기를 연장하고 흡기가 짧아져 폐의 약물 침착이 감소될 수 있다. 플라스틱 스페이서는 가정용 세제로 씻고 공기 중에 말려서 정전기 발생을 줄여 약물 입자가 끼이지 않도록 한다.
- MDI를 사용하는 절차는 다음과 같다. 용기를 흔들고, 숨을 내쉬고, 마우스피스 주변을 이빨로 물고 입술을 닫는다. MDI의 퍼프가 방출될 때 아동은 입을 통해 천천히 흡입을 시작해야 한다. 호흡은 5초 이상 깊이 하고, 10초간 호흡을 멈춘다. 스페이서 없이 MDI를 사용하도록 아동에게 교육할 때 아동이 빨대를 사용하여 천천히 숨을 쉬게 하는 법을 배우게 한다. 스페이서를 사용하는 경우 약물의 퍼프를 방출하고, 즉시 얼굴에 마스크를 올려놓거나 입에 마우스피스를 넣고 아동에게 4~6회 호흡하도록 한다. 아동의 얼굴에서 스페이서가 달린 마스크를 제거하거나 아동의 입에서 마우스피스를 제거하고 아동에게 10초간 숨을 멈추게 한다. 호흡 후 입에서 나오는 안개가 보이거나 약물 방출 후 흡입기 위쪽에서 나오는 안개가 보이지 않아야 한다. 이는 기술이 좋지 않다는 표시이다. 아동이 안면 마스크가 있는 스페이서를 사용한 경우 흡입 후 아동을 얼굴 씻어야 한다.
- 일부 브랜드의 흡입기 및 스페이서에는 흡기 시에 휘파람 소리를 내는 제품이 있어서 호흡이 너무 빠르다거나 너무 느린 것을 확인시켜 준다. 하지만 또 어떤 경우에는 호흡이 적절한 경우에 휘파람 소리를 내는 제품도 있다. 아동과 가족에게 흡입기 사용에 관해 교육할 때 휘파람 소리가 무엇을 의미하는지 반드시 확인해 주도록 해야 한다.
- 분무기는 액상 약물을 에어로졸 입자로 바꾸는 장치이다. 분무기는 호흡을 조정할 필요가 없으므로 유아에게 쉽게 사용할 수 있다. 추가적인 이점은 치료 중 가습이 제공된다는 점이다. 분무기는 스페이서가 있는 MDI보다 효율적이지 않지만, 아동이 정상적으로 호흡할 수 있기 때문에 더 나은 결과를 얻을 수 있다. 분무기 마우스피스가 아동의 입술에 의해 밀봉되었는지 확인하고 구강호흡을 하는지 확인한다. 아동이 구강호흡을 조절할 수 없으면, 단단히 조이는 안면마스크를 사용할 수 있다. 분무기는 치료를 위해 8~10분이 소요되므로 그 기간 동안 영유아의 협력을 향상시키기 위해서는 주의를 이끄는 것이 필요할 수 있다.
- DPI는 아동이 숨을 쉴 때 활성화되므로 퍼프는 숨을 들이마시는 것과 조화될 필요가 없다. 스페이서는 필요 없고 추진체도 사용하지 않는다. 아동은 5세부터 시작하여 기기를 효과적으로 사용하기 위해 빠르고 깊고 지속적인 호흡을 할 수 있다. 천명음이 있는 6세 미만의 아동은 최적의 약물 용량을 얻기에 충분히 빠른 속도로 숨을 들이 마실 수 있다. DPI를 사용하기 위한 단계는 다음과 같다: 뚜껑을 열고, 용량을 넣고(기포나 캡슐에 구멍을 뚫음), 숨을 완전히 내쉬고, 입술과 치아 사이에 마우스피스를 넣은 다음, 깊이 있고 강하게 호흡한다. 호흡을 10초 동안 유지하고 입에서 장치를 제거한다.

정 빈도를 결정한다.

수분 욕구 충족

수액요법은 종종 적절한 수분 균형을 복원하고 유지하는 데 필요하다. 적절한 수분공급은 좁은 기도를 막고 있는 점액 마개를 묽게 하여 떨어지게 하는 것이 필수적이다. 아동의 호흡 상태가 악화되어 적절한 구강섭취가 불가능한 경우에는 정맥을 통한 수액주입이 필요할 수 있다. 추가 약물과 포도당도 IV를 통해 제공할 수 있다. 과다수분공급을 피하여 심한 천식발작 중 폐부종을 예방하기 위해 아동의 수분섭취량과 배설량을 모니터한다.

호흡곤란이 감소함에 따라 구강용 수액은 천천히 제공할 수 있다. 구강으로 수액을 섭취하는 아동의 협조를 얻는데 부모를

임상적 조언

천식을 앓는 일부 아동은 아이스 음료를 섭취하면 갑자기 기관지 경련을 촉진한다. 아동에게 상온이나 얼음을 넣지 않은 약간 시원한 음료를 제공하는 것이 안전한다.

동참시키는 것이 도움이 된다. 아동이 선호하는 수액을 결정해서 가능한 선택한 것을 제공한다.

휴식 및 스트레스 감소 촉진

급성 천식발작이 있던 아동은 병동에 입원할 때 일반적으로 매우 피곤한 상태이다. 힘든 호흡과 저산소 상태 때문에 종종 아동은 지쳐 있다. 가능하면 아동은 조용한 1인 병실에 배치하여 이완과 휴식을 촉진한다. 간호사는 작업을 한꺼번에 모아서 시행하여 아동을 반복적으로 방해하지 않도록 한다.

가족 참여 지지

부모는 아동과 함께 있을 수 있지만 호흡곤란 상태에서 아동과 함께 시간을 보내고 나면 매우 지치게 된다. 부모에게 아동을 위로하는 것에 덧붙여 보살핌을 수행하도록 기대하기보다는 자녀의 치료를 돕는데 있어 선택권을 부여한다. 아동의 상태에 관해 자주 업데이트하고 부모가 필요할 때 휴식을 취할 수 있도록 격려한다.

입원 기간은 치료에 대한 아동의 반응에 따라 달라진다. 기존의 폐질환이나 폐렴과 같은 근본적이거나 동반되는 건강상의 문제가 있으면 상황을 더욱 복잡하게 하여 입원기간을 연장시킬 수 있다. 입원 아동의 가족과 아동상태에 대해 자주 의사소통한다.

퇴원계획과 가정간호 교육

부모는 아동의 급성 천식발작을 예방하는 방법 및 불필요한 입원을 피하기 위해 초기에 아동의 급성 천식발작을 관리하기 위한 천식 행동계획에 따르는 방법 등 천식에 대한 철저한 이해가 필요하다. 가능한 경우 부모가 휴식해야 할 때를 교육한다.

중등도에서 중증의 지속적 천식이 있는 경우 반드시 알레르기 전문의나 천식치료 전문의와 약속을 잡아야 한다. 아동이 계속적으로 정상 성장 및 발달을 하고 있는 동안에도 부모와 자녀에 대한 지지는 정상에 가까운 호흡기능을 촉진하기 위한 일상적인 관리의 필요성과 진단을 이해하고 이에 대처하는데 도움을 주는 것에 초점을 맞추어야 한다.

천식으로 진단받았거나 신속 완화약물을 복용하거나 조절약물을 매일 복용하는 아동(4~11세)의 호흡상태를 모니터하기 위해 그 부모에게 일일 계획을 세우도록 장려한다. 한 가지 방법은 천식 추적기를 사용하는 것이다. 다음과 같은 5가지 질문을 한다. 즉, 일상생활을 방해하는 증상이 얼마나 되는지, 숨가쁨 증상이나 야간증상이 얼마나 자주 발생하는지, 신속 완화약물을 얼마나 자주 사용하는지 그리고 자녀의 천식 조절을 평가하는 부모의 방법 등에 대해 질문한다. 간호사는 이 검사의 결과를 다운로드하여 부모에게 매일 검토하도록 하고 자녀의 천식 조절을 추적하는 방법에 대하여 교육한다. 이 검증도구는 의료진이 아동의 천식 조절에 대한 기본 정보를 확보할 수 있도록 도움을 줄 수 있다. 또한 모바일 건강 앱을 사용하면 스마트 폰에 천식증상, PEFM값 및 천식 흡입기 사용을 기록할 수 있다.

학령기 아동이나 학령전기 아동의 부모를 위한 또 다른 전략은 주간 및 야간 증상을 기록하는 것으로 여기에는 검진을 받기 위해 병원을 방문하기 전 2주 동안 최대호기유속을 측정하는 것을 포함한다. 증상 악화를 관리하는 데 필요한 단계적 관리 시기와 치료 유형을 확인하고, 아동의 PEFM 측정기술과 부모의 천식행동계획을 수행하는 능력을 평가한다. 목표는 급성 천식발작을 응급치료가 필요하기 전에 단계별 관리로 조절하도록 하는 것이다. 이는 일일 모니터링을 통해서만 달성할 수 있다. 이것은 매번 병원을 방문할 때마다 적정기술을 위한 기술을 가르치고 강화하는 데 사용할 안내지침이 된다. 유아가 최대 호기 유속기의 사용법을 배우도록 돕기 위해 유아가 호루라기를 부는 연습을 하게 한다.

건강 유지

아동이 예방접종을 포함하여 정기적인 건강 증진 및 유지관리를 받는지 확인한다. 그러나 아동이 최근에 경구용 스테로이드제를 사용한 경우 생바이러스백신(live virus vaccines)의 사용을 연기해야 한다. 아동이 흡입용 코르티코스테로이드(ICH) 및 경구용 코르티코스테로이드 치료를 받는 경우 질환과 약물이 키 성장에 영향을 미칠 수 있기 때문에 아동의 키 성장을 모니터한다. 저용량 및 중간 용량의 흡입용 코르티코스테로이드는 대개 성장속도가 첫 해에 약 1cm 정도 미세하게 감소하는 것과 관련이 있으며 이러한 성장 감소는 대개는 시간이 지나면 더 이상 진행되지 않는다. 고용량의 ICS를 장기간 투여하면 키의 성장이 크게 감소할 수 있으며 특히 경구스테로이드의 투여와 빈번하게 결합될 경우 키 성장이 크게 감소할 수 있다.

신체활동 및 운동은 모든 아동이 체력을 유지하고 적절한 체중을 유지하는 데 중요하다. 천식이 있는 아동의 활동량과 운동량을 사정하고 가슴 조임, 천명음 또는 숨가쁨과 같은 증상이 있는지 사정한다. 운동에 의해 유발되는 기관지 경련은 일반적으로 활동을 중지하고 나서 5~10분 후에 발생하며 20~30분 후에 다시 완화된다. 예를 들어, 매일 발생하는 운동유발성 기관지 경련 증상이나 일상적인 놀이활동으로 인한 증상은 '지속적, 중간 정도의 카테고리로 분류할 수 있다. 운동으로 유발된 기관지 경련에 대한 예방요법을 포함하여 아동이 천식행동계획에 따라 매일 통제하고 신속 완화약물을 사용하는지 확인한다.

아동 및 가족교육

일단 급성 천식발작의 스트레스가 지나고 나면 매번 건강점검을 위한 병원 방문 시마다 보다 더 광범위한 교육을 제공할 수 있는 기회를 활용한다.

폐가 어떻게 작용하는지 그리고 천식발작이 발생할 때 어떤 일이 일어나는지에 대한 학습에 아동을 참여시킨다. 아동에게 천식에 대해 교육하고, 관리를 위한 단계를 적절하게 시작하는 방법에 대해서도 교육한다. 천식발작 동안 구급약물의 효과가 나타날 때까지 이완호흡요법을 하도록 교육하는 것은 증상 완화에 도움이 된다. 학습지나 그림책은 훌륭한 교육 도구이다. 아동이 자신의 천식에 관한 질문할 수 있도록 격려한다. 부모와 아동은 천식이 일회성 질환이라기보다는 만성적이고 진행성의 질환임을 이해하도록 한다. 아동과 가족에게 일일 조절약물 치료 프로그램 준수에 대한 중요성을 교육하고 가족이 천식을 관리하는 데 도움이 되도록 서면계획서를 수립한다. 가족이 아동에게 매일 천식 약물을 투여하는 것을 기억하는 데 도움이 되는 전략에 대해 논의한다. 매일 복용하는 조절약물, 일단 천식발작의 증상이 확인되면 바로 복용할 수 있는 신속 완화약물, 담당의사에게 연락해야 하는 시기 등을 계획에 포함해야 한다. 가족이 천식관리를 위한 보완대체요법을 사용하는지 확인한다.

아동이 정상적인 삶을 영위할 수 있도록 돕기 위해 부모가 추가적인 지식과 확신감을 얻을 수 있도록 부모에게 인쇄된 교육 자료를 제공하고 지역사회 지지그룹에 의뢰한다. 많은 병원에는 부모가 인터넷에서 유용한 정보를 찾을 수 있도록 도와주는 가족자원센터가 있다. 만성 질환에 대한 가족지지 시스템 및 가족의 반응을 사정한다. 매일 조절약물 치료를 수행하고 유지하기 위한 아동 및 가족의 능력을 지지하는 그들과 파트너십을 맺어 함께 노력한다.

급성 천식발작 예방

환경관리는 천식관리의 중요한 부분이다. 가능하면 애완동물과 식물은 집안에 두지 않도록 한다(절대 아동침실에 두어서는 안 된다). 먼지 진드기를 적극적으로 제거해야 하지만, 진드기가 카펫, 매트리스, 천을 씌운 가구, 침대 커버, 섬유로 만든 장난감 및 옷에 살기 때문에 이것은 매우 어려움이 있다. 아동 침대와 침실에 있는 먼지 진드기를 관리하는 데 특별한 주의를 기울여야 한다. 아동의 매트리스와 베개는 플라스틱 커버로 씌워야 한다. 애완동물 비듬을 줄이기 위해 집에서는 애완동물을 자주 목욕시켜야 한다. 바퀴벌레는 박멸을 시작해야 한다. 담배, 장작 스토브 및 벽난로에서 나오는 연기도 제거해야 한다.

어린이집 및 학교관리

부모가 자녀의 건강상태에 관하여 보육교사 혹은 학교직원과 대화할 수 있도록 돕는다. 아동은 필요에 따라 약물을 제공받고, 학령기 아동은 구급흡입기를 휴대할 수 있도록 개발된 개인별 건강계획(천식 행동계획 포함되어 있는)을 갖고 있도록 해야 한다. 천식 행동계획에는 운동을 준비할 때 흡입기의 사용에 대하여 포함되어 있어야 한다. 학교에서 아동의 천식 증상을 치료하는 데는 실제 의사의 처방이 필요하다. 아동이 가정 뿐만 아니라 학교나 어린이집에서 약물을 투여받았는지 확인한다. 예를 들어, 학령기 아동이나 청소년은 휴대전화 케이스에 흡입기를 넣어서 다닐 수 있다. 많은 학교에서는 천식 유발요인을 줄이기 위한 노력을 통해 '천식 친화적'이 되도록 노력하고 있다. 즉, 환경을 개선하고, 천식교육을 하며, 학생과 직원에게 인식 프로그램을 제공하고, 천식관리 개선 및 천식으로 인한 결석을 줄이기 위해 가정과 협조한다. 아동이 천식발작 증상의 조기 징후(기침, 호흡곤란)를 알 수 있도록 도와주어 증상이 더욱 심각해지기 전에 치료가 가능하도록 한다. 교사는 아동의 천식발작 징후를 알아차리고 신속 완화약물을 투여받도록 간호사에게 보내어 아동의 불안을 줄이도록 한다.

평가

간호의 기대결과는 다음과 같다.

- 아동이나 부모는 조기 천식 증상을 인지하고 심각한 호흡곤란을 예방하기 위해 구급약물, 수액 및 이완 호흡을 즉시 사용한다.
- 천식 유발인자를 확인하고 이러한 유발인자를 피하기 위해 노력한다.
- 급성 천식발작의 횟수를 줄이기 위해 아동과 가족은 매일 처방된 천식치료계획 및 천식 행동계획을 시행한다.
- 아동은 천식조절이 개선되어 천식발작이 더 적어졌다.
- 심각한 급성 천식발작이 있는 아동이 산소, 수액 및 약물치료에 반응하고 입원하지 않는다.

알레르기 비염

발생빈도 및 원인

알레르기 비염(allergic rhinitis)은 비강에 나타나는 알레르기 염증반응이다. 약 20~40%의 아동이 알레르기 비염을 겪는다고 본다. 집먼지 진드기, 애완동물, 곰팡이, 화분 등의 알레르기를 일으키는 물질에 의해 나타날 수 있다. 유전뿐 아니라 환경적 요인도 관여되며, 가족력이 있어 부모가 알레르기 비염이 있으면 자녀의 발생률이 증가 한다.

병태생리

흡입한 항원이 비강 점막에 접촉하면서 면역기전이 일어나서 나타난다. 알레르기 비염의 원인은 알레르기가 생기는 가족적 소인과 특정 알레르기원에 민감한 사람이 이에 노출되는 것이다. 꽃가루나 먼지 등의 항원이 비강 점막에 접촉되면 그 항원에 이미 감작되어 IgE 항체를 가지고 있던 비만세포(mast cell)가 활성화되고, 히스타민 등의 화학적 매개체가 방출된다. 활성화된 히스타민은 국소적인 혈관 확장, 점막의 부종, 분비물의 과잉생산으로 알레르기성 비염이 나타나게 된다.

임상적 징후

알레르기 비염은 증상이 언제 나타나는지에 따라 계절성 알레르기 비염과 연속성 알레르기 비염으로 분류한다. 증상이 특별한 계절에만 나타나면 계절성 알레르기 비염이라 하고, 증상이 계절과 관계없이 계속 나타나면 연속성 알레르기 비염이라고 한다. 임상적 징후로는 맑은 콧물과 코막힘, 재채기가 흔히 나타나며 결막부종이 동반하여 나타나기도 한다. 연구개 및 인두 부위의 가려움증 때문에 코를 킁킁거리거나 코끝을 손바닥으로 위로 미는 버릇이 생기기도 한다. 비강폐색이 심할 때는 구강호흡을 하기 때문에 인후통, 쉰 목소리, 만성 기침, 피로와 수면장애를 호소할 수 있으며, 결막에 발적이 있고 가려우면서 눈물이 나는 알레르기 결막염이 나타날 수 있다. 병력과 신체검진을 통해 진단하며, 알레르기 질환 시 IgE와 호산구 수치가 증가한다.

협력적 관리

알레르기 비염의 치료 목표는 알레르기원을 제거하고 증상을 경감시켜주는 것이다.

알레르기원 제거

확인된 알레르기원이 음식물이거나 동물의 털이라면 식사에서 제외하거나 집에서 애완동물을 키우지 않도록 하는 등의 방법을 사용할 수 있으나, 알레르기원이 먼지나 꽃가루라면 이를 효과적으로 제거하기가 쉽지 않다. 따라서 아동에게 이러한 알레르기원을 제거하고 알레르기를 유발하는 환경을 조절할 수 있도록 정보를 제공한다.

약물요법

알레르기원을 제거하는 것이 힘들 때 증상 완화를 위해 약물을 투여한다. 항히스타민제는 점막의 분비물 감소와 소양증을 완화시켜 재채기, 콧물, 비강 자극 감소에 효과가 있다. 다이펜하이드라민(diphenhydramine, Benadryl), 클로르페니라민(chlorpheniramine, Chlortrimeton)은 효과가 우수하지만 진정, 안절부절못함, 구강건조, 요정체, 변비, 학습능력 저하와 같은 부작용이 있으므로 최근에는 진정작용이 없고 심혈관계 부작용이 적은 아스테미졸(astemizole, Hismanal), 로라타딘, 세리티진 하이드로클로라이드(cetirizine hydrochloride, Zyrtec)를 많이 사용한다.

비강점막의 종창을 감소시키는 에페드린(ephedrine)이 함유된 코막힘 완화제를 단독으로 처방하기도 하고, 항히스타민제와 병행하여 처방하기도 한다. 또한 항알레르기 제제로 크로몰론 소디움(cromolyn sodium)이 있으며, 이는 예방 약제로 유행시기 수 주 이전부터 사용하여야 한다.

면역요법

환경 내에서 알레르기원을 제거할 수 없고, 약물요법이 효과가 없을 경우, 피부반응검사를 통해 알레르기원이 확인되었을 때 면역요법을 시행한다. 이 요법은 항원을 탈감작시키는 것으로 알레르기 백신을 아동이 항원에 대한 내성을 가질 때까지 소량씩 증량하여 투여한다. 약 1년간 무증상이면 치료 종료 시까지 대개 최소 3~5년이 걸린다. 면역요법은 계절에 따른 꽃가루와 관련이 있는 증상을 감소시키는 데 가장 효과적이다.

간호과정

간호로는 아동과 가족에게 피부반응검사, 환경조절, 약물투여, 면역요법에 따른 교육과 정보를 제공한다. 진정 작용이 있는 항히스타민 제제를 투여받는 아동은 학교에서의 학습변화를 모니터하여야 하며, 아동과 부모가 약의 용량과 투약방법(특히, 흡입제)을 잘 지킬 수 있도록 교육한다.

핵심 요약

- 어머니로부터 선천적 면역을 물려받은 신생아는 6년 동안 점진적으로 후천적 면역을 얻게 된다.
- 후천적 면역은 체액(항체매개)과 세포매개로 나뉜다.
- B세포, T세포, 자연살해(NK)세포, 보체 단백질은 건강한 면역체계의 중요한 요소들이다.
- 중증복합면역결핍장애(SCID)는 생명에 위협이 될 수 있으며 의료처치와 간호관리가 필요하다.
- 간호사는 중증면역결핍이 있는 아동의 가족에게 재정적 지원, 복잡한 간호 제공, 감정적 지지에 도움을 주어야 한다.
- 아동 특발성 관절염이나 전신홍반루푸스와 같은 자가면역 질환은 자기의 조직을 외부의 것으로 인식하여 공격하게 되는 질환이다.
- 전신홍반루푸스(SLE)는 여성에게 전형적으로 나타나는 원인 불명의 만성염증성 자가면역질환으로 많은 신체계통에서 발생할 수 있다.
- 다양한 종류의 알레르기를 앓고 있는 아동의 수가 점점 증가하고 있다. 전체적인 평가와 교육을 통해 성공적인 처치를 제공할 수 있다.

Chapter 20

피부 문제를 가진 아동간호

학습목표

1. 아동기 피부의 특성을 설명한다.
2. 접촉피부염 아동에게 간호과정을 적용한다.
3. 기저귀피부염 아동에게 간호과정을 적용한다.
4. 농가진 아동에게 간호과정을 적용한다.
5. 칸디다증 아동에게 간호과정을 적용한다.
6. 머릿니 아동에게 간호과정을 적용한다.
7. 옴 아동에게 간호과정을 적용한다.
8. 혈관종 아동에게 간호과정을 적용한다.
9. 화상 아동에게 간호과정을 적용한다.

피부장애는 외래, 학교, 응급실, 병원의 소아병동에서 일하는 간호사에 의해 자주 발견된다. 다수의 피부장애는 아동에게 유일한 것은 아니지만, 이번 장에서 논의되는 여러 가지 원인으로 아동의 피부 상태는 많은 위험에 노출되어 있다.

해부생리

피부의 기능

피부는 신체의 가장 넓은 기관으로 여러 가지 중요한 기능을 수행한다. 피부는 미생물에 의한 침입과 외상으로부터 하부 조직을 보호한다. 피부의 신경은 접촉, 통증, 압력, 열감 및 냉감을 인식할 수 있다. 또한 신체를 도와 혈관을 수축시킴으로써 열을 보존한다. 혈관의 확장과 에크린땀샘에 의한 땀 분비는 신체의 과도한 열을 배출하도록 한다. 수분, 전해질, 요소로 된 액체를 분비하는 땀샘은 또한 신체의 독소를 제거하기도 한다. 피부는 자외선으로부터 비타민 D를 합성하여 신체의 비타민 D의 섭취를 보충한다.

피부는 세 층으로 구성되어 있다. 표피, 진피, 피하지방층은 피부를 하부조직으로부터 분리한다(그림 20-1). 표피는 얇고, 빠르게 자라나는 피부의 가장 바깥면이다. 피부는 평평한 케라틴 조직으로 구성된 무핵세포로 구성된 진피의 표피 층인 각질층에 의해 지속적으로 탈락한다. 표피의 두께는 신체의 위치에 따라 다양하다(예: 눈꺼풀은 0.3mm, 발바닥은 1.5mm임). 표피는 자외선에 피부가 노출되면 멜라닌을 합성하고 분비하는 세포인 멜라닌세포를 포함하고 있다. 표피 안의 랑게르한스세

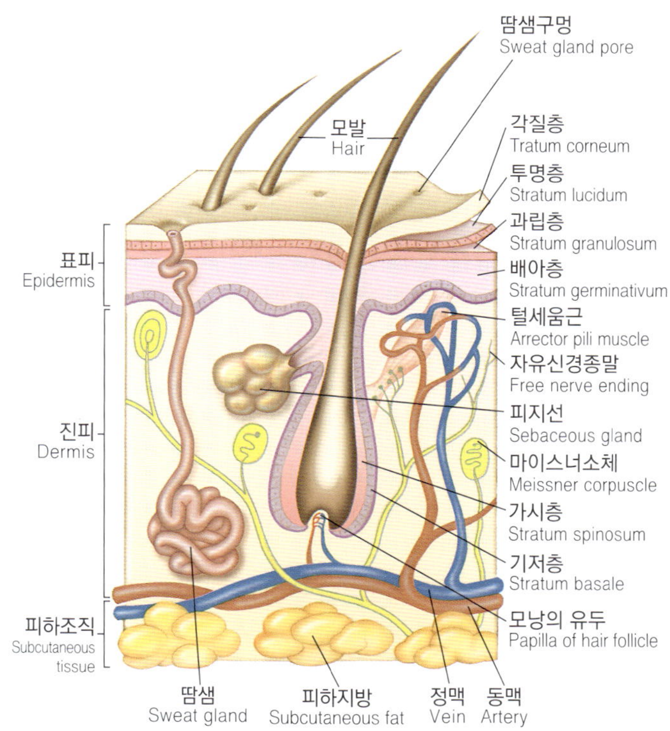

그림 20-1
피부의 층과 부속구조

포(Langerhans cell)는 환경적 항원에 노출 시 피부의 면역반응을 시작하게 한다.

피부의 중간층인 진피는 대부분 결합조직으로 구성되어 있어 움직임에 따라 피부가 늘어나고 수축하는 것을 가능하게 한

다. 신경, 근육, 모낭, 피부기름샘(피지선) 및 땀샘, 림프관 및 혈관은 모든 진피 안에 있다. 진피에 위치하고 있는 비만세포는 피부의 과민반응 역할을 한다.

피부의 세 번째 층은 피하조직 층이며, 진피와 아래의 근육을 연결하고 있다. 이 층의 지방세포는 추위로부터 신체를 보호하는 것을 돕는다. 피부기름샘은 손바닥과 발바닥을 제외한 신체의 전반에 걸쳐 나타나고 대부분의 경우 모낭과 연결되어 있다. 피지는 모낭 안으로 혹은 피부로 바로 생성되어 분비되는 지방물질로 피부와 모발을 매끄럽게 한다.

에크린땀샘(eccrine sweat gland)은 진피에 위치하고 있으며 피부의 표면으로 열려 있다. 에크린땀샘은 나트륨, 염소, 요소 및 기타 신체노폐물을 함유하고 있는 무취의 묽은 액체인 땀을 분비한다. 체온이 높아지면, 이 샘들은 땀의 생성을 증가시키고, 땀의 증발은 체온을 낮춘다.

아포크린땀샘(apocrine sweat gland)은 일차적으로 겨드랑이와 생식기 부위에 위치해 있으며, 이 곳의 분비물은 지방과 단백질을 더 함유하고 있다. 이 샘에 의해서 분비되는 액체의 분해는 체취로 이어진다.

손발톱은 손가락과 발가락의 끝을 보호하는 케라틴화 된 판이다. 이들은 하루에 1mm 미만의 속도록 자라난다.

아동의 특성

신생아의 피부는 신체의 가장 넓은 기관이지만, 성인의 피부에 비해 얇고 더 손상되기 쉽다. 진피의 각질층은 영아에서 성인과 비교하여 30% 더 얇다. 피부는 성인이 될 때까지 2mm 두께로 자란다. 영아의 피부는 또한 기저 피하지방이 거의 없다. 더 얇은 피부와 적은 피하지방으로 영아는 열을 더 빠르게 잃어서 체온을 유지하기가 매우 어렵고, 큰 아동이나 성인에 비해 피부가 더 쉽게 차가워진다. 얇은 피부는 또한 국소약물이 흡수될 가능성이 높아지기도 한다.

신생아의 피부는 보호 장벽 기능을 수행하기 위한 발달을 계속해야 한다. 피부는 출생 시 pH가 중성이지만 생후 1개월을 지나면서 더 산성이 된다. 영아 피부는 또한 표피를 통한 수분 손실이 많다. 이 두 가지 요인이 영아의 피부를 자극하여 염증에 민감하게 만든다. 영아가 자랄수록 피부는 강해지고, 더 많은 수분을 보유하며, 박테리아에 덜 민감해진다(그림 20-2).

멜라닌(melanin)은 멜라닌세포 안의 효소에 의해 합성된 펩타이드로 피부색에 영향을 미친다. 멜라닌 생성이 출생 시와 신생아기 동안 낮다는 것은 모든 인종의 신생아 피부가 더 밝은 색이라는 것을 의미한다. 그러므로 신생아와 어린 영아는 햇빛과 자외선의 유해한 영향에 민감할 수 있다.

성장에 따른 아동기 전반에 걸친 **피부구조의 변화**

신생아
- 피부가 매우 얇음
- 표피는 진피에 느슨하게 결합되어 있으며, 마찰은 수포가 있는 층의 분리를 일으킬 수 있음
- 에크린땀샘의 기능은 열과 감정적 자극에 대한 반응으로 땀을 생성함
- 아포크린땀샘은 적고 기능을 하지 않음
- 출생 시 멜라닌이 적기 때문에 피부는 밝은 색임

청소년
- 피부가 두꺼워짐
- 표피와 진피가 단단하게 결합되어 있고, 감염과 자극에 저항이 증가함
- 에크린땀샘이 완전한 기능을 얻음, 사춘기 이후 남성이 여성에 비해 땀을 더 많이 흘림
- 아포크린땀샘은 사춘기 동안 성숙함
- 멜라닌은 성인 수준임, 피부색을 결정하고 자외선에 대한 방어막으로 작용함

그림 20-2
아동기 동안 피부구조가 성숙하여 사춘기에 성인의 기능에 도달한다.
Source: George Dodson/Pearson Education, Inc.

피부기름샘과 에크린땀샘은 출생 시 영아기 동안 기능을 하지만 다소 미성숙하며 아포크린샘은 사춘기까지 기능을 하지 않는다.

피부병변

피부병변은 크기, 모양, 색상 및 질감 특성이 다르다. 두 가지 주요 유형의 피부병변은 일차병변과 이차병변이다. 일차병변은 이전에 건강한 피부에서 발생하고, 기미, 반점, 구진, 결절, 종양, 소포, 농포, 수포 및 팽진(두드러기)을 포함한다. 이차병변은 일차병변의 변화로 발생하며 가피, 딱지, 흉터, 켈로이드, 찰과상, 균열, 미란 및 궤양을 포함한다(표 20-3). 간호사는 일차 및 이차 피부병변을 사정하여 근본 원인 및 치료법을 찾을 수 있는 능력이 요구된다. 일부 가족은 피부병변 치료를 위해 보완요법을 사용할 수 있다(보완대체요법: 오일 및 젤 참조).

표 20-1 아동의 피부상태 사정지침

사정초점	사정지침
피부 특성	• 피부 색, 높이, 결함을 관찰한다. • 피부를 촉진하여 감촉, 수분, 체온, 피부긴장도 및 부종을 사정한다.
모발	• 모발의 색, 분포, 청결도를 관찰한다. 서캐(머릿니의 알)가 모발에 붙어 있는지 관찰한다. • 탈모가 있는 부분, 모발이 없는 부분이나 끊어진 모발이 있는지 관찰한다.
병변	• 피부병변을 기술한다. 홍반, 긁힘(찰과상)의 징후 혹은 이차감염을 기록한다. • 신체의 병변의 위치와 분포를 확인한다(예: 전신적, 기저귀 부분, 굽힘근 표면). • 병변의 경화와 온도를 촉진한다. • 병변의 크기를 측정한다(길이, 넓이, 가능한 경우 높이).
통증	• 통증이 있는 경우 그 정도를 사정한다.
체온	• 체온을 사정한다.
가족력	• 가족 구성원 중 알레르기나 만성적 피부상태가 있는지 확인한다.

표 20-2 피부질환의 진단방법과 검사실 검사

진단방법	검사실 검사
상처 혹은 피부 배액의 세균배양검사	총 혈구수
조직 생검	면역글로불린 E
컴퓨터단층촬영(CT)	피부찰과상의 수산화칼륨 검사
방사선 영상	
초음파	

상처 치유

상처치유는 세 가지 중첩된 단계로 일어난다. 세 가지 단계는 염증기, 재건기, 성숙기이며, 상처가 채워지고 봉합되어 마지막으로 상처 크기가 줄어들게 된다.

초기 치유 혹은 조직 복구는 몇 시간 내에 시작된다. 지혈 및 염증은 손상 발생 후 약 3~5일 동안 지속된다. 이 단계에서는 회복과정을 위해 손상부위에 복원과정을 준비시킨다. 혈관 확장은 백혈구와 호중구가 세균과 잔해를 탐식하게 될 손상부위로 이동하도록 한다. 모세혈관 투과성과 증가된 혈류로 인해 혈관에서 혈장이 누출되며 상처는 세균의 침투를 방지하고 상처 가장자리를 붙이기 위해 응고물로 봉합된다. 박테리아, 죽은 세포 및 기타 염증 산물은 림프관에 의해 빠져나간다. 이러한 단계에서 상처부위는 홍반, 부종, 온기 그리고 압통이 있다.

조직형성기 혹은 상피화는 두 번째 단계로, 21일까지 지속될 수 있다. 모세혈관 신생은 혈류를 복구하고 자연적 괴사조직제거를 일으킨다. 섬유세포가 증식하여 콜라겐을 생성하고 상처를 피부조직까지 채우며 상피세포의 미세층이 그 부위에 형성된다.

성숙기 혹은 재건기는 세 번째 단계로, 흉터생성을 위한 콜

보완대체요법

오일 및 젤

피부상태에 따라 과학적 연구로 이점이 입증된 보완요법을 적용한다. 알로에베라 젤을 국소적으로 사용하는 것은 표재성 화상이나 찰과상에 효과적이다. 티트리오일은 여드름에서 국소적용 하면 다소 이점이 있다.

표 20-3 주요 이차병변 및 관련 상태

병변명	설명	예
누공(Burrow)	기생충에 의한 좁고 불규칙한 관	옴
면포(Comedones)	피부기름(피지)과 케라틴물질로 모낭을 막음	여드름
딱지(Crust)	혈장, 고름 혹은 혈액의 건조된 잔여물	농가진
미란(Erosion)	표면 표피의 탈락, 습윤하지만 출혈은 없음	수두 수포 파열
찰과상(Excoriation)	마모되거나 긁힌 자국	벌레물린자리 긁음
균열(Fissure)	피부의 선형 갈라짐	족부백선(운동선수 발)
켈로이드(Keloid)	콜라겐 과도로 인한 상처 가장자리와 피부선 위를 넘는 반흔의 과생성 혹은 비대	사고 손상 이후 치유된 피부
태선화(Lichenification)	정상 피부주름의 증가로 피부 두꺼워짐	아토피피부염(습진)
스케일(Scale)	탈락한 표피의 얇은 조각	비듬, 건선
반흔(Scar)	파괴된 조직의 섬유조직으로의 재생	치유된 수술 절개부위
모세혈관확장(Telangiectasia)	표재혈관의 확장	출생점
궤양(Ulcer)	피부표면의 심부 손실, 출혈이나 흉터가 뒤따를 수 있음	압력궤양

라겐 생성과 조직 재생을 지속시키는데 관여한다. 흉터는 점진적으로 강화되고 혈류는 차단되며 결국에는 약 80%의 조직이 손상 전의 상태로 재건된다. 성숙기는 손상의 범위에 따라 몇 개월에서 몇 년이 걸릴 수 있다. 상처치유 과정에서 켈로이드의 형성으로 상처의 원래 경계를 넘어 확대되는 흉터가 생길 수 있다. 이는 콜라겐 합성과 분해 사이의 불균형으로 인해 발생되며 원인은 대부분 가족력의 영향을 받는 것으로 파악된다. 흉터는 비후(hepertrophic scar)되지만 상처의 원래 경계선에 머물러 있다.

최소의 조직손상으로 치유가 잘된 상처는 일차유합(primary intension)으로 치유된 상처라고 한다. 예를 들어, 절개 후 조직손상이 매우 적고 상처 가장자리가 서로 맞붙어 상피화와 수축이 거의 필요 없는 상태를 말한다. 개방되어 있고 더 많은 조직재생이 요구되는 상처는 이차유합(secondary intention)에 의해 치유된 상처이다(일차 상처드레싱의 예는 표 20-4 참조). 대부분의 일차드레싱은 덮개 혹은 이차드레싱이 필요하다.

피부염

많은 피부염증이 초기 아동기에 일어난다. 대부분은 쉽게 치료되고 장기적인 결과는 없다. 피부염(dermatitis)은 외부자극에 반응하여 발생하는 피부의 변화를 표현하는 광범위한 용어이다. 영유아, 학령기, 청소년에서 가장 흔하게 발생하는 급성 피부염의 세 가지 질환은 접촉피부염, 기저귀피부염, 지루피부염이다. 피부염은 아동과 가족에게 감정적인 반응을 일으킬 수 있다. 이러한 피부질환은 전염성이 없다는 것을 아동과 가족에게 안심시켜주도록 한다.

> **Box 20-1**
>
> **상처 회복과 치유가 잘 되지 않는 원인**
>
> - **출혈(hemorrhage):** 혈액을 재흡수하기 위한 시간과 육아조직으로 채울 공간이 늘어남
> - **선행한 만성적 질환(predisposing chronic condition):** 예 – 당뇨
> - **저산소혈증(hypoxemia):** 조직에 산소가 불충분하면, 조직이 감염에 취약해짐
> - **저혈량(hypovolemia):** 순환하는 혈액량이 적기 때문에 염증이 억제됨
> - **감염(infection):** 장기간의 감염은 만성염증 및 과도한 흉터로 이어짐
> - **코르티코스테로이드 치료(corticosteroid treatment):** 대식세포가 손상부위로 이동하는 것을 막고 상피화를 억제함
> - **부족한 영양(poor nutrition):** 치유를 위해 필요한 대사를 충족하기에 부족한 칼로리, 단백질 및 비타민 섭취는 염증을 지연시킴
>
> SOURCES: Data from Rote, N. S., Huether, S. E., & McCance, K. L. (2014). Innate immunity: Inflammation. In K. L. McCance, S. E. Huether, V. L. Brashers, & N. S. Rote, Pathophysiology: The biologic basis for disease in adults and children (6th ed., pp. 191–223). St. Louis, MO: Elsevier; Reinke, J. M., & Sorg, H. (2012). Wound repair and regeneration. European Surgical Research, 49, 35–43; Yao, K., Bae, L., & Yew, W. P. (2013). Post-operative wound management. Australian Family Physician, 42(12), 867–870.

접촉피부염

접촉피부염(contact dermatitis)은 알레르기 유발 항원이나 자극제와의 직접적인 접촉에 대한 반응으로 일어나는 피부의 염증으로, 자극으로 인한 접촉피부염이 흔하게 발생한다.

병태생리

외부자극제에 의해 유발되는 접촉피부염의 경우 염증반응은 면역반응 없이 일어난다. 일반적인 자극제는 비누, 세제, 섬유유연제, 표백제, 로션, 대소변을 포함한다. 자극제는 적당한 농도와 접촉기간이 있을 때마다 피부에 영향을 줄 수 있다. 땀과 마찰은 노출을 증가시켜 자극제에 의한 피부손상을 일으킨다. 예를 들어, 스포츠에 사용되는 정강이 보호대나 장갑은 잠재적인 자극의 원인이다. 아토피피부염을 가진 아동은 피부 장벽 기능이 저하되기 때문에 자극접촉피부염의 위험이 있을 수 있다.

> **임상적 조언**
>
> 식물피부염은 아동이 시트러스, 셀러리, 회향, 파슬리, 무화과잎, 돼지풀 혹은 세이트존스워트(망종화)와 같은 식물에서 발견되는 화학물질(푸로쿠마린)에 접촉했을 때 발생할 수 있다. 화학물질은 피부를 자외선(태양)에 민감하게 한다. 식물피부염은 일반적으로 식물의 화학물질 농도가 더 높은 시기인 한여름에서 늦여름까지 발생한다. 태양에 노출된 후 아동은 노출부위에 홍반, 수포가 발생한다. 이 상태는 색소침착 패치로 1~2주 후에 해결된다. 축축한 피부, 열 및 발한은 이 반응을 증가시킨다. 색소침착은 수개월에 걸쳐 사라진다.

알레르기 접촉피부염은 T세포매개 과민반응을 지연시킨다. 항원은 초기 민감화기 동안 피부 표면으로부터 흡수되고, 이에 따른 메모리가 생성된다. 반복 노출 혹은 장기간 노출은 면역반응을 일으키는 것을 필요로 하게 되고 피부염이라는 결과를 낳는다. 주요 항원은 니켈, 덩굴옻나무, 옻나무, 라놀린, 네오마이신 혹은 바시트라신, 고무, 합성 신발가죽, 향수 및 라텍스 등이다. 아동은 간호 병원 장비와 소모품뿐만 아니라 가정과 지역사회의 제품에서 발견되는 라텍스에 인한 자극 및 알레르기 반응을 모두 가지고 있을 수 있다.

임상적 징후

자극접촉피부염(irritant contact dermatitis)은 노출 부위와 일치하는 발적의 분리된 영역으로 간주된다. 발진은 보통 접촉 후 몇 시간 안에 발생하며, 24시간 안에 절정에 이르고, 자극제가 자주 사용되지 않는다면 자극제가 사라지면서 빠르게 회복

표 20-4 일차 상처드레싱의 특성

드레싱	유형	특성	간호중재
하이드로콜로이드 (Hydrocolloid)	일차, 반폐쇄형	• 상처삼출물이 젤 형태의 덮개를 형성하도록 작용하여 상처바닥에 붙어 오염으로부터 보호함 • 습윤한 환경 유지 • 자가용해성 괴사조직제거를 촉진함	• 적거나 중간 정도 양의 삼출물이 나오는 상처의 새살형성과 상피화에 사용함 • 감염된 상처에는 주의해서 사용할 것 • 상처주변의 다치지 않은 피부를 적어도 2.5cm는 덮을 것
하이드로겔 (Hydrogel)	일차, 반폐쇄형	• 습윤한 내용물을 증가시키고 유지시킴 • 자가용해성 괴사조직제거를 촉진함 • 상처에 달라붙지 않아 제거 시 통증을 줄여줌	• 최소 혹은 중간 정도 삼출물에 사용 • 상처주변의 다치지 않은 피부를 적어도 2.5cm는 덮을 것
폼(Foam)	일차, 반폐쇄형	• 흡수성 – 중간 정도부터 많은 삼출물에 사용 • 비점착성 • 상처에서 삼출물이 없도록 유지해 주고 주변 조직의 짓무름을 줄여줌	• 깊은 상처를 감싸는데 사용함 • 괴사조직제거 이후 배액이 절정일 때인 염증기 동안 사용함
알지네이트 (Alginates)	일차, 반폐쇄형	• 삼출물을 흡수하여 젤로 변환시켜줌 • 습윤한 치유환경을 제공함	• 중간에서 양이 많은 삼출물에 사용함 • 상처를 감싸는데 사용함 • 이차드레싱은 과도한 삼출물을 흡수하기 위해 필요할 수 있음
투명필름 (Transparent film)	일차 혹은 이차, 폐쇄형	• 박테리아 오염으로부터 상처를 보호함 • 산소와 수증기에 투과성이 있음 • 습윤한 환경 유지를 도와줌 • 비흡수성	• 배액이 적거나 없는 표재성 상처 혹은 마찰이 있는 부위에 사용함 • 투명필름의 사용은 가시적인 상처평가를 가능하게 함 • 필름을 제거할 때 피부가 찢어지지 않도록 주의할 것

SOURCES: Data from Rolstad, B. S., Bryant, R. A., & Nix, D. P. (2012). Topical management. In R. A. Bryant & D. P. Nix (Eds.), Acute & chronic wounds: Current management concepts (4th ed., pp. 289–295). St. Louis, MO: Elsevier Mosby; Wound Care Information Network. (2013). Wound care product and category index. Retrieved from http://www.medicaledu.com/prodindx.htm; Wound Educators. (2016). Wound dressings. Retrieved from http://woundeducators.com/resources/wound-dressings

한다. 잦은 노출로 통증을 동반한 홍반, 부종, 수포 및 삼출물을 포함한 반응이 일어날 수 있다. 2차 감염도 발생할 수 있다.

알레르기 접촉피부염은 홍반, 부종, 가려움, 잔수포 혹은 파열, 분비물 및 균열이 있는 수포에 의해 특징지어진다. 발진은 보통 접촉부위에 제한된다. 예를 들면, 발진은 덩굴옻나무 잎이 피부에 닿는 곳에서 선형으로 나타날 수 있다. 증상은 노출된 지 몇 시간 후, 면역반응이 활성화되고 몇 시간 후에 발생한다. 치료하지 않으면 증상은 3~4주까지 지속될 수 있다.

협력적 관리

간호의 목표는 피부반응을 일으키는 자극제 혹은 알레르기 유발 항원을 제거하고 가려움을 줄어들게 하고 치유를 증진하기 위함이다.

진단검사

환자의 과거력과 병변의 분포는 원인에 대한 단서를 제공하고 알레르기 유발 항원이나 자극제를 인식하게 한다(표 20-5 참조). 견갑골 사이의 등 위에 주요 알레르기 유발 항원이 있는 접착성 패치를 붙이는 첩포검사는 알레르기 유발 항원을 알아내는데 사용되기도 하지만, 이 검사는 자극접촉피부염에는 유용하지 않다.

임상치료

자극접촉피부염의 경우 치료에는 악화인자(예: 옷, 식물, 비누)의 제거와 향후 회피를 포함한다. 피부 장벽을 회복시키려면 피부연화제를 사용한다. 하이드로코르티손 크림이나 연고는 염증을 줄이기 위해 처방될 수 있다. 항히스타민제제는 가려움증을 줄이거나 아동이 잠들기에는 너무 과민할 때 진정제로 사용할 수 있다.

급성 알레르기 접촉피부염은 신체 표면의 10% 미만이 영향을 받을 때 중등도의 국소 코르티코스테로이드로 관리된다. 그러나 국소 약물은 개방 병변에 적용되어서는 안 된다. 국소 코르티코스테로이드는 사이토카인 생성을 제한하고, 림프구의 증식을 막으며, 알레르기 유발 항원에 대한 염증 반응을 제한

표 20-5 알레르기 유발 항원의 종류에 따른 병변의 분포

병변의 분포	알레르기 유발 항원
얼굴, 눈꺼풀	화장품, 헤어 및 스킨케어 제품, 니켈이 있는 안경
귓불, 목	니켈이 있는 장신구, 향수
입술, 입	구강청결제, 풍선껌, 립스틱
손	고무 혹은 네오프렌 장갑, 마우스 패드
발	신발의 고무 혹은 가죽화학물질, 샌들의 니켈 버클
몸통 및 팔다리	똑딱이 단추, 버클, 기타 금속 잠금장치, 보습제, 세정제, 자외선차단제, 세제, 문신 염료, 의류 염료, 바시트라신, 네오마이신

SOURCES: Data from Pellietier, J. L., Perez, C., & Jacob, S. E. (2016). Contact dermatitis in pediatrics. Pediatric Annals, 45(8), e287–e294; Admani, S., & Jacob, S. E. (2014). Allergic contact dermatitis in children: Review of the past decade, Current Allergy and Asthma Reports, 14(4), 421; Halloran, L. (2014). Developing dermatology detective powers: Allergic contact dermatitis. Journal for Nurse Practitioners, 10(4), 284–285.

한다. 국소 코르티코스테로이드는 2~3주 동안 하루 2회 영향을 받은 부위에 도포한다. 치료를 너무 빨리 끝내면 반동성 피부염이 생길 수 있다. 체표면의 10% 이상 덮는 덩굴옻나무 또는 기타 알레르기 유발 항원에 대한 반응은 7~10일 동안 경구 코르티코스테로이드 제제를 투여하고, 7~10일에 걸쳐 점차 용량을 줄이면서 치료해야 한다.

간호과정

피부의 사정지침(표 20-1) 기준으로 아동의 피부를 사정한다. 간호중재를 위한 가족 교육은 피부의 간호와 추후 노출의 예방에 초점을 맞춘다. 국소 코르티코스테로이드를 적용하는 방법과 피부가 치유되는 징후가 보이더라도 2주에서 3주 동안 연고 사용을 지속하도록 부모를 교육한다. 가려움을 줄이기 위해 오트밀 목욕을 이용하는 경우 욕조가 미끄러울 수 있다고 부모에게 주의를 준다. 오트밀이 파이프를 막는 것을 방지하기 위해 묶인 양말에 오트밀을 넣는다. 오트밀 목욕 후 그 막이 피부에 남도록 두드려 건조시키도록 안내한다. 습성드레싱(wet dressing)은 상처부위의 진정과 딱지가 제거되는 것을 도와준다. 영향을 받은 부위의 감염증상(예: 발적 증가, 삼출물, 열)에 대해 부모가 숙지하도록 하고 지속적인 치료를 위해 재방문하도록 이야기한다.

아동과 가족이 알레르기 유발 항원이나 자극제에 노출되는 것을 피하는 방법을 교육하는 것은 중요한 간호사의 역할이다(가족과의 협력: 덩굴옻나무 혹은 옻나무에 노출 참조).

- 모든 옷을 처음 착용하기 전에 빨고 모든 비누를 제거하기 위해 추가로 옷을 헹구도록 부모 교육을 한다. 피부를 씻기 위해서는 순한 비누를 사용해야만 한다.
- 알레르기 유발 항원에 노출되는 것을 피하도록 방법을 설명한다. 예를 들면, 옷에 있는 모든 금속 똑딱이 단추는 감싸거나 신발가죽에 남아있는 화학물질에 노출되지 않도록 양말을 신는다. 만약 이러한 예방법이 피부염을 줄여주지 않는다면, 니켈이 없는 옷이나 특수한 화학물질로 만든 신발을 찾아야 하는 노력이 필요할 수 있다.
- 니켈 알레르기가 있다면 니켈 장신구와 벨트 버클은 사용하지 않도록 한다.

기저귀피부염

기저귀피부염(diaper dermatitis)은 자극접촉피부염의 가장 흔한 원인 중 하나로, 어린 아동의 약 1/3에서 발생하며 대부분 약한 형태이다. 9개월에서 12개월의 영유아에서 흔하게 나타난다.

가족과의 협력 | 덩굴옻나무 혹은 옻나무에 노출

- 발진은 식물의 송진인 우루시올과 접촉하거나, 동물의 털이나 옷에서 옮겨지는 직접적 혹은 간접적인 식물로부터 접촉으로 발생한다.
- 접촉 후 신속하게 반응한다. 노출된 피부를 비누와 물로 씻고 가능한 한 빨리 손톱 아래를 문지른다. Zanfel 및 Ivy X 제품은 처방전 없이 살 수 있고 우루시올(덩굴옻나무 송진)을 피부에서 씻어 낼 수 있다. 제품을 즉시 사용하면 발적 및 수포 발생 크기를 줄일 수 있다.
- 덩굴옻나무나 옻나무 우루시올을 다른 곳으로 옮기지 않기 위해 송진에 노출된 손을 몸의 다른 부분이나 눈에 문지르지 않는다.
- 덩굴옻나무에 노출되면 씻어낼 때까지 애완동물을 안아주는 것은 피한다.
- 노출된 동안 입었던 옷은 세탁하고, 노출된 옷을 취급한 후 손을 씻는다.
- 식물을 다룰 때는 비닐장갑을 착용한다(천장갑과 고무장갑은 송진이 침투할 수 있다).
- 마당을 살펴보고 모든 식물을 제거한다. 식물을 태우지 않는다. 민감성이 있는 사람이 연기에 있는 우루시올 입자를 흡입할 수 있고 기도염증이나 심각한 피부염이 발생할 수도 있다.
- 덩굴옻나무나 옻나무에 민감한 아동은 IvyBlock과 같은 몇몇 일반의약품 장벽크림이 식물기름으로 인한 피부 침투를 예방하는데 도움을 준다.

병태생리

기저귀피부염은 소변, 대변, 수분 혹은 마찰에 대한 초기 반응이다. 대소변이 피부와 반응하여 피부염을 유발한다. 소변은 피부의 습기와 pH를 증가시키고, 찰과상 및 자극제와 미생물의 투과성을 증가시킨다. 또한 소변은 암모니아로 대사하여 또 다른 자극제를 생성한다.

칸디다알비칸스(Candida albicans)의 이차감염은 기저귀피부염 혹은 다른 상태의 항생제치료의 흔한 합병증이다. 이는 종종 심한 기저귀발진의 원인이 되기도 한다. 기저귀 칸디다증은 종종 구강칸디다증과 동시에 발생한다.

임상적 징후

초기 기저귀발진은 피부벗겨짐, 습기 혹은 피부의 삼출성반점과 기저귀가 직접 접촉하는 피부에 구진 발생이 특징이다. 보통 회음부, 생식기 및 엉덩이가 영향을 받고 피부 주름은 남아있다. 심한 경우 영아의 피부는 새빨간 붉은 색의 부풀고 융합된 발진으로 발전하며 압통이 있는 농포가 생길 수 있다.

칸디다알비칸스(Candida albicans)의 이차감염이 발생하면 발진은 가장자리가 선명한 선홍색 반점이 되며 반점은 터지고 껍질이 남을 수 있다. 작은 구진과 농포가 주변 병변을 따라 관찰되며 피부주름이 연관될 수도 있다.

협력적 관리

간호의 목표는 기저귀피부염의 종류를 확실하게 구별하고, 치유를 증진시키기 위한 적절한 연고를 제공하고, 영아의 안녕을 증진시키는 것이다.

진단검사

기저귀발진의 원인인 칸디다알비칸스가 의심될 때, 피부표본으로 수산화칼륨(KOH)으로 현미경검사를 종종 실시한다.

임상치료

가벼운 기저귀피부염은 기저귀를 바꿀 때마다 산화아연, Aquaphor, Desitin 혹은 Balmex와 같은 방수성 장벽이나 보호실란트로 치료한다. 어떤 경우에는 기저귀연고나 보호성 파우더가 포함된 크림을 함유하고 있는 복합제품이 효과적일 수도 있다. 칸디다알비칸스가 발생할 때 보호제품을 사용하기 전에 피부에 항진균국소도포제(예: 니스타틴)를 발진이 사라진 후 3일 동안 지속적으로 적용한다. 국소 코르티코스테로이드는 기저귀피부염에는 권장하지 않는데 기저귀 부위의 폐쇄가 코르티코스테로이드의 전신적 흡수를 증가시키기 때문이다. 치료에 국소 코르티코스테로이드가 필요하다면, 저효능제품을 사용한다.

간호과정

심각한 기저귀피부염은 지속적인 불편을 겪는 아동을 돌봐야만 하는 부모에게는 주요 스트레스원이 될 수 있다. 영아의 기저귀가 젖거나 장운동을 하면 가능한 빨리 기저귀를 바꾸거나, 낮 동안에는 최소 2시간마다, 밤 동안에는 한 번 기저귀를 바꿔 대소변의 자극에 피부가 접촉되는 시간이 길어지지 않도록 한다. 국소보호제는 기저귀를 바꿀 때마다 도포한다. 기저귀가 이 보호제 때문에 피부에 달라붙는다면, 국소보호제 위에 백색 바셀린을 적용한다. 하루에 한 번 혹은 두 번 정도 미네랄 오일(바셀린)을 바른 부드러운 천으로 피부의 연고를 제거하여 새로 연고를 적용하도록 부모를 교육한다. 더 자주 연고를 제거하는 것은 불필요하다.

피부를 손상시키고 감염성 미생물이 자랄 수 있는 감염의 징후가 있는지 관찰한다. 영아의 피부가 일주일 안에 현저하게 개선되지 않으면 부모는 더 많은 평가와 치료를 위해 다시 내원하도록 권장한다.

부모에게 기저귀피부염의 예방에 대해 조언한다. 부모에게 기저귀피부염의 빈도와 정도를 줄이는 경향이 있는 흡수력이 매우 좋은 일회용 기저귀를 사용하도록 권장한다. 이러한 기저귀는 젖었을 때 젤을 형성하여 피부를 건조하게 유지시켜준다. 그러나 기저귀는 여전히 두세 시간마다 바꿔줘야 한다. 꼭 맞는 기저귀와 방수바지를 사용하는 것을 피하도록 한다. 어린 유아가 매일 기저귀 없이 흡수 패드나 천에 누워 있을 수 있도록 하여 피부가 공기에 노출되어 치유를 돕도록 한다.

장운동 이후에는 따뜻한 물이나 물이 필요 없는 세정제(Aquanil HC 로션이나 세타필)로 회음부 부위를 씻어주도록 부모에게 교육한다. 아기가 닦아주는 것을 더 좋아한다면 따뜻한 물을 묻힌 부드러운 천이나 종이타월을 사용하거나 알코올이 없는 아기손수건을 사용하도록 한다. 마찰 및 피부손상을 줄이기 위해 피부를 두드려 말려줘야 한다. 파우더나 옥수수전분은 마찰을 증가시킬 수 있기 때문에 기저귀 부위에 권장하지 않는다.

지루성피부염

지루성피부염(seborrheic dermatitis)은 효모인 어루러기균(malassezia furfur)의 과증식으로 인해 발생하는 재발성 염증 피부 상태이다. 이 상태는 3개월 미만의 영아와 청소년에서 자주 나타난다. 신생아에 있어 제시된 원인은 모체 안드로겐에 의해 자극된 피지선(피부기름샘)이며, 어루러기균의 역할은 알려지지 않았다. 발진은 피지선이 풍부한 신체 부위에 나타나는데 두피(아기머릿기름딱지), 이마, 귓바퀴뒤, 눈주변 부위이다. 청소년에게는 발진이 눈썹, 서혜부 혹은 코입술주름의 피부에 발생할 수도 있다.

주요 증상은 가려움증과 가벼운 홍반, 두피에 붙어있는 기름진 피부각질(혹은 '비듬')이다. 기름기 많은 각질이 있는 황적색 반점이 있을 수 있고, 국소적으로 두피 및 얼굴의 코입술주름, 귀 뒤쪽, 가슴 윗부분, 때로는 접힘부위(intertriginous areas, 목, 겨드랑이, 팔안쪽오금의 피부주름)에 있다. 이 발진의 가려움은 아토피피부염보다 심하지 않다.

어린 영아의 지루성피부염 치료는 아기용 샴푸를 사용하여 매일 머리감기를 지속하는 것이다. 피부연화제(emollient)는 피부를 진정시키고 부드럽게 하는 국소제품(예: 백색 바셀린 혹은 베이비오일)으로 영아의 두피에 약 20분 정도 적용하면 딱지를 부드럽게 해준다. 각질은 손가락끝이나 부드러운 칫솔로 빗어주며 제거시킨 후 머리카락을 완전히 헹군다. 아기용 샴푸가 효과가 없는 경우 2% 케토코나졸 샴푸를 영아에게 사용할 수 있다.

청소년의 신체에 있는 병변은 2% 케토코나졸, 황화셀레늄(셀선블루 혹은 헤드앤숄더) 혹은 살리실산을 함유하고 있는 샴푸로 치료할 수 있다. 눈꺼풀과 속눈썹에 있는 병변은 아기용 샴푸를 사용하여 씻는다. 케토코나졸크림 혹은 코르티코스테로이드를 포함한 신체 병변을 위한 국소도포제는 하루 두 번 사용하지만 코르티코스테로이드는 눈 주변에 사용은 금한다. 치료는 병변이 사라지고 난 이후에도 며칠간 지속한다.

간호과정

어린 영아의 부모에게 지루성피부염의 위험을 감소시키기 위해 매일 목욕시킬 때마다 머리카락을 감겨야 한다고 교육한다. 부드럽게 씻기는 것이 유아의 피부손상 부위에 해를 끼치지 않을 것이라고 부모에게 재확인한다. 필요하다면 목욕 시범을 보여주어 적절한 기술을 부모에게 알려준다. 치료로 인해 상태가 해결되면 지속적인 관찰과 치료는 필요하지 않다.

청소년에게는 샴푸를 매일 사용하고 국소 케토코나졸 혹은 코르티코스테로이드 연고나 크림 사용에 대해 교육한다. 청소년에게 정서적 괴로움이 미래에 갑작스러운 표출(재발, flares)을 일으킬 수 있으며 증상이 시작될 때 적절한 치료를 시작하도록 조언한다.

농가진

농가진은 가장 흔한 박테리아 피부 감염으로, 전염성이 매우 높은 표피 감염이다. 가장 일반적인 부위는 얼굴과 입주변, 손, 목 및 사지이다.

병태생리

경미한 피부 손상, 벌레물림, 피부염은 환경에 일반적으로 존재하는 감염원의 통로를 제공한다. 이러한 이유로, 농가진은 여름철에 더 흔하다. 농가진은 보육시설 환경과 같은 다른 사람들과 가까운 물리적인 접촉이 있는 아동이나 위생상태가 좋지 않은 아동에게서 더욱 흔하게 발생한다.

황색포도상구균(staphylococcus aureus)과 group A beta-hemolytic streptococcus가 각각 혹은 함께 이 감염의 원인균이다. Staphylococcus aureus는 미국에서는 더 흔한 병원균으로 피부와 점막, 특히 코와 목에 서식한다. 아동은 코를 만지거나 쑤셔서 균을 피부로 퍼뜨릴 수 있다. 연쇄상구균은 손상 후 표피에 서식하는 경향이 있다. 수포성농가진은 staphylococcus aureus의 균주에서 표피에 수포를 일으키는 박리성 독소를 생성하여 염증을 일으키며 유아와 어린 소아에서 가장 흔하게 발생한다.

임상적 징후

농가진 병변은 구진으로 시작하여 손상이나 벌레에 물린 자리가 수포로 변한다. 이 수포가 파열되고 미란을 형성하며, 장액은 특유의 벌꿀색 딱지의 형태를 띤다. 가려움증과 부분적 림프절병증이 있을 수 있다.

수포성 농가진에서는 박테리아 독소에 의해 자극된 수포가 커지고 융합하여 뚜렷한 경계와 주변 홍반이 없는 대수포를 형성한다. 대수포가 파열되면 얇은 벌꿀색 딱지를 형성한다. 딱지를 제거할 때, 빛나는 표재성 미란 주위의 피부 경계에 있는 습한 홍반성 병변이 보인다. 병변은 축축한 피부주름 부위에 더 자주 발생하는 것으로 보인다.

포도구균성 열상피부증후군이 있는 영아 혹은 아동은 열, 권태감이 있고 보챈다. 피부에는 광범위한 홍반과 부종이 있고, 만졌을 때 통증을 느낀다. 얼굴과 피부가 접힌 부위에 첫 번째로 영향을 받는다. 수포가 형성되고, 커지고, 파열되고, 축축한 붉은 피부가 보이면 열상의 외형을 가진 것이다. 노출된 피부가 건조해지기 시작하면 노란색 딱지를 형성한다. 수포의 확장은 대수포의 옆쪽으로 부드러운 압력을 가하면 일어날 수 있다.

협력적 관리

간호의 목적은 감염의 원인이 되는 미생물을 진단하고 효과적인 항생제치료를 중재하기 위함이다.

진단검사

농가진은 보통 병변의 모양에 의해 진단되지만, 어떤 경우에서는 그람염색 및 세균배양검사를 실시한다. 포도구균성 열상피부증후군에서는 세균배양검사, 조직검사, 탈락피부세포검사를 시행하여 독성 표피 괴사와 상태를 구분한다.

임상치료

국소적 치료는 딱지의 제거와 국소항생제의 적용을 포함한다.

딱지는 따뜻한 물에 담가서 항균비누로 부드럽게 벗겨내고 수건으로 닦아낸다. 무피로신(mupirocin) 2% 혹은 레타파물린(retapamulin) 1%와 같은 국소 살균연고를(5일 동안 하루 세 번) 적용한다. 경구항생제는 수포성농가진이나 비수포성 병변의 범위가 넓은 경우 처방한다. 피부는 보통 흉터 없이 치유된다. 항생제연고치료가 시작된 후 24시간 동안 전염성이 지속될 수 있다. 메티실린-저항성 포도상구균(MRSA)은 더 흔하게 생기고, 7일 이내에 병변이 깨끗해지지 않는 경우 치료를 위한 적절한 항생제를 알아보기 위해 세균배양검사와 감수성 검사를 반드시 시행해야 한다.

A군 베타-용혈성연쇄상구균이 원인인 농가진 이후에 감염후연쇄상구균성 사구체신염이 보고되었다. 봉와직염은 또 다른 잠재적인 합병증이다.

광범위한 피부침범을 동반한 영아와 소아의 포도구균성 열상피부증후군은 경구 혹은 정맥내(IV) 항생제 치료와 함께 통증관리, 부드럽게 만지기 및 감압 매트리스로 치료한다. 피부는 중증 화상과 마찬가지로 치료한다. 탈수, 수분과 전해질 불균형, 체온조절의 문제 및 이차감염(폐렴, 패혈증, 봉와직염)이 발생할 수 있다. 통증관리는 중요하다. 치유는 보통 흉터 없이 치료된다.

간호과정

병변을 세척하고 국소연고를 적용하거나 경구용 항생제를 투여하는 방법을 부모에게 교육한다. 병변은 비누와 물로 세척해야 하고, 국소 약제를 적용하기 전 모든 딱지를 부드럽게 제거해야 한다. 부모에게 국소 약제나 경구용 약제를 처방받은 일수만큼 꼭 채워서 유지하도록 조언한다.

다른 가족 구성원에게 감염의 위험을 줄일 수 있도록 부모와 협력한다. 아동과 돌봄제공자에 의해서 잦은 손위생은 감염의 전파를 예방하기 위해 중요하다. 감염된 아동이 다른 사람과 수건이나 화장실을 함께 사용하지 못하도록 부모가 주의하도록 한다. 아동이 사용한 침구와 타월 및 수건을 바꾸고 뜨거운 물과 세제로 세탁한다. 긁힘으로 인한 감염의 확산을 방지하기 위해 손톱은 짧고 깨끗하게 유지해야 한다. 모든 근접한 접촉과 병변이 발생하는 가족 구성원을 관찰하도록 부모에게 이야기한다. 어린이집에 아동의 감염을 알려서 장난감과 환경을 소독할 수 있도록 한다.

아동의 병변이 간호로 이틀 이내에 개선되지 않는다면 부모는 의료진에게 연락하도록 한다. 병변의 세균배양검사가 필요할 수 있으며 아동은 치료하고 24시간 이후에 어린이집으로 돌아갈 수 있다. 아동이 재발성 농가진의 과거력이 있다면, 돌봄제공자 혹은 가족 구성원이 staphylococcus aureus의 비강보균자(nasal carrier)인지 판별한다.

운동선수들은 수건과 옷을 공유하지 않도록 한다. 다른 선수들에게 노출을 줄이기 위해 상처는 덮어야 한다. 청소년과 코치들에게 메티실린-저항성포도상구균(MRSA)의 증상과 징후를 교육한다. 규칙적인 국소항생제로 치유되기보다는 더 심해지는 피부감염은 의료인에게 보여야 한다. 운동선수는 치료가 효과적이라고 판단될 때까지 연습이나 경기에 복귀해서는 안 된다.

진균 감염

구강 칸디다증(아구창)

아구창(thrush)은 신생아에게 급성 상태로 발생하는 진균감염이다. 규칙적으로 코르티코스테로이드 흡입제를 사용하는 아동이나 정상세균총을 방해하는 항생제를 투여하는 아동 또한 위험성이 있다. 칸디다 알비칸스(candida albicans)가 이 감염의 대부분을 유발하는데, 주로 피부와 장과 질을 포함한 점막에 주로 존재하기 때문이다. 신생아는 자궁 내에서, 질을 통과하는 동안 혹은 출생 후에 감염될 수 있다. 전염은 사람에서 사람으로 드물게 발생한다. 침습적인 칸디다 감염의 위험이 있는 아동은 면역상태가 손상되었거나(면역결핍), 중심정맥관을 가지고 있거나, 장기간의 고영양요법을 받거나, 광범위 항생제를 투여하고 있는 경우이다.

구강 아구창은 구강점막 위에 응고된 우유처럼 보이는 흰색 patch가 특징이다. 우유 잔여물은 구강점막을 부드럽게 닦아내면 제거할 수 있지만, 아구창은 병변을 제거하려고 시도하면 출혈을 일으킬 수 있고, 병변을 제거할 수 없다. 영아는 불편함과 통증 때문에 수유나 식사를 거부할 수 있다. 보통 열은 나지 않는다. 또한 칸디다 병변은 기저귀 안이나 목, 서혜부, 겨드랑이의 여러 피부주름에서 보일 수 있고, 손발톱주위염으로 보일 수도 있다.

진단은 임상 양상으로 이루어지거나 수산화칼륨에 띄운 피부찰과표본의 현미경 검사에 의해 이루어진다. 효모균세포의 양상 및 가늘고 긴 모양의 진균의 구조로 진단하며 진균배양검사도 이루어질 수 있다.

치료는 구강 니스타틴현탁액이나 클로트리마졸을 포함하며 이들은 식사 후 입과 혀에 적용한다. 플루코나졸(Fluconazole)이나 이트라코나졸(itraconazole)은 입인두칸디다증이 있는 면역저하 환자에게 도움이 될 수 있다. 정맥내 암포테리신B(amphotericin B)는 침습적이고 전신적인 감염에 사용될 수 있다. 치료의 기간은 질환의 중증도, 아동의 나이, 면역상태에 대한 절충 정도에 따라 다르다.

간호과정

영아 및 아동에게 경구약을 주고, 볼 점막과 혀 표면에 현탁액을 문질러 적용하는 것을 가족에게 교육한다. 이후에 영아는 남아 있는 현탁액을 삼켜도 된다. 더 큰 아동에게는 삼키기 전에 입안의 용액을 닦아내라고 지시한다.

간호사의 역할은 칸디다 감염의 예방이며 특히 위험군의 영아와 아동에서 중요하다. 병 젖꼭지와 공갈젖꼭지의 적절한 멸균방법에 대해 부모에게 교육한다. 손 위생을 잘 하는 것은 진균의 감염을 줄이기 위해 중요하다. 모유수유하는 어머니는 니스타틴크림을 유두에 적용하여 치료해야 하는데, 영아의 입에 있는 병변에 접촉함으로써 유방도 감염될 수 있기 때문이다. 영아와 아동이 입에 넣는 고압멸균할 수 없는 장난감은 상품화된 소독제 스프레이를 사용할 수 있지만 지시사항을 주의하여 아동이 어떤 유해한 잔여물도 섭취하지 않도록 한다.

천식이 있는 부모와 나이 든 아동에게 코르티코스테로이드 흡입제를 사용한 다음 물로 입안을 잘 씻어내어 칸디다증을 예방하도록 교육한다. 아동이 스페이서(spacer)를 사용하는 경우라면, 사용 후 씻어내지 않도록 한다. 면역상태에 이상이 있거나 지연된 고영양요법을 받고 있는 아동의 중심정맥관이나 정맥관의 세심한 간호는 침습적인 칸디다 감염의 위험을 줄이는데 매우 중요하다.

만성 피부 상태

아토피피부염(습진)

아토피피부염(atopic dermatitis)은 습진이라고도 불리며 심한 가려움이 특징인 만성적이고, 재발하고, 표재성인 염증성 피부 질환이다. 이 질환은 대략 20%의 영아, 아동 및 청소년에게 영향을 미친다. 이 질병을 앓고 있는 아동의 60%가 생후 첫 해에 나타나지만 어느 연령에서나 발생 가능하다. 일부 아동은 성인기까지 지속되는 재발성 증상이 있으며 천식이나 음식 알레르기와 같은 다른 알레르기를 가지고 있거나 발전할 수 있다. 유전적 요인이 질환 발생과 많은 관련성이 있고 필라그린(filaggrin) 유전자의 돌연변이가 영향을 미치는 것으로 믿고 있지만, 이 돌연변이는 대부분의 경우 설명하지 못한다.

병태생리

아토피피부염은 피부장벽 이상과 알레르기 민감성에 대한 부적절한 면역반응의 상호작용이 특징이다. 각질층 이상은 증가된 수분 손실, 피부 탈수, 높아진 피부 pH 및 피부지질 구성의 변화를 포함한다. 피부 정상세균총의 일반적인 다양성은 감소하고 더 많은 수의 포도상구균(Staphyloccus aureus)이 존재한다. 변화된 지질결핍은 피부가 항-포도상구균(Staphylococcus aureus) 특성이 적고 항균 펩타이드의 감소가 따라 재발성 감염을 유발한다는 것을 의미한다. 증가된 표피 수분손실은 일반적으로 건성피부인 건조증(xerosis)으로 이어지는데, 이는 알레르기 유발 항원, 자극물질 및 유기체의 침입을 허용하는 갈라짐 및 균열을 일으킬 가능성이 있다. 기계적인 손상, 낮은 습도 및 피부 사이토카인의 불균형은 자극물질 및 염증에 대한 더 큰 반응을 유도한다. 갑작스러운 표출(flare)을 일으킬 수 있는 요인은 아동에 따라 다르지만 식품 또는 접촉 알레르기 유발 항원, 온도 혹은 습도, 세제, 모직물, 스트레스 및 박테리아의 집락화와 관련 있을 수 있다. 아토피피부염이 있는 아동에게는 음식 알레르기가 자주 발생하지만 음식 알레르기가 이러한 상태는 발생시키지 않는다.

IgE-매개 면역반응과 T세포-매개 지연된 면역반응 둘 다 연관된다. 포도상구균 장독소는 피부 장벽 기능 장애에 추가로 기여하고 사이토카인, T-림프구 및 기타 세포에 의한 염증반응에 긁은 상처가 더해지면 피부 장벽을 더욱 손상시킨다. 자극, 염증 재발, 감염의 주기가 반복되면 표피가 두꺼워진다.

임상적 징후

급성 아토피피부염은 구진, 수포, 삼출물, 딱지 및 가려움증을 동반한 홍반성 반점이 특징이다. 긁어서 생긴 상처가 흔하고 어떤 반점은 진물이 흐를 수 있다. 만성 아토피피부염의 특징은 현저한 피부선(태선화, lichenification), 긁힌 상처, 건조 및 스케일링이 있는 어두워지고, 두꺼워진 피부를 포함한다. 염증은 영아에서는 주로 얼굴, 목, 신전근 표면에서 발생하지만, 굽힘근 표면(팔오금, antecubital) 및 다리오금(popliteal) 부위의 병변은 보통 2세 이상의 아동에게 발생한다. 기저귀 부분은 보통 유아에서 제외되는데, 피부가 촉촉하고 기저귀가 긁지 못하게 보호하기 때문이다. 청소년은 눈꺼풀, 귓불이 얼굴과 이어진 부분, 손가락 끝, 발가락, 젖꼭지 및 외음부, 그리고 아동기에 영향을 받은 부위 등에 영향을 받을 수 있다.

가려움은 수면을 방해하여 과민성을 유발한다. 아동이 긁기 위해 매우 많이 움직일 수 있고 과잉 행동에 대한 인식이 생길 수 있다. 홍반과 온감이 있는 부위는 이차 세균성 피부감염을 가리키는 것일 수 있다. 일부 아동은 성인기까지 지속되는 반복되는 재발 또는 만성 아토피피부염이 있다. 다른 아동은 천식 발생과 같은 호흡기 증상이 나타날 때 피부로 전환될 수 있다.

협력적 관리

간호의 목표는 아토피피부염의 잠재적인 유발원인을 인식하고, 피부를 촉촉하고 매끄럽게 유지하고, 갑작스러운 재발을 적극적으로 치료하여 감염의 위험을 감소시키는 것이다.

진단검사

아동의 과거력과 임상적 징후로 아토피피부염을 다른 피부염과 구별한다. 진단기준은 초기 발병 연령, 부모 혹은 형제자매의 아토피 과거력, 가려움증, 건조한 피부, 영아기 동안의 뺨, 두피, 몸통 및 사지 그리고 아동기 동안의 굽힘 부위와 청소년기에는 손과 발과 같은 나이에 따른 병변의 특징적 분포 등을 포함한다. 진단결과에서 아동의 IgE 수치는 상승한다. 이차감염이 의심될 때 피부배양검사를 할 수 있다.

임상치료

특별한 치료법이 없으므로 치료의 목적은 피부에 수분을 공급하여 매끄럽게 하고 가려움증을 줄이며 염증 반응을 최소화하고, 피부감염을 치료하고 재발을 예방하는 것이다. 목욕을 통해 피부에 수분을 공급하고, 물에서 나온지 3분 이내에 밀폐성 국소연화제 크림 또는 연고를 적용하여 몸 전체를 부드럽게 한다. 이는 피부를 부드럽게 하고 피부에 수분을 가두어 갈라짐 없이 피부의 유연성을 촉진한다. 보습연고와 크림은 하루 2회 이상 또는 피부가 건조하다고 느껴질 때마다 적용해야 한다. 아토피피부염 치료를 위해 다양한 종류의 약물이 사용된다(약물 표 참조).

국소 코르티코스테로이드는 염증을 줄이고 갑작스러운 표출(재발)의 조절을 돕는데 사용된다. 연고는 피부에 더 강한 장벽과 흡수를 보장하는 폐쇄효과 때문에 크림보다 선호된다. 급성 재발을 치료하기 위해 많은 다른 제제와 일곱 가지 범주의 국소 코르티코스테로이드 강도가 존재한다. 중간 강도의 코르티코스테로이드는 2주간 매일 2번 적용된다. 강도가 낮은 코르티코스테로이드는 얼굴, 기저귀 부위 및 피부주름과 같은 더 얇은 피부 부위에 사용된다. 염증이 해결되면 국소 코르티코스테로이드는 적용의 빈도 및 강도를 점차 줄여나간 다음 중단한다. 국소 스테로이드는 부신 억제 및 기타 부작용의 위험을 줄이기 위해 건강한 피부에 사용하지 않는다. 경구용 코르티코스테로이드는 약물 치료를 중단한 후 반동효과가 나타나기 때문에 거의 처방되지 않는다.

임상적 조언

피부연화제는 크림이나 연고로 된 것, 방부제가 적고, 향이 없는 것을 선택해야 한다. 유세린(Eucerin)크림, 아비노(Aveeno)크림, 바니크림(Vanicream), 세타필(Cetaphil)크림, SBR-리포크림(SBR-Lipocream), 페트로리움 젤리(petroleum jelly) 등이 피부연화제의 예시이다. 페트로리움 젤리(petroleum jelly(예: 바셀린)는 낮은 가격의 이점이 있는데, 특히 매일 온몸에 많은 양의 피부연화제를 도포하는데 사용되어야만 하기 때문이다. 로션은 수분을 더 많이 함유하고 있으며 염증이 심하고 삼출물이 있는 피부에 건조시키는 것이 필요할 때 권고한다.

임상간호 시 주의점

국소 스테로이드의 효능 또는 강도는 불소가 첨가되어 있는지 다른 성분을 함유하고 있는지 여부에 기초한다. 약물의 효능에 대해 알려주기 위한 약품 라벨에 기재된 비율에 의존하지 않는다. 얇은 각질층으로 인해 약물의 흡수가 증가할 수 있는 얼굴, 외음부 및 접히는 부위(피부주름)에 불소가 첨가된 코르티코스테로이드를 사용하지 않는다.

아토피피부염 아동은 가려움증을 증가시키는 면역의 일련의 반응을 유발할 수 있는 포도상구균(Staphylococcus aureus) 집락을 종종 가지고 있다. 국소 항생제는 아토피피부염에는 효과적이지 않다. 세팔로스포린과 같은 경구용 항생제는 5~7일 동안 갑작스러운 표출(재발)과 관련된 감염을 치료하기 위해 처방된다. 지역사회의 항생제 저항성 패턴은 적절한 항생제를 선택할 때 고려된다. 아동이 열이 있고 치료에 반응이 없으면 적절한 항생제를 확인하기 위해 배양검사 및 감수성검사가 필요하다. 특히 염소처리 된 수영장에서 수영한 후에 병변이 호전되는 경우, 포도상구균(Staphylococcus aureus) 감염의 횟수를 줄이기 위해 아동은 염소 표백제를 희석한 욕조에 몸을 담그는 것을 권장할 수 있다. 단순헤르페스와의 중복감염은 감염의 중증도에 따라 경구 또는 정맥내 아시클로버(acyclovir)로 치료한다.

타크로리무스(프로토픽)와 피메크로리무스(엘리델)와 같은 면역조절 연고는 일부 어린이들에게는 2차 치료제로 점점 더 사용되고 있다. 국소 코르티코스테로이드는 피부위축, 저색소침착 및 장기간 사용 시 시상하부-뇌하수체 축의 억제와 같은 중대한 잠재적인 부작용을 일으킬 수 있으므로 아토피피부염의 모든 치료법은 위험이 있다.

광선치료는 보통 4주에서 8주 지속하는데, 다른 치료에 반응하지 않는 중증의 염증성 재발의 치료에 처방할 수 있다. 전신적 면역억제제[예: 사이클로스포린(cyclosporin), 아자티오프린(azathioprine), 메토트렉세이트(methotrexate)]는 모든

임상적 조언

아토피피부염이 있는 아동에서 박테리아 중복감염의 빈도를 줄이기 위해 희석한 염소 표백제를 사용하는 것을 권장한다. 전체 욕조에는 6% 차아염소산나트륨 표백제(농축된 표백제 1/4컵) 1/2컵을 사용한다. 아동이 욕조에 들어가기 전에 잘 섞여 있는지 확인한다. 10분간 몸을 담그고 있는 것을 권장한다. 주에 2회 목욕은 재발 사이에 고려해야하지만, 재발 기간에 더 자주 사용하면 도움이 될 수 있다.

다른 치료들이 실패했을 때 처방될 수 있지만, 이러한 사용은 FDA의 승인을 받지 못했다.

디펜히드라민(베나드릴) 혹은 히드록시진(비스타릴 및 아타락스)과 같은 항히스타민제는 가려움에 제한적으로 효과가 있지만 재발의 기간 동안 진정효과가 며칠 밤 동안 수면을 촉진시키는데 이점이 있다. 이러한 약의 진정효과의 내성이 발생하므로 이 약의 사용은 2일에서 7일 밤으로 제한한다. 과민반응 및 접촉성 피부염의 가능성 때문에 국소 항히스타민제는 권장하지 않는다.

식품 알레르기는 중등도에서 심한 아토피피부염을 가진 아동의 10~30%에서 중요한 요인이 될 수 있다. 우유, 달걀, 콩, 밀, 땅콩, 견과류, 생선, 갑각류 등이 식품 유발원이 될 수 있다. 식품 알레르기를 진단하기 위하여 피부찌름검사(Skin Prick test)나 선별혈액검사 후 식품제거검사를 할 수 있다. 음식은 피부 상태의 변화가 있는지를 알아내기 위해 2주 이상 주지 않을 것이다. 보류된 음식은 그 이후 아토피피부염 재발과 관련이 있는지를 알아보기 위해 다시 제공될 수 있다.

간호과정

간호관리의 목표는 지지를 제공하고 아동의 피부상태를 관리하기 위해 가족에게 교육을 제공하며 의학적 중재가 필요한 재발의 횟수를 줄이는 것이다.

간호사정과 간호진단

아토피피부염, 알레르기, 환경적 요인 및 과거의 피부문제 악화에 대한 가족력을 포함한 철저한 병력이 필수적이다. 병변의 분포와 유형을 기록한다. 피부 상태를 재발하게 만드는 요소(예: 발한, 세제 사용, 비-통기성 의류, 음식)를 확인한다. 진물이 흐르는 병변이나 감염의 징후가 있는지 확인한다.

임상적 판단

만성 아토피피부염과 급성 재발 사이에서 구별을 도와주는 증상 및 징후는 무엇인가?

보완대체요법

프로바이오틱과 아토피피부염

프로바이오틱은 이 상태의 고위험군으로 여겨지는 영아에서 아토피피부염의 발병을 줄이기 위한 16개 조사연구의 메타분석에서 발견되었다. 임신기간과 생후 6개월 동안 투여된 프로바이오틱이 아토피피부염의 발병을 28%까지 줄여주었다. 프로바이오틱이 Lactobacillus paracasei를 포함하면 발병율은 52%로 감소하였다. 연구는 이미 아토피피부염이 발생한 영아는 제외하였다. Bifidobacterium 균주가 있는 프로바이오틱이 가장 효과적이었다.

이 피부질환이 아동과 가족에게 미칠 잠재적 영향을 확인한다. 다음 질문은 이 상태의 어려움과 심리적 영향을 나타낼 수 있다. 가족은 아토피피부염을 앓고 있는 아동과 함께 생활하는 것을 어떻게 설명하는가? 가족은 매일 일상적인 간호를 어떻게 관리하는가? 자녀, 형제자매 또는 다른 가족 구성원의 긁는 것이 수면을 방해하였는가? 가족에게 어떤 스트레스가 가중되었는가? 아동은 자신의 외모에 대해 어떤 걱정을 하고 있는가? 자녀의 외모는 가족의 사회적 관계에 어떤 영향을 미치는가? 약물 사용에 대한 가족의 우려는 무엇인가?

아토피피부염을 앓는 아동에게 적절한 주요 간호진단은 아래와 같다.

- 건조한 피부, 화학적 자극 및 기계적 요인(거친 의류)과 관련된 피부통합성 장애
- 지연된 신체적 불편감(가려움)과 관련된 수면박탈
- 피부장벽의 무너짐과 관련된 감염의 위험성
- 만성질환 및 피부병변에 대한 또래 반응과 관련된 자존감 저하

계획과 수행

간호는 교육 및 정서적인 지지에 초점을 맞춘다. 아토피피부염은 통제할 수 있지만 치료는 안 된다. 이 병변은 전염성이 없으며 보통 흉터를 남기지 않을 것이라고 부모에게 조언한다. 매일 최적의 관리는 주로 재발을 감소시키지만 그에 수반되는 시간은 가족에게 스트레스 요인일 수 있다. 좋은 가정간호를 통해 증상이 완화된다는 사실을 강조함으로써 급성상태의 문제를 해결할 수 있도록 부모와 모든 연령층의 아동을 돕는다.

피부간호

하루에 한 번 피부의 목욕과 세정은 피부에 수분을 공급하고 피부연화제를 적용하기 위해 중요하다. 아동이 중증의 재발이 있을 때 더 집중적인 피부간호가 필요하다. 한 가지 전략은 습식 랩 요법의 사용인데, 아동에게 먼저 국소 제품을 도포한 다음 따뜻한 물에 적신 잠옷을 입고 건조된 잠옷은 젖은 잠옷 위에 놓고 밤새 수면을 취하게 한다. 잠옷은 국소치료제의 흡수를 향상시키는 폐쇄드레싱 형태이다. 밤새 아동은 충분히 따뜻하게 해주어야 한다.

부모와 아동에게 국소연고나 크림의 적절한 적용을 교육한다. 국소 코르티코스테로이드 혹은 칼시뉴린 억제제의 처방에 따라, 모든 병변에 걸쳐 하루에 한 번이나 두 번 얇게 펴 발라야 한다. 약제는 부드럽고 꼼꼼하게 문질러야 한다. 피부가 깨끗해지면, 국소 코르티코스테로이드는 저강도 제품으로 바꾸어 이 약제의 사용을 중단하기 전에 서서히 용량을 줄이도록 한다. 약제를 먼저 적용할 수 있으며, 그 위에 피부연화제를 적

아토피피부염을 치료하는데 사용하는 약물

약물	적응증	간호관리
항히스타민제(Antihistamines) (예: diphenhydramine, hydroxyzine) 경구	야간 가려움을 조절하기 위해 진정작용을 할 수 있지만, 가려움증을 줄이는데 효과가 입증되지 않았다.	• 급성 재발로 수면이 방해받을 때 야간에 사용을 권장한다. 낮 동안 투약하면, 졸음이 학습을 방해할 수 있다.
항생제(Antibiotics) 경구	피부중복감염을 치료한다.	• 과민반응의 가능성에 대해 부모교육을 한다. • 며칠 후에 피부가 개선되어 보여도 처방받은 일수대로 항생제를 모두 복용하도록 부모교육을 한다.
코르티코스테로이드(Corticosteroids) 국소	피부염증의 조절을 돕는다. 갑작스러운 표출(재발)이 해결된 후 일주일에 이틀을 연달아 사용하면 재발을 감소시킨다.	• 목욕 후 즉시 피부연화제를 사용하고 한 시간 후 국소 코르티코스테로이드를 적용하여 흡수를 향상시킨다. • 처방된 저효능 코르티코스테로이드와 고효능 코르티코스테로이드를 구별하도록 부모교육을 한다. 얼굴에는 오로지 저용량 코르티코스테로이드만 적용할 수 있고, 눈 주변 부위는 녹내장이나 백내장의 발생 가능성을 줄이기 위해 사용을 금지해야 한다. • 건강한 피부나 폐쇄드레싱 혹은 기저귀 부위에는 의료종사자가 정확하게 지시한 경우가 아니라면 국소 코르티코스테로이드를 사용하지 않는다.
칼시뉴린 억제제(Calcineurin inhibitors) (이차-계열 약물) 타크로리무스(Tacrolimus) 연고 (프로토픽) 피메크로리무스[Pimecrolimus (엘리델, SDZ-ASM-981)] 국소	항- IgE-활성 피부 비만세포 및 호염기구로부터 T- 림프구 작용, 사이토카인 및 염증매개체의 방출을 억제한다. 2세 이상의 아동에게 허용된다. 한 주에 이틀을 연달아 예방적인 사용은 갑작스러운 표출(재발)을 줄이는데 도움이 된다. 림프종 혹은 피부암을 유발할 수 있는 위험성에 대한 FDA의 블랙박스 경고문 때문에 단기간 및 간헐적으로 사용한다.	• 치료가 시작되고 처음 며칠 동안 작열감, 발적, 가려움이 일어날 수 있고, 보통 그 증상들은 며칠 후에 줄어든다는 것을 아동과 부모에게 알린다. • 피부 재발 사이의 치료를 위하여 깨끗하고 건조한 피부에 적용한다. 얼굴 및 다른 얇은 피부 부위에도 사용할 수 있다. 피부연화제를 맨 위에 적용할 수 있다. • 다치거나 감염된 피부에는 적용하지 않는다. • 폐쇄드레싱 아래에는 사용하지 않는다. • 햇빛에 노출되면 피부암의 위험이 증가할 가능성이 있으므로 자외선차단제를 사용하도록 아동과 부모에게 교육한다.

SOURCE: Data from Taketomo, C. K., Hodding, J. H., & Kraus, D. M. (2014). Pediatric and neonatal dosage handbook, Hudson, OH: Lexicomp; Wilson, B. A., Shannon, M. T., & Shields, K. M. (2016). Pearson nurse's drug guide, Hoboken, NJ: Pearson Education, Inc.; Weidinger, S., & Novak, N. (2016). Atopic dermatitis, The Lancet, 387(10023), 1109–1122.

용하지만, 일부 프로그램은 피부연화제를 바른 다음 한 시간 후에 국소 약제의 적용을 권고한다. 피부연화제는 국소 코르티코스테로이드와 칼시뉴린 억제제를 중단한 이후에도 지속해야 한다.

가려움증을 줄이는 방법으로는 적극적으로 갑작스러운 표출을 조절하고 겨울에는 가습, 여름에는 냉방과 같은 다른 환경 조절 등이 있다. 가습기는 주변 공기의 건조를 막아 피부의 수분 손실을 최소화한다. 에어컨은 염증 부위를 악화시킬 수 있는 불필요한 발한을 제한한다.

정서적 지지

아토피피부염은 아동의 자신감과 자존감에 영향을 줄 수 있는 눈에 보이는 변화를 일으킨다. 아동의 자존심을 향상시키기 위해 참여할 수 있는 활동을 알아본다. 습기와 발한이 상태를 악화시킬 수 있지만, 아동이 스포츠에 참여하도록 격려한다. 그러나 아동은 스포츠 이벤트 또는 격렬한 활동 후에 피부를 깨끗하게 하기 위해 가능한 한 빨리 샤워를 하고, 피부연화제를 바른다.

아토피피부염 아동은 밤에 긁을 때 수면을 이루지 못하기 때문에 피곤해할 수 있다. 이는 학생이 수면부족 상태에 있거

가족과의 협력 | 아토피피부염의 피부간호

- 아동은 하루에 한 번 욕조에 10~15분간 몸을 담그거나 샤워를 한다. 순하고, 향이 없는 비누를 사용하고 오직 지저분한 부위에만 사용한다. 소금이나 베이킹소다를 목욕물에 첨가하면 물이 아동의 열린 병변을 따끔거리게 하는 경우 도움이 된다. 피부에 많은 물은 헹구고 가볍게 두드리고 3분 안에 전체 몸에 적절한 피부연화제를 적용하여 피부에 수분을 잡아두도록 한다.
- 가족이 사용할 적절한 피부연화제 연고나 크림을 선택하는 것을 돕는다. 아동은 한 가지에 다른 것보다 더 잘 반응할 수 있다. 피부에 자극을 줄 수 있기 때문에 향이 있는 연고와 크림은 피한다.
- 피부연화제 연고와 크림의 비용을 고려하여 가족의 예산에 맞추어야 하는데 이는 가족이 부담해야 하는 비용이기 때문이다. 몸에 적어도 하루에 두 번 사용하려면 많은 양이 필요하다. 백색 페트로리움(바세린)은 저렴하고 안전하며 쉽게 적용된다.
- 효과적인 치료를 위해 부모에게 적절한 양의 국소 코르티코스테로이드를 투여하도록 한다. 코르티코스테로이드는 하루 2회 이상 사용하지 않아야 한다. 아동에게 갑작스러운 재발(flare-up)이 발생하면 하루에 두 번 아동을 목욕시키고 염증부위에 국소 약물을 바르고 얇게 펴고 문질러주도록 한다. 일부 프로그램에서는 피부연화제 적용 후 1시간 동안 기다린 후 국소 스테로이드를 사용하도록 권장한다. 재발이 7일 이내에 해결되지 않으면 의료제공자에게 연락한다.
- 면역조절제의 사용은 완두콩 크기의 양으로 5cm의 원모양으로 덮어야 한다. 피부연화제는 면역조절제를 사용하기 한 시간 전이나 면역조절제 위에 적용할 수 있다.
- 습도가 낮은 곳에서는 피부에 피부연화제를 더 자주 적용하는 것이 요구된다.
- 아동은 피부를 자극할 수 있는 울이나 다른 재질보다 헐렁한 면소재의 옷을 입도록 권장한다. 아동의 손톱은 지속적으로 손질해주고, 깨끗한 면장갑이나 양말로 영아나 아동의 손을 덮어 긁힘과 이차감염의 위험을 줄인다.
- 아동에게 질환과 피부관리에 대해 교육한다. 존재하는 병변의 치유를 촉진하고 갑작스러운 재발과 횟수와 이차감염을 줄이기 위해 치료 계획을 이행하는 것의 중요성을 강조한다.

건강증진 및 건강유지 개요 아토피피부염이 있는 아동

성장과 발달평가
- 성장 차트의 성장 측정치와 흐름을 사정한다. 체중과 신장에 어떠한 변화가 있는지 확인하는 것은 식품 알레르기로 인해 식이 계획의 변경과 관련이 있을 수 있다.
- 나이에 맞는 발달 진행을 사정한다.

영양
- 새롭게 소개된 식품과 관련된 피부 재발의 패턴을 확인한다. 만일 식품 알레르기가 확인되면 부모는 영양 상담을 받아 자녀에게 필수 영양소를 제공하도록 해야 한다.

신체활동
- 신체활동을 권장하지만, 목욕 및 피부연화제의 적용은 가능한 빨리 이루어져야 한다.
- 수영이 선호하는 활동이라면 수영장을 나온 이후 즉시 염소를 헹구고 난 후 즉시 피부연화제를 적용한다.
- 신체활동 사이에 아동의 피부에 추가적인 자극이 되는 가려움과 발한을 줄이기 위해 시원한 환경을 유지시킨다.

가족 관계
- 아동이 긁는 일로 인해 얼마나 자주 수면이 방해받는지 확인한다.
- 매일 피부관리를 위해 효율적으로 시간을 사용하기 위한 전략을 논의한다.

정신건강 및 영적 건강
- 피부 재발에 대한 아동의 좌절감과 회복된 피부에 대한 욕구를 알아본다.
- 아동의 자존감과 피부병변이 또래와의 관계에 주는 영향을 사정한다.
- 수면 방해가 행동과 학습에 영향을 미치는지 알아본다. 아동의 수면을 향상시키기 위한 전략을 논의한다. 피부 재발이 일어날 때 수면을 향상시키기 위한 항히스타민제의 사용을 권고한다.

질병예방 전략
- 정해진 일정에 따른 예방접종을 제공한다.
- 감염의 위험을 줄이기 위해 손 위생을 잘 하는 것이 필수적이라고 가족에게 교육한다.
- 아동과 부모에게 부모와의 협력에서 서술한 것처럼 피부간호를 제공하도록 교육한다. 이러한 노력은 피부염증을 최소화하고 이차감염의 위험을 감소시킨다.

나 학습을 방해하는 신체적인 불편함이 있는 경우 학교 성적에 영향을 줄 수 있다. 경구용 항히스타민제를 처방한 경우, 부모는 밤에 충분한 수면을 취하도록 만들기 위한 효과를 극대화하기 위해 약물을 언제 투약할 것인지 이해시킨다.

부모는 아동의 피부를 낫게 하고 그 상태를 유지하기 위한 본인들의 무능력 때문에 죄책감을 느끼거나 당황할 수 있다. 피부 염증을 조절하는 과정을 모니터하기 위해 재발하고 약 2주 후 추적 방문을 위해 아동을 방문하도록 노력한다. 아동의 피부 개선을 위한 격려와 긍정적 강화를 제공한다(건강증진 및 건강유지 개요: 아토피피부염이 있는 아동 참조).

식품 알레르기 관리

음식을 먹은 지 몇 시간 내에 가려움이 증가하면 아토피피부염의 갑작스러운 재발과 관련이 있을 수 있다고 부모에게 교육한다. 설명한대로 피부염증을 조절하는 방법을 부모에게 가르쳐 준다. 달걀과 같은 특정 식품 알레르기가 확인된 경우, 매일 영양 요구사항을 충족시키는 대체 식품 선택과 관련된 상담을 위해 영양사에게 의뢰한다. 식품 알레르기는 변할 수 있으므로 아토피피부염과 연관된 음식은 종종 나중에 안전하게 먹을 수 있다고 부모에게 주의를 준다.

평가

간호의 기대되는 결과는 다음과 같다.

- 아동은 피부간호 향상 및 피부염 재발을 없애고 안정된 기간을 늘린다.
- 아토피피부염의 유발원을 알아내고 피하도록 한다.
- 가려움증으로 인한 아동의 수면방해를 최소화한다.

머리이 감염증(이)

머리이 감염증(pediculosis capitis)은 모발과 두피의 이 감염이다. 기생충감염은 모든 사회경제적 수준의 아동에게 발생하며 3세에서 14세 사이의 아동에서 가장 흔하다. 아동의 정기검진 동안 이가 있다는 것을 부모나 교사 또는 의료 제공자로부터 알게 될 수 있다. 발병은 학령전기, 학령기 아동, 특히 보육시설과 초등학교에서 주기적으로 발생한다. 머릿니는 모발의 특성 때문에 아프리카계 미국인 아동에게는 거의 감염되지 않는다.

병태생리

머릿니는 오로지 사람에게만 살면서 알을 낳고 머리카락끼리 직접 접촉하거나 헤어 액세서리, 빗, 모자, 수건, 침구를 공유하는 것과 같은 간접 접촉에 의해 전염된다. 이는 날거나 뛰지 않지만 빨리 기어갈 수 있다. 암컷 이는 먹이, 습도, 온도가 알이 부화하기 좋은 두피의 가까운 모발줄기에서 하루에 10개의 알을 낳을 수 있다. 알은 7일에서 10일이 지나면 부화한다. 이는 사람의 피를 먹으며 두피 안으로 작은 양의 타액을 주입한다. 이 타액의 감작은 소양증을 유발한다.

임상적 징후

전형적인 징후는 강한 소양증과 모발에 붙어 있는 비듬(실제로는 서캐)과 머리 안의 벌레에 대한 호소 등이 있다. 서캐는 모발줄기의 한쪽에 붙어 있는 은백색, 노란색 혹은 더 어두운 색의 1mm의 눈물방울처럼 생겼다. 서캐는 귀 뒤쪽과 두피 가까이에서 가장 흔하게 발견된다. 이는 참깨크기(2~3mm의 길이) 정도 되는 날개가 없는 벌레이다. 이들은 빛으로부터 빨리 이동하며 쉽게 보이지 않는다. 긁는 것의 이차영향은 염증, 농포, 박테리아 감염을 포함한다. 후두부(occipital) 및 뒤목림프절(posterior cervical nodes)은 자주 만져진다.

협력적 관리

진단은 신체검사를 토대로 이루어진다. 치료는 효소이제거제가 함유된 피레트린(pyrethrin)과 같은 살충제 샴푸나 퍼메트린(permethrin, Nix)과 같은 살란성 린스의 사용을 수반한다. 퍼메트린 크림 린스는 헹구기 전에 10분 동안 마른 모발에 적용한다. 모발을 수건으로 말린 후 서캐를 가는 빗으로 제거한다. 살충제 신경독소는 서캐에 효과적이지 않기 때문에 알이 부화한 후 7~10일 안에 두 번째 치료가 필요하다. 두 가지 치료 후에도 살아 있는 이가 계속 남아 있으면 말라티온(malathion)과 같은 처방성 살충제를 처방할 수 있다. 다양한 화학물질이 첨가되지 않은 샴푸와 린스는 서캐 제거를 도울 수 있다.

간호과정

간호의 목표는 이와 서캐를 퇴치하기 위해 머리 감는 방법 및 모발을 빗질하는 방법에 대해 부모에게 교육하고 다른 가족 구성원 사이의 기생충 감염예방법을 교육하는 것이다.

간호사정과 간호진단

머릿니에 노출된 아동을 면밀하게 평가한다. 밝은 빛과 돋보기를 사용하여 두피 가까이의 모발줄기를 따라 이와 서캐가 있는지 관찰한다. 이와 서캐를 비듬조각과 구별해야 한다. 다른 아동의 잠재적인 기생충감염을 피하려면 교실 환경에서 여러 명의 아동을 평가할 때 장갑을 자주 교체한다.

이가 침투한 아동에게 적용할 수 있는 간호진단의 예는 다음과 같다.

- 긁는 행동과 관련된 피부통합성 장애의 위험
- 살충제의 적절한 사용 및 서캐의 제거와 관련된 건강관리 양상을 위한 준비

임상간호 시 주의점

린데인(Lindane)은 머릿니의 이차치료제이며, 신경독성과 경력을 일으킬 수 있는 가능성 때문에 체중이 50kg 미만인 아동은 주의해서 사용하여야 한다. 이에 대한 높은 수준의 저항성(내성)이 기록되었다. 린데인은 더 이상 머릿니의 치료에 권장되지 않는다.

• 신경독성제제의 부적절한 사용과 관련된 독성 위험성

계획과 수행

이의 침투는 아동과 가족 모두를 힘들게 할 수 있다. 가족에게 누구든지 이가 생길 수 있음을 강조한다. 모든 가족 구성원, 아동과 접촉한 사람은 이가 침투했는지 검사해야 하며 필요시 치료해야 한다. 아동에게 옷, 모자, 빗 또는 후드티셔츠를 공유하지 말라고 교육한다. 이가 있는 아동에게 노출된 아동의 부모에게 알려야 하고 이의 징후를 살펴볼 수 있어야 한다. 이가 있는 아동의 치료가 성공할 때까지 다른 가족 구성원과 침구를 공유하지 않도록 부모를 교육한다.

살충제의 정확한 사용은 효과적인 치료를 위해 필수적이다. 처방된 샴푸와 린스는 살충제이며 지정된 시간에 지시대로 사용되어야 한다는 것을 부모에게 설명한다. 살란(殺卵)활동을 촉진하고 치료 실패 가능성을 줄이기 위해 크림 린스, 복합용 샴푸/컨디셔너 또는 컨디셔너를 사용하기 전에 이(lice) 샴푸 또는 로션을 먼저 사용하도록 부모에게 알려준다. 아동이 특별히 긴 모발을 가지고 있다면 여분의 살충제가 필요할 수 있다. 이 제거 약을 제거한 후 1~2일 동안 모발을 다시 씻어서는 안 된다. 점막을 자극할 수 있으므로 이 제품은 아동의 눈과 입에 닿지 않도록 한다.

서캐를 제거하기 위해서는 가는 빗과 핀셋을 사용하고, 물이나 이소프로필 알코올(isopropyl alcohol)을 채운 세면대(대야)에 빗과 핀셋을 담그고 세척한다. 두피에서 1인치 부분을 바깥쪽으로 빗어내고 다 되면 비켜서 고정한다. 서캐는 모발줄기에 달라붙어 빗, 핀셋 또는 손톱으로 모발을 수동으로 당겨야 한다. 서캐를 쉽게 제거할 수 없는 경우 모발을 서캐가 있는 높이 아래쪽의 모발줄기를 끝이 무딘 가위로 자를 수 있다. 모든 서캐를 제거해야 한다. 모발줄기에 단단히 결합되어 있기 때문에 모든 이와 서캐는 제거될 때까지 몇 시간이 걸릴 수도 있다는 것을 부모가 알도록 한다. 아동을 밝은 빛 아래에서 비디오와 같은 시청각 자료를 통하여 시술 중에 아동이 협조하도록 한다. 2~3일마다 모발을 확인하고 보이는 이(lice)나 서캐를 제거한다. 남아를 위한 대체요법은 머리를 아주 짧게 깎거나 머리를 면도하는 것이다. 여아가 짧게 머리를 자르는 것 또한 서캐 제거를 도울 수 있다(보완대체요법: 이의 열풍치료 참조).

이(lice)가 인체 숙주에서 단지 약 3일 동안 살 수 있더라도, 서캐는 8일에서 10일 후에 부화할 수 있다. 이런 이유로 아동이 사용한 침구, 의복 및 목욕 타월은 매일 바꿔서 세제를 사용하여 뜨거운 물에 세탁하고, 뜨거운 건조기에서 20분 동안 건조해야 한다. 불필요한 침구 및 의류는 2~3주 동안 밀봉된 봉투에 보관한 다음 세탁할 수 있다. 헤어 액세서리, 브러시 및 빗은 뜨거운 비눗물(54.4℃)에 10분 동안 담가야 한다. 씻을 수 없는 것들은 버려야 한다. 가구와 카펫은 진공청소기로 청소해야 하며(청소 후 진공청소기 봉투를 교체해야 함), 가능한 한 뜨거운 다리미로 다루어야 한다. 특히 어린 아동과 애완동물이 접촉할 경우 가정에서 살충제를 사용하여 카펫, 가구 및 기타 물건에 이를 죽이는 것은 권장하지 않는다. 비닐봉지에서 2주 동안 세탁하거나 드라이클리닝 할 수 없는 장난감 및 기타 개인용품을 봉인한다.

> **임상적 조언**
>
> 이가 있는 한 명 이상의 아동의 선생님은 이의 전파를 막기 위한 예방조치를 취하기 위해 교육을 받아야 한다. 이가 있는 아동은 일시적으로 다른 학생들과 머리가 가까이 닿지 않도록 이동할 수 있다. 교실에 카펫이 깔려 있고 아동이 바닥에서 놀면 카펫을 매일 진공청소기로 청소해야 한다. 수면 매트를 지정해야 한다. 아동이 모자, 헬멧, 이어폰 및 다른 아동에게 이를 옮길 수 있는 다른 물건을 공유하지 못하게 한다.

신경독성이 있는 제품에 저항성이 발달한 이가 있을 때에는 치료가 실패할 수 있다. 치료실패가 보이면, 예후를 개선하기 위한 전략을 결정하기 위해 부모와 다음 문제를 논의한다.

- 부모와 함께 선택된 제품의 적용과 사용을 검토하여 올바르게 사용하도록 한다.
- 환경관리 전략을 검토하여 재감염의 가능성을 확인한다.
- 이(lice) 감염증이 적절한 진단인지 확인한다.
- 이 감염증 대체요법이 필요할 수 있다.

평가

간호의 기대결과는 다음과 같다.

- 아동은 효과적인 이 감염증 치료와 서캐제거를 받는다.
- 이(lice) 재감염을 예방한다.

옴

옴(scabies)은 진드기인 옴벌레(sarcoptes scabiei)에 의해 유발되는 높은 전염성을 가진 기생충감염이다. 옴은 피부 대 피

> **보완대체요법**
>
> **이의 열풍치료**
>
> 라우스버스터(LouseBuster)는 호스와 끝에 빗이 달린 의료기기로 뜨거운 바람을 사용하여 이와 서캐를 죽인다. 열풍이 부는 동안, 머리카락은 천천히 빗질이 되고 두피 전체를 치료하는데 30분 정도 소요된다. 열이 이와 알을 탈수시킨다. 한 연구에서 알과 이의 사망률이 90% 이상이라고 보고되었다. 그러나 이 기기의 높은 가격 때문에 사용 가능성은 알 수 없다. 열은 치료하는 동안 약간의 불편함을 유발할 수 있다.

약물 및 조제(머릿니)

약물 이름/조제	간호관리
일차 살충제 치료	
퍼메트린(Permethrin) 1% 크림 린스 – Nix	샴푸 후 수건으로 모발을 말린 후 적용한다. 10분 동안 적용한 후 헹군다. 7~10일 간격으로 반복 사용한다.
피레트린(Pyrethrin) 샴푸(0.33%)나 피페로닐 부톡시드(piperonyl butoxide)–Rid, A–200, 바이엘 및 제네릭 브랜드퍼메트린(Permethrin)은 2개월 이상의 아동에게 허가됨	마른 모발과 두피에 적용한다. 거품을 내어, 10분간 기다리고 차가운 물로 헹군다. 7~10일 후 반복한다. 젖은 머리카락은 제품을 희석시켜 치료를 실패하게 할 수 있다.
벤질 알코올(Benyzl alcohol) 5% (Ulesfia) 6개월 이상의 아동에게 FDA–승인된 비신경독성 요법. 이를 질식시켜 죽임	마른 모발에 적용하며, 머리카락과 두피에 흠뻑 적신다. 10분 후에 헹군다. 7일 후에 반복한다. 사용 중에 눈을 보호한다. 처방을 받아 사용 가능하다.
스피노사드[Spinosad (Natroba)] 4세 이상의 아동에게 FDA–승인됨, 이는 마비되어 죽게 만듦, 살란성	국소현탁액을 마른 모발에 적용하고, 두피와 모발 전체에 흠뻑 적신다. 10분 후 씻어낸다. 살아 있는 이가 보이는 경우 7일 후에 반복한다. 처방을 받아 사용 가능하며 가격이 비싸다.
스크라이스(Sklice) 6개월 이상의 아동에게 FDA–승인된 0.5% 이버멕틴(ivermectin)로션, 75%에서 유효함	마른 모발에 적용하고 두피와 모발 전체를 완전히 덮는다. 10분간 두었다가 물로만 헹구고 샴푸는 사용하지 않는다. 대부분의 경우에서 재치료가 필요하지 않다.
이차 살충제 치료	
말라티온(Malathion) 0.5% 로션 혹은 젤	마른 모발에 적용한다. 4분 동안 두었다가 헹군다. 재치료는 필요하지 않다.
유기인산염(Organophosphate)은 이를 마비시키고 죽게 함. 6세 이상의 아동에서 승인됨	치료제는 가연성이다. 아동을 전기열원에 노출시키지 않는다.
FDA 미승인	
트리메토프림(Trimethoprim)/설파메톡사졸(sulfamethoxazole)	혈류 안의 약물은 이에 의해 섭취되어 이의 장에 있는 세균무리를 파괴한다.
이버멕틴(Ivermectin)–경구용 구충제, 이의 치료로 FDA 승인은 받지 못함	경구로 한 알을 7일 후에 반복한다. 어린 아동에서 약물이상반응을 일으킬 수 있다.
디메치콘(Dimeticone) 4% 액상 젤	무독성제품, 헹구기 전에 15분 동안 적용한다. 유럽에서는 널리 쓰이지만 미국에서는 아직 사용할 수 없다.

SOURCE: Data from Pariser, D. M., Meinking, T. L., Bell, M., & Ryan, W. G. (2012). Topical 0.5% Ivermectin lotion for treatment of head lice. New England Journal of Medicine, 367(18), 1687~1693; Burgess, I. F., Brunton, E. R., & Burgess, N. A. (2013). Single application of 4% dimeticone liquid gel versus two applications of 1% permethrin cream rinse for treatment of head louse infestation: A randomized controlled trial, BMC Dermatology, 13(5), http://www.biomedcentral.com/1471-5945/13/5; Feldmeier, H. (2014). Treatment of pediculosis capitus: A critical appraisal of the current literature, American Journal of Clinical Dermatology, 15(5), 401~412; Pontius, D. J. (2014). Demystifying pediculosis: School nurses taking the lead, Pediatric Nursing, 40(5), 226~235.

부 접촉 및 성적 접촉에 의해 전파되거나 시트나 수건과 같은 물건을 공유하여 접촉함으로써 전파된다. 전염은 보통 가정 안에서 이루어지며 특히 사람이 많이 있을 때 그리고 보육시설에서 이루어진다. 왜냐하면 진드기는 보통 피부 안으로 파고들어 가는데 적어도 45분이 걸리기 때문에, 일시적인 접촉은 감염을 유발하는 경우가 적다. 모든 연령과 모든 성별의 아동이 영향을 받는다. 진드기는 매우 작아서 이들을 보려면 현미경이 필요하다.

알을 품은 암컷 진드기는 알을 낳기 위해 표피의 바깥층(각질층) 안으로 침투하여, 잔해와 배설물의 흔적을 남긴다. 유충은 대략 3~4일 안에 부화하여 피부 표면으로 진행한다. 주기는 14일에서 17일 후에 반복된다. 진드기, 잔해 및 배설물에 대한 지연된 IV형 과민 반응은 감염 2~4주 이내에 발생한다. 그러나 재감염에 대한 반응은 24시간 이내에 발생할 수 있다.

증상은 여러 유형의 병변(구진, 누공 및 농포), 밤에 심해지는 심한 소양증이 있는 발진 및 초조함을 포함한다. 누공병변은 길이가 1cm에서 10cm인 선형의 가늘고 긴 회색이 도는 누공으로 나타나며 핀포인트 수포로 끝날 수 있다. 병변은 대개 손가락 사이, 볼기 사이 주름, 겨드랑이 주위, 손바닥, 손목, 팔꿈치, 안쪽 허벅지 및 허리에 위치한다. 2세 미만 아동의 경우 머리, 목, 얼굴, 손바닥, 발바닥뿐만 아니라 발등도 영향을 받을 수 있다. 누공은 종종 손과 발에 더 쉽게 보인다. 병변은 광범위한 아토피피부염처럼 보일 수 있다. 아동의 긁음 및 이차감염은 누공병변을 지울 수 있다. 2~20mm 크기의 결절은 때때로 죽은 진드기 항원과 배설물에 대한 육아종성 반응으로 발전하며 효과적인 치료 후 몇 주 동안 지속될 수 있다.

진단은 손상되지 않은 누공(burrow)에 대한 신체검사와 누공의 끝에 있는 피부 찰과표본의 현미경 검사로 확인한다. 활동적으로 움직이는 진드기, 배설물 덩어리, 알이나 서캐가 보일 수 있다.

치료는 5% 퍼메트린 로션과 같은 옴약을 얼굴을 제외한 온몸 전체에 손, 손가락, 발, 발가락, 손발톱 아래에 특별히 주의하여 적용하는 것을 수반한다. 5% 퍼메트린 로션의 적용은 따뜻한 비누와 물을 사용한 목욕이 선행되어야 한다. 로션을 바르기 전에는 피부를 반드시 식히고 건조시켜야 한다. 로션은 씻어내기 전에 적용한 자리에 8시간에서 48시간 정도 남아 있다. 2차 치료는 1주일 후에 사용된다. 밀접하게 접촉한 모든 사람, 가족 구성원 및 아동을 돌보는 담당자는 증상이 없더라도 동시에 치료받아야 한다. 경구용 항히스타민[예: 베나드릴(Benadryl), 아타락스(Atarax)]는 가려움을 경감시키는 것을 돕기 위해 처방될 수 있다. 항생제는 이차감염이 발생했을 때 필요할 수 있다. 가려움증을 포함한 증상이 치료 후 2주 이상 지속될 경우 부적절한 치료 또는 치료되지 않은 접촉으로 인한 재감염으로 인한 치료 실패가 발생할 수 있다. 경구용 이버메틴은 체중이 15kg 이상인 아동에게 FDA 승인을 받은 새로운 구충제 제품이지만, 이 약은 이차적 요법으로, 다른 치료가 성공하지 못할 때 사용된다.

간호과정

부모에게 옴약의 적절한 적용에 대한 교육을 한다. 약제가 피부에 8~48시간을 모두 채워서 유지하는 것의 중요성을 확실하게 이해하도록 한다. 아동이 손을 씻거나 손가락이나 엄지를 빠는 경우 손에 옴약을 재적용해야 한다. 손가락이나 엄지를 빠는 어린 아동은 손 위에 벙어리장갑이나 양말을 씌우면 옴약을 섭취하는 경우가 줄어들 것이다.

옴은 가까운 접촉에 의해 쉽게 전염된다는 것을 부모에게 조언한다. 아동이 사용한 모든 의복, 침구 및 베개잇(베개주머니)은 반드시 매일 교환하고, 뜨거운 물로 세척하고 뜨거운 건조기로 말려야 한다. 세척할 수 없는 장난감 및 다른 물건들은 비닐백에 5일에서 7일 동안 밀봉하여 놓는다.

모든 가정 내의 가족 구성원은 동시에 치료하여야 한다. 감염되지 않은 개인은 치료가 완료될 때까지 해당 아동과의 접촉을 피해야 한다. 접촉이 이루어졌다면 손을 잘 씻어야 한다. 부모에게 이차감염의 징후에 대해 알리고 효과적인 치료 후 가려움증과 결절이 몇 주 동안 지속될 수 있음을 알린다. 치료는 피부를 건조하게 하기 때문에 피부연화제의 사용을 권장한다.

옴은 이감염증처럼 아동과 가족을 당황스럽게 하거나 속상하게 할 수 있다. 그러므로 재발예방, 확산 및 치료방법에 대해 교육해야 한다.

여러 가지 피부 상태

출생점(모반)

아동은 다양한 출생점(birthmark)이나 피부계통에 영향을 미치는 선천적인 문제를 가지고 태어난다. 선천적 모반(nevi) 및 혈관성 출생점(birthmark)은 그 중 더 흔한 상태이다.

부모는 신생아에게 출생점이 있으면 매우 괴로워하는데, 특히 얼굴에 있고 흉해 보이는 경우에 그렇다. 부모에게 그들의 걱정과 감정을 논의하도록 격려한다. 왜냐하면 어떤 출생점은 자연적으로 개선되어 부모가 참도록 격려해야 하기 때문이다. 피부 병변을 치료하도록 압력을 받는 것보다 다른 가족 구성원 및 친구들과 출생점을 상의하여 도움을 얻을 수 있는 방법을 찾도록 돕는다.

혈관종양(혈관종)

혈관종양 혹은 혈관종(hemangioma)은 모든 신생아의 4%에서 5%에서 발생한다. 여성, 저체중아, 백인 영아, 다태아 출산의 경우에는 발병률이 높았다. 유전적 분석은 혈관내피 성장인자수용체와 관련된 유전자에서 돌연변이로 밝혀졌으며 어떤 경우에는 상염색체 우성유전 양상이 나타났다.

병태생리

혈관종은 돌연변이나 어떤 유형의 환경적 노출에 의해 유발될 수 있는 내피 같은 세포 증식의 결과로 알려져 있다. 이러한 종양은 급속한 성장을 겪으며 3개월까지는 전체 크기의 80%에 이르며 대부분의 성장은 5개월까지 완료된다. 이후에는 수년이 걸릴 수 있는 느린 퇴화(involution) 단계가 뒤따른다. 혈관종은 표재성, 심부 또는 표재성과 심부가 혼합되어 있을 수 있다. 여러 개의 혈관종이 발견되면 일부는 간과 같은 주요 기관에 있을 수 있다. 합병증은 기도, 눈 또는 외이도와 같이 생명에 영향을 주는 구조에 대한 급속한 성장과 압력 또는 방해로 야기된다.

임상적 징후

영아의 혈관종은 거의 보이지 않는 모세혈관확장증 또는 급속히 성장하여 밝은 적색 및 압축성을 띠기 시작하는 적색 반점으로 시작된다. 일부 병변은 빠른 성장으로 궤양을 일으킨다.

일부 혈관종은 국소화되어 있으며, 표면적이며, 이산되어 있고, 보통 타원형이나 둥글고 밝은 적색으로, 딸기 모양과 같이 나타난다. 심부혈관종은 청색 종양이 정상으로 나타나는 표피로 덮여 나타난다. 혼합된 혈관종은 표재성 종양과 심부 종양의 특징이 있다. 일부 병변은 넓은 해부학적 부위의 지형을 가진 분절형이고, 이들 병변은 합병증과 선천성 기형의 위험이 더 크게 관련되어 있다. 예를 들어, 턱수염 분포에 있는 혈관종은 기도에 압박을 유발할 가능성이 더 크다.

혈관종은 잡음(bruit)이나 떨림이 없다. 일부 아동은 여러 병변이 있다. 이러한 병변은 몸의 어느 곳에서나 나타나고, 빠른 성장 동안 최소한의 압축성을 가지며 퇴화와 함께 더욱 압박이 될 수 있다. 혈관 종양이 퇴화함에 따라 조직 위축, 주름, 모세혈관확장증, 저색소침착의 징후가 나타날 수 있다.

협력적 관리

협력적 간호의 목표는 혈관종을 조기에 인식하고, 영아의 잠재적 합병증을 평가하며, 최상의 외형을 가져올 임상적 치료를 제공하는 것에 초점을 맞춘다.

진단검사

초기 진단은 신체검사와 혈관 종양의 성장 모니터링에 의해 이루어진다. 척추를 덮는 것과 같은 분절성 혈관종에서 발생할 수 있는 선천적 기형에 대해 고려되어야 한다. 중요한 장기가 막힐 수 있거나 초음파, 컴퓨터단층촬영스캔 또는 자기공명영상이 수행될 수 있다.

임상치료

단순 혈관종은 치료 없이 모니터링만 한다. 급속성장 후 퇴화와 해결이 몇 년 동안 일어난다. 혈관종이 있는 부분 혹은 궤양, 출혈, 영구적 결함, 또는 주요 기관의 압박의 위험은 보통 치료를 위해 긴급하게 피부과 전문가에게 의뢰된다. 경구용 프로프라놀롤(propranolol) 치료는 현재 경구용 코르티코스테로이드 치료보다 효과가 높고 부작용이 적기 때문에 선호된다. 활력징후는 첫 번째 투약 전에 검사하고 첫 번째 투약 후 1시간에서 2시간 후에 검사한다. 아동은 1주일에 한 번 검사한 다음 매월 방문 시에 활력징후를 검사한다. 아동이 심혈관계, 호흡기계 또는 내분비계 상태를 가졌거나 주요 기관에 혈관종을 앓고 있는 경우 잠재적인 부작용으로 인해 초기 프로프라놀롤 투여를 위해 입원할 수 있다. 천식과 관련된 천명이 심해질 수 있으므로 영아가 천명음이나 심한 기침을 보이면 일시적으로 약물을 중단할 수 있다. 매번 방문마다 병변의 사진을 찍어 병변의 변화를 기록한다. 이차 및 삼차 요법에는 빈크리스틴(vincristine), 레이저 절제술, 인터페론 및 외과적 절제술이 포함된다.

펄스색소레이저치료는 퇴화 이후에 잔여 모세혈관확장증이 남아 있을 때의 혈관종이 사용될 수 있다. 빛 에너지의 파동은 빛의 파장을 흡수하고 가열하는 병변의 옥시헤모글로빈을 목표로 한다. 열은 병변의 혈관을 파열시킨다. 국소마취 및 눈보호가 제공되어야 한다. 혈관이 파열되면 적혈구가 방출되므로 병변은 1~2주 동안 어두워질 수 있다. 어두워진 곳은 붉은색으로 변하고 치료된 피부 표면은 결국 밝아진다. 좋지 않은 미용 결과가 예상된다면 궤양이 생긴 혈관종 조직의 수술적 제거가 고려될 수 있다.

간호과정

간호의 목표는 빠른 혈관종의 성장과 치료 기간 동안 가족을 지지하고, 영아의 외모와 잠재적인 합병증에 대한 감정적인 반응을 다루도록 돕는 것이다.

간호사정과 간호진단

혈관종의 분포를 사정하고 급속 성장기 동안 있을 수 있는 합병증의 가능성을 고려한다. 기도에 대한 압박과 관련된 궤양이나 협착음(stridor)과 같은 합병증에 대해 정기적 방문 시 아동을 모니터링한다.

아동의 외모에 대한 부모의 반응을 사정하고 아동의 외모변화에 대해 친구와 가족과의 관계를 어떻게 관리하고 있는지 사정한다. 방문마다 사진을 찍어 부모가 치료가 시작되고 난 후 개선에 대한 기록을 하도록 한다.

혈관종을 가진 영아에게 적용될 수 있는 간호진단의 예는 다음과 같다.

- 얼굴에 광범위한 혈관병변이 있는 영유아와 부모 역할 갈등
- 빠르게 성장하는 혈관병변의 존재와 관련된 피부통합성 장애
- 혈관종의 잠재적 궤양과 관련된 감염의 위험

계획과 수행

혈관병변의 유형과 성장이 가장 빠른 시기에 대해 부모에게 교육을 제공한다. 혈관종이 급속히 성장함에 따라 궤양의 가능성과 예상되는 징후를 부모에게 알린다. 궤양이 생기면 의료전문가에게 영아를 보일 수 있을 때까지 궤양된 피부를 감염으로부터 보호하고 덮어주기 위한 지침을 제공한다.

외래 환경에서 프로프라놀롤 약물치료를 시행할 경우 저혈압, 서맥, 부정맥과 같은 부작용을 감지하기 위해 첫 번째 투약에 지시대로 맥박과 혈압을 모니터링한다. 활력징후는 이후에 방문할 때마다 측정한다. 저혈당 예방을 위해 프로프라놀롤을 식사와 함께 또는 식사 후에 제공해야 한다고 부모에게 교육한다. 부모에게 밤에 한두 번씩 저혈당 예방을 위한 급식을 위해

아기를 깨울 필요성에 대해 알려준다. 혈당이 낮아지기 전에 영아에게 수유하는 것을 보거나 관찰해야 할 저혈당증의 징후에 대해 교육한다. 다른 부작용으로는 불안정한 수면, 차가운 사지 및 지연된 모세혈관충전 시간이 있다.

영아의 외모에 대해 지적하는 가족과 친구들의 이의를 설명할 때 경청한다. 부모가 이러한 개인에게 할 수 있는 가능한 응답에 대해 역할놀이를 한다. 애착을 높이기 위해 부모가 상호작용과 미소에 대한 반응과 같은 유아의 긍정적인 특성을 보도록 돕는다. 치료를 완료한 유사한 병변을 가진 다른 아동의 사진을 부모에게 보여준다. 외모의 개선이 점진적이지만 가능할 수도 있음을 입증하는 것은 유아의 현재 모습에 압도된 부모에게 용기를 준다. 치료가 진행되는 동안 기간을 두고 아동의 사진을 찍어서 개선이 되었을 때 부모에게 보여준다.

펄스색소치료로 아동의 외모가 변하는 것에 대해 부모를 준비시킨다. 초기 외모는 1~2주 동안 혈관종이 어두워질 것이며, 어두워진 곳은 붉게 변하고 최종적으로 밝아질 것이라고 설명한다. 치료 후 약간의 부기가 발생할 수 있으므로 첫날 동안 시간마다 10분 동안 얼음 팩을 사용하면 도움이 될 수 있다. 부모에게 치료된 피부 표면을 외상으로부터 보호하고 긁는 일을 방지하기 위해 영아의 손톱을 짧게 유지하도록 교육한다. 치료부위는 물로 씻고 두드려서 말린다. 부모에게 치료를 받은 후 6주 동안 햇빛에 노출되지 않도록 하고 나중에 SPF 30 자외선차단제를 사용하도록 가르쳐 준다.

평가

아동과 가족간호의 기대되는 다음과 같다.

- 부모는 영아와 밀접한 애착을 형성한다.
- 부모는 영아의 외모에 대한 지적에 대처한다.
- 혈관종 치료는 치료받은 피부에 추가적인 손상을 유발하지 않는다.

화상

화상(burn)은 1세에서 14세 사이의 아동의 상해사망의 상위 5가지 원인 중 하나이다. 5세 미만의 어린이가 가장 많은 화상을 입는다. 화재 및 화상은 아동의 의도하지 않은 신체손상의 주요 원인이며 가정에서 발생하는 손상과 관련된 주요 사망 원인이다.

화상의 네 가지 주요 유형은 열, 화학, 전기 및 방사성이다. 아동의 가장 흔한 화상인 열화상(thermal burns)은 화염이나 뜨거운 물에 데이거나 또는 노출되거나 뜨거운 물건(장작난로나 고데기)과 접촉하여 발생할 수 있다. 화학화상(chemical burns)은 아동이 부식제를 만지거나 섭취할 때 발생한다. 전기화상(electrical burns)은 근육, 기관 및 신경 및 혈관 경로를 통과하는 직류 또는 교류전류(전선, 전기기구 또는 고압전선)에 노출됨으로써 발생한다. 방사성 화상(radiation burns)은 방사성 물질 또는 햇빛에 노출된 결과 발생한다. 화상은 또한 아동학대 사례의 10%에서 발견된다.

병태생리

아동은 발단단계와 관련하여 다른 유형의 화상의 위험이 있다.

- 영아는 열화상으로 인한 손상이 가장 많음
- 유아는 열화상, 전기화상, 접촉화상, 환경 탐색과 관련된 화학화상
- 학령전기 아동은 끓는 기구나 뜨거운 기구(고데기, 오븐)에 닿아 가장 자주 손상을 입음
- 학령기 아동은 열화상(성냥과 불꽃놀이), 전기화상(고압 타워 올라가기, 나무타기, 전선 접촉) 및 호기심과 실험에의 관심과 관련된 화학화상(연소 실험)의 위험 존재
- 청소년은 열, 화학, 전기화상 뿐만 아니라 일광욕과 관련된 방사성 화상도 경험

화상의 깊이는 열적용의 온도와 지속시간 그리고 전달된 에너지를 분산시키는 조직의 능력에 달려 있다. 화상 직후 세포막이 변형되고 혈관작용호르몬이 방출되어 모세혈관 투과성을 증가시킨다. 손상된 진피를 통해 세포외액과 열이 손실된다. 수분 및 혈장이 간질 공간으로 이동하여 부종을 일으키고 혈관층의 순환 부피가 감소한다. 강한 혈관수축은 손상된 세포가 방출하는 물질에 반응하여 일어난다. 혈관수축으로 인한 조직허혈은 화상의 깊이를 증가시킬 수 있다. 모세혈관 통합성은 화상을 입은 후 18시간에서 36시간 동안 회복되지 않는다.

대사항진상태는 스트레스 반응으로부터 발생하며, 포도당, 지질 및 아미노산 대사의 심각한 변화가 화상손상 후 수개월 지속될 수 있다. 아동이 체온을 유지하고 치유를 시작하면 어린이의 대사 속도와 칼로리 요구량이 증가한다. 면역억제도 발생하여 감염의 위험이 증가한다.

임상적 징후

화상은 피부층으로 침투한 깊이로 분류되며 다른 깊이는 특정 임상적 징후가 있다. 화상 깊이는 부분층 또는 전층으로 정의할 수 있다. 손상된 조직을 재생 및 치료할 수 있는 부분층 화상은 1도 및 2도 화상을 포함한다. 손상된 조직을 재생할 수 없는 전층 화상은 3도 화상으로 알려져 있다(그림 20-3).

아동이 입안에 전기 플러그를 놓으면 입가에 깊은 화상이 생겨 조직의 괴사와 미용 문제가 발생한다. 중앙검정 영역은 회색-흰색 고리로 둘러싸여 있고 그 다음에 홍반성 고리가 있다. 가피(eschar)는 손상 후 약 1~2주 후에 형성되고 심각한 출혈을 일으킬 수 있다.

임상간호 시 주의점

60℃ 온도의 물에 불과 10초 동안 담근 후 영아 또는 어린 아동에게 전층 화상이 발생할 수 있다. 난방 온수기를 48℃로 설정하면 뜨거운 물에 의한 화상을 예방할 수 있다. 온수기를 더 높은 온도로 설정한 경우 뜨거운 물에 의한 화상을 입지 않도록 욕조에 아이를 두기 전에 손목으로 목욕물의 온도를 확인한다.

커피 및 기타 뜨거운 음료는 심각한 뜨거운 물에 의한 화상을 일으킬 정도로 높은 온도에서 제공된다. 뜨거운 음료를 마실 때 무릎 위에 아동을 앉히지 않는다. 전자레인지에 이유식을 가열하지 않는다. 동일하지 않게 가열되어 유아의 입안에 화상을 입힐 수 있다.

증등도 및 중증화상의 다른 임상적 양상은 임상적 양상 표에 포함되어 있다. 감염의 징후는 화농성 삼출물, 종창, 홍반, 상처 가장자리의 변색, 상처 주변의 손상되지 않은 피부의 통증을 포함한다.

협력적 관리

중등도 및 중증화상 치료의 목표는 최적의 기능, 최소한의 흉터 및 최소한의 심리적 충격으로 치유를 증진하는 것이다. 의료제공자의 팀이 중증화상을 입은 아동을 돌보는 일은 중요하다. 수동 및 능동 운동범위의 관절과 근육기능을 증진하기 위한 신체적인 치료 및 작업치료는 자가간호 기술만큼이나 중요하다. 석고붕대와 구축을 예방하고 흉터를 감소시키기 위해 필요할 수 있다. 아동 생활 전문가는 치료적 놀이활동을 통해 입원의 스트레스와 불안에 아동이 대처하도록 도울 수 있다.

진단검사

피부의 검사로 화상을 진단한다. 화상의 중증도와 범위는 임상적 치료를 안내하기 위해 중요하다. 감염이 흔하므로 항생제 치료를 처방하기 전에 정확한 미생물 및 감수성을 알아보기 위해 상처의 세균배양검사를 한다.

화상 중증도의 사정. 화상 중증도는 화상손상의 깊이, 영향을 받은 신체표면적(body surface area, BSA)의 비율 및 특정 신체 부위의 침범에 의해 결정된다. 다양한 연령대의 다양한 신체부위에 대한 BSA 분포를 이용한 런드-브라우드 차트(lund and browder chart)는 화상에 의해 영향을 받는 부위를 계산하는 데 사용된다(그림 20-4). 또는 아동의 손바닥으로 BSA를 사정하는데 이용할 수 있어 화상 크기를 빨리 예측할 수 있다. 손바닥 표면(손가락과 엄지 제외)은 1% BSA와 같다.

열손상의 범위의 재사정은 손상 후 손상의 실제 범위를 확인할 수 있을 때인 24시간에서 48시간에 수행된다. 특수 화상 센터에서 치료해야 하는 주요 화상(major burn)의 범주에는 다음이 포함된다.

- 10세 미만의 아동에서 10% 이상의 부분층 화상
- 손, 얼굴, 눈, 귀, 발, 생식기, 회음부 및 주요 관절의 피부를 침범한 화상
- 모든 크기의 전층 화상
- 화학적 화상
- 번개로 인한 손상을 포함한 전기화상
- 흡입 손상
- 사망의 위험을 증가시키거나 이환율이 증가될 위험을 증가시키는 다른 건강상태 또는 추가적 외상을 가진 아동의 화상
- 지역시설에 화상 아동을 돌볼 수 있는 자격을 갖춘 인력 및 장비가 없는 경우
- 아동학대가 의심되는 경우를 포함하여 아동의 특별한 사회적 및 감정적 혹은 장기간의 재활 지원이 필요한 경우

임상치료

초기 치료. 첫 번째 단계는 아동이 기도를 유지하고, 호흡을 하며 맥박이 있는지 확인한 후 모든 귀금속 및 옷을 제거하여 화상의 진행을 중지시킨다. 물로 적시거나 얼음은 화상의 과정을 멈추고 통증을 완화시키는 데 사용된다. 화학물질이 화상을 일으킨 경우 옷을 벗고 다량의 물 또는 적절한 중화제로 씻어낸다.

아동이 번개로 인한 화상을 입었을 때 호흡과 맥박이 없어도 즉시 소생술을 시작한다. 전기적 쇼크에 대한 영향이 되돌아올 수 있으므로 가능한 빨리 심폐소생술(CPR)을 시작하고 산소를 투여한다. 아동이 맥박과 호흡이 있는 경우, 아동이 공중으로 던져지고 땅으로 떨어질 때 입은 둔상(blunt trauma)과 관련된 추가 손상을 사정한다. 아동이 안정화되면 전기화상과 관련하여 들어온 곳과 나간 곳의 부상을 사정하여 치료한다.

파상풍 예방백신 접종은 마지막 접종 이후 5년 이상이 지났거나, 아동이 전체 예방접종이 완료되지 않았을 때 투여한다.

주요 화상의 치료. 치료는 화상으로 인한 수분손실을 줄이고, 감염을 예방하고, 통증을 조절하며, 영양을 촉진시키고 모든 생존 가능한 화상 입은 조직을 구조하는데 초점을 맞춘다.

수분 대체는 주요 화상의 경우에 심혈관계와 신장계를 유지하고 저혈량성 쇼크를 예방하기 위해 필수적이다. 수분은 화상 후에 곧 혈관내강에서 간질 공간(제3의 공간)으로 이동하고 저혈량상 쇼크를 일으킬 수 있다. 손상 이후 첫 24시간 동안 수분 대체는 아동의 체중, 영향을 받은 BSA, 정상유지 요구로 계산된 수분량 조성을 토대로 한다. Parkland 공식과 Galveston 공식은 수분요구량을 계산하는데 사용되는 두 가지 예이다.

그림으로 보는 병태생리 **화상의 분류**

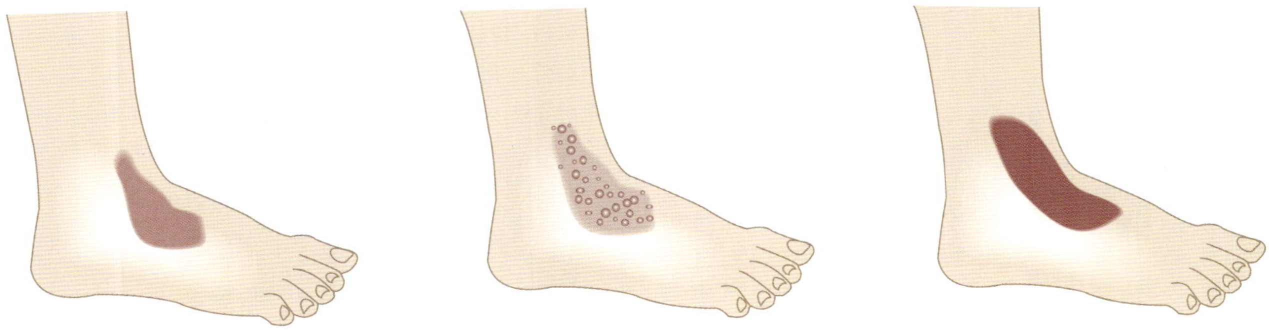

표재성 부분층(1도)
손상은 피부바깥층에만 있음. 화상은 통증이 있고 빨갛다. 며칠 안에 치유된다(예: 일광화상).

부분층(2도)
표피와 진피의 위쪽을 포함한다. 땀샘과 피지선(피루기름샘)은 제외될 수 있다. 10~14일 안에 치유된다.

전층(3도)
표피와 진피 전부를 포함한다. 기저조직까지 포함할 수도 있다. 신경종말은 보통 파괴된다. 피부이식이 요구된다.

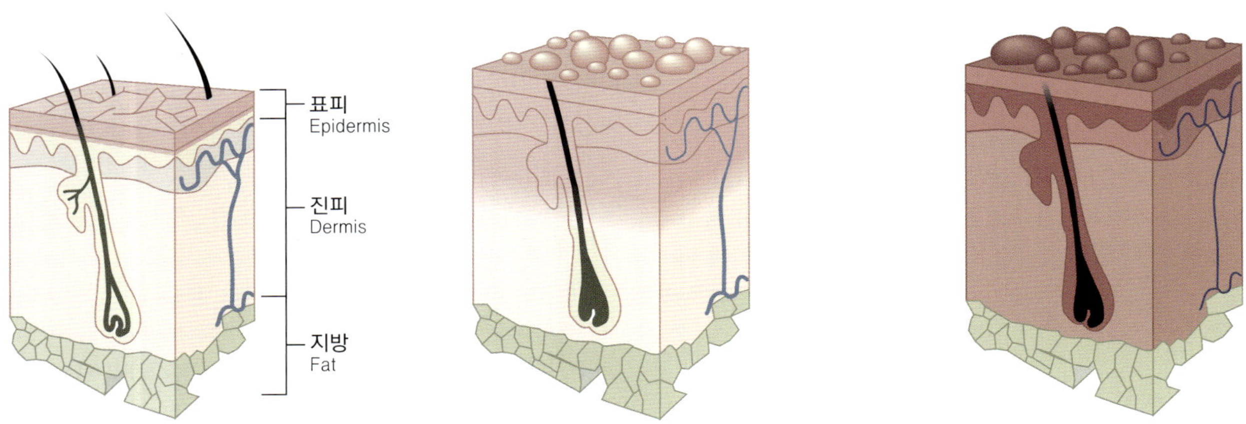

홍반, 압력에 창백하게 변함, 수포 없음, 미성숙 세포가 죽음으로 인해 며칠 후 피부가 벗겨진다,

잔수포나 대수포, 홍반, 압력에 창백하게 변함, 찬바람에 통증 및 민감함, 최소 흉터가 형성된다.

피부는 갈색, 검은색, 진한 빨간색, 회색에서 흰색, 밀랍 같거나 반투명, 보통 통증은 없으며 부상 부위는 가라앉을 수 있다.

그림 20-3
열화상의 깊이에 의한 화상의 특징

- Parkland 공식: 4mL × 몸무게(kg) × 화상을 입은 총 체표면의 비율(퍼센트) = 총 24시간 수분요구량(mL). 이 공식으로 계산된 수분의 양에 유지수액을 더해야 한다.
- Shriners 화상병원–Galveston 공식: 5,000mL/m^2 화상을 입은 부위 + 2,000mL/m^2 총 BSA = 총 24시간 수분요구량(mL)

링거 락테이트 용액이나 생리식염수 용액이 선호되는 수액이다. 24시간의 기간을 위해 계산한 총 양의 절반을 첫 8시간 동안 주입하는데, 응급실에 도착한 시간이 아닌, 화상 발생 시간부터 시작하고 남은 양은 다음 16시간에 걸쳐 동일하게 나눠 주입한다. 소변량은 종말 기관 관류를 모니터링 하기 위해 사용한다. 몸무게가 30kg 미만의 아동의 소변량이 1mL/kg/hr에 도달할 때 수액소생(fluid resuscitation)을 마치고 수액 속도를 감소시킨다. 화상을 입은 피부를 통해 열이 급속도로 손실되기 때문에 아동의 체온을 유지하는 데에도 초점을 맞춘다.

높은 대사율 때문에 체온이 38.0°C로 증가하는 것이 예상되지만 이것이 항상 감염의 징후는 아니다. 낮은 체온은 패혈증의 가능성이 있는 징후이거나 체온 유지를 위해 생리학적 보존물을 소진했을 가능성으로 우려된다.

심각한 화상은 대사항진상태를 유발한다. 프로프라놀롤, 옥산드롤론 및 인슐린과 같은 약물은 대사항진상태를 조절하는

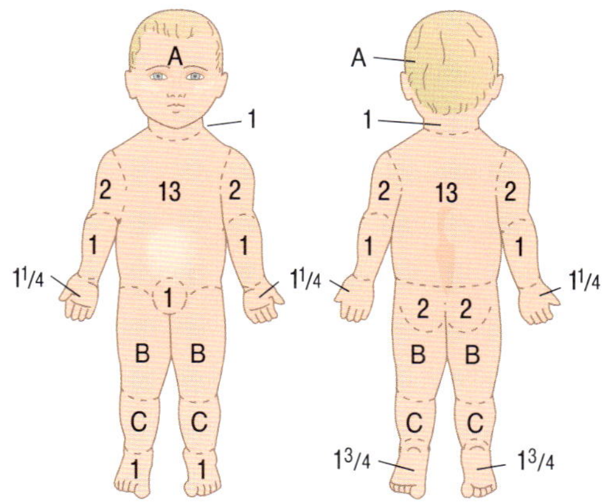

성장에 따라 영향을 받는 부위의 상대적 비율

부위	나이					
	0	1	5	10	11	성인
A = 머리의 ½	9½	8½	6½	5½	4½	3½
B = 한쪽 대퇴부의 ½	2¾	3¼	4	4½	4½	4¾
C = 한쪽 아래다리의 ½	2½	2½	2¾	3	3¼	3½

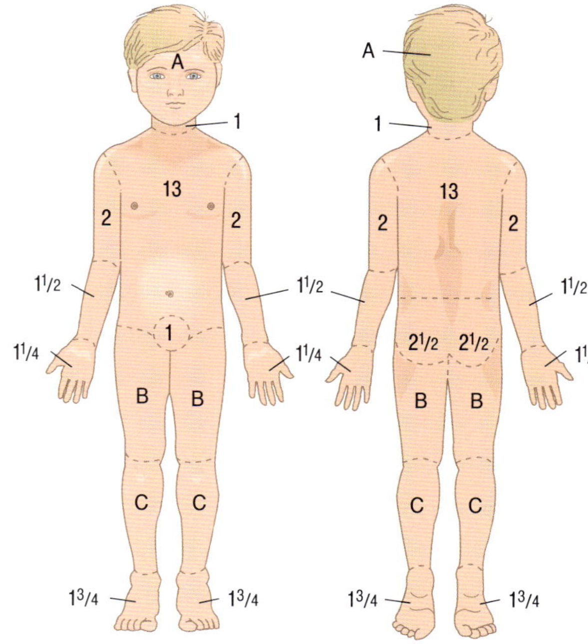

그림 20-4
아동의 화상에서 신체표면적의 비율을 결정하기 위한 lund and browder chart

것을 돕는다. 지속적인 위관영양은 증가된 칼로리와 추가적인 단백질을 위한 아동의 영양요구를 보조하기 위해 종종 화상 후 6시간 이내에 시작된다. 이러한 위관영양은 상처치유와 손상에 대한 신체의 스트레스 반응을 돕는다. 추가적인 비타민과 미네랄은 상처치유를 향상시키기 위해 처방된다.

24시간 내내 그리고 모든 시술에 정맥 내 마약성 진통제로 적극적인 통증관리가 필요하다. 화상은 감정적으로 크게 더해져 통증의 인식을 증가시킨다. 시메티딘이나 다른 H_2 차단제는 화상 스트레스성 궤양을 예방하기 위해 처방될 수 있다.

신체의 특정 부위에 화상이 침범했을 때 특별한 고려가 필요하다.

- 심부 부분층 및 전층 화상은 심한 화상 부위 위로 형성되고 탄력성은 없는 거친 가죽느낌의 딱지인 가피를 발생시킨다. 화상이 가슴 또는 사지 주위를 완전히 둘러싸는 원주(circumferential)인 경우 부종과 가피로 인해 혈류가 제한될 수 있어 순환장애 및 조직 저산소증을 유발할 수 있다. 말초순환을 회복시키기 위해서 가피절개술(escharotomy)이 필요할 수 있다.
- 안면화상은 보통 심각한 부종을 발생시킨다. 간호는 기도개방성의 확보가 반드시 이루어져야 한다. 안과의사는 눈에 화상을 입으면 협진하여 손상을 사정하고 치료제를 처방해야 한다. 입술에 화상을 입으면 영아가 빠는 기능을 하지 않을 수 있다.
- 손의 화상은 기능을 유지하기 위한 주의 깊은 관리가 필요하다. 특수한 석고붕대 및 신체요법이 보통 필요하다.
- 회음부 화상은 대소변으로 자주 오염되기 때문에 감염의 위험이 높다. 드레싱 교환을 자주 하는 것이 필요하다. 소변카테터가 보통 삽입되지만 수화상태가 되면 제거하는 것이 요로감염의 위험을 최소화하는 것이 안정적이다.

상처관리. 화상 상처간호는 여러 가지 목표가 있다. (1) 괴사조직을 제거하고 빠른 상처의 괴사조직 제거, (2) 습윤한 상처상태와 적절한 순환의 유지, (3) 체온과 수분의 보존, (4) 감염으로부터 상처 보호, (5) 흉터가 생기는 것을 조절하고 흉터경축을 예방하는 것이다. 이러한 목표를 달성하기 위해 여러 가지 치료요법이 사용된다.

아동이 광범위한 화상을 입었을 때, 전신을 목욕시켜 괴사조직 제거(debridement)를 시작한다. 진정, 통증관리, 마취지원은 괴사조직 제거 시간 동안 주로 사용된다. 괴사조직 제거 후 상처관리를 위해 여러 가지 선택을 한다.

부분층 손상을 위한 전통적인 화상간호는 초기 세척 후에은 설파다이아진(silver sulfadiazine, Silvadene), 마페나이드 아세트산염(mafenide acetate, Ulfamylon)과 같은 항생제의 적용을 포함한다. 드레싱은 화상부위를 덮기 위해 추가되고 매일 한 번이나 두 번 교환해야 한다.

은으로 된 항균드레싱(예: Aquacel, Acticoat)은 항균작용을 위해 은의 지속 방출 전달을 제공한다. 또한 이 드레싱은 상처에서 나온 삼출물을 흡수하며 며칠 동안 그대로 둘 수 있다. 드레싱을 제거하면 가피층의 괴사조직 제거도 될 수 있다. 이러한 드레싱 교환은 대체로 고통스럽기 때문에 통증관리가 필요하다.

수치료(월풀) 목욕은 가피제거 전에 광범위한 상처를 씻어내고, 혈관확장 및 순환을 증가시키고 빠른 회복을 위해 사용될 수 있다. 수치료와 가피제거는 감염의 위험을 줄이기 위해 욕조보다는 샤워를 하면서 수행할 수 있다. 물은 삼출물, 국소약물, 죽은 조직을 풀어준다. 피부에 부착하는 드레싱 또한 잘 떨어지도록 돕기 위해 물에 담글 수 있다. 새로운 상피세포를 보호하기 위해 부드럽게 씻을 필요가 있다. 육아조직은 매일 가피를 제거한 결과로 형성된다. 표재성 부분층 화상은 3주 안에 재상피화 된다.

피부이식은 심부 부분층 화상과 전층 화상에서 필요하다. 보통 생물학적 드레싱(예: Integra나 Biobrane) 혹은 동종피부이식(allograft)은 자가피부이식(autograft)을 할 수 있을 때까지 심부화상을 덮기 위해 사용된다. 생물학적 드레싱은 주름이 없는 가피가 제거된 상처 위에 위치시켜 의료용 스테이플러나 접착스트립으로 부착한다. 생물학적 드레싱이나 동종피부이식은 감염위험 및 통증을 감소시키고, 염증을 줄이고 수분손실이 일어나지 않도록 보호하며 혈관재형성을 촉진하는데 효과적이다. 자가피부이식은 상처를 건강하고, 출혈이 있는 조직을 드러내기 위해 수술실 안에서 가피제거를 한 후 이식한다. 기증자 부위는 새로운 상처이며, 통증을 일으키고 감염의 징후를 면밀하게 모니터링하는 것이 요구된다.

진공보조 상처봉합(vacuum-assisted wound closure). 음압상처치료는 종종 부분층 화상, 이식부위 및 기타 복합상처의 관리에 사용되며, 진공을 만들어내는 펌프, 상처를 감싸고 밀봉하는데 사용하는 드레싱 물품, 상처부위에서 액체제거를 위한 관 및 흡인(suction)에 의해 상처에서 제거되는 노폐물을 모으기 위한 용기/금속용기로 구성되어 있다. 일단 화상 부위의 가피가 제거되면, 폼드레싱은 장치가 부착되기 전에 접착제로 적용되고 밀봉된다. 상처 표면 위의 진공은 액체를 뽑아내고, 혈액 관류를 증가시키고, 박테리아의 집락을 감소시키고, 상처 가장자리를 빨아들여 치유를 가속화시킨다. 이 장치를 사용하면 출혈과 감염 여부를 모니터링 해야 한다.

재활기간 동안, 비후흉터 및 구축의 발생을 줄이기 위해 압박의복(예: Jobst)이 사용된다. 이러한 의복은 흉터의 성숙시간을 단축하고 흉터의 두께를 줄이기 위해 6개월에서 8개월간 23시간을 착용한다.

중증 화상으로 심각한 이환이 발생할 수 있다. 자가피부이식과 압박의복을 사용함에도 불구하고 심각한 흉터가 발생할 수 있고 구축과 기능 상실도 일어날 수 있다. 주요 화상을 입은 아동의 경우 포괄적인 후속 조치가 필요하며 때때로 화상구축에서 벗어나고 흉터 교정을 위한 새로운 이식 또는 성형수술을 수행하는 수술을 위해 반복적인 입원이 필요할 수 있다.

간호과정

간호의 목표는 화상의 예방, 아동의 상태와 화상의 주의 깊은 사정과 모니터링, 통증관리, 아동과 가족의 심리적 지지, 화상의 치료 및 합병증의 예방을 포함한다.

간호사정과 간호진단

응급상황 사정

간호사정은 먼저 즉각적인 간호가 필요한 생명을 위협하는 손상의 가능성에 중점을 둔다. 특히 연기흡입의 징후나 얼굴과 목에 화상을 입을 때 기도의 사정이 필요하다. 손상의 기전에 화상의 중증도를 악화시키는 낙상이나 폭발이 포함된 경우 다른 잠재적 손상을 식별하는 것이 중요하다. 호흡곤란 및 잠재적 출혈 원인을 확인한다. 약한 사상맥, 빈맥 그리고 창백(pallor)은 조기 쇼크의 중요한 징후로 내부 손상에 대한 단서를 제공할 수 있다.

과거력

화상의 유형(예: 열, 전기, 화학) 및 완전한 과거력에 대한 정보를 얻는다. 화상 과거력을 조사할 때는 손상의 유형과 시간, 손상이 일어난 시간에 있었던 사람들, 적용된 응급처치, 기타 비정상적인 상해 또는 응급실 방문 기록을 신중하게 기록한다. 화상을 예방할 수 있었다면, 부모는 죄책감에 감정적인 스트레스를 받을 수 있다. 부모에게 손상에 대해 질문할 때 비난을 하지 않도록 주의한다. 과거력이 화상과 일치하지 않으면 아동학대의 징후에 유의한다. 아동방치는 적절히 감독되지 않은 아동의 화상에 영향을 미칠 수 있다.

신체 사정

화상의 범위를 사정한다. 활력징후 및 통증 정도를 자주 모니터링한다. 처음 24시간에는 저혈량의 징후를 확인하거나, 모세혈관 통합성이 회복되면 체액과부하(폐부종)를 확인하기 위해 아동의 순환 및 호흡상태를 모니터링한다. 요도 카테터는 일반적으로 수액량 투여를 안내하는 소변 배출량을 모니터링하기 위해 삽입된다.

임상간호 시 주의점

아동학대의 징후로는 장갑 및 스타킹 화상, 여분의 굴근 표면(예: 회음부 또는 무릎 부위)의 화상, 담뱃재 또는 다리미와의 접촉화상 또는 뜨거운 쇠살대와의 접촉으로 인한 얼룩말 화상선 등이 있다. 이러한 화상을 기록하게 위해 주로 사진을 찍는다.

임상결과 및 아동의 상태 변화에 따라 시스템에 맞는 사정에 따라 매 교대 시작 시 머리부터 발끝까지 사정을 수행한다. 예를 들어, 화상 입은 사지에서 부종, 가피 및 원위부 맥박을 자주 사정하여 말초순환을 모니터링한다. 전해질은 물론 아동의 섭취량과 배출량을 주의 깊게 모니터링한다. 영양섭취가 부적절한 경우 대사항진 상태로 인해 체중감소가 일어날 수 있으므로 매일 아동의 체중을 측정한다. 화농성 배액 및 부종성, 적색 또는 변색된 상처 가장자리와 같은 감염의 징후에 주의를 기울인다.

심리사회적 사정

외모에 대한 아동의 우려와 입원의 스트레스를 평가한다. 아동에게 화상에 대한 기억이나 악몽이 있는지 확인하여 필요에 따라 심리적 지지를 제공할 수 있다. 아동을 간호하는 동안 해결해야 할 가족 스트레스 요인이 있는지 확인한다.

주요 화상을 입은 아동의 공통의 간호진단은 첨부된 '간호관리계획'을 포함한다. 주요 화상을 입은 아동의 추가적인 간호진단은 다음과 같다.

- 대사율 증가 및 손상과 관련된 고체온
- 말초와 원주형 화상에서 사지로 향하는 혈류의 물리적인 감소(부종)와 관련된 체액 불균형의 위험
- 화상과 흉터와 관련된 신체상 혼란
- 상황위기(situational crisis) 및 죽음과 결함의 위협과 관련된 불안

계획과 수행

간호는 화상간호를 수행하고, 치유를 증진시키고, 합병증을 예방하고, 정서적 지지를 제공하는 것에 중점을 둔다. 간호는 드레싱 교환, 수(水)치료, 항생제치료, 수분과 영양관리, 진통제 제공, 신체요법, 놀이요법 및 가능하다면 피부이식을 포함한다. 화상간호의 중요한 면은 간호관리계획을 참조한다.

편안함의 증진

아동의 통증을 자주 평가하고 관리한다. 초기 가피제거 시 가능한 한 빨리 통증관리와 진정작용을 시작하여 아동에게 스트레스를 줄인다. 아동은 다른 통증이 잘 관리되지 않을 때 시술 시에 더 큰 통증을 느낄 수 있다. 아동이 통증보다는 즐거운 활동에 집중할 수 있도록 전환을 제공한다.

임상간호 시 주의점

화상이 원주(circumferential)형인 경우 청색증, 심부조직 통증 및 모세혈관 재충전 시간이 증가하는지를 사정하고 원주형 화상 방향의 원위부 맥박이 감소하는지를 사정한다. 이러한 징후를 발견하면 즉시 의사에게 알린다.

체온상승의 기간 동안 아동의 편안함을 증진시키기 위해 화상을 덮어서 유지하여 통증을 줄여준다. 실내 온도를 편안한 수준으로 유지한다. 아동이 땀을 많이 흘리면 필요에 따라 침대 시트를 교체한다.

수분 및 영양 지원

수분은 처음 24시간 동안 소생을 위해 처방된 비율로 투여한 다음 처방된 대로 조정해야 한다. 광범위한 화상을 입은 어린이에게는 아동이 충분한 양을 섭취할 수 있을 때까지 장관영양이 필요할 수 있다. 아동이 먹을 수 있게 되면, 단백질과 칼로리가 많은 식단을 제공한다. 아동이 좋아하는 음식을 확인하고 아동이 좋아하는 음식을 가져오도록 권장한다. 매일 자주 소비하는 칼로리를 늘리기 위해 적게 자주 식사를 제공한다.

상처간호

화상부위는 종종 월풀 욕조 또는 샤워 시설에서 화학효소를 사용하여 가피제거 및 세척을 한다. 어떤 경우에는 항균제/항균제 드레싱이 적용된다. 국소 약물은 종종 드레싱과 함께 사용된다. 각 드레싱 교환 시 상처는 외관, 삼출물, 냄새, 주변조직의 출현 및 육아조직의 존재를 사정해야 한다.

또는 반투과성 상처막을 가피제거된 표재성 부분층 화상에 적용할 수 있다. 이 막은 화상 입은 조직을 외상으로부터 보호하고, 수분손실을 방지하며, 치유를 위한 습윤한 환경을 조성하고, 박테리아에 물리적 장벽을 제공한다. 화상 상처가 깊어질 수 있으므로 투명막 아래의 화상의 감염을 조심스럽게 관찰한다. 화상이 치유되면 상처막이 느슨해져서 잘라낼 수 있다.

동종피부이식이나 자가피부이식은 이식을 위해 화상조직을 준비하는 가피제거 이후 수술실에서 이루어질 수 있다. 이식 절차에 따라, 진공보조상처봉합 장치를 이식 부위에 사용하여 치유를 위한 습윤한 환경을 유지할 수 있다. 기증자 부위는 별도의 상처로 다룬다. 부목은 관절 위의 피부가 화상을 입었을 때 치유를 촉진하기 위해 필요할 수 있다. 아동은 혈관 공급이 있을 때까지 이식편을 보호하기 위해 자가피부이식 후 며칠 동안 침상안정을 할 수 있다.

정서적 지지

화상이 있는 아동은 신체와 자아상에 심한 모욕을 받는다. 결함과 흉터와 관련된 두려움과 불안은 특히 청소년들에게 공통된다. 손상의 충격과 고통은 스트레스를 증가시키므로 의료진의 도움을 받도록 한다.

심리적 지원은 아동의 회복에 필수적이다. 간호사의 진실한 관심과 관심사에 대한 태도는 필수적이다. 아동은 자주 자신의 주변으로 향하게 하고 가능한 절차를 충분히 준비해야 한다. 건강관리제공자의 연속성은 자녀와 가족과의 신뢰 관계 및 파

트너십을 발전시키는 데 중요하다. 아동과 부모가 우려를 표현하고 우려에 대한 이해와 지지를 보여주도록 격려한다. 자녀와 가족이 필요한 서비스를 받을 수 있도록 사회복지사, 목사, 아동 생활 전문가에게 적절하게 의뢰한다.

치료적 놀이는 처음에는 관찰만 할 수 있다고 하더라도 아동에게 권장한다. 치료적 놀이는 화상이 있는 아동을 위한 몇 가지 목적을 가진다.

- 그것은 좌절감, 독립성, 창의성을 위한 출구를 제공한다.
- 운동 범위에 도전하는 활동을 촉진한다.
- 아동의 일상생활을 정상화한다.
- 다른 아동이 날마다 진전하는 것을 보는 아동을 격려한다.

가족은 정서적 스트레스의 위험이 있다. 가족에게는 정보가 필요하고 자주 업데이트해 주어야 한다. 이러한 것이 가족과 의료팀 간의 신뢰를 촉진한다. 손상반응으로 아동의 몸에 부종과 변화가 예상된다고 경고한다. 부모는 종종 자녀의 손상에 대해 죄책감을 느낀다. 부모가 과거의 행동보다는 회복에 집중할 수 있도록 도와주는 것이 중요하다. 일반적으로 불안은 화상의 중증도와 아동의 상태에 대한 지식의 부족으로 발생하는데, 특히 화상간호의 초기 단계와 중환자실 입원으로 발생한다. 부모에게 자녀의 간호, 드레싱 교환 방법, 감염 및 탈수의 사정, 그리고 아동의 회복을 돕기 위한 관절가동범위 운동 수행을 교육한다.

합병증 예방

의료팀은 감염, 패혈증, 폐렴 및 신부전뿐만 아니라 화상 입은 부위의 비가역적인 기능상실과 같은 합병증을 예방하기 위하여 일한다. 표준지침은 아동의 감염 위험을 줄이기 위해 종종 사용된다. 확인된 감염은 패혈증과 폐렴의 위험을 줄이기 위해 조기에 치료하는 것이 필요하다.

자가피부이식과 상관없이 심각한 흉터와 구축 및 기능상실이 발생할 수 있다.

퇴원계획과 가정간호 교육

가정간호 요구는 퇴원에 앞서 미리 확인하고 고심해야 한다. 철저한 재사정은 아동의 퇴원과 관련된 가족의 요구를 확인하는 데 필수적이다. 퇴원계획에는 부모에게 영양 및 식이요구, 가정에서의 안전, 화상부위 보호, 상처간호, 감염 징후 및 취해야 할 조치, 압박의복의 사용, 구축을 방지하기 위한 관절가동범위 운동 등을 안내하는 것이 포함될 수 있다.

부모가 화상을 입은 아동을 간호하는 방법을 배우고 있을 때 부모에게 지지와 격려를 한다. 많은 화상센터는 화상드레싱 교환 요구의 빈도를 줄이는 화상드레싱(예: 은-함유 드레싱)을 사용한다. 드레싱 교환은 종종 감염의 위험을 줄이고 절차 중에 효과적인 통증관리를 제공하기 위해 클리닉 환경 또는 진정실에서 이루어진다. 부모가 드레싱 교환을 제공하는 경우 진통제를 제공하고 드레싱 교환하기 전 진통제를 언제 제공해야 하는지 지침을 준다. 드레싱 교환에 대한 구체적인 지침은 부모와 의료팀원이 동일한 초점을 맞출 수 있도록 윤곽을 잡아야 한다. 부모는 먼저 수행되는 간호를 관찰하고 능숙할 때까지 반복적인 시범을 제공해야 한다.

지역사회 간호

화상을 입은 아동을 돌보는 데는 장기적인 치료와 재활이 필요하다. 클리닉의 간호사와 가정간호 환경은 병원에서 제공되는 간호를 지속한다. 장기적 간호는 일반적으로 가정에서 이루어지며 의료 전문가가 자주 방문한다. 많은 화상센터에서는 필요한 드레싱 교환 빈도를 줄이기 위해 은이 함유된 화상드레싱을 사용한다. 퇴원 후에는 드레싱 교환을 위해 주 2~3회 화상 클리닉을 방문해야 한다. 손상의 범위와 가피제거의 요구에 따라 진정이 필요할 수 있다. 부모가 클리닉에 도착하기 전에 진통제를 주어야 아동이 좋은 통증관리를 받을 수 있다.

광범위한 화상이 있는 아동이나 기능을 제한할 수 있는 흉터가 생기는 곳에 화상이 있는 아동은 종종 압박의복을 착용해야 하며, 얼굴에 화상이 발생한 경우 얼굴 마스크를 착용해야 한다. 의복은 목욕 및 세탁을 위해서만 벗는다. 압박의복은 아동의 자아상에 위협이 될 수 있지만 흉터를 줄이는 중요한 방법이다. 가족이 특수한 의복과 가면에 대한 필요성과 그들을 세척하고 돌보는 방법을 이해하도록 돕는다.

자가-간호기술을 수행하고 구축을 방지하기 위해 힘과 손의 기능을 회복하기 위해서 물리치료와 작업치료를 지속하는 것이 종종 필요하다. 건강이 허락할 때 학교에 돌아오는 것과 같이 가능한 한 빨리 일상생활로 복귀하는 것이 중요하다. 어떤 아동은 가정교사가 있으며, 잠시 동안 학교활동에 컴퓨터 연결로 감염에 대한 노출을 줄이면서도 학습 기회는 보장한다.

학교 재입학은 트라우마가 될 수 있는데, 특히 나이 많은 아동 및 청소년은 배제의 공포, 자존감의 저하, 손상된 신체상 때문이다. 간호사, 사회복지사 또는 아동 생활 전문가는 화상을 입은 아동이 학교로 돌아가기 전에 아동의 학교를 부모와 동반 방문하여 아동의 사진, 압박의류 또는 기타 품목을 반 친구들에게 알려주고 아동의 화상에 관한 감정을 탐색

임상적 조언

수분을 공급하는 크림은 화상 치료 후에 잔여 건조를 완화하기 위해 사용할 수 있다. 치유된 피부는 햇빛에 매우 민감하므로 그 부위에 햇빛 보호용 옷을 입히거나 자외선차단제를 사용하도록 한다. 자외선차단제를 사용하면 화상 치유 후 과색소침착을 예방하는 데도 도움이 된다.

할 수 있다. 여러 지역사회는 화상을 입은 가족 및 아동을 위한 지지그룹을 제공하고 이 그룹에 의뢰하는 것이 유익할 수 있다.

화상 예방을 위한 예는 다음과 같다.

- 뜨거운 물 가열기의 적절한 온도를 설정한다.
- 스토브에서 뒤쪽 버너 사용. 냄비의 손잡이를 벽쪽으로 돌리고 뜨거운 액체를 담은 그릇은 유아의 손이 닿지 않는 곳에 보관한다.
- 뜨거운 음료나 국물을 먹을 때 영유아를 무릎에 앉히지 않는다.
- 성냥, 라이터, 가연성 물질은 아동에게서 멀리 보관한다.
- 연기감지기를 설치하고 매년 배터리를 교체한다.

청소년 및 부모에게 응급처치 교육을 제공하여 아동 또는 다른 가족 구성원이 손상을 입었을 때 적절한 치료를 제공할 수 있다.

평가

간호의 기대되는 결과는 다음을 포함한다.

- 아동은 손상과 드레싱 교환에 효과적인 통증관리가 된다.
- 화상을 입은 아동의 저혈량증 및 저혈량증 이후 정맥 내 수액관리로 인한 수분과부하를 예방한다.
- 아동은 적절한 상처관리를 받아 감염을 예방한다.

가벼운 화상의 관리

가벼운 화상을 입은 많은 아동은 응급실 또는 병원에 처음 방문한 후 집에서 돌볼 수 있다. 작은 부위를 덮는 표재성 화상에는 찬물에 담그기(moist soak) 혹은 얼음을 사용하여 화상과정을 멈추고 통증을 완화시킨다. 손상되지 않은 수포는 자연적이고, 통증이 없는 멸균 드레싱을 제공한다.

열린 수포는 절제하고, 항생제 약물을 얇게(예: 은 설파디아지닌, silver sulfadiazine) 화상 부위 위에 도포한다. 이 약을 눈이나 입에 가깝게 적용하지 않는다. 바시트라신(Bacitracin)은 종종 안면화상에 사용된다. 그런 다음 1층 또는 2층의 거즈로 화상을 덮어둔다. 마약성 진통제(opioid)가 함유된 아세트아미노펜(Acetaminophen)은 가정에서 화상드레싱 교환을 위해 처방할 수 있다. 화상드레싱은 하루에 1~2회 교체해야 한다. 이것은 화상을 깨끗하게 하고 항생제를 다시 적용하는 것과 관련된다.

손상된 피부를 통한 체액의 손실을 보충하기 위해 아동의 수분섭취를 증가시키는 것에 대해 부모를 교육한다. 고칼로리, 고단백 식이요법은 치유의 증가된 영양요구를 충족시키는 데 필요하다. 감염은 흔한 합병증이다. 아동의 치료를 시작한 후 경과 모니터링은 48시간 이내에 해야 한다.

일광화상

일광화상(sunburn)은 과도한 자외선 노출이나 광독성(phototoxic) 약물(여드름 약, 설폰아미드, 테트라사이클린, NSAIDs, 경구용피임약)을 복용한 후 햇빛 노출로 야기되는 피부 바깥층의 화상이다. 어린 아동은 유해한 자외선으로부터 피부를 보호하기 위한 멜라닌이 적다. 일생 중 절반 이상의 태양 노출이 18세 이전에 일어난다. 강한 반복된 일광화상과 태닝을 목적으로 하는 자외선에 대한 만성적 과다노출을 포함하는 유년기 햇빛 노출 과거력은 미래의 세 가지 유형의 피부암(기저세포, 편평세포 및 흑색종)의 발달과 밀접하게 관련된다.

홍반, 통증, 피부압통, 수포 및 가려움은 보통 자외선 B(ultraviolet B, UVB)에 노출 이후 3~5시간 사이에 발생한다. UVA 광선은 피부 깊숙이 침투한다. 혈관확장 및 혈관투과성의 증가로 인해 조직에 액체가 유출되고(부종, 소수포 및 대수포) 백혈구가 손상된 피부로 이동한다. 홍반은 12~24시간 사이에 최고조가 되며 72시간 이후에 진정된다. 전신적 불편함에는 피부의 압통, 피로, 두통 및 빠른 열 손실로 인한 냉감 때문에 일어나는 권태감, 수면부족 등을 포함한다.

가족과의 협력 | 가벼운 화상 간호

- 차가운 흐르는 물 아래에 화상을 두어 연소과정을 멈추고 통증의 감소를 돕는다. 얼음은 손상된 피부에 더 많은 손상을 줄 수 있으므로 사용하지 않는다.
- 화상을 입은 부위로부터 의류 및 장신구를 제거한다.
- 상처 안으로 세균이 들어올 수 있기 때문에 화상 부위에 버터나 마가린을 사용하지 않는다.
- 알로에베라 식물의 잎에서 유래한 젤의 국소적용은 치유를 촉진하는 데 도움이 될 수 있다.
- 화상 부위에 바시트라신(bacitracin)과 같은 국소항생제를 적용한 후 몇 겹의 거즈로 덮는다. 그 부위를 깨끗하고 건조하게 유지한다.
- 깨끗하게 하고 드레싱 교환은 하루에 두 번 한다. 진통제는 계획한 드레싱 교환 한 시간 전에 주어야 한다. 드레싱은 멸균생리식염수로 흠뻑 적시고 화상부위에 붙은 경우 부드럽게 제거한다. 화상부위를 깨끗하게 하고 국소항생제를 재적용한다.
- 냄새, 삼출물 증가, 화상 주변 피부의 발적 증가와 같은 감염의 징후가 있는지 관찰한다. 감염이 의심되면 의료 제공인에게 연락한다.

일반적인 치료는 지지요법이다. 통증은 냉습포, 국소 마취 스프레이 또는 크림 및 피부 건조를 방지하는 피부연화제로 완화할 수 있다. 여분의 수분이 제공되어야 한다. 비스테로이드성소염진통제(NSAIDs)는 통증을 완화하고 염증을 감소시키는데 사용될 수 있다. 수포가 터져서 노출된 피부는 하루 2~3회 부드럽게 씻어내고 일광화상을 입은 피부가 작은 부위에 국한되면 깨끗한 의복 또는 멸균 드레싱으로 덮어준다.

간호과정

부모와 아동에게 일광화상을 예방하는 방법에 대해 교육한다. 반복되는 일광화상은 영구적인 피부손상, 피부암, 백내장, 피부의 조기노화를 유발할 수 있다고 조언한다. 자외선차단제의 일관된 사용을 권장한다. 일광 노출에 대한 반응을 증가시키는 부작용이 있는 약물을 복용하는 아동은 주의하도록 한다. 가족에게 위험증가에 대해 조언한다(가족과의 협력: 일광화상 예방하기 참조).

일광안전에 대해 학생들을 교육하고, 최대 태양 노출 시간 동안 밖에서 놀이 또는 체육활동을 하기 위해 모자착용과 같은 학교 환경에서의 일광노출을 줄이기 위한 정책 변경을 촉진한다. 청소년에게 피부암의 발생 신호가 되고 즉시 치료를 받아야 하는 기태(mole)의 변화를 모니터링하는 방법을 가르친다. 긴급한 평가의 필요성을 나타내는 기태의 특징은 비대칭이거나, 불규칙한 경계를 가지고 있고, 출혈, 궤양을 일으키거나 시간이 지나면서 성장하거나 변화하는 특성이 있다.

저체온증

저체온증(hypothermia)은 심부체온이 35°C 미만으로 떨어지는 상태이다. 이는 신체에서 생성된 열이 손실되는 열보다 적을 때 발생한다. 저체온증은 모든 계절과 지리적 위치에서 발생할 수 있는 생명을 위협하는 응급상황이다. 영아 및 어린 아동은 미성숙한 체온조절기전, 더 얇은 피부, 제한된 피하지방 및 높은 표면적 대 체중비율 때문에 위험하다. 청소년은 마약과 술 사용과 같은 위험을 감수하는 행동과 적절한 장비 없이 야외활동에 참여함으로써 발생위험이 있다.

병태생리

일차적 저체온증은 환경적 노출의 결과이다. 열은 네 가지 기본 메커니즘에 의해 손실된다.

- 복사(radiation): 차가운 복도를 통과하여 움직이는 것처럼 피부와 직접 접촉하지 않는 차가운 표면으로 신체에서 열이 전달, 대부분의 열은 신체의 노출된 부분에서 손실
- 대류(convection): 차가운 공기흐름으로의 열 손실. 풍속이나 풍속냉각지수에 따라 열 손실률을 높일 수 있음
- 전도(conduction): 피부와의 직접적인 접촉으로 신체에서 더 차가운 표면으로 열 전달. 이 열손실 기전은 아동이 물속에 잠겨있을 때 증가
- 증발(evaporation): 물이나 땀이 증기로 바뀔 때의 열 손실

심부체온이 떨어지면 신체는 신체 중심으로 혈액을 이동시키기 위해 혈관수축을 하여 몸의 열을 보존하려고 노력한다. 신체는 근육의 강도와 오한을 증가시켜 혈액을 재가열하기 위

가족과의 협력 | 일광화상 예방하기

- 아동이 가능한 한 많이 직사광선, 특히 정오의 햇빛은 피하도록 한다. 최대 노출 시간(오전 10시부터 오후 4시까지) 동안 야외활동을 계획하는 것을 피하거나 아동이 그늘에서 놀도록 한다.
- 야외에 있을 때는 약 7cm 챙이 있는 모자를 쓰고, 촘촘하게 짠 면소재의 긴소매셔츠와 바지를 착용하여 일광노출을 최소화한다. 수영하는 동안 티셔츠를 입는다. 특수 일광보호복은 현재 일부 제조업체에서 살 수 있다.
- 아동이 착용할 수 있는 99% 자외선차단기능이 있는 선글라스를 구입한다.
- 물, 콘크리트 및 모래는 일광을 반사하고, 최대 85%의 자외선을 반사하여 90%까지 노출을 증가시킨다.
- 일광차단지수(SPF)가 30 이상인 자외선차단제를 사용한다. 최적의 보호를 위해, 햇빛에 노출되기 최소한 30분 전에 모든 노출된 부분에 두껍게 적용한다. 무릎 뒤, 귀, 눈가 및 목에 적용하는 것을 기억한다. 첫 번째 일광에 노출된 후 15~20분 후에 다시 적용하고 필요한 경우 2시간마다 다시 적용한다. 수영, 수건으로 닦아낸 후 또는 땀을 많이 흘리면 즉시 다시 적용한다.
- 수영할 때 방수(워터프루프) 자외선차단제를 사용한다. 이것은 약 60~80분 동안 물로부터의 보호를 제공한다. 그 다음 다시 적용한다. 심한 통증과 화학화상의 원인이 되므로 눈가에 방수 자외선차단제를 바르지 않는다. 눈에 노출될 경우 즉시 독극물 관리센터에 전화하여 안내를 받는다.
- 6개월 미만의 영아에게는 산화아연이나 산화티타늄과 같은 UV 차단제를 사용한다. 피부를 통해 들어갔을 때 화학물질을 흡수할 수 있다.
- 아동은 흐린 날에도 일광화상을 입을 수 있다는 것을 기억한다. 최대 80%의 자외선이 구름 덮인 곳을 통과할 수 있다.
- 아동이 어떠한 약을 복용 중이라면, 일광노출 전에 의료제공자에게 확인한다(어떤 약물은 햇빛에 과민반응을 일으킨다).
- 청소년은 실내 태닝기구 및 인공 태닝기기 사용을 피해야 하는데 이 광선은 햇빛과 마찬가지고 피부에 손상을 입히기 때문이다.

해 열을 발생시킨다. 대사율의 증가가 일어난다. 저체온증은 혈액 점도가 증가하고 모세 혈관을 통한 혈류가 느려지게 하여 혈액 응고의 가능성이 높아진다.

저체온증은 익사 사건과 관련이 있는데, 체온은 공기에 비해 물속에서 빠르게 손실되기 때문이다. 저체온증의 다른 원인으로는 추운 환경에 장기간 노출, 알코올 또는 바르비투레이트(barbiturate)의 섭취, 외상 또는 체온조절을 방해하는 뇌 질환 및 불가항력적인 패혈증 등이 있다.

임상적 징후

저체온증의 증상은 중증도와 관련이 있다.

- 경증 저체온증(32~35°C) 징후에는 피로감(fatigue), 불분명한 발음(slurred speech), 협응불량(poor coordination), 혼돈(confusion), 판단불량(poor judgment) 및 부적절한 행동(inappropriate behavior), 오한(shivering) 및 근육 강직(muscle stiffness)이 포함된다. 노출된 피부는 창백하거나 파랗다. 빈맥 및 말초 혈관수축은 심장박출량과 혈압을 유지한다. 증가된 분비물과 기관지경련(bronchospasm)을 동반한 빈호흡 또한 존재한다. 신장은 소변 생산의 증가로 반응한다.
- 중등도 저체온증(29~32°C)의 징후에는 호흡저하, 서맥(bradycardia), 저혈압, 창백하거나 청색증(cyanotic color), 오한(shivering), 동공확장(dilatated pupil)을 포함한다. 중추신경계통이 억제됨으로 인해 기면(Lethargy), 정신이상(mental impairment), 비합리적 사고(irrational thinking), 환각(hallucination), 혼수(coma)가 발생한다. 동성(atrial) 및 심실성(ventricular) 부정맥이 생길 수 있다. 아동이 더 차가워지면 구역반사와 기침반사가 사라지고, 호흡을 감지하기 힘들며, 오한이 멈추고, 근육강직이 발생한다.
- 심한 저체온증(28°C 이하의 체온)은 혼수(coma), 확장되거나 반응이 없는 동공(dilated and unresponsive pupils), 무호흡(apnea), 오한의 부재(no shivering), 심장박출량 및 혈압 감소, 심실세동(ventricular fibrillation) 및 무수축(asystole)이 특징이다. 중증 저체온증과 사망을 구분하는 것은 불가능할 수 있다.

협력적 관리

진단적 검사는 약 15cm 삽입된 직장 프로브를 사용하여 심부체온을 측정하는 것을 포함한다.

임상적 치료는 소생에 중점을 두며, 필요하다면 점진적인 심부체온 재가온을 한다. 아동이 물속에 잠겨 있었거나 잠수해 있었다면 젖은 옷을 벗기고 담요로 아동을 감싼다. 심한 저체온증이 있는 아동은 체온이 정상으로 돌아올 때까지 심폐소생술을 받아야만 하며, 저체온증이 생명유지기관(vital organ)을 보존하고 있을 수 있기 때문이다. 심장박출량을 향상시키기 위해 혈장증량제가 필요하다. 응급실에서 재가온을 위한 적극적인 기술로는 가습되고 따뜻한 산소가 포함되며, 따뜻한 정맥내 수액 그리고 심부순환 영역(겨드랑이, 사타구니 및 뒤쪽 목)에 따뜻한 팩이 있다. 복막세척이나 혈액투석(어떤 경우에는 체외막산소공급)이 심한 저체온증에 사용될 수 있다. 저혈당은 흔한 합병증이며 IV로 포도당 치료를 해야 한다.

경증 저체온증(35°C 이상의 체온)에는 외부 열 램프, 따뜻한 물에 담그는 것, 전기담요 등이 모두 필요할 수도 있다.

간호과정

저체온증의 예방이 중요한 간호 교육 역할이다. 아동이 추운 날씨에 여러 겹의 옷을 겹쳐 입어 적절하게 옷을 입도록 하고 따뜻한 모자, 장갑, 양말 및 절연장화를 착용하도록 부모교육을 한다. 부모와 청소년은 저체온 징후를 인식하고 추위에 노출되는 시간을 줄이며 가벼운 저체온증에 취하는 조치를 배워야 한다. 캠핑 및 여행을 가는 학령기 아동 및 청소년을 가르치며 저체온증을 인식하고 스스로를 관리하는 방법을 가르쳐 준다.

저체온증의 응급처치는 아동을 건조한 곳으로 옮기고 젖은 옷을 모두 제거하는 것을 포함한다. 가능하다면 따뜻하고 마른 옷으로 교체하고, 아동에게 따뜻한, 고칼로리의 액체를 마시도록 권장한다. 아동이 캠핑 여행과 같은 외출 중 저체온이 되면 따뜻한 사람은 침낭 안으로(또는 담요 아래) 들어가 아동의 옆에 있어야 한다. 이 조치는 아동을 따뜻하게 하고 더 이상의 열 손실을 방지한다.

중등도 또는 심한 저체온증의 아동은 아동의 체온을 안정화하고 잠재적인 합병증을 관리하기 위한 노력으로 응급실 및 중환자실에서 치료할 것이다. 심부체온 및 재가온 동안의 소변배출량을 포함한 생체징후를 모니터링한다. 부정맥을 일으킬 수 있으므로 아동에게 과도한 조작과 스트레스를 주지 않는다. 재가온 기간 동안 대사되지 않을 수 있는 약물을 투여할 때는 주의를 기울여야 한다. 일단 순환이 재개되면, 소생술 중에 많은 양의 약물을 투여하면 잠재적인 독성이 발생할 수 있다.

핵심 요약

- 피부의 기능은 통증, 냉/온의 인식, 미생물, 자외선 조사 및 체액의 손실에 대한 보호장벽으로 기능, 체온 조절, 비타민 D 합성, 분비를 포함한다.
- 상처치유는 세 가지 중첩된 단계가 있다: 항상성과 염증, 조직형성, 성숙
- 접촉성 피부염은 면역반응을 일으키는 알레르기 유발 항원 또는 면역 반응을 일으키지 않는 자극물질 중 하나와 직접 접촉하여 발생하는 피부의 염증이다.
- 초흡수성 일회용 기저귀는 기저귀 피부염의 빈도와 심각성을 줄여주며, 젖었을 때 기저귀 내부에 젤이 형성되어 피부로부터 수분을 멀리한다. 천 기저귀를 사용할 때보다 피부가 더 건조하게 유지된다.
- 전통적인 농가진 병변은 부종과 발적에 의해 둘러싸인 수포로 시작한다. 수포액은 탁해지고 파열되어 궤양이 생긴 부분에 벌꿀색 딱지를 남긴다.
- 운동선수들은 잦은 피부 접촉, 상처 또는 찰과상, 상처 접촉 및 공유되는 물건들이 있을 가능성 때문에 지역사회 획득 메티실린저항성 Staphylococcus aureus의 위험이 높다.
- 구강 아구창(칸디다증)은 구강점막에 응고된 우유 모양의 흰색 반점이 특징이며 제거하면 피가 나올 수 있다.
- 아토피피부염의 치료는 목욕 후 피부에 수분을 가두기 위해 피부연화제로 피부의 수분공급 및 윤활을 수반한다. 국소 코르티코스테로이드는 갑작스러운 재발을 치료하기 위해 사용되며 이후에는 점점 용량을 줄이고 중단한다.
- 여드름 약물인 트레티노인(tretinoin)이나 이소트레티노인(isotretinoin)은 광독성이며, 최소한의 노출에도 일광화상이 일어날 수 있다. 자외선차단제와 보호 의류로의 보호는 중대한 일광화상을 방지하기 위해 중요하다.
- 이(lice)의 치료는 살충제를 머리카락에 적용하고 모든 서캐를 제거하기 위해 촘촘한 빗으로 빗질하는 것을 포함한다. 사용하는 제품에 따라, 알에서 깨는 이의 치료를 위해 2차 치료가 7일 후에 필요할 수도 있다.
- 옴은 알을 낳기 위해 피부 아래로 파고든 암컷진드기의 직접 접촉에 의해 발생하는 기생충감염이다. 알, 배설물 및 잔해가 남아 자극 및 강한 가려움을 일으킨다. 종종 아동의 긁음과 이차감염으로 특별한 모양이 없는 병변이 생긴다.
- 혈관종은 유년기에 안으로 말리기 전에 급격한 성장을 겪는다. 기도, 눈 또는 외이도의 주변에 있다면 급속한 성장으로 그 부위에 대한 압력과 같은 심각한 합병증을 유발할 수 있다.
- 네 가지 주요 화상의 유형(열, 화학, 전기, 방사성) 중 열화상이 아동에서 가장 흔하다. 영유아 및 학령전기 아동에서 뜨거운 물에 의한 화상이 가장 흔하게 일어난다. 열화상의 다른 유형은 화염 및 뜨거운 물체와 직접 접촉하는 것을 포함한다.
- 심각한 화상을 입은 아동을 위한 초기 치료에는 기도의 응급사정, 호흡 및 순환이 포함되며, 장신구 및 의류를 제거하고 물에 흠뻑 적시거나 얼음을 적용하여 화상의 진행과정을 멈춘다.

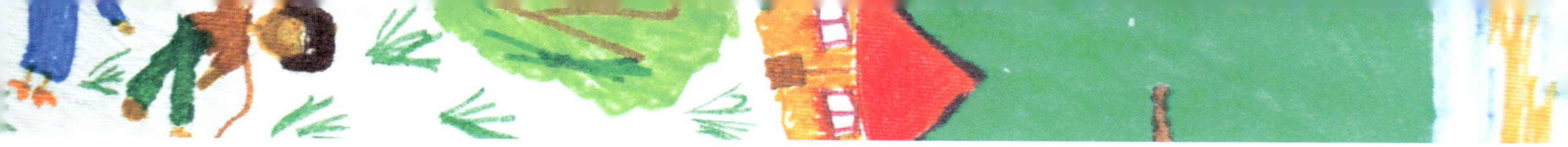

Chapter 21

신경 문제를 가진 아동간호

학습목표

1. 아동기 뇌의 특성을 설명한다.
2. 발작장애, 열성경련, 뇌전증 아동의 간호과정을 설명한다.
3. 세균성 뇌수막염과 바이러스성 뇌수막염 아동의 간호과정을 설명한다.
4. 라이 증후군 아동의 간호과정을 설명한다.
5. 구조적 결함을 가진 아동의 간호과정을 설명한다.

특정 신경계 질환은 성인보다 아동에게서 더 자주 발생하며 이러한 질환은 아동의 성장발달에 여러 가지 영향을 미친다. 특히 신경학적 손상은 아동에게 더 많이 나타나며 이유는 다양하다. 이러한 문제를 해결하기 위해 아동 관련 신경계 질환에 대한 사정과 조기진단 및 치료에 대한 이론을 습득하는 것은 아동간호사의 중요한 역할이다.

해부생리

신경계의 해부학에 대한 지식을 습득하는 것은 아동과 관련된 신경학적 증상에 대해 쉽게 이해할 수 있게 한다. 뇌, 척수 및 신경은 신경계의 주요 구조이다. 뇌는 두개골에 의해 보호되며 뇌척수막으로 알려진 경질막, 지주막 및 연질막 세 개의 조직층으로 덮여 있다(그림 21-1). 뇌척수액은 뇌실, 뇌 및 척수 주위를 순환한다.

뇌는 인지, 행동, 감각 및 운동능력을 포함한 많은 신체기능을 통제하고, 조절 및 조정하는 복잡한 기관이다. 환경으로부터 자극을 받으면 뇌는 신체 기능의 적응, 생존 및 유지를 위한 반응을 가능하게 한다(대뇌, 소뇌 및 뇌간을 포함한 뇌 구조의 주요 기능은 표 21-1 참조). 뇌간은 뇌 반구와 소뇌 및 척수를 연결한다. 12개의 뇌신경은 뇌간에서 발생하며 중요한 감각기능 및 운동기능을 가지고 있다(표 21-2).

척추에 의해 덮여 있는 척수는 뇌로부터 자극을 전달하여 감각정보를 전달하고 운동반응을 자극하는 신경자극을 전달한다. 척수신경은 특정 신체 부위에 정보를 보내고 받는 감각 및 운동 성분을 가지고 있다. 신경자극은 화학물질(예: 노르에피네프린, 아세틸콜린, 도파민, 히스타민 및 세로토닌)과 전기적 전도에 의해 전달되어 자극이 연접을 통해 뉴런에서 뉴런으로 이동할 수 있게 한다.

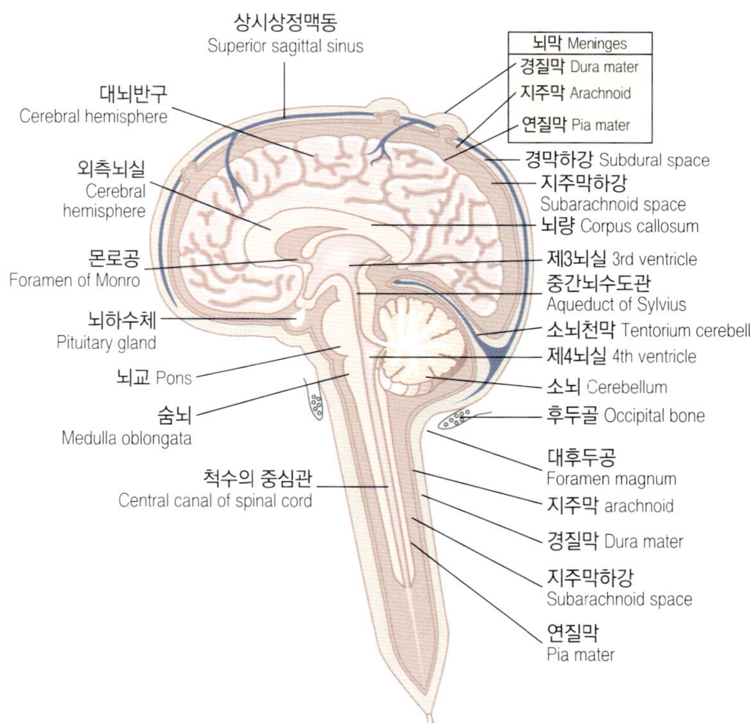

그림 21-1
뇌와 척수의 횡단면. 뇌는 두개골에 의해 보호되며 뇌수막으로 알려진 세 개의 조직층으로 덮여 있다. 뇌척수액은 뇌실, 뇌 및 척수 주위를 순환한다.

말초신경은 단순 척추 반사궁을 통해 신경 경로에서 대뇌피질로의 자극의 전달을 허용한다. 상부 운동 뉴런은 뇌간으로 이동하는 척수의 전각에서 시작되는 섬유 및 대뇌피질의 신경세포로 구성되어 있다. 하부 운동 뉴런은 신체로부터 척수의 전각으로 자극을 전달하는 말초신경 및 가지들로 구성된다.

표 21-1 뇌 구조 및 주요 기능

뇌 구조	기능 및 조절
대뇌	고도의 정신 기능, 전신적 움직임, 인식 및 아래 나열된 엽의 모든 기능을 통합함
전두엽	자발적인 골격근 운동, 미세 반복 운동, 눈 움직임, 언어의 운동 영역
두정엽	감각(맛, 시각, 후각, 청력, 온도, 압력, 촉각, 통증, 질감, 두점식별); 신체 부위 인식, 고유감각
후두엽	시각중추 및 시각정보 해석
측두엽	듣기 또는 언어의 인식, 수신 및 이해, 장기 기억
대뇌섬(뇌들보)	대뇌의 두 반구 사이의 활동 조정
변연계	특정 원시 행동 반응, 내장 감각 반응, 섭식 행동, 생물학적 리듬 및 후각의 중개
시상	냄새를 제외한 대부분의 감각, 감각 운동
시상하부	체온, 자율신경계 기능, 내분비 기능, 각성 상태 유지; 감정 표현 조절
소뇌	근긴장의 및 자발적 근육 활동의 의식적 및 반사적 조절, 균형과 자세 유지
뇌간	하행 및 상행 운동 및 감각 경로 위치; 대뇌, 소뇌 및 척수 연결; 12개의 뇌신경의 시작부위

표 21-2 뇌신경과 기능

뇌신경	기능
후각신경(I)	냄새의 수용 및 해석
시각신경(II)	시력, 시야
동안신경(III)	많은 안구 운동, 안검 올림, 동공 수축
활차신경(IV)	안쪽 및 아래쪽으로의 안구 운동
삼차신경(V)	턱을 열고 닫음, 씹기; 안검 및 각막, 눈 감각; 얼굴, 입 코 점막, 혀 및 귀의 감각
외전신경(VI)	측면 안구 운동
안면신경(VII)	얼굴 표정, 눈 감기 및 입술 언어 소리; 혀 앞 2/3의 미각; 및 인두 감각
청신경(VIII)	청각 및 평형 감각
설인신경(IX)	연하 및 후음 언어을 위한 근육; 구역 반사; 혀 뒤 1/3의 미각, 코 인두 감각
미주신경(X)	귀 뒤 및 외이관 일부의 감각; 심장 및 폐의 불수의적 조절
척추부신경(XI)	어깨를 으쓱하고 머리를 돌림
설하신경(XII)	혀 운동; 연하, 설음

자율신경계는 신체의 내부 기관 및 샘의 불수의적 기능을 일정한 상태로 유지시킨다. 이는 필요시 또는 스트레스에 반응하도록 신체를 동원하는 교감신경계(sympathetic nervous system)와 에너지를 보전하고 회복시키는 작용을 하는 부교감신경계(parasympathetic nervous system)로 나뉜다.

아동의 뇌 특성

뇌와 척수는 신경고랑 및 신경주름으로 발달되는 신경판으로부터 임신 초기에 형성된다. 임신 4주가 되면 신경주름이 뇌와 척수를 포함하고 있는 중추신경계의 태생 기원인 신경관(neural tube) 형태에 가까워진다. 신경주름은 목 부위에서 먼저 닫힌다. 폐쇄는 머리 방향과 꼬리 방향 양쪽으로 진행된다. 뇌는 신경관의 머리쪽 끝에서 발달하고 척수는 신경관의 나머지 부분에서 발달한다. 임신 초기 기간 동안의 손상(부적절한 엽산과 같은) 또는 중대한 사건(기형 유발 물질, 감염, 물질 남용 또는 외상)은 신경관 결손을 일으킬 수 있다.

아동과 성인의 신경계 해부, 생리학적 차이는 아동과 성인의 신경학적 문제가 왜 다른지를 설명하는데 도움이 된다(그림 21-2 참조). 예를 들어, 뇌와 척수는 두개골 및 척추뼈의 골격구조에 의해 보호된다. 유아의 경우 머리뼈 및 척추뼈는 완전히 골화되지 않은 상태이다. 유아의 뇌와 척수는 외상으로 인한 손상의 위험성이 훨씬 크다. 두개골의 뼈는 분리되어 있지만 결합조직 띠로 함께 유지되어 정상적인 뇌 성장을 가능하게 한다. 천문(fontanels)은 두개골의 접합부에서 뇌를 덮고 있는 결합조직 영역으로 점차 닫히고 골화된다. 천문의 뒤쪽에 있는 소천문은 생후 3개월 내에 닫히고, 앞쪽 천문인 대천문은 빠르면 12개월부터 닫히기 시작하여 생후 18~24개월에 완전히 닫힌다. 두개골 사이의 봉합선은 생후 6개월에 걸쳐 서로 맞물리며, 12세 무렵에는 봉합선이 완전히 골화된다.

만삭아의 신경계는 완성되어 있으나 미성숙하다. 영아는 일생 동안 존재할 신경세포를 모두 가지고 태어나지만, 이러한 신경세포의 성숙은 출생 후에도 계속 된다. 신경자극을 받을 수 있는 신경아교세포와 가지돌기의 수는 약 4세까지 계속해서 증가한다. 뇌의 성장은 영아 및 유아의 머리둘레를 증가시킨다. 뇌의 성장은 아동이 12~15세가 될 때까지 계속된다.

수초 또는 지질 단백질 층을 가진 진행성 축삭막인 수초형성(myelination) 또한 출생 시 불완전하다. 수초형성의 부족은 신생아 반사의 존재와 관련이 있다. 수초형성이 진행되면서 신생아 반사는 사라진다. 수초형성은 유년기 내내 계속되며 머리

성장에 따른 **신경계 구조 발달**

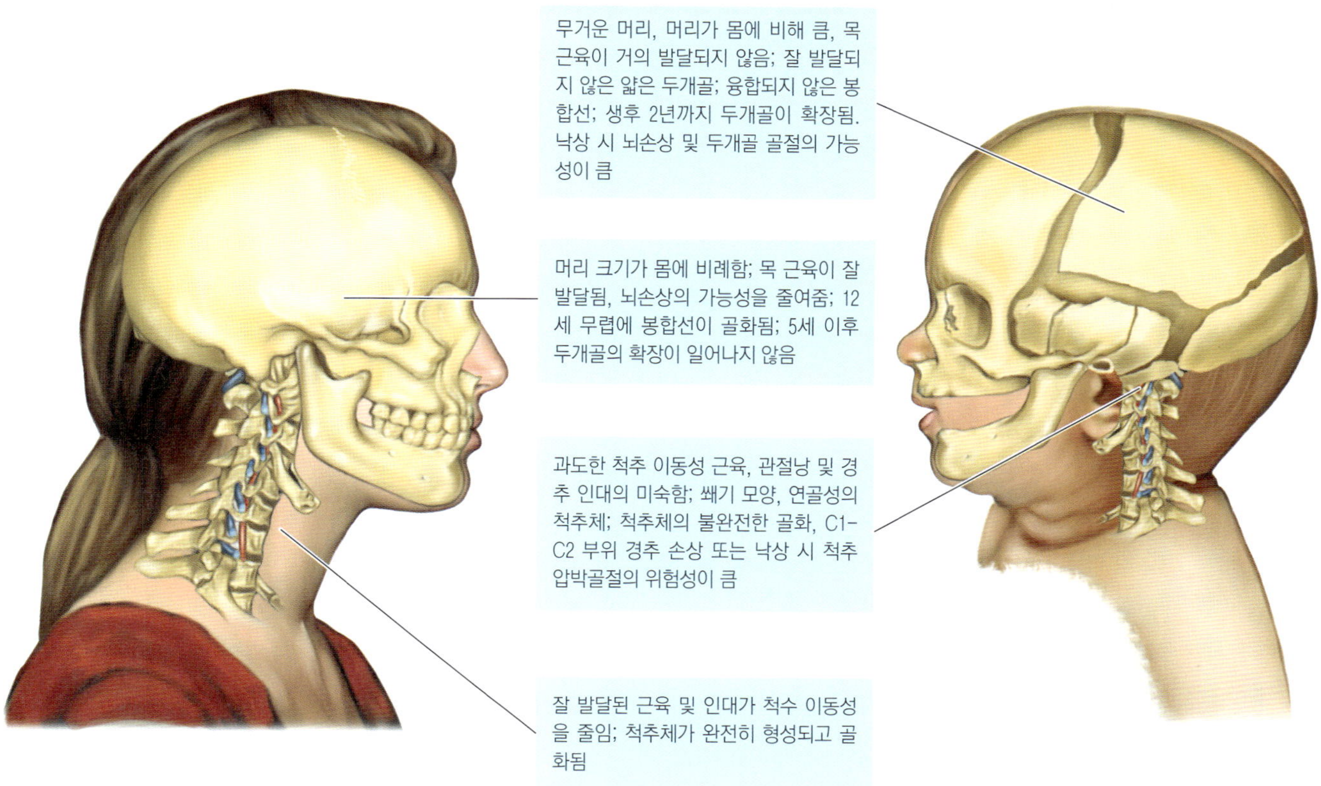

그림 21-2
유아기에 두개골과 뇌는 빠르게 자라고 발달한다. 유아 및 어린이는 해부학적 구조로 인해 뇌와 척수의 손상 위험성이 더욱 크다.

에서 꼬리 방향으로 진행된다. 수초형성 과정은 초기 유년기의 미세 운동 기술과 대근육 운동 기술 및 조정력의 점진적인 획득을 설명하며 궁극적으로 신경자극의 속도와 정확도를 담당한다.

뇌는 높은 산소 수요를 충족시키기 위해 지속적으로 혈류에 의존한다. 자기 조절 과정을 통해 심장 박출량 감소, 두개내압 증가 또는 자세로 인한 목 혈관의 수축으로 인한 뇌관류압의 변동과 같은 생리적 변화에 대응하여 뇌혈관이 확장되어 뇌혈류를 유지한다. 혈류 및 산화가 유지되지 않으면, 뇌 세포는 매우 짧은 시간 내에 손상된다. 신경계가 많은 신체 기능을 조절하고 조정하도록 도움을 주기 때문에 신경기능의 변화는 신진대사에 광범위한 영향을 미칠 수 있다.

신경계 사정

신경계 평가지침(표 21–3 참조)을 사용하여 신경학적 질환을 지닌 아동에 대한 종합적인 사정을 수행한다(신경학적 질환의 진단에 이용되는 검사는 표 21–4 참조).

의식상태의 변화

의식수준(level of consciousness, LOC)은 신경학적 기능장애를 나타내는데 가장 중요한 지표이며 감각자극에 대한 반응 또는 지각은 두 가지 요소로 구성된다: (1) 각성(alterness), 자극에 반응하는 능력, (2) 데이터를 처리하고 구두 또는 신체적으로 반응하는 능력인 인지력은 대뇌 기능이 조절한다. 의식은 손상되지 않은 뇌간과 기능성 대뇌반구에 의존한다. 반면, 무의식(unconsciousness)은 대뇌기능이 저하되거나 뇌가 자극에 반응하지 못하는 상태이다. 변화된 의식수준은 다음과 같이 분류할 수 있다.

- 혼돈(confused): 시간, 장소 또는 사람에 대한 지남력 장애. 아동은 명확한 사고를 할 수 없다. 간단한 질문에 대한 답은 정확할 수 있지만 복잡한 질문에 대한 반응은 정확하지 않을 수 있다.

표 21-3 신경학적 질환을 가진 아동의 평가지침

평가초점	평가지침
의식수준	• 영아 또는 어린이가 무기력하거나 깨우기 어려운가? • 영아 또는 어린이가 짜증을 내거나 진정시키기 어려운가? • Glasgow Coma Scale(GCS)는 향후의 비교를 위한 수치 점수를 제공한다.
뇌신경	• 뇌신경을 사정하고 평가한다.
천문 및 봉합선	• 영아의 두피 위 튀어나온 천문 및 구분을 위한 봉합선을 촉진한다.
인지기능	• 아동이 발달적 측면에서 연령에 맞는 구술 능력을 갖추었는가? • 아동은 검사자에게 자신의 이름 및 나이를 말할 수 있는가? • 아동은 지시를 따르고 적절하게 반응하는가?
동공	• 동공의 크기와 빛과 조절에 대한 반응이 같은지 확인한다.
활력징후	• 심박동, 호흡 및 혈압을 사정한다. • 쿠싱반사, 맥압 증가를 동반한 수축기 혈압의 상승, 서맥 및 불규칙 호흡을 관찰한다(이는 증가된 두개내압의 후기 징후이다).
자세와 움직임	• 생후 4개월 미만의 영아에서 신생아 반사를 사정하여 자세와 움직임을 사정한다. • 아동의 놀이 또는 다른 자발적인 활동을 관찰하여 움직임의 균형과 원활함 및 강도를 사정한다. • 아동의 운동기능이 발달상 연령에 적합한가? 적절한 연령에 운동기능이 습득되었는가? 아동이 이전에 습득한 기능을 잃었는가? • 좌우를 비교하여 근력과 근긴장을 사정한다. 약한 곳이 있는가? • 반응의 원활함과 균형을 사정하기 위해 아동의 조정 능력을 테스트한다. • 움직임의 원활함과 반응의 균형을 평가하기 위해 심부건 반사를 사정한다.
목경직	• 목의 경직과 굽히는데 어려움이 있는지 사정한다.
통증	• 통증이 있는 경우 통증의 정도를 사정한다.
가족력	• 두통, 간질, 신경 섬유종 또는 다른 신경학적 질환의 가족력이 있는가?

표 21-4 신경학적 질환을 평가하기 위해 사용되는 진단적 절차 및 실험실 검사

진단적 절차	실험실 검사
방사선 사진	동맥혈 가스
컴퓨터 단층촬영(CT)	전체혈구계산
자기공명영상(MRI)	혈청 전해질 및 삼투압
양전자 방사단층촬영(PET)	뇌척수액 분석
단일광자방출컴퓨터 단층촬영(SPECT)	응고 인자
	혈액 배양
뇌전도(EEG)	독성 스크린(혈액, 소변, 머리카락)
두개내압(ICP) 모니터링	효소 결합 면역 흡착 측정법(ELISA)
요추천자	
초음파	
척수조영술	

- 섬망(delirious): 지남력 장애, 공포, 과민성 또는 초조 및 정신적 또는 운동 흥분을 특징으로 하는 상태
- 둔감(obtunded): 각성 수준의 경증 또는 중증의 감소. 아동은 환경에 대한 관심이 감소하고, 자극에 대한 반응이 평상시보다 느리다.
- 기면(lethargic): 극심한 수면 상태로 언어 및 움직임이 제한되어 있다. 아동은 적당한 자극으로 자극을 받을 수 있지만 일단 자극이 제거되면 쉽게 잠이 든다.
- 혼미(stuporous): 깊은 수면 또는 무반응 상태로 아동은 통증과 같은 오직 반복적인 격렬한 자극에 의해 자극을 받는다. 자극이 사라지면 다시 무반응의 상태로 되돌아간다.
- 혼수(comatose): 무의식 상태로 아동은 고통스러운 자극에도 자극을 받지 않는다.

병태생리

기도 폐색, 외상, 저산소증, 감염, 중독, 경련, 알코올 또는 물질남용, 내분비 또는 대사장애(예: 당뇨병성 케톤산증), 전해질 또는 산-염기 불균형, 두개내 공간 점유 병변, 뇌졸중 및 선천적 구조 결함 등 많은 질환들이 의식수준을 변화시킨다. 뇌 또는 뇌막의 감염은 아동의 의식의 변화를 일으키는 흔한 원인이다. 이러한 병리학적 과정은 또한 두개내압 상승을 초래할 수 있다. 감소된 뇌관류압은 증가된 두개내압으로 인해 뇌

로 가는 동맥혈이 감소할 때 종종 발생한다. 의식수준 변화의 원인을 발견하는 것은 즉각적인 치료를 시작하고 질환 또는 손상의 이차적 효과를 막는데 필수적이다.

임상적 징후

아동의 의식수준의 감소는 종종 악화되는 순차적인 패턴을 따른다. 초기 변화는 시간과 장소의 경미한 지남력 장애가 나타날 수 있다. 아동은 안절부절못하거나 까다로워질 수 있으며, 정상적으로 아동을 진정시키거나 달래려는 행동은 오히려 화를 증가시킨다. 반응이 감소함에 따라 아동은 졸려 하지만 여전히 큰 소리의 구두 명령에 반응하고 고통스러운 자극으로부터 벗어나려 한다. 아동을 깨어있는 상태로 유지하는 것은 때때로 어렵다. 통증에 대한 반응은 목적성에서 비목적성으로 진행된다. 뇌에 심한 부상이나 손상을 입은 후에 아동은 몸을 구부리거나 또는 신전 자세(posturing) 및 비정상적인 자세를 취할 수 있다(그림 21-3). 경우에 따라 반응 저하가 급격해지고 중독과 같은 다른 질환은 반응의 감소를 야기할 수 있다.

신생아의 의식수준 변화를 감지하는 것은 수면 시간 때문에 더욱 어렵다. 신생아에서 무기력, 흥분 또는 과다한 각성은 의식 변화의 중요한 결과물일 수 있다.

변화된 정신상태의 다양한 원인과 관련되어 나타날 수 있는 두개내압의 증가에 대한 임상적 징후는 오른쪽 표를 참조한다.

협력적 관리

간호의 목적은 의식수준 변화의 원인을 신속하게 확인하고 중추신경계의 더 큰 손상을 막기 위한 치료를 제공하기 위함이다.

임상적 징후 | 상승된 두개내압

징후의 시기	임상적 징후
초기 징후	두통 시각장애, 복시 오심 및 구토 현기증 활력징후의 미세한 변화 동공은 반응이 없거나 동일하지 않음 일몰 눈(sunsetting eyes) (홍채 위에 보이는 공막), 뇌신경 VI 마비 의식수준의 경미한 변화, 안절부절못함
영아의 추가 징후	불룩한 천문 넓은 봉합선, 머리둘레 증가 두피 정맥의 팽창 흥분 고음의 고양이 같은 울음
후기 징후	의식수준의 뚜렷한 저하 경련 쿠싱 반사(Cushing triad) • 수축기압 증가 및 맥압의 증가 • 서맥 • 불규칙한 호흡 • 고정되고 확장된 동공, 시신경유두부종

진단검사

글래스고우 혼수척도(Glasgow Coma Scale, GCS)는 의식의 수준을 정량화하는데 사용되며 급성 뇌손상에 가장 흔히 사

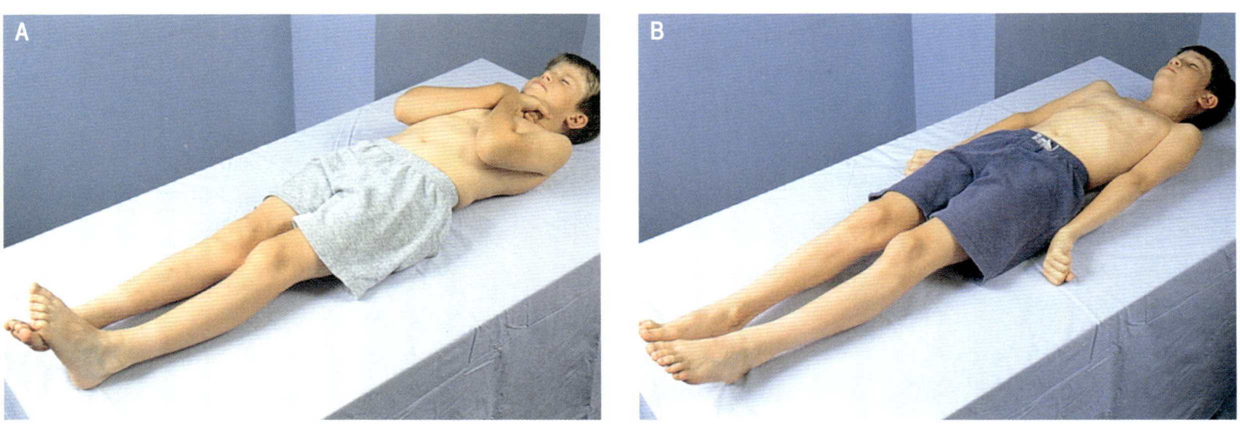

그림 21-3

심각한 뇌손상과 관련된 자세

A. 경직된 굴곡으로 특징지어지는 굴근 또는 겉질제거자세는 겉질척수로 내 뇌간 위 병변과 관련이 있다.

B. 신근 또는 대뇌제거자세는 경직된 신전으로 구분되며, 뇌간의 병변과 관련이 있다.

SOURCE: A, B, George Dodson/Pearson Education, Inc.

표 21-5 영아 및 아동의 혼수상태 평가를 위한 글래스고우 혼수척도(Glasgow Coma Scale, GCS)

범주	점수	말하기 이전의 아동 수준	고령 아동 및 성인 기준
눈뜨기	4	자발적	자발적
	3	음성이나 소리에 의함	음성이나 소리에 의함
	2	통증에 의함	통증에 의함
	1	무반응	무반응
언어 반응	5	미소, 옹알이, 적절한 자극에 울음, 나이에 맞는, 단어 또는 문장	시간, 장소 및 사람에 대한 지남력; 적절한 단어와 구절을 사용함
	4	짜증냄, 울음	혼란
	3	통증에 울음	부적절한 단어 또는 언어 반응
	2	통증에 신음함	이해할 수 없는 단어
	1	무반응	무반응
운동 반응	6	자발적 운동	명령에 따름
	5	목적성, 통증 부위 인식	통증 부위 인식
	4	통증을 피하려 함	통증을 피하려 함
	3	통증에 굴곡 자세를 취함	굴곡 자세
	2	통증에 신전 자세를 취함	신전 자세
	1	무반응/축 늘어짐	무반응/축 늘어짐

총계를 얻기 위해 각 범주의 점수를 더한다. 최고 점수는 15이며, 신경학적 기능의 최고 수준을 나타낸다. 최저 점수는 3으로 전체적인 신경학적 반응이 없음을 나타낸다. 4점은 소아 뇌손상으로 인한 사망 또는 중증 장애와 밀접하게 관련이 있다.

Source: Data from Teasdale, G., & Jennett, B. (1974). Assessment of coma and impaired consciousness. Lancet, 2, 81~84.; James, H. E. (1986). Neurologic evaluation and support in the child with acute brain insult. Pediatric Annals, 15(1), 16~22; Bethel, J. (2012). Emergency care of children and adults with head injury. Nursing Standard, 26(43), 49~56; Teasdale, G., Allan, D., Brennan, P., McElhinney, E., & Mackinnon, L. (2014). Forty years on: Updating the Glasgow Coma Scale. Nursing Times, 110(42), 12~16; Teasdale, G., Mass, A., Lecky, F., Manley, G., Stocchetti, N., & Murray, G. (2014). The Glasgow Coma Scale at 40 years: Standing the test of time. Lancet Neurology, 13(8), 844~854; Worrall, K. (2004). Use of the Glasgow Coma Scale in infants. Paediatric Nursing, 16(4), 45~47.

용된다. 말을 하기 전의 아동을 위한 기준도 별도로 있다(표 21-5).

검사는 전혈구 계산, 혈액 화학 검사 응고 인자 및 혈액 배양, 혈액 및 소변의 독성 평가; 소변 배양 검사 및 소변 검사를 포함한다. 감염이 의심되면 요추천자가 시행되어 뇌척수액(CSF)을 통해 뇌척수액 압력뿐만 아니라 단백질, 포도당 또는 혈액세포를 알아볼 수 있다. 뇌전도(EEG) 검사는 뇌의 손상 부위 또는 기능하지 않는 영역을 나타낸다. 컴퓨터단층촬영(CT) 또는 자기공명영상(MRI)은 모든 병변, 구조적 이상, 혈관 기형, 출혈 또는 부종을 발견하기 위해 사용된다. 두개골 방사선 검사는 골절이나 뼈 기형을 감지하는 데 사용된다.

임상치료

초기 치료는 기도개방, 산소투여 및 가스 교환이 불충분할 시에는 보조 환기를 제공한다. 대사, 산-염기 또는 전해질 불균형을 교정한다. 감염이 의심되면 항생제를 투여한다.

저혈량증의 경우 정맥주사가 투여된다. 저관류 및 체액 과부하 시에는 도파민과 같은 혈압 강하제가 투여되어 심박출량 및 뇌의 관류를 증가시킨다. 두개내압이 현저하게 증가되면 뇌실 도관을 삽입하여 축적된 뇌척수액을 배출하고 두개내압을 감소시키면, 생명을 위협하는 상태를 일시적으로 완화할 수 있다.

간호과정

간호사정과 간호진단

의식에 변화가 있다면 아동이 최근 머리 외상을 입었는지, 감염이 되었는지, 독소를 섭취했는지 또는 션트, 종양 또는 의식 수준에 영향을 미칠 수 있는 다른 질환을 가지고 있는지 여부를 사정한다.

아동의 환경 또는 자극에 대한 반응, 기도 유지 능력, 머리 둘레 및 호흡 패턴에 중점을 두어 아동의 생리학적 상태를 평가한다. 또한 기도개방 상태를 평가한다. 기침 및 구역반사의 존재는 아동이 흡인으로부터 기도를 보호할 수 있음을 의미한다. 다른 활력징후뿐만 아니라 아동의 호흡 노력 및 피부색을 평가한다. 맥박 산소 측정 및 동맥혈 가스 측정을 모니터링한다. 산소와 이산화탄소 수준을 정상 범위 내 유지하고 산-염기

임상간호 시 주의점

활력징후를 사정하고 중요한 변화를 발견한다. 수축기압과 맥압 증가 및 서맥은 두개내압의 증가를 의미한다.

> **Box 21-1**
> ### 영아 반응성 평가
> 초기 영아의 반응성을 확인할 때, AVPU은 신속한 평가를 할 수 있게 한다.
>
> Alert(주의), 부모, 포옹, 옹알이, 미소에 대한 반응
> Verbal(언어), 언어 자극에 대한 반응
> Pain(통증), 오직 고통스러운 자극에 반응
> Unresponsive(무반응), 고통스러운 자극에 대해 무반응
>
> 또한 영아의 크고 힘찬 울음, 강하게 빠는 힘, 빨아 삼키는 조정 능력, 연령에 따른 적절한 신생아 반사의 유무에 대한 평가. 이러한 징후들은 모두 이상이 없는 상태를 의미한다.

균형을 유지하기 위한 적절한 공기 교환은 저산소증 및 두개내압 증가의 위험을 줄이는데 매우 중요하다. 만약 아동이 충분한 호흡 노력을 유지할 수 없다면 기계 환기가 필요할 것이다.

동공 사정(동공 크기, 빛에 대한 반응 및 빛에 대한 간접 반응), 안구운동 및 운동기능을 포함한 기준, 신경학적 평가가 시행되어야 한다(그림 21-4). 반복적인 평가를 시행하여 기준 결과와 비교해야 한다.

아동의 뇌신경을 평가한다. 스트레스 및 불안감이 줄어들면 아동의 반응은 크게 달라질 수 있으므로 아동의 불안감을 줄이기 위해 부모에게 검사에 참여하도록 권장한다(무의식 상태의 아동에서 뇌신경 평가는 표 21-6 참조).

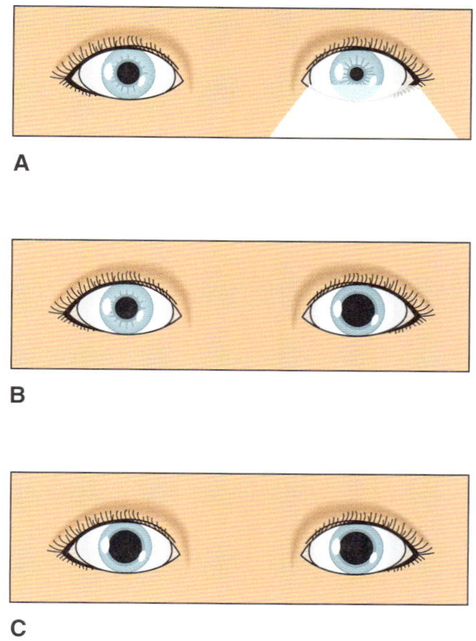

그림 21-4
변화된 의식을 가진 다양한 신경학적 상태에서의 동공
A. 두개 내의 덩어리와 관련 있는 일측성 확장 및 반응성 동공
B. 고정되고 확장된 동공은 임박한 뇌간 탈장의 징후일 수 있다.
C. 양측의 고정되고 확장된 동공은 두개내압 상승에서 기인한 뇌간 탈출과 관련이 있다.

다음은 의식수준이 변화된 아동에게 적절한 간호진단이다.

• 두개내압 상승과 연관된 신경근육 기능 이상과 관련된 비효

표 21-6 무의식 상태의 아동에서 뇌신경 평가

뇌신경 및 반사	반사평가 절차 및 정상 결과
II, III 동공반사	• 눈에 빛을 비춘다. • 빠르게 가운데로 수축하는 동공은 손상되지 않은 뇌신경 II, III를 의미한다.
II, IV, VI 눈머리반사	• 눈을 뜬 상태로(인형의 눈, doll's eyes) 머리를 수평 또는 수직으로 이동한다. • 머리를 갑자기 오른쪽으로 돌리면, 영아나 혼수상태 환자의 눈은 왼쪽을, 유사하게 머리를 왼쪽으로 돌리면 눈은 오른쪽을 본다. 이 반사의 부재는 혼수상태 환자의 뇌간 기능장애를 나타낸다. ※ **주의:** 이 평가가 시행되기 전에 척수 손상이 배제되어야 한다.
III, VIII 안구전정반사	• 머리를 정 중앙에 두고 약간 들어 올린다. 외이도에 얼음물을 넣는다. • 물을 넣은 귀쪽으로 향하는 눈은 손상되지 않은 뇌신경 III, VIII을 의미한다. ※ **주의:** 액체가 중이로 가지 않도록 하여 고막이 손상되지 않게 한다. 참고: 이 평가는 보통 의사에 의해 수행된다.
V, VII 각막반사	• 멸균된 면봉으로 부드럽게 각막을 건드린다. • 눈 깜빡거림은 손상되지 않은 뇌신경 V, VII을 의미한다.
IX, X 구역반사	• 설압자 또는 면봉으로 인두를 자극한다. • 구역반사는 손상되지 않은 뇌신경 IX, X을 의미한다.

과적 호흡양상
- 의식수준 저하를 동반한 분비물 조절 장애와 관련된 흡인의 위험
- 침구의 피부 마찰 및 동요와 관련된 피부통합성 장애의 위험
- 의식수준의 저하 및 생리적 상태와 관련된 언어적 의사소통 장애
- 장애가 있는 아동간호와 관련된 가족과정 손상

계획과 수행

의식이 변화되거나 두개내압이 증가된 아동의 간호는 기도 유지, 신경학적 상태 모니터링, 일상적 치료수행, 감각자극 제공 및 부모에게 정서적인 지원 제공에 중점을 둔다.

기도 개방 유지

항상 기도 개방을 유지한다. 아동이 구역반사가 없거나 분비물을 삼키는데 어려움이 있다면 기관 내 삽관이 시행된다. 장기적인 기도 유지를 위해 기관절개가 시행될 수 있으며, 흡인이 종종 요구될 수 있다. 침상을 30° 가량 높이면 분비물의 흡인을 예방할 수 있을 뿐만 아니라 정맥 배출을 촉진하여 두개내압을 낮출 수 있다. 또한 흡인기구를 침대 옆에 둔다. 맥박산소 측정 또는 동맥혈 가스분석을 주기적으로 시행하여 가스교환이 잘 되고 있는지 확인한다.

경련이 일어나는지를 항상 사정하고 경련 시 아동이 부상당하지 않도록 침상 난간에 패드를 대도록 한다.

일상 간호수행

각막 반사가 없다면 눈에 인공 눈물을 넣고 눈꺼풀을 거즈로 덮은 후 테이프를 붙인다. 치아를 닦고 물에 면봉을 적셔 일상적인 구강간호를 시행한다. 영아의 구강점막을 부드럽게 닦고 분비물이 쌓이지 않도록 한다.

적절한 영양을 제공해야 하며, 영양은 정맥으로 공급될 수 있다. 영아나 아동이 무의식 상태일 경우 비위관이 삽입될 수 있다. 장관 영양이 3개월 이상 필요할 것으로 예상될 때 위루관이 삽입될 수 있다.

감각자극 제공

의식수준이 심하게 변화된 아동도 여전히 들을 수 있기 때문에 아동에게 말을 거는 것은 도움이 될 수 있다. 가족 구성원이 참석할 수 없는 경우 음악을 듣거나 가족 구성원이 말을 하고 책 읽는 걸 녹음하여 들려준다면 아동에게 위로가 될 수 있다. 부모와 아동에게 모든 절차 및 행동을 설명한다. 부모에게 아동을 부드럽게 쓰다듬고 만져주도록 격려한다.

아동이 좀 더 각성하게 되면 아동의 나이 및 이해 수준에 따라 점차 아동이 시간, 장소 및 사람에 대해 알도록 한다. 환경을 더 친숙하게 만들고 안전감을 증진시키도록 따른 부모에게 집에서 물건이나 장난감을 가져오도록 권장한다.

정서적 지지

가족에게 아동의 상태에 대해 간단하게 설명한다. 가능한 부모가 아동의 간호에 참여하도록 격려한다. 아동의 정상적인 기능이 영구적으로 손상된 경우 정서적 지지를 받을 수 있도록 가족을 적적한 심리 및 사회 서비스에 연계하고 가족 구성원에게 그들의 감정을 표현할 수 있는 기회를 제공한다.

퇴원계획과 가정간호 교육

아동이 병원에서 집, 장기 요양시설 또는 입원 재활센터로 옮겨지는 것은 퇴원 전에 잘 계획되어야 한다. 가정간호, 특수 장비 구입 등 아동의 장기적 간호요구에 대한 계획을 세운다.

지역사회 간호

가정간호사는 후천적인 신경학적 기능장애 및 지연된 변화된 의식수준을 가진 아동의 간호에서 중요한 역할을 한다. 가족에게 심각한 신경학적 기능장애를 가진 아동에 대한 간호방법 및 흡입, 기도 유지, 피부간호, 영양 공급, 자세, 운동 범위 수행의 일상적인 절차 수행에 대해 교육한다. 아동의 진행 상태를 평가하고 치료 계획을 수정하기 위해 정기적인 후속 방문이 필요하다.

또한 아동은 조기 중재 프로그램 또는 학교 기반 프로그램을 통해 지역사회 재활 서비스와 연계되어야 한다. 가정간호사 또는 사례 관리자는 학교로 되돌아갈 아동을 위해 개발된 개별화된 교육을 계획해 주어야 한다.

평가

간호의 기대되는 결과는 다음을 포함한다.
- 아동의 기도 및 뇌관류압이 유지된다.
- 부동으로 인한 합병증이 예방된다.
- 적절한 간호제공을 통해 장기적인 장애의 위험이 줄어든다.

발작장애

발작(seizure)은 뇌내 비정상적인 전기 방출로 불수의적인 움직임, 행동 및 감각 변화를 일으킨다. 아동에게 흔한 신경학적 장애로 아동 10명 중 1명은 유아기에 적어도 한 번은 발작을 경험한다.

뇌전증은 뇌의 이상으로 일어나는 이차적인 반복적이고 이유 없는 발작을 특징으로 하는 만성질환으로 생후 첫 12개월 동안 발병률이 가장 높다.

병태생리

발작은 뇌내 전기자극의 이상 방출이 일어나는 임상적 결과이

임상적 징후 | 경련

경련의 유형 및 병인학	임상적 징후
부분발작 단순 부분발작(국소 발작) 국소 손상 – 하나의 대뇌반구의 국소 영역에서 발생(예: 뇌성마비) 종양 또는 병변 동정맥의 기형(뇌혈관의 선천적인 꼬임) 뇌농양	발현: 모든 연령 의식상실이 없음, 30초 이내 지속, 발작 후 혼란 없음, 하루에 여러 번 발생할 수 있음 조짐(aura)이 없음(경련 또는 편두통에 앞서는 시각, 청각, 미각 또는 운동 감각) 징후는 영향을 받는 뇌의 부분에 의존한다: 씰룩거림 또는 근육 긴장 상실과 같은 운동 반응(한쪽 사지, 사지의 부분 또는 눈과 머리가 반대 방향으로 돌아가는 동측 사지) 또는 감각 이상증(paresthesia)과 같은 감각 반응(감각의 저하 또는 따끔거림); 청각, 후각 또는 시각 감각; 전신 발작으로 진행될 수 있음
복합 부분발작(정신운동성 발작) 병변, 낭종 또는 종양 주산기 외상 국소 경화증(예: 지연된 열성 경련으로 인한 측두엽 중간 부분의 흉터) 혈관 이상(예: 동정맥 기형, 뇌 이상)	발현: 3세~청소년기 의식이 즉시 손상된다. 30초에서 5분가량 지속됨; 경련 후 기억상실 또는 혼란 징후가 종종 존재함 비정상적인 운동 활동, 씰룩거림, 근육 긴장 및 자세의 상실; 자동증(automatisms), 목적이 없는 불수의적, 반복적인 신체 움직임(예: 입맛 다시기, 입술 깨물기, 빠른 눈 깜빡임) 따끔거림 또는 무감각, 불안감 또는 데자뷰(이전에 일어난 감각)와 같은 감각변화가 있을 수 있음 전신 경련으로 진행될 수 있음 복통
전신 경련 강직성 – 간대성 발작(대발작) 주산기 외상, 뇌 외상, 종양, 구조적 병변, 대사 및 신경근육 퇴행성 장애 유전적 소인 많은 경우 특발성	발현: 모든 연령, 6개월 이전에는 드묾 급작스러운 발작, 1~2분 동안의 의식상실, 발작 후 혼란(몇 분에서 몇 시간) 조짐은 존재할 수도, 하지 않을 수도 있음 모든 근육이 수축하면, 몸이 굳어지고 경직되며(강직성 경련기), 리드믹한 경련성의 움직임(간대성 경련기)이 뒤따른다. 눈은 위로 올라가거나 한쪽으로 치우쳐 있음; 동공이 확장됨 분비물이 삼켜지지 않아 입에서 분비물이 흐르거나 거품이 남 다리, 머리 및 목이 신전, 복부 또는 가슴벽 강직 및 팔이 굽혀지거나 수축됨 짧은 무호흡증 및 청색증이 발생할 수 있음 횡격막 및 가슴 근육이 수축하면서 공기가 빠져나와 울거나 앓는 소리가 남 간대기 동안 근육이 이완되어 요실금 또는 변실금이 나타남 졸음, 깨우기 어려움, 고혈압, 발한, 두통, 오심, 구토, 조정력 불량, 근긴장 저하, 혼란, 기억상실, 불분명한 발음, 시각장애, 공격성
결신 발작(소발작 또는 비경련성 간질) 3분 동안 과환기가 일어남 유전적(다인성의) 소인 또는 돌연변이	발현: 4~10세에 발현하여 청소년기에 없어짐 여아에게 더 많이 일어난다. 다른 전신 발작으로 진행될 수 있음 조짐이 없음 짧은 의식의 상실, 보통 5~10초간 지속되며 30초를 거의 넘지 않음, 발작 후 혼돈이 없음, 기면 또는 졸음, 경련과 관련된 기억을 상실함 빈번한 발작(하루 50~100회 또는 그 이상), 학습에 방해가 될 수 있음; 에피소드는 공상 또는 주의력 결핍과 혼돈될 수 있음 눈 깜빡임 또는 눈꺼풀을 실룩거림, 응시, 보통은 멍한 눈 모양, 근간대성 경련, 수의적인 활동 방해, 근 긴장의 미세한 저하 또는 상실(머리를 숙이고, 물건을 떨어뜨림) 언어 또는 촉각 자극은 경련을 방해하지 않음

임상적 징후 | 경련(계속)

경련의 유형 및 병인학	임상적 징후
소아 간대성 근경련 간질 유전적 장애	발병: 사춘기에 더 흔함 의식 상실이 없음, 아동은 수초 내에 회복됨, 발작 후 주기가 없음 발작은 잠에 들거나 깨어날 때 가장 흔하게 발생함 목, 어깨 및 팔의 빠른 불수의적인 근육 경련; 아동은 보통 정상 지능을 가짐
영아 연축(웨스트 증후군, 살람 발작) 결절성 경화증(유전적 증후군) 여러 유전자들의 돌연변이 자궁 내에서의 타격 신진대사의 선천적 장애 CNS 기형	발병: 생후 첫 해에 가장 흔하게 존재하며 4~7개월 사이에 최대로 발병; 남성에게 더욱 흔함 간질의 심각한 형태; 복합 부분발작의 일부로 의식의 변화가 발생할 수 있음 목, 몸통 및 사지근육의 갑작스러운 굴곡, 신전과 함께 나타나는 경련은 머리 끄덕임 또는 잭나이프 몸 수축을 동반; 에피소드는 영아가 일어나거나 잠이 들 때 더욱 심각하다. 경련은 다른 경련 유형이 발달하는 5세경에 멈춤 다발성으로 하루 5~150회 나타남 발달 지연이 발생함
무긴장성 발작 (lennox-gastaut syndrome: 레녹스-가스토증후군) 회색질 퇴행성 질환 및 아급성 경련 경화성 범뇌염 많은 경우 특발성이다.	발병: 1~8세 사이에 처음 나타나며, 남아에게 우세함 근대성, 결신 및 간대성 근육경련, 발작을 포함한 전신경련의 조합; 넘어짐 발작(자세 긴장의 급작스러운 상실로 넘어짐, 넘어지는 것을 막을 수 없음, 일정 기간 동안 축 쳐져 있음) 관련 지능 장애, 지연된 정신 운동 발달 및 심각한 행동 문제

다. 과도한 수의 뉴런이 지나치게 흥분하게 되면 그것들은 비이상적으로 방출된다. 간질은 중추신경계(CNS) 장애, 중추신경계 구조 결함 또는 뇌손상, 감염, 전해질 장애, 내분비 장애, 독소 및 뇌종양과 같은 중추신경계 기능에 영향을 주는 장애로 인해 발생할 수 있다. 유전적 요인 또는 가족력은 발작으로 이어질 수 있다. 일부 발작은 알려진 원인이 없다.

부분 또는 국소 발작은 한쪽 반구 또는 대뇌피질의 특정 부위, 가장 흔하게 측두엽, 전두엽 또는 두정엽 내 비정상적인 전기 활동에 의해 일어난다. 그 증상은 영향을 받는 대뇌피질의 부위에 따라 다르게 나타난다.

전신성 발작은 뇌의 양측 반구에서 동시에 시작되고 피질을 통해 뇌간으로 퍼지는 전기 활동의 확산의 결과로 나타난다. 결과적으로 아동에게서 나타나는 움직임 및 경련은 양측, 대칭적이며, 의식은 손상된다.

열성경련(febrile seizures)은 영아 및 아동의 약 2~5%에서 관련 급성질환 발생 시 39°C 이상의 발열이 있을 때 발생하는 경련을 말한다. 아동은 두개 내 감염 또는 전신 대사장애의 징후가 없지만 유전적인 소인이 있을 수 있다. 열성 경련은 보통 9개월에서 5세 사이의 소아에서 관찰된다. 단순 열성 경련은 15분 미만으로 지속되며 동일한 질병 중에는 재발하지 않는다. 일부 아동은 15분 이상 지속되는 복합 열성 경련을 앓고 24시간 이내에 재발한다. 복합 열성 경련이 있는 아동은 간질로 발달될 위험성이 더 크다.

뇌전증지속증(status epilepticus)은 15분 이상의 지연된 지속적인 경련 또는 임상 증상이나 발작 사이에 의식을 완전히 회복하지 못한 채 뇌전도 상 15분 이상 지속되는 간헐적인 발작이다. 낮은 수준의 항간질 약물, 발열, 감염 및 최근 의학적인 상태의 변화는 아동에게 가장 흔한 위험요소이다. 생후 첫 12개월 동안에 발병률이 가장 높다. 간질에 걸린 아동의 약 10%는 적어도 한 번 이상의 간질지속증 에피소드를 경험할 것이다. 기도가 손상되어 뇌 저산소증 및 일부 뉴런의 사망을 초래할 수 있기 때문에 발작 에피소드의 기간이 중요하다. 발작이 최고조에 이르면 기초 대사율은 올라간다. 이러한 변화는 산소 및 포도당에 대한 수요를 증가시킨다.

임상적 징후

발작의 증상은 발작의 형태와 기간에 따라 다르다. 발작은 부분(국소)발작 및 비국소 기원의 전신성 발작의 두 가지 유형으로 나뉜다. 다양한 유형의 부분 및 전신발작의 구체적인 특징은 임상적 징후 표에서 설명된다. 발작의 특징과 패턴은 아동의 신경계가 성장하고 성숙함에 따라 변할 수 있다. 영아에서의 발작은 미묘할 수 있지만 고령의 아동에서는 몸 전체의 긴장간대 움직임으로 나타날 수 있다. 뉴런 및 대뇌피질 전체에 걸쳐 이들이 연결이 발달함에 따라 뉴런이 반복적으로 빈번하게 발화되어 더욱 지속적이고 조직화된 경련이 일어나게 된다.

부분발작은 종종 조짐이나 이유 없는 행동의 변화와 함께 급작스럽게 시작한다. 조짐의 형태를 인식하게 되면 아동은 바닥에 누워 부상을 피할 수 있는 시간을 가질 수 있다. 전신 경련은 종종 무의식, 지속적인 근육 수축 및 강직으로 특징지어지는 강직성 경련기로 시작한다. 강직성 경련기 후 근육의 수축과 이완의 반복을 특징으로 하는 간헐적 경련기가 이어진다. 발작 후 주기에는 의식수준이 감소된다. 발작 후 주기(postictal period)의 길이는 아동마다 다양하다. 아동은 부분 발작을 일으킬 수 있고 이것은 전신 발작으로 진행할 수 있다.

단순 열성경련은 전신적인 근간대성 움직임과 몇 초에서 15분 미만으로 지속되는 눈이 뒤로 돌아가는 것을 특징으로 짧은 발작 후 주기가 이어진다. 복합 열성 경련은 단순 열성 경련과 유사하지만 추가적인 소증상를 가지며 10~15분 이상 지속된다.

협력적 관리

간호의 목표는 발작의 근본 원인을 확인하여 적절한 임상치료 및 간호를 제공하여 장기적인 발작을 막고 앞으로의 발작을 예방하는 것이다.

진단검사

아동의 첫 발작 후 부모, 일차 관리자 또는 발작을 목격한 사람으로부터 철저한 병력 상태에 대한 내용을 기록하는 것은 중요하다. 발작에 대한 묘사 및 기간, 조짐의 유무 및 아동이 의식을 상실했었는지에 대한 세부 사항이 수집되어야 한다.

진단검사는 전체혈구계산, 혈액 화학 검사 및 소변 독성 검사가 포함될 수 있다. 아동이 발열이 있고, 뇌수막염이 의심되는 경우 소변 배양, 혈액 배양 및 요추 천자 검사가 수행된다. 선천성 대사 장애증에 대한 검사가 고려될 수 있다. 뇌 병변 또는 뇌의 대사 이상을 알아보기 위해 CT scan 또는 MRI, 혈관조영술과 같은 방사선 검사가 수행될 수 있다. 뇌전도 검사(EEG)는 발작 사이에 후속 방문 시 시행된다. 만약 아동이 항경련제를 복용 중이라면 혈청 약물 수준을 점검하고 일정 기간 동안 모니터링 한다.

임상치료

대부분의 발작은 자기 한정적이며 응급 중재를 요구하지 않는다. 발작이 지연될 때 응급 치료법으로는 기도 유지, 산소 보충, benzodiazepine 정맥 투여 및 활력징후의 주의 깊은 모니터링이 포함된다. 혈청 전해질, 포도당 및 혈액 가스가 모니터링 된다. Benzodiazepine이 투여된 이후 지속적인 운동 활동은 강도가 약할 수 있지만 간질지속증의 가능성 때문에 반드시 감시(모니터링)되어야 한다. 발작 후 주기는 30분에서 2시간까지이다. 응급 중재 후 예상대로 아동의 발작이 멈추지 않으면 표 21-7에서 설명된 바와 같이 뇌전증지속증에 대한 치료가 수행되어야 한다.

열성 경련 아동이 응급실에 도착하기 전에 경련이 일반적으로 끝나기 때문에 열성 경련이 있는 아동은 보통의 치료가 필요하지 않지만 열을 내리고 아동을 더욱 편하게 하기 위해 Acetaminophen이 투여된다. Phenobarbital, primidone, valproic acid 같이 일반적으로 사용되는 약물은 그 부작용 때문에 향후 발작을 예방하기 위해 장기간의 항경련제의 사용은 권장되지 않는다. 부모가 발작의 재발에 대해 지나치게 염려하거나 가족이 응급시설로부터 멀리 거주하는 경우 집에서 직장 내 투여하도록 Diazepam이 처방될 수 있다.

대부분의 경련은 항간질 약물(AEDs)로 치료된다. 부작용(졸림, 주의력 및 기억력 저하, 언어장애, 운동 실조 및 복시)이 여러 가지 약물과 함께 누적되기 때문에 단일 요법이 선호된다. 처음 항간질약물 사용으로 발작 조절이 초기에 이루어지지 않으면 용량을 점차 늘린다. 발작 조절이 되지 않거나 허용할 수 없는 부작용이 나타나면 AED 대체요법이 시행될 수 있다. 두 번째 약물이 투여되기 시작하면 첫 번째 약물은 계속 투여되거나 점차 줄일 수 있다. 일부 약물은 특정 유형의 발작에 가장 효과적이라고 알려져 있다. 발작 약물은 절대로 갑자기 중단되어서는 안 된다.

치료적 수준에 도달했는지 평가하거나 독성을 확인하기 위해 혈청 약물 농도가 체크될 수 있다. 아동이 성장함에 따라 약물 용량의 조정이 필요하다.

아동은 약물 부작용과 독성 및 과민반응, 특히 간 및 혈액계통과 관련된 부작용에 대해 모니터링된다. 잠재적으로 기면, 진정 및 현기증 또는 아동의 학습을 방해하는 다른 문제를 유발한다. 단일 및 다중 항간질 약물 치료를 받는 아동은 다른 발달성 혈액 또는 간 질환이 발생하는지 확인하기 위해 정기적인 혈액 검사를 받아야 한다.

임상간호 시 주의점

새로운 약물을 시작할 때, 약물의 효과가 확인될 때까지 청소년은 위험한 활동에 참여하거나 자동차를 운전해서는 안 된다. 알코올 섭취도 금기된다. 발작 치료에 사용되는 약물의 잠재적인 부작용 때문에 아동의 우울증 및 자살 사고를 모니터링해야 한다.

아동이 2년 이상 발작이 없을 때 약물 중단을 시도할 수 있다. 약물은 갑자기 중단하지 않고 몇 달에 걸쳐 서서히 줄인다.

표 21-7 뇌전증지속증에 대한 협력간호

간호의 유형	협력적 관리
응급 사정 및 중재	• 근육 강직이 기도를 손상시킬 수 있으므로 기도의 개방성을 유지한다. 과도한 분비물이 있는 경우 흡입 기구를 침상 옆에 둔다. • 보충 산소 투여: 증가된 대사 요구는 산소 저장량을 심하게 감소시킨다. • 맥박 산소 측정기 및 심폐 감시기로 활력징후 및 순환 상태를 모니터링한다. • 5~10분마다 신경학적 평가를 수행한다.
지속적인 긴급 관리	• 수액이나 약물 투여를 위해 정맥주사를 놓는다. • 혈당치를 측정하고 저혈당증인 경우 포도당을 투여한다. 발작의 신체적인 스트레스는 포도당 수치를 감소시킬 수 있다. • 구토로 인한 흡인의 위험을 줄이기 위해 비위관을 삽입한다. • 부상으로부터 아동을 보호한다. • 체온조절을 한다.
약물	• Diazepam, lorazepam 또는 midazolam과 같은 benzodiazepine 약물을 투여한다. 반응이 없으면 용량을 반복 투여할 수 있다. 발작이 지속되는 경우 Fosphenytoin 또는 phenobarbital이 필요할 수 있다. • 부모가 투여한 직장 diazepam (Diastat)을 포함한 Benzodiazepines의 누적 용량은 무호흡증을 일으킬 수 있다. 엠부백 및 기관 내 삽관을 사용한 보조환기를 제공할 수 있도록 준비한다.
뇌전도(EEG)	• 치료에도 불구하고 간질지속증이 지속된다면 누적 약물에 의해 발작의 가시적인 징후가 가려질 수 있으므로 발작 활동이 중지되었는지 확인하도록 뇌전도 검사가 처방될 수 있다.

약을 중단한 후 약 25~36%의 아동에서 발작이 재발한다. 발작 재발의 위험요소는 약물 중단 1년 이내에 비정상 EEG 또는 뇌영상 검사, 열성 경련의 병력, 지적 장애, 발작의 병인 및 중단 전 다양한 약물의 사용이 포함된다.

일부 아동은 3개 이상의 약물 치료에도 계속해서 발생하는 난치성 발작이 있다. 아동이 발작 약물에 대해 내성이 생기면 케톤유발 식이, 미주신경 자극 또는 외과적 치료를 위한 평가와 같은 다른 치료를 고려할 수 있다.

발작이 여러 항간질약물에 반응하지 않을 때 종양, 병변 또는 국부적인 발작 진원지를 가진 뇌 부분을 제거하는 수술이 가끔 시행될 수 있다.

미주신경 자극제(vagus nerve stimulator)는 국소 병변이 확인되지 않고 아동이 수술에 적합하지 않을 때 난치성 간질을 가진 일부 아동의 다른 선택사항이다. 이것은 다른 형태의 간질 치료에 안전하고 효과적인 보조법으로 발작을 일으킬 수 있는 전기적 뇌활동을 조절하도록 돕는다. 환자는 또한 조짐을 경험한 후 장치를 활성화시켜 발작의 확산을 줄일 수 있다.

케톤유발 식이(Ketogenic diet)는 가끔 난치성 발작을 가진 아동에게 사용된다. 고지방(칼로리의 최대 80%), 성장을 위한 적절한 단백질 및 매우 적은 탄수화물 식이는 아동이 이상적인 체중을 유지하고, 케톤증을 극대화하며 최적의 발작 조절을 달성할 수 있도록 고안된다. 매우 적은 탄수화물의 섭취는 아동이 연료로 지방을 연소하도록 하여 케톤증을 일으킨다. 실제 작용기전이 알려지지 않았지만 케톤증은 항경련제 및 항간질 효과를 일으키는 것으로 알려져 있다.

아동은 보통 24시간 동안 금식하며 병원 내에서 식이요법을 시작한다. 아이에게 공급되는 모든 음식 및 액체는 신중하게 무게를 재고 측정해야 하며, 보통 가족이 매일의 식사 계획을 개발할 수 있도록 특별히 훈련된 영양사에 의해 계획된다. 각 식사는 일반적으로 단백질 및 탄수화물 1g당 3~4g의 지방을 함유한다. 1년 이상의 엄격한 식이요법을 유지하기 위해서 가족의 동기가 높아야 하며, 발작 조절의 개선은 식이요법의 준수와 직접적으로 관련이 있다.

케톤유발 식이의 부작용은 변비, 신장 결석 및 성장 둔화를 포함한다. 신장 결석은 증가된 체액 및 소변을 알칼리화 함으로써 치료된다. 식이요법의 효과는 발작이 없거나 빈도의 현저한 감소에 의해 결정된다.

아동의 최대 50%에서 학습장애, 발달지연 및 정신사회적, 정신 의학 및 행동 문제가 발생할 수 있다. 간질이 있는 아동은 간질이 없는 아동보다 불안, 우울, 행동 문제 및 장애(예: 주의력 결핍 과다 장애, 발달지연 또는 자폐증)가 더 많다.

간호과정

발작 시 간호는 기도 유지, 안전한 환경유지, 약물 투여 및 감정적 지지를 제공하는 것에 초점을 둔다. 또한 간호사는 장기간 동안 대상자를 관리할 수 있도록 가족을 돕고 지지한다.

발작 치료에 사용되는 약물

약물	작용	간호관리
Benzodiazepines IV Diazepam (Valium) Lorazepam (Ativan) 직장 diazepam (Diastat) 비강 내 midazolam 간질지속증에 사용됨	CNS 억제, 항경련제 특성	• IV를 통해 천천히 약물을 투약한다. • 저혈압, 빈맥 및 호흡 억제의 징후를 모니터링한다. • 지연된 발작 치료를 위해 가정에서 투여를 위한 직장 또는 비강 보조제가 처방될 수 있다.
Phenobarbital PO, IV, IM 전신성 강직성-강대성, 단순 부분 및 복합 부분발작 및 간질지속증에 사용됨	염소이온통로가 GABA에 반응하여 열리는 시간을 연장함으로써 GABA 신경전달 물질 억제를 향상시킴(gamma-aminobutyric acid)	• IV를 통해 천천히 약물을 투약한다. • IV가 주어지면 아동의 활력징후를 자주 모니터링한다. 과도한 진정작용을 관찰한다. • 알약은 부수어 음식물이나 음료와 함께 섞을 수 있다. • 장기간 약물을 사용하는 경우 비타민 D 및 엽산을 음식으로 추가 섭취하도록 하거나 비타민 D 및 엽산 보조제를 제공한다.
Phenytoin (Dilantin) PO, IV Fosphenytoin (Cerebyx) IV 전신성 강직성-간대성, 부분 및 긴장 발작에 사용됨	신경세포의 나트륨 통로를 차단하여 발작 활동을 억제; 운동 겉질 내 전기 방출의 전압, 빈도, 확산을 감소시킴	• IV 투여 후 호흡 억제를 관찰하기 위해 아동의 활력징후를 자주 모니터링한다. • 비타민 D, 엽산 및 칼슘이 함유된 식품의 적절한 섭취에 대해 가족을 교육한다. • 잇몸 증식이 있을 수 있으므로 치과 진료를 자주 하도록 한다. • 소변이 분홍, 빨강 또는 적갈색으로 변할 수 있다,
Carbamazepine (Tegretol) PO 부분 및 전신 강직성-간대성 발작에 사용됨	지속되는 반복 자극을 억제하고 척수로의 시냅스 전달을 감소시켜 발작 활동의 확산을 제한함	• 흡수력을 높이기 위해 음식과 함께 준다. 자몽은 약물 농도를 증가시킬 수 있다. • 씹어 먹을 수 있는 약과 없는 약에 대해서 부모를 교육한다. • 침전물의 형성을 막기 위해 다른 액상 약물과 동시에 투여하지 않는다. • 감광성이 발생할 수 있음을 가족에게 교육한다.
Valproic acid (Depacon, Depakote) PO 결신, 부분 및 전신 강직성-간대성 및 간대성근육경련 발작에 사용됨	항경련제; GABA 신경전달물질 억제를 강화시키고 나트륨 통로를 억제함으로써 반복되는 신경세포의 발화를 억제함	• 시럽을 희석할 때 탄산음료를 사용하지 않는다. • 위장장애를 줄이기 위해 음식과 함께 준다. • 혈소판 수치 및 출혈 시간을 관찰한다. • 사춘기 여아에게 약물의 기형 유발 작용, 피임의 중요성 및 임신 계획에 대해 교육한다.
Ethosuximide (Zarontin) PO 결신 발작에 사용됨	칼슘 통로를 차단하여 발작 활동과 관련된 시상피질 피드백 루프를 방해함. 결신 발작에서 극서파(spike and wave pattern) 패턴을 억제함; 뇌발작 역치를 높임	• 체중 감소 또는 식욕 감퇴를 관찰한다. • 위장장애 발생 시 음식과 함께 투여한다. • 약물을 빛에 노출시키지 않는다. 얼리지 않는다.
Primidone (Mysoline) PO 전신 강직성-간대성 및 부분 발작에 사용됨	발작 역치를 높이고 발작 패턴을 변화시킴; phenobarbital에 반응하지 않는 발작을 제어할 수 있음	• 위장장애 발생 시 음식과 함께 투여한다. • 빛과 습기를 피해 약물을 보관한다.
Felbamate (Felbatol) PO 부분 발작 및 레녹스-가스토 증후군(Lennox-Gastaut syndrome)의 전신 발작에 사용됨	반복적인 신경의 발화를 막고 발작 역치를 높임	• 체중 증가 또는 감소를 관찰한다. • 아동은 타박상 및 출혈뿐만 아니라 혈액학 및 간 질환에 대해 정기적인 감시가 필요하다.

발작 치료에 사용되는 약물(계속)

약물	작용	간호관리
Gabapentin (Neurontin) PO 부분 발작에 사용됨	GABA 신경전달물질 아날로그 억제와 관련; 작용의 실제 기전은 알려져 있지 않음	• 시력, 조정력 및 집중력이 약물에 의해 손상될 수 있다. • 제산제 복용 후 2시간 이내에 약물을 복용하지 않는다.
Lamotrigine (Lamictal) PO 레녹스-가스토 증후군(Lennox-Gastaut syndrome) 및 부분 및 전신 발작에 사용됨	나트륨 통로 내 글루탐산염 및 아스파라진산염(흥분 신경전달물질)의 방출을 억제하여 발작 활동을 감소시킴	• 가족에게 감광성에 대해 교육한다. • 부모에게 스티븐스-존슨 증후군(Stevens-Johnson syndrome) 위험성으로 인해 피부 발진이 생기면 의료제공자에게 알리도록 교육한다. • 약물의 대사를 억제하는 발프로산(valproic acid)과 함께 사용되는 경우 현기증, 조정력 결여, 기면 또는 우울증을 관찰한다.
Tiagabine (Gabitril filmtabs) PO 부분 발작에 사용됨	GABA의 활동을 개선하여 시냅스 이후 신경세포에 더욱 이용 가능하게 함	• 음식과 함께 준다. • 현기증, 떨림 및 졸림의 징후를 관찰한다. • 기면을 유발하는 일반의약품(OTC) 사용을 피한다.
Topiramate (Topamax) PO 부분 및 전신 발작, 레녹스-가스토증후군(Lennox-Gastaut syndrome) 및 영아 연축에 사용됨	나트륨 통로 차단제 및 염화 이온을 뉴런으로 이동시키는 GABA의 능력을 강화함	• 신결석의 위험을 줄이기 위해 액체 섭취량을 늘린다. • 언어장애뿐만 아니라 정신 운동 둔화는 약물의 복용과 함께 발생할 수 있다. • 손상된 인지 기능이 있는지 정신상태를 관찰한다. • 체중 감소를 관찰한다.
Levetiracetam (Keppra) PO 청소년의 단순 및 복합 부분 발작에 사용됨	작용 기전은 알려지지 않음; 발작 활동 억제	• 보행 및 조정 문제를 관찰한다. • 알약이 삼켜져야 하는지 씹거나 부서져도 되는지 부모가 알고 있는지 확인한다.
Oxcarbazepine (Trileptal) PO 4세 이상 아동의 부분 및 전신 발작에 사용됨	Carbamazepine과 유사한 작용 기전	• 저나트륨혈증을 관찰한다. • CNS 손상을 관찰한다.- 과도한 졸림, 현기증, 조정력 결여 및 잦은 두통 • 사춘기 여아들에게 경구 피임약이 효과가 없을 수 있음을 교육한다.
Zonisamide (Zonegran) PO 어른의 부분 발작에 사용되나 다른 발작에는 더 광범위한 작용을 가질 수 있음	신경세포 간의 도파민성 및 세로토닌성 전달 촉진	• Sulfonamides에 과민성이 있을 경우 zonisamide는 금기된다. • 신결석 위험을 줄이기 위해 액체 섭취를 늘린다. • 캡슐을 부수거나 으깨지 않아야 한다.
Rufinamide PO 4세 이상 아동의 레녹스-가스토 증후군(Lennox-Gastaut syndrome)에 사용됨	나트륨 통로의 조절은 나트륨 의존성의 전달의 발화를 제한하게 됨	• 지방은 약물의 흡수를 증가시키므로 식사와 함께 약을 투여한다. • 정제는 부서지거나 그대로 삼켜질 수 있다.
Clobazam (Onfi) PO 레녹스-가스토 증후군(Lennox-Gastaut syndrome)에 사용됨	발작을 억제하기 위해 GABAA 수용체에 붙음	• 정제는 부서지거나 그대로 삼켜질 수 있다. • 사춘기 여아들에게 경구 피임약이 효과가 없을 수 있음을 알린다.

Source: Data from Wilson, B. A., Shannon, M. T., & Shield, K. M. (2017). Nurse's drug guide 2017. Hoboken, NJ: Pearson; Takemoto, C. K., Hodding, J. H., & Crause, D. M. (2014). Pediatric and neonatal dosage handbook (21st ed.). Hudson, OH: Lexicomp; Zelleke, T. G., Depositario-Cabacar, D. F. T, & Gaillard, W. D. (2013). Epilepsy. In M. L. Batshaw, N. J. Roizen, & G. R. Lotrecchiano (Eds.), Children with Disabilities (7th ed., pp. 487~506). Baltimore, MD: Paul H. Brooks Publishing Co

간호사정과 간호진단

아동의 신체적 · 생리적 상태를 사정하고 관찰한다. 특정 발작 행동, 의식수준, 활력징후 및 저산소증의 징후를 관찰한다. 발작 후 기간 동안 아동의 활력징후를 관찰하고, 신경학 검사를 수행하며 안전한 환경을 유지하도록 한다. 아동이 안정되면 보다 확실한 평가가 시행될 수 있다. 의식수준은 신경 기능의 중요한 지표이다. 아동의 반응 결여는 발작 후 상태 또는 누적된 약물 용량의 결과일 수 있음을 기억한다. Benzodiazepine이 투여된 후에도 지속되는 운동 활동은 간질지속증의 잠재적 징후이다.

발작장애에 대한 가족의 적응을 평가한다. 다음 발작이 언제 발생할지에 대한 불확실성에 대해 가족이 얼마나 잘 대처하고 있는지 확인한다. 학교에서 발작이 일어날 때와 같이 아동이 가시적인 상태에 얼마나 잘 대처하고 있는지 확인한다. 행동적 · 사회적 · 정서적 문제에 대해 질문한다(Box 21-2). 발작장애가 있는 아동에 대한 일반적인 간호진단은 다음을 포함한다.

- 발작의 강직성 경련기 동안의 신경근육 이상과 관련된 비효과적 호흡양상
- 발작 중 신경근육 기능장애와 관련된 비효과적 기도 청결
- 발작의 발병 시 낙상과 관련한 외상후 증후군의 위험
- 난치성 발작 및 발작 활동 중 장과 방광의 조절 상실과 관련된 만성적 자존감 저하
- 예측 불가능한 발작장애와 관련된 불안
- 약물에 대한 준수 불량과 관련된 비효과적 가족 건강관리
- 만성질환을 가진 아동의 간호와 관련된 가족 과정 향상을 위한 준비

계획과 수행

기도 개방을 유지하고, 안전을 보장하며 약물을 투여하고, 정서적 지지를 제공함으로써 발작을 예방하고 관리하는데 초점을 맞춘다. 급성 간호 및 장기적 관리가 모두 수반된다.

기도 개방 유지

발작 중 아동의 입에 어떤 것도 넣지 않는다. 흔들거리는 치아가 빠져 흡인될 수 있다. 입 밖으로 분비물 배출을 용이하게 하기 위해 아동을 옆으로 눕힌다. 적절한 산소가 공급되는지 아동을 관찰한다. 피부 색상은 분홍색, 심박수는 정상 또는 연령에 비해 약간 상승되고, 맥박 산소 측정치(SpO_2)는 95% 이상이 되어야 한다. 맥박 산소 측정치가 95% 이하로 떨어지면 산소가 보통 투여된다. 발작 동안 또는 이후에 가능하다면 호기말 이산화탄소 분압 측정술이 시행되어 환기에 문제가 있는지 확인한다.

Box 21-2
발작에 대한 질문

기간	질문
발작 바로 직전	• 아동은 무엇을 하고 있었는가? • 아동이 몸이 좋지 않거나 이상한 기분(두통, 오심/구토, 근육 통증)을 호소했었는가? 아동이 열이 났었는가? • 아동이 외상을 입었는가? 아동이 약물이나 독극물을 섭취했는가?
발작 동안	• 어떤 사지의 움직임을 보였나? 신체의 한쪽 또는 양쪽의 움직임이 있었는가 또는 사지 하나만을 움직였는가? 부모가 설명하기 힘들어 한다면 움직임과 행동을 보여 달라고 요청한다. • 아동이 씹는 행위나 다른 형태의 자동증을 보였는가? • 동공이 팽창하거나 눈이 한쪽으로 치우쳤었는가? • 아동의 색이 변했는가(창백, 빨강, 파랑)? • 아동에게 요실금 또는 장실금이 있었는가? • 아동이 주변에 대해 인지하고 있었는가? 아동이 질문에 반응할 수 있었는가?
발작 후	• 에피소드는 얼마나 오래 지속되었는가? • 각성 시 아동이 무기력하고, 약하거나 균형 잡힌 동작을 할 수 없었는가? • 아동이 기억상실 또는 발작 후 혼란스러워 했는가?

안전 확보

발작 동안 손상을 입지 않도록 아동을 보호한다(그림 21-5). 아동이 침대에 있는 경우, 부상을 예방하기 위해 침대 난간에 패드를 대어야 한다. 반복되는 발작을 가진 아동은 헬멧을 착용시켜 낙상 시 머리를 보호해야 한다. 발작장애가 있는 모든 아동은 일종의 의료 경고 신분증을 착용하도록 한다. 발작 중 호흡기 손상 또는 의식의 상실을 겪는 아동은 침상 곁에 물품과 장비가 있어야 한다.

약물 투약

발작의 긴급 관리를 위해 정맥 내 약물을 투여할 때는 특별한 주의를 해야 한다. 이러한 약물은 호흡 또는 순환기 허탈의 위험성을 최소화하기 위해 매우 천천히 투여되어야 한다. 활력징후가 주의 깊게 관찰되어야 한다.

아동이 질환 또는 수술로 인해 NPO(금식) 상태일 때, 발작 약물은 소량의 물과 함께 투여된다.

정서적 지지

신체 운동 통제의 상실 및 의식 상실의 가능성은 아동, 부모 및 다른 가족 구성원이 발작을 무섭게 받아들이게 한다. 일상생활에 미칠 수 있는 영향에 대한 우려를 완화시키기 위해 가능하

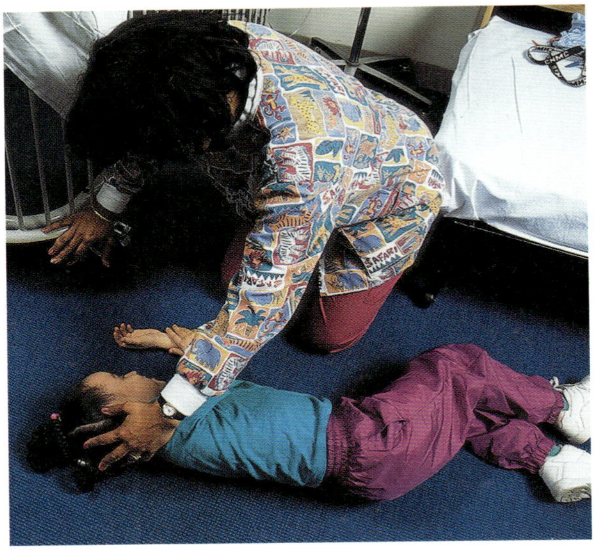

그림 21-5
서 있을 때 발작이 온 아동은 조심스럽게 바닥으로 이동시켜 옆으로 뉘여야 한다. 아동에게 해를 가할 수 있는 물건들을 치우도록 한다.
SOURCE: George Dodson/Pearson Education, Inc.

면 발작의 원인에 대해 부모를 교육한다. 또한 발작의 진단은 두려움 및 수치심을 가져올 수 있다.

부모는 종종 아동의 발작장애에 대해 죄책감을 느끼고 적절하게 처벌하지 않거나 아동의 활동을 제한함으로써 보상하고자 하므로 가능한 한 아동을 정상적으로 대하도록 교육해야 한다. 부모는 발작에 대한 이해 부족으로 인해 아동이 가족과 친구 그리고 동료들에게 다르게 대우받는다고 인식할 수 있다. 발작이 한 개 이상의 항간질 약물에 반응하지 않을 때 부모에게는 추가적인 지원이 필요하며, 필요한 경우 아동 및 가족을 지지 그룹 및 상담 서비스로 연계한다.

퇴원계획과 가정간호 교육

부모가 두려움과 불안을 표현하도록 격려한다. 그들의 질문에 정확한 정보를 제공하고 부모가 아동의 장애에 대해 더 많은 정보를 얻을 수 있는 기관에 연계해준다. 약물을 투여하는 방법 및 아동을 안전하게 지키는 방법을 확실히 알고 있어야 한다. 누구에게 문의해야 하는지, 언제 후속 조치를 위해 돌아와야 하는지 상의한다.

약물 교육

아동과 부모에게 항간질 약물요법에 대해 교육한다. 각 약물의 목적, 투약 일정 및 모든 용량을 투여하는 것의 중요성에 대해 설명한다. 아동이 성장함에 따라 아동이 상태 관리에 더욱 책임감을 가지기 시작할 수 있도록 정보를 아동과 직접 공유하도록 한다. 큰 아동에게 부모의 개입 없이 약물을 투여하도록 지도하는 것은 자기 통제감을 제공한다. 아동과 청소년의 성장은 모니터링되어야 한다. 몸무게의 급격한 변화는 약물 용량이 적절하게 조정되지 않는다면 발작 조절이 상실될 수 있다. 방문 시마다 약물 복용을 잘 하고 있는지 질문하고, 이를 통해 남은 용량 또는 약물치료 비용 지불에 어려움이 있는지 확인할 수 있다. 혈청 약물 농도를 확인하여 약물 농도를 치료적 범위 내로 유지하도록 한다.

처방된 약물의 부작용에 대해 정보를 제공하고 부모에게 독성 반응 또는 충분하지 않은 약물 투여 시 징후에 대해 경고한다. 청소년들의 알코올 섭취는 금지되며 약물 독성을 일으킬 수 있음을 이해하도록 한다. 일부 약물은 잇몸 증식을 일으킬 수 있으므로 정기적인 치과 치료가 중요하다. 의료인에 대한 후속 방문의 중요성을 강조한다. 아동의 약물 효과는 모니터링되어야 한다. 부모에게 아동이 성장함에 따라, 특히 급성장기 동안 용량 조절이 필요함을 알려준다. 지속적인 발작의 위험성 또는 간질지속증이 있는 아동은 응급 간호계획을 개발하여 가족이 취할 수 있는 적절한 조치를 취할 수 있도록 해야 한다.

지역사회 간호

부모와 아동은 새로운 발작 관리에 대해 정기적으로 통보를 받고, 문제에 대해 질문하도록 격려하고, 손상예방 전략에 대해 중요한 정보를 받아야 한다.

열성 경련 아동의 부모는 아세트아미노펜(acetaminophen) 또는 이부프로펜(ibuprofen)을 적절하게 투여하고 가벼운 의복으로 아이를 시원하게 유지시키는 방법에 대해 배워야 한다. 부모는 해열제가 급성 질환과 관련된 미래의 열성 발작을 예방하지 못할 수 있다는 것을 알아야 한다. 열성 경련 아동에서 약물의 잠재적 독성은 종종 발작의 위험보다 더 큰 것으로 간주된다.

케톤유발 식이

가족이 케톤유발 식이를 하기로 결정하면 아동의 성장과 활동 요구에 맞는 식이를 할 수 있게 영양사와 상담할 수 있도록 도와준다. 비타민 및 다른 사용되는 약물이 탄수화물이 없는지 확인하여 케톤증이 유지되도록 한다. 케톤 유발 식이를 중단할 때 단백질과 탄수화물에 대한 지방의 비율을 서서히 줄여가며 중단해야 한다.

가족 및 아동 지지

아동이 학교에 있을 때 발작을 일으킬 가능성이 있으므로 필요시 가족이 개별화된 건강계획을 개발할 수 있도록 도와 아동이 학교에서 약을 받을 수 있도록 한다. 건강계획에는 아동이 발작을 하는 경우 교사와 행정 담당자가 어떤 행동을 취해야 하는지 발작에 대해 어떤 정보를 보고해야 하는지에 대해 안내해준다.

신체 활동 및 운동은 모든 아동에게 중요하다. 발작이 잘 통제되는 아동은 대부분의 팀 스포츠 및 자전거 타기와 같은 활동에 참여할 수 있다. 일부 활동은 아동에게 잠재적으로 더 위험할 수 있으며, 특히 간질이 완벽히 조절되지 않을 때 더 위험하므로 수영 및 수상 스포츠는 일대일 감독이 요구된다.

아동은 친구들 앞에서 발작이 일어날까봐 두려워할 수 있다. 정기적으로 약물을 복용하여 발작을 조절해야 한다는 것을 아동 및 가족에게 확신시킨다. 아동은 발작이 무엇인지, 발작이 있을 때 어떻게 해야 하는지 친구들에게 설명해야 한다. 발작 아동을 위한 여름 캠프는 아동이 야외 활동을 즐길 수 있는 안전하고 편안한 장소가 될 수 있다. 부모에게 금기되는 활동에 초점을 맞추기보다 자녀가 무엇을 할 수 있는지 강조함으로써 아동의 자아상을 향상시키도록 조언한다.

평가

아동 및 가족을 위한 간호관리의 기대되는 결과는 다음을 포함한다.

- 아동은 약물치료, 케톤유발 식이 또는 외과적 중재로 발작을 조절한다.
- 안전 조치의 사용으로 발작 시 부상을 예방한다.
- 청소년은 발작은 관리하고 건강한 삶을 유지한다.
- 아동 또는 청소년이 잘 감독되는 스포츠 및 활동에 참여함으로써 자존감을 획득한다.

감염성 질환

중추신경계의 감염은 아동발달에 중대한 결과를 초래할 수 있으므로 즉시 발견되고 치료되어야 한다.

세균성 뇌수막염

수막의 염증인 뇌수막염은 세균성 또는 바이러스성 물질에 의해 유발될 수 있다. 세균성 뇌수막염(bacterial menigitis)은 바이러스성 뇌수막염보다 더 심각하고 때로는 치명적이다. 신생아 및 영아는 세균성 뇌수막염에 걸릴 위험성이 크다. 뇌수막염이 있는 영아 및 아동은 심각한 합병증 및 장기 이환율의 가능성이 있다.

병태생리

뇌수막염은 중이염, 부비동염, 인두염, 연조직염, 폐렴, 결핵, 화농성 관절염, 뇌 외상 또는 신경외과 시술과 같은 다른 감염이 이차적으로 발생할 수 있다. 수막염균(Neisseria meningitidis)과 폐렴연쇄구균(Streptococcus pneumoniae) B형 헤모필루스 인플루엔자(Haemophilus influenzae type b)가 흔한 원인균이며, B군 연쇄상구균(group B streptococcus), 대장균(Escherichia coli) 및 리스테리아균(Listeria monocytogenes)은 영아에게 뇌수막염을 일으킬 가능성이 높다. 예방접종으로 인해 아동의 뇌수막염 비율은 감소하고 있다. 위험인자로는 면역 억제, 뇌실 복강 단락술, 달팽이 이식, 외상성 뇌손상 또는 최근의 부비동염 또는 중이염이 있다.

많은 경우에 혈액 내의 세균이 지주막하 공간으로 들어가는 중추신경계로 퍼져 염증성 반응을 일으킨다(그림 21-6). 세균의 내독소는 뇌에 염증 및 부종을 일으켜 뇌부종 및 두개내압 상승을 일으킨다. 감염이 뇌실로 퍼지면 뇌실이 막혀 뇌척수액의 흐름을 방해해 심각한 합병증인 뇌부종 및 뇌수종을 일으킨다.

임상적 징후

증상은 아동의 연령, 병원균 및 진단 전 질병을 앓았던 기간에 따라 다양하다. 발병은 갑자기 시작되거나 1~2일에 걸쳐 발병할 수 있다.

영아에게 나타나는 증상으로는 발열 또는 저체온증, 수유 패턴의 변화, 구토 또는 설사가 있다. 대천문은 불룩해지거나 평평해 질 수 있다. 영아는 안절부절못하거나, 무기력 또는 짜증을 낼 수 있다. 보통 보채는 영아를 달래기 위해 어르거나 안아주는 행위는 뇌수막염 영아를 자극할 뿐이다.

더 큰 아동은 보통 열이 나고 의식이 변화되며(예: 혼란, 섬망, 무기력 또는 과민반응) 구토를 하거나 근육이나 관절의 통증을 호소할 수 있다. 처음에 점상출혈로 나타났다가 이후 자색반 또는 큰 괴사성 반점으로 바뀌는 출혈성 발진은 수막구균 뇌수막염에서 관찰된다. 아동은 두통(대부분 앞부분), 요통, 광선공포증, 내사시(눈이 안쪽으로 몰림) 및 목 경축(목 굴곡에 대한 저항)과 같은 수막 자극과 일치하는 다른 증상들을 보일 수 있다. 아동은 종종 불편감을 완화하기 위해 머리와 목을 과신전시키는 후궁반장자세에서만 안정된다(그림 21-7). 아동은 커니그(Kernig) 및 브루진스키(Brudzinski) 징후 양성 반응을 보일 수 있다(그림 21-8).

협력적 관리

간호의 목표는 합병증의 위험을 줄이기 위한 노력으로 원인균을 확인하고 임상치료를 시작하는 것이다.

진단검사

진단은 병력, 임상증상 및 검사결과 소견에 근거한다. 실험실 검사에는 전체 혈구 계산, 혈액 배양, 혈청 전해질 및 삼투압, 혈중요소질소/크레아티닌을 포함한다. 혈액 배양검사는 수막염을 일으키는 박테리아를 확인한다. 요추천자를 실시해 뇌척수액 배양검사, 백혈구, 단백질, 포도당 수치를 확인하고 실시간 중합효소연쇄반응(PCR) 분석도 진단을 위해 수행된다.

그림으로 보는 병태생리 **중추신경계 감염**

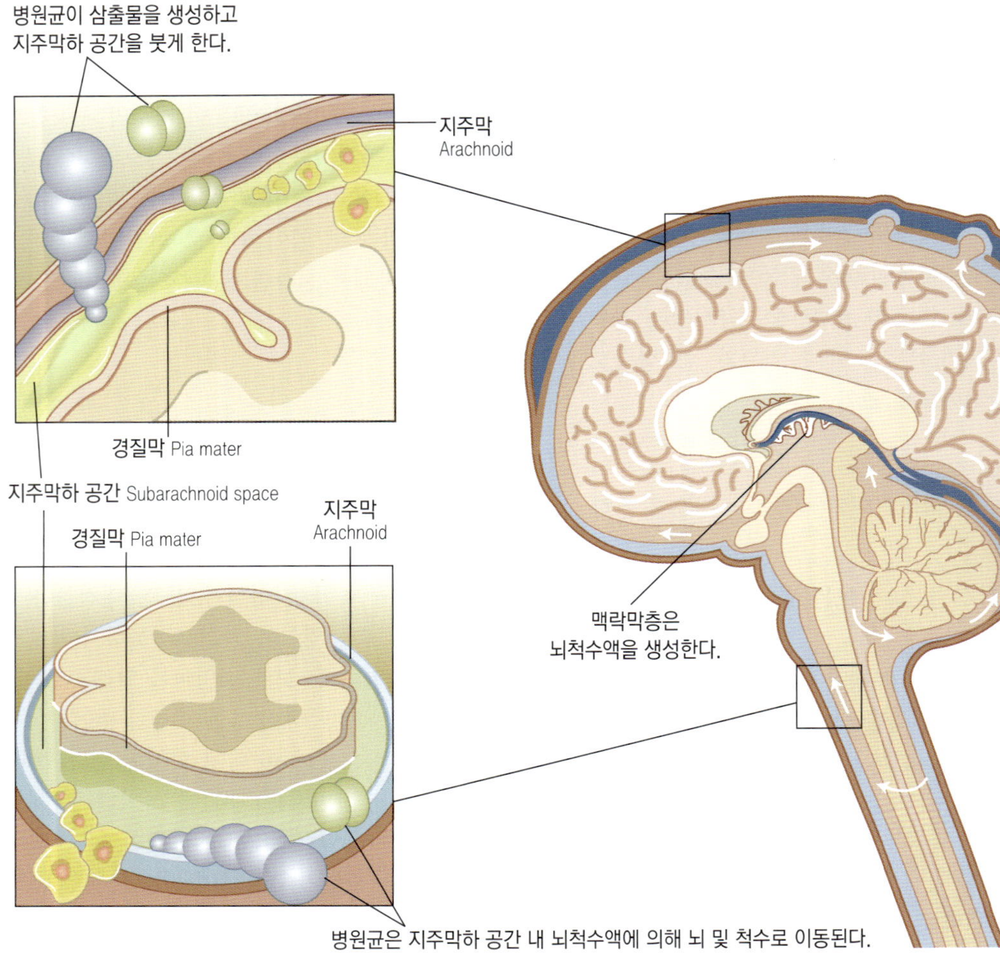

그림 21-6
박테리아가 중추신경계에 도달한 후 경질막, 지주막 및 뇌척수액으로 찬 지주막하 공간이 감염된다. 뇌척수액은 뇌와 척수 전체에 병원균을 이동시킨다.

CT 스캔은 두개내압 증가 또는 뇌 농양이 의심될 때 시행될 수 있다.

임상치료

대부분의 경우 항생제는 진단검사가 수행되자마자 투여된다. 세균성 뇌수막염 치료를 위해 일반적으로 사용되는 항생제로는 ampicillin, aminoglycosides, cefotaxime, ceftriaxone, penicillin G 및 vancomycin이 있다. 많은 균들이 특정 항생제에 저항력을 가지므로 배양 및 감수성 검사결과가 나오면 항생제가 바뀐다. 이러한 약물은 균과 아동의 임상 반응에 따라 최고 권장 치료 용량으로 7~21일 동안 정맥으로 투여된다. Dexamethasone은 6주 이상의 아동에게 보조 약물로 투여되며 항생제 치료가 시작됨과 동시에 시작된다. Dexamethasone은 B형 헤모필루스 인플루엔자 뇌수막염에서 감각 신경성 청력 손실과 같은 심각한 신경학적 후유증의 위험을 줄이기 위해 사용된다. 추가적인 치료법으로는 발열, 발작의 조절, 두개내압 증가 관리 및 체액과 전해질의 관리가 있다.

영아 및 아동은 금식 상태로 뇌관류압을 관리하기 위해 수액이 투여된다. 두개내압 증가 및 항이뇨호르몬부적합분비증후군이 주의 깊게 모니터링된다. 뇌부종을 치료하기 위해 IV 수액 용량이 주의 깊게 관리된다.

생존 아동의 약 20%가 중대한 장애를 갖는다. 장애는 청력 손상, 심한 신경학적 결손 및 행동 및 지적장애가 있다.

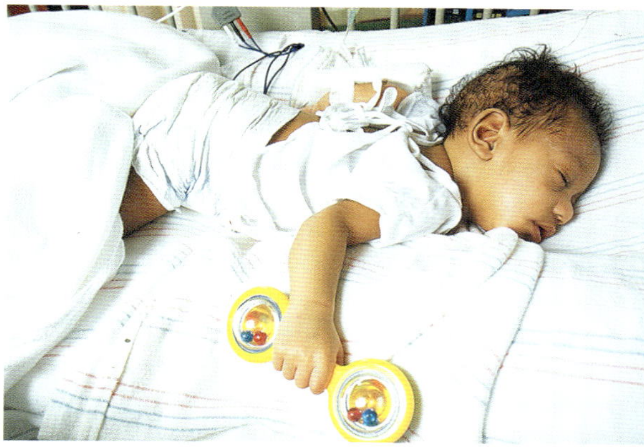

그림 21-7
세균성 뇌수막염이 있는 아동은 불편감을 완화하기 위해 목과 머리를 과신전시키는 후궁반장자세를 취한다.
SOURCE: George Dodson/Pearson Education, Inc.

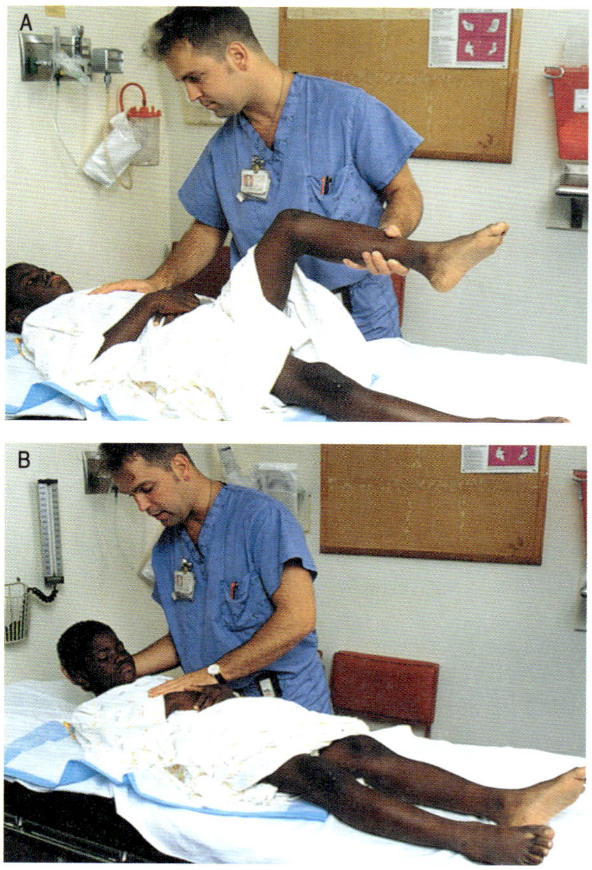

그림 21-8
뇌수막염에서 흔하게 발견되는 커니그(Kernig) 또는 브루진스키(Brudzinski) 징후
A. 커니그 징후를 검사하기 위해 무릎을 구부린 채로 아동의 다리를 들어 올린다. 그 후 무릎을 편다. 어떤 저항이나 통증이 있다면 커니그 징후 양성을 의미한다.
B. 브루진스키 징후 검사를 위해, 앙와위 자세에서 아동의 머리를 구부린다. 이 동작으로 무릎 또는 엉덩이가 불수의적으로 구부러지면, 브루진스키 징후 양성 반응을 의미한다.
SOURCE: A, B George Dodson/Pearson Education, Inc.

간호과정

간호의 목표는 질환의 진행 징후 또는 합병증의 발병에 대해 아동을 주의 깊게 모니터링하고, 가족을 지지하고, 약물을 투약하며 통증을 관리하는 것이다.

간호사정과 간호진단

활력징후 및 의식수준을 포함한 아동의 생리학적 상태를 자주 사정하고 신경학상 평가 기준치와 비교한다. 뇌수종의 가능성이 있으므로 입원 영아의 머리둘레를 자주 측정하고 이전 수치와 비교한다. 아동 상태의 변화 징후와 치료에 대한 반응에 주의한다. 아동의 분비물 조절 능력과 충분한 수분을 섭취할 수 있는지 모니터링한다. 섭취량 및 배출량을 모니터링한다. 감각 결손에 대해 사정한다. 잠재적으로 삶을 위협하는 질환에 대한 부모의 우려를 확인한다.

세균성 뇌수막염 아동에게 적용 가능한 간호진단은 다음과 같다.

- 의식수준 변화 및 분비물 조절 저하와 관련된 흡인의 위험
- 수분의 구강섭취 저하와 관련된 체액부족의 위험
- 잠재적으로 아동의 삶을 위협하는 질환과 관련된 슬픔
- 아동의 심각한 질환 및 입원과 관련된 가족과정 손상
- 입원한 아동 및 다른 가족 책임과 관련된 돌봄제공자 역할 긴장

계획과 수행

간호는 응급치료에서 시작하여 아동의 상태가 안정화 될 때에도 계속된다. 호흡 및 신경학적 상태를 관찰하고, 수분공급, 약물 투여 및 합병증 예방을 모니터링한다. 자극을 줄이고(희미한 빛, 조용한 방) 아동을 옆으로 눕혀 아동의 편안함을 촉진한다. 원인균이 발견되고 적어도 24시간 동안의 효과적인 치료가 이루어질 때까지 병원 프로토콜에 따라 아동을 격리시킨다.

항생제 치료에 대한 아동의 반응을 관찰한다. 코르티코스테로이드 사용의 잠재적 합병증인 위장관 출혈 징후(예: 장불편 및 잠혈)를 관찰한다.

아동의 상태 대한 부모의 걱정에 대응하여 아동의 불편감을 완화시키기 위한 모든 절차를 설명하고 적절한 치료를 제공한다. 아동의 안위를 충족시키기 위해 부모가 참여할 수 있는 방법을 확인한다. 부모는 또한 입원 아동과 시간을 보내는 동안 가정의 다른 아이들의 요구를 충족시키기 위한 최선의 전략을 확인하는데 도움이 필요할 수 있다.

간호사의 주요 역할은 예방에 있다. 영아 및 아동에게 B형 헤모필루스 인플루엔자, 폐렴구균(pneumococcal) 및 수막구균(meningococcal) 예방접종을 하도록 부모를 격려한다.

퇴원계획과 가정간호 교육

가정간호의 필요성은 퇴원 전에 확인하고 다루어야 한다. 후속 방문은 합병증 및 후유증을 관찰하기 위해 중요하다. 아동의 질병으로 인한 신체적 요구 사항 및 아동의 상태에 대한 정서적, 사회적 및 재정적인 영향을 다루도록 부모를 돕는다. 아동이 발작을 할 경우 어떻게 해야 하는지 부모에게 알려준다.

신경학적 후유증을 가진 영아 및 유아는 조기 중재 프로그램에 의뢰되어야 한다. 아동이 청력 상실이 있는 경우 이비인후과 및 음성/언어 전문가에게 의뢰되어야 한다. 학습장애와 같은 다른 신경학적 후유증의 조기 발견이 권장된다. 청각, 학습 또는 다른 신경학적 후유증을 가진 아동은 개별화된 건강계획이 필요하며 아동의 특수 교육 요구를 계획하는데 도움이 필요할 수 있다. 부모가 지원 및 도움을 받을 수 있도록 적절한 사회봉사기관에 연계해 준다.

바이러스성 뇌수막염

바이러스성 뇌수막염(viral menigitis)은 뇌척수액 내 증가된 혈구 및 단백질을 특징으로 하는 수막의 염증성 반응이다.

갑작스러운 38~40°C의 발열, 수막 증상(두통, 광선 공포증, 뻣뻣한 목 및 요통), 근육통, 과민성 및 기면증이 나타날 수 있다. 다른 증상으로는 일반적인 불쾌감, 구토, 설사, 상부 호흡기 증상 및 반구진발진이 있을 수 있다.

혈액, 소변 및 뇌척수액 분석이 시행되며 중합효소연쇄반응(polymerase chain reaction, PCR) 및 뇌척수액의 DNS 검사가 보통 24시간 이내에 이루어진다. 진단이 확정될 때까지 아동은 세균성 뇌수막염 환자처럼 적극적으로 치료된다. 아동은 보통 완전히 회복된다.

간호과정

초기 간호는 세균성 뇌수막염 아동에 대한 지지적 간호를 제공하는 데 초점을 맞춘다. 처방된 아세트아미노펜을 투여하여 열, 두통 및 근육 또는 관절 통증을 감소시킨다. 방을 어둡고 조용하게 유지하고(자극원과 수막 자극을 줄이기 위함), 정맥 내 또는 경구 수액을 투여하며 적절한 자세로 편안함을 촉진한다.

아동 및 가족은 질병의 과정에 대한 정보를 필요로 한다. 아동 및 가족이 이해할 수 있는 용어를 사용하여 의료 및 간호절차에 대해 설명한다. 부모에게 아동의 진행 상황을 계속 알려준다. 바이러스성 뇌수막염 진단이 내려지면 퇴원계획 및 가정간호 교육이 즉시 시작되어야 한다. 회복에는 몇 주가 걸릴 수 있지만 완벽히 회복될 것이라고 설명한다.

라이 증후군

라이 증후군(Reye syndrome)은 심각한 뇌병증(encephalopathy)으로 독성, 염증 또는 무산소 손상에 의한 뇌기능 장애로 시간이 지남에 따라 기능장애가 개선될 수도 있지만 영구적인 조직의 손상을 가져올 수 있다. 바이러스성 질환 및 독감 같은 증상에 아세트아미노펜 또는 이부프로펜을 아동에게 투여하기 때문에 이 질환은 현재에는 드물게 나타나지만 발병 시 아동의 사망률은 높다.

라이 증후군은 이차적인 미토콘드리아 간질환으로 분류된다. 이것은 간에 대한 약물 독성 또는 다른 독성, 금속 또는 대사산물에 의해 유발되며 그 결과 장기가 제대로 기능하지 않게 된다. 뇌부종, 저혈당증 및 확장된 지방성의 감소된 간 기능(짧은 사슬 지방산 수치의 상승 및 고암모니아 혈증으로 인함)을 특징으로 한다.

라이 증후군은 이전에 앓았던 바이러스성 질환에서 시작되며, 구토의 급성 발병, 정신상태 변화, 발작 및 진행성 무반응의 증상이 뒤따라온다. 이 질환은 진행성의 단계를 가지고 있으며, 증가된 뇌부종 및 신경학적 기능 장애의 징후를 보인다. 무기력 및 졸린 상태는 혼란, 섬망, 공격적 및 혼수상태로 진행한다. 과반사 및 경직된 자세는 이완 및 신전 자세로 진행한다. 동공반사는 초기에 고정 동공으로 진행하여 그대로 유지된다.

라이 증후군의 진단은 아동의 의식수준의 급격한 변화, 간 기능 저하를 나타내는 진단적 임상검사 및 기타 확인할 수 있는 원인이 없는 점에 기초한다. 뇌척수액(CSF) 분석에서 보통 백혈구가 나타나며 방사선 촬영에서는 뇌부종이 나타난다. 간 효소 및 암모니아 수치는 상승되며, 혈당 수치는 정상 수준 이하이고 프로트롬빈 시간은 길어진다. 혈청 빌리루빈 수치는 정상이다. 때때로 간 생검을 시행하여 진단을 확정한다.

라이 증후군 아동은 소아 집중치료실에서 간호를 제공한다. 의학적 관리의 목표는 지지적 치료를 제공하고 뇌부종 및 짧은 사슬 지방산 수치 및 고암모니아 혈증의 상승과 관련된 대사성 부상의 이차적 영향을 예방하는 것이다. 혼수상태 아동의 경우 기계적 환기가 필요하며 동맥 및 정맥압 모니터링이 시행된다. 아동은 뇌부종에 이차적으로 발생할 수 있는 두개내압 상승의 징후에 대해 주의 깊게 관찰한다. 저혈당증은 정맥 내 포도당 및 전해질로 치료하고 혈액 화학 및 혈액 pH를 모니터링한다.

간호과정

간호는 아동의 신체적 상태를 관찰하고, 정서적 지지를 제공하며 질병의 예방에 대해 부모를 교육하는 것에 초점을 둔다.

아동의 호흡 및 신경학적 상태를 자주 확인하고 개선 또는 악화의 징후를 기록한다. 특수 간호중재에 대해서는 이 장의 앞에서 다룬 의식의 변화된 상태의 간호관리에 대한 설명을 참조한다. 산독증, 암모니아 수치의 증가 또는 저혈당증에 대한 임상 검사를 모니터링 한다. 아동의 섭취량과 배출량을 주의 깊게 관찰한다. 처방에 따라 수액, 전해질 또는 약물을 투여함으로써 불균형을 교정한다. 부동으로 인한 합병증을 예방한다.

갑작스러운 삶을 위협하는 질환에 대처하고 있는 부모에게 정서적인 지지를 제공한다. 부모에게 계속해서 아동의 상태에 대해 알려주고 질병의 진행 과정에서 잠재적인 악화에 대비하도록 한다. 치료에 대한 설명은 불안감을 줄여줄 수 있다. 가능한 부모가 아동의 간호에 참여하도록 격려한다.

아동이 퇴원할 때 질병의 후유증에 대해 관찰하기 위해 모니터링이 필요하다. 발달 결손 및 신경학적 결손이 발생할 수 있으며, 특히 2세 이하의 아동에게 더 심하게 나타난다. 발달 상태 및 신경학적 상태가 평가될 수 있도록 자주 방문하도록 하며 부모에게 아동의 회복을 도울 수 있는 지역사회의 자원에 대해 알려준다.

구조적 결함

흔한 구조적 결함은 소두증, 뇌수종, 신경관 결손 등을 포함한다.

소두증

소두증(microcephaly)은 성장곡선의 3번째 백분위 밑인 머리둘레를 가진 작은 뇌를 말한다. 이는 유전적 장애 또는 영아기 동안의 감염, 대사이상 또는 저산소-허혈증과 같은 파괴성 손상에 의해 유발된다. 지적 장애가 흔하게 나타난다.

뇌수종

뇌수종(hydrocephalus)은 뇌척수액의 생성과 흡수 사이의 불균형에 대한 인체의 반응으로 뇌척수액 양의 증가 및 뇌실의 확대를 야기한다. 이 질환은 종종 선천적이거나 다른 중추신경계 기형과 관련이 있을 수 있다. 다른 원인으로는 뇌실내 출혈, 뇌수막염, 외상성 뇌손상이 있다.

병태생리

뇌척수액은 성인의 경우 하루 500mL, 청소년의 경우 하루 150mL의 일정한 비율로 외측 뇌실, 제3뇌실 및 제4뇌실 내 맥락얼기에 의해 생성된다. 뇌척수액은 일반적으로 지주막하 공간에서 정맥순환으로 흡수된다. 지주막하 공간에 도달하기까지, 뇌 표면으로 가기 위해 뇌실, 뇌간 및 척수 주변의 수많은 통로와 경로를 통과해야만 한다. 뇌척수액의 흡수된 양이 생성된 양보다 적으면 뇌실은 확장된다. 뇌수종은 교통성이거나 비교통성일 수 있으며 선천적이거나 후천적일 수 있다.

교통성 뇌수종에서 뇌척수액은 뇌실, 정상 통로 및 경로를 자유롭게 흐르지만, 지주막하 공간 및 지주막 융모에서의 CSF의 흡수는 감소된다. 뇌수종의 이러한 형태는 종종 감염 후 수막염, 뇌실내 출혈 또는 지주막하 공간의 선천적 기형으로부터 얻어진다.

비교통성 뇌수종은 대부분의 아동 뇌수종에서 발견된다. 뇌척수액이 지주막하 공간으로 들어가는 것을 막아주는 뇌실계통이 막혀서 발생하며, 하나 이상의 뇌실의 확대를 일으킨다(그림 21-9). 이러한 막힘은 감염, 출혈, 종양, 수술 또는 구조적 기형에 의해 일어날 수 있다.

임상적 징후

아동의 연령에 따라 다양한 뇌수종의 징후와 증상은 장 앞 부분의 임상징후표에 나열되어 있다. 영아 질환에서 우세한 징후는 빠르게 증가하는 머리둘레이다. 두개골 봉합이 닫히면 아동은 두개내압 상승의 징후를 경험하게 된다.

협력적 관리

간호의 목표는 뇌수종을 신속하게 진단하고 과다한 뇌척수액과 두개내압 상승이 아동의 발달상의 인지 및 운동기능에 미치는 영향을 줄이는 것이다.

진단검사

뇌수종의 진단은 출산 전에 초음파로 이루어질 수 있고, 출산 후에는 임상징후나 뇌영상 검사에 근거하여 진단할 수 있다. 태아에서 뇌수종이 발견되면 신경관 결손과 같은 다른 이상을 발견하기 위한 초음파 검사가 수행된다. 병원에서는 뇌수종 발병 위험이 있는 영아의 머리둘레를 매일 측정하는 것이 중요하다. 더 나이가 든 아동의 경우 두개내압 상승의 징후가 나타나면 CT 스캔 및 MRI가 뇌수종 진단을 위해 사용된다. 어떤 경우에는 해부학적 원인이 드러난다. 대천문이 아직 열려 있는 영아에서 초음파 또는 뇌초음파검사가 진단을 확정하기 위해 사용된다.

임상치료

뇌수종의 임상치료는 폐색을 제거하거나 과다한 뇌척수액을 전환시키기 위해 새로운 경로를 만드는 것을 포함한다. 카테터나 션트(shunt)를 뇌실 내에 넣어 뇌척수액이 복막강으로 흐르도록 하거나(그림 21-10) 우심방 또는 폐의 흉막강과 같은 다른 위치로 흐르도록 한다. 션트 시스템은 뇌실 도관, 펌핑 챔버 또는 저장소, 일방향 압력 밸브 및 말단 도관의 네 부분으로 구

그림으로 보는 병태생리 **뇌수종**

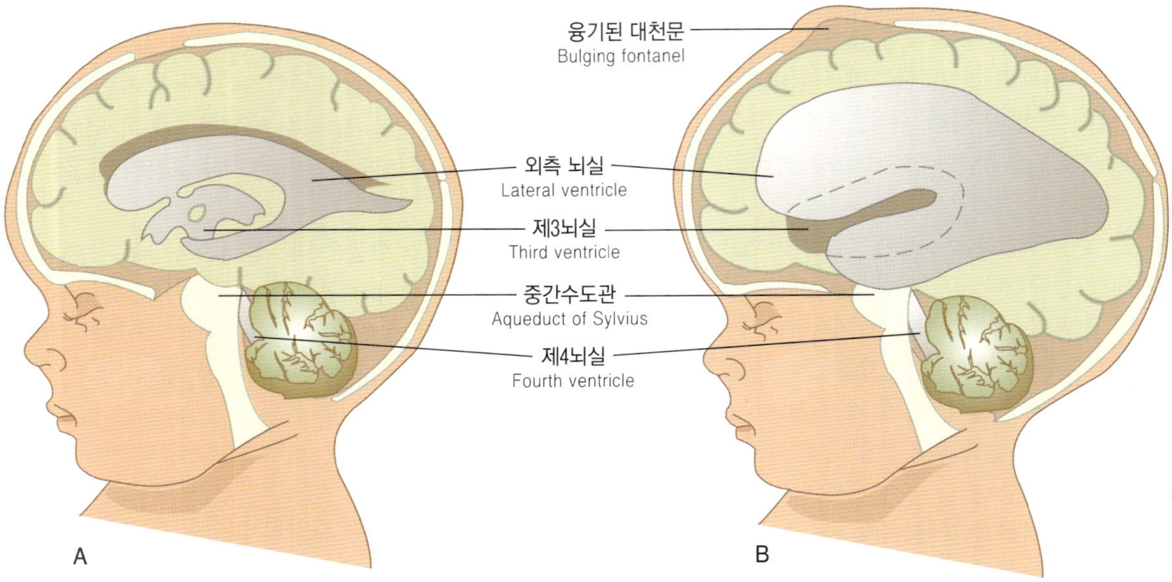

그림 21-9
A. 정상 크기의 뇌실 B. 확대된 뇌실, 뇌수종의 특징

성된다. 저장소는 두개골 내에 위치한 천두공에서 촉진되어 기능을 평가할 수 있다. 관은 천두공에서 가슴 및 복강으로 삽입된 지점까지 만져질 수 있다. 초기의 션트 배치는 보통 초기 영아기에 시행된다. 아동의 성장을 수용하고 향후 수술의 필요성을 줄이기 위해 적절한 길이의 관이 삽입된다. 수술의 첫 2년 내에 아동의 40%가 션트 수정을 필요로 한다. 뇌실, 심방 간 션트가 있는 아동은 재감염의 위험성을 줄이기 위해 수술 전 항생제를 정맥으로 투여해야 한다.

가장 심각한 합병증은 션트 감염으로 정맥 내 항생제 처방, 새로운 션트 삽입이 필요할 수 있다. 수술은 시상하부 기능을 방해하고 내분비 결핍을 일으킴으로써(예: 요붕증) 합병증을 일으킬 수 있다.

아동은 종종 수학능력, 독해력, 추론력이 저하되는 인지 손상을 갖게 될 수 있으며 건강한 아이들보다 낮은 미세운동기능을 가질 수 있다.

간호과정

간호사정과 간호진단

매 방문 시 모든 영아의 머리둘레를 측정하고 성장곡선에 표시된 이전의 수치와 비교한다.

션트 시술을 시행한 후 션트 폐색 및 감염의 징후와 증상을 관찰하기 위해 아동의 활력징후, 반응 수준 및 과민성이 평가된다. 션트 폐색 의심 시 영아의 머리둘레를 매일 측정한다. 나이가 든 아동은 두개내압 상승의 징후를 나타낸다. 이상 시 즉시 주치의에게 보고한다. 수술 부위를 평가하여 션트 트랙의 발적 및 부종뿐만 아니라 배수 및 감염의 징후를 사정한다. 의식수준, 운동 강도, 동공검사 및 GCS 점수를 포함한 잦은 신경검사와 함께 호흡 상태를 주의 깊게 평가한다. 수술 후 즉시 섭취량 및 배출량을 평가한다. 수술 전 및 수술 후 통증을 평가한다.

뇌수종 아동에게 적합한 간호진단은 다음과 같다.

- 외과적 절차와 관련된 감염의 위험
- 증가된 머리 무게를 들어올리기에 불충분한 근육 강도와 관련된 신체 기동성 장애
- 만성질환 또는 삶을 위협하는 질환을 가진 아동간호와 관련된 돌봄제공자 역할긴장의 위험
- 반복되는 션트 감염 및 입원과 관련된 성장발달 지연
- 잠재적 션트 폐색과 관련된 상해의 위험

계획과 수행

간호는 수술 전 및 수술 후 간호를 제공하고 정서적 지지를 제공하는 것에 초점을 둔다.

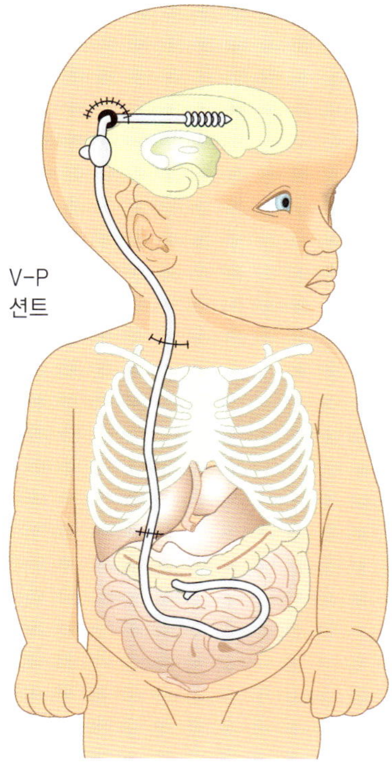

그림 21-10
뇌수종을 가진 아동의 치료에 사용되는 뇌실 복강간 션트(ventriculoperitoneal shunt)는 보통 생후 3~4개월 사이에 설치된다. 하지만 수막염 또는 종양과 같은 질환으로부터 발생하는 이차 뇌수종을 치료하기 위해 필요시 어느 연령에서도 시행될 수 있다. 션트 시스템은 뇌실 도관, 펌핑 챔버 또는 저장소, 일방향 압력 밸브 및 말단 도관의 네 부분으로 구성된다. 튜브는 뇌실 내의 과다한 뇌척수액을 복부로 배출한다. 치료의 주요 목표는 두개내압을 줄이고 중추신경계를 보존하는 것이다.
SOURCE: Barcroft Media/Getty Images

수술 전 간호

수술 전에는 아동의 체위에 주의를 기울인다. 목근육으로 무거운 머리를 지탱해야 함으로 목근육을 펴거나 긴장시키지 않도록 한다. 머리의 가중된 무게 때문에 영아를 안는 것이 어려울 수 있다. 피부간호를 제공하고 에어 매트리스를 사용하거나 머리 아래에 양털 이불을 대주어 욕창의 위험성을 줄인다. 아동의 특별한 영양 요구를 사정하고 평가한다. 영아는 구토하기가 쉽기 때문에 소량의 수유를 자주 실시하고 트림을 시킨다.

수술 후 간호

뇌척수액의 배수를 막기 위해 아동을 편평한 자세로 눕힌다. 침상을 30~45°로 상승시켜 정맥 배수를 촉진한다. 2~4시간마다 활력징후를 사정한다. 동공 크기 및 빛에 대한 반응, 안외운동 및 근육긴장 및 감각의 변화와 같은 신경학적 징후를 평가한다. 의료 지침에 따라 아동의 수술 부위 간호를 시행한다. 션트 기능 부전, 두개내압 증가 또는 감염의 징후에 대해 아동을 주의 깊게 관찰한다.

정서적 지지

부모에게 아동의 상태 및 수행된 모든 절차에 대해 설명해준다. 부모와 가족이 적절한 시기에 병원에서 아동의 간호를 돕도록 격려한다. 공감하고 이해하며, 부모가 그들의 걱정을 표출할 수 있도록 한다. 만약 초기 영아기에 뇌수종이 발생하면 부모는 만성질환의 영향과 이후 외과적 절차의 영향에 대해 불안해 할 수 있다. 뇌수종이 신생물 또는 다른 질환으로부터 이차적으로 발생한 경우 부모의 불안은 아동의 생명을 위협하는 질병으로 인해 악화될 수 있다.

다른 아동처럼 션트를 가진 대부분의 아동도 학교에 다니고 가족 구성원 및 친구들과 교류한다는 것을 부모에게 확신시킨다.

퇴원계획과 가정간호 교육

퇴원 전 가정간호 요구를 파악하고 다루도록 한다. 부모는 수술 부위를 간호하는 법을 배워야 한다. 부모 및 다른 가족 구성원에게 션트 폐색(두개내압 상승의 징후)과 감염(반응, 과민성, 권태감, 두통, 오심 및 미열)의 중요한 징후 및 증상에 대해 교육한다. 가족을 적절한 가정간호, 사회서비스 및 지지 그룹에 연계해 준다.

지역사회 간호

방문할 때마다 머리둘레를 측정하고 성장 차트의 예상되는 성장과 비교한다. 종종 동반 질환과 관련된 아동의 시각적 문제 및 인지, 언어 및 운동 발달지연을 사정한다. 아동 및 가족은 발달과정을 촉진하기 위해 조기 중재 프로그램에 연계되어야 한다.

머리와 복부에 충격의 가능성이 있는 접촉성 활동 참여는 권장되지 않는다. 헬멧을 착용하는 것은 스키, 스케이트보드 및 자전거를 탈 때 특히 중요하다.

부모는 좋은 영양을 장려하고 감염에 대한 노출을 줄임으로써 최적의 건강 상태를 촉진하도록 장려되어야 한다. 부모에게 머리가 커진 영아를 트림시키기 위한 대안 자세 및 수유 후 영아용 시트를 사용하도록 가르친다. 변비는 복압을 상승시키고 뇌실 복강간 션트를 통한 뇌척수액의 배수를 방해할 수 있다. 부모에게 규칙적인 배변 활동을 촉진하기 위해 섬유소가 함유된 음식을 제공하도록 가르친다.

2세 미만 아동의 보육을 원하는 부모에게는 감염의 노출을 줄이기 위해 가족 또는 가정 기반 보육시설과 같은 소수의 아동을 돌보는 곳을 선택하도록 장려해야 한다. 감염의 확산을 줄이기 위해 아동을 돌보는 모든 사람이 올바른 손 위생을 시행하도록 격려한다.

평가

아동간호에 대한 기대되는 결과는 다음과 같다.

임상적 증상 | 뇌수종

병인학	임상적 징후
영아의 선천적 구조 결손 **영아의 후천적 손상** 뇌실내 출혈	초기 징후 • 머리둘레의 급격한 증가; 긴장된, 충만된 또는 융기된 앞숫구멍; 분리된 봉합 • 정면 부위의 돌출, 두개골 크기에 비해 얼굴이 불균형하게 작음 • 고개를 들기 어려움 • 타진 시 마퀴인 징후(Macewen sign) 또는 깨진 항아리 소리가 남 • 돌출되고 팽창한 두피 정맥, 반투명한 두피 스킨 • 증가된 긴장 또는 반사 항진, 바빈스키 징후 • 과민성 또는 기면, 수유 장애, 의식의 수준이 저하됨 후기 징후 • 무호흡 에피소드 • 날카로운 높은 어조의 울음 • 연하 또는 수유의 어려움; 구토 • 발달이정표 내 회귀 • Sunsetting eyes(홍채 위에 공막이 보임), 상위 방향 응시 마비를 일으키는 6번째 두개골 신경마비 • 심폐기능의 저하(심한 경우)
봉합이 닫힌 후 더 큰 아동의 후천적 뇌수종 감염 종양 출혈	• 두개내압 증가의 징후 • 오심 및 구토와 함께 발생하는 두통 • 안달복달함, 졸림, 혼란, 무감동 또는 의식수준의 변화 • 두부의 확대가 없음 • 과민성, 기면, 식욕부진 • 성경 변화, 일상생활에 대한 관심 상실 • 판단력 부족 또는 지리멸렬, 학업 수행 악화, 기억력 상실 • 운동실조, 경련 또는 운동 발달 내 다른 변화 • 6번째 뇌신경에 대한 압력으로 인한 시각장애(사시, 복시)

- 아동은 환경에 적응할 수 있도록 적절한 목-근육 조절 능력을 발달시킨다.
- 부모는 션트 감염 및 기능 장애의 징후를 확인하고 즉시 치료를 받는다.
- 아동의 성장과 발달이 극대화된다.

신경관 결손

신경관은 최종적으로 뇌와 척수를 포함한 중추신경계로 발달하는 조직이다.

척수형성이상 또는 이분척추

척수형성이상(myelodysplasia)은 척수와 척주관의 기형을 말한다. 이분척추(spina bifida)는 척수 내용물이 돌출될 수 있는 하나 이상의 척추 결함을 말한다(그림 21-11). 이것은 보통 척수의 일부로 채워진 수막낭의 돌출과 관련이 있다. 기형은 척주를 따라 어디에서나 발생할 수 있지만 요추 또는 엉치 부위에서 가장 흔하게 발생한다. 이것은 중추신경계의 가장 일반적인 발달장애이다.

화학물질(과도한 알코올 섭취), 약물, 유전적 요인 및 모성 건강 상태(당뇨병, 임신성 당뇨병, 엽산 결핍증 또는 모체 비만)와 같은 환경적 요인이 연관되어 있음에도 불구하고 이분척추의 원인은 알려져 있지 않다. 가족 내 발생률의 증가는 유전적 영향의 가능성을 나타낸다.

이분척추가 있는 아동에게서 몇 가지 다른 문제가 발생한다. 장 및 방광 실금이 천추 부위 병변을 제외한 모든 경우에서 발생하지만 천추 부위에서도 장 및 방광 기능은 여전히 영향을 받을 수 있다. 신경학적 손상 및 요 정체(신경성 방광)로 인해 신장 손상이 발생할 수 있다. 뇌수종은 이분척추가 있는 아동의 대부분에서 발견되며 발작 및 시각적 문제 또한 발생할 수 있다.

감각상실은 종종 다리의 뒤쪽에서 더 뚜렷하게 나타나며, 운동 및 감각기능 상실은 하지에서 대칭적이지 않을 수 있다. 항문, 생식기 및 발 주위의 감각상실은 병변의 위치에 상관없이 일반적이다.

아동은 척수형성이상의 결과로 기동성 문제, 지적 장애, 발작장애 및 사시와 같은 시각장애를 포함한 많은 관련 장애를 갖는다. 척추만곡, 근골격 및 관절 이상, 피부 상처, 비뇨기 장애, 성조숙 및 성기능 장애와 같은 합병증이 발생할 수 있다.

협력적 관리

간호의 목표는 결함을 폐쇄하여 감염을 줄이고 결손으로 인한 신경학적 합병증을 평가하는 것이다. 임상치료는 아동의 성장

그림으로 보는 병태생리 **이분척추의 유형**

잠재성 이분척추증
보통 제5요추 또는 제1천추 후방 척추궁 융합이 되지 않음; 척수 및 수막은 온전히 척추관 내에 있음; 보통 외부에서 보이지 않음; 한 뭉치 머리카락, 유피 낭종 또는 혈관종이 발견됨; 가장 경미한 형태

낭성 이분척추증
뼈 척추를 통해 수막탈출증 및 척수수막탈출증 병변을 포함한 돌출이 있는 후방 척추궁 폐쇄의 결함

수막탈출증
뼈 결손을 통해 수막과 뇌척수액을 포함한 주머니 같은 돌출; 낭을 덮는 결손은 반투명하거나 막질일 수 있음; 척수 및 척수근이 정상 위치에 있음

척수수막탈출증
뼈 결손을 통해 수막, 뇌척수액 및 척수 또는 신경근 일부를 포함한 주머니 모양의 탈출; 뇌척수액의 누출이 발생할 수 있음; 불완전한 조직으로 잘 덮여 있지 않은 병변; 99% 기동성 장애; 수막탈출증보다 흔함

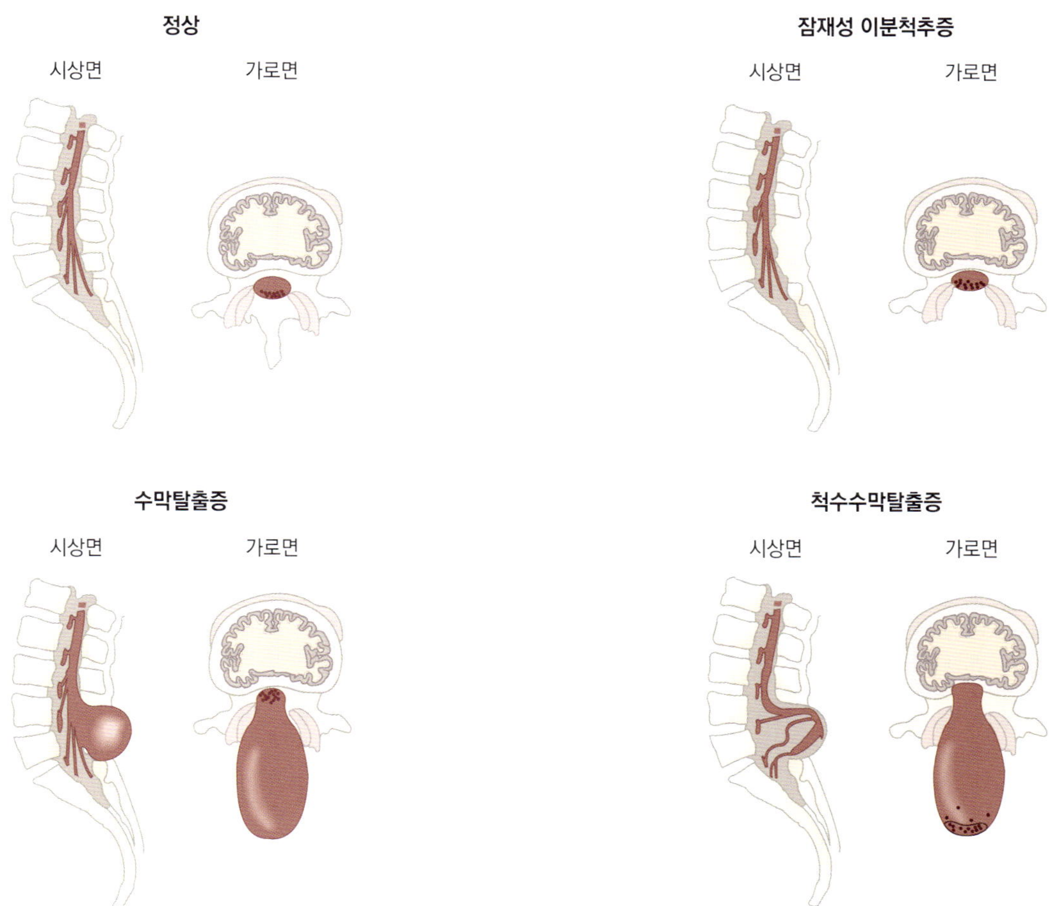

그림 21-11
척추뼈 결손으로 인해 발생하는 여러 가지 상태

과 발달을 촉진하는 동시에 장애의 합병증을 관리하는데 초점을 맞춘다.

진단검사

진단은 출산 전 산모의 혈청 알파태아단백질(alpha-fetoprotein) 수치의 상승과 고해상도의 태아 초음파에 의해 내려진다. 임신 26주 이전의 태아 수술은 생후 30개월 영아의 인지 및 운동기능을 향상시킨다. 이는 뇌수종에 대한 션트의 필요성을 줄여주지만 수술은 조산의 위험성을 증가시킨다. 태아 수술이 행해지지 않으면 다학제간 팀이 병변을 검사하고 출생 후 신경학적 상태를 평가한다. 초음파, CT, MRI 및 척주의 편평 사진에 의한 방사선 영상은 뼈 결손 및 신경 연루를 정확하게 보여줄 수 있다. 방광 및 장, 신경학적, 인지 기능에 대한 평가를 위해 후속 검사가 수행된다.

임상치료

산전 진단을 받은 신생아는 보통 제왕절개를 통해 척수장애의 외상 및 척수의 견인을 최소화한다. 수막탈출증 또는 척수수막탈출증 병변을 폐쇄하고 교정하는 수술은 감염 위험성을 줄이기 위해 보통 영아 출생 후 24~48시간 이내에 이루어진다. 결손의 크기에 따라 절제 부위가 넓어질 수 있다. 어떤 경우에는 자궁 내의 태아에게 교정이 시행된다. 이분척수의 경우 외과적 중재가 거의 필요하지 않다.

보조기는 관절 위치와 기동성을 지지하기 위해 사용된다. 보행기, 목발 및 휠체어와 같은 보조기기는 기동성을 강화하기 위해 사용된다. 골다공증의 위험을 최소화하기 위해 적절한 칼슘과 비타민 D를 섭취하도록 하고 체중부하 활동이 권장되어야 한다. 통증을 경감시키고 신경학상 악화를 줄이기 위해 계류 척수를 풀어주는 수술이 시행될 필요가 있을 수 있다. 교정용 자켓이 폐 용량에 영향을 주고 기동성과 착석을 방해하는 척추 기형을 교정하기 위해 처방될 수 있으며 잠재적으로 척추 융합 필요성을 지연시킬 수 있다.

신경성 방광을 위한 중재는 신장 손상을 초기에 예방하고, 방광 기능을 유지하며 배뇨 자제를 촉진하기 위해 시행된다. 항콜린 약물(oxybutynin)은 비뇨기 저장 압력을 낮추고 괄약근 과다 반사를 조절하기 위해 투여된다. 주기적인 삽입 도뇨는 청결하게 정기적으로 시행되어(매 3~4시간) 수신증과 신장 손상의 위험성을 낮추고 배설 억제 능력을 향상시킨다.

식이섬유 보충제, 대변 완화제 및 glycerin 또는 bisacodyl 좌약이 종종 변 배설 및 배변 자제를 촉진하기 위해 처방된다. 충수를 사용하여 피부와 장 사이에 통로를 형성하는 수술은 종종 변실금 또는 심한 변비가 있는 아동에게 시행한다. 이 시술은 아동 또는 청소년의 상행 및 횡행결장에 관장제를 전달할 수 있게 해 장 배설을 촉진하여 변 지림 및 실금을 감소시킬 수 있다.

예후는 결손의 유형, 병변의 수준 및 신장 기능 이상과 같은 다른 합병 요인의 유무에 따라 다르다. 아동은 여러 번의 수술 및 침습적 절차가 필요하다.

간호과정

감염, 뇌수종의 징후 및 상처 치료를 평가하고 수술 전 및 수술 후 간호제공, 기동성 증진 및 정서적 지지 제공에 초점을 둔다.

간호사정과 간호진단

신생아는 종종 수술이 시행될 때까지 전문센터나 신생아 중환자실로 이송된다. 신생아는 낭 손상이 없는지 및 뇌척수액의 누출이 있는지 관찰해야 한다(그림 21-12). 사지의 기형을 관찰한다. 활력징후를 자주 관찰하고 감염, 특히 뇌수막염의 징후가 나타나는지 유의한다. 수술 후 상처가 회복되는지 관찰한다. 영아의 수술의 통증을 사정하고 관리한다. 섭취량과 배출량을 평가하다. 수술 후 매일 머리둘레를 측정하여 잠재적인 뇌수종을 사정한다. 션트가 시술된 경우 뇌수종 섹션에서 설명된 바와 같이 간호를 제공한다.

아동의 활력징후, 성장 및 머리둘레를 사정한다. 션트 기능장애 또는 계류 척수와 관련될 수 있는 기능 악화의 신경학적 상태를 사정한다. 관절 운동의 범위, 이동 상태 및 비뇨기 기능을 평가한다.

이분척수가 있는 아동은 기형을 교정하기 위한 수술이나 다른 건강상태로 인해 입원을 할 수 있다. 수술 후 아동의 활력징

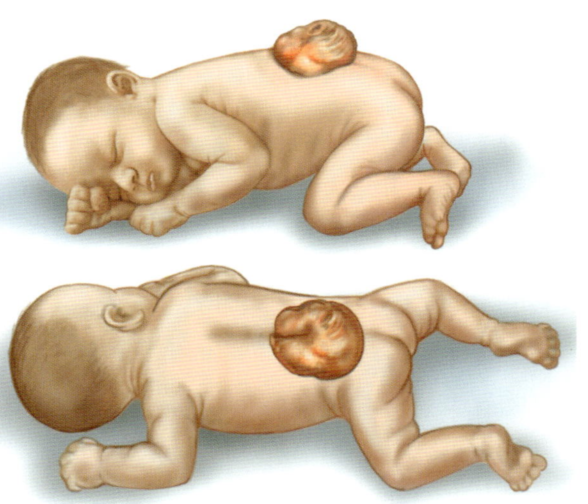

그림 21-12
허리엉치 척수수막탈출증은 신경관 결손에 의해 유발되며 척주의 불완전한 폐쇄를 일으킨다. 수막(가끔 척수)이 낭과 같은 구조로 돌출된다. 뇌척수액 유출에 대해 관찰한다.

후, 반응 및 통증 정도를 평가한다. 아동은 사지의 통증 감각이 저하되므로 주의 깊은 평가가 요구된다. 출혈 및 배액에 대한 드레싱 부위를 평가한다. 말단의 부기와 순환을 관찰한다. 섭취량과 배출량을 평가한다.

척수형성이상증 아동의 간호진단의 예는 다음을 포함한다.

- 신체 기동성 장애, 신경 근육 손상과 관련됨
- 기능적 요실금, 과도한 괄약근과 관련됨
- 피부 통합성 장애의 위험, 보조기 및 휠체어의 사용과 관련됨
- 감염의 위험성, 요정체와 관련됨

계획과 수행

피부 통합성을 보호하기 위해 멸균 식염수 드레싱으로 낭을 덮고 뇌척수액의 누출을 모니터링한다. 수술이 시행될 때까지 압력, 감염 및 외상으로부터 결손 부위를 보호한다. 낭 부위에 긴장을 최소화하기 위해 신생아의 엉덩이를 약간 구부리고 다리를 외전시킨 엎드린 자세로 놓는다. 무릎 사이에 수건을 말아 놓아 자세를 유지시킨다. 수술을 기다리는 동안 신생아와 교류하고 달래도록 부모를 격려한다. 수술이 언제 시행되는지에 따라 복와위 자세에서 신생아에게 소량의 잦은 수유가 이뤄질 수 있다. 방광과 장뿐만 아니라 운동 결손에 대해서도 정기적으로 신생아를 평가한다. 필요한 경우 정기적으로 도뇨를 시행한다.

수술 후 기간 동안 영아의 활력징후를 관찰하고 통증을 평가한다. 감염, 특히 뇌수막염의 증상 및 머리둘레 증가를 주의 깊게 관찰한다. 수술 부위의 뇌척수액 누출을 관찰한다. 영아는 치유될 때까지 복와위를 유지하거나 측와위로 눕혀야 하며, 이후 수면 시 앙와위로 눕혀질 수 있다. 대변과 기저귀를 수술 부위로부터 멀리하도록 하는데 이것은 시술이 하부 요추 또는 천추 부위에 시행된 경우 어려울 수 있다.

움직임 촉진

근육의 수축 및 위축을 방지하기 위해 가능한 한 빨리 관절가동범위 운동을 시작한다. 이러한 아동은 뼈가 매우 약하고 특발성 골절의 가능성이 크기 때문에 극도의 주의를 기울여야 한다. 팔다리의 정렬을 유지하기 위해 부목이 사용될 수 있다.

정서적 지지

부모에게 영아의 상태를 계속해서 알려준다. 그들로 하여금 좌절감과 분노를 표출하도록 한다. 부모가 영아의 상태에 대처할 수 있게 되는 즉시, 병원에서의 영아간호에 함께하도록 격려한다.

퇴원계획과 가정간호 교육

가정간호의 필요성은 퇴원 전에 확인하고 다루어야 한다. 가족 구성원이 가정에서 영아 또는 아동을 간호하는 방법을 이해하도록 한다. 영아의 자세, 수유 및 영아를 다루는 방법에 대해 부모를 교육하고 관절가동범위 운동을 실시하도록 한다. 부모는 퇴원 전에 간헐적인 도뇨를 수행하는 법을 배워야 하며 3~4시간마다 도뇨를 수행하도록 일정을 세워야 한다.

부모에게 두개내압 증가, 뇌수종, 션트 감염 또는 기능 장애 및 요도 감염의 징후 및 증상을 가르친다. 병원 환경에서 배운 기술을 강화시키기 위해 재택 간호가 초기에 필요할 수 있다.

지역사회 간호

합병증을 줄이고 최적의 발달을 촉진하기 위해 척수형성이상 아동은 소아과 협력 센터에서 의료 전문가 팀에 의해 계획되고 조정된 포괄적인 간호가 요구된다. 이 진료는 일차 진료 주치의와 협력하여 제공될 수 있다. 부모는 다른 의료용품뿐만 아니라 아동의 성장에 따른 정기적인 새로운 적응 장비를 필요로 하는 아동간호의 장기적인 재정적 문제에 직면하게 된다. 간호사는 도움을 받을 수 있도록 사회서비스와 연계되도록 하는데 중요한 역할을 한다.

부모는 도뇨하는 법을 배워야 하고 적절한 나이가 되면 아동에게 요로감염 및 다른 신장 합병증을 막기 위해 간헐적으로 자가도뇨법을 가르쳐야 한다. 소변 조절이 된 후 요실금이 발생하면 주치의에게 보고해야 한다. 아동이 학교에 다니기 시작하면 아동의 기동성 문제에 대한 시설뿐 아니라 화장실에 가거나 화장실에 갈 때 도움이 필요하면 도움을 얻을 수 있도록 해야 한다.

보조기, 보행기, 목발, 지팡이 및 일부의 경우 맞춤 휠체어 그리고 자동차 안전 시트의 적절한 사용으로 안전과 독립적인 기동성을 촉진한다(그림 21-13). 피부간호로 피부손상의 위험성을 줄이도록 한다. 보조기 및 부목 아래의 피부를 매일 검사하도록 격려한다.

자가간호에 대한 책임을 지고, 신체 기능 조절의 필요성을 인식하도록 격려한다. 병원 내의 또래와 어울리도록 하고 지역사회 활동에 참여하도록 촉진한다.

직업 및 전환 서비스를 계획하는 것은 청소년에게 중요하다.

평가

아동과 가족을 위한 간호의 기대되는 결과는 다음과 같다.

- 아동은 보행기 및 목발을 사용하여 체중 지지 및 운동기능을 유지한다.
- 가족은 신경학적 손상의 징후를 확인하고 즉시 치료를 받을 수 있다.
- 압력 궤양이 매일의 피부검사와 피부간호를 통해 예방된다.
- 아동은 배뇨를 자제할 수 있고 신장 손상의 위험성을 최소화한다.

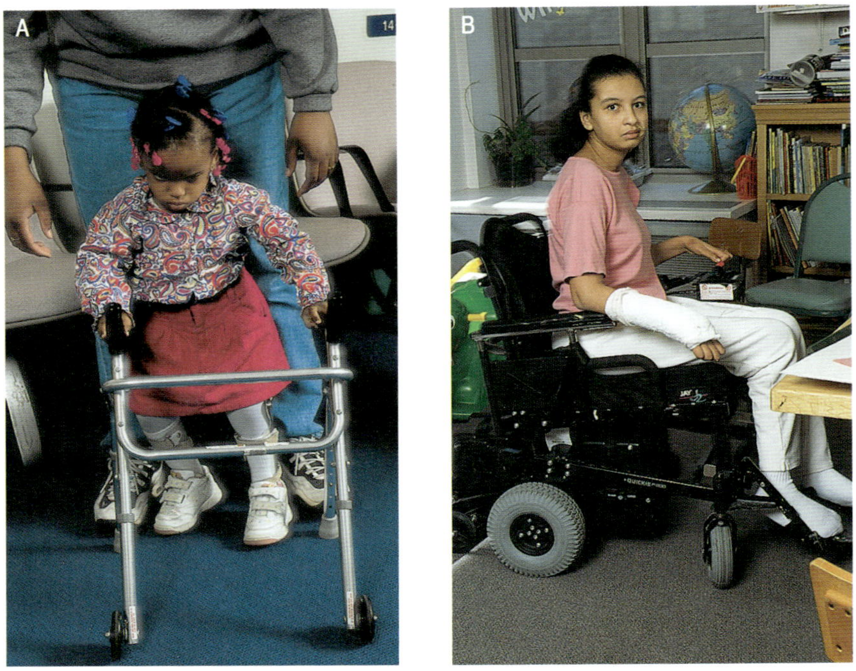

그림 21-13
아동의 기동성 및 발달 촉진을 위해 최대한 자립할 수 있도록 아동에게 최선의 보조 장치를 결정하는 데 도움을 준다. 아동은 최적의 자립성을 촉진하기 위해 다른 환경 내에서 장치를 변경할 수 있다.
A. 보조기 및 보행기는 어린 아동의 환경과 정상적인 상호작용을 장려하는 똑바른 자세를 촉진하기 위해 최선일 수 있다.
B. 전동 휠체어는 심한 신경장애가 있는 아동에게 독립성과 기동성을 얻을 수 있도록 도와줄 수 있다.
SOURCE: A, B, George Dodson/Pearson Education, Inc.

핵심 요약

- 신경계통은 출생 시 모든 신경세포가 완성되지만, 신경아교세포와 수상돌기는 4살까지 계속 증가한다. 수초화는 아동기 내내 계속된다.
- 의식수준의 변화는 사고, 저산소증, 감염, 중독, 발작, 알코올 또는 약물남용, 내분비 또는 대사장애(예: 당뇨병 케톤산증), 전해질 또는 산염기 불균형, 두개 내 공간 차지 병변, 뇌졸중 그리고 선천적 구조 장애에 의해 발생될 수 있다.
- 지연된 전신발작이 있는 아동 또는 청소년을 위한 응급치료로는 기도 관리, 산소 보충, 정맥, benzodiazepines 및 활력징후, 운동 활동에 대한 주의 깊은 관찰을 포함한다. 간질 상태를 결정하기 위해서는 발작 또는 일련의 발작 기간을 주의 깊게 기록한다.
- 세균성 뇌수막염에 의한 신경손상은 초기 적극적인 관리에도 불구하고 영유아에서 종종 발생한다. 합병증은 청각 손상, 심한 신경학적 결핍 그리고 행동 및 지적 장애가 있을 수 있다.
- 대부분의 경우에서 바이러스성 뇌수막염은 세균성 뇌수막염처럼 치명적이지 않고, 무균성 뇌수막염 아동은 세균성 아동에 비해 통증이 덜해 보인다.
- 라이 증후군(Reye syndrome)은 높은 사망률을 가진 뇌병증으로 경한 바이러스성 질환에 사용하는 아스피린 사용과 관련성이 있다.
- 뇌수종은 정상적인 채널과 통로로 흐르는 뇌척수액의 흐름이 막히거나 지주막 공간과 지주막융모에 있는 뇌척수액 흡수장애로 인해 발생한다. 이것은 선천적인 상태와 관련이 있거나 뇌수막염이나 뇌실내출혈, 종양 또는 구조적 기형으로 인해 생길 수 있다.
- 신경관 결손의 가장 일반적인 형태는 무뇌증, 뇌탈출 및 척수형성이상 또는 이분척추를 포함한다.
- 척수수막탈출증 또는 이분척추는 척추 및 척추관 기형으로 척추 일부가 채워진 수막 주머니의 돌출과 관련이 있을 수 있다. 이것은 중추신경계통의 가장 흔한 발달장애이다. 엽산이 풍부하게 강화된 곡물 제품으로 인해 유병률은 감소하고 있다.

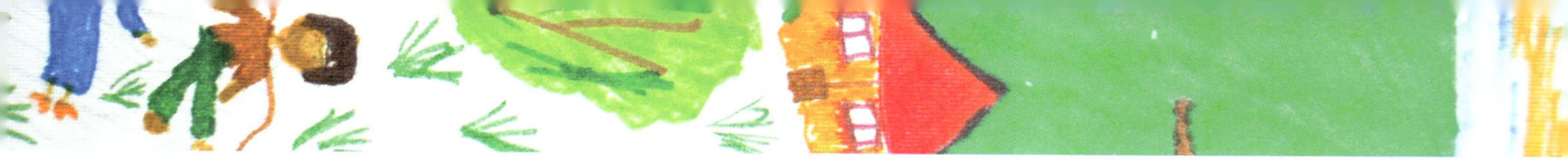

Chapter 22

근골격 문제를 가진 아동간호

학습목표

1. 아동기 근골격의 특성을 설명한다.
2. 근골격 기능을 사정한다(병력, 신체사정, 진단검사).
3. 만곡족 아동에게 간호과정을 적용한다.
4. 발달성 고관절 이형성증 아동에게 간호과정을 적용한다.
5. 척추측만증 아동에게 간호과정을 적용한다.
6. 사경 아동에게 간호과정을 적용한다.
7. 근육위축증(근디스트로피) 아동에게 간호과정을 적용한다.
8. 골절 아동에게 간호과정을 적용한다.
9. 뇌성마비 아동에게 간호과정을 적용한다.
10. 소아 류마티스 관절염 아동에게 간호과정을 적용한다.

아동의 특성

뼈

아동의 뼈와 성인의 뼈 사이에는 여러 차이가 존재한다. 1차 **골화**(**ossification**, 뼈 형성) 중심은 출생 시에 거의 완성되지만, 두개골 사이의 섬유막(천문)은 여전히 존재한다. 소천문은 생후 2~3개월 사이에 닫힌다. 대천문은 생후 약 18개월까지 닫히지 않고 뇌와 두개골의 성장을 돕는다. 두개골의 성장은 대부분 2세까지 발생하며, 16세가 되면 두개골의 크기가 완전해진다.

2차 골화는 장골이 성장하면서 발생한다. 골단(혈액세포가 풍부한 부위)에 있는 연골세포는 조골세포(비성숙한 뼈세포)로 대체되어, 뼈의 끝을 축으로부터 밀어내고 새로 형성된 뼈 속에 있는 칼슘 저장을 조절한다. 아동기와 청소년기 동안의 칼슘섭취는 성인기의 골다공증과 골절을 예방할 적절한 골밀도를 제공하기 위해서 필수적이다. 골단판에서 성장이 일어나기 때문에, 장골의 이 부분에 부상을 입는 것이 어린 아동에 있어서 특히 문제가 된다. 아동기의 빠른 뼈 성장은 골절 후 치유를 촉진하지만, 뼈가 빨리 성장하면서 근육이 당겨짐에 따라 성장통이 초래될 수도 있다. 장골의 끝(골단)이 연골로 남아서 약 20세에 골격 성숙이 완료될 때까지 성장이 계속된다. 이 시기에는 골단판이 닫히고, 골단의 연골이 뼈로 대체되어, 골단선만이 남게 된다(그림 22-1).

아동과 청소년들은 낙상, 자동차 사고, 스포츠 참여로 인해 근골격에 부상을 입을 수 있다. 아동의 장골은 성인보다 구멍이 많고 밀도가 낮다. 이러한 이유로, 아동의 뼈는 단순한 낙상의 결과로도 휘거나, 찌그러지거나 또는 부러질 수 있다. 아동과 성인의 뼈는 구조적 차이뿐만 아니라, 골격계통의 기능적 차이도 있다. 출생 전에 척추의 흉부와 천골 부위는 볼록한 곡선이다. 영아가 머리를 들어 올리는 법을 배움에 따라서 경추부위가 오목해진다. 아동이 일어서는 법을 배울 때는 요추 부위도 오목해진다. 척추가 이러한 최종적인 곡선모양을 갖추지 못하게 될 때 척추측만증이나 척추전만증과 같은 비정상적인 척추만곡이 초래된다.

근육, 힘줄 및 인대

근육계통은 출생 시에 거의 완전하게 형성되며, 생후 1년 내에 남아 있는 모든 근육의 증가가 성취된다. 아동이 성장함에 따라서 근육의 수가 증가하는 것이 아니라 그 길이와 둘레가 증가한다. 근육섬유는 여아에 있어서는 약 10세에, 남아에 있어서는 14세에 최대 직경에 도달한다. 근력은 아동이 성장함에 따라 계속해서 증가하는데, 근력 테스트에서 어린 아동과(6~11세)과 비교할 때 청소년들(12~15세)의 근력이 훨씬 더 강한 것으로 확인된다.

사춘기가 될 때까지 인대와 힘줄이 모두 뼈보다 더 강하다. 이러한 구조적 차이가 인식되지 않을 때, 아동기 골절이 염좌로 오인되는 경우가 있다. 염좌는 뼈를 연결하는 구조적 지원인 인대가 찢어지는 것으로, 보통 관절이 비틀리거나 그 외 방식으로 외상을 입을 때 야기된다. 뼈를 근육에 연결시키는 힘줄은 그 길이가 길어지며 기계적(역학적) 압력으로서의 섬유조

성장에 따른 **근골격계통**

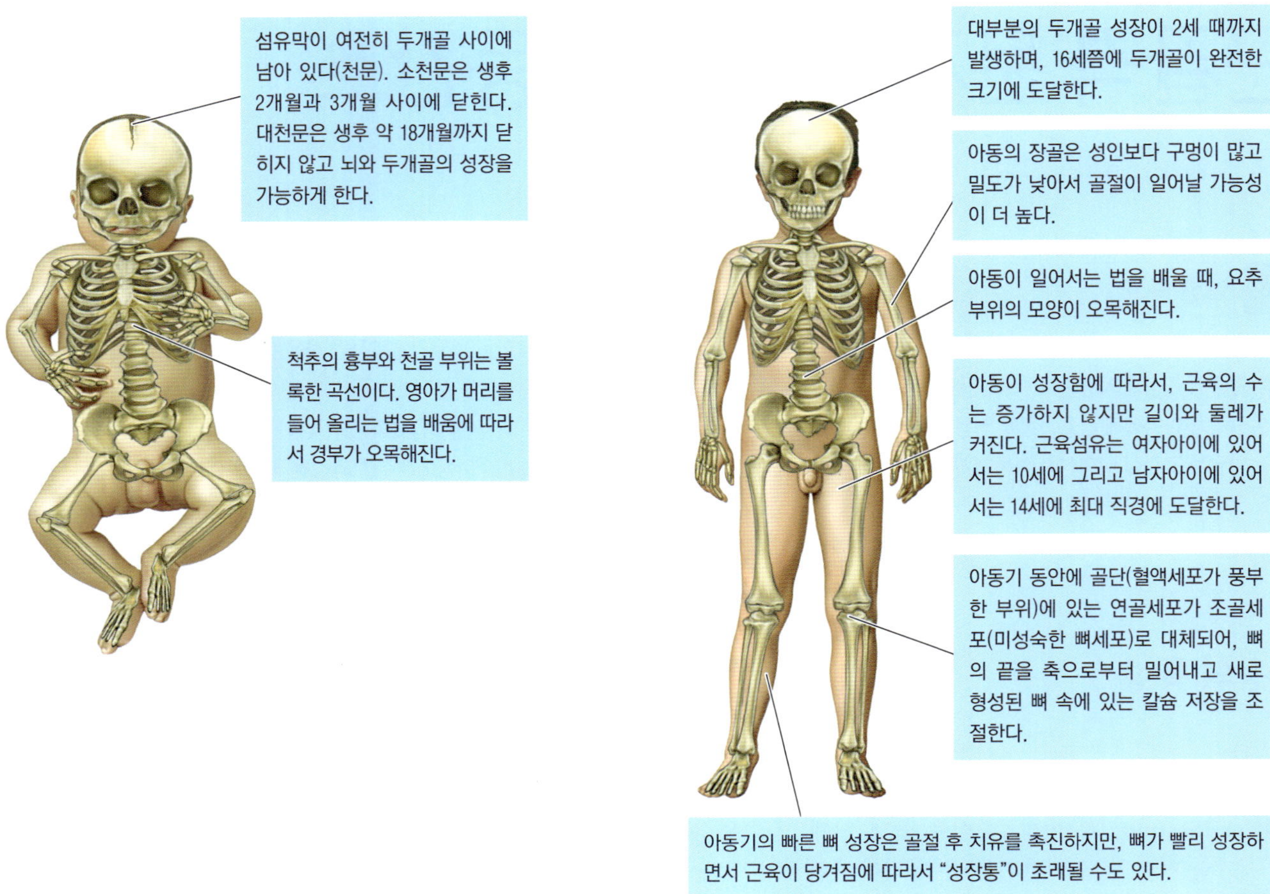

그림 22-1
아동기에 걸친 골격과 근육의 발달

직이 붙어 있다. 골절은 뼈의 파손이며 아동기 동안 흔히 발생하는 부상이다.

근골격계통에 대한 간호사정을 수행하기 위해서 표 22-1에 있는 지침을 사용한다. 근골격계통에 대해서 사용되는 진단검사와 실험실 검사의 예가 표 22-2에 제공되어 있다.

근골격 질환은 곤봉발과 같이 선천적이거나, 골수염과 같이 후천적일 수 있다. 이러한 질병은 단기나 장기적인 관리를 요구할 수 있으며, 통원방식으로 치료되거나 입원을 필요로 할 수 있다. 많은 근골격 질환이 수술적 교정, 석고붕대 또는 교정기를 필요로 한다(Box 22-1).

발과 다리의 질환

만곡족

만곡족(clubfoot)은 발이 뒤틀어져 정상적인 자세에서 벗어나는 선천적 기형이다. 이러한 질환은 신생아 1,000명 중 약 1~2명에서 발생하고 여아보다 남아에게 거의 두 배 더 많이 영향을 미치며, 이러한 영아들의 약 절반이 양쪽 발에 모두 영향을 받는다. 이 질환은 가족력이 있는 가족에 더 흔히 발생하고, 여러 가지 증후군을 동반하며 척수수막탈출증과 같은 질병에서 발생한다.

병태생리

만곡족의 정확한 원인은 알려져 있지 않지만 여러 가지 원인이 제시되었다. 일부 전문가들은 신경근이나 혈관과 관련된 문제

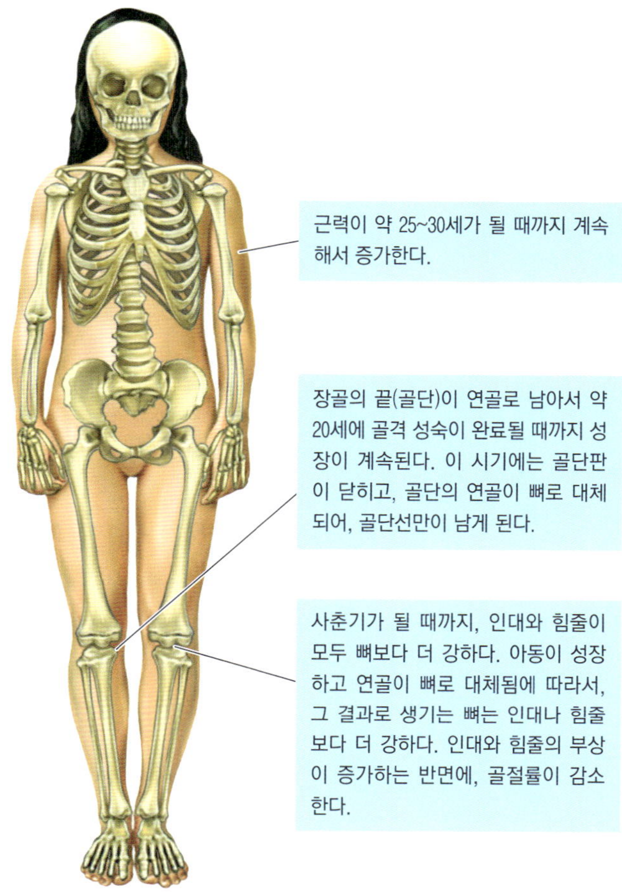

를 원인으로 의심한다. 그러나 다른 전문가들은 염색체 차원이나 정상적인 태아발달의 정지와 같은 유전적인 요인이 있다고 믿는다. 자궁 내 자세와 생화학적 원인도 가능한 원인으로 언급된다. 최소한 한 명의 부모와 한 명의 형제자매를 포함하는 양성 가족력을 가진 신생아들은 만곡족이 생길 위험이 약 25% 증가한다.

임상적 징후

만곡족(내번첨족)은 세 부위의 기형을 포함한다. 중족부가 아래로 향해 있고(**첨족, equinus**), 족후부가 안쪽으로 휘어져 있으며(**내반슬, varus**), 발 앞면은 뒤꿈치를 향해서 말려서(내전) 부분적인 외전으로 위를 향한다(기형족은 발과 발목을 지칭). 만곡족을 가진 대부분의 아동은 근육, 힘줄 그리고 뼈가 연루된 이러한 결과의 결합을 가진다. 이러한 질환은 경미한 수준에서

표 22-1 근골격계통에 변형이 있는 아동에 대한 사정지침

평가초점	사정지침
근육	• 근육이 대칭인가? • 소근육과 대근육 운동이 발달 예상수준에 상응하는가? • 움직임의 비대칭, 누름통증, 덩어리, 약함, 근육긴장 저하나 근육긴장 항진과 같은 비정상적인 징후를 찾을 수 있는가? • 학령기 아동이 누워 있거나 앉아 있는 자세에서 정상적으로 일어설 수 있는가? • 아동의 일상적인 신체활동이 발달 예상수준에 상응하는가? • 발달단계 지침대로 수행이 가능한가?
관절	• 움직임이 매끄럽고 대칭적인가? • 무릎통증, 관절가동범위 감소, 염증, 마찰음/삐걱거리는 소리 또는 덩어리의 징후가 있는가? • 신생아와 영아의 고관절이 대칭인 완전한 관절가동범위를 보이는가? • 스포츠나 낙상에서와 같이, 최근에 외상을 입은 사건이 있었는가?
뼈	• 덩어리가 발견되는가? • 팔과 다리의 길이가 같은가? • 최근에 절뚝거림과 같은 움직임의 감소나 변화가 있는가? • 뼈가 일직선 상에 있는가, 아니면 내반슬이나 외반슬과 같은 비정상이 발견되는가? • 척추 선별검사에서, 척추가 적절하게 정렬되어 있는가? (이 장의 선별검사 절차 참조) • 아동은 어떠한 스포츠에 참여하는가? 권장되는 보호장비를 착용하는가?
힘줄과 인대	• 모든 관절이 완전한 가동범위를 통해서 움직이는가? • 관절을 움직이거나 촉진 시에 통증이 있는가? • 관절을 움직일 때 삐걱거리는 느낌이나 마찰음이 있는가? • 최근에 스포츠나 그 외 부상이 있었는가? • 아동은 어떤 스포츠에 참여하는가?
가족력	• 근육이나 골격 질병의 가족력이 있는가?

표 22-2 근골격계통에 대한 진단검사와 실험실 검사

진단검사	실험실 검사
관절조영상	알칼리 포스파타아제
골 스캔	C-반응성 단백질 검사(CRP)
컴퓨터단층촬영(CT)	적혈구 침전율(ESR)
이중에너지 X선 흡수계측법(DEXA)	류마티스 인자(RF)
전자 척수조영상	
유발 전위검사	
자기공명영상(MRI)	
방사선 촬영(X-ray)	
초음파 촬영	

Box 22-1
석고붕대를 한 아동에 대한 간호관리

- 석고붕대는 마르기 위해서 24시간에서 48시간까지 걸린다. 석고붕대를 다룰 때에는 손가락 끝이 석고붕대를 움푹 들어가게 눌러서 압력이 가해지는 부위가 생길 수 있으므로, 조심스럽게 손바닥을 사용한다.
- 석고붕대를 착용한 후에는 팔다리를 베개 위에 올려서 심장보다 높게 한다. 이렇게 올리는 것이 부기를 줄이고 정맥 환류량을 증가시킨다.
- 수술 후에 석고붕대를 착용할 때에는, 석고붕대 주조재료를 통해서 삼출액이나 출혈이 샐 수 있다. 손실된 체액의 양을 평가를 위해서 석고붕대 위의 체액자국 주위를 원으로 표시하고 날짜와 시간을 메모한다. 석고붕대가 마른 뒤에, 상처를 보거나 배가 더 편하게 팽창되는 것을 가능하게 하기 위해서 "창문" 또는 구멍을 만드는 경우가 있다.
- 말초맥박을 평가하고, 손가락과 발가락의 색깔, 따뜻한 정도, 모세혈관 충만, 부기를 확인한다. 움직임뿐만 아니라 감각도 평가한다. 정상에서 벗어난 편차가 있다면 신경손상이나 감소된 혈액공급을 의미할 수 있다.
- 첫 24시간 동안에는 석고붕대를 한 팔다리를 2시간 동안 15분에서 30분마다, 그 후로는 1시간에서 2시간마다 확인해야 한다. 피부가 따뜻해야 한다. 피부를 가볍게 눌렀을 때 하얗게 되었다가 3초 내에 다시 정상적인 색으로 돌아와야 한다(A). 다음 2일 동안에는 석고붕대를 한 팔다리를 최소한 4시간마다 한 번씩 평가해야 한다.
- 석고붕대의 가장자리가 거칠거나 부스러지는지 확인한다. 필요하다면, 석고붕대 속에 있는 스토키네트를 잡아당겨서 가장자리 위로 올려 테이프로 고정시킨다.
- 석고붕대의 거친 가장자리는 "페탈링"에 의해서도 해소될 수 있다. 이것은 테이프나 패딩을 석고붕대 안쪽에 부착시킨 다음, 석고붕대 가장자리 위로 당겨서 들쭉날쭉하거나 부러진 석고붕대 조각을 덮어서 바깥쪽 표면에 고정시키는 것이다(B, C, D). 몰스킨도 석고붕대 위에 사용될 수 있다. 석고붕대에 만든 창문이 있다면 이러한 구멍 주위에도 페탈링을 한다.
- 석고붕대를 가능한 한 깨끗하고 건조하게 유지시킨다. 아동이 목욕하거나 샤워를 할 때에는 석고붕대를 비닐봉지나 비닐랩으로 감싼다.
- 석고붕대 밑의 피부가 가려울 수 있다. 그러나 파우더와 로션은 피부를 자극할 수 있으므로 석고붕대 가장자리 근처나 아래에 사용하지 않는다.
- 아동이 석고붕대와 팔다리 사이에 작은 물건을 넣지 않도록 확인한다. 이러한 행동은 신경혈관의 손상뿐만 아니라 피부자극을 유발할 수 있다.

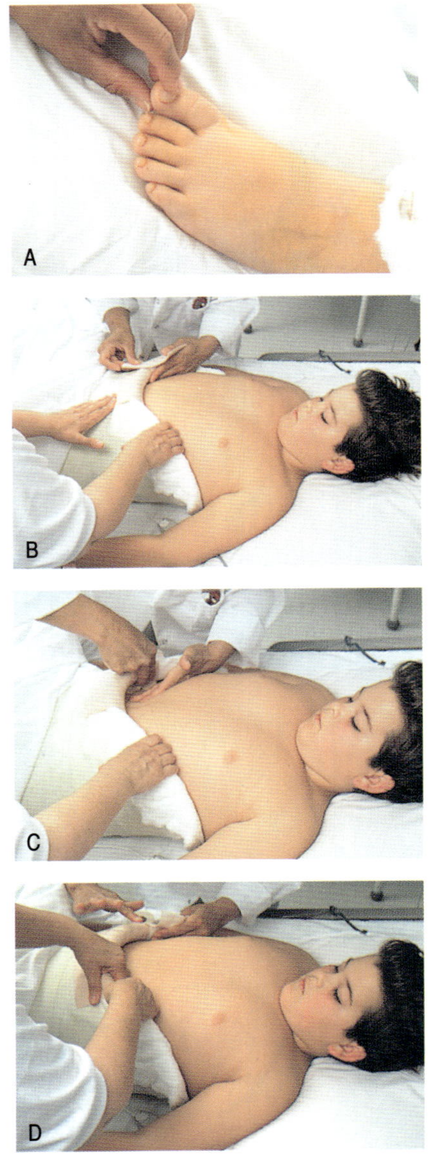

중증에 이를 수 있으며, 중증인 경우에는 신생아에 있어서 수막척추탈출증과 같은 추가적인 기형과 관련이 있는 경우가 많다. 아킬레스건이 짧고 발이 작다. 하퇴의 근육이 위축되어 있지만, 다리 길이는 일반적으로 정상이다.

협력적 관리

만곡족을 가진 아동에 대한 간호 목표는 정상적인 보행을 촉진하기 위한 것이다.

진단검사

진단은 출생 시에 시각적 검사를 근거로 이루어진다. 질병의 중증도를 확인하기 위해서 출생 후에 방사선 촬영이 사용된다.

임상치료

성공적인 교정을 하고 합병증의 가능성을 줄이기 위해서는 조기 치료가 필수적이다. 나이에 따라 석고붕대를 선택하는 것이 중요한 치료법이다. 석고붕대는 출생 후에 가능한 한 일찍 시작되어야 한다. 시기가 아주 중요한데, 출생 시에는 주로 연골성인 발의 단골들이 그 후 빨리 골화를 시작하기 때문이다. 이러한 발은 처음에는 내반슬 기형, 그 다음에는 첨족기형의 최대 교정을 달성하기 위해서 조작된다. 발을 바람직한 자세로 잡기 위해서 석고붕대를 길게 적용한다. 석고붕대는 1~2주마다 교체한다. 이러한 조작과 석고붕대를 하는 치료법은 최대 교정이 달성될 때까지 약 8~12주 동안 계속된다. 기형이 교정된 다음에는, 이러한 교정을 유지하기 위해서 아동은 신발 사

가족과의 협력 | 석고붕대를 한 아동에 대한 관리

피부관리

- 석고붕대 가장자리 주변의 피부에 자극, 문지른 자국 또는 물집이 있는지 확인한다. 피부가 깨끗하고 건조해야 한다.
- 면봉과 알코올을 사용하여 석고붕대 가장자리 바로 밑의 피부와 발가락이나 손가락 사이를 닦는다. 로션, 오일, 파우더는 피부에 뭉치거나 자극이 될 수 있으므로 사용을 피한다.
- 날카로운 물건으로 석고붕대를 뚫는 것은 상처를 남길 수 있으므로 피한다.

석고붕대 관리

- 석고붕대를 건조하게 유지한다. 석고붕대용 신발, 두꺼운 양말 또는 슬링을 사용하여 석고붕대를 보호한다.
- 부기를 예방하거나 줄이기 위해서 석고붕대를 한 팔이나 다리를 심장 높이보다 높게 올려서 베개 위에 놓는다.
- 새로 착용한 젖은 석고붕대를 24시간 동안 자연 건조시킨다.
- 의사의 허락을 받은 경우에만 석고붕대한 다리로 걷기 시작한다.

합병증 가능성에 대해서 주의한다.

- 발가락이나 손가락이 푸른색이나 흰색이 아닌, 핑크색이어야 한다.
- 피부가 따뜻해야 하며 발가락 끝을 꼬집었을 때 하얗게 되어야 한다.

다음과 같은 일이 발생한다면 건강관리 제공자에게 알린다.

- 석고붕대 밑에서 나는 비정상적인 냄새
- 석고붕대를 한 팔이나 다리에서 느껴지는 화끈거림, 따끔거림 또는 무감각
- 석고붕대에서 새어 나오는 배농
- 부기로 인해 손가락이나 발가락을 움직일 수 없음
- 석고붕대가 빠지거나 풀림
- 금이 가거나, 부드럽거나, 느슨한 석고붕대
- 갑작스럽고 설명이 되지 않는 열
- 영아나 아동의 비정상적인 신경질과 과민함
- 파랗거나 흰 손가락
- 어떠한 안락조치(예: 자세 바로잡기나 진통제)로도 완화되지 않는 통증

이에 가로대(크로스바)가 달린 교정기를 착용한다. 기형이 교정되지 않았다면, 수술적 중재가 요구된다. 수술이 수행될 때까지 다리를 제자리에 유지하기 위해서 석고붕대를 지속한다.

아동이 만곡족 수술을 받는 나이는 외과전문의들마다 의견이 조금씩 다르지만 대부분의 아동들은 3개월에서 12개월 사이에 수술을 한다.

발 뼈를 재정렬하고 조이는 연조직을 이완시키는 1단계 후내측 이완술이 가장 일반적으로 수행된다. 한 개 이상의 스테인리스강 핀을 사용하여 발을 적절한 자세로 유지시킨다. 그 후, 핀의 손상과 체중부하를 막기 위해서 무릎을 굽힌 상태에서 석고붕대가 적용된다. 석고붕대는 6주에서 12주 동안 계속 적용한다. 그 후에 아동은 기형의 중증도와 외과전문의의 선호에 따라 교정기나 교정신발을 착용할 수 있다. 또는 연속적인 조작과 석고붕대가 끝난 후에 간단한 아킬레스건 절제술을 수행하는 폰세티 기법을 사용한 뒤에 발-외전 교정기를 사용할 수도 있다. 이러한 기법은 침습성이 덜하고, 이후의 이동성을 손상시킬 수 있는 반흔조직을 야기하지 않으며 치료에서 성공적이다. 더 심각한 사례나 영아기에 교정되지 않은 아동의 발을 교정하기 위해서는 한 번 이상의 수술이 요구될 수 있다.

간호과정

만곡족을 가진 아동에 대한 간호관리의 목표는 부모에게 필요한 정보를 제공하고 치료과정 동안 적절한 치유를 제공하는 것이다.

간호사정과 간호진단

출생 시에 시작되어서 그 후 석고붕대를 위한 잇따른 외래치료 방문과 수술을 위한 입원에 걸쳐서 계속되는 아동에 대한 간호사정에는 유전병력과 출생병력을 사정하고, 신체검사(발의 자세와 외양 포함)를 수행하며 아동의 운동발달과 가족의 대처기전을 평가하는 것이 포함된다. 부모는 잦은 석고붕대 교체를 위해서 자녀를 데리고 올 필요가 있으므로 가족의 교통수단 접근성과 이러한 방문을 촉진하기 위해서 필요한 그 외 준비에 대해서 평가한다.

만곡족을 가진 아동에게 적용될 수 있는 간호진단은 다음과 같다.

- 이동술에 대한 불충분한 정보와 관련된 지식부족
- 감각의 변화와 관련된 피부 통합성 장애
- 선천성 장애와 관련된 발달지연의 위험

계획과 수행

간호에는 가족에게 정서적 지원을 제공하고 석고붕대나 교정기를 착용한 자녀의 가정관리뿐만 아니라 치료계획에 대한 교육을 수행하는 것이 포함된다. 석고붕대 교체를 위해서 외래환자 시설을 방문하는 일정을 지키는 것의 중요성을 강조한다. 수술할 경우에 자녀의 입원과 수술 후 관리를 제공할 수 있도록 가족을 준비시킨다.

가족과의 협력 | 교정기 착용지침

- 교정기는 가능한 한 편해야 하며, 교정기를 착용하고 있는 동안 아동에게는 적절한 이동성이 있어야 한다.
- 교정기를 처음에는 1~2시간 동안 착용하기 시작하다가, 2~4시간으로 착용시간을 늘린다.
- 초기에는 피부를 1~2시간마다 확인하다가, 며칠 동안 피부에 아무 문제가 없으면 2~4시간으로 늘린다. 붉은 부위가 보이면, 피부가 깨끗해질 때까지 교정기를 착용하지 않는다. 피부에 상처가 나는 경우에는 피부가 완전하게 치유될 때까지 교정기를 다시 착용할 수 없다.
- 아동이 교정기 아래에 깨끗한 흰 색 양말, 티셔츠 또는 그 외 얇은 흰색의 안감을 항상 착용하도록 한다. 교정기 아래에 주름이 없는 안감을 사용하도록 한다. 피부 손상을 초래할 수 있는 파우더나 로션의 사용을 피한다. 매일 3~4회 알코올 천을 사용해서 민감한 부위를 단단하게 만든다.
- 피부가 원래의 색으로 돌아오면 교정기를 다시 착용한다.
- 불편함이나 붉은 부위가 지속되거나 교정기를 재조정 또는 수리할 필요가 있거나 작아지면, 의사나 교정 전문가를 다시 방문한다.
- 교정기의 가장자리에 거친 부분이 있는지 매일 확인한다.

정서적 지지

만곡족은 아동과 가족에게 모두 영향을 미치는 질환이다. 자녀의 발에 생긴 기형은 부모를 혼란스럽게 만들 수 있으며 이들은 두려움을 감소시키기 위한 정서적 지원을 필요로 한다. 부모가 질병과 그 치료에 대해서 이해하도록 돕는 것은 필수적이다.

자녀와의 유대감을 촉진하기 위해서 부모에게 자녀를 안아주고 자녀의 관리에 적극적으로 참여하도록 권장한다. 치료를 받으면 자녀가 정상적으로 성장하고 발달할 것임을 설명한다.

석고붕대와 교정기 관리

일상적인 석고붕대 관리는 피부와 신경혈관의 온전함을 보장하기 위해서 중요하다(Box 22-1 참조). 부모에게 석고붕대를 한 자녀를 안전하게 목욕시키고, 옮기고, 돌보는 방법에 대해서 교육한다. 새로운 석고붕대의 적용이나 건절제술 후에 불편함이 있다면 진통제가 필요할 수 있다. 부모가 권장되는 복용량과 투약기법에 대해서 알고 있는지 확인한다.

석고붕대를 적용하는 과정 동안에 부모에게 치료에 관한 정보를 제공한다. 연속적인 석고붕대가 완료되거나 수술이 수행된 후에, 아동이 6~12개월 동안 교정기나 특수신발을 착용할 수 있다. 교정기는 사이즈가 딱 맞아야 하지만 신경혈관의 기능을 방해해서는 안 된다. 아동이 교정기를 착용하기 전에 피부에 붉은 부위나 상처 난 부위가 있는지 확인한다. 이 장에 요약되어 있는 교정기 착용지침을 부모에게 제공한다(가족과의 협력: 교정기 착용지침 참조). 적절한 피부관리가 필수적임을 강조한다. 피부가 붉어지는 경우에는 교정기의 사이즈를 평가해서 필요하다면 수정하도록 한다.

수술 후 관리

수술적 교정 후의 일상적인 수술 후 관리에는 첫 24시간 동안 2시간마다 신경혈관 상태를 확인하는 것과 석고붕대 가장자리 주위의 부기를 관찰하는 것이 포함된다. 치유를 촉진하고 정맥환류를 돕기 위해서 발에 얼음백을 적용하고 발목과 발을 베개에 올린 상태로 유지한다. 건조를 촉진하기 위해서 석고붕대가 항상 공기와 접하도록 유지한다. 배농이나 출혈이 있는지 관찰한다. 진통제를 24~48시간 동안 정기적으로 투여한다. 통증통제를 위해서 오금(슬와)이나 경막외 차단마취가 수술 동안에 삽입되거나 수술 직후에 사용될 수 있다.

퇴원계획과 가정간호 교육

부모에게 석고붕대를 한 아동의 관리를 위한 서면으로 된 설명서 제공해야 한다(가족과의 협력: 석고붕대를 한 아동에 대한 관리 참조). 또한 다음과 같은 방식으로 이들을 돕는다.

- 물에 의한 석고붕대의 손상을 막기 위해서 스펀지 목욕을 하는 법을 시연한다. 석고붕대가 물이나 소변으로 젖을 경우에 부모가 건강관리 제공자에게 연락하도록 한다.
- 스냅단추가 달린 일체형 옷이나 트레이닝 팬츠와 같은, 석고붕대가 들어갈 수 있는 여러 옷 종류에 대해서 논의한다.
- 어색한 자세로 인해 초래될 수 있는 잠재적인 안전 위험에 대해서 논의한다. 가정으로 돌아가기 위해서 아동을 자동차 안전좌석에 적절히 앉히도록 한다.
- 석고붕대를 한 아동의 움직임이 느릴 수 있으므로, 부모가 장난감을 아동의 손이 닿을 수 있는 곳에 두도록 노력할 것을 제안한다.
- 석고붕대가 빠지는 것을 피하기 위해서 안전교육을 제공한다. 부모로 하여금 이러한 상황이 발생할 때 즉시 보고하도록 한다.

고관절 질환

발달성 고관절 이형성증

발달성 고관절 이형성증(developmental dysplasia of the hip, DDH)은 대퇴골두와 관골구가 불안정한 연결로 인해서 부적절하게 정렬된 다양한 질환을 일컫는다. 이러한 질환에는 고관절 불안정, **탈구**(dislocation: 관절과의 정상적인 연결로부터 뼈의 이탈), **불완전 탈구**(subluxation: 이 경우에는 부분적 탈구), 관골구 **이형성증**(dysplasia: 비정상적인 세포나 구조적 발달로 인해 초래되는 불안정성)이 포함된다. 과거에는 발달성 고관절 이형성증이 선천성 고관절 탈구(congenital dislocation of hip, CDH)로 알려졌었다. 이러한 질병의 변경된 이름은 탈구, 불완전 탈구, 이형성증의 많은 사례가 신생아기가 훨씬 지나서 발생하며 단순한 탈구보다 더 많은 증상이 연관된다는 점을 강조한다.

조사 연구에 의하면, 고관절 불안정은 100명의 신생아 중 1명에게 나타나는 반면에, 탈구는 1,000명의 신생아 중에서 1.5명에서 2명에게 발생하며 여아에게 8배 더 자주 영향을 미친다. 질병이 발생한 아동 중 80%에 있어서 붙여서 고관절만 영향을 받으며, 왼쪽 고관절이 오른쪽보다 3배 더 자주 영향을 받는다.

병태생리

발달성 고관절 이형성증의 정확한 원인은 알려져 있지 않지만 유전적 요인이 영향을 미치는 것처럼 보인다. 발달성 고관절 이형성증은 일반 아동에서보다 질병을 가진 영아의 직계가족에서 20~50배 더 흔히 발생한다. 쌍둥이 중 한 명에게 발달성 고관절 이형성증이 있다면, 나머지 한 명은 30%에서 40% 영향을 받는다. 발달성 고관절 이형성증의 일부 유형은 12주와 18주 재태기간에 하지가 회전하고 주변 근육이 발달함에 따라서 이 시기에 발생하는 임신초기 사건과 관련이 있다. 그러나 경미한 사례들은 둔위자세, 양수과다증 또는 태아크기와 같은 임신 마지막 달의 역학적 힘에 의해서 영향을 받을 수 있으며, 일부 경우는 출산 후에 고관절이 굽지 않고 확장된 자세를 취하면서 발달한다.

자궁 내에서 태아의 왼쪽 면이 산모의 천골에 기대있는 자세로 인해서, 오른쪽보다는 왼쪽 고관절이 영향을 받는 경우가 더 많다. 산모의 에스트로겐이 고관절과 막낭의 이완증을 야기해서, 특히 에스트로겐 수치에 남아보다 더 많이 반응하는 여아에게서 관절 불안정이 초래될 수 있다. 이 질병은 영아가 엄마의 등에 업혀서 다리가 외전된 자세로 유지되어 발생하는 경우가 있으므로 문화적 요인도 DDH와 관련이 있을 수 있다.

임상적 징후

발달성 고관절 이형성증의 일반적인 징후와 증상에는 영향을 받은 고관절의 제한된 외전, 둔근과 허벅지 지방주름의 비대칭, 허벅지의 텔레스코핑과 피스톤 징후가 포함된다(그림 22-2). 발달성 고관절 이형성증을 치료하지 않은 나이가 더 많은 아동의 경우 심하게 다리를 절뚝거리면서 걷는데, 이는 대퇴골

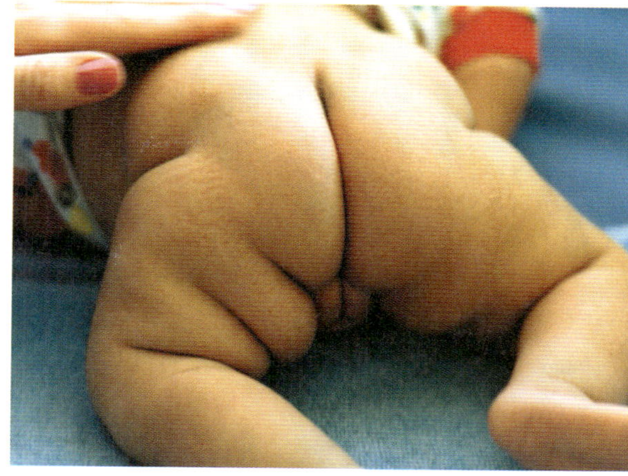

그림 22-2
발달성 고관절 이형성증이 있는 이 아동에게서 둔근과 허벅지 지방주름의 비대칭을 쉽게 볼 수 있다.
SOURCE: Roy Ramsey/Pearson Education, Inc.

두가 골반에서 탈구되는 텔레스코핑에 의해서 초래되다. 이러한 질환이 치료되지 않은 상태로 오래 지속될수록, 임상적 징후가 더 분명해지고 예후가 나빠진다.

협력적 관리

관리의 목적은 치료가 가장 성공적인 영아기 초기에 발달성 고관절 이형성증을 가진 모든 아동을 확인하는 것이다. 간호를 제공하고 정상적인 이동성을 보장하기 위해서는 많은 건강 전문가들 간의 협력이 요구된다.

진단검사

영아에게 발견되는 고관절 비정상의 60~80%가 생후 2개월까지 해결되기 때문에 발달성 고관절 이형성증을 진단하는데 있어서 탈구나 불완전 탈구가 있는지 검진한다. 신체검사를 통해

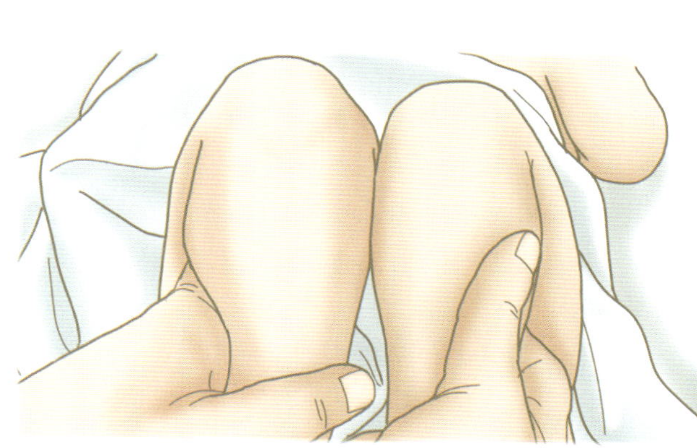

그림 22-3
영아의 고관절과 무릎을 굽혀서 발뒤꿈치가 엉덩이에 최대한 가까이 가도록 한다. 발은 검사 테이블에 평평하게 올린다. 무릎의 높이는 일반적으로 같다. 무릎 높이의 차이(Allis나 Galezzi 징후)는 고관절 탈구를 나타내는 지표이다.

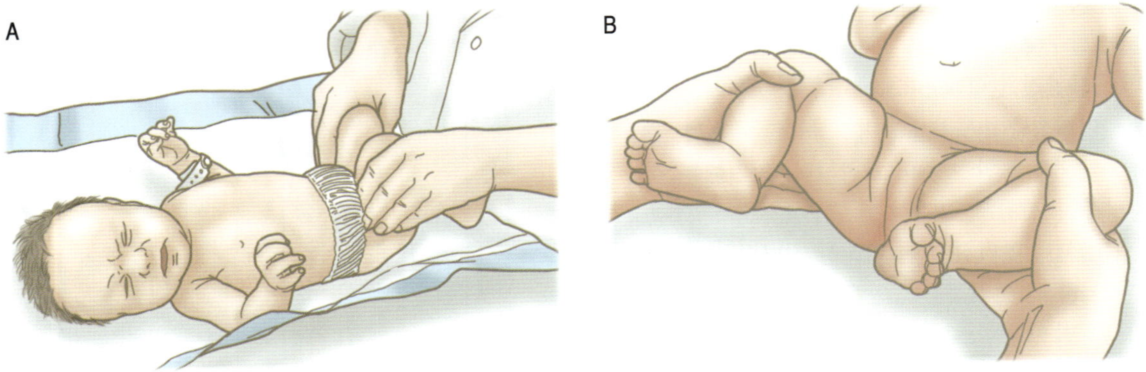

그림 22-4
Ortolani-Barlow 검사
A. 영아를 등을 대고 눕힌 다음, 고관절과 무릎을 90°로 굽힌다. 각 무릎 위에 한 손씩 올리는데, 엄지손가락을 무릎 안쪽으로, 그리고 처음 두 손가락을 대퇴부 위에 놓는다. 아기의 두 무릎이 서로 닿을 때까지 붙인 다음, 대퇴부를 한 쪽씩 번갈아 가면서 아래로 눌러서 고관절이 쉽게 관골구에서 빠져 나와서 탈구가 되는지 확인한다.
B. 천천히 고관절을 벌려서 각 무릎을 안쪽 방향으로 돌리면서 검사 테이블을 향해서 내린다. 고관절이 탈구되어 있다면 이러한 조작이 '딱' 하는 소리와 함께 대퇴골두를 관골구로 다시 밀어 넣을 것이다. 관골구로부터 고관절의 저항이나 움직임 없이 동일하게 벌어지는 것이 정상이다.

다리 상부의 피부주름을 검진한다. 양 다리의 피부주름 수가 동일하지 않거나, 무릎 높이의 대칭에 차이(Allis 징후)가 있는지 확인한다(그림 22-3). 영아의 고관절 탈구나 불완전 탈구 시 Ortolani-Barlow 검사(영아를 눕혀 무릎을 90°로 굽힌 후, 대퇴부를 한쪽씩 번갈아 가며 아래로 눌러 고관절이 쉽게 관골구에서 빠져나와 탈구되는지 확인-천천히 고관절을 벌려 각 무릎을 안쪽 방향으로 돌려 내릴 때 대퇴골두를 관골구로 다시 밀어 넣는 것)가 양성이 나온다.

Ortolani-Barlow 검사는 훈련받은 건강관리 전문가에 의해 수행되어야 한다(그림 22-4).

생후 약 4개월이 될 때까지 신생아의 골반이 여전히 연골성이기 때문에 방사선 촬영은 일반적으로 신뢰성이 없다. 생후 4개월 전에 진단을 위해서는 초음파 촬영이 유용할 수 있다. 이 연령 이후로는 진단을 위해서 방사선 촬영이 사용된다. 방사선 촬영이나 초음파는 발달성 고관절 이형성증 위험이 높은 둔위 자세로 분만한 여아에게 고려되어야 한다. 가족병력도 이러한 연구의 필요성을 제안할 수 있다.

임상치료

치료계획은 아동의 연령에 따라서 다르다. 생후 6개월 미만의 영아에게는 파블릭 보장구가 고관절 축소를 위해서 가장 흔하게 사용되는 방법이다(그림 22-5). 파블릭 보장구는 움직임을 허용하는 동적 부목이다. 이러한 보장구는 고관절의 굽힘과 외전을 보장하지만 고관절의 확대나 내전을 허용하지 않는다. 생후 6개월 이상인 영아들에 있어서는 비개방 정복술을 사용한 수술이 일반적으로 수행된(피부를 절개하지 않고 대퇴골두를 관골구로 삽입하는 것) 후에, 스파이커 석고붕대가 적용된다(그림 22-6). 긍정적인 수술결과를 촉진할 조직의 신축을 용이하게 하기 위해서 수술 전에 브라이언트 견인과정이 수행될 수 있다. 생후 18개월이 넘은 아동에게는 개방이나 비개방 정복술과 석고붕대가 필요하며 교정기도 요구될 수 있다. 치료결과는 신체검사와 초음파에 의해서 관찰된다.

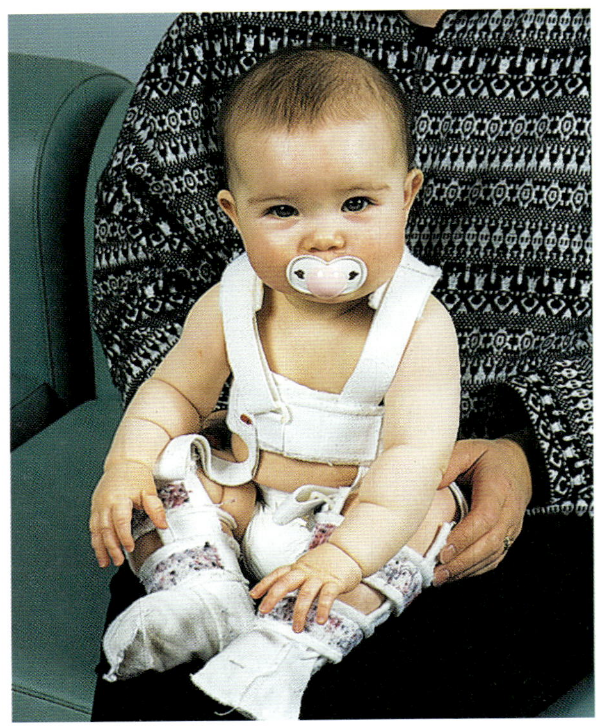

그림 22-5
생후 3개월 미만인 아동에 있어서 가장 흔한 DDH 치료법은 파블릭 보장구이다. 피부 자극을 예방하기 위해서 보장구 안에 셔츠를 입어야 한다.
SOURCE: George Dodson/Pearson Education, Inc.

조기 선별검사, 감지, 치료로 아동이 정상적인 고관절 기능

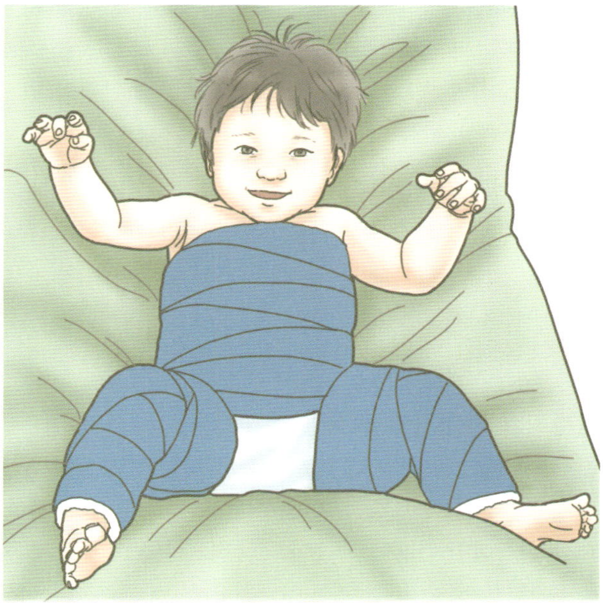

그림 22-6
발달성 고관절 이형성증 치료를 받는 영아는 수술 후에 고관절 스파이커 석고붕대를 하는 경우가 많다.

을 달성하는 것을 가능하게 한다.

간호과정

간호의 목표는 DDH에 대한 조기확인을 촉진하고, 교정기나 견인을 사용하거나, 수술을 필요로 하거나 교정신발을 착용하는 아동에게 안전한 관리를 제공하는 것이다.

간호사정과 간호진단

DDH를 위한 평가는 분만 시에 시작되고 생후 2년까지의 모든 건강증진 방문을 통해서 계속된다. 양수과다증, 부당중량아, 둔위분만과 같은 특정 가족병력이나 출생 자료가 고위험 영아를 나타낼 수 있다. 석고붕대를 한 아동에 대한 피부평가는 수술 직후 기간의 몇 분에서 점차 증가하여 가정에서는 하루에 한 두 번씩 수행된다. 아동이 움직이지 못할 때에는 호흡기와 순환기에 대한 평가가 포함된다. 이동성이 손상된 경우에는 아동의 성장과 발달에 대한 지속적인 평가가 요구된다. 석고붕대가 마르고 나면 석고붕대를 한 아동의 체중을 측정하여 이러한 기준치가 아동이 석고붕대를 하고 있는 몇 주나 몇 달 동안 비교를 위해 사용될 수 있도록 한다.

다음과 같은 간호진단이 발달성 고관절 이형성증이 있는 아동에게 적용될 수 있다.

- 의료기기 의존과 관련된 발달지연의 위험
- 질병과 관련된 안위손상
- 부동과 관련된 활동지속성 장애
- 복잡한 치료요법과 관련된 비효과적 건강관리

계획과 수행

발달성 고관절 이형성증이 있는 영아가 가정과 통원(외래) 치료시설에서 관리를 받는 경우가 자주 있다. 수술이 수행된다면, 아동은 수술과 수술 직후 기간 동안 입원한다. 간호는 의료치료와 아동연령에 따라서 다르다. 후속 방문일정을 잡고 이를 지키도록 보장하는 것, 정상적인 성장과 발달을 촉진하는 것, 부모에게 질병과 관리(예: 석고붕대나 파블릭 보장구 관리)에 대한 상담을 제공하는 것이 포함된다. 치료가 아동의 정상적인 움직임을 방해할 수 있으므로, 치료계획은 아동의 연령과 발달단계를 고려해야 한다.

석고붕대 관리와 올바른 보장구 사용방법

Box 22-1에 제시된 일상적인 석고붕대 관리 원칙이 고관절 스파이커 석고붕대에 적용된다. 화장실 훈련이 되지 않은 아동에 있어서 석고붕대를 깨끗하고 건조하게 유지하기 위해서는 특수기법이 사용되어야 한다. 나이가 많은 아동에게 여성과 남성 소변기가 사용될 수 있으며 대소변 동안 석고붕대의 가장자리를 보호하기 위해서 비닐 안감을 사용한다. 아기들에게는 회음을 덮기 위해서 작은 일회용 기저귀를 사용하여 가장자리를 석고붕대 밑으로 밀어 넣는다. 석고붕대의 오염을 막기 위해서 반드시 기저귀를 자주 갈아준다.

파블릭 보장구를 하는 아동은 건강관리 시설에서 보장구를 착용한다. 부모는 자녀가 항상 보장구를 착용하고 있도록 하는 것에 대한 설명이 필요하다. 적절한 착용감(사이즈), 고관절 위치의 유지, 피부상태를 보장하기 위해서 병원에 재방문을 해야 한다(Box 22-2).

통증관리

발달성 고관절 이형성증을 교정하기 위해서 아동이 수술한다면 수술 직후 기간의 통증조절이 필요하다. 연령에 적합한 방법으로 아동의 통증을 자주 평가한다. 정맥 내 진통제를 투여하고 나서 경구 진통제를 지시대로 투약한다. 아동을 진정시키기 위해서 안기, 가볍게 흔들기, 조용한 음악과 같은 방법을 사용한다. 수술부위의 석고붕대에 얼음백을 제공하는 것이 도움이 될 수 있다. 가능한 경우에는 부모에게 자녀와 함께 있으면서 관리를 제공하도록 권장한다.

임상적 조언

통증이 통제되지 않거나 시간에 따라 증가한다면, 수술 부위의 압박이 발생하고 있을 수 있다. 이러한 사실을 즉시 의사에게 보고한다. 영아의 통증은 생리적 변화와 행동적 변화가 결합되어 나타날 수 있다.

Box 22-2
파블릭 보장구 착용 시 길이조절을 위한 지침

1. 가슴끈을 유두선에 위치시키고 벨크로를 사용해 고정한다.
2. 고관절이 구부려지고 외전되었는지 확인해서 다리와 발을 발걸이에 놓는다. 벨크로를 사용해 고정한다.
3. 앞쪽의 가슴끈과 다리끈을 연결한다.
4. 뒤쪽의 가슴끈과 다리끈을 연결한다.

일반적으로 보장구는 목욕을 위해서만 제거되고 지속적으로 착용된다. 적절한 착용감과 피부상태를 확인하기 위해서 1~2주마다 병원을 방문한다.

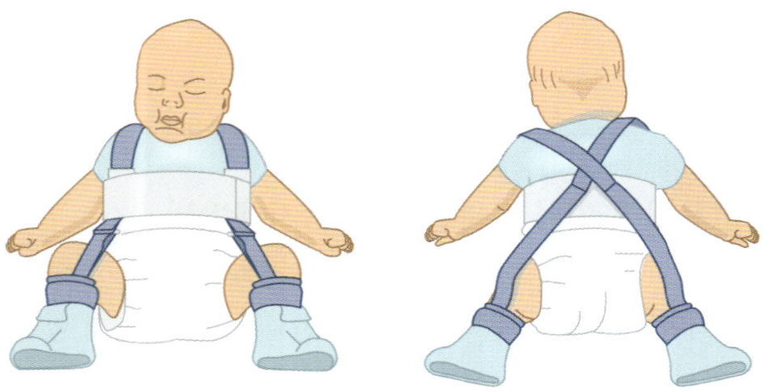

부동성으로 인해서 초래되는 합병증 예방

석고붕대로 인한 부동성은 생리기능의 변화를 야기할 수 있다. 합병증을 예방하기 위해서 다음과 같은 조치를 취한다.

- 막힘이나 호흡곤란이 있는지 확인하기 위해서 호흡패턴과 폐 소리를 자주 평가한다.
- 약 2시간마다 피부와 신경혈관 평가를 수행한다.
- 오금이 압력이 가해지는 것을 피하기 위해서 적절한 패딩(충전재)과 피부 래핑을 사용한다. 이러한 압력은 신경손상을 초래할 수 있다.
- 압력부위를 피하고 순환(혈행) 증가를 촉진하기 위해서 아동이 깨어 있는 동안 2~3시간마다 자세를 바꾼다. 아동을 엎드린 자세나 등을 대고 똑바로 누운 자세 또는 바닥에 베개로 받혀서 눕힐 수 있다.
- 석고붕대를 한 아동의 피부자극과 상처를 예방하도록 돕는다. 거친 가장자리로부터 피부를 보호하기 위해서 몰스킨을 사용한다. 회음 주위의 석고붕대에 테이프를 붙여서 석고붕대가 오염되는 것을 막는다.
- 대소변 상태의 변화가 일반적으로 부동성과 관련이 있으므로, 아동의 식사에 수분과 섬유질을 증가시킨다.

임상적 조언

신경혈관 평가는 체온, 움직임, 색깔, 모세혈관 충만 그리고 감각에 대한 평가를 포함한다. 아동이 어려서 느낌에 대한 질문에 대답할 수 없다면, 일반적으로 손이나 발가락을 따라서 브러싱(솔질)을 하는 것이 감각을 나타내는 움직임을 아동에게서 끌어낸다. 비정상적인 반응이 있다면 즉시 보고한다. 팔다리가 처방된 대로 정렬되어 있도록 유지한다. 고관절 스파이카 석고붕대를 한 아동은 석고붕대 아래 수술 부위의 부종을 줄이기 위해서 수술 직후 베개를 사용하여 하체를 올린다.

정상적인 성장과 발달 촉진

아동을 상지(팔)와 모든 오감을 자극하는 활동에 참여시킨다. 쌓기 블록, 밝은 색의 모빌, 쿠시볼, 음악 장난감과 같은 자극적인 장난감을 제공한다. 장난감을 아동의 손이 닿는 곳에 두고 가능한 한 아동과 많이 상호작용한다(Box 22-3).

퇴원계획과 가정간호 교육

부모는 고관절 스파이커 석고붕대를 한 자녀를 가정에서 돌보는 방법에 대해서 반드시 배워야 한다. 입원해 있는 동안 아동에 대한 일상적인 간호에 가족이 적극적으로 참여하는 것은 가정에서 관리를 제공할 수 있는 이들의 자신감을 점차적으로 증가시킨다. 가정관리 필요성은 입원 초기에 확인되고 다뤄져야 한다. 퇴원 전에 부모들에게 다음과 같은 정보가 있는지 확인한다.

- 일반적인 석고붕대 관리(가족과의 협력: 석고붕대를 한 아동에 대한 관리 참조), 자세잡기, 목욕시키기, 대소변 보기, 연령에 적합한 기분전환 활동에 대해서 설명한다.
- 신경혈관 확인을 수행하는 것과 비정상적인 징후를 즉시 보고하는 것의 중요성을 강조한다.
- 석고붕대의 다리 사이 바(막대)가 아동을 잡거나 돌리기 위해서 사용되는 것이 아님을 부모가 이해하도록 한다. 이 바는 다리를 적절한 거리에 위치시키기 위해서 사용된다. 들어 올리기 위해서 이 바를 사용하면 석고붕대가 부러지거나, 약해지거나 또는 분해될 수 있다.
- 방문 간호사나 가정건강 간호사에 의한 주기적인 평가를 위한 적절한 위탁을 제공한다.
- 가족에게 아동을 돌보기 위한 자원을 제공한다.

퇴원 전 부모에게 고관절 스파이커 석고붕대를 한 아동에게

Box 22-3
성장과 발달: 석고붕대 예방조치

아동의 발달연령에 적합한 장난감을 선택할 때 주의를 기울인다. 아동이 석고붕대를 하고 있다면, 장난감이나 장난감의 부품을 아동이 삼키거나 석고붕대 가장자리 아래로 넣지 않는지 확인한다. 가장자리가 완전하게 가려지도록 티셔츠를 석고붕대 위에 입혀서 아동이 그 밑으로 무언가를 넣는 것이 어렵게 한다. 크고 부드러운 장난감을 제공한다. 아동의 주의를 집중시키는 놀이와 음악과 같은 기분전환 활동을 사용하고, 아동을 자주 평가한다.

옷을 입히고 음식을 먹이는 방법을 시연해 보인다. 퇴원을 하는 날에 안전한 퇴원 준비가 되었는지 확인하다. 부모들이 퇴원 전에 적합한 자동차 안전좌석을 확보하도록 돕는다. 부모에게 아동이 가정의 다른 아동과 상호작용하도록 허용하고 석고붕대를 한 아동에게 놀이와 사회활동의 기회를 제공하도록 권장한다.

지역사회 간호

파블릭 보장구를 한 영아의 부모에게 보장구를 착용하고 있는 동안의 영아에 대한 관리를 교육한다. 영아의 일상적인 관리(목욕시키기, 옷 입히기, 수유하기)에 대해서 교육하고, 보장구는 하루 종일 착용한다. 일부 의사들은 목욕을 위해서 매일 짧은 시간 동안 보장구를 제거하는 것을 허용하기도 하지만 보장구를 착용하고 있는 동안 스펀지 목욕을 제공할 수도 있다. 티셔츠를 갈아입히기 위해서는 다리가 적절한 자세로 유지되고 있는 동안에 어깨 끈을 한 번에 하나씩 제거한다.

고관절과 엉덩이는 항상 외전된 자세로 조심스럽게 지탱되어야 한다. 외전을 유지하기 위해서 똑바로 앉은 자세로 영아에게 수유하는 방법과 보장구를 제거하지 않고 기저귀를 가는 방법을 시연한다.

보장구를 착용하는 영아의 부모에게 보장구나 석고붕대 가장자리 주변에 붉거나 자극을 받은 부위가 있는지 살피고 적절한 순환을 위해서 발가락을 자주 확인하도록 설명한다. 자세를 자주 조정하는 것이 압박궤양이나 혈액순환 손상의 위험을 줄인다. 피부의 자극을 막기 위해서 영아의 보장구 아래에 셔츠와 양말을 착용해야 한다.

아동이 정상적인 이동성을 가지지 못할 것이므로 안전 예방조치가 중요하다. 부모는 외전된 고관절을 가진 자녀가 앉을 수 있도록 특수하게 고안된 자동차 시트를 사용할 필요가 있을 것이다. 유모차와 영아용 침대는 다리의 부상을 예방하고 고관절 내전을 막기 위해서 충분한 공간을 제공해야 한다.

평가

발달성 고관절 이형성증을 가진 아동에 대한 간호의 기대되는 결과는 다음과 같다.

- 피부가 온전한 상태로 남아있다.
- 아동에게 부동성과 관련된 합병증이 없다.
- 부모는 질병, 치료 그리고 필요한 가정관리에 대한 적절한 지식을 보인다.
- 아동을 위한 안전한 환경이 유지된다.
- 아동이 정상적인 이동성을 다시 확보한다.

척추질환

척추측만증

척추측만증(scoliosis)은 척추와 갈비뼈의 회전성 기형과 자주 관련이 있는 척추 측면의 S자 혹은 C자 모양의 만곡이다. 많은 사람들이 어느 정도의 척추만곡을 보이지만, 10° 이상의 만곡은 비정상적인 것으로 여겨진다. 만곡은 원발성이거나 보상적인데, 후자의 경우에는 척추가 다리 길이 차이와 같은 구조적 기형을 보충하기 위해서 굽는다. 원발성 척추측만증은 아동에게 가장 많이 발생하는데, 특히 10~13세 사이의 성장급등 기간 동안에 나타난다. 1~3%의 청소년들이 원발성 척추측만증을 보인다. 어린 아동이 선천적 척추측만증을 보이며, 유병률은 10,000명의 신생아 중 약 1명에 해당한다.

병태생리

척추측만증의 원인은 복잡하다. 구조적 척추측만증은 선천적이거나 원발성이거나 또는 후천적(근육위축증이나 척수이형성증과 같은 신경근육 질환과 관련이 있거나 척수 손상에 부차적인)으로 나타난다.

원발성 척추측만증(가장 일반적인 유형)에서는 알려지지 않은 이유로 척추뼈의 회전과 함께 척추가 측면으로 굽기 시작한다. 가장 일반적인 만곡은 오른쪽 흉부와 왼쪽 요추 기형이다. 만곡이 진행됨에 따라서 구조적 변화가 발생한다(그림 22-7).

척추측만증은 척추구조와 관련된 선천적 질병과 척추수막탈출증, 뇌성마비 또는 근육위축증과 같은 질병에서 보이는 근골격 변화에서도 발생할 수 있다. 척추뼈의 정상적 형성을 방해하는 일부 유형도 기형을 야기하는 것으로 생각된다. 척추측만증은 척수에 손상을 입은 후에 후천적으로 생길 수도 있다.

임상적 징후

척추측만증의 전형적 징후에는 몸통의 비대칭, 평행하지 않는 어깨와 골반 높이, 한쪽에만 생긴 갈비뼈 융기(봉우리), 튀어나온 견갑골이 포함된다. 아동은 통증이나 불편함을 호소하지 않는다. 만곡이 약 40°에 이를 때까지 진단이 내려지지 않는다면, 일부 보충적(보완적) 문제가 발생할 수 있다. 고관절과 허리 통증이 생길 수 있으며, 폐 손상으로 인해서 피로나 호흡곤란이 초래될 수 있다.

협력적 관리

치료적 관리의 목표는 만곡의 진행을 제한하거나 멈추는 것이다. 학교와 진료실 간호사들이 아동의 척추측만증 선별검사를 실시해서 비정상적인 경우에 추가적 평가를 받도록 위탁하는 경우가 많다. 물리치료사, 의사, 간호사와 같은 많은 전문가들이 가족들과 협력하여 척추측만증을 가진 청소년들을 치료한다.

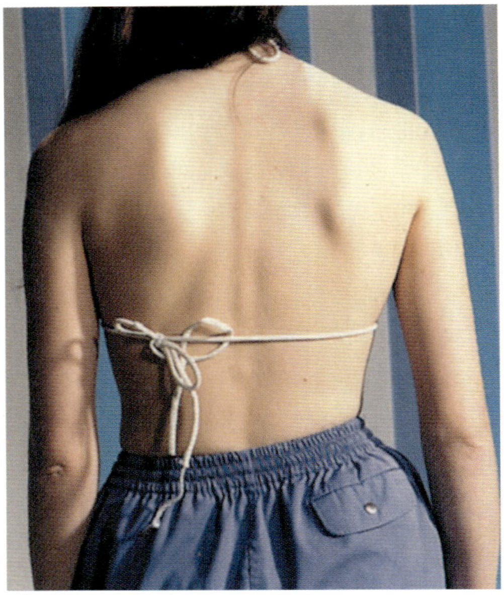

그림 22-7
아동에게는 다양한 정도의 척추측만증이 생길 수 있다. 경미한 형태에 대한 치료는 강화와 늘리는 것에 중점을 둔다. 중간 정도의 형태는 교정기 착용을 필요로 할 것이다. 중증일 경우에는 수술과 융합(결합)이 필요할 수 있다. 비스듬하게 맞는 옷과 등의 해부학적 비대칭이 조기발견을 위한 단서를 제공한다.
SOURCE: George Dodson/Pearson Education, Inc.

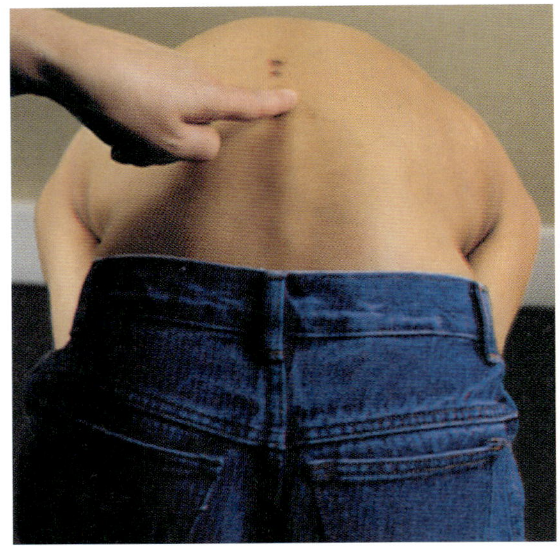

그림 22-8
척추측만증을 확인하기 위한 척추 검진. 아동에게 팔을 바닥 쪽으로 뻗은 상태에서 허리를 천천히 숙이도록 요청한다. 척추돌기를 따라서 손가락을 아래로 움직이면서 각 척추뼈의 정렬에 변화가 있는지를 촉진한다. 척추에 생긴 측면곡선이나 늑골 한쪽이 튀어나온 것은 척추측만증을 나타낸다.
SOURCE: George Dodson/Pearson Education, Inc.

진단검사

진단검사로 방사선 검사가 척추측만증을 진단하기 위해서 사용된다. 아동을 앞으로 구부린 생태에서 경사계(척추측만계)의 한쪽 측면과 나머지 측면과의 차이가 7° 이상일 때 추가평가를 위한 의뢰가 필요하다. 추가적인 진단연구에는 MRI, CT 스캔, 뼈 스캔이 사용된다.

임상치료

조기발견이 성공적인 치료에 있어서 필수적이다. 적절한 치료와 후속관리가 아동의 적절한 척추정렬 가능성을 최대화시킨다. 선택되는 치료법은 만곡의 정도와 진행 및 치료적 관리에 대한 아동과 가족의 반응에 따라 다르다.

경미한 척추측만증(방사선 연구에서 10~20°의 만곡)을 가진 아동에 대한 치료는 자세와 근육 긴장도를 개선하고 척추의 유연성을 유지하거나 가능하게 하는 운동으로 구성된다. 만곡의 바깥쪽 힘을 키우고 안쪽의 근육을 늘리는 것을 강조한다. 이러한 운동이 치료법은 아니며, 아동은 3개월 간격으로 평가를 받아야 하며, 방사선 평가는 6개월마다 실시한다.

중등도 척추측만증(20~40°의 만곡)에 대한 치료적 관리에는 교정기 착용이 포함되며, 보스톤 교정기가 가장 흔하게 사용된다. 교정기 착용의 목표는 현재 척추만곡이 더 이상 증가하지 않게 유지시키는 것이다. 교정기 착용은 진단 직후에 시작된다. 최대 효과를 성취하기 위해서는, 교정기가 매일 23시간 착용되어야 한다. 교정기 치료는 시간이 오래 걸리며 높은 정도의 이행을 요구하기 때문에, 신체상이나 스포츠 참여를 중요하게 생각하는 청소년들에게는 어려울 수 있다.

대체요법으로 전기자극이 가끔 사용된다. 전류가 등 근육이 수축하도록 자극하여, 척추만곡을 교정하는데 도움을 준다. 저녁에 수행되는 이러한 치료법은 교정기 사용의 필요성을 제거한다.

중증 척추측만증(40~50° 이상의 만곡)을 가진 아동은 척추 융합을 포함하는 수술을 필요로 한다. 대부분의 척추 융합은 고리, 철사, 막대, 나사를 이용한 부분척추 수단을 사용하여 수행된다. 이러한 치료법들은 수술 동안 척추를 잘 안정시키며, 척추에 대한 골 이식술이 동반될 수 있고, 장기적 치료나 수술 후 석고붕대를 필요로 하지 않는다. 이러한 치료법은 등에 영구적으로 치료 흔적이 남는다. 철사나 기기장치를 사용한 수술 후, 아동은 회복 기간 동안 병상휴식을 취한 다음, 척추의 안정을 제공하기 위해서 몇 개월 동안 착용되는 전후(복배) 플라스틱 쉘(흉요추 천골 보정기구라고도 불림)을 일반적으로 맞춘다.

간호과정

간호는 선별검사와 조기발견, 교정기 착용에 대한 교육, 척추측만증으로 수술을 받는 청소년에 대한 관리(돌봄), 모든 치료를 받는 동안 지원을 제공하기 위한 청소년 및 가족과의 협력에 중점을 둔다.

간호사정과 간호진단

보건교사들이 일반적으로 아동의 척추측만증에 대한 선별검사를 수행하는 경우가 많다. 비정상이 발견되는 경우에는, 추가 평가를 위해서 아동을 정형외과 센터에 위탁한다. 그런 후에 아동은 6개월에서 9개월마다 검사를 받아야 한다.

척추측만증 선별검사는 다음과 같은 시각적 검사를 포함한다.

몸의 앞쪽에서

- 머리가 중앙선에 있는가?
- 어깨가 동일한 높이에 있는가?
- 몸 양측의 팔과 몸통 사이에 동일한 양의 공간이 있는가?

몸의 뒤쪽에서

- 머리가 중앙선에 있는가?
- 어깨가 동일한 높이에 있는가?
- 견갑골이 동일하게 튀어나오고 같은 높이에 있는가?
- 척추가 곧은가?
- 몸 양측의 팔과 몸통 사이에 동일한 양의 공간이 있는가?
- 고관절이 동일한 높이에 있는가?

청소년이 두 손을 잡고 몸을 살짝 구부린 상태로

- 견갑골 융기(봉우리)가 양쪽으로 균일한가?

청소년이 두 손을 잡고 몸을 바닥 쪽으로 완전하게 구부린 상태로

- 측면 융기(봉우리)가 균일한가?
- 척추가 곧게 정렬되어 있는가?
- 측면에서 봤을 때 뚜렷하게 둥근 모양이 있는가(척추후만증의 증거)?

척추측만증이 확인된 후에는 간호사가 교육과 후속조치에 중점을 둔다. 갈비뼈 기형은 신경계, 심장계, 호흡계의 기능에 영향을 미칠 수 있기 때문에, 척추측만증이 있는 아동은 이러한 시스템에 대한 전반적인 검사를 받아야 한다.

다음과 같은 간호진단이 수술을 받지 않은 척추측만증이 있는 아동에게 적용될 수 있다.

- 불충분한 극복력과 관련된 방어적 대처
- 상황관리에 대한 불충분한 지식과 관련된 무력감
- 통증과 관련된 신체 기동성 장애
- 수술절차와 관련된 기립수행 장애
- 흉곽기형과 관련된 비효과적 호흡 양상

수술을 받은 아동에 대한 일반적인 간호진단은 아래의 간호계획에서 찾을 수 있다.

계획과 수행

간호의 중요한 양상은 환자교육이다. 환자가 처방된 조치를 이행하는 것이 치료의 성공에 있어서 아주 중요하다. 아동과 가족들, 특히 척추측만증 치료를 받고 있는 청소년들은 질병과 치료단계에 대해서 이해할 필요가 있다. 운동 프로그램과 교정기 착용을 준수하는 것이 청소년과 그 가족들에게 어려울 수 있다. 간호사들은 처방된 치료를 권장하고 청소년과 가족이 치료이행 감소를 초래하는 문제를 해결하도록 후속접촉을 시작할 수 있다. 운동수준의 기준점을 설정하여 다음 방문 동안 비교를 위해서 사용한다.

수술에 직면한 아동이나 청소년들에게는 교육, 안심, 지원이 요구된다. 통증 통제와 자가조절 통증장치(PCA), 일반적인 수술 후 관리에 대해서 교육한다. 청소년들에게는 깊은 호흡, 자세잡기, 수술적 절개 그 외 모든 수술 후 관리의 양상이 도움이 될 것이다.

치료계획에 대한 이해와 수용 촉진

척추만곡의 심한 정도를 감소시키는데 도움이 될 운동에 대한 설명을 제공한다. 운동에 대한 시범을 보이고, 운동의 목적(예: 등 근육 강화)을 설명한다. 아동이 교정기 착용에 적응하도록 돕는다. 청소년들이, 특히 교정기와 같은 외부장치를 착

가족과의 협력 | 척추수술 후 활동

권장되는 활동

- 눕기
- 앉기
- 서기
- 걷기(일반적인 계단 오르기 포함)
- 가벼운 수영(석고붕대를 하고 있는 경우는 제외), 다이빙은 허용되지 않는다.

권장되지 않는 활동

- 허리를 구부리거나 비틀기
- 4.5kg 이상 들어 올리기
- 청소기 돌리기, 식료품 내리기, 잔디 깎기, 쓰레기 버리기
- 자전거 타기, 말 타기, 스키, 인라인 스케이트와 같은 스포츠
- 체육수업

용하는 것을 꺼려할 수 있다. 통제감을 촉진하기 위해서 청소년으로 하여금 치료지침 내에서 운동을 하는 시간과 교정기를 빼는 시간을 선택하도록 허용한다. 안심과 격려를 제공하고 또래 친구들과의 상호작용을 장려한다. 청소년에게 척추측만증으로 치료를 받고 있거나 과거에 이러한 질환을 앓았던 또래 지원자와 함께 협력하도록 제안하는 방법을 고려한다. 교정기와 함께 착용 가능한 유행하는 옷에 대한 정보를 제공한다.

퇴원계획과 가정간호 교육

척추수술 후 퇴원하기 전에 가정간호 교육이 이루어져야 한다. 아동은 새로운 신체 기구에 적응해야 한다. 아동에게 몸통을 구부리거나 비틀지 않고 간단한 업무를 수행하는 방법을 보여준다. 아동이 퇴원 전 물리치료사/재활치료사와 협력하여 교정기를 착용한 상태에서 움직이도록 교육한다.

아동은 퇴원 후에 4주에서 6주 동안, 그 다음 1년 동안에는 3~4개월마다 그 이후에는 1~2년마다 검사를 받아야 한다(가족과의 협력: 척추수술 후 활동 참조).

여러 기관이 척추측만증을 가진 아동의 가족들에게 정보와 지원을 제공하다.

평가

교정기에 의한 치료를 받는 척추측만증을 가진 아동에 대한 기대되는 간호진단은 피부통합성 유지와 처방된 치료법의 준수이다.

사경

사경(torticollis)은 기운목이라고도 하며, 경추의 회전으로 인해서 야기된 머리의 기울어짐을 뜻한다. 원인은 일반적으로 출생 시 목빗근에 가해진 부상이나 경추 기형이다. 스트레칭 운동이나 수술적으로 목빗근을 늘리는 것이 일반적인 치료법이다. 때로는 사경의 원인이 시각장애인 경우가 있는데, 더 잘 보이는 눈으로 보기 위해서 머리가 한쪽 방향으로 계속해서 돌아가는 결과가 초래된다.

근육 위축증

근육 위축증(muscular dystrophy)은 근 섬유질 퇴행과 근 소모를 특징으로 하는 일련의 유전병이다. 이러한 질병은 인생 초기나 말기에 발생할 수 있으며, 출생 시 발병하거나 점진적으로 발병할 수도 있다. 이러한 질병들은 모두 불치병이지만, 그 진행은 몇 년에서부터 수년에 걸쳐 일어날 수 있다.

병태생리

많은 유형의 근육 위축증이 아동과 성인에게 영향을 미친다. 가장 일반적인 형태의 아동기 근육 위축증은 뒤센형 근육 위축증(duvhemme dystrophy)으로 3,600명의 남자 신생아 중에서 1명에게 발생한다. **가성비대(pseudohypertrophy)**는 지방조직의 침투로 인한 근육의 비대를 일컫는다. 뒤센형 근육 위축증 유전자는 1987년에 발견되었으며 이 유전자는 염색체의 Xp21.2 부위에 전달되는데, 영향을 받은 아동에게는 이 유전자가 결여되어 있거나 없다. 이 부분은 근육막 안정제로서 필요한 디스트로핀이라고 불리는 단백질을 암호화한다. 디스트로핀이 존재하지 않을 경우에는, 세포성 질환이 연속적으로 발생해서 섬유질의 괴사와 결합조직에 의한 대체가 초래된다. 이 질병은 X-연관성 질병이기 때문에, 남성에게만 나타난다. 다양한 인종집단에 있어서 발병률이 유사하다.

베커 근육 위축증(Becker muscular dystrophy)도 X-연관성 질병이며 30,000명 중 1명의 유전자 변이는 뒤센형과 유사하지만 더 경미한 형태의 질병이다. 남아에게 발생한다.

임상적 징후

임상적 징후는 질병의 종류에 따라서 다르다. 뒤센형 근육 위축증의 경우에는 근육 약화가 아동기 초기에 하지에서 시작된다. 아동은 일어서기 위해서 상지 근육을 사용함으로써 약한 하지를 보완한다(가우어 조작법) (그림 22-9). 부모는 자녀가 발을 헛디디고, 발가락으로 걸으며, 종아리 근육이 커지는 것을 알아차릴 수 있다. 실제로, 종아리가 커지는 것이 아니라 근육이 결합조직으로 대체되는 것이다. 10대 중반쯤에는 아동의 상태가 일반적으로 진행되어서 걷기가 불가능하다. 질병이 몸 위로 진행되어서, 척추측만증, 그 외 근골격 질환, 심근증, 소화장애, 호흡곤란과 같은 질환을 잠재적으로 야기한다. 아동이 쇠약으로 인해서 낙상할 때 골절이 발생할 수 있다. 베커 위축증은 유사하지만 이보다 천천히 발생한다.

영아기의 위축증은 일반화된(전신의) 쇠약과 근긴장저하로 나타난다. 영아가 빨기와 삼키는 데 어려움을 겪을 수 있고 이밖에 안구문제가 나타날 수 있다. 청소년기에 발생하는 질병은 일반적으로 더욱 경미하고 늦게 진행한다. 일부는 중년기까지 살 수 있다(임상적 징후 표에서 일반적인 아동기의 근육 위축증 참조).

협력적 관리

협력적 관리의 목표는 지원을 제공하고 감염이나 척추기형과 같은 합병증을 예방하는 것이다.

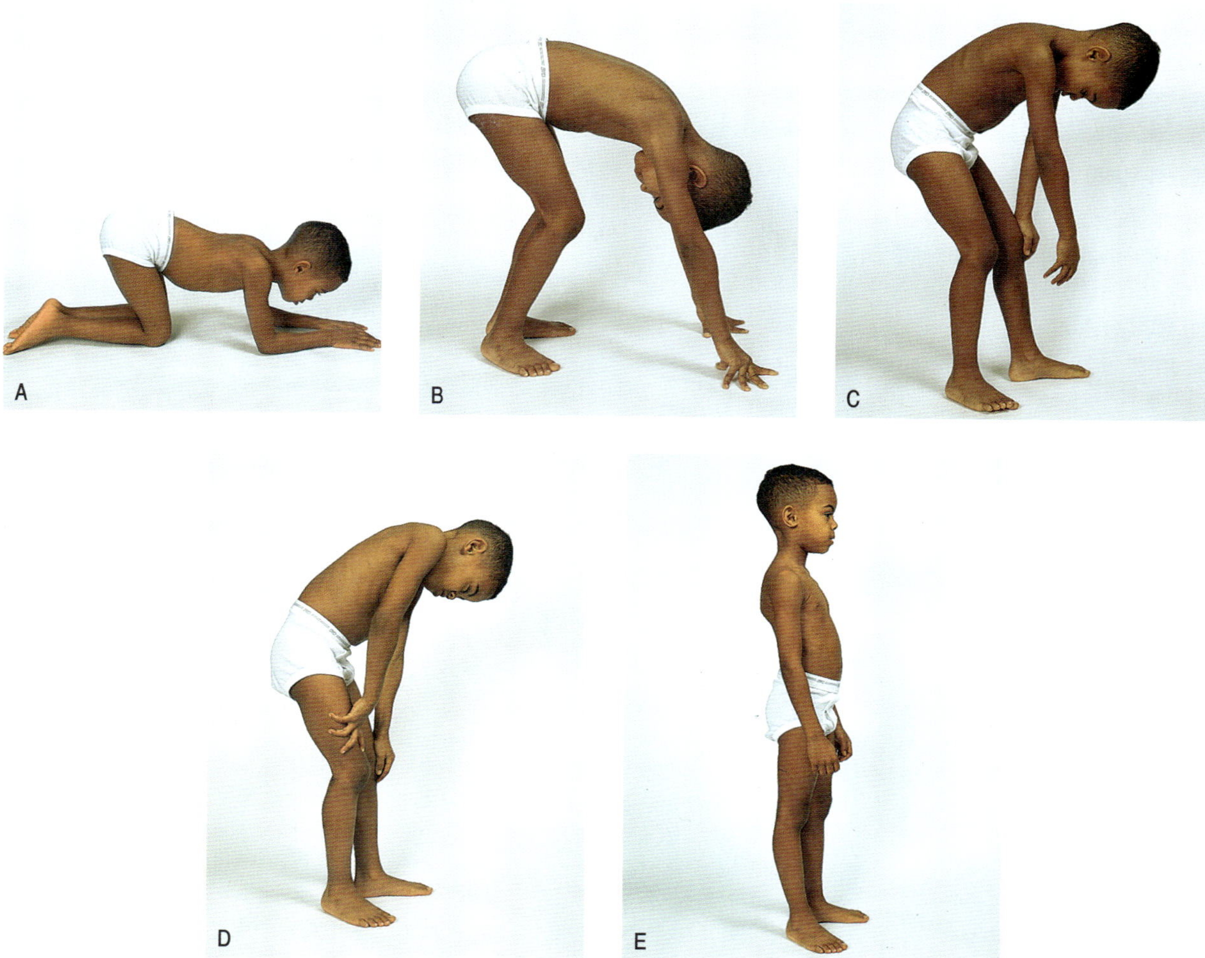

그림 22-9
근육 위축증을 가진 아동은 다리 근육이 약하기 때문에 몸을 일으켜 일어서기 위해서는 가우어 조작법을 수행해야 한다.
A.와 **B.** 아동이 먼저 팔과 다리로 지탱된 자세로 조종한다.
C. 다음으로 아동이 바닥을 밀고 올라와서 손을 무릎에 올린다.
D.와 **E.** 그런 다음, 아동이 스스로 몸을 일으켜 세운다.
SOURCE: A, B, C, D, E. George Dodson/Pearson Education, Inc.

진단검사

진단과 분류는 임상적 징후와 근육의 관련 유형을 근거로 하는 경우가 가장 일반적이다. 혈청 효소 분석, 근육 조직검사, 근전도 검사와 같은 생화학적 검사가 진단을 확정한다. 혈청 크레아틴 키나아제(CK)가 질병 초기에 상승된다. 근육 위축증에서 결핍되는 근육 단백질인 디스트로핀이 근육 조직검사에 의해서 측정될 수 있다. 유전자 검사가 구체적인 비정상과 존재하는 질병의 유형을 성립한다. 가족들이 자녀에게 필요한 관리에 적응하고 준비하는 것을 돕기 위해서 이러한 질병이 있는 한 명의 자녀를 가진 가족들에게 신생아에 대한 검사가 제공될 수 있다. 호흡기능은 폐기능 검사와 밤 사이의 맥박 산소측정기를 사용해서 주기적으로 측정된다.

임상치료

아동기 근육 위축증에 대한 효과적인 치료법은 없다. 현재 연구는 디스트로핀을 생산하기 위한 유전자 오류를 무효화시키는 유전자 치료에 의해서 유전자 변이를 고치는 여러 가지 기법에 중점을 두고 있다. 스테로이드 약물인 프레드니손과 디플라자코트가 걷기와 폐 기능을 오랜 기간 동안 보존시킴으로써 근육기능을 관리할 수 있다.

진행적인 쇠약과 근육 기형은 만성적 장애를 초래한다. 호흡기 감염은 깊은 호흡, 기침, 네뷸라이저(분무기) 치료 그리고 항생제를 사용해서 적극적으로 치료된다. 심장에 대한 포괄적이고 규칙적인 평가가 필요하다. 폐 확장을 용이하게 하기 위한 수술이 질병으로부터 발생하는 척추측만증을 교정하기 위해 사용될 수 있다. 독립성과 신체활동을 최대화하고 부동성의 위험을 감소시키기 위해서 재활치료가 요구된다(그림 22-10).

임상적 징후 | 아동기의 근육 위축증

위축증 유형	임상적 징후	임상치료
뒤센 근육 위축증 남아에게 보이는 X-연관성 열성 질병(Xp21 유전자); 그러나 영향을 받은 아동 중 30~50%가 가족병력이 없다. 발병: 생후 3~4년 내	걷기 지연, 잦은 낙상, 걷거나 뛰거나 계단을 오를 때 쉽게 지치고, 비대한 종아리, 뒤뚱거리는 걸음걸이, 척추전만증, 양성의 가우어 조작법, 지적 장애가 자주 보인다.	지원적인 관리, 이동성을 유지하고 경축을 예방하기 위한 물리치료와 교정기 대부분의 아동이 12세쯤에 휠체어 신세를 진다. 호흡부전이나 심부전으로 인해서 청년기 동안 사망이 흔히 발생한다.
베커 근육 위축증 X-연관성 열성 질병 발병: 일반적으로 5세 이후	증상이 뒤센 근육 위축증과 비슷하지만 더 경미하고 지연된다. 아동이 10대 후반까지 움직일 수 있다. 정상적인 지능, 울혈성 심부전, 경축(수축)	지원적 관리, 뒤센 근육 위축증과 동일함 느린 진행, 일반적으로 30~50세쯤에 사망한다.
안면견갑 상완 근육 위축증 상염색체 우성 질병(4q35 유전자) 발병: 아동기 후기와 청소년기	얼굴, 견갑대(팔이음뼈), 하지가 영향을 받음, 팔을 머리 위로 올릴 수 없음, 척추전만증, 얼굴을 움직일 수 없어서 눈을 감거나, 휘파람을 불거나, 미소 짓거나, 빨대로 마실 수 없음, 특징적인 외양에는 안면의 약해짐, 견갑골 익상, 얇은 팔, 잘 발달된 상완이 포함된다.	물리치료 느린 진행, 성인기 후반에 휠체어에 의존하게 되지만 일반적으로 정상적인 수명을 달성한다.
에머리-드라이퍼스 근육 위축증 X-연관성 열성 질병(Xq28 유전자) 발병: 아동기	경축의 조기 발병 후 약해짐, 아킬레스건, 팔꿈치 그리고 척추가 영향을 받는다. 상체 근육이 약해지고 그 후에 하체의 쇠약이 발생한다. 심장 전도 결함이 발생할 수 있다.	물리치료, 수술; 페이스메이커(심박조율기) 삽입
선천적 근육 위축증 상염색체 열성 군의 질병 발병: 출생 시 존재함	근육 쇠약이 출생 시 존재한다. 운동발달 지연, 경축과 관절 기형, 근긴장이 저하된다.	골격 기형의 교정(정형보조기구나 수술), 일반적으로 진행되지 않는다.

질병의 진행적이고 만성적인 특성으로 인해서 정신건강 지원을 받는 것이 아동과 가족에게 도움이 될 수 있다. 근육 위축증을 가진 아동을 관리하기 위한 팀을 구성하는 접근방식은 부모와 모든 건강 전문가들 간의 협력과 포괄적인 관리계획을 가능하게 한다. 이러한 팀에는 부모, 아동, 의사(소아과 의사, 정형외과 전문의, 신경전문의), 간호사, 물리치료사 및 작업치료사, 영양전문가, 심리전문가나 정신건강치료사, 사회복지사가 포함된다.

간호과정

간호는 독립성과 이동성을 촉진하고 아동과 가족이 이러한 진행적이고 무력하게 만드는 질병에 대처하는 것을 돕는 심리사회적 지원을 제공하는 것에 중점을 둔다. 거의 모든 신체 계통이 요구되는 관리에 포함되며, 아동과 가족을 위한 정서적 관리가 중요하다.

간호사정과 간호진단

심장과 호흡기능뿐만 아니라, 모든 활력징후를 관찰한다. 비뇨기 기능과 배변횟수를 평가한다. 힘과 관절가동범위를 주기적으로 측정하고 보행이나 보조장치를 통한 이동성을 평가한다. 주기적인 발달 및 영양평가를 수행한다. 또한 교사와 만나서 아동의 학습요구와 수업시간의 기능수준을 평가한다. 이러한 만성적이고 치명적인 질병에 대처하기 위한 가족의 위험요인과 보호요인에 대해서 평가한다.

근육 위축증을 가진 아동과 가족에게 적용될 수 있는 간호진단은 다음과 같다.

- 부동과 관련된 활동 지속성 장애
- 근력부족으로 인한 이동장애
- 지각된 편견과 관련된 자아정체감 혼란

그림으로 보는 병태생리 **부동성의 영향**

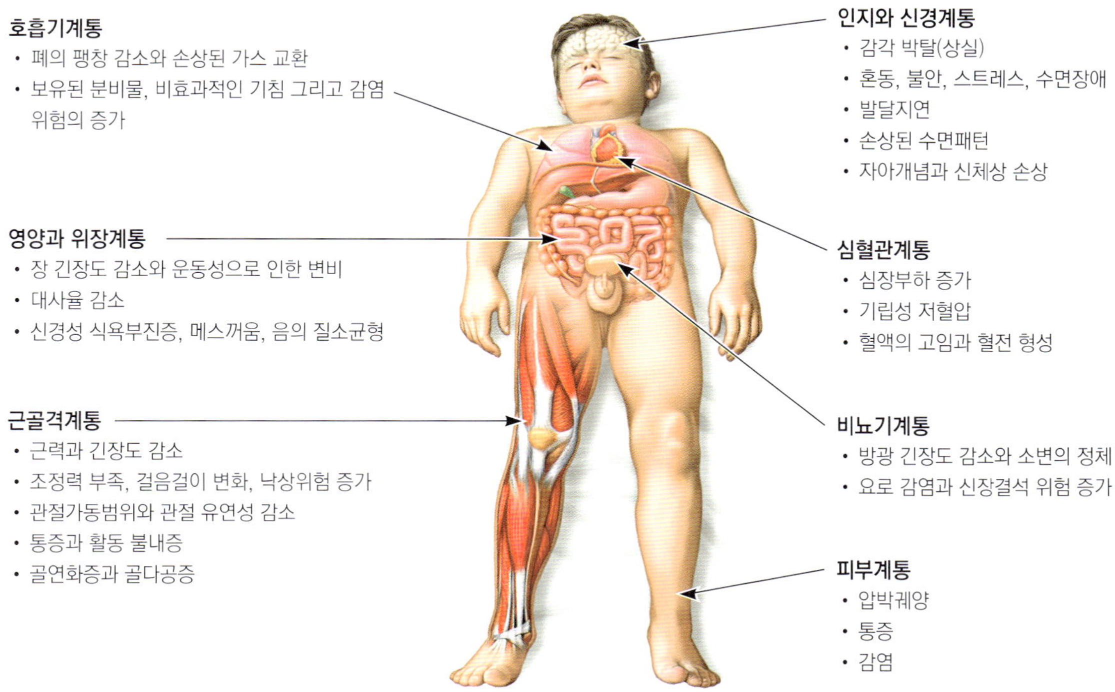

그림 22-10
부동성은 모든 신체계통에 영향을 미친다.

계획과 수행

근육 위축증을 가진 아동을 돌보는 것은 일반적으로 장기적이며 가족 전체의 신체적 · 정서적 건강을 유지하기 어렵게 한다. 아동에게 진단이 내려지고 상태가 악화될 때마다 위기를 맞게 된다. 간호사들은 이러한 아동에게 가정 건강관리 서비스를 제공하는 경우가 많고, 보건교사의 지위에서 이들과 협력하며, 아동이 성장함에 따라서 병원과 그 외 시설에서 함께 건강증진과 유지를 제공한다. 이것은 아동과 가족, 간호사에게 밀접하고 의미 있는 관계이다. 또한 신체계통의 기능을 유지하고 가족에게 필요한 지원을 제공하기 위한 그 외 치료법을 제공한다(법적 · 윤리적 고려사항: 근육 위축증 관리 참조).

신체 통합성 유지

이러한 분야의 전문가가 심장 및 호흡기에 대한 평가를 정기적으로 수행하며 산소나 호흡기 치료를 지시된 대로 투여한다. 영양을 촉진하기 위해서 부드러운 음식이나 경구관 급식이 필요할 수 있다. 근육 위축증을 가진 영아는 유동식 인공영양이 필요할 수 있다. 수분, 고섬유질 음식, 필요하다면 약물을 사용하여 장 기능을 유지한다. 적절한 수분 배출과 감염의 징후가 있는지 관찰한다. 관절가동범위를 수행하고 가능한 수준의 신체활동을 제공한다. 물리치료는 아동이 보행하는 것을 돕고 관절 구축을 예방한다. 아동이 휠체어에 의존하는 경우에는, 아동의 몸을 정렬된 상태로 유지함으로써 등과 자세를 잘 지탱시키는 것이 중요하다. 팔다리를 적절한 자세로 유지시키기 위해서 부목이 필요할 수도 있다.

아동 및 가족 지원

주기적인 발달평가를 수행하고 부모에게 아동의 발달을 촉진하기 위한 방법을 제안한다. 아동의 인지수행과 학습요구를 평가하고 교육목표를 결정하기 위해서 가족 구성원들과 교사와의 회의를 주선한다. 개별화된 교육계획이 수립되어야 한다. 학교와 협력하여 필요한 경우에는 개인교사나 가정용 컴퓨터를 제공한다. 어린 아동은 학교에 갈 나이가 되기 전에 조기 중재 프로그램에 등록해야 한다.

가능한 한 오랫동안 아동이 독립적으로 생활하도록 권장한다. 아동이 달성할 수 있는 과제에 집중하고, 아동에게 좌절감을 줄 수 있는 과제를 완료하도록 요청하지 않는다. 아동에게 책을 읽어주고, 텔레비전을 시청하는 것이 입원해 있는 동안 아동에게 자극을 제공한다. 견딜 수 있는 만큼의 운동은 근력과 일반적인 안녕감을 향상시킨다.

법적 · 윤리적 고려사항

근육 위축증 관리

근육 위축증을 가진 아동의 수명은 짧다. 부모는 전반적인 관리를 제공하며, 자녀의 상태가 악화됨에 따라서 신체적 · 정서적 지원을 필요로 한다. 시간이 지남에 따라서 아동은 계속 발달하며, 특히 인지적으로 발달한다. 따라서 아동의 진단에 대한 설명의 필요성과 이해능력이 이에 따라 변화한다. 부모가 생애 말 관리를 하고자 하는 바람에 대한 논의를 자녀와 함께 시작하는데 어려움을 겪을 수도 있지만, 개방적인 의사소통이 질병과정의 전반에 걸쳐서 권장된다. 관리에 대한 윤리적 접근법은 이러한 복잡한 만성질병이 주기적으로 협력하는 학제간 팀에 의해서 관리되도록 요구한다. 아동, 가족, 다양한 건강, 사회 및 교육 전문가들이 이러한 팀에 참여해야 한다. 관리계획은 신체적 · 정서적 · 인지적 고통완화 관리를 포함할 것이다. 이러한 계획은 아동이 성장함에 따라서 발달하고 변화한다. 간호사는 이러한 팀의 필수적 구성원이며 팀 관리자로서 가족과 협력할 수도 있다.

보완대체요법

근육 위축증

근육 위축증에서 사용되는 일반적인 보완대체요법에는 식이개선이 포함된다. 이러한 개선에는 비타민 A, C, E, D 그리고 B-복합체; 칼슘, 마그네슘, 아연 그리고 셀레늄과 같은 미네랄; 프로바이오틱 보충제; 오메가-3 지방산; 녹차와 바위들꽃 차와 같은 약초치료; 코엔자임 Q10, N-아세틸시스테인, 아세틸-L-카르니틴, 크레아틴 그리고 L-테아닌과 같은 근육 및 면역 효소; 수면촉진을 위한 멜라토닌 그리고 근육경련 감소에 도움이 되는 마사지가 포함된다.

가족들은 아동이 필요로 하는 관리로 인해서 어려움을 겪을 수 있다. 수술, 호흡기 감염으로 인한 입원, 휠체어를 사용한 아동의 수송, 물리치료를 받기 위한 방문, 지속적인 일상관리가 이들이 직면한 어려움의 예이다. 이러한 관리를 처리하고, 다른 자녀들과 가족 구성원들을 위한 양육 환경을 제공하고, 여러 해에 걸쳐서 필요한 재정적 자원을 확보하는 것은 다양한 자원으로부터의 지원 필요성을 야기한다. 가족이 휴식보호관리를 받도록 위탁하고, 이들이 자원을 찾도록 지원하고, 가족 구성원이나 건강 전문가가 필요한 다양한 서비스를 조정하기 위한 사례 관리자로서의 역할을 하도록 확실히 한다.

부모는 죄책감과 절망감을 보일 수 있다. 자신이 아들에게 영향을 미친 유전자를 보유하고 있다는 사실을 알게 된 아동의 엄마는 엄청난 충격에 빠질 수 있다. 부모에게 자신의 감정을 표현하도록 권장한다. 유전자 상담이 가족 전체에게 권장되며, X-연관성 질병 중 하나의 질병을 보유하고 있는 여성을 확인하는 것이 특히 중요하다. 자신의 형제나 자매가 아주 많은 관심을 받고 있는 것으로 인해서 나머지 자녀들이 소외감을 느낄 수 있다. 이들은 자신들도 질병에 걸릴 것이라는 걱정을 하고 있을 수 있다. 때로는 한 가족의 여러 자녀들이 이러한 질병의 영향을 받으며, 한 아동의 상태가 악화됨에 따라서 다른 형제자매들에게 미치는 영향은 아주 크다. 다른 한편으로는, 질병에 걸리지 않은 형제자매들은 자신이 건강하다는 것에 대해서 죄책감을 느낄 수 있다. 이러한 자녀들이 자신들의 중요성을 느끼고 안심할 수 있도록 부모에게 질병의 영향을 받은 아동의 관리에 이들을 참여시키도록 권장한다.

아동의 상태가 약해짐에 따라 가족에게 추가적인 지원이 필요하다. 이들은 각자 자신만의 방식으로 애도를 경험한다. 이들은 만성적 슬픔을 겪었고 이제는 아동의 사망에 대비할 필요가 있다. 아동은 일반적으로 악화되고 있는 상태를 인식할 만큼 나이가 들었다.

평가

근육 위축증을 가진 아동에 대한 간호의 기대되는 결과에는 최적의 이동성과 발달의 유지, 영향을 받은 아동의 긍정적인 자아상, 감정적 어려움에 대한 모든 가족 구성원들의 긍정적인 관리가 포함된다.

근골격 부상

근골격 부상(injury)은 메커니즘, 위치, 부상의 강도에 따라서 분류된다. 좌상, 염좌, 탈구, 골절이 아동에 있어서 가장 일반적인 근골격 부상이다. 이러한 부상을 구분하는 것이 어려운 경우가 많다. 운동경기 참여와 자동차 사고에서의 부상이 좌상, 염좌, 탈구, 골절의 가장 흔한 원인이다. 임상적 증상 표에서 좌상, 염좌, 탈구에 대한 설명을 확인한다.

골절

골절(fracture)은 견딜 수 있는 것보다 더 많은 스트레스가 뼈에 가해질 때 생기는 뼈의 파손이다. 골절은 어느 연령에서도 발생할 수 있지만, 성인보다 뼈의 밀도가 낮고 구멍이 더 많은 아동에게 더 자주 발생한다.

병태생리

아동에 있어서 골절은 뼈에 가해지는 직접적인 외상(낙상, 스포츠 부상, 학대, 자동차 사고)이나 뼈를 약화시키는 골 질병(골형성부전증)으로 인해 초래된다.

골다공증이나 골연화증이 있는 아동이 골절을 입을 가능성이 더 많다. 외상은 만성적이고 반복적인 활동에서와 같이, 급성 부상, 직접적인 강력한 충격 또는 과다한 사용에 의해서 초래될 수 있다. 아동의 뼈는 구멍이 많은 성질로 인해서 휘어질

건강증진 및 건강유지 개요 근육 위축증을 가진 아동

근육 위축증을 가진 아동은 만성적인 불치병에도 불구하고, 성장과 발달을 촉진하기 위한 면밀한 관찰과 중재를 필요로 한다. 간호사는 건강증진에 이어서 아동과 가족을 지원할 수 있다.

성장과 발달평가

- 어린 아동의 발달 선별검사를 수행한다.
- 발달을 촉진할 수 있는 교육계획을 수립하는 조기 중재 프로그램을 개발한다.
- 연령에 예상되는 기준이 아닌, 아동의 상태에 근거하여 자원과 제안을 부모에게 제공한다.
- 매 건강관리 방문 시 성장을 측정한다. 활동 감소로 인해 체중이 증가하는 아동에 주의를 기울인다.
- 호흡기 내과 및 심장전문의를 방문한다.

영양

- 24시간 필수 영양소에 대해서 평가한다. 연령이 아닌, 아동의 키와 체중에 근거해서 분석한다.
- 식욕 및 좋아하는 음식과 싫어하는 음식에 대해서 묻는다.
- 대변기능을 유지하기 위해서 적절한 수분, 전곡, 과일, 야채를 섭취하도록 권한다.
- 근육 위축증을 가진 영아에 있어서는 음식섭취를 주의 깊게 평가한다. 위관영양이나 칼슘이 보강된 분유를 함께 섭취한다.

신체활동

- 매 방문 시, 움직임의 감소, 보행의 어려움 또는 낙상의 병력이 있는지 관찰한다.
- 팔다리의 관절가동범위와 적절한 자세를 유지하기 위해서 물리치료사와 협력한다.
- 이동성이 감소함에 따라 아동이 할 수 있는 활동에 대해서 조사한다(수영, 상체운동 등).
- 아동이 휠체어를 사용한다면, 사이즈의 적합성, 안정, 팔로 휠체어를 움직일 수 있는 능력을 평가한다.
- 신체활동을 주기적으로 매일 수행해야 한다. 가족에게 이러한 요구사항을 달성할 수 있는 자원이 있는지 확인한다.

일상생활 활동

- 아동이 음식을 먹고, 목욕을 하고, 옷을 입고, 구강관리를 스스로 제공할 수 있는 능력이 있는지 평가하기 위해서 작업치료사와 협력한다. 필요에 따라서 재활보조기구를 제공한다.
- 가족이 아동에게 자기관리를 많이 수행할 수 있는 시간을 제공하도록 권장한다.
- 가정방문을 하거나, 아동이 일상생활 활동을 독립적으로 수행하는 것을 더 쉽게 만들 수 있는 개조에 대해서 가족과 논의한다. 아래쪽 서랍에 옷을 보관하거나 물건을 꺼내기 위해서 서랍을 당길 필요가 없도록 개방된 선반을 사용하는 것이 중요하다.

정신건강 및 영적 건강

- 아동의 일반적인 기분에 대해서 묻는다.
- 부모에게 현재 자신들의 생활에서 최상인 것과 최악인 것에 대해서 묻는다. 이러한 정보를 사용하여, 이들에게 의미가 있는 활동의 목록을 작성하고 많은 지원이 필요한 영역을 확인한다.
- 근육 위축증을 가진 아동의 부모를 위한 단체, 가족의 신앙기반 활동 참여, 친척이나 이웃과 같은 지원을 제공하는 자원에 대해서 묻는다.
- 아동이나 가족에 있어서 우울증 징후에 주의를 기울인다.
- 십대 자녀의 자아 존중감을 높일 수 있는 활동에 대한 계획을 세우는 가족을 돕는다. 아동의 발달연령에 적합한 선택을 할 수 있어야 한다.
- 아동이 어린 나이에 진단을 받았다면, 부모가 자녀들에게 질병을 어떻게 설명했는지 묻는다. 자녀에게 질병의 불치병적 특성에 대해서 말하고자 하는 부모에게 지원과 역할극 기회를 제공한다.
- 유전자 상담, 애도 상담 또는 그 외 지원적 중재와 같은 서비스를 받도록 위탁한다.

관계

- 형제자매와 이들의 근육 위축증을 가진 아동과의 관계에 대해서 묻는다.
- 아동의 조기중재나 학교 프로그램 및 지역사회 단체 참여에 대해서 묻는다. 가족이 아동의 또래와의 상호작용을 증진시키는 자원에 대해서 알아보도록 위탁한다. 이것은 10대에게 특히 중요하다.
- 부모에게 다른 성인들과 함께 시간을 보낼 수 있는지 그리고 어떻게 보내는지에 대해서 묻는다.

질병예방 전략

- 권장되는 시기에 아동의 예방접종을 실시한다. 아동이 아파서 예방접종이 지연된다면, 감염성 질병을 피할 수 있는 백신의 접종 일정을 다시 잡기 위해서 가족에게 즉시 다시 전화한다. 매년 인플루엔자 백신의 접종이 요구된다. 아동이 질병으로 인해서 스테로이드를 사용한 치료를 받는다면, 스테로이드를 복용하는 아동에 대한 예방접종을 위한 권고사항을 따른다.
- 가족에게 사람이 붐비는 장소와 감염된 사람을 피하도록 교육한다. 학교에서 인플루엔자나 그 외 질병이 발병한 경우에는, 아동이 학교를 며칠이나 몇 주 동안 가지 않아야 할 필요가 있을 수 있다.
- 가족에게 호흡기관의 감염을 포함한, 감염의 징후에 대해서 교육한다. 이러한 징후가 있을 때 즉시 보고하도록 알린다.
- 감염으로 인해서 항생제가 투약된 경우에는 그 효과를 관찰한다.
- 깊은 호흡을 촉진하는 일상활동을 장려한다. 예를 들어, 수영, 폐활량계를 부는 것 또는 바람개비를 가지고 노는 것 등이다.

사고예방 전략

- 집에 불이 나거나 그 외 비상상황이 발생할 때 아동을 위한 비상탈출계획을 가지고 있는지 묻는다. 이들이 계획을 세우도록 돕는다.
- 아동이 산소를 사용하고 있다면, 화재 안전에 대해서 가르친다.
- 가정에서 기계적 환기가 사용되는 경우에는, 휴대용 발전기와 같은 정전에 대비한 비상 보완시스템에 대한 계획을 세우도록 돕는다.
- 아동을 안전하게 이동시키고 관리를 제공하기 위해서 가족이 신체역학에 대해서 배우도록 지원한다.

근거기반 실무 | 배낭(백팩)과 통증

문제

많은 아동이 하루 중 대부분의 시간을 무거운 배낭을 메고 다니는데 이는 아동의 목, 등, 어깨의 자세에 부정적인 영향을 미치며 근골격계 문제와 관련이 있다.

근거

여러 연구에서 배낭의 사용, 체중 그리고 하중의 분포와의 관계와 그것이 아동의 근골격계에 미치는 영향에 대해서 조사했다. 한 연구에 따르면 어깨로 배낭을 매지 않고 아동 몸무게의 단 10% 정도의 배낭을 멜 때 이 부위의 흉추후만, 즉 골격 변형 현상을 감소시킨다는 것을 발견했다. 자세의 각도와 요추만곡이 무거운 배낭에 의해서 바뀐다. 일부 연구는 무거운 배낭을 메는 것이 근골격 영향으로 인해서 아동의 호흡노력에도 영향을 미칠 수 있음을 제시한다. 배낭의 무게가 체중의 10%가 넘지 않아야 하고, 양쪽 끈을 모두 사용해야 하며, 하중이 고르게 분포되어야 한다.

결과

배낭의 사용, 체중 그리고 통증호소와의 관계가 여성의 경우에, 특히 분명해 보인다. 따라서 간호사들은 건강증진 방문 시에 배낭 사용에 대한 질문을 하고 배낭을 매는 방법에 대한 조언을 해야 한다. 배낭사용을 위한 권장사항은 다음과 같다.

- 넓고 패드가 부착된 어깨 끈을 사용하고 몸쪽으로 가깝게 양 어깨에 맨다.
- 패드가 부착된 등 보호대와 허리끈을 사용한다.
- 배낭이 가벼운지 확인하고(아동 몸무게의 10~15%를 넘지 않는) 무거울 경우에는 롤링 백팩을 사용하는 것을 고려한다.
- 등 강화 운동을 연습하고 물건을 들 때 무릎을 굽히는 법을 배운다.

임상적 징후 | 좌상, 염좌, 탈구

증상	임상적 징후	임상치료
좌상 일반적으로 과도한 사용으로 인해서 근육이나 힘줄이 늘어나거나 찢어지는 것(예: 부적절하거나 과도하게 무거운 물건을 들어 들어올림으로써 초래되는 등 좌상, 야구로 인한 어깨와 팔꿈치 파열)	• 좌상의 유형과 중증도에 따라서 다르다. 통증이 급성이거나 만성일 수 있다.	• 근육이나 힘줄이 치유되고 정상적인 활동이 발생할 수 있을 때까지 부상된 부위의 휴식과 지지
염좌 일반적으로 낙상, 스포츠 부상 또는 자동차 사고에 의해서 야기되는 인대의 늘어남이나 찢어짐[예: 앞십자인대(ACL) 파열은 복원수술이 요구되는 중증 염좌이다]	• 부종, 관절 부동성, 통증	• 첫 24~36시간 • 휴식 • 얼음 • 압박 • 올림 • 첫 24~36시간 뒤에, 이동성이 점차 증가된다.
탈구 일반적으로 낙상, 스포츠 부상 또는 자동차 사고와 관련된, 관절표면의 완전한 이탈	근육 쇠약이 출생 시 존재한다. 운동발달 지연, 경축과 관절 기형, 근긴장 저하	• 통증과 압통, 부기와 명백한 기형, 관절의 불안정성 • 부상의 부위와 중증도에 따라서 다르며, 다음과 같이 구성된다. • 어깨: 개방 또는 폐쇄 정복술 후 슬링의 적용 • 무릎: 가벼운 견인을 사용한 폐쇄 정복술 후 부목을 사용한 부동화 • 고관절(뒤쪽): 즉각적인 폐쇄 정복술 또는 개방 정복술, 견인 또는 고관절 스파이커 석고붕대 • 고관절(앞쪽): 즉각적인 폐쇄 정복술, 확장(연장)견인 그리고 고관절 스파이커 석고붕대

수 있으며, 불완전 골절이나 나선형 골절을 입게 된다. 아동학대가 골절의 원인이며 해당 연령에 일반적이지 않은 유형의 골절일 때 의심해 보아야 한다.

임상적 징후

골절의 징후와 증상은 원인이 되는 부상의 위치, 유형, 성질에 따라서 다르다. 골절은 일반적으로 통증, 비정상적인 위치(자세), 부종, 부동성이나 관절가동범위 감소, 반상출혈, 신체방어의 특징이 있다. 아동기 골절에는 쇄골, 경골(정강이뼈), 척골, 대퇴골이 가장 흔하며, 요골과 척골의 말단부위 골절이 가장 일반적인 유형이다. 골반의 골절은 주로 자동차 사고와 관련이 있다. 스트레스(피로) 골절은 경골, 비골, 중족골 그리고 종골에서 흔히 발견된다(Box 22-4). 골단(성장판) 부상은 영향을 받은 부위의 향후 성장을 방해할 수 있기 때문에 아동에 있어서 위험하다. 골절의 유형은 Salter-Harris 분류 시스템에 의해서 설명된다(그림 22-11).

협력적 관리

비상(응급)관리는 정확한 진단, 통증관리, 치료계획 수립에 중점을 둔다. 치료적 관리는 탈구되거나 조각난 뼈를 재배치하기 위한 정복술과 치유를 가능하 게 하는 부동화 두 가지 기본단계로 구성된다. 일부 골절에는 적절하게 배치되어 있어 정복술이 필요하지 않는 경우도 있다.

진단검사

방사선 촬영이 골절의 정확한 위치와 유형을 결정하는데 유용하다. 그러나 아주 어린 아동은 많은 양의 콜라겐과 연골로 인해 방사선 촬영에 의한 진단이 어려울 때도 있다. 숙련된 임상의에 의한 해당 부위의 검사와 촉진이 필수적이다.

임상치료

뼈의 치유과정이 일어나기 위해서는 부동화가 필수적이다. 폐쇄적 정복술은 수동적 조작이나 견인에 의해서 뼈를 정렬한다. 폐쇄적 정복술 동안에는 진정제와 추가적인 통증관리 기법이 사용된다. 개방형 정복술은 주로 핀, 판, 철사 또는 나사를 사용한 뼈의 수술적 정렬을 요구한다. 개방형 정복술에 있어서는 죽은 세포를 제거하고 상처를 깨끗이 하기 위해서도 수술이 반드시 수행되어야 한다. 석고붕대는 가장 일반적인 외부적 부동화 방법이다. 또한 팔다리(단골이나 장골 또는 팔 석고붕대) 또는 척추를 부동화하기 위해서 상체에 적용될 수 있으며 혹은 골반이나 고관절을 안정화시키기 위해서 흉부에서 다리까지 적용될 수 있다. 다리 석고붕대는 보행 석고붕대나 비보행 석고붕대일 수 있다. 석고붕대 재료는 석고나 합성섬유일 수 있다. 그 외 외부적인 안정화 방법에는 견인과 부목이 포함된다(견인의 유형은 표 22-4 참조). 골절을 고정하기 위해서 핀이 삽입될 수 있으며, 석고붕대나 견인과 함께 사용되거나 단독으로 사용될 수 있다. 자동차 사고나 그 외 외상 후 다수의 골절을 입은 아동에 있어서는 여러 가지 치료가 복합적으로 요구될 수 있다.

골절의 치유는 연령, 연루된 뼈의 크기, 골절부위를 포함한 요소에 의해서 영향을 받는다. 치유과정은 연골성 캘러스 형성에서부터 골 리모델링과 골성 캘러스 형성으로 진행된다. 아동은 뼈의 골막이나 혈관의 바깥층이 더 두껍고 골절을 입은 동안조차도 온전한 상태로 남아 있기 때문에, 골절 치유가 성인들보다 더 빠르다. 이러한 혈액공급이 치유과정을 촉진한다. 부동화는 골 치유과정이 발생하기 위해서 필수적이다. 골절이 적절하게 감소된다면 합병증은 최소화되어야 한다(표 22-3).

골단판이 포함된 골절은 아동의 성장과정을 방해한다. 이러한 부상은 팔다리 길이 차이, 관절 부조화, 각변형(휜다리)과 같은 결과를 평가하기 위한 지속적인 관리를 필요로 한다. 이러한 경우에는 추가적인 수술이나 치료가 요구될 수 있다.

> **Box 22-4**
> **성장과 발달: 스트레스(피로) 골절**
>
> 스트레스 골절은 청소년들에게 더 자주 발생하며, 여성과 중거리 달리기, 치어리딩 또는 체조와 같은 스포츠를 하기 위해서 마른 몸을 유지하고자 열량과 칼슘의 섭취를 제한하는 사람들에게 가장 흔하게 발생한다. 이러한 골절은 강도가 변하는 만성적 통증을 동반할 수 있다. 10대의 식사와 스포츠 활동이 이들을 위험에 처하게 할 때 이러한 가능성에 주의한다.
>
> 골절의 위험은 높은 콜라 섭취와 텔레비전 시청시간, 낮은 수준의 신체활동, 우유섭취와 함께 증가한다. 이러한 건강위험을 평가하고 예방적 식사와 활동패턴에 대해서 가르친다.

간호과정

간호의 목표는 조기확인과 골절의 부동화, 치유과정 동안 안전을 증진하기 위한 관리를 제공하는 것이다.

간호사정과 간호진단

골절 위험이 있을 수 있는 모든 아동의 식단을 평가하고, 건강증진 방문에 식사교육을 포함시킨다. 부상을 초래할 수 있는 스포츠와 그 외 활동에 대해서 묻는다(Box 22-5).

부상을 당한 아동을 다룰 때에는, 아동을 옮기기 전에 골절의 징후와 증상에 주의를 기울인다. 아동, 부모, 그 외 가족 구성원들에게 무슨 일이 일어났었는지 질문함으로써 부상의 원인을 찾기 위한 노력을 한다.

부상을 당한 부위의 통증, 부기 그리고 모든 비정상적인 자세(위치)를 평가한다. 아동이 응급실이나 병원에 입원할 때의 간호평가에는 부상의 정도, 통증의 정도, 아동의 활력징후(호

> **임상적 조언**
>
> 부상의 본질(특성)이 불분명할 때에는 부목을 적용한다. 부목을 대는 것은 영향을 받은 부위를 부동화시키고, 추가적인 손상을 예방하며, 통증을 감소시킨다. 반드시 부상의 바로 위와 아래에 있는 관절을 모두 부동화시키도록 한다.

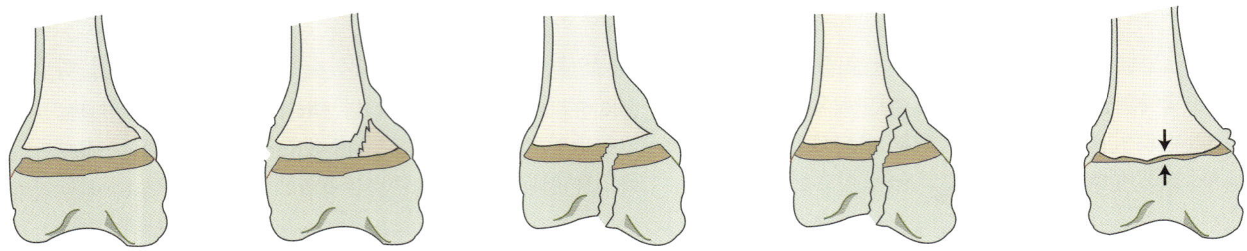

제1형
- 일반적임
- 성장판이 손상되지 않음
- 성장 장애가 드물다.

제2형
- 가장 일반적임
- 성장 장애가 드물다.

제3형
- 일반적이지 않음
- 성장과 관절에 심각한 위협이 된다.

제4형
- 성장에 심각한 위협이 된다.

제5형
- 드물다.
- 으깸(압궤) 손상은 성장판의 세포사를 초래하여 성장을 억제하고 뼈 길이를 제한한다.
- 성장판이 부분적으로 파괴되는 경우에는 각변형(휜다리)이 초래될 수 있다.

그림 22-11
Salter-Harris 분류 시스템은 골단과 관련된 골절의 각도를 근거로 한다.

표 22-3 골절 정복술의 합병증

합병증	임상치료
감염 급성(개방형 골절에서 발생할 수 있음) 만성(골수염)	괴사조직 제거, 배농, 배양균 그리고 항생제를 사용한 치료
물리적 신경손상으로 초래되는 신경혈관 부상	신경 수리
혈관성 부상	혈관수리, 절단술, 힘줄 늘리기
부정유합(치유된 뼈의 바람직하지 못한 정렬)이나 지연된 유합	교정적 골절술; 연장된 부동화
불유합	수술적 중재; 내 고정
다리길이 차이	신발깔창

흡상태, 맥박, 혈압)가 포함된다.

골절을 당한 아동에게 적용될 수 있는 간호진단은 다음과 같다.

- 기동성 장애와 관련된 사회적 상호작용 장애
- 통증과 관련된 보행장애
- 신체약화와 관련된 피로
- 활동제한과 관련된 절망감
- 피부손상과 관련된 신체상 혼란

계획과 수행

간호사는 아동이 지역사회에서 골절을 당한 경우 응급관리 및 수송에 대한 도움을 줄 수 있다. 응급처치 직원에게 안전한 치료를 위한 평가자료를 제공한다. 또한 간호사는 동일한 아동에 있어서 반복되는 골절은 다른 질병의 징후일 수 있음을 인지한다.

간호는 골절 정복술 전후 아동에 대한 관리에 중점을 두면서, 지시된 대로 이동성을 촉진하고, 피부통합성을 유지하며, 감염을 예방하고, 부모와 아동에게 골절을 관리하는 방법을 교

Box 22-5
연구: 운동 부상

아동은 일반적으로 빨리 움직이는 것을 좋아하고 대부분의 아동이 다양한 보딩 활동을 탐색하는 것을 즐긴다. 요즘 아동에게 인기 있는 것으로는 롱보딩, 스케이트보딩 그리고 호버보드 타기가 포함된다. 이러한 활동은 모두 균형이 요구되며 아이들에게 잦은 부상을 초래한다. 응급실에 방문하는 부상을 당한 아동은 일반적으로 권고되는 헬멧을 착용하지 않는다. 보딩에 참여하는 아이들이 헬멧, 손목 보호대, 무릎 패드, 팔꿈치 패드를 포함한 보호장비를 착용하도록 하는 교육이 필요하다. 모든 보딩 활동이 심각한 머리부상의 높은 위험성을 제기하기 때문에, 간호사들은 아동이 보딩 활동에 참여할 때마다 헬멧의 착용을 강조해야 한다.

임상에서의 주의점

아동이 반복적인 골절을 입는 것은 흔하지 않다. 이러한 반복적 골절이 발생한다면, 그 원인에 대한 추가적인 평가를 실시한다. 아동에게 골형성 부전증이 있을 수 있다. 주의력 결핍 과잉행동 장애(ADHD)가 있거나, 아동에게 정신건강 문제가 있는 경우에는, 과도하게 위험한 행동이 골절의 원인일 수 있다. 방사선 촬영에서 아동에게 여러 군데의 오래된 치유되고 있는 골절이 있거나, 동일한 뼈나 다른 뼈에 다수의 골절이 있는 것으로 발견된다면, 특히 골절에 대한 돌봄 제공자의 설명이 임상과 일치하지 않는 경우에 이들은 신체적 학대의 희생자일 수 있다. 부모는 아동이 의자에서 떨어졌다고 주장하지만 심각한 팔 골절과 두개골 골절이 있는 경우가 한 예이다.

육한다. 진정제나 통증 차단 마취가 사용되는 경우에는, 이러한 시술에 대한 간호관리가 요구된다. 골절 정복술을 받은 아동을 간호할 때에는 합병증의 징후를 인지하는 것이 중요하다. 이러한 증상이 발생한다면 즉시 의사에게 알린다. 주요한 중증 합병증은 팔다리의 연조직과 같은 제한된 공간의 압력이 증가하는 증상인 **구획 증후군(compartment syndrome)**이며, 혈액순환과 신경 자극전달을 손상시킨다(임상적 징후 표 참조). 구획 증후군은 의료적 응급상황이며 1차 건강관리 제공자나 도움을 요청할 수 있는 의료인에게 즉시 보고되어야 한다.

적절한 정렬 유지

골절의 적절한 정렬을 유지하기 위해서 부동화가 사용된다. 석고붕대와 견인이 부상을 입은 아동을 부동화시키기 위해서 사용되는 방법이다.

골절의 위치와 유형에 따라서 다른 유형의 견인이 사용된다(표 22-4).

신경혈관 상태 관찰

신경혈관 평가는 압궤손상이나 골절 정복술이 수행될 때 발생할 수 있는 구획 증후군의 조기발견을 위해서 사용된다. 염증과 관련된 부기가 영향을 받은 부위로 공급되는 혈류를 감소시키고, 석고붕대가 혈류의 추가적인 압축을 초래한다. 터치에 대한 아동의 감각, 체도, 움직임, 맥박의 강도, 부상에서 먼 쪽에 있는 팔다리의 모세혈관 충만 시간을 관찰한다. 석고붕대가 적용된 후에 최소한 2시간 동안 15분마다, 그런 다음에는 관리시설의 정책과 아동의 상태에 따라 1~2시간마다 관찰한다. 부종을 최소화하기 위해서 석고붕대가 심장보다 높이 위치하도록 유지한다.

이동성 촉진

의사는 아동에게 허용되는 이동성의 정도를 지시한다. 제한은 골절의 정도와 부위에 따라 다르다. 고관절이나 골반의 골절은 전신 석고붕대를 포함할 수 있으며, 바퀴가 달린 카트를 제공하는 것이 이동성을 가능하게 만든다. 다리 골절이 있는 아동이 석고붕대에 실리는 하중을 견딜 수 있는 경우가 있다. 아동이 이러한 하중을 견딜 수 없다면, 목발, 워커 또는 휠체어를 사용해서 돌아다닌다.

퇴원계획과 가정간호 교육

대부분의 골절은 가정에서 쉽게 관리될 수 있다. 활동은 일반적으로 약 8주 동안 제한된다. 부모와 아동에게 석고붕대관리, 활동제한, 보고해야 할 문제를 확인하는 법을 가르친다. 부모들이 가정과 학교에서 요구될 수 있는 변경(개조)을 찾도록 돕는다. 가정이나 학교에 있는 계단을 이용해야 하는 아동에게는 목발이나 임시 램프를 사용한 특수훈련이 필요할 수 있다. 필요하다면, 부모를 가정건강 간호사나 가정교육 서비스에 위탁한다. 추가적인 부상을 예방하기 위한 관련 교육을 제공한다.

모든 건강관리 접촉이 아동의 안전한 활동 관행을 촉진하는 시간이긴 하지만, 부상은 가족들과 안전성에 대한 정보를 공유할 수 있는 특별한 기회이다. 아동 간호사는 안전과 관련된 기본 원칙에 대해서 잘 알고 이러한 정보를 공유해야 한다.

뇌성마비

뇌성마비(cerebral palsy, CP)는 활동 제한을 야기하는 움직임과 자세 발달의 영구적인 장애를 가진 그룹을 말하며, 발달 중인 태아 또는 영아의 뇌에서 발생하는 비진행성 장애이다. 뇌성마비가 있는 아동은 청각, 감각, 지각, 인지, 의사소통 및 행동에 장애를 가질 수 있다. 이는 아동의 기능 발달에 영향을 주는 주요 신체장애이다. 뇌성마비의 전체 유병률은 출생 아동 1,000명당 3.9명이다. 뇌성마비와 함께 발견되는 4가지 유형의 운동장애는 강직, 근긴장이상, 무정위 운동증 및 운동 실조증으로 뇌손상의 부위와 관련이 있다. 운동장애의 혼합 또한 발견될 수 있다. 근긴장이상 및 무정위 운동증은 때때로 운동이상증으로 함께 분류되기도 한다.

병태생리

뇌성마비의 대부분의 경우는 산전 및 주산기 동안에 시작된다. 대부분의 뇌성마비는 산전 손상(미숙아 합병증, 기형유발물질 및 태아의 바이러스성 감염) 및 유전적 상태에 의해 발생한다. 다른 위험요소는 저체중, 태반 이상, 선천적 결손증, 태변 곤란 증후군, 저혈당증 및 신생아 감염을 포함한다.

근육 성장은 보통 뼈의 성장과 조화를 이루지만, 근육 강직은 이를 방해한다. 구축은 관절의 움직임을 제한하고 척추측만증과 같은 기형을 유발할 수 있다. 제한된 체중 부하 활동, 연하 및 독립적 영양과 관련된 잠재적인 영양 문제 때문에, 뇌성마비를 가진 아동은 골다공증 및 골절의 위험성이 크다.

임상적 징후

뇌성마비는 대부분의 경우 비정상적 근육 긴장 및 경직의 조정력 부족을 특징으로 한다. 아동은 연령 및 연관된 패턴 또는 사지에 따라 증상이 다양할 수 있다.

- 양측 마비: 양측 다리가 영향을 받음
- 반신마비: 신체의 한쪽 면이 관여되며, 일반적으로 팔이 다리보다 더 심하게 영향을 받음
- 사지마비: 사지 모두가 영향을 받음

표 22-4 견인의 유형

피부견인
견인 줄이 피부표면에 적용되어, 뼈와 근육에 직접적으로 견인력을 가한다. 견인이 접착제나 끈 또는 폼 부츠, 벨트 혹은 홀터를 이용해서 피부에 부착된다.

던롭 견인(골격이나 피부)
상완골의 골절에 사용된다. 굽혀진 팔이 견인 끈의 위나 아래 부분에 양쪽으로 부착된 끈을 사용해서 수평으로 매달린다.

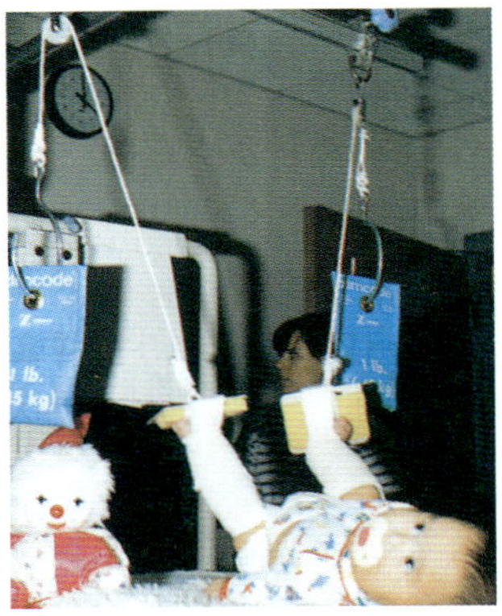

1

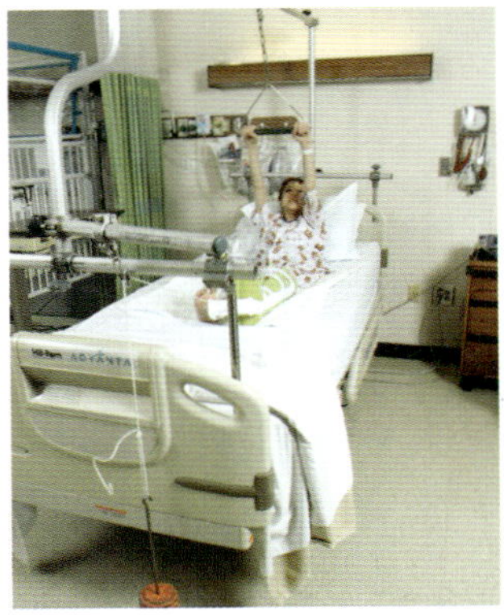

2

브라이언트 견인 (1)
고관절의 발달적 이형성증이나 대퇴골이 골절된 3세 미만의 체중이 17.5kg가 되지 않는 아동에게 특히 사용된다. 이 양방향 견인은 아동의 다리에 적용되어 발에서부터 허벅지까지 탄력붕대로 감아서 고정된다. 무릎을 편 채로 고관절을 90°로 굽힌다. 이러한 자세는 침대 위에 매달린 추와 도르래에 견인기구를 부착시킴으로써 유지된다. 엉덩이는 매트리스에 닿지 않고 침대 위로 살짝 올린다.

벅스 견인 (2)
무릎의 부동화, 경축이나 기형의 교정; 또는 골절의 단기 부동화를 위해서 사용된다. 이러한 방식은 고관절의 굴곡 없이 다리를 쭉 뻗는 자세로 유지시킨다. 견인이 한 쪽 방향으로 팔다리에 적용된다.

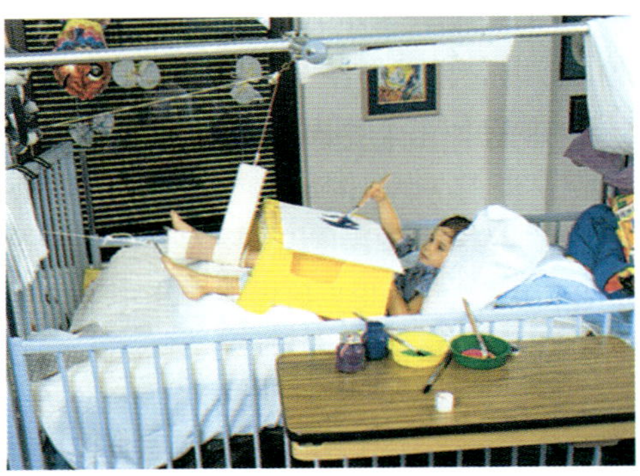

3

러셀 견인 (3)
대퇴골과 하퇴의 골절에 사용된다. 무릎이 패드를 댄 슬링에 매달린 상태에서 견인이 하퇴에 부착된다. 살짝 구부러진 고관절과 무릎이 부동화된다. 이중 도르래에 의한 힘이 발에 적용되고, 무릎 밑의 슬링과 머리 위 도르래를 사용한 또 다른 힘이 위쪽으로 적용된다.

골격 견인
견인 끈이 뼈의 말달부를 통해서 수술적으로 설치된 핀, 철사, 집게 또는 그 외 장치에 의해서 뼈에 직접 부착된다.

경추 견인
골절과 탈구를 정복하기 위해서 경추 부상에 사용된다. Crutchfield, Gardner-Wells 또는 Vinke 집게가 버홀(천두)을 사용해서 두개골에 설치된다. 추가 장치에 부착되고 로프와 도르래가 과신전된 머리에 부착된다.

할로 견인
경추 부상이나 탈골이 생긴 후에 머리와 목을 부동화시키기 위해서 사용된다. 경추 부상 후의 위치결정과 부동화를 위해서도 사용된다.

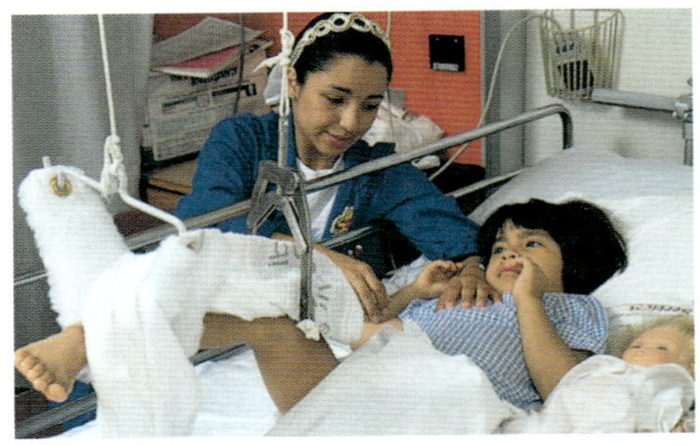

4

90-90 견인 (4)
대퇴골이나 경골(정강이뼈)의 골절에 사용된다. 골격 핀이나 철사가 대퇴골의 말단을 통해서 수술에 의한 방법으로 설치되며, 팔다리의 하지는 부츠 석고붕대를 한다. 고관절과 무릎을 모두 90°의 굽은 상태로 유지시키기 위해서 견인 로프와 도르래가 핀이 설치된 부위와 부츠 석고붕대에 적용된다. 이러한 견인은 상지 골절의 치료를 위해서도 사용된다.

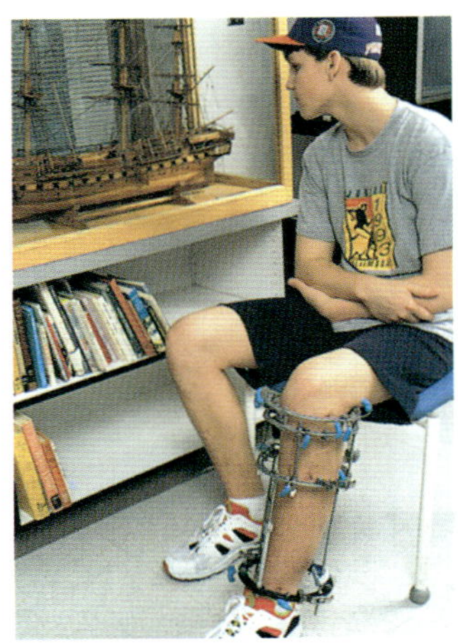

5

외고정 장치 (5)
이러한 장치는 개방형이나 폐쇄형의 단순골절; 연조직이 광범위하게 연루된 복합골절; 골성이나 연조직 기형의 교정; 가성관절증 그리고 팔다리 길이 차이의 치료에 사용될 수 있다. 이러한 장치는 피부를 통해서 핀이나 철사를 뼈에 고정시킴으로써 팔다리에 부착된다.

SOURCE: 1–5, George Dodson/Pearson Education, Inc.

임상적 징후 | **구획 증후군**

임상적 징후	사정
임상적 징후는 조직의 국소빈혈이 시작되고 30분 후에 나타나기 시작한다. 주된 증상은 다음과 같다. • 감각이상(저림, 화끈거림, 두점 식별 상실) • 통증(약물로 완화되지 않으며, 어린 아동에 있어서는 울음이 특징적) • 압력(피부가 팽팽하고, 석고붕대가 꽉 조이는 것처럼 보임) • 창백함(창백하거나, 회색 또는 흰색의 피부톤) • 마비(쇠약함이나 팔다리를 움직일 수 없음) • 맥박이 없음(약하거나 존재하지 않는 맥박)	팔다리에서 다음을 확인한다. • 색깔 • 체온 • 모세혈관 충만 • 말초맥박(이용 가능하다면 도플러를 이용하여 확인할 수 있다) • 부종 • 감각 • 운동능력 • 통증

Box 22-6

견인이나 외고정 장치를 한 아동에 대한 간호

1. 먼저, 기구를 확인함으로써 견인을 한 아동을 평가한다. 기구가 올바른 위치에 있는지 확인한다. 신체 적용과 부착된 추와 도르래를 관찰한다. 아동의 몸이 올바르게 정렬되어 있는지 확인한다.
2. 끈과 핀이 삽입된 부위 밑 피부 붉어짐, 부종 또는 피부파손의 징후가 있는지 평가한다.
3. 신경혈관 상태를 자주 확인함으로써 팔다리를 평가한다(따뜻함, 색깔, 말단맥박, 모세혈관 충만 시간, 움직임, 감각 확인).
4. 무균기법을 사용해서 핀 관리를 제공한다. 생리식염수나 0.5% 과산화수소에 적신 면봉으로 핀 주위를 닦는다. 그 부위를 멸균수나 더 많은 식염수를 사용해서 다시 닦는다. 지시된 경우에는, 항생제 연고를 또 다른 면봉을 사용하여 바른다.
5. 피부견인의 경우에는, 견인장치가 제거되는 4시간마다 피부관리가 수행되어야 한다.
6. 처방이 허용되는 경우에는, 양피 패드를 아동의 팔다리 밑에 놓는다.

뇌성마비가 있는 모든 아동은 운동장애를 가지고 있으며 운동실조 또는 무정위 운동증 및 근긴장이상증보다 경직이 더 흔하게 나타난다. 신체 양측 모두가 영향을 받더라도 장애는 보통 한쪽에서 더 심하게 나타난다. 경직은 근육의 약화와 관련이 있으며 이는 총 운동 활동을 방해한다. 중추신경계 손상 유형별 설명은 임상징후표를 참고한다.

협력적 관리

협력적 관리의 목표는 신중하게 뇌성마비를 진단하고 운동기능을 향상하며 아동이 가능한 한 최대의 독립성을 발달시킬 수 있도록 특정한 치료를 제공하는 것이다.

진단검사

진단은 보통 발달지연 및 증가되거나 저하된 근육 긴장을 포함한 임상 소견에 근거한다. 뇌성마비는 다른 신경학 질환과 구별되어야 하고 징후가 미묘할 수 있기 때문에 생후 초기에 진단하기 어렵다. 의심스러운 과거 소견은 병태생리학 부분에서 기술된 위험요소를 포함한다.

초음파는 뇌실내 출혈과 같은 태아 및 신생아의 뇌 이상을 발견하기 위해 사용된다. 정상 운동 패턴의 유무 및 신생아 반사의 소실, 영아의 이상 긴장을 평가하는 신경운동 검사가 개발되었다. CT 스캔 및 MRI는 해부학적 구조에 대해 정보를 제공해 주기 때문에 뇌성마비의 원인을 찾는 데 도움을 준다. 선천적 기형이 있는 경우 유전 및 대사 검사가 시행되어야 한다. 청력 및 시력이 평가되어야 한다.

아동의 기능적 기동성 및 수동적 능력은 종종 대운동기능분류체계, 기능적 기동성 척도 및 수동 기능분류체계와 같은 표준화된 척도를 사용하여 분류된다.

임상치료

뇌성마비 진단의 평균 연령은 11개월이다. 주의 깊은 관찰 및 평가의 조기 의뢰가 아동의 발달을 촉진하는데 중요하다.

임상치료는 아동이 최대의 독립성을 발달시키고 일상생활 활동을 수행할 수 있도록 돕는데 중점을 둔다. 이것은 기동성, 최적의 운동 범위, 근육 조절, 균형 및 의사소통을 촉진하는 것을 포함한다. 운동기능과 능력을 촉진하기 위한 특수 교육뿐만 아니라 물리치료, 작업치료 및 언어치료가 의뢰된다. 보조기와 부목, 순차적 석고붕대 및 자세 교정 기구가 운동범위, 골격의 정렬, 안정성 및 불수의적 운동의 제어를 촉진하고 구축을 방지하기 위해 사용된다. 스쿠터, 삼륜차 및 휠체어와 같은 기동성 기구는 아동이 독립적으로 움직이고 환경을 탐험하는 데 도

임상적 징후 | 손상 유형에 의한 뇌성마비

분류 및 손상 유형	임상적 징후	임상적 치료
경직성 대뇌 피질 또는 추체로 손상 뇌성마비의 75%	관절의 운동범위를 통해 증가된 근육 톤 양성 바빈스키(Babinski) 반사 과대 심부건 반사, 간대성 경련 지속적인 신생아 반사는 척추의 구축 및 비정상적인 만곡을 초래함	• 구축을 예방하기 위한 보조기 및 부목, 척추측만증을 관리하기 위한 보조기 • 경직된 근육을 당겨지도록 긴장을 줄이는 석고붕대
이상운동형-무정위형 추체외로, 기저핵 손상 뇌성마비의 15%	안정된 자세를 유지할 수 있는 능력을 방해하는 느린 불수의적인 비틀리는 움직임 몸 전체에 영향을 미치는 비정상적 근긴장 미세운동 및 목적성 운동 또는 운동의 타이밍 조정에 어려움; 떨림	• 골격의 정렬을 촉진하기 위한 자세 고정 장치 • 기동력 및 자세를 위한 적응 장비 • 경직을 조절하기 위한 diazepam, baclofen 및dantrolene • 신경차단
이상운동형-근긴장이상형 기저핵, 추체외로 손상	지속적 또는 간헐적, 과장되고 왜곡된 자세, 뒤틀림 또는 반복적 움직임을 일으키는 불수의적인 지속적인 근수축 약 5~10년 후 수초화 발생 깨어있을 때 강직된 근육; 수면 시 정상 또는 저하된 근긴장	• 경직 조절을 위해 신경-근육 접합점에 보툴리눔 독소(Botulinum toxin) 투여 • 근육 긴장 개선 및 기능 향상을 위한 운동 조절을 촉진하기 위한 운동 및 작업 치료
운동 실조형 소뇌(추체외로) 손상 뇌성마비의 5~10%	근육의 조정, 긴장 및 균형의 불규칙함 몸체 및 사지의 균형과 자세를 포함한 수의 운동의 이상; 자세를 유지하는데 어려움이 있음 손을 뻗어 물건을 잡을 때 손과 팔의 움직임의 제어가 어려움(지나치거나 빗나감) 증가되거나 감소된 근긴장 처음 2년 동안 근긴장 저하 근육불안정 및 폭이 넓은 불안정한 걸음걸이 지적 장애	• 구강운동 문제를 다루기 위한 언어 치료 • 힘줄 연장 수술 • 기능을 촉진하고 구축 및 관절 기형을 줄이기 위한 신중하게 설계된 좌석 • 기동성 선택-삼륜차, 보행기, 휠체어 • 조기 중재 프로그램 • 개별화된 건강 계획
여러 부위의 혼합형 손상	우세한 운동 패턴이 없음; 경한 경직, 운동 실조 및 무정위 운동을 가지고 있을 수 있음	• 컴퓨터와 같은 보조기술 • 특정 증상에 맞는 치료법

움이 된다.

근육의 힘의 균형을 맞추고 제어할 수 없는 관절을 안정화시킴으로써 기능을 향상시키기 위해 정형외과 수술 중재가 필요할 수 있다.

발작 및 연축 조절을 위한 약(골격근 이완제, baclofen 및 benzodiazepines)과 위장관 부작용을 최소화하기 위한 약(cimetidine 또는 ranitidine)이 투여된다. 뇌성마비 치료를 위한 약물을 사용한다(뇌성마비에 사용되는 약물 참조). Baclofen은 근육 경직을 줄이기 위해 경구 또는 척추강 내 약물 펌프를 통해 투여된다. 특정 근육에 주사되는 보툴리눔 독소는 일시적으로 경직을 조절하는 새로운 치료법이다.

뇌성마비가 있는 영아 및 아동의 예후는 신체적 장애의 수준과 지적, 시각 또는 청각 결손의 존재 여부에 달려 있다. 조기 중재 프로그램은 성과를 현저하게 향상시킬 수 있고 학교환경으로의 전환을 도울 수 있다. 일부 아동은 걸을 수 있지만, 많은 아동들이 이동 및 일상생활 활동에 도움을 필요로 한다. 많은 아동은 연하와 흡인에 어려움을 겪으므로 아동을 먹이는 것이 가족에게는 어려운 일이다. 아동이 적절한 영양을 공급받고 흡인을 예방하기 위해 위루관이 필요할 수 있다. 이러한 아동은 보통 가정에서 보살핌을 받지만, 일부 경우에는 의료시설에서 장기적으로 돌보고 있다.

간호과정

간호의 목표는 뇌성마비가 있는 아동을 조기에 확인하고 인지, 운동 및 사회 기능의 향상을 위해 지지적인 간호를 제공하는 것이다.

간호사정과 간호진단

뇌성마비 위험성의 증가를 나타내는 병력이 있는 아동을 주의 깊게 살핀다. 매 의료기관 방문 시 아동의 발달지연을 사정한다. 정형외과적, 시각적, 청각적 또는 지적 결함에 유의해야 한다. 뇌성마비 아동에서의 정상적인 시기를 넘어서도 나타나는 지속적인 신생아 반사를 비정상 근긴장 또는 비정상 자세를 보이는 영아를 확인한다(생후 6개월 이상에서 목을 가누지 못함, 아치형 등, 몸 조절 및 균형 능력이 떨어짐, 까치발 또는 가위 보행). 영아의 얼굴 위에 깨끗한 가벼운 천 조각을 놓음으로써 간단한 선별검사를 시행할 수 있다. 영향을 받지 않은 영아는 두 손을 사용하여 천을 제거할 것이다. 생후 6개월 이상의 영아가 한 손 또는 천 조각을 전혀 제거하지 않는다면 주의해야 한다. 세 개의 사지를 사용하여 비대칭적인 또는 비정상적으로 기는 것은 운동장애를 나타낼 수 있다. 생후 18개월 이전의 우세손 기능은 운동장애의 또 다른 징후이다. 영아가 빨고 삼키는 데 또는 수유에 문제가 있는지 확인한다. 질병이 의심되거나 진단을 받은 아동의 음식 섭취량 및 키, 체중의 백분율을 기록한다.

아동은 통증의 잠재적인 원인이 많으므로 그 원인을 파악하는 데 주의를 기울여야 한다. 예를 들어, 아동은 충치 또는 농양, 두통, 변비, 근경련, 방광 경련 또는 욕창을 가지고 있을 수 있다. 특히, 말을 할 수 없는 아동이 통증으로 신경질적으로 우는 경우, 통증의 잠재적 원인을 규명하기 위해 신중하게 문진을 실시한다.

뇌성마비 아동의 간호진단은 뇌성마비의 유형, 아동의 증상 및 연령, 가족 상황에 따라 달라진다. 뇌성마비 아동에게 적용 가능한 간호진단은 다음과 같다.

- 저하된 근력 및 조절능력과 관련된 신체기동성 장애
- 신체요구량보다 적은 섭취 어려움과 관련된 영양 불균형
- 신체적 기동성 감소 및 제한된 자가간호 능력과 관련된 조직 통합성 장애
- 청력 및 언어장애와 관련된 언어적 의사소통 장애
- 아동의 발달장애 및 불충분한 지지체계와 관련된 가정유지 장애
- 경직 및 구축 방지를 위한 스트레칭과 관련된 만성통증
- 근력 부족 또는 제한된 사회적 상호작용과 관련된 발달지연의 위험

계획과 수행

뇌성마비는 경증에서 중증까지 다양할 수 있고 수많은 증상이 포함될 수 있기 때문에 간호중재는 아동 및 가족에게 맞춰져야 할 필요가 있다. 간호는 적절한 영양의 공급, 피부 통합성 유지, 신체적 기동성 촉진, 안전 촉진, 성장과 발달 촉진, 아동간호에 대한 부모 교육 및 정서적 지지 제공에 초점을 둔다.

적절한 영양 공급

뇌성마비 아동은 경직 또는 근긴장 저하와 관련된 섭취의 어려움 때문에 고칼로리의 식단 또는 식이에 보충제가 요구된다. 많은 아동이 씹기, 삼키기에 어려움이 있고, 흡인의 위험성이 높다. 아동에게 한 번에 소량의 부드러운 음식을 주도록 한다. 보호대를 댄 손잡이가 있는 큰 식기구와 조절할 수 있는 컵은 아동이 사용하기 더 쉬울 수 있다. 아동은 목마름을 전달하지 못할 수 있으므로 충분한 수분을 섭취하도록 해야 한다. 중증 뇌성마비 아동은 적절한 영양을 얻기 위해 위루관이 요구될 수 있다.

변비는 식이 섭취, 운동 부족 및 화장실에 앉기 어려움으로 뇌성마비가 있는 아동의 흔한 문제이다. 적절한 식이섬유 및 수분이 변비를 예방하기 위해 필요하고 일부 아동은 만성 변비를 치료하기 위해서 장 관리 프로그램이 필요하다.

피부 통합성 유지

마찰 손상과 압박궤양으로부터 융기된 뼈를 보호하기 위해 특별한 주의를 기울인다. 부목과 보조기가 잘 맞는지 보조기구 아래 피부에 발적이 있는지 관찰한다. 피부가 붉어지거나 갈라지면, 보조기 또는 부목을 제거하고 발적이 없어질 때까지 착용하지 않아야 한다.

신체 기동성 촉진

적절한 신체 정렬이 항상 유지되어야 한다. 아동이 침대에 있든 의자에 있든 베개, 수건 및 받침대로 아동을 지지한다. 부목과 보조기를 사용하여 관절의 신전 또는 기능적 자세의 지지를 돕고 구축의 위험을 줄이도록 한다. 근육긴장 저하 영아의 머리와 몸을 지지한다. 경직 및 가위 보행을 하는 아동 또는 몸을 계속해서 뒤트는 무정위 운동이 있는 아동은 운반하거나 이동이 어려울 수 있다.

운동범위 운동은 관절의 유연성을 유지하고 구축을 예방하기 위해 필수적이다. 아동을 돕는 물리치료사와 상담을 하고 권장된 운동을 돕는다. 아동이 신전보다는 굴곡을 촉진할 수 있는 자세를 취하여 환경과의 상호작용이 강화될 수 있도록 부모를 교육한다.

안전

유모차와 휠체어 사용 시 아동의 안전벨트 사용의 중요성에 대해 부모를 교육한다. 아동이 안정하게 수송될 수 있도록 조절 가능한 자동차 안전 시트가 필요한지 결정한다. 만성 발작이 있는 아동의 발작 동안 큰 손상을 예방하기 위해 헬멧을 착용해야 한다.

뇌성마비에 사용되는 약물

약물	작용	간호관리
Diazepam, Lorazepam, Clonazepam 경구	근긴장에 대한 뇌 조절에 영향을 주어 경직과 강직의 조절을 도움	• 졸음 및 과다한 침흘림을 일으킬 수 있다. • 먹는 것 및 언어 능력을 저해할 수 있다. • 생리학적 의존성이 생길 수 있으므로 약을 중단할 때 서서히 줄이도록 한다.
Dantrolene 경구	근수축을 억제하는 칼슘 통로 차단제; 골격근 이완제; 항연축제	• 졸음, 근육 약화 및 침흘림의 증가를 초래할 수 있다. • 간독성-정기적으로 간기능 검사를 수행한다. 부모에게 황달의 징후를 보고하도록 교육한다. • 효과가 나타날 때까지 보행을 감독한다.
Baclofen 척추강 내 경구	척수 수준에서 운동 신경 전도를 억제 복부에 위치한 펌프에 의해 척수강 내로 뇌척수액으로 전달됨	• 경구용 약물의 부작용으로는 졸음, 오심, 두통 및 저혈압이 있다. • 척추강 내 저용량의 지속적인 투여는 근긴장 저하, 간질 아동의 증가된 발작, 졸림, 오심과 구토를 포함한 부작용을 줄일 수 있다. • 펌프 장애 및 감염의 징후를 관찰한다. • 가족에게 금단증상에 대해 교육한다: 불안, 흥분, 환각, 심한 빈맥, 발열, 변화된 정신상태, 과다한 경직, 근육 강직 또는 발작
보툴리눔 독소 A형 (Botulinum toxin type A) 주사	몸통 및 사지 근육에 주사되면, 아세틸콜린의 방출 및 화학적으로 유도된 경직된 근육의 가역적인 탈신경을 억제함 효과는 3개월간 지속됨	• 첨족 보행 아동은 보행을 개선시키기 위해 사용되며, 고관절 내전근 및 넙다리뒤인대(햄스트링)의 위치를 개선하기 위해 사용될 수 있다. • 감염과 관련된 통증을 관리한다. • 비틀거림, 다리 경련, 다리 약화 및 종아리 위축이 나타날 수 있다. • 지속적인 효과를 위해 반복적인 투여가 필요하다.

Source: Hoon, A. H., Tolley, F. (2013). Cerebral Palsy. In M. L. Batshaw, N. J. Roizen, & G. R. Lotrecchiano (Eds.), Children with disabilities (7th ed., pp. 487~506). Baltimore, MD: Paul H. Brooks Publishing Co.; Pavone, V., Testa, G., Restivo, D. A., Cannavo, L., Condorelli, G., Portinaro, N. M., & Sessa, G. (2016), Botulinum Toxin Treatment for Limb Spasticity in Childhood Cerebral Palsy. Frontiers in Pharmacology, 7(29), 1~6. Wilson, B. A., Shannon, M. T., & Shields, K. M. (2017). Nurse's drug guide 2017. Hoboken, NJ: Pearson.

성장과 발달 촉진

뇌성마비 아동의 일부는 신체적으로 장애를 갖지만 대부분의 지적능력은 정상이다.아동의 발달 수준에 적절한 용어를 사용한다. 아동의 정서적인 건강 및 사회적 성장을 위해 긍정적인 자아상을 발달시키도록 돕는다. 청각장애가 있는 아동은 수화 또는 다른 의사소통의 방법을 배울 수 있도록 연계가 필요할 수 있다. 독립적으로 움직일 수 없는 아동에게 청각 및 시각 활동을 제공한다.

기동성 및 의사소통을 촉진하기 위해 적응 및 보조기술이 필요할 수 있다. 보조기술은 장애가 있는 개인의 기능적 능력을 촉진하기 위해 사용되는 맞춤 제작된 장비 또는 제품을 말하며, 이를 통해 아동은 가능한 한 독립성을 가질 수 있다. 컴퓨터, 의사소통 기구, 조절 가능한 식기구 및 맞춤화된 휠체어를 사용한다.

부모의 지지

장애에 대해 부모를 교육하고 아동의 특별한 요구에 대한 부모 교육 세션을 준비한다. 발작에 대해 처방된 약물의 투약, 원하는 효과 및 약물의 부작용에 대해 교육한다. 뇌성마비 아동에게서 에나멜 결함 및 부정교합이 흔하게 나타나고 항경련제 처방 시 잇몸 증식이 발생하므로 치과치료의 필요성에 대해 부모를 인식시킨다.

부모의 염려에 대해 들어주고 부모가 감정에 대해 표현하고 질문할 수 있도록 격려한다. 앞으로의 치료에 관한 기대를 사정한다. 다른 의료전문가들과 협력하여 가족이 이 만성 질환에 적응할 수 있도록 돕는다. 필요한 경우, 부모를 개인 및 가족상담에 연계한다.

지역사회 간호

뇌성마비 아동은 지역사회 내에서 지속적인 지지가 필요하다. 치료를 조정하기 위해 종종 사례 관리자가 필요하다. 부모는 아동의 필요를 충족시키고 보조기 또는 맞춤형 휠체어와 같은 장비를 얻기 위해 재정적 도움이 필요할 수 있다. 아동은 적응형 기기, 지속적인 발달 평가, 치료계획 및 성장에 따라 수술이 필요할 수 있다. 뇌 병변이 변하지는 않지만, 아동이 성장함에 따라 다르게 나타난다. 예를 들어, 아동이 걷기 시작하면, 신전 긴장이 아킬레스 건을 당기게 만들 수 있다. 보조기는 기형을 줄일 수 있지만, 결국은 수술이 필요할 수 있다.

아동이 보행을 할 수 없다면 휠체어를 사용해야 한다. 아동의 부정교합 및 치은염을 사정하고, 스케일링을 위해 정기적으로 치과를 방문하게 한다. 백일해, 홍역, 유행성 이하선염 및 풍진 백신이 발작장애가 있는 아동의 발작 위험성을 증가시킬 수 있지만, 권장 일정에 따라 예방접종을 시행하게 한다. 백신과 관련된 발작의 위험 가능성에 대해 부모를 교육한다.

부모는 조기 중재 프로그램을 통해 교육적 필요뿐만 아니라 물리치료, 작업치료 및 언어치료를 포함한 자녀의 특수한 요구를 충족시키는 방법을 배울 수 있다. 간호사는 유치원, 학교 및 의료환경에서 뇌성마비 아동의 필요를 충족시키기 위해 부모를 돕는다. 뇌성마비가 있는 많은 아동은 정상 IQ을 갖지만, 행동, 인식 및 언어와 관련된 문제로 인해 학습에 어려움을 겪는다.

청소년기 동안 발달된 개별화된 전환 계획은 가족 및 뇌성마비 청소년이 성인으로서 삶을 살기 위한 계획을 돕는다. 직업 훈련 선택이 고려될 수 있다. 18~21세 사이의 젊은 성인은 원하면 그룹 홈으로 들어갈 수 있고 또는 독립해서 살 수 있다. 특별한 기동성 요구 및 아동이 필요로 하는 교육적 지원에 접근할수 있어야야 한다.

평가

뇌성마비 아동간호의 기대되는 결과는 다음과 같다.

- 아동은 최대의 신체기능성에 도달하고 발달의 중요 단계를 획득한다.
- 아동은 적절한 성장 및 발달과정을 나타낸다.

소아 특발성 관절염

소아 특발성 관절염(juvenile idiopathic arthritis, JIA)은 6주 이상 지속하는 하나 이상의 관절에서 시작되는 염증으로 정의하며 16세 전에 진단되는 질환이다. 이 질환은 운동성 감소, 부종, 통증을 야기하며 남아보다 여아에게서 두 배 더 자주 발생한다. 미국의 아동 약 300,000명이 소아 특발성 관절염을 앓고 있는 것으로 나타났다. 일부 환자는 이 증상이 성인이 될 때까지 지속될 수도 있다.

소아 관절염은 관절과 그 부위 조직은 물론, 심장, 폐, 간, 눈 등 다른 장기에도 잠재적인 영향을 줄 수 있다. 질병을 앓는 동안 아동은 통증, 운동장애, 성장발달의 지연 등을 겪을 것이다. 아동의 질환은 아마도 차도를 보이거나 만성 질환으로의 증상을 보일 수 있다. 질병은 몇 개월, 몇 년 혹은 평생 지속될 수 있다. 치료에 반응이 없거나 뼈나 관절 변형으로 인해 고통받을 수 있다. 조기 발견된 아동의 예후는 더 좋은 편이다.

병태생리

소아 특발성 관절염의 원인은 밝혀지지 않았지만, 자가면역의 질병으로 판단되고 있다. 면역은 관절에서 시작되어 통증과 부종을 일으킨다(그림 22-12). 흉터 조직이 커져 결국 움직임에 제한을 줄 수 있다. 골단판의 폐쇄, 관절구축, 윤활막염과 관련된 성장변화가 나타날 수 있다.

- 소수성 관절염(oligoarthritis)은 1개에서 4개의 관절에서 발생하며 소아 특발성 관절염의 가장 흔한 종류이다. 소아 특발성 관절염을 앓는 아동 중 약 30~60%가 소수성 관절염을 앓고 있다. 약 17~26% 환아는 포도막염(uveitis; 눈의 중간층이 감염된 상태)이 동반되기도 한다.
- 다발관절염(polyarthritis)은 5개 이상의 관절에서 발생한다. 류마티즘 인자-양성다발관절염은 소아 특발성 관절염 환아의 5~10%에 해당되는 반면, 류마티즘 인자-음성다발관절염은 10~30%에 해당된다. 포도막염은 류마티즘 인자-음성 소아 특발성 관절염 환아 중 약 4~25%에게 발생하며, 류마티즘 인자-양성 소아 특발성 관절염의 경우 0~2%를 차지했다.
- 전신성 소아 특발성 관절염은 고열, 관절 부위 통증, 발진을 나타내는 질환으로 약 10%의 환아에게서 볼 수 있다. 전신성 관절염은 내부 장기와 관절에도 영향을 미친다.

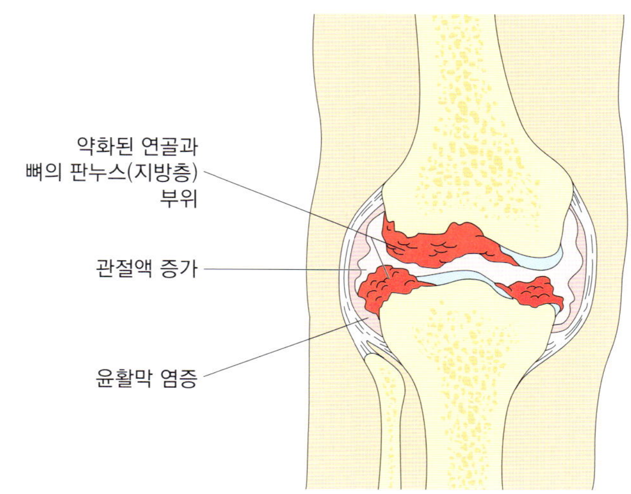

그림 22-12
소아 관절염의 관절염증과 파괴

임상적 징후

소아 특발성 관절염은 한두 개의 관절 또는 전신적으로 발생하는 여러 군데의 관절 때문에 활동이 제한될 수 있다. 증상은 열, 발진, 임파선염, 비장비대증, 간비대증이 있다. 소아 특발성 관절염을 앓는 아동은 림프가 커지거나 한쪽 사지가 다른 쪽보다 눈에 띄게 커질 수 있다. 사지의 발달이 늦어지거나 나타나지 않는다면 기록하도록 한다. 통증, 경직, 운동성 저하 및 부종이 무릎과 같은 큰 관절에 생길 수 있다. 나이가 있는 아동은 손의 작은 관절들이 대칭적으로 발달할 수 있다. 이러한 질병은 만성적으로 진행되어 첫 증상이 나타나고 몇 년 후 통증이나 다른 증상을 보이며 악화하기도 한다. 질병에 차도를 보이거나 악화되는 것이 이 질환의 특징이다.

협력적 관리

진단은 병력이나 평가결과를 바탕으로 정해진다.

진단검사

소아 관절염을 나타내는 검사결과로 고혈소판증이나 고백혈구증을 보일 수 있다. 적혈구침강속도(ESR)와 C-반응성 단백질(CRP)검사가 염증의 정도에 대해 알 수 있는 유용한 검사이다. 류마티즘 인자와 항핵항체(antinuclear antibody, ANA) 검사결과 양성반응을 보일 수 있다. 방사선검사가 관절 손상이나 뼈의 상태를 확인하는 데 도움이 되긴 하지만, 일반적으로 진단명 확진을 위해서라기보다 골절이나 다른 원인을 밝혀내기 위해 이루어진다.

임상치료

치료의 목적은 질병의 완화, 통증조절, 염증 관리를 통해 운동범위와 근육강도, 그 기능을 보존하여 변형을 예방하는 것이다. 또한 질병의 부작용을 최소화하여 치료를 진행하고 정상적인 발달양상을 보일 수 있도록 간호해준다.

물리치료 및 작업치료는 질병에 의해 움직임이 원활하지 않은 동안 힘의 강도와 관절 움직임의 범위를 증가해주기 위함이다. 물리치료사나 작업치료사는 환아에게 맞는 운동을 처방해준다. 운동 범위를 연습하는 것은 관절의 움직임을 유지하기 위해 필요하다. 과도한 움직임에 의해 생길 수 있는 부상으로부터 관절을 보호하기 위해 또는 신체기능을 유지해주기 위해 부목이나 다른 장비를 사용하도록 권유하고 있다. 수영과 같은 운동은 최소한의 움직임으로 근육과 관절을 유연하게 움직일 수 있으므로 좋은 운동이다. 가끔 통증을 덜어주고 관절 구축이 있는 아동의 관절 기능을 유지 또는 증가시켜 주기 위해 수술이 필요할 수도 있다.

만성염증을 일으키는 만성 포도막염과 같은 합병증은 소아 관절염을 앓고 있는 아동에게 나타날 수 있다. 소수성 관절염과 다발관절염이 있는 아동의 경우 환아의 나이에 맞게 3~4개월마다 혹은 4~6개월마다 안구검사가 필요하며 항핵항체검사가 동반되거나 그렇지 않을 수도 있다. 전신성 관절염이 있는 아동에게 포도막염은 매우 드물기 때문에 12개월마다 안구검사를 받도록 권유하고 있다.

소아 관절염으로 인한 성장발달 지연은 잠재적인 합병증이다. 구축, 삼출 증상같이 뼈의 성장을 방해하는 특정한 장애로 이어지기도 하고, 장기간의 코르티코스테로이드 역시 성장을 억제할 수 있다.

간호과정

간호의 목표는 환아의 통증 완화, 관절 움직임 유지, 변형 예방, 자가치료 격려, 성장발달 증진이라고 할 수 있다.

간호사정과 간호진단

병력에 대한 사정은 관절의 부종과 변형, 통증, 움직임 감소, 조조경직(morning stiffness), 열, 피하의 혹, 성장문제, 림프절 확장 등을 평가하여야 한다.

소아 관절염을 앓은 아동에게 적용될 수 있는 간호진단은 다음과 같다.

- 활동 장애, 만성 통증과 관련된 활동지속성 장애
- 신체 움직임, 손상 여부, 관절의 경직과 염증과 관련된 신체기동성 장애
- 만성질환을 앓는 것에 대한 불안
- 관절염증과 관련된 통증, 만성질환 요소
- 건강 상태나 신체의 변화와 관련된 신체상 혼란

계획과 수행

간호의 목표는 활동 범위를 늘려주고 적절한 영양분 유지 그리고 부모와 아동에게 질병과 그 관리법에 대해 알려주는 것이다.

운동 범위 증가시키기

물리치료의 목표는 관절 기능 유지, 근육 강화, 근육 긴장도 증가, 신체 정렬 유지 그리고 구축과 같은 영구적인 변형을 예방하는 것이다. 운동, 스트레칭, 수치료법, 수영으로 관절가동범위를 유지하고 변형을 예방할 수 있다. 매일 운동할 수 있도록 아동을 격려한다. 운동은 고통스럽거나 어려울 수 있지만, 근육의 힘과 유연성을 늘려주고 잠재적인 구축 가능성을 낮춰준다. 아동이 피로감이 증가되고 상태가 악화된다면 휴식시간을 늘려준다. 약물치료는 관절 부종과 감염을 줄이기 위함이다. 관절의 열 찜질로 진정시킬 수 있다(가족과의 협력: 관절경직 감소 참조).

임상적 조언

NSAIDS와 코르티코스테로이드제는 위장관계 불편감을 일으킬 수 있다. 불편감이나 통증의 위험성을 감소시키기 위해서는 음식, 우유 또는 처방된 제산제와 함께 복용하도록 해야 한다.

임상적 판단

치료요법 중 하나인 Methotrexate를 처방받은 소아 특발성 관절염 환아는 감염의 위험성이 매우 증가할 수 있다. 환아가 치료하고 있다면 어떤 백신을 피해야 하는가?

적절한 영양분 공급

영양분이 잘 짜인 식단을 통해 전반적인 건강상태를 증진할 수 있다. 활동이 감소된 아동은 대사량과 근육 긴장도가 감소하여 체중이 증가했을 수 있다. 통증 역시 환아의 식욕을 떨어뜨리는 요인이다. 아동의 감정 상태는 영양섭취에 따라 달라질 수 있다. 활동량이 감소하여 변비가 생길 수 있으므로 적절한 수분과 섬유질을 먹을 수 있도록 한다. 아동은 식단관리를 통해 적절한 칼로리와 균형 잡힌 식사를 할 수 있도록 있다. 아동이 어떤 음식과 음료를 먹는지 감시한다. 주기적으로 식단 및 영양학적 평가를 한다. 성장의 변화를 볼 수 있게 도표 등으로 표시하여 성장률 변화를 주시한다.

지역사회 간호

소아 특발성 관절염을 앓은 아동은 절대로 입원하지 않거나 혹은 아주 드물게 입원할 경우가 생겨 의료센터를 방문하거나 물리치료를 받게 된다. 아동의 건강상태와 예후를 교육하고 치료에 대한 질문에 대답할 수 있도록 한다. 관절염을 앓는 환아의 감정, 화를 내거나 우울감을 표출할 수 있도록 한다. 질병에 의해 심각한 영향을 받고 있다면 아동과 가족이 그것에 대해 표현할 기회를 제공한다. 사회지원, 아동 생활 전문가, 심리학자와의 상담이 필요할 수 있다.

친구들과의 연락을 유지할 수 있게 해주고 가능하다면 학교에 참석한다. 아동, 가족과 함께 활동에 흥미를 느껴 참여할 수 있도록 하고 사회생활을 할 수 있게 기회를 제공해주도록 한다. 미술과 과학동아리, 수영, 합창단, 스카우트, 그 외 비슷한 사회활동 단체들이 많다. 일차의료제공자나 물리치료사, 작업치료사의 권장사항에 따르는 한 자녀가 원하는 활동단체에 참가할 수 있도록 격려해야 한다. 아동과 부모에게 지나친 의욕은 질병을 더 악화시킬 수 있다고 설명해야 한다. 부모에게 골단판의 폐쇄, 작은 관절의 구축이나 윤활막염과 같은 아동 특발성 관절염의 합병증에 대해 알려준다.

가족과 학교 관계자와 함께 환아의 요구를 들어줄 수 있도록 한다(표 22-5). 학교 내 숙소에서는 여러 권의 책이 구비되어 있음으로 매일 집에서 학교까지 가지고 다니지 않아도 된다. 수업 참석을 위해 교실을 옮겨야 하는 일이 발생할 수도 있다. 질병이 악화되었다면 교육용 장치나 개인 교사로 학습하는 것도 좋은 방법이다. 보건교사는 환아, 가족, 학교 관계자, 의료제공자 사이의 연락망을 구축하여 문제가 발생했을 때 연락을 취해야 한다.

관절염 단체나 기관을 통해 관련된 정보와 지지를 얻을 수 있도록 부모와 아동에게 알려준다. 청소년기 환자의 진로 상담을 도와주도록 하고 성인이 될 때 필요한 지원 또한 제공해준다.

평가

소아 관절염을 앓는 환아를 위한 성공적인 간호의 기대되는 결과는 다음과 같다.

- 어려움 없이 여러 활동에 참여할 수 있다.
- 관절변형 없이 관절 움직임을 유지할 수 있다.
- 감염으로부터 안전하다.
- 통증이 없다.
- 긍정적인 신체 모습을 보인다.
- 부모는 적절한 이해와 지지, 치료법에 관해 설명할 수 있다.

가족과의 협력 | 관절경직 감소

아동 관절염을 앓는 환아는 아침에 잠에서 깼을 때 심각한 관절경직을 경험할 것이다. 환아와 가족들에게 관절경직을 줄일 수 있는 단계를 소개한다.

- 통증을 완화하고 구축을 예방하기 위해 바르게 누운 채 자세를 유지한다.
- 관절부종과 감염 가능성을 줄이기 위해 약물을 복용한다.
- 아침마다 열 찜질과 따뜻한 물로 목욕 또는 샤워하면 통증과 강직을 줄여주는 데 효과적이다.
- 월풀욕조, 뜨거운 욕조나 데워진 파라핀을 이용하여 습열을 유지한다.
- 어떤 환아는 더운 팩보다 차가운 팩이 도움이 될 수 있다.

표 22-5 학교에서 발생하는 소아 관절염 환자의 문제점

문제점	간호관리
활동성	• 만약 환아가 걷기 힘들다면 휠체어, 엘리베이터, 사물함의 개방이 쉽게 방법을 제공해준다. • 도시락이나 교재를 들고 다닐 수 있는 운반구를 알아본다. • 집과 학교에 교재나 다른 필요한 물품을 2개씩 준비하여 두고 다닐 수 있게 할 것인지 고려해본다. 또는 휠체어나 책가방을 이용한다. • 걸어 다니기에 적합한 신발을 찾아본다. • 만약 관절염의 증상이 더 나빠졌다면, 일어나서 걷고, 움직이는 등 일정에 맞춰 활동성을 늘리게 한다.
의사소통	• 학교 관계자와 협력하여 적절한 의사소통을 늘릴 수 있도록 IEP(개별화 교육프로그램)를 실시하도록 한다. 예를 들어, 환아가 적극적으로 발표를 할 때 어려워한다면 다른 대책을 찾아볼 수 있다. • 컴퓨터나 녹음이 가능한 장비를 이용해 집이나 학교에서 평가하도록 하고 필요하다면 이러한 장비에 익숙해지도록 한다. • 만약 특별한 필기구를 사용하여 글 쓰는 능력을 늘려야 한다면 작업치료사와 상담한다. • 환아가 조작할 수 있는 핸드폰이나 다른 기기를 이용하여 도움이 필요할 때 연락을 취할 수 있도록 한다.
안전	• 작업치료사와 함께 환아가 조작할 수 있는 옷이나 고정장치에 대해 고안한다. • 화장실을 오래 사용할 수도 있으므로 학교 내에서 혼자 쓸 수 있는 공간이나 적절한 위치에 화장실을 배치할 수 있도록 한다. • 아동이 옷을 입거나 다른 활동에 도움을 요청할 수 있으므로 도움을 요청할 수 있는 학교 관계자가 누구인지 확인한다.
통증	• 20~30분 정도 팔과 다리를 스트레칭할 수 있게 도와준다. • 아동이 일어나고 움직일 수 있도록 해준다. • 담당 선생과 환아가 움직일 기회를 제공해주도록 한다(예: 화장실 가기, 유인물 나눠주기, 칠판에 글쓰기 등). 학급 분위기에 방해되지 않도록 혼자 서서 걸을 수 있는 위치에 자리를 정해준다.
발달	• 아동의 독립성을 유지해주고 발달 이정표에 도달할 수 있도록 도와준다. • 학교 내에서 활동할 때, 물건을 옮길 때 도움이 필요하다면 친구들에게 요청한다. • 관절염을 앓고 있는 다른 친구들을 도와줄 수 있도록 한다. • 여름 캠프처럼 관절염을 앓는 아동을 위한 특별활동을 추천한다.

SOURCES: Date from Arthritis Foundation (2014b). How juvenile arthritis may affect a child at school. Retrieved from http://www.kidsgetarthritistoo.org/pdfs/educational-rights-tool-kit/JAatschool. pdf; Kelly, J., & Beresford, M. W. (2012). Juvenile idiopathic arthritis: Managing the condition. British Journal of School Nursing, 7(4), 170~174; Jones, K. B., & Higgins, G. C. (2010). Juvenile rheumatoid arthritis. In P. J. Allen, J. A. Vessey, & N. A. Schapiro, Primary care of the child with a chronic condition (5th ed., pp. 587~606). St. Louis, MO: Mosby/Elsevier.

핵심 요약

- 아동은 선천적 질병, 발달적 변이 또는 외상의 결과로 근골격 질병을 겪을 수 있다.
- 만곡족(내번첨족)은 신생아에 있어서 일반적으로 나타나는 한쪽 발이나 양 발의 변이이며 석고붕대, 견인 또는 수술에 의해서 치료된다.
- 간호사는 신생아 평가를 수행하는 동안에 발달성 고관절 이형성증(DDH)을 확인할 수 있으며 아동이 전문가의 치료를 받도록 위탁해야 한다.
- 경미한 발달성 고관절 이형성증은 보장구에 의해서 치료될 수 있지만, 더 심한 경우에는 아동이 정상적으로 걸을 수 있기 위해서 수술을 필요로 한다.
- 척추측만증은 척추의 측면 만곡이며, 간호사가 일반적으로 이러한 질병을 확인하기 위해서 청소년에 대한 선별검사를 수행한다.
- 척추측만증은 운동, 교정기 착용 또는 기계장치와 척추융합을 사용한 수술을 필요로 할 수 있다.
- 근육 위축증은 근육소모와 퇴행을 특징으로 하는 유전병이다.
- 아동은 스포츠, 자동차 사고, 그 외 부상으로 인해서 다양한 골절을 입을 수 있다.
- 석고붕대, 교정기, 견인이 근골격 질병의 일반적인 중재이다. 간호중재가 이러한 치료와 관련된 문제의 발달을 최소화한다.
- 뇌성마비의 대부분은 강직 및 동작조절 결핍을 가진다. 뇌성마비의 위험성은 조숙, 뇌실내 출혈, 자궁내 감염, 신생아 패혈증 및 고빌리루빈혈증과 함께 증가한다.
- 소아 류마티스 관절염(소아 특발성 관절염)은 운동성 감소, 부종, 통증을 동반한 관절염증이 나타나며, 남아보다 여아에게 빈번히 발생하는 만성 자가면역 염증질환이다.

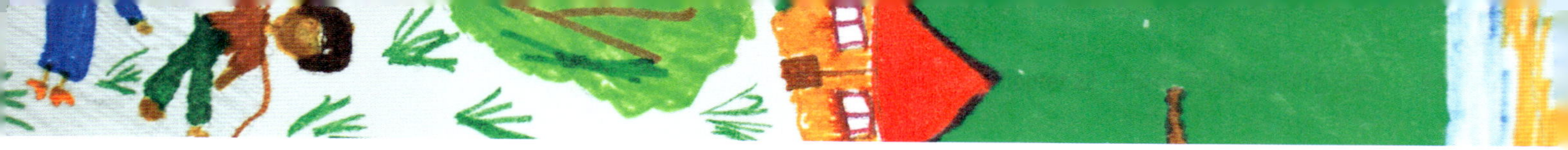

Chapter 23

배설 및 생식기 문제를 가진 아동간호

학습목표

1. 아동의 비뇨, 생식기 특징을 설명한다.
2. 비뇨, 생식기능을 사정한다.
3. 비뇨기계에 구조적 결함이 있는 아동에게 간호과정을 적용한다.
4. 유뇨증이 있는 아동에게 간호과정을 적용한다.
5. 신장장애가 있는 아동에게 간호과정을 적용한다.
6. 만성신부전이 있는 아동의 성장과 발달 문제를 확인한다.
7. 생식기계에 구조적 결함이 있는 아동에게 간호과정을 적용한다.

많은 감염, 구조적 질환, 질병 과정들은 비뇨, 생식기 기능에 변화를 일으킬 수 있다. 신장과 그 외 비뇨기계 기관들은 노폐물 제거와 수분 및 전해질 균형의 유지 등 수많은 신체 필수 기능들을 수행한다(그림 23-1). 그렇게 때문에 이러한 장기에 영향을 미치는 질병은 아동의 건강에 큰 위협이 된다.

생식기계는 사춘기까지 미성숙하지만, 이러한 장기들이 관련된 질병은 아동의 건강에도 중요한 영향을 미칠 수 있다. 미교정 구조적 결함은 발달 중인 아동에게 정신적, 생리학적으로 모두 영향을 미친다.

아동의 특성

비뇨기계

성숙한 콩팥을 구성하는 모든 콩팥단위(nephron)는 태어날 때부터 존재한다(그림 23-2). 콩팥과 요세관계(tubular system)가 아동기 동안 점차 성숙해져서 청소년기에 완전하게 커진다. 대부분의 성장은 생후 첫 5년 동안 일어난다. 이렇게 크기가 증가하는 것은 일차적으로 콩팥이 비대해지기 때문이다. 콩팥의 효율성 또한 나이가 들수록 증가한다. 생후 첫 2년 동안에는 콩팥이 전해질과 산-염기 균형을 조절하거나 신체에서 약물을 제거하는 기능이 미숙하다. 2세 후에 콩팥의 효율성이 현저하게 증가한다. 체중의 킬로그램당 소변 배설량은 아동의 나이가 들수록 감소하는데 콩팥이 소변을 농축할 때 더 효율적이기 때문이다. 예상되는 배설량은 다음과 같다.

- 영아: 2mL/kg/hr
- 아동: 0.5~1mL/kg/hr
- 청소년: 시간당 40~80mL

방광 수용력은 나이가 들수록 증가하는데, 출생 시에는 20~50mL이고 성인기에는 700mL이다. 방광벽 안에 있는 신장수용기(뻗침수용기, stretch receptors)의 자극이 배뇨를 일으킨다. 방광의 배뇨근(detrusor muscle)이 수축하는 동시에 속요도조임근과 바깥요도조임근이 이완되면서 방광이 비워지게 된다. 2세 미만의 아동은 신경발달이 불충분하기 때문에 방광을 조절할 수 없다(그림 23-3).

생식기계

아동기 동안 생식기관[genitalia; 여아의 음핵(clitoris)은 제외]은 점점 커진다. 사춘기의 호르몬 변화는 구조적, 기능적 발달을 가속화한다. 소녀의 경우 치구(mons pubis)가 더 튀어나오고 음모(pubic hairs)가 자라기 시작한다. 질은 길어지고 상피층이 두꺼워진다. 자궁과 난소가 커지고 자궁의 근육조직과 혈관 형성도 증가한다. 소년의 경우 솜털이 음경의 바닥에서 나타나기 시작하고, 고환이 커지면서 음낭(scrotum)이 점차 늘어져 흔들리게 된다. 음경은 길이와 폭이 증가한다.

비뇨생식기계의 사정지침은 표 23-1을 참조한다. 비뇨생식기계의 진단검사와 실험실 검사는 표 23-2에 나열되어 있다.

요로감염

요로감염(urinary tract infection, UTI)은 세균이나 바이러스, 곰팡이가 원인일 수 있고, 상부 또는 하부요로에서 발생한

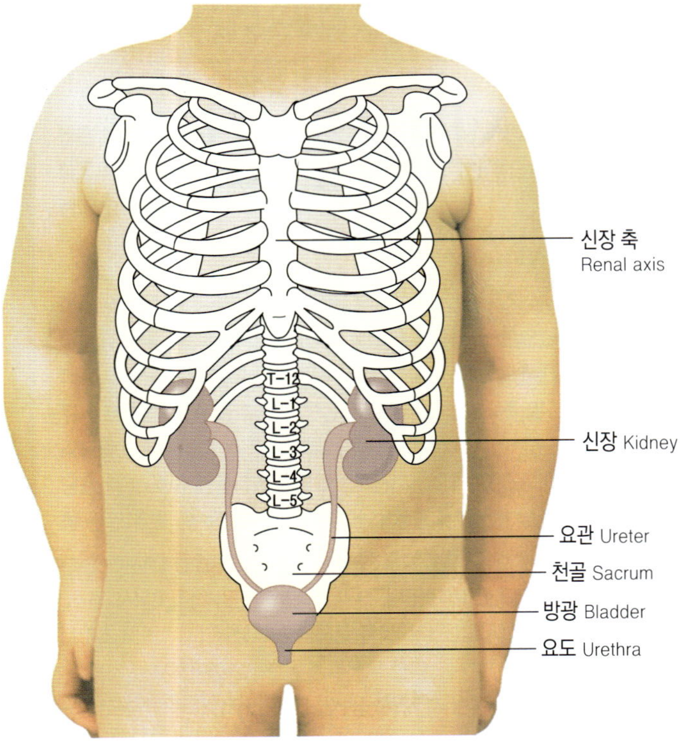

그림 23-1
비뇨기계는 신장, 요관, 방광, 요도로 구성되어 있다. 신장은 열두 번째 흉추(T12)와 세 번째 요추(L3) 사이에 위치한다.

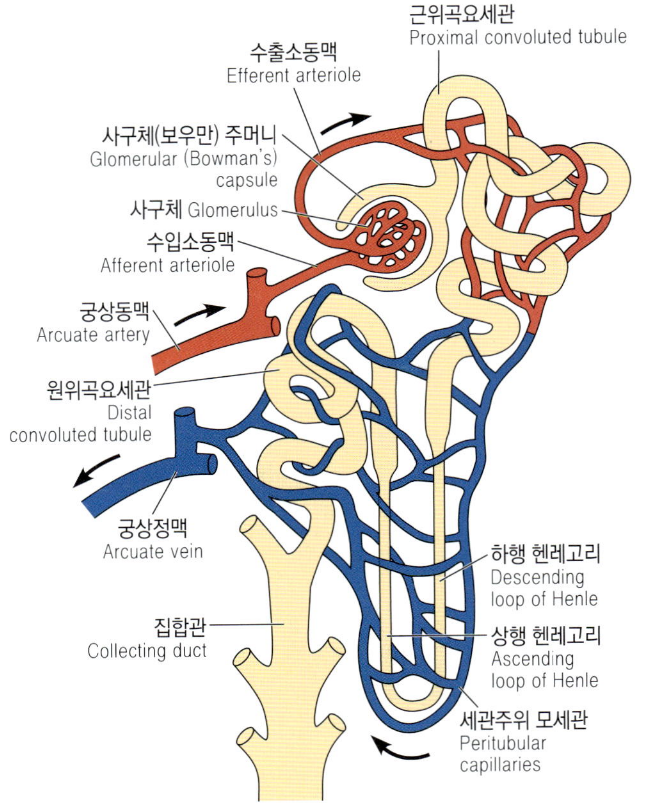

그림 23-2
콩팥단위는 신장의 구조적, 기능적 단위이며 체액 수준, 전해질 성분, 산도를 유지하기 위해 사구체모세관에 물과 노폐물을 전달한다.

다. 방광염(cystitis)은 요도 또는 방광을 포함한 하부요로감염이다. 신우신염(깔때기콩팥염, pyelonephritis)은 자궁과 신우(콩팥깔때기, renal pelvis), 신실질(renal parenchyma)을 포함한 상부요로감염이다. 요로감염은 급성 또는 만성으로 발생할 수 있다.

요로감염은 아동에게 매우 흔한데 7세 여아의 8%, 남아는 2%가 경험한다. 아동기 동안 남아의 1%, 여아의 3~5%가 영향을 받을 것으로 예상된다(Box 23-1).

병태생리

요로는 일반적으로 무균이다. 감염의 가장 일반적인 기전은 생물체가 비뇨생식관으로 들어가서 요도에서 방광과 신장으로 올라가면서 발생한다. 대부분의 아동 요로감염은 일반적인 그람음성 장세균인 대장균에 의해 나타난다.

요정체는 요로감염의 위험을 높인다. 정체는 비정상적인 해부학적 구조나 기능적 이상으로 생길 수 있다[예: 척수수막류 또는 척수 외상으로 인한 신경 공급 방해가 방광을 비우는 기능을 손상시켜 불완전하게 방광을 비우게 되는 신경성 방광(neurogenic bladder)]. 아동의 경우 일반적으로 하루에 5~6회 소변을 본다. 학령기 아동에게 흔히 보이는 드문 배뇨는 방광을 불완전하게 비우고 요정체를 일으킨다. 이 연령군에서 나타나는 드문 배뇨의 이유에는 화장실 사용을 망설이거나 소변보는 것을 무시할 만한 활동에 몰두하여 참여하는 것 등이 포함된다.

요로감염의 위험을 높이는 다른 관련 요인에는 위생 불량, 장 운동 후에 부적절한 세척, 자극받은 회음 등이 포함된다. 포경수술을 하지 않은 남성은 포경수술을 한 남성보다 요로감염의 위험이 높다.

아동의 변비와 여성 청소년의 성적 활동 역시 아동기 동안 요로감염 발생률의 원인이 된다. 배뇨 시 방광에서 요관으로 소변이 역류하는 방광요관역류(vesicoureteral refrux, VUR)는 요로감염의 또 다른 원인이며 이 장의 뒷부분에서 논의된다.

수신증(hydronephrosis; 유출 방지로 신우에서의 소변 축적) 또는 감염의 염증 및 허혈성 영향으로 인한 신우신염은 신장 흉터의 원인이 될 수 있다. 신장 흉터는 고혈압, 신장 기능장애, 말기 신장질환과 관련이 있다. 신장 손상의 위험은 다음과 같은 경우 증가할 수 있다.

- 1세 미만 유아의 요로감염
- 상부 요로감염에 대한 진단 및 효과적인 항균 치료의 지연

- 해부학적 폐쇄 또는 신경 공급 방해
- 상부 요로감염의 반복

임상적 징후

감염의 위치와 아동의 연령에 따라 징후와 증상이 달라진다. 신생아기의 임상적 징후는 특별하지 않다(예: 설명할 수 없는 열, 저체온증, 불충분한 성장, 빈약한 섭취, 구토와 설사, 냄새가 심한 소변, 과민성). 원인 모를 열이 나는 2세 미만의 아동은 요로감염 검사를 받아야 한다. 임상적 징후 표에 제시된 것처럼, 하부 요로감염의 보다 "전형적인" 증상은 걸음마를 하는 유아기까지는 나타나지 않는다. 많은 요로감염은 증상이 없으며 일상적인 검사에서 우연히 발견된다.

협력적 관리

협력적 관리는 요로감염을 확인하고 관련된 합병증을 예방하며 재감염을 예방하는 것에 초점을 둔다.

진단검사

소변 표본으로 세균 유무를 검사한다. 요시험지(dipstick)를 사용해서 요로감염을 검사한다. 요로감염은 중간뇨 채취 세균배양으로 단일 세균에 대해 100,000집락 형성 단위(colony-forming units, CFU) 이상을 보이거나 멸균 도뇨관 채취 표본으로 단일 세균에 대해 10,000 CFU 이상일 때 진단된다. 일단 세균의 존재가 확인되면 배양된 특정 생물에 대한 항생제 민감도가 결정된다. 소변검사 및 일반 혈액검사에서는 증가된 백혈구 수치를 확인할 수 있다. 구조적인 이상을 배제하기 위해 첫 번째 요로감염 후에는 신장 초음파 검사를 권장한다. 배뇨성 방광요도 조영술(volding cystourethrogram, VCUG)로 방광요관역류 검사를 할 수 있다.

임상치료

소변 표본을 채취하자마자 항생제 치료를 시작한다. 항생제는 아동의 연령, 배양된 미생물의 민감성, 아동의 징후와 증상에

성장에 따른 아동기 전반에 걸친 **비뇨생식기계의 발달**

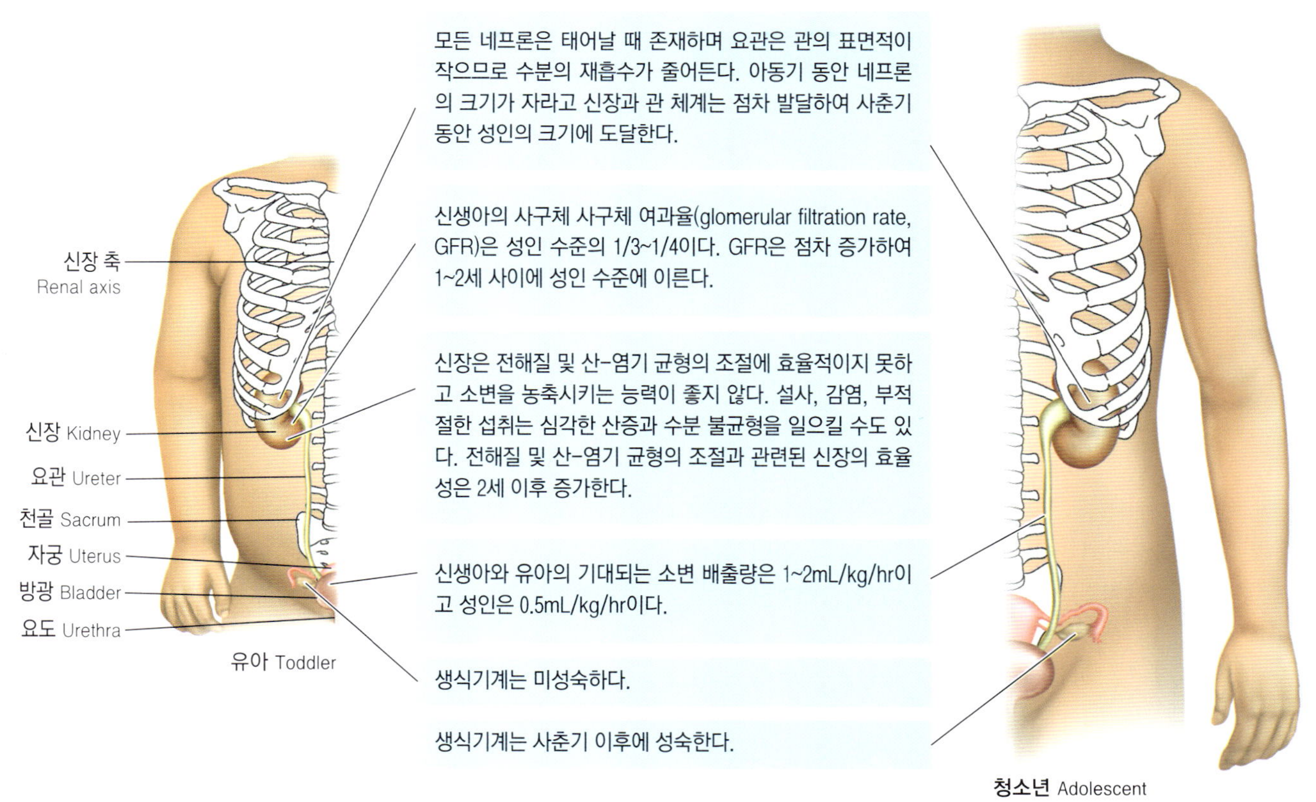

그림 23-3
비뇨생식기계의 발달

SOURCE: Data from Otukesh, H., Hoseini, R., Rahimzadeh, N., & Hosseini, S. (2012). Glomerular function in neonates. Iranian Journal of Kidney Diseases, 6(3), 166~172; Alarcon, L. H., & Fink, M. P. (2015). Physiologic monitoring of the surgical patient. In F. C. Brunicardi, D. K. Andersen, T. R. Billiar, D. L. Dunn, J. G. Hunter, J. B. Matthews, & R. E. Pollock (Eds.), Schwartz's principles of surgery (10th ed.). Retrieved from http://www.accessmedicine.com

표 23-1 비뇨생식기계 질환이 있는 아동의 사정지침

사정초점	사정지침
소변 특성	• 소변에서 강한 냄새가 나거나 짙고 특이한 색깔이 보이는가? 탁해 보이는가?
통증 또는 불편감	• 소변을 볼 때 통증이나 작열감이 있는가? • 옆구리나 복부에 통증이 있는가? • 음낭이나 고환에 통증이 있는가?
부종	• 전체적인 부종이 있는가?
생식기의 모양	• 귀두에서 요도는 어디에 위치해 있는가? • 음낭이 크거나 발달되지 않았는가? 주름이 있는가? 음낭 안에 고환이 만져지는가? • 생식기는 남성 또는 여성의 특징적인 모양을 하고 있는가, 아니면 생식기가 모호한가? • 질이나 요도의 분비물이 있는가? • 생식기에 병변이 있는가?
성적 발달	• 사춘기 발달 단계는 무엇인가?

표 23-2 비뇨생식기계의 진단검사와 실험실 검사

진단검사	실험실 검사
방광경검사	요소질소 (blood urea nitrogen, BUN)
이뇨성 신주사(핵 스캔 유형)	크레아티닌 청소율
경정맥신우조영술	소변검사(urine analysis, UA)
MRI	소변 배양
DMSA를 이용한 방사선핵종 신장스캔	요 단백질-크레아티닌 비
신장 조직검사	
신장이나 방광 초음파 검사	
배뇨성 방광요도 조영술(Voiding cystourethrogram, VCUG) 또는 방사성핵종 방광조영술	

기초하여 선택한다. 배양 민감성이 결정된 후 필요하다면 항생제를 변경한다. 유아와 아동에서 첫 번째 요로감염이 생긴 후에는 더 이상 일반적인 예방적 항생제 사용은 권장하지 않는다.

아파 보이고 경구용 항생제를 삼키지 못하는 아동은 입원을 하기도 하는데, 24시간 동안 열이 없을 때까지 수분을 재보충하고 비경구용 항생제 치료를 받아야 하기 때문이다. 유아의 경우 요로감염을 적극적으로 치료하지 않으면 영구적인 신장 손상 또는 전신적 패혈증으로 발전할 수 있다. 구조적 결함이 발견된다면 신장 손상을 초래할 수 있는 재발 감염을 예방하기 위해 수술적 교정이 필요할 수도 있다.

외래로 치료받은 아동의 경우, 치료에 대한 아동의 반응을 확인하고 필요하다면 소변 세균배양 민감성에 따라 치료계획을 변경하기 위해서 24~48시간 내에 병원을 재방문해야 할 수 있다. 치료 시작 7~10일 후 환자가 후속 방문을 했을 때 치료에 대한 환자의 반응이 어떤지 확인하는 것이 중요하다.

Box 23-1

성장과 발달 요로감염

요로감염은 생후 첫 몇 달 동안 여아보다는 남아에게 더 흔하게 나타난다. 포경수술을 하지 않은 남아의 생후 첫 해 동안 요로감염 발생률은 1,000명 중 7~14명으로 포경수술을 한 유아의 1,000명 중 1~2명과 비교해서 높은 것으로 보인다. 1세까지는 요로감염 발생률이 남아보다 여아에게서 더 많다. 이는 항문과 질에 더 가까이 있는 여성의 짧은 요도(어린 여아의 경우 약 2.5cm)와 연관이 있어서 분변성 세균에 의한 오염의 위험을 증가시키기 때문이다.

간호과정

간호의 목표는 요로감염이 있는 아동을 확인하기 위해 협력하고 처방된 치료법을 지키며 재감염을 예방하는 것이다.

간호사정과 간호진단

간호사정은 요로감염의 징후와 증상을 확인하고 합병증 예방에 중점을 둔다.

생리적 사정

비뇨기 증상의 과거력을 조사한다. 반복적인 요로감염의 과거력이 있는지 확인한다. 매우 아파 보이는 외모, 열, 섭취 불량 등이 있는지 사정한다. 아동의 구강 수분섭취를 평가하고 피부의 탄력을 사정한다. 배뇨의 질, 양, 빈도를 사정한다. 혈압을 포함하여 유아나 아동의 활력징후를 사정한다. 나이가 있는 아동 연령대에서는 야뇨증과 방광 조절능력 상실과 같은 행동 변화를 사정한다.

덩어리, 압통, 팽만을 확인하기 위해 복부와 치골위 및 늑골척추 부위를 촉진한다. 복부 또는 옆구리 통증, 빈뇨, 절박뇨, 배뇨곤란 등을 사정한다. 목욕 및 화장실 습관을 사정한다(예: 아동이 거품목욕을 하는지, 배변 후 앞에서 뒤로 닦는지, 적절한 회음부 위생을 지키는지 확인한다). 멍이나 회음부 근처의 상처와 같은 성학대의 징후에 대해서도 주의를 기울인다.

가능하다면 소변보는 것을 관찰하고 요비중을 포함한 소변검사를 시행한다. 적절한 소변 표본 채취는 필수적이다. 아동이 소변 채취에 협조할 수 있을 때에는 중간뇨 소변 표본을 사용한다. 그렇지 않을 경우, 멸균 도뇨관을 이용하여 표본을 확보한다. 소변이 좀 더 농축되어 있으므로 이른 아침의 소변 표본이 선호된다. 이른 아침의 표본은 반복적 세균배양에 사용할 수도 있다.

심리사회적 사정

성적으로 활동적인 청소년들은 성적 활동이 부모에게 알려지는 것을 두려워하기 때문에 요로감염의 증상을 부인할 수도 있다. 이에 따라 세심한 질문과 청소년의 단독 방문이 필요할 수도 있다. 환자와 가족이 걱정을 표현할 수 있도록 개방적이고 친근한 태도로 대한다.

요로감염에 걸린 아동의 일반적 간호진단은 다음과 같다.

- 반복적인 요로감염과 관련된 배뇨장애
- 과민해진 요도와 관련된 급성통증
- 요로감염 관리에 대한 불충분한 정보와 관련된 지식 부족

계획과 수행

복합적인 요로감염으로 입원한 아동의 간호는 처방된 약물을 투여하고 수분섭취를 촉진하며 신장 기능을 사정하고 부모 및 나이가 든 아동과 협력하여 향후 감염을 최소화할 수 있는 방법을 수립하는 것에 중점을 둔다.

항생제와 해열제는 치료적 약물 수준을 유지하고 열을 내리기 위해 처방된다. 소변을 희석하고 방광을 씻어내기 위해 수

임상적 징후 | 요로감염

요로감염의 유형	임상적 징후	임상치료
하부 요로감염 – 방광염 신생아 유아 학령전기 아동 학령기 아동	섭취 불량, 구토, 체중증가 부족, 황달, 복부팽만, 무기력, 발열 열, 설사, 구토, 민감성, 무기력, 나쁜 냄새가 나는 기저귀, 섭취 불량, 체중증가 부족 열, 혈뇨, 절박뇨, 배뇨곤란, 빈뇨, 탁한 소변, 나쁜 냄새가 나는 소변, 탈수, 복통, 야뇨증 열, 혈뇨, 절박뇨, 배뇨곤란, 빈뇨, 탁한 소변, 나쁜 냄새가 나는 소변, 탈수, 복통, 치골위 또는 옆구리 통증, 야뇨증	• 어린 유아의 경우, 처음에는 24시간 동안 열이 없는 상태가 될 때까지 비경구용 항생제를 투여한 다음, 10일에서 14일 과정으로 미생물 민감성에 맞는 경구용 항생제로 전환한다. • 2개월 이상의 아동인 경우, 경구용 항생제는 일반적으로 7~14일간 처방된다. • 아동에게 독성이 나타나거나 경구용 약물에 적응하지 못할 경우, 비경구용 항생제를 처음에 사용해야 한다. • 열성 요로감염에 권장되는 약물에는 설파메톡사졸-트리메토프림, 2세대나 3세대 세팔로스포린 또는 아목시실린-클라불란산이 포함된다. • 치료 기간은 민감성, 사용한 약물, 아동의 연령에 따라 다양하다. • 수분섭취를 권장한다. • 아세트아미노펜이나 피나조피리딘과 같은 진통제가 처방될 수 있다. • 연령에 따라 배뇨 습관을 검토하고 필요 시 배뇨의 빈도를 높이기 위해 아동 및 가족과 함께 배뇨 일정을 정한다.
상부 요로감염	고열, 오한, 복통, 오심, 구토, 옆구리 통증, 늑골척추각 압통, 중등에서 중증 수준의 탈수	• 정맥용 항생제를 처음에 투여하고 전체 치료 7~14일에 24~36시간 동안 열이 없는 상태가 된 후 미생물 민감성에 적합한 경구용 항생제로 전환한다. • 치료에는 다시 수분을 보충시키는 것과 해열제, 진통제가 포함될 수 있다.

SOURCES: Data from American Academy of Pediatrics: Subcommittee on Urinary Tract Infection, Steering Committee on Quality Improvement and Management. (2011). Urinary tract infection: Clinical practice guideline for the diagnosis and management of the initial UTI in febrile infants and children 2~24 months. Pediatrics, 128(3), 595~610; Fisher, D. J., (2016). Pediatric urinary tract infection. Retrieved from http://emedicine.medscape.com/article/969643-overview; Roberts, K. B. (2012). Revised AAP guidelines on UTI in febrile infants and young children. American Family Physician, 86(10), 940~946.

가족과의 협력 | 요로감염의 예방계획

부모에게 향후 요로감염의 위험을 줄이기 위한 계획을 교육할 때는 다음과 같은 것들을 포함한다.

- 적절한 회음부 위생을 교육한다. 여아는 배뇨 후에 항상 회음부를 앞쪽에서 뒤쪽으로 닦아야 한다.
- 아동이 충분한 수분을 섭취하도록 권유하고 장기간 "소변을 참는 것"을 피한다.
- 조이는 속옷을 피하도록 하고 나일론보다는 면으로 된 속옷을 입도록 한다.
- 보다 자주 소변을 보도록 권유하고 방광을 완전히 비우도록 한다.
- 요도를 민감하게 할 수 있는 거품목욕과 뜨거운 목욕은 피하도록 한다.
- 성적 활동의 자제를 권유한다. 그러나 여아가 성적 활동을 할 경우, 성행위 전과 후에 소변을 보도록 알려주는데, 이는 요정체를 예방하고 성행위 동안 들어온 세균을 씻어내기 위함이다.

분섭취를 권장한다. 잦은 배뇨는 소변 정체를 최소화한다. 섭취배설량을 기록한다. 아동의 배설량과 기대되는 소변 배설량을 비교하여 신장 기능을 사정하고 체중을 매일 측정한다.

방광 훈련은 어린 아동에게 중요한 이정표와 같으므로, 배뇨에 영향을 미치는 모든 질환은 발달적으로 의미를 갖는다. 배변훈련을 받은 유아는 퇴행할 수도 있으며 통증 및 요로감염과 관련한 빈뇨로 인해 요실금이 있을 수 있으므로 기저귀나 팬티형 기저귀가 필요할 수도 있다. 나이가 든 아동의 경우, 야간에 오랫동안 배뇨하지 않은 후에는 유뇨증(방광 조절을 할 수 있을 것이라 생각되는 연령의 아동이 반복적으로 무의식적 배뇨를 하는 것)이 생길 수도 있다. 가족에게 퇴행이 정상적이라고 안심시키며 아동에게 지지가 필요하다고 강조한다. 학령전기 아동의 경우, 감염을 머릿속으로 생각한 잘못에 대한 벌이라고 인식할 수도 있다. 아동의 잘못 때문이 아니라고 그들을 안심시킨다.

퇴원계획과 가정간호 교육

항생제는 처방된 용량대로 복용해야 하며 재발을 막기 위해 감염이 치료된 후에도 사용할 수 있다는 것을 부모에게 교육한다. 적절한 위생과 위험 행동 방지를 통한 예방법을 교육한다(가족과의 협력: 요로감염의 예방계획 참조).

아동과 부모에게 구강 수분섭취에 대한 구체적 지침을 준다. 24시간 동안 권장 수분량은 연령에 따른 유지 수분량에 열 및 이뇨 또는 처방에 따른 추가적인 수분을 더한 것이다. 부모들이 아동에게 카페인 음료와 탄산음료를 주지 않도록 제안하는데, 이 음료들은 방광 점막을 자극할 가능성이 있기 때문이다.

신경성 방광이 있는 아동은 소변 정체와 요로감염의 가능성을 줄이기 위해 하루에 여러 번 카테터를 삽입한다. 카테터 삽입 시 무균법으로 하며 부모는 청결법을 배우도록 한다.

평가

간호의 기대되는 결과는 다음과 같다.

- 아동은 수분섭취가 증가하고 매일 수차례의 배뇨를 한다.
- 향후 요로감염이 예방된다.

임상간호 시 주의점

세균배양을 위한 소변 채취를 위해 멸균된 소변 백을 사용하는 것은 표본이 오염되는 것을 야기할 가능성이 있다. 요로감염의 확인은 도뇨관이나 치골흡인을 통해 소변 채취가 이루어져야 한다.

세균배양을 위해 채취한 소변 표본은 1시간 이내에 검사실로 보내거나 표본이 실온에 장시간 노출되어 미생물이 증식하는 것을 예방하기 위해 냉장고에 보관해야 한다.

비뇨기계의 구조적 결함

비뇨기계의 구조적 결함은 소변의 흐름을 막거나 감소시킬 수 있으며 생식기 기능에 영향을 미칠 가능성이 있다. 이 장에서 논의한 구조적 결함에는 방광 외번증, 요도하열, 요도상열, 폐쇄요로증, 방광요관역류, 프룬-벨리증후군 등이 있다.

방광 외번증

방광 외번증(bladder exstrophy)은 하부 복벽으로 방광이 밀려나온 희귀한 선천성 결함이다(그림 23-4). 이 결함은 신생아 약 35,000~40,000명당 1명에서 발생하고 여아보다 남아에게 두 배 정도 흔하게 나타난다.

병태생리

태아 발달 시 복벽이 막히지 않으면 방광벽이 밖으로 뒤집히고 돌출되며 직근과 치골결합의 광범위한 분리도 나타난다. 일반적으로 상부 요로는 정상이다.

임상적 징후

방광 점막은 밝고 붉은 조직의 덩어리로 보이고 소변은 요관에서 피부로 계속 새어나온다. 결함은 심각한 정도에 따라 다양하다. 여아의 경우, 두 갈래(쪼개진) 음핵을 갖는다. 남아는 짧은 음경을 가지며 배면 음경굽음(chordee; 음경의 복면쪽 피부가 짧아서 음경이 굽는 것)과 함께 귀두는 평평하고 복면 표피가 있다. 방광 외번증이 있는 아동에게는 잠복고환과 서혜부 탈장이 흔하게 나타난다.

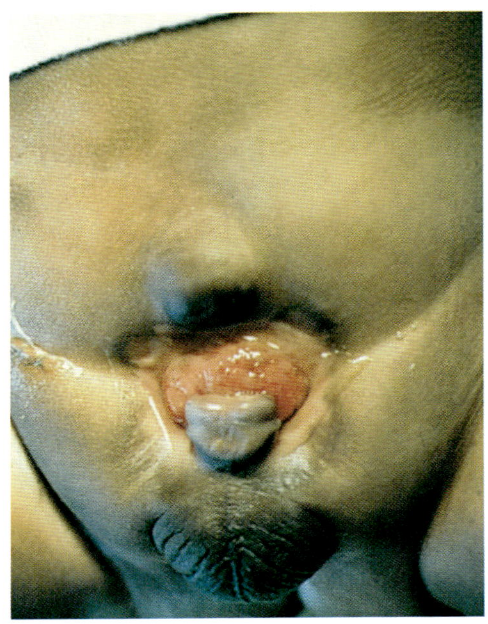

그림 23-4
방광 외번증(bladder exstrophy). 하부 복벽을 통한 뒤쪽 방광이 돌출되어 있다.

협력적 관리

협력적 관리의 목표는 노출된 방광을 손상으로부터 보호하고 감염을 예방하며 신장 및 생식기 기능을 유지하는 것이다.

진단검사

태아기 진단은 초음파 검사로 이루어진다. 유아의 신체적 외양에 기초하여 분만할 때 진단받게 될 수도 있다. 신장 초음파는 수신증과 그 외 신장 이상을 찾는 데 사용한다.

임상치료

노출된 방광 조직을 투명 랩으로 덮어두는데 이는 수술할 때까지 방광 점막의 수분을 유지하기 위함이다. 일반적으로 태어나자마자 방광과 복벽의 일차 폐쇄가 이루어지지만 방광 원형이 너무 작거나 기타 금기사항이 나타나면 연기될 수도 있다. 요도구의 위치 조정을 위한 치료는 주로 1~2세 사이에 시행하거나 배뇨장애를 개선시키기 위해 수술과 동시에 진행한다. 방광경부를 재건하고 요관을 재이식하기 위한 수술은 방광의 용적이 80~90mL 되는 연령인 3~6세에 시행한다. 일부 아동의 경우 기능적 방광을 재건할 수 없기 때문에 영구적 요로전환술이 필요하다.

간호과정

간호의 목표는 수술을 할 때까지 노출된 방광을 보호하고 감염과 같은 합병증을 예방하며 가족에게 도움을 주는 것이다.

간호사정과 간호진단

간호사정에는 즉각적인 신생아 사정과 수술 전 및 수술 후 사정이 포함된다.

신생아/수술 전 사정

복부에 노출된 방광 조직이 있는 신생아에게 요도상열이나 모호한 생식기와 같은 기타 명백한 결함이 있는지 사정한다. 소변 배출량의 적절성과 혈청 및 소변화학검사를 관찰하여 신생아의 신장 기능과 수분섭취 상태를 사정한다. 매일 신생아의 체중을 측정한다. 가족지원 체계와 신생아가 결함을 진단받았을 때 대처기전을 사정한다.

수술 후 사정

2~4시간마다 각각의 요관 배액관에서 나오는 소변을 규칙적으로 비워주고 기록하며 소변 배출량의 변화를 기록하며 관의 폐쇄 여부를 사정한다.

폐쇄의 다른 징후에는 요도구에서 소변이나 혈액이 배출되는 것 또는 방광 경련 강도가 증가하는 것 등이 포함된다.

통증의 징후를 관찰한다. 수술 후 첫 며칠 동안 흔히 나타나는 소변의 혈액이나 혈전을 관찰한다. 절개 부위가 온전한 상태인지 사정한다. 스파이커 석고붕대를 한 경우, 하지의 말초 부위 순환을 사정한다.

임상간호 시 주의점

신생아가 태어날 때 방광 외번증이 있는 유아의 제대는 클램프로 물려놓기보다는 묶어야 하는데 이는 클램프가 점막과 방광 표면에 외상을 일으킬 수 있기 때문이다.

가족 사정

신생아의 결함에 대한 부모의 반응과 즉각적인 수술 요구에 대해 사정한다. 장기적인 치료와 여러 번의 수술이 필요한 경우, 유아의 지원과 관리를 위한 가족 자원을 확인하도록 한다.

방광 외번증이 있는 신생아의 간호진단은 다음과 같다.

- 노출된 방광 및 외과적 절개로 인한 피부통합성 장애와 관련된 감염 위험성
- 노출된 방광 및 외과적 절개와 관련된 피부통합성 장애
- 외과적 절개와 관련된 급성 통증
- 즉각적인 수술이 필요한 아동의 질환과 관련된 애착장애 위험성

계획과 수행

수술 전 간호

수술 전 간호는 감염을 예방하고 노출된 방광에 대한 트라우마를 방지하는 것에 중점을 둔다. 방광 점막은 촉촉함을 유지하기 위해 투명 랩으로 덮는다. 그 주위는 날마다 깨끗하게 하고 피부밀봉제를 사용하여 새는 소변으로부터 보호한다.

수술 후 간호

일차 폐쇄 후에 상처와 골반은 회복을 위해 움직이지 않도록 고정한다. 골반 폐쇄를 위해 내부와 외부 고정법을 사용한다. 간호에는 통증사정 및 관리와 더불어 알맞은 정렬을 유지하고 유아의 다리가 외전되는 것을 피하며 말초순환을 관찰하고 세심하게 상처 및 피부관리를 제공하는 것을 포함한다. 상처관리에는 무균법을 사용하고 발적, 배액, 부종을 포함한 감염의 징후를 관찰한다.

신장 손상의 징후를 파악하기 위해 소변 배출과 혈액 및 소변화학검사의 적절성을 사정하여 신장 기능을 관찰한다. 방광 경련의 강도가 높아지거나, 소변 배출량이 줄어들거나, 요도구에서 소변 또는 혈액이 흘러나오는 것과 같은 배액관의 폐쇄 징후를 관찰한다. 편안하도록 도와주고 처방대로 항생제를 투여한다.

유아가 결함으로 보기에 좋지 않은 외양을 가지고 있다는 것과 완전한 치유가 불확실하다는 사실에 대해 부모가 감당할 수 있도록 돕기 위해 정서적 지지가 필요하다. 부모-유아의 애착을 촉진하기 위해 목욕, 수유, 상처관리를 포함한 유아 간호의 모든 분야에서 부모가 협력하도록 격려한다. 퇴원 교육에는 드레싱 교환 및 기저귀 채우기 등에 관한 것들과 감염의 징후나 신장 기능 변화에 대한 즉각적인 보고에 관한 지침을 포함하도록 한다. 즉각적인 주의를 요하는 합병증을 교육한다(가족과의 협력: 수술 후 감염의 징후 인식 참조). 비뇨기 기능을 사정하고 아동발달의 적절한 시기와 연령에 맞게 배뇨조절을 위한 수술의 다음 단계 수행을 확인하기 위해 수술 후 정기적인 방문의 필요성을 강조한다.

퇴원계획과 가정간호 교육

방광 외번증을 가진 아동의 관리는 배뇨조절과 사회적 및 성적 문제를 다루는 것에 중점을 둔다. 방광 외번증이 있는 아동의 배뇨조절은 더욱 어렵다는 것과 수술 절차가 성공적이지 못할 경우, 배뇨조절을 위해서 요로전환술이 필요할 수도 있다는 것을 가족에게 교육해야 한다. 하지만 적절한 시기에 장 운동에 대한 배변훈련을 시작하도록 부모를 격려한다. 배뇨조절이 이루어질 때까지 간호사는 아동의 요실금에 대한 가족의 대처를 돕고 피부통합성을 유지하며 아동의 성장 및 발달을 촉진하기 위한 계획을 파악한다. 부모는 성적 정체성과 기능에 대한 아동의 자아-존중감과 자신감을 돕기 위한 지침이 필요할 수도 있다. 청소년기 동안의 심리 상담은 아동에게 도움이 될 수도 있다.

평가

수술 후 간호의 기대되는 결과는 다음과 같다.

- 감염의 징후 없이 절개 부위가 치유된다.
- 아동의 피부 통합성을 회복시키고 유지한다.
- 통증을 효과적으로 관리한다.
- 부모와 유아 간 결합과 애착을 표현한다.

요도하열과 요도상열

요도하열(hypospadias)과 **요도상열(epispadias)**은 요도구의 비정상적 위치와 관련된 선천적 이상이다(그림 23-5). 요도하열의 발생률은 출생 남아 300명 중 1명꼴로 보고된다. 요도상열의 발생률은 출생 40,000~118,000명 중 1명이다. 요도상열은 여성보다 남성에게 2배 정도 많이 발생한다.

병태생리

이 두 가지 결함은 요도고랑을 완전히 융합하게 하는 요도주름이 만들어지지 않아서 나타난다. 가족성 경향이 있는 것으로 보이며 연구에 따르면 요도하열이 있는 남아의 아버지 1~3%와 남자형제 9~17%가 같은 증상을 가진 것으로 나타났다. 요도하열은 주로 선천성 음경굽음과 함께 발생한다. 서혜부 탈장, 잠복고환(고환이 내려오지 않음), 음경 표피가 부분적으로 없는 것 등과도 관련이 있다. 요도상열과 방광 외번증은 같은 상태이나, 요도상열은 그 상태를 좀 더 부드럽게 표현한 것으로 방광 외번증에 관한 부분을 참조한다. 요도상열이 있는 남성의 경우, 요도개구부가 음경골간의 등쪽면에 위치한다. 요도상열이 있는 여성의 경우, 일반적으로 방광경부까지 확장된 배쪽 요도의 갈라진 부분이 있다. 남성의 심각한 요도상열과 여성의 요도상열 치료는 방광 외번증 복구의 2~3단계와 유사하다.

임상적 징후

요도하열의 경우, 요도구는 회음에서 귀두 끝까지 있는 음경골간 배쪽면의 요도 경로를 따라 어느 지점에서든 요도구가 위치할 수 있다. 대부분 요도하열의 경우는 요도구가 음경 끝에서 약간 중심을 벗어난 정도로 경미하나 심한 경우, 요도구가 음낭에 위치한다.

협력적 관리

결함을 발견하고 교정하며 감염을 예방하고 배뇨와 성적 기능을 촉진하는 데에 중점을 둔다.

진단검사

진단은 산전 초음파 또는 출생 시 검사에 의해 이루어진다. 기

가족과의 협력 | 수술 후 감염의 징후 인식

아동이 비뇨생식기 구조의 결함을 치료한 후 집으로 퇴원했을 때, 수술 직후이거나 며칠 후이거나 상관없이, 부모는 감염의 징후와 증상을 이해하고 합병증이 나타나는지 확인해야 한다. 감염의 징후와 증상은 다음과 같다.

- 탁하고 불쾌한 냄새의 소변
- 체온증가
- 화농성 배액
- 절개 부위에서 나는 불쾌한 냄새
- 징징거림의 증가
- 먹는 양 감소

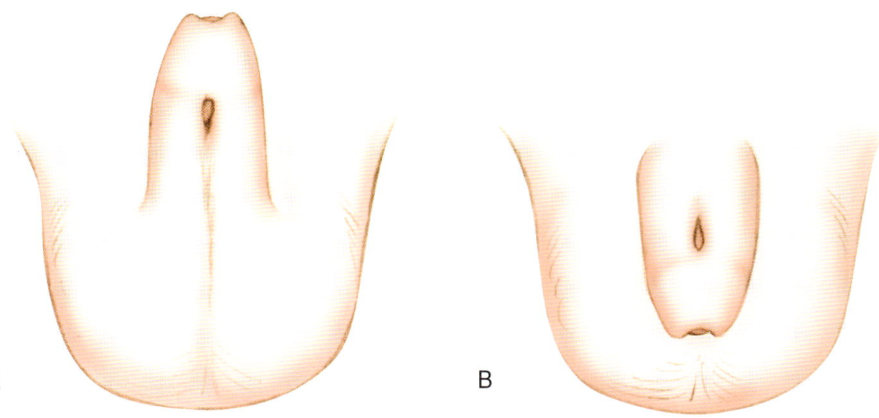

그림 23-5
요도하열과 요도상열. A. 요도하열의 경우 요도관이 음경의 배쪽면으로 뚫려 있다. **B.** 요도상열의 경우 요도관이 등쪽면으로 뚫려 있다.

타 진단검사에는 소변검사와 소변세균배양검사가 있다. 심한 요도하열은 잠복고환과 함께 발생한다.

임상치료

요도하열과 요도상열의 치료에는 구조적 결함에 대한 외과적 교정이 있다. 아동이 자랐을 때 심리적 영향을 최소화하기 위해 수술적 교정은 일반적으로 영아기에 시행한다. 수술은 6~12개월 사이에 하는 것을 권장한다. 심한 경우, 수술적 교정은 두 단계가 필요할 수도 있다. 수술적 교정의 목표는 다음과 같다.

- 음경 귀두 끝에 요도구가 위치하며 소변줄기는 적절한 직경과 형태를 갖는다(아동이 서 있는 자세로 배뇨를 할 수 있도록).
- 음경굽음이 완화되어 음경이 곧게 된다(향후 성적 기능이 가능하도록).
- 음경은 적절한 외양을 가진다.

방광경련을 완화하기 위해 옥시부티닌과 같은 항콜린제가 처방될 수도 있다. 요도 스텐트나 배뇨관을 두어 새로운 요도관 개구부의 개방성을 유지한다.

간호과정

간호의 목표는 결함을 확인하고 감염 및 요도 폐쇄와 같은 잠재적 합병증을 예방하며 신생아에 대한 부모의 이해와 애착을 돕고 정상 배뇨 패턴을 도모하는 것이다.

> **임상적 조언**
>
> **요관 스텐트**(ureteral stent)는 요관의 개방성을 유지하기 위해 사용되는 장치이며, 신장에서 방광으로 소변이 흐르도록 한다. **요도 스텐트**(urethral stent)는 요도관의 개방성을 유지하기 위해 사용되는 장치이며, 방광에서 요도로 소변이 흐르게 한다.

간호사정과 간호진단

비뇨생식기계 결함을 찾아내기 위해 신생아를 세심하게 사정한다. 신생아의 소변 흐름, 출구 위치, 배뇨의 각도를 사정한다. 신생아가 진단받았을 때, 가족지지 체계와 대처기전을 사정한다.

나이가 든 아동의 경우, 수술의 절차 및 필요성에 대한 이해 수준을 사정한다. 수술 후에는 음경 부종, 배뇨곤란, 수술 부위의 출혈, 감염, 통증 여부를 관찰한다.

요도하열과 요도상열을 가진 아동의 간호진단은 다음과 같다.

- 수술과 관련된 안위 손상
- 수술과 관련된 급성통증
- 신생아의 비뇨생식기계 결함 및 수술 절차와 관련된 불안

계획과 수행

출생 시 부모의 걱정을 다루게 된다. 수술 전 교육은 음경의 추후 모양과 기능에 대한 부모의 불안을 낮춰줄 수 있다. 수술적 교정을 받는 나이가 든 아동에게 절차를 설명하기 위해 인형과 그림을 사용하는 것은 아동의 이해를 돕는 데 도움이 될 수 있다.

수술 후 간호는 수술 부위가 손상되지 않도록 보호하는 것에 중점을 둔다. 수술 후 아동은 간단한 드레싱으로 음경을 감싸고 소변 배출을 위한 스텐트나 배뇨관을 유지한다. 수술 직후에는 드레싱과 스텐트 또는 배뇨관에서 신선혈을 볼 수도 있으나, 그 후 몇 시간이 지나면 소변에는 혈액이 점차 줄어들어야 한다. 가족과 협력하여 스텐트나 배뇨관이 빠지지 않도록

가족과의 협력 | 요도하열 또는 요도상열 복원 후의 아동간호

요도하열 또는 요도상열 복원 후 가정에서 아동을 관리하기 위한 지침에는 다음과 같은 것들이 포함된다.

- 대변으로 스텐트(소변을 배출하는 작은 관)나 배뇨관이 오염되지 않도록 보호하기 위해 그림 23-6과 같이 이중으로 기저귀 채우는 방법을 사용한다.
- 스텐트나 배뇨관이 제거될 때까지 욕조에서 아동을 목욕시키지 않는다.
- 수술 부위에 압력을 주는 활동을 제한한다(예: 장난감 위에 타는 놀이). 유아나 아동의 다리를 벌려 걸쳐 안는 것을 피한다. 2주 동안 아동의 활동을 제한한다.
- 적절한 수분공급을 위해 유아나 아동의 수분섭취를 권장한다. 즐거운 환경에서 섭취하도록 하거나 좋아하는 컵을 사용한다. 과일주스, 과일 맛 아이스크림, 맛이 가미된 얼음을 추천한다.
- 감염예방을 위해 처방된 항생제는 복용을 중단하지 않고 처방대로 모두 투약한다.
- 감염의 징후를 관찰한다(열, 부종, 발적, 통증, 냄새가 심한 소변, 소변줄기의 흐름 변화)
- 며칠 동안 소변에서 피가 보일 수 있음을 설명한다. 음경이 아닌 다른 부위에서 소변이 샌다면 건강관리 제공자에게 연락한다.

관리하는 것을 계획한다.

적절한 소변 배출량과 스텐트의 개방성을 유지하기 위해 수분섭취를 권장한다. 수술 후 발생할 수 있는 비뇨기 합병증을 확인하기 위해 섭취배설량을 매시간 정확하게 기록하는 것이 필수적이다. 한 시간 동안 소변 배출이 없다면, 시스템이 구부려졌거나 폐색을 의미할 수 있다.

통증은 방광 경련과 관련될 수 있다. 옥시부티닌이나 하오시아민과 같은 항콜린제가 처방될 수 있다. 마취(미추차단) 효과가 사라지면, 통증경감을 위해 처방대로 아세트아미노펜이나 이부프로펜을 투약한다. 항생제는 일반적으로 비뇨기 스텐트가 빠지거나 제거될 때까지 처방된다.

가족에게 재건된 부위의 관리, 스텐트 보호를 위해 이중으로 기저귀 채우기, 수분섭취, 투약, 감염의 징후에 대해 교육한다(가족과의 협력: 요도하열 또는 요도상열 복원 후의 아동간호 참조).

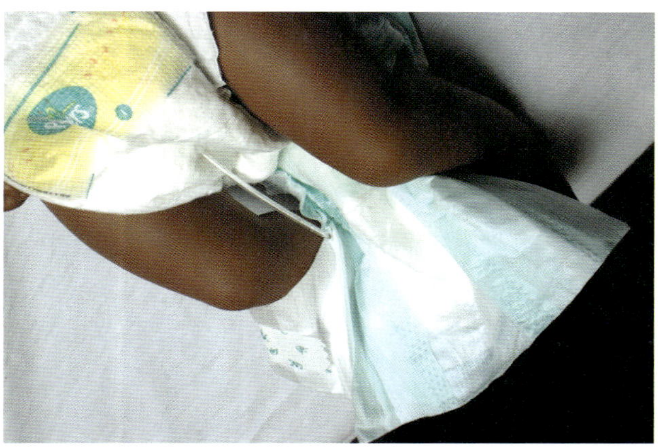

그림 23-6
요도하열이나 요도상열 복원술 후에는 이중 기저귀를 채우는 것이 수술 부위를 보호한다. 안쪽 기저귀에는 대변이 모이고, 바깥쪽에는 소변이 모인다.
SOURCE: George Dodson/Pearson Education, Inc.

평가

간호의 기대되는 결과는 다음과 같다.

- 감염의 징후 없이 절개 부위가 치유된다.
- 상처가 아물 때까지 배뇨관이나 스텐트를 유지한다.
- 통증을 효과적으로 관리한다.
- 부모는 아동의 이상 및 수술 필요성과 관련된 스트레스에 대처한다.

폐쇄요로증

폐쇄요로증(obstructive uropathy)은 소변의 흐름을 방해하고 신장으로 소변이 역류하는 비뇨기계의 구조적 또는 기능적 이상이다. 폐쇄요로증은 양쪽 또는 한쪽에 생길 수 있고 부분적이거나 불완전할 수 있다. 비뇨기계 폐색은 요관, 신우, 방광, 요도를 포함하는 요로를 따라 어디에나 나타날 수 있다. 여성보다 남성에게서 흔하게 발생한다.

병태생리

폐쇄요로증은 신우요관이행부 폐색, 후부요도판막, 소포성 요관이행부의 협착이나 형성부전과 같은 일부 선천성 병변에 의해 발생할 수 있다(그림 23-7).

- 신우가 요관으로 전환되는 점점 가늘어지는 지점인 신우요관이행부(ureteropelvic junction, UPJ)는 유아와 아동에게 상부 요로 폐색이 가장 많이 발생하는 곳이다. 신우요관이행부 폐색은 1,000~2,000명의 신생아 중 1명꼴로 발생하며, 신생아에게 나타나는 수신증의 가장 흔한 원인이 된다.
- 남성 요도의 비정상적 점막주름인 후부요도판막(posterior urethral valve, PUV)은 아동 5,000명당 1명꼴로 발생하며 아동의 말기 신장질환에 중요한 원인이 된다.
- 소포성 요관이행부에 있는 원거리 요관 협착은 전체 요관,

그림으로 보는 병태생리 **폐색 부위**

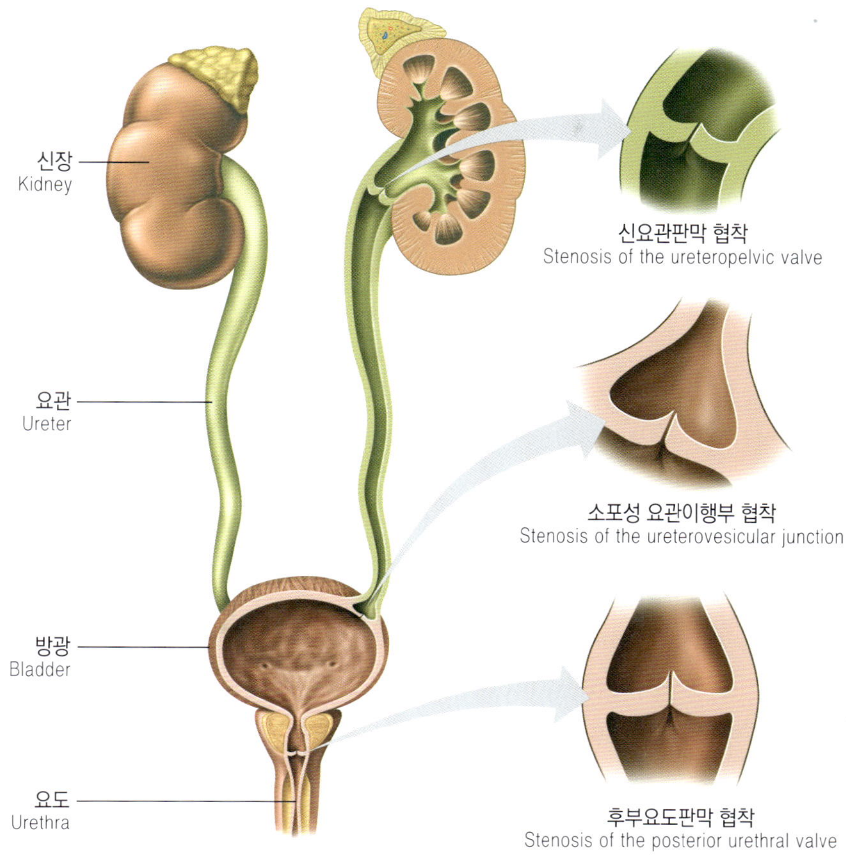

그림 23-7
폐색은 요로의 위나 아래에서 나타날 수 있다. 흔하게 나타나는 폐색 부위는 신요관판막, 소포성 요관이행부 또는 후부요도판막이다. 후부요도판막에 의한 손상이 다른 폐색보다 나쁜 이유는 무엇인가? 신부전은 양쪽 신장 모두 수신증의 영향을 받을 때 가장 많이 나타난다.

신우, 신장의 팽창을 초래한다.

- 수신증으로 이어질 수 있는 다른 문제들에는 프룬-벨리증후군, 척수수막탈출증, 종양(신생물) 등이 있다.

소변 정체로 인한 압력은 신장 기능을 손상시키고 수신증의 원인이 되기도 한다. 수신증의 결과로 몇 가지 생리학적 변화가 나타날 수도 있다.

- 신우의 압력이 사구체 모세관의 여과 압력과 같을 때 사구체 여과가 중단된다. 보상을 위해 혈압이 상승하여 사구체 여과 압력을 높인다. 그러나 사구체의 압력이 증가하는 것은 세포사(cell death)로 이어진다.
- 원거리에 있는 콩팥단위의 수소 이온 분비 능력이 손상되면 대사성 산증이 나타난다.
- 소변을 농축하는 신장 기능이 손상되면 다갈증과 다뇨증을 보인다.
- 폐색은 결과적으로 세균 증식을 촉진하는 소변 정체로 이어진다.
- 소변 배출의 제한을 치료하지 않으면 진행성 신장 손상과 만성 신부전을 야기한다.

임상적 징후

폐쇄요로증의 임상적 징후에는 복부 덩어리, 촉진되는 방광, 늘었다 줄었다 하는 소변 배출량의 변화 등이 있다. 유아와 아동의 일부 임상적 징후는 위치와 폐쇄된 병변의 심각성에 따라 달라진다.

협력적 관리

신장 손상과 신장 기능 악화를 방지하기 위해 조기진단과 치료가 필요하다. 폐쇄요로증의 관리는 폐색의 원인을 완화시키는 것에 초점을 맞춘다.

진단검사

산전 초음파로 수신증과 후부요도판막을 발견할 수도 있다. 산후 사정을 통해 팽창된 방광과 신기능장애(renal insufficiency; 신장의 나트륨 보존 및 소변 농축 능력이 감소)의 징후를 찾을 수도 있다. 신우요관이행부 또는 소포성 요관이행부의 폐색이 의심될 때는 이뇨-촉진 방사성핵종스캔과 배뇨성 방광요도 조영술(VCUG)을 시행한다.

신장 기능을 관찰하기 위해 일련의 혈청 크레아티닌과 전해질 수준을 검사한다. 동맥혈 가스 검사를 통해 부적절한 신장 기능으로 인한 대사성 산증을 찾아낼 수도 있다.

임상치료

급성 폐색은 즉각적인 중재를 요한다. 단기간 관리는 배뇨를 촉진하기 위해 후부요도판막이 의심되는 신생아에게 즉시 요도 배뇨관을 삽입하고 이를 통해 신장 압력을 감소시킨다.

외과적 교정이나 우회의 목표는 신장 손상을 감소시키기 위해 집합계 내의 압력을 낮추고 감염의 위험을 낮추기 위해 정체를 예방하는 것이다. 폐색의 원인에 따라 외과적 교정에 신우성형술(pyeloplasty; 요관의 막힌 부분을 제거하고 신우 안에 재이식), 판막 교정 또는 재건이 필요할 수도 있다.

요폐나 요로감염처럼 중요한 합병증이 없는 경미한 폐색의 경우, 교정은 급하지 않다. 폐색이 저절로 사라지는지 보기 위해 일정 기간 동안 아동을 관찰할 수도 있다. 과거에는 아동에게 예방적 항생제를 사용하기도 했으나 최근 연구에서 항생제 사용이 불필요하다고 밝혀졌다.

간호과정

간호의 목표는 폐쇄요로증이 있는 아동을 확인하고 향후 신장 합병증을 예방하는 것이다.

간호사정과 간호진단

철저한 과거력 조사와 신체검사를 시행한다. 복부 덩어리나 팽창된 방광을 촉진한다. 소변 배출량과 소변줄기의 힘을 관찰한다. 수신증이 진행되고 소변량이 감소한다면 말초 부종과 늑골척추각 압통이 있을 수 있다.

특히 산전 초음파에서 수신증이 발견된다면 부모는 괴로워할 수 있다. 부모의 대처 및 유아의 상태에 대해 제시된 정보를 이해하고 처리하는 능력을 사정한다.

폐쇄요로증을 가진 아동의 간호진단은 다음과 같다.

- 유출 폐쇄와 관련된 배뇨장애
- 요로폐색으로 인한 소변 정체와 관련된 감염의 위험
- 유아의 진행성 신부전에 대한 가능성과 관련된 불안
- 외과적 절차와 관련된 급성통증

계획과 수행

수술 전 간호는 부모와 아동의 수술 준비와 수술 후 결과에 대한 부모의 걱정을 관리하는 것에 중점을 둔다.

수술 후 간호에는 활력징후 관찰, 섭취배설량 측정, 배뇨량 감소, 방광 팽창과 같은 요정체 징후 관찰 등이 있다. 항생제와 옥시부티닌과 같은 진경제를 포함한 처방 약물을 투여한다. 경막외 카테터는 통증관리를 위해 사용될 수 있으며 제거된 후에

임상적 징후 | 비뇨기계의 폐쇄병변

폐쇄 병변	원인	임상적 징후
신우요관이행부	• 요정체를 일으키는 상부 요관의 접힘 • 신우요관이행부의 섬유협착	• 유아: 복부 덩어리(커진 신장), 고혈압, 요로감염 • 아동: 혈뇨, 통증, 간헐적 오심과 구토
후부요도판막	• 후부요도를 부분적으로 또는 완전히 막는 선천성 막	• 유아: 복부 덩어리(커진 신장), 팽창된 방광, 빈약한 소변줄기, 요로감염, 패혈증, 낮은 요비중, 다뇨, 크레아티닌 수치 증가, 성장 부진 • 나이 든 아동: 주간유뇨, 요로감염, 질질 흘리고/또는 소변 정체, 혈뇨
소포성 요관이행부 폐색	• 원위부 요관 근육의 발육 장애 • 요관낭종(말단요관의 확장) • 이소성요관(요관이 방광의 바깥쪽으로 개구)	• 요로감염(재발성 또는 만성), 혈뇨, 통증, 복부 덩어리(커진 신장), 야뇨증

SOURCES: Data from Elder, J. S. (2016b). Obstruction of the urinary tract. In R. M. Kliegman, B. F. Stanton, J. W. St. Geme, & N. F. Schor (Eds.), Nelson textbook of pediatrics (20th ed., pp. 2567–2575). Philadelphia, PA: Elsevier; Frøkiaer, J. (2016). Urinary tract obstruction. In K. Skorecki, G. M. Chertow, P. A. Marsden, M. W. Taal, & A. S. L. Yu, Brenner and Rector's the kidney (10th ed., pp. 1257–1282.e7). Philadelphia, PA: Elsevier.

는 처방된 진통제를 투약한다.

많은 아동들이 스텐트나 배뇨관을 가지고 퇴원한다(스텐트나 배뇨관을 가진 아동관리는 이전 논의 참조). 요루술과 함께 요로전환술을 했다면, 부모가 루 관리와 소변 유출을 모을 수 있도록 기저귀 채우는 것을 이해하고 있는지 확인한다. 부모에게 드레싱 교환, 배뇨관 관리, 통증사정 및 진통제 투여, 잠재적인 폐색이나 감염의 징후를 인지하는 방법에 대해 설명한다.

아동의 신장 기능을 장기간 관찰하는 것의 중요성을 강조한다. 부모에게 요로감염 및 신장 기능 손상의 징후에 대해 교육하고 징후가 확인되면 즉시 의료기관을 찾도록 설명한다. 연령에 맞는 활동으로 성장과 발달을 촉진하도록 부모를 격려하되, 아동의 방광 손상 가능성이 있는 접촉이 있는 운동은 피해야 한다.

평가

폐쇄요로증이 있는 아동 간호의 기대되는 결과는 다음과 같다.

- 아동의 감염 위험이 감소한다.
- 수술 후 통증을 효과적으로 관리한다.
- 부모는 가정간호에 대한 이해를 보여준다.

방광요관역류

방광요관역류(vesicoureteral reflux, VUR)는 방광에서 요관으로 소변이 역행하는 것을 말한다. 중증도는 소변이 요관으로 역류하는 1단계에서부터 심하게 둔탁한 신배를 동반한 요관과 신우의 심각한 팽창이 나타나는 5단계까지의 범위로 나뉜다.

역류는 방광이 완전히 비워지는 것을 막고 소변이 방광으로 돌아가기 때문에 세균 증식의 저장소가 될 수 있다. 소변 내의 세균이 신장까지 올라가면서 신우신염을 일으킨다.

진단, 등급 사정, 방광요관역류의 진행을 확인하기 위해 신장 초음파, 배뇨성 방광요도 조영술(VCUG)과/또는 DMSA 신스캔을 하게 되는데, 배뇨성 방광요도 조영술을 통해서만 진단을 확정할 수 있다. 장기적인 합병증에는 신장 흉터, 고혈압, 만성 신부전이 있다. 치료 목표는 신우신염과 신장 흉터를 예방하는 것이다. 예방적 항생제의 사용은 논란이 많으나 요로감염을 막기 위해 처방되기도 한다. 외과적 중재, 요관 재이식은 역류의 등급에 따라 필요할 수 있다. 내시경으로 디플럭스(Deflux)를 점막하 주입하는 방법은 일부 환자에게 성공적인 대안으로 입증되었으며 수술의 대안으로 고려될 수도 있다.

간호과정

요관 재이식 수술 후에는 도뇨관을 사용하게 된다. 소변은 처음에 혈액이 비치지만 2~3일 내에 깨끗해진다. 정맥을 통한 수액은 적절한 소변배출량을 유지하기에 충분한 비율로 주입된다. 혈전으로 인한 폐색을 일으킬 수도 있으므로 소변 배출을 관찰하는 것이 중요하다. 도뇨관에서 소변이 적절하게 흐르지 않는다면, 도뇨관을 세척해야 할 수도 있다.

항생제와 옥시부티닌과 같은 진경제 등을 처방대로 투여한다. 경막외 카테터는 통증관리를 위해 사용될 수 있다. 기관의 프로토콜에 따라 경막외를 관찰한다. 카테터를 제거하고 나면, 처방된 진통제를 제공한다.

아동이 도뇨관을 제거하고 자연스럽게 배뇨할 수 있을 때 퇴원한다. 수술 효과를 평가하기 위해 퇴원 전 초음파나 방광조영술을 시행할 수도 있다.

필요하다면 부모에게 예방적 항생제와 진경제를 포함한 약물의 투여에 관해 교육한다. 진경제는 변비를 일으킬 수 있으므로 식사 시 섬유질을 늘리도록 부모에게 교육한다. 섭씨 38.5도 이상의 고열, 복통이나 요통, 절개 부위의 부종이나 발적 등이 나타나면 병원에 방문하도록 교육한다. 퇴원 후 아동은 간단한 샤워나 목욕을 할 수 있다. 수술 후 3주 동안은 활동적인 놀이를 피해야 한다. 추후 후속 치료의 과정을 설명하고 아동에게 재발성 요로감염이 나타나면 예방적 항생제를 다시 시작할 가능성이 있음을 알린다(Box 23-2 참조).

> **Box 23-2**
>
> **실무에서의 전문성: 방광요관역류에 대한 형제 검사**
>
> 방광요관역류(VUR)는 아동인구 1~2%에서 발생하며 요로감염(UTI)이 있는 아동의 30~40%에서 나타난다. 연구에 따르면, 방광요관역류가 있는 아동의 형제는 가족력이 없는 아동에 비해 방광요관역류가 있을 위험이 높으며 발병률은 26~50%이다. 요로감염이 있는 형제는 배뇨방광요도조영술을 사용해서 방광요관역류를 평가하는 것이 특히 중요하다. 간호사는 요로감염과 방광요관역류를 치료 중인 아동의 가족들을 간호할 때 형제자매들의 방광요관역류의 발생률이 증가하고 요로감염의 징후에 대한 주의가 필요하다는 것을 교육해야 한다. 재발성 요로감염과 그에 따른 신장 손상의 관계를 가족 교육에 포함시키는 것이 중요하다.

유뇨증

유뇨증(enuresis)은 일반적으로 약 5~6세의 아동이 방광조절이 예상됨에도 불구하고 불수의적인 배뇨가 되풀이되는 것을 말한다(표 23-3 참조). 유뇨증은 밤(야뇨증)이나 낮(주간 유뇨증)에 또는 밤낮으로 발생할 수 있다. 유뇨증은 일차성 또는 이차성으로 분류된다.

- 일차성 유뇨증: 아동은 밤중에 소변을 가린 적이 없다. 이는 성숙이 지연되고 기능적 방광이 작기 때문이며 스트레스나 정신적인 원인과는 관련이 없다.

- 이차성 유뇨증: 아동이 최소한 6개월 동안 확실히 소변을 가렸지만 소아야뇨증(bed-wetting)을 보이기 시작한다. 이는 스트레스와 감염, 수면장애와 관련되어 있다

정상적인 방광조절의 발달단계는 표 23-3을 참조한다.

병태생리

일차성 야뇨증은 유뇨증의 가장 흔한 형태로 여성보다는 남성에게서 많이 나타난다. 확실한 가족력이 있는 아동에게 좀 더 많이 발생한다. 원인에는 수면장애, 방광 용적 감소 또는 과민성 방광이 있다. 야뇨증은 폐쇄수면무호흡증후군이 있는 아동에게 보다 많이 나타나며 변비가 있는 아동에게 빈번하게 발생한다.

임상적 징후

주간유뇨증이 있는 아동의 임상적 징후에는 빈뇨, 절박뇨, 지속적으로 흘림, 배뇨 후 의도치 않은 조절 상실이 있다. 야뇨증은 자다가 오줌 싸는 것으로 나타난다.

협력적 관리

협력적 관리의 목표는 유뇨증의 원인을 찾고 치료하며 비뇨기 조절을 확실하게 하는 것이다.

진단검사

아침 첫 소변 표본으로 소변검사를 시행한다. 요시험지로 요로감염을 검사한다. 소변 세균검사에서는 증상이 없는 요로감염이 발견될 수도 있다. 요비중은 아동의 소변 농축 능력에 대한 정보를 제공한다. 유뇨증 및 다뇨증 또는 핍뇨(oliguria, 연령에 맞지 않게 소변량 감소)가 있는 아동에게는 당뇨병, 요붕증 또는 신장질환의 가능성을 의심할 수 있다. 그 외 진단검사로는 방광 초음파, 요흐름 검사, 요역동학 검사가 있다. 세심한 과거력 조사는 유뇨증의 잠재적 원인을 찾아내는 데 도움이 될 수 있다(Box 23-3).

아동의 하부 척추를 검사하여 척추이분증의 징후가 될 수 있는 누공, 척추함몰, 머리카락 같은 덩어리를 확인한다. 장기 입원, 가족 스트레스 요인, 학교에 관한 걱정들 역시 이차성 유뇨증과 관련 있다.

임상치료

일반적으로 복합적 치료 접근법이 가장 효과적이다. 수분 제한, 방광 훈련, 소변경보기 등이 가장 흔한 방법이다(표 23-4). 경보기는 유뇨증 치료에 효과적이긴 하나, 2~4개월 동안 매일 밤 착용해야 한다.

야뇨증이 있는 아동의 약물치료 시 사용되는 약물은 다음과 같다.

- 데스모프레신은 야뇨증에 가장 많이 사용하는 약물이며 항이뇨 효과가 있다. 데스모프레신은 치료를 시작할 때 밤에 복용한다(집 외부에 있는 경우). 데스모프레신은 효과가 빠르게 나타난다.
- 삼환계 항우울제인 이미프라민은 항콜린제와 진경제 효과를 가지며 다른 방법에 반응하지 않는 아동에게 사용할 수도 있다. 이 약물은 기분에 영향을 미치고 과다복용의 위험이 있으므로 자세한 관찰이 필요하다.
- 항콜린제 약물인 옥시부티닌은 진경제의 효과가 있으며, 절

표 23-3 방광조절의 발달단계

연령	발달단계
1 ½세	일정한 간격으로 소변을 본다.
2세	소변을 봐야 할 때 말을 한다.
2 ½세	소변을 보고 싶을 때를 알 수 있고, 소변을 참을 수 있다.
3세	혼자서 화장실에 가고 놀고 있을 때 긴급함을 참을 수 있다.
2 ½~3 ½세	야간에 배뇨를 조절한다.
4세	외출 시 화장실 가는 것에 큰 관심을 보인다(쇼핑센터, 영화관).
5세	하루에 약 7번 정도 배뇨하고 프라이버시를 지키는 것을 좋아하며 어느 정도 방광이 찼을 때 방광을 비워야 하는지 알 수 있다.

표 23-4 유뇨증의 치료법

접근법	설명
수분제한	저녁 시간과 잠자리에 들기 전에는 수분섭취를 제한한다. 카페인이 함유된 음료는 피한다.
방광훈련	수분섭취를 많이 한 후 가능한 한 오래 소변을 참는다. 배뇨 중간에 멈추는 연습을 한다.
시간제 배뇨	야뇨증이 있는 아동에게는 2시간마다 소변을 보고 몇 분 기다렸다가 다시 소변을 보는 이중 배뇨 패턴을 하도록 지침을 준다. 이것은 방광을 완전히 비우도록 훈련하고 과다팽창을 피하게 한다.
소변경보기	감지기는 아동의 바지에 부착한다. 경보기는 아동이 오줌을 눌 때 소리가 나므로 아동이 일어나 화장실에서 배뇨할 수 있다. 경보기는 2~4개월 동안 매일 밤 착용해야 한다.
보상제도	아동을 위한 현실적인 목표를 세우고, 별모양과 스티커를 표에 붙여 배뇨 실수를 하지 않는 낮과 밤을 보낼 수 있도록 독려한다.
약물	임상치료에서 논의하는 이미프라민, 데스모프레신, 옥시부티닌을 사용한다.

Box 23-3

유뇨증 과거력 조사 시 필요한 질문

가족력

- 신장이나 비뇨기의 구조적 이상이 있는 가족력이 있는가?
- 야뇨증의 가족력이 있는가? 몇 살에 야뇨증이 사라졌는가?

유뇨증의 가족 관리

- 가족 문제는 얼마나 심각한가?
- 아동이 오줌 쌌을 때 어떤 상황인가? (누가 일어나서 시트를 교환하는가?)
- 아동은 어떤 치료를 받고 있는가? 아동이 오줌 쌌을 때 벌을 받거나 혼이 나는가?
- 어떤 방법을 써보았는가?

배변훈련

- 언제 처음 했으며 어떤 방법을 사용했는가?
- 아동이 오랜 기간 낮 또는 밤에 오줌을 싸지 않은 적이 있었나?
- 가장 오래 오줌을 싸지 않은 게 얼마 동안인가?
- 아동이 얼마나 자주 소변을 보는가? 대변을 보는가?
- 아동에게 변비나 유분증의 과거력이 있는가?

스트레스 요인

- 아동은 학교에서 어떤가?
- 아동의 생활 중에 새롭거나 만성적인 스트레스 요인이 있는가?
- 그러한 문제들은 놀이와 사회적 활동을 어떻게 방해하는가?

위험요인

- 당뇨-다뇨증 또는 조갈증의 징후가 있는가?
- 요로감염-아동에게 빈뇨, 절박뇨, 배뇨 시 작열감이 있는가?

박뇨 또는 과도한 배뇨근육이 있는 아동에게 사용한다. 옥시부티닌은 데스모프레신만 사용해서는 반응하지 않는 아동에게 데스모프레신과 병행해서 사용하거나 경보기와 함께 사용한다. 약물 사용을 중단하면 재발하는 경우가 많다.

간호과정

간호의 목표는 아동과 가족을 도와 아동이 배뇨조절을 할 수 있게 하고 아동의 자아존중감을 증진하는 것이다.

간호사정과 간호진단

세심한 과거력 조사는 유뇨증의 잠재적 원인을 찾아내는데 도움이 될 수 있다. 아동의 배설 양상, 발달단계, 배변훈련의 이력, 비뇨기 증상 등을 조사한다. 잠재된 척추이분증의 징후를 사정한다. 유뇨증에 영향을 줄 수도 있는 잠재된 스트레인 요인을 조사한다.

배뇨 실수 문제에 대한 아동과 가족의 감정 및 당황스러움을 사정하고 시행하는 치료에 대한 동기부여를 사정한다.

유뇨증이 있는 아동에게 적용되는 간호진단은 다음과 같다.

- 낮 또는 밤 동안 배뇨조절을 못하는 것과 관련된 배뇨장애
- 약물과 유뇨증에 대한 행동적 중재와 관련된 지식 향상을 위한 준비
- 방광 조절 능력 부족과 관련된 상황적 자아존중감 저하 위험성

계획과 수행

아동 및 부모와 협력하여 방광 조절의 생리학적 발달과 유뇨증의 원인 및 치료에 대해 설명한다. 부모와 아동의 죄책감 또는 비난하는 감정에 대해 사정한다. 부모가 아동이 오줌 싸는 것을 조절할 수 없다는 것을 인식하고 있는지 확인한다. 스트레스는 이차성 유뇨증의 중요한 원인이므로 심리사회적 지지가 필수적이다. 부모와 아동에게 정서적 지지를 해주고 치료계획에 아동이 참여하도록 격려한다. 필요하다면 아동을 위한 상담 또는 치료를 알아본다.

중재에 대한 부모와 아동의 동기부여와 의욕을 사정한다. 아동은 낮 시간과 밤 시간의 배뇨 실수에 대한 치료계획에 적극적으로 참여할 필요가 있다. 주간 배뇨에 관해서는 알람 시계처럼 아동에게 화장실 가는 것을 상기시켜주는 것이 필요할 수도 있다. 아동의 스트레스 요인을 줄이거나 거기에 대처하는 것을 돕기 위해 가족과 함께 가능성 있는 계획을 의논한다.

평가

간호의 기대되는 결과는 다음과 같다.

- 아동은 밤에 오줌 싸지 않는 날이 늘어난다.
- 아동과 가족이 선호하고 사용 중인 중재를 하나 또는 그 이상을 선택한다.
- 아동은 긍정적인 자아존중감을 표현한다.

신장 장애

신장 장애는 사실상 복잡하고 복합적 체계에 영향을 미치는 원인이 되며 잠재적으로 신장 기능 손상을 일으킨다. 신장 장애에는 신증후군, 급성 사구체신염, 신부전, 복막투석, 혈액투석, 신장이식을 포함한 신장대체요법, 용혈성요독증후군, 다낭성 신장질환 등이 있다.

신증후군

신증후군(nephrotic syndrome, NS)은 혈장 단백질의 사구체 기저막 투과성이 증가하면서 이차적으로 신장 기능이 변화하는 것이다(그림 23-8). 신증후군은 특정한 질병이 아니고 부종, 심한 단백뇨, 저알부민혈증, 저단백혈증, 고지혈증, 변화된 면역을 특징으로 하는 임상적 상태이다. 선천성 신증후군은 대개 유전적 결함과 관련이 있다. 일차성 신증후군은 사구체신염과 같이 신장에만 영향을 주는 질병에서 야기되나, 이차성 신증후군은 신장의 기능을 변화시키는 전신 질환, 약물 또는 독소에 의해 발생한다.

신증후군에 걸린 아동의 약 85%가 미세변화신증후군(minimal change nephrotic syndrome, MCNS)이라고도 불리는 일차성 질병 유형을 가진다. 95% 이상의 아동이 스테로이드 치료에 반응한다. 신증후군의 가장 흔한 형태인 미세변화신증후군은 남성에게 좀 더 흔하다. 광학현미경 평가에서 정상 또는 미세하게 변화된 사구체의 모양을 확인할 수 있다.

병태생리

일차성 미세변화신증후군의 원인은 알려져 있지 않으나 면역체계 역할이 원인으로 여겨진다. 사구체막의 투과율 증가는 알부민과 같이 크고 음전하를 가진 분자가 막을 통과하여 소변으로 배출될 수 있게 한다. 단백뇨는 삼투압을 감소시키고 부종을 일으키는데, 이는 수분이 혈관 구획 안으로 다시 채워지는 대신 간질 내에 수분이 남게 되기 때문이다. 면역글로불린이 사라지고 결과적으로 면역력이 변하게 된다. 소변 내의 알부민 손실, 간에서 불충분하게 생산되는 알부민, 신장의 염분 및 수분 정체로 인한 알부민 농도 감소는 저알부민혈증을 일으킨다. 또한, 응고인자의 변화로 인해 과응고상태가 나타난다. 간은 지질단백질 합성의 증가에 반응하여 고지혈증이 나타난다. 스테로이드 저항성 신증후군이 있는 아동은 신부전의 위험이 있다.

임상적 징후

대부분의 아동에게서 부종은 몇 주 동안 서서히 나타난다. 아동은 일어났을 때 안와부종이 보이고 낮 동안에는 수분이 복부와 하지로 이동하면서 사라지는 양상을 보일 수도 있다. 그 외의 징후에는 옷과 신발이 꽉 끼는 것, 창백함, 고혈압, 과민성, 식욕부진, 혈뇨, 소변 배출량 감소, 비특이성 무기력이 있다. 거품이 있는 소변이 보일 수도 있다. 부모는 아동의 사지, 복부 또는 생식기 등을 포함한 전신 부종이 나타날 때까지 치료를 받지 않는 경우가 많다. 일부 사례에서 흉수로 인한 호흡곤란을 보이기도 한다.

알부민의 손실량과 섭취한 나트륨의 양에 따라 급격한 체중 증가를 보이고 구토가 있거나 없을 수도 있는 복통이 유발될 수도 있다. 소변에서 단백질이 손실되면서 영양실조에 걸릴 수도 있다. 피부는 창백하고 두드러진 정맥으로 인해 윤기가 나며, 머리카락은 더욱 부스러지기 쉬워진다. 혈전증의 위험이 높아진다.

협력적 관리

협력적 관리의 목표는 증상이 완화되도록 유도하고 정맥 내 수분량을 회복시키며 진행성 신기능장애로 이어지는 합병증을 예방하는 것이다.

진단검사

진단은 과거력, 특징적인 증상, 진단검사를 기본으로 한다. 소변검사, 혈청 알부민, 나트륨, BUN, 콜레스테롤, 전해질 검사가 시행된다. 소변검사에서는 단백질 3+에서 4+가 나타난다. 미세혈뇨 역시 나타날 수 있다. 그 외에도 혈청 알부민 수치가 2.5g/dL 미만인 저알부민혈증, 24시간 동안 3.5g 이상의 소변 단백질 배출, 2.0 이상의 수시뇨(spot urine) 소변 단백/크레아티닌 비율과 같은 결과값을 통해 진단을 확인할 수 있다.

신장 초음파는 신장의 구조적인 문제를 발견하기 위해 시행한다. 사구체 검사를 위해 일회용 바늘을 사용한 신장 조직검사는 신부전과 다른 질환을 찾기 위해 시행될 수 있다.

차도를 보인 아동이 3일 연속 딥스틱 검사에서 3+의 단백뇨가 보이거나 2 이상의 소변 단백/크레아티닌 비율을 보일 경우 재발되었다고 확진한다.

임상치료

아동은 심각한 부종이나 중요한 감염이 있을 때 입원을 하지만, 대개는 외래에서 치료를 받는다. 임상치료는 단백뇨 감소, 부종 완화, 징후와 증상 관리, 영양섭취 향상, 감염 예방에 중점을 둔다. 단백뇨를 감소시키기 위해 프레드니손과 같은 코르티코스테로이드가 처방된다. 대부분 아동은 치료를 시작하고 2~3주 안에 단백뇨 수치가 내려가는 양상을 보이거나 음성이 된다. 치료에 잘 반응하는 아동의 경우, 코르티코스테로이드를 4~6주 동안 매일 복용하고 그 후에는 용량을 줄여가면서 8주

임상간호 시 주의점

신증후군이 있는 아동은 스테로이드를 복용하고 있으며 면역체계를 억제하는 다른 약물을 복용하고 있을 수도 있어 감염에 대한 노출을 제한해야 한다. 수두 예방접종을 하지 않았거나 이전에 수두를 앓지 않은 신증후군 아동은 수두-대상포진 역가를 검사해야 한다. 아동이 수두에 노출된다면, 수두-대상포진 면역글로불린(varicella-zoster immune globluin, VZIG)을 투여해서 질병의 심각성을 방지하거나 감소시켜야 한다. 또한, 아동이 아직 접종하지 않았다면 폐구균 백신과 다가백신을 접종해야 한다. 신증후군 아동은 매년 인플루엔자 백신도 접종해야 한다.

그림으로 보는 병태생리 **신증후군**

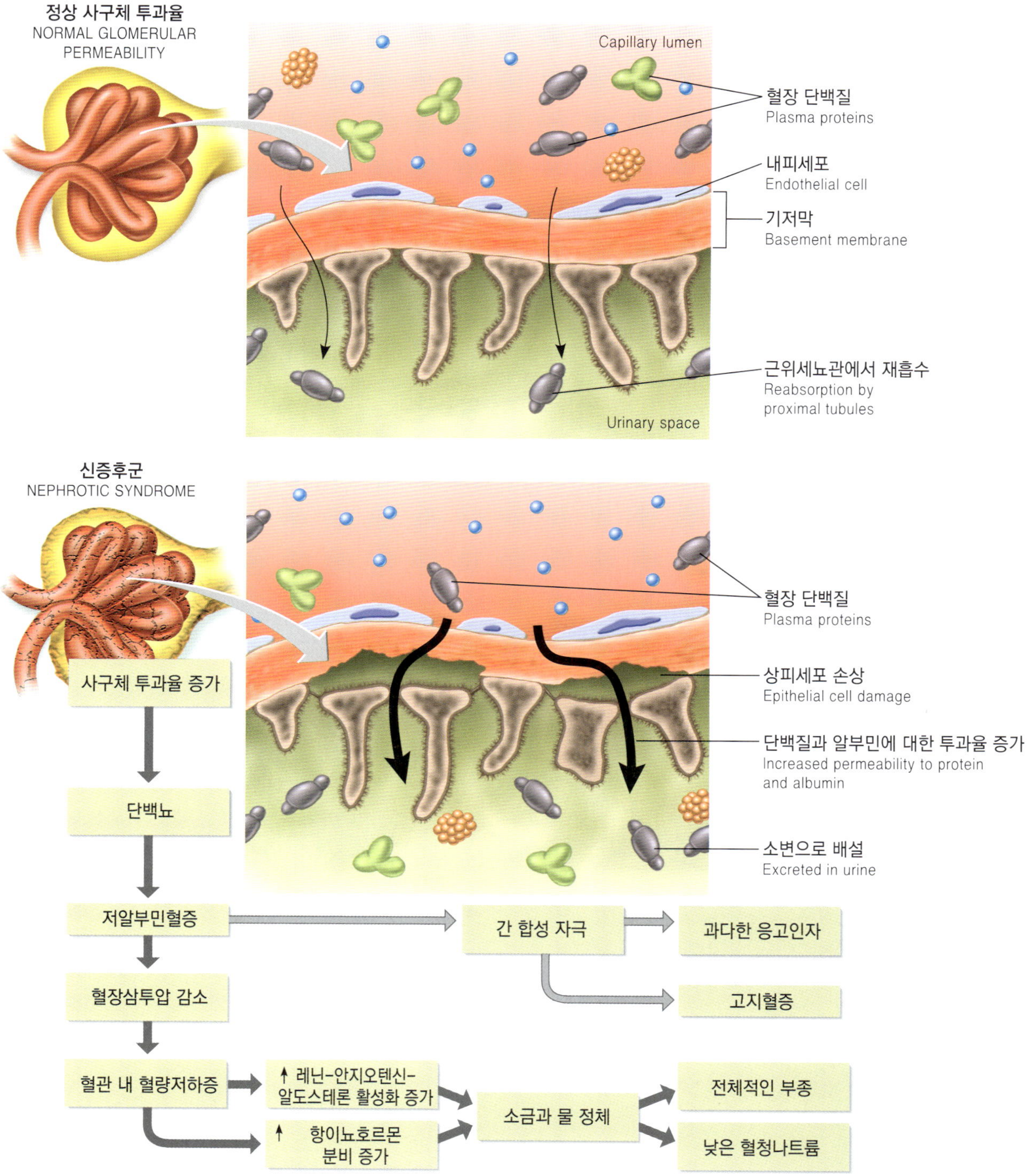

그림 23-8

정상적인 사구체의 해부학적 구조와 신증후군으로 인한 변화로 단백질이 소변에 과도하게 배출되는 것을 비교하였다. 저하된 혈중 알부민 수치는 간을 자극하여 지질과 과다한 응고인자를 생산한다. 혈장 삼투압 감소와 레닌-안지오텐신-알도스테론 활성화 및 항이뇨호르몬 분비로 인해 부종이 발생한다.

~5개월 동안 격일로 복용하다가 중단한다. 약 80%의 아동은 스테로이드 치료에 반응한다. 경구용 스테로이드에 반응하지 않는 아동에게는 정맥주사용 메틸프레드니솔론을 사용할 수도 있다(신증후군 치료에 사용하는 약물 참조). 수분 제한 및 비경구용 이뇨제가 듣지 않고 부종이 심한 아동에게는 프로세마이드 이뇨제 투여 후 정맥용 알부민을 투여할 수 있다. 부종과 관련된 통증이나 요로감염으로 인한 옆구리 통증도 진통제를 투약할 수도 있다.

신증후군은 많은 아동에게서 재발한다. 약물치료가 중단된 후 재발한 아동은 반복적으로 치료를 받는다. 그 외 약물로 항이뇨제, 고혈압치료제, 항생제를 사용할 수 있다. 면역억제제 또는 면역조절제는 빈번하게 재발하는 신증후군 아동의 관해를 연장하기 위해 사용할 수 있다. 이뇨제는 저혈량증, 저나트륨혈증, 저칼륨혈증을 유발할 수 있으므로 전해질 수치를 세심하게 관찰하도록 한다.

간호과정

간호의 목표는 부종을 포함한 아동의 징후와 증상을 관리하고 감염 및 피부손상과 같은 합병증을 방지하며 영양적 요구를 충족시키고, 아동과 가족의 정서적 요구를 돕는 것이다.

간호사정과 간호진단

간호사정은 수분량 과다 징후, 질병과 관련된 합병증, 아동과 가족에게 미치는 심리사회적 영향에 중점을 둔다.

생리적 사정

아동의 수분섭취 상태와 부종에 대한 자세한 사정은 필수적이다. 섭취배설량을 주의 깊게 관찰한다. 동일한 체중계를 사용하여 매일 아동의 체중을 재고 부종과 복수 변화를 관찰하기 위해 복부 둘레를 측정한다.

최소한 4시간마다 활력징후를 측정하고 호흡곤란, 고혈압 또는 순환과다에 대해 관찰한다. 근무 교대 시마다 단백뇨 확인을 위한 소변검사와 요비중 검사를 시행한다. 다음과 같은 경우 추가적으로 사정한다.

- 부종으로 인한 피부 악화
- 이뇨제 복용 기간 동안 저혈량증 징후
- 아동의 편안한 수준과 활동력

심리사회적 사정

아동과 부모는 입원을 두려워하거나 불안해하는 경우가 많다. 전신 부종이 있는 학령기 아동은 그들의 외모에 대해 걱정하는 경우가 많다. 신증후군 재발로 입원한 아동은 당황스럽거나 우울해할 수 있다. 개인과 가족의 대처기전, 지원체계, 스트레스 수준을 사정한다.

미세변화신증후군을 가진 아동에게 적절한 간호진단은 다음과 같다.

- 면역억제요법과 관련된 감염의 위험
- 신기능장애 및 나트륨 정체와 관련된 체액과다
- 부적절한 영양, 체액량의 변화, 면역억제요법과 관련된 피부통합성 장애의 위험
- 식욕상실, 피로로 인한 신체 약화와 관련된 활동 지속성 장애의 위험
- 피로, 부동성, 사회적 고립과 관련된 여가활동 참여의 감소

계획과 수행

간호는 약물관리, 감염 예방, 피부손상 예방, 영양 및 수분섭취 요구 충족, 휴식 권장, 부모와 아동에게 정서적 지지를 제공하는 것에 초점을 맞춘다.

약물관리

정해진 시간에 처방된 약물을 주는 것이 중요하다. 커다란 얼굴, 식욕증가, 모발 성장 증가, 복부팽만, 감정기복과 같은 코르티코스테로이드의 부작용을 자세히 관찰한다. 고혈압, 오심, 고혈당과 같은 코르티코스테로이드의 또다른 부작용을 관찰한다. 코르티코스테로이드는 갑자기 중단하는 것보다는 서서히 줄여야 한다. 치료 동안 공복혈당을 검사할 수도 있다.

아동이 정맥을 통해 알부민을 투여받을 경우, 수분 이동으로 나타날 수 있는 고혈압이나 체액 과다의 징후에 대해 세심하게 관찰한다. 심한 부종 치료에는 루프, 티아지드 또는 칼륨보전이뇨제가 사용된다. 이뇨제 투여로 저혈량증이 생길 수도 있다. 이뇨제와 함께 알부민을 주입하는 것은 저혈량 쇼크의 위험을 줄이기 위해 필요할 수 있으나 위험요인은 존재한다. 쇼크가 임박한 징후를 관찰한다.

감염예방

미세변화신증후군이 있는 아동은 소변 내 면역글로불린 손실과 코르티코스테로이드 요법 때문에 감염의 위험이 있다. 세심한 손 위생관리와 표준주의 지침을 지킨다. 외과적 절차 시에는 철저한 무균술이 필수적이다. 세포독성 약물을 사용할 때는 부작용으로 골수억제 가능성이 있으므로 아동의 백혈구 수치를 관찰한다. 코르티코스테로이드 요법 때문에 발견하지 못할 수도 있는 감염의 조기 징후를 발견하기 위해 활력징후를 자세히 관찰한다. 면역억제 치료 중에는 아동의 사회적 접촉을 줄이고, 호흡기 감염 및 전염성 질환에 걸린 사람과의 접촉을 피하도록 부모와 아동에게 알려준다. 감염에 대한 노출 위험이 증가하는 쇼핑몰, 스포츠 경기장, 마트, 기타 공공장소를 피하는 것이 중요함을 가족에게 교육한다. 열과 행동 변화를 포함한 감염 징후에 대한 지침을 부모에게 제공한다. 매년 권장되

신증후군 치료에 사용하는 약물

약물	작용/영향	간호관리
코르티코스테로이드 요법		
프레드니손(Prednisone) 경구용 스테로이드에 반응하지 않을 경우 정맥으로 고용량 메틸프레드니솔론을 사용할 수 있다.	관해를 촉진한다. 프레드니손은 소변 내 단백질 배출을 감소시킨다.	• 처방대로 투약하도록 격려한다. • 감염, 혈압의 변화, 성장 및 행동 변화를 관찰한다. • 코르티코스테로이드를 장기간 복용할 경우, 체중증가, 둥근 얼굴, 비만, 위장 출혈, 성장지연, 고혈당, 고혈압, 부신 억제, 뼈의 탈회 현상과 같은 주요 부작용을 관찰한다. • 부모에게 코르티코스테로이드에 식욕자극 효과가 있다는 것을 교육하고 과도한 체중증가를 막기 위해 열량 섭취를 제한한다. • 아동이 더 이상 면역억제가 되지 않을 때까지 생백신의 투여를 연기해야 한다.
알킬화제/세포독성제		
시클로포스파미드 (Cyclophosphamide)	관해를 촉진하고 재발 간격을 늘리는 데 도움을 준다.	• 백혈구감소증과 호중성백혈구감소증에 대해 백혈구 수치를 관찰한다. 빈혈 여부 확인을 위해 헤모글로빈을 관찰한다. 위장 출혈, 탈모, 성장장애를 사정한다. • 아침식사 1시간 전이나 저녁식사 2시간 후에 약물을 복용한다. 약물을 복용하는 동안 오심이 있다면 진토제가 처방될 수도 있다. • 방광염을 줄이기 위해 적절한 수분섭취를 격려한다. • 일반적이지 않은 출혈, 멍, 오한, 열, 그 외의 감염 징후를 보고하도록 가족에게 교육한다.
면역억제제		
시클로스포린(Cyclosporine) 타크로리무스(Tacrolimus) 미코페놀레이트(Mycophenolate)	면역반응 감소, 사구체여과율 감소, 알부민의 사구체기저막 투과율에 미치는 영향으로 인해 코르티코스테로이드에 효과가 없는 신증후군을 가진 아동에게 관해를 유도 및 유지하기 위해 도움을 준다.	• 고혈압을 확인하기 위해 혈압을 관찰하고 오심, 구토, 빈혈, 복부 불편감과 같은 기타 부작용에 대해 사정한다. • 신장 상태를 사정하기 위해 전해질, 시클로스포린 혈청 농도, 크레아티닌 클리어런스, 혈청 크레아티닌 수치를 관찰한다. • 식사할 때 약물을 복용하여 오심을 줄이고, 매일 같은 시간에 복용하며, 혼합을 위해 플라스틱 그릇보다는 유리를 사용하도록 가족에게 교육한다. 시클로스포린은 오렌지 주스나 사과 주스에 희석하여 복용할 수도 있다. 포도 주스는 사용하지 않는다.
이뇨제		
루프이뇨제(Loop diuretics) 프로세미드(Furosemide)	심각한 부종에 사용 세뇨관에서 수분, 나트륨, 칼륨이 재흡수되는 것을 방지하여 심한 부종을 줄여준다.	• 경구 또는 정맥으로 투여한다. • 혈관 내 저류량 감소를 관찰(저혈량증) • 빈맥과 저혈압에 대한 활력징후를 사정한다. • 저나트륨혈증, 저칼륨혈증, 기타 전해질 불균형을 포함한 그 외 잠재적인 부작용을 관찰한다.
앤지오텐신전환효소억제제		
바소텍(말레인산 에날라프릴) Vasotec(enalapril maleate)	고혈압치료제 일부 신장 보호 효과	• 혈압을 관찰한다. 일시적 저혈압과 현기증을 사정한다. • 고칼륨혈증의 부작용 확인을 위해 칼륨을 관찰한다.

SOURCES: Data from Pendergraft, W. F., Nachman, P. H., Jennette, J. C., & Falk, R. J. (2016). Primary glomerular disease. In K. Skorecki, G. M. Chertow, P. A. Marsden, M. W. Taal, & A. S. L. Yu, Brenner and Rector's the kidney (10th ed., pp. 1012~1090.e30). Philadelphia, PA: Elsevier; Ring, R., & Huether, S. E. (2014). Alterations of renal and urinary tract function in children. In K. L. McCance & S. E. Huether (Eds.), Pathophysiology: The biologic basis for disease in children and adults (7th ed., pp. 1376~1392). St. Louis, MO: Elsevier Mosby; Pais, P., & Avner, E. D. (2016). Nephrotic syndrome. In R. M. Kliegman, B. F. Stanton, J. W. St. Geme, & N. F. Schor (Eds.), Nelson textbook of pediatrics (20th ed., pp. 2521~2528.e1). Philadelphia, PA: Elsevier; Wilson, B. A., Shannon, M. T., & Shields, K. M. (2017). Pearson nurse's drug guide 2017. Hoboken, NJ: Pearson Education.

는 인플루엔자 예방접종을 하도록 하고 최근에 생백신으로 예방접종한 사람을 멀리하도록 한다.

피부손상 예방

피부손상과 잠재적 감염을 예방하기 위해 세심한 피부 관리가 이루어져야 한다. 반복적으로 피부를 사정하고 아동의 체위를 자주 변경하며 피부손상 예방에 도움이 되는 치료적인 매트리스를 사용한다(예: Eggcrate mattress 또는 공기 매트리스). 피부는 깨끗하고 건조하게 유지한다.

영양 및 수분섭취 요구 충족

식단을 짤 때 아동이 좋아하는 음식을 염두에 둔다. 적은 양의 음식을 보기 좋게 제공해서 아동이 먹을 수 있도록 격려한다. 식사 중 사회화는 아동의 식욕을 높일 수도 있다. 심각한 부종일 경우를 제외하면 수분은 대개 제한하지 않는다.

휴식 권장

그림 그리기, 보드게임 놀이, 음악 듣기, 영화보기와 같은 조용한 놀이를 할 수 있는 기회를 제공한다. 활동 후에는 휴식 시간을 갖도록 한다. 과민성, 감정기복 또는 회피는 피로의 징후에 포함될 수도 있다. 휴식의 중요성에 대해 부모와 아동을 교육한다. 질병의 급성기 동안에는 방문객 제한이 필요할 수 있으므로 직접 방문하는 것 대신 전화와 컴퓨터로 연락하는 것을 권장한다. 아동이 자신의 활동에 대한 제한을 정하도록 격려하여 통제감을 제공한다.

정서적 지지

부모와 아동은 이러한 만성 질병에 대처하기 위해 도움이 필요하다. 아동의 질병과 치료법을 부모에게 자세히 설명하는 것이 중요하다. 입원과 함께 동반된 부모의 불안은 아동의 독립성에 영향을 줄 수 있다. 아동이 식단에서 음식을 고르거나 매일의 활동 일정을 선택할 수 있게 하여 독립심을 키우도록 한다.

미세변화신증후군이 있는 아동은 급작스런 체중증가와 부종으로 왜곡된 신체상을 경험할 수도 있다. 아동은 거울보기를 거부하고 간호에 참여하지 않으려고 하며 외모에 대한 관심이 줄어들 수도 있다. 아동이 감정을 표현할 수 있도록 격려하고 일상적인 몸단장을 하도록 하여 정상적인 외모를 유지하도록 돕는다. 부종 있는 외모가 덜 보이도록 스카프나 모자를 사용할 수도 있다. 청소년에게는 대처기전으로 일기에 쓰도록 권유할 수 있다. 재발 가능성에 대한 우려가 있는 만성질환으로 장기적인 심리사회적 지지가 필요하다.

퇴원계획과 가정간호 교육

부모와 학령기 아동에게 질병 과정, 예후, 치료계획을 설명한다. 부모와 협력하여 약물 투여에 대한 이해와 잠재적인 부작용을 찾는 능력을 확인한다. 부종이 해결될 때까지 수분을 제한하는 것에 대해 부모에게 알려준다. 단백질과 관련하여 매일 소변을 관찰해야 할 필요성과 결과를 꾸준히 기록하는 것에 대해 교육한다. 매주 아동의 체중을 재는 것은 부모가 수분 정체의 초기 단계 및 부종이 나타나기 전에 재발의 징후를 알아차리는 데 도움이 될 수 있다.

지역사회 간호

가족과 협력하여 아동이 다시 학교에 다니는 것과 다른 정상적인 활동을 하는 것에 대한 계획을 세운다. 아동의 면역력 저하를 고려하여 전염병을 앓고 있는 사람과의 접촉을 피하는 것이 중요하다고 강조한다. 아동이 코르티코스테로이드 치료를 받고 있거나 미세변화증후군의 징후가 보인다면 무염식이를 해야 한다는 것을 부모에게 강조한다. 스테로이드는 식욕을 자극하므로 부모가 아동의 음식섭취 및 체중증가를 조절해야 한다고 알려준다.

코르티코스테로이드 치료를 받는 아동 대부분은 성공적이지만 재발이 흔히 발생한다. 아동이 성장할수록 재발은 감소한다. 반복되는 스테로이드 치료는 뼈를 약하게 하고 골다공증을 유발하기 때문에 아동은 주기적으로 골밀도 검사를 받아야 한다.

평가

간호의 기대되는 결과는 다음과 같다.

- 아동은 코르티코스테로이드 치료에 반응한다.
- 수분, 전해질, 산-염기 균형이 회복되고 유지된다.
- 온전한 피부 상태를 유지한다.
- 아동은 영양적인 요구를 충족하고 식이의 지침을 따른다.

급성 사구체신염

사구체신염(glomerulonephritis)은 신장의 사구체에 가장 흔하게 생기는 염증이다. 아동의 경우, 피부 또는 인두의 A군 베타 용혈성 연쇄상구균 감염병에 대한 반응인 경우가 대부분이다. 연쇄상구균 감염후 급성 사구체신염(acute postinfectious glomerulonephirits, APIGN)의 발병률은 2~6세 사이의 아동에게 가장 높고 여아보다는 남아에게 더욱 흔하다. 아동 및 청소년 사구체신염의 기타 원인에는 면역학적 이상과 세균 또는 바이러스성 질병이 포함된다.

병태생리

급성 사구체신염은 상부 호흡기 또는 피부의 A군 베타 용혈성 연쇄상구균 감염이 신장에서 염증을 일으키는 것이다. 주로 아동은 연쇄상구균 감염(예: 패혈증 인두염)에 걸렸다가 회복된 후 10~21일 간격을 두고 급성 사구체신염의 징후가 나타난다.

사구체 손상은 사구체 모세혈관벽에 국소적으로 작용하는

그림으로 보는 병태생리 **급성 사구체신염**

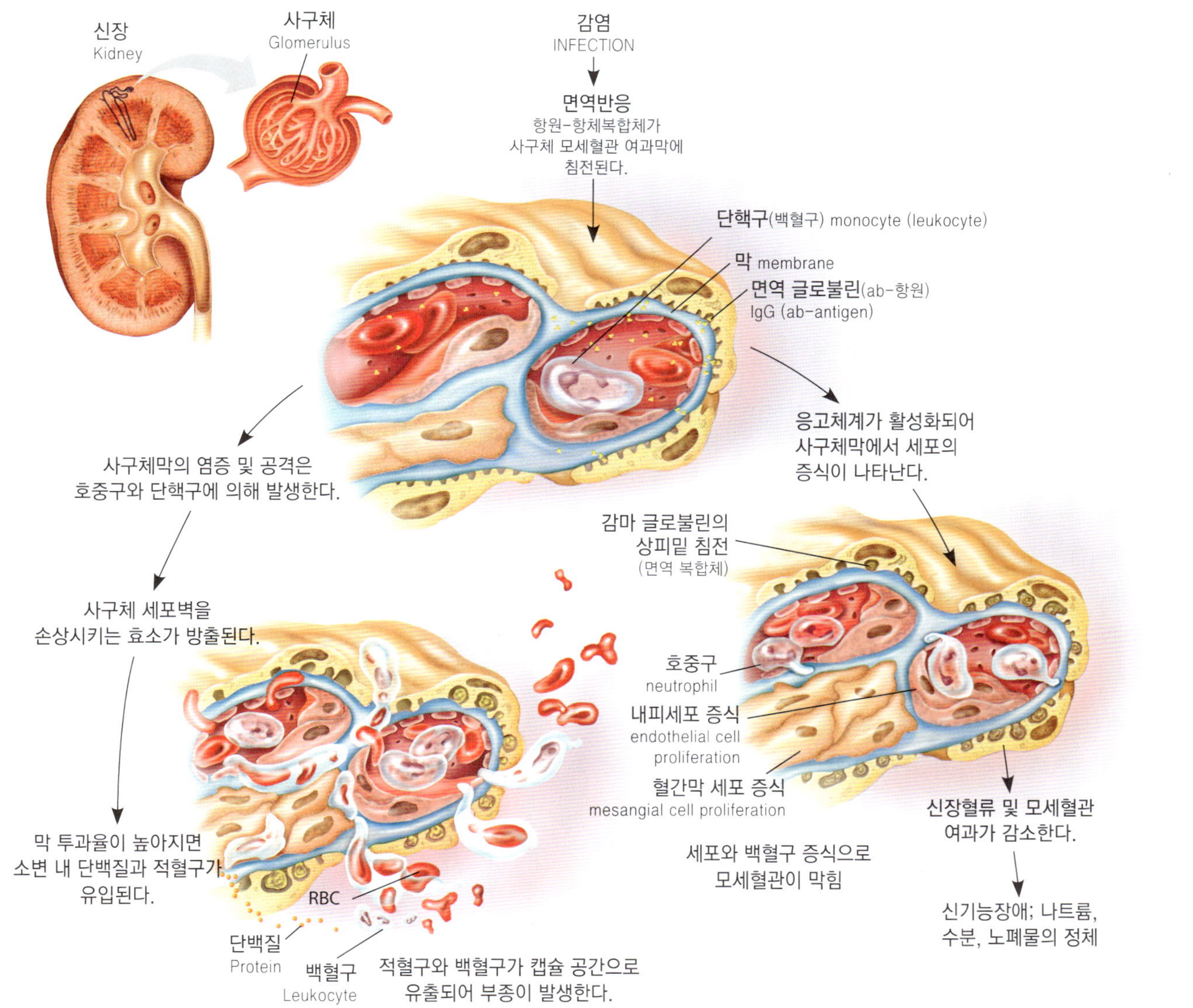

그림 23-9
A군 베타 용혈성 연쇄상구균 감염은 면역반응을 일으키고 사구체의 염증과 손상을 초래한다. 단백질과 적혈구가 사구체로 통과할 수 있게 된다. 손상된 세포로 인한 폐색으로 인해 사구체로 가는 혈류가 감소한다. 신기능장애의 결과 나트륨, 수분, 노폐물의 정체가 초래된다.

면역복합체 반응의 결과로 발생한다(그림 23-9). 항원-항체 복합체가 사구체 안에 들어오고 염증과 폐색을 유발한다. 사구체막이 두꺼워지고 손상된 조직 세포로 사구체 모세혈관이 막혀 사구체 여과율이 감소한다. 혈관 투과율이 증가하여 단백질, 적혈구, 적혈구 원주가 배설된다. 나트륨과 수분은 정체되고 혈관과 간질부가 팽창하여 부종의 특징적인 결과가 나타난다.

임상적 징후

많은 아동에게서는 증상이 발견되지 않는다. 그러나 일부 아동은 대개 옆구리나 복부 중간의 갑작스러운 통증, 과민성, 무기력, 열 등을 호소한다. 현미경적 혈뇨는 거의 모든 사례에서 나타나며 육안으로 보이는 짙고 어두운 색깔의 혈뇨는 최대 50%의 사례에서 나타날 수 있고 1~2주 동안 지속될 수 있다. 경미한 안와 주위 부종은 발과 발목의 부종과 함께 초기에 발생한다. 부종이 점점 심해지면 폐울혈 또는 복수를 유발할 수도 있다. 급성 고혈압은 두통, 오심, 구토, 과민성, 무기력, 발작을 포함한 뇌병증을 일으킬 수도 있다. 핍뇨는 있을 수도 있고 없을 수도 있다.

협력적 관리

급성 사구체신염 아동에 대한 협력적 관리의 목표는 신장 기능을 보존하고 질병과 관련된 합병증을 예방하는 것이다.

진단검사

혈청 BUN과 크레아티닌 수치는 높아진다. 경미한 정도에서 중간 정도의 단백뇨로 인해 혈청 단백질은 감소한다(저알부민혈증). 백혈구 수와 적혈구침강속도는 높아진다. 항스트렙토라이신 O(anti-streptolysin O, ASO) 역가의 상승은 최근에 걸린 연쇄상구균 감염으로 인한 항체가 있음을 의미하며 최근 상부 호흡기 연쇄상구균 감염에 걸린 환자의 약 2/3에서 나타나지만, 최근 연쇄상구균 피부 감염(농가진)에 걸린 환자의 약 1/3에서만 보인다. 아동 대부분은 초기 감염으로 인해 혈청 보체(C3) 수치가 감소한다.

소변검사에는 혈뇨, 단백뇨, 적혈구 및 백혈구 원주가 나타난다. 세포외액이 혈청을 희석시키므로 급성기에 빈혈은 흔하게 발생한다.

임상치료

치료는 증상 완화와 지지치료에 중점을 둔다. 침상안정은 급성기 치료계획에서 중요하다. 부종과 고혈압은 나트륨 제한, 프로세미드와 같은 이뇨제, 필요할 경우 고혈압치료제 등으로 치료한다. 원래의 병원체를 제거하기 위해 항생제를 사용할 수도 있다.

대부분에서 예후는 좋아 임상적 징후, 단백뇨, 혈뇨는 몇 주 안에 사라진다. 95% 이상의 아동이 완전하게 회복된다.

간호과정

급성 사구체신염 아동의 간호는 수분 상태의 관찰, 감염 예방, 피부손상 방지, 영양 요구 충족, 아동 및 가족을 위한 정서적 지지 제공에 중점을 둔다.

간호사정과 간호진단

다른 신장질환과 마찬가지로 급성 사구체신염 아동의 간호에는 활력징후 관찰, 섭취배설량 측정, 신장 기능을 평가하기 위한 수분 및 전해질 균형, 합병증 인식 등이 요구된다. 혈압이 200/120mmHg까지 올라갈 수 있으므로 혈압을 자주 관찰한다. 심각한 고혈압에 대해 중추신경계 문제의 징후(두통, 흐린 시력, 구토, 의식수준 감소, 혼란, 경련)를 사정한다. 단백뇨, 혈뇨, 배뇨에 대해 소변을 관찰한다. 안와주위나 의존적 및 아동의 체위 변경 시 변하는 부종을 사정한다. 흉수를 사정한다(마찰음, 호흡곤란, 기침).

잠재적인 간호진단은 다음과 같다.

- 가정에서의 치료법과 관련된 지식 부족(부모)
- 질병 진행과 관련된 급성통증

> **임상적 조언**
>
> 항생제는 급성 사구체신염 치료에 사용되지 않는다. 대신 항생제는 원래의 감염(패혈증 인두염)을 치료하기 위해 처방된다.

계획과 수행

수분 상태 유지

활력징후, 수분 및 전해질 상태, 섭취량 · 배설량을 관찰한다. 저혈량증은 과도한 수분 정체의 외양적 임상 징후임에도 불구하고 혈관에서 간질공간으로 수분 이동의 결과로 발생할 수 있다. 복부 둘레 측정으로 복수 수준을 관찰한다. 요비중을 기록한다. 식사를 포함한 하루 전체 아동의 수분섭취를 세심하게 계획한다.

감염예방

신장 기능의 손상은 아동을 감염의 위험에 놓이게 한다. 발열, 무기력 증가, 백혈구 수치 증가를 포함한 감염의 징후를 관찰한다. 연쇄상구균 감염이 있는지 가족 구성원을 검사하고 필요하다면 치료에 대해 문의한다. 부모와 협력하여 아동이 감염에 노출될 기회를 줄인다. 손 위생관리법을 가족에게 알려준다. 방문자를 제한하고 상부 호흡기 감염을 검사한다.

피부손상 예방

급성기에는 침상안정이 필요하다. 의존적인 부위와 그 외 압력을 받는 부위는 피부손상에 취약하다. 아동의 자세를 자주 변경해준다. 뼈가 돌출된 부위나 예민한 부위에 패드를 하거나 투명드레싱으로 피부를 보호한다. 아동이 침대에 누워있을 때 베개를 이용해서 하지를 올린다. 아동의 침대에 작은 부스러기들이나 날카로운 장난감이 없는지 확인한다. 침대시트는 팽팽하고 주름이 없도록 한다. 알맞은 위생을 유지하고 피부를 건조하게 한다.

영양 요구 충족

아동의 영양 요구를 충족하기 위해서는 팀 접근(간호사, 영양사, 부모, 아동)이 필요한 경우가 많다. 대부분의 경우, 무염식이와 저단백식이를 실행한다. 아동이 음식 맛이 달라져 먹기를 거부할 수도 있어 식이를 진행하는데 어려움이 있을 수도 있다. 아동의 식욕을 높이기 위해 부모에게 아동이 좋아하는 음식을 집에서 가져오도록 권유하고 연령에 맞는 양의 음식을 제공하며 다른 아동이나 가족 구성원들과 함께 식사할 수 있도록 허용한다. 아동이 제한된 식사를 하고 있을 때, 집에서 가져온 음식들이 적절한지 확인한다.

정서적 지지

급성 사구체신염 아동의 부모는 죄책감을 느끼는 경우가 많다. 아동의 초기 징후 및 증상에 보다 빨리 반응하지 않은 것을 자책하거나 사구체 손상의 진행을 방치했다고 생각할 수도 있다. 질병의 병인론과 아동의 치료를 논의하고 잘못된 개념이 있으면 설명한다.

퇴원계획과 가정간호 교육

고혈압과 육안적 혈뇨가 해결되기까지 3주가 걸릴 수도 있고 질병이 완전히 해결되려면 더 긴 시간이 필요할 수도 있다. 퇴원계획은 아동의 약물요법에 관한 부모 교육, 약물의 잠재적인 부작용, 식이 제한, 합병증의 징후 및 증상 등에 중점을 둔다.

부모에게 아동의 혈압 측정 방법과 소변의 혈액이나 단백질을 확인하기 위해 검사하는 방법 또는 환자 간호에 있어서 기타 일상적인 업무 등에 대해 교육한다. 상부 호흡기 감염에 걸린 사람에게 아동이 노출되지 않도록 하는 것이 중요하다고 강조한다. 퇴원 후, 부모와 협력하여 아동이 평범한 일상과 활동으로 돌아가는 계획을 세우며 휴식 기간도 계획한다.

평가

급성 사구체신염 아동의 기대되는 간호결과는 다음과 같다.

- 아동의 피부통합성은 유지된다.
- 아동은 정상적인 체액균형을 유지한다.
- 아동은 압력을 받는 부위에 발적, 멍을 보이지 않는다.

신부전

급성 또는 만성일 수도 있는 **신부전(renal failure)**은 신장이 노폐물을 배출하지 못하고 소변을 농축할 때 발생한다. 급성 신부전은 갑자기(며칠 또는 몇 주에 걸쳐) 발생하고 회복될 수도 있는 반면, 만성 신부전은 신장 기능이 몇 개월 또는 몇 년에 걸쳐 점진적이고 영구적으로 사라진다.

신부전의 두 가지 유형은 **질소혈증(azotemia**; 혈중 질소성 노폐물의 축적)과 핍뇨로 특징지어지며 신장이 대사성 노폐물을 배출할 수 없음을 나타낸다. 만성 신부전은 결국 무뇨(소변 배출이 없음)를 유발한다. 사구체 여과속도를 통해 아동의 만성 신장질환의 중증도를 확인한다.

급성 신부전

급성 신손상(acute kidney injury, AKI)으로 불리는 급성 신부전(acute renal failure, ARF)은 적절한 신장 기능의 갑작스러운 손실로, 신장은 대사성 노폐물을 맑게 할 수 없으며 세포외액량, 나트륨 균형, 산-염기 항상성을 조절할 수 없게 된다. 잠재적인 원인에는 용혈성 요독증후군, 급성 사구체신염, 패혈증, 중독, 신장독성 약물, 저혈량증, 폐쇄 요로증, 심장수술의 합병증 등이 있다.

병태생리

급성 신부전은 실제 신장 손상뿐만 아니라 신전성 또는 신후성 요인에 의해 발생할 수 있다(그림 23-10).

- 신전성 급성 신부전은 전신성 상태와 관련하여 정상 신장으로 가는 관류의 감소로 일어난다. 탈수에 이어 나타나는 저혈량증이 일반적인 원인이지만, 신혈관계나 심장 기능의 변화도 신전성 급성 신부전을 촉발한다. 이것은 유아와 어린 아동에게 가장 흔한 유형이다.
- 신후성 급성 신부전은 일반적으로 비뇨기 해부학적 이상이 있는 신생아에게 발견된다. 아동은 핍뇨가 있을 수도 있고 소변 배출이 정상적이거나 증가할 수도 있다. 핍뇨가 없는 신부전은 일반적으로 덜 심각한 신장 손상을 의미한다. 급성 신부전에서 회복된 아동은 잔존하는 신장 손상과 약해진 신장 기능을 갖게 될 수도 있다.

임상적 징후

건강한 아동이 전해질 불균형, 요독증, 수분 과잉의 결과로 급작스럽게 특별한 질병이나 손상(예: 오심, 구토, 부종, 육안으로 보이는 혈뇨, 핍뇨, 고혈압)을 나타내는 비특이적 증상을 경험한다. 아동은 창백하고 무기력하게 보인다.

고칼륨혈증은 급성 신부전과 관련된 생명에 가장 위협이 되는 전해질 질환이다. 저나트륨혈증은 중추신경계에 영향을 미쳐서 피로에서부터 발작에 이르기까지 여러 증상을 나타낸다.

급성 신부전 아동은 면역 기능의 저하로 감염되기 쉽다. 요독증은 혈액 내에 요소 및 기타 질소성 노폐물이 과잉될 때 발생한다. 축적된 노폐물로 인한 신경학적 증상은 두통, 발작, 무기력, 혼동 등을 포함한다.

협력적 관리

협력적 관리의 목표는 수분과 전해질 균형을 유지하고 합병증을 관리하는 동시에 영구적인 신장 손상을 최소화하거나 예방하는 것이다.

진단검사

신부전의 진단은 주로 소변검사와 BUN, 혈청 크레아티닌, 나트륨, 칼륨, 칼슘 수치를 포함하는 혈액화학검사에 기초하며 혈뇨, 단백뇨, 감염, 빈혈, 산증, 전해질 이상이 나타날 수 있다. 신장은 정상 크기이고 방사선촬영에서 신성골이영양증의 징후는 발견되지 않는다. 신장 구조, 신장 혈류, 신장 관류 및 기능을 사정하기 위한 다양한 영상 검사를 시행하여, 아동이

그림으로 보는 병태생리 **급성 신부전**

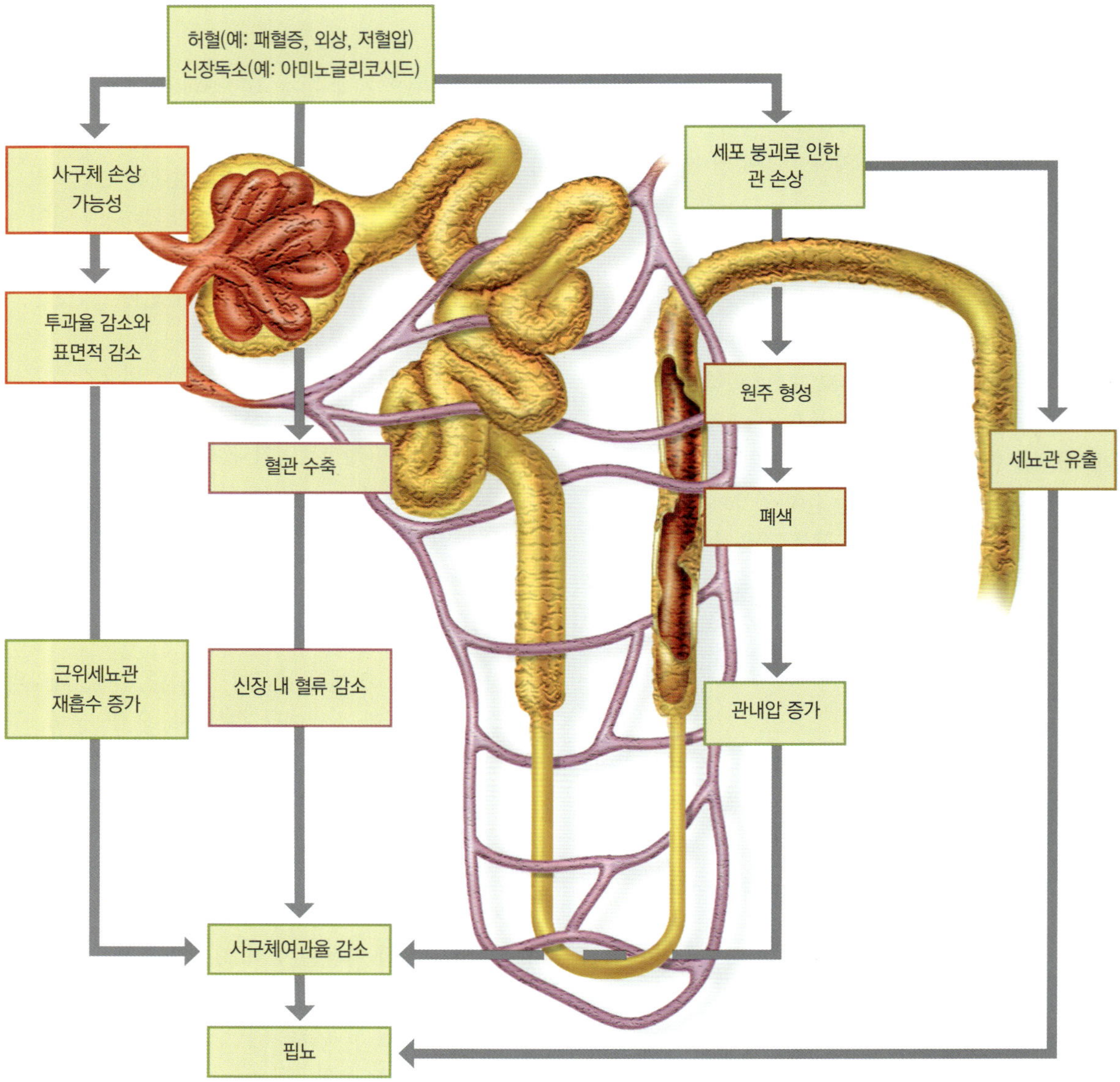

그림 23-10
초기 신장 손상은 일반적으로 패혈증, 외상, 저혈압과 같은 급성 상태와 관련이 있거나 신장독성 약물을 사용하는 급성 상태의 치료 결과이다. 신장에 손상을 입는 것은 사구체 손상, 모세혈관 수축, 세뇨관 손상으로 인해 발생한다. 모든 손상의 결과는 사구체 여과를 감소시키고 핍뇨를 유발한다.

급성 혹은 만성 신부전을 가지고 있는지 밝혀낼 수 있다. 신장 조직검사는 사구체를 검사하기 위해 필요할 수도 있다.

임상치료

치료는 신부전의 근본적 원인에 따라 달라진다. 목표는 수분 및 전해질 균형을 유지하고 합병증을 관리하는 동시에 영구적인 신장 손상을 최소화하거나 예방하는 것이다. 체액이 감소된 아동의 초기 응급치료는 신장 관류와 혈압 안정에 필요한만큼 신속하게 수분 보충을 하는 것이다. 혈액 손실이 순환 감소의 원인이 될 때, 알부민 또한 투여할 수 있다. 적절한 수분량을 보충한 후에도 핍뇨가 지속되면, 내인성 신장 손상을 의심할 수 있다.

폐부종 등과 같이 수분과잉을 보이는 아동은 이뇨제 치료를 하고 만약 이뇨제가 잘 듣지 않는다면, 투석이 필요하다. 잠재적인 모든 칼륨 공급원은 고칼륨혈증이 조절될 때까지 제거해야 한다. 영양대사 또는 광범위한 조직 손상은 칼륨 수치를 올

임상적 징후 | 급성 및 만성 신부전에서 전해질 불균형

전해질 불균형	임상적 징후	임상치료
고칼륨혈증 식이와 이화된 세포에서 나온 칼륨을 적절하게 배설하지 못해서 나타난다. 대사성 산증의 경우, 세포내액에서 세포외액으로 칼륨의 움직임도 있다.	• 최고조에 오른 T파, 넓은 QRS와 ECG • 불규칙적 리듬 • 근육 약화	• 칼륨 섭취 제거 • 경구용 케이엑살레이트 또는 정체관장 • 경구용 알칼리화제 투여 • 심근세포막 안정을 위해 정맥으로 글루콘산칼슘 또는 염화칼륨 사용 • 칼륨의 세포섭취를 높이기 위해 정맥용 중탄산나트륨, 인슐린 및 포도당, 알부테롤과 같은 베타 아드레날린제 사용 가능 • 다른 방법이 효과적이지 않다면 투석 시행
저나트륨혈증 급성 핍뇨기의 경우, 저나트륨혈증은 용질을 초과하는 수분의 축적과 관련이 있다.	• 의식수준의 변화 • 근육 경련 • 식욕부진 • 복부반사, 약해진 심건반사 • 체인-스토크 호흡 • 발작	• 수분 제한 • 전해질 보충 • 120mEq/L 미만의 나트륨 수치에 대한 고장성 식염 • 심각한 전해질 장애를 교정하기 위한 투석
저칼슘혈증 인산염 정체(고인산혈증)는 혈청 칼슘 농도를 저하시킨다. 칼슘은 손상된 세포에 축적된다. 고칼륨혈증과 대사성 산증은 심각한 저칼슘혈증의 임상적 징후를 가릴 수도 있다.	• 근육 저림 • 근긴장도 변화 • 발작 • 근육 경련과 근육 연축 • 크보스테크 징후 양성 (이하선 앞쪽 안면신경을 두드리면 안면근육이 수축)	• 인 함량이 낮은 식이 • 경련(tetany)이 있을 경우, 칼슘 정맥 주입 • 경구용 인 결합제 • 심각한 전해질 장애를 교정하기 위한 투석

SOURCES: Data from Thomas, E. Y. (2015). Fluid and electrolytes. In The Johns Hopkins Hospital: The Harriet Lane handbook (20th ed., pp. 246~267). Philadelphia, PA: Elsevier: Saunders; Sreedharan, R., & Avner, E. D. (2016). Renal failure. In R. M. Kliegman, B. F. Stanton, J. W. St. Geme, & N. F. Schor (Eds.), Nelson textbook of pediatrics (20th ed., pp. 2539~2547). Philadelphia, PA: Elsevier; Verive, M. J. (2016). Pediatric hyperkalemia. Retrieved from http://emedicine.medscape.com/article/907543-overview

Note: See Chapter 23 for more information related to these alterations in electrolytes..

임상적 징후 | 급성 vs 만성 신부전

신부전의 유형	임상적 징후
급성 신부전	• 짙은 색깔의 소변 또는 육안으로 보이는 혈뇨, 두통, 부종, 피로, 수포음, 심장의 말발굽리듬, 고혈압, 혈뇨, 무기력, 오심 및 구토, 핍뇨 • 낭포, 종양, 폐색병변이 있는 경우 옆구리 부위에 덩어리
만성 신부전	• 피로, 불편함, 식욕부진, 오심 및 구토, 잘 자라지 못하거나 작은 키 • 핍뇨 또는 다뇨 • 두통, 정신적 명료함 또는 집중력 감소, 만성 빈혈, 고혈압, 부종, 작은 외상을 동반한 골절, 구루병, 외반족 변형

릴 수 있다는 것을 기억한다. 영양대사 동안 탄수화물을 추가 섭취하여 영양을 유지해야 한다. 필요하다면 항생제가 처방된다. 아미노글리코사이드와 같이 신장독성 항생제(젠타마이신, 반코마이신)는 피해야 한다.

치료에 대해 반응하지 않는 일부 급성 신부전 아동은 심각한 전해질 불균형을 교정하고 수분 과잉을 관리하며 노폐물의 혈액을 깨끗하게 하기 위해 투석이 필요하다. 임상적 상황과 아동의 연령에 따라 혈액투석 또는 복막투석을 결정하게 된다.

예후는 원인에 따라 달라진다. 신부전이 빨리 치료될 수 있는 약물독성 또는 탈수로 인한 것이라면 예후는 대체로 좋다. 그러나 용혈성 요독증후군이나 급성 사구체신염과 같은 질병으로 인한 것이라면 설명할 수 없는 신장 손상과 연관될 수도 있다.

간호과정

급성 신부전이 있는 아동의 간호 목표는 수분 및 전해질 균형을 맞추도록 하고 감염 및 손상과 같은 합병증을 예방하며 아동과 가족을 지지하는 것이다.

간호사정과 간호진단

증상의 진행과 신부전의 잠재적인 원인을 발견하기 위해 과거력 조사와 신체검사가 필요하다.

생리적 사정

활력징후, 의식수준, 기타 신경학적 지표를 사정한다. 입원 시 아동의 체중을 측정하는데 이는 수분 상태 변화를 평가하기 위한 기준이 된다. 소변검사, 소변 세균배양검사, 혈액화학검사를 관찰한다. 소변의 색, 비중, 섭취배설량, 냄새 등을 조사한다. 요비중검사와 섭취배설량을 사정한다.

심리사회적 사정

입원과 관련된 분노의 감정, 죄책감 또는 두려움을 사정한다. 대처기전, 가족지원체계, 스트레스 수준을 사정한다.

급성 신부전이 있는 아동에게 적용할 수 있는 몇 가지 간호진단은 다음과 같다.

- 신기능장애 및 나트륨 정체와 관련된 체액과다
- 식욕부진, 오심, 구토, 이화상태와 관련된 영양불균형: 신체 요구량보다 적음
- 외과적 절차 및 관찰 장비, 손상된 면역 기능과 관련된 감염의 위험
- 아동의 급작스러운 입원 및 불확실한 예후와 관련된 손상된 가족 대처

계획과 수행

간호는 합병증 예방, 수분 균형 유지, 약물 투여, 영양 요구 충족, 감염예방, 아동과 가족에게 정서적 지지를 제공하는 것에 초점을 맞춘다.

합병증 예방

합병증은 치료계획을 따름으로써 예방할 수 있다. 간호사는 활력징후, 수분섭취량, 혈청 전해질, 의식수준에 대한 주의 깊은 관찰을 통해 잠재적 합병증을 의미하는 변화를 알 수 있다. 신장독성 약물은 피해야 한다.

임상간호 시 주의점

신장독성 약물에는 다음과 같은 것이 포함된다.

- 항균제: 아미노글리코사이드계, 세팔로스포린계, 테트라사이클린, 설파제
- 요오드를 사용하는 방사선 조영제 촬영(일반적으로 CT 스캔에 사용)
- 중금속: 납, 바륨, 철
- 비스테로이드성 항염증제(NSAIDs): 인도메타신, 아스피린, 이부프로펜

수분 균형 유지

매일 2~3회 섭취량 · 배설량 및 혈압을 관찰하여 아동의 수분 상태를 판단한다. 또한, 적어도 하루 한 번 같은 시간에 같은 체중계로 체중을 측정한다. 특별히, 나트륨과 칼륨의 혈청화학 검사값을 관찰한다.

임상적 조언

혈청 나트륨 농도가 높아지고 체중이 감소하면, 투입되는 수분이 충분하지 못한 것이다. 혈청 나트륨 농도가 감소하고 체중이 증가하면, 수분이 과도하게 투여되는 것이다.

아동에게 핍뇨가 있을 경우, 수분섭취(비경구적 영양을 포함)를 불감성 수분손실(폐, 피부, 위장에서 배출되는 부분)의 보충으로 제한한다. 아동에게 열이 있다면 수분 투여를 증가한다.

임상적 조언

신기능장애가 있는 아동은 질병으로 인한 수분 손실 위험이 더욱 높다. 신기능장애가 있는 아동에게 급성위장질환이 있는 경우 이 아동은 탈수와 급성 신부전의 위험이 더욱 높다.

약물 투여

급성 신부전의 경우, 신장의 약물 배출 능력이 손상되기 때문에 모든 약물의 용량을 조절해야 한다. 약물의 실제 용량을 줄이거나 용량 사이의 시간 간격을 늘릴 수 있다. 약물독성을 관찰하기 위해 약물 수준을 확인하고 아동에게 사용되는 각 약물의 독성 징후를 파악한다.

영양 요구 충족

아동은 급성 신부전에 걸린 동안 대사율이 높으므로 영양실조의 위험이 있다. 비경구 또는 경장영양법은 처음에 단백질 이화작용을 최소화하기 위해 사용할 수 있다. 식이는 개별적인 아동의 필요에 따라 열량, 탄수화물, 지방, 아미노산, 가수분해단백질을 조정한다. 신부전의 정도에 따라 나트륨, 칼륨, 인 등이 제한될 수 있다. 허용되는 즉시 경구로 먹기 시작한다. 영양사를 포함한 다양한 분야의 협력이 필요할 수 있다.

감염예방

급성 신부전이 있는 아동은 영양 상태 변화, 면역 저하, 수많은 외과적 절차들로 인해 병원감염에 걸리기 매우 쉽다. 감염 위험을 줄이기 위해서 철저한 손 위생과 표준안전지침을 사용한다. 모든 외과적 절차와 중심정맥관 관리 시 무균법을 사용한다. 카테터 부위에서 배액되는 것은 감염성 미생물 여부를 확인하기 위해 세균배양을 해야 한다. 활력징후와 폐음을 자주 사정한다.

정서적 지지

갑작스러운 급성 신부전의 발현과 예상치 못한 입원과 불확실한 예후에 대한 불안을 경험하게 된다. 부모는 신부전의 원인과 상관없이 죄책감을 갖는 경우가 많다. 부모들이 두려움을 표현할 수 있도록 격려하며 죄책감을 극복하도록 돕는다. 불안을 감소시키기 위해 절차와 치료법을 설명한다. 부모와 나이가 든 형제들에게 아동의 치료에 참여하도록 격려하는 것은 그들의 통제감을 증가시킬 수 있다.

퇴원계획과 가정간호 교육

부모와 협력하여 아동의 입원 초기에 부모의 참여를 격려한다. 부모가 약물 투여의 중요성을 바르게 이해하는지 확인한다. 아동의 고혈압 여부를 확인하기 위해 가정에서 혈압을 관찰할 수 있도록 한다. 부모가 진행되는 신부전의 징후를 발견할 수 있는지 확인한다(만성 신부전 참조).

신부전의 정도에 따라 아동의 식이는 단백질, 수분, 나트륨, 칼륨, 인 등을 제한할 수 있다. 알맞은 음식을 선택하여 식단을 계획하도록 지침을 제공한다.

평가

간호의 기대되는 결과는 다음과 같다.

- 신장 기능을 회복한다.
- 수분, 전해질, 산-염기 균형을 회복하고 유지한다.
- 영양 요구를 충족한다.
- 부모와 아동은 질병에 대해 효과적으로 대처한다.
- 아동은 속발성 감염에 걸리지 않는다.

만성 신부전

만성 신장병이라고 불리는 만성 신부전(chronic renal failure, CRF)은 진행성이며 회복 불가능한 신장 기능의 감소를 의미한다.

병태생리

아동의 경우, 만성 신부전은 대개 신장 또는 요로의 발달 이상, 폐쇄요로증이나 심각한 역류, 용혈성요독증후군 및 사구체신염과 같은 감염으로 인해 발생한다.

점진적이고 진행성인 콩팥단위 기능의 손실은 궁극적으로 **말기 신장질환(end-stage renal disease, ESRD)**을 일으킨다. 말기 신장질환에서 신장은 더 이상 항상성을 유지할 수 없으며, 아동에게는 투석이 필요하다.

신부전은 수분 및 전해질 균형을 방해하며 신부전이 진행됨에 따라 신장이 체내에 쌓인 산을 배출하지 못하면서 대사성 산증이 나타난다. 신장골형성장애는 신장이 활성화된 비타민 D를 생산 및 인 배설을 할 수 없어 인 수치는 높아지고 혈청 칼슘 수치는 떨어지면서 나타난다. 그에 따라 부갑상선은 적절한 혈청 칼슘 및 인 수치를 유지하기 위해 뼈에서 칼슘과 인을 뽑아낸다. 부갑상선의 비타민 D에 대한 반응이 떨어지고 혈청 칼슘 수치가 낮아지면서 저칼슘혈증이 나타날 수 있다. 골형성장애는 아동의 자연골절 위험을 증가시킨다.

칼슘, 인, 비타민 D의 대사장애, 열량섭취 감소, 대사성 산증으로 성장 지연이 나타난다. 에리스로포이에틴(erythropoietin)의 부족과 진행성 신장질환으로 만성 신부전 아동은 빈혈을 경험할 수 있다.

임상적 징후

만성 신부전이 있는 아동은 처음에는 아무런 증상이 없을 수도 있다. 그러나 질병이 진행되면서 신장이 소변을 농축할 수 없어 다뇨증이 있는 신기능장애가 나타난다. 창백함, 두통, 오심, 피로와 같은 증상이 보다 심해진다. 정신적 명료와 집중력 저하를 보일 수도 있다. 빈혈이 있는 경우, 빈맥, 빈호흡, 운동 중 호흡곤란을 초래한다. 질병이 진행되면서 아동은 식욕상실과 합병증을 경험할 수 있다(고혈압, 폐부종, 성장지연, 골형성장애, 소근육 및 대근육 운동발달의 지연, 성적 성숙지연 등).

만성 신부전의 가장 많이 진행된 형태인 말기신장질환의 경우, 신부전이 모든 신체계통에 나쁜 영향을 미친다. 신장 기능의 악화로 임상 및 생화학적 장애의 심각성이 증가함에 따라 요독 증상이 나타난다. 요독 증상의 징후와 증상에는 오심 및 구토, 진행성 빈혈, 식욕부진, 호흡곤란, 무기력, 요소 결정체(피부에 축적되는 요소 결정체), 불쾌한(요독성) 호흡 냄새, 두통, 진행성 혼동, 떨림, 폐부종, 울혈성 심부전 등이 있다.

협력적 관리

만성 신부전을 가진 아동의 관리 목표는 남아있는 신장 기능을 보존하고 말기 신장질환으로 진행되는 것을 늦추며 수분 및 전해질 균형 유지, 관련 합병증 예방, 성장 및 발달을 촉진하는 것이다.

진단검사

혈청 전해질, 인산염, BUN, 크레아티닌 수치 및 산도를 포함한 실험실 검사를 통해 만성 신장질환의 진단과 만성 신부전의 단계를 확인할 수 있다. 아동의 사구체 여과속도(glomerular filtration rate, GFR)는 혈청 크레아티닌 수치와 환자의 키 및 성별을 이용하여 예측한다. 영상 검사는 신부전을 일으킬 수 있는 신장질병을 찾아내기 위해 수행된다. 신장 조직검사는 가끔 시행한다.

임상치료

치료의 목표는 신장질병의 진행을 늦추고 합병증을 예방하며 성장 및 발달을 촉진하는 것이다. 보존적 치료에는 식이와 수분 및 전해질 관리의 조합, 고혈압을 조절하는 것을 포함한다. 그러나 조절에 실패하고 말기 신장질환으로 진행되면, 투석을 시작한다.

만성 신부전은 회복이 불가능하지만 질병의 경과는 아동마다 다르다. 일부 아동은 신부전으로 빠르게 진행하고 투석이 필요한 반면, 다른 아동들은 중요한 신장 손상이 발생하기 전 얼마간 약물과 식이요법을 병행하여 관리를 받는다. 아동의 상태에 따라 치료계획의 빈번한 수정이 필요한 경우가 많다.

식이 관리는 성장을 위한 열량 섭취를 극대화하면서 동시에 전해질 수치의 균형을 유지하기 위해 필요한 인, 칼륨, 나트륨을 제한하는 것에 중점을 둔다. 적절한 칼슘 섭취가 식사 계획의 일부분이 되어야 한다. 특별히 1세 미만 아동의 경우, 최선

만성 신부전 아동의 치료에 사용되는 약물

약물	작용 또는 적응증	간호
비타민과 미네랄보충제(Nephrocaps)	엄격하게 제한된 식이에서 부족한 비타민과 미네랄을 보충한다.	• 처방된 비타민만 복용해야 한다. 처방전 없이 살 수 있는 보충제에는 해로운 요소가 함유되었을 수도 있다.
인산염결합제: 탄산칼슘(Tums), 아세트산칼슘(PhosLo) 또는 염산 세벨라머(Renagel)	장에서 인의 흡수를 감소하게 한다.	• 인산염결합제에 알루미늄이 없는지 확인한다. • 음식과 함께 복용한다.
칼시트리올(Rocaltrol)	칼슘 균형을 정상으로 유지하기 위해 보충한다.	• 혈청 칼슘 수치를 관찰한다. 칼슘보충제가 제공되었는지 확인한다.
에포에틴 알파(Epogen, Procrit)	골수를 자극하여 적혈구를 생산하고 만성 신부전으로 인한 빈혈을 치료한다.	• 정맥 또는 피하로 주사한다. • 부작용으로 고혈압이 있으므로 혈압을 관찰한다. • 기관의 지침에 따라 헤마토크리트와 혈청 페리틴 수치를 관찰한다.
철 보충	에포에틴 알파가 처방되었을 때 철 결핍을 치료한다.	• 흡수를 최대화하기 위해 다른 음식이나 약물과 함께 복용하지 않는다.
성장호르몬(rhGH)	아동의 성장을 자극하기 위해 사용한다.	• 피하로 매일 투여한다. • 일정한 간격으로 정확한 키를 측정하여 기록한다.
고혈압치료제: 앤지오텐신전환효소(ACE) 억제제(enalapril, lisinopril) 앤지오텐신2차단제(losartan)	말기 신장질환의 진행을 늦춘다.	• 혈압을 관찰한다.
루프 이뇨제	체액 과부하가 있을 경우 사용한다.	• 소변배출량과 전해질 균형을 관찰한다.

SOURCES: Data from Gulati, S. (2015). Chronic kidney disease in children. Retrieved from http://emedicine.medscape.com/article/984358-overview; Lum, G. M. (2014). Kidney & urinary tract. In W. W. Hay, M. J. Levin, R. R. Deterding, & M. J. Abzug, CURRENT diagnosis and treatment: Pediatrics (22nd ed.). New York: McGraw-Hill. Retrieved from http://accessmedicine .com; Sreedharan, R., & Avner, E. D. (2016). Renal failure In R. M. Kliegman, B. Stanton, J. W. St. Geme, & N. F. Schor (Eds.), Nelson textbook of pediatrics (20th ed., pp. 2539~2547). Philadelphia, PA: Elsevier; Wilson, B. A., Shannon, M. T., & Shields, K. M. (2017). Pearson nurse's drug guide 2017. Hoboken, NJ: Pearson Education.

의 단백질 섭취를 위해 경구영양 또는 비경구영양법이 필요할 수도 있다. 복합 탄수화물은 칼륨이 낮은 채소 및 과일과 함께 선택해야 한다. 열량을 추가하기 위해 식물성 기름, 딱딱한 사탕, 설탕, 꿀, 젤리 등을 추가할 수도 있다.

만성 신부전의 관리에 사용되는 약물은 만성 신부전 아동의 치료에 사용되는 약물을 확인한다.

말기 신장질환으로 진행하는 아동은 신장대체요법이 필요하다. 투석 또는 신장이식을 위한 일정은 성인과 다르다. 이식은 아동이 보다 정상적인 아동기를 보내도록 하는 것을 목표로 한다. 이식을 빨리 할수록 말기 신장질환의 일부 합병증을 예방할 수 있다. GFR 이외에도, 요독증후군, 잘 조절되지 않는 고혈압, 신장골형성장애, 정상적으로 증가하지 못한 머리둘레, 발달지연, 좋지 않은 성장 등과 같은 비특이적 징후는 신장대체요법을 시작할 시기를 결정하기 위해 사용된다. 감염은 신장대체요법을 받는 아동에게 일반적인 합병증이다.

간호과정

만성 신부전을 가진 아동의 간호목표는 수분 및 전해질 균형을 촉진하고 신기능장애와 관련된 합병증을 예방하며 성장 및 발달을 촉진하는 것이다.

간호사정과 간호진단

간호사정은 신부전의 징후 및 증상과 관련된 합병증을 확인하고 아동과 가족에게 신부전의 심리사회적 영향을 사정하는 것에 중점을 둔다.

생리적 사정

아동의 시작 및 진행 중인 사정은 신부전의 합병증을 발견하는 것에 중점을 둔다. 부종, 빈약한 성장 및 발달, 골형성장애, 빈혈의 징후를 관찰한다. 활력징후, 특히 혈압을 사정한다. 전해질에서 변화의 징후를 관찰한다.

심리사회적 사정

신장질환이 진행하면서 아동과 가족에게 스트레스 요인이 증가한다. 아동기와 청소년기의 아동은 말기신장질환으로 인한 외모의 차이와 사회적, 정신적, 신체적 문제들로 어려움을 겪을 수 있다. 치료를 준수하지 않으면 청소년의 생명이 위험할 수 있다.

만성 신부전 아동의 간호진단은 급성 신부전에서 이미 나열된 것들과 유사하다. 포함할 수 있는 추가적인 진단은 다음과 같다.

- 투석 일정에 따른 학교생활의 조절과 관련된 안위 손상
- 투석 배액관 관리의 어려움과 관련된 비효과적 가족 건강관리
- 빈혈 및 피로로 인한 신체 약화와 관련된 활동 지속성 장애
- 작은 키와 투석용 외부 카테터와 관련된 상황적 자존감 저하

계획과 수행

만성 신부전이 있는 아동은 초기 진단적 평가, 투석 치료 시작, 치료계획에 대한 문제 또는 감염과 같은 이유로 자주 입원하게 된다. 입원한 만성 신부전이 있는 아동의 간호는 약물 부작용 관찰, 감염예방, 영양 요구 충족, 정서적 지지, 선행 교육에 중점을 둔다.

약물 부작용 관찰

이뇨제를 복용 중인 아동에게서 허약함, 근육경련, 어지럼증, 두통, 오심 및 구토와 같은 전해질 불균형 징후를 사정한다. 특히 이뇨제 치료를 시작했을 때, 어지럼증으로 인해 넘어지지 않도록 주의를 기울인다. 하이드랄라진과 같은 고혈압치료제를 투약 중이라면, 수분 및 나트륨이 과도하게 축적되는지 확인하기 위해 아동의 체중을 관찰한다.

감염예방

만성 신부전이 있는 아동은 감염에 아주 취약하다. 체온상승, 탁하고 강한 냄새가 나는 소변, 배뇨곤란, 호흡양상 변화 또는 객담을 동반하는 기침과 같은 감염 징후에 주의를 기울인다. 복막투석 시 탁한 복막액은 감염의 징후이다. 청결한 손 위생 관리 습관의 중요성을 아동과 가족에게 강조한다.

영양 요구 충족

식이 제한을 하는 만성 신부전이 있는 아동에게 적절한 영양 섭취를 유지하는 것은 어려운 일이다. 적은 양의 음식을 자주 제공하고 보기 좋게 준비한다(만성 신부전이 있는 아동이 피해야 할 음식은 표 23-5 참조).

수분 제한 유지

아동이 식사와 함께 수분을 섭취하고 약물을 복용하며 목이 마를 때를 확인하기 위해 24시간 동안 아동의 구강섭취를 계획한다. 제공하는 수분은 약물용 컵이나 작은 컵을 사용한다. 아동이 있는 곳에서 음료를 마시는 것을 자제해 달라고 부모와 방문객에게 요청한다. 모든 부모 및 보호자에게 아동의 수분 제한의 중요성을 알고 이해하는지 확인한다.

정서적 지지

진행 중인 만성 신부전은 아동과 가족의 전반적인 생활양식의 변화를 요구한다. 부모와 아동은 질병, 예후, 치료 제한과 관련된 감정을 표현하고 극복해 나가기 위한 기회가 필요하다. 아동이 그림 그리기나 치료적 놀이를 통해 감정을 표현하도록 돕는다.

지속적인 투석 치료의 필요성과 적합한 신장 기증자를 기다

표 23-5 신장질환이 있는 아동의 영양정보

신장질환이 있는 아동의 식이는 일반적으로 나트륨, 칼륨, 인 함량이 낮은 음식으로 구성한다. 간호사는 가족들이 특정 음식을 피하거나 아주 소량만 먹어야 하는 것을 기억하도록 돕기 위해 이 표를 검토하도록 한다.

나트륨 함량이 많은 음식	칼륨 함량이 많은 음식	인 함량이 많은 음식
수프와 소스: 그래비, 스파게티와 토마토 소스, 바베큐 소스, 스테이크 소스 **가공육:** 볼로냐소시지, 햄, 살라미, 핫도그 **훈제된 고기와 생선:** 베이컨, 얇게 썬 훈제 쇠고기, 소금에 절인 쇠고기, 햄, 훈제연어 피클, 그 외 절임식품 **양념:** 서양 고추냉이, 간장, 우스터 소스, 연육제, 글루탐산모노나트륨(MSG)	**과일:** 살구, 아보카도, 바나나, 감귤류, 배, 승도복숭아, 대추, 무화과, 캔탈루프와 기타 멜론, 자두, 건포도 **채소:** 샐러리, 말린 콩, 리마콩, 감자, 녹색잎채소, 시금치, 토마토, 겨울호박 **통곡식:** 특히 겨가 함유된 식품들 **유제품:** 우유, 아이스크림, 푸딩, 요거트 정어리, 조개 땅콩 칼륨이 함유된 소금 대체물	**유제품:** 우유, 치즈, 요거트, 커스터드, 푸딩, 아이스크림 말린 콩, 완두콩, 견과, 땅콩버터 초콜릿 소시지, 핫도그

리는 것은 부모와 아동 모두에게 스트레스를 준다. 효과적인 대처 방법 및 가족 지원체계를 찾는 것으로써 치료를 따르도록 돕는다.

퇴원계획과 가정간호 교육

부모는 장기적인 치료 및 후속 관리의 필요성을 이해할 필요가 있다. 가족과 협력하여 그들의 일상과 맞게 투약 일정을 세운다. 아동이 복용하는 약이 많기 때문에, 정해진 시간과 약물에 관한 도표를 제공하는 것도 도움이 될 수 있다. 투약 시간의 일관성이 중요함을 강조한다. 부모에게 약물의 부작용과 질병과 관련된 합병증을 인식하는 방법을 교육한다.

가정간호에 적절하게 의뢰한다. 가정에서 복막투석을 받는 아동의 부모는 치료를 수행하는 방법과 합병증을 발견하는 법을 교육받는다. 카테터 부위의 감염과 복막염을 예방하기 위해 철저한 무균법이 필요하다. 만성 신부전이 있는 아동은 징후 및 증상의 진행을 관찰하고 치료의 효과를 확인하기 위해 외래 방문을 자주 해야 한다. 골형성장애로 인한 변화를 사정하기 위해 6개월 간격으로 뼈의 방사선 촬영을 하는 경우가 많다.

교육과 사회화

아동의 발달 및 다른 아이들과의 상호작용을 증진시키기 위해 학령기 아동의 투석 일정은 아동이 학교에 참여할 수 있도록 계획한다.

학령기 아동과 청소년은 또래와 다르게 인식되고 있다는 것에 대해 당황하는 경우가 많다. 신진대사의 이상은 아동의 키 성장을 방해하고 사춘기 발달을 지연시킨다. 아동이 특별한 식단을 따르고 약물을 복용하며 투석 치료를 받아야 할 필요에 대해 어떻게 느끼는지 질문한다. 만성 질병에 대처하는 정신적 영향을 최소화하기 위해, 부모로 하여금 아동이 그들의 연령에 맞는 활동에 참여하도록 권장한다. 학교 출석과 또래들과의 접촉은 정상적인 성장과 발달을 촉진한다.

부모와 협력하여 아동의 자기 가치와 건강한 자아존중감을 촉진한다. 투석 단락 부위를 가릴 수 있는 옷을 선택할 때 아동과 가족을 돕고 아동의 신체적 모습을 보완하고 좋은 점을 강조한다. 청소년에게 성인 건강 서비스와 직업 기술 훈련을 받을 수 있는 프로그램에 참여하도록 격려한다.

심리사회적 지지

계속되는 투석 치료에 대한 필요성과 적합한 신장 기증자를 기다리는 일은 부모와 아동에게 스트레스를 준다. 효과적인 대처 방법과 가족 지원체계를 찾는 것이 중요하다. 아동 및 가족과 협력하여 스트레스 요인과 대처 방법을 결정한다.

신장 이식 준비

신장 이식은 만성 신부전 환자에게 최선의 치료이다. 아동이 이식을 기다리는 동안, 아동의 건강 상태, 주소, 전화번호 등 어떠한 변화라도 있다면 이식센터에 알려야 한다는 것을 가족에게 상기시킨다. 신장 이식에 앞서 아동이 완전히 면역력을 갖추었는지 확인하기 위해 방문할 때마다 면역력을 점검한다.

평가

간호의 기대되는 결과는 다음과 같다.

- 아동은 적절한 수분 상태를 유지한다.
- 아동은 식이 제한을 따르면서 영양 요구를 충족하는 음식을 섭취한다.
- 성장 및 발달지표에 도달한다.
- 사회적 요구는 사회적 상호작용을 통해 충족한다.
- 아동은 긍정적 신체상을 갖는다.

신장대체요법

신장대체요법(renal replacement therapy)은 신부전의 치료법이며 투석과 신장 이식 모두를 포함한다. 우선되는 투석 방법은 일반적으로 아동의 연령에 따라 다르다.

복막투석

복막은 혈액에서 복강으로 신체의 노폐물이 통과하는 막이다. 카테터는 복벽을 통해 복막강으로 삽입된다. 급성 신부전으로 복막투석을 받는 아동의 경우, 몇 주 동안 피부를 통해 위치된 카테터를 사용할 수 있다. 만성 신부전이 있는 아동의 경우에는 장기적인 사용을 위해 외과적으로 카테터를 배치한다. 복부로 들어가는 **투석 용액(투석액, dialysate)**은 일반적으로 복강 안으로 체내 노폐물과 그 외의 수분을 끌어들이는 포도당을 함유하고 있다. 이 노폐물과 그 외의 수분은 배출되는 투석액과 함께 체내에서 나간다. 복막투석은 수분과 노폐물을 지속적으로 제거하여 신체에 미치는 노폐물로 인한 독성의 영향을 감소시키므로 작은 아동에게 도움이 된다. 식이 및 수분 제한은 심한 편이 아니다. 치료 시기는 학교, 놀이 또는 다른 사회적 행사에 대한 방해를 최소화하도록 정할 수 있다. 주요 합병증은 감염이나 복막염이 있다.

일반적으로 사용되는 복막투석의 두 가지 유형은 지속외래복막투석(continuous ambulatory peritoneal dialysis, CAPD)과 자동복막투석(automated peritoneal dialysis, APD)이다. 교환되는 수분량을 확인하기 위하여 눈금실린더를 사용한다.

- 지속외래복막투석은 미리 채운 투석액 주머니에서 하루 4~5번 중력을 이용하여 복막강 안으로 주입하는 것이다. 주입한 액은 4~8시간 동안 복막강 안에 머문다. 부착된 주머니는 아동의 옷 안쪽에 접혀 있으므로 일상적 활동이 가능하다. 정해진 시간 후에, 주머니를 골반보다 낮게 걸면 투석액이 배출된다. 이 방법의 반복적인 연결과 분리는 아동과 가족의 시간을 소모하게 하며 감염의 위험을 높인다.
- 자동복막투석은 자동교환기를 사용하여 대개 밤 시간 동안 10시간에 걸쳐 5회 정도 투석액을 주입하고 배출한다. 하루에 한 번 추가적인 교환이 필요할 수도 있다. 이 방법으로, 연결 및 분리 횟수가 최소화되어 가족에 대한 요구와 감염 위험이 감소한다. 복막투석을 받는 대부분의 유아 및 어린 아동은 잠들었을 때 APD를 받는다.

복막염은 복막투석의 흔한 합병증이다(표 23-6 참조). 복막염은 복막액에 항생제를 주입하여 치료한다.

간호과정

아동에게 알맞은 복막투석 방법을 배우도록 돕고 투석할 때와 카테터 관리를 할 때 무균법을 사용하여 복막염 위험을 줄인다. 복막투석은 시간이 많이 소요되며 투석과정을 관리하기 위해서 가족 구성원들의 헌신이 필요하다. 매일 처방된 대로 투석액을 교환하는 것이 중요하다고 강조한다.

혈액투석

혈액투석은 체내의 노폐물과 기타 수분을 제거하는 특수 필터가 달린 기계를 통해 환자의 혈액이 흐르게 하는 과정이다. 혈액은 체외로 빠져나가고 노폐물과 기타 수분이 반투막을 지나 퍼져 나가도록 하는 투석기를 통과하여 체내로 돌아온다. 투석액은 노폐물 배출을 촉진하기 위해 혈류 반대 방향으로 유입된다. 아동의 혈액과 투석액 간의 삼투압과 농도의 차이는 혈관 내 전해질 농도를 변화시키고 혈량을 감소시킨다.

혈액투석은 중환자치료 환경에서 사용하며 기술적인 문제

표 23-6 복막투석의 합병증

합병증	특성	원인
복막염	탁한 복막액, 복통, 압통, 백혈구증가증, 오심 또는 구토, 열(신생아 저체온증), 변비	황색포도상구균, 표피포도상구균, 곰팡이 감염증, 그람음성막대균(위험은 투석 기간에 비례하고 연령에 반비례함)
통증	유입될 동안	너무 빠른 주입 속도, 너무 많은 양의 투석액, 잘못 삽입된 카테터, 극단적인 투석액 온도
	비워지는 게 끝날 때, 유출될 동안	유출이 끝날 때 카테터로 장막 유입
누출	카테터 주변의 수분, 복부 피하조직으로 유출되는 음경 또는 음낭 부종, 횡격막을 통해 늑막 공간으로 체액 누출	투석액의 과도한 유입, 복막강에서 옮겨 간 카테터
호흡기 증상	숨가쁨, 하부 엽에서 호흡음 감소, 부적절한 흉부 확장	횡격막의 움직임을 약하게 하는 가득 찬 복부, 횡격막 구멍을 통한 투석액의 흉강 유입

로 복막투석을 할 수 없을 때나 반복되는 복막염 이후나 가족이 복막투석을 안전하게 도울 수 없는 경우에 사용한다. 치료는 대개 일주일에 3번 시행되며, 한 번 시행 시 약 3~4시간 정도 소요된다.

20kg이 넘는 아동은 장기간의 혈관 이용을 위해 동정맥루(동맥과 정맥 사이의 연결)를 가지고 있는 경우가 많다. 또는 피부 밑에 합성관을 이식할 수 있는데 이는 혈관 접근을 위해 동맥과 정맥 순환 사이를 접목시킨다. 바늘 두 개가 동정맥루 또는 접붙여진 곳에 삽입되는데, 하나는 혈액을 투석기로 운반하고 하나는 깨끗한 혈액이 몸으로 들어가게 한다. 응급상황과 유아를 위하여 혈액투석용 큰 정맥(대퇴정맥, 경정맥 또는 쇄골하정맥)에 이중내강관을 삽입한다.

혈액투석은 복막투석보다 효과적이지만 저혈압이나 수분 및 전해질 균형의 급격한 변화와 관련된 증상을 세밀히 관찰하는 것이 필요하다. 드물게, 투석 도중 또는 시작 직후에 불균형 증후군(disequilibrium syndrome; 치료 중 신체의 수분 및 전해질 균형의 급격한 변화)이 나타날 수도 있다. 그 외 합병증에는 접근성 혈전증과 감염 등이 포함된다. 헤파린은 혈전증의 위험을 줄이기 위해 사용된다.

간호과정

투석 중 아동을 돌보고 헤파린 투여와 작은 외상으로 인한 출혈을 통제하는 것에 대해 아동 및 가족에게 교육한다. 혈액투석을 받는 아동의 수분 균형을 주의 깊게 관찰한다. 30분마다 활력징후와 혈압을 확인하며 경구 섭취 및 소변배출량을 관찰한다. 투석 전과 후에 아동의 체중을 측정하여 다음 혈액투석 기간 중에 바로 잡을 필요가 있는 수분 불균형이 있는지 확인한다.

혈액투석에서는 복막투석보다 수분 및 식이 제한(칼륨, 나트륨, 인 함유 식품 감소)이 더욱 많이 요구되므로 아동의 일일 영양 요구에 대한 계획 및 제공 방법을 교육한다. 카테터의 일일 관리를 포함하여 감염을 예방하기 위해 노력한다. 욕조에서 하는 목욕보다는 샤워를 권장한다. 수영과 같은 활동은 피해야 한다.

지속적 신장대체요법

지속적 신장대체요법(continuous renal replacement therapy, CRRT)은 지속적인 혈액투석 치료의 형태로, 중환자실 환경에서 혈역학적으로 불안정한 아동에게 사용된다. 지속적 신장대체요법은 선천적인 대사 오류, 다발성 장기부전, 신기능장애, 수분 과잉, 패혈증, 전해질 불균형, 산-염기 불균형이 있는 아동에게 적합할 수도 있다. 지속적 신장대체요법의 단점에는 혈관 사용, 기술적 전문지식, 혈역학적 응고상태의 지속적인 관찰 필요성 등이 포함된다.

간호과정

간호는 아동의 혈역학적 상태, 심장박동, 정신 상태, 호흡음, 피부 긴장도 관찰에 초점을 맞춘다. 매시간 섭취량·배설량을 관찰해야 한다. 약리학적 중재에는 중탄산나트륨 또는 기타 전해질과 혈관작용제가 포함될 수도 있다. 간호사는 지속적으로 출혈 징후를 관찰해야 한다. 혈액이 여과되는 동안 발생할 수 있는 환자의 열 손실을 관찰할 필요가 있다.

신장 이식

신장 이식은 말기 신장질환을 가진 아동의 장기간 투석에 대한 유일한 대안을 제공하며 일반적으로 좋은 결과를 보인다. 아동의 신장 이식에 영향을 주는 요인에는 투석 절차, 외과적 기법, 효과적인 면역억제, 감염의 진단 및 치료, 거부반응의 진단 및 치료가 있다(그림 23-11). 이식 지연으로 인한 성장 및 발달의 부작용 때문에, 아동은 이식을 기다리는 성인보다 우선권을 갖게 되는 경우가 많다.

아동과 그 가족들은 신장의 거부반응이나 감염을 일으킬 수 있는 문제를 발견하기 위해 이식 전 세밀한 검사를 받는다.

이식 후에 아동은 거부반응을 억제하기 위해 코르티코스테로이드, 아자티오프린, 시클로스포린, 타크로리무스, 단일 클론항체와 같은 면역억제제를 복용해야 한다. 면역억제요법은 급성 및 만성 거부반응 발생을 줄이기 위해 이들 약물의 조합과 순서를 다양하게 하여 사용한다.

아동이식환자들의 경우, 약물요법을 잘 따르지 않을 수 있다. 약물 복용을 깜빡 잊거나 부작용 또는 좋지 않은 맛 때문에

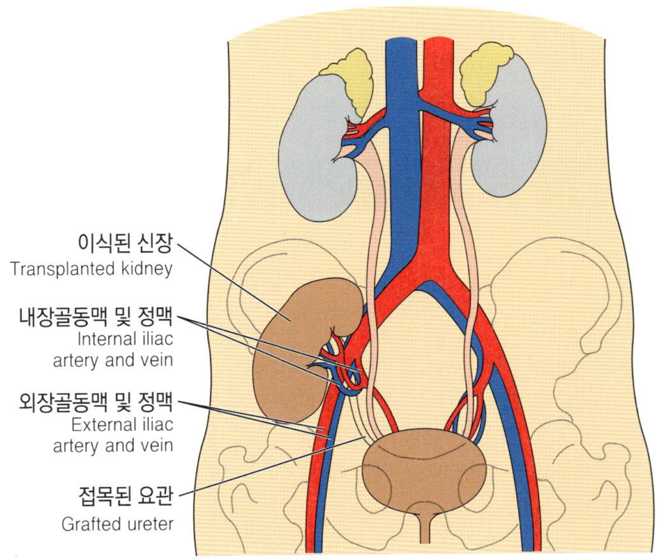

그림 23-11
이식된 신장은 하복동맥, 장골정맥, 방광에 문합되어 장골와 안에 위치한다.

임상간호 시 주의점

갑자기 발생할 수 있는 합병증에 대해 혈액투석을 받는 아동을 관찰한다.

- 저혈압-오심 및 구토, 복부 경련, 빈맥, 어지럼증
- 수분 및 전해질의 급격한 변화-근육 경련, 오심 및 구토, 어지럼증
- 불균형증후군 - 안절부절, 두통, 오심 및 구토, 흐린 시야, 근육 연축, 의식수준 변화

약물 복용을 거부하거나 학교나 다른 사회 활동과의 방해 등을 이유로 약물 복용을 하지 않는다. 부모가 지지적으로 질환과 치료에 대해 잘 알수록, 청소년이 자기관리에 능숙해질수록 청소년은 치료에 잘 따른다.

간호과정

이식 과정 전에 이에 대해 설명하고 준비할 수 있도록 한다. 후속 관리, 약물, 전반적인 건강증진을 포함하여 가족의 생활에 영향을 미칠 아동 관리의 모든 측면에 대해 논의한다. 이식의 성공을 위해서 약물을 포함한 치료요법을 준수하는 것이 필수적임을 강조한다. 지속적으로 교육하며 아동 및 부모의 이해에 대해 평가한다. 어떤 문제라도 조기에 발견하기 위해 매 방문 시 면역억제 치료를 잘 따르고 있는지 관찰한다. 부모와 충분히 큰 아동에게 급성 거부반응 및 감염의 징후를 인지하고 즉각적인 관리가 필요할 때 아동의 의사에게 언제, 어떻게 알려야 하는지 이해하는 능력을 확인한다. 가족의 생활양식 변화, 재정적인 책임, 잦은 입원, 기술에 대한 의존 등을 포함하여 평생 동안 이어지는 치료에 대한 부담은 아동과 가족에게 스트레스가 될 수도 있다.

용혈성요독증후군

용혈성요독증후군(hymolytic uremic syndrome, HUS)은 주로 4세 미만에서 발생하는 어린 아동에게 있어서 급성 신부전의 가장 흔한 원인이다. 용혈성요독증후군에는 용혈성 빈혈, 혈소판감소증, 급성 신부전의 전형적인 세 가지 징후가 있다.

병태생리

용혈성요독증후군은 주로 덜 익은 고기와 저온살균처리가 되지 않은 과일 및 주스에서 발견되는 대장균 균주 O157:H7에 의해 발생한다. 감염 환자의 약 16%가 용혈성요독증후군으로 진행된다.

대장균 균주 O157:H7은 사구체, 집합관, 원위세뇨관에 들러붙는 독소를 생산한다. 독소는 사구체세동맥의 내벽을 손상시켜, 내피세포를 부어오르게 하고 혈소판과 혈전으로 차단하게 한다. 부분적 폐쇄는 적혈구를 손상시키고 용혈성 빈혈을 일으킨다. 혈소판은 혈관내피의 손상 부위에 모여 혈소판감소증을 일으킨다. 사구체 여과가 감소하여 혈뇨와 단백뇨가 나타난다. 용혈성요독증후군에 영향을 받는 아동의 거의 50%에서 핍뇨와 급성 신부전이 발생한다.

임상적 징후

설사가 있는 위장염, 상부 호흡기감염 또는 요로감염은 용혈성요독증후군이 발생하기 1~2주 앞서 나타나며 그 후 1~5일 동안 증상이 없다. 용혈성요독증후군의 징후 및 증상으로는 창백함, 멍, 핍뇨 등이 있다. 또한 아동은 과민하며 열이 있고 식욕부진, 복통, 구토, 설사, 경미한 황달이 있다. 고혈압, 요독증, 고칼륨혈증도 나타난다. 용혈성요독증후군을 가진 아동은 과민성, 불안, 혼란, 무기력, 발작을 포함한 중추신경계 문제가 생길 위험이 있다.

협력적 관리

용혈성요독증후군이 있는 아동을 위한 관리는 신장 기능의 보존과 부종, 혈소판감소증, 위장 장애와 관련된 합병증 예방에 중점을 둔다.

진단검사

소변에서 혈뇨와 단백뇨를 검사한다. 혈청 화학검사에서는 신부전으로 인한 고칼륨혈증과 대사성 산증이 나타나는 경우가 많다. 적혈구 조각, 피브린 조각이 보이는 말초혈액도말검사와 혈소판 수치 감소를 통해 확진한다. 헤모글로빈은 일반적으로 8g/dL 미만이며, 혈소판 수는 60,000/mL 미만이다.

임상치료

치료는 급성 신부전의 합병증에 중점을 두고 있으며 수분 제한 및 단백질, 나트륨, 칼륨, 인의 함량이 적은 고열량, 고탄수화물 식이 등이 있다. 가끔 장관영양이 필요하다. 약물에는 칼슘 수치를 대체하기 위한 글루콘산칼슘과 염화칼슘, 인에 결합하는 수산화알루미늄 젤, 과도한 칼륨을 제거하기 위한 케이엑살레이트, 고혈압치료제가 사용된다. 신선한 농축적혈구 수혈이 심각한 빈혈을 치료하기 위해 필요할 수도 있다. 아동에게 출혈이 있거나 수술 시 필요하면 혈소판이 처방된다.

혈량과다로 인한 고혈압을 예방하기 위해 수혈은 세심하게 주입된다. 용혈성요독증후군이 있는 아동의 약 2/3는 급성기에 투석이 요구된다. 일부 아동에게 만성 신부전이 발생할 수도 있으나 대부분은 정상적인 신장 기능을 회복한다.

간호과정

용혈성요독증후군을 가진 아동의 간호에서 중점을 두는 것은 신장 기능 증진, 수분 및 전해질 균형 유지, 적절한 영양 증진, 출혈과 같은 합병증 예방, 아동 및 가족에 대한 지원 제공 등이다.

간호사정과 간호진단

활력징후와 신경학적 징후, 전해질 및 혈액 수치를 포함한 실험실 검사결과를 관찰한다. 매일 체중을 측정하고 수분 상태를 사정하기 위해 섭취배설량을 계산한다. 핍뇨, 혈청 칼륨 및 크레아티닌 상승과 같은 진행성 신장 손상의 증거를 주의 깊게 관찰한다. 점상출혈과 반상출혈을 포함한 혈소판감소증과 관련된 출혈 징후를 관찰한다. 아동 및 가족의 대처 계획과 그들에게 이용 가능한 지원이 있는지 사정한다. 설사나 기타 위장 장애로 인한 복부 불편감이 있는지 아동을 관찰한다.

용혈성요독증후군을 가진 아동의 간호진단은 다음과 같다.

- 손상된 신장 관류 및 기능과 관련된 체액 과다
- 체액량의 변화와 관련된 피부통합성 장애의 위험
- 아동의 급작스러운 질병으로 인한 불안과 관련된 무력감의 위험

계획과 수행

용혈성요독증후군을 가진 아동에 대한 간호는 급성 신부전 아동의 간호와 유사하다. 투석 시 아동은 병원 환경과 환자의 상태에 따라 중환자실에서 치료받을 수도 있다. 치료하는 동안 신경학적 징후, 혈액 및 소변 검사값, 수분 및 전해질 균형을 주의 깊게 관찰한다. 불필요한 출혈을 막기 위해 가능하면 외과적 절차는 피한다.

급성기 동안에는 장관영양이 필요할 수도 있다. 구강섭취를 할 때는 고열량, 고탄수화물과 나트륨, 칼륨, 인의 함량이 낮은 음식을 적은 양으로 제공하여 적절한 영양섭취를 돕는다. 장음을 청진하고 구토와 설사를 관찰한다.

부모가 아동의 간호에 참여하도록 격려한다. 질병의 과정을 설명하고 대부분의 아동이 완전히 회복되지만 일부 아동에게는 만성 신부전이 생긴다는 것을 언급한다.

퇴원계획은 약물과 식이 및 수분 제한에 대해 교육하고 오염된 소고기의 소비 위험을 줄이는 것에 중점을 둔다(가족과의 협력: 음식 준비 참조).

임상적 조언

용혈성요독증후군의 일부는 직접 동물을 만져보는 것과 연관이 있다. 아동이 동물을 만진 후에 손 위생관리가 중요함을 부모에게 강조한다.

평가

간호의 기대되는 결과는 다음과 같다.

- 아동은 수분 및 전해질 균형을 유지한다.
- 아동은 적절한 신장 기능을 갖는다.
- 부모는 아동의 관리에 있어서 대처와 참여에 대해 설명한다.

다낭성 신장질환

다낭성 신장질환(polycystic kidney disease, PKD)은 유전성 신장질환으로 상염색체열성과 우성 형태를 가진다. 간 이상은 질병의 두 가지 형태 모두와 관련이 있다.

병태생리

상염색체열성 유전자(polycystic kidney and hepatic disease 1, PKHD1)는 6번 염색체에 위치한다. 상염색체우성 다낭성 신장질환은 16번 염색체의 PKD1 자리와 4번 염색체의 PKD2 자리의 돌연변이에서 나타난다. 다낭성 신장질환에서 집합관의 세포 증식은 관의 확장을 일으키고 관으로 분비되는 유체는 낭포주머니를 형성한다. 초기에, 낭종의 크기는 보통 2mm 미만이나 아동이 자라면서 낭종이 커지고 섬유증이 생긴다. 낭종은 서서히 신장 질량의 많은 부분을 대체하게 되고 신장 기능이 감소한다. 다낭성 신장질환은 섬유증, 문맥성 고혈압, 담도계 감염증 등의 간 이상과 연관이 있다.

상염색체열성 다낭성 신장질환을 가진 신생아는 출생 시 발견할 수 있는 비대한 신장을 가질 수도 있다. 이 질환을 가진 신생아의 약 60%는 폐형성부전으로 사망한다. 이 합병증은 심각한 자궁 내 신장질환에서 부수적인 자궁 내 양수부족(양수과소증)으로 인해 발생한다.

임상적 징후

상염색체열성 다낭성 신장질환을 가진 유아의 외향은 아래로 처진 귀, 작은 턱, 납작한 코 등을 보일 수 있다. 어린 유아에게 고혈압이 나타나고 심해지는 경우가 많으며 핍뇨가 있을 수 있다. 호흡곤란과 수유불내증은 커진 신장으로 인해 발생할 수도 있다. 요독증(혈액 내 요소 및 기타 질소성 노폐물의 과잉)이 나타남에 따라, 유아와 아동은 신장골형성장애(만성 부갑상선기능항진증으로 인해 뼈의 재흡수가 증가하는 만성 신장질

가족과의 협력 | 음식 준비

용혈성요독증후군의 주요 원인 중 하나는 덜 익은 간 소고기를 섭취하는 것이다. 간 생고기를 다룰 때 세심하게 손을 씻도록 가족에게 교육하고 생고기에 닿은 기구가 조리된 고기에 접촉하지 않도록 한다. 고기의 중간에 핑크색이 보이지 않는다는 것이 적절한 온도에 도달한 것이라고 확신할 수 없으므로 고기 온도계의 사용을 권장한다.

병의 복합적인 골질환 과정)와 진행성 발달지연 및 성장부전을 겪게 된다. 대개 40~50세경에 상염색체우성 다낭성 신장질환과 관련된 증상이 나타난다. 그러나 유아 및 아동에게 혈뇨, 고혈압 옆구리 통증, 복부 덩어리 등의 증상이 나타날 수 있다.

협력적 관리

다낭성 신장질환이 있는 아동의 관리 목표는 질병을 확인하고 수분 및 전해질 균형을 유지하며 고혈압과 빈혈과 같은 관련된 합병증을 예방하고 성장 및 발달을 증진하는 것이다.

진단검사

초음파 또는 신장 조직검사로 진단한다. 질병은 산전 초음파로 진단되는 경우도 많다. 간기능 검사는 일반적으로 처음에는 정상이며 간 조직검사는 상태가 진행됨에 따라 시행될 수도 있다. 진단을 받으면 다른 가족 구성원들도 다낭성 신장질환 검사를 해야 한다.

임상치료

지지적 치료가 행해진다. 고혈압에는 이뇨제와 같은 약물이 처방되고 수분 및 전해질 불균형을 관리해야 한다. 요도감염은 항생제로 치료한다. 일부 아동의 성장을 촉진하기 위해 성장호르몬을 투여할 수도 있다. 부갑상선호르몬을 억제하기 위해 신장골형성장애를 치료한다. 다낭성 신장질환은 10세까지 말기 신장질환으로 진행한다. 투석과 신장이식은 생존을 연장시킬 것이나 신장 상태가 잘 조절될 때라고 하더라도 간 문제가 생길 수 있다. 상염색체열성 다낭성 신장질환을 가진 아동의 15년 생존율은 70~80%로 추산된다.

간호과정

간호는 신기능장애와 만성 신부전을 가진 아동의 경우와 비슷하다. 아동에게 진행성 신장 손상의 징후가 있는지 관찰한다. 성장, 발달 진행과 치료계획의 효과를 사정하기 위해 가족의 일정을 확인하고 이후 병원방문 일정을 지키도록 한다. 가족과 협력하여 약물, 성장을 도울 수 있는 적절한 단백질 및 열량이 포함된 식이, 급성 위장병 관리, 진행성 신기능장애 및 간질환의 치료에 대해 교육한다. 진단을 받을 경우 가족 또한 유전 상담을 받아야 한다.

생식기계의 구조적 결함

생식기계의 구조적 결함은 요류나 생식기 기능을 방해할 수도 있다. 이 장에서 논의하는 결함은 포경, 잠복고환, 서혜부 탈장, 음낭수종, 고환꼬임이다.

포경

포경(phimosis)은 귀두를 덮는 표피가 젖혀지는 상태이다. 자연적 유착의 결과로서, 포경은 포경수술하지 않은 유아와 어린 남성에게 나타나는 정상적인 것이다. 일반적으로 아동기에 귀두에서 표피가 분리되며, 간헐적인 발기로 인해 생리학적 표피 수축이 나타난다. 요류 폐쇄는 소변이 흘러내리게 하는 표피의 개구부가 좁아져 있을 때 발생할 수도 있다. **귀두염**(balanitis; 귀두의 염증이나 감염)은 요류의 폐쇄로 인해 나타날 수 있다.

포경의 가장 심각한 합병증인 **감돈포경**(paraphimosis)은 표피가 귀두를 덮는 정상적인 위치로 돌아갈 수 없을 때 발생한다. 음경으로 가는 혈류는 귀두의 부종으로 폐쇄된다. 수축이 완화되지 않으면, 귀두에 허혈성 손상이 발생한다. 감돈포경은 의학적 의급상황이며 귀두를 보존하기 위한 즉각적인 중재가 필요하다.

협력적 관리

표피를 외과적으로 제거하는 포경수술은 신생아기에 일부 국가와 문화에서 오랫동안 행해진 관습이다. 포경을 예방하고 적절한 남성 위생을 용이하게 하며 요도감염 및 음경암을 예방하기 위해 시행된다.

이 시술은 음경의 끝을 덮고 있는 피부를 제거한다. 발생할 수 있는 합병증에는 음경이나 요도의 손상, 감염, 출혈 등이 있다.

신생아 포경수술에서 통증과 생리적 스트레스를 예방하기 위해 마취를 한다. ELMA크림, 음경배부신경마취, 피하의 주변부위 마취인 ring block은 일반적으로 사용하는 방법이다.

임상간호 시 주의점

포경수술은 출혈질환을 진단받은 신생아에게는 금한다. 요도하열이나 요도상열과 같은 기형 역시 나중에 기형을 바로 잡을 때 표피가 필요할 수도 있어 금지한다.

감돈포경은 수술로 완화해야 하는 의학적 응급상황이다.

간호과정

포경수술하지 않은 남자 신생아의 표피와 음경을 깨끗이 하는 법에 대한 부모 교육에 중점을 둔다. 흉터나 감돈포경과 같은 합병증을 예방하기 위해 표피를 강제로 젖히지 않도록 부모에게 교육한다. 기저귀를 자주 교환하여 기저귀 발진과 자극을 예방한다. 아동이 자라고 표피가 음경에서 분리되면서 쉽게 뒤로 젖혀지면, 부모와 아동에게 표피를 뒤로 당겨 깨끗하게 하는 것과 그 다음에 다시 제자리로 돌아가게 하는 것을 가르친다.

신생아의 부모가 포경수술을 요구하거나 수술을 해야 하는 경우, 신생아의 국소 마취를 돕기 위한 수술 전 준비에 초점을 맞춘다. 수술 후에 간호사는 유아의 활력징후와 출혈 및 배뇨에 관한 수술 부위를 사정한다. 수술 24시간 내에 유아가 퇴원하므로 부모와 협력하여 수술 부위에 대한 적절한 관리를 이해하도록 한다(가족과의 협력: 포경수술 후의 관리 참조).

포경 치료로 국소 스테로이드(베타메타손)가 처방될 경우, 간호사는 가족과 협력하여 처방된 치료를 잘 따르는 것의 중요성을 포함한 적절한 약물 사용을 확인한다. 추가적인 지침에는 적절한 위생 방법, 수축 및 감염의 징후와 증상 등이 포함된다.

잠복고환

잠복고환(cryptorchidism)은 한쪽 또는 양쪽의 고환이 서혜관을 통해 음낭 안으로 내려오지 못한 경우를 말한다. 일반적으로는 임신 7~9개월에 고환이 내려온다.

병태생리

잠복고환은 생식선의 선천적 결함, 좁은 서혜관, 짧은 정삭, 유착, 성선자극호르몬에 대한 불감증, 모계 성선자극호르몬의 부족의 결과로 나타날 수 있다. 이 질환은 만삭으로 태어난 영아의 약 3%에서 발생하며 조산아에게서 더욱 높은 발병률을 보인다.

음낭보다 복부의 온도가 높으면 고환의 형태학적 변화는 6~12개월 사이에 나타난다. 잠복고환의 부작용에는 불임과 악성종양이 포함된다. 불임 위험은 잠복고환이 양쪽에서 나타났을 때 훨씬 높다. 잠복고환이 있었던 경우, 고환암의 위험은 35~50배가량 더 높아진다.

임상적 징후

잠복고환은 대개 신생아 검사 중 음낭을 촉진할 때 한쪽 또는 양쪽 고환이 만져지지 않아서 발견하게 된다. 잠복고환이 있는 경우, 서혜부 탈장이 함께 발견되기도 한다. 대부분의 경우, 음낭은 생후 3개월 안에 자연적으로 내려온다.

협력적 관리

잠복고환증이 있는 아동의 관리는 결함을 발견하고 고환 기능 보존, 생식력 유지, 음낭의 정상적인 모양을 유지하는 것에 중점을 둔다.

진단검사

신체검진을 통해 진단하지만, 초음파, CT, MRI를 포함한 진단 검사로 고환의 위치를 파악한다. 고환의 위치를 찾기 위해 진단적 복강경이 필요할 수 있다. 양쪽 고환이 모두 촉진되지 않을 때, 성별 간 장애를 확인하기 위해 호르몬 및 염색체 검사가 수행될 수도 있다.

임상치료

고환이 자연적으로 내려오지 않으면 고환고정술을 시행해야 한다. 생식력을 보존하고 큰 아동의 거세 공포 및 신체상 문제와 관련된 정신적 영향을 피하기 위해서 수술 시기가 중요하다. 최근의 권고사항에서는 만삭으로 태어난 영아의 고환이 생후 6개월까지 내려오지 않으면 시행한다. 조산아의 경우, 출산 예정일을 지나 6개월까지 수술이 지연될 수 있으며 일부 사례에서는 12개월까지 지연되기도 한다. 생식력을 보존하고 큰 아동의 거세 공포 및 신체상 문제와 관련된 정신적 영향을 피하기 위해서 수술 시기가 중요하다.

고환에 결함이 있거나 발달되지 않았을 경우, 향후 악성종양의 위험을 줄이기 위해 외과적으로 제거할 수도 있고 음낭 안에 보형물을 넣을 수도 있다.

간호과정

영아의 잠복고환 사정, 수술 후 합병증을 줄이기 위한 방법 실행, 부모에게 치료, 결과, 가정간호 필요성 교육, 긍정적 신체상 증진 교육(큰 아동) 및 고환 자가검진 교육(청소년) 등을 포함한다.

가족과의 협력 | 포경수술 후의 관리

매번 기저귀를 갈기 전후로 손을 씻도록 가족에게 설명하고 포경수술 후의 관리에 대해 다음의 지침을 따르도록 한다.

- 며칠 동안 기저귀를 갈 때마다 소량의 바셀린을 음경 끝에 바른다.
- 기저귀를 갈 때 따뜻한 물로 주위를 깨끗하게 한다.
- 출혈이 생기면 거즈 패드로 가볍게 눌러준다. 이것이 단시간 내에 효과가 없다면 병원에 연락한다.
- 기저귀는 적절하게 잘 맞아야 하는데 너무 헐렁하면 움직여지면서 마찰이 있을 수 있고 너무 꽉 조이면 통증이 생길 수 있다.
- 감염의 징후 및 증상에 대해서는 병원에 연락한다.

SOURCE: Adapted from Davidson, M. R., London, M. L., & Ladewig, P. A. (2016). Old's maternal-newborn nursing and women's health across the lifespan (10th ed.). Hoboken, NJ: Pearson.

간호사정과 간호진단

음낭을 시진한 후 촉진한다. 음낭의 한쪽 또는 양쪽이 발달하지 않은 것처럼 보일 수도 있고 촉진했을 때 비어있는 느낌이 있을 수도 있다. 음낭이 관 안에 있는지 확인하기 위해 서혜관 부분을 검사하고 촉진한다.

잠복고환이 있는 아동에게 적절한 간호진단은 다음과 같다.

- 잠복고환과 관련된 상해의 위험(생식기능)
- 외과적 절차와 관련된 감염의 위험
- 고환 검사에 대한 이해와 관련된 지식 부족(아동)
- 음낭의 모양과 관련된 신체상 혼란(큰 아동)

계획과 수행

수술 전 간호에는 수술 절차에 대해 부모 및 아동을 준비시키고 수술 후 결과에 대한 부모의 걱정을 해결하는 것을 포함한다. 수술 후 침상안정을 하도록 하며 배뇨를 관찰한다. 처방에 따라 수술 부위에 얼음을 대고 통증을 경감시키기 위해 처방된 진통제를 투여한다.

퇴원지침에는 적절한 절개 관리에 대한 설명을 포함한다. 감염의 기회를 줄이기 위해 기저귀를 교환할 때마다 기저귀 찬 부위를 깨끗하게 해야 한다. 수술 후 이틀 동안은 아동을 스펀지로 목욕시키고 그 후에는 욕조에서 목욕할 수 있다. 절개 부위에 약물이나 연고를 사용해서는 안 된다. 감염의 징후를 확인하고 징후가 있을 경우 의사에게 알리도록 부모에게 교육한다. 통증에는 이부프로펜이나 아세트아미노펜을 사용할 수도 있다. 부모에게 영아의 엉덩이를 가로질러 다리를 벌리게 하는 것을 피하고 수술 후 2주 동안은 회복을 돕고 손상을 막기 위해 격렬한 활동이나 다리를 벌려 타는 장난감은 피해야 한다고 가르친다.

평가

간호의 기대되는 결과는 다음과 같다.

- 상처는 감염의 징후 없이 아문다.
- 통증을 효과적으로 관리한다.
- 부모는 수술 후 관리를 이해한다고 말로 표현한다.
- 사춘기가 시작될 때 정기적인 고환 자가검진의 필요성을 이해한다고 말로 표현한다.

서혜부 탈장과 음낭수종

서혜부 탈장(inguinal hernia)은 장과 같은 복부 조직이 서혜관 안으로 확대되었을 때 나타나며 다양한 크기로 생기는 통증 없는 서혜 또는 음낭의 부종이다. 서혜부 탈장은 만삭으로 태어난 영아의 3.5~5%, 조산아의 9~11%에서 발생하고 남아가 여아보다 8:1의 비율로 높게 나타난다.

음낭수종(hydrocele)은 음낭에 액체가 차는 것이다. 이 질환은 신생아 남아의 1~2%에서 나타난다. 음낭수종의 대부분은 생후 1년까지 자연적으로 재흡수된다.

병태생리

태아 발달 동안 고환은 음낭으로 내려가기 전에 복막낭에 있다. 아래쪽 낭은 고환을 감싸 고환초막이 되고 위쪽 낭은 출생 전에 위축된다. 액체가 고환초막 안에 갇히면서 음낭수종의 원인이 된다. 고환초막이 위축되지 않을 때, 복부 구조가 그 안으로 이동할 수 있다. 서혜부 탈장은 방광외번증, 복벽 결함과 관련되어 나타나는 경우가 많으며 흔히 잠복고환과 함께 발생한다.

임상적 징후

출생 시 신체검진이나 영아 초기에 진단된다. 음낭 촉진으로 탈장이나 음낭수종으로 나타나는 둥글고 부드러우며 만졌을 때 통증 없는 덩어리가 만져진다. 부모가 서혜부에 간헐적으로 불룩하게 튀어나온 것이나 음낭에 부종이 있는 것을 이야기할 수도 있다. 탈장과 관련된 부종은 힘을 줄 때 더욱 두드러지며 편안하거나 자고 있을 때는 크기가 줄어든다.

협력적 관리

서혜부 탈장 및 음낭수종이 있는 아동의 관리는 결함을 발견하고 교정하며 합병증을 예방하고 성장 및 발달을 촉진하는 것에 중점을 둔다.

진단검사

탈장이 간헐적으로 나타날 때, 큰 아동의 기침, 우는 것, 힘을 주는 것 또는 격렬한 움직임은 복강 내압을 상승시키고 탈장이 촉진될 가능성을 높인다. 투과조명법은 덩어리가 탈장인지 음낭수종인지 확인하는 것을 도울 수 있다.

임상치료

서혜부 탈장 교정을 위한 외래 수술은 의학적 응급상황인 감돈(탈장은 줄어들 수 없고 갇힌 조직으로의 순환이 안 됨)을 피하기 위해 이른 나이(대개 마취 위험을 줄이기 위해 생후 3개

임상간호 시 주의점

서혜부 탈장은 서혜 개구부에 장의 일부가 갇히고 혈액 공급이 위축될 때 감돈될 수 있다. 아동은 갑작스러운 옆구리 부분 통증, 복부팽만, 구토가 발생한다. 그 외에 부종, 열을 동반한 홍반성 음낭, 혈변 등이 나타날 수 있다. 수술 전 아동을 진정시키고 영향 받은 부위에 압력을 가하지 않도록 해서 감소시킨다. 탈장이 줄었다면 수술은 며칠 후에 시행하는 경우가 많다. 탈장이 줄어들지 않았다면 응급수술을 시행한다.

월 후)에 선택시술로 시행한다. 수술 후 통증을 줄이기 위해 수술실에서 신경차단술을 받기도 한다. 일반적으로 예후는 좋다. 서혜부 탈장이 없는 음낭수종 대부분은 영아가 1~2세가 될 때까지 액체가 흡수되면서 자연적으로 해결된다.

간호과정

음낭수종과 서혜부 탈장에 대한 간호에는 사정, 질병에 대한 설명과 치료가 포함되고 수술 전후의 교육, 간호, 지지를 제공하는 것이 해당된다.

간호사정과 간호진단

서혜부 탈장 또는 음낭수종을 가진 아동의 수술 전 간호사정에는 일반 신생아 사정과 감돈의 징후 및 증상에 대한 관찰이 포함된다.

수술 후 간호에는 활력징후 관찰과 절개 부위의 부종, 출혈 또는 배액을 조사하는 것 등이 있다. 서혜부 부종으로 인한 잠재적인 혈류 폐쇄를 확인하기 위해 수술 받은 쪽 다리의 순환과 통증을 사정한다.

서혜부 탈장 또는 음낭수종이 있는 아동의 간호진단은 다음과 같다.

- 수술 절개(와 감돈 가능성)와 관련된 급성통증
- 서혜부위의 수술 절개와 관련된 감염의 위험

계획과 수행

절개 부위는 드레싱보다는 보호접착제로 감싸고 일반적인 상처 관리를 제공한다. 척추 또는 국소마취를 한 경우, 처방된 진통제를 투약한다. 감돈탈장의 경우, 수술 후 관리에 비위관 삽입과 정맥을 통한 항생제 투여를 할 수도 있다.

부모에게 절개 부위를 적절하게 관리하고 수술 부위 감염의 위험을 감소시키며 감염의 징후 및 증상을 인식할 수 있도록 교육한다. 감염 위험을 줄이기 위해 기저귀를 자주 갈고 기저귀 부위를 세심하게 닦아주도록 격려한다. 부모에게 수술 후 음낭에 부종이 있을 수 있고 멍이 들어 보일 수도 있다는 것을 설명한다. 부모가 아동을 정상적으로 안도록 격려한다.

평가

간호의 기대되는 결과는 다음과 같다.

- 상처를 감염의 징후 없이 회복한다.
- 통증을 효과적으로 관리한다.

고환꼬임

고환꼬임(염전, testicular torsion)은 고환이 정삭에서 갑자기 회전하여 혈액 공급을 막는 응급상태이다. 정삭의 동맥과 정맥이 꼬여서 혈액 공급을 방해하고 혈관 울혈과 허혈을 일으킨다.

병태생리

고환꼬임은 음낭의 외상으로 인해 발생하는 경우가 많으나 스포츠 활동, 운동, 성활동 중에도 발생할 수 있다. 종종 고환이 음낭에 가로로 위치하며 시계추 기형으로 알려진 선천성 이상이 이차적으로 나타난다. 이 기형에서 고환초막은 고환에 대해 부적절하게 높이 붙어 있어 정삭에서 거리낌없이 회전하고 자연적으로 비틀릴 수 있게 한다.

임상적 징후

음낭의 심한 통증과 홍반, 오심 및 구토, 복통, 휴식이나 음낭 지지로도 완화되지 않는 음낭 부종이 있다. 고환은 촉진 시 부드러우며 부종이 있다. 거고근반사가 없다. 증상은 대개 아동이 자고 있거나 활동하지 않을 때 시작되지만 외상, 성활동 또는 운동 후에 발생할 수 있다.

협력적 관리

빠른 진단에 중점을 두며 고환으로 가는 순환을 회복하고 고환 기능을 살리기 위해 즉각적인 중재가 시작될 수 있도록 한다.

진단검사

진단을 확인하기 위해 컬러 도플러 초음파가 자주 사용된다. 고환꼬임과 부고환염을 구별하기 위해서는 소변검사가 도움이 된다. 고환꼬임이 있는 남성은 대개 소변검사상 정상이다.

임상치료

고환꼬임은 외과적 응급상황이다. 증상이 시작된 후 6시간 이내에 외과적 치료가 행해지면 고환을 살릴 수 있는 확률은 90%이다. 수술(고환고정술)은 고환이 꼬인 것을 풀고 올바른 위치의 음낭 측면에 봉합한다. 이 시술은 일반적으로 다른 고환의 추후 꼬임을 예방하기 위해서 양쪽 모두 시행한다. 고환으로의 혈류가 회복하지 못하거나 이미 괴사되었다면 고환절제술로 제거한다.

간호과정

간호의 목표는 아동의 상태에 대한 위급함을 인지하고 필요한 간호와 응급상황의 중재를 위한 지지를 제공하는 것이다.

간호사정과 간호진단

아동의 증상을 사정하고 음낭의 통증 및 부종이 전형적인 응급상황임을 인지한다. 고환꼬임은 청소년기에 가장 높은 발병률을 보이고 스포츠 활동과 외상 중에 생기기 때문에 보건교사는 고환꼬임의 가능성에 대해 주의를 기울여야 한다.

이 증상을 가진 아동에게 적절한 간호진단은 다음과 같다.

- 고환의 부종 및 제한된 혈류와 관련된 급성통증
- 긴급한 발현 및 절단에 대한 공포와 관련된 불안

계획과 수행

처방대로 진통제를 주고 아동의 수술을 준비한다. 청소년들은 수술 위치와 절단 가능성에 대해 특히 불안해할 수 있다. 수술 절차와 신속한 중재의 필요성에 대해 아동 및 가족이 가진 질문에 답한다.

간호는 응급수술에 대한 필요성 및 향후 아동의 생식력에 대한 염려와 관련된 정신적 지지를 포함한다. 일반적으로 한쪽 고환만 영향을 받기 때문에 생식력에는 영향을 주지 않는다고 부모를 안심시킨다.

아동 및 가족은 적절한 절개 부위 관리 및 통증관리에 관한 지침을 필요로 한다. 아동의 상처 회복을 돕기 위해 수술 후 4주 동안 무거운 물건을 들거나 2주 동안 격렬한 활동에 참여하지 않도록 설명한다. 청소년에게 고환 자가검진의 중요성을 교육한다.

평가

간호의 기대되는 결과는 다음과 같다.

- 통증을 효과적으로 관리한다.
- 절개 부위가 감염의 징후 없이 회복된다.
- 아동의 두려움과 불안은 가족의 지지와 관리에 대한 설명이 있은 후에 감소한다.

핵심 요약

- 방광 용량은 연령에 따라 증가한다.
- 요로감염은 아동에게 흔한 감염이다. 아동을 위험하게 하는 요로감염 요인에는 배뇨 정체, 드문 배뇨, 과민해진 회음, 변비, 자위, 성적 학대, 여성 청소년의 경우 성행위가 있다.
- 방광 외번증, 요도하열, 요도상열, 폐쇄요로증, 방광요관역류, 후부요도판막을 포함한 비뇨기계의 구조적 결함은 대개 외과적 치료가 필요하다.
- 일반적으로 요도하열 및 요도상열의 외과적 교정은 아동의 정신적 영향을 최소화하기 위해 생후 1년 안에 시행한다.
- 요로 폐쇄는 소변의 흐름을 방해하고 수신증 또는 신장으로 소변이 역류하게 한다. 이것은 신장에 상당한 손상을 주고 아동에게 있어 신부전의 흔한 원인이 된다.
- 방광요관역류는 요관이 비정상적인 위치로 방광 안에 삽입된 구조적 이상에서 나타날 수 있다. 요로감염은 이 질병의 합병증으로 발생하는 경우가 많다.
- 유뇨증은 방광 조절을 할 수 있는 아동이 의도하지 않은 배뇨를 반복적으로 하는 것이다. 아동의 배뇨조절과 자아존중감 증진을 위해 방광훈련, 소변경보기 사용, 약물 사용 등을 적용할 수 있다.
- 미세변화신증후군은 몇 주에 걸쳐 나타나는 부종, 체중증가, 고혈압, 과민성, 혈뇨, 무기력, 식욕부진, 거품이거나 거품이 떠 있는 소변을 보인다.
- 급성 사구체신염은 호흡기 또는 피부의 A군 베타 용혈성 연쇄상구균 감염병으로 인해 발생한다. 아동 대부분은 신장 기능을 완전히 회복한다.
- 급성 신부전은 갑작스럽게 신장 기능이 약해질 때 발생하며 회복될 수 있는 경우가 많다.
- 만성 신부전은 신장 기능이 점진적이고 되돌릴 수 없게 감소하여 결국 말기 신장질병을 일으킨다. 신장이나 요로의 발달적 이상이 원인이 되는 경우가 많다.
- 말기 신장질병을 가진 아동은 혈액투석, 복막투석 또는 신장이식을 포함한 신장대체요법으로 치료한다.
- 남성 생식기계의 구조적 결함은 포경, 잠복고환, 서혜부 탈장, 음낭수종, 고환꼬임 등이 있다.

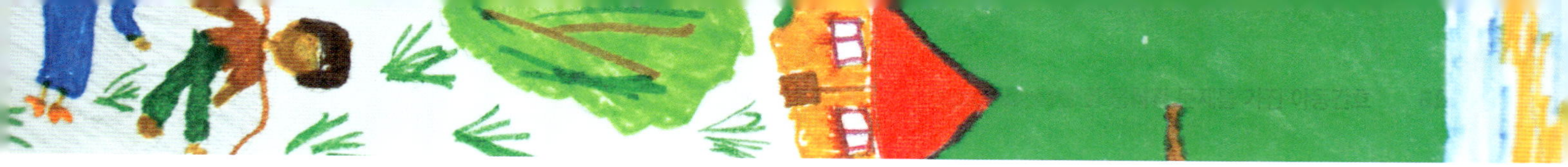

Chapter 24

내분비 문제를 가진 아동간호

학습목표

1. 아동기 내분비의 특성을 설명할 수 있다.
2. 내분비 기능을 사정한다(병력, 신체사정, 진단검사).
3. 뇌하수체 기능장애 아동에게 간호과정을 적용한다.
4. 성조숙증 아동에게 간호과정을 적용한다.
5. 갑상선기능저하증 아동에게 간호과정을 적용한다.
6. 당뇨병 아동에게 간호과정을 적용한다.

내분비계는 호르몬을 분비함으로서 성장과 신체대사를 조절하는 세포활동을 조절한다. **호르몬(hormones)**은 다양한 샘에서 분비되는 화학적 메신저로 신체의 세포에 조절효과를 발휘한다. 전신에 영향을 미치는 내분비계의 전반적인 기능은 다음과 같다.

- 태아의 생식기계와 중추신경계를 분화시킨다.
- 중추신경계와 협력하여 아동기와 청소년기에 걸쳐 성장과 발달의 속도를 조절한다.
- 남성과 여성의 생식기계를 조정하고, 유성생식이 가능하도록 한다.
- 신체기능의 최적의 호르몬 농도를 유지한다.
- 끊임없이 변화하는 체외 환경에 건강한 내적 환경인 항상성을 유지한다.

내분비계와 신경계는 체외환경에 대한 체내의 반응을 조정하기 위해 서로 상호작용한다.

해부생리

시상하부-뇌하수체는 갑상선, 부신, 남성과 여성의 생식선 등 내분비선의 기능을 조절하는 다양한 촉진호르몬과 억제호르몬을 생성한다. 시상하부는 다양한 호르몬들을 합성하고 뇌하수체는 이런 호르몬들의 분비를 촉진하거나 억제하는 역할을 한다. 또한 뇌하수체는 특정한 호르몬들을 분비하기도 한다. 시상하부-뇌하수체에서 생성된 호르몬들은 성장을 조절한다. 다른 내분비선으로는 부갑상선과 췌장의 랑게르한스섬이 있다(그림 24-1). 이러한 내분비선에서 분비하는 호르몬들은 모두 혈중으로 분비되며, 혈류를 통해 알맞은 장기나 세포로 이동된다. 대부분의 호르몬은 특정한 조직의 세포에 있는 수용체와의 상호작용을 통해 영향을 발휘한다(표 24-1).

호르몬 분비는 **음성되먹임(negative feedback)**을 통하여 조절되는데 이것이 최적의 체내 환경을 유지하게 한다. 음성되먹임은 내분비선이나 분비세포가 특정 세포가 적당한 양의 호르몬을 받았다고 신호를 받을 때 더 이상의 분비가 억제된다. 분비는 분비세포가 호르몬 수치가 낮다는 신호를 받아야만 재개된다.

아동의 특성

내분비계는 태아 발달단계의 성분화에 관여한다. 배아의 발달에서 처음 생식기 구조는 동일하다(한 쌍의 생식선, 두 쌍의 관 그리고 생식기 결절). 임신 7~ 8주에 남성 배아는 테스토스테론을 분비하기 시작하며 생식선은 고환으로 분화된다. 두 쌍의 관은 정관으로 발달한다. 여성 배아는 에스트로겐을 분비하기 시작하고, 생식선이 난소로 분화되는 동안 관은 자궁과 난관으로 발달한다. 생식기 결절 또한 남성과 여성의 외부 생식기로 분화하고 발달한다.

아동기 동안 성호르몬(에스트로겐, 프로게스테론, 테스토스테론)의 생성은 낮다. **사춘기(puberty)**는 생식선에서 에스트로겐과 안드로겐 등 성호르몬의 분비량이 증가하기 시작하면서 발생한다. 평균 9세 여아, 11세 남아의 시상하부에서 생식샘자극호르몬방출호르몬(gonadotropin releasing hormone, GnRH)의 생성이 증가한다. 이 호르몬은 뇌하수체의 전엽을 자극하여 황체형성호르몬(luteinizing hormone, LH)과 난포자극호르몬(follicle stimulating hormone, FSH)을 분비하도

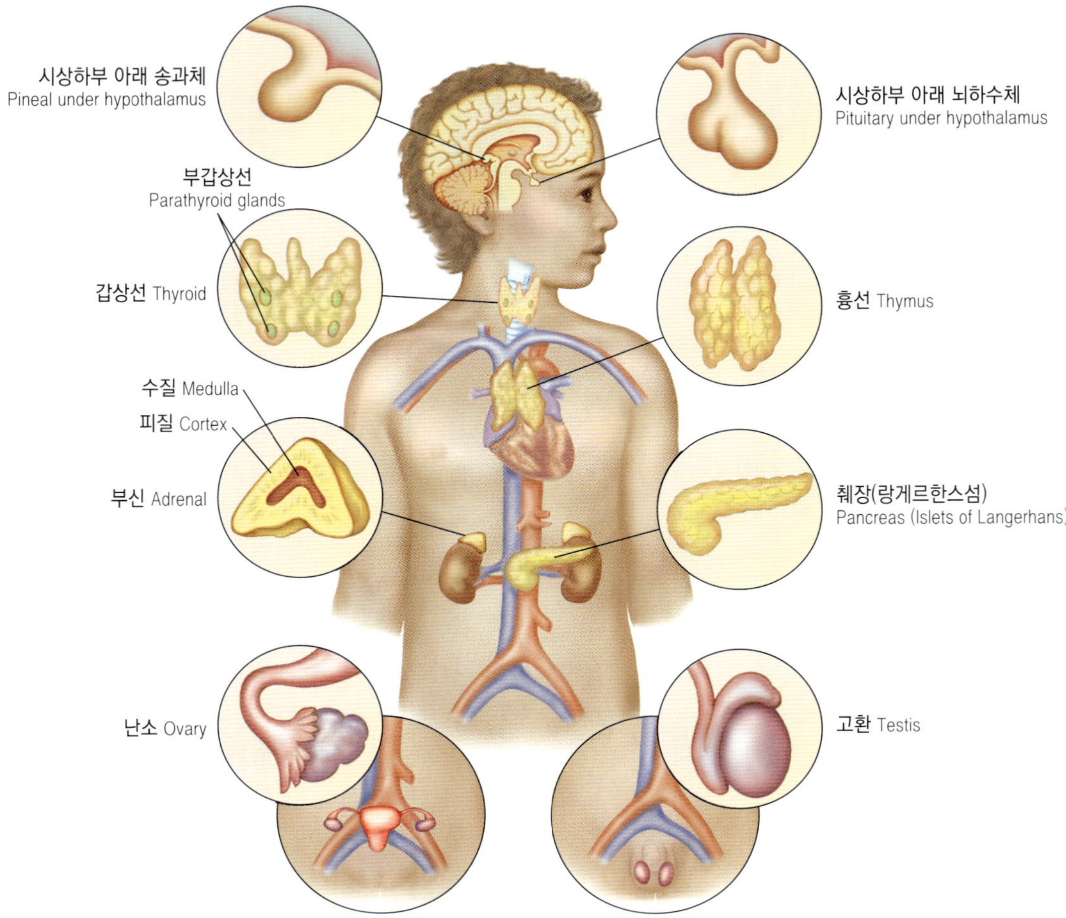

그림 24-1
내분비계의 주요 기관과 선

록 한다. 남아에서는 황체형성호르몬이 테스토스테론의 생성을 자극하고, 난포자극호르몬은 정자의 생성을 촉진한다. 여아에서는 황체형성호르몬과 난포자극호르몬이 난자와 배란의 성숙과 발달을 촉진한다. 이 호르몬들은 차례로 생식선을 자극하여 성호르몬의 분비를 촉진하고, 결과적으로 일차와 이차성징 발달을 일으킨다. **성증발생(adrenarche)**은 부신의 안드로겐 생성의 시작을 의미한다. 이 부신호르몬은 여드름, 음모, 성인 체취를 만든다. 사춘기 발달은 일련의 과정(여성은 유방발달, 음모, 초경; 남성은 고환성장, 음모, 정액에 정자가 나타나고, 수염, 목소리 변화)을 따른다(Box 24-1 참조).

월경은 여러 호르몬(FSH, LH, 에스트로겐, 프로게스테론)에 의해 조절된다. 1년에서 2년 동안 월경주기는 어느 정도 기간 동안은 무배란성이다. 이와는 대조적으로, 남성은 생식기 3단계와 4단계에서 고환과 음경이 성장한 후에 정자생성을 시작한다.

내분비계를 위한 간호사정 및 진단은 표 24-2, 표 24-3을 활용한다.

내분비계의 장애는 대사, 성장과 발달 그리고 아동에게 상당한 영향을 줄 수 있는 행동의 변화로 이어진다. 진단과 치료가 조기에 이루어지지 않는다면, 이러한 상태는 성장과 발달의 문제, 지적장애, 때때로 죽음으로 이어질 수 있다. 하지만 부족한 호르몬을 보충하고 호르몬 농도를 조절하거나 식이요법 등의 치료를 통해서 대부분의 아동은 정상적인 생활을 할 수 있다.

선천성 대사장애(inborn errors of metabolism)는 성장과 발달을 지원하는 내분비계의 능력에 상당한 영향을 미친다. 염색체의 이상으로 인하여 성장과 성적 성숙의 장애를 가져올 수도 있다.

뇌하수체 기능 장애

뇌하수체는 전엽과 후엽 총 두 개의 엽으로 이루어져 있다. 후엽의 기능은 시상하부에 저장되어 있는 항이뇨호르몬(ADH)을 분비하여 체내 수분량을 조절하고, 옥시토신을 생성하여 시상하부에 저장하는 것이다.

표 24-1 내분비선과 기능

분비선/호르몬	기능
뇌하수체 전엽	
• 성장호르몬(somatotropin)	• 성장과 관련된 대사과정 조절
• 갑상선자극호르몬(TSH)	• 갑상선호르본의 분비 자극
• 부신피질자극호르몬(ACTH)	• 글루코코르티코이드와 안드로겐 분비 자극
• 난포자극호르몬(FSH)	• 에스트로겐 분비 자극; 난포의 성숙 촉진
• 황체형성호르몬(LH)과 사이질세포자극호르몬(ICSH)	• 남성에서 안드로겐 분비 촉진과 여성에서 프로게스테론 촉진
• 프로락틴분비호르몬	• 수유기에 모유분비를 촉진하는 프로락틴의 분비 촉진
• 멜라닌세포자극호르몬(MSH)	• 피부색소침착 촉진
• 베타 엔도르핀	• 운동 시 즐거움과 통증의 경감과 관련
뇌하수체 후엽	
• 항이뇨호르몬(ADH)	• 혈중으로 물의 재흡수를 촉진, 소변량 감소
• 옥시토신	• 자궁 수축과 모유 사출 반사
시상하부	
• 부신피질자극호르몬방출호르몬(CRH)	• 뇌하수체에서 ACTH의 분비 조절
• 생식샘자극호르몬방출호르몬(GnRH)	• 전방 뇌하수체를 자극하여 LH와 FSH의 분비 촉진
• 성장호르몬분비호르몬(GHRH)	• 전방 뇌하수체를 자극하여 성장호르몬 분비 촉진
• 성장억제호르몬	• 뇌하수체의 성장호르몬과 TSH 분비 억제
• 갑상선자극호르몬방출호르몬(TRH)	• 전방 뇌하수체에서 TSH와 프로락틴의 분비 촉진
• 프로락틴억제호르몬(PIH)	• 모유를 생성하는 프로락틴 억제
갑상선	
• 타이록신(T_4), 트리요오드타이로닌(T_3)	• 모든 세포의 대사를 조절, 체온 생성; 세포 안의 단백질, 지방, 탄수화물의 대사과정 조절
• 타이로칼시토닌	• 뼈의 골화과정과 발달 촉진
부갑상선	
• 부갑상선호르몬	• 혈중 칼슘농도와 인의 배출 조절
부신	
• 알도스테론	• 신장에서 소듐 흡수와 포타슘과 수소이온의 배출 증가
• 안드로겐	• 뼈 성장, 이차성징 촉진
• 코티솔	• 항염증작용 촉진, 유해한 항염작용 보호
• 에피네프린	• 교감신경계를 활성화함, 심박수, 혈압, 혈당 증가, 기도를 열고 부기를 줄임
췌장(랑게르한스섬)	
• 인슐린	• 세포의 포도당 이용 촉진
• 글루카곤	• 글리코겐 분해를 촉진하여 혈당 올림
• 성장억제호르몬	• 인슐린과 글루카곤의 분비 억제, 인슐린의 과도한 분비를 막을 수 있음
난소	
• 에스트로겐	• 유방과 난자의 발달 촉진
• 프로게스테론	• 유선의 발달을 촉진함; 임신을 유지하는 역할
고환	
• 테스토스테론	• 정자의 생산을 촉진, 이차성징 발달, 성장판을 닫음

Box 24-1

성장과 발달: 사춘기와 체중

여성에게서 사춘기 지연의 가장 큰 원인은 체내 지방의 감소이다. 이것은 종종 체조나 경쟁적인 수영 또는 발레와 연관된다. 사춘기 지연은 신경성 식욕부진이 있는 경우에도 발생할 수 있다.

뇌하수체 전엽은 신체의 '주분비선(master gland)'으로 여겨진다. 뇌하수체 전엽의 주요 기능은 갑상선자극호르몬(TSH), 부신피질자극호르몬(ACTH), 황체형성호르몬(LH), 난포자극호르몬(FSH), 성장호르몬(GH), 프로락틴(PRL)을 생성하고 방출하는 것이다. 이 호르몬들의 대부분이 다른 호르몬의 분비를 조절한다(표 24-1 참조).

성장호르몬 결핍, 뇌하수체 항진증, 성조숙증과 같은 뇌하수체 장애는 아동의 성장에 직접적인 영향을 미치는 한편 요붕증은 체내 수분량에 영향을 미치는 질환이다.

성장호르몬 결핍

성장호르몬결핍증(growth hormone deficiency, GHD)은 뇌하수체 활동의 저하로 인해 발생한다. 이 질환이 있는 대부분의 아동이 성장호르몬의 분비가 적기 때문에 성장호르몬결핍증이라는 진단명이 뇌하수체저하증보다 선호되어 쓰인다. 이 질환은 4,000~10,000명당 1명꼴로 발생하며 여아보다 남아에게서 더 많이 발생한다.

병태생리

뇌하수체 전엽에서 분비되는 성장호르몬은 시상하부의 촉진과 억제인자에 의해 조절된다(그림 24-2). 성장호르몬은 성장과 뼈의 밀도, 체내 모든 조직의 성장을 촉진한다. 성장호르몬은 간의 단백질 합성을 촉진하는데 이 단백질에는 소마토메딘(somatomedins)과 인슐린유사성장인자(insulin-like growth factors, IGFs)도 포함되어 세포와 세포의 증식에 당분이 이용될 수 있도록 촉진한다.

성장호르몬결핍증은 성장호르몬의 생성 또는 방출의 장애를 일으키는 여러 상태 때문에 발생한다. 이런 상태로는(겸상적혈구 질환과 관련된) 뇌하수체의 경색증, 중추신경계 질환, 뇌하수체나 시상하부의 종양(주로 두개인두종과 신경아교종), 다른 뇌종양, 두부의 방사선 조사, 두부손상, 항암치료, 심리사회적 결핍 등이 있다. 이 밖에 신장이 작은 주요 원인으로는 가족력에 의해 신장이 작거나, 갑상선저하증, 터너증후군, **체질적 성장지연(constitutional growth delay)**, 만성신질환, 영양결핍, 쿠싱증후군, 다운증후군, 선천적 대사장애 또는 심장, 폐, 면역적 또는 위장관의 심한 질환이 있는 경우이다. 심리사회적 작은 키(psychosocial short stature)는 정서적 결핍과 병적인 심리사회적 환경이 일시적으로 작은 키나 성장지연을 일으키는 것을 뜻한다. 이는 좋은 양육환경에서 개선될 수 있다.

표 24-2 아동의 내분비계 상태 사정지침

사정초점	사정지침
성장	• 체중, 길이, 키를 성장곡선에 표시한다. • 연령대별 성장 패턴을 비교하고 성장 속도를 사정한다.
혈압/맥	• 혈압을 사정하고 연령대에 맞는 정상혈압인지 비교한다.
얼굴 특징	• 얼굴을 보고 혀나 눈이 튀어나오진 않았는지, 달덩이 얼굴(moon face)이 있는지 검사한다.
목	• 갑상선이 비대해지거나 갑상선 결절은 만져지지 않는지 확인한다.
근육	• 힘과 근긴장도을 평가한다.
성기와 이차성징	• 외부생식기가 모호생식기는 아닌지, 나이에 맞는 크기인지 사정한다. • 아동의 성별 발달단계를 결정한다(여성-유방, 음모, 남성-성기, 음모). 성성숙도를 사정한다. 남아와 여아의 연령별 발달단계를 비교하고 사춘기가 조기에 왔는지 지연되고 있는지 결정한다.
체취	• 비정상적인 체취가 나는지 확인한다(단내, 곰팡이 냄새, 치즈 냄새, 땀에 젖은 발 냄새).
피부	• 피부색과 주의할 부분에 비정상적인 색소침착을 사정한다.
의식상태	• 정동상태를 사정한다. 불안해하거나 과민성, 기면성을 사정한다.
가족력	• 가족 중 대사장애나 내분비계장애 병력은 없는지 사정한다.

표 24-3 내분비계 진단검사와 혈액검사

진단검사	Lab 검사
ACTH 자극검사	공복혈당
ACTH 억제검사	당화혈색소
골연령	호르몬 수치
CT	IGF-1
수분제한검사	IGFBP-3
핵형	신생아 대사 선별검사
MRI	성장호르몬 유발검사
방사성 요오드 흡수 갑상선검사(RAIU)	갑상선 항체

임상적 징후

성장호르몬 결핍인 유아는 출생 시 정상적인 체중과 키를 보인다. 그러나 생후 1년 정도가 되면 성장곡선표에서 하위 3% 아래에 해당된다. 아동은 특징적으로 매년 5cm 미만의 속도로 성장한다. 유아에게서 보일 수 있는 다른 특징은 저혈당성 경련, 저나트륨혈증, 신생아 황달, 창백한 시신경 유두, 작은 음경과 미하강 잠복고환이 있다. 성장호르몬 결핍이 있는 아동은 '천사의 모습 같고' 나이보다 어려 보이는 얼굴 특징을 갖고, 목소리가 가늘고, 치아가 늦게 나며, 복부 지방에 '잔주름'이 보이고, 근량이 감소하며, 골격 성장이 지연되고, 성적 성숙이 지연된다.

협력적 관리

목표는 최대 성인 키를 달성하는 것이다.

진단검사

성장곡선표에서 평균 키보다 2~3 표준편차 아래인 아동은 작은 키에 대한 세밀한 검사가 필요하다. 선별검사에서 IGF-1이 부족하다고 나온 아동은 소아 내분비 전문의에게 추가적인 검사를 받아야 한다. 정상적인 범위로 여겨지는 유전적으로 작은 키 및 체질적 성장지연과 골격형성장애 또는 심리사회적 작은 키를 배제하기 위해서는 신중한 가족력 청취, 신체검진, 사춘기 발달과 특이한 점들에 대한 평가와 방사선 검사가 필요하다.

어떤 경우에는 성장호르몬요법을 통해 성장을 자극하는 시간을 더 많이 주기 위해 생식샘자극호르몬방출호르몬(GnRH) 유사체로 사춘기의 시작을 늦추는 경우도 있다. 성장호르몬의 분비를 촉진하기 위해 다양한 약물(아기닌, 클로니딘, 글루카곤, 인슐린, L-도파)을 투여하는 성장호르몬 자극 검사는 성장호르몬결핍증을 확인하기 위해 사용될 수 있다. 질환의 확진은 두 가지 분비 촉진제를 주입 후 성장호르몬 반응(10ng/mL 이상의 GH 수치)을 보이지 못한 것을 근거로 한다. 성장호르몬 결핍은 단독 혹은 하나 이상의 다른 뇌하수체 결핍과 함께 발생할 수 있다.

잠재적 성인 키의 최대 달성을 위해 조기진단과 치료가 중요하다. **골연령(bone age)**은 성장 문제를 갖고 있는 아동의 평가를 위해 사용되며 최종 키를 예측하는 데 사용할 수 있다. 손이나 손목뼈의 방사선 촬영은 골화 단계와 아동의 골연령을 평가하는데 사용된다. 영상의학과 전문의는 골화 정도를 평가하기 위해 표준화된 틀을 사용하여, 아동의 연령과 골연령이 일치하는지 여부를 판단할 수 있다. 골연령이 현저하게 지연되거나 발달한 것은 전신성 만성질환이나 호르몬 이상을 나타내는 것일 수 있다.

임상치료

성장호르몬 결핍에 대한 성장과 발달을 촉진하기 위해 성장호르몬 대체요법을 시행한다. 성장호르몬 대체요법은 일주일에 6~7번 피하주사를 필요로 하며 일반적으로 성장이 완료될 때

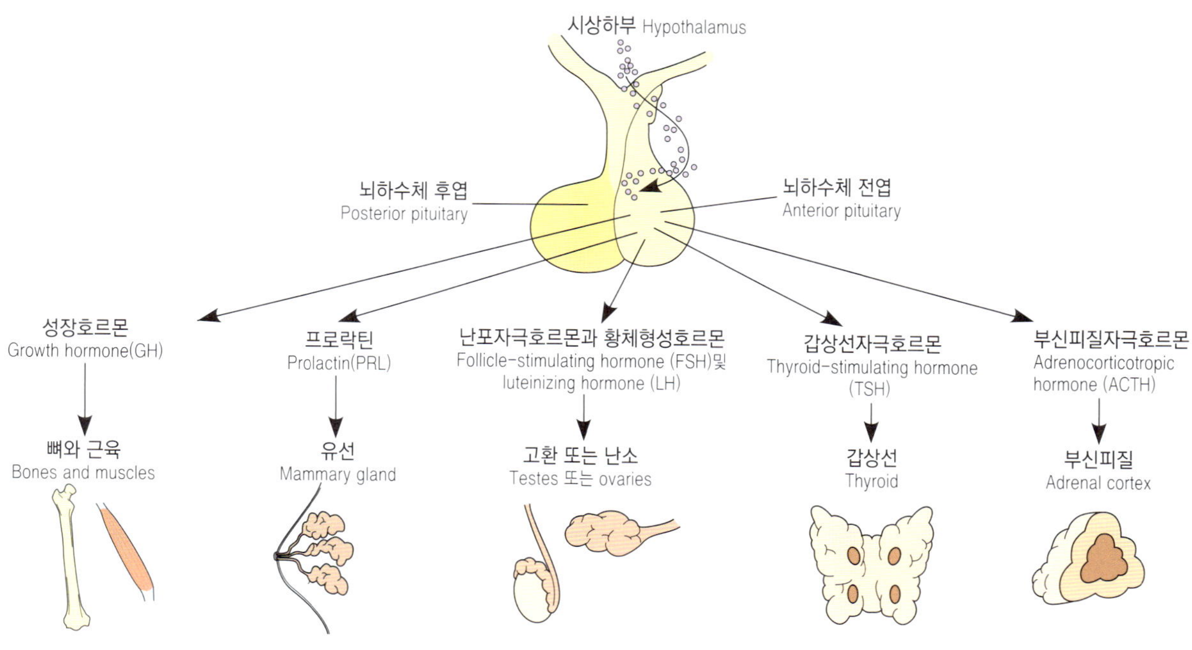

그림 24-2
뇌하수체 전엽의 주요 호르몬 작용

까지 몇 년 동안 지속된다. 아동 내분비계 전문의는 치료에 대한 반응에 따라 복용량을 조절한다.

성장호르몬 결핍 아동은 보통 치료 첫 해에 성장 속도가 증가하며, 그 후 몇 달이나 몇 년 동안 점진적으로 성장 속도가 감소하는 것을 경험한다. 성장호르몬 치료를 계속하는 동안 성장률은 적어도 그 나이대의 정상 성장률 정도는 되어야 한다. 성장 속도가 예상보다 느릴 경우 복용량을 올리기 전에 치료 순응도를 반드시 고려해야 한다. 호르몬 대체요법은 아동이 적절한 키에 도달하거나 성장 속도가 연간 2cm 미만으로 떨어질 때까지 계속된다. 또한 여아에서 14세 이상, 남아에서 16세 이상의 골연령이 치료를 중단하는 기준이 된다. 성장호르몬 요법을 통한 성장 촉진을 위해 GnRH 유사체로 사춘기의 시작을 지연시키는 경우도 있다.

성장호르몬 요법의 부작용은 드물며 두통, 척추측만증 진행, 대퇴골두 골단 분리증, 고혈당, 인슐린 저항성 그리고 두개내압의 증가 등이 있다. 드물기는 하지만 주사 부위를 번갈아가며 주사하지 않으면 성장호르몬 주입 부위에 지방위축증이 발생할 수 있다.

임상간호 시 주의점

대퇴골두 골단 분리증은 성장호르몬 치료와 관련이 있다. 성장호르몬 요법을 받는 아동 중 고관절 통증이나 무릎 통증을 호소하거나 절룩거리는 증상을 보이면 반드시 이 질환에 대한 평가를 받아야 한다.

간호과정

간호는 성장을 관찰하고, 아동과 가족에게 장애와 치료에 대해 가르치고, 정서적 지원을 제공하는 것으로 구성된다.

간호사정과 간호진단

아동의 키와 체중을 주의 깊게 측정하고 성장 차트에 기록하여 시간 경과에 따른 성장 변화를 관찰한다. 아동의 작은 키에 대한 심리사회적 적응도를 평가한다. 아동의 작은 키와 치료요법에 대처하는 부모도 사정한다.

성장호르몬결핍증 아동에게 적용되는 간호진단은 다음과 같다.

- 일일 주사 이행 불량과 관련된 발달지연의 위험
- 작은 키와 관련된 불안
- 신체적 외모와 관련된 만성적 자존감 저하
- 성장호르몬 투여와 관련된 지식부족

계획과 수행

성장호르몬 대체요법 및 주입에 관한 지침을 제공하기 위해 아동, 가족과 협력한다. 주사는 피하로 주어지며, 부모는 주사 위치의 선택, 안전한 시행 그리고 주사 위치를 순환하는 것에 대한 중요성을 이해해야 한다. 일부 성장호르몬 준비는 펜형으로 이용할 수 있어 준비와 사용이 간편하다. 매일 성장호르몬 주사를 맞는 것은 아동에게 큰 스트레스의 원인이 될 수 있다. 정기적으로 주사를 맞는 아동에 대한 트라우마를 최소화할 수 있도록 가족을 지지한다. 몇몇 성장호르몬은 투여 전에 희석제를 필요로 한다. 부모가 적절한 희석 기법을 사용하는지 확인한다. 가족에게 잠재적인 부작용과 조치를 알려야 한다.

성장호르몬이 결핍된 아동, 특히 방사선이나 수술로 인한 종양과 외상이 있는 아동은 학습장애로 인한 학문적 문제를 경험할 수 있다. 아동이 학교에 들어가거나 학교로 돌아오기 전에 잠재적 문제를 파악하기 위한 종합적인 평가를 실시한다. 가족 및 학교 관계자와 협력하여 아동이 적절히 검진을 받을 수 있도록 한다.

부모와 교사는 아동의 나이에 맞는 방식으로 대하도록 격려한다. 아동은 자신의 나이에 어울리는 옷을 입어야 한다. 부모는 아동의 장점을 강조하고, 독립을 지지하며, 긍정적인 자아상 발달을 돕기 위해 연령에 맞는 활동에 참여하도록 격려한다. 아동에게 수영, 체조, 레슬링, 빙상, 무술 등 체격에 의존하지 않는 스포츠에 참가하도록 제안한다. 키가 작음에도 목표를 달성한 사람들 중에 긍정적인 역할 모델을 설정하는 것도 긍정적인 이미지를 촉진시킨다. 필요하다면 아동을 상담가에게 의뢰한다.

사람들은 나이보다 몸집을 보고 아동을 판단하여 신체상에 대한 사회적 편견을 경험하며 괴롭힘을 당하는 것은 흔한 문제다. 10대 시절은 청소년들의 신체상에 집착하는 특성 때문에 특히 스트레스를 받을 수 있다. 청소년 및 가족과 협력하여 긍정적인 대처기전을 촉진한다.

평가

성장호르몬 결핍이 있는 아동에 대한 간호의 기대되는 결과는 다음과 같다.

- 아동은 어른 키와 거의 같은 성장을 달성한다.
- 부모와 아동은 치료요법을 유지하며 부작용을 확인하고 성장호르몬을 적절하게 투여할 수 있다.
- 아동이 긍정적인 신체상을 갖는다.
- 아동은 긍정적인 자긍심을 갖는다.

성장호르몬 과다(뇌하수체 항진증)

성장호르몬의 과도한 분비가 성장률을 높이는 질환인 뇌하수체항진증(hyperpituitarism)은 아동에게 드물다. 이른 사춘기와 함께 나타났다면 시상하부의 종양이 있을 수 있다. 성장판이 닫히기 전에 과잉분비가 일어나 영향을 받은 아동은 키가

210~240cm까지 자랄 수 있다. 성장판 폐쇄 후 과잉분비가 발생하면 말단비대증(acromegaly)이 발생한다. 말단비대증은 손과 발의 비정상적인 성장, 튀어나온 이마와 아래턱뿐만 아니라 코뼈도 넓어지고 치아의 간격도 벌어진다.

우리 사회에서 큰 키를 선호하기 때문에 성장이 가속화되는 아동, 특히 남아에 대한 진단이 종종 지연된다. 부모의 키와 일치하는 예상되는 키를 초과하는 아동은 가능한 성장 문제 및 근본적인 병리학적 조건에 대해 평가해야 한다.

완전한 과거력을 수집하고, 신체검사와 lab 검사를 각각 실시한다. 인슐린유사성장인자(IGF-1)가 증가되어 있다면 뇌하수체항진증 진단을 내릴 수 있다. 골연령에 대한 방사선 검사를 통해 성장판이 융합되기 시작했는지 여부를 판단한다. 방사선 검사는 종양을 발견하는 데 사용된다. 성장호르몬 과다증과 유전적으로 큰 키의 차이를 구별하기 위해서는 철저한 평가가 필요하다.

치료는 과도한 성장의 원인에 따라 달라지며 종양이나 뇌하수체(뇌하수체절제술)의 외과적 제거, 방사선 치료 또는 방사성 임플란트를 포함할 수 있다. 성장판을 닫기 위해 고용량의 성스테로이드를 투여하기도 한다. 아동은 수술 후 평생 뇌하수체호르몬 대체요법이 필요할 수 있다.

간호과정

과도한 성장률의 아동을 조기에 발견하는 것은 필수적이다. 성장 추세를 관찰하고 키 증가율이 기대발육률을 초과하는 아동에게 추가 평가 및 치료를 의뢰하여 가속화된 성장률을 지연시킨다. 간호돌봄은 부모와 아동에게 질병과 치료에 대해 교육하고, 정서적 지지를 제공하며, 수술이 필요할 경우 수술 전 및 수술 후 교육과 돌봄을 제공하는 데 초점을 맞추고 있다.

키가 큰 아동도 키가 작은 아동과 마찬가지로 아동에게 스트레스를 줄 수 있다. 키가 큰 아동은 흔히 자기연령보다 나이가 많은 것처럼 취급된다. 키 큰 청소년들은 자기 이미지에 문제가 있을 수 있고, 특히 여아는 외모에 대해 걱정할 수 있다. 아동 및 가족과 협력하여 긍정적인 신체상과 자긍심을 증진시킨다. 아동에게 신체상에 대한 우려를 표현할 기회를 제공한다.

요붕증

요붕증(diabetes insipidus)은 뇌하수체 후엽의 장애로 신장이 소변을 농축시킬 수 없는 상태이다. 두 가지 형태의 요붕증이 있는데, 중추성(신경성)과 신장성 요붕증이다. 중추성 요붕증은 바소프레신(antidiureic hormone)의 불충분한 생산에 기인하며, 신장에서의 비효과적인 바소프레신의 작용에 의한 것은 신장성 요붕증이다.

병태생리

일반적으로 체액균형은 다음과 같은 기전에 의해 시상하부, 신장, 뇌하수체의 작용을 통해 유지된다.

- 항이뇨호르몬(antidiuretic hormone, ADH)은 시상하부에 의해 생성되어 뇌하수체 후엽에 저장된다.
- 시상하부는 탈수를 감지하여 뇌하수체에 신호를 보내고 뇌하수체에서는 항이뇨호르몬을 혈액으로 분비하여 신장으로 운반한다.
- 신장에서는 항이뇨호르몬이 집합관과 원위관에 작용하여 물을 재흡수하고 소변의 농도와 수분 유지(소변량 감소)를 촉진하여 체액 균형을 회복시킨다.
- 체액량 과다가 발생하면 시상하부는 뇌하수체에 항이뇨호르몬 분비를 억제하라는 신호를 보내 수분 분비를 촉진시켜 체액 균형을 회복시킨다.

혈청 삼투압 농도, 즉 혈액 속 용액의 농도는 ADH 분비의 중요한 요인이다. 삼투압 농도는 시상하부에서 삼투수용체 뉴런에 의해 감지되며, 뉴런들은 적절한 항이뇨호르몬을 생성하기 위해 뇌하수체 후엽에 피드백을 제공한다.

- 혈청 삼투압 농도가 낮으면 항이뇨호르몬 생성이 감소해 소변량이 많아지고 혈청 나트륨이 증가된다.
- 혈청 삼투압 농도가 높아지면 항이뇨호르몬 분비가 증가하여 수분을 보유하고 소변량이 감소한다.

ADH는 신장의 원위관에서 물의 재흡수를 촉진하여 소변을 농축시킨다. ADH가 불충분할 때는 관이 물을 다시 흡수하지 않아 **다뇨(polyuria)**로 이어진다. 따라서 신체는 물을 보존할 수 없어 심각한 탈수 현상을 일으킨다.

중추성 요붕증인 경우 20%에서 50%의 원인은 알려지지 않았으며 특발성인 것으로 분류된다. 중추성 요붕증의 알려진 원인으로는 뇌종양, 뇌 외상, 중추신경계 감염, 신경외과적 수술 등이 있다. 유전성 신장성 요붕증은 후천적인 유형만큼 흔하지는 않지만 그 발현이 더 심하다. 후천적 신장성 요붕증은 약물 독성, 약물 부작용 또는 신장의 소변을 농축시키는 능력을 손상시키는 질환에 의해 유발될 수 있다.

임상적 징후

다뇨와 다갈(polydipsia)은 요붕증의 대표적인 증상이다. 야뇨증은 아동에게 흔하다. 다갈은 몸의 체액 균형을 유지하려는 시도이다. 요붕증을 앓고 있는 아동에게서 관찰되는 추가적인 징후는 고나트륨혈증, 묽은 소변, 탈수증을 포함한다.

증상이 갑자기 나타나기도 하지만 진단이 늦어지는 경우가 많다. 갈증을 해소할 수 있는 아동은 부모에게 증상에 대해 불평하지 않을 수도 있다. 유아에서의 증상은 짜증을 내고, 지나치게 울고, 무기력, 구토, 잘 먹지 못하고, 잘 자라지 못하고, 급속한 체중감소나 변비 등이 있다. 이 아동의 기저귀는 보통 젖어 있다. 유아의 탈수는 움푹 들어간 천문, 움푹 들어간 눈, 얼룩덜룩한 피부로 나타난다. 나이가 많은 아동은 과도한 수분 섭취, 야뇨증, 식욕부진 그리고 성장지연을 보인다. 극단적인 전해질 불균형에 대한 대응으로 경련발작이 일어날 수 있다. 탈수증으로 인한 저혈압, 빈맥, 관류저하 등도 발생할 수 있다.

모든 형태의 요붕증에서 아동이 아무리 탈수되더라도 소변이 농축되지 않는다. 탈수 현상은 보통 진단으로 이어진다. 혈청 나트륨 농도와 삼투압은 병적인 수준으로 급격히 증가한다. 종종 탈수와 고나트륨혈증을 동반한 채 의식을 잃고 응급실로 입원하기도 한다.

협력적 관리

간호의 목표는 수분 및 약리학적 관리를 이용한 체액 및 전해질 균형 회복 및 유지, 기저질환의 감별 및 치료, 질환과 관련된 합병증을 예방하는 것이다. 조기발견과 치료는 고나트륨성 탈수로 인한 2차 신경손상과 같은 합병증을 예방하기 위해 필수적이다.

진단검사

초기 검사는 혈청 전해질 농도와 요비중, 요삼투압을 포함한 요검사가 포함된다. 혈청삼투압은 증가하고(300mOsm/kg 이상), 요삼투압은 감소한다(300mOsm/kg 미만). 요비중은 감소(1.005 미만), 혈청 나트륨 농도는 상승(145mEq/L 초과)한다. CT나 MRI는 뇌하수체를 시각화하여 종양을 감별하기 위해 시행할 수 있다. 수분제한검사를 통해 ADH의 농도를 평가할 수 있다.

임상적 조언

수분제한검사 동안 부모에게 아동이 갈증으로 힘들어하고 짜증을 낼 것이라고 알려준다. 검사 기간 중에는 아동이 보는 앞에서 누구도 물을 마시지 말아야 한다. 아동의 활력징후, 섭취량, 배설량 및 체중을 주의 깊게 관찰해야 한다.

임상치료

물을 마실 수 있고, 갈증 메커니즘이 온전한 아동은 혈청 나트륨과 삼투압 상태를 유지할 수 있다. 그러나 약물은 다뇨와 다갈을 감소시킨다. 수분조절은 유아에게 가장 안전하고 선호되는 치료법이다.

임상간호 시 주의점

요붕증이 있는 아동이 갑자기 아플 때는 주치의에게 즉시 알려야 한다. 탈수증과 고나트륨혈증이 급속히 진행될 수 있으며, 고나트륨혈증은 지적장애, 발작, 뇌 석회화를 일으킬 수 있다. 탈수를 예방하거나 치료하기 위해 IV로 수액을 줄 수 있다. 혈청 나트륨과 삼투압을 주의 깊게 관찰해야 한다.

중추성 요붕증의 약물치료. 중추성 항이뇨호르몬 결핍은 코 점막이나 경구를 통한 데스모프레신 아세테이트(DDAVP)로 치료할 수 있다. 이 약은 소변량을 감소시켜 아동의 갈증과 야뇨증을 완화시켜 좀 더 정상적인 삶을 살 수 있게 해준다. DDAVP의 용량은 투여 경로, 연령 및 치료에 대한 반응을 보며 조절한다.

신장성 요붕증의 약물치료. 신장성 요붕증은 수분을 재흡수하기 위해 근위세뇨관을 자극하고 나트륨 배설을 촉진하는 티아지드 이뇨제로 치료한다. 또한 인도메타신과 아밀로라이드는 수분의 배설을 감소시키는 추가 효과를 위해 처방될 수 있다. 반드시 나트륨과 칼륨 농도를 주의 깊게 관찰하여 고나트륨혈증과 저칼륨혈증을 예방해야 한다.

간호과정

간호돌봄의 중심은 약물을 투여하고 부모에게 상태를 관리하는 방법과 체액 상태의 변화 징후를 인지하는 방법을 교육하는 것이다.

간호사정과 간호진단

체액 결손의 징후를 평가한다. 체액 손실을 감지하기 위해 아동의 체중을 지속적으로 비교한다. 피부의 통합성과 점막을 평가한다. 유아의 대천문을 평가한다. 섭취량 및 배설량을 관찰하고 갈증이나 수분의 원하는 정도를 평가한다. 활력징후를 관찰하여 혈압과 심박수의 변화를 감지한다. 아동이 고나트륨혈증과 탈수증으로 인해 짜증을 내거나 무기력해지기 때문에 의식 수준이나 반응성을 평가한다. 전해질 불균형과 관련하여 심장의 리듬장애가 있는지 심장 모니터를 관찰한다. 아동의 수면 패턴을 평가한다.

요붕증인 아동에게 적용되는 간호진단은 다음과 같다.

- 다뇨와 관련된 체액 부족
- 야뇨증과 관련된 수면장애
- 요실금과 관련된 피부 통합성 장애

임상적 조언

체중이 약 1kg 줄었다면 1L의 수분이 손실되었음을 나타낸다.

임상적 징후 | 요붕증

	중추성 요붕증	신장성 요붕증
병인	ADH (vasopression) 결핍 가족력 및 특발성	선천적 및 후천적 ADH(vasopression)에 대한 신장의 반응이 저하됨
임상적 징후	다뇨, 다갈 야뇨증 야간에 목마름 물을 주지 않으면 짜증냄 변비, 체온상승, 탈수	다뇨, 다갈 신생아기 고나트륨혈증 탈수, 체온상승, 구토 의식저하
임상치료	데스모프레신 아세트산염(Desmopressin acetate)	이뇨제 수분섭취량 높음 소금과 단백질 제한 식이

계획과 수행

병원에서의 치료는 구강 또는 정맥으로 체액을 보충해 주는 것을 포함한다. 요비중을 관찰하고 감소할 경우 보고한다. 혈청 삼투압과 나트륨이 높아지는지 관찰한다. 수분제한검사 기간을 제외하고는 물은 항상 아동의 손이 닿는 곳에 보관한다. 아동이 요실금이 있는 경우 피부 통합성에 대한 예방 조치를 시행한다.

지역사회 간호

필요에 따라 아동에게 수분을 공급하고, DDAVP를 투여하고, 매일 아동의 체중을 측정하여 기록하고, 섭취량과 배설량을 측정하고, 탈수 증상을 인식하는 방법에 대해 교육한다. 부모는 아동의 소변량을 관찰하기 위해 기저귀의 무게를 재야 한다. 갈증을 해소하는 데에는 차가운 물이 도움이 된다. 수분섭취는 탈수를 예방하기 위해 조절할 필요가 있다. 아동은 밤에 종종 물을 마시기 위해 깨지만, 유아는 수분을 공급받아야 한다. 많은 유아는 뇌손상을 동반하고 있으며 적절한 체액과 영양을 유지하기 위해 비위관(L-tube) 또는 위루관(gastrostomy tube)을 필요로 한다. 단, 아동이 DDAVP 치료 시 초과되는 수분량을 배출할 수 없으므로 과도한 수분섭취를 방지하도록 주의해야 한다.

만성 요붕증을 앓고 있는 아동은 항상 의료식별경고증(태그, 팔찌, 목걸이)을 착용해 질환이 있음을 표시해야 한다. 부모와 학교 관계자와 협력하여 아동이 화장실 시설과 물을 제한 없이 이용할 수 있도록 한다.

평가

요붕증 아동간호에 대해 기대되는 결과는 다음과 같다.

- 아동의 배뇨 빈도의 감소, 체액 균형이 회복된다.
- 최적의 성장과 발달을 위한 충분한 휴식과 수면을 취한다.
- 부모와 아동이 질병 관리에 대해 이해하고 수행한다. 약을 정확하게 투여하며, 섭취량, 배설량, 체중을 관찰하고 기록한다.
- 아동의 피부 통합성이 유지된다.

항이뇨호르몬부적절분비증후군

항이뇨호르몬부적절분비증후군(syndrome of inappropriate antidiuretic hormone, SIADH)은 과도한 양의 혈중 ADH에서 비롯된다. 이 질환은 중추신경계 감염, 뇌종양, 외상성 뇌손상이 있는 아동, 폐렴, 천식, 낭성섬유증 같은 폐질환이 있는 아동 그리고 인공호흡기 치료를 받는 아동에게서 나타난다. 이뇨제와 항암화학요법을 포함한 일부 약물들은 SIADH와 관련이 있다.

병태생리

시상하부, 뇌하수체, 신장의 정상적인 피드백 메커니즘의 실패는 항이뇨호르몬의 과도한 분비를 초래하여 낮은 혈청 삼투압에도 불구하고 수분의 재흡수를 초래한다. 항이뇨호르몬 분비는 원위세뇨관과 집합관의 투과성을 높여 수분을 재흡수시킨다. 항이뇨호르몬의 상승 또한 레닌-안지오텐신 메커니즘을 억제하여 나트륨 배출을 야기할 수 있다. 그 결과 **수분 중독(water intoxication)**과 저나트륨혈증, 세포부종이 일어난다.

임상적 징후

SIADH의 징후는 수분 중독 및 저나트륨혈증과 관련이 있으며, 혈압 상승, 경정맥의 팽대, 폐부위의 수포음, 부종이 없는 체중증가, 체액 및 전해질 불균형, 소변량이 감소된 농축된 소변 등이 있다. 혈청 나트륨 수치가 계속 떨어지면서 뇌부종으로 인한 무기력, 혼란, 두통, 의식 변화, 발작, 혼수상태 등이 발생한다.

협력적 관리

간호의 목표는 체액과 전해질의 균형을 회복하고, 질환의 근본적인 원인을 찾아 교정하는 것이다.

진단검사

소변의 높은 삼투압, 낮은 혈청 삼투압, 낮은 혈청 나트륨, 높은 나트륨 소견을 보인다.

임상치료

치료에는 체액 관리, 약물치료, 가능하다면 기저질환의 치료가 함께 포함된다. 수분은 혈액이 더 이상 희석되지 않도록 제한한다. 약물로는 이뇨제, 신장의 집합관에서 ADH의 작용을 차단하는 데 필요한 데메클로로시클라인(demeclocycline), 고장성 수액의 정맥주사요법이 있다. 경구용 요소(urea)는 SIADH에 유용한 치료로 사용된다. 급성 단계 이후, 수분섭취 과잉과 울혈성 심부전이나 폐부종 등의 잠재적 합병증을 방지하기 위해 일일 수분 허용량을 3분의 2로 제한한다.

간호과정

간호의 목표는 체액 및 전해질 균형 유지를 촉진하고 질환과 관련된 합병증을 예방하는 것이다.

간호사정과 간호진단

두통과 경련발작을 포함한 의식 수준, 정신활동 및 인지 변화를 평가한다. 활력징후와 섭취 및 배설을 관찰한다. 체중증가를 평가하기 위해 매일 아동의 체중을 잰다. 체중의 증가는 물 중독의 징후를 나타낼 수 있다. 영양섭취 상태와 식욕을 평가한다.

항이뇨호르몬부적절분비증후군을 가진 아동에게 적용되는 간호진단은 다음과 같다.

- 수분 재흡수와 관련된 체액과다
- 질병과정 및 치료요법과 관련된 지식부족
- 경련발작 가능성과 관련된 신체적 외상의 위험

계획과 수행

간호는 손상을 예방하고 체액 균형 관찰, 약물 투여, 영양섭취 관리에 초점을 맞춘다. 섭취량과 배설량, 혈청 나트륨, 요삼투압 및 요비중을 관찰한다. 과도한 수분섭취를 방지하기 위해, 환아의 부모에게 수분 제한 및 음식을 통한 수분섭취 관리에 대해 교육한다.

지역사회 간호

가족과 협력하여 가정관리 지침을 이해시킨다. 체중을 매일 점검하고 체액 저류를 나타내는 체중증가를 보고하는 것의 중요성을 가르친다. 과도한 수분섭취를 방지하기 위해 과일 맛의 아이스크림, 젤리, 수박, 귤, 과일에 있는 수분 등 숨겨진 수분을 인지하는 데 도움이 되도록 영양사에게 의뢰한다.

장애의 원인에 따라 평생 동안 약 복용이 필요할 수도 있다. 만약 아동이 데메클로시클라인(demeclocycline) 처방을 받는다면, 약물이 신독성 부작용을 가지고 있기 때문에 가족에게 사후 관리의 중요성을 강조해야 한다. 아동은 질환과 치료를 식별할 수 있도록 의료식별경고 태그, 팔찌 또는 목걸이를 착용해야 한다.

평가

항이뇨호르몬부적절분비증후군(SIADH)을 가진 아동을 위한 간호의 기대되는 결과는 다음과 같다.

- 아동의 체액 균형을 회복한다.
- 아동의 성장과 발육을 촉진하기 위한 적당한 영양섭취를 한다.
- 아동과 가족은 질환에 대해 이해하고, 수분제한과 음식을 통한 나트륨과 수분섭취, 약물 투여 등 치료법을 수행한다.
- 아동에게 손상이 일어나지 않는다.

성조숙증

성조숙증(precocious puberty)은 여아(가슴 발달 또는 음모)에서 8세 미만의 여아와 9세 미만 남아(성기 발달)에서 이차성징이 나타나는 것을 의미한다. 성조숙증은 남아보다 여아에게 더 흔하다. 성조숙증의 대부분이 여아에게는 특발성인 반면, 남아에게는 이런 경우가 더 적다. 남아의 성조숙증은 약 3분의 2에서 신경학적 이상과 관련이 있다.

병태생리

사춘기의 변화를 담당하는 정상 호르몬의 조기 분비는 보통 내분비계의 이상과는 관련이 없다(특발성). 아나볼릭 스테로이드(anabolic steroids)나 에스트로겐(estrogen)과 같은 호르몬의 복용이 원인이 될 수 있다. 중추성 성조숙증 또는 병적 성조숙증은 시상하부가 활성화되어 GnRH를 분비할 때 발생한다. 다른 잠재적 원인으로는 난소, 부신, 뇌하수체의 종양 등이 있다.

임상적 징후

여아의 경우 8세 이전, 남아의 경우 9세 이전의 유방발달, 초경, 성증발생과 같은 조기 성 발달의 징후는 보통은 치료가 필요하지 않다.

중추성 성조숙증을 보이는 아동은 골연령이 발달되어 있고 나이에 비해 유난히 키가 커 보일 수 있다. 그러나 호르몬이 성장판의 조기폐쇄를 촉진해 성장을 일찍 멈추기 때문에 최종 신장도 작을 수 있다. 이러한 변화로 정서적 불안을 보일 수 있다. 이른 초경 시에는 에스트로겐에 장기간 노출되기 때문에 유방암의 위험 또한 증가한다.

협력적 관리

협력적 관리의 목표는 성조숙증의 원인을 파악하고, 성장률을 낮추고, 이차성징의 발달을 안정시키며, 최적의 성장과 발달을 촉진하는 것이다.

진단검사

혈청 진단검사에는 LH, FSH, 테스토스테론(testosterone) 또는 에스트라디올(estradiol)이 포함된다. 자극검사에는 진단을 내리기 위해 GnRH 자극검사가 포함된다. 골연령과 뇌의 방사선 촬영도 수행될 수 있다.

임상적 조언

호르몬 수치는 하루종일 변화하기 때문에 아동의 호르몬 최고치를 측정하기 어렵다. 내분비계가 원인으로 의심될 경우 호르몬 수치를 측정하기 위해 자극검사를 한다. 검사의 대상이 되는 호르몬의 분비를 촉진하는 약물을 투여하고, 반응을 측정하기 위해 주기적으로 채혈한다.

임상치료

중추신경계(CNS) 종양은 수술, 방사선 또는 항암화학요법이 필요하다. 중추성 성조숙증의 치료에는 사춘기의 진행을 멈추게 하고 아동이 계속해서 성장하고 키가 클 수 있게 하는 GnRH 작용제(GnRHa)가 포함된다. 치료는 정상적인 사춘기에 도달하는 나이보다 조금 더 지속한다. 종종 사춘기가 시작될 것으로 예상되는 연령보다 적은 아동의 성장패턴을 유심히 관찰해주는 것이 유일한 중재일 수도 있다.

간호과정

간호는 아동과 부모에게 질환과 치료법을 교육시키고 성장과 발달을 촉진하며 정서적 지지를 제공하는 데 초점을 맞춘다.

간호사정과 간호진단

태너의 발달단계(Tanner staging)를 이용한 아동의 이차성징 발달 및 성적 성숙도 평가 등 철저한 과거력 조사 및 신체검사를 수행한다. 아동의 키와 체중을 측정하고 성장곡선에 그림을 그려 이전 측정에서 얻은 성장률 변화와 비교한다. 신체상 변화에 대한 아동의 심리사회적 적응도를 평가한다. 아동의 신체적 변화와 관련된 부모의 불안감에 대해 평가한다.

성조숙증 아동에게 적용되는 간호진단은 다음과 같다.

- 이차성징의 조기 발현과 키의 급속한 성장과 관련된 신체상 혼란
- 급격한 성장과 관련된 성장 불균형 위험
- 성조숙증의 원인 및 치료적 관리와 관련된 지식부족

계획과 수행

긍정적 신체상 증진

간호의 목표는 아동에게 긍정적인 신체상을 심어주고 적절한 약물투여를 하는 것이다. 아동 및 가족과 협력하여 연령에 맞는 용어를 사용하여 생리적 변화가 정상적이지만 평소보다 이른 나이에 발생한다는 것을 설명한다. 아동에게 친구들도 같은 발달단계를 경험하게 될 것이라고 확신시킨다. 신체적으로는 성장했지만 아동의 사회적, 인지적, 정서적 성장은 나이에 상응한다는 점을 가족에게 강조한다.

성조숙증을 겪는 아동은 몸의 변화가 일어나면서 남의 시선을 의식하게 된다. 아동에게 신체 변화와 관련된 문제를 말하고 의논할 수 있는 기회를 제공해야 한다. 다른 아동의 놀림에 대처하기 위하여 역할 놀이를 통해 대처방법을 연습해 볼 수 있다. 아동이 더 나이 들어 보일지라도, 아동의 나이에 맞는 옷을 입도록 격려하기 위해 가족과 협력한다. 신체검사 중 프라이버시를 유지한다. 부모에게 정상보다 이른 나이에 아동과 성적인 문제들에 대해 논의하도록 교육한다.

약물치료

가족에게 적절한 약물투여와 치료법을 교육한다. 가족이 치료비를 재정적으로 감당할 수 있는지 결정한다.

평가

성조숙증 아동에 대한 간호의 기대되는 결과는 다음과 같다.

- 아동이 긍정적인 신체상을 갖는다.
- 아동은 성장이 안정되고 이차성징 발달을 멈춘다.
- 가족과 아동이 질환과 치료요법에 대해 이해한다.

갑상선 기능 장애

갑상선의 기능은 세포 대사 속도를 조절하는 것이다. 호르몬은 아동의 근육, 골격, 신경계의 정상적인 발달을 담당한다.

티록신(tetraiodothyronine 또는 T_4), 삼요오드타이로닌(triiodothyronine 또는 T_3), 칼시토닌은 갑상선에서 분비되는 호르몬이다. 티록신과 삼요오드타이로닌은 신진대사를 유지하고 성장과 발달을 조절한다. T_4는 T_3의 **전구체(precursor)**이다. 칼시토닌은 혈청 칼슘 이온 농도를 조절하기 위해 신장과 뼈세포를 표적으로 한다. 갑상선자극호르몬은 T_3와 T_4 생산을 조절하므로, 갑상선자극호르몬 기능은 모든 갑상선 질환에서 평가된다.

갑상선기능저하증

갑상선기능저하증(hypothyroidism)은 활성화된 갑상선호르몬(TH)의 수치가 감소하는 질환으로 선천적이거나 후천적일 수 있다. 선천성 갑상선기능저하증은 전 세계적으로 약 3,000명에서 4,000명 중 1명꼴로 발생한다. 이 질환은 남아보다 여아에서 두 배나 흔하다. 선천성 갑상선기능저하증은 백인에 비해 흑인에서 덜 발생하며, 히스패닉이나 아시아계, 태평양 섬 사람, 아메리카 원주민에게 더 흔하게 나타난다.

병태생리

갑상선호르몬은 성장과 발달 및 영양소와 에너지의 대사에 중요하다. 이러한 호르몬이 다른 호르몬이나 특정 표적세포를 자극하지 못하면 성장이 지연되고 지적장애가 발생한다.

선천성 갑상선기능저하증. 선천성 갑상선기능저하증은 환자의 80~85%가 갑상선 이형성증으로 인하여 발생한다. 약 15%가 상염색체의 열성 유전자 유전에 의한 갑상선호르몬의 생합성 결함과 관련이 있다. 선천성 갑상선기능저하증의 다른 희귀한 원인으로는 갑상선자극호르몬 무반응, 갑상선자극호르몬 저항성, 산모의 항체, 산모의 약물복용, 갑상선호르몬 전달 결함 등이 있다.

후천성 갑상선기능저하증. 후천성 갑상선기능저하증은 특발성이거나 자가면역 갑상선염(하시모토 갑상선염), 후기발병 갑상선 기능장애, 뇌하수체나 시상하부의 기능장애로 인한 갑상선자극호르몬 단독결핍 또는 갑상선호르몬 합성을 방해하는 리튬 등의 약물이나 물질에 노출되어 발생한다. 하시모토 갑상선염의 경우, 갑상선은 림프구에 침윤되어 자가면역반응과 갑상선 비대가 일어난다. 자가면역 갑상선염의 유전적 소인과 갑상선 항체의 상염색체 우성 유전이 있음이 밝혀졌다.

임상적 징후

선천성 갑상선기능저하증. 선천성 갑상선기능저하증을 가진 유아는 생후 첫 주에는 질환의 임상적 징후가 거의 없다. 증상은 황달, 두꺼운 혀, 근긴장 저하, 배꼽 탈장, 쉰 울음, 건성 피부, 변비, 대천문 확장이 나타날 수 있다. 치료되지 않은 유아에서는 크레틴병(cretinoid)의 특징적인 외모(두껍고 융기된 혀, 두꺼운 입술, 둔하게 생긴 외모)가 생후 몇 달 동안 나타난다.

후천성 갑상선기능저하증. 후천성 갑상선기능저하증을 앓고 있는 아동은 식욕저하, 차갑고 건조한 피부, 얇은 모발이나 탈모, 심부건반사 저하, 서맥, 변비, 냉온에 대한 민감도, 비정상적인 생리, **갑상선종(goitor)** 등 성인과 동일한 증상이 많다. 아동만의 독특한 증상은 체중증가, 신장 속도 감소, 뼈와 치아의 연령 지연, 근육 약화가 동반된 근육 비대증, 늦거나 조숙한 사춘기의 변화 등이 있다. 그러나 후천성 갑상선기능저하증이 있는 아동은 전형적인 증상을 보이지 않을 수 있다. 이 질환은 아동이 갑상선기능저하증의 가족력이 있거나 갑상선기능저하증에 선행하는 다른 상태들(예: 당뇨병과 같은 또 다른 자가면역질환이 있는 경우)이 있는 경우에 의심해봐야 한다.

갑상선기능저하증과 관련된 주요 합병증은 갑상선기능저하증의 생명을 위협하는 위기인 **점액부종(myxedema)**이다. 점액부종은 갑상선호르몬의 수치가 극도로 낮을 때 발생한다. 이 질환은 비오목형성부종(nonpitting edema), 부은 얼굴과 혀, 저체온증, 저혈당증, 저혈압, 심혈관 허탈, 혼수상태(mexedema coma)로 진행되는 것이 특징이다. 이러한 합병증은 아동에게서는 드물다.

협력적 관리

협력적 관리의 목표는 질환의 조기진단, 정상 갑상선 기능의 회복을 위한 갑상선호르몬 요법, 최적의 성장과 발육 촉진이다.

진단검사

선천성 갑상선기능저하증은 보통 신생아 선별검사에서 발견된다. 신생아 선별검사는 이 질환과 관련된 지적장애의 발생률을 크게 감소시켰다. T_4 감소, 갑상선자극호르몬(TSH) 상승은 갑상선 기능저하를 나타낸다. 선천성 갑상선기능저하증에서는 갑상선자극호르몬 수치가 100mU/L를 초과하는 경우가 많다. 높은 갑상선자극호르몬 수치는 뇌하수체가 아닌 갑상선의 문제임을 나타낸다. (1) 신생아가 병원에서 퇴원하기 전, (2) 생후 1~2주 후 첫 건강관리 방문 시 두 번 검사를 실시한다. 조기 선별검사는 갑상선기능저하증의 영향을 받는 시간을 줄이기 위해 중요하다. 선별검사에서 이상소견이 있을 때는 아동의 증상을 평가해야 한다. 갑상선의 존재와 위치를 확인하기 위한 갑상선 스캔 또는 갑상선의 초음파 검사 및 뼈 생장에 대한 방사선 검사도 수행할 수 있다.

종종 항갑상선글로불린(antithyroglobulin)과 항마이크로소말항체(antimicrosomal antigen)가 발견되기에 **갑상샘종(goiter)**과 하시모토 갑상선염이 의심되면 항갑상선 항체를 측정한다.

임상치료

경구용 레보싸이록신(Synthroid)은 많이 선택되는 치료법이다. 선천성 갑상선기능저하증 신생아의 경우 권장되는 초기용량은 하루 10~15mcg/kg이다. 아동이 성장할수록 용량을 점차 늘려 **정상 갑상선(euthyroid)** 상태를 유지하도록 한다. 갑상선호르몬의 과다 또는 불충분한 징후를 평가하기 위해 혈청 T_4와 갑상선자극호르몬 농도를 주기적으로 평가한다.

임상간호 시 주의점

콩 함유음식은 levothyroxine의 흡수를 감소시킨다.

적절한 성장률을 유지하고 지적장애를 예방하기 위해 평생 호르몬을 복용해야 한다. 생후 3개월 이전에 선천성 갑상선기능저하증을 진단받는 것이 인지발달에 예후가 가장 좋다. 후천성 갑상선기능저하증을 앓고 있는 아동은 보통 정상적인 성장을 한다. 청소년기에 하시모토 갑상선염이 자연적으로 완화되기도 한다.

간호과정

간호는 부모와 아동에게 질환과 치료법을 교육하고, 아동의 성장률을 관찰하며, 최적의 성장과 발달을 촉진하는데 초점을 맞춘다.

간호사정과 간호진단

일반적으로 병원에서 퇴원 전에 신생아 선별검사가 실시되며, 순환하는 갑상선호르몬의 농도를 평가하기 위해 유아의 첫 번째 건강방문 시 한 번 더 검사한다. 만약 산모와 유아의 건강을 평가하기 위해 퇴원 며칠 후에 간호사가 가정방문을 하는 경우, 신생아 선별검사를 시행한다.

성장곡선표를 사용하여 후속 방문 시마다 키와 체중을 연속적으로 측정하고 기록한다. 불충분한 성장의 징후를 평가하여 아동에게 호르몬의 복용량 조정이 필요한지 여부를 결정하고 약물을 잘 복용하고 있는지 관찰한다. 발달 선별검사를 통해 나이에 따른 발달지연이 있는지 확인한다.

갑상선기능저하증이 있는 아동에게 적절한 간호진단은 다음과 같다.

- 갑상선호르몬 대체요법의 늦은 시작과 관련된 발달지연의 위험
- 갑상선호르몬 복용법을 못 지키는 것과 관련된 성장 불균형 위험
- 질병으로 인한 신체적 변화와 관련된 불안
- 갑상선 약물의 부적절한 투여와 관련된 피로

계획과 수행

간호는 부모와 아동에게 질환과 치료법을 가르치고 아동의 성장률을 관찰하는 데 초점을 맞춘다. 알약의 형태로 나오는 갑상선호르몬의 투여 방법에 대해 설명한다. 부모에게 치료에 대한 반응으로 일시적인 수면장애나 행동 변화를 경험할 수 있음을 설명한다. 갑상선호르몬이 과다할 때 빈맥이 나타나며 맥박을 어떻게 측정하는지 부모에게 교육하고, 약물 용량이 부족할 때 나타날 수 있는 피로 등의 문제가 보이면 즉시 보고할 것을 설명한다.

표 24-4 갑상선 기능 검사의 결과 값

진단연구	갑상선기능저하증	갑상선기능항진증
혈청 T_4(thyroxine)	감소	현저한 상승
혈청 T_3(Triiodothyronine)	정상	현저한 상승
혈청 TSH(thyroid-stimulating hormone)	상승	감소

참고: 정상값은 유아/아동의 연령에 따라 다르다.

저체온증을 예방하기 위해 계절에 맞게 옷을 입히도록 주의시킨다. 변비가 생기면 과일과 식사량을 늘려 식단을 수정한다.

갑상선호르몬 대체요법을 처방된 대로 복용했을 때 정상적으로 발육할 가능성이 가장 높음을 가족에게 설명한다. 성장률과 치료에 대한 반응을 평가하고 아동이 성장함에 따라 약물 용량을 조절하기 위해 후속 방문의 중요성을 설명한다. 교육의 효과에 대한 주기적인 평가를 시행한다. 약물을 잘 조절하더라도 청소년기에 지속적인 시공간 인지 결손과 기억력 및 주의력 문제를 가질 수 있다. 대부분의 경우 부모에게 평생 동안 약물요법을 유지해야 하며, 아동의 인지발달을 촉진하는 것이 필요하다는 것을 교육한다. 질환이 유전적 원인일 경우 유전과 관련된 상담을 의뢰한다.

평가

갑상선기능저하증을 앓고 있는 아동에 대한 간호의 기대되는 결과는 다음과 같다.

- 아동은 성장곡선에 따라 키와 체중의 적절한 성장을 유지한다.
- 아동이 연령에 맞는 인지발달을 한다.
- 아동은 긍정적인 자아상을 갖는다.
- 아동은 연령에 맞는 일상생활 및 기타 활동을 하며 피로해하지 않는다.
- 부모는 질환과 치료요법에 대해 이해한다.
- 약물을 적절하게 투여하며 합병증 여부를 지속적으로 평가한다.

췌장호르몬 기능 장애

췌장의 일차적 기능은 혈당 대사를 조절하는 것이다. 췌장의 랑게르한스섬은 알파, 베타, 델타 세포로 구성되어 있다.

- 알파 세포는 간이 **글리코겐분해(glycogenolysis)**를 가속화하는 **글루카곤(glucagon)** 호르몬을 분비한다. 글루카곤은 포

도당 대사를 담당하는 **인슐린(insulin)** 호르몬의 길항 역할을 한다.

- 베타 세포는 포도당, 단백질, 지방산을 세포 안으로 이동시키는 인슐린을 생산한다. 인슐린은 또한 포도당을 포함한 세포막을 통하여 칼륨과 인산염 움직임을 가속화시켜 혈당 수치를 낮추고 포도당 대사를 증진시킨다.
- 델타 세포는 인슐린과 글루카곤 분비를 억제하는 성장호르몬억제인자를 생산한다.

아동의 정상 혈당 범위는 60에서 100mg/dL이다. 일반적으로 음식 소비 후 인슐린 분비는 혈액 속 포도당이 에너지를 위해 간, 근육, 지방세포로 이동하는 것을 증가시킨다. 인슐린의 결핍으로 포도당을 사용할 수 없을 때, 신체의 에너지 요구를 충족시키기 위해 케톤을 생산하는 지질분해(지방분해)와 단백질분해가 일어난다.

혈당 수치를 증가시키는 다른 호르몬들에는 에피네프린, 노르에피네프린, 코티솔, 성장호르몬 등이 있다.

췌장 기능에 문제가 있는 주된 질병에는 제1형, 제2형 당뇨병이 있다. 저혈당, 당뇨병 케톤산증과 같은 당뇨의 합병증이 있다.

당뇨병

당뇨병은 인슐린 분비, 인슐린 작용 또는 두 가지 모두의 결함으로 인한 고혈당 질환으로 탄수화물, 단백질, 지방대사에 이상이 생긴다(그림 24-3). 당뇨병에는 크게 제1형, 제2형 두 가지 종류가 있다. 대부분 당뇨병이 있는 아동은 면역이 매개된 제1형 당뇨병을 가지고 있다. 하지만 아동의 제2형 당뇨병 발생률은 수년 동안 두드러지게 증가하고 있다.

제1형 당뇨병

제1형 당뇨병은 인슐린을 분비하지 못하는 췌장의 베타세포 파괴에서 기인한다. 신체는 외부에서 오는 인슐린에 의존하게 된다.

병태생리

제1형 당뇨병은 유전적으로 취약한 개인에서 인슐린을 생산하는 베타 세포의 자가면역 파괴에서 기인하는 다원적인 질병이다. 제1형 당뇨병은 가족력의 경향이 있지만 유전에서 어떤 특별한 패턴을 보이지는 않는다. 자가항체의 수는 제1형 당뇨병의 위험성을 예측하는데 도움이 된다. 하나의 항체를 가진 아동에게서 위험성은 10~15%인 반면 3개 또는 4개의 항체를 가진 아동은 위험성이 55~90%이다. 그 아동은 질병 그 자체보다는 질병에 대한 감수성을 물려받는다. 바이러스 감염이 염증 과정을 촉발시켜 섬세포의 혈청 항체가 발달하는 것으로 생각된다. 이 항체들은 베타 세포 파괴 시작 몇 년 전 혈액 속에서 검출될 수 있다.

인슐린은 포도당을 세포 내로 이동시켜 신체가 그것을 에너지원으로 사용할 수 있게 한다. 그것은 또한 간에서 일반 순환으로 포도당의 유출을 막는다. 장바이러스 또는 독소 같은 환경적인 요인들은 랑게르한스섬 베타 세포의 자가면역 파괴로 이어진다고 믿어지고 있다. 항원이 생성되어 섬세포의 지속적인 파괴를 나타내는 항체가 생성된다. 베타 세포의 만성 면역매개 파괴는 일정 기간 동안 지속된다. 적어도 90%의 베타 세포가 당뇨병의 임상증상이 발현되기 전에 파괴되는 것으로 파악된다.

인슐린 분비가 감소함에 따라 혈당 수치는 상승하고 세포내 혈당 수치는 감소한다. 신장의 포도당 역치값(180mg/dL)이 초과되면, 삼투성 이뇨의 결과로 당뇨(glycosuria)가 발생한다. 체액은 삼투성 포도당을 따라가고, 물은 많은 양의 소변으로 배설된다.

포도당이 세포대사에 이용될 수 없을 때, 유리지방산은 대체 에너지원을 제공한다. 간은 증가된 속도로 지방산을 대사하여 아세틸조효소 A(CoA)를 생산한다. 아세틸조효소 대사의 부산물이 체내에 축적되어 대사성 산증 또는 케토산증 상태를 초래한다.

임상적 징후

제1형 당뇨병의 전형적인 증상은 상당한 체중감소가 동반된 다뇨, 다음, 다식증(polyphagia)이다(그림 24-4). 다른 증상에는 설명할 수 없는 피로, 기면, 두통, 속쓰림 등이 있다. 유뇨증은 또한 이전에 소변훈련을 받은 아동에게서도 일어날 수 있다. 청소년기 여아는 고혈당 조직에서 번성하는 칸디다균에서 비롯된 질염을 가지고 있을 수 있다.

새롭게 발병된 당뇨병 환아는 당뇨병 케톤산증(DKA)을 가지고 있을 수 있다. 그 유병률은 다양하지만 5세 미만의 아동에서 더 높고, 그 연령 집단에서 보고된 발병률은 28%이다.

협력적 관리

제1형 당뇨병에 걸린 아동을 돌보기 위해서는 일차 의료 제공자, 내분비학자, 당뇨교육간호사, 등록된 영양사, 행동학자, 학교직원 및 상담가와의 협업을 통한 여러 전문 분야적 접근이 요구된다.

특히 아동의 당뇨병 관리는 복잡한 과정이다. 목표는 약물, 혈당 수치 관찰, 적절한 영양 및 운동을 통해서 최적의 혈당 조절을 달성하고, 최적의 성장과 발달을 촉진하며, 장기간의 합병증을 예방하는 것이다.

그림으로 보는 병태생리 **당뇨병 대사**

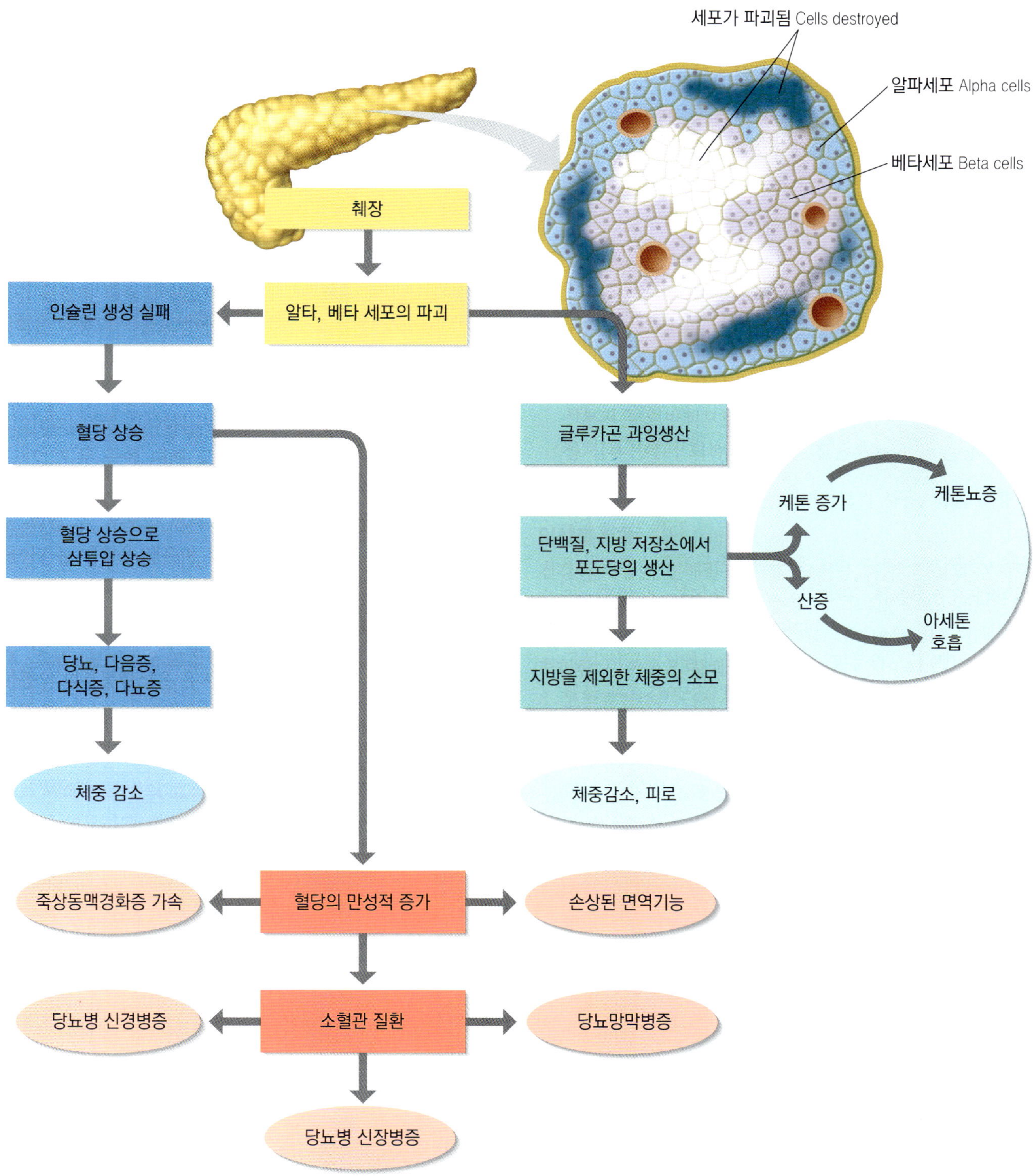

그림 24-3
랑게르한스섬의 알파 세포와 베타 세포의 파괴는 다양한 대사적 변화를 유발한다. 질병이 잘 관리되지 않을 경우 급성적인 징후와 증상이 단기간, 장기간의 합병증으로 올 수 있다.

그림으로 보는 병태생리 **당뇨병의 다발적 영향들**

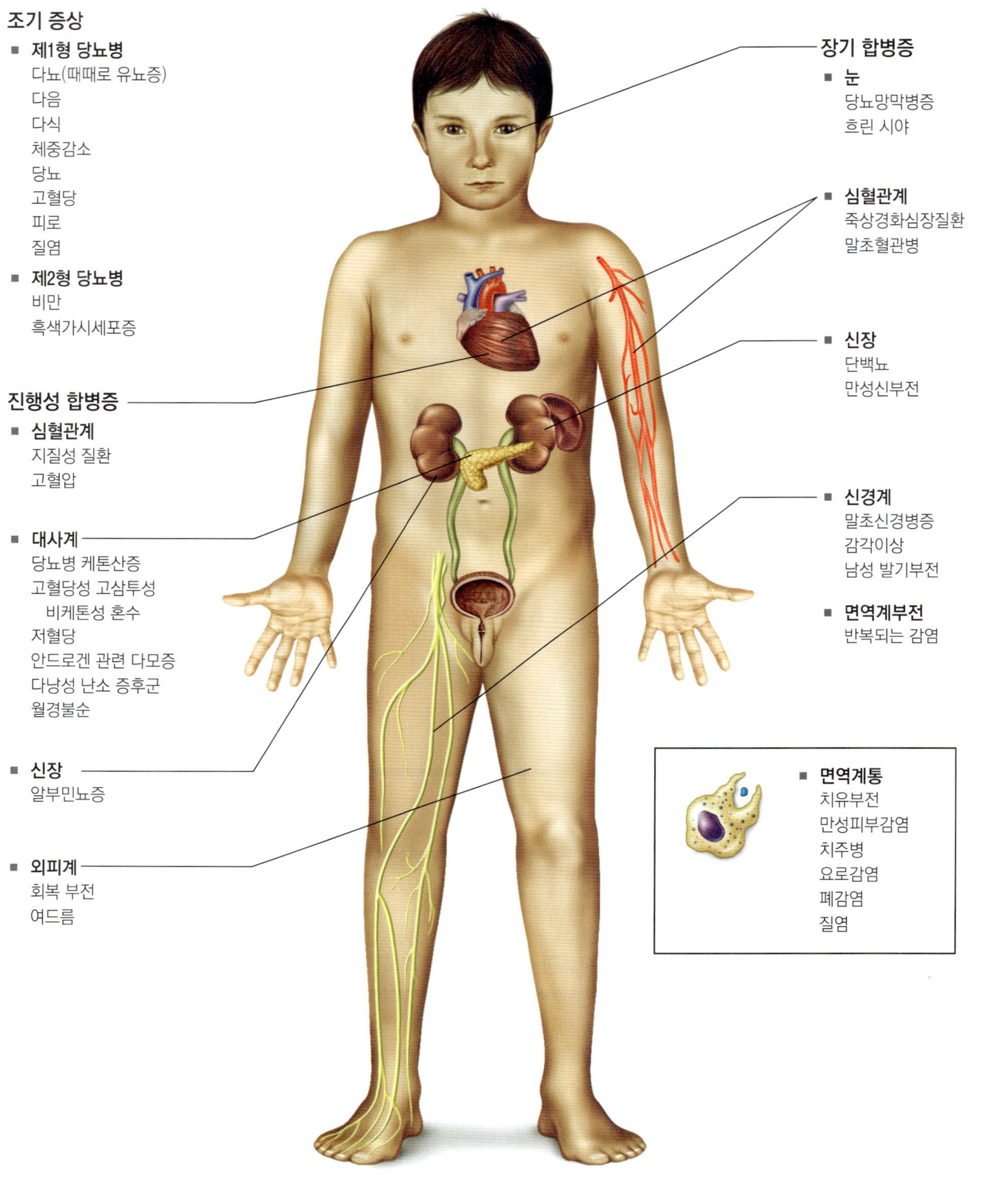

그림 24-4
다양한 신체계통이 당뇨로부터 오는 대사적 변화에 영향을 받는다.

진단검사

진단은 전형적인 증상의 실재 및 당화혈색소 수치가 6.5%보다 크거나 같은 경우 또는 다음 중 하나의 혈당 수치를 기반으로 한다.

- 적어도 8시간 동안 어떤 칼로리 섭취도 없는 공복 시 혈당이 126mg/dl(7mmol/L)보다 크거나 같은 경우
- 구강 당부하검사 2시간 후 혈청 포도당이 200mg/dl(11.1 mmol/L)보다 크거나 같은 경우
- 고혈당의 전형적 증상을 가진 환자에게서 무작위 혈당이 200mg/dl(11.1mmol/L)보다 크거나 같은 경우

증상 없이 상승된 혈당 수치를 나타낼 때 두 번째 공복 시 혈당 수치의 확인이 수행되어야 한다. 구강 포도당 부하 검사는 거의 필요하지 않다. 자가항체로 알려진 다른 검사들은 췌장 베타 세포의 인슐린 생산에 반해 자가면역을 공격하는 것을 나타낼 수 있고, 어떤 경우에는 제1형 당뇨병과 제2형 당뇨병을 구별하는데 도움이 될 수도 있다. 제1형 당뇨병에서 혈청 C-펩티드 수치는 낮거나 검출되지 않아 인슐린 분비가 거의 없거나 전혀 없는 것을 나타낸다. 스트레스 연관 질병, 코르티코스테로이드 사용, 골절, 급성 감염, 낭성섬유증, 췌장염, 간 질환 등을 배제하기 위해 세심한 병력이 필요하다.

임상치료

제1형 당뇨병의 임상치료는 인슐린 치료, 성장을 지원하고 혈당을 정상 수준에 가깝게 유지시켜 주는 영양치료, 운동요법, 정신사회적 지원 등을 결합하여 혈당을 조절하는데 초점을 두고 있다.

인슐린 치료(insulin therapy). 아동과 청소년을 위한 인슐린 치료의 다양한 접근이 가능하며, 아동과 부모에게 효과가 있는 접근법을 선택해야 한다. 아동은 식전, 취침 전 최적의 혈당 수치를 유지하기 위해 종종 인슐린 주사를 매일 여러 번 맞아야 한다. 다양한 형태의 인슐린은 첨부된 의약품 표에서 확인할 수 있다.

여러 개의 주사제들이 사용될 때 기저 인슐린은 지속형 인슐린을 사용하여 하루에 한 번 투약된다. 속효성 인슐린(insulin lispro, inulin glulisine, insulin aspart)은 소비된 탄수화물 그램과 혈당 수치를 바탕으로 매 식사 시 간식과 함께 투약된다. 이것은 아동이 하루에 6번에서 7번 주사를 맞을 수 있다는 것 의미한다. 스트레스, 감염 및 질병은 인슐린 요구량을 증가시키거나 감소시킬 수 있다. 제1형 당뇨병에서 기저-볼루스 치료가 효과적이라면 다음의 내용을 수행한다.

- 인슐린 요구량을 확인하기 위해 혈당을 지속적으로 관찰한다. 예를 들어, 식사 전과 2시간 후뿐만 아니라 일주일에 한 번 자정, 새벽 3시에 포도당을 검사한다.
- 섭취된 탄수화물을 계산한다.
- 운동을 일상생활에 접목한다.

지속적 피하 인슐린 주입(CSII) 펌프 치료는 당뇨병이 없는 아동에게서 발견되는 수치와 혈청 인슐린 수치를 더 밀접하게 일치시킬 수 있게 해주므로 아동과 청소년에게 점점 더 많이 사용되고 있다. 지속적 피하 인슐린 주입 펌프 치료는 모든 연령의 아동에게 성공적으로 사용되어 왔고 적은 저혈당과 함께 혈당 조절을 개선하는 것으로 밝혀졌다. 펌프 치료는 환자 또는 부모가 혈당을 자주 관찰하고, 진보된 인슐린 관리 기술을 연습하고, 펌프에 문제가 생겼을 때 해결 방법을 배우고, 기술 능력을 갖출 수 있는 의지가 필요하다(인슐린 펌프의 장점과 단점은 표 24-5 참조).

인슐린 치료의 평가(evaluation of insulin therapy). 인슐린 치료는 3개월마다 혈당 조절의 객관적 척도인 당화혈색소(HBA1c)로 평가된다. 당화혈색소는 지난 3개월간 평균 혈당의 예측변수이다. 엄격한 혈당 조절은 장기적 이점을 주며 모든 연령의 아동을 위한 관리의 기준이 되고 있다. 어린 아동에게 엄격한 통제를 유지하는 것은 불규칙한 식습관과 저혈당 증상을 인식하기 어렵기 때문에 도전적이다. 과거에는 이런 도전과 저혈당 합병증에 대한 염려 때문에 어린 아동에게 혈당 목표 수치가 높았다. 여전히 우려가 있지만, 저혈당을 감지하기 위한 더 나은 도구들이 이제 이용 가능하다. 게다가, 아동의 장기적인 고혈당은 심혈관이나 신장질환 같은 합병증의 조기 발달을 초래할 수 있다는 증거가 있다. 이 증거를 바탕으로 대한 당뇨병 학회에서는 당화혈색소 조절 목표를 6.5% 미만, 식전 80~130mg/dL의 혈당을 권장한다. 그러나 혈당 및 당화혈색소 목표를 개인화하여 최상의 조절을 달성하고 저혈당 및 고혈당의 위험을 최소화하는 것이 중요하다.

영양치료(nutrition therapy). 영양치료의 목표는 아동의 정상적인 성장과 발육에 적절한 칼로리를 제공하는 것이다. 영양 계획을 수립하기 전에 아동의 음식 섭취량, 대사적 상태, 생활습관 등에 대한 평가가 필요하다. 영양 계획의 준수를 용이하게 하기 위하여 아동과 가족의 문화, 생활방식 및 재정적 수단을 고려한 개별화된 접근방식을 채택해야 한다. 영양사 또는 당뇨병 교육간호사의 주의 깊은 교육은 당뇨병 관리에 필수적이다.

탄수화물 측정은 식사계획에 유연성을 제공하고 아동과 청소년들이 사용하기에 간단하다. 하나의 탄수화물 선택은 15g의 탄수화물과 같다.

식사와 간식에 필요한 탄수화물 선택의 수는 아동의 개별화된 영양 계획에 따라 다양하다. 일반적으로 인슐린 한 단위는

임상적 징후 | 유형별 당뇨

병인	제1형 – 면역 관련, 이자 베타 세포의 파괴로 인한 인슐린 결핍	제2형 – 상대적 인슐린 분비 결핍에 따른 인슐린 저항성
임상적 징후	다뇨, 다음 다식증을 가지고 있을 수 있음 체중감소 진단 시 케톤산증이 발생할 수 있고, 케톤산증이 발생할 위험이 지속됨 단기간의 증상 인슐린 요구량 감소의 초기 기간과 생존을 위해 인슐린이 필요함	비만, 거의 혹은 전혀 체중감소가 없거나 상당한 체중감소가 있을 수 있음 흑색가시세포증 장기간의 증상 다뇨, 다음이 약간 있거나 없을 수 있음 케톤뇨가 동반된 혹은 동반되지 않은 당뇨 케톤산증이 있을 수 있음 지질 질환 고혈압 여드름, 다모증, 월경부전, 다낭성 난소질환 같은 안드로겐 관련 문제들 인슐린 저항성으로 인한 과도한 체중증가, 피로
임상치료	혈당 관찰 인슐린 탄수화물 섭취와 인슐린, 운동에 균형을 맞추는 식이관리 운동	열량 감소와 저지방 식이 앉아 있는 활동시간을 줄이거나 일상적인 신체활동을 늘림 혈당 관찰 인슐린 민감도 향상을 위한 경구약(metformin) 처음에는 인슐린이 필요할 수 있음

15g의 탄수화물을 포함하고 있어 식사에 대한 인슐린 투여량 계산이 상대적으로 쉽지만, 개별 아동의 경우 인슐린 대 탄수화물의 비율이 다르게 계산될 수 있다. 식사나 간식으로 탄수화물을 추가 섭취할 경우, 인슐린 단위의 수를 조절할 수 있어 좀 더 유연성을 제공할 수 있다. 혈당 조절 개선을 위해 고섬유 식이가 권장된다.

운동 프로그램(exercise program). 신체적 활동은 인슐린 민감성 증가와 관련이 있다. 규칙적인 운동과 신체단련은 혈당 조절을 향상시키고, 심혈관 위험인자를 감소시키고, 체중감량에 기여하고, 전반적인 안녕을 향상시킨다. 혈액 지질 수치 또한 긍정적으로 영향을 받지만 아동은 저혈당을 예방하기 위해 충분한 칼로리 섭취를 해야 한다. 스포츠와 관련된 지나친 운동은 세심한 계획과 관리를 필요로 한다.

합병증(complication). 제1형 당뇨병의 합병증(망막병증, 심장질환, 신부전, 말초혈관 질병)은 혈관의 장기간의 고혈당 효과에서 기인한다. 세심한 관리가 없다면 당뇨병이 있는 아동은 성인이 되어서 신부전과 시력상실을 겪을 수 있다. 집중 치료는 이러한 합병증의 위험을 줄이거나 발생을 지연시킬 것으로 예상된다. 청소년들이 흡연을 하지 않고, 혈압이 조절된다면, 위험은 더 줄어들 것이다(표 24–6).

간호과정

간호는 질병과 관리에 대해 아동과 부모를 교육하는 것에 초점을 둔다. 관리에는 식단 관리, 성장과 발달의 이정표를 촉진하며 정서적 지지를 제공하며, 지역사회에서 일상적 관리를 위한 전략을 계획하는 것 등이 있다.

간호사정과 간호진단

간호사정은 생리적 사정뿐만 아니라 가족의 만성질환 관리를 위한 계획을 수립하는데 필요한 환경적, 발달적, 심리사회적 정보를 수집하는 것에 초점을 둔다.

신체적 사정

제1형 당뇨병을 가진 아동은 병원에 자주 입원한다. 활력징후와 의식수준에 초점을 두며 아동의 신체적 상태를 평가한다. 점막, 피부 긴장도, 소변량 등을 확인하며 수분공급 정도를 사정한다. 혈액은 초기에 가스, 포도당, 전해질을 확인하기 위해 검사된다. 혈액검사 빈도는 당뇨병 케톤산증이 있는지 여부에 따라 달라질 것이다. 일단 아동이 안정되면, 식이요법과 칼로리 섭취량, 아동 또는 가족의 관리능력을 평가한다.

당뇨병 관리에 사용되는 약품 및 평균 인슐린 반응 시간(피하 경로)

종류	발현시간	최고 강도	지속시간	작용
속효성				인슐린은 췌장 베타 세포에서 분비되는 내인성 호르몬이다. 인슐린은 세포막을 가로지르는 포도당 통로를 자극하여 세포에 흡수함으로써 혈당 수치를 낮춘다. 그것은 또한 포도당에서 글리코겐으로의 전환을 촉진하고 글리코겐으로부터 간성 포도당 생산을 억제한다.
Insulin lispro, insulin glulisine 또는 insulin aspart	15~20분	30~60분	2~4시간	
중간형				
regular	30~60분	2~4시간	5~7시간	
지속형				
Glargine 또는 detemir	2~4시간	없음	최대 24시간	

참고: 발현시간, 최고 강도 및 지속시간은 출처마다 조금씩 다르다.

SOURCES: Data from American Diabetes Association (2015a) Insulin basics. Retrieved from http://www.diabetes.org/living-with-diabetes/treatment-and-care/medication/insulin/insulinbasics. html; Malik, F. S., & Taplin, C. R. (2014). Insulin therapy in children and adolescents with Type 1 Diabetes. Pediatric Drugs, 16, 141~150; Wilson, B. A., Shannon, M. T., & Shields, K. M. (2017). Pearson nurse's drug guide 2017. Hoboken, NJ: Pearson Education.

표 24-5 외부 인슐린 주입 펌프의 장점과 단점

장점	단점
• 기초 비율과 일치하는 인슐린을 연속적으로 주입하고 식사시간에 인슐린 1회 주사를 추가하여 정상적인 췌장기능을 보다 자세하게 시뮬레이션한다. • 식간에 혈당 조절을 유지하도록 돕는다. • 당화혈색소 수치를 감소시킨다. • 포도당 조절을 향상시킨다. • 아동의 성장을 향상시킨다. • 주사 횟수를 감소시킨다. • 주사 부위의 수를 감소시켜서 흡수 변동이 감소된다. • 펌프는 소비된 탄수화물에 대한 1회투여 인슐린 양을 계산한다. • 아동이 일정에 덜 집착하며 식사를 할 수 있게 하고, 보다 유연한 생활방식을 갖도록 한다. • 당뇨병 케톤산증의 발생 건수가 적다. • 삶의 질과 정신사회적 기능을 향상시킨다.	• 빈번한 혈당 검사, 탄수화물 측정 및 양 계산을 포함하여 지속적인 경계와 준수가 필요하다. • 장비에 연결된 상태로 살 수 있는 의지가 필요하다(카테터를 제거하거나 잠그고 단기간 분리할 수 있지만 당뇨병 케톤산증이 인슐린 흐름이 중단된 몇 시간 이내에 발생할 수 있음). • 펌프의 가시성과 크기 • 2~3일마다 위치를 변경해야 한다. • 카테터 부위 위치의 과다 사용이 발생할 수 있다. • 혈당 수치와 소비된 탄수화물을 계속해서 관찰해야 한다. • 주사부위의 감염 위험성 • 혈당 조절이 향상될 때 체중증가의 가능성 • 다른 인슐린 치료에 비해 비용이 많이 듦 • 펌프 고장에 대한 당뇨병 케톤산증 및 케톤뇨증의 위험을 증가시킬 수 있다.

SOURCES: Data from Alsaleh, F. M., Smith, F. J., & Taylor, K. M. (2012). Experiences of children/young people and their parents, using insulin pump therapy for the management of type 1 diabetes: Qualitative review. Journal of Clinical Pharmacy and Therapeutics, 37, 140~147; Blackman, S. M., Raghinaru, D., Adi, S., Simmons, J. H., Ebner-Lyon, L., Chase, H.P., DiMeglio, L. A. (2014). Insulin pump use in young children in the T1D Exchange clinic registry is associated with lower hemoglobin A1c levels than injection therapy. Pediatric Diabetes, 15, 564~572; Carchidi, C., Holland, C., Minnock, P., & Boyle, D. (2011). New technologies in pediatric diabetes care. MCN, 36(1), 32~39; Woerner, S. (2014). The benefits of insulin pump therapy in children and adolescents with type 1 diabetes. Journal of Pediatric Nursing, 29(6), 712~713.

심리사회적 사정

대처 방법, 가족의 강점과 지원, 질병을 관리하는 능력, 아동과 부모 모두의 교육 필요성을 사정한다. 당뇨병의 진단에 대한 아동의 이해력, 대처능력을 사정한다. 예를 들어, 다리절단이나 실명과 같은 합병증을 경험한 당뇨병과 관련된 아동의 이전 경험을 사정한다(아동의 질병관리에 있어 가족의 강점과 한계를 사정할 때 질문해야 할 예시는 Box 24-2 참조).

발달 사정

아동의 발달 수준, 특별히 미세운동 능력, 인지 수준을 사정한다. 아동은 혈당 샘플을 얻고 읽는 법과 인슐린을 주입하는 법을 배워야 할 것이다.

표 24-6 당뇨병과 관련된 합병증

합병증의 종류	합병증
급성 합병증	• 당뇨병 케톤산증 • 저혈당
만성 합병증	• 망막병증 • 신장병증 • 신경병증 • 말초혈관 질병
성장, 발달과 관련된 합병증	• 성장지연 • 사춘기 지연 • 감정 장애

청소년들은 종종 제1형 당뇨병을 장애로 인식하고, 그들이 먹고 운동할 때 또래와 같이 활동하기 위해 병에 걸린 것을 부인할 수 있다. 청소년들과 대화하고 일상적 상태 관리와 질병 또는 운동 변화 같은 특수한 상황을 관리하는 그들의 문제해결 능력 등을 사정한다. 자기관리가 궁극적인 목표이고 아동의 책임감도 점진적으로 증가한다.

제1형 당뇨병으로 새롭게 진단받은 아동에게 적용될 수 있는 간호진단은 다음과 같다.

- 저혈당을 동반한 활동적인 체액손실과 관련된 체액 부족의 위험
- 대사성 산증을 동반한 신경근육성 기능장애와 관련된 비효과적 호흡 양상
- 질병이 생활방식에 미치는 영향을 인정하지 못하는 것과 관련된 비효과적 대처

계획과 수행

간호는 아동과 부모에게 질병과 관리, 식단 계획, 정서적 지지 제공, 지역사회에서 일상적 관리를 위한 전략을 계획하는 것에 초점을 둔다.

교육 제공

간호사는 관리팀(의사, 간호사, 영양사, 사회복지사)에서 중요한 구성원이고, 아동과 가족에게 교육할 책임이 있다. 병원교육 강화 및 추가 교육은 아동이 진단을 받은 후에만 병원에 입원할 수 있기 때문에 진료 환경에서 숙련된 간호사 또는 공인된 당뇨교육간호사로부터 수행될 수 있다.

제공된 정보의 시점과 양은 진단 후 첫날 특히 중요하다. 아동과 부모 모두는 매우 지치고, 그들은 충격과 불신 속에 있게 된다. 이 기간 동안 정보는 반복적으로 제시될 필요가 있다. 이 기간은 학습 요구를 사정하고, 가족의 질문에 답하기 위해 사용되어야 한다. 초기 교육은 인슐린 투약, 혈당 검사, 식사 계획, 저혈당 및 고혈당의 인식과 치료를 포함한 가정관리에 필수적인 생존 기술에 초점을 둔다.

Box 24-2
당뇨병 교육계획 수립 시 질문해야 할 것

1. 부모님 두 분 모두 일을 하시나요 아니면 한 분만 일을 하시나요? 시간은 어느 정도인가요?
2. 누가 그 아동의 보살핌에 관여하나요?
3. 아동의 일상적 일정이 어떻게 되나요? 주말이나 다른 요일에 일정이 달라지나요?
4. 아동이 이 상태와 함께 존재하는 인지적, 행동적, 운동 또는 시각적 문제들을 가지고 있나요?
5. 진단과 함께 존재하는 다른 가족 스트레스 요인은 무엇인가요?

인슐린 치료의 목표를 설명한다. 부모와 아동(연령에 맞으면)에게 인슐린 중단 및 투약방법 또는 인슐린 펜 사용방법을 교육한다. 인슐린 펜은 전통적인 주사기나 바이알 제제보다 더 쉽게 받아들여질 수 있다. 인슐린 펜은 좀 더 정확한 양을 제공하며, 바늘과 공공장소에서의 인슐린 투약과 관련된 불안을 감소시킨다. 주사 부위를 교대하는 것은 아교질이 지방세포로 대체되는 피하조직의 손실 또는 비대, 지방 위축(lipoatrophy)의 가능성을 줄이는 데 중요하다(그림 24-5). 인슐린 흡수율은 사용된 부위에 따라 다르다. 인슐린은 보통 복부에서 가장 빠르게 흡수되지만, 운동을 함께 한다면 사지에서 흡수율도 증가한다. 다양한 종류의 인슐린과 그 작용에 대한 이해는 필수적이다.

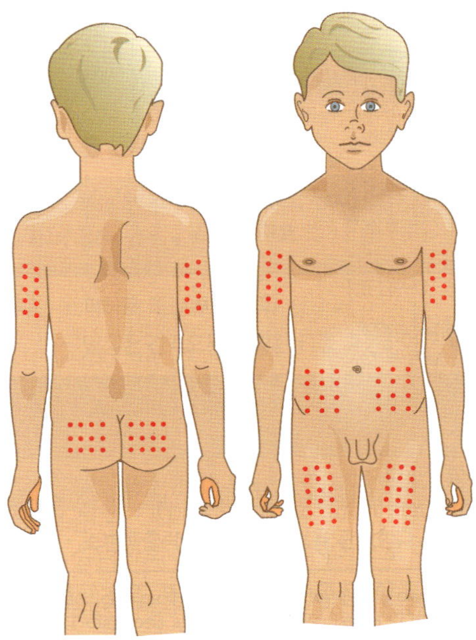

그림 24-5
인슐린 주입 부위

음식 섭취 관리

식생활 관리와 관련된 초기 교육은 영양사가 가르칠 수 있다. 간호사는 이해 정도를 사정하고 원칙을 강화해야 할 필요가 있다. 탄수화물 섭취량을 계산하는 법과 아동을 위한 영양가 있는 식사를 계획하는 방법을 알려준다.

탄수화물 섭취량을 계산하며 먹든지 고식적 식사계획(하루 세 끼, 하루 세 끼 간식)에 따르든지, 일정한 간격으로 먹는 것은 당분 조절에 중요하다. 비록 당뇨병을 앓고 있는 아동이 어떠한 음식을 먹는 것에 제한을 두지 않더라도 아동과 부모는 먹은 음식과 필요한 인슐린 사이의 관계에 대해 배울 필요가 있다. 식사 계획 또한 운동을 위해 조정될 필요가 있다. 아스파탐과 사카린 같은 영양이 없는 감미료는 적당히 사용될 수 있다. 아동과 가족은 음식 라벨 읽는 방법을 배워야 한다. 식사 계획은 영양사의 도움을 받아 아동의 나이, 문화 및 가족 음식 성향, 활동 수준에 맞게 해야 한다.

정서적 지지

제1형 당뇨병의 진단은 가족에게 종종 충격으로 다가온다. 가족력이 있다면 부모는 병에 대해 죄책감을 느낄지도 모른다. 일상적 관리가 필요한 만성질환의 진단은 받아들이기 어려울 수 있다. 가족에게 당뇨병 교육 프로그램에 대한 정보를 제공하고, 당뇨병에 걸린 다른 아동의 부모를 지원하는 그룹을 소개하며, 그들이 질병을 관리하는 역할을 배우는데 도움을 준다.

아동에 대한 지원은 나이와 발달단계에 따라 다르다. 아동이 질병과 그 관리에 대해 감정을 표현하도록 격려한다. 청소년들은 당뇨병을 앓고 있는 다른 청소년들과 접촉하는 것이 도움이 될 수 있다.

가족에게 당뇨병을 앓고 있는 아동과 그 가족지원에 초점을 맞춘 단체에 소개한다.

퇴원계획과 가정간호 교육

가정간호의 필요성은 퇴원 전에 설명해야 하며, 퇴원 후 지속적인 외래 방문과 혈당 조절을 위한 내용이 포함되어야 한다.

가족과 협력하여 당뇨병 관리요법(인슐린 투약, 식단 계획, 혈당 감시, 운동)을 현재의 생활방식에 통합한다. 반복적으로 주사 투약을 설명하여 확실히 교육한다. 가족이 해야 할 변화가 적을수록 기존의 방식을 고수할 가능성이 더 커진다. 당뇨병을 앓고 있는 아동이 학교에 갈 수 있도록 돕는다. 학교에 출석하는 것은 그들이 인슐린 주사, 혈당 감시, 영양, 안전, 다른 관련 문제들에 대한 걱정을 동반하기 때문에 당뇨병을 앓고 있는 어린 아동과 부모에게 걱정과 두려움의 원천이 될 수 있다. 청소년들에게 일반적인 두려움은 자기가 다른 사람과 차이가 있는 사람으로 인식되는 것, 주사의 불편성, 혈당의 자기감시, 식이 문제 등이 있다. 간호사는 가족이 학교 직원과 협력하여 일상 계획을 수립하도록 돕는다(Box 24-3 참조).

지역사회 간호

다음 방문 시 아동 혹은 부모에게 당뇨병 조절에 문제가 있는 징후에 대해 질문한다(Box 24-4). 아동의 성장 측정값과 활력징후를 기록한다. 아동의 전형적인 식이요법과 운동요법을 복습하도록 한다. Tanner staging 지침을 사용하여 아동의 이차성징 발달을 사정한다. 당뇨병 조절이 충분하지 않으면 사춘기는 늦어질 수도 있다.

당뇨병의 잠재적인 합병증에 대한 평가는 매년 실시되어야 한다. 혈액 속 지질 수치, 혈압, 간과 신장 기능, 소변 내 알부민, 망막병증을 위한 안과 검진, 사지 신경병증을 위한 신경학적 검진 등이 포함된다. 아동 및 가족과 협력하여 아동 관리에 대한 지속적인 공동 책임을 질 수 있게 한다. 아동의 발달단계와 인지 수준은 자기관리의 일부 측면에 대한 책임을 맡을 준비가 되어 있는지에 영향을 미친다.

Box 24-3
허니문 단계

당뇨병으로 새롭게 진단받은 가족과 아동은 “허니문 단계”에 대해 알아야 한다. 이것은 새롭게 생긴 당뇨병 기간 동안 아동이 약간 남아 있는 B세포 기능을 가지고 있는 기간으로, 외부 인슐린 요구량을 감소시킨다. 아동과 가족은 이것이 “좋아졌다”라고 생각할 수 있다. 하지만 인슐린 요구량은 결국 올라간다. 허니문 단계의 기간은 사람에 따라 다양하다.

Box 24-4
당뇨병 관리를 위한 질문

- 아동은 식사시간이나 식간에 허기가 지는가?
- 아동이 물을 마시는 양은 얼마나 되는가?
- 아동이 화장실에 자주 가거나 침대가 젖어 있었던 적이 있는가?
- 아동에게 건조한 피부가 있는가?
- 발에 상처가 있는가? 찰상이나 긁힌 자국을 치료하는데 시간이 오래 소요되는가?
- 아동에게 피부감염이 있는가?
- 아동은 기분(우울증, 설명할 수 없는 슬픔, 짜증) 또는 체력수준이 마다 변화하거나 하루 동안에 어떤 변화가 있는가?
- 시력에 변화가 있는가?

자기관리 학습

특별히 어린 나이에 당뇨병에 걸린 아동을 위한 교육이 진행 중이다. 그들이 성장하고 그들의 치료에 대해 더 많은 책임을 질 때, 그들은 질병의 병태생리와 관리에 대한 이론에 대해 더 배울 필요가 있다. 당뇨병 관리의 새로운 발전은 진행 중인 교육에 통합될 필요가 있다.

제1형 당뇨병을 앓고 있는 아동은 그들이 원하는 것을 얻기 위해 그들의 병을 이용하여 부적응적 행동을 배울 수 있다. 무기력하거나 요구가 많거나 칭얼대는 행동과 같은 부적응의 징후와 대처능력이 떨어진다는 증거를 부모에게 알려야 한다. 혈당 검사를 건너뛰거나 장비를 분실하거나 손상시키는 추가 행동을 포함할 수 있다. 음식은 인슐린을 충분히 투약해야 하는 유아에게는 전쟁터가 될 수 있다. 상담 의뢰는 일부 가정에 적합할 수 있다.

자기관리에 대한 책임을 지도록 아동과 지속적으로 협력하고, 부모와 함께 아동의 자기관리를 촉진한다.

학령전기 아동의 자율성과 통제력은 아동이 간식을 선택하는 것과 혈당검사를 위해 손가락을 내밀게 하거나 부모가 필요한 물품을 수월히 모을 수 있게 한다. 학령기 아동은 혈당검사, 인슐린 주사 및 수치를 기록하는 법을 배울 수 있다. 그들은 식이관리에 적합한 음식 종류와 식사량을 결정하고 운동 프로그램을 위해 어떻게 음식을 섭취해야 하는지를 배워야 한다. 학령기 아동은 저혈당증과 고혈당증의 징후를 인지했을 때 사용할 설탕제품(빠르게 흡수되는)을 소지하는 것이 얼마나 중요한지를 이해해야 한다.

청소년은 잠재적인 당뇨 합병증에 대한 설명을 이해하지만 매일 인슐린 주사, 음식계획, 운동계획을 처방받는 것에 반발할 수 있다. 성공적인 자기관리는 만성질환과 또래와 다른 감정에 어떻게 적응하느냐에 달려 있다. 청소년은 자기관리를 할 수는 있지만 또래와 비슷한 욕구는 치료순응을 저해할 수 있다. 청소년들의 기분을 살피고, 식사계획, 운동요법, 혈당감시 및 인슐린 치료 등의 관리에 대한 동기를 평가해야 한다. 탄수화물 계산과 인슐린 투여량을 어떻게 조절해야 또래들과 잘 어울리며 활동에 참여할 수 있는지 토론한다. 당뇨병과 관련된 위험요인과 술, 마약 및 담배의 위험성에 대한 논의가 있어야 한다. 이후의 모든 의료기관 방문에서 청소년에게는 음주섭취에 대한 질문이 있어야 한다. 제1형 당뇨병을 가진 아동은 시간이 지남에 따라 순환기 및 신경계 변화가 일으킬 수 있다. 어릴 때부터 발 관리의 중요성을 강조해야 한다. 예를 들어, 깨끗한 면양말 착용, 젖은 양말 및 신발 갈아 신기, 여분의 양말 소지, 발을 잘 씻고 말리기, 발톱을 짧게 유지하는 것을 말한다. 청소년은 발 관리를 받을 때 당뇨병이 있다는 사실을 알려야 한다.

부모에게 당뇨병의 잠재적 합병증에 대해 매년 또는 그 이상 자주 평가를 받는 것이 매우 중요하다는 것을 강조해야 한다. 장기간 합병증에 대한 지속적인 교육 및 예방조치는 기관을 방문할 때마다 포함되어야 한다.

당뇨병 케톤산증

당뇨병 케톤산증(diabetic ketoacidosis, DKA)은 주로 제1형 당뇨병을 갖고 있는 아동에게서 발생하며 생명을 위협하는 질병이다.

병태생리

당뇨병 케톤산증의 잠재적 원인을 인슐린의 부정확한 투여량 혹은 누락 또는 인슐린 투여의 부적절한 관리, 질병, 외상 또는 수술이 있다.

인슐린 결핍은 불충분한 글루코즈가 세포로 전달될 때 방출되는 호르몬(에피네프린, 노르에피네프린, 코티솔, 성장호르몬 및 글루카곤)의 보상적인 증가를 동반하게 된다. 근육세포는 단백질을 아미노산으로 분해한 다음 간에서 포도당으로 전환하면서 고혈당증이 일어난다. 지방조직은 간에서 케톤체로 변형된 지방산을 분비한다. 이들의 축적으로 인해 케톤산증이 유발된다. 고혈당은 삼투성 이뇨를 유발하여 탈수증, 산증 및 고삼투압을 유발한다. 상승한 케톤은 대사성 산증을 유발한다. 당뇨병 케톤산증은 심각한 대사, 전해질 및 체액 불균형과 관련이 있다.

임상적 징후

당뇨병 케톤산증의 특징적인 징후는 다뇨, 다갈, 체중감소, 복통, 메스꺼움 및 구토, 빈맥, 탈수증, 홍조가 나는 귀와 뺨, Kussmaul 호흡, 아세톤 호흡(과일 냄새), 의식수준의 변화 및 저혈압, 고혈당, 당뇨 및 케톤뇨증도 있다. 대사성 산증에 대한 반응으로 아동은 복부 또는 가슴통증, 메스꺼움 및 구토를 호소한다. 이 질환은 전해질 불균형, 부정맥, 의식변화, 동공변화, 불규칙 호흡, 심박수의 부적절한 감소 및 맥압 증가로 진행될 수 있다.

협력적 관리

즉각적인 목표는 pH 수준을 정상화하고 목표 혈당치를 회복하며 체액 및 전해질 불균형을 교정하는 것이다. 장기적인 관리 목표에는 당뇨병 케톤산증의 위험을 줄이기 위한 예방교육을 포함해야 한다.

진단검사

당뇨병 케톤산증의 검사소견은 표 24-7을 참조한다. 뇌의 CT 스캔과 삽관 및 두개내압(ICP)을 줄이기 위한 중재가 이루어질 수 있다.

제1형 당뇨병 관리하기

수지는 이제 질병관리에 참여하고 혈당수치를 관찰하고 균형 잡힌 식사를 하는 것을 배울 수 있다.

수지는 제1형 당뇨병을 앓고 있는 5세 소녀이다. 2세 때 수지가 당뇨병을 진단받은 후 그녀의 부모는 인슐린 펌프 사용과 혈당수치를 자주 관찰함으로써 성공적으로 당뇨병을 관리할 수 있었다. 그녀의 어머니는 또한 제1형 당뇨병을 앓고 있으며 인슐린 펌프를 사용하고 있다. 수지는 이제 혈당수치를 관찰하고 균형 잡힌 식사방법을 배우면서 질병을 관리할 수 있게 되었다.

수지의 부모는 몇 달 전부터 당뇨병 교육간호사와 협력하여 수지가 배워야 할 정서기술을 파악하기 시작했다. 수지의 부모는 혈당 검사를 수행하는 동안 각 단계에 대해 수지와 대화를 나누기 시작했다. 그런 다음 그녀는 수지에게 필요한 모든 물품을 모으게 했다. 이제 수지는 손가락에서 혈액 방울을 채취하여 테스트 용지에 떨어뜨릴 수 있다. 수지가 성장함에 따라 그녀는 혈당수치를 해석하는 법을 배우게 된다. 수지는 또한 자신에게 좋은 음식과 먹기 전에 먼저 물어봐야 하는 음식에 대해 배우고 있다.

수지의 당뇨병 관리에는 상당한 시간과 감독이 필요하다. 그러나 수지의 부모는 수지의 성장과 발전을 도모하기 위해 5세 때 흔히 하는 활동에도 참여하게 한다. 발레와 체조활동 이외에, 수지는 어린이집에도 다닌다. 수지를 어린이집에 다니게 하는 것은 가족과 어린이집 모두의 적응을 필요로 했으나, 그녀의 부모는 수지의 상태가 관리될 수 있을 뿐 아니라 성장에 필요한 활동을 방해해서는 안 된다는 것을 강조하였다.

수지와 그녀의 부모님, 지역사회 보건간호사 및 영양사는 수지의 당뇨병을 관리하고 수지의 목표와 필요사항을 논의하기 위해 어린이집 직원을 만났다. 혈당수치를 관찰하는 방법을 배우고 있지만 직원 또한 교육을 받았고, 그녀의 부모는 수지의 혈당수치에 따라 추가 치료가 필요할 때 언제든지 연락받을 수 있도록 어린이집에 전화번호를 제공하였다.

당뇨병 관리가 잘 유지될 수 있도록 수지가 먹을 수 있는 음식을 매일 보내 주었다. 어린이집 직원은 예정된 파티가 있으면 수지의 식사계획을 수정하여 파티음식을 먹을 수 있도록 부모님에게 연락해야 한다고 알고 있다.

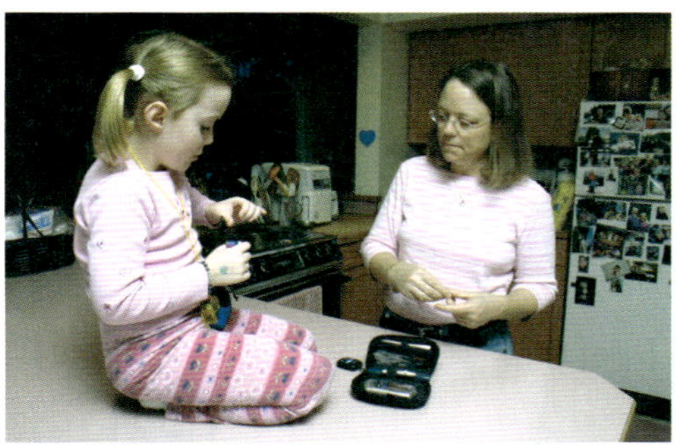

수지는 어머니가 자신을 관찰하고 있을 때 자가혈당측정을 할 장비를 준비한다.

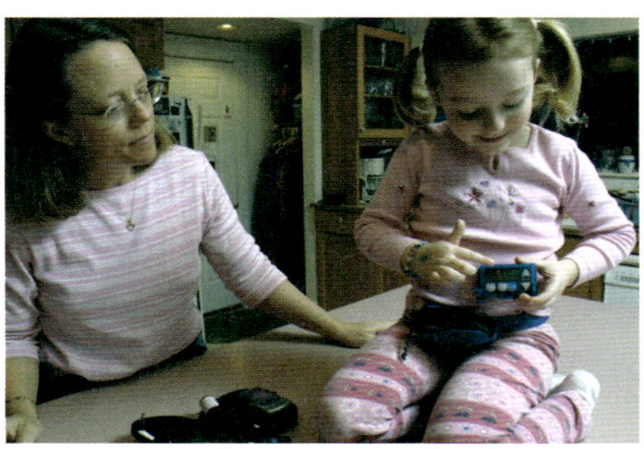

수지는 인슐린 펌프 장비를 검사한다. 수지의 허리에 있는 가방은 그녀가 인슐린 펌프를 보관하는 곳이다.

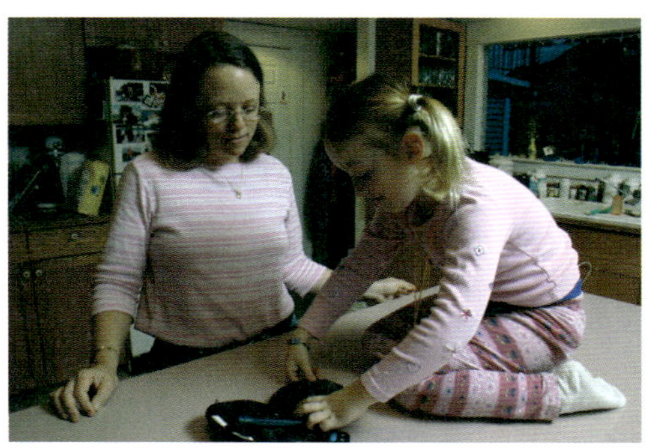

수지와 그녀의 어머니는 측정결과를 확인한다.

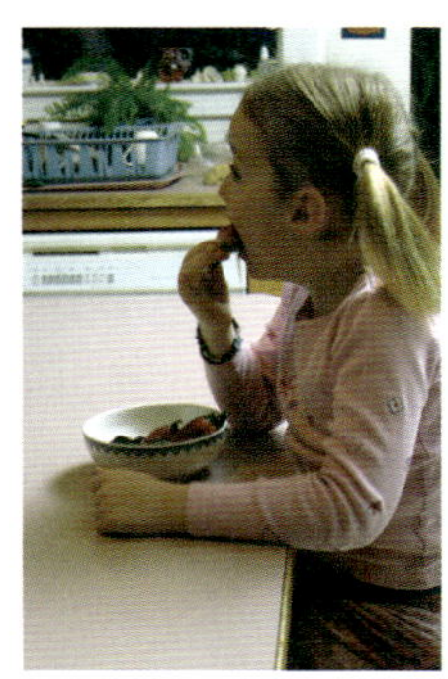

수지의 어머니는 항상 영양가 있는 간식을 제공한다.

SOURCE: George Dodson/Pearson Education, Inc.

표 24-7 당뇨병 케톤산증이 있는 아동에서의 검사소견

임상검사	결과
혈당	250 mg/dL 이상
케톤	양성
가스분석	산성-pH 7.3 미만과 중탄산염 15 mEq/L 미만
소변	케톤 양성반응(케톤뇨증)
칼륨	증가, 감소 혹은 정상
염소	증가
나트륨	감소
인	감소
혈청 삼투압	증가

SOURCES: Data from Lavoie, M. E. (2015) Management of a patient with diabetic ketoacidosis in the emergency department. Pediatric Emergency Care, 31(5), 376–383; McFarlane, K. (2011). An overview of diabetic ketoacidosis in children. Paediatric Nursing, 23(1), 14–19; Masharani, U. (2016). Diabetes mellitus & hypoglycemia. In M. A. Papadakis, S. J. McPhee, & M. W. Rabow (Eds.), CURRENT medical diagnosis & treatment 2016. New York: McGraw-Hill.

임상치료

케톤산증이 있는 아동은 입원하게 된다. 의료중재에는 탈수 및 산증에 대해 등장성 수액요법 및 전해질 보충이 포함된다. 정맥주입 인슐린 펌프로 인슐린(시간당 0.1 단위/kg)을 투여하여 혈당치가 100mg/dL/hr을 초과하지 않도록 조절한다. 고혈당 및 혈청 삼투압의 빠른 감소는 뇌부종의 위험을 증가시킨다. 혈당을 너무 빨리 낮추면 수분이 유리되어 뇌로 대량 축적된다. 대뇌부종은 당뇨병 케톤산증의 가장 흔한 합병증이며 당뇨병을 갖고 있는 아동에게 가장 흔한 사망원인이다. 인슐린과 수액을 투여하면 칼륨이 세포로 이동하여 저칼륨혈증을 일으킨다. 저칼륨혈증이 심부정맥(cardiac arrhythmia)으로 이어질 수 있으므로 칼륨 교정이 필요하다.

간호과정

간호는 인슐린, 수액 및 전해질을 관리하고 합병증의 증상 및 징후를 관찰하는 것이다. 아동이 안정된 후에는 당뇨병 케톤산증의 추가 발병을 예방하는 방법을 아동과 가족에게 교육한다.

간호사정과 간호진단

활력징후, 호흡상태, 재관류 및 정신상태를 지속적으로 관찰한다. 저칼륨혈증과 관련된 심부정맥을 관찰한다. 건조한 피부와 점막 등의 탈수증상과 우울증에 대해 평가한다.

당뇨병 케톤산증이 있는 아동에게 적용되는 간호진단은 다음과 같다.

- 변경된 대뇌기능과 관련된 상해의 위험
- 삼투성 이뇨증과 관련된 체액부족
- 부족한 단백질 및 지방 에너지 대사와 관련된 영영양 불균형: 신체요구량보다 적음
- 당뇨병성 케톤산증의 인지, 치료 및 예방과 관련된 지식부족

계획과 수행

저혈량 쇼크가 있으면 정맥 주사액을 5분에 걸쳐 10~20mL/kg로 급속하게 투여한다. 체액부족을 해결하기 위해 적절한 수액이 제공되어야 한다. 인슐린은 점진적으로 고혈당을 조절하기 위해 주의 깊게 주입되어야 한다. 시간당 또는 처방된 대로 혈당수치를 관찰해야 하고 전해질과 산-염기 상태, 요당과 케톤수준을 자주 관찰해야 한다. 섭취량 및 배출량은 매시간 관찰한다. 인슐린 주입 중에 발생할 수 있는 저혈당 징후를 평가해야 한다.

임상간호 시 주의점

고혈당증 또는 당뇨병 케톤산증의 치료를 위해서는 오직 정맥주입으로만 인슐린을 주기적으로 투여해야 한다. 다른 인슐린 유형을 사용하면 안 된다. 너무 빠르게 또는 너무 느리게 혈당을 낮출 수 있다.

아동이 임상적으로 안정되면 정맥 내 인슐린 주입을 피하 인슐린 주입으로 전환한다. 식사는 아동이 충분히 명료해지고 혈당수준이 안정화되면 다시 시도한다. 이 치료계획은 일차 의료제공자 또는 내분비학자에 따라 다를 수 있다.

임상적 조언

인슐린을 정맥주사관에 투여한다. 새로운 정맥주사관을 통해 50~100mL의 인슐린을 주입하여 수액에 잘 포화될 수 있도록 한다. 이것은 인슐린 용량이 처음부터 아동에게 적절하게 도달하도록 한다.

필요에 따라 전해질을 교체할 수 있다. 하지만 아동의 신장기능을 확인할 때까지 칼륨을 투여하지 않는다. 저혈압, 약한 맥박, 얕은 호흡 및 근육약화와 같은 저칼륨혈증의 증상 및 징후를 관찰한다. 저칼륨혈증과 관련된 심전도 이상을 감지하기 위해 지속적으로 심장을 관찰한다. 매일 아동의 체중을 측정하고 아동과 가족에게 정서적 지지와 지원을 제공한다.

지역사회 간호

당뇨병 케톤산증의 향후 증상발현 예방은 중요하다. 고혈당증이 당뇨병 케톤산증으로 진행되는 것을 막기 위한 중재계획을 위해 아동 및 가족과 협력해야 한다(가족과의 협력: 당뇨병 케

톤산증 예방 참조). 부모는 자녀가 아플 때 얼마나 자주 혈당을 확인해야 하는지와 케톤 확인을 위한 소변검사 시기에 대해 구체적인 지침을 알고 있어야 한다. 혈당이 높고 중등도 혹은 다량의 케톤이 있으면 추가 인슐린 주입과 수액요법으로 치료해야 한다. 특히 아동이 질병을 앓을 때와 같이 심각한 스트레스 상황 속에 있으면 혈당 및 케톤 관찰에 대해 더욱 관심을 가져야 한다. 스트레스 반응으로 분비된 호르몬에 대항하기 위해 음식을 섭취하지 않더라도 인슐린이 필요하다는 것을 아동과 가족이 인지해야 한다.

평가

당뇨병 케톤산증이 있는 아동에 대한 간호의 기대되는 결과는 다음과 같다.

- 아동은 신경 손상이 없다.
- 아동은 체액균형을 유지한다.
- 아동의 영양섭취는 성장과 발달에 적절하며 인슐린 투여와 균형을 이룬다.
- 아동은 감염되지 않는다.
- 아동과 가족은 당뇨병 케톤산증의 위험을 예방하거나 줄이기 위한 방법을 안다.
- 아동과 가족은 의료인에게 통보해야 하는 증상을 인지한다.
- 아동의 당뇨병 케톤산증 경험이 줄어든다.

당뇨병 환아의 저혈당증

저혈당은 제1형 당뇨병 환아에서 수분 내에 발생할 수 있다. 혈당수치가 갑자기 떨어지거나 70mg/dL 미만으로 떨어지면 임상적 징후 표에 기술된 증상이 나타날 수 있다. 아동은 빠른 성장속도, 예측할 수 없는 식습관 및 신체활동으로 인한 저혈당 위험이 있을 수 있다. 심한 저혈당증은 밤에 2~3회의 인슐린 주사치료를 받는 아동에게서 흔히 발생할 수 있다. 다른 일반적인 원인으로는 인슐린 투여량의 오차, 투약 오류, 식사를 하지 않아 발생한 부적절한 칼로리 불균형, 추가 칼로리 섭취를 하지 않고 시행한 운동 등이 있다. 심한 저혈당은 발작을 일으킬 수 있다.

건강증진 및 건강유지 개요 당뇨병을 앓는 아동

성장과 발달평가

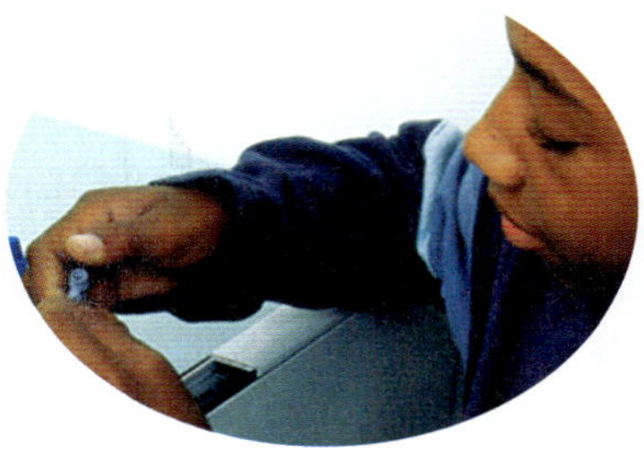

- 성장이 연령에 대한 기대치를 충족하는지 판단하기 위해 아동의 신장, 체중 및 머리둘레를 연령별 기준과 비교해야 한다. 의료기관에 방문할 때마다 체질량지수(BMI)의 백분위수를 관찰해야 한다.
- Denver II 또는 다른 선별도구를 사용한 발달진행 평가와 학교에서의 수행능력을 평가한다.
- 이차성징 특성과 사춘기 발달지연이 있는지 평가한다.

영양

- 식사를 계획할 때는 아동의 개인취향을 고려해서 영양지침을 구성할 수 있도록 해야 한다.

신체활동

- 정기적인 신체활동을 격려하고 추가적인 신체활동을 하게 되면 인슐린 투여량 또는 음식 섭취량을 조절하는 방법을 아동에게 교육해야 한다.
- 아동이 스포츠에 참여하도록 격려하고, 자녀와 가족이 운동과 음식섭취, 인슐린 투여량의 균형을 맞출 수 있도록 도와줘야 한다.

구강건강

- 좋은 치열과 구강위생이 지켜지도록 노력해야 한다.
- 정기적인 치과방문은 감염위험을 예방하기 위해 중요하다.
- 당뇨가 제대로 조절되지 않는 아동은 치은염과 충치의 위험이 있다.

정신건강 및 영적 건강

- 아동과 청소년에게 당뇨병에 대한 감정을 토로하도록 기회를 제공해야 한다.
- 정기적으로 청소년을 평가하여 우울증에 대한 선별검사를 실시해야 한다.

관계

- 아동은 다른 또래와 마찬가지로 학교 또는 보육시설에 다녀야 한다. 부모는 경우에 따라 자녀를 관찰할 수 있는 시설을 찾아야 하고 시설직원에게 필요한 교육을 제공할 수도 있다.
- 아동이 저혈당증이나 고혈당증의 징후가 있을 때 인지하고 도움을 요청할 수 있는 친구를 구하도록 격려해야 한다.

질병예방 전략

- 매년 독감 예방접종을 포함해 권장되는 모든 예방접종을 받을 수 있도록 가족을 독려해야 한다.
- 매년 안과검사를 받아야 한다.
- 혈당조절을 관찰하기 위해 당화혈색소 검사의 정기적인 스케줄을 유지해야 한다.

사고예방 전략

- 아동이 의료식별경고증을 착용하도록 격려해야 한다.
- 매일 발 및 발가락을 관리해야 한다.
- 바늘과 주사기를 안전하게 폐기하기 위한 방법을 가족에게 교육해야 한다.

SOURCE: George Dodson/Pearson Education, Inc.

저혈당은 갑작스런 징후와 증상의 발현을 토대로 진단될 수 있다. 고혈당증과 저혈당증 징후가 구분하기 어려울 수 있으므로 혈당 검사를 통해 진단을 확인해야 한다. 포도당을 저지방·저탄수화물 간식 또는 음료, 설탕젤, 포도당 정제 또는 포도당 반죽 형태로 즉시 제공해야 한다.

아동이 의식을 잃게 되면 글루카곤을 투여하거나, 사용할 수 없다면 설탕젤이나 포도당 반죽을 짜서 잇몸에 투여한다. 병원에서는 증상의 진행을 막기 위해 포도당을 정맥주사 할 수 있다. 포도당과 글루카곤의 효과는 일시적이므로 추가 간식이나 식사가 제공되어야 한다. 치료 후 몇 시간 동안 지속적으로 관찰해야 한다.

임상적 조언

저혈당 치료를 위해 케이크나 캔디바를 사용하지 말아야 한다. 케이크와 캔디바의 지방은 당이 빨리 흡수되는 것을 막기 때문이다. 단단한 사탕은 녹는데 오래 걸리므로 저혈당의 신속한 치료에는 적절하지 않다.

임상적 판단

혼란과 행동변화는 고혈당증과 저혈당에서 함께 볼 수 있는 증상이다. 혈당 측정장비를 즉시 사용할 수 있다면 간호사는 치료를 시작하기 전에 아동의 혈당치를 먼저 확인해야 한다.

간호과정

저혈당의 인지는 증상을 신속하게 관리하고 혈당의 추가 감소를 방지하는데 필수적이다. 가족과 협력하여 저혈당 증상을 인지하고 적절한 조치를 취할 수 있도록 도와주어야 한다(가족과의 협력: 저혈당증 치료사례 참조). 부모는 심각한 저혈당증의 경우 글루카곤을 근육 내 또는 피하로 투여하는 양과 119 응급신고센터에 연락하여 조치를 취하는 법을 배우게 된다.

매일 음식물 섭취와 인슐린 투여 그리고 운동 간에 균형을

임상적 징후 저혈당증과 고혈당증

	저혈당증	고혈당증
병인	• 섭취한 음식에 비해 너무 높은 인슐린 투여량 • 근육에 인슐린 주입 • 인슐린 투여량에 비해 운동량 과다 • 식사/간식 사이 너무 긴 시간 • 너무 적은 탄수화물 섭취량 • 병, 스트레스	• 섭취한 음식에 비해 너무 적은 인슐린 투여량 • 병이나 부상, 스트레스 • 너무 많은 탄수화물 섭취량 • 식사/간식 사이 너무 짧은 시간 • 인슐린을 피부 바로 밑이나 비대해진 부위에 주사 • 활동 감소
임상적 징후	• 신속한 징후 • 과민성, 신경질, 떨림, 불안정한 느낌, 집중 또는 말하기 어려움, 행동 변화, 혼란, 여러 번 되풀이되는 반복행동 • 무의식, 발작, 얕은 호흡, 빈맥 • 창백, 발한 • 습기가 있는 점막, 허기 • 두통, 현기증, 흐린 시력, 복시, 광선공포증 • 입술이나 입의 마비	• 점진적 징후 • 혼수상태, 졸림, 느린 반응 또는 혼란 • 깊고 빠른 호흡 • 피부홍조, 건조한 피부 • 건조한 점막, 갈증, 배고픔, 탈수 • 약화, 피로 • 두통, 복통, 메스꺼움, 구토 • 흐린 시야 • 쇼크
임상치료	• 의식이 있다면 15g의 탄수화물을 공급한다. 15분을 기다렸다가 혈당 수치를 다시 확인한다. • 70mg/dL 이하의 경우 탄수화물 15g을 더 공급한다. 15분 안에 혈당수치를 다시 확인한다. • 의식이 없으면 주사로 글루카곤을 투입한다.	• 정기적인 주입 시간에 추가 인슐린을 투여한다. • 아프거나 부상당한 경우 특정 혈당치에 대한 교정된 인슐린 투여량을 제공한다. • 고혈당증과 중등에서 과량의 케톤이 나온 경우 추가 주입을 한다. • 체액을 늘린다.

가족과의 협력 | 당뇨병 케톤산증 예방

언제 DKA를 관찰할 것인가?

- 복통
- 메스꺼움, 구토 및 식욕부진
- 다뇨 및 다뇨증의 1일 또는 2일 병력
- 질환(예 : 바이러스성 또는 기타), 먹을 수 없는 경우

DKA의 인식 신호

- 정신상태의 변화
- 250mg/dL 이상 혈당 상승
- 소변에 존재하는 중간 혹은 대량의 케톤
- 과일향 호흡 냄새
- 세균 감염의 증거(예: 열, 배액, 배뇨장애 또는 요로감염 다른 증거)
- 빠르고 깊은 호흡
- 소변 배출량 감소

SOURCES: Data from Lavoie, M. E. (2015) Management of a patient with diabetic ketoacidosis in the emergency department. Pediatric Emergency Care, 31(5), 376~383; Masharani, U. (2016). Diabetes mellitus & hypoglycemia. In M. A. Papadakis, S. J. McPhee, & M. W. Rabow (Eds.), CURRENT medical diagnosis & treatment 2016. New York: McGraw-Hill; McFarlane, K. (2011). An overview of diabetic ketoacidosis in children. Paediatric Nursing, 23(1), 14~19.

가족과의 협력 | 저혈당증 치료사례

간호사는 저혈당증을 인지하고 적절한 중재를 취할 수 있도록 가족과 협력적 관계를 형성한다.

- 아동이 저혈당 증상(창백, 땀, 떨림, 현기증, 입술이나 입의 감각마비, 혼란, 과민성, 정신상태의 변화)을 보이는 경우 혈당수치를 검사해야 한다.
- 아동이 검사를 수행하도록 돕는다. 아동의 정신상태 변화로 인해 정확한 수치를 읽기는 어렵다.
- 혈당 수치가 70mg/dL 이하이면 포도당을 신속히 투여해야 한다. 혈당 수치를 높이기 위해 다음 중 하나를 사용하여 신속히 15g의 포도당을 제공해야 한다.
  - 과일 주스 1/2 컵
  - 콜라 또는 소다 1/2컵
  - 건포도 작은 상자 1개
  - 3~4개 포도당 정제
- 15분을 기다렸다가 혈당수치를 다시 확인한다. 여전히 70mg/dL보다 낮거나 같으면 15g의 속효성 포도당을 다시 제공해야 한다. 15분 후에 혈당수치를 다시 확인한다.
- 혈당수치가 적어도 80mg/dL로 회복되면 다음 식사가 30분 이상 남았거나 활동이나 운동이 계획된 경우 치즈 및 크래커와 같은 보다 실질적인 간식을 제공한다.
- 아동이 의식이 없으면 포도당 반죽을 짜서 잇몸에 뿌리거나 근육 내 또는 피하에 글루카곤을 투여한다.

이루는 것이 중요하다는 것을 강조해야 한다. 가족과 협력하여 학교직원에게 저혈당 징후와 적절한 중재에 대해 교육해야 한다. 아동은 질병과 치료를 나타내는 의료식별경고증을 착용해야 한다. 기대되는 결과에는 최적의 혈당수치 유지 및 저혈당 발병 횟수의 감소가 포함된다.

신생아저혈당(neonatal hypoglycemia). 신생아의 혈당은 정상적인 분만 후(합병증 없이) 2시간까지 50mg/dL의 혈당으로 감소한 다음 출생 후 약 72시간에 70mg/dL 정도로 안정화된다. 신생아저혈당은 초기 신생아 기간 동안 증가된 신진대사 요구의 결과로 발생한다. 신생아저혈당의 원인은 자궁 내 성장 지연, 고인슐린혈증, 미숙아, 성장호르몬 결핍, 적혈구증가증, 패혈증, 고체온, 저산소증, 선천성 대사이상, 당뇨병을 가진 산모의 신생아, 부신기능부전 등이 있다. 신생아저혈당의 징후와 증상으로는 무호흡, 빈호흡, 청색증, 저혈압, 과민한 신경 반응, 연하곤란, 기면, 저체온증 및 경련이 있다. 생후 1일째 30mg/dL 미만의 혈당수치이거나 45mg/dL 미만인 경우 신생아저혈당으로 간주되므로 영구적인 뇌손상을 막기 위한 평가 및 치료가 필요하다. 신생아가 구강액을 거부하는 경우 모유나 제형 또는 비경구 포도당 투여를 해야 한다.

핵심 요약

- 사춘기는 생식선이 성호르몬인 에스트로겐과 테스토스테론의 양을 증가시켜 성기능 및 이차성징 특성을 발달시키는 성 성숙과정이다.
- 뇌하수체 전엽은 다른 호르몬의 분비를 조절하는 호르몬 생산 역할을 하기 때문에 신체의 주분비선(master gland)으로 간주된다.
- 뇌하수체기능 저하를 앓는 아동은 성장호르몬 결핍의 결과로 키가 작다. 성장호르몬으로 일찍 치료를 받으면 이 아동은 정상적인 키에 가까워질 수 있다.
- 성장호르몬의 과다분비 혹은 뇌하수체기능항진은 자녀가 성장판이 닫힐 때까지 중재하지 않으면 키가 210~240cm까지 자라게 된다.
- 요붕증은 아동이 아무리 탈수가 되어도 소변이 멈추지 않는 질환이다. 진단은 아동이 고나트륨혈증 탈수가 될 때까지 거의 이루어지지 않는다.
- 항이뇨호르몬분비이상증후군(SIADH)은 과량의 항이뇨호르몬(ADH)으로 인해 수분중독 및 저나트륨혈증을 유발한다.
- 사춘기 조숙증은 여아에서 8세, 남아에서 9세 이전에 이차성징이 나타나는 것을 말한다. 치료가 이루어지지 않으면 호르몬은 성장판의 폐쇄를 촉진할 것이고 아동은 성인기에 작은 키를 가지게 된다.
- 치료되지 않거나 비효율적으로 치료된 선천성 갑상선기능저하증은 성장장애 및 지적장애를 초래한다.
- 제1형 당뇨병은 아동에게서 가장 흔한 대사성 질환이고 학령기 아동에게 가장 흔한 만성질환 중 하나이며 탄수화물, 단백질 및 지방 대사장애이다.
- 당뇨병성 케톤산증 치료에는 탈수 및 산증에 대해 등장성 수액요법 및 전해질 보충이 포함된다. 뇌부종의 발병을 예방하기 위해 인슐린은 지속 인슐린 펌프로 일정한 속도로 제공되며 혈당을 느리게 감소시킨다.
- 제1형 당뇨병 아동의 일반적인 저혈당 원인으로는 인슐린 투여량의 오차, 결식으로 인한 칼로리 섭취 부족, 과도한 운동에 상응하지 못한 칼로리 섭취 등이 있다.

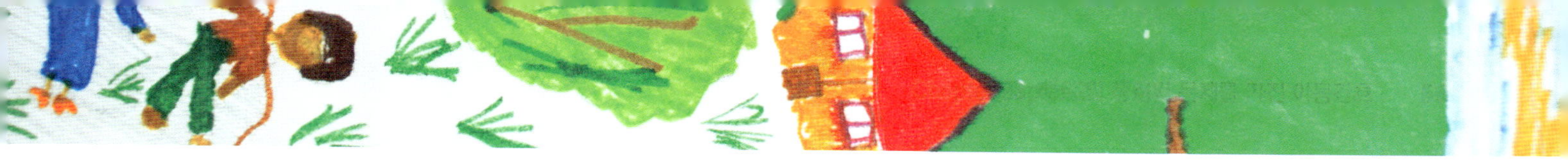

Chapter 25

전염성 감염 문제를 가진 아동간호

학습목표

1. 수두 아동에게 간호과정을 적용한다.
2. 풍진 아동에게 간호과정을 적용한다.
3. 홍역 아동에게 간호과정을 적용한다.
4. 유행성이하선염 아동에게 간호과정을 적용한다.
5. 일본뇌염 아동에게 간호과정을 적용한다.
6. 손발입병 아동에게 간호과정을 적용한다.
7. 돌발피진 아동에게 간호과정을 적용한다.
8. 디프테리아 아동에게 간호과정을 적용한다.
9. 백일해 아동에게 간호과정을 적용한다.
10. 파상풍 아동에게 간호과정을 적용한다.
11. 성홍열 아동에게 간호과정을 적용한다.

건강문제로서의 전염성 질병

전염성 질병은 직접 전이(체액과의 접촉에 의한 사람이나 동물 간의 전염), 간접 전이(오염된 대상과의 접촉에 의한 전염) 또는 매개체(무는 벌레와 동물)에 의해서 전달되는 질병이다. 감염성 질병은 일반적으로 사람에서 사람으로나, 동물에서부터 사람으로 전이되는 미생물에 의해서 야기되는 모든 종류의 전염성 질병이다. 아이들에게 건강관리 중재를 필요로 하는 합병증이나 2차 감염이 생길 수 있으며, 일부 경우에는 이러한 감염이 사망을 초래한다.

전염성 질병이 발생하기 위해서는 감염성 물질(병원균)이 존재하여 직접적이거나 간접적인 전이에 의해서 숙주로 전달되어야 한다(그림 25-1). 간호사들은 예방접종에 의해서 감염성 질병의 전이를 줄이고 격리나 손위생과 같은 다른 방식으로 감염의 전이를 막기 위해서 가족들을 교육시키는데 있어서 중요한 건강증진 역할을 수행한다.

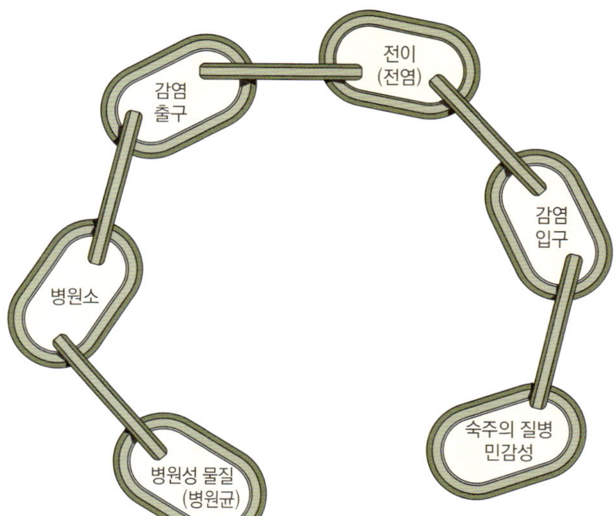

그림 25-1
감염의 효과적인 전이 사슬은 병원균의 적합한 서식지인 병원소를 필요로 한다. 병원소는 살아있는 생물이거나 무생물일 수 있다. 전이는 직접적이거나 간접적일 수 있다. 직접 전이는 감염원과 새로운 숙주 사이의 신체적(물리적) 접촉에 의한 것이다. 간접 전이는 병원균이 감염과 질병을 유발하기 전에 인간의 몸 밖에서 생존할 때 발생한다. 감염의 확산을 예방하거나 통제하기 위해서는 사슬의 연결 중 하나가, 예를 들어, 하나 이상의 서식지인 병원소를 제거함으로써(예: 말라리아를 옮기는 모기를 죽이기 위해서 살충제를 뿌리는 것) 반드시 끊어져야 한다. 감염된 개인들을 격리시키는 것은 질병의 이동을 막으며, 병원균을 죽이는 것은 원인이 되는 물질을 제거한다.

감염에 대한 신생아와 영아의 취약성

영아들은 여러 가지 이유로 인해서 감염에 특히 취약하다.

- 영아의 면역체계는 출생 시에 완전하게 발달되어 있지 않다. 만기 분만 신생아의 림프기관은 많은 수의 T 림프세포와 B 림프세포를 생산하지만, 이러한 세포들의 대부분이 면역반응을 위한 항체(특정한 감염성 물질에 반응할 수 있는

단백질)의 생산을 가능하게 하는 항원(면역체계 반응을 촉발시키는 이물질)에 노출된 적이 없다(면역체계의 발달은 27장 참고). 미숙아는 만삭아보다 더 큰 위험에 놓여 있다.

- 수동적으로 확보된 산모의 항체가 제공하는 보호는 제한적이다. 면역글로불린 G (IgG)는 임신 후반기 동안에 태반을 통해서 전달된다. 면역에 관여하는 그 외 면역글로불린 항체들(IgA와 IgM)은 태반을 통과하지 않는다. 항체의 태반을 통한 전달(수동 면역)은 산모가 노출되었던 바이러스와 유기체로부터 신생아를 어느 정도 보호한다. 모유수유가 지속적인 수동 보호를 어느 정도 제공하기는 하지만 모든 영아들이 모유수유를 실시하는 것은 아니다. 신생아의 수동 면역은 출생 후 몇 달 내에 감소한다.
- 예방접종을 통한 질병 방어는 불완전하다. 예방접종의 시기는 특정 백신에 대한 영아의 반응성과 모체로부터 확보한 항체의 방어가 약해지는 것에 근거한다.

신생아는 출생 전, 출생 동안 그리고 출생 직후에 감염에 걸릴 위험이 있다. 출생 전 기간에는, 신생아가 풍진, 수두, 파보바이러스 또는 지카 바이러스와 같은, 태반을 통해서 전이되는 산모의 감염에 노출될 수 있다. 체내 태아 모니터, 양막의 조기 파열 또는 산모의 질 검사와 같이, 병원균이 분만 동안에 자궁경관을 통해서 태아에게 전이될 수도 있다. 겸자(집게)나 진공 흡착기를 사용한 보조 분만이 피부손상을 초래할 수 있다. 태아가 분만통로를 통해서 이동하면서, 연쇄상구균 B, 단순포진 또는 HIV와 같은 산모의 감염이 전이될 수도 있다. 출산 후 신생아는 피부손상, 침습성 기구 그리고 감염된 의료인들을 통해서 병원균에 노출될 수 있다.

감염에 대한 아동의 취약성

어린 아동의 저조한 위생행동이 아동이 친밀하게 접촉하는 환경에서 전염성에 대한 전이가 쉽게 일어난다(그림 25-2). 대변, 구강과 호흡기가 아이들에 있어서 가장 흔한 전이(전염) 경로이다. 밀접하게 감독하지 않으면 아동은 화장실을 사용한 후에 손을 씻지 않고 손가락을 입안에 집어넣거나 코와 눈을 비빌 수 있다. 또한 기저귀에서 대변이 흘러내려서 대변 속 유기체에 노출될 수 있다. 일부 경우에는, 질병 증상이 나타나기 전(예: 수두와 파르보바이러스 B-19)과 아동을 격리시키기 전에 아동이 전염병에 걸릴 수도 있다. 이러한 전염병과 그 외 전염성 질병에 대한 더 많은 정보는 이 장의 후반부를 참고한다.

영아와 아동은 예방접종이나 자연적인 질병에 대한 노출을 통해서 특정 감염에 대한 항체 생성인 능동 면역을 형성한다.

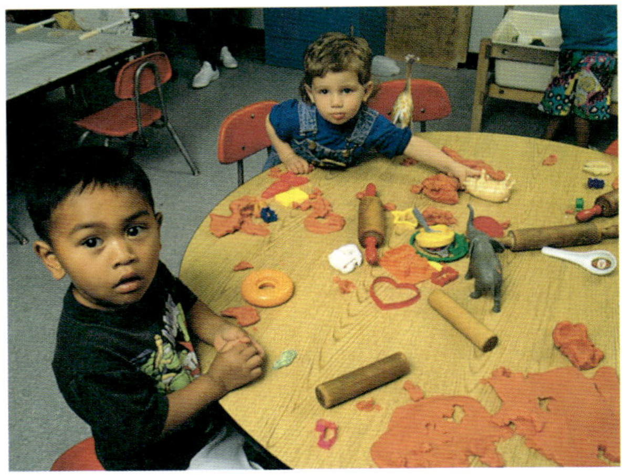

그림 25-2
전염성 질병은 아이들이 기침, 재채기 또는 침을 흘린 물건을 손으로 만지는 보육센터와 같은 환경에서 쉽게 전이된다. 이러한 유기체들이 생존하여 같은 물건을 만지는 또 다른 아이에게 옮겨간다. 이 두 번째 아이는 자신의 눈, 코, 또는 입을 손으로 문질러서 질병에 감염될 수 있다. 어린 아이들이 감염의 사슬을 깨는 것은 돌봄 제공자에게 달려 있다.
SOURCE: George Dodson/Pearson Education, Inc.

감염통제

전염성 질병의 확산을 예방하는 것은 여러 가지 전략을 포함하며 이러한 전략들이 잘 조직화되어야만 하는 과정이다. 적절한 손 위생은 모든 사람들에게 가장 중요한 전략 중 하나이다. 간호사들은 이러한 과정에서 중요한 역할을 하며, 표준 예방조치와 전염-기반 예방조치와 같은 여러 가지 감염통제 전략을 수행하는 책임을 지고 있다(Box 25-1과 Box 25-2). 에볼라와 같은 감염성이 아주 높은 유기체의 경우에는 개인 보호기구의 사용과 그러한 기구의 안전한 제거에 대한 훈련이 중요하다(그림 25-3). 감염통제를 위한 그 외 전략에 포함되는 것으로는 다음과 같다:

- 예방접종을 권장하고 제공한다. 이 장의 후반에서 예방접종 일정을 참고한다.
- 숙주의 서식지나 병원소를 제거한다(예: 모기가 번식하는 고인 물을 제거한다).
- 병원균을 파괴한다(예: 유기체에 노출된 장난감과 표면을 소독한다).
- 아이들의 부모와 돌봄 제공자에게 손 위생과 표준 예방조치의 필요성, 안전한 음식준비와 보관, 특정 유기체(예: 라임병을 야기하는 진드기)에 대한 노출을 피하는 것 그리고 예방접종의 중요성에 대한 교육을 제공한다. '가족과의 협력: 전염을 줄이는 것'을 참고한다.

Box 25-1
감염통제 방법

표준 예방조치-모든 부모들을 대상으로 사용

- 눈으로 보이게 더럽거나 혈액이나 그 외 체액에 오염되었을 때 그리고 화장실을 사용한 후에는 비누와 물을 사용해서 손을 씻는다.
- 눈에 보이게 더럽지 않거나 또는 모든 임상적 상황에서 비누와 물을 사용하여 손을 씻은 후에, 손의 오염물질을 제거하기 위해서 알코올-기반 손 세척제를 사용한다.
- 혈액, 체액, 분비물, 배설물, 온전하지 않은 피부 또는 점막과의 접촉이 발생할 때에는 장갑을 착용한다. 장갑이 손상되거나 이러한 물질로 오염될 때마다 장갑을 바꾸고, 장갑을 다시 착용하기 전에 손을 씻는다.
- 체액이 튈 수 있을 때에는 가운 마스크 그리고 고글(보안경)과 같은 추가적인 보호기구를 착용한다.
- 유출된 체액을 닦기 위해서 보호기구를 착용한다. 폐기물은 적합한 인체 폐기물 용기에 버린다. 표백제나 그 외 허용 가능한 세제를 사용하여 장소를 세척한다. 밀봉되고 라벨이 부착된 봉지에 오염된 옷을 담는다.
- 주사바늘, 메스 그리고 란셋의 캡을 다시 씌우지 말고 라벨이 붙은 주사바늘 폐기함에 버린다.
- 아픈 아이들을 건강한 아이들로부터 격리시킨다. 격리시켜야 하는 아이들을 확인하기 위해서 클리닉과 의사 진료실의 대기실에 있는 아이들을 자주 평가한다. 감염 위험이 높은 아이들로부터 감염으로 입원한 아이나 면역 시스템이 손상된 아동을 격리시킨다.

전염-기반 예방조치

- 홍역, 수두 또는 결핵과 같이 공기를 통해서 전이되는 질병에 대해서는 공기감염 예방조치를 사용한다. 건강관리 제공자들을 보호를 위해서 고성능 미립 공기 필터 마스크(또는 흡입된 공기를 정화하는 그 외 마스크)를 사용한다. 또한 결핵과 같이 감염성이 높은 유기체에 대해서는 음압 환기 시스템 병실이 요구된다. 공기감염 예방조치를 받는 환자는 내쉬는 공기를 정화하기 위해서 병실을 떠날 때 수술용 마스크를 착용해야 한다. 환자의 병실 문을 계속해서 닫아 놓는다.
- B형 헤모필루스 인플루엔자, 폐렴, 풍진 그리고 백일해와 같이 비말에 의해서 전이되는 질병에 대해서는 비말감염 예방조치를 한다. 환자로부터 1미터 내에 접근할 때에는 수술용 마스크가 요구된다. 환자는 병실을 떠날 때 마스크를 착용한다. 병실 문을 열어 놓을 수 있으며, 특수 마스크가 요구되지 않는다.
- 피부와의 직접적인 접촉이나 환자의 환경에 있는 오염된 물체와의 간접적인 접촉에 의해서 전염되는 A형 감염, 대장균 그리고 임질과 같은 질병에 대해서는 접촉감염 예방조치를 사용한다. 모든 관리를 위해서 장갑을 착용한다. 장갑을 제거한 후에 손을 씻기 위해서는 항균비누를 사용하고, 환자의 병실에 있는 잠재적으로 오염되었을 수 있는 표면이나 물건을 만지지 않는다. 건강관리 전문가의 의복이 오염된 표면이나 환자와 접촉하게 될 경우에는 가운을 착용한다. 환자를 1인실이나, 같은 병원균을 가진 다른 환자들과 함께 배치한다.

Data from: World Health Organization. (2009). World Health Organization guidelines on hand hygiene in healthcare (p. 151). Geneva, Switzerland: Author. Retrieved from http://whqlibdoc.who.int/publications/2009/9789241597906_eng.pdf; Valdez, A. M. (2015). Are you covered? Safe practices for the use of personal protective equipment. Journal of Emergency Nursing, 41(2), 154~157; Pegram, A., & Bloomfield, J. (2015). Infection prevention and control. Nursing Standard, 29(29), 37~42.

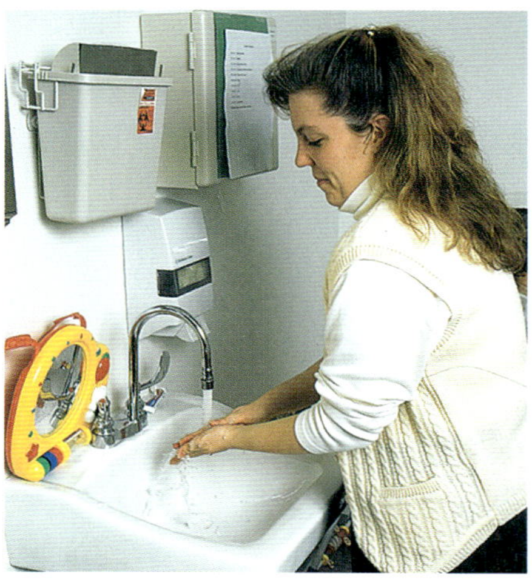

그림 25-3
비누와 물을 사용해서 1~2분 동안 손을 씻는 것이 미생물의 전이를 예방하는데 있어서 가장 효과적인 방법 중 하나이다. 사용하는데 30초도 걸리지 않는 알코올-기반 손 소독제가 손 씻기의 좋은 대안이다. 피부연화제가 포함된 손 소독제를 선택하는 것이 피부의 건조함과 갈라짐을 줄일 수 있다. 디스펜서(세척제 용기)를 편리한 위치에 두는 것이 일반적으로 손을 세척하는 횟수를 증가시킨다.
SOURCE: George Dodson/Pearson Education, Inc.

Box 25-2
실무에서의 전문성: 학교에서의 감염통제

보건교사의 직업적(전문적) 지식과 공중보건 관점이 전염성 질병을 겨냥하는데 있어 중요한 리더의 역할을 한다. 보건교사는 백신에 대한 접근성을 개선시키기 위해서 아동건강관리센터와 협력한다. 이들은 부모와 학교 직원들에게 백신과 그 중요성에 대한 정보를 제공한다. 보건교사들은 자신들이 근무하는 학교 인구집단을 위한 백신에 대한 정보와 매년 갱신되는 백신 권장사항의 최신 정보를 잘 알고 있어야 할 책임이 있다. 또한 이들은 백신을 접종받지 않은 아이들과 감염 위험성이 높은 아이들(예: 화학요법을 받고 있는 아이들)을 사태가 종결될 때까지 학교에서 배제시킬 필요가 있는 지역사회의 전염성 질병 발생에 대해서 항상 주의를 기울여야 한다.

예방접종

예방접종은 항원을 백신의 형태로 신체에 주입한다. 예방접종을 받은 사람은 자연스럽게 항체를 생산하게 되고 질병에 걸려

가족과의 협력 | 전염을 줄이는 것

다음과 같은 실천을 함으로써 가족 구성원 간의 전염을 줄이도록 가족들을 가르친다.

- 1회용 티슈를 사용하고 사용 후 즉시 폐기한다.
- 자녀의 기저귀, 사용한 티슈, 콧물 그리고 점막을 접촉한 후에는 비누와 물 또는 세척젤을 사용하여 손을 철저하게 씻는다.
- 자녀에게 손이 아닌, 상박이나 팔꿈치 안으로 기침이나 재채기를 하도록 가르친다.
- 화장실을 사용한 후와 식사 전에 비누와 물을 사용해서 손을 씻도록 자녀들을 가르친다.
- 자녀들이 접시와 식기를 함께 공유하는 것을 허용하지 않는다.
- 음식을 준비하고 식사를 하는 주방 카운터와 표면을 리솔이나 표백용액과 같은 살균제를 사용하여 닦는다.
- 음식을 준비하기 전에 손을 씻고, 음식을 준비하는 동안에 손을 여러 번 씻는다. 안전한 음식 준비와 저장을 위한 지침을 따른다.
- 따뜻한 비눗물을 사용해서 접시와 도마를 씻거나 식기세척기의 소독 기능을 사용한다.
- 기저귀를 갈기 위해서 사용되거나 아동이 접촉하는 카운터와 표면을 표백용액, 리솔, 또는 이소프로필 알코올을 사용해서 닦는다. 기저귀 교체 구역이 음식을 준비하는 곳으로부터 멀리 떨어져 있도록 한다.
- 뚜껑이 있는 (폐쇄) 용기에 기저귀를 버린다.

서 아프지 않고서도 능동면역을 가지게 된다. 암으로 인해서 화학요법을 받는 예방접종을 받지 않은 유아가 수두에 노출되는 경우처럼, 일부 아동은 백신을 맞아서 신체가 항체를 형성할 수 있는 것보다 더 빨리 항체를 필요로 한다. 이러한 질병이 발생하는 것을 예방하거나 질병의 심각한 정도를 줄이기 위해서는 수동면역이 요구된다. 수두에 노출되는 유아의 경우에는, 이러한 아동에게 치명적일 수 있는 질병의 발병 위험성을 줄이기 위해서 수두 면역글로불린 주사가 접종된다. 수동면역은 지속되는 면역을 제공하지 못하기 때문에, 항체형성(능동면역) 과정을 시작하기 위해서 이후에 수두 백신이 접종된다.

1800년대 후반에 첫 백신이 개발된 이후로, 많은 질병의 발생이 급속하게 감소했다. 예를 들면, 초기의 백신에 6개의 항원형을 추가한 2010년의 폐렴 연쇄상구균백신(PCV13)의 도입 후, 5세 미만의 아동에 있어서 침습성 폐렴구균 감염률이 69.6% 감소했다. 수두 백신의 2차 추가접종은 학령기 아동에 있어서 수두 발병을 예방하는 백신의 효율성을 93.6%까지 증가시켰다.

아동기 질병에 대한 백신의 종류에 포함되는 것은 다음과 같다.

- 사백신– 죽었지만 여전히 인간의 신체가 질병에 대한 항체를 생산하도록 유도할 수 있는 죽은 미생물을 포함하는 백신(예: 비활성 폴리오바이러스 백신)
- 변성독소–독성은 약화시키면서 그 항원성을 유지하도록 처리된(포름알데히드처럼 열이나 화학물질에 의한 처리) 독소(예: 파상풍 변성독소)
- 생백신–살아 있지만 약화된 형태의 미생물을 포함하는 백신(예: 홍역백신과 수두백신)
- 재조합 백신–백신으로 사용되기 위해서 유기체가 유전적으로 변형된 백신[예: B형 간염과 무세포성 백일해 백신(능동면역 과정을 유도하기 위해서 백신 전체 세포가 아닌, 미생물의 단백질을 사용하는 백신)]
- 결합백신–면역반응을 높이기 위해서 변형된 유기체가 또 다른 물질과 결합되는 백신(예: 폐렴구균 결합백신). 예를 들면, B형 헤모필루스 인플루엔자(Hib) 백신은 파상풍 변성독소와 같은 단백질 운반물질과 결합하지만, 이러한 백신은 파상풍에 대한 면역을 제공하지는 않는다.

백신 기술의 향상은 증가하는 질병에 대한 예방접종의 안전성과 효능을 계속해서 개선시킨다. 오늘날의 백신은 재조합된 DNA 기술이나 유전공학을 이용하여 종합적으로 생산되는 경우가 많다. 이러한 기술은 향상된 백신 안전성, 증가된 효능 그리고 부작용 감소와 같은 혜택을 제공한다. A형 연쇄상구균 백신, 호흡기 세포융합 바이러스 백신, 클라미디아 트라코마티스 백신 그리고 살모넬라 백신을 포함한, 그 외 많은 백신이 개발되고 있다.

백신을 접종하는 아이들은 신체가 주입된 항원에 대응하여 면역반응을 자극함에 따라서 다양한 부작용을 겪을 수 있다. 백신을 접종하는 아이들은 일반적으로 홍반, 부기, 통증 그리고 주사부위의 경화(단단해짐)를 포함한 국소적인 부작용을 겪는다. 이러한 부작용은 아동이 항원에 반응하고 있으며 질병에 대한 보호를 형성하고 있음을 나타낸다. 자주 발생하는 전신의 부작용에는 열, 과민성, 불안감(불쾌감) 그리고 신경성 식욕부진증이 포함된다. 일부 백신의 경우에는 발진이나 관절통이 발생할 수도 있다. 청소년들은 예방접종 15분 내에 실신이나 혈관미주신경성 부작용으로 인해서 뇌손상과 같은 낙상–관련 2차 부상을 겪을 수 있다.

부스럼, 두드러기 또는 일시적인 점상출혈과 같은 국소적인 알레르기 반응이 예방접종 후 몇 분에서 몇 시간 내에 발생할 수 있다. 과민증(아나필락시스)은 백만 번의 접종 중 약 1.31

회의 사례로 드물게 발생하는 생명을 위협하는 알레르기 반응이다. 과민증의 증상은 저혈압, 일반화된 두드러기, 혈관부종 그리고 후두부종이다. 일반적인 아동 예방접종에 대한 일정은 제9장 아동의 건강증진 간호를 참조한다.

아동의 전염성 질병

전염성 질병은 급성질환을 초래한다. 이러한 질병은 박테리아, 바이러스, 원충 또는 곰팡이에 의해서 야기된다. 미생물에 대한 능동면역은 항체의 형성을 초래하는 자연적인 노출이나 예방접종이 있기 전까지 발생하지 않는다. 따라서 영아와 아동은 저항력(내성)이 없는 많은 수의 감염성 유기체에 더 쉽게 감염된다.

미생물(박테리아, 바이러스, 곰팡이 그리고 원충)은 재생산을 위해서 인간의 신체를 사용한다. 일부 경우에는 소화를 돕는 위장관의 박테리아처럼 이 둘 사이에 공동의 이익관계가 있다. 질병을 일으키는 병원균인 미생물은 점막과 손상된 피부와의 직접접촉, 흡입, 섭취를 통해서 신체로 들어간다. 매개체인 벌레나 동물은 감염성 유기체를 피부와 혈액 속으로 옮길 수 있다. 이러한 미생물은 림프와 혈액을 통해서 다른 조직이나 기관으로 확산되어 증식한다.

아동이 노출된 특정 미생물에 대한 항체가 형성되어 있을 때에는 이러한 항체가 다음과 같은 방식으로 아동을 보호한다.

- 염증반응을 활성화시킨다.
- 박테리아가 조직세포와 결합하는 것을 막음으로써 박테리아를 무효화(중화)시킨다.
- 부유하는 불용성 항원 미립자를 모은다(응집).
- 수용성 항원의 침전물을 형성한다(침전).
- 초기에 바이러스가 세포에 부착되어 들어가는 것을 막는다.
- 박테리아의 바깥층이 **포식작용(phagocytosis**; 미생물, 죽은 세포 그리고 이물질의 흡입과 파괴)에 취약해지게 만드는 물질(옵소닌)을 생산한다.

수두(Chicken Pox)

- 원인균: 수두대상포진 바이러스(varicella-zoster virus), 제3형 인간헤르페스 바이러스(human herpesvirus 3)
- 역학: 인간이 감염원이다. 최대 발생 시기는 늦가을, 겨울, 여름이다. 산모의 항체가 출생 후 2~3개월에 사라진다.
- 전파: 주로 바이러스가 분비물의 공기 중 확산을 통해서 점막이나 결막에 직접 접촉할 때 감염된다. 가끔 상처부위와의 접촉을 통해 감염된다.
- 잠복기: 14~21일
- 전염기간: 발진 1~2일 전과 발진이 생긴 직후에 가장 전염성이 강하다. 모든 상처에 딱지가 생길 때까지 전염성이 있다. 전염 상태는 수동면역이 사라진 후나 면역결핍이 있는 아동에게 계속될 수 있다.

임상적 징후

미열, 불쾌감(권태), 신경성 식욕부진증, 두통, 경미한 복통, 과민성의 급성발병이 발진이 있기 전이나 발진과 함께 발생한다.

발진은 홍반으로 시작되어 구진으로 진행되며 딱지가 생기기 전에 투명한 액체로 찬 수포가 된다. 발진은 1~5일간 생기고 가렵다. 모든 단계의 250~500개의 병변이 한 번에 존재할 수 있다. 딱지는 1~3주 동안 남아있을 수 있다. 병변은 몸통, 두피, 얼굴에서 시작해서 그 외 부위로 퍼진다. 점막에 궤양성 병변이 보일 수도 있다. 입 속의 병변으로 인해서 수분섭취의 감소와 탈수가 초래될 수 있다. 습진이나 햇볕에 입은 화상이 있는 아동의 발진은 더 심할 수 있다.

드물지만 2차 감염(봉와직염, 국소 종기, 패혈증, 수막염, 뇌염, 폐렴), 혈소판 감소증, 라이증후군과 같은 합병증이 나타날 수 있다.

임상치료

- 진단검사: 중합효소연쇄반응을 위한 소낭(수포)의 체액이나 딱지의 사용 또는 진단을 위한 직접적인 형광 항체검사
- 치료적 관리: 대증요법을 시행한다. 면역이 손상되거나 많은 양의 코르티코스테로이드를 복용하는 아동에게는 정맥주사용 아시클로비르가 사용된다. 수두대상포진 바이러스 면역글로불린이나 면역글로불린 정맥주사로 가능한 한 빨리(10일 이내) 감염된 산모의 신생아, 입원한 조산아, 질병에 노출된 면역이 손상된 예방접종을 받지 않은 아동에게 주입한다.
- 예후: 대부분의 아동은 완전하게 회복한다. 면역이 손상되었거나 잠복기간 동안에 코르티코스테로이드 치료를 받은 아동은 적극적으로 치료되어야 한다.
- 예방: 백신으로 예방 가능하다.

간호과정

- 아동에게 감염성이 있는 동안에는 공기주의 지침을 따른다.
- 병원입원 시 수두 예방접종이나 최근의 노출에 대해서 질문한다. 신생아와 면역손상 환자를 보호하기 위해서 노출된 모든 아동을 격리시킨다.
- 간호사들은 문서로 기록된 면역을 가지고 있어야 한다.
- 가정에서 치료받을 때에는, 특히 의학적으로 취약하고 면역이 손상된 아동이나 성인, 임신 초기의 임산부와 같은 모든 취약한 사람들로부터 격리해야 한다. 학교나 보육시설에 아동의 질병을 통보한다.

- 발열과 관련해서 아세트아미노펜이나 이부프로펜을 투약한다.
- 가려움을 완화시키기 위해서 경구 항히스타민제를 투약한다. 칼라드릴 로션을 병변에 바르는 것도 도움이 된다.
- 아동의 손톱을 짧고 깨끗하게 유지시킨다. 어린 아동의 경우, 가려움이 제어되지 않을 때에는 부드러운 솜 장갑을 착용할 필요가 있을 수 있다.
- 침구의 린넨을 자주 교체한다. 린넨을 순한 비누로 빨고 잘 헹군다.
- 아동에게 병변이 일시적이며 사라질 것이라고 말하여 안심시킨다.
- 아동에게 어지러움, 수막염 징후, 호흡곤란, 탈수가 있는지 면밀히 관찰한다. 방향감각상실과 불안은 바이러스성 뇌염을 나타낼 수 있다.
- 수두는 감염된 산모의 신생아와 면역이 손상된 아동에 있어서 치명적일 수 있다. 화학요법, 스테로이드 치료 또는 이식요법을 받고 있는 아동은 이 질병에 노출된 경우 주의 깊게 관찰해야 한다.

디프테리아(Diphtheria)

- 원인균: 코리네박테리아 디프테리아균(Corynebacterium diphtheriae)
- 역학: 대부분 추운 계절에 예방접종을 받지 않았거나 예방접종이 불충분한 사람에게 발생한다.
- 전파: 호흡기 비말, 코나 눈의 분비물, 피부상처와의 접촉 또는 드물게 오염된 물건과의 간접 접촉이나 살균되지 않은 우유에 의해 전염된다.
- 잠복기: 2~7일 또는 그 이상
- 전염기간: 일반적으로 2~4주 또는 항생제가 시작된 후 4일까지 전염력이 있다.

임상적 징후

특징적인 병변은 접착되는 회색빛의 인두점막으로 심한 경우에는 기관 속으로 확장되거나 기도폐쇄를 야기할 수 있다. 점막을 제거하려는 시도로 인해서 출혈이 초래된다.

증상은 1~2일에 걸쳐서 서서히 발생하며 경미하거나 심각할 수 있다. 목이 아프고 경부림프절이 커지고 압통이 있다. 아동의 경우에는 목이 부어오를 수 있다.

합병증에는 심근염과 말초신경증(복시, 불분명한 발화, 연하곤란, 입천장 마비)이나 길랭-바레 증후군과 혼동할 수 있는 오름마비를 야기하는 내독소를 생산 등이 있다.

임상치료

- 진단검사: 코나 목 또는 피부병변에서 배양균이 확보될 수 있다.
- 치료적 관리: 아동의 민감성 검사를 실시한 후에 정맥주사용 에퀸 항독소가 접종된다. 접종량은 증상의 기간과 중증도에 의해서 결정된다.
- 항생제 요법이 정맥주사나 근육주사 페니실린 G를 사용하여 14일 동안 제공되다가 아동이 삼킬 수 있게 되면 경구 에리트로마이신으로 바뀐다.
- 예후: 치료를 받는 경우에도 호흡기 디프테리아균에 의한 사망률이 5~10%이다.
- 예방: 디프테리아는 백신으로 예방 가능한 질병이다.

간호과정

- 아동을 격리시키고 비말주의 지침을 따른다.
- 심장 및 신경성 합병증뿐만 아니라 호흡곤란이 증가하는 징후가 있는지 면밀히 관찰한다.
- 긴급 기도확보 기구를 사용 가능하도록 준비한다. 필요에 따라서 가습 공기를 제공한다.
- 처방에 따라서 항독소와 항생제를 투약한다.
- 필요에 따라서 경구 흡입기를 조심해서 사용한다.
- 아동이 원할 경우에는 구강 청결제를 사용하도록 허용한다. 가글링은 인두표면을 자극할 수 있기 때문에 허용되지 않는다.
- 수분섭취를 장려한다. 정맥 내 주입 수액이 필요할 수 있다.
- 가족에게 정서적 지원을 제공한다.
- 항생제와 예방접종 촉진제를 투약하기 위해서 환자와 접촉한 사람들을 찾기 시작한다.

손발입병(수족구병) (Hand-foot-mouth disease)

- 원인균: A형과 B형 콕사키 바이러스(Coxsackievirus), 인간 장바이러스
- 역학: 여름과 초가을에 가장 일반적으로 발생한다. 위생이 부실하고 사람으로 붐비는 환경에서 더 자주 발생한다. 감염 후에 특정 바이러스에 대한 면역이 발생할 수도 있지만 기간은 알려져 있지 않다.
- 전파: 대변-구강 경로와 호흡기 경로를 통해 전염된다.
- 잠복기: 3~6일
- 전염기간: 감염 후 1주일 동안 가장 전염력이 높다. 감염 발생 후 몇 주 동안 발생할 수 있다.

임상적 징후

분산된 병변이 구강 표면과 혀, 구진물집이 손과 발에 나타날 수 있다. 7~10일 동안 지속된다. 그 외 증상에는 과민성, 열, 신경성 식욕부진증, 연하곤란, 불쾌감(권태), 따가운 목 등이 있다.

면역결핍이 있는 아동에게는 더 심한 증상이 있을 수 있다.

임상치료

- 진단검사: 중합효소연쇄반응이나 대변, 목 또는 그 외 주된 부위의 배양균이 확보될 수 있다.
- 치료적 관리: 대증요법을 시행한다. 생명을 위협하는 신생아의 감염과 이식이나 악성종양이 있는 아동에 정맥주사용 면역글로불린을 사용할 수 있다. 먹는 양이 줄거나 탈수가 생긴 경우 수액을 공급한다. 발열과 통증이 있을 시 아세트아미노펜, 이부프로펜을 복용한다.
- 예후: 지지적 관리가 있다면 회복이 일반적으로 양호하다.
- 예방: 질병 초기에 있는 감염된 사람과의 접촉을 피한다.

간호과정

- 아동이 입원한다면 표준주의 지침을 따른다.
- 올바른 손 위생법을 사용한다.
- 통증을 줄이고 자극을 완화시키기 위해서 지시된 바에 따라서 국소 로션을 바르고 전신 약물을 투약한다.
- 시원한 음료수와 부드럽고 자극적이지 않은 음식(감귤류, 짜거나 매운 음식 금지)을 제공한다. 삼키는 것이 고통스러울 수 있다.
- 입을 헹굴 따뜻한 식염수를 제공한다.
- 탈수가 있는지 관찰한다.
- 열이 있는 경우에는 비아스피린 해열제를 제공한다.
- 열이 있는 동안에는 아동을 학교나 보육원에 보내지 않는다.

전염성 홍반(5번째 질병) Erythema Infectiosum (Fifth Disease)

- 원인균: 인간 파보바이러스 B19(Human parvovirus B19)
- 역학: 전 세계적으로 발생하며, 겨울과 봄에 더 자주 발생한다. 발병률은 5~14세 사이의 아동에게 가장 높다.
- 전파: 호흡기 분비물과 혈액을 통해 전염된다.
- 잠복기: 4~21일
- 전염기간: 발진이 나타나면 더 이상 전염성이 없다.

임상적 징후

1단계는 2~3일 지속되는 경미한 질병(열, 두통, 불쾌감, 몸살)으로 시작된다. 그 후 1~7일간 증상이 없다. 2단계는 볼에 불타는 듯한 붉은 발진이 나타나서 "따귀"를 맞은 것처럼 보인다. 구위창백이 나타난다. 레이스처럼 보이는 대칭의 홍반성 반구진 발진이 몸통에 나타나서 손바닥과 발바닥을 제외한 팔다리로 퍼진다. 발진이 약간 가려울 수 있다. 3단계는 발진이 옅어지다가 피부가 자극을 받거나 햇볕에 노출되면 다시 나타남에 따라서 1~3주 지속된다.

용혈성 질환을 가진 아동은 일시적인 골수무형성위기를 겪을 수 있다.

임상치료

- 진단검사: 진단은 신체적 징후 또는 양성인 혈청 면역글로불린(Ig) M 파보바이러스 B19-특정 항체(임신부의 노출 가능성이 있을 때는 중요함)에 의해서 내려진다.
- 치료적 관리: 지지적이며 회복은 일반적으로 자연스럽게 일어난다. 용혈성 질환을 가진 아동은 골수무형성위기가 발생할 경우에 수혈이 필요할 수 있다.
- 면역결핍 환자는 만성감염에 걸릴 수 있으며 정맥주사용 면역글로불린을 사용하여 치료될 수 있다.
- 예후: 태아감염은 태아수종, 빈혈증 또는 자연유산을 초래할 수 있다.

간호과정

- 입원한 경우에는 표준주의 지침과 비말주의 지침을 따른다. 아동에게 골수무형성 위기나 면역억제가 있을 때만 격리가 요구된다.
- 발열 시 열을 통제하기 위해서 비아스피린 해열제가 투약될 수 있다.
- 가려움증 완화를 위해 항소양제를 복용한다.
- 휴식을 취하도록 권장하고 물(수분)을 자주 제공한다. 햇볕에의 노출을 피할 수 없다면, 가볍고 느슨한 옷을 입도록 한다.
- 면역 능력이 있는 아동은 발진이 사라지고 나면 학교나 보육원으로 돌아갈 수 있다.
- 부모에게 3단계의 발진 발달과정에 대해서 설명한다.

B형 헤모필루스 인플루엔자 (Haemophilus Influenzae, Type B)

- 원인균: 여러 개의 항원형을 가지고 있으며 캡슐화되거나 비캡슐화될 수 있는 구간균 헤모필루스 인플루엔자 박테리아(Coccogacilli H. influenza bacteria)
- 역학: 봄과 여름에 가장 자주 발생한다. 예방접종을 받지 않았거나 불충분하게 받은 영아와 어린 아동이 영향을 가장 많이 받는다. 신생아는 양수를 흡인하거나 질 분비물과의 접촉에 의해서 유기체를 습득할 수 있다.
- 전파: 호흡기 분비물과의 직접 접촉이나 비말 흡입. 유기체가 호흡기관(기도)에 대량 서식하는 경우가 많다.
- 잠복기: 정확하게 알려져 있지 않지만, 며칠 정도일 수 있다.
- 전염기간: 증상 발생부터 3일간 전염성이 있다.

임상적 징후

질병은 바이러스성 상부 호흡기 감염으로 시작되며 유기체는 점막장벽을 통과해서 혈류에 직접 침입한다. 수막염, 후두개염, 폐렴, 감염성 관절염, 봉와직염을 포함한 여러 중증 침습성 질병을 야기할 수 있다. 영아에 있어서는 패혈증을 초래할 수도 있다. 그 외 축농증, 중이염, 기관지염, 심막염이 나타날 수 있고 각 질병은 아주 구체적인 임상증상을 가지고 있다.

B형 헤모필루스 인플루엔자에 의해서 야기된 질병은 항생제 요법에 반응한다. 질병이 치료 되지 않을 경우에는, 특히 어린 영아의 경우에 수막염, 후두개염, 축농증, 폐렴, 봉와직염과 같은 질병으로 인해서 심각한 후유증과 사망이 초래된다.

임상치료

- 진단검사: 혈액 배양균, 뇌척수액 또는 중이 흡인물이 확보될 수 있다.
- 치료적 관리: 침습성 질병에 대한 치료법은 10일 동안 정맥주사용 항생제를 투약하는 것이다. 수막염의 신경성 후유증을 감소시키기 위해서 덱사메사손이 투약될 수 있다. 중이염과 같은 감염은 경구 항생제로 관리될 수 있다.
- 4살 이하의 또 다른 아동이 예방접종을 완료하지 않았다면, 보호받지 못하는 가정의 접촉자에게 리팜핀을 투약할 수 있다.
- 예후: 빠른 진단과 치료가 있을 때 회복이 가능하다. 치료가 지연될 때는 장애가 발생할 수 있다.
- 예방: B형 헤모필루스 인플루엔자는 백신으로 예방 가능한 질병이다.

간호과정

- 항생제를 시작한 후 24시간이 지날 때까지 비말주의 지침을 따른다.
- 잠재적인 접촉자를 확인하고 이들의 예방접종 상태를 검토한다. 백신접종이나 리팜핀의 필요성을 결정한다. 노출된 아동이 아플 때 빨리 내원하도록 부모를 교육한다.
- 해열제를 투약하여 아동이 편안함을 느끼도록 돕는다.
- 정맥주사용 부위의 개방성과 침투를 면밀하게 관찰한다.
- 질병에 특정한 간호를 수행한다.
- 가족들에게 리팜핀이 소변과 그 외 체액을 오렌지색으로 바꾸고 이로 인한 착색(얼룩)이 생길 수 있음을 알려준다.

인플루엔자(Influenza)

- 원인균: A, B, C형 오르토믹소 바이러스(Orthomyxoviruses types A, B, C). A형은 표면 단백질에 따라서 혈구응집소(H)와 뉴라미니다아제(N)와 같은 하위 유형으로 분류될 수 있다.
- 역학: A형 인플루엔자는 계절마다 변이한다. 감염 수는 최초 사례로부터 약 3주 뒤에 최고조를 이루며 약 3개월간 지속된다.
- 전파: 에어로졸화된 미립자 또는 호흡기 분비물이나 오염된 표면과의 직접접촉에 의해서 전파된다.
- 잠복기: 1~4일, 평균 2일
- 전염기간: 증상이 나타나기 하루 전부터 증상이 나타난 후 5~7일이 지난 뒤까지 전염성을 가진다.

임상적 징후

38~40℃의 열, 오한, 마른기침, 콧물, 따가운 목, 권태, 통증, 두통, 신경성 식욕부진증이 갑작스럽게 발생하고 아동에게 메스꺼움과 구토, 설사, 복통이 있을 수 있다. 회복은 일반적으로 3~5일 뒤에 나타난다.

폐렴, 중이염, 천식의 악화, 기관염, 심근염, 근염, 열성 발작, 축농증, 뇌염이나 뇌전증과 같은 신경성 질환이나 길랭-바레 증후군, 만성 폐질환, 혈액장애, 대사질환, 심혈관 질환을 가진 아동은 중증 감염의 위험이 더 크다.

임상치료

- 진단검사: 인두면봉, 비인두 세척, 가래를 통한 신속한 항원검사를 이용하여 인플루엔자 A와 B를 발견한다. 직접 형광항체, 간접 면역 형광항체 염색법이나 바이러스 배양을 수행한다.
- 치료적 관리: 대증요법을 시행한다. 항바이러스 요법은 증상이 있는 아동의 치료나 예방을 위해 사용된다. Oseltamivir (Tamiflu), amantadine (Symmetrel), zanamivir (Relenza) 및 rimantadine (Flumadine)은 특정 연령대 아동에게 승인되었다. 항바이러스 요법은 발병 48시간 내에 시작해야 최상의 결과를 얻을 수 있다.
- 예후: 대부분의 아동은 감염에서 회복된다.
- 예방: 생후 6개월 아동에게는 매년 인플루엔자 예방접종을 권장한다. 백신은 투여 후 10~14일 내에 효과적이다.

간호과정

- 입원한 영아와 아동에 대해서 비말주의 지침을 따른다.
- 가정관리를 위해서는 부모에게 본인의 손을 자주 씻고 아동을 다른 가족 구성원들로부터 격리하도록 권장한다.
- 코 분비물의 습기를 유지하고 탈수를 예방하기 위해서 수분을 제공한다.
- 열과 경미한 통증이 있다면 아세트아미노펜이나 이부프로펜을 제공한다.
- 항바이러스 약물이 투약된다면 메스꺼움과 구토증상이 있는지 주의한다. 자나미비르는 천식을 악화시킬 수 있다.

- 휴식과 조용한 기분전환 활동을 제공한다.
- 열이 사라진 후 24시간이 지날 때까지 아동이 집 밖으로 나가서는 안 된다.
- 부모에게 인플루엔자 합병증의 징후에 주의하도록 가르친다.
- 지역사회의 유행성 전염병 계획을 숙지한다.

홍역(Measles)

- 원인균: 파라믹소 바이러스 계통 중 하나인 모빌리바이러스(Morbillivirus)
- 역학: 최근 우리나라와 미국 같은 경우 완전 퇴치 수준으로 간주되었으나, 우리나라에 2018년 말 이후 홍역 발생 사례가 급증하고 있다.
- 전파: 호흡기 비말과의 직접접촉과 공기를 통해 확산된다.
- 잠복기: 약 7~14일
- 전염기간: 발진이 생기기 2~4일 전에 시작해서 발진이 나타난 후 4일이 될 때까지 전염된다.

임상적 징후

전구단계에는 높은 열(최대 40.5℃), 권태감, 기침, 콧물, 결막염이 포함된다. 코플릭반점(홍반 위 1~3mm의 회색이나 푸른빛이 도는 회색의 점)이 일반적으로 두 번째 어금니 반대편의 볼 점막과 같은 구강점막에 나타난다. 이러한 반점은 발진이 생기기 전이나 생기는 동안에 허물이 벗겨진다. 이 단계는 1~3일간 지속된다.

2단계에는 특징적인 붉거나 자주색의 얼룩덜룩한 반구진 발진이 생기는데, 이러한 발진들이 2~4일 내에 융합한다. 발진은 얼굴에서 시작되어 몸통과 팔다리로 퍼지며 약간 가렵다.

그 외 증상에는 피로, 광선공포증, 전신의 림프샘장애가 포함된다.

합병증으로 약 30%의 경우에 폐렴, 중이염, 설사 또는 뇌염이 발생한다. 합병증과 사망이 심각한 영양실조나 면역이 손상된 아동에게서 가장 자주 발생한다.

임상치료

- 진단검사: 면역 글로불린(Ig) M 홍역 항체에 대한 혈청검사가 수행된다.
- 치료적 관리: 대증요법을 시행한다. 항바이러스 요법은 없다. 항생제는 2차 세균 감염에 사용된다. 노출 후 6일 이내에 투여, 면역글로불린 또는 노출 72시간 이내에 MMR 백신은 질병의 중증도를 줄이고 예방하는데 도움이 될 수 있다.
- 예후: 5세 이하의 면역이 손상된 아동에 있어서 사망위험이 증가한다.
- 예방: 홍역은 백신으로 예방 가능한 질병이다.

간호과정

- 아동이 입원한 경우에는 공기주의 지침을 따른다.
- 호흡기관이 막히지 않게 하기 위해서 시원한 분무를 사용한다.
- 필요에 따라서 비강과 구강으로 조심해서 흡입한다.
- 열이 있다면 비아스피린 해열제를 제공하고 가려운 경우에는 항소양제를 제공한다.
- 기침을 통제하기 위해서 진해제의 투약이 지시될 수 있다.
- 부모에게 합병증이 있는지 관찰하고 필요한 경우에는 내원하도록 교육한다.
- 침상에서의 휴식을 유지시키고 기분전환 활동을 제공한다. 아동에게 광선공포증이 있다면 조명을 낮게 유지하고 창문을 가린다.
- 피부를 깨끗하고 건조하게 유지시킨다. 비누의 사용을 피한다.
- 적은 양의 시원한 음료를 자주 제공한다. 믹서기로 갈거나 퓨레로 만든 음식 또는 으깬 음식이 가장 쉽게 용인된다.

수막구균(Meningococcus)

- 원인균: 나이세리아 메닌지티디스(Neisseria meningitidis), 그람음성 쌍구균(a gram-negative diplococcus)
- 역학: 겨울이나 초봄에 가장 자주 발생한다. 1살 미만의 영아와 16~21세 청소년들 사이에서 가장 높은 비율로 발생한다.
- 전파: 인간 보균자의 호흡기 비말과의 직접적인 접촉으로 퍼진다.
- 잠복기: 3~7일
- 전염기간: 항생제를 사용하여 치료를 시작한 지 24시간이 될 때까지 전염성이 있다.

임상적 징후

아동이 수막염이나 수막구균혈증 또는 두 가지 질병에 모두 걸릴 수 있다. 열, 오한, 권태감, 근육통, 통증, 구토, 쇠약(극도의 탈진상태)의 갑작스러운 발생으로 시작한다. 수막염 신경성 징후에는 감소된 정신상태, 발작 또는 혼수상태가 포함된다. 수막구균혈증에서는 피로, 구토, 찬 손과 발, 오한, 근육, 관절, 가슴, 복부의 중증 통증, 빠른호흡, 설사가 자주 발생한다. 반구진 발진이나 점상출혈 발진이 나타나서 자반병으로 진행될 수 있다. 이러한 증상은 더욱 악화되어 패혈쇼크를 초래할 수 있다.

질병이 진행되어 패혈쇼크, 다발성 혈관내응고, 괴저, 괴사로 인한 손발가락이나 팔다리의 상실을 초래할 수 있다. 약 11~19%에서 심각한 후유증(예: 팔다리의 상실, 청각상실, 신경계 문제 또는 뇌손상)을 겪는다.

임상치료

- 진단검사: 혈액 배양균과 뇌척수액이 확보된다. 점상출혈 피부 찰과 표본에 대한 그람염색법이 수행될 수도 있다.
- 치료적 관리: 정맥주사용 항생제에는 페니실린 G, 세포탁심, 세프트리악손, 암피실린이 포함된다.
- 페니실린에 알레르기가 있는 아동에게는 클로람페니콜이 사용된다.
- 집중치료실에 있는 아동에게는 기도를 유지하고 환기를 돕고 쇼크를 관리하기 위해서 정맥주사용 수액과 혈관수축제를 사용한 적극적인 관리가 수행된다. 혈장, 혈액 또는 혈소판이 다발성 혈관내응고 치료를 위해서 사용된다. 괴저, 괴사를 제거하기 위해서 여러 번의 수술이 요구될 수 있다.
- 예후: 모든 환자 중 약 10~15%가 사망한다.
- 예방: 긴밀한 접촉자들에게는 항생제가 투여된다. 지역사회의 접촉자들도 질병의 발생을 막기 위해서 수막구균 백신을 접종해야 한다. 이 질병은 보고가 요구되는 질병이다.

간호과정

- 항생제가 24시간 동안 투약될 때까지 표준주의 지침과 비말주의 지침을 따른다.
- 질병이 급속하게 진행됨에 따라 발생할 수 있는 쇼크와 호흡기 손상에 주의를 기울인다. 사용 가능한 응급장비를 준비한다.
- 정맥주사용 수액과 혈액제품을 투약할 때에는 아동에게 과도한 수분공급을 하는 것을 피한다.
- 두개내압이 증가하는 징후가 있는지 관찰한다.
- 가족이 자신들의 지원 시스템을 동원할 수 있도록 돕고, 질병이 진행됨에 따라서 아동의 상태와 치료에 대한 정보를 가족에게 계속해서 제공한다.
- 예방적 항생제를 접종해야 하는 밀접한 접촉자를 확인하도록 돕는다. 이들에게 예상되는 부작용(예: 리팜핀을 투약할 때 오렌지색의 소변과 눈물)에 대해서 교육한다.
- 긴밀한 접촉자에게 질병의 징후를 관찰하고 이러한 징후가 있을 때 즉시 내원하도록 가르친다.
- 아동을 위한 재활치료 조정을 돕는다.

단핵세포증(Mononucleosis)

- 원인균: 엡스타인-바 바이러스(Epstein-Barr virus, EBV), 제4형 인간헤르페스 바이러스(Human herpesvirus type 4)
- 역학: 이 바이러스는 구강점막과 침샘을 감염시킨다. EBV 감염은 계절성 패턴이 없다. 감염은 일반적으로 어린 나이에 발생하며 가족 간에 전파되는 일이 흔하다.
- 전파: 침과의 직접접촉이나 체액(예: 혈액과 정액)에의 노출로 전파된다.
- 잠복기: 4~6주로 예상
- 전염기간: 증상이 일어나기 몇 주 전에도 바이러스가 있을 수 있으며 감염 후 바이러스가 잠복해 있다. 재활성화가 발생할 때 감염된 사람에게 전염성이 있다.

임상적 징후

아주 어린 아동에 있어서 단핵세포증은 경미하여 뚜렷한 임상적 징후가 없을 수 있다. 그 외 아동에게 나타나는 이 질병의 특징은 열, 권태감, 두통, 신경성 식욕부진증, 복통, 심한 인후통(삼출성 인두편도염), 경부 림프절 질환이다. 간비장비대와 간기능 수치가 상승할 수 있다. 이러한 증후군은 일반적으로 2~4주 지속될 수 있지만, 피로감은 몇 주 더 오래 계속될 수 있다.

합병증으로 드물게 생기는 질환에는 뇌염, 수막염, 길랭-바레 증후군과 같은 신경성 질환이 있다. 비장파열, 혈소판감소증, 림프구증가증과 같은 혈액 합병증도 발생할 수 있다. 면역장애가 있을 때 합병증이 더 심각해진다.

임상치료

- 진단검사: 이호성 항체반응 검사가 사용된다. 비정형적 림프세포가 10% 이상이고 이호성 항체반응 검사가 양성일 때 진단이 내려진다.
- 치료적 관리: 대증요법을 시행한다. 편도 부어오름, 절박 기도폐쇄, 비장비대증, 심근염 또는 용혈성 빈혈을 통제하기 위해서 코르티코스테로이드가 사용될 수 있다.
- 항생제(암피실린과 아목사실린)는 비알레르기성 발진이 생기는 경우가 많기 때문에 피해야 한다.
- 예후: 거의 치명적이지 않다. 회복 후에 바이러스가 림프계에 잠복해 있다가 면역억제 기간 동안 재활성화될 수 있다.
- 예방: 알려진 예방법이 없다.

간호과정

- 아동이 입원한 경우에는 표준주의 지침을 따른다.
- 열이 있고 목이 아픈 경우에는 해열제와 진통제를 투약한다. 가글링을 하도록 따뜻한 소금물을 제공한다. 부드러운 음식을 제공하고 수분섭취를 권장한다.
- 급성 단계 동안에는 병상휴식을 유지한다.
- 학교공부에 뒤쳐지는 것을 걱정하는 청소년들에게는 열이 사라지고 정상적으로 삼킬 수 있을 때 학교로 돌아갈 수 있음을 알려주어 안심시킨다. 피로감은 몇 주 동안 지속될 수 있다.
- 십대에게 회복될 때까지는 긴밀한 접촉을 피하고 음식과 음료를 다른 사람들과 나누어 먹지 않도록 교육시킨다.

- 일반적으로 4주 뒤에 간과 비장이 정상화될 때 접촉 스포츠와 격렬한 활동(예: 역도)이 허락된다.
- 비장비대가 있는 경우에는 간 기능 검사결과가 정상으로 돌아간 후 3개월 동안 알코올 섭취를 피해야 한다.

유행성이하선염(볼거리) (Mumps)

- 원인균: 파라믹소바이러스과의 루불라바이러스(Rubulavirus in the paramyxovirus)
- 역학: 전 세계적으로 예방접종을 맞지 않은 아동에게 겨울과 봄에 가장 많이 발생한다. 감염과 백신 접종은 평생 면역력을 유도한다.
- 전파: 호흡기관 분비물과의 접촉으로 전염된다.
- 잠복기: 12~25일
- 전염기간: 귀밑샘이 부어오르기 최대 5일 전과 후로 전염성이 있다.

임상적 징후

권태감, 열 그리고 한 개 이상의 침샘(귀밑샘, 혀밑샘, 턱밑샘) 부어오름의 급성 발병이 일반적인 증상이다. 그 외 증상에는 귓병, 두통, 씹을 때 통증, 식욕과 활동의 감소가 포함된다. 일부 아동에게는 볼거리 증상이 없을 수도 있다.

합병증으로 일시적이거나 영구적인 청각상실이 발생할 수 있다. 바이러스성 수막염이 10% 미만의 사례에서 발생한다. 고환염(부고환의 염증, 고환 촉진 시 통증, 음낭의 부어오름)이 사춘기 이후의 남성 20~30%에서 발생할 수 있지만, 불임은 상대적으로 드물다.

임상치료

- 진단검사: 바이러스 배양균이 목, 소변 또는 척수액에서 확보될 수 있다. 유행성이하선염-특정 IgM 항체에 대한 매독 혈청검사가 수행될 수 있다.
- 치료적 관리: 치료법은 지원적이며 증상완화에 중점을 둔다.
- 예후: 유행성이하선염은 일반적으로 자기 제어적이다.
- 예방: 유행성이하선염은 백신으로 예방 가능하고 보고가 요구되는 질병이다.

간호과정

- 전염성이 있는 동안에는 입원한 아동에 대해서 비말주의 지침을 따른다.
- 가정에서 관리를 받는 아동은 일반적으로 불편을 겪지만 중증인 경우는 드물다.
- 면역손상이 있거나 취약한 사람들에 대한 노출을 피한다.
- 열과 통증을 통제하기 위해서 비아스피린 진통제와 해열제를 투약한다.
- 수분섭취를 장려한다. 삼키고 씹는 것이 고통스러울 수 있으므로 부드러운 음식을 제공한다. 타액 분비를 증가시키고 통증을 유발하는 음식과 음료(예: 감귤류, 매운 음식, 사탕류)를 피한다.
- 언제 합병증의 징후에 대한 건강관리를 구해야 하는지에 대해서 부모를 교육한다.
- 귀밑샘이 부어오른 후 5일이 지날 때까지 아동을 학교나 보육원에 보내지 않는다.

백일해(백일기침) Pertussis (Whooping cough)

- 원인균: 보르데텔라 백일해(Bordetella pertussis), 그람-음성 구간균
- 역학: 무세포성 백일해 백신의 사용과 관련된 줄어드는 면역으로 인해서 발생률이 증가했다. 면역력이 줄어들고 있는 아동과 예방접종을 받지 않은 어린 아동에게 질병이 발생할 수 있다.
- 전파: 호흡기 비말의 흡입이나 직접 접촉으로 전파된다.
- 잠복기: 5~10일
- 전염기간: 발작성 기침 단계 전에 질병의 전염성이 가장 크다. 항생제 치료가 시작된 후 5일 동안 전염성이 있다.

임상적 징후

카타르 단계에서는 발병이 서서히 진행되며, 코막힘, 콧물, 낮은 열, 경미한 마른기침이 시작되고 1~2주 지속된다. 발작성 단계에서는 연속적인 빠른 기침과 함께 좁아진 성문을 통과하는 강한 흡기(들이쉼)가 뒤이어 발생함으로써 협착음, 즉 '윱' 소리를 초래한다. 6개월 미만의 영아는 협착음을 내기보다는 구역질, 헐떡거림 또는 무호흡이 생길 수 있다. 젖병을 빠는 것이 기침발작을 촉발하여 수분섭취의 감소를 초래한다. 기침은 구토, 청색증, 탈진, 코, 눈, 입으로부터의 많은 분비물을 동반할 수 있다. 발작성 기침은 1~6주 이상 지속될 수 있다. 구강섭취 감소로 인해서 탈수가 초래될 수 있다. 예방접종을 받은 아동에게는 "윱" 소리(협착음)가 없을 수 있다. 회복단계를 거치며 기침이 6~10주에 걸쳐서 서서히 개선된다.

영아에 있어서 폐렴, 폐동맥고혈압, 경막하출혈, 발작, 결막출혈 등이 있고 심할 경우 사망에 이를 수 있다.

임상치료

- 진단검사: 비인두로부터의 배양균, 중합효소연쇄반응(PCR), 직접 형광 항체(DFA), 혈청검사가 진단을 위해서 사용된다.
- 치료적 관리: 대증요법을 시행한다. 마크로라이드 항생제(에리트로마이신, 아지트로마이신, 트리메트로프림-술파메톡사졸)가 권장된다. 카타르 단계에서 시작된다면 증상이 감소된다.

- 예후: 질병이 생후 6개월 미만의 영아에게서 가장 심하며, 약 1%가 사망한다.
- 예방: 백일해는 백신으로 예방 가능한 질병이다. 청소년과 성인에게는 무세포 백신이 사용 가능하다. 백신으로 인한 면역력은 시간이 지남에 따라서 줄어든다. 모든 성인들은 10년마다 Tdap 촉진제를 접종해야 한다. 임산부들은 신생아를 백일해로부터 보호하기 위해서 면역력을 가지고 있어야 한다.
- 긴밀한 접촉자들은 예방을 위해서 메크로라이드 항생제를 사용한 치료를 받아야 한다.

간호과정

- 입원할 경우에는 항생제를 시작하고 5일이 될 때까지 비말주의 지침을 따른다.
- 심장모니터와 맥박 산소측정기를 사용해서 호흡과 산소포화를 계속적으로 평가한다. 아동의 체구가 작을수록 호흡곤란과 무호흡의 위험이 크다.
- 기침을 악화시킬 수 있는 울음을 감소시키기 위해서 영아의 요구를 즉시 충족시킨다. 저산소증과 무호흡이 발생할 가능성이 있는 기침발작이 진행되는 동안에 영아와 함께 있는다. 지시가 있다면 산소를 공급한다. 사용 가능한 응급장비를 준비한다.
- 가습을 제공한다. 가벼운 흡인이 필요할 수 있다.
- 열이 있다면 필요에 따라 비아스피린 해열제를 투약한다.
- 휴식을 자주 취하도록 권장한다.
- 적은 양의 원하는 음식을 자주 제공한다.
- 아동에게 수분을 섭취하도록 권장한다. 구강섭취가 용인되지 않는다면 정맥주사를 통한 수분공급이 필요할 수 있다.
- 부모에게 정서적 지지를 제공한다.
- 아동이 가정에서 관리된다면 호흡부전 징후를 유심히 살피도록 부모에게 교육한다.

폐렴구균 감염(Pneumococcal infection)

- 원인균: 폐렴연쇄상구균(Streptococcus pneumoniae), 그람-양성 쌍구균(a gram-positive diplococcus), 많은 항원형
- 역학: 유기체가 건강한 사람들의 비인두에서 발견된다. 질병이 겨울과 봄의 온화한 날씨에 발생한다. 90개의 항원형 중 몇 개만이 대부분의 침습성 소아질병의 원인이 된다.
- 전파: 호흡기 분비물이나 비말과의 직접 접촉으로 전파된다.
- 잠복기: 알려져 있지 않으나 1~3일 정도
- 전염기간: 알려져 있지 않으나 아마도 효과적인 항생제 치료를 시작한 후 24시간 내에 전염성이 있다고 본다.

임상적 징후

유기체가 감염부위와 관련된 징후, 증상과 함께 침습성 질병을 야기한다. 아래와 같은 징후와 증상을 보인다.

- 중이염 – 호흡기 상부 감염, 열, 귓병, 식욕 감소
- 세균혈증 – 설명되지 않는 열, 반응성 감소, 국소화되지 않은 감염부위
- 폐렴 – 열, 오한, 흉통, 호흡곤란, 권태감, 젖은 기침
- 수막염 – 달랠 수 없는 울음, 과민성 증가, 무기력함, 식사거부, 메스꺼움, 구토, 설사, 광선공포증, 발작

유기체가 축농증, 인두염, 봉와직염, 후두기관 기관지염을 야기할 수도 있다. 면역결핍증(예: 비장결손증, 종양, 겸상적혈구증, HIV 감염, 신장증후군)이 있는 사람들과 달팽이관 이식을 받은 아동이 침습성 질병의 위험이 높다. 합병증으로는 수막염으로 인한 청력손실이나 발달지연, 농종(축농) 또는 폐렴으로 인한 심막염 등이 있고 심할 경우 사망에 이를 수 있다.

임상치료

- 진단검사: 감염부위에서 확보한 박테리아 배양균 검사가 수행된다.
- 치료적 관리: 감염부위에 특정된 증상에 대한 관리가 제공된다.
- 항생제의 선택은 배양균 민감성에 근거한다. 많은 폐렴구균은 페니실린, 세포탁심, 세프트리악손에 내성이 있다. 반코마이신이 요구될 수 있다. 덱사메사손이 수막염에 대한 보조적 치료법이다.
- 예후: 폐렴구균 수막염은 신경성 후유증(예: 청각상실, 운동결핍)과 관련이 있다. 폐렴은 전 세계적으로 주된 사망원인이다.
- 예방: 많은 항원형이 예방접종으로 예방 가능하다.
- 폐렴구균 침습성 질병의 위험이 높은 아동에게는 23개의 항원형을 가진 폐렴구균 백신(PPSV23)이 사용된다.

간호과정

- 아동이 입원한다면 표준주의 지침을 따른다.
- 열을 통제하고 편안함을 제공하기 위해서 비아스피린 해열제를 제공한다.
- 수분섭취를 권장하고 섭취와 배출을 관찰한다.
- 상태가 악화되는 징후를 확인하기 위해서 활력징후와 의식수준을 관찰한다.
- 예방접종을 받지 않은 아동이 다양한 항원형에 반복적으로 감염될 수 있으므로 부모에게 백신의 필요성에 대해서 교육한다.
- 경미한 질병에 감염된 많은 아동이 가정에서 치료될 것이

다. 부모에게 긴급한 의료적 주의(관심)를 구해야 할 필요성을 나타내는 징후, 적절한 약물투약, 아동을 위한 안락조치에 대한 교육을 제공한다.

소아마비(Poliomyelitis)

- 원인균: 소아마비 바이러스(poliovirus)는 3개의 항원형을 가진 장내 바이러스이다.
- 전파: 호흡기 분비물과 체액과의 직접 접촉으로 전파된다.
- 잠복기: 일반적으로 7~10일(3일~36일에 이른다)
- 전염기간: 임상증상이 나타나기 전과 나타나는 시기에 전염성이 가장 높다. 바이러스가 3~6주 동안 대변으로 배출된다.

임상적 징후

감염 중 90% 이상이 증상을 보이지 않는다. 아동에게 미열과 인후통을 동반한 경미한 비특이성 질환이 있을 수 있다. 이러한 경미한 질환이 무균수막염과 이상감각으로 진행될 수도 있다.

질병이 더 심각한 경우에는 급성 비대칭 이완마비가 최대 1%의 사례에서 발생할 수 있다. 마비부위는 보통 다리지만 호흡기 근육에 영향을 미칠 수도 있다. 후유마비가 질병에 걸린 사람들 중 절반 이상에서 나타날 수 있다.

합병증으로는 영구적 운동마비, 호흡정지, 소아마비증후군이 있고 심할 경우 사망에 이를 수도 있다.

임상치료

- 진단검사: 대변이나 목에서 채취된 세포 배양균 검사가 수행된다.
- 치료적 관리: 대증요법을 시행한다. 효과적인 화학요법제가 존재하지 않는다.
- 예후: 호흡기나 삼킴근육의 마비가 발생하는 경우에 생명을 위협한다. 운동마비는 장기적인 장애를 초래할 수 있다.
- 예방: 소아마비는 백신으로 예방 가능한 질병이다. 백신이 평생 면역력을 제공하는 것으로 믿어진다.

간호과정

- 아동이 입원한다면, 비말주의 지침을 따른다.
- 아동에게 호흡기 마비가 있는지 관찰한다(비효과적인 기침, 이야기 중 잦은 멈춤, 얕고 빠른 호흡률). 응급기구를 병상 옆에 둔다. 기계적 환기가 설치될 때까지 필요에 따라서 환기를 돕는다.
- 불편함을 완화시키기 위해서 온습찜질을 사용한다.
- 수분섭취를 권장한다.
- 아동이 병상휴식을 유지하도록 하고, 신체정렬을 촉진할 수 있는 자세로 눕힌다.
- 급성단계 후에 발생할 수 있는 경축을 예방하기 위해서 관절 가동범위 운동을 수행한다. 재활을 받을 수 있도록 돕는다.
- 아동과 가족에게 정서적 지지를 제공하고 질병에 대한 정보 및 아동에게 일어나고 있는 일을 계속해서 알려준다.

장미진(돌발성 발진, 6번째 질병) Roseola (Exanthem Subitum, Sixth Disease)

- 원인균: 제6형 인간헤르페스 바이러스(HHV-6)
- 역학: 주로 생후 6~24개월(산모 항체가 감소한 후)의 아동에게서 발생한다. 계절성 패턴이 존재하지 않는다. 3살쯤 되면 거의 모든 아동이 감염된다. 선천적 감염도 가능하다.
- 전파: 침이나 호흡기 분비물과의 접촉으로 전파된다.
- 잠복기: 9~10일
- 전염기간: 건강한 사람들이 바이러스를 흘린다.

임상적 징후

전구단계 시에는 39.5°C에 이르는 갑작스러운 고열이 3~7일 동안 지속되고 아동이 아파 보이지 않고(정상적인 식욕과 행동) 발진이나 질병에 특정적인 징후를 보이지 않는다.

발진단계 시에는 열이 사라진 후에 홍반성 반구진 발진이 나타나서 몇 시간에서 며칠 동안 지속된다. 아동이 특유의 후두 림프절 질환, 고막의 붉어짐, 호흡기와 위장의 증상을 겪을 수 있다.

합병증으로는 열성발작이 흔하게 발생한다. 뇌병증이나 뇌염이 발생할 수 있다.

임상치료

- 진단검사: 혈액이나 척수의 HHV-6에 대한 중합효소연쇄반응(PCR) 검사가 수행될 수 있다.
- 치료적 관리: 장미진은 자기 제어적이며, 치료는 지원적이다.
- 예후: 대부분의 경우에 장미진은 양성이다. 3세 이상의 거의 모든 아동이 HHV-6에 대한 양성의 항체가를 가진다.
- 예방: 예방적 조치가 존재하지 않는다.

간호과정

- 드물긴 하지만 아동이 입원을 한다면, 표준주의 지침을 따른다.
- 열을 통제하기 위해서 비아스피린 해열제를 투약한다.
- 급성으로 열이 나는 기간 동안에, 특히 아동에게 발작활동이 있는지 관찰한다.
- 수분을 유지하기 위해서 수분섭취를 권장한다.
- 며칠 뒤에 발진이 사라질 것임을 부모들에게 말하여 안심시킨다.

로타바이러스(Rotavirus)

- 원인균: 레오바이러스과의 RNA 바이러스(RNA viruses). A형, B형, C형이 인간을 감염시킨다.
- 역학: 5세 미만의 아동에게 발생하는 중증 설사의 가장 일반적인 원인이다.
- 전파: 대변–구강 경로, 호흡기 경로도 가능하다.
- 잠복기: 1~3일
- 전염기간: 바이러스가 면역이 손상된 아동의 변에서 최대 30일까지 발견된다.

임상적 징후

갑작스러운 열과 구토 발생 1~2일 뒤에 설사가 발생한다. 하루에 10~20회의 설사. 증상이 3~8일 지속된다.

합병증으로는 탈수와 전해질 장애. 면역이 손상된 아동이 지속되는 감염과 설사를 겪을 수 있다.

임상치료

- 진단검사: 효소면역분석이나 라텍스 응집분석이 대변 표본에 있는 A형 로타바이러스 항원을 감지하기 위해서 사용된다.
- 치료적 관리: 치료에는 경구용 수액제를 사용한 적절한 수분 및 전해질 보충이 포함된다. 장관운동 억제제가 사용되어서는 안 된다.
- 탈수가 심한 경우에는 정맥주사용 수액 소생법이 수행된다. 사용 가능한 항바이러스 치료법이 없다.
- 예방: 백신이 많은 바이러스군을 예방한다.

간호과정

- 아동이 입원한다면 표준주의 지침과 접촉주의 지침을 따른다.
- 부모에게 비누와 물 또는 젤 손청결제를 사용한 적절한 손위생법을 사용하도록 권장한다.
- 오염된 표면을 청소하고 소독한다.
- 수분공급 상태를 자주 평가한다.
- 구강 수분보충 요법이 진행되는 동안에 모유수유는 계속되지만, 분유는 최대 24시간이 지난 후에 제공한다.
- 나이가 더 많은 아동에게는 구강 수분보충 요법이 시작되고 나서 12~24시간 뒤에 복합 탄수화물과 살코기, 요거트, 과일, 채소를 먹일 수 있다.

풍진(독일 홍역) Rubella (German Measles)

- 원인균: 토가바이러스과인 RNA 바이러스(RNA virus), 루비바이러스속
- 역학: 선천적인 풍진 증후군은 재태기간 12주에서 두 번째 삼분기 사이에서 발생하는 감염과 관련이 있다.
- 전파: 비말 확산, 감염된 사람과의 직접접촉 또는 코 분비물에 의해서 오염된 물건과의 접촉으로 전파된다.
- 잠복기: 14~21일(16~18일이 가장 흔하다)
- 전염기간: 발진 발생 7일 전에서 발생 7일 후까지. 선천적 풍진이 있는 영아는 출생 후 1년 이상 동안 계속해서 바이러스를 흘릴 수 있다.

임상적 징후

전구단계 시에는 증상이 없거나, 림프절 질환(귀 뒤, 목, 뒤통수 밑)에 따른 미열, 권태감, 콧물, 인후통이 발생할 수 있다. 포르쉬하이머반점(연구개에 생기는 불연속적인 작거나 큰 홍반성 병변)이 보인다.

발진단계 시에는 발진이 나타나기 1~5일 전에 핑크색의 비융합성 반구진 발진이 얼굴과 목에 처음으로 나타난다. 이러한 발진이 24시간 내에 몸통과 다리로 번지며 같은 순서로 사라진다. 합병증으로는 다발성 관절염과 다발성 관절통이 사춘기 후 여성들에게 발생할 수 있다. 임신 초기에 감염된 임산부의 태아는 선천적 풍진 증후군을 보일 수 있다[선천적 풍진 증후군의 선천적 결함 징후(백내장, 심장결함, 청력손상, 혈소판 감소증 그리고 "블루베리 머핀"과 같이 보이는 피부의 자반병)]

임상치료

- 진단검사: 비강채취에 의한 세포 배양균과 풍진–특정 IgM이나 IgG 항체에 대한 검사가 수행될 수 있다.
- 치료적 관리: 대증요법을 수행한다. 풍진은 아동에 있어서 자기–제어적이다.
- 예후: 완전한 회복이 예상된다. 선천적 풍진 증후군은 태아 사망이나 선천적 기형을 초래할 수 있다.
- 예방: 풍진은 백신으로 예방 가능한 질병이다.

간호과정

- 비말주의 지침을 따른다.
- 생후 3개월 후에 비인두 배양균과 소변 배양균이 반복적으로 음성으로 나타나지 않는다면, 선천적 풍진 증후군이 있는 영아에 대한 접촉감염 예방조치를 1살이 될 때까지 유지한다.
- 아동은 일반적으로 가정에서 치료되며 임산부로부터 격리되어야 한다.
- 통증과 열이 있다면 비아스피린 진통제와 해열제를 투약한다.
- 아동에게 좋아하는 음료와 음식을 섭취하도록 권장한다.

- 발진이 생긴 후 7일 동안 아동을 보육원이나 학교에 보내지 않는다. 학교와 보육원에 아동의 질병에 대해서 통지해야 한다.

성홍열(Scarlatina)

- 원인균: B용혈성 A군 연쇄구균(GAS)
- 역학: 주로 6~12세에 발생하고 1년 내내 발생 가능하다. 사람 간 긴밀한 접촉이 일어나는 늦은 가을, 겨울, 봄에 더 많이 발생하는 경향이 있다. 1986년 이후 감소하다가 2011년 이후 증가하였다.
- 전파: 보균자의 비말, 분비물과 직접 접촉으로 전파된다.
- 잠복기: 1~7일
- 전염기간: 항생제를 시작하고 나서 24시간 내에 전염성이 없다.

임상적 징후

인후통, 권태감, 고열, 인두에 삼출물 등이 있다. 점상출혈이 보일 수 있다. 특징적인 작은 사포와 같은 홍반의 융합성 발진이 목에서부터 시작되어 몸통과 팔다리로 퍼진다. 발진은 누르면 하얗게 되고, 굵근 피부주름에 집중되어 있으며, 입 주위에는 거의 나지 않는다. 3~4일 후에 발진이 사라지기 시작하고 발가락과 손가락의 피부가 벗겨지기 시작한다. 4~5일째에 전형적인 딸기혀가 나타난다. 이러한 증상은 인두감염 증상이 나타난 후에 자주 발생한다.

치료가 되지 않으면 급성 중이염, 축농증, 편도 주위나 인후 뒤의 농양, 경부 림프절염, 급성 류마티스성 열, 급성 사구체신염이 발생할 수 있다. 독성 쇼크 증후군, 세균혈증, 괴사성 근막염이나 근염을 동반한 침습성 질병은 치명적일 수 있다.

임상치료

- 진단검사: 빠른 연쇄상구균 항원 검사나 인두와 편도의 분비물 배양균이 수행된다.
- 치료적 관리: 페니실린 V나 아목사실린을 사용한 즉각적인 경구 항생제 치료나 IM 페니실린 G 등이 사용된다. 아동이 페니실린에 알레르기가 있다면 클린다마이신이나 경구 매크로라이드가 사용된다.
- 예후: 항생제 치료법을 사용할 때 회복이 일반적으로 양호하다. 일부 건강한 아동이 인두에 존재하는 A군 연쇄상구균 보균자가 된다.
- 예방: 없음

간호과정

- 아동이 입원한다면 비말주의 지침을 따른다.
- 열성 단계에서는 병상휴식을 장려한다.
- 열을 통제하기 위해서 비아스피린 해열제를 투약한다. 부모에게 상태의 악화를 나타내는 중요한 징후에 대해서 가르친다.
- 가글링을 하도록 따뜻한 소금물을 제공한다. 시원하고 맑은 비산성의 음료와 부드러운 식사를 권장한다. 삼키는 것이 어려울 수 있다.
- 아동에게 완전한 코스의 항생제를 투약하는 것의 중요성을 부모에게 강조한다.
- 재감염을 막기 위해서 치료가 끝난 후에 아동의 칫솔을 교체한다.
- 목에 통증이 있는 가족 구성원들에게 목 배양균 채취를 받도록 권장한다.

B군 연쇄상구균(Streptococcus B)

- 원인균: B군 연쇄상구균(GBS), 그람-양성, 호기성 쌍구균(a gram-positive, aerobic diplococcus)
- 역학: 위장관과 비뇨생식관이 GBS의 병원소이지만, 인두에도 대량으로 서식할 수 있다. 임신기간 동안의 집락화 비율은 15~35% 사이이다. 신생아 감염 위험은 조산아의 경우와 장기화된 점막의 파열, 분만 중의 열, 융모양막염 또는 GBS 세균뇨가 있었던 임산부의 경우에 증가한다.
- 전파: 신생아는 질 분만 직전이나 그 동안에 감염된다.
- 잠복기: 조기발병 신생아 질병의 경우에는 7일 이하, 후기발병 신생아 질병의 경우에는 알려져 있지 않다.
- 전염기간: 알려져 있지 않다.

임상적 징후

산모는 일반적으로 증상을 보이지 않는다.

조기 발병 신생아의 경우, 생후 0-6일에 발생한다. 종종 출산 후 24시간 내에 신생아에게 급성질병이 생긴다. 영아에게 호흡곤란, 쇼크, 폐렴, 가끔 수막염을 포함하는 전신감염의 징후가 나타난다.

후기발병 신생아 질병은 생후 3~4주의 신생아에게서 나타난다. 세균혈증의 징후나 수막염 또는 골수염, 화농성 관절염, 폐렴, 선염, 봉와직염과 같은 그 외 병소감염의 징후를 나타낼 수 있다.

거의 50%의 생존 신생아가 발달지연, 시력상실이나 시력장애, 청력장애, 뇌성마비와 같은 신경성 장애를 보인다.

임상치료

- 진단검사: 혈액, 소변, 척수액, 아물지 않은 상처를 포함한 체액의 배양균 검사가 수행된다.
- 치료적 관리: 암피실린과 함께 아미노글리코시드가 신생아에 있어서 조기발병 GBS 감염이 의심될 때와 배양균 결과

가 알려지기 전에 사용된다. 유기체가 민감한 경우에는 페니실린 G가 사용될 수 있다. 치료기간은 감염의 초점에 따라서 다르다.

- 예후: 조기발병 질병은 조산아 인구에 있어서 중요한 사망원인(최대 20%)으로 남아 있지만, 만기 분만 신생아에게서도 최대 3%까지 발생한다. 최대 5%에 해당하는 조산아가 후기발병 GBS로 인해서 사망한다.
- 예방: GBS 보균자인 모든 임산부들은 분만 시 정맥주사용 항생제를 맞아야 하며, 그 이후에 신생아에게 감염의 징후가 있는지 주의 깊게 관찰해야 한다. 신생아에 있어서 후기발병 GBS를 예방할 수 있는 전략이 존재하지 않는다.

간호과정

- 감염된 신생아에게 표준주의 지침과 접촉주의 지침을 따르고 다른 신생아로부터 격리시킨다.
- 최적의 혈액수치를 유지하기 위해서 적절한 정맥주사용 항생제 용량이 올바른 비율과 시간에 투여되도록 한다.
- 신생아에게 항생제와 관련된 부작용과 독성이 있는지 관찰한다.
- 중립적인 체온조절 환경을 유지한다.
- 활력징후를 관찰하고, 감염의 진행이나 해결을 나타내는 징후가 있는지 관찰한다. 합병증의 발병을 관찰한다.
- 적절한 수분과 열량섭취를 제공한다. 체중, 소변량, 요비중을 관찰한다.
- 부모에게 정직한 정보와 지원을 제공한다. 부모들이 신생아의 상태가 허용하는 한 많이, 아동을 만지고 관리에 참여할 수 있도록 허용한다.

파상풍(Tetanus)

- 원인균: 파상풍균(클로스트리듐 테타니), 혐기성 그람-양성 바실루스(Anaerobic gram-positive bacillus)
- 역학: 바실루스가 일반적으로 흙, 먼지, 동물의 배설물에 포자로 존재한다. 유기체는 중추신경계에 영향을 미치는 내독소를 생산한다.
- 전파: 유기체는 찔린 상처, 화상 또는 상처 난 피부를 통해서 인간에게 전염된다. 산모에게 면역력이 없을 때, 살균되지 않은 도구가 탯줄을 자르는데 사용될 때 또는 탯줄을 싸는 의식용 드레싱이 파상풍 포자로 오염되어 있을 때, 개발도상국의 신생아가 파상풍에 걸릴 수 있다.
- 잠복기: 3일에서 3주(평균 10일)
- 전염기간: 사람 간의 직접적인 접촉에 의해서 전염되지 않는다.

임상적 징후

고통스러운 얼굴근육과 목 근육의 경련, 며칠에 걸친 씹기와 삼키기 문제, 두통을 동반한 목과 턱 경직의 급성발병. 소음이나 갑작스러운 움직임이 경련을 자극할 수 있다. 얼굴근육의 경련으로 인해서 웃고 있는 것처럼 보일 수 있다(경련미소). 상처부위에 국소적으로 지속되고 고통스러운 근육수축이 발생할 수 있다.

궁극적으로 복부와 몸통의 경직은 후궁반장(몸 전체의 경직된 과신전)을 초래한다. 호흡기 근육이 영향을 받을 수 있으며 기도폐쇄와 질식을 야기할 수 있다.

신생아에게 빨기 문제, 과민성, 목덜미 경직이 생긴다.

합병증으로는 후두경련, 호흡곤란 등이 있고 심할 경우 사망에 이를 수 있다.

임상치료

- 진단검사: 질병이 실험실 검사에 의해서보다는 임상적으로 진단된다.
- 치료적 관리: 파상풍 면역글로불린이 면역력이 없는 사람들에게 근육 내 주사로 접종되며, 일부는 상처부위에 주입된다. 상처가 세척되고 괴사조직이 제거된다. 심폐 모니터, 환기지원, 영양, 지원적 관리와 함께 집중적인 관리가 제공된다. 근육경련을 완화시키기 위해서 약물이 사용된다. 완전한 회복을 위해서는 몇 주가 걸린다.
- 예후: 특히, 집중치료가 이용 불가능할 때, 신생아 사망률이 높다.
- 예방: 파상풍은 백신으로 예방 가능한 질병이다. 1차 시리즈를 완료한 후에 10년마다 또는 오염된 상처가 있을 때는 5년마다 파상풍 촉진제의 접종이 요구된다.

간호과정

- 아동이 입원할 때에는 표준주의 지침을 따른다.
- 상처 괴사조직 제거를 지원한다.
- 아동의 상태를 관찰한다. 가능하다면 만지지 않는다. 아동을 조용하고 어두운 병실에 배치하여 자극을 줄인다.
- 피부관리와 호흡기 관리를 제공한다. 기도 지원을 위해서 아동에게 기관내관, 흡인, 보충적 산소가 필요할 수 있다.
- 완전한 비경구영양법이나 영양공급관을 통한 급식이 제공된다.
- 정맥주사용 수액과 전해질을 사용하여 수분공급을 유지한다.
- 정신상태는 영향을 받지 않을 수 있으므로 아동의 불안을 줄이기 위해서 노력한다.
- 생명을 위협하는 상태에 대한 관리를 제공하는 동안에 가족

을 지원한다.

일본뇌염(Japanese encephalitis)

- 원인균: 일본뇌염 바이러스(Japanese encephalitis virus)
- 역학: 일본뇌염 바이러스에 감염된 동물의 피를 빨아 감염된 작은 빨간집모기가 사람을 물면서 감염된다.
- 잠복기: 5~15일

임상적 징후

무증상이기도 하나 고열, 두통, 현기증, 구토, 복통 등의 증상이 나타날 수 있다. 질환이 진행되면서 의식장애, 경련, 혼수 등의 증상을 보이며 10일 이내 사망에 이를 수도 있으나 경과가 좋은 경우에는 약 1주일 안에 회복한다.

임상치료

- 진단: 바이러스 분리 검사, 혈청학적 검사, 바이러스 유전자 검사 등을 통해 특이적인 IgM 항체가 검출되거나 환자의 혈청에서 4배 이상의 IgG 항체가 확인된 경우 진단한다.
- 치료적 관리: 대증요법을 시행한다.
- 합병증: 중추신경계 이상, 섬망 등이 나타날 수 있으며 호흡곤란, 폐렴 등을 경험하기도 한다.
- 예방: 백신으로 예방 가능하다.

간호과정

적절한 시기에 맞춰서 예방접종을 하도록 교육한다. 모기에 물리지 않도록 모기퇴치제, 모기장 등을 사용하는 등의 주의를 기울인다.

요충증(Enterobiasis)

- 원인균: 요충(Enterobius vermicularis)
- 역학: 요충이 밤새 항문 주변에 낳은 알이 수시간 내에 전염성을 가진 충란(자궁포장란)으로 성장
- 잠복기: 단시간

임상적 징후

- 항문주위 가려움증, 피부 발적, 습진, 피부염 등이 있다. 2차 세균 감염, 복통, 설사 등의 증상이 나타날 수 있으며 여자의 경우 질염이나 육아종 등이 나타날 수 있다.

임상치료

- 진단: 현미경을 통한 충란이나 충체의 확인을 통해 진단한다.
- 치료적 관리: 알벤다졸을 투여한다. 진단받은 환자의 가족, 단체 생활 시 집단 구성원 모두 치료를 받아야 한다.

간호과정

개인위생에 신경 쓴다. 속옷이나 침구류를 삶아 빨고 햇볕에 말린다.

핵심 요약

- 수두는 수두대상포진 바이러스에 의한 질환으로 발진이 있기 1~2일 전에서 딱지가 생길 때까지 전염성이 있다. 감염성이 있는 동안 공기주의와 공기주의에 따라 전파를 예방한다.
- 디프테리아는 호흡기를 통해 디프테리아균이 전파되며 특징적인 회색빛 인두점막을 보인다.
- 손발입병(수족구병)은 콕사키 바이러스에 의해 나타나며 손, 발, 입에 병변이 나타난다. 지지적 치료를 하며 손 씻기와 같은 개인위생에 신경을 쓰도록 한다.
- 홍역은 홍역 바이러스에 의한 급성질환으로 고열과 함께 발진이 나타난다.
- 유행성이하선염은 한 개 이상의 침샘이 부어오르며 발열, 두통, 권태감 등이 나타난다.
- 백일해는 보르데텔라 백일해균에 의해 나타나는 질환으로 '웁' 하는 소리와 함께 연속적인 빠른 기침, 구토, 콧물 등의 증상을 보인다. 성인이 된 이후로도 10년마다 Tdap을 접종하도록 한다.
- 장미진은 인간헤르페스 바이러스에 의해 나타나는 질환으로 3~7일 동안 계속되는 고열 이후 홍반성 반구진 발진을 보인다.
- 풍진은 미열, 발진, 림프절 비대가 특징적인 증상으로 얼굴과 몸에 나타난 반점이 몸통과 다리로 번지고 같은 순서로 없어진다.
- 성홍열은 베타용혈성 A군 연쇄상구균에 의해 나타나며 목통증, 구개의 점출혈, 경부결절, 인두의 삼출물 등의 증상을 가지며 페니실린, 아목사실린으로 치료한다.
- 파상풍은 상처를 통해 침입한 파상풍균의 독소에 의해 근육경련, 근육 수축이 나타나는 감염병이다.
- 일본뇌염은 감염된 빨간집모기에 의해 감염되며 대부분 무증상이나 질환이 진행되면서 의식장애, 혼수 등을 경험할 수 있다.
- 요충증 예방을 위해서는 개인위생을 강조하고 속옷과 침구류의 소독, 관리에 힘쓰도록 한다.

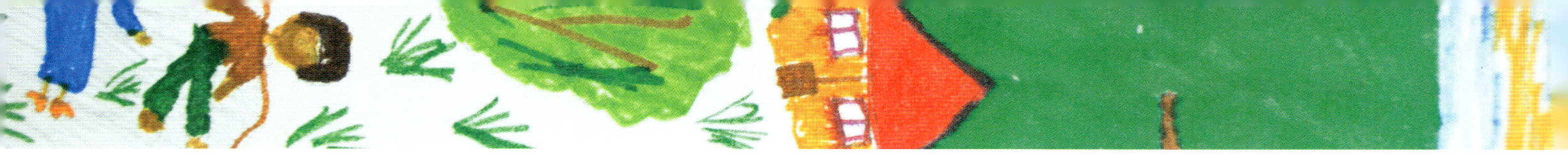

Chapter 26

종양 문제를 가진 아동간호

학습목표

1. 아동 종양의 특성을 설명한다.
2. 소아암 치료를 받는 아동에게 간호과정을 적용한다.
3. 뇌종양 아동에게 간호과정을 적용한다.
4. 신경모세포종 아동에게 간호과정을 적용한다.
5. 윌름스 종양 아동에게 간호과정을 적용한다.
6. 백혈병 아동에게 간호과정을 적용한다.
7. 아동과 가족에게 호스피스 간호를 수행한다.

비정상적 세포의 성장은 신체의 어떤 부위에서든 일어날 수 있다. 어떤 종양은 암으로 불리고, 또 어떤 종양은 암으로 불리지 않는 걸까? 신체 내에 있는 세포의 성장 변화는 신생물(neoplasm)로 불린다(새로운 종양을 의미함). 신생물은 양성 또는 악성으로 더 세밀하게 분류된다. 양성(benign)은 종양이 생명이나 건강을 위태롭게 하지 않는 것을 의미하고, 치료 후 재발하지 않는 경향을 보인다. 악성(malignant)은 진행성 종양의 성장을 치료로 억제하지 않으면 신체 내에서 다른 부위로 확산되어 사망을 초래하는 것을 의미한다(전이, metastasis). 이러한 세포 성장의 유형을 나타내는 일반적인 용어가 '암'(cancer)이다. 세포 성장이 변화하는 아동을 활용해서 세포 성장의 변화를 찾고 관찰한다.

종양아동의 특성

아동에 있어서 암은 성인과는 다른 병인을 갖는다. 대부분 성인암은 상피에서 시작하는 반면에 아동의 경우, 비상피성이거나 배아세포 형태가 많으며 소아암은 빠르게 자라는 경우가 대부분이다. 이러한 결과로 종양아동은 건강해 보이는 아동이 며칠이나 몇 주만에 아픈 모습을 보일 수 있다. 소아암은 대개 태아 성장기에 종양유전적 형태로 발생하므로 어린 시절에 생긴 생활습관 변화는 추후 암이나 다른 질병의 발생에 영향을 줄 수는 있지만 발생 빈도가 높은 소아암 발생에는 거의 영향을 주지 않는다.

아동기의 여러 연령군에서 다른 종류의 암이 두드러지는데, 이는 다양한 원인과 연령 및 발달과의 연관성을 보여준다(Box 26-1).

Box 26-1

소아의 원발성 암의 연령별 발생 부위

성인과 아동의 주요 생리적 차이가 세포 성장에 영향을 미치는데, 이런 차이는 면역계에서 나타난다. 면역계는 일부 암을 예방하는 역할을 하지만 어린 아동의 경우 기능이 미성숙하다. 아동의 세포 성장률 또한 일부 소아암의 진행 속도를 빠르게 하는 역할을 한다. 어린 아동에게 지속적으로 존재하는 태아세포가 일부 암과 관련되어 있다. 이들 미성숙한 세포는 점차 감소하고 아동이 성장하면서 사라지지만, 매우 어린 아동에게 발생하는 신경모세포종 같은 암을 유발할 수 있다. 면역계는 비특이 반응과 특이 반응의 2가지 반응으로 나타나는데, 이 두 반응 모두 외부 병원균과 이물질에 대항해서 신체를 보호한다. 비특이 반응에서는 면역계의 구성요소가 다양한 표적물을 공격한다. 비특이 반응을 위한 구성요소는 단핵 백혈구 같은 포식세포(파괴하는 세포), 다형핵(polymorphonuclear, PMN) 백혈구, 자연살해세포(natural killer cells, NK cells) 그리고 침습 세포와 물질을 파괴하기 위해 함께 작동하는 보체(비세포성 단백질)가 있다.

아동의 생애 첫 달 동안은 비특이 반응이 미성숙해서 포식세포가 암세포를 향해 이동하는 능력이 거의 없고 기능을 하지 못한다. 비특이 반응은 또한 미숙아와 부당경량아(small for gestational age, SGA)의 경우에 저하된다. 특이 반응에서는 T림프구와 면역글로불린(Ig)이 한 종류의 침입자만을 공격한다. 특이 반응력 또한 영아의 경우 미성숙하다. 면역글로불린(IgM, IgG, IgA)이라 불리는 다양한 단백질의 B세포 생산은 성인 수준보다 못해서 영아는 세균 및 바이러스 감염에 취약하다. 아동은 많은 세포들이 빠르게 성장한다.

가족과의 협력 | 아동의 암발생률을 감소시키는 방법

많은 부모가 아동이 성인으로 성장할 때 아동의 암 발생률을 어떻게 감소시킬 수 있는지에 대해서 질문한다. 주요한 교육 영역은 3가지로 아래와 같다.

1. 아동에게 과일과 채소의 섭취량을 늘리게 한다. 대부분의 아동은 이런 음식을 충분히 섭취하지 않는다. 이런 음식 섭취를 증가시키면 많은 암 발생률을 낮출 수 있다. 매일 최소한의 양으로 5회에 걸쳐 먹는 것을 목표로 한다.
2. 자외선차단제로 피부를 보호한다. 일찍부터 햇볕에 과잉 노출되거나 아동기 동안 심각한 일광화상을 한 번 이상 반복해서 입으면 성인기에 피부암이 발생할 가능성이 높다. 태닝 침대 사용(일광욕용 침대)이 피부암의 최고 위험인자이므로 모든 아동과 청소년, 특히 암에 걸린 경우는 태닝 침대(일광욕용 침대) 사용을 엄격하게 피해야 한다.
3. 아동에게 흡연을 중지시키고 아동이 담배 연기에 노출되지 않게 한다. 이러한 방법은 미래에 폐암의 발생 가능성을 줄일 것이다.
4. 가족 중에 암 병력이 있다면, 특히 일부 유방암이나 난소암 같은 가족성 발생률과 관계된 경우에는 가족에게 암에 대해 인식하고 더 많이 배우도록 격려하고 아동이 성인기로 들어갈 때 규칙적인 관리를 받도록 교육한다. 파파니콜로 도말검사(Papanicolaou test[Pap test])와 유방자가검사, 고환검사와 같이 조기진단할 수 있는 선별검사에 대해 모든 가족, 특히 청소년에게 정보를 제공한다. 청소년에게 사람유두종바이러스가 유발하는 자궁경부암과 다른 건강 문제를 예방하기 위해 유두종바이러스(papillomavirus) 4가 백신 재조합형(quadrivalent vaccine recombinant)(가다실[Gardasil])을 접종하도록 권고한다.

소아암

종양아동을 돌보는 것은 아동간호에서 어려운 부분이다. 암을 앓고 있는 아동은 성장발달 과정에서 오랜 기간 동안 생명에 위협을 받을 수도 있고 심각한 문제를 야기할 수 있는 침습적 치료를 받게 된다. 아동은 암의 증상에 따라 집에서 관리를 받으며 외래에서 치료를 받거나 발열과 백혈구감소증과 같은 상황이 될 때만 입원하여 치료를 받게 된다. 입원해 있는 아동은 신체적으로 아주 취약해지며 아동과 가족은 모두 정서적으로 나약해진다. 암에 걸린 아동은 치료를 위해 여러 번 입원을 해야 하는 어려움이 있다.

아동을 자세히 관찰하기 위해 간호사는 생리적 · 심리적 반응, 의학적 중재와 간호관리에 대한 충분한 지식이 필요하다. 아동 및 가족과 협력하고 현실적인 희망을 주기 위해서는 효과적인 의사소통 기술이 특히 필요하다.

병태생리

세포 증식은 외부와 내부의 자극에 대한 반응으로 발생한다. 종양(신생물)은 (1) 유전적 변이를 야기하는 외부 자극, (2) 선천적 면역체계와 유전자의 이상, (3) 염색체 이상의 세 가지 요소 중 하나 또는 그 이상의 요인에 의해 발생한다. 외부 자극은 아동의 일반적인 건강에 영향을 미칠 수도 있고 돌연변이 세포를 만드는 원인이 될 수도 있다. **발암원(carcinogens)**은 화학물질이거나 유전적 특성과 결합되고 서로 상호작용하면서 암을 유발하는 과정이다. 소아암의 원인으로 의심되는 화학물질은 합성 에스트로겐 약물, 스테로이드, 알킬레이트 화학요법제, 장기이식에 사용되는 면역억제제가 있다. 방사선 피폭은 핵폭발로 인한 방사능 낙진에서부터 원자 폭탄, 기타 핵 사고와 그 외 과도한 방사선에 노출된 아동에게 백혈병이나 갑상선 종양 같은 암을 유발한다고 알려져 있다.

임상적 징후

소아암 유형은 각각의 특성에 따라 다른 임상적 징후가 나타난다. 아동의 암에 대한 징후와 증상들은 일반적인 아동 질환들처럼 보이기 때문에 진단이 늦어질 수 있으며 암의 특성에 따라 진행될 때까지도 증상이 나타나지 않는다. 이러한 질병 인식의 어려움으로 진단 시 성인보다 아동에게서 전이(시작된 부위가 아닌 곳으로 암이 퍼짐)가 나타나는 경우가 많다. 암의 일반적인 증상은 다음과 같다.

- 통증은 폐색, 염증, 조직 손상, 내장 조직의 늘어남 또는 민감한 조직의 침투를 통해 신경 수용체에 직 · 간접적으로 영향을 미치는 신생물로 인해 나타날 수도 있다. 통증은 복통, 뼈와 관절의 불편감이나 두통처럼 몸의 어느 부위에도 나타날 수 있다.
- **악액질(cachexia)**은 식욕부진, 체중감소, 빈혈, 무력증, 조기 포만감과 같은 특징을 지닌 증후군이다.
- 빈혈은 만성적 혈액 손실이나 철분 결핍 시에 나타날 수 있다. 만성질환이 있을 때 신체는 철분을 제대로 사용하지 못한다.
- 감염은 대부분 면역체계의 변형이나 미숙함으로 나타난다. 또한 감염은 골수암이 정상 면역체계 세포의 성숙을 억제할 때 생긴다. 특히 감염은 코르티코스테로이드로 치료받는 아동에게 쉽게 발생할 수 있다.
- 골수가 혈소판을 충분히 만들어내지 못할 경우 반상출혈이 나타날 수 있으며 경미한 외상 후에도 장기간 출혈이 지속될 수 있다.

- 신경학적 증상은 뇌나 신경계의 충돌로 인해 나타날 수 있다. 두개내압의 증가, 의식의 감소 또는 변화, 눈의 이상 또는 다른 신경이나 행동의 변화가 나타날 수 있다.
- 특정 암의 경우 촉진되는 덩어리가 있을 수도 있으며 주로 복부에 나타나지만 목, 림프절, 기타 다른 부위에도 나타날 수 있다.

협력적 관리

건강 전문가들은 암의 진단 및 치료 과정에서 아동 및 가족들과 함께 협력해야 한다. 암을 앓고 있는 아동관리의 목표는 조기진단과 효과적인 치료계획의 개발이며, 대처를 강화하기 위한 심리사회적 지지이다.

진단검사

종양아동을 위한 일반적인 진단검사로는 일반혈액검사(CBC), 골수 흡인(BMA) 및 골수 생검(BMBX), 요추천자(LP), 방사선투과시험, MRI, CT, 초음파 검사와 종양 조직검사가 있다(그림 26-1). 검사에서의 정상값과 암에서 흔하게 나타나는 이상소견에 대해서는 표 26-1에 기술되어 있다.

추가적으로 혈청 검사가 진단에 도움을 줄 수도 있으며 초음파 검사, MRI, PET, CT는 특정 암에 유용한 검사이다. 폐기능 검사나 심초음파 검사처럼 특정한 검사들은 치료 시작 전, 정상적인 장기 기능을 확인하는 기준치로 사용할 수도 있다.

상세한 혈액검사는 다음과 같은 내용이 포함된다.

- 적혈구수, 백혈구수, 혈소판
- 헤모글로빈과 헤마토크리트
- 평균 적혈구용적(MCV), 평균 적혈구 혈색농도(MCHC), 평균 적혈구 혈색소량(MCH)과 같은 적혈구 지수
- 혈액 화학검사

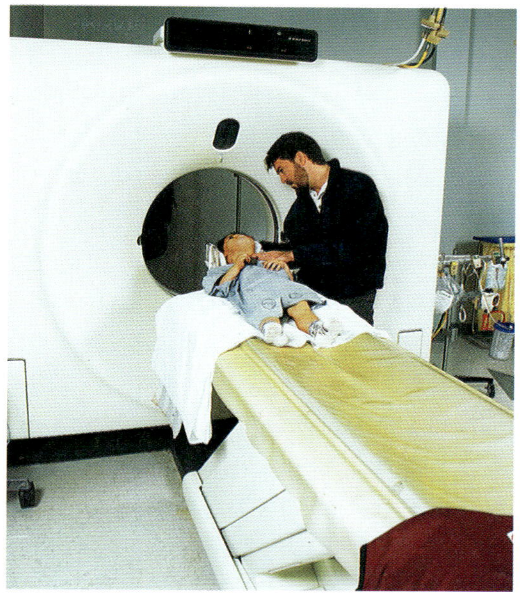

그림 26-1
CT는 아동에게 무서운 절차일 수도 있다. 2살짜리 남아의 아버지가 검사 시작 전에 아동을 안심시키고 있다.
SOURCE: George Dodson/Pearson Education, Inc.

임상치료

소아암의 임상치료는 매우 복잡하며 아동종양 전문가에 의해 관리된다. 암 그 자체를 치료하고 신체에 미치는 영향을 다루며, 치료의 부작용을 관리한다. 신체에 미치는 암의 영향은 식욕부진으로 인한 영양 상태의 변화가 오며, 백혈구와 다른 면

표 26-1 소아암의 특정 진단검사

검사	목적	정상 결과값	진단값
골수흡인	골수를 검사	5% 미만의 아세포(미성숙)	급성림프구성 백혈병에서 25% 이상의 아세포, 세포과다 골수를 가진 대부분
요추천자	뇌척수액 검사	세포수(마이크로리터microliter 단위) 다형핵백혈구 0 단핵구 0~5 적혈구 0~5	악성 세포의 존재는 중추신경계 관여를 나타낸다.
일반혈액검사(전혈구검사)	혈액세포 성분 검사	백혈구 10,000/microliter 미만 혈소판 150,000–400,000/microliter 헤모글로빈 12~16g/dL	백혈구 10,000/microliter 미만 혈소판 20,000~100,000/microliter 헤모글로빈 7~10g/dL
절대호중구수	혈액 성분 비율: 분엽호중구 % + 띠호중구 %(미성숙 호중구) 백혈구수	1,000 이상의 절대호중구수	500 미만의 절대호중구수는 감염의 위험을 나타낸다.

역 물질의 비정상적 생산으로 오는 면역반응 감소가 생기고 중요 장기를 종양이 압박하면서 생기는 다양한 증상들이 있다. 또한 암 치료는 지속적 관찰과 치료관리를 요하는 수많은 잠재적 부작용이 나타날 수 있다.

암은 수술, 화학요법, 방사선, 생물학적 치료법, 조혈모세포 이식과 같은 여러 가지의 치료법 중 한 가지 또는 몇 가지를 혼합하여 치료한다. 많은 가족들은 전통적인 의료 접근법과 더불어 일부 보완대체요법도 선택하는 경우가 있다. 암의 종류, 원발 종양의 부위, 전이된 부위에 따라 치료계획을 정한다.

치료의 목적은 치유, 지지 및 생애 말기 간호 제공이다. 치유적 치료는 아동의 몸에서 암을 제거하는 것이다. 지지적 치료에는 수혈, 통증관리, 항생제, 신체의 방어를 돕고 아동의 안위를 증진시키는 기타 중재들이 포함된다. 다양한 치료적 중재에도 불구하고 더이상 치유적 치료를 적용할 수 없는 아동에게는 생애 말기 간호를 통해 아동에게 가능한 한 편안함을 주는 간호를 제공한다.

수술(surgery). 고형종양을 제거하거나 크기를 줄일 때 수술을 한다. 일반적으로 수술로 치료하는 소아암의 예로는 윌름스종양이 있다.

화학요법(chemotherapy). 정상 세포와 암세포를 모두 죽이는 특정 약물을 주입하는 것이다. 다양한 화학요법의 약물 투여는 종양세포 파괴를 최대한 이끌어내는 것에 초점을 둔다. 일부 화학요법 약물을 동시에 투여하여 모든 활동 단계의 세포에 치명적 영향을 극대화한다.

정상적인 세포의 DNA는 화학요법 후에도 스스로 회복할 수 있는 반면 종양세포의 DNA는 그렇지 못하다. 특수한 화학요법 치료 프로토콜은 다른 종류의 암 세포 연구에 기초한다. **프로토콜(protocol)**은 암의 종류와 특성에 기초한 화학요법의 실행 계획이다: 암의 유형, 병기와 위치, 특정한 세포 종류(그림 26-2).

암의 화학요법은 복잡하며 종양 전문가들의 관리가 필요하다. 많은 약물들은 투여 기간 동안 심각한 부작용을 보인다. 이런 부작용을 치료하기 위해 또 다른 약물이 필요할 수도 있다. 어떤 약들은 치료가 끝난 후 뒤늦게 부작용을 나타낼 수도 있고, 추후 진행상황에 따라 다른 암과 연결되기도 한다. 화학치료 요법은 특정한 약물의 대사와 배출을 막아버리므로 아주 어린 아동에게는 매우 어렵고 복잡한 치료이다. 화학요법 약물의 투여를 위해서는 아동간호사의 전문적 지식이 필요하다.

방사선(radiation). 방사선은 암의 국소적 억제를 위해 사용하며, 수술 및 화학요법과 병행하기도 한다. 이것은 치료를 위해 쓰기도 하고 일시적 증상완화를 위하여 쓰인다. 방사선으로 치료하는 소아암은 호지킨병, 윌름스종양, 망막모세포종, 횡문근육종, 백혈병이 있다. 골육종이나 연부조직종양 같이 방사선에 대한 민감성이 낮은 종양의 경우 더 많은 양의 방사선을 쓰거나 다른 치료법을 병행하여 사용하기도 한다.

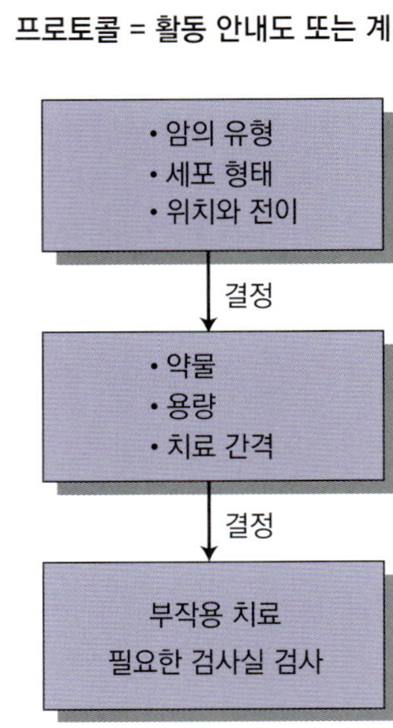

그림 26-2
화학요법 프로토콜. 프로토콜은 약물과 그것에 적합한 치료법을 찾기 위한 방법을 지시하는 실행 안내도 또는 계획이다.

방사선을 쪼이는 부분은 종양 부위와 임파선 같은 종양과 관련된 부위이다. 종양에는 방사선을 쪼이고 건강한 인접 세포에는 쪼이지 않는 것을 목표로 한다. 방사선의 총량을 몇 주에 걸쳐 나눈다. 방사선 치료의 일반적 과정은 2~7주 동안 일주일에 4일 또는 5일 치료한다.

골수와 조혈모세포 이식(bone marrow and hematopoietic stem cell transplantation). 골수와 조혈모세포 이식(HSCT)은 대부분 백혈병, 신경모세포종, 재생불량성빈혈 등을 치료하는 데 쓰인다. 치료 목적은 화학요법과 방사선의 치사량을 사용하여 암을 없애고, 이전에 채취하여 보관하고 있는 아동 자신의 골수(자가이식) 또는 조직이 적합한 기부자로부터 받은 골수(동종이식)로부터 얻은 줄기세포를 재공급하는 것이다. 이식에 사용하는 줄기세포의 또 다른 공급처는 제대혈이 있으며, 최근에는 말초혈액조혈모세포의 이식 역시 늘어나고 있다.

간호과정

소아암의 복합적인 특성은 간호에 다양한 측면으로 반영된다. 간호중재는 암 치료 중인 아동의 암 관련 위험요소, 건강증진과 건강유지, 예방에 대한 가족 교육, 치료 중재, 암과 치료의 부작용에 관련된 건강 문제 관리, 암 진단 시 생길 수 있는 심리사회적 요구 관리를 위한 가족과 협력에 초점을 둔다.

간호사정과 간호진단

아동의 신체사정을 할 때 간호사는 나타날 수 있는 암의 징후와 증상을 고려한다. 여기에는 빈혈, 잦은 감염, 구역과 구토, 식욕부진, 체중감소, 피로, 통증, 탈모, 정신건강 및 신경학적 상태의 변화가 포함된다.

일단 암을 진단받게 되면 암의 존재와 정도를 확인하기 위해 모든 신체계통의 철저한 신체사정이 필요하다. 특히 철저한 사정이 필요한 부분은 신경계, 호흡기계와 심장 및 위장계 부분이다. 수분섭취 상태, 눈으로 파악할 수 있다면 종양 부위도 사정한다. 이러한 사정은 치료와 관찰을 위해 방문할 때마다 정기적으로 행해진다. 키와 체중을 주의 깊게 측정하고 아동의 이전 결과와 비교해야 하며 현재 영양섭취 이력도 필요할 수 있다. 현재 면역 상태, 발달 이정표, 걸음걸이와 조정력, 정신 상태의 어떤 변화라도 사정한다. 통증, 피로, 감염, 멍, 점상출혈, 숨가쁨, 배설 문제를 평가한다.

또한 검사를 주기적으로 실시하게 된다. 스트레스와 대처능력, 상태와 인지 수준에 관한 지식, 지원 시스템, 발달 수준, 신체상에 대한 심리사회적 사정은 암에 걸린 아동과 가족에게 적절한 간호중재를 결정하는 데 도움이 되는 자료를 제공한다.

계획과 수행

암 진단을 받은 아동과 그 가족들의 간호에는 직면해 있는 문제와 앞으로의 의학적 중재에 대한 예상지침과 함께 즉각적인 생리적 · 심리적 지원이 포함된다. 아동에게 적합한 치료 유형에 대해 가족에게 도움을 주고 의사결정을 지원해야 한다.

종양아동의 입원 간호에는 최적의 영양섭취, 약물 투여, 화학요법과 방사선 치료의 복합적 부작용 관리, 적절한 수분섭취, 감염 예방, 통증관리가 포함된다.

최적의 영양섭취

암의 높은 대사율은 아동의 비축된 영양소를 고갈시켜서 진단 시 많은 아동에게 악액질이 나타난다. 또한 화학요법과 방사선 치료의 부작용으로 오심과 구토가 생기고 활동 및 전반적 건강 상태가 저하되어 식욕감퇴가 생기므로 아동의 영양섭취에 대한 관리가 요구된다.

시간이 지남에 따라 종양아동은 신체활동의 참여 감소와 식습관 패턴의 방해, 치료의 부작용으로 비만의 위험이 더 높아질 수도 있다. 암 치료 중 영양요법의 목표는 영양실조를 예방하거나 회복시키고, 아동의 정상체중을 유지하고, 영양 상태에 영향을 미치는 부작용을 최소화하여 건강한 영양습관을 유지하도록 하여 전체적인 삶의 질을 향상시키는 데 있다.

약물 투여

종양아동을 위한 간호사의 중요한 중재는 여러 가지 화학요법 약물이 복합적으로 사용되므로 안전하게 약물을 투여해야 하며 대부분의 화학요법 약물은 아동의 키와 체중을 기준으로 계산하여 투여한다.

화학요법 약물은 건강관리 제공자의 잠재적인 독성 영향을 최소화하기 위해 특별한 기법으로 준비된다. 장갑과 기타 유해약물 프로토콜을 사용한다. 영구적인 조직 손상이 생길 수 있으므로 정맥 내 약물이 혈관 밖으로 유출(주사 부위 주위 연조직으로 새는 것)되지 않도록 주의해야 한다.

화학요법 약물과 함께 간호사는 오심을 조절하기 위한 진토제, 비타민 공급제, 항생제 같은 기타 약물을 투여한다.

모든 약물들은 안전하게 투여되어야 하며 아동의 부작용을 관찰해야 한다. 충분한 수분섭취는 약물의 부작용을 감소시키는 데 도움이 된다. **다중약물요법(polypharmacy**; 복합적인 건강상태를 치료하기 위해 한 번에 여러 가지 약물을 사용)은 복합적 부작용을 일으킬 수 있고, 약물을 대사하고 배출하는 신체 능력을 어렵게 만들 수 있다.

일부 아동은 중심정맥관이나 근육주사, 피하주사를 통해 가정에서 수액과 약물을 투여받는다. 이러한 치료의 관찰과 가정 참여의 대비를 위해 지역사회 보건소와 병원의 가정간호 서비스에 의뢰하는 것을 고려한다.

부모와 아동은 투여받는 약물과 발생할 수 있는 부작용에 대해 잘 알고 있어야 한다.

치료 부작용 관리

모든 암 치료는 암 세포뿐만 아니라 일부 정상 세포에도 영향을 주어 폭넓은 부작용을 일으킨다. 혈액에 있어서 암의 영향과 치료는 빈혈, 호중구감소증, 혈소판감소증을 포함한다.

아동이 멍이 들지 않게 보호하고 출혈이나 점상출혈, 코피, 검은 색 또는 혈변, 토사물과 소변 내에 피가 보이는 것과 같은 출혈 징후가 있는지 주의를 기울인다.

부적절한 적혈구 생산은 빈혈을 일으킨다. 아동에게 철분이 풍부한 음식을 권하고 필요에 따라 영양 공급제를 투여한다. 심각한 빈혈을 치료하기 위해서 종종 적혈구 수혈을 하기도 한다.

화학요법은 체내의 빠르게 성장하는 모든 세포에 영향을 미치지만 특히 점막에 영향을 미친다. 부드러운 칫솔모, 거품을 이용한 치아청결 도구 또는 물로 헹구는 도구를 이용해서 구강 위생을 유지하며 구강에 문제가 생기면 즉시 보고한다.

탈모 또는 기타 신체상의 변화가 아동에게 미치는 영향을 사정한다. 화학요법의 영향을 받았을 수도 있는 수면, 정신 상태, 아동의 발달 과정을 평가한다.

방사선 치료는 피부에 화상을 일으킬 수도 있다. 피부 검사는 입원 기간 동안 매일 실시하거나 가정방문 시 매주 사정한

암 화학요법에 쓰이는 약물

약물	작용/적응증	간호
세포주기 특이적 작용제 대사길항제 • 5-Azacytidine • 5-Fluorouracil • 6-Mercaptopurine • 6-Thioguanine • Cytosine • arabinoside(cytarabine) • Hydroxyurea • Methotrexate	대사길항제는 세포 분열의 합성기에 작용하고, 핵산의 기능을 방해하며 DNA와 RNA 합성을 억제한다.	• 가장 흔한 부작용은 오심과 구토, 골수억제와 점막염이다. • Methotrexate과 cytarabine 같은 특수한 물질은 높은 용량에서 신경독성을 일으킬 수도 있다. • 부작용에 대한 자세한 사항은 약전과 설명서를 참조한다. • 일반혈액검사, 간기능, 신장기능 검사를 한다. • 섭취배설량과 체중을 관찰한다. 종양전문가에게 수분섭취와 배설 수준을 확인한다. • 활력징후와 심혈관 및 호흡기 기능을 관찰한다. • 반상출혈이나 점상출혈, 감염 징후를 관찰한다. • 약물이 투여되는 동안 아나필락시스(과민증)에 대해 주의 깊게 관찰한다.
빈카 알칼로이드 • Etoposide • Teniposide • Irinotecan • Paclitaxel • Vinblastine • Vincristine	유사분열 시 작용; 핵산과 단백질의 합성을 억제하기 위해 세포 단백질과 결합	• 일반적 부작용은 오심과 구토, 복부경련, 설사, 변비, 마비성 장폐색, 탈모, 저혈압 또는 고혈압, 말초신경병증, 신경독성(마지막 것은 특히 vinblastine과 vincristine과 함께 나타남)이 있다. • 검사실 혈액검사를 한다. • 최대 골수억제 영향의 기간에 대해서 약물 정보를 확인한다. 멍, 점상출혈, 감염 및 기타 골수억제 징후에 대해 주의를 기울인다. • 특히 etoposide와 paclitaxel의 경우 약물이 투여되는 동안 아나필락시스(과민증)에 대해 주의 깊게 관찰한다.
기타-G_1기 활동 • L-asparaginase	암 세포가 필요로 하는 아스파라긴을 고갈시킨다. G_1기에서 세포가 다른 물질에 취약하게 만든다. 백혈병이나 다른 암에서 다른 작용제들과 함께 복합적으로 사용된다.	• 정맥주사나 근육주사로 투여한다. • 주요 부작용은 심각한 오심과 구토, 신부전, 골수억제, 산염기 장애가 있다. • 생명을 위협하는 과민반응의 가능성이 있으므로 응급약과 즉각적인 관리가 준비되어야 한다. • 일반혈액검사, 혈청 아밀라아제 검사, 포도당 검사, 응고인자 검사, 골수 기능검사, 간기능 검사는 치료 전 주 2회 시행한다. • 섭취량, 배설량, 신경학적 상태, 위장 증상, 복통을 관찰한다.
기타-G_2기 활동 • Etoposide	G_2기에 작용; 세포 단백질과 결합하여 중기 정지를 일으킨다. 특히 재발되는 질병에 대해 다른 작용제들과 함께 사용된다.	• 경구 또는 정맥 투여 • 흔한 부작용으로는 오심과 구토, 골수억제, 탈모, 설사가 있다. 아나필락시스(과민증), 저혈압, 빠르게 주입할 경우 정맥주사 부위 통증이 있을 수도 있다.
항생제 • Doxorubicin • Mitomycin-C • Dactinomycin • Bleomycin • Daunorubicin • Idarubicin • Mitoxantrone	핵산과 상호작용하여 DNA 또는 RNA의 합성을 억제한다. 백혈병과 다른 소아암의 치료를 위해 다른 작용제와 복합적으로 사용된다.	• 대부분 정맥으로 투여한다. • 일반적인 부작용은 오심과 구토, 골수억제, 점막염, 피부 및 폐독성이다. 일부는 심장 이상(doxorubicin)과 피부/폐 이상(bleomycin) 같은 누적용량 독성을 갖고 있다. 아동에게 투여된 총 용량을 관찰해야 한다. • 치료하는 동안 일반혈액검사와 기타 혈액검사를 하고 관찰한다. • 치료 기간과 후속 치료 동안 활력징후, 폐기능, 심장기능, 신경학적 상태를 관찰한다. 골수억제와 점막염 징후가 있는지 주의한다.

암 화학요법에 쓰이는 약물(계속)

약물	작용/적응증	간호
니트로소 요소 • Carmustine • Lomustine	DNA와 RNA의 복제가 일어날 수 없도록 DNA 가닥을 교차 파손한다. 림프종과 다른 소아암에 사용한다. 혈액뇌장벽을 교차시킨다.	• 경구(lomustine) 또는 정맥(carmustine)으로 투여한다. 대표적인 부작용은 골수억제이다. • 그 외에도 폐섬유증, 눈경색, 피부 변화, 탈모, 오심과 구토가 있다. • 일반혈액검사와 다른 검사들을 주기적으로 시행한다. • 폐기능, 피부, 반상출혈이나 점상출혈 같은 감염 또는 출혈의 징후를 관찰한다.
호르몬 • Prednisone • Prednisolone • Dexamethasone	하이드로코르티손의 상사체; 소염제; 면역반응 지연 및 억제. 많은 종류의 소아암에 다른 작용제와 결합해서 사용한다.	• 주로 경구투여한다. • 많은 부작용에는 부종, 달덩이 얼굴, 심한 감정변화, 식욕증가, 수면장애, 면역억제, 포도당 조절장애, 골다공증이 포함된다. • 아동과 가족에게 약물의 효과에 대해 교육한다. 감염된 사람에게 노출되는 것을 최소화한다. • 모든 부분의 감염을 관찰한다. • 체중을 규칙적으로 관찰한다. 활력징후를 측정한다. 처방된 대로 섭취하도록 교육한다. 치료가 끝날 때는 약물을 점진적으로 서서히 줄여나가야 한다.

SOURCES: Adamson, P. C., Blaney, S. M., Bagatell, R., Skolnik, J. M., & Balis, F. M. (2016). General Principles of Chemotherapy. In P. A. Pizzo, & D. G. Poplack, (2016). Principles and practice of pediatric oncology (7th ed., pp. 239~315). Philadelphia, PA: J. B. Lippincott; Cleveland Clinic (2017). Types of chemotherapy. Retrieved from http://chemocare.com/chemotherapy/what-is-chemotherapy/types-of-chemotherapy.aspx; American Cancer Society (2017). How chemotherapy drugs work. Retrieved from https://www.cancer.org/treatment/treatments-and-side-effects/treatment-types/chemotherapy/how-chemotherapy-drugs-work.html

가족과의 협력 | 영양과 암에 걸린 아동

화학요법이나 다른 치료의 영향으로 아동은 식욕이 떨어지는 경우가 많다. 아픈 점막은 씹는 것과 삼키는 것을 어렵게 한다. 부모는 아래와 같은 방법으로 아동의 영양섭취를 증가시킬 수 있다.

- 매일 세 끼를 먹는 것보다는 적은 양을 자주 먹게 한다.
- 식단에 아동이 좋아하는 음식을 추가한다.
- 아동이 먹고 싶어 할 때 줄 수 있는 영양가 있는 간식을 준비한다.
- 칼슘과 열량섭취를 높이기 위해 시리얼이나 다른 음식 위에 분유를 뿌린다.
- 부드러운 음식을 준다. 피넛버터를 첨가한 밀크쉐이크, 푸딩, 부드러운 음식을 아동이 좋아할 수 있다.
- 음식에 대해 의견이 충돌하는 것을 피한다. 음식을 강요하지 않되 쉽게 접할 수 있도록 한다.
- 아동이 치료 때문에 구토를 한다면 그때는 음식을 권하지 않는다. 음식 혐오는 음식을 토하게 할 수 있다.
- 오심과 구토를 예방하기 위해 치료하는 동안 처방에 따라 진토제를 준다. 구강세정제는 구강점막에 쾌적함을 줄 수도 있다.
- 체중감소와 피로감 증가를 기록한다.
- 예정된 건강방문 시에 아동의 성장, 발달, 치료의 효과를 관찰한다.
- 적절한 영양을 확보하기 위해 임시적 영양보급원에 요청한다. 때로는 야간에 음식물을 섭취하는 것이 섭취를 늘리고 건강을 증진시킬 수 있다. 간혹 완전비경구영양법을 위해 중심정맥관을 삽입하기도 한다.
- 건강한 음식을 제공하고, 아동이 회복되어감에 따라 성장 요구에 적합한 영양가 있는 식사를 권장한다.

다. 방사선 치료의 표적 부위 윤곽을 피부에 표시해 둔다. 표적 부위에 로션, 파우더, 비누 사용을 피한다. 방사선 치료의 기타 부작용에는 방사선을 쪼인 부위의 탈모, 극심한 피로, 오심과 구토, 방사 부위 장기에 추가적인 영향 등이 있다. 필요시 부작용을 관리할 수 있도록 종합적이고 지속적인 사정을 수행한다.

적절한 수분공급

아동이 갈증을 느끼지 않을 수도 있지만 치료의 결과로 세포 조각과 기타 물질들의 많은 수가 배출되고 있으므로 수분공급 관리가 어려울 수 있으므로 조금씩 자주 수분을 공급한다. 막대 아이스크림이나 젤리같이 수분이 함유된 식품이 포함된다. 매일 아동의 섭취배설량을 측정한다. 적절한 배설을 위해서 많은 화학요법 약물들을 정맥용 수액과 함께 투여한다. 처방에 따라 수액을 주입하고 약물 투여 후 알맞은 소변배설량 유지가 중요하므로 지속적인 관심이 요구된다.

감염예방과 치료

종양아동은 질병과 면역억제제의 영향으로 면역체계가 변했고 감염 확진자와 멀리 떨어져야 한다. 일단 아동이 집에 돌아가면 백화점처럼 사람들이 많이 모이는 장소에 아동을 데려가지 않도록 부모에게 교육한다. 특히 수두 같은 전염병에 노출되면 보고하도록 강조한다. 어떤 약물은 감염의 징후를 가릴 수도 있으므로 가벼운 감염의 징후라도 있는지 주의를 기울이며 열, 무기력, 가벼운 호흡기 감염 시 즉시 보고하도록 한다.

통증관리

종양아동은 질병 그 자체와 요추천자, 골수천자, 빈번한 정맥주사 및 혈액검사 등의 의학적 중재로 인한 통증을 겪는다. 아동을 편안하게 하기 위해 가능한 모든 통증관리 기법을 사용하며, 이러한 관리는 오랜 치료 기간 동안 편안하게 한다.

건강증진과 유지

암 치료는 일반적으로 긴 과정이며 대부분의 아동은 2~3년간 치료를 받는다. 이 시기 동안 정상적인 발달단계가 진행되어야 하므로 건강증진과 건강유지를 위한 만남이 이루어져야 한다. 일부 일반적인 관리는 변경해야 할 수도 있지만 모든 아동에게 동일한, 발달상 우려되는 여러 부분을 고려해야 한다. 일정 기간 동안 아프고 여전히 행동에 제약이 있지만 건강한 생활방식을 발전시키고, 말하거나 읽거나 운동 및 인지적 과제의 수행을 배우기 위해 환경적 자극을 필요로 하는 '정상' 아동으로서 부모가 아동을 볼 수 있도록 돕는다.

평가

종양아동 간호의 기대되는 결과는 다음과 같다.

- 아동은 정상적인 성장을 촉진하기 위해 적절히 섭취한다.
- 신체작용을 돕고 약물 및 암 세포 생산의 배출을 위해 충분한 수분을 섭취한다.
- 간호사는 신속한 발견과 치료로 부작용을 최소화한다.
- 아동과 가족에게 만족스러운 편안함의 수준에 이르기 위해 통증을 관리한다.
- 가족들은 입원과 치료 기간 동안 필요한 지지를 제공하기 위한 자원을 사용한다.
- 가족은 치료요법의 관리에 대한 지식을 설명한다.
- 모든 가족 구성원이 아동의 상태에 대한 예후를 받아들일 수 있는 적절한 지지를 받는다.

뇌종양

뇌종양(brain tumors)은 아동에게 가장 흔히 생기는 고형종양으로 양성일 수도 있다. 이러한 경우 치료는 필요하지만 예후는 낙관적이다. 매년 4,600명의 아동과 청소년들이 뇌 및 중추신경계 종양을 진단받고 있으며 모든 소아암의 대략 3분의 1을 차지한다. 희귀하고 침습적 유형의 뇌종양은 생존율이 매우 낮다. 모든 유형의 소아암에서 전반적인 생존율은 약 70~75%이다. 이와 같은 생존율은 지난 20년 동안 증가해왔지만 여전히 대부분의 다른 소아암보다 낮은 생존율을 보인다.

병태생리

뇌종양의 원인은 알려져 있지 않지만 약 10%는 유전적이며, 방사선에 노출되는 것이 위험요인이다. 다른 암이나 질병을 가진 면역저하 환자와 잠재적 환경 위험요인에 노출된 아동은 뇌종양을 진단받을 가능성이 더 높다.

아동에게 뇌종양은 보통 소뇌 천장 아래에서 발생하며 소뇌, 중뇌, 뇌간과 관련되어 있다(그림 26-3). 대조적으로 성인의 뇌종양은 일반적으로 대뇌와 소뇌 사이 영역 위쪽에 위치한다.

신경교종은 모든 소아 뇌종양의 50%이고 그 다음으로, 성상세포종이 20%이다.

가족과의 협력 | 구강관리

암 치료와 좋지 않은 영양상태는 아동의 구강상태에 나쁜 영향을 줄 수 있으므로 가족들은 예방 및 치료법을 계획하고 실천하는 데 도움이 필요하다. 아동은 계속해서 유치가 빠지고 영구치가 나오기 때문에 암 치료 중에도 새로 나올 치아를 위한 영양이 필요하다. 몇 가지 제안을 한다면:

- 치주질환 치료 및 예방계획을 세우기 위해 조기에 치과의사를 만난다.
- 치실과 부드러운 칫솔모로 하루에 두 번 양치질을 하고 물로 헹군다.
- 과립구 수가 500/mm^3 이하로 떨어지거나 혈소판 수가 40,000/mm^3 이하로 떨어지면 구강관리용 스펀지나 거즈를 사용해서 양치질을 한다. 출혈과 감염을 예방하기 위해 칫솔 사용은 피한다.
- 불편함이 없다면 치약을 사용할 수 있다.
- 감염예방을 위해 약물을 사용할 수도 있다. 항세균제가 포함된 구강세정제, 니스타틴 또는 플루코나졸이 포함된다. 식수에 없다면 구강불소를 사용한다.
- 출혈이나 감염, 기타 구강관리 문제가 생기면 치료계획을 세우기 위해 치과의사 및 아동종양전문의와 상담한다.

임상적 징후 | 화학요법의 일반적 부작용

부작용	임상적 징후	임상치료
골수억제	억제 증거는 일반적으로 화학요법 투여 후 7~10일 후에 나타난다. 회복은 보통 3~4주가 걸린다.	• 아동의 임상적 상태뿐 아니라 일반혈액검사와 혈소판 검사결과에 기초하여 적혈구와 혈소판을 수혈한다. • 일부 기관에서는 호중구감소증이 있을 때 감염된 유기체가 장에 자리 잡을 가능성을 줄이기 위해 미생물 함량이 낮은 식이를 제공한다. • trimethoprim이나 sulfamethoxazole(예: Septra 또는 Bactrim)은 주폐포자충 폐렴에 사용한다. 호중구감소증일 때 항진균제와 항세균제 약물로 nystatin을 사용한다. • 경미하거나 중간 정도의 혈소판감소증(혈소판 수 5,000/mm^3 미만)이 있을 때 멍이 들 수도 있는 활동을 피하는 것이 중요하다는 것을 부모와 아동에게 교육한다. • 혈소판감소증이 있는 기간에 감염을 예방하기 위해서는 세심한 손 위생이 기본이다. • 가족이나 직원이 비인두감염에 걸렸을 경우 호중구감소증 기간의 감염을 방지하기 위해 마스크 사용을 권장한다. • 감염 확인을 위해 활력징후를 관찰한다.
오심과 구토	치료 몇 시간 후 또는 치료 중간 어느 때나 증상이 갑자기 나타날 수 있다.	• 이 부작용 치료를 위해 Zofran, Kytril, Reglan, Benadryl과 같은 진토제를 사용한다. • 아동의 증상완화를 도울 수 있는 이완요법, 최면, 체계적 둔감법(강한 감정적 또는 신체적 반응을 일으키는 대상에 대해 점진적으로 반응을 줄여나가는 최면과정)을 교육한다. • 화학요법 12시간 전에 가벼운 운동을 하고 식이에 변화(소화가 용이한 음식을 섭취)를 주도록 권장한다. • 아동에게 증상을 일으키는 인플루엔자와 같은 질병에 걸렸다는 것을 나타내는 사정 결과에 주의를 기울인다.
식욕부진과 체중감소	어느 시기에나 나타날 수 있다.	• 식생활 변화가 아동의 체중감소를 성공적으로 막지 못한다면 고영양법이 필요하다. • 좋아하는 음식에 영향을 주는 맛의 변화에 주의를 기울인다. • 성공적으로 아동의 식이 개선을 도와줄 수 있도록 영양사에게 문의한다.
점막염	화학요법으로 인한 구강 점막염은 보통 3~4일 사이에 나타나며 식욕부진의 원인이 되는 경우가 많다.	• nystatin이나 clotrimazole 같은 항진균제는 칸디다성 감염 가능성을 낮춘다. • 구강위생을 청결하게 한다. 거품을 이용한 치아청소 도구 또는 물로 헹구는 도구를 사용해서 치아관리를 한다. 알코올이 함유된 구강세정제는 구강을 더욱 건조하게 하므로 추천하지 않는다. 특별히 제작된 구강세정제는 편안함을 줄 수도 있다.
변비	변비는 치료의 어느 시기에나 나타날 수 있으나 치료가 진행되면서 음식섭취와 신체활동이 감소되면 더욱 흔하게 나타난다.	• 이 부작용을 위해서는 대변연화제와 완화제를 사용한다(예: MiraLax). • 아동의 식이에 수분과 섬유질이 풍부한 음식을 늘리도록 부모에게 권유한다.
통증	통증은 언제나 생길 수 있고 아동의 주관적 설명으로 가장 잘 파악할 수 있다.	• 통증관리를 위해 아세트아미노펜, 모르핀, 스테로이드, 비스테로이드 항염증제, 항우울제를 사용한다. • 세심한 통증사정이 중요하다. 예를 들어, 두개골의 전이, 관절의 침윤 또는 연조직 손상과 같이 통증의 위치는 그 원인에 대한 단서를 줄 수도 있다. 화학요법과 관련된 통증은 구강 점막염, 근육통, 종양 색전술과도 연관이 있다. 통증이 있는 다발성 신경염은 빈크리스틴이나 시스플라틴 치료로 발생할 수 있다. • 통증을 위해 사용하는 아세트아미노펜은 감염의 징후인 발열을 가릴 수 있다. 감염을 찾아내기 위해 세밀하고 완전한 신체사정이 필요하다. • 약리학적, 비최면성(심호흡, 자기조절), 최면성 방법의 통증조절을 사용할 수도 있다. 비약물적 방법은 복합적 병인으로 인해 통증을 가진 아동에게 도움이 될 수 있다.

가족과의 협력 | **화학요법을 받는 아동의 보고해야 할 증상**

부모는 아동이 화학요법을 받는 동안 아동의 종양전문의에게 보고할 징후와 증상에 관한 구두와 서면지침을 필요로 한다.

아동이 화학요법을 받는 동안 아래와 같은 증상이 보이면 종양전문의에게 보고한다.

- 섭씨 38℃ 이상의 체온
- 코피, 대변이나 소변에 피가 보이거나 점상출혈 또는 반상출혈과 같은 출혈
- 배뇨나 배변 시에 통증 또는 불편함
- 구강 내 염증
- 구토 또는 설사
- 두통을 포함한 지속적인 통증
- 기침, 열, 콧물, 귀를 잡아당기는 것과 같은 감염의 징후
- 중심정맥관이 붉어지거나 새거나 민감해진 것과 같은 감염의 징후
- 전염병에 노출, 특히 수두

시술 전에 아동이 화학요법을 받고 있다는 것을 치과의사 및 다른 건강관리 제공자에게 알린다.

SOURCE: Adapted from the American Society of Clinical Oncology. (2015). When to Call the Doctor During Cancer Treatment. Retrieved from http://www.cancer.net/navigating-cancer-care/how-cancer-treated/when-call-doctor-during-cancer-treatment

임상적 징후

뇌종양이 있는 아동은 행동 및 신경학적 변화가 있을 수 있다. 이것은 주로 두개내압의 증가로 발생하고 빠르거나 느리게 그리고 조금씩 나타난다. 가장 흔한 증상은 두통, 오심, 구토, 걸음걸이와 조절력 이상, 어지럼증, 시력이나 청력 변화, 과민성, 피로, 교육적 또는 행동적 문제와 같은 정신적인 상태 변화가 포함된다. 뇌간종양으로 체중감소가 생길 수 있으며 이는 유아와 아동의 섭식장애로 오진할 수도 있어 이는 조기에 적당한 치료를 지연시킬 수 있다.

수모세포종(속질모세포종)은 소뇌의 바깥 층에 있는 뇌종양이다. 소아 뇌종양의 35~40%를 차지하며 일반적으로 5~6세 아동에게 나타난다. 이 아동은 빠르게 성장하며 두개뇌압 및 머리둘레 증가로 인한 증상, 구토, 두통, 운동실조, 시력 변화와 같은 증상이 급격히 나타난다. 소뇌성상세포종(별아교세포종)은 신경교세포에서 발생하며 대뇌와 소뇌 사이 부분의 위나 아래에서 생긴다. 소아 뇌종양의 35~40%를 차지하며, 저등급 소뇌, 저등급 대뇌에서 고등급 종양까지 다양하다. 나타나는 증상은 종양의 위치에 따라 다양하다. 내분비(성조숙증 포함), 시력, 행동 변화와 편측부전마비, 두개내압 증가, 경련도 나타날 수 있다. 상의세포종(뇌실막세포종)은 흔히 후두와의 제4뇌실에 발생하며 소아 뇌종양의 10~15%를 차지한다. 성장장애, 뇌수종, 발작, 뇌신경 장애가 가장 흔히 보이는 증상이다. 뇌간신경교종은 뇌교에 위치하고 일반적으로 주변 세포에 퍼진다. 소아 뇌종양의 10~15%를 차지한다.

협력적 관리

협력적 관리는 뇌종양이 있는 아동을 찾아내기 위해 필요하며 아동에게 필요한 종합적 치료를 제공한다.

진단검사

뇌종양 진단의 첫 번째 단계는 자세한 건강력과 신체검진이다. 증상의 시작, 심각도, 신경계 증상을 기록한다. 뇌종양은 CT, MRI, 양전자단층촬영(PET), 척수조영술, 혈관조영술로 정확하게 진단된다. DNA 분석은 암 유형이 유전적 기반과 관련 있을 때 일부 암 유형에서 사용된다. 이러한 분석은 특히 아동에게 있어서 윤리적 · 법적 문제를 야기한다. 요추천자는 뇌척수액에서 비정상적 세포를 찾아내기 위해 사용한다. 다른 부위의 암이 뇌로 전이되거나 뇌에서 다른 부위로 전이될 수 있으므로 골수천자와 뼈 스캔을 사용한다.

임상치료

치료는 뇌종양의 유형에 따라 다르다. 수술이 일반적인 치료법이며 조직검사 표본을 얻거나, 종양을 부분적으로 제거해서 크기를 줄이거나 절제하는 등 뇌수종 치료를 시행한다.

방사선 치료는 보통 뇌종양 치료에 사용되나 5세 미만의 아동에게 장기간의 원치 않는 영향을 주는 것을 최소화하기 위해 가능하면 사용을 연기한다.

뇌종양이 있는 아동의 치료 합병증은 중요하다. 심각한 감염, 발작, 감각운동 결함, 뇌수종, 성장 문제 등이 속한다. 감염은 초기에 공격적으로 치료해야 한다. 뇌척수에 단락을 사용할 경우 감염이 생기거나 관이 막힐 수 있다. 항경련제는 수술 후 예방적으로 투여된다. 시상하부–뇌하수체 부위에 종양이 있을 경우 성장호르몬의 변화, 갑상선기능저하증, 범뇌하수체기능저하증과 같은 내분비 문제가 생길 수도 있다. 일부 아동에게는 치료에 의한 인지기능 장애와 감정적 또는 행동적 문제가 나타날 수도 있다.

간호과정

간호과정의 목적은 뇌종양이 생겼을 때 치료를 하고, 부작용을

관찰하며 아동과 가족을 돕는 것이다.

간호사정과 간호진단

뇌종양이 있는 아동의 생리적 사정의 초점은 그것이 나타나는 것에 따라 결정된다(표 26-2). 나타나는 징후는 다음과 같이 구분된다.

- 두개내압 증가와 관련된 비특이적 징후
- 두개내 구조의 변위와 관련된 이차적 징후
- 뇌와 뇌신경의 직접적 관여를 의미하는 증상

수술 전 자세한 신경학적 검사는 기능적 기준치의 기록을 제공하고, 수술 전 아동의 생리학적 상태 변화를 평가하기 위해 필수적이다. 시간이 지나면서 아동에게 느린 변화가 나타나는지 아니면 증상이 빠르게 나타나는지를 사정한다. 머리둘레 측정과 대천문 사정은 18개월 미만의 아동에게 필수적이다.

종양의 유형과 위치에 따라 뇌종양이 있는 아동의 간호진단은 다음과 같다.

- 식욕부진과 관련된 영양불균형
- 종양으로 인한 조정력 상실과 관련된 신체기동성 장애
- 신경학적 장애와 관련된 기억장애
- 뇌조직의 압박과 관련된 급성통증

계획과 수행

간호사는 아동이 요구하는 복합적 관리를 조정하고 가족이 치료를 이해할 수 있도록 돕는 사례 관리자의 역할을 해야 한다.

시각 차이, 행동이나 경계변화, 보행의 변화와 같은 세밀한 변화는 뇌 안의 종양이나 압력으로 인한 심각한 문제의 전조일 수 있다. 많은 아동이 뇌실복강 간 단락술을 받게 되므로 두개내압과 감염의 징후에 대해 주의를 기울이며 발작 증상을 관찰한다. 처방에 따라 항생제, 스테로이드, 항경련제와 같은 약물을 투여한다.

아동의 요붕증의 징후와 증상은 뇌수술 후 나타날 수도 있다. 시간당 섭취량과 배설량 측정, 4~6시간마다 혈청 나트륨 수치 측정, 정확한 수분공급, 신경학적 상태를 자주 사정하는 것 등이 간호에 포함된다. 유치도뇨는 정확한 소변배출량을 측정하기 위해 사용된다.

뇌종양 진단을 받은 아동의 가족은 큰 충격을 받을 수 있다. 일부 종양은 예후가 좋은 반면 어떤 경우는 그렇지 않다. 예후에 상관없이 수술과 기타 치료 과정은 부모에게 두려운 일이다. 절차, 삽입된 관들의 목적, 아동이 쉴 수 있게 하기 위한 진정제 사용에 대해 설명하고 질문에 대한 정확한 정보를 제공한다. 뇌종양을 가진 아동, 특히 방사선 치료를 받은 아동은 일부 영구적 후유증을 앓을 수도 있다. 발달지연, 조정력 상실, 학습장애 또는 다른 영향이 있을 수 있다. 이런 후유증은 방사선 치료를 받을 당시 3세 또는 그보다 어린 아동에게 가장 흔하게 나타난다. 건강관리 방문마다 정확한 키와 체중을 측정하고 지표를 사정하며 자세한 신경학적 사정을 한다. 아동의 행동에서 알려지지 않았거나 변화된 기대에 대처하는 법을 배우도록 가족을 돕는다.

평가

뇌종양이 있는 아동의 간호에서 기대되는 결과는 종양의 위치, 임상치료, 의학적 결과에 따라 달라진다. 가능한 결과들은 다음과 같다.

- 영양섭취는 성장을 돕고 영양실조를 예방하기에 적절하다.
- 아동의 안전한 환경이 유지되고 있다.
- 신체기동성이 발달 수준의 범위와 질병의 변경 범위에서 유지되고 있다.
- 아동의 능력 내에서 정상적 발달지표를 돕는 환경을 유지한다.
- 통증은 편안한 수준에서 관리된다.
- 부모는 진단과 치료계획을 이해한다.

신경모세포종

신경모세포종(neuroblastoma)은 아동의 두개골 외부에서 발생하는 가장 흔한 고형종양이다. 소아암의 6~8%를 차지한다. 진단 시 평균연령은 17~22개월이며, 생후 첫 해 동안 유아에게 가장 흔한 종양이다. 대부분의 경우(90%) 5세 이전에 진단되며 98%가 10세까지 진단받는다. 예후는 종양의 병기(표 26-3)와 아동의 연령에 따라 다양하며, 1세 미만의 영아에서 골반이나 흉곽 부위에 있는 경우보다 예후가 좋다.

신경모세포종은 교감신경계 사슬을 따라 어디든지 생길 수 있는 매끄럽고 단단하며 통증이 없는 덩어리이다. 자주 생기는 위치는 복부이고 다른 곳으로는 부신, 흉부 및 경부 쪽이다.

병태생리

신경모세포종은 부신수질, 부신경절, 경부교감 사슬과 흉부 사슬의 교감신경계를 형성하는 자율신경계의 원시 신경능세포에서 비롯된다. 신경모세포종의 약 75%는 복부에서 발생하며 다른 부위로는 골반, 부신수질, 목과 가슴이 있다. 림프절 전이는 흔하며 초기 신경모세포종 진단을 받은 약 66%에 나타난다.

신경모세포종의 원인은 알려져 있지 않지만 신경모세포종의 많은 사례에서 보이는 유전적 결함은 1번 염색체의 단완 결손이고, 다른 염색체 이상은 11q, 14q, 17q에서 나타난다.

임상적 징후

신경모세포종은 덩어리의 위치에 따라 증상이 결정된다. 덩어리가 복막 뒤에 위치할 때 장과 방광 기능에 변화가 생긴다. 임

건강증진 및 건강유지 개요 암 치료를 받는 아동

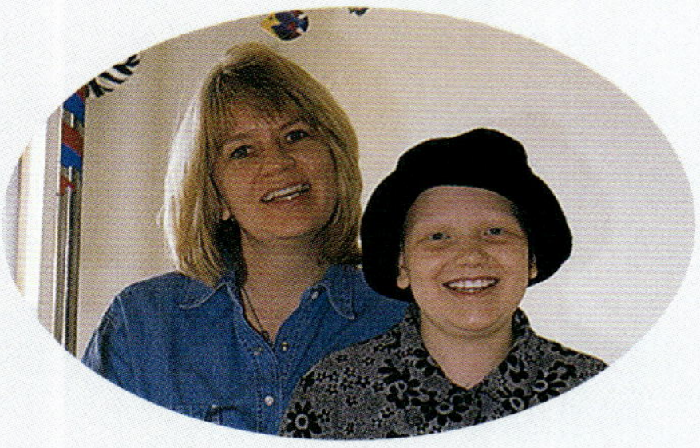

암 치료는 몇 년 동안 이어지는 경우가 많으므로 아동의 지속적인 건강증진과 건강유지를 위한 만남이 필요하다.

성장과 발달평가

- 아동의 키, 체중 및 신체질량지수를 사정한다. 이는 암 치료로 변화할 수 있는 성장패턴에 대한 정보를 제공한다. 측정한 후 24시간 식이회상법과 기타 영양 사정을 한다.
- 연령에 알맞은 음식에 대해 교육한다. 치료 기간 동안 식욕이 저하될 수 있으므로 아동은 과일, 채소, 기타 음식물과 그것들에 들어있는 영양소가 부족할 수 있다. 아동이 좋아지는 기간 동안 균형 잡힌 식이를 섭취할 수 있도록 부모를 격려한다.
- 어린 아동의 발달검사를 한다. 아동의 연령에 맞는 자극에 대해 부모에게 알려준다. 아동이 피곤하거나 치료를 받고 있을 때 할 수 있는 조용한 활동도 포함한다. 여기에는 책 읽기, 음악 듣기, 컴퓨터 사용하기 등이 포함될 수 있다. 아동이 화학요법이나 다른 치료를 받는 날 이런 활동의 계획을 부모가 세울 수 있도록 한다.
- 학령기 아동의 학교 진도에 대해 질문한다. 결석뿐만 아니라 치료의 신경학적 영향으로 성적이 변할 수 있다. 가족은 학교 직원과 협력하여 개인교사, 컴퓨터 프로그램, 기타 필요한 지원에 대해 계획한다.
- 감염 관련된 혈액검사가 정상일 때 친구들과 지속적으로 사회적 접촉을 하도록 권장한다.

신체사정과 검사

- 암이나 그 치료로 인해 생길 수 있는 이상을 확인하기 위해 세심한 신체사정을 한다. 빈혈, 호중구감소증, 혈소판감소증의 징후에 주의를 기울인다. 치료에 대해 문의하고 호중구감소증에 대한 감염관리와 같은 예방적 방법을 제안한다. 심폐와 신경근육 사정은 특히 중요하다. 시력과 청력은 치료 전에 주기적으로 사정한다. 소근육 및 대근육 활동의 측정을 포함한다.

배설

- 유아는 몸이 좋지 않은 기간 동안 배변훈련에 방해를 받을 수도 있다. 이 퇴행을 부모가 이해하도록 돕고 아동이 좋아졌을 때 다시 시작하도록 격려한다.
- 일부 약물은 설사나 변비를 일으키므로 장의 패턴을 평가하고 필요할 때 지침을 제공한다. 아동이 설사를 하거나 비교적 움직이지 않는 경우 피부관리 지침이 필요할 수도 있다. 변비일 경우 수분섭취를 늘리고 식이섬유가 함유된 음식이 도움이 될 수 있다.
- 많은 약물이 신장기능에 영향을 주기 때문에 소변 배출을 평가한다. 약물의 배출을 위해 연령에 맞는 적절한 수분섭취를 권장한다.

수면과 피로

- 치료를 받고 있는 아동은 수면 패턴에 방해를 받을 경우가 많다. 어린 아동의 부모는 하루종일 일하고, 아동을 치료받게 하고, 밤 동안 수면에 방해를 받아 피곤해질 수 있다. 아동의 수면 패턴과 가족들의 경험을 사정한다. 휴식 기간을 줄 수 있도록 휴식지원 프로그램에 대한 계획을 권장한다. 치료 중 아동과 가족 구성원에게 요람, 흔들의자, 기타 편안한 환경을 제공한다.
- 아동과 부모 모두 암 치료 동안 생기는 엄청난 피로를 예상하거나 이해하지 못할 수도 있다. 그들에게 조용한 시간을 주고, 수면 시간에 전자기기를 치우고, 낮잠과 마사지, 목욕, 가족과 함께 시간을 보내는 것 등을 통해 기운을 회복하는 계획을 세우는 것을 도울 수 있다.

신체활동

- 아동에게 피로한 시기가 있으므로 신체활동의 패턴이 감소할 수 있다. 총체적 운동기능을 배우고, 혈액순환을 돕고, 정신상태를 향상시키고, 향후를 위한 패턴을 설정하기 위해 아동의 상태가 좋을 때 신체활동의 중요성을 강조한다.

질병과 손상예방 계획

- 암에 걸린 아동은 같은 연령의 다른 아동과 같은 안전 위험을 갖고 있으며 자동차 안전좌석, 화재예방, 수상안전, 폭력예방 등이 다루어져야 한다.
- 암에 걸린 아동에게 중요한 위험은 면역반응 저하와 호중구감소증으로 인한 감염이다. 아동의 면역체계가 위태롭고 호중구감소증이 있을 때 큰 집단에 노출되는 것과 그것에 대한 감염의 위험을 교육한다. 중심정맥관 관리와 감염의 다른 잠재적 원인에 대해 교육한다. 가족들이 감염의 징후와 알려진 질병들에 대한 노출을 즉시 보고하도록 한다.

정신건강 및 영적 건강

- 아동과 가족의 불안과 우울의 징후를 평가한다. 그들이 어떻게 암 치료를 관리하고 있으며 가장 큰 어려움은 무엇인지 질문한다. 도움을 주기 위해 비슷한 상황에 놓인 다른 가족들을 찾아본다.
- 유치원이나 학교에서 아동이 친구들과 접촉하는지 전화, 편지, 컴퓨터를 사용해 문의한다.
- 아동의 암이 부모의 직업에 미치는 영향을 알아본다. 형제들이 어떻게 대처하는지 학교 성적에 변화가 있는지, 교사와 다른 사람들, 형제들이 경험했을 수도 있는 스트레스를 인식하고 있는지에 대해 질문한다.

전환적 관리

- 아동의 치료가 끝나면 종양전문의와의 주기적인 후속 관리에 대해 알려준다. 신경학적 검사를 계속하고 학교 성적을 확인한다. 이차성 종양의 징후에 주의를 기울인다.
- 미래에 관한 걱정에 대해 질문한다. 10대들이 자라면서 그들의 암 과거력에 관해 의료 제공자에게 알리는 책임을 갖게 하고 성인 건강관리 제공자에게 전환하는 것을 돕는다.

SOURCE: George Dodson/Pearson Education, Inc.

그림으로 보는 병태생리 **아동의 뇌종양 위치**

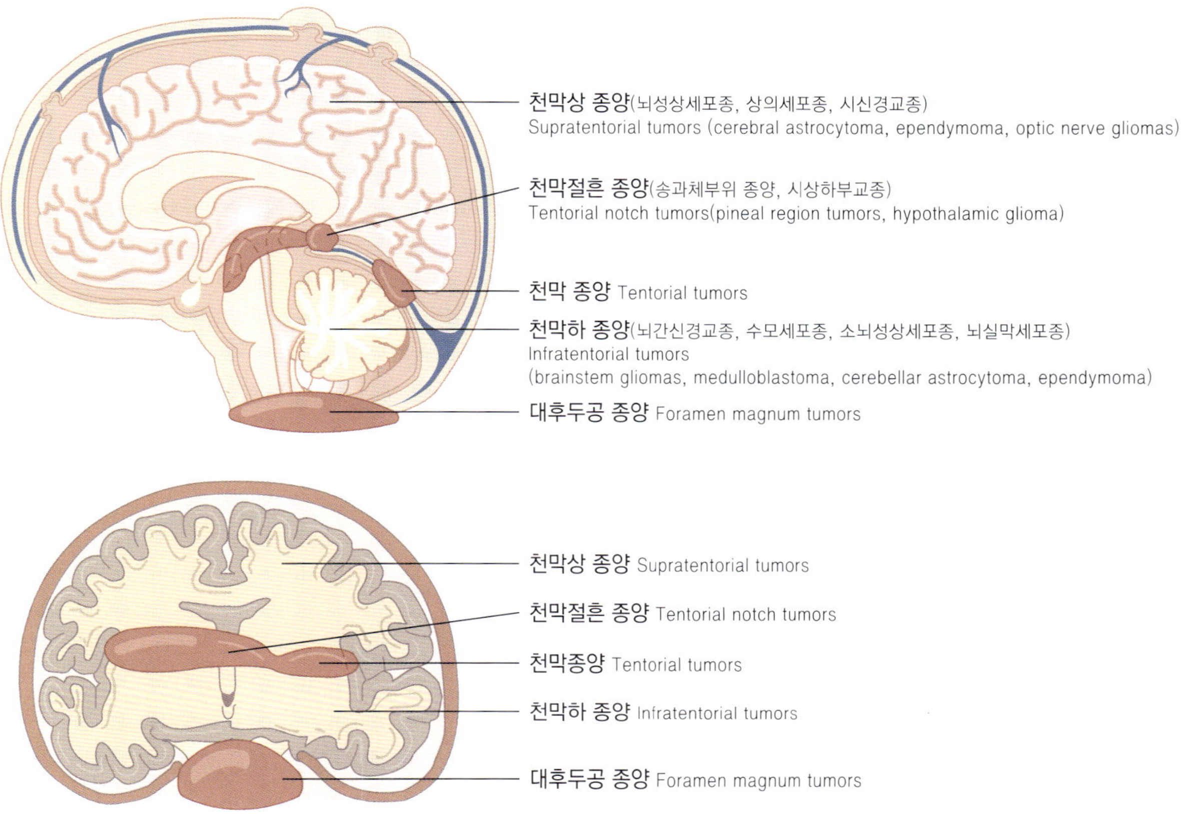

그림 26-3
매년 약 4,600명의 아동이 뇌와 충추신경계 종양을 진단받는다. 아동에게 가장 흔한 뇌종양 네 가지는 수모세포종, 소뇌성상세포종, 상의세포종, 뇌간신경교종이다.

표 26-2 뇌종양의 생리적 사정

임상적 징후	사정
비특이적 징후: 두통, 아침에 나타나는 구토, 졸음, 과민함	의식 수준, 동공 반응, 동공 모양과 크기
이차적 징후: 뇌신경 장애, 종양의 위치에 따른 기타 징후	모든 뇌신경
소증상: 몸통운동실조증(정중선 뇌종양), 안구진탕, 고개 기울임	운동 능력, TV를 시청할 때나 사람을 쳐다볼 때 머리의 자세, 복시, 제6번 뇌신경 관여

상적 징후는 체중감소, 복부팽만, 간종대, 과민함, 피로, 발열이다. 종양이 종격동에 있을 때 호흡곤란이나 감염이 나타날 수도 있다. 종양이 종격동에 있고 크다면 상대정맥증후군으로 인한 목과 얼굴 부종이 있을 수 있다. 두개내 병변은 안와주위 반상출혈을 동반할 수 있으며 뼈에 전이되었다면 불쾌감, 열, 절뚝거림이 나타날 수 있다. 골수 질환은 호중구감소증(감염의 원인)과 빈혈(피로의 원인)이 있는 **범혈구감소증(pancytopenia**: 혈액 내 모든 세포 성분의 감소)으로 나타날 수 있다. 전이적 확산은 복합적인 장기에 영향을 미치는 일련의 증상들을 나타낼 수 있다.

협력적 관리

신경모세포종 간호의 목표는 질병의 초기 단계에서 치료할 수 있도록 조기에 발견하는 것이다. 치료 기간 동안 가족을 지지하는 것은 모든 건강관리팀이 주력하는 부분이다.

진단검사

신경모세포종의 진단은 어린 아동의 행동 변화를 확인하기 위한 세심한 과거력과 신체검진으로 시작한다. 국제 신경모세포종 병기체계(INSS)에서는 일차성 질병과 전이의 진단을 위해 여러 가지 진단과 검사를 세밀하게 하도록 권고한다(표 26-3). 세분화된 일반혈액검사를 포함한 혈액검사가 필요하며 검사에서 빈혈과 혈소판감소증이 나타날 수도 있다.

혈소판감소증은 파종성 혈관내응고와 관련하여 발생할 수도 있지만 전형적인 백혈구 반응은 없다. **백혈구증가증(leukocytosis)**과 **백혈구감소증(leukopenia)**은 골수와 연관되어 관찰된다. 혈청 전해질, 간기능 검사, LDH, 응고검사, 소변검사를 실시한다.

임상치료

종양의 단계에 따라 치료 프로토콜이 결정된다. 종양 덩어리의 외과적 절제가 시행되며 이것은 저위험 단계에서는 유일한 치료법일 수도 있다. 고위험 단계에서는 수술 후 약물을 병행하는 화학요법을 시행한다. 덩어리가 크거나 주요 혈관을 감싸고 있을 때 수술 전 몇 가지 화학요법 과정이 필요할 수도 있다.

방사선 치료는 파종성 질병인 경우나 종양이 화학요법을 받아들이지 못할 때 종종 사용된다. 자가조혈모세포이식은 말기 질환에 사용할 수도 있다.

간호과정

간호과정은 잠재적으로 복합적 체계가 연결된 질병의 증상을 자세히 사정하는 것에 중점을 둔다. 치료 기간 중의 생리학적, 정신적 지지는 어린 아동과 가족에게 복합적인 문제이다.

간호사정과 간호진단

목이나 복부와 같이 종양이 보이는 부분은 관찰과 조사를 통해 사정하며 복부 촉진은 금지한다. 장과 방광 기능 같은 작용들은 자세하게 기록한다. 흉부 덩어리로 인한 체온상승과 활력징후의 변화를 관찰하기 위해 활력징후를 측정한다. 걸음걸이와 조절력을 관찰하며 체중과 키(유아의 경우 길이)를 측정하고 아동의 이전 백분위수와 비교한다. 치료 중 구체적인 사정은 사용된 치료방법에 따라 달라진다. 가족에게는 심리사회적 사정과 정서적 사정이 필요하다.

다음과 같은 간호진단은 신경모세포종이 있는 아동에게 적합하며 종양의 위치와 정도에 따라 다르다.

- 환기 – 관류의 불균형과 관련된 가스교환장애
- 신경근육 손상과 관련된 활동 지속성 장애: 식사 결핍
- 식욕감소와 종양의 높은 대사 요구량과 관련된 영양불균형
- 종양의 압력과 손상과 관련된 급성통증
- 특별한 사람의 잠재적 죽음과 관련된 슬픔

계획과 수행

신경모세포종이 있는 아동의 간호는 화학요법, 수술, 방사선 치료의 의학적 치료 세 단계를 포함한다. 구체적인 수술 후 간호는 종양의 크기와 위치에 따라 다르다. 일반적 수술 후 간호에는 수액 제공과 호흡기 관리, 감염 예방이 포함된다.

화학요법 시기 중의 간호에는 부작용의 최소화, 감염예방, 아동이 받고 있는 약물에 대한 부모교육, 어린 아동의 신체적, 정신적 성장 및 발달 관찰 등이 있다.

가정에서 아동의 치료를 관리하는 데 도움을 줄 수 있는 지속적인 지원과 자원을 연결하는 일이 필요할 것이다. 수술에 따르는 장기간의 후유증과 기타 치료에 지속적인 관리가 필요하다. 예후가 좋지 않을 경우 부모에게 호스피스를 연결해 주고 유사한 아동질환을 경험한 다른 부모와의 만남을 주선해주며 기타 지역사회 자원을 연결한다.

평가

신경모세포종이 있는 아동간호의 기대되는 결과는 다음과 같다.

- 환기 교환은 일상 활동을 지지하기에 적합하다.
- 신체이동성은 가능하게 여겨지는 발달 연령 수준을 유지한다.
- 감각/지각적 변화는 안전과 감각적 유입을 위해 관리된다.
- 통증은 편안한 수준으로 관리된다.
- 가족 구성원은 진단을 수용하고 협력한다.

표 26-3 신경모세포종의 진단검사

조기진단을 위한 검사	전이에 대한 검사
광학현미경을 사용한 종양 조직 진단 종양세포의 조직검사 및 소변이나 혈청 내 카테콜아민 증가를 보이는 검사실 검사	골수천자와 조직검사 방사선동위원소 검사 뼈 스캔 골격 방사선 CT 또는 복부, 간, 뇌, 안와 MRI 척추 MRI 방사선에서 병변이 보이면 흉부방사선에 CT나 MRI 추가

윌름스종양

신모세포종(nephroblastoma)은 가장 흔한 형태의 신장 내 종양으로 콩팥모세포종, 윌름스종양(wilms tumor)이라고 부르며, 흔한 아동 복부종양이고 모든 아동종양의 7%를 차지한다. 윌름스종양은 5세 이전에 가장 빈번하게 나타나며 보다 어린 연령에서는 양쪽 신장에 모두 걸리는 경우가 더욱 흔하다.

병태생리

윌름스종양은 몇 가지 선천적 이상과 관련이 있다. 무홍채증(홍채가 없는 것), 편측비대증(몸이나 신체구조에서 절반이 비정상적 성장), 비뇨생식기 기형, 모반, 과오종(양성, 결절과 비

가족과의 협력 | 신경모세포종이 있는 아동

수술 단계

- 필요하다면 상처 부위의 감염 징후를 관찰하고 아동의 체온을 측정하는 것을 부모에게 교육한다.
- 가족에게 투약과 안정을 취하는 다양한 방법을 포함한 통증관리에 대해 도움을 준다.
- 부모에게 소변배출량과 장 운동에 대한 정확한 기록의 중요성을 알려주고 아동에게 적어도 3일마다 장 운동이 없다면 건강관리 제공자에게 알려야 함을 교육한다.
- 규칙적인 식사를 유지한다.

화학요법 단계

- 아동은 화학요법 단계의 초기에 중심정맥관을 갖게 되는 경우가 많다. 중심정맥관은 화학요법 및 혈액검사와 관련된 심리적 트라우마를 상당히 경감시킬 수 있다. 중심정맥관이 있을 경우:
  - 중심정맥관을 보호하는 법을 아동에게 교육한다.
  - 중심정맥관을 세척할 때 부모를 돕는 방법에 대해 아동에게 알려준다.
  - 중심정맥관 부위를 세척하고 소독하는 방법에 대해 부모를 교육한다.
  - 부모가 모형으로 중심정맥관 관리에 대해 연습하고 부모의 자신감을 높이기 위해 퇴원 전 아동과 함께 연습하게 한다.
  - 중심정맥관 관리에 대한 서면과 그림정보를 부모에게 제공한다.
  - 퇴원 전 가정간호를 위해 드레싱 공급을 위한 준비를 한다.
- 부모에게 화학요법에 대해 자세한 정보를 준다.
- 중심정맥관 또는 다른 경로로 투약할 모든 약물의 투약에 관해 부모를 교육한다.

슷한 성장). 윌름스종양은 아주 빠르게 성장하는데 11~13일 만에 그 크기가 두 배가 된다. 이런 빠른 성장으로 진단 시기에는 일반적으로 큰 종양 덩어리가 발견되는 것을 볼 수 있다. 그러나 수술, 표적화된 방사선 치료, 화학요법 약물과 같은 새로운 치료 방법은 윌름스종양에 걸린 아동의 생존율을 상당히 높여서 생존율은 약 90%에 이른다.

임상적 징후

윌름스종양은 보통 복부 정중선의 한쪽 편에 위치한, 증상이 없고 단단하며 분엽화된 덩어리이다. 부모는 아동을 목욕시키거나 만질 때 덩어리를 발견하기도 하고, 아동이 복부에 딱 맞는 옷을 입었을 때 확인하기도 한다. 신장 손상과 관련된 신장 활동의 증가는 고혈압의 원인이 되며 간혹 혈뇨나 복통이 있다.

협력적 관리

윌름스종양의 신속한 진단과 치료를 위해서는 많은 건강관리 전문가들의 협력적 관리가 필요하다.

진단검사

윌름스종양의 진단은 주로 복부덩어리를 확인하기 위한 최초의 초음파 검사를 기반으로 한다. 진단의 다음 단계는 종양의 정확한 해부학적 구조를 확인하기 위한 조영제를 사용하는 CT 검사 또는 MRI이다. 추가적으로 폐, 간, 비장 및 뇌의 CT 검사나 MRI는 전이를 확인하기 위해 사용할 수도 있다. 일반혈액검사와 BUN, 크레아티닌 수치를 검사한다. 종양을 제거한 후 조직형 검사를 위해 조직학적 검사를 실시한다.

임상치료

최근 윌름스종양 치료는 다방면에서 점점 성공적으로 이루어지고 있다. 초기 단계의 90%와 전이된 사례의 70%가 장기간 생존한다. 수술로 영향을 받은 신장을 제거하고 반대편 신장을 검사하며 검사를 위해 림프절을 제거하고 다른 부위로 전이가 되었는지 확인한다. 종양피막이 터지지 않도록 주의하면서 전체 종양을 제거하는 치료를 실시한다. 화학요법이나 방사선 치료는 단독으로 또는 혼합해서 사용하며, 종양의 크기를 줄이기 위해 수술 전에 사용하기도 한다. 질병이 3기와 4기인 아동은 빈크리스틴, 닥티노마이신, 독소루비신을 사용하는 경우가 있다. 수술 후 방사선 치료를 할 수 있고 특히 전이된 질병의 경우에 한다. 종양이 거의 완전하게 절제되고 긍정적인 예후를 가진 아동은 종양이 있었던 전부위에 방사선 조사를 받을 필요가 없으며 제한된 화학요법을 받을 수도 있다.

치료의 장기적 합병증에는 간 손상, 문맥압항진증, 가벼운 간경변이 있는데 이는 오른쪽의 윌름스종양 치료를 받은 아동에게 나타날 수 있다. 골격, 골반, 흉부에 방사선 손상이 보고되어 왔다. 척추후만증과 척추측만증은 척추와 골반의 방사선 조사로 인해 발생할 수 있다. 남아 있는 신장에는 사구체 손상이 생길 수도 있다.

간호과정

간호는 신속한 평가를 위해 복부덩어리나 다른 증상이 있는 아동을 조사하고, 치료 중 아동과 가족을 돕고, 암의 후속 징후에 대해 주의를 기울이는 것에 중점을 둔다.

간호사정과 간호진단

자세하게 아동을 사정한다. 암세포가 퍼질 가능성이 있으므로 복부 촉진은 하지 않는다. 고혈압은 치료를 요할 수도 있는 흔한 결과이므로 아동의 혈압을 관찰한다.

윌름스종양이 있는 아동의 간호진단은 치료단계에 따라 달라질 것이다. 일반적인 간호진단은 다음과 같다.

- 부적절한 방어와 관련된 감염의 위험
- 해부학적 방해와 관련된 배뇨장애
- 아동의 질병 중증도와 관련된 돌봄제공자 역할 긴장
- 아동 질병의 요구와 관련된 비효과적 부모역할 장애

계획과 수행

간호는 신장수술 후 단계, 화학요법 단계의 두 단계로 나눌 수 있다. 신장을 탈부착할 수 있는 그림과 인형은 수술에 대해 어린 아동을 교육할 때 사용할 수 있다. 화학요법은 수술 전과 후에 두 번 받을 수 있지만, 간호의 고려사항은 동일하다.

신장수술 후 회복 단계 동안 간호는 통증관리와 수액량을 가까이 관찰하는 데에 초점을 맞춘다. 신장을 제거하기 위해서는 큰 절개가 필요한데 그 결과로 인한 복강 내 장기와 수액의 자리이동은 아동에게 불편감을 줄 수 있다. 체위를 자주 변경해 주고 아동에게 편안함을 주기 위해 비외과적이고 약리적인 통증 중재법을 사용하며 부드럽게 다루는 것이 중요하다. 혈량감소를 예방하기 위해 수술 후 수액 관찰을 세밀하게 하며 다른 공간과 신체 외부로 수액이 빠져나가는지 사정한다. 체중과 섭취량, 배설량, 요비중을 날마다 사정한다. 남아 있는 신장의 기능과 쇼크의 징후를 관찰하고 혈압을 자주 측정한다.

화학요법 단계 동안 약물의 부작용, 중심정맥관 부위의 감염 가능성, 남아있는 신장의 기능을 관찰한다. 부모에게 가정간호의 요구, 약물의 투약, 약물 부작용 관찰 및 지속적인 건강관찰의 필요성에 대해 설명한다. 모든 건강관리 제공자들 사이에서 관리가 잘 이루어지고 있는지 확인한다.

평가

신모세포종 아동의 간호에서 기대되는 결과에는 섭취량과 배설량의 균형, 정상적인 활력징후, 수술 후 회복, 수술 후 관리 및 지속적 치료에 대한 성공적인 가족관리가 포함된다.

백혈병

백혈병(leukemia)은 14세 미만의 아동에게서 가장 흔히 진단되는 소아 악성종양이다. 혈액을 형성하는 장기에 생기는 암인 백혈병은 체내 비정상적 백혈구가 증가하는 특징이 있다. 백혈병은 영향을 받은 혈액세포에 따라 몇 개의 유형이 있다. 급성림프구성 백혈병(acute lymphoblastic leukemia, ALL), 급성골수성 백혈병(acute myelogenous leukemia, AML), 아동기에서 드문 만성 백혈병이 주요 유형이다.

아동 백혈병의 가장 흔한 유형은 급성림프구성 백혈병이며 모든 소아암의 25%, 소아 백혈병의 72%가 2~5세 전후에 가장 많이 발병한다. 급성림프구성 백혈병은 백인과 히스패닉계 그리고 남아에게 보다 흔하게 나타난다.

급성골수성 백혈병은 골수성 세포에서 나온 모든 백혈병을 말하며 아동 백혈병의 약 17%가 급성골수성 백혈병이다. 급성골수성 백혈병은 2세 미만의 아동과 청소년에게서 가장 흔하게 보인다.

병태생리

백혈병은 골수에 있는 줄기세포가 정상적으로 기능할 수 없는 미성숙한 백혈구를 생산할 때 발생한다. 이 세포들은 정상적인 체세포 분열 대신 복제에 의해 빠르게 확산되어 골수가 비정상적 백혈구로 채워지게 한다. 이러한 결과로 세포면역 및 체액면역과 같은 방어적 림프구성 기능이 저하되어 신체는 감염에 취약해진다. 악성 백혈구가 골수를 빠르게 채우면서 적혈구와 혈소판 같은 기타 혈액물질을 생산하는 줄기세포를 대체하게 되고, 백혈병이 있는 아동은 혈소판 수의 감소로 인해 비정상적 출혈, 반상출혈, 점상출혈을 흔히 경험한다.

임상적 징후

급성림프구성 백혈병과 급성골수성 백혈병이 있는 아동에게는 일반적으로 열, 창백함, 반상출혈, 점상출혈, 출혈, 무기력, 불편함, 식욕부진, 큰 관절이나 뼈의 통증이 나타난다. 간과 비장의 비대와 림프절의 변화로 임파선염 등이 일반적인 증상이다. 백혈병이 순환계 또는 림프계를 통해 유입하여 중추신경계에 침투한 경우 아동은 두통, 구토, 유두부종, 6번 뇌신경 마비(눈을 옆으로 움직일 수 없음)와 같은 징후가 나타난다. 이런 결과는 백혈병 세포가 모여서 신경을 압박하기 때문에 나타난다. 고환 척수, 골수는 침범되기 쉬운 부위이다.

협력적 관리

백혈병의 진단과 치료에는 다양한 관리 제공자들이 함께 협력한다. 치료에 의한 간헐적 악화와 부작용에는 치료를 강화하는 것이 필요하다. 가족과의 협력은 장기간의 관리를 위해 필요하다.

진단검사

처음에는 혈액검사와 골수천자에 기초하여 진단하며 혈액검사는 빈혈, 혈소판감소증, 호중구감소증을 나타낸다. 골수천자는 결정적 검사이며, 미성숙하고 비정상적인 림프구와 세포과다

골수가 보인다.

골수 내 아세포 비율을 측정한다. 호중구감소증, 혈소판감소증, 빈혈이 흔히 나타난다(Box 26-2). 그 외 비정상적 검사실 결과에는 혈청 요산 증가, 칼슘과 칼륨 및 인 수치의 증가가 포함된다.

임상치료

현재 급성림프구성 백혈병과 급성골수성 백혈병 모두 확인된 질병의 원인과 유형에 대한 분자표적화분석으로 접근하고 있다. 급성림프구성 백혈병의 치료는 방사선 치료와 화학요법의 조합이 있으며 방사선 치료는 중추신경계 질환, T세포 백혈병, 고환이 포함된 경우 사용하고 화학요법은 4단계로 나뉘며 일반적으로 각 단계마다 약물이 사용된다.

1. 관해유도(Induction)
- 프레드니손(Prednisione)
- 빈크리스틴(Vincristine)
- L-아스파라기나제(L-asparaginase)

2. 강화요법(Consolidation)
- L-아스파라기나제(L-asparaginase)
- 독소루비신(Doxorubicin)

3. 강화지연(Delayed intensification)
- 빈크리스틴(Vincristine)
- 사이클로포스파마이드(Cyclophosphamide)

4. 관해유지(Maintenance of remission)
- 6-메르캅토푸린(6-Mercaptopurine)
- 6-티오구아닌(6-thioguanine)
- 메토트렉세이트(Methotrexate)

관해유지요법은 2~3년 동안 지속되며, 치료기간 동안 감염에 대한 저항력을 낮추는 원인이 된다.

급성골수성 백혈병 환아의 약 5%는 완전관해에 도달하기 전에 감염 또는 출혈로 사망한다. 관해유도 후에 형제 간 조혈모세포 이식을 시행할 경우 완치율은 60~70%에 달한다. 치료에는 일반적으로 관해유도 단계와 강화요법 단계 동안 다음과 같은 약물을 사용한다.

1. 유도단계(Induction phase)
- 다우노루비신(Daunorubicin)
- 독소루비신(Doxorubicin)
- 미톡산트론(Mitoxantrone)

2. 강화요법(Consolidation phase)
- 에토포사이드(Etoposide)
- 테니포사이드(Tenicposide)

최근 백혈병이 있는 아동의 예후는 치료로 많이 향상되었다. 중요한 요인은 초기 백혈구 수이며, 진단 시 백혈구 수(50,000/mm^3)가 높을수록 예후가 좋지 않다. 저위험군 아동의 경우, 장기적인 생존 가능성은 90%에 이르며, 보다 높은 위험군인 급성림프구성 백혈병의 경우 최근의 치료로 75~80%의 치유율을 보인다.

Box 26-2
백혈병의 검사실 결과치

	정상	백혈병의 일반적 값
백혈구	10,000/microliter 미만	10,000/microliter보다 높음
혈소판	150,000~400,000/microliter	20,000~100,000/microliter
헤모글로빈	12~16g/dL	7~11g/dL

간호과정

질병이 여러 기관에 미치는 영향과 치료에 필요한 기간 때문에 백혈병에 걸린 아동의 간호는 복잡하다. 정상적인 성장 및 발달과 치료로 인한 후유증을 예방하는 것이 주요 목표이다.

간호사정과 간호진단

응고 및 면역기능에 결함이 있는 아동의 문제를 신속히 찾아내기 위해 정확한 신체사정이 중요하다. 화학요법에 따라 8시간마다 또는 더 자주 사정을 시행한다. 멍, 점상출혈, 기타 출혈 징후를 관찰하고 열 또는 기타 감염의 징후를 사정한다. 일단 화학요법이 시작되면 요비중과 섭취배설량, 날마다 체중을 측정하여 신장 기능을 철저히 관찰한다. 식이 섭취, 오심, 구토와 변비, 입 속의 점막 염증을 관찰한다. 중심정맥관은 일반적으로 약물의 정맥투여를 위해 삽입되므로 관이 적절히 기능하고 있는지, 감염의 징후가 있는지에 대한 세심한 사정이 필요하다. 행동 변화가 있는지에 대하여 부모에게 묻는다. 중추신경계 침투는 아동의 의식 수준에 영향을 주어 과민함, 구토, 무기력 등의 원인이 된다. 그러나 이런 비특이성 징후는 화학요법 약물과 진토제로 인해 생길 수도 있다. 빈번한 치료와 골수천자 및 요추천자는 통증 사정과 아동 및 가족의 지식 수준과 대처 기술의 평가를 요한다.

백혈병은 몸에 많은 변화를 일으키며 가족들은 질병의 증거를 대면하기 어려워한다. 백혈병에 걸린 아동에 적합한 간호진단은 다음과 같다.

- 음식을 섭취하지 못하는 것과 관련된 영양불균형
- 변화된 면역체계 기능과 관련된 감염의 위험
- 일반화된 약화와 관련된 신체적 외상의 위험

- 화학요법 및 질병 진행과 관련된 급성통증
- 화학요법 약물, 질병 진행과 관련된 수면 양상 장애
- 건강상태의 변화와 관련된 불안(아동과 부모)

계획과 수행

감염 예방에 대해 부모에게 알려주고 감염을 위한 중재를 철저히 수행한다. 손 위생을 철저히 하고, 체온과 그 외 활력징후를 자주 측정하고, 항균성 구강세정제로 구강관리를 하며, 피부, 입, 생식기, 변 및 중심정맥관에 감염의 징후가 있는지 검사한다. 아동에게 피하주사 또는 근육주사, 직장용 좌약을 사용해서는 안 된다. 특히 껍질째 먹는 생과일과 채소를 피하고, 살아있는 식물이나 꽃을 아동 가까이에 놓지 않도록 한다.

각 약물에 대한 권장사항을 주의 깊게 확인한다. 주입 전과 도중에 주입 부위를 자주 확인하며 암 치료에 사용되는 중심정맥관에서는 말초혈관을 사용할 때처럼 혈관 외 유출이 흔하지 않지만 그럼에도 여전히 발생할 수 있다.

평가

백혈병에 걸린 아동간호의 기대되는 결과는 다음과 같다.

- 감염과 화학요법의 다른 속발성 합병증을 예방한다.
- 충분한 수분공급이 유지된다.
- 정상적인 소변 배출량을 보인다.
- 혈액검사는 정상한계 내에 있다.
- 가족은 만성질환을 가진 아동을 돌보는 것에 성공적으로 적응한다.
- 가족은 질병 진행에 관한 적절한 지식을 보여준다.

생애 말기 간호

아동 호스피스의 목적은 아동과 가족의 삶의 질 증진에 있으며 치료와 돌봄에 대한 의사결정 과정에서 아동과 가족이 주체가 되어 가능한 한 최선의 선택을 하도록 하는 것이다. 일반적으로 아동 호스피스의 대상은 0~18세의 아동으로 생명을 위협하는 질환을 앓고 있어 죽음을 앞두거나 사별 후에 아동과 그 가족이 포함된다. 아동은 표현능력이 완전하지 못하고 죽음에 대한 이해가 성인과 매우 다르기 때문에 아동의 인지능력과 각 발달수준에 맞는 호스피스 간호가 요구된다. 그러나 현재 이렇게 아동에게 호스피스 간호를 전문적으로 제공하는 의료기관이 거의 없으며 의료진의 무관심이나 부모가 아동 호스피스에 대한 개념 또한 없어서 아동 호스피스 간호는 제대로 이루어지지 않고 있는 실정이다. 하지만 아동을 돌보는 부모는 어려운 의사결정을 해야 하며 아동을 먼저 떠나보내야 하는 어려운 상황 속에서 상당한 부담을 가지고 있다. 또 형제자매의 경우에도 아직 성장 발달기에 있기 때문에 다양한 도움이 요구된다. 따라서 이러한 분야의 전문적인 간호를 위해 아동의 삶에 대한 지지 전문가가 팀원으로 필요하다.

현대 의학기술과 보완대체요법에도 불구하고 일부 아동은 소아암을 극복하지 못한다. 이런 경우 건강관리의 초점은 아동과 가족에게 안위와 정서적인 지지를 제공하는 생애 말기 간호이다. 아동이 사망할 것으로 예상되면 건강관리 제공자들은 불편한 마음을 갖게 되고, 아동이나 가족과의 긴밀한 관계를 중단하여 적절한 안위를 제공하지 못하고, 필요한 자원을 사용하지 못한 채 아동과 가족을 떠나보내게 되는 경우도 있다. 예후의 인식이 늦어지면 아동은 더 큰 고통을 경험할 수 있고 잠재적으로 생애 말기(고통완화) 간호의 통합이 줄어들 수 있다. 아동이 흔히 겪는 증상에는 통증, 호흡곤란, 영양, 배설, 피로가 있다. 또한 다양한 전문가들의 주의가 요구되는데, 이는 관리의 분절과 통합된 고통완화 접근의 부족으로 이어질 수도 있기 때문이다.

생애 말기 관리팀의 존재와 통합된 관리 계획, 가족과 일차관리제공자 및 다른 의사들과의 협력, 아동의 발달 수준과 가족의 요구에 초점을 맞추는 것은 죽어가는 아동에 대한 관리를 강화시킬 수 있다. 아동의 간호계획 개요에 대한 사전의향서는 아동의 삶의 질을 보존하고 아동과 가족의 안위를 증진시키는데 도움이 된다.

핵심 요약

- 암(cancer)은 어떤 연령이든 위협적인 진단이지만 아동에게는 훨씬 더 심각한 사망의 원인이 된다.
- 암은 염색체나 유전적 메시지, 환경적 발암물질 또는 감염 과정에 영향을 받을 수 있다.
- 암 치료에는 수술, 화학요법, 방사선 치료, 생물학적 치료, 보완대체요법 등이 포함된다. 질병이 재발하고 치료가 더이상 불가능할 경우에는 완화치료 및 생애 말기 간호가 필요하다.
- 종양학적 응급상황은 암이나 그 치료로 인해 발생하는 생명을 위협하는 상태이다.
- 소아암의 핵심 징후에는 통증, 악액질, 빈혈, 감염, 멍, 점상출혈, 신경학적 증상이 있다.
- 프로토콜은 암의 유형, 그 단계, 특정한 세포 유형에 기초하는 화학요법에 대한 활동 계획이다.
- 종양아동의 간호사정에는 자세한 신체 정보, 정신적 요인, 발달적 성취가 포함된다.
- 종양아동에 대한 일반적인 신체 간호중재에는 영양, 투약, 수분공급, 감염 예방, 통증관리, 치료의 부작용을 줄이기 위한 조치가 포함된다. 가족들은 암에 걸린 아동을 돌볼 때 지속적인 심리사회적 지원, 정보, 다양한 자원을 참고하는 것이 필요하다.
- 장기간 생존하는 아동의 수는 늘고 있지만 이들 중 일부는 인지적 또는 행동적 문제, 재발이나 속발성 암, 차별과 같은 영향을 오랫동안 경험한다.
- 소아암 치료 후의 간호에는 장기간의 정신적 또는 심리사회적 후유증을 관찰하는 것이 포함된다.
- 두통, 구토, 운동 실조, 발작, 두개내압 상승, 뇌수종, 감각장애는 뇌종양의 주요한 임상적 특성들이다.
- 신경모세포종은 교감신경계의 사슬을 따라 위치한다.
- 윌름스종양은 신장 내 종양이고, 의심스럽다면 복부를 촉진해서는 안 된다.
- 백혈병은 흔한 아동 악성종양으로 주요한 유형으로는 급성림프구성 백혈병(ALL)과 급성골수성 백혈병(AML)이 있다.
- 간호사는 암 진단 시 가족을 돕는 핵심적인 위치에 있으며, 치료가 진행되는 동안 학교와 그 외 삶의 과제에 적응하게 하고, 생존이 힘든 아동을 위한 완화요법 및 생애 말기 간호를 제공한다.

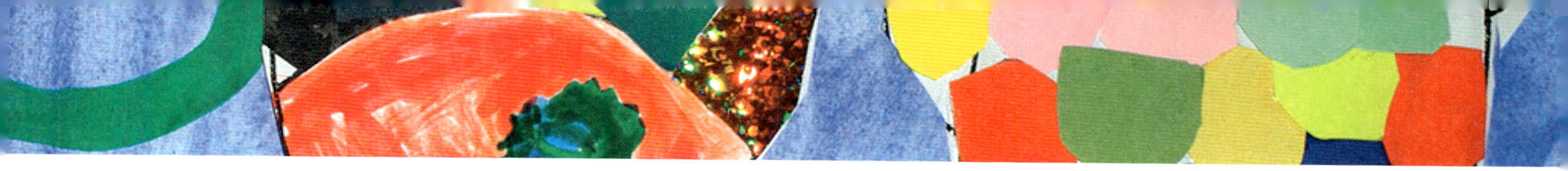

Chapter 27

인지, 감각, 만성질환을 가진 아동간호

학습목표

1. 인지장애 아동의 특성을 설명한다.
2. 인지장애 아동의 기대되는 간호결과를 확인하고 평가한다.
3. 감각장애 아동의 특성을 설명한다.
4. 감각장애 아동의 기대되는 간호결과를 확인하고 평가한다.
5. 만성질환 아동의 특성을 설명한다.
6. 만성질환 아동에게 간호과정을 적용한다.

정신건강과 인지

정신건강은 활동과 관계를 위해 성공적인 참여와 변화에 적응하고 대처하는 능력에 관여한다. 인지(cognition)는 뇌의 성숙과 삶의 경험이 시간이 지남에 따라 상호작용하여 아동의 행동에 영향을 미치는 생각, 지능 및 언어의 변화를 의미한다.

아동의 특성

일부 정신건강 및 인지장애는 유전적이거나 생리적 원인 때문에 생긴다. 예를 들어, 인지장애(전에는 정신지체라 불림)와 아동 조현병이 그렇다. 흔히 가족과 주위 환경이 아동의 성격에 영향을 미치고 불안과 우울, 외상 후 스트레스 장애를 유발한다. 유전과 환경의 특이하고 공격적인 상호작용이 정신건강 및 인지장애에 영향을 미쳐 진단과 치료를 어렵게 만든다. 아동의 정신건강 치료 요구와 정신장애 유형 및 진행과 정은 성인과 다르다. 아동기에는 주요 성인과의 유대관계와 애착이 아동의 건강한 정신발달에 기초가 된다. 따라서 어린 아동은 정신건강을 확립하기까지 어른에게 의존한다. 아동의 특이한 유전적 성질이 환경적 요인과 결합되어 정신건강 상태에 영향을 미친다. 인지질환은 유전적 원인과 환경적 원인이 독특하게 상호작용해서 나타난 결과이다. 뇌는 발생 초기, 즉 발생학적으로 아주 중요한 임신 4~6주에 태아의 신경관에서 발생하는데, 이 시기는 많은 여성이 자신의 임신 사실을 인식 못하는 시점이다. 이때 뇌는 혈액뇌장벽의 보호를 받지 못하고 태아의 환경으로 인한 손상의 위험이 있다. 모성의 알코올 섭취나 특정한 약물 섭취와 같은 환경에 의한 증상이나 모체의 질환 등은 태아의 뇌 발달에 영향을 미칠 수 있다. 이 외에도 정신건강 변화가 있는 아동은 때때로 성인과는 다른 정신질환 임상증상을 보여주므로, 진단이 어렵고 힘들다. 예를 들어, 틱(tic) 증상이 있는 아동은 과다행동으로 오진될 수도 있고, 이러한 경우 치료는 기저질환에 적합하지 않을 것이다. 출생 시 뇌는 체중의 약 25%를 차지하고, 성인기에는 체중의 약 2%로 감소한다. 신생아는 대부분의 뇌 구조가 형성된 채 태어나지만, 생후 첫 5년 동안에 뇌가 계속해서 발달하고 성숙하면서 어린 아동은 미세운동과 대근육운동, 사회성, 언어능력이 발달한다. 아동기에는 발달과 분화가 빠르게 일어나고 미세운동 능력이 향상된다. 청소년기에는 지각과 운동 기능, 수준 높은 사고과정이 더 발달한다.

아동은 뇌 성장과 발달기 동안 외부의 힘에 취약하다. 약물과 영양불량, 외상성 뇌손상, 정서적인 양육결여가 건강한 뇌와 인지발달을 방해할 수 있는 원인들이다.

아동은 정신건강 요구 및 정신건강장애의 종류와 진행 모두에서 성인과 다르다. 아동기 동안 중요한 성인과의 결속과 애착의 필요성은 아동의 건강한 정신발달을 위한 초석을 형성한다. 아동 특유의 유전적 구성은 성인과의 결속 및 화학물질 노출과 같은 물리적 요인과 같은 환경 요인과 결합하여 정신건강 상태에 영향을 미친다. 인지장애는 또한 유전적 그리고 환경적 원인의 독특한 상호작용의 결과이기도 하다.

병태생리

아동의 정신건강 및 인지 변화는 유전적 또는 생리학적 원인에서 기인하며 지적장애 및 아동기 조현병 등이 있다. 종종

표 27-1 정신건강 혹은 인지 변화가 있는 아동의 사정지침

사정초점	사정지침
병력	• 출생 전의 돌봄과 문제를 기술한다. 출생 시에 어떤 외상이라도 있었는가? • 아동 혹은 다른 가족 구성원 중 정신건강장애를 진단받은 사람이 있는가? • 신경학적 손상이나 암과 같은 질환의 과거력이 있는가? • 아동이 복용하고 있는 약은 무엇인가? 과거에 아동이 복용했던 약은 무엇인가? • 환경 살충제나 다른 화학물질에 노출된 적이 있는가?
성장	• 동일한 경로 또는 성장 백분위를 따라 성장이 진행 중인가? • 머리둘레는 정상범위 안에 있는가?
발달	• 정기적인 발달 선별검사를 수행하여 예상 발달단계와의 차이를 확인한다. 선별검사에서 어떠한 이상소견이 나타나면 추가 검사가 필요하다. • 가족에 의해서 보고된 기술의 진전은 무엇인가? • 비정상적인 능력이나 결함이 있는가? • 학교진학과 과외활동에 대해 문의한다.
사회적 능력	• 아동과 중요한 성인 사이의 관계를 설명한다. 강한 애착이 분명한가? 눈 마주침의 결여, 미소 결여 또는 환경에서 다른 사람들에 대한 반응의 결여와 같은 애착장애의 징후가 있는가? • 학령기 아동의 가족과 또래활동을 포함한 일상 스케줄을 설명한다. 아동은 친구가 있고 정기적으로 여러 가지 활동에 참여하는가? 아동은 일반적으로 다른 사람들과 상호작용을 잘 하는가? 최근에 학교 성적에 변화가 있는가? • 학령기 아동이나 10대는 일상활동과 친구를 설명하도록 한다. 개인적인 의사결정에 또래와 가족이 복합적으로 영향을 미치는가?
감정	• 아동의 표정과 간호사에게 하는 반응을 기술한다. • 신체 크기, 위치, 자세를 관찰한다. • 상호작용 행동은 아동의 환경과 나이에 따라 전형적인가? • 아동은 주변 환경에 관심을 보이는가? • 아동은 적절한 방식으로 옷을 입고 있는가? 아동이 눈 마주침을 하도록 하는가?
외모	• 아동의 의복은 나이, 환경, 발달수준에 적절한가?
행동	• 의식 수준 및 주변 환경과의 상호작용을 기술한다. • 최근에 보고된 행동의 변화가 있는지 질문한다(예: 수면, 식이패턴, 다른 사람과의 의사소통, 학교성적, 교우관계, 위험한 행동). • 문제행동은 아동이나 부모에 의해서 인식되었는가? • 문제행동과 관련된 특정 사건이 있었는가?
생활사건	• 아동과 가족이 최근에 스트레스나 외상을 경험한 적이 있는가? • 가족구조에 어떠한 변화라도 있었는가? • 가족 구성원에게 만성 건강상태를 평가한다.

자녀와 함께 사는 가족과 주변 환경은 아동의 성격에 영향을 미치고 불안, 우울, 외상후 스트레스장애와 같은 기능장애에 기여한다. 유전과 환경의 독특한 상호작용은 정신건강과 인지 조건에 영향을 미치므로 예방, 진단 및 치료가 어려워진다.

임상적 징후

아동의 정신건강 변화의 징후는 다양하지만 대부분 세심한 발달 및 행동 선별검사를 통해 확인할 수 있다. 정신건강 상태에 문제가 있는 아동은 아동은 예상되는 시간에 평범한 발달단계를 나타내지 않는 경우가 많다. 아동은 가족 구성원이나 다른 사람들과 사회적 상호작용에 문제가 있거나 이전 발달과업에서 성과의 변화를 나타낼 수 있다. 자신을 먹이고 돌보는 능력, 수면 및 영양섭취 조절, 활동 중 스스로 통제할 수 있는 능력과 같은 생활의 기능적 패턴이 부족할 수 있다. 반복적인 행동, 행동의 불안정 및 폭발 그리고 위축은 정신건강장애의 다른 중요한 징후이다.

협력적 관리

정신건강 분야에서 일하고 있는 많은 전문가들과 간호사는 아동을 돌보는데 협력 관계를 구축한다. 다음 부분에서 정신건강 변화를 위한 일반적인 사정, 치료 및 간호에 대한 협력적 관리 내용이 포함된다.

진단검사

교사와 부모는 아동의 행동에 변화가 있음을 사정하고 문제가 있으면 빠른 시일 내에 보건교사나 다른 건강전문가에게 아동을 의뢰한다. 간호사는 클리닉, 학교 혹은 가정을 방문하여 발달이나 행동문제를 확인할 수 있고 추가 사정을 위해 의사나 정신보건간호사 혹은 심리학자에게 아동을 의뢰할 수 있다. 평가는 주로 행동을 관찰하고 가족과 교사에게 질문하여 행동설문지를 완성한다. 또한 임신과 출산, 발달단계 과업과 관련된 과거력을 검사, 가족건강상태, 최근에 변화한 아동의 행동 등을 포함한다. 검사로 혈장 독성 선별검사와 방사선검사 및 기타 진단적 검사를 수행한다.

임상치료

정신건강장애가 있는 아동과 청소년의 관리에 있어 일차 치료 목표는 스트레스 요인을 줄이기 위해 계획된 중재를 적용하여 아동과 가족이 최적의 기능을 유지하도록 돕는 것이다. 치료적 중재와 의사소통은 아동의 감정이 행동에 동기를 부여한다는 원칙에 근거한다. 부모 및 자녀와 가까운 사람들은 어떤 감정이 바람직하지 않은 행동을 유발할 수 있는지 알아내기보다는 아동의 행동에 반응하는 습관에 빠지는 경우가 많다. 행동이 치료에서 고려될 수는 있지만 통찰력을 제공하고 행동 변화로 이끌기 위해 감정과 삶의 경험을 탐색하는 것이 종종 필요하다. 약물은 다른 치료법을 향상시키고 지원하는 데 사용될 수 있거나 주요 치료 방법이 될 수 있다.

놀이치료법. 놀이치료는 발달의 측면에서, 점차적으로 감정과 욕구를 표현하는 것을 배우게 된다. 놀이의 특별한 효과는 일상생활의 압력과 요구에 대항하여 아동을 완충시킨다. 놀이는 신체적이고 신경학적 과정을 강화하여 발달단계에서 정상적인 성숙을 시킨다. 놀이는 또한 인지학습에 도움을 줌으로써 문제해결과 창의력을 위한 단계를 마련한다.

놀이치료(play therapy)는 장난감, 인형, 찰흙, 미술 및 기타 창의적인 물체의 사용을 통해 상상력을 사용하여 문제를 해결하는 기술이다. 불안, 스트레스 및 기타 특정 비정신과적 정신장애를 경험하고 있는 학령전기 및 학령기 아동에게 자주 사용된다. 놀이 치료법은 아동이 분노, 적개심, 슬픔, 두려움과 같은 감정을 표현하도록 격려한다. 또한 치료사가 안전하고 지지적인 환경에서 의식적 또는 무의식적인 수준의 개인적인 반응과 행동을 통해 아동을 이해하도록 한다.

예술요법. 예술요법은 아동에게 간단한 그림 그리기 연습을 사용하여 치료에 참여하도록 격려한다. 이러한 방법은 청소년을 포함한 모든 연령대의 아동에게 적절하다. 그림은 치료사가 아동, 가족 및 아동과 가족 간의 상호작용에 대한 정보를 얻을 수 있도록 돕는다.

철저한 과거력 및 적절한 심리검사 정보와 함께 사용하면 예술요법이 아동의 치료방법을 안내하고, 예술 그림 연습을 통해 치유 과정을 도울 수 있는 기회를 제공한다. 치료사는 아동이 분노, 통증, 두려움 등의 감정을 종이 위에 풀어놓아 객관적으로 검사할 수 있도록 도와줄 수 있다.

인지행동치료. 인지치료와 행동치료의 조합은 아동의 많은 정신건강 상태를 치료하는데 유용하다. 인지치료는 불안 또는 기타 바람직하지 않은 상태를 일으키는 상황에 대한 반응을 변화시킨다. 아동은 그들의 뇌와 신체가 어떻게 작동하는지를 습득하게 되고 이러한 이해는 경험을 통해 스스로 통제하고 적절한 행동으로 반응하도록 돕는다.

행동 수정(behavior modification)은 부적절한 행동을 변화시키기 위한 자극과 반응을 사용하는 치료기술이다. 이는 아동이 부적응 행동을 보다 적절한 것으로 대체하도록 도와줌으로써 바람직한 행동을 보강하는 데 사용된다. 행동 수정은 어떠한 학습된 행동도 학습되지 않을 수 있다는 가정에 기초하며 부모, 간호사, 교사 및 다른 성인이 지속적으로 바람직한 행동을 강화하면 결국 아동은 바람직하지 않은 행동을 변경하거나 중단한다.

행동 수정은 아동을 가정으로부터 벗어나게 하여 병원과 같은 더 구조화된 환경에서 잠깐의 시간 동안 보내는 것, 부모, 교사 및 다른 적절한 성인이 행동 변화의 관리자가 되어 지시하는 것을 포함할 수 있다. 역할극(role-play) 및 기타 기술을 사용하여 성인을 동반한 여러 방법이 진행될 수 있다. 일관성은 행동 수정의 성공적인 사용에 있어 가장 중요한 원칙이다.

심상요법. 시각화 및 심상안내 기술은 아동의 능력에 따라 점진적인 휴식을 취하는 구체적인 지침으로 시작한다. 이러한 심상요법(imagery)은 스트레스와 불안을 줄이고 통증이나 불편함을 줄이며 치유를 촉진하기 위해 아동 자신의 상상력과 긍정적인 생각을 사용한다. 이 기술은 불안장애 및 만성통증 관리에 특히 유용하다. 모든 아동이 이 방법으로 상상력을 사용하는 것은 쉽지 않기 때문에 이 기술은 모든 아동에게 적절하지 않을 수 있다. 정신건강상태는 조기에 인식되기 어렵기 때문에 가족에게 위기의 수준까지 종종 악화된다. 심각한 정신건강문제를 피하기 위해 모든 아동에게 위험에 대한 지속적인 평가가 필수적이다. 모든 건강 관련 방문 동안 정신건강 선별검사는 진료로 통합되어 그 결과는 정신건강의 증진에 초점을 맞추고 장애를 인식할 수 있어야 한다.

발달 및 행동장애

자폐스펙트럼장애

아동의 약 12~16%가 발달 혹은 행동장애가 있다. 가장 흔한 일련의 장애 중 하나가 자폐스펙트럼장애(autism spectrum disorders, ASDs)이다. 자폐스펙트럼장애(일반적으로 간단히 자폐증[autism])이라 불림)는 아동 초기에 시작되는 신경발달장애 중 하나로, 흥미와 활동과 행동이 제한되고 반복적인 양상의 행동을 보이는 동시에 사회적 상호작용과 의사소통 저하가 특징적으로 나타난다. 자폐스펙트럼장애가 다른 신경발달장애와 정신 또는 행동장애가 동반될 수 있다. 따라서 그 증상은 사람들마다 아주 다를 수 있다. 1,000명의 아동 중 1.47명이 자폐스펙트럼장애가 있는데 발생 빈도는 증가 추세에 있다. 이 장애는 남아가 여아보다 많으며 8세에 가장 많이 진단되지만 증상은 흔히 생후 12~24개월에서 시작된다.

병태생리

자폐스펙트럼장애(ASDs)의 원인은 알려져 있지 않으나, 유전적 요인이 명백하게 관련되어 있다. 과거에는 특히 어머니의 비정상적인 양육방법, 애정 결핍 등이 원인으로 고려되어 왔으나, 최근에는 기질적, 생물학적 요인으로 보는 견해가 지배적이다. 면역반응, 환경노출, 임신 중 약물, 신경해부학 등이 유전자와 상호작용하는 영향요인으로 조사되고 있다. 도파민, 세로토닌과 오피오이드와 같은 신경전달물질이 비정상적이다. 생화화적 검사에서는 자폐아의 1/3에서 혈중 세로토닌의 양이 정상아보다 높다. 태아알코올증후군, 취약X증후군(fragile X syndrome), 페닐케톤뇨증(phenylketonuria), 다운증후군과 결절경화증(tuberous sclerosis) 모두가 일반 자폐스펙트럼장애 발생률보다 더 크게 나타났다. 홍역–볼거리–수두 백신(measles–mumps–rubella vaccine) 또는 티메로살(thimerosal: 일부 백신의 수은 기반의 방부제)과 ASDs의 발생률은 무관한 것으로 나타났다.

임상적 징후

전형적인 자폐스펙트럼장애의 본질적인 특징은 아동이 3세가 되어서야 분명해진다. 이 장애의 특징은 대인관계 형성의 장애, 언어장애, 제한되고 반복적인 행동, 관심, 기타 증상이다. 자폐스펙트럼장애가 있는 아동은 보통 아동이 보이는 방식으로 대인관계를 형성하지 못하고 사회적 · 정서적 암시에 반응하지 못한다. 출생 후 수개월부터 어머니와의 눈 맞춤이나 신체 접촉을 피하고 어머니를 좋아하지 않으며, 생후 6~8개월에 정상적으로 보이는 낯가림(stranger anxiety)도 보이지 않고 혼자서 놀기를 좋아하는 등 어머니와의 애착 및 가족을 포함한 다른 사람과의 관계 형성이 이루어지지 않는다. 의사표시를 할 때 말을 하기보다는 손을 끌어당기며, 불러도 대답이 없고, 다른 사람의 존재를 인식하지 않는 듯이 행동한다. 게다가 언어가 발달하지 않거나 괴성을 내며, 언어 이전 단계인 옹알이나 모방 행위도 보이지 않고, 언어가 시작되어도 무의미한 말을 되풀이한다. 어떤 말을 앵무새처럼 계속 따라 하기도 하고(반향 언어, echolalia), 발음과 음의 고저(pitch)도 특이하고 비정상적인 경우가 많다. 청소년이 되어 언어가 많이 발달한다 하더라도 언어적 이해력과 추상적 사고력에 어려움이 있다. 기계적 운동과 함께 강박적인 행동에 몰두할 수 있다. 행동에서 특이한 점으로 한 가지 물건(예: 자동차 바퀴나 특정한 장난감)에 집착하거나 한 가지 행동을 되풀이하며, 조그마한 변화도 싫어하고 같은 행동을 고집하기도 한다. 또 장난감을 기능적으로 가지고 놀지 못하고 일렬로 늘어놓거나 같은 색깔이나 크기 순서대로 나열하며, 이것이 흐트러졌을 때 아주 불안해하는 반응을 보이기도 한다. 흔히 발 앞쪽으로 까치걸음을 걷거나, 손가락을 특이하게 움직이고 껑충껑충 뛰는 등 아동마다 특정한 상동행동(stereotypic behavior)을 보이는 경우가 많다(그림 27–1). 기타 증상으로 과잉운동, 자해행동 등을 보인다. 지능의 발달도 3/4은 정상보다 낮은 편이다.

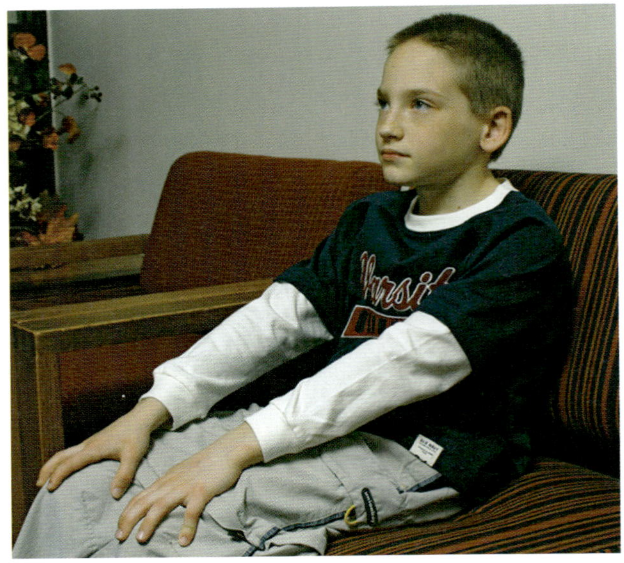

그림 27–1
상동증. 자폐증이 있는 이 아동은 의자에 뻣뻣하게 앉아서 리드미컬하게 흔드는 행동에 몰두하고 있다. 시선이 벗어나 있고, 자기 주변에 있는 다른 아동이나 성인과 쉽게 상호작용하지 않는다.
SOURCE: George Dodson/Pearson Education, Inc.

협력적 관리

간호사는 가족 및 기타 의료전문가와 협력하여 자폐증성 장애 아동을 확인한다. 치료에는 언어 치료사, 심리학자, 교사 및 정신건강 치료사를 포함한 많은 자원의 공동노력이 포함된다.

진단검사

자폐스펙트럼장애의 위험이 있는 아동을 식별할 수 있는 첫 단계는 외래방문 시 관찰이다. 진단과 치료가 자주 지연되므로 선별검사를 통해 확인한다.

형제자매가 자폐스펙트럼장애가 있는지, 부모나 보호자가 아동의 발달 진행에 대해 염려하는지, 의료인이 아동의 행동에서 이상을 인식했는지 파악하기 위해서 진료 초기에 살핀다.

아동이 자폐스펙트럼장애의 위험이 있는 것처럼 보이는지 파악한다. 위험이 있다면 의료인이 나이에 적합한 자폐스펙트럼장애에 대한 특수 선별검사를 시행한다. 위험이 없다면 자폐스펙트럼장애 특수 선별검사가 18개월 방문 때와 24개월 방문 때 시행된다.

나이에 따른 아동의 위험 특성에 적합한 선별검사 도구를 선택한다. 선별검사가 음성이면, 이를 부모에게 알리고 다시 1개월 후에 평가한다. 선별검사가 양성이면 청각을 포함한 종합적인 자폐스펙트럼장애 평가를 참고하고 조기 중재 프로그램을 시작한다.

청각장애가 의심되면 진료 방문 시에 몇 가지 선별검사를 이용한다. 예를 들어, 유아 자폐증 검진 항목(Modified Checklist for Autism in Toddlers, Revised with Follow-up: M-CHAT-R/F)은 진단 연령을 상당히 낮추는 것으로 밝혀졌는데, 조기치료를 쉽게 할 수 있다. 자폐증 선별검사에서 양성으로 나오면 아동의 행동을 유발하는 다른 원인들을 감별하기 위해서 추가 검사가 시행된다. 검사는 뇌영상(CT 촬영이나 MRI), 납 농도 선별검사, 대사검사, DNA 분석, 뇌파도가 시행된다. 진단은 Box 28-1에 정리되어 있는 미국소아협회(American Psychiatric Association)의『정신장애의 진단 및 통계 편람(5판)(Diagnostic and Statistical Manual of Mental Disorders, 5th edition: DSM-5)』중 '자폐 범주성 장애의 DSM-5 진단 기준'을 적용한다.

임상치료

조기 중재는 부모가 도움을 받을 수 있는 지지를 확립할 뿐만 아니라 발달적 능력과 행동을 향상시킴으로써 아동의 잠재성을 극대화한다. 치료는 적절한 행동을 보상하고(응용행동분석[applied behavior analysis] 또는 ABA라 불림), 적극적이거나 적응적인 대처능력을 촉진시키고 효과적인 의사소통을 가능하게 하기 위해서 행동 관리에 초점을 맞춘다. 치료의 목표는 지연된 발달(언어, 인지기능 및 사회성)을 촉진시켜 주고, 문제 행동을 감소시키며, 가족의 고통을 덜어주는 것이다. 일부 아동은 공격적, 자기파괴적 행동 때문에 신체적 억제를 할 수도 있다. 언어치료는 치료의 중요한 부분이다. 미세운동 능력과 감각 통합력을 향상시키기 위해서 사회성 능력과 작업치료에 대한 교육이 시행된다. 일부 부모는 보완요법을 선택한다. 자폐스펙트럼장애 아동의 일반적인 예후는 다양하다. 5~20%는 어느 정도 호전되나 다른 사람의 도움 없이 독립적인 생활을 하기는 어렵다. 전체 1~2% 정도는 스스로 직장을 얻어 독립적인 생활을 하는 것이 가능한 것으로 보고되고 있다. 지능이 70 이상인 경우, 5~7세에서 어느 정도 대화가 가능한 언어의 발달이 있는 경우나 가족의 협조가 원만한 경우 또는 경련성 질환이 동반되지 않은 경우에는 비교적 좋은 예후를 기대할 수 있다.

간호과정

간호사정과 간호진단

간호사는 일상적인 아동 방문에서 자폐스펙트럼장애 아동을 만나거나 청력 손상, 언어장애 또는 발달지체가 의심되는 경우 부모가 치료를 요청할 때 자폐스펙트럼장애 아동을 만날 수 있다. 모든 아동의 조기 및 빈번한 발달 선별검사는 사례의 철저한 평가와 확인을 위한 의뢰에 도움을 줄 수 있다. 부모는 눈맞춤의 부재, 껴안기에 대한 무관심, 최소한의 얼굴 반응 및 말을 하지 않는 것과 같은 비정상적인 상호작용을 보고할 수 있다.

- 12개월까지 옹알이나 의사소통 몸짓이 없음
- 16개월까지 한 단어로 말하지 않음
- 24개월까지 두 단어로 된 자연스러운 문장을 말하지 않음
- 이전에 성취한 언어나 사회적 기술의 상실

자폐스펙트럼장애 아동은 운동능력과 같은 한 영역에서 정상적인 수행을 할 수 있고 언어기술과 같은 다른 영역에서의 발달지연이 있을 수 있다. 마찬가지로, 언어는 나이에 따라 정상일 수 있지만 사회적 상호작용이 지연될 수 있다. 배변훈련 및 수유 패턴과 같은 적응기술에 대해서도 질문한다. 성취의 일부 영역은 정상적일 수 있지만 다른 영역은 지연될 수 있으므로 학교 성적에 대해 문의한다. 놀이 상황에서 아동을 관찰하고 창조적이고 탐구적인 놀이, 반복적인 패턴의 사용을 평가한다.

간호진단은 아동의 개별 요구에 맞게 조정되어야 한다. 자폐스펙트럼장애나 기타 전반적인 발달장애 아동에게 적합한 진단은 다음과 같다.

- 심리적 상태와 관련된 언어적 의사소통 장애
- 발달장애와 관련된 사회적 상호작용 장애
- 정신장애와 관련된 만성 혼동
- 인지장애와 관련된 위험
- 만성질환 아동의 상태와 요구에 관련된 돌봄 제공자의 역할 긴장
- 장기간 장애가 있는 아동이 있는 것과 관련된 손상된 가족 대처

계획과 수행

간호는 환경적 자극을 안정화시키고 지지적 돌봄을 제공할 뿐만 아니라 의사소통을 향상시키고, 안전한 환경을 유지하도록 부모에게 예상 지침을 제공하는 것에 중점을 둔다.

환경적 자극 안정화

자폐스펙트럼장애 아동은 환경에 대한 해석과 반응이 다른 사람과 다르다. 평범한 사람에게 괴롭지 않은 소리가 장애가 있는 아동에게는 더 크고, 무섭고 압도적으로 해석될 수 있다. 아동은 교실이나 병실과 같은 새로운 환경에 적응할 필요가 있으며 다른 어린이가 한 명뿐인 작은 교실이나 병실에 가장 잘 적응할 수 있다. 자녀가 좋아하는 물건을 집에서 가지고 오도록 부모에게 권장하고, 되도록이면 같은 장소에 이 물건들을 보관하여 환경의 변화에 잘 대처하도록 한다.

지지치료간호

자폐스펙트럼장애 아동과 신뢰관계를 발전시키는 것은 어렵다. 의사소통 기술을 조정하고 아동 발달수준에 맞게 가르친다. 자기관리 능력은 종종 제한적이기 때문에 아동은 기본적인 욕구를 충족시키기 위해 도움이 필요할 수 있다. 가능한 경우, 예측 가능성을 유지하기 위해 일관된 시간에 일상적인 돌봄 및 절차를 계획한다. 부모가 입원한 아동과 함께 머물러 있고 매일의 치료계획에 참여하도록 격려한다. 조기중재나 학교 프로그램에서 자녀의 학습목표가 수립되면 학부모는 치료팀의 중요한 일원이다. 낮잠시간과 취침시간에 해야 하는 의식(ritual)을 확인하고, 휴식과 수면을 증진하도록 유지시키며 식사시간에는 영양가 있는 음식섭취를 촉진시키는 양상을 통합한다.

학교 프로그램, 행동요법 및 개인화된 교육계획은 아동이 지역사회 환경 안에서 자가간호 기술을 배우는 것을 도울 수 있다.

의사소통 능력 촉진

자폐스펙트럼장애 아동은 의사소통 장애를 가지고 있기 때문에 간호계획은 아동과 의사소통을 이용하는 것과 향상시키는 것에 초점을 맞춘다. 말하는 것은 가능할 때 이용되며 짧고 직접적인 문장이 대개 가장 효과적이다. 만약 아동이 눈에 보이는 단서에 잘 반응한다면 그 다음에는 그림, 컴퓨터 그리고 다른 눈에 보이는 물건들이 상호작용의 중요한 부분을 형성할 수 있다.

안전한 환경 유지

자폐스펙트럼장애 아동은 목욕시간과 취침시간을 포함하여 매순간 관찰한다. 아동이 해가 되는 물건을 얻거나 위험한 행동을 하지 않도록 감독을 철저히 해야 한다. 머리를 심하게 흔드는 행동이나 다른 폭력적인 행동을 하는 어린이의 경우 자전거 헬멧과 장갑이 안전을 제공하는데 효과적인 방법이 될 수 있다.

안내지침 제공

지적장애(전에는 정신지체로 불림)가 동반되는 자폐스펙트럼장애 아동의 약 절반이 평생 감독과 지지가 필요하다. 일부 아동은 성장해서 독립적인 생활을 할 수도 있지만, 대인관계 능력이 저하되어 사회성이 부족할 것이다. 행동수정과 특수교육 프로그램을 통해 아동의 발달을 증진시키도록 부모를 장려한다. 전반적인 목적은 아동에게 최적의 기능에 필요한 지도와 교육, 지원을 제공하는 것이다.

평가

자폐스펙트럼장애 아동을 위한 간호의 기대결과는 다음과 같다.

- 행동적 증상이 효과적으로 관리된다.
- 아동은 자기관리의 활동 등을 수행한다.
- 아동은 손상 위험이 없다.

주의력결핍장애 및 주의력결핍 과잉행동장애

주의력결핍장애는 부주의를 수반하는 발달적으로 부적절한 행동을 특징으로 하는 중추신경계 처리의 변형이다. 과잉행동과 충동이 부주의를 동반할 때, 이 장애를 주의력결핍 과잉행동장애(attention deficit hyperactivity disorder, ADHD)라고 한다. 남아는 여아보다 거의 4배나 더 흔하게 영향을 미쳐 현재 청소년과 성인기에도 장애가 있는 아동은 성인으로 자라면서 증상 중 적어도 일부를 계속해서 나타낸다. 과잉행동과 충동은 아동이 성인기에 가까워짐에 따라 개선될 수 있지만 부주의는 가장 지속적인 특성으로 청소년기에 학교의 부적응으로 어려움을 겪을 수 있다.

병태생리

다양한 신체 및 신경학적 장애가 주의력결핍 과잉행동장애와 관련되어 있지만, 식별 가능한 원인을 가진 아동은 적은 비율을 나타낸다. 관련 요인으로는 아동기의 납 또는 수은의 높은 농도에 노출, 알코올 또는 담배 연기에 대한 태아기 노출이 있으며 조기진통, 태반기능 장애, 산소공급 장애 등이 있다. 또한 유전적 요인이 있으며, 뿐만 아니라 가족력 및 환경적 특성으로 가족 스트레스, 빈곤, 영양부족 등이 원인이 될 수 있다. 이와 같이 생물학적 및 환경적 위험요인의 상호작용을 수반하는 여러 가지 기전으로 인해 많은 유형의 주의력 결핍이 발생할 가능성이 있다.

임상적 징후

주의력결핍장애와 주의력결핍 과잉행동장애 아동은 집중기간 감소, 충동성, 운동활동성 증가와 관련된 문제들을 가지고 있다. 증상은 경증에서 중증까지 다양하다. 장애는 다양한 발달장애, 학습장애, 운동장애 및 공격적인 행동과 종종 함께 존재한다. 아동은 일을 완수하는 데 어려움을 겪고 끊임없이 움직이고 자주 소리 지르며 다른 사람들을 방해한다. 수면장애가 흔하다. 이러한 행동 때문에 아동은 종종 사회적 관계를 발전시키고 유지하는데 어려움을 겪고 다른 아동을 기피하거나 괴롭힐 수 있다.

일반적으로 주의력결핍 과잉행동장애를 가진 여아는 남아보다 공격성과 충동성이 적지만 불안, 기분 변화, 사회적 위축, 거부, 인지 및 언어문제를 보인다. 여아는 진단 시기에 더 나이가 많은 경향이 있다. 아동은 주의 깊은 행동에 대한 요구가 높아지면서 학교 시작 직후에 종종 장애로 진단된다.

협력적 관리

가족과 전문가들은 정확한 진단을 하고 주의력결핍 과잉행동장애가 있는 아동을 위해 적절한 치료를 받도록 협력한다. 부모는 종종 소아과 의사 또는 다른 일차 진료 제공자를 찾는다. 그런 다음 그 장애에 대한 전문가에게 진단을 의뢰한다. 부모와 의료 전문가와 학교는 아동의 치료를 계획하고 제공하기 위해 협력한다.

진단검사

일반적으로 아동은 행동이 교사 또는 부모의 일상적인 기능을 방해할 정도로 확대되면 평가를 받는다. 4~18세까지 아동 중 학업상의 문제, 행동장애, 부주의, 과잉행동 또는 충동이 있는 아동은 주의력결핍 과잉행동장애를 평가해야 한다. 아동이 학습장애 또는 불안장애가 있는 경우, 아동의 증상에 대한 완전하고 정확한 평가가 수행되지 않으면 문제는 일반적으로 주의력결핍 과잉행동장애로 잘못 진단될 수 있다. 소아과 의사에 의한 종합검사를 받은 후에 정확한 진단을 얻는 것이 중요하다.

진단은 가족력, 분만력, 성장 및 발달시기, 수면 및 식습관 양상, 학교의 진급 및 양상, 사회 및 환경 조건, 부모 및 교사의 보고 및 기타 다른 정서 및 환경조건을 포함한 아동의 주의 깊은 과거력에서 시작한다. 신경학적 질환 및 기타 건강문제를 배제하기 위해 신체검사를 실시해야 한다. 정신건강 전문가는 아동 검사를 실시하고 부모와 교사에게 설문지를 작성하도록 한다(종합적인 검사는 표 27-2 참조).

임상치료

주의력결핍장애 아동의 치료는 원하는 행동결과를 충족시키기 위해 수립되며 환경변화, 행동요법 및 약물요법과 같은 접근법의 조합을 포함한다. 이러한 치료는 만성이므로 시간이 지남에 따라 지속될 수 있다.

아동은 환경변화를 줄 때 증상이 감소될 수 있다. 예를 들어, 텔레비전을 끄고 환경을 조용하게 유지하고 방해받지 않고 규칙적이고 혼란스럽지 않은 책상이나 학습 공간을 유지함으로써 자극을 줄이는 것이 아동이 당면한 과제에 집중할 수 있도록 도와준다. 상대적으로 간단한 변화는 교실 배치를 적절히 조정하는 것인데, 면밀한 감독과 구조화된 일상적 루틴을 제공할 수 있는 교사가 있는 소규모 학급에 배치하는 것이 바람직하다. 자녀를 위해 일관된 제한과 기대가 설정되어야 한다. 혼란스러운 가정과 지역사회에 사는 아동은 환경을 단순화할 수 있다면 좀 더 효과적일 수 있다. 공격적인 행동이 발생하면 놀이 및 집단 치료와 같은 치료 방법이 유용할 수 있다.

행동요법은 바람직한 행동에 대한 보상과 바람직하지 않은 행동에 대한 결과 적용을 포함한다. 아동은 식사 중에 앉아 있거나 교실에서 조용히 듣기 위해 영화나 기타 원하는 외출을 향해 칭찬을 하거나 점수를 얻을 수 있다.

중증 주의력결핍장애/주의력결핍 과잉행동장애 아동은 약물요법으로 치료한다. 메틸페니데이트(Ritalin, Concerta)는 대체로 덱스트로페타민(Dexedrine 또는 Adderall)과 함께 가장 많이 사용된다. 약물 사용으로 인해 영향을 받을 수 있는 심장 상태를 배제하기 위해 자극제나 다른 약물을 처방하기 전에 아동에 대한 철저한 평가를 권고하기 위한 지침은 다음과 같다.

표 27-2 주의력결핍장애/주의력결핍 과잉행동장애 선별검사

검사	SOURCE
반더빌트 부모 교사 척도	http://www.nichq.org/childrens-health/adhd/resources/vanderbilt-assessment-scales
코너 부모 교사 평가척도-개정-장문식	http://www.mhs.com/product.aspx?gr=cli&id=overview&prod=conners3
파탄행동장애척도	http://vinst.umdnj.edu/VAID/TestReport.asp?Code=DBRSF
개정된 행동문제조사표	http://vinst.umdnj.edu/VAID/TestReport.asp?Code=RBPC
아동행동조사표	http://vinst.umdnj.edu/VAID/TestReport.asp?Code=CBCA

- 급성심장사와 관련된 상태의 환자 및 가족력
- 모든 약물 및 건강 보조제
- 신체검진, 특히 심혈관계
- 심전도

주의력결핍 과잉행동장애는 한동안 나이가 들수록 점차적으로 개선되는 아동기의 장애로 생각되었지만, 현재는 지속적인 관리가 요구되는 만성질환으로 알려져 있으며 아동기의 증상은 성인기까지 계속되는 것을 볼 수 있다.

간호과정

간호사정과 간호진단

가족 및 출생력에 대해 질문하고 부모가 자녀의 행동을 설명하게 한다. 아동발달검사를 수행하고 집중력 및 신체활동을 구체적으로 살펴본다. 추가 사정을 위해 가족을 아동 건강관리기관으로 보내어 주의력결핍장애/주의력결핍 과잉행동장애 진단 경험이 있는 정신건강 전문가에게 의뢰한다.

아동의 활동 수준과 충동성에 대한 정보를 수집하거나 동물이나 다른 아동에게 상처를 주는 것과 같은 심각한 문제를 나타내는 정보에 주의한다. 가정에서 가족 구성원이 어떻게 관리하고 어떤 치료가 사용되고 있는지 알아본다.

주의력결핍장애/주의력결핍 과잉행동장애가 있는 아동을 위한 적절한 간호진단은 다음과 같다.

- 변화된 인식과 관련된 언어적 의사소통 장애
- 충동 행동의 만성 상태와 관련된 사회적 상호작용 장애
- 주의력결핍장애/주의력결핍 과잉행동장애 행동과 관련된 만성적 자존감 저하
- 높은 수준의 충동 및 흥분성과 관련된 상해의 위험
- 예측 불가능한 기분 및 많은 에너지를 가진 아동간호와 관련된 돌봄제공자 역할긴장

계획과 수행

주의력결핍장애/주의력결핍 과잉행동장애로 입원한 아동의 간호는 약물투여, 아동의 환경관리, 행동관리계획의 실행, 아동과 가족에게 정서적 지지 제공, 지속적인 간호를 보장하는 것에 중점을 둔다. 지역사회에서 간호는 필요한 경우 적절한 자원에 대한 부모 안내와 함께 동일한 구성요소가 포함된다. 예방은 1~3세까지의 아동에 대한 정기적인 텔레비전 노출을 막고 모든 아동에게 매일 활발한 신체활동을 권장하는 데 초점을 맞출 수 있다.

약물 투여

자극제 및 비흥분제 약물은 아동의 주의 집중 기간을 늘리고 산만함을 줄인다. 식욕부진, 불면증 및 빈맥을 포함한 이러한 약물의 일반적인 부작용에 주의한다. 하루 중 일찍 약물을 투여하면 불면증을 완화하는 데 도움이 된다. 식욕부진은 식사시간에 약물을 투여하는 것으로 관리할 수 있다. 주기적인 재평가는 물론 기본적인 심장검사가 필요하다. 체중, 신장, 혈압을 주의 깊게 주기적으로 모니터링하는 것이 필요하다. 자극제의 남용 가능성에 대해 가족들에게 알리고, 약물은 잠긴 상태로 보관되어야 하며 지시된 대로만 투약해야 한다.

환경적 산만함 최소화

아동은 산만함이 최소화된 환경에 있을 필요가 있다. 입원 시 이는 입원실에 오직 다른 아동 한 명만 함께 있는 것을 의미할 수 있다. 잠재적으로 유해한 장비는 손이 닿지 않는 곳에 보관해야 한다. 텔레비전 및 비디오 게임 시간을 모니터링하고 제한해야 한다. 낮잠이나 취침 시간에는 방을 어둡게 하고 소음을 최소화하기 위해 가림막을 사용한다. 아동이 집중할 필요가 있을 때, 예를 들어 학교공부를 할 때 가정에서 산만함을 최소화하도록 부모를 교육한다(그림 27-2). 쇼핑몰, 놀이터와 같은 지역을 방문하는 것이 제한될 수 있다. 매일 많은 신체활동을 하면 아동이 학교 및 기타 과제에 집중할 수 있다.

행동관리계획 실행

행동수정프로그램은 특정한 충동행동을 줄이는 데 도움이 될 수 있다. 예를 들어, 정해진 대로 약을 복용하거나 숙제를 마친 아동을 위한 보상 프로그램을 정하는 것이다. 보상은 아동의 나이에 따라 매일, 매주 또는 매월 제공될 수 있다. 예를 들어, 숙제 중 한 가지를 완료하면 30분의 농구 또는 자전거 타기로 보상받을 수 있고, 일주일 동안 완료된 과제는 주말에 자녀가 선택한 활동에 참여하는 것으로 보상받을 수 있다. 학교 및 가정에서 어떤 행동상 보상이 사용되고 있는지 알아본다.

만약 처벌이 필요하다면 그 행동은 수정되어야 하고, 동시에 아동을 한 사람으로서 지지해야 한다. 처벌은 일반적으로 특권을 철회하며 신속하게 위반사항을 따라야 하는데 그렇지 않으면 아동이 처벌을 행동과 연관시킬 수 없기 때문이다.

정서적 지지

주의력결핍장애 또는 주의력결핍 과잉행동장애 아동은 부모, 교사 및 건강관리 제공자에게 특별한 도전을 제공한다. 부모는 자녀가 다른 사람들과 다른 행동을 보일 때조차도, 다루기 힘든 아동의 어려운 필요와 요구사항을 관리하는 동시에 적절한 평가와 치료를 받으며 진단을 이해하고 수용해야 한다. 가족 지원은 필수적으로 부모와 아동 모두에게 행동의 적절한 기대와 결과의 중요성에 대해 교육한다. 아동이 성장함에 따라 도움이 되는 기술을 가르친다. 완수해야 할 일 목록을 만들고

약물: 주의력결핍 과잉행동장애 치료에 사용되는 약물

약물	작용 및 적응증	간호과정
메틸페니데이트 (Methylphenidate)	암페타민처럼 작용하는 피페리딘 유도체. 도파민과 노르에피네프린의 재흡수를 억제함으로써 ADHD 치료를 할 수 있으므로 신경계의 카테콜아민 효과가 향상되어 주의력 및 업무 수행 능력이 개선된다. 규제 물질의 계획표에 있는 제2종 약물	이용 가능한 다양한 형태로 주의 깊게 라벨을 읽고 가족에게 아동의 특정 유형의 약물의 적절한 투약에 대해 알려주는 것이 중요하다. 가장 흔한 부작용은 두통, 불면증, 식욕부진이다. 정기적인 성장 측정 및 심장평가가 필요하다. 행동 및 학교 성적이 모니터링된다.
암페타민 조제 (Amphetamine preparations)	중추신경계에 자극을 주는 합성 교감신경흥분성 아민. 그들의 재흡수를 막아서 노르에피네프린과 도파민의 방출을 증가시킨다. 규제 물질의 계획표에 있는 제2종 약물	라벨을 읽고 적절한 투약을 안내한다. 식욕부진, 체중감소, 불면증 및 두통은 일반적인 부작용이다. 활력징후, 심장 상태 및 성장 측정을 주기적으로 모니터링한다.
아토목세틴 (Atomoxetine)	이 약은 주의력결핍 과잉행동장애 치료를 위한 최초의 비자극제이다. 노르에피네프린 재흡수를 억제하여 주의력결핍 과잉행동장애의 과다활동성과 충동을 감소시키고, 기분을 개선시키고 불안을 감소시키는데 도움을 준다.	다양한 용량의 Strattera로 가능하다. 연장 방출 용량은 10~100mg 당의정으로 제공된다. 1일 이상 오래 지속되는 효과가 있는 것으로 나타났다. 부작용은 흔하지 않고 소화불량이나 구토, 피로, 식욕감소, 현기증으로 이행한다. 현기증이 생기면 천천히 자세를 바꾸도록 한다. 약물의 효과가 나타날 때까지 청소년은 운전하지 않도록 한다. 주기적인 성장 측정을 수행한다. 과민성 및 초조가 증가하는지 모니터링 한다. 이 약에는 일부 청소년의 자살사고(suicidie ideation) 증가와 관련이 있다는 경고가 있어야 한다.

SOURCE: Adapted from: Child Mind Institute. (2016) Understanding ADHD Medications. Retrieved from http://childmind.org/article/understanding-adhd-medications/; Children and Adults with Attention-Deficit/Hyperactivity Disorder (CHADD), The National Resource on ADHD. (2016). Managing medication for children and adolescents with ADHD. Retrieved from http://www.help4adhd.org/Understanding-ADHD/For-Parents-Caregivers/Treatment-Overview/Managing-Medication.aspx; Union, D. K. (2016). Attention-deficit/hyperactivity disorder. In R. M. Kliegman, B. Stanton, J. W. St. Geme, & N. S. Schor, Nelson textbook of pediatrics (20th ed., pp. 200-204). Philadelphia, PA: Saunders; U.S. Food and Drug Administration. (2016). Dealing with ADHD, what you need to know. Retrieved from http://www.fda.gov/ForConsumers/ConsumerUpdates/ucm269188.htm#2</SRC></UNTBL><SF1>

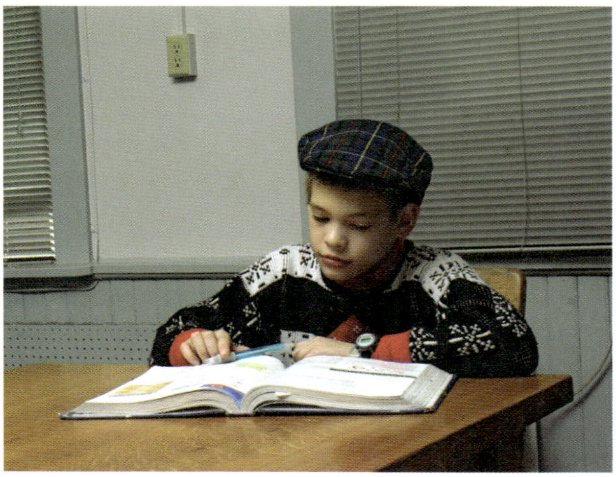

그림 27-2
산만함을 최소화한 조용한 장소를 제공하기 위한 환경관리는 주의력결핍 과잉행동장애 아동을 위해 종종 필요하다. 이 아동이 책을 읽고 숙제를 하는 방은 그림이 거의 없고, 음악도 없이 오직 책상 위에 숙제할 책만 있다. 아동은 또한 숙제를 하는 정해진 시간과 10~15분마다 걷기 위한 짧은 휴식을 갖는 것과 같은 구조화에 의해 도움을 받고 있다.
SOURCE: George Dodson/Pearson Education, Inc.

식사, 수면, 취미 및 학업을 위한 일상 실행, 작업을 완료할 때 환경의 자극을 최소화하기, 교사와 친구들에게 행동이 부적절한지를 확인하도록 요청하기이다. 아동이 다른 상태로 입원할 때 부모는 끊임없이 돌보는 것으로부터 잠시 쉬는 것이 좋다. 주의력결핍 과잉행동장애 아동의 활동, 충동 및 일반적인 높은 에너지는 부모에게 피로감을 줄 수 있다. 아동이 병원에 입원했을 때 매일 집이나 인근 숙소에서 몇 시간을 보내고 싶어 할 수 있다. 집에서 어떻게 관리하는지 묻고 일시적인 위탁간호를 위한 아이디어를 제공한다.

자존감 증진

아동이 성장함에 따라 자아개념 및 자존감을 사정하기 위해 학교와 친구들과의 관계에 대해 사정한다. 적절한 발단단계에서 아동이 장애를 이해하도록 돕고, 의료제공자와 신뢰관계를 촉진한다. 역할극, 소그룹 놀이 및 모델링을 통해 사회적 기술을 향상시키며 행동의 긍정적 측면을 강조하고 부정적인 행동의 사례를 학습 기회로 다룸으로써 아동의 자존감을 촉진시킨다.

지역사회 간호

주의력결핍장애 또는 주의력결핍 과잉행동장애를 앓고 있는 대부분의 아동은 다른 질환의 치료가 필요할 때만 입원한다. 부모는 진단을 이해하고 자녀를 관리하는 방법을 배우기 위해 지지가 필요하다. 이것은 일반적으로 아동건강관리 기관이나 정신건강 전문가의 사무실에서 수행된다. 진단을 설명하고 주의력결핍장애에 대해 알려진 내용을 설명한다. 서면 자료 및 인터넷 사이트를 제공하고 질문할 수 있는 기회를 제공한다.

학교뿐만 아니라 가정에서도 안정적인 환경의 중요성을 강조한다. 집에서 아동은 과제를 하기 어려울 수 있다. 부모는 아동의 나이와 과제의 발달상의 적절성을 고려하여 명확하고 간단한 지시를 내리고 완성을 위해 자주 알림을 제공해야 한다.

평가

주의력결핍장애나 주의력결핍 과잉행동장애를 가진 아동을 위한 간호의 기대결과는 다음과 같다.

- 부모와 아동은 상태의 이해를 보인다.
- 약물은 처방받은 대로 투약되고 안전하게 관리되고 있다.
- 아동은 주의력의 증가 및 과잉행동, 충동 및 수면장애의 감소를 보인다.
- 아동은 또래와 가족과 건강한 사회적 상호작용을 형성한다.
- 교육성과는 최대의 잠재력을 달성한다.

인지장애

인지장애(cognitive impairment)는 모든 유형의 지적장애를 포함하는 용어로 지적장애와 같은 의미로 사용될 수 있다. 아동기에 다양한 인지장애가 발생한다. 어떤 아동은 학교생활에 어려움이 있기 전까지 경미하고 진단을 받지 못하는 반면, 다른 일부는 출생 시 나타나는 신체적 징후와 관련이 있을 수 있다.

지적장애(정신지체)

지적장애(intellectual disability)는 지적기능 및 적응행동에 제한이 있는 것을 의미하며 개념적, 사회적, 실용적인 삶의 기술의 차이로 나타나고 18세 이전에 시작되며 기능제한으로 이어지는, 일반적으로 뇌손상으로 불린다. 지적장애는 일반적으로 IQ가 70~75 미만이 특징이며 적응능력(adaptive functioning; 자신의 문화집단에 요구되는 기준을 충족시킬 수 있는 개인의 능력)에 심각한 장애가 있다. 지적장애가 있는 아동은 의사소통, 자가간호, 가정생활, 사회적 및 대인관계 기술, 지역사회 자원 사용, 자기 주도적, 기능적 학업기술, 업무, 여가, 건강 또는 안전과 같은 최소한 두 가지 영역에서 적응력 결핍을 겪는다. 낮은 IQ가 적응력을 발휘할 수 있는 능력의 장애와 반드시 연관이 있는 것은 아니므로 개별문화 및 공동체 환경의 맥락에서 평가되어야 한다. IQ점수와 적응기술 수준에 따라 지적장애의 중증도가 결정된다.

병태생리

지적장애의 원인은 세 가지 일반적인 범주로 분류할 수 있는데, 중추신경계 발달 중 태아기의 문제, 사람의 생물학적 환경에서 태아기 또는 출생 후 변화 그리고 중추신경계 손상을 초래하는 경우이다. 각각의 경우에, 유발인자는 중추신경계 의 형태, 기능 및 적응을 변화시킨다(표 27-3 참조).

태아 상태에서 지적장애와 관련된 세 가지 조건은 다운증후군, 취약 X 증후군 및 태아알코올증후군이다(이러한 상태 각각을 가진 아동의 신체적 특징은 표 27-4 참조).

가족과의 협력 | 주의력결핍장애/주의력결핍 과잉행동장애 아동을 위한 학교 제안

집중력과 학습을 조성하는 학교 환경을 제공하기 위해 부모는 교사와 함께 작업할 수 있다. 아이디어는 아래와 같이 도움이 될 수 있다.

- 아동을 교실의 앞쪽에서 가까운 곳에 앉도록 한다.
- 아동이 주의를 집중하는 것이 필요할 때 교사와 학생에게는 분명하지만 다른 아동에게는 그렇지 않은 알림을 계획한다. 이는 학생의 책상 위에 놓인 물건일 수도 있고 어깨나 팔에 부드럽게 손을 올려놓는 것일 수 있다.
- 지시사항을 구두로 전달하고 문서로 작성하여 한 번 이상 반복한다.
- 노트를 작성하고 과제 목록을 작성하고 완수하면 이를 표시할 수 있는 기회를 제공한다. 부모가 자녀의 가방을 매일 확인하도록 계획된 시간을 가져서 알림이 보이고 숙제가 완료되면 일정한 위치에 있게 한다.
- 목록과 노트를 만들 때 컴퓨터를 이용한다. 아동은 수업에서 듣고, 교사를 녹음하고, 녹음한 다음 노트 작성이 필요할 수 있다.
- 아동이 대근육 운동과 소근육 운동이 잘 발달되었다면 가능한 시기에 학습상황에서 운동을 통합한다.
- 시험을 위해 산만함이 최소화된 조용한 장소를 제공한다. 추가 시간을 요청한다.
- 자녀와 함께 과제물과 시험을 치르면서 이해가 필요한 부분과 주의가 필요한 부분을 설명한다.
- 아동이 뛰어난 영역을 찾아 이러한 방식으로 공연하도록 한다. 어떤 아동은 춤에 재능이 있고, 다른 아동은 예술이나 즉석연설에 재능이 있다.
- 행동이나 공연을 즐겁게 해도 자녀의 이름을 부르지 않거나, 다른 아동, 교사 또는 부모 앞에서 자녀를 "과잉행동"이라고 부르지 않는다.

표 27-3 지적장애와 관련된 일반적인 상태

상태의 유형	장애
태아기 상태	다운증후군(Down syndrome) 취약 X 증후군(Fragile X syndrome) 태아알코올증후군(Fetal alcohol syndrome) 모체감염(예: 풍진, 거대세포바이러스)
생물학적 환경	선천적 대사 오류(예: 페닐케톤뇨증, 갑상선저하증)
외부 인자(힘)	외상성 뇌손상 독극물 섭취(급성 혹은 만성) 저산소증/무산소증 감염(예: 뇌수막염) 환경적 결핍

표 27-4 지적장애와 관련된 세 가지 주요 질환의 특징

다운증후군	취약 X 증후군	태아알코올증후군
작은 머리(소두증)	긴 얼굴	얼굴 가운데가 평평함
납작한 이마	돌출된 턱	낮은 콧등
넓고, 짧은 목	큰 귀	좁은 윗입술의 긴 인중
눈구석주름(내안각주름)	빈번한 중이염	짧게 위로 들린 코
홍채의 흰 반점 (Brushfield spots)	큰 고환	협은 부족
선천성 백내장	눈구석주름 (내안각주름)	잘 자라지 못함
납작한 코	사시	근골격 및 관절 이상
작고, 낮은 위치의 귀	높은 아치의 입천장	청력 손실
돌출된 혀	척추측만증	
짧고 넓은 손	잘 휘어지는 관절	
손바닥 전체를 가로지르는 가로방향 단일주름		
첫 번째와 두 번째 발가락 사이의 넓은 공간		
청력 손실		
당뇨, 선천성 심장결손, 백혈병의 발병 증가		
근육긴장 저하		

미국의 경우 매년 700~1,000명의 영아 중 1명에서 혹은 매년 약 6,000명의 영아가 다운증후군(Down syndrome)으로 태어난다(그림 27-3). 이 질환은 여분의 염색체가 원인이며, 이 아동은 46가지의 염색체보다 1개 많은 47가지의 염색체를 가지고 있다. 영향을 받는 가장 일반적인 염색체는 21번이므로, 아동은 주로 삼염색체 21번을 가지고 있거나, 2쌍의 21번 염색체 대신 3개인 경우가 많다. 지적장애와 신체적 징후 외에 다운증후군을 앓고 있는 아동은 심장결손, 청력상실, 사시, 위장관 문제, 치과교정 상태, 갑상선질환, 피부질환 및 백혈병과

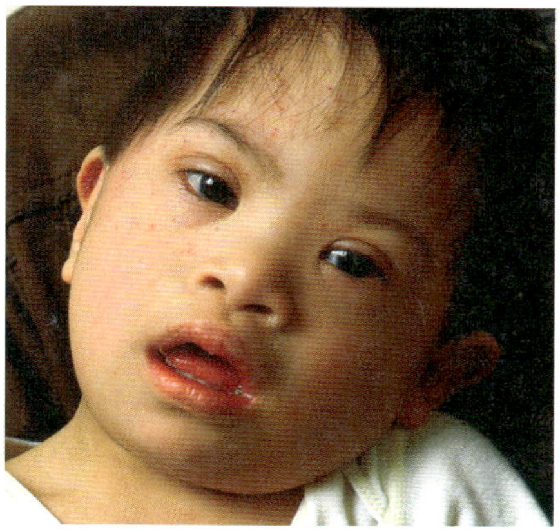

그림 27-3
다운증후군(Down syndrome) 아동

같은 다른 질환의 발생 위험이 더 높다.

취약 X 증후군(Fragile X syndrome)은 X 염색체에 하나의 열성유전자 이상이 원인이다. 아버지나 어머니가 잘못된 X 염색체를 딸에게 넘겨주면 순열로 남아 있거나 진정한 돌연변이로 변할 수 있다. 잘못된 유전자는 FMR1 단백질에 결핍을 만들어 뇌를 변화시킨다. 이 질환은 종종 지적장애, 학습장애, 주의력결핍 과잉행동증후군, 불안 및 자폐스펙트럼장애와 같은 다른 질환과 관련된다.

태아알코올증후군(fetal alcohol syndrome, FAS)은 태아 발달 시 에틸알코올의 영향이 원인이다. 임신한 여성의 알코올 섭취는 많은 신체기관의 발달에 영향을 줄 수 있으며, 그 영향은 경증부터 중증까지 다양하다.

임상적 징후

경증의 지적장애는 원래 50~70 사이의 IQ로 설명되며, 중등도 지적장애는 35~50의 IQ로, 중증지적장애는 20~35의 IQ로, 20 미만의 IQ는 극심한 지적장애로 설명되었다. 70 미만의 IQ는 일반적으로 지적장애를 나타내는 것으로 간주되며, 아동의 기능적 사정은 이제 아동의 성과와 필요를 보다 정확하게 파악하는 것으로 고려한다. 지적장애가 있는 아동은 운동, 언어 및 적응 행동을 포함한 여러 발달영역에서 지체된다. 그들은 보통 평균 아동보다 발달단계를 더 천천히 성취한다. 이러한 발달지연은 부모와 보호자에게 아동의 상태를 나타내는 첫 번째 징후가 될 수 있다.

지적장애는 때때로 감각이상, 언어장애, 운동 및 정형외과적 장애, 발작장애를 동반한다. 지적장애가 있는 아동 중 10~30%가 이러한 장애를 나타낸다(다운증후군, 취약 X 증후군 및 태아알코올증후군과 관련된 몇 가지 신체적 특징에 대해 표 27-4 참조).

협력적 관리

많은 전문가, 가족 구성원 및 지역사회 파트너가 지적장애 아동의 양육환경을 제공하기 위해 함께 일하고 있으며 팀 구성원은 일반적으로 발달전문가, 의사, 유전학자, 간호사, 교사, 언어 치료사, 작업 치료사 및 신체재활전문가이다.

임상치료

아동을 위한 관리는 적응기능의 정도를 향상시키는 조기 중재에 중점을 둔다. 관련된 신체적, 정서적 및 행동적 문제의 동시 치료가 제공된다. 아동의 상태에 따라 특수 교육 프로그램 및 물리치료 또는 작업치료가 필요할 수 있다(그림 27-4).

아동은 일상생활의 활동에 대한 지지간호와 도움이 필요할 수 있다. 아동이 성장하고 가족 상황이 진화하면서 중재 계획은 바뀐다. 부모와 다른 가족 구성원을 위한 임시간호 서비스가 주기적으로 요구될 수 있다.

간호과정

간호사정과 간호진단

간호사는 초기 아동기 동안의 과거력, 관찰 및 발달 선별검사를 통해 지적장애 아동을 확인하는데 도움을 줄 수 있다. 과거력은 출생 부모와 다른 가족 구성원의 정신 및 적응기능에 관한 정보를 제공해야 한다. 지적장애는 일부 가족에서 집단으로 있을 수 있고 취약 X 증후군과 같은 상태는 유전에 기인한다. 임신 및 출생력은 임신 중에 어머니의 알코올과 마약 사용에 관한 중요한 정보를 제공할 수 있다. 임신하는데 어려움이 있었던 과거력이나 출산 중 문제가 있었다면 주의한다. 미숙아는 정상 인지발달보다 늦어지는 위험이 있다.

가족 구성원의 유전적 상태가 지적장애의 소인을 가지고 있을 때, 아동의 주의 깊은 평가가 필요하다. 납 중독과 같은 환경적 요인으로 인해 불우한 환경의 위험이 있는 아동은 지적장애를 나타낼 가능성이 더 높다.

지적장애를 가진 많은 아동이 학령기에 이르기까지, 특히 증상이 경미한 경우에는 이 상태로 진단되지 않는다. 그러나 조기중재는 추후 아동의 기능을 향상시키는 데 도움이 될 수 있다. 가정방문 및 진료소 약속, 보육센터 및 입원 중에 발달 지체, 특정 조건과 관련된 여러 가지(세 가지 이상) 신체적 이상 또는 신경학적 변화에 대한 징후가 있는지 파악한다. 발달 사정은 조기 발견을 돕기 위한 각 건강증진 및 건강유지 방문의 일부가 되어야 한다.

지적장애 진단을 받으면 아동과 가족의 적응 기능을 사정한다. 배변, 드레싱 및 수유 기술을 포함한 아동의 기능적 사정을 수행해야 한다. 아동의 언어, 감각, 정신운동성 기능을 사정한다. 가정과 지역사회에 안전 위험이 있는지 사정한다. 가족이 어떻게 다른 자녀와 함께 관리하는지 관찰한다. 지적장애가 있는 아동이 가족에게 미치는 영향을 알아보기 위해 부모에게 (1) 자녀를 포함한 가족 활동, (2) 자녀에 대한 지역사회의 태

A B

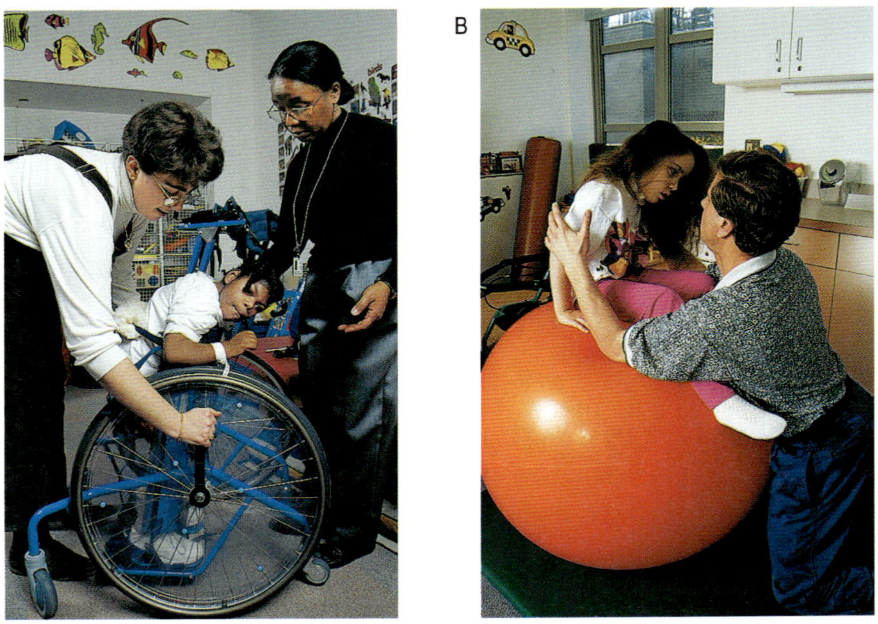

그림 27-4
물리치료는 지적장애를 가진 많은 아동의 의료관리의 중요한 부분이다. **A:** 중증지적장애를 가진 이 소녀는 휠체어를 사용하고 있다. 그녀는 그녀의 치료사 및 환경과 다른 방식으로 상호작용하도록 해주는 이동식 prone stander에 위치하고 있다. **B:** 물리치료사는 또한 다양한 장애 정도를 가진 아동에게 지역사회에서 외래 치료를 제공하기도 한다.
SOURCE: A, B, George Dodson/Pearson Education, Inc.

도를 다루기 위해 부모와 형제가 사용하는 전략, (3) 다른 장애를 가진 아동의 경우, 아동의 치료를 관리하고 미래의 치료 필요성을 계획하는 방법을 설명해주기를 요청한다.

가족을 위한 지지집단과 아동을 위한 특수교육 기회와 같은 가능한 서비스를 알아보고 가족 구성원의 대처기술을 평가한다.

계획과 수행

정기적인 산전 진찰 방문을 권장하는 것은 지적장애와의 관련성이 높은 조산을 예방하는 데 도움이 된다.

거의 모든 지적장애 아동은 지역사회에서 돌봄을 받지만 정기적인 입원이나 잦은 병원 방문이 필요한 상태일 수 있다. 필요한 경우 간호는 가족 구성원에게 정서적 지지와 정보를 제공하고, 아동의 적응 기능을 돕고, 자녀의 활동에 대한 부모의 관리를 촉진하는 데 중점을 둔다.

정서적 지지와 정보 제공

부모는 '완벽한' 자녀를 잃는 것에 대한 슬픔의 급성 또는 만성적 상태에 처해 있을 수 있다. 부모에게 자신의 감정을 말로 표현하도록 격려한다. 또한 지적장애가 있는 다른 아동의 부모에게 소개하면 자녀의 요구를 관리하는 방법을 배움으로써 도움과 지지를 제공할 수 있다. 부모에게 어려운 돌봄으로부터 휴식을 제공하기 위한 위탁간호의 가능성에 대해 논의한다. 조부모와 형제와 같은 다른 가족 구성원도 슬픔이나 죄책감을 느낄 수 있으며 자신의 감정에 대해 말할 기회를 주도록 한다.

안전한 환경 유지

지적장애가 있는 아동은 일반적인 위험에 대한 이해가 부족할 수 있으므로 가까이서 관찰해야 한다. 신체적, 정서적 안정을 고려하여 병원환경에서 안전을 보장할 뿐만 아니라 부모가 가정과 학교에서 안전을 제공하고 보행자 안전과 같은 아동에게 필요한 기술을 가르치도록 돕는다.

지역사회 간호

자녀의 치료계획을 조정하는 데 필요한 기술을 습득하기 위해 필요한 경우 부모와 협력한다. 자녀의 요구를 정기적으로 평가하고 필요에 따라 부모의 치료계획을 지원한다. 지적장애가 있는 아동에게는 교육 제공이 최우선 목표이다. 가족 및 다른 의료 전문가와 협력하여 교육 및 신체 및 언어치료와 같은 서비스를 제공한다.

평가

간호의 기대결과는 아동의 요구와 발달수준에 달려 있다. 진단 단계의 초기에 원하는 결과는 진단 및 아동의 특수한 요구에 대한 이해를 포함할 수 있다. 추후의 결과는 아동의 의사소통 또는 자조 기술에 초점을 맞출 수 있다. 아동기 동안 인지수행 및 적응 능력과 관련된 결과가 개발될 수 있다.

감각장애

눈 · 귀 · 코 · 인후 · 입은 서로 연결되어 있어서 이러한 구조물 중 하나에 기형, 감염이나 건강상태는 다른 구조물에 영향을 미칠 수 있다. 아동이 정상적인 발달을 하려면 감각 구조가 손상되지 않아야 한다. 따라서 특히 눈과 귀에 대한 질병은 아동의 발달을 지연시킬 수 있다. 어릴 때 중이염(otitis media)을 자주 앓는 것은 학령전기 언어발달에 영향을 미칠 수 있다. 대부분의 눈, 귀, 코, 인후 장애가 있는 아동은 병원이 아닌 가정집이나 지역사회에서 치료를 받는다. 질병에 대한 대부분의 선별검사는 어린이집, 의원급 클리닉, 학교에서 실시된다.

눈, 귀 및 상기도의 감염은 흔히 발생하는 질환이며, 대부분의 아동 간호사는 이러한 상태에 대한 사정 및 중재의 전문가가 되어야 한다. 건강증진 및 건강유지 관리시설에서는 건강 이상을 확인하는 선별검사, 손상 방지를 위한 교육, 발달을 향상시키기 위해 감각 기능을 활용하는 중재 적용 등을 제공한다.

시각장애

눈은 안구와 그 지지구조로 구성된 복잡한 구조이다. 공막(sclera)은 눈의 흰 부분으로 가장 바깥쪽 층이다. 공막은 눈의 앞쪽이 투명하여 각막(cornea)을 형성하는데, 이곳으로 빛이 들어온다. 홍채(iris)는 눈의 색깔이 있는 부분인데, 근육으로 되어 있어 동공(pupil)의 크기를 변화시켜 눈으로 들어오는 빛을 조절한다. 수정체(lens)는 동공 뒤에 위치하여 망막(retina)에 빛의 초점을 맞춘다. 전안방(anterior chamber)은 각막과 홍채 사이의 공간이며, 안방수(aqueous humor)라고 불리는 액체로 채워져 있다. 후안방(posterior chamber)은 수정체 뒤쪽에 위치하고 초자체(vitreous humor)로 채워져 있다. 가장 안쪽층의 뒤쪽은 망막(retina)인데, 이곳에는 빛의 자극을 받는 내층과 시신경(II 뇌신경)에 의해 뇌로 시각적 이미지를 전달하는 외측 신경층이 있다. 망막의 간상세포(rods)는 희미한 빛으로 시각을 인식하고 주변 시각을 허용한다. 원추세포(cones)는 밝은 빛으로 시각을 인지하고 색깔을 분별하는 것을 담당한다(아동의 일반적인 눈의 구조는 그림 27-5 참조). 눈에는 시각을 돕는 몇 가지 지지구조가 있다. 눈썹(eyebrows), 안검(eyelids), 속눈썹(eyelashes)은 눈을 보호하고 촉감을 느끼게 한다. 결막(conjunctiva)은 각막과 안검 안쪽을 감싸고 눈을 윤활시키고 유지한다. 누기(lacrimal apparatus)와 누관은 눈을 닦아주고 눈물을 생산한다. 일련의 6개의 안근은 눈이 모든 면으로 움직일 수 있게 해주고 안구의 모양을 유

성장에 따른 아동의 눈

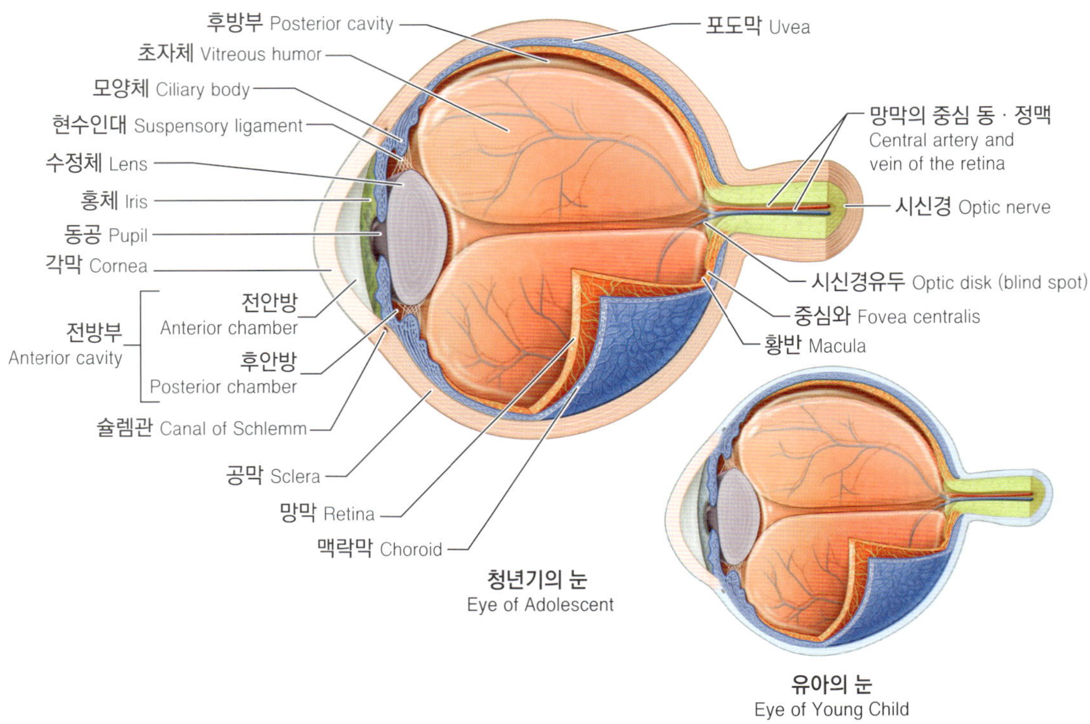

그림 27-5
눈의 해부학적 구조

지시킨다. 안근은 동안신경, 활차신경, 외전신경(III, IV, VI 뇌신경)에 의해 신경지배를 받는다.

아동의 시각장애는 시력(visual acuity)과 시야(visual field)에 의해서 결정된다. 시각장애(visual impairment)는 시력교정 후 잘 보이는 눈의 시력이 20/200(0.1 수준) 이하이거나, 시야가 20° 이하인 경우로 규정한다. 이는 정상시력을 가진 사람이 약 60m의 거리에서 볼 수 있는 것을 안경이나 콘택트렌즈를 착용하고 약 6m의 거리에서 볼 수 있음을 의미한다. 시력이 20/200 이상이더라도 시야가 20° 이하라면 시각장애를 가지고 있는 것으로 판단한다. 정상 시야를 가진 사람은 고개를 돌리지 않아도 180° 안의 사물을 볼 수 있지만, 시야가 20° 이하인 사람은 터널을 통해 보는 것과 같이 주변 시야가 매우 좁아지게 된다.

발생 빈도 및 원인

2016년 기준으로 전체 등록 장애인에서 시각장애인은 10% 정도이고, 그 중 18세 이하 아동은 1.2%이다. 우리나라는 시력검사에서 0.02 이하인 경우 1급 시각장애인 판정을 받는다. 장애인으로 등록을 할 정도로 심각하지는 않더라도 시력손상은 매우 보편적인 건강문제이다. 아동의 시력손상의 원인은 유전적 요인과 같은 출생 전 원인 또는 외상이나 감염 등의 출생 후 원인으로 구분할 수 있으나, 많은 경우에 원인이 분명하지 않다.

임상적 징후

눈에 이상이 있는 아동의 임상적 징후는 다양하다. 한쪽에만 있는 물건을 보고 머리를 한쪽으로 계속 고정시키는 영아는 다른 쪽 눈의 시력이 저하될 수 있다. 수정체가 흐려지면 백내장을 눈으로 확인할 수 있다. 눈이 대칭으로 움직이지 않거나 한쪽 눈이 안쪽이나 바깥쪽으로 치우치면, 근육문제가 있을 수 있다. 어떤 아동은 사시로 한쪽 눈을 가리고 장난감이나 책을 얼굴 가까이에 두거나 눈물을 흘린다.

시력손상의 유형 및 증상은 표 27-6에 서술하였다. 가능한 한 조기에 아동의 시력손상 여부를 발견하는 것이 사회적 · 신체적 · 정신적 충격 예방을 위해서 중요하다. 간호사는 빛의 변화나 물체 또는 사람의 행동에 대한 신생아의 시각적 반응을 관찰하여야 한다. 영아에게는 사람의 얼굴이 강력한 시

표 27-5 시각과 관련된 발달 이정표

연령	발달 이정표
신생아기	눈에서 20~30cm 떨어진 빛과 시각적 자극에 대해 경계 반응을 나타낸다.
1개월	물체를 수평 60도, 수직 30도 각도로 따라가다가 접근하는 물체에 눈을 깜박인다.
2개월	2m 떨어진 곳에서 사람이나 움직이는 물체를 180도 정도 따라가고, 사람에 대한 반응으로 미소 짓고, 엎드린 상태에서 머리를 30도 정도 들어 올린다.
3개월	사물을 180도 정도까지 따라가고, 자신의 손을 기준으로 시각-운동 조정을 시작한다.
4~5개월	입방 30cm 떨어진 곳을 보고 사회적 미소를 지을 수 있고, 30cm 떨어져 있는 건포도를 알아보고, 자기 손을 응시한다.
7~8개월	사물에 팔을 뻗어 잡고, 건포도를 긁어내어 집어 들고, 이 손에서 저 손으로 사물을 이동한다.
8~9개월	말판에 있는 구멍에 손가락을 넣고, 집게손가락을 잡는 것이 잘 발달하고, 기어 다니며 장난감을 숨겨둔 것을 본 후 뚜껑을 연다.
12~14개월	블록을 쌓고, 둥근 구멍에 작은 막대기를 넣고, 서고, 걷는다.

SOURCES: Data from Rudolph, C., Rudolph, A., Lister, G., First, L., & Gershon, A. (2011). Rudolph's pediatrics (22nd ed.). New York: McGraw-Hill; Kliegman, R. M., Stanton, B., St. Geme, J., & Schor, N. (2016). Nelson textbook of pediatrics (20th ed.). Philadelphia, PA: Saunders.

각 자극이 되므로 아동이 깨어있을 때 얼굴을 상하좌우로 움직여서 영아의 시선이 따라 움직이는지 확인한다. 조금 큰 아동에게는 작은 물체 또는 펜라이트를 사용하여 검사할 수 있는데, 한쪽 눈을 가린 후 물체를 보게 하거나 물체를 상하좌우로 움직였을 때 시선이 물체를 향하고 있는지 또는 물체를 잘 따라오는지 관찰한다. 2년 6개월 이상의 아동에게는 일반적으로 사용하는 시력표를 이용할 수 있다. 동공의 대광반사를 이용해서 망막 및 시신경의 기능을 확인할 수 있으며, 안저검사(fundoscopy)를 실시하여 안구 속의 망막, 초자체, 시신경을 직접 검사한다. 안저검사는 산동제를 투약하여 동공을 산대시킨 후 실시하는데, 어린 아동은 협조가 안 되므로 재운 후에 검사를 실시한다.

협력적 관리

시각장애에 대한 협력적 관리의 목표는 이상 징후의 조기발견과 즉각적인 치료이다. 시력은 초기 아동기에 발달하기 때문에 한쪽 눈의 문제는 찾아내서 치료하지 않으면 영구적으로 시력에 영향을 미칠 수 있다.

진단검사

시력손상이나 시력상실을 예방하기 위해 시각장애는 즉시 진단하여 치료해야 한다. 대부분의 아동은 검사자에게 협조할 수 있는 나이가 되면 가능한 빨리 의료기관을 방문하여 간단한 시력검사를 받도록 한다. 일단 학교에 들어가면 초등학교에서 2~3년마다 아동 시력검사가 실시된다(표 27-7은 아동의 시각장애를 확인하기 위해 할 수 있는 일련의 질문 제공). 시력 선별검사를 통과하지 못한 아동은 안과의사나 검안의에게 의뢰하여 근거리 및 원거리 시력검사, 안구구조 및 움직임, 색각검사를 받게 한다. 건강증진 방문 중에 영아 및 유아는 검사 중 교대차폐검사(cover-uncover test)를 시행하고, 검안경으로 적색반사(red reflex)를 검사해야 한다.

임상치료

렌즈는 많은 시각장애, 특히 굴절장애에 대하여 처방한다. 두 눈 간에 시력에 의미 있는 차이가 나타나는 것은 종종 약시나 사시의 결과이며, 안대를 하거나 수술을 통한 추가치료가 필요 할 수 있다. 렌즈로 보정한 아동의 시력은 1~2년마다 재평가해야 한다. 아동이 약시 또는 사시를 치료받고 있는 경우에는 안과 전문의를 더 자주 방문해야 한다. 백내장은 일반적으로 수정체를 외과적으로 제거하고, 인공 수정체를 이식하거나 교정용 콘택트렌즈를 사용하여 치료한다. 아동의 녹내장은 안방수가 유출되게 하여 결과적으로 안압을 감소시키는 수술을 하게 된다. 다양한 암은 수술 및 항암 화학요법으로 치료한다.

간호과정

간호사의 활동은 눈 문제가 있는 아동의 확인 및 시각장애가 있는 아동을 돌보기 위해 부모 및 기타 전문가와 협력하는데 초점을 둔다.

간호사정과 간호진단

간호사는 아동의 안질환을 확인하는 데 중요한 역할을 한다. 시력이 저하된 아동을 확인하는 데 도움이 되는 질문을 한다. 신생아와 아동에 대한 주의 깊은 눈 검사를 실시한다. 눈의 위치와 움직임의 대칭성, 각 눈으로 물체를 따라갈 수 있는 능력 및 겉모습의 이상에 대하여 관찰한다. 대광 반사검사, 교대차폐검사, 시력검사는 모든 아동에게 필수적이다. 시력 선별검사는 출생 시에 수행되어야 하고, 모든 아동의 건강검진을 위한 병원방문 시에 실시되어야 한다. 학교의 보건교사는 아동에 대한 시력 선별검사를 계획하고 실시한다. 간호사는 선별검사를 수행하고 결과를 기록하며, 비정상 결과가 나오면 아동의 가족과 아동이 다니는 학교에 알리고, 특별관리를 위해

표 27-6 시력손상의 유형 및 증상

연령	특징	치료	행동적 임상증상
근시(myopla)	• 가까운 곳의 물체는 잘 보이나 먼 곳의 물체는 잘 보이지 않음 • 망막의 앞에 상이 맺히는 것이 원인	• 오목렌즈 안경을 사용한다.	
원시(hyperopla)	• 가까운 곳의 물체가 보이지 않음 • 7세 이전 아동 대부분이 정상적으로 원시 현상을 보임 • 망막의 뒤에 상이 맺히는 것이 원인	• 볼록렌즈 안경을 사용한다.	• 눈을 자주 문지름 • 머리를 갸웃거리거나 앞으로 내밈 • 책을 읽기 어려워 함 • 책을 가까이 또는 멀리 두고 읽음 • 행동이 둔함 • 눈을 깜빡거림 • 물체를 정확하게 보지 못함
난시(astigmatism)	• 각막이나 수정체의 표면이 고르지 못하여 빛이 불규칙하게 굴절	• 특수렌즈로 된 안경을 사용한다.	
약시(amblyopia)	• 한쪽 눈의 시력손상 • 양쪽 눈에 맺힌 상이 다르므로 복시현상이 발생 • 뇌의 시각중추가 양쪽 눈의 상에 적절하게 반응하지 못함	• 좋은 눈에 안대를 대주어 약한 눈을 사용하도록 한다.	
사시(strablsmus)	• 외측근의 마비 또는 근육불균형으로 조절되지 않아 눈동자의 위치에 이상 발생 • 뇌에서는 상이 2개로 받아들여지므로 약시를 초래	• 특별 교정렌즈 • 시력치료 • 수술 • 약물치료	• 물체를 볼 때 곁눈질로 봄 • 거리조절이 잘 되지 않아서 물건을 잘 잡지 못함 • 물체를 볼 때 한쪽 눈을 감음 • 머리를 한쪽으로 기울임
백내장(cataract)	• 수정체가 혼탁해지므로 망막에 명확한 상이 맺히지 못함	• 수술: 인공수정체 삽입술	• 점차적으로 물체를 명확하게 보지 못함
녹내장(glaucoma)	• 안압이 상승된 상태 • 지속적인 안압 상승은 시신경을 압박하므로 결과적으로 실명을 초래	• 우각절개술(goniotomy)	• 주변을 잘 못 봄 • 바로 앞에 있지 않은 물건에 부딪침 • 물체의 뒷면에 후광이 있음

표 27-7 아동의 시각장애 확인을 위한 사정 질문

영아	유아	학령기 아동
부모에게 물어본다: • 영아의 눈이 한쪽에서 다른 쪽으로 물체를 따라가는가? • 바로 앞에 가까이 있을 때 영아의 반응은 어떤가? • 영아가 오른쪽과 왼쪽에 있는 물체를 파악하는 것 같은가? • 영아의 눈은 비대칭으로 움직이는 것처럼 보이는가? • 지금 영아는 무엇을 배우고 있는가?	**부모에게 물어본다:** • 부모가 방에 들어올 때 아동의 눈이 따라 움직이는가? • 다른 물건들은 쉽게 추적하는가? • 두 눈이 함께 움직이는가, 아니면 한쪽 눈이 떠돌아다니는 것처럼 보이는가? • 몇 살 때 아기가 앉고, 일어서고, 걸었는가? • 아동이 물건을 손가락으로 집어 올리는 데 어려움이 있는가? • 사진으로 보면 아동의 눈이 서로 교차되어 보이는가?	**부모에게 물어본다:** • 아동이 사진을 보고 읽는 것을 좋아하는가? • 아동이 장난감이나 책을 가까이 두거나 텔레비전 앞에 가까이 앉아 보는가? • 아동은 눈을 째려보거나 문지르는가? • 아동은 모든 과목에서 학년 수준으로 수행하고 있는가? • 아동은 학습에 어려움을 나타낸 적이 있는가? • 아동은 컴퓨터를 사용하거나, 텔레비전을 보거나, 컴퓨터 게임을 하는가? • 아동은 동료 아이들처럼 같은 능력 수준으로 스포츠와 게임을 하는가?

안과 전문의에게 의뢰한다. 선별 검사과정의 중요한 부분은 아동이 필요로 하는 진단을 확실히 하도록 의뢰를 후속 조치하는 것이다. 시력손상이 있는 아동과 가족을 위한 간호진단은 다음과 같다.

- 감각지각의 혼란과 관련된 상해의 위험
- 시각장애의 영향과 관련된 발달지연의 위험
- 시각장애의 결과로 초래된 학업성취 어려움과 관련된 상황적 자존감 저하

아동과 가족지지

아동이 실명할 수 있다는 사실은 부모에게 큰 충격이다. 시력을 상실하는 것은 다른 어떤 장애보다도 가장 공포스러울 수 있기 때문이다. 진단을 받는 시기에 부모에게 아동의 능력에 대한 현실을 이해할 수 있도록 도움을 제공하고 적절한 교육 프로그램에 대한 정보를 제공한다. 또한 아동이 적응할 수 있도록 환경을 안전하고 익숙한 형태로 유지하게 한다.

아동과 부모의 애착증진

아동과 부모가 서로 익숙해지는 것은 매우 중요한 과정이다. 부모가 아동의 얼굴을 바라보고 눈 맞춤을 시도하지만 아동은 볼 수 없어 반응하지 못하기 때문에 아동과 부모 사이에 편안하고 즐거운 상호작용이 이루어지기 어렵다. 이때 간호사는 눈썹을 움직이거나, 행동이 느려지거나 빨라지는 등 아동의 행동이 변하는 것을 부모가 발견할 수 있도록 도와준다. 부모가 가까이 왔을 때 아동의 호흡이 빨라지거나 느려지는 변화를 느끼고, 부모가 말을 할 때 옹알이 같은 소리를 낸다는 것을 발견함으로써 아동이 독특한 방법으로 부모에게 반응을 보인다는 것을 알게 하는 것이다. 또한 이야기를 나누고 책을 읽어주고, 꼭 껴안아주고 함께 걷는 것 등 시각적인 방법이 아닌 다른 방법으로 아동에게 애정을 표현하도록 격려한다.

최적의 아동발달을 도모

아동이 최적의 수준으로 발달하기 위해서는 재활치료가 필요하다. 이러한 치료는 스스로 일상생활 행동을 수행하고 적절한 의사소통법을 습득함으로써 독립적인 생활을 유지하는 것에 초점을 맞춘다. 간호사는 이러한 치료에 직접 관여하지는 않지만, 가족에게 적절한 치료의 방향을 제시할 수 있다.

시력손상이 있는 아동과 가족을 위한 간호는 의사, 치료사 등 여러 전문 분야와의 협조 하에 이루어지며 표 27-8의 간호진단에 따른 간호중재가 필요하다.

청각장애

청각장애(hearing impairment)는 장애 정도가 경한 것에서부터 심각한 수준까지를 포함한다. 생리학적 관점에서 청력손상은 소리의 강도를 기준으로 90데시벨(dB) 이하의 소리를 듣지 못하는 상태를 의미한다(표 27-9). 그러나 교육학적 관점에서는 단순히 소리의 강도를 기준으로 하기보다는 청력손상이 아동의 말과 언어능력에 얼마나 영향을 미치는가를 기준으로 삼는다. 이러한 의미에서, 청력손상이 심하여 보청기를 사용하고도 청력을 통해 정보를 주고받지 못하는 상태인 농(deaf)과 보청기를 사용하여 청각을 통해 정보교환이 가능한 난청(hard of hearing)으로 구분할 수 있다(그림 27-6).

귀는 청력감각을 책임지고 있으며, 평형감각을 담당한다. 외이(external ear)에는 몸 바깥쪽에서 보이는 이개(auricle), 외이도(external canal) 및 고막(tympanic membrane)이 있다. 외이의 구조는 음파를 수집하여 중이 및 내이로 보낸다. 중이(middle ear)는 고막 뒤에 있으며 소리 진동에 필요한 3개의 뼈, 즉 침골(incus), 추골(malleus) 및 등골(stapes)이 있다. 중이의 다른 부분인 이관(eustachian tube)은 비인두와 연결되어 중이 압력의 균형을 맞춘다. 내이(inner ear)에는 골미로(bony labyrinth)가 있는데, 전정(vestibule), 세반고리관(semicircular canals), 달팽이관(cochlea)이 차례로 위치해 있다. 전정과 세반고리관은 평형감각을 책임진다. 달팽이관은 Corti기관을 포함하는데, 이 기관에는 전정와우신경(청신경, VIII 뇌신경)이 분포하는 감각 유모세포가 들어 있다.

발생빈도 및 원인

2016년 기준으로 전체 등록 장애인 중 청각장애인은 10.8%를 차지하고, 그 중 18세 이하 아동은 1.6%에 해당한다. 청력손상은 출생 전후의 여러 가지 원인에 의해 발생할 수 있다. 가족력, 머리와 목의 해부학적 기형, 저체중아, 태아질식이나 감염(거대세포봉입질환, 수두, 포진, 매독, 톡소플라즈마병, 세균성 뇌막염 등), 만성적인 귀의 감염, 뇌성마비, 다운증후군, 귀에 독성 반응을 일으키는 약물 등이 원인적 요인으로 작용한다. 과도한 소음에의 노출도 청력손상을 초래하는데, 이러한 이유로 조산아는 청력손상의 가능성이 매우 높다. 치료과정에서 사용하는 인큐베이터, 산소주입기에서 발생하는 고음의 기계음 등 신생아 집중치료실의 환경은 지속적으로 신생아의 귀를 자극하며, 항생제 투약도 귀에 독성 반응을 일으킬 수 있기 때문이다.

병태생리

청력손상은 전도성, 감각신경성, 혼합형과 중추성 등 네 가지 형태로 구분하고, 이러한 구분은 치료와 예방법 및 재활의 관점에서 중요하다.

- 전도성(conductive) 청력손상: 소리가 중이로 전도되지 않으며, 만성적인 중이염이나 많은 양의 귀지, 이물질 등으로 인해서 발생한다.

표 27-8 시력손상 아동과 가족을 위한 간호과정

간호진단	간호중재
1. 상해의 위험(risk for injury) 관련 요인 • 환경 요인	• 눈의 손상에 따른 증상을 관찰한다. - 영아: 빛이나 밝은 물체에 대한 반응 관찰 - 아동: 2세 이후에는 눈 검사 실시 눈의 손상에 따른 행동 변화 관찰 • 시력손상을 예방한다. - 감염: 눈의 감염 시 적절한 약물 투여 - 외상: 적절한 응급간호로 눈의 손상 예방 • 눈의 기형에 의한 시력손상을 예방한다. - 사시: 시력을 보존하기 위한 안대 사용 처방된 렌즈 사용 권장 처방된 약물 주입 - 굴절이상: 처방에 따른 안경 사용 운동 시 안경 착용에 따른 손상 주의 콘텍트렌즈 사용에 대한 논의
2. 발달지연의위험(risk for delayed development) 관련 요인 • 시각자극의 결핍	• 놀이나 운동의 기회를 제공한다. - 아동에게 환경에 대해서 설명함 - 운동발달, 청각 또는 촉각을 자극할 수 있는 놀이 기구 또는 장난감을 선택함 - 아동이 놀이기구나 장난감을 사용할 수 있도록 가족이 시범을 보이고 함께 놀아줌 - 훈육의 필요성을 강조함 • 독립을 격려한다. - 영아: 의자에 앉아서 흔들거리거나, 세워서 안아주고, 걷고 기고 잡을 수 있는 활동을 수행함 - 친근하고 안전한 환경을 제공함: 안전한 가구 배치, 위험 영역을 표시함 - 독립적인 행동을 배울 수 있도록 가능한 한 빨리 교육 프로그램에 참여시킴 - 활동적인 놀이를 격려함
3. 부모역할 갈등(parental role conflict) 관련 요인 • 아동의 실명에 따른 상황적 위기	• 아동의 시력손상에 대해서 가족이 적응하는 것을 도와준다. - 상실에 대한 슬픔을 표현하게 함 - 아동의 능력을 현실적으로 인식하게 함 • 정서적으로 지지한다. - 부모, 건강한 형제자매가 장애에 대한 느낌을 나누도록 격려함 - 아동의 장애보다는 가능한 능력에 초점을 맞춤 - 가족에게 도움을 제공할 수 있는 지역사회 자원에 대한 정보 제공 • 부모와 아동의 애착형성을 증진한다. - 부모가 눈 맞춤 이외 아동이 표현하는 반응을 감지할 수 있도록 도움 제공 - 아동과 시각적 접촉을 할 수 없음에 대한 부모의 느낌을 표현하게 함 - 긍정적인 태도를 격려함

- 감각신경성(sensorineural) 청력손상: 청신경의 손상 또는 선천적인 내이 구조의 이상에 의해서 발생한다. 청신경은 핵황달, 감염, 귀에 독성 반응을 일으키는 약물, 과도한 소음에의 노출 등에 의해서 손상된다.
- 혼합형(mixed) 청력손상: 중이와 청신경에 대한 소리의 전도가 이루어지지 않는 형태이다. 중이염과 그로 인한 합병증으로 인해 발생한다.
- 중추성(central) 청력손상: 구조적 또는 기능적인 손상으로 구분한다. 구조적 청력손상은 청각적 자극을 받아들이는 것과 의미 있는 메시지로 표현하는 과정에서의 손상을 의미(생각을 언어 또는 글로 표현하지 못하는 실어증, 소리를 적절하게 해석할 수 없는 인지불능, 소리를 구별하지 못하는 청력부전 등)한다. 기능적인 손상은 구조적인 이상이 없는 상태에서의 청력손상이다(히스테리, 자폐증, 조현병 등).

표 27-9 청력손상의 구분

구분	청력 수준(dB)	영향
경증	• 25~40dB을 듣지 못함	• 먼 곳에서 하는 말을 듣지 못함 • 청력손상이 있는지 인식하지 못함 • 언어장애 없음
중등도	• 41~60dB을 듣지 못함	• 큰 소리가 아니면 의사소통이 안 됨 • 모임이나 학교 수업에서 하는 말을 듣지 못함 • 약간의 언어장애가 있어 언어치료가 필요함
중증	• 61~80dB을 듣지 못함	• 가까이에서의 큰 소리는 들을 수 있음 • 시끄러운 환경 소음은 구별할 수 있음 • 모음은 구별할 수 있지만, 자음을 구별하지 못함 • 언어치료가 필요함
최중증	• 81dB 이상을 듣지 못함	• 큰 소리만 들을 수 있음 • 집중적인 언어치료가 필요함

임상증상

청력이 손상된 영아와 아동은 나이와 청력결핍의 정도에 따라서 다양한 행동을 보인다. 정상적으로 들을 수 있는 영아는 청각장애가 있는 영아에게서는 발생하지 않는 명백하고 미묘한 방법으로 소리에 반응한다. 청력손상이 있는 아동에게 나타나는 행동의 변화를 기술하였다(표 27-10). 청각장애가 있는 아동은 성숙함에 따라 언어 능력이 영향을 받는다. 청력상실은 종종 인지적 결손, 행동문제 또는 둘 다 나타난다.

신체적 · 사회적 · 정신적인 충격을 방지하기 위하여 조기에 청력손상을 발견하는 것은 매우 중요하다. 6개월 이전에 발견해서 치료를 시작하면 예후가 좋은 편이다.

- 영아기: 간호사는 신생아의 놀람반사를 통해서 청각자극에 대한 반응을 관찰할 수 있다. 신생아의 반응은 깨어 있는 상태에 따라 달라질 수 있으나, 지속적으로 자극에 대해 반응을 보이지 않으면 청력손상을 의심해 보아야 한다.
- 아동기: 심각한 청력손상은 영아기에 주로 발견되고, 중등도 이하의 청력손상은 일반적으로 학교에 들어간 후 학습에 문제가 발생하여 발견된다. 이러한 경우 지적장애나 학습

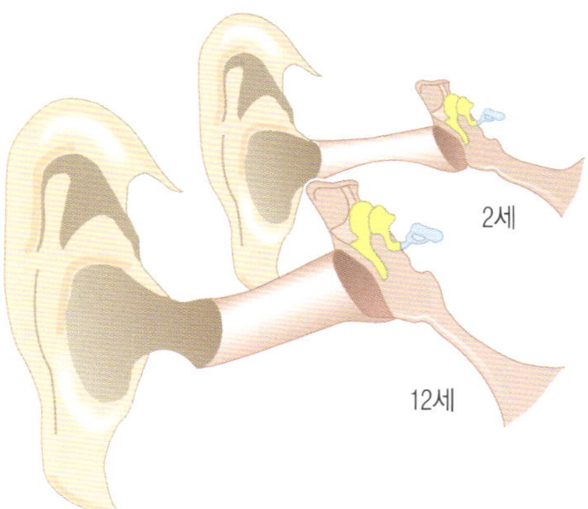

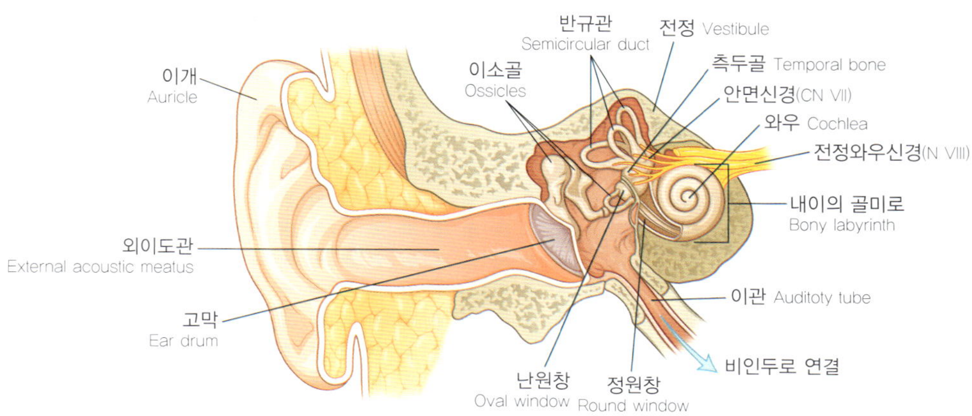

그림 27-6
귀의 해부학적 구조

표 27-10 청각손상을 암시하는 행동

연령	행동
영아	• 큰 소리에 깜짝 놀람 반사가 감소하거나 없다. • 주변이 아주 시끄러워도 깨지 않는다. • 만지면 깬다. • 3~4개월이 되어도 소리가 나는 쪽으로 머리를 돌리지 않는다. • 6~10개월이 되어도 소리가 나는 곳을 보지 않는다. • 옹알이가 거의 없거나 전혀 없다.
유아 및 학령전기 아동	• 이해하기 힘들게 말하거나, 단조롭게 말하거나, 전혀 말하지 않는다. • 의사소통을 할 때는 행동을 사용해야 한다. • 발달이 지연되는 것처럼 보인다. • 감정적으로 미성숙한 것처럼 보이고, 부적절하게 소리를 지른다. • 초인종이나 전화에 반응하지 않는다. • 사람보다 물건에 더 관심이 있으며 혼자서 놀기를 좋아한다. • 언어적 의사소통보다는 얼굴 표정에 관심을 둔다.
학령기 아동 및 청소년	• 문장을 반복해 주도록 요구한다. • 말하는 사람의 얼굴을 볼 수 있을 때를 제외하고는 질문에 대해 부적절하게 응답한다. • 수업 중 다른 생각을 하고 부주의하다. • 학업 성취도가 나쁘며, 무단결석을 한다. • 말이 이상하거나 단조롭게 말한다. • 텔레비전이나 라디오 가까이 앉아서 보거나 볼륨을 크게 한다. • 혼자서 노는 것을 좋아한다.

부진으로 잘못 인식될 수 있으므로 세심한 관찰이 필요하다(청력검사의 종류 및 방법은 표 27-11 참조).

- 아동과 가족 지지: 아동에게 청력손상이 있다는 사실은 부모와 아동에게 충격을 주므로 집중적인 지지가 필요하다. 특히 아동이 매우 민감해지고 우울이나 분노같은 감정을 느끼게 되므로 특별한 관심을 기울여야 한다. 조기에 재활치료를 시작하는 것이 적응에 도움을 준다.
- 청력손상 예방: 일차적인 간호사의 역할은 청력손상을 예방하는 것이다. 청력손상의 주된 원인은 중이염이므로 중이염의 발생이나 재발을 방지하는 것이 중요하다. 출산 전에도 청력손상이 발생할 수 있으므로 임산부가 유전 상담과 독성 약물 복용 금지, 적절한 영양공급 등에 대한 산전간호를 받도록 격려한다. 아동기에는 수두, 볼거리, 홍역, 뇌염 등으로 인한 감각신경성 청력손상 발생을 막기 위해 예방접종을 실시한다. 과도한 소음도 감각신경성 청력손상의 원인이 되므로 가능한 한 소음에 노출되는 것을 피하도록 한다.

표 27-11 청력검사의 종류 및 방법

연령	행동
순음청력검사 (pure tone audiometry)	전기적으로 순음을 발생시켜 음의 강도를 조절하면서 청력을 측정하는 검사이다. 검사를 받는 사람은 귀에 헤드폰이나 이어폰을 착용하고 소리가 들리면 손을 들거나 버튼을 눌러서 표시한다.
고막운동성 검사 (tympanometry)	고막에 압력을 넣어주어 고막의 탄력성, 반사반응과 중이의 압력을 측정한다.
임상적 청력검사 (clinical hearing test)	큰 소리에 대해서 놀람반사, 눈 깜박임, 손과 발의 움직임, 얼굴을 찡그림, 울음 등 신생아가 보이는 반응을 검사한다.
뇌간유발반응검사 (brainstem-evoked response)	귀를 자극하는 음을 들려주어서 청각이 자극되어 유발되는 신호를 이마나 머리에 부착된 전극을 통해 측정한다.
기도-골도전도 청력검사 (air conduction-bone conduction test)	• 기도전도 청력검사: 주파수에 따른 청력 손실 확인. 다양한 주파수 대역의 소리를 들을 수 있는지 확인한다. • 골도전도 청력검사: 골도진동체로 두개골을 진동시켜 달팽이관을 직접 자극함으로써 청력을 측정하는 방법

협력적 관리

예방이 가능하면 청력손상을 예방하고, 청력손상이 있는 아동의 발달을 지원하는 환경을 제공하는데 관리의 초점을 둔다.

진단검사

청력손실을 조기발견하는 것은 치료가 성공할 수 있는 핵심 요소이다. 영아와 아동이 예기치 않게 또는 시끄러운 소리로 자동적으로 눈을 깜박거리거나 깜짝 놀람으로 반응하면 정상 청력을 나타내는 것이다. 영아가 성숙함에 따라 음원을 국소화하고, 방향을 관찰하고, 말소리를 이해하고 약 1세쯤 되면 언어로 의사소통을 시작한다. 영아의 청력상실 여부를 탐지하는 것은 최적의 성장발달을 보장하는데 중요하다. 보편적인 신생아 청력 선별검사는 1개월 이전에 하는 것을 추천한다. 선별검사를 통과하지 않은 영아에게는 3개월 전에 진단적 청력검사를 받고, 청각손상 영아에게는 6개월까지는 조기중재 프로그램을 시작하도록 추천한다.

임상치료

청력상실을 교정할 수 없는 경우 소아과 의사, 청력학자, 이비인후과 의사, 언어병리학자, 간호사, 교사 및 사회복지사로 구성된 다학제 팀이 아동 및 가족이 장애에 적응하도록 지원해야 한다. 청력결핍이 삼출성 중이염의 재발로 인한 것이라면, 고막천공관 삽입술을 하면 청력을 향상시킬 수 있다. 부모와 돌봄제공자에 의한 여분의 언어 자극은 삼출성 중이염이 있는 아동이 인지적 수행과 언어적 수행능력을 향상시키는 데 도움이 될 수 있다.

전도성 청력상실에는 보청기(hearing aid)를 처방할 수 있다. 보청기는 소리를 모아서 증폭시켜 청신경에 제시한다. 감각신경성 청력상실은 치료하기가 더 어렵지만, 일부 아동에게 인공와우이식(cochlear implant)을 하거나 골전도 보청기(bone conduction hearing aids)를 사용한다. 인공와우이식은 아동에게 점차 더 많이 사용하고 있으며 청각장애가 심한 경우에도 청력을 회복하였다.

간호과정

간호 역할에는 가능하면 청력상실을 예방하기 위해 가족과의 협력, 청력상실을 확인하기 위해 진단검사를 시행하며 발달을 사정하고, 의사소통술 및 성장발달 진행을 극대화하기 위해 청력상실이 있는 아동의 가족을 지원하는 것 등이 포함된다.

간호사정과 간호진단

간호사는 신생아의 출생 직후 청력검사를 실시하고 소리에 대한 영아의 반응에 대하여 관찰한다. 아동이 성장함에 따라 건강검진을 위한 병원을 방문할 때마다 매번 청력을 사정해야 한다. 청력을 가장 잘 판단하는 사람은 부모이다. 부모에게 자녀의 청력에 걱정이 있는지 파악한다. 부모가 청력손상을 진단할 수 있는 첫 번째 사람인 것처럼, 아동이 정상 청력이 아니라는 것을 부모가 믿고 있으면 관심을 가져야 한다. 귀에서 30cm 떨어진 곳에 있는 딸랑이, 짝짜궁에 대한 영아의 반응을 관찰하는 것은 중요하다. 영아 및 아동을 검진할 때 언어적 이정표(milestones)를 평가해야 한다. 언어발달은 청력상실이 있는 아동에게 관심을 둬야 할 중요한 영역이다. 청력상실이 있는 영아는 생후 약 5~6개월에 옹알이를 시작하는데, 이는 청력이 정상인 영아도 같다. 그러나 청각손상이 있는 아동은 이런 옹알이가 줄어들고 몇 개월 후에 멈춘다. 학교 보건교사는 학교 청력 선별 프로그램에서 청력계를 사용하여 청력을 측정하고, 청력 선별검사를 통과하지 못한 아동을 전문가에게 의뢰한다. 간호사는 진료소에서 귀의 기능을 평가하기 위해 고막측정기(tympanometer)를 자주 사용한다. 다음은 청력손상이 있는 아동을 위한 간호진단이다.

- 소리의 비정상적 수용성과 관련된 상해의 위험
- 의사소통 장애와 관련된 발달지연의 위험
- 청력손상이 있는 아동의 돌봄과 관련된 가족 과정 손상

  청력손상 아동과 가족을 위한 간호과정은 표 27-12에 서술하였다.

정서적 지지

간호사는 진단결과가 가족에 미치는 영향을 인식하여 가족 구성원이 아동의 청력상실에 대한 반응에 대처하도록 도울 수 있다. 건강하게 대처하도록 지원하는 것은 부모가 삶을 영위할 수 있도록 도와주는 중요한 중재이다.

- 부모가 아동의 청각 능력과 언어 및 언어발달에 미치는 영향을 이해하도록 돕는다. 부모의 걱정에 대하여 정확한 정보를 제공한다. 필요한 경우, 다른 의료 전문가 및 사회복지사와 공동으로 작업한다.
- 의료, 간호, 심리 및 재정적 도움을 받을 수 있는 지역사회 서비스에 관해 가족에게 말해준다. 청력장애가 있는 가족을 지역사회 및 자원과 연결한다.

평가

청력장애가 있는 아동을 위한 간호의 기대되는 결과는 다음과 같다.

- 아동은 선택한 의사소통 방법을 성공적으로 수립한다.
- 아동은 최대 잠재력으로 성장하고 발달한다.
- 아동에게 알맞은 개별 교육계획을 수립한다.
- 가족은 자원에 접근하고 스트레스에 적극적으로 대처한다.

만성질환을 가진 아동간호 특성

아동간호사는 만성질환을 가진 아동과 그 가족들에게 가족중심 돌봄를 제공하는데 있어서 필수적인 역할을 한다. 간호사는 이러한 과정에서 병원, 지역사회 그리고 가정이나 학교에서의 직접적인 관리를 포함한 많은 역할을 맡을 수 있다. 간호사는 가족을 적절한 자원과 연결시키는 것을 돕고, 건강보험자원을 현명하게 사용하는 동시에 관리(돌봄)에 대한 계획을 세우고, 아동과 가족을 위한 최상의 관리를 증진시키기 위해서 요구되는 서비스를 통합하는 관리 조정자나 사례 관리자의 역할을 맡는 경우도 많다. 간호사는 이러한 아동과 가족들을 위해서 폭넓은 지식과 평가 그리고 관리기술을 적용한다.

만성질환에 대한 개요

만성질환은 일반적으로 최소 3개월 동안 지속될 것으로 예상되는 질환을 말한다. 만성질환은 병인, 징후, 중증도와 아동의 신체적, 심리사회적, 인지적 발달에 미치는 영향과 그 원인이 다양하다.

- 유전적이거나 유전이 되는 질환이 만성질환으로 나타날 수 있으며 근육위축증, 혈우병, 겸상적혈구 빈혈증 그리고 낭포성 섬유증이 포함된다.
- 신경관 결손, 산모의 약물남용, 구개파열 그리고 뇌성마비

표 27-12 청력손상 아동과 가족을 위한 간호과정

연령	행동
1. 상해의 위험 (risk for injury) 관련 요인 • 발달적 요인(모체감염) • 화학적 요인(약물) • 유전적 요인 • 환경 요인	• 청력손상을 발견한다. - 영아: 큰 소리에 대한 반응 관찰 - 아동: 부모가 걱정하는 내용을 확인 청력손상과 관련한 가족력을 파악함 언어발달상태를 평가함 청력손상으로 인한 행동변화 관찰 • 청력손상을 예방한다. - 영아: 예방접종을 실시함 귀의 감염을 예방함 - 아동: 귀에 독성이 있는 약물을 투여하는 아동 관찰 중이염 치료 환경의 소음을 낮추도록 함
2. 발달지연의 위험 (risk for delayed development) 관련 요인 • 청각자극의 결핍	• 의사소통을 증진한다. - 가족도 재활치료에 참여하여 수화(입술 읽기)를 배우도록 함 - 아동과 언어로 대화를 나누도록 격려함 • 남아 있는 청력을 최대한 활용한다. - 보청기를 적절하게 활용함 - 아동에게 소리에 집중하도록 하고 그것에 대해서 설명함 • 다른 사람과 어울릴 수 있는 활동을 제공한다. - 청력뿐 아니라 시각 또는 촉각자극을 제공할 수 있는 장난감을 선택하도록 도움 - 친구와 함께 하는 놀이에 참여하도록 격려 - 친구와의 관계에서 자신의 능력에 대한 자신감을 갖도록 도움 • 또래 아동과 함께 교육을 받을 수 있는 기회를 제공한다. • 독립을 격려한다. - 자신의 일상생활을 스스로 할 수 있도록 격려함 - 사회적으로 적절한 행동을 위하여 훈육함
3. 부모역할 갈등 (parental role conflict) 관련 요인 • 상황적 위기(청력손상 진단)	• 아동의 청력손상에 대해서 가족이 적응하는 것을 도와준다. - 상실에 대한 슬픔을 표현하게 함 - 가족이 죄의식을 갖는 것에 대처하게 함 - 아동의 장애와 그로 인하여 발생할 수 있는 문제를 인식하도록 도움 - 보청기 사용에 대한 정보를 제공함 • 정서적으로 지지한다. - 부모와 건강한 형제자매가 장애에 대한 느낌을 나누도록 격려함 - 아동의 장애보다는 가능한 능력에 초점을 맞춤 - 의사소통을 가능하게 하는 방법에 익숙하도록 기회를 제공함 - 부모 자조모임에 대한 정보를 제공함 • 부모와 아동의 애착형성을 증진한다. - 부모가 언어 외에 아동이 표현하는 반응을 감지할 수 있도록 도움 제공 - 아동에게 시각 · 촉각적 자극을 제공하도록 격려함 - 아동이 듣지 못하더라도 지속적으로 말을 하도록 격려함

와 같이 만성질환이 선천적 기형이나 태아발달 단계 동안 영아에게 가해진 손상으로 인해서 야기될 수 있다.

- 손상이나 부상은 기관지폐이형성증, 주의력결핍장애, 시력이나 청력장애에 이르게 하는 출산과정의 문제가 있다.
- 만성질환은 뇌손상, 암, HIV 감염, 익수, 정신건강문제와 같은 부상이나 급성 질환을 통해서 생길 수 있다.

대부분의 경우, 만성질환은 평생 지속되는 장애이지만 질환이 아동에게 미치는 영향은 질환의 중증도, 질환이 발생했을 때 성장과 발달의 단계 그리고 질환에 대한 아동과 가족의 대응에 따라서 달라진다. 일부 만성질환은 생존을 위해 집중적인 관찰과 기술적인 지원이 필요하지만, 삶의 질에 미치는 영향은 매우 적고 야기되는 문제가 거의 없는 만성질환도 있다.

아동이 겪는 다양한 종류의 만성질환과 각기 다른 성질의 이러한 질환이 아동의 성장과 건강상태에 독특한 방식으로 영향을 미친다(그림 27-7).

만성질환의 범주에는 기능제한, 발달장애, 행동문제, 해부학적 문제와 사지 기능장애가 포함된다. 질환은 또한 특수 약물, 특수 식이, 의료기술과 같이 아동에게 요구되는 관리의 수준을 근거로 정의될 수 있다. 만성질환을 가진 아동은 건강한 아동보다 더 많은 관리가 요구된다.

특정 범주에 해당되는 만성질환의 예를 표 27-13에서 확인할 수 있다. 만성질환을 가진 많은 아동은 여러 가지 영역에 해당되는 특수한 건강관리가 필요하다.

이러한 아동 중 대다수는 사회에 완전한 참여가 가능한 아동의 능력을 방해하는 의학적 손상, 기능제한(이동성, 자기관리, 의사소통, 또는 학습행동장애) 등의 장애와 제한을 가지고 있으며 사회적 상호작용을 방해하는 정신질환을 가지고 있다.

복잡한 질환, 조산 또는 선천적 기형의 결과로서 생명을 위협하는 질환이나 만성질환을 가진 아동은 의학적으로 취약한 것으로 간주된다. 이러한 아동 중 일부는 기술 의존적인 상태로, 생명을 연장하거나 건강상태를 유지하기 위해 필요한 의료장치(기계식 호흡기, 정맥 내 영양 혹은 약물투여, 기관절개, 흡인, 산소, 위장관영양)에 의존한다. 다른 일부 아동은 필수적인 신체기능을 보상하기 위해 간호돌봄관리가 필요한 신장투석, 요도관, 인공항문과 같은 의료장치에 의존한다.

이와 같은 의료기술의 지원을 받아야 하는 아동은 휴대형 소형기구를 이용하여 가정에서 보살핌을 받을 수 있다. 만성질환을 가진 아동에게 사용되는 가정기반 기구에는 호흡기, 장관영양관, 정맥 내 카테터, 주입펌프, 투석기구, 산소가 포함될 수 있다. 가정건강 서비스의 지원으로 부모는 자녀에 대한 관리에 대처하는 법을 배울 수 있다. 가정건강 서비스가 아동에게 주는 이점은 조금 더 일상적인 환경인 가정관리 환경 내에서 신체적, 정서적, 인지적 성장, 발달에 대한 지원이 포함된다.

만성질환 자녀를 가진 모든 가족은 아동의 건강상태를 유지하고 성장과 발달증진을 위한 관리를 위해 생활방식을 조절할 필요가 있다. 많은 경우에 있어, 만성질환 아동은 발작이나 감염처럼 가족으로 하여금 일시적인 상태의 악화에 대한 가정관리 기본수준이 요구된다. 이러한 상태의 악화는 스트레스를 유발하고 가족의 일상에 지장을 초래하는 경우가 많다. 낭포성 섬유증, 당뇨병, 기관지폐이형성증, 심각한 인지장애와 같은 일부 만성질환은 가족으로 하여금 복잡하고 시간이 많이 걸리는 관리를 습득하고 제공하도록 요구한다. 이러한 중증 만성질환은 아동의 신체적 · 심리사회적 발달에 영향을 미치는 경우가 많다. 표 27-13은 이러한 아동과 가족의 건강관리요구와 이들에 대한 건강서비스 계획과 관련된 간호 시사점을 요약하여 제공하고 있다.

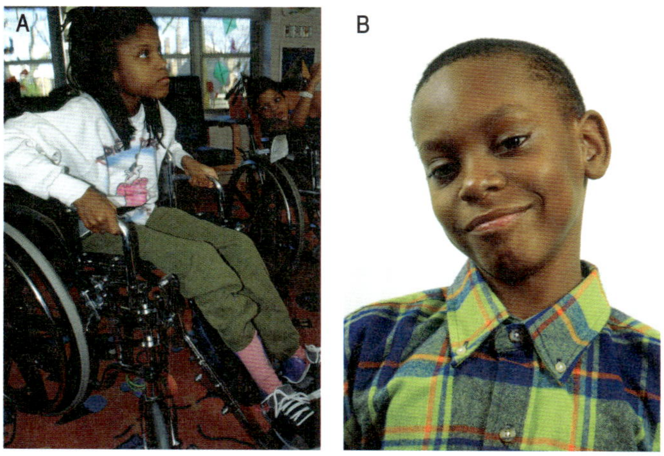

그림 27-7
만성질환을 가진 아동은 건강상태가 눈에 드러날 수도 있고 드러나지 않을 수 있으며, 급성기에만 상태가 발현되고 그 전까지는 상태가 나타나지 않는 경우가 있다. **A.** 휠체어를 사용하는 이 아동은 눈에 보이는 장애를 가지고 있다. **B.** 발작장애를 가지고 있는 이 아동은 발작이 목격되지 않는 한 눈에 보이는 질환의 징후가 없을 수 있다.
SOURCE: A, B, George Dodson/Pearson Education, Inc.

만성질환 아동 가족의 스트레스 요인

만성질환을 가진 자녀가 있는 부모는 큰 부담을 갖게 된다. 부모는 일주일에 많은 시간을 자녀관리를 위해 업무를 조정한다.

만성질환이 있는 아동의 가족의 스트레스 요인은 다음과 같다.

- 아동의 질환과 예상되는 질환의 진행에 관하여 습득하는 것
- 아동을 위한 관리의 모든 기술적인(전문적인) 측면과 가족의 일상에 통합시키는 법을 배우는 것
- 친척을 포함하여 모든 가족 구성원이 아동에 대한 관리를 도울 수 있는 방법을 찾는 것
- 건강 전문가들과 의사소통을 하고 아동의 관리를 위해 완전한 파트너로서의 역할을 하는 것
- 아동의 관리요구를 충족시키면서 계속해서 직장에 다니는 것
- 건강보험이나 그 외 재정자원에 의해서 보상되지 않는 관리비용으로 인한 가족예산을 관리하는 것
- 다른 자녀들에게 가능한 한 정상적인 생활을 제공하는 것
- 자녀에게 가정관리를 제공하는 낯선 사람들에게 집을 공개하는 것
- 자녀의 상태가 악화될 때마다 두려움에 대처하는 것
- 점차적으로 더 많은 자기관리를 하도록 자녀와 노력하는 것

건강증진 및 건강유지 개요 청각손상이 있는 아동

성장과 발달평가

- 아동은 정해진 시간에 모든 예방접종을 받도록 한다. 인공와우이식을 한 모든 아동은 폐렴구균 백신을 접종받아야 한다. 수막구균성 백신이 고려되어야 한다. Haemophilus influenzae type B 백신은 권장 일정에 따라 투여되어야 한다. 아동은 모든 예방접종을 받아야 하지만, 질병에 감염되면 더 심한 청력상실을 유발할 수 있으므로 풍진, 유행성 이하선염, 홍역 등에 대한 예방접종은 특히 중요하다.
- 병원을 방문할 때마다 수용적이고 표현력이 풍부한 언어능력을 포함하여 발달에 대한 사정을 완료한다.
- 청각장애인에게 안전주의 지침을 교육한다. 즉, 학교에서 공지사항을 들을 수 없거나, 집에서 화재 경보를 듣지 못하거나, 여행 중에 사이렌 소리를 듣지 못하는 등의 경우에 안전주의 지침을 교육한다. 화재 경보 및 기타 안전 요구사항에 대한 시각적 자극을 가족이 수립하도록 지원한다.

의사소통

- 아동이 사용하는 의사소통의 유형과 그것에 대한 가족의 만족을 검토한다.
- 청각장애인과 정상 청력을 가진 아동 등 다른 아동과의 관계에 대해 질문한다.
- 부모가 사용하는 훈육기술과 한계 설정의 일관성을 검토한다.

영양 및 신체활동

- 24시간 식단 리콜을 완료하고 아동이 활동에 적절한 영양을 섭취하는지 확인한다.
- 아동의 운동 양상을 검토한다. 왜냐하면 청각장애가 있는 일부 아동은 스포츠에서 다른 아동과 상호작용을 피하기 때문이다.
- 필요한 경우 가족을 지역사회 활동 프로그램에 의뢰한다.

정신건강

- 아동, 부모 및 다른 가족 구성원을 위한 스트레스 요인을 찾아낸다.
- 조기 중재 및 진행 프로그램을 위한 지역사회 자원을 찾는다.
- 청소년과 가족이 새로운 학교와 지역사회로의 이주를 계획하고, 대학, 직업학교 또는 지역사회 직장을 포함하여 젊은 성인으로 이행하는 것과 관련된 계획을 하도록 지원한다.

질병예방 전략

- 발열, 과민성, 졸음, 잠을 못 잠, 귀 문지르기 또는 귀 분비물과 같은 귀의 감염 징후는 소아과 의료시설에서 즉시 평가하도록 해야 한다.
- 귀의 감염에 지정된 대로 정확하게 항생제를 투여하도록 부모를 교육한다.
- 귀 감염의 발병을 최소화하기 위해 영아의 모유수유를 권장하고 흡연을 피한다.
- 아동에게 권장된 백신을 모두 접종하였는지 확인한다.

손상예방 전략

- 큰 소리에 노출되지 않도록 하여 아동이 가지고 있는 청력을 보호하도록 가족에게 격려한다. 아동이 이해할 수 있을 만큼 나이가 들면 시끄러운 음악, 총 및 기타 위험에 노출되지 않도록 안전지침을 마련한다.
- 정상적이라면 청력에 의존하여 횡단보도를 건널 때, 자동차를 운전하거나, 불난 집에서 탈출하거나 하는 상황에서 아동과 가족에게 안전 계획을 세우도록 교육한다.

표 27-13 특수 건강관리요구 범주에 따른 질환의 예시

특수 건강관리요구 범주	만성질환의 예시
약물이나 특수 식이에 대한 의존	당뇨병, 천식, 발작, 페닐케톤뇨증, 장기이식, 낭포성 섬유증, 소아 지방변증
의료기술에 대한 의존	신장장애, 기관지폐이형성증
건강관리서비스 이용의 증가	암, 겸상적혈구 빈혈증, 낭포성 섬유증
기능적 제한	다운증후군, 뇌손상, 자폐스펙트럼장애, 골수이형성, 뇌성마비

특정한 전환이나 사건이 가족의 일상에 지장을 주거나 가족의 적응을 필요로 하기 때문에 가족에게 더 많은 스트레스를 준다.

일부 가족은 아동의 건강관리요구를 관리하고 가족의 기능을 유지할 수 있는 강점과 회복력을 가지고 있다. 부모 간의 관계 스트레스가 존재할 수 있으며, 이는 동시에 발생하는 가족의 질환, 가족 내 사망 또는 가족갈등의 존재에 의해서 더 커질 수 있다. 부부가 의사소통을 할 수 없고, 자녀와 그 외 가족들에 대한 관리를 공유하지 않고, 또한 자녀의 질환과 자기관리를 수행할 수 있는 능력에 대한 공통된 기대가 없다면, 결혼관계가 와해될 위험이 있다.

돌봄 제공자 부담

돌봄 제공자 부담은 장애를 가진 아동에게 일상적인 관리를 제공하는 동시에 그 외 가족의 의무를 충족하는 것과 관련된 끊임없는 압박이며 불안이다. 의학적으로 취약한 아동의 부모는 기술적인(전문적인) 관리와 복잡한 시술을 수행하고, 기록하고, 조금도 방심하지 않고 증상을 관찰해야 한다. 부모는 이러한 관리를 제공하는 책임감으로 인해서 중압감을 느끼게 되며 피로감과 정신적 고통이 나타난다.

의료기술에 의존하는 아동을 둔 부모의 스트레스 요인은 아동의 기능상태, 필요한 관리의 정도, 재정적 부담, 가족의 강점과 회복력 그리고 이용 가능한 자원에 따라 다르다. 기술에 의존하는 아동을 둔 부모는 자녀가 필요로 하는 관리의 극심한 정도로 인해서 많은 어려움에 직면한다.

어머니들은 자기 자신의 건강관리요구를 충족시킬 능력이 없거나 그렇게 할 에너지가 없을 수 있다. 만성적으로 아픈 자녀를 돌보기 위해서 가정에 머무르는 부모는 사회적 고립을 겪을 수 있다. 이에 모든 가족과 아동관리 요건을 관리하기 위해서는 배우자의 지원이 중요하다. 직장에서의 책임이 일정에 통합되어야 하며 자녀의 관리에 대한 부모의 참여를 보장하기 위해서 돌봄의 시간이 협의되어야 하는 경우가 많다.

부모가 자녀의 의료관리를 조정하는 능력과 기술을 개발한다고 하더라도, 자녀를 위한 일은 늘 많은 주의를 요구하며 장기적으로 지속되어야 한다. 방문 일정을 잡고 기록을 하고 목록을 만들어 유지하고, 건강보험 청구서 기입을 완료하고 또한 거부된 지급에 대해서 호소하는 것과 같은 관리업무는 끝이 없다. 자원과 기회를 얻기 위한 옹호적 노력이 계속되면서, 이것은 아동의 상태와 발달단계의 변화에 따라서 조절되어야 한다(스트레스 요인이 있는 가족을 지원하기 위한 간호활동은 표 27-14 참조).

만성질환을 가진 아동에 대한 학대

만성질환을 가진 아동은 아동학대의 위험이 높으며, 학대 위험은 아동이 가진 만성질환의 종류와 함께 증가한다. 만성질환을 가진 아동이 있다는 것은 가족에게 큰 부담을 주고, 이것은 돌봄 제공자의 스트레스를 증가시키고 학대의 위험을 증가시킨다. 만성질환을 가진 많은 아동에게 장애가 있다. 이러한 아동에 있어서 아동학대 위험을 증가시키는 부모와 가족의 요인들이 확인되었으며 다음과 같은 것이 포함된다.

- 아동에게 적절한 관리를 제공하기 위한 적합한 기술, 자원 그리고 지원의 부족하다.
- 아동이 다른 가족과 다르게 여겨진다.
- 부모가 반응이 없거나, 애정이 없고 또는 행동적 문제가 있는 자녀와의 유대감 형성에 어려움을 겪는다.
- 아동에 대한 관리비용이 가족에게 부담을 준다.
- 아동을 돌보는 것으로부터의 적절한 휴식이나 보호휴식 서비스 부족

표 27-14 일반적인 가족 스트레스 요인에 대한 간호중재

스트레스 요인	간호중재
불확실성	부모의 질문에 정직하게 대답한다. 1차 건강관리 제공자나 전문가로부터의 정보가 가족에게 전달되는 것을 보장하는 옹호자 역할을 한다.
자녀를 잃을 수 있다는 두려움	자녀의 사망이 가능하거나 불확실하다면, 가족을 지지하고 예측된 슬픔에 있는 가족을 도울 수 있는 사회복지 서비스나 그 외 지원 서비스로 위탁한다. 자녀의 상태에 대한 모든 변화를 가족이 전달받는 것을 보장한다.
신생아나 소아 집중치료실의 첨단기술 환경	부모들이 자녀가 있는 환경에 익숙해지도록 한다. 모든 기구와 시술에 대해서 설명한다. 부모들이 자녀의 관리에 적극적으로 참여하도록 장려한다.
건강관리 제공자와의 의사소통	학제간 팀원들과의 의사소통이 공유되는 것을 보장하기 위한 가족의 옹호자로서의 역할을 한다. 가족이 모든 의사소통을 이해하는 것을 보장하고, 필요할 때에는 명확한 설명을 제공한다. 부모들이 자녀의 관리에 관해서 완전한 정보를 제공받고 모든 의사결정에 참여하도록 보장한다. 의사소통을 용이하게 하기 위해서, 필요하다면, 통역사를 제공한다.
만성질환에 대한 정보를 누구에게 알릴 것인지를 결정하는 것	가족이 자녀의 질환에 대해서 알 필요가 있는 모든 사람들을 확인하는 것을 돕는다. 친척들과 친구들이 지원을 제공할 수 있으며 자녀의 관리에 도움을 줄 수도 있다. 아동이 대부분의 시간 동안 보살핌을 받는 어린이집이나 학교(학령기인 경우)의 직원에게 정보를 제공하도록 권고한다.
증가한 자기부담 비용	비용절감을 위해서 가족과 협력하여 비용 면에서 효율적인 방법을 찾는다. 건강관리, 보호휴식, 식사 또는 이동수단에 대한 지원을 이용할 수 있는지를 결정하기 위해서 가족을 사회복지 서비스로 위탁한다.
사회적 고립과 역할 부담	가족이 온라인 단체를 포함한 지원단체에 참여하도록 권장한다. 부모 대 부모 지원단체는 지원과 지침을 제공할 수 있다. 가족이 아동을 돌보는 것으로부터 보호휴식 시간을 가지도록 장려한다. 가족이 보호휴식 서비스를 위한 만족할 만한 주선(마련)(예: 가족 구성원, 건강관리나 휴식보호 제공자)을 결정하도록 돕는다.
건강한 자녀와 만성질환이 있는 자녀와 보내는 시간을 분배하는 것	부모들에게 건강한 자녀들과 "특별한 시간"을 가지도록 장려한다. 가족활동을 계획하는데 모든 가족 구성원이 참여함으로써 각 아동이 활동을 계획할 수 있는 기회를 가질 수 있도록 장려한다. 이동수단을 제공하고 레크리에이션이나 또래집단 활동에 참여하는 것을 가능하게 하는 사회적 지원을 찾는다.

건강한 가족의 대처를 증진시키는 것

가족은 정상화라고 불리는 대처전략을 자주 사용한다. 가족은 정상화를 통해서 만성질환을 가진 아동에 대한 관리를 불편함이나 자신들의 일상을 벗어난 것으로 보기보다는, '정상적인' 생활의 일부로 본다. 가족은 무엇이 정상인지에 대한 정의를 다시 내리고 아동의 질환에 대한 관리와 일반적인 가족의 일상을 포함하기 위해 전략을 조절해야 한다. 정상화를 막는 장애물에는 질환의 중증도와 치료계획의 강도가 포함된다. 정상화를 지속하는 것에 대한 위협에는 부모로 하여금 자녀의 심각한 질환에 대해 더욱 인지하게 만드는 아동의 건강상태 악화, 일상적인 관리의 변화, 새로운 가족의 추가 또는 다른 가족의 상황변화가 포함된다.

일부 가족은 이것이 바람직한 목표로 여겨짐에도 불구하고 정상화에 대한 느낌을 성취하거나 유지할 수 없다. 이러한 가족은 여전히 아동의 질환에 적응하고 있거나 아동의 상태가 최근에 바뀌었거나 또 다른 가족의 스트레스 요인이 존재하는 경우가 많다. 이들에게는 아동의 질환이 가족의 삶에서 중심이 되는 주된 문제이거나 가족 내 갈등의 원인일 수 있다.

만성질환을 가진 아동의 가족은 정서적 지원과 정보를 필요로 한다. 간호사들은 이러한 문제에 대해서 들어주고 의견을 제시함으로써 가족들과 효과적으로 협력할 수 있다. 아동의 관리계획에 대해서 설명하는 기회를 가지는 것이 가족으로 하여금 효과적인 다른 전략들을 고려하는데 도움이 될 것이다. 간호사는 가족에게 도움이 되는 지역사회 자원에 대한 연계를 제공할 수도 있다.

만성질환을 가진 아동

발달적 고려사항

만성질환을 가진 아동은 건강한 아동과 동일한 발달적 요구와 정서적 요구가 있으며 만성질환이 없는 아동과 동일한 발달 이정표를 달성하도록 장려되어야 한다. 그러나 만성질환이 아동의 인지적, 신체적, 정서적 건강에 미치는 영향으로 인해서 발달적 성취에 대한 기대가 변형되는 결과가 초래될 수 있다. 발달지연은 특정한 발달단계 동안에 예상되는 발달 이정표의 달성이 이루어지지 못할 때 발생한다.

신생아와 영아

의학적으로 취약한 신생아와 영아는 뇌손상, 산소부족 그리고 호흡기 문제와 관련된 만성질환의 위험에 처해 있다. 신생아 집중치료실에서 관리를 받는 신생아는 이들의 발달에 부정적인 영향을 미칠 수 있는 밝은 불빛과 고음의 소음이 있는 환경에 노출된다(그림 27-8).

간호사들은 부모에게 영아와 시간을 보내고 직접적인 상호작용을 하도록 권장함으로써 발달과 부모-영아 유대감을 증진시켜야 한다. 신생아의 상태가 안정적일 때에는 부모가 영아를 만지고, 달래고, 돌볼 수 있는 기회를 제공한다. 모빌, 부드러운 음악 그리고 영아가 만질 수 있는 다양한 감촉과 같은 감각적 자극을 제공한다.

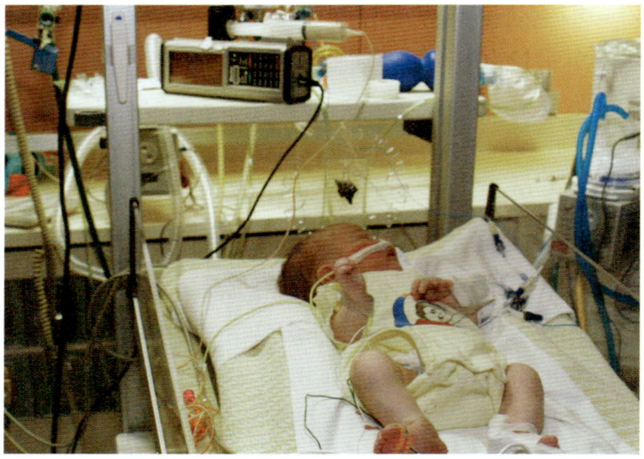

그림 27-8
신생아 집중치료실이나 병원의 병동에 입원해 있는 영아는 다수의 돌봄 제공자와 고통스러운 자극의 경험이 있을 때 신뢰 형성에 지장을 받을 수 있다.
SOURCE: George Dodson/Pearson Education, Inc.

유아

유아에게 만성질환이 있을 때에는 부모가 이들의 움직임, 놀이, 행동 또는 사회적 상호작용을 통제하고 한계를 설정할 필요가 있을 수 있다. 이것이 자율성과 자기통제의 발달을 성취하는 것을 방해한다. 일부 부모는 과도한 보호반응을 하여 자녀가 독립적으로 하도록 격려하기보다는 자신들이 느끼기에 자녀가 달성할 수 없을 것 같은 간단한 과제를 하기도 한다. 이러한 자녀는 독립성을 상실하고 발달적 과제를 충족할 수 있는 기회가 부족해진다(그림 27-9).

간호사는 가능하다면, 어떤 색깔의 가운을 입을지 또는 어떤 음식을 먼저 먹을지 같은 선택권을 아동에게 제공함으로써 만성질환을 가진 유아의 발달을 증진시킬 수 있다. 부모가 유아의 능력을 인식하도록 돕고, 아동이 기술을 연습하고 배울 수 있는 시간을 가질 수 있도록 한다.

학령전기 아동

학령전기 아동은 신체부위와 만성질환과 관련된 문제 사이의 연관성을 인식한다. 학령전기 아동은 이 연령단계 동안 마술적 사고를 하는데, 아동은 자신의 생각이나 행동이 질환을 야기했다고 믿을 수 있다. 아동은 만성질환이 일종의 벌이라고 생각할 수도 있다. 입원이나 새로운 약물과 같은 치료계획의 실행은 학령전기 아동의 발달하고 있는 독립성을 방해할 수 있다.

간호사는 학령전기 아동이 이해할 수 있는 용어로 치료와

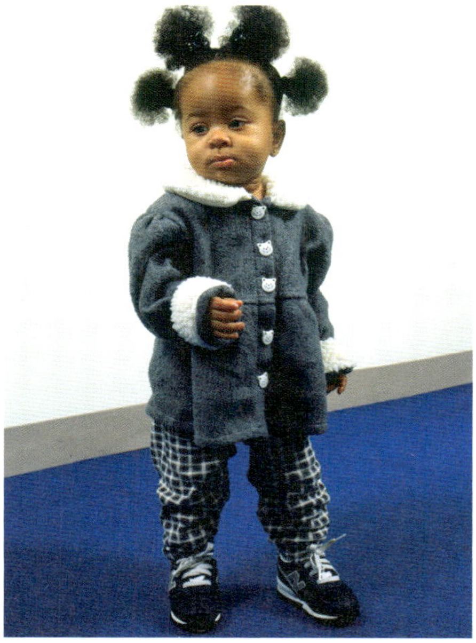

그림 27-9
유아는 질환과 관련된 상태와 치료의 제약에 대한 적응에 어려움을 겪을 수 있다. 상태에 따라 유아는 걷기, 화장실 훈련, 스스로 먹기와 같은 발달 이정표를 달성할 수 없을 수 있다. 이 단계에서 언어 지연도 분명해진다.
SOURCE: George Dodson/Pearson Education, Inc.

시술의 목적을 설명하고, 치료와 시술이 잘못한 일에 대한 벌이 아님을 강조함으로써 이러한 발달을 증진시킬 수 있다. 놀이를 사용해서 아동이 자기관리의 양상을 배우고, 활동을 수행하고, 성취감을 느낄 수 있는 방법을 찾는다. 가능한 경우에는, 다른 아동과의 사회적 상호작용을 장려하며 아동에게 적절한 노력과 성공에 대한 긍정적인 피드백을 제공한다.

학령기 아동

학령기 초기 아동은 자신들의 질환을 더 잘 이해하고 일부 관찰과 관리에 참여할 수 있다. 나이가 더 많은 아동은 자신의 질환을 관리하는 것과 질환과 관련된 장기적 요구에 대해서 이해하기 시작한다. 이들은 혈청 포도당 수치를 스스로 체크하고 간헐적으로 도뇨관을 스스로 삽입하고 또는 교정기 아래 피부 상태를 관찰하는 것과 같은 자신을 관리하는 것에 대한 더 많은 책임을 맡을 수 있다.

만성질환이 있는 일부 아동은 학습장애나 그 외 교육과 사회적(사교) 능력에 지장을 주는 한계를 가지고 있다. 아동은 사회적 기술을 습득하고, 또래 친구들과 어울리고 새로운 정보를 숙달하고 스트레스에 대처하는 법을 배우고, 근면감을 형성하기 위해서 자기충족감에 이르게 하는 기술을 습득할 필요가 있다. 학령기 아동은 자신이 다른 또래 친구들과 다름을 느끼고, 특히 기능적 한계가 과외활동에 참여하는 자신의 능력에 영향을 주는 경우에 소외감을 느낄 수 있다. 자신의 질환이 허용하고 의사가 찬성하는 한 만성질환이 있는 아동이 많은 활동에 참여하는 것이 허락되어야 한다.

간호사들은 학령기 아동이 같은 또래집단의 아동과 상호작용하는 것을 격려함으로써 이들의 발달을 증진시킬 수 있다. 가능하다면, 같은 유형의 만성질환을 가진 아동과 이러한 상호작용을 해야 한다. 사회적 상호작용을 증진시키고 다른 사람들도 같은 질환을 가지고 있음을 아동이 인식하도록 돕기 위해 아동을 또래집단과 연결시킨다. 아동이 만성질환으로 인해서 학교를 장기간 결석했다면 학교 과제를 완료하는 것뿐만 아니라 학교의 또래 아동과 친구들이 카드와 컴퓨터 메시지를 통해서 연락하도록 장려한다. 또한 레크리에이션, 사회적 상호작용 그리고 자기관리를 배우는 기술을 촉진하기 위해 만성질환을 가진 아동을 위한 특별한 캠프(이용 가능한 경우)에 참여하는 것의 이점을 가족에게 알려준다.

청소년

청소년기는 신체적 · 심리적 · 생리적 변화가 큰 단계이다. 만성질환을 가진 청소년들은 성장과 성적 성숙의 급격한 변화에 있어서 정체성, 신체상, 자아개념의 지속적인 발달, 직업적인 전환과 건강관리 전환을 위한 계획을 세워야 할 필요성 등 많은 도전을 경험한다. 이 단계에서 인지적 발달과 추상적 사고기술이 달성됨으로써 청소년은 질환과 관련된 장 · 단기적 결과를 이해할 수 있게 된다.

청소년은 자신과 또래의 차이에 대해서 더 많이 인지하게 된다. 일부 청소년들은 자신들과 건강한 또래 친구들 간의 인식 가능한 차이를 감당하지 못하고 사회적 활동과 관계로부터 위축된다. 단지 다른 친구들로부터 인정받기 위해서 자신이나 질환관리에 해로울 수 있는 위험한 행동(예: 알코올, 성적 활동, 치료에 지장을 주는 음식을 먹는 것)에 참여하는 청소년들도 있다.

청소년의 발달을 증진시키기 위한 간호활동으로는 만성질환, 질환의 관리나 통제를 위해서 필요한 치료 그리고 자기관리를 일상생활에 통합시키기 위한 문제해결과 구체적인 기술에 대해서 청소년이 배울 수 있는 환자교육이 있다. 부모는 관리를 청소년에게 인계하고 청소년이 관리와 관련된 건강한 의사결정을 하도록 지원하기 위한 지도를 받을 필요가 있다. 청소년들에게 발작이나 천식의 발병 또는 인슐린 부작용과 같은 문제가 발생할 경우에 이를 지원할 수 있을 만큼 만성질환에 대해서 알고 있는 친구들의 안전망을 형성하도록 권장한다. 성적 성숙과 피임장치를 사용하는 성 활동의 중요성에 대해서 논의하고 청소년이 위험한 행동을 하지 않도록 권장한다. 청소년에게 자기관리, 직업계획 그리고 향후의 독립적인 생활에 대한 근심을 표현할 수 있는 기회를 제공한다.

협력적 관리

만성질환을 가진 아동에 대한 관리는 일반적으로 의사, 전문간호사, 간호사, 영양사, 사회복지사, 사례별 사회복지사, 물리치료사, 작업치료사 그리고 사례 관리자를 포함하는 다학제간 건강전문적 접근법을 필요로 한다.

입원

만성질환을 가진 아동은 만성질환이 없는 아동에 비해서 입원을 할 가능성이 더 높다. 질환의 중증도에 따라서 만성질환을 가진 아동에게 수개월이나 수년간의 장기입원이 요구될 수 있다. 가족은 아프거나 입원한 아동에 대한 관리계획의 핵심적인 요소이다. 아동의 질환 악화로 인한 응급입원은 아동과 가족의 부담과 스트레스를 가중시킨다. 아동과 부모는 질환의 악화나 사망을 두려워할 수 있다.

병원과 가정 사이의 전환

만성질환 관리에 필요한 기술과 복잡성에도 불구하고 사정과 치료에 대한 책임감을 가정한다면 많은 가족이 일차 돌봄 제공자가 된다. 가정관리에는 자녀의 건강, 웰빙, 발달의 증진, 건강보험회사와 건강관리 시스템에 지불하는 재정적 비용의 감소, 가정에서 자녀를 돌볼 수 있을 때 가족이 느끼는 만족감이 포함된다.

만성적으로 아프거나 기술의 지원을 받는 아동을 가정환경으로 옮기는 것은 가족의 인생을 바꾸는 중요한 결정이므로 가족과 건강관리 팀 간의 협력 하에 이루어져야 한다. 아동을 가정으로 옮기는 준비를 하기 위해서는 가족이 아동의 관리에 대한 광범위한 훈련과 설명을 받을 필요가 있다.

이러한 전환은 수개월 동안 입원을 했을 수 있는 아동에 대한 독립적인 돌봄 제공자 역할을 맡아야 하는 가족에게 어렵고 위협적일 수 있다. 가족 구성원은 만성질환과 기술적 지원의 복잡한 상황을 맞이할 준비가 되어 있지 않다고 느끼는 경우가 많다. 가족의 하고자 하는 의욕이 커야 하며 앞으로 일어날 장애물을 극복할 수 있을 만큼의 강점과 회복력을 가지고 있을 필요가 있다. 그래야만 아동의 관리에 대한 관리책임을 성공적으로 맡을 수 있다.

만성질환을 가진 아동의 건강증진과 건강유지

만성질환을 가진 대부분의 아동은 가정간호나 그 외 건강관리 서비스의 지원을 받거나 혹은 받지 않고 가정에서 돌봄을 받으며, 이들은 자신들에 대한 지원과 관리를 위해서 가족에게 유일하게 의존할 수 있다. 만성질환을 가진 아동은 아동과 가족이 질환을 관리하는 것을 돕기 위한 전문적인 건강 서비스뿐만 아니라 주기적인 건강증진, 건강 선별검사 그리고 건강유지 관리도 필요로 한다.

간호과정

간호사는 가족 및 학제간 건강관리 팀과 협력하여, 가족이 가정에서 아동에 대한 관리를 해낼 수 있도록 돕고, 아동의 건강과 성장 및 발달을 증진시킬 수 있는 지침을 제공하고, 심리사회적 적응을 촉진함으로써 가족을 지원한다.

만성질환이 있는 아동을 돌보는데 있어서 간호사의 역할에 포함되는 것으로는 영아기부터 성인기로의 전환에 이르기까지 건강관리 감독을 제공하고, 학제간 건강관리 팀과 협력하는 것이다. 또한 가정에서 아동을 관리할 수 있도록 부모나 돌봄 제공자들과 협력하고 가족을 적절한 지역사회 서비스로 위탁, 교육서비스에 대한 계획, 긍정적인 부모양육 행동 및 아동과 가족의 심리사회적 적응과 웰빙(안녕)을 촉진, 형제자매들의 성장과 발달을 증진시키는 것이다.

평가

생리 · 발달평가

일반적인 건강상태를 주목하며 또한 건강증진과 건강유지 서비스에 의해 영향을 받은 신체계통에 특별히 집중하여 아동에 대한 신체평가를 실시한다. 향후 발달목표를 확인하고 선행지침을 제공하기 위해서 발달평가를 수행한다.

질환, 치료, 상태의 기대되는 결과에 대한 가족 구성원 개개인에 대한 이해수준을 평가한다. 아동의 만성질환에 대한 가족의 수용단계와 아동에 대한 관리가 가족의 일상에 얼마나 잘 통합되어 있는지를 평가한다. 아동학대, 적절한 관리의 부족 또는 방치의 가능성과 제공되는 관리를 제고할 수 있는 기회를 결정하기 위해서 아동의 가정관리환경을 평가한다. 가족의 강점, 스트레스 요인, 위험요인 그리고 대처전략을 평가한다.

만성질환을 가진 아동의 가족에게 적용할 수 있는 간호진단은 다음과 같다.

- 장기적인 질환관리를 위한 부적절한 재정과 관련된 손상된 가족 대처
- 만성질환을 가진 아동과 다른 가족을 돌보는 과도한 역할요구와 관련된 피로
- 복잡한 질환 관리계획과 관련된 지식 부족
- 만성질환을 가진 자녀를 돌보는 스트레스 및 사회적 지원체계의 부족과 관련된 부모 역할장애의 위험
- 아동의 만성질환과 24시간 돌봄 책임과 관련된 돌봄제공자 역할긴장

만성질환을 가진 아동의 관리에 대한 간호사의 반응

간호사와 그 외 건강관리 전문가들은 일반적으로 만성질환을

만성질환 아동의 건강증진 및 유지

만성질환을 가진 아동의 성장과 발달을 촉진하기 위해서 관찰과 중재가 요구된다. 간호사는 다음과 같은 방식으로 아동의 건강을 증진시키고 유지시키는 것을 도울 수 있다.

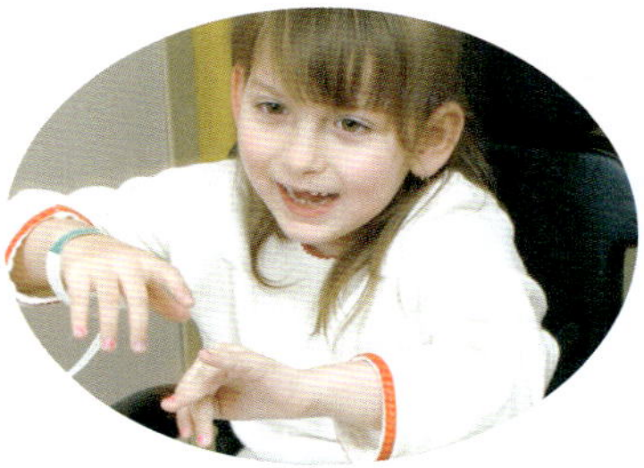

성장과 발달평가

- 아동의 성장과 발달 패턴을 관찰한다.
- 발달지연이 있는지 관찰한다.
- 부모에게 유아나 나이가 더 많은 아동에 있어서 재입원이나 질환의 악화가 있은 후 생기는 퇴행이 정상임을 설명한다. 인내심을 가지고 아동이 발달적으로 습득되는 기술을 다시 습득하도록 돕는다.
- 발달적으로 적합한 기술의 습득을 촉진하는 물리치료, 작업치료 그리고 그 외 서비스 지불을 위한 재정자원에 대해서 가족에게 질문한다. 재정적 제약은 권고되는 치료방법의 준수를 방해할 수 있다. 가족이 자원의 지원을 받을 수 있도록 위탁한다.

영양

- 가족을 경장영양이나 비경구영양을 위한 기구뿐만 아니라 영양 보충제나 특수식이요법 식품에 대한 지원을 받을 수 있는 자원과 영양사에게 위탁한다.
- 산모가 영아에게 모유수유를 하고 원하는 경우에는 계속해서 모유수유를 하는 법에 대해서 배우도록 지원한다.

신체활동/레크리에이션

- 부모가 아동의 능력 내에서 신체활동을 증진시키도록 권장한다.
- 장애를 가진 아동을 위한 수영교실과 같이 가족이 아동에게 적합한 활동을 찾도록 돕는다.
- 아동이 유사한 만성질환을 가진 아동을 위한 캠프에 참여하도록 권장한다.

구강건강

- 충치검사나 그 외 이를 가는 것과 같은 구강건강 문제를 확인하기 위해서 치과를 방문하도록 장려한다.
- 부모가 치아위생을 제공하고 이를 증진하도록 교육시킨다.

정신건강 및 영적 건강

- 질환이 외모에 영향을 준다면 신체상과 관련된 아동의 자아존중감을 평가한다. 아동과 가족이 자아존중감을 제고할 수 있는 강점을 확인하도록 돕는다.
- 나이가 더 많은 아동에게는 질환이나 외모와 관련해서 놀림을 받은 경험이 있는지 묻는다. 놀림을 당했다면 가능한 대응에 대해서 논의한다.
- 필요하다면 아동이 상담을 받도록 위탁한다.

관계

- 부모–영아 유대에 대해서 부모를 평가한다.
- 또래 친구들과의 상호작용을 장려한다.
- 아동의 능력 내에서 사회적 활동에 참여하도록 장려한다.

질병예방 전략

- 가족에게 아동의 예방접종, 질환 그리고 치료에 대한 기록을 유지하는 방법을 가르친다. 아동이 뇌척수막염 백신과 호흡기세포융합바이러스(RSV)에 대한 Palivizumab과 같은 높은 감염 위험상태에 적합한 추가 예방접종을 확보하도록 보장한다.
- 학급 급우들 사이에 급성 전염병의 증가가 발견될 때에는 부모가 자녀를 며칠 동안 학교에 보내지 않고 집에 머무르게 해야 할지를 결정할 수 있도록 학교직원이 이에 대한 정보를 제공하도록 요청한다.
- 아동에게 관리를 제공하기 전과 후에 손 위생을 철저하게 실시하도록 장려한다.

손상예방 전략(안전)

- 시력장애나 운동장애가 있는 자녀들을 위해서 부모가 안전한 가정환경을 조성하도록 지원한다.
- 자동차 안전시트의 사용과 아동을 차량의 뒷좌석에 앉히는 것과 같은, 건강한 아동의 가족에게 제공되는 부상 예방지침을 부모들이 확보하도록 보장한다.
- 다리의 감각이 줄어든 아동의 목욕물 온도를 테스트하는 것과 같이 부상 예방지침을 아동의 특수한 요구에 맞춘다.

SOURCE: George Dodson/Pearson Education, Inc.

가진 가족과 아동을 돌보는 자신들의 역할을 아주 보람 있는 일로 묘사한다. 그러나 시간이 지남에 따라서 복잡한 질환을 가진 아동과 이들의 가족을 돌보는 것은 간호사에게 큰 영향을 끼칠 수 있다. 간호사들은 가족이 겪은 충격적인 사건에 대한 이해와 그러한 가족을 돕거나 돕기를 원함으로써 오는 스트레스 감정인 공감피로의 징후를 인식할 필요가 있다. 간호사는 누적되는 상실로 인한 신체적, 감정적, 영적 탈진(고갈)을 겪을 수 있다. 공감피로와 관련된 피로와 에너지 부족이 심각해져서 양질의 온정적인 관리를 제공하는 능력에 영향을 미칠 수 있다.

운동, 명상, 레크리에이션, 유머감각 유지, 직장과 관련 없는 사회적 관계와 같은 자기관리 활동이 단기적으로 도움이 되는 개인적 대처전략이다. 휴식을 취하고 재충전을 하기 위해서 휴가를 가거나, 환자배정을 바꾸거나 또는 새로운 근무지로 옮기는 것이 간호사가 개인적인 정신건강과 이러한 가족들을 지속적으로 돌보기 위해서 필요한 공감 사이의 균형을 이루도록 돕는 또 다른 전략일 수 있다.

핵심 요약

- 정신건강장애를 가진 아동을 위한 주요 치료법은 개인요법, 가족요법 및 집단요법을 포함한다.
- 정신건강장애를 가진 아동과 청소년의 치료를 위한 치료전략은 놀이치료, 예술치료, 인지행동요법, 시각화를 포함한다.
- 아동의 약 12~16%가 발달 혹은 행동장애 중 가장 흔한 장애의 하나인 자폐스펙트럼장애(autism spectrum disorders, ASDs)이다. 자폐스펙트럼장애(일반적으로 간단히 자폐증[autism])이라 불림)는 아동 초기에 시작되는 신경발달장애 중 하나로, 흥미와 활동과 행동이 제한되고 반복적인 양상의 행동을 보이는 동시에 사회적 상호작용과 의사소통 저하가 특징 적으로 나타난다. 자폐스펙트럼장애는 다른 신경발달장애와 정신 또는 행동장애가 동반될 수 있고 그 증상 또한 사람들마다 아주 다를 수 있다.
- 주의력결핍장애와 주의력결핍 과잉행동장애는 부주의와 때때로 과잉행동을 포함하여 발달적으로 부적절한 행동을 특징으로 한다.
- 지적장애는 지능 및 적응기능이 미숙한 것으로 정의되며 염색체, 유전 또는 환경요인으로 인해 발생한다.
- 간호사는 발달의 주의 깊은 평가에 의해 지적장애의 가능성이 있는 아동을 확인한다.
- 지적장애 아동을 위한 다학제팀은 치료를 계획하고 아동의 경과와 가족의 요구를 주기적으로 평가한다.
- 눈과 귀에 영향을 미치는 건강 상태는 아동기에 흔히 발생하며 부분적으로 해부학적 구조의 차이로 인한 것이다.
- 눈과 귀의 장애는 발달지연 및 의사소통 지연을 초래할 수 있다.
- 아동은 원시, 근시 및 난시와 같은 다양한 시각장애를 나타낸다.
- 시력에 심각한 영향을 미칠 수 있는 증상은 사시, 약시, 백내장 및 녹내장이다.
- 일반적으로 시각장애가 있는 아동을 확인하기 위해 학교 및 보건시설에서 간호사는 아동의 시력을 선별검사한다.
- 시각장애가 있는 아동을 위한 중재는 아동 발달을 극대화하기 위해 다른 감각을 통한 감각자극을 투입하는데 중점을 둔다.
- 간호계획 중재는 청각장애가 있는 아동의 발달과 의사소통을 극대화한다.
- 만성질환은 3개월 이상 지속될 것으로 예상되고, 다음과 같은 현상이 단독으로 또는 여러 가지가 결합되어 장기적으로 지속되는 질환이다: 기능적 제한, 외관의 손상, 기술의존, 약물, 질환의 관리를 위한 특수식이 그리고 건강한 아동보다 더 많은 건강관리 서비스를 요구함
- 만성질환은 유전병, 선천적 기형, 태아발달 기간이나 출생시의 부상, 출생 후 관리문제, 심각한 감염 또는 심각한 부상의 결과로 발생할 수 있다.
- 만성질환 진단에 대한 반응은 부모마다 다르며, 이러한 반응에는 충격, 불신, 부정, 죄책감, 분노, 슬픔, 안도, 혼동, 애도가 포함될 수 있다.
- 만성적으로 아프거나 기술에 의존하는 아동을 가정환경으로 옮기는 것은 가족에게 인생을 바꾸는 결정이며, 이러한 결정은 가족과 건강관리 팀의 협력 하에 이루어져야 한다.
- 특수 건강관리 요구가 있는 아동을 돌보는 것에 대한 지속적인 압박인 돌봄 제공자 부담은 피로를 초래하고 부모가 다른 가족을 위한 의무를 충족시키는 것을 어렵게 만든다.
- 특수 건강관리 요구를 가진 아동을 돌보는 것의 재정적 부담은 가족에게 보험이 있을 때조차도 아주 크다.
- 만성질환을 가진 아동이 그렇지 않은 아동보다 병원에 입원할 가능성이 더 크다. 아동 질환의 악화로 인한 갑작스러운 입원은 아동과 가족에 대한 요구와 스트레스 요인을 가중시킨다.
- 만성질환을 가진 아동은 전문적인 건강서비스뿐만 아니라 질환을 관리하는 아동과 가족을 돕기 위한 주기적인 건강증진, 건강 선별검사 그리고 건강유지 관리를 필요로 한다.
- 복잡한 만성질환을 가진 아동을 돌보는 것을 전문으로 하는 간호사들은 이러한 가족들의 지속적을 요구를 충족시키기 위한 노력을 계속함으로 인해서 공감피로를 겪을 수 있다.

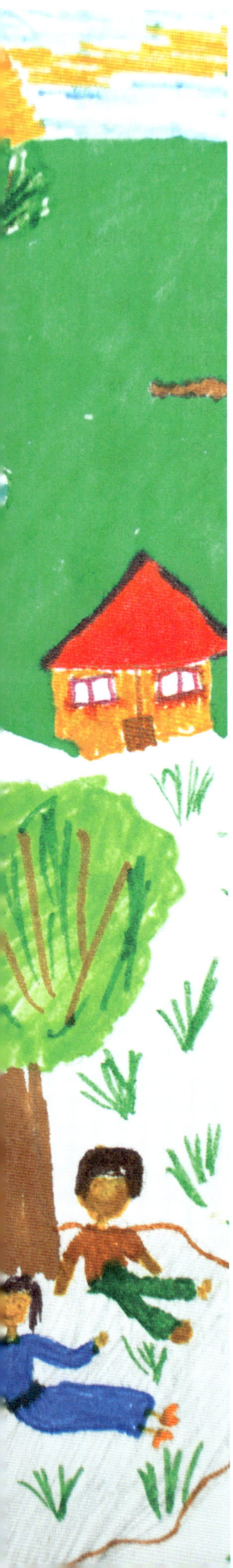

Appendix
부록

부록 1 | 아동의 정상 활력징후

맥박과 심박수		
연령	횟수/분	
	각성상태	수면상태
신생아	100~180	80~160
1주~3개월	100~220	80~200
3개월~2세	80~150	70~120
2세~10세	70~110	60~90
10세~성인	55~90	50~90

호흡 수		체온	
연령	횟수/분	연령	체온(℃)
신생아	35	3개월	37.5
1~11개월	30	6개월	37.5
2세	25	1세	37.7
4세	23	3세	37.2
6세	21	5세	37.0
8세	20	7세	36.8
10세	19	9세	36.7
12세	19	11세	36.7
14세	18	13세	36.6
16세	17		
18세	16~18		

부록 1 아동의 정상 활력징후(계속)

연령	혈압			
	수축기		이완기	
	남아	여아	남아	여아
출생 시	73	65	55	55
1개월	86	84	52	52
1세	90	91	56	54
2세	91	90	56	56
4세	93	92	56	56
6세	96	96	57	57
8세	99	99	60	59
10세	102	102	62	62
12세	107	107	64	64
14세	112	110	64	67
16세	117	112	67	67
18세	121	112	70	66

부록 2 | 한국 소아의 성장 표준치

남아				연령	여아			
체중(kg)	키(cm)	체질량지수 (kg/m²)	머리둘레 (cm)		체중(kg)	키(cm)	체질량지수 (kg/m²)	머리둘레 (cm)
3.41	50.12		34.70	출생 시	3.29	49.35		34.05
5.68	57.70		38.30	1~2개월*	5.37	56.65		37.52
6.45	60.90		39.85	2~3개월	6.08	59.76		39.02
7.04	63.47		41.05	3~4개월	6.64	62.28		40.18
7.54	65.65		42.02	4~5개월	7.10	64.42		41.12
7.97	67.56		42.83	5~6개월	7.51	66.31		41.90
8.36	69.27		43.51	6~7개월	7.88	68.01		42.57
8.71	70.83		44.11	7~8개월	8.21	69.56		43.15
9.04	72.26		44.63	8~9개월	8.52	70.99		43.66
9.34	73.60		45.09	9~10개월	8.81	72.33		44.12
9.63	74.85		45.51	10~11개월	9.09	73.58		44.53
9.90	76.03		45.88	11~12개월	9.35	74.76		44.89
10.41	78.22		46.53	12~15개월	9.84	76.96		45.54
11.10	81.15		47.32	15~18개월	10.51	79.91		46.32
11.74	83.77		47.94	18~21개월	11.13	82.55		46.95
12.33	86.15		48.54	21~24개월	11.70	84.97		47.46
13.14	89.38	16.71	49.06	2~2.5세	12.50	88.21	16.34	48.08
14.04	93.13	16.29	49.66	2.5~3세	13.42	91.93	16.01	48.71
14.92	96.70	15.97	50.10	3~3.5세	14.32	95.56	15.76	49.18
15.91	100.30	15.75	50.43	3.5~4세	15.28	99.20	15.59	49.54
16.97	103.80	15.63	50.68	4~4.5세	16.30	102.73	15.48	49.82
18.07	107.20	15.59	50.86	4.5~5세	17.35	106.14	15.43	50.04
19.22	110.47	15.63	51.00	5~5.5세	18.44	109.40	15.44	50.21
20.39	113.62	15.72	51.10	5.5~6세	19.57	112.51	15.50	50.34
21.60	116.64	15.87	51.17	6~6.5세	20.73	115.47	15.61	50.44
22.85	119.54	16.06	51.21	6.5~7세	21.95	118.31	15.75	50.51
24.84	123.71	16.41		7~8세	23.92	122.39	16.04	
27.81	129.05	16.97		8~9세	26.93	127.76	16.51	
31.32	134.21	17.58		9~10세	30.52	133.49	17.06	
35.50	139.43	18.22		10~11세	34.69	139.90	17.65	
40.30	145.26	18.86		11~12세	39.24	146.71	18.27	
45.48	151.81	19.45		12~13세	43.79	152.67	18.88	
50.66	159.03	20.00		13~14세	47.84	156.60	19.45	
55.42	165.48	20.49		14~15세	50.93	158.52	19.97	
59.40	169.69	20.90		15~16세	52.82	159.42	20.42	
62.41	171.81	21.26		16~17세	53.64	159.98	20.77	
64.46	172.80	21.55		17~18세	53.87	160.42	21.01	
65.76	173.35	21.81		18~19세	54.12	160.74	21.13	

* 1~2개월은 1개월부터 2개월 미만에 해당하며, 다른 연령에도 동일하게 적용됨.
출처: 질병관리본부 · 대한소아과학회(소아 · 청소년 신체발육표준치 제정위원회): 소아 · 청소년 표준 성장도표. 2007.

부록 3 | 우리나라 아동의 신장과 체중, 체질량 백분위수 성장곡선

신장 백분위수

1. 남아(0~35개월)

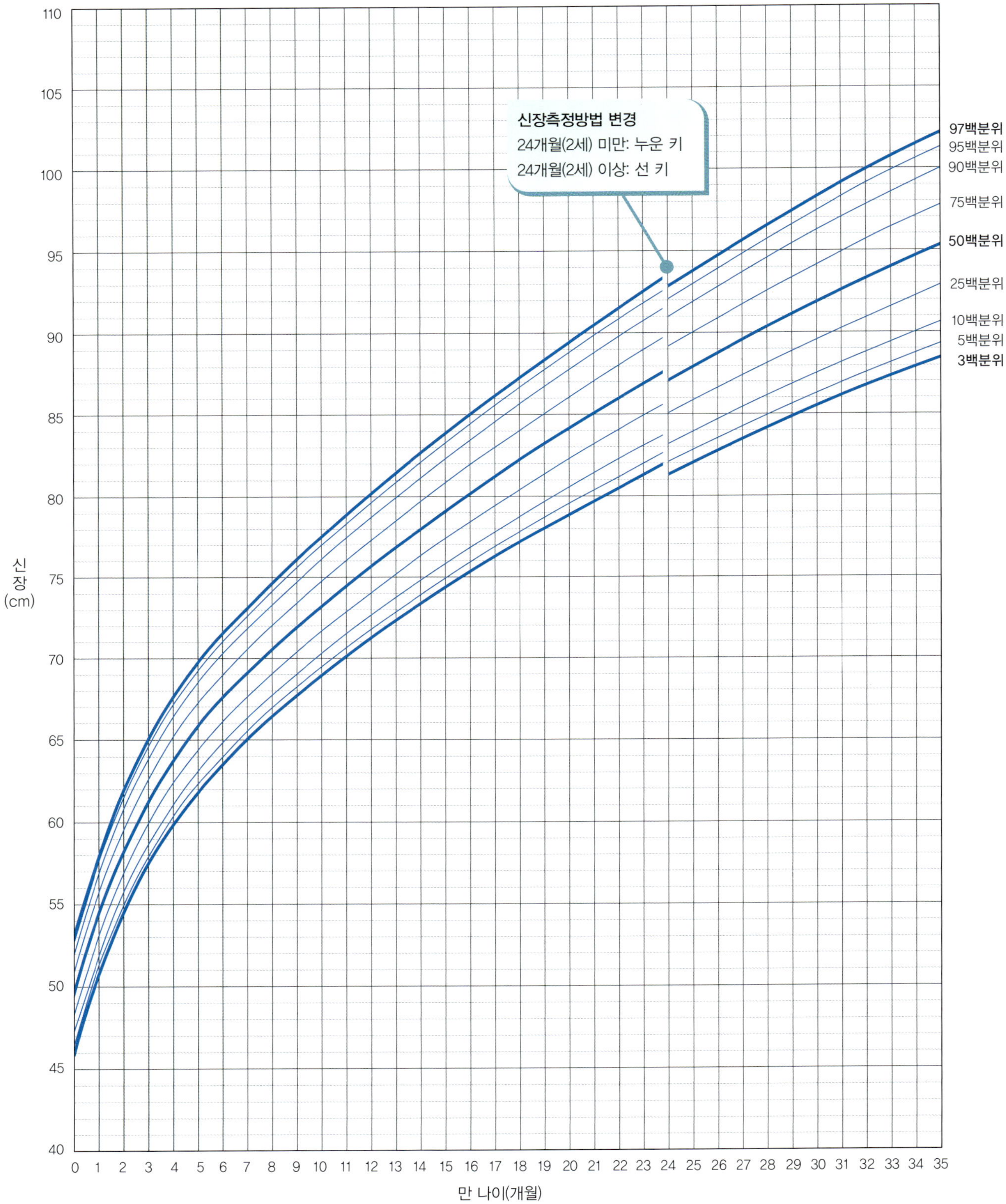

2. 남아(3~18세)

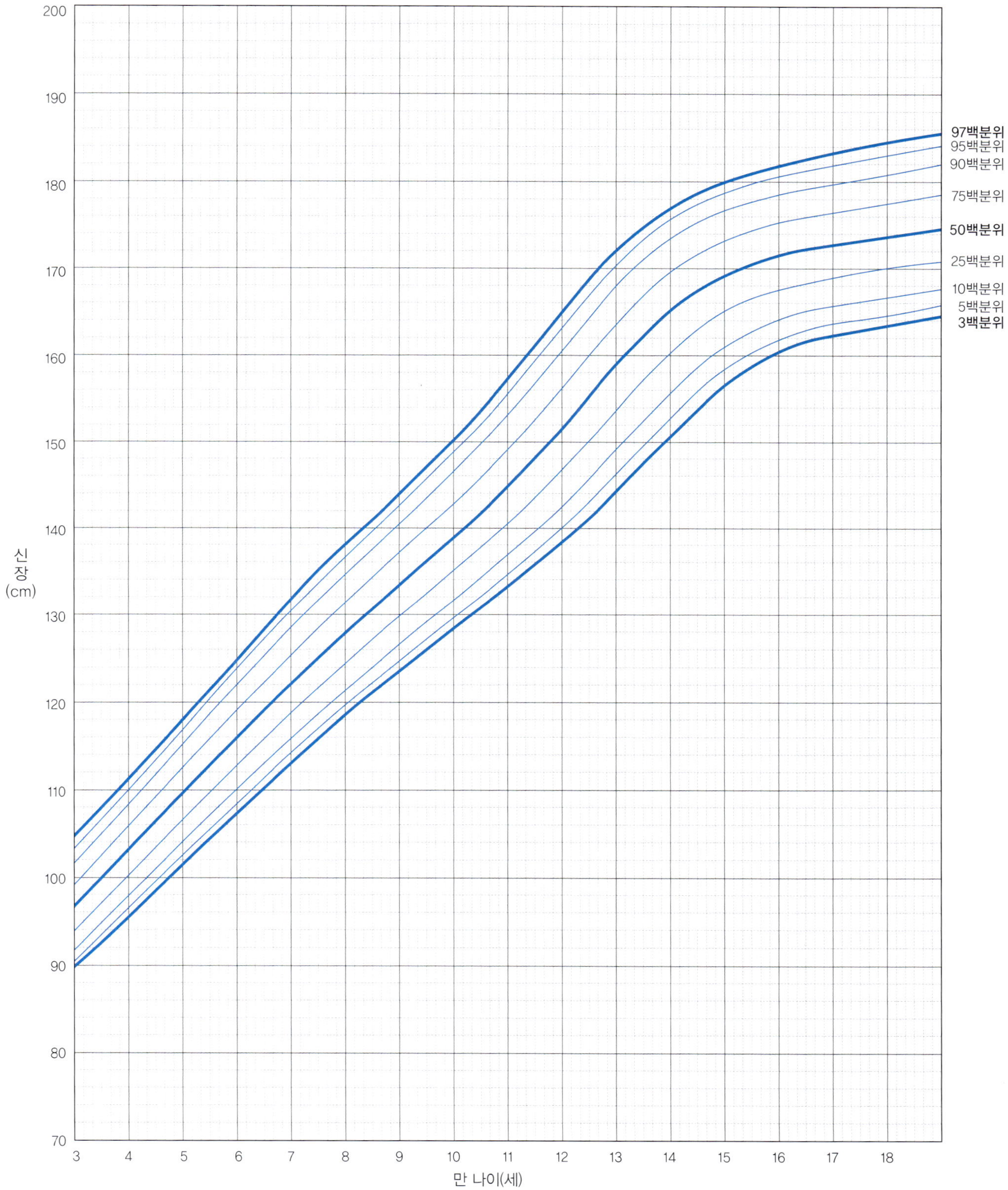
신장 (cm)
200
190
180
170
160
150
140
130
120
110
100
90
80
70
97백분위
95백분위
90백분위
75백분위
50백분위
25백분위
10백분위
5백분위
3백분위
3
4
5
6
7
8
9
10
11
12
13
14
15
16
17
18
만 나이(세)

3. 여아(0~35개월)

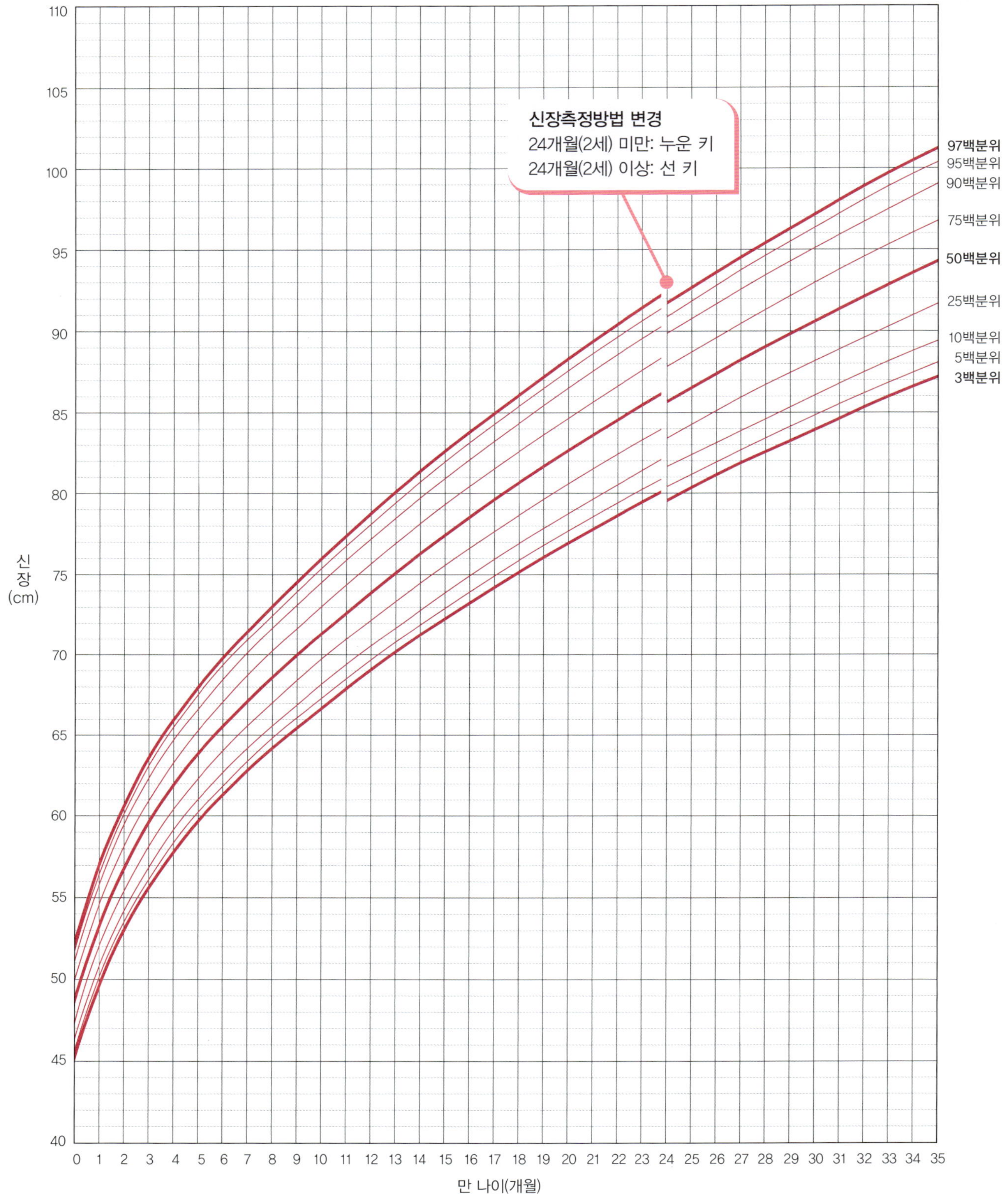
신장측정방법 변경
24개월(2세) 미만: 누운 키
24개월(2세) 이상: 선 키
97백분위
95백분위
90백분위
75백분위
50백분위
25백분위
10백분위
5백분위
3백분위
신장(cm)
110
105
100
95
90
85
80
75
70
65
60
55
50
45
40
0 1 2 3 4 5 6 7 8 9 10 11 12 13 14 15 16 17 18 19 20 21 22 23 24 25 26 27 28 29 30 31 32 33 34 35
만 나이(개월)

4. 여아(3~18세)

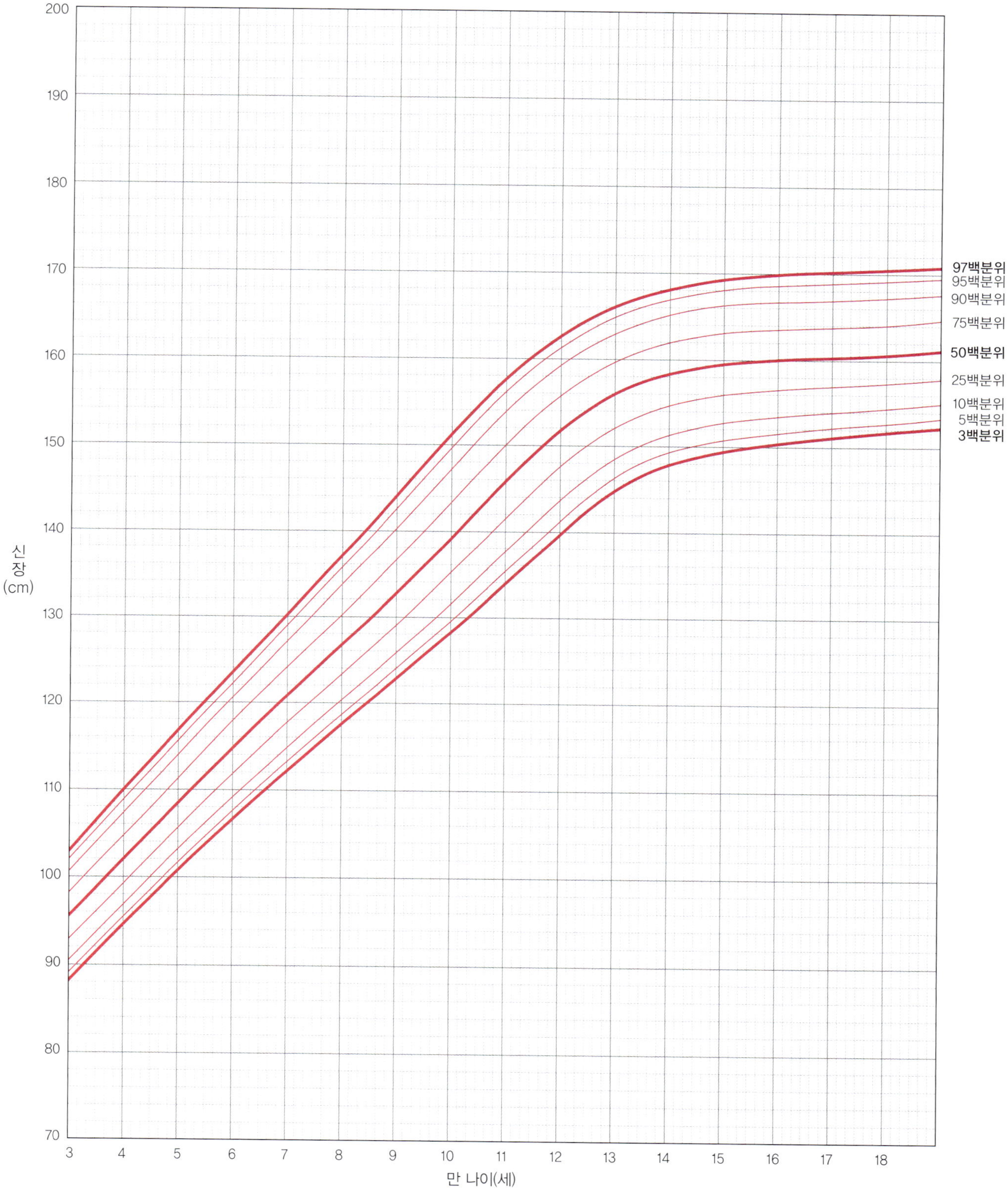
200
190
180
170
160
150
140
130
120
110
100
90
80
70
신장 (cm)
3 4 5 6 7 8 9 10 11 12 13 14 15 16 17 18
만 나이(세)
97백분위
95백분위
90백분위
75백분위
50백분위
25백분위
10백분위
5백분위
3백분위

체중 백분위수

1. 남아(0~35개월)

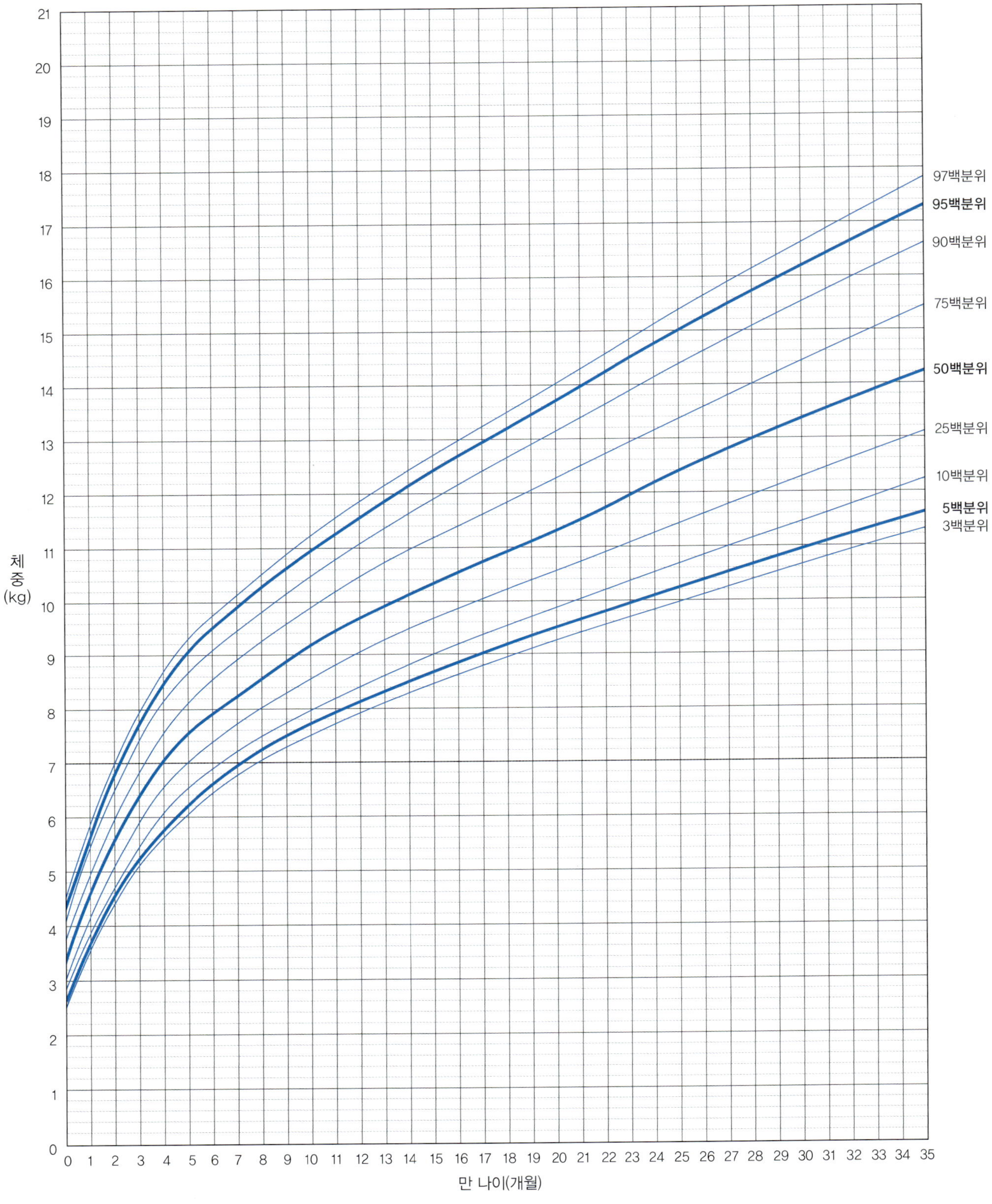

2. 남아(3~18세)

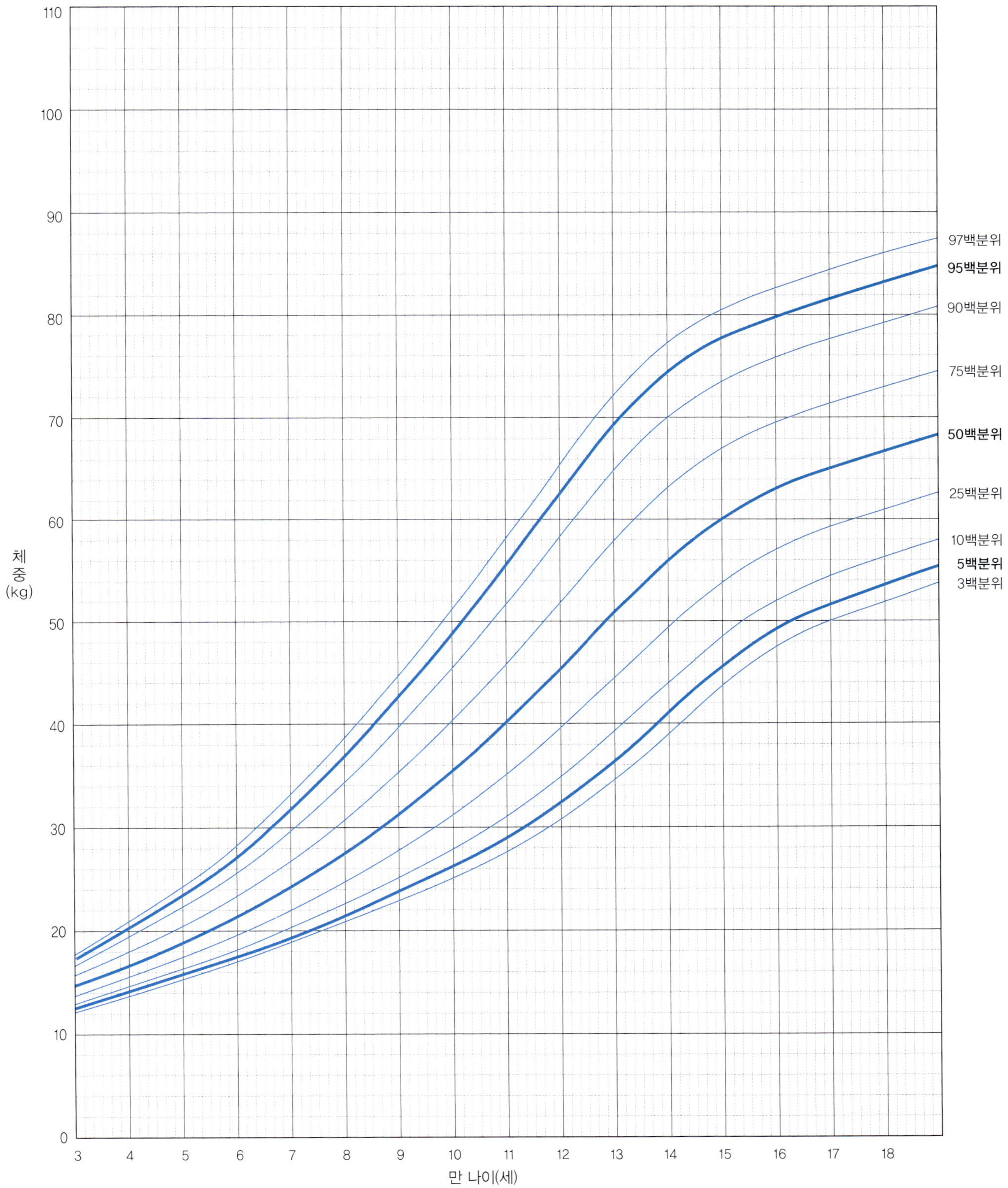

97백분위
95백분위
90백분위
75백분위
50백분위
25백분위
10백분위
5백분위
3백분위
체중 (kg)
만 나이(세)

3. 여아(0~35개월)

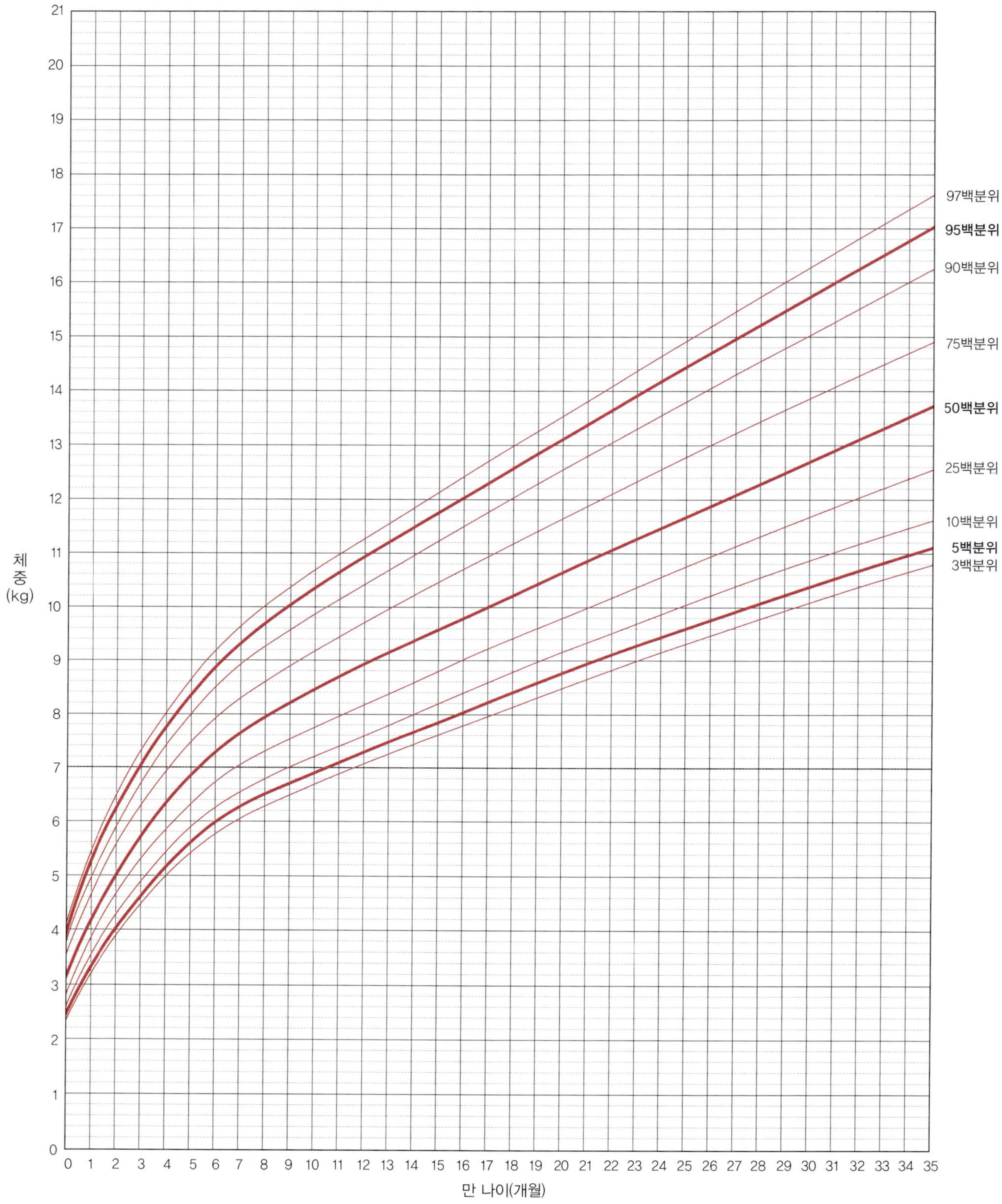
체중 (kg)
만 나이(개월)
97백분위
95백분위
90백분위
75백분위
50백분위
25백분위
10백분위
5백분위
3백분위

4. 여아(3~18세)

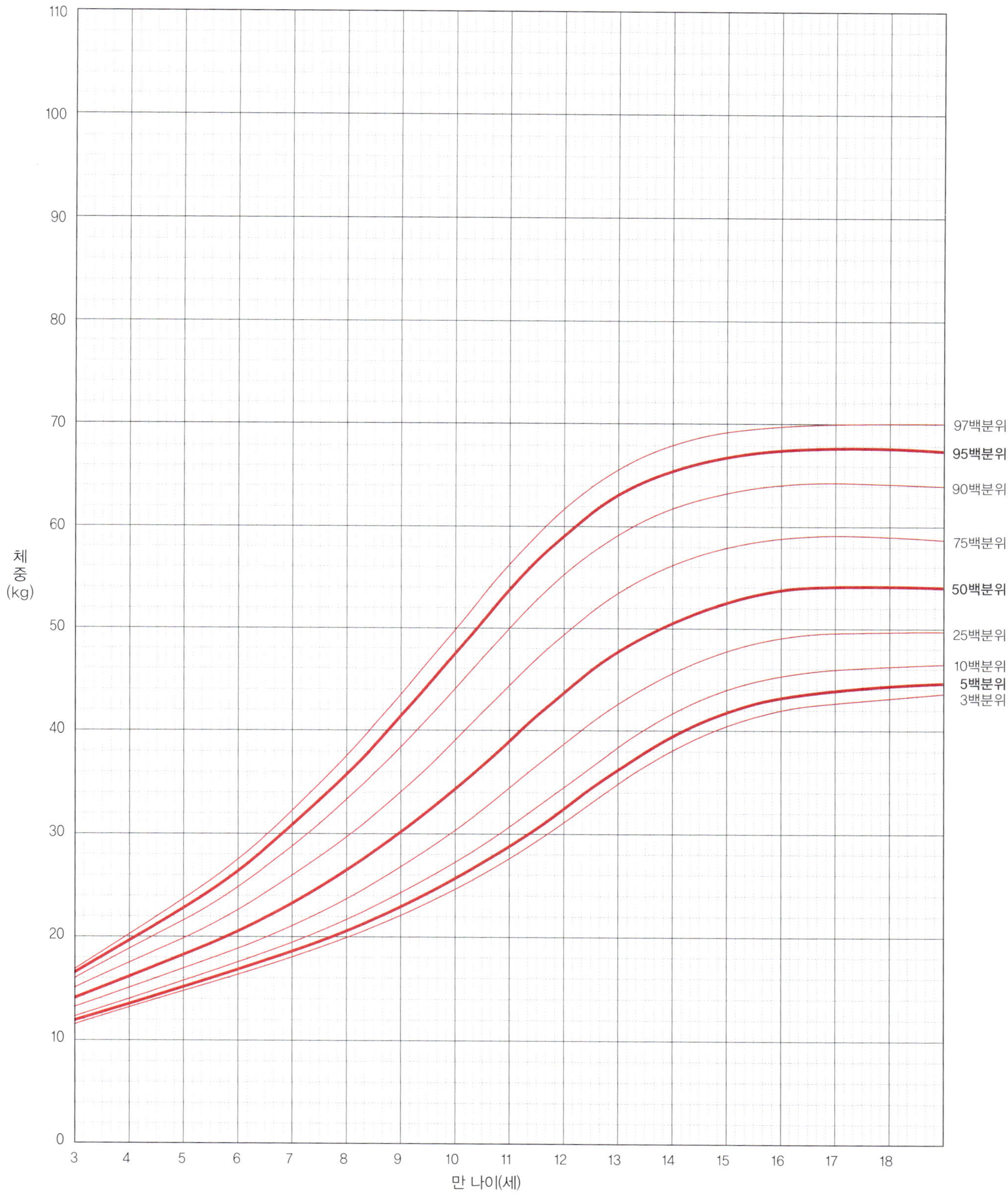
110
100
90
80
70
60
50
40
30
20
10
0
체중 (kg)
3
4
5
6
7
8
9
10
11
12
13
14
15
16
17
18
만 나이(세)
97백분위
95백분위
90백분위
75백분위
50백분위
25백분위
10백분위
5백분위
3백분위

체질량지수 백분위수

1. 남아(2~18세)

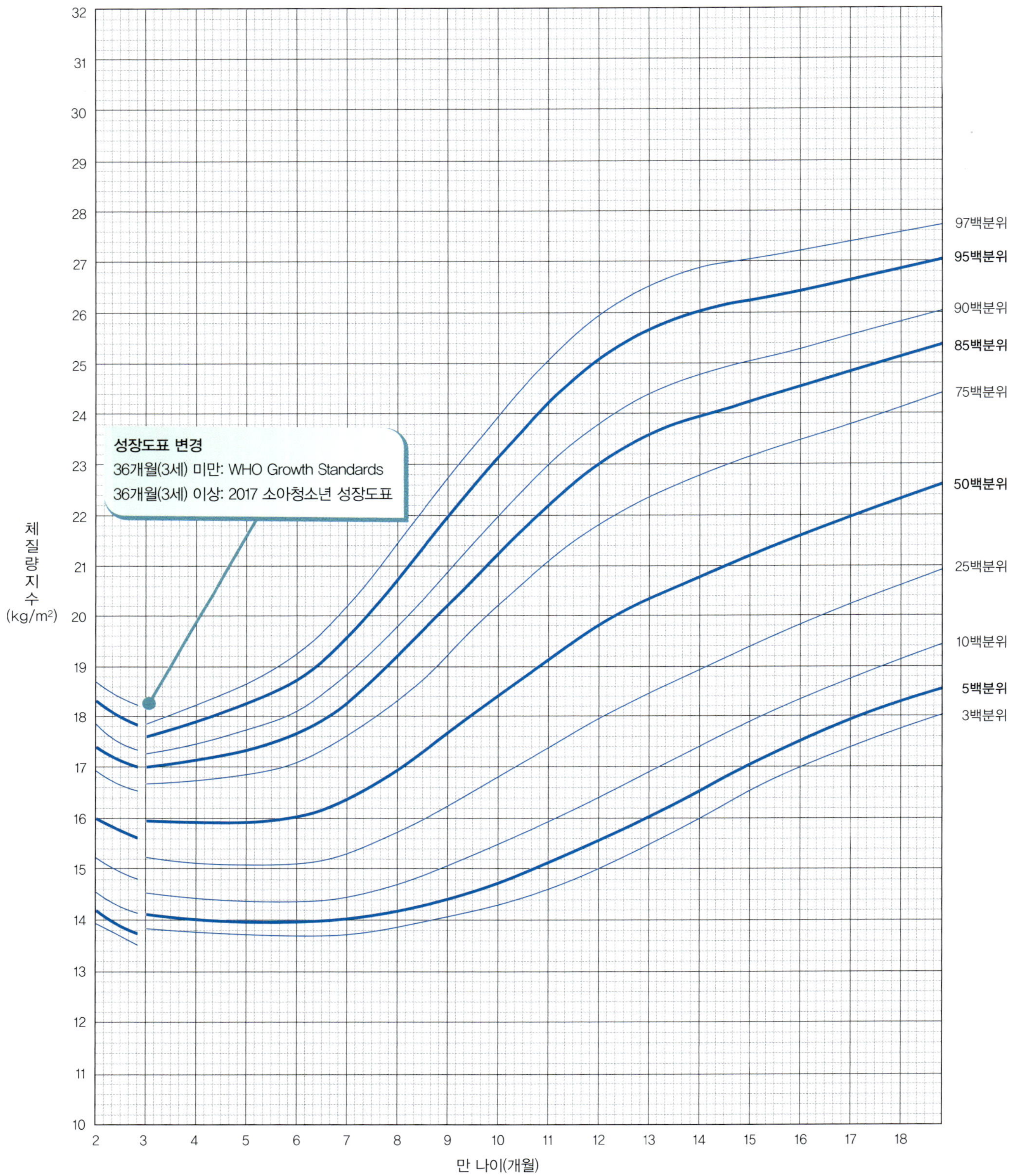

2. 여아(2~18세)

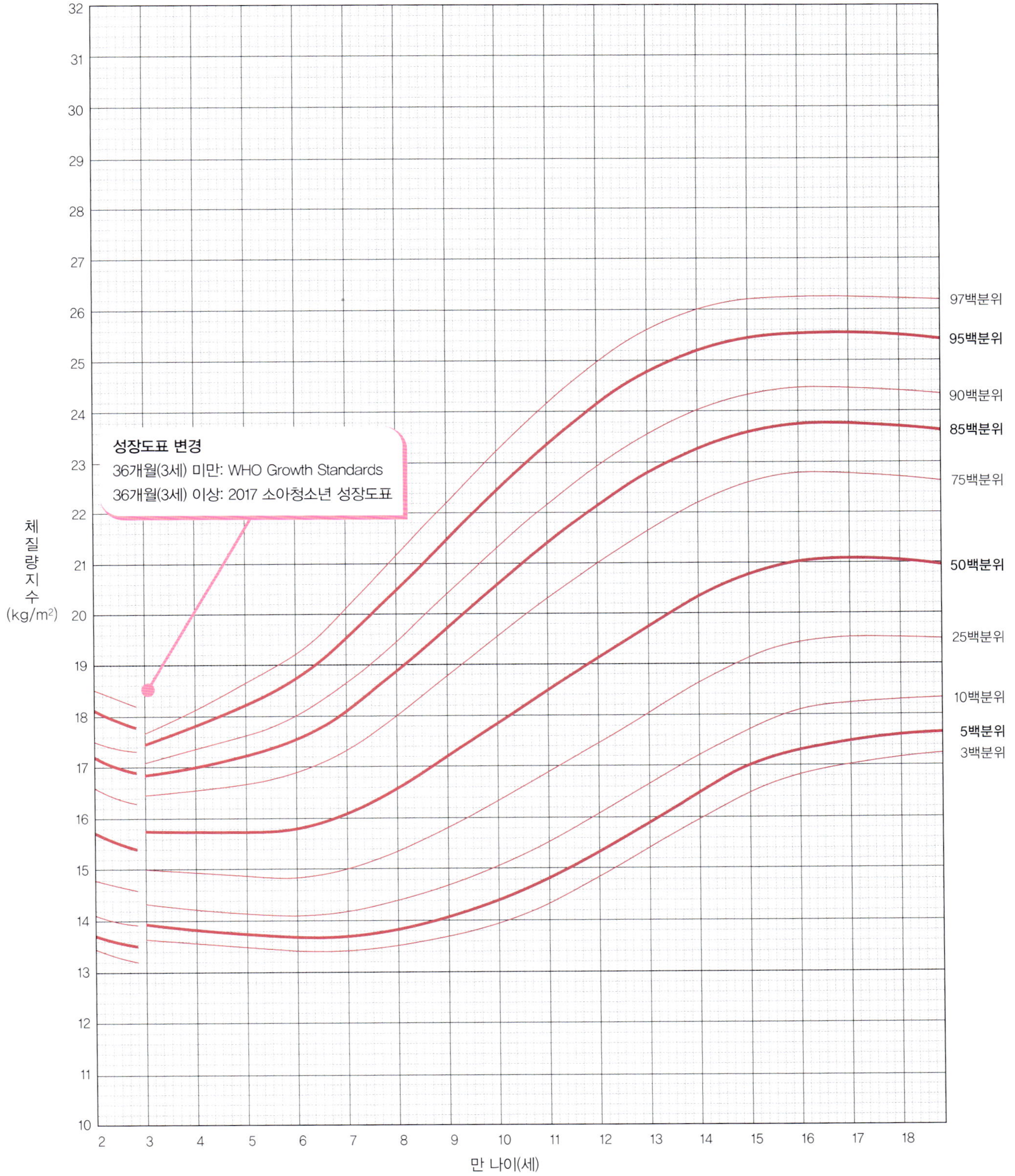

성장도표 변경
36개월(3세) 미만: WHO Growth Standards
36개월(3세) 이상: 2017 소아청소년 성장도표
체질량지수 (kg/m2)
만 나이(세)
97백분위
95백분위
90백분위
85백분위
75백분위
50백분위
25백분위
10백분위
5백분위
3백분위

신장별 체중 백분위수

1. 남아(0~23개월)

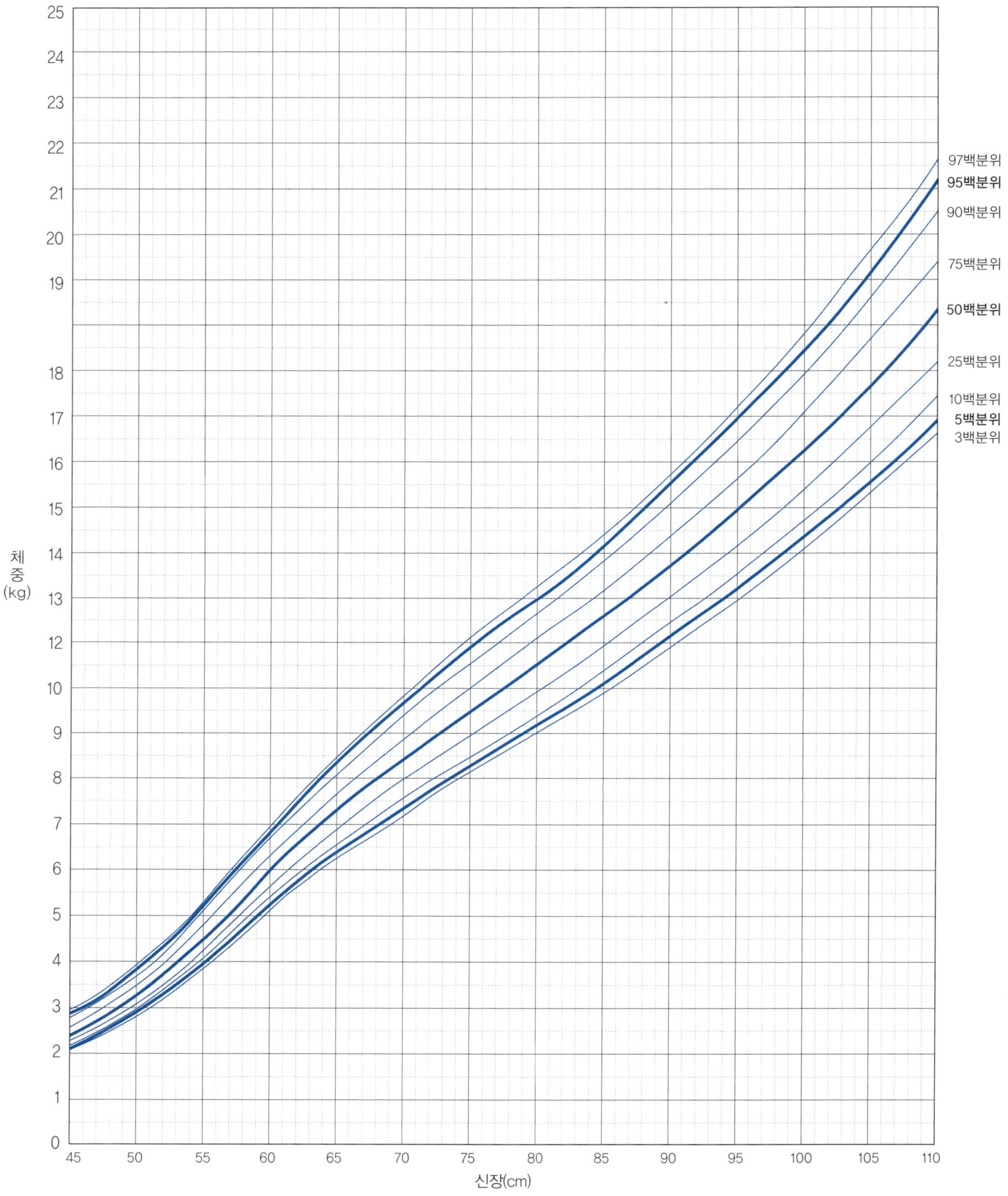

2. 여아(0~23개월)

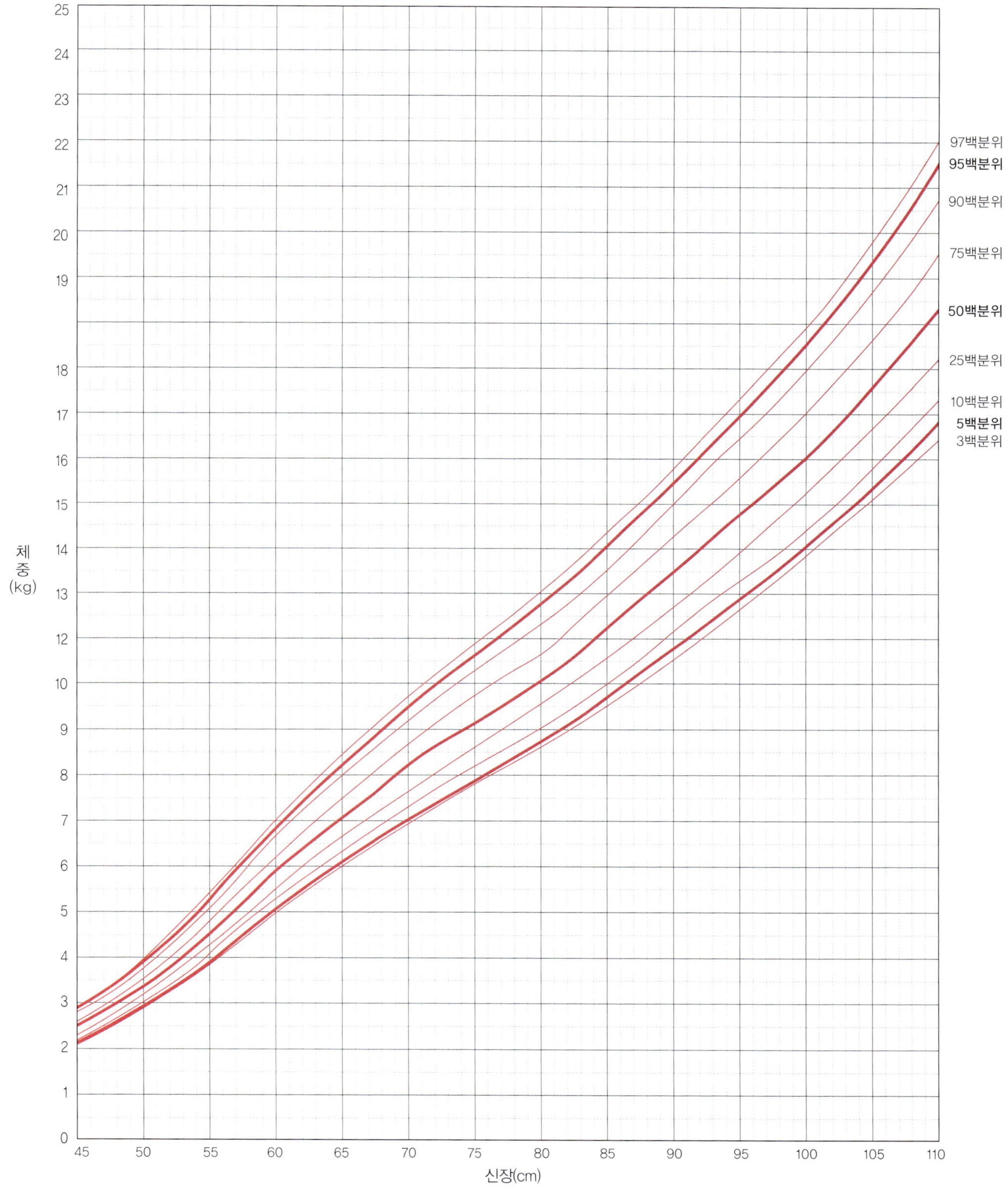
97백분위
95백분위
90백분위
75백분위
50백분위
25백분위
10백분위
5백분위
3백분위
체중(kg)
신장(cm)
0
1
2
3
4
5
6
7
8
9
10
12
13
14
15
16
17
18
19
20
21
22
23
24
25
45
50
55
60
65
70
75
80
85
90
95
100
105
110

부록 4 | 우리나라 아동의 머리둘레 백분위수 성장곡선

1. 남아(0~35개월)

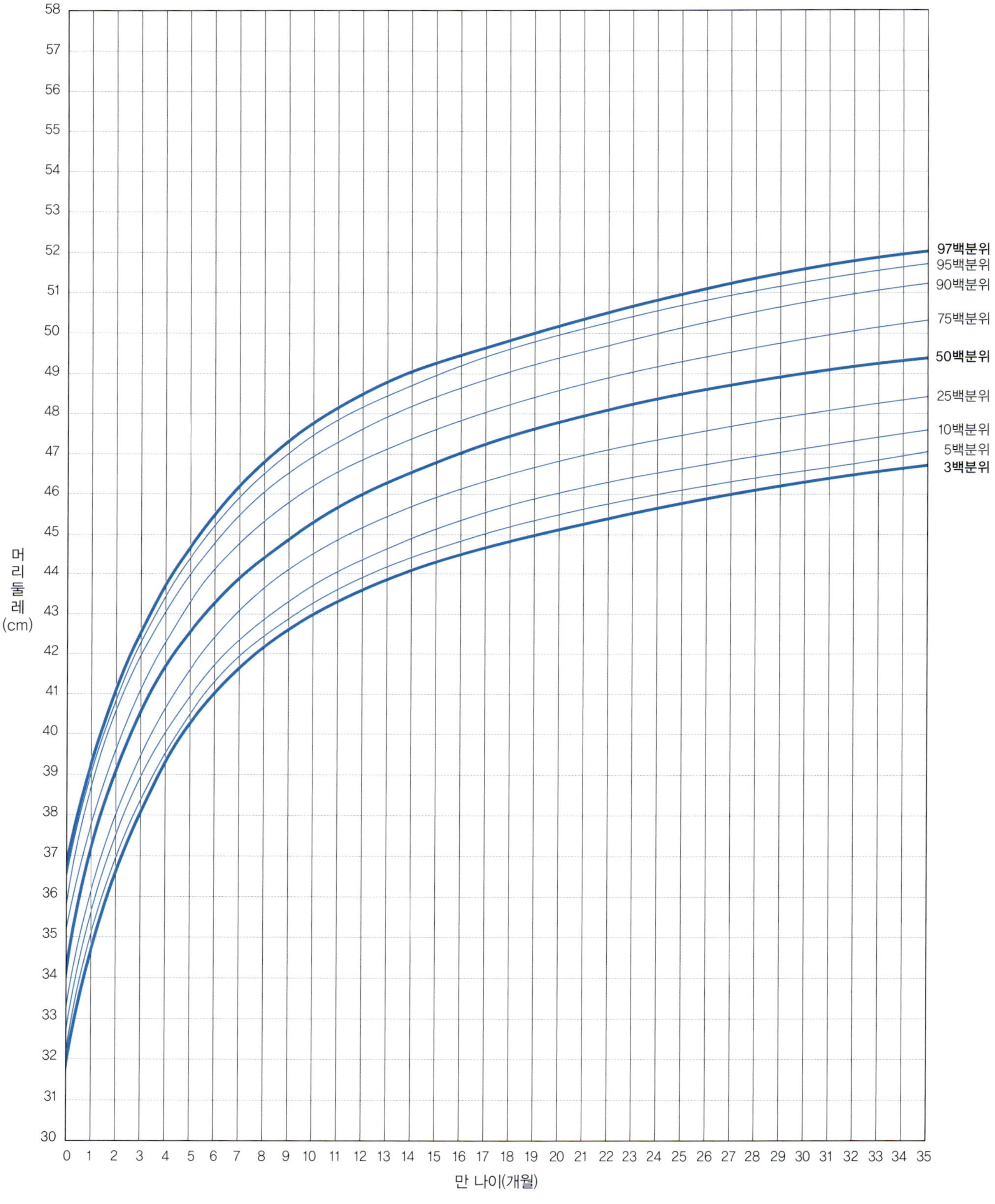

2. 여아(0~35개월)

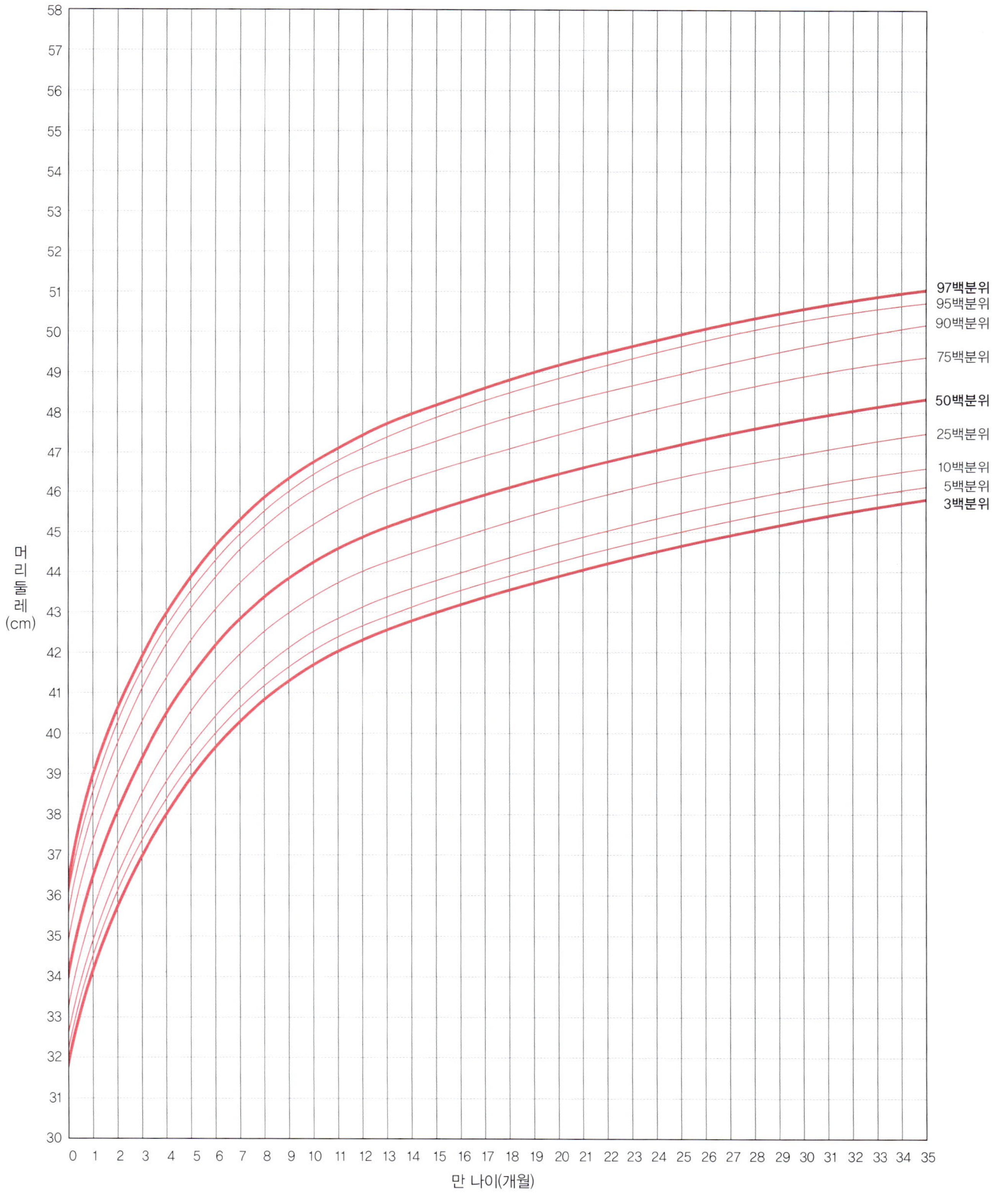
머리둘레 (cm)
58
57
56
55
54
53
52
51
50
49
48
47
46
45
44
43
42
41
40
39
38
37
36
35
34
33
32
31
30
97백분위
95백분위
90백분위
75백분위
50백분위
25백분위
10백분위
5백분위
3백분위
0 1 2 3 4 5 6 7 8 9 10 11 12 13 14 15 16 17 18 19 20 21 22 23 24 25 26 27 28 29 30 31 32 33 34 35
만 나이(개월)

부록 5 | 혈압의 백분위수

1. 수축기혈압: 남녀(7~18세)

(단위: mmHg)

남아								연령 (세)	여아							
수축기혈압 백분위수	신장 백분위수								수축기혈압 백분위수	신장 백분위수						
	5백분위	10백분위	25백분위	50백분위	75백분위	90백분위	95백분위			5백분위	10백분위	25백분위	50백분위	75백분위	90백분위	95백분위
50백분위	99	100	101	103	105	107	108	7~8*	50백분위	97	98	98	100	101	103	104
90백분위	114	115	116	118	120	122	123		90백분위	112	112	113	114	115	117	118
95백분위	119	119	121	123	125	126	127		95백분위	116	116	117	118	119	121	122
99백분위	127	128	129	131	133	135	136		99백분위	123	123	124	125	127	128	129
50백분위	99	99	101	103	105	106	107	8~9	50백분위	99	99	100	101	102	104	105
90백분위	114	115	116	118	120	122	123		90백분위	113	113	114	115	116	118	119
95백분위	119	119	121	122	124	126	127		95백분위	117	117	118	119	120	122	123
99백분위	127	128	129	131	133	134	136		99백분위	124	125	125	126	128	129	130
50백분위	99	100	102	103	105	107	108	9~10	50백분위	100	100	101	102	104	105	106
90백분위	115	116	117	119	121	122	124		90백분위	115	114	115	116	118	119	120
95백분위	119	120	121	123	125	127	128		95백분위	119	118	119	120	122	123	124
99백분위	127	128	130	131	133	135	136		99백분위	127	126	127	128	129	131	132
50백분위	101	101	103	105	106	108	109	10~11	50백분위	101	102	102	103	105	106	107
90백분위	116	117	118	120	122	124	125		90백분위	115	116	116	118	119	121	122
95백분위	120	121	123	124	126	128	129		95백분위	119	120	120	122	123	125	126
99백분위	129	129	131	133	135	136	137		99백분위	127	127	128	129	131	132	133
50백분위	102	103	105	106	108	110	111	11~12	50백분위	102	103	103	105	106	108	109
90백분위	118	119	120	122	124	126	127		90백분위	116	117	118	119	120	122	123
95백분위	122	123	124	126	128	130	131		95백분위	120	121	122	123	124	126	127
99백분위	130	131	133	134	136	138	139		99백분위	128	128	129	130	132	133	134
50백분위	105	105	107	108	110	112	113	12~13	50백분위	103	104	104	106	107	109	110
90백분위	120	121	122	124	126	128	129		90백분위	117	118	119	120	121	123	124
95백분위	124	125	127	128	130	132	133		95백분위	121	122	123	124	125	127	128
99백분위	133	133	135	137	138	140	141		99백분위	129	129	130	131	133	134	135
50백분위	107	108	109	111	113	115	116	13~14	50백분위	104	104	105	106	108	109	110
90백분위	122	123	125	126	128	130	131		90백분위	118	119	119	120	122	123	124
95백분위	127	128	129	131	133	134	136		95백분위	122	123	123	124	126	127	128
99백분위	135	136	137	139	141	143	144		99백분위	130	130	131	132	133	135	136
50백분위	110	110	112	114	115	117	118	14~15	50백분위	105	105	106	107	108	110	111
90백분위	125	126	127	129	131	133	134		90백분위	119	119	120	121	123	124	125
95백분위	129	130	132	133	135	137	138		95백분위	123	123	124	125	127	128	129
99백분위	138	138	140	142	144	145	146		99백분위	130	131	132	133	134	136	137
50백분위	112	113	115	116	118	120	121	15~16	50백분위	106	106	107	108	109	111	112
90백분위	128	129	130	132	134	136	137		90백분위	120	120	121	122	123	125	126
95백분위	132	133	134	136	138	140	141		95백분위	124	124	125	126	127	129	130
99백분위	141	141	143	144	146	148	149		99백분위	131	132	132	133	135	136	137

남아								연령(세)	여아							
수축기혈압 백분위수	신장 백분위수								수축기혈압 백분위수	신장 백분위수						
	5백분위	10백분위	25백분위	50백분위	75백분위	90백분위	95백분위			5백분위	10백분위	25백분위	50백분위	75백분위	90백분위	95백분위
50백분위	115	116	117	119	121	123	124	16~17	50백분위	106	107	108	109	110	112	113
90백분위	131	132	133	135	137	138	140		90백분위	121	121	122	123	124	126	127
95백분위	135	136	137	139	141	143	144		95백분위	125	125	126	127	128	130	131
99백분위	143	144	146	147	149	151	152		99백분위	132	132	133	134	136	137	138
50백분위	118	119	120	122	124	126	127	17~18	50백분위	108	108	109	110	111	113	114
90백분위	134	135	136	138	140	141	143		90백분위	122	122	123	124	126	127	128
95백분위	138	139	140	142	144	146	147		95백분위	126	126	127	128	130	131	132
99백분위	146	147	149	150	152	154	155		99백분위	133	134	134	136	137	139	140
50백분위	121	122	124	125	127	129	130	18~19	50백분위	110	110	111	112	113	115	116
90백분위	137	138	139	141	143	144	146		90백분위	124	124	125	126	128	129	130
95백분위	141	142	143	145	147	149	150		95백분위	128	128	129	130	132	133	134
99백분위	149	150	152	153	155	157	158		99백분위	135	136	137	138	139	141	142

* 혈압 성장 곡선은 자동 혈압계(Dinamap Procare 200)로 측정된 것으로써 수은 혈압계 측정치와 비교 시 주의를 요함.
주: 7~8은 7세부터 8세 미만에 해당하며, 다른 연령에도 동일하게 적용됨.

2. 이완기혈압: 남녀(7~18세)

(단위: mmHg)

남아								연령(세)	여아							
이완기혈압 백분위수	신장 백분위수								이완기혈압 백분위수	신장 백분위수						
	5백분위	10백분위	25백분위	50백분위	75백분위	90백분위	95백분위			5백분위	10백분위	25백분위	50백분위	75백분위	90백분위	95백분위
50백분위	57	57	58	58	59	60	60	7~8*	50백분위	57	57	57	58	58	59	59
90백분위	67	68	68	69	69	70	70		90백분위	67	67	67	67	68	69	69
95백분위	70	70	71	71	72	73	73		95백분위	69	69	70	70	71	71	72
99백분위	76	76	76	77	77	78	78		99백분위	74	75	75	75	76	76	77
50백분위	58	58	58	59	59	60	60	8~9	50백분위	57	57	58	58	59	59	60
90백분위	68	68	68	69	70	70	70		90백분위	67	67	67	68	68	69	69
95백분위	71	71	71	72	72	73	73		95백분위	70	70	70	71	71	72	72
99백분위	76	76	77	77	78	78	79		99백분위	75	75	75	76	76	77	77
50백분위	58	58	59	59	60	60	61	9~10	50백분위	58	58	58	59	59	60	60
90백분위	68	68	69	69	70	70	71		90백분위	67	67	68	68	69	68	70
95백분위	71	71	72	72	73	73	74		95백분위	70	70	70	71	71	72	72
99백분위	76	77	77	78	78	79	79		99백분위	75	75	76	76	77	77	78
50백분위	58	59	59	60	60	61	61	10~11	50백분위	58	58	59	59	60	60	60
90백분위	69	69	69	70	70	71	71		90백분위	68	68	68	69	69	70	70
95백분위	71	72	72	73	73	74	74		95백분위	71	71	71	71	72	73	73
99백분위	77	77	77	78	79	79	79		99백분위	76	76	76	77	77	78	79

남아								연령 (세)	여아							
이완기혈압 백분위수	신장 백분위수								이완기혈압 백분위수	신장 백분위수						
	5백분위	10백분위	25백분위	50백분위	75백분위	90백분위	95백분위			5백분위	10백분위	25백분위	50백분위	75백분위	90백분위	95백분위
50백분위	59	59	59	60	61	61	61	11~12	50백분위	59	59	59	59	60	61	61
90백분위	69	69	70	70	71	71	72		90백분위	68	68	69	69	70	70	71
95백분위	72	72	72	73	74	74	74		95백분위	71	71	71	72	72	73	73
99백분위	77	77	78	78	79	80	80		99백분위	76	76	77	77	78	78	79
50백분위	59	59	60	60	61	61	62	12~13	50백분위	59	59	60	60	61	61	61
90백분위	69	70	70	71	71	72	72		90백분위	69	69	69	70	70	71	71
95백분위	72	72	73	73	74	75	75		95백분위	72	72	72	72	73	74	74
99백분위	78	78	78	79	80	80	80		99백분위	77	77	77	78	78	79	79
50백분위	60	60	60	61	61	62	62	13~14	50백분위	60	60	60	61	61	62	62
90백분위	70	70	70	71	72	72	72		90백분위	69	70	70	70	71	71	72
95백분위	73	73	73	74	75	75	75		95백분위	72	72	73	73	74	74	74
99백분위	78	78	79	79	80	80	81		99백분위	77	77	78	78	79	79	80
50백분위	60	60	61	61	62	62	63	14~15	50백분위	60	60	61	61	62	62	63
90백분위	70	70	71	71	72	72	73		90백분위	70	70	70	71	71	72	72
95백분위	73	73	74	74	75	75	76		95백분위	73	73	73	74	74	75	75
99백분위	78	79	79	80	80	81	81		99백분위	78	78	78	79	79	80	80
50백분위	61	61	61	62	62	63	63	15~16	50백분위	61	61	61	62	62	63	63
90백분위	71	71	71	72	72	73	73		90백분위	71	71	71	71	72	73	73
95백분위	74	74	74	75	75	76	76		95백분위	73	74	74	74	75	75	76
99백분위	79	79	80	80	81	81	82		99백분위	79	79	79	79	80	81	81
50백분위	61	61	62	62	63	63	64	16~17	50백분위	62	62	62	82	63	64	64
90백분위	71	72	72	73	73	74	74		90백분위	71	71	72	72	73	73	74
95백분위	74	74	75	75	76	76	77		95백분위	74	74	74	75	75	76	76
99백분위	80	80	80	81	81	82	82		99백분위	79	79	80	80	81	81	82
50백분위	62	62	63	63	64	64	65	17~18	50백분위	62	62	63	63	64	64	65
90백분위	72	72	73	73	74	74	75		90백분위	72	72	72	73	73	74	74
95백분위	75	75	76	76	77	77	78		95백분위	75	75	75	76	76	77	77
99백분위	80	81	81	82	82	83	83		99백분위	80	80	80	81	81	82	82
50백분위	63	63	64	64	65	66	66	18~19	50백분위	63	63	63	64	65	65	65
90백분위	73	74	74	75	75	76	76		90백분위	73	73	73	74	74	75	75
95백분위	76	76	77	77	78	79	79		95백분위	76	76	76	76	77	78	78
99백분위	82	82	82	83	83	84	84		99백분위	81	81	81	82	82	83	83

부록 6 한국형 Denver II 검사지

검사자: 검사일: ID: 이름: 출생일

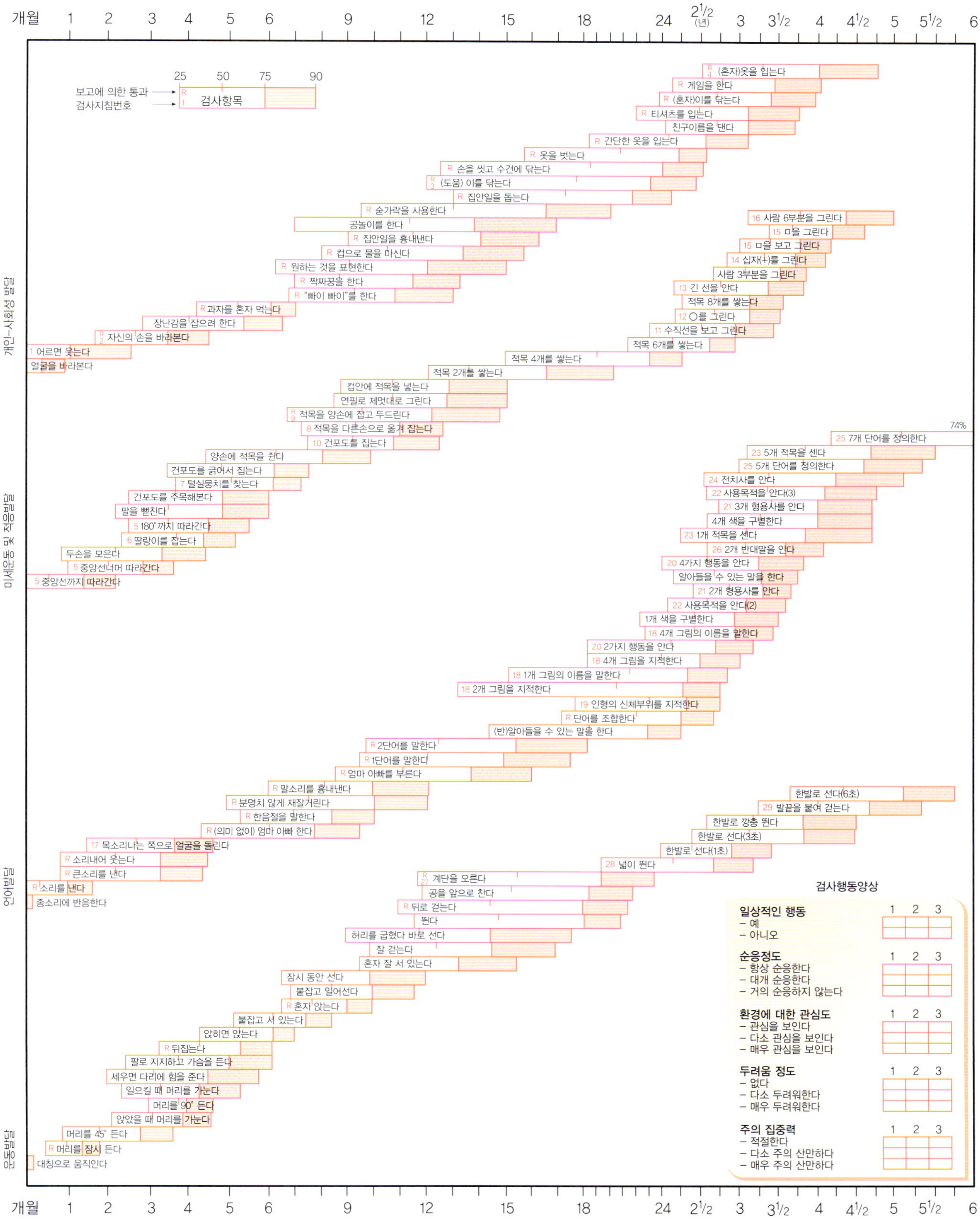

부록 6 Denver II 검사용지(2)

검사지침

1. 웃고, 이야기 하고, 손을 흔들어서 웃게 한다. 만지지 않을 것.
2. 아기는 몇 초간 손을 응시해야 한다.
3. 부모는 칫솔질하는 것을 도와주고 치약을 묻혀 주어도 된다.
4. 구두끈, 운동화 끈이나 옷 뒤의 단추는 낄 수 없어도 된다.
5. 아기의 얼굴에서 20cm 거리에 털실뭉치를 보여주면서 한쪽 끝에서 서서히 중앙으로 해서 반대편 끝까지 원을 그리면서 움직인다.
6. 딸랑이를 손가락 끝이나 손등에 대었을 때 잡으면 통과.
7. 아기가 털실뭉치가 없어진 곳을 계속 보거나 어디로 갔는지 찾으면 통과. 털실뭉치는 아기가 보는 데서 빨리 떨어뜨려야 한다. 검사자는 손을 움직이지 말고 털실뭉치만 떨어뜨린다.
8. 아기는 적목을 손에서 손으로 옮길 수 있어야 한다.
9. 아기 양손에 적목을 하나씩 주고 두드리도록 한다.
10. 엄지와 또 다른 어떤 손가락으로라도 건포도를 집으면 통과.
11. 선은 검사자가 그린 것과 30° 이내로 차이가 나도 된다.

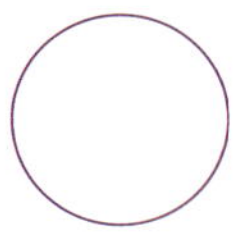

12. 완전히 원을 그리면 통과. 계속된 둥근 모양만 그리면 실패.

13. 어느 것이 더 긴가? 거꾸로 놓고서 다시 묻는다. 3번 물어서 다 맞거나 6번 중 5번 맞으면 통과.

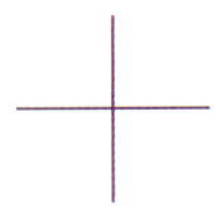

14. 선이 어디에서라도 교차되면 통과.

15. 그림을 보여주면서 그리게 하고 못 그리면 그리는 것을 보여준다.

※ 12, 14, 15번을 할 때 모양 이름은 말하지 말고 12, 14번은 그리는 것을 보여주지 않는다.

16. 계산할 때 쌍으로 된 것(팔, 다리 등)은 한 부분으로 계산한다.
17. 아기의 뒤쪽에 15~30cm 떨어진 곳에서 아기의 이름을 속삭인다. 다른쪽 귀에도 반복한다.
18. 그림을 가리키고 아기에게 이름을 말하게 한다(소리 흉내만 내면 안 된다.)

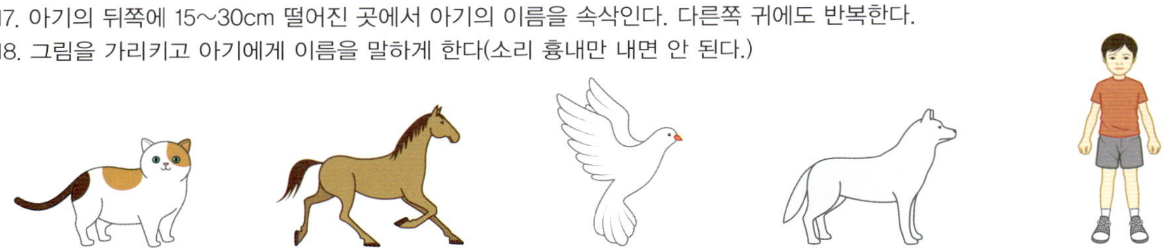

19. 인형을 가지고 코, 눈, 귀, 입, 손발, 배, 머리를 지적하도록 한다. 6개 이상 맞히면 통과다.
20. 그림을 이용해 묻는다. "어느 것이 날아가지? 야옹하지? 말하지? 짖지? 따가닥 따가닥 달리지?" 5개 중 2개 또는 4개를 맞히면 통과이다.
21. "추울 때는 어떻게 하지? 피곤하면 어떻게 하지? 배고프면 어떻게 하지?" 2개 또는 3개를 맞히면 통과이다.
22. "컵으로 무엇을 하지? 의자는 무엇에 쓰이지? 연필로 무엇을 하지?" 라고 묻는다. 행동용어가 답에 포함되어야 한다.
23. 아이가 맞는 개수의 적목을 옮겨놓고 몇 개의 적목이 있는지 말하면 통과이다.
24. "책상 밑에 놓아라. 책상 위에 놓아라. 내 앞에 놓아라. 내 뒤에 놓아라." 4가지 수행하면 통과이다.
25. 공, 연못, 책상, 집, 바나나, 커튼, 문, 천장이 무엇인지 묻는다. 만일 용도, 형태, 무엇으로 만들어졌는지 일반적 특성을 이야기하면 통과(예: 바나나는 과일, 꼭 노란색은 아님).
26. "말은 크다. 그러면 쥐는? 불은 뜨겁다. 그러면 얼음은? 태양이 낮 동안에 빛난다면 달은?" 하고 물어서 3개 중 2개 맞히면 통과.
27. 벽이나 난간을 사용하여 올라가되 사람을 잡고 올라가는 것은 안됨.
28. 검사자(21.5cm 폭)를 놓고 넓이 뛰게 한다.
29. 똑바로 걷게 한다. 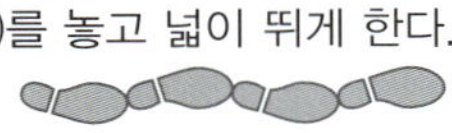 ➡ 앞발 뒤꿈치와 뒷발의 엄지발이 2.5cm 거리 내에 되도록 걷는다. 검사자가 실제 걸어보이고 아이는 네 발자국 이상 걸어야 하며 3번 시도해서 2번하면 통과.
30. 2세에서 정상 아동의 반 정도는 비협조적이다.

부록 7 Dietary Reference Intakes

Dietary Reference Intakes for Infants, Children, and Adolescents

	AGE	VITAMIN A (mcg/d)	VITAMIN D (mcg/d)	VITAMIN E (MG/D a-TOCOPHEROL)	VITAMIN K (mcg/d)	VITAMIN C (mg/d)	THIAMIN (mg/d)	RIBOFLAVIN (mg/d)	NIACIN (mg/d)	VITAMIN B_6 (mg/d)
Infants	0–6 months	400*	10*	4*	2.0*	40*	0.2*	0.3*	~0.2*	0.1*
	7–12 months	500*	10*	5*	2.5*	50*	0.3*	0.4*	~0.4*	0.3*
Children	1–3 years	300	15	6	30*	15	0.5	0.5	6	0.5
	4–8 years	400	15	7	55*	25	0.6	0.6	8	0.6
Males	9–13 years	600	15	11	60*	45	0.9	0.9	12	1.0
	14–18 years	900	15	15	75*	75	1.2	1.3	16	1.3
Females	9–13 years	600	15	11	60*	45	0.9	0.9	12	1.0
	14–18 years	700	15	15	75*	65	1.0	1.0	14	1.2

*Values are Adequate Intakes (AIs) rather than Recommended Dietary Allowances (RDAs). All other values on chart are RDAs. See Chapter 19 for a discussion of nutrient requirements.

Recommended Dietary Allowances

	AGE	PROTEIN	CARBOHYDRATE	POLYUNSATURATED FATTY ACIDS N-6	POLYUNSATURATED FATTY ACIDS N-3	TOTAL FAT	FIBER
Infants	0–6 months	9.1 g/d or 1.52 g/kg/d*	60 g/d*	4.4 g/d	0.5 g/d	31 g/d	NE
	7–12 months	1.5 g/kg/d	95 g/d*	4.6 g/d	0.5 g/d	30 g/d	NE
Children	1–3 years	1.1 g/kg/d or 13 g/d	130 g/d	7 g/d (linoleic)	0.7 g/d (α-linolenic)	NE	19 g/d
	4–8 years	0.95 g/kg/d or 19 g/d	130 g/d	10 g/d (linoleic)	0.9 g/d (α-linolenic)	NE	25 g/d
Males	9–13 years	0.95 g/kg/d or 34 g/d	130 g/d	12 g/d (linoleic)	1.2 g/d (α-linolenic)	NE	31 g/d
	14–18 years	0.85 g/kg/d or 52 g/d	130 g/d	16 g/d (linoleic)	1.6 g/d (α-linolenic)	NE	38 g/d
Females	9–13 years	0.95 g/kg/d or 34 g/d	130 g/d	10 g/d (linoleic)	1.0 g/d (α-linolenic)	NE	26 g/d
	14–18 years	0.85 g/kg/d or 46 g/d	130 g/d	11 g/d (linoleic)	1.1 g/d (α-linolenic)	NE	26 g/d

*Values are Adequate Intakes (AIs) rather than Recommended Dietary Allowances (RDAs). All other values on charts are RDAs.

NE = not established

SOURCE: Data from Institute of Medicine. (2002). Dietary Reference Intakes. Washington, DC: National Academy Press.

Dietary Reference Intakes for Infants, Children, and Adolescents (Continued)

FOLATE (mcg/d)	VITAMIN B_{12} (mcg/d)	CALCIUM (mg/d)	PHOSPHORUS (mg/d)	MAGNESIUM (mg/d)	IRON (mg/d)	ZINC (mg/d)	IODINE (mcg/d)	SELENIUM (mcg/d)
65*	0.4*	200*	100*	30*	0.27	2*	110*	15*
80*	0.5*	260*	275*	75*	11*	3	130*	20*
150	0.9	700	460	80	7	3	90	20
200	1.2	1000	500	130	10	5	90	30
300	1.8	1300	1250	240	8	8	120	40
400	2.4	1300	1250	240	11	11	150	55
300	1.8	1300	1250	410	8	8	120	40
400	2.4	1300	1250	360	15	9	150	55

SOURCE: Data from Otten, J. J., Hellwig, J. P., & Meyers, L. D. (Eds.). (2006). Dietary Reference Intakes: The essential guide to nutrient requirements. Washington, DC: National Academies Press; Wagner, C. L., Greer, F. R., & Section on Breastfeeding and Committee on Nutrition. (2008). Prevention of rickets and vitamin D deficiency in infants, children, and adolescents. Pediatrics, 122(5), 1142–1152; Ross, A. C., Taylor, C. L., Yaktine, A. L., & Del Valle, H. B. (Eds.). (2011). Dietary Reference Intakes for calcium and vitamin D. Washington, DC: Institute of Medicine. (www.nap.edu/iom)

부록 8 Selected Pediatric Laboratory Values

All laboratory value intervals listed are approximate. Consult your local laboratory for guidelines as to normal values for the specific testing procedures used.

NORMAL HEMATOLOGY VALUE INTERVALS (B)

Values for children 2 to 12 years

Hematocrit (HCT)[1]

31.7–39.8%

Hemoglobin (Hb)[1]

10.2–13.4 g/dL

Mean Corpuscular Hemoglobin (MCH)[1]

23.7–29.5 pg

Mean Corpuscular Hemoglobin Concentration (MCHC)[1]

31.8–34.9%

Mean Corpuscular Volume (MCV)[1]

71.3–87.6 micrometer^3

Red Blood Cell (RBC)[1]

3.89–5.03 $\times$ 10^{12}/L

White Blood Cell (WBC)[1]

4.86–11.4 $\times$ 10^9/L

Differential[1]

Neutrophils	22.4–74.7%
Eosinophils	0–4.7%
Basophils	0.1–0.6%
Lymphocytes	18.1–57.8%
Atypical lymphocytes	2–4%
Monocytes	4.1–12.3%

Platelet Count[3]

103/mm^{3}μ L

Reticulocyte Count[1]

0.82–1.49%

Key for type of specimen: S = serum; B = blood; P = plasma

NORMAL BLOOD CHEMISTRY VALUE INTERVALS

Albumin (S)[1]

1 month–1 year:	2.8–4.8 g/dL
1–18 years:	3.2–4.7 g/dL

Alkaline Phosphatase (S)[1]

AGE	MALE UNITS/L	FEMALE UNITS/L
1–30 days	75–316	48–406
1–3 years	104–345	108–317
4–6 years	93–309	96–297
7–9 years	86–315	69–325
10–12 years	42–362	51–332
13–15 years	74–390	50–162
16–18 years	52–171	47–119

Alpha-fetoprotein (AFP) (S)[1]

Newborn:	50–100,000 ng/mL
1–3 months:	40–1000 ng/mL
4 months–18 years:	0–12 ng/mL

Bilirubin (S)[1]

Conjugated	Newborn:	Less than 0.6 mg/dL
Total	Birth–5 days:	Less than 11.7 mg/dL

Blood Gases

CARBON DIOXIDE, PARTIAL PRESSURE (Pco_2) (B)[1]

Infant:	27–41 mmHg (3.6–5.5 kPa)
Children:	32–48 mmHg (4.3–6.4 kPa)

OXYGEN, PARTIAL PRESSURE (Po_2) (B)[1]

Greater than 1 day: 83–108 mmHg (11–14.4 kPa)

BICARBONATE, ACTUAL (P)[3]

Venous blood: 22–29 mmol/L

pH (B)[1]

0–6 months:	7.18–7.50
6–12 months:	7.27–7.49
Children:	7.37–7.43
Adolescents:	7.35–7.41

BASE EXCESS (B)[1]

Infant:	−7 to −1 mmol/L
Child:	−4 to +2 mmol/L
Thereafter:	−3 to +3 mmol/L

OXYGEN SATURATION (B)[1]

Newborns:	85–90%
Thereafter:	95–99%

BUN—see Electrolytes, Urea Nitrogen

Coagulation Values[4]

Fibrinogen 175–400 mg/dL
International normalized ratio (INR) 2–3
Partial thromboplastin time, activated (aPTT) 22.1–34.1 seconds
Prothrombin time (PT) 11.2–13.2 seconds

C-Reactive Protein (CRP) (P, S)[1]

0.08–1.8 mg/L

Creatinine (S, P)[1]

1–7 days:	0.7–1.2 mg/dL
7 days–1 year:	0.2–0.5 mg/dL
1–9 years:	0.2–0.8 mg/dL
10–18 years:	0.5–1.1 mg/dL

Electrolytes[1]

CALCIUM (S, P)

Newborn:	7.9–10.7 mg/dL
Thereafter:	8.7–10.7 mg/dL

CHLORIDE (S, P)

102–112 mmol/L

GLUCOSE, FASTING (S, P)[1]

Newborn:	55–117 mg/dL (3.1–6.4 mmol/L)
After 1 month of age:	70–126 mg/dL (3.9–7 mmol/L)

MAGNESIUM (P, S)

1.6–2.4 mg/dL (0.66–0.99 mmol/L)

PHOSPHORUS, INORGANIC (S, P)

2.8–5.6 mg/dL (0.91–1.8 mmol)

POTASSIUM (S, P)

3.7–5 mmol/L

SODIUM (P, S)

134–143 mmol/L

UREA NITROGEN (S, P)

1–13 years:	5–17 mg/dL (1.8–6 mmol/L)
14–19 years:	8–21 mg/dL (2.9–7.5 mmol/L)

Erythrocyte Sedimentation Rate (Micro)[4]

1–13 mm/hr

Growth Hormone (P, S)[1]

0–6.9 years:	Less than 13.7 mcg/L
7–10.9 years:	Less than 16.5 mcg/L
11–14.9 years:	Less than 14.5 mcg/L
15–18.9 years:	Less than 13.5 mcg/L

Hemoglobin A_{1c}(B)[1]

Normal:	4–6%

Hemoglobin, Fetal (B)[5]

1–30 days:	22.8–92%

Decreases to adult levels by 12 months: 0–0.9%

Iron-Related Values

FERRITIN (P, S)[1]

1–5 years:	6–24 ng/mL
6–9 years:	10–55 ng/mL
10–19 years:	Males 23–70 ng/mL
	Females 6–40 ng/mL

IRON (S, P)[1]

1–5 years:	22–136 mcg/dL (4–25 micromol/L)
6–9 years:	39–136 mcg/dL (7–25 micromol/L)
10–14 years:	28–134 mcg/dL (5–24 micromol/L)
14–19 years:	34–162 mcg/dL (6–29 micromol/L)

IRON-BINDING CAPACITY (S, P)[1]

1–5 years:	268–441 mcg/dL (48–79 micromol/L)
6–9 years:	240–508 mcg/dL (43–91 micromol/L)
10–19 years:	290–570 mcg/dL (52–102 micromol/L)

Lead (B)[3]

Less than 5 mcg/dL

Lipids (S)[2]

TOTAL CHOLESTEROL

Acceptable: Less than 170 mg/dL
Elevated: Greater than 200 mg/dL

HIGH-DENSITY LIPOPROTEIN

Acceptable: Greater than 45 mg/dL
Low: Less than 40 mg/dL

LOW-DENSITY LIPOPROTEIN

Acceptable: Less than 110 mg/dL
High: 130 mg/dL and higher

TRIGLYCERIDES

Acceptable:	0–9 years: Less than 75 mg/dL
	10–19 years: Less than 90 mg/dL
High:	0–9 years: Greater than 100 mg/dL
	10–19 years: Greater than 130 mg/dL

Osmolality (S)

280–300 mOsm/kg

Thyroid Hormones

THYROID-STIMULATING HORMONE (TSH) (P, S)[1]

AGE	MALES	FEMALES
1–30 days	0.7–16.1 mIU/L	1.0–13.7 mIU/L
1 month–5 years	0.8–7.5 mIU/L	0.7–8.6 mIU/L
6–18 years	0.6–6.4 mIU/L	0.6–6.2 mIU/L

THYROXINE (T_4) (S, P)[1]

1–5 years:	5–14.45 mcg/dL
6–20 years:	4.4–12.1 mcg/dL

THYROXINE, "FREE" (FREE T_4) (S, P)[1]

Under 1 year:	1.3–2.8 ng/dL (16.8–36.1 picomol/L)
1–18 years:	1.3–2.42 ng/mL (16.8–31 picomol/L)

THYROXINE-BINDING GLOBULIN (TBG) (P)[1]

AGE	MALES	FEMALES
Cord blood	19–39 mg/L	19–39 mg/L
1–11 months	16–36 mg/L	17–37 mg/L
1–9 years	12–28 mg/L	15–27 mg/L
10–19 years	14–26 mg/L	14–30 mg/L

TRIIODOTHYRONINE (T_3) (S)[1]

1–5 years:	106–203 ng/dL
6–10 years:	104–183 ng/dL
11–14 years:	68–186 ng/dL
15–20 years:	71–175 ng/dL

NORMAL VALUE RANGES: URINE

Albumin[4]

Less than 1 mg/dL

Key for type of specimen: S = serum; B = blood; P = plasma

Catecholamines (Norepinephrine, Epinephrine)[1]

Values in mmol/mol creatinine

AGE	NOREPINEPHRINE	EPINEPHRINE
0–24 months	0–0.28	0–0.46
2–4 years	0–0.8	0–0.035
5–9 years	0–0.059	0–0.022
10–19 years	0–0.055	0–0.021

Creatinine[1]

3–8 years:	0.11–0.68 g/24 hr
9–12 years:	0.17–1.41 g/24 hr
13–17 years:	0.29–1.87 g/24 hr
Adults:	0.63–2.5 g/24 hr

Osmolality[4]

500–800 mOsm/kg water
Should be higher than serum osmolality

Protein[4]

Less than 150 mg/24 hr

Specific Gravity[4]

Birth:	1.001-1.018
Over 2 years:	1.010–1.030

NORMAL VALUE RANGES: SWEAT

Electrolytes[1]

Sodium and chloride: under 40 mmol/L

NORMAL VALUE RANGES: CEREBROSPINAL FLUID

Protein[1]

Under 1 month:	15–153 mg/dL
Over 1 month:	15–48 mg/dL

Glucose[1]

All ages: 41–84 mg/dL (60–80% of blood glucose)

References

[1] Adapted from Soldin, S. J., Wong, E. C., Brugnara, C., & Soldin, O. P. (2011). *Pediatric reference ranges* (7th ed.). Washington, DC: AACC Press.

[2] National Heart Lung and Blood Institute. (2012). *Expert panel on integrated guidelines for cardiovascular health and risk reduction in children and adolescents: Summary report.* Retrieved from http://www.nhlbi.nih.gov/files/docs/peds_guidelines_sum.pdf

[3] Data from Kliegman, R. M., Stanton, B. F., St. Geme, J. W., & Schor, N. F. (2016). *Nelson textbook of pediatrics* (20th ed., Table 727-5). Philadelphia, PA: Elsevier.

[4] Data from Corbett, J. V., & Banks, A. D. (2013). *Laboratory tests and diagnostic procedures with nursing diagnoses* (8th ed.). Upper Saddle River, NJ: Pearson.

[5] Data from Mayo Clinic Mayo Medical Laboratories. (2014). *Test ID: Hemoglobin F* Retrieved from http://www.mayomedicallaboratories.com/test-catalog/Clinical+and+Interpretive/8269

Glossary
용어 정리

가계도 Genogram 3세대 이상에 걸친 가족 구성원의 중요한 사건과 건강, 질병 상태에 대한 정보를 통합하는 도해

가성비대 Pseudohypertrophy 지방조직의 침투로 인한 근육의 비대

가정폭력 Domestic violence 어른이나 청소년이 힘과 통제를 얻거나 유지하기 위해서 자신의 친밀한 파트너에게 사용하는 경제적 위압뿐만 아니라, 신체적, 성적 그리고 심리적 공격을 포함하는 폭력적이고 위압적인 행동의 패턴

가족 Family 주로 부부를 중심으로 한, 친족 관계에 있는 사람들의 집단

가족 내구력 Family strengths 역경과 변화의 시기에 가족과 가족 구성원들을 지원하고 보호하는 관계와 과정

가족위기 Family crisis 극복할 수 없을 것처럼 보이고 가족이 정상적인 방법으로 대처할 수 없는 문제에 직면하는 것

가족중심 관리 Family-centered care 아동과 가족이 건강관리를 구할 때 가족의 우선순위와 요구가 다루어지는 가족, 간호사, 그리고 그 외 건강전문가들 간의 협력

가피 Eschar 자연적인 현상이 아닌 인위적인 현상 및 바이러스 따위에 의해서 피부가 건조해지고, 껍질이 떨어지는 현상.

가피절개술 Escharotomy 말초순환을 회복시키기 위해서 화상부위의 압축되는 죽은 조직을 절개하는 것

각질층 Stratum corneum 표피의 가장 바깥 층

간대성 경련 Clonic 교대로 일어나는 근육의 수축과 이완; 주기적으로 반복되는 경련, 발작활동을 설명하기 위해서 자주 사용됨

간염 Hepatitis 바이러스 감염에 의한 간의 염증

간접전파 Indirect transmission 병원체가 인간의 몸 밖에서 생존하여 새로운 숙주에 들어가서 감염성 질병을 옮기는 것

간질액 Interstitial fluid 세포 사이, 그리고 혈관과 림프관 밖에 있는 세포외액

간질지속증 Status epilepticus 30분 이상 지속되는 간질, 또는 발작 사이에 완전한 의식회복이 없는 2회 이상의 발작, 간질에서 큰 발작이 짧은 시간 안에 끊임없이 심하게 일어나는 상태.

감각신경 난청 Sensorineural hearing loss 내이 구조나 청신경의 손상에 의해서 야기되는 난청

감각이상증 Paresthesia 감소된 감각이나 따끔거림

감돈 Incarceration 장(臟)이나 자궁과 같은 복부 내장의 기관이 병적으로 생긴 틈으로 빠져나와서 본래의 위치로 돌아가지 못하는 상태

감돈포경 Paraphimosis 포피가 귀두 위의 정상적인 위치로 돌아가지 못함으로 인해서 음경의 수축을 야기하고 귀두가 부어 오르고 음경의 혈류가 막히는 것

감수분열 Meiosis 염색체의 수가 반으로 줄어드는 세포 분열. 생식 세포, 즉 난자나 정자가 형성될 때 일어나며, 감수 제일 분열과 감수 제이 분열의 과정을 거침

감시 Surveillance 가족, 전문가, 아동관리 제공자, 그리고 그 외 전문가들과 협력하여 숙련된 관찰이 수행되는 지속적인 과정

감염성 질병 Infectious disease 병원체인 미생물이 숙주 개체에 들어가 증식함으로써 일어나는 질병

갑상선종 Goiter 갑상선의 일부 또는 전체가 커지는 종양을 통틀어 이르는 말

갑상선항진증 Thyrotoxicosis 혈액 속에 갑상샘 호르몬이 과도하게 생기는 병

갑작스러운 표출(재발) Flares 질병과 관련된 증상의 악화

개구술 Ostomy 인공적으로 복부에 요관이나 위장관으로 연결되는 구멍을 내어서 소변이나 대변의 우회 출구를 제공하는 것

개별화된 가족서비스 계획 Individualized family service plan (IFSP) 특수 건강관리 요구를 가진 영아와 가족에 대한 조기중재 과정을 위해서 개발됨; 아동의 발달을 지원하고 촉진하는 가족의 능력을 제고시키기 위한 서비스 정보 제공

개별화된 건강계획 Individualized health plan (IHP) 아동의 건강요구가 학교환경에서 관리되도록 보장하기 위한 공식적인 메커니즘

개별화된 교육계획 Individualized education plan (IEP) 아동의 능력과 요구 분야에 대한 철저한 평가 후, 신체나 정신장애를 가진 아동을 위한 구체적인 학습법을 세우는 것

개별화된 전환계획 Individualized transition plan (ITP) 개인이 학교와 가정에서 그 외 지역사회 환경으로 성공적으로 옮기도록 지원하는 것에 중점을 두는 계획

개별화된 접근법 Individualized approach 특정 아동에게 수행되는 건강평가와 중재

객혈 Hemoptysis 기도를 통해서 혈액이나 혈액이 섞인 가래를 토함

갤럽(말달림율동) Gallop 말이 달리는 것과 같은 리듬을 만드는 심장박동

거짓남녀중간몸증 Pseudoherm aphroditism 외부 성기의 애매모호한 발달

건강 Health 완전한 신체적·정신적 그리고 사회적 안녕의 상태. 정신적으로나 육체적으로 아무 탈이 없고 튼튼함

건강유지(건강보호) Health maintenance (health protection) 개인의 현재 건강상태를 보존하고 질병이나 부상의 발생을 예방하는 활동

건강정보 이해능력 Health literacy 환자의 관리에 대한 설명서에 적힌 정보와 설명을 이해하는 것

건강증진 Health promotion 안녕(웰빙)을 높이고, 건강을 향상시키고, 잠재적인 긍정적 건강의 실현에 이르는 활동; 인구집단이 건강하고 건강한 선택을 하도록 하는 조건을 촉진하기 위한 전략

건강지도 Health supervision 아동의 삶에 있어서 중요한 시점에 질병과 부상예방(건강유지), 성장과 발달감시, 그리고 건강증진에 중점을 두는 서비스

건조증 Xerosis 몸에 수분이 적어지며 땀, 침, 대소변 따위가 잘 나오지 않고 피부 따위가 건조해지는 증상

검사 Inspection 체액이나 조직, 배설물에서 어떤 물질의 존재 유무를 결정하거나, 심리나 행동 특성의 존재나 정도를 결정하기 위하여 시행하는 조사 방법

게놈(유전체) Genome 배우자(생식세포), 개인, 인구 또는 종에 대한 완전한 유전정보를 구성하는 전체 DNA 염기순서

게놈학 Genomics 유전자의 상호작용, 환경 그리고 심리사회적 요인과 문화요인의 영향과 같은 인간의 게놈에 있는 모든 유전자에 대한 연구

견축 Retractions 숨을 들이쉴 때마다 흉벽 갈비뼈 사이의 조직이 눈에 보이게 들어가는 것

결과기대 Outcome expectancy 특정 행동을 수행함으로써 얻을 것으로 기대하는 것

결합백신 Conjugate vaccine 폐렴구균 결합백신, 수막구균 다가결합백신 그리고 B형 헤모필루스 인플루엔자 백신과 같은 면역반응을 높이기 위해서 변형된 유기체가 또 다른 물질과 결합되는 백신

경화 Induration 뚜렷한 경계가 있는 아주 단단한 피부 부위

계면활성제(계면활성물질) Surfactant 폐포의 표면 장력을 낮추는 폐에서 분비되는 지질-단백질

고가스트린혈증 Hypergastrinemia 혈액 안에 가스트린이 과량으로 존재하는 증상

고막절개술 Myringotomy 액체(수분)를 빼내기 위해서 고막을 절개하는 시술

고막튜브 Tympanostomy tubes 압력을 균일하게 하고, 배액을 증진시키고, 중이를 환기시키기 위해서 수술적으로 고막에 삽입된 작은 테플론 튜브

고빌리루빈혈증 Hyperbilirubinemia 혈액 속에 빌리루빈이 과잉으로 존재하는 상태

고실도 Tympanogram 중이가 소리 에너지를 전달하는 능력을 보여주는 그래프; 밀폐된 탐촉자를 외이의 입구에 삽입해서 음을 방출함으로써 측정된다.

고실측정법 Tympanometry 가운데귀의 상태와 고막의 움직임을 알아보고 귀관 안의 압력의 변화를 주어 뼈 전달을 측정하기 위한 검사법

고인슐린혈증 Hyperinsulinemia 혈액 속의 인슐린 수치가 올라가 있는 상태

고장성탈수 Hypertonic dehydration (or hypernatremic dehydration) 체액에서 수분이 상실되어, 전해질에 대한 수분의 양이 적어진 상태

고장액 Hypertonic fluid 정상적인 체액보다 더 농축된 액체

고주파절제 Radiofrequency ablation 부경로 전도가 지나가는 심근의 아주 작은 부분을 파괴하기 위해서 고주파를 사용하는 것

고통완화관리 Palliative care 질병의 단계나 그 외 치료법의 필요성과 관계없이 고통을 예방하고 경감시키며 환자와 그 가족들의 삶의 질을 향상시키기 위한 학제간 관리

고환꼬임 Testicular torsion 정삭이 뒤틀려 고환에 허혈을 일으키는 것

곤봉지 Clubbing 손톱 밑 주름과 손톱의 각이 커지고 손톱이 넓어지는 것

골감소증 Osteopenia 감소된 무기화와 골 질량; 골 질량의 편차가 정상보다 1–2.5 표준 낮음

골다공증 Osteoporosis 무기화와 골 질량의 뚜렷한 감소로 인해서 뼈가 물러지는 것

골막 Periosteum 뼈를 덮는 섬유막

골세포 Osteocytes 뼈의 재형성 과정을 지시하기 위해서 뼈의 압력과 휘어짐을 감지하고 이에 반응하는 특별한 골아세포

골수억제 Myelosuppression 골수의 혈액세포 생산이 줄어드는 것

골아세포 Osteoblasts 뼈를 합성하고 설치한 뒤 뼈를 강화시키기 위해서 칼슘과 인산염을 끌어 모으는 세포

골 연령 Bone age 뼈대의 성숙도에 대한 예측

골연화증 Osteomalacia 뼈가 부드러워지는 것

골절술 Osteotomy 수술적인 뼈의 절단

골화 Ossification 섬유조직이나 연골로부터 뼈를 형성하는 것

공감 Empathy 남의 감정, 의견, 주장 따위에 대하여 자기도 그렇다고 느낌 또는 그렇게 느끼는 기분

공기부족 Air hunger 가장 심한 형태의 호흡곤란, 고공에서 공기 밀도의 저하로 인하여 발생하는 신체의 불쾌한 상태

공동친권 Joint custody 부모가 공동으로 친권을 행사하는 경우의 친권

공통유전자 Syngeneic 일란성 쌍둥이로부터의 조혈줄기세포 이식

과다약물요법 Polypharmacy 다양한 건강상태를 치료하기 위해서 한 번에 많은 약물을 사용하는 것

과다유두 Supernumerary nipples 유방이나 몸의 다른 부위에 정상보다 많은 수의 유두가 존재하는 증상

과다청색증 발작 Hypercyanotic episode 심장결함으로 인해서 폐 혈류량이 감소된 아이들에게서 발생하는, 활동에 의해 촉발되는 전신 혈관 저항과 폐혈류량의 갑작스러운 감소

과민반응 Hypersensitivity response 병원균 등의 외부 이물질에 대해 과민하게 반응하여 생기는 병리적 상태

과탄산증 Hypercapnia 혈액 속의 이산화탄소 농도가 정상치보다 높은 성질

관류 Perfusion 폐의 모든 부분으로 흐르는 산소가 공급된 혈류

관리의료 Managed care 특정 건강관리 서비스의 전달에 중점을 두면서 이러한 비용을 통제하려는 시도를 동시에 하는 의료전달체계

관리의 연속성 Continuity of care 환자의 변화하는 요구와 이용 가능한 자원에 따라서 환자가 시설을 옮기는 것을 용이하게 하는 전문가 간의 과정

관절 Joints 뼈와 뼈가 서로 맞닿아 연결되어 있는 곳

광독성 Phototoxic 햇빛에 노출될 때 피부의 급속한 비면역성 반응

광성피질양호르몬 Mineralocorticoids 체액과 전해질의 규제와 관련된 호르몬

광장공포증 Agoraphobia 넓은 장소에 혼자 있을 때 까닭 없이 두려움을 느끼는 증상

괴롭힘 Bullying 가까운 관계의 사람이 상대편에게 정신적·육체적인 고통을 주어 학대하는 행위

괴사조직제거 Debridement 병소를 제거하고 섬유성 응혈이나 딱지를 녹이는 효소작용; 치유과정의 속도를 높이기 위한 죽은 조직의 제거

교정나이 Corrected age 아기의 출생 후 주나 달 수에서 조산(만기 전)으로 태어난 주나 달의 수를 뺀 것

구루병 Rickets 칼슘과/또는 비타민 D 결핍으로 인한 뼈의 골질 흡수로, 긴 뼈의 휨과 오다리(내반슬)를 초래함

구획증후군 Compartment syndrome 혈액순환과 신경 자극전달에 지장을 주는, 사지(팔다리)의 연조직과 같은 한정된 공간에 압력이 증가하는 일어나는 증후군

국소 Focal 한 쪽 반구나 대뇌피질의 특정 영역에 위치함

귀두염 Balanitis 음경귀두의 염증이나 감염, 귀두에 생기는 염증

극놀이 Dramatic play 아동이 일생생활에 대한 연극을 하는 놀이유형

근거기반 진료 Evidence-based practice (EBP) 최상의 연구 근거를 개인의 임상적 전문지식과 환자의 가치나 선호도와 통합시키는 것

근긴장저하 Hypotonia 처지고 증가된 관절운동범위와 감소된 반사반응

근원발달 Proximodistal development 신체의 중심에서부터 팔다리를 향해서 바깥쪽으로 진행되는 발달과정

근육 Muscles 수축할 수 있는 세포의 집합으로, 동반하는 뼈대가 움직이도록 함

근친상간 Incest 결혼이 법적으로나 문화적으로 금지된 면밀한 가족 구성원간의 성적 활동

글루카곤 Glucagon 간에 저장된 포도당을 분해하는 것을 돕는 췌장에 의해서 생산되는 호르몬

글루코코르티코이드 Glucocorticoids 단백질, 탄수화물, 지질의 대사에 작용하는 호르몬

글리코겐 Glycogen 신체가 에너지를 필요로 하고 음식이 섭취되고 있지 않을 때 포도당으로 환원될 수 있는 저장된 형태의 탄수화물

글리코겐 분해 Glycogenolysis 근육이나 간에 저장된 글리코겐이 포도당으로 다시 전환되는 대사과정

금단 Withdrawal 진정제나 진통제에 내성이 생긴 환자에게 약물투여를 갑자기 중단할 때 발생하는 신체적 징후와 증상

급성통증 Acute pain 조직을 손상시키는 자극과 관련된 짧은 시간 동안의 갑작스러운 통증

기관절개 Tracheostomy 호흡이 곤란할 때 기관을 절개하여 새로운 기도를 만드는 응급 수술

기관지음 Bronchophony 건강한 큰 기관지 위에서 청진기를 통해 강도와 명확도를 들을 수 있는 소리

기관지 확장증 Bronchiectasis 기관지가 넓어지거나 이완된 상태

기도개조(재형성) Airway remodeling 천식으로 인한 상피하 기저막의 비가역적 비대와 평활근 세포의 크기와 수의 급증

기도저항 Airway resistance 비강에서 폐포 입구까지의 기도 내에서 가스가 출입할 때의 기류 저항

기맥 Pulsus paradoxus 들숨 동안 동맥혈압이 10mmHg 감소하는 것으로, 중증 천식발작 시 존재할 수 있음

기밀유지 Confidentiality 건강관리 방문 동안에 논의되는 정보가 환자의 허락 없이 다른 사람들과 공유되지 않을 것이라는 환자와 건강관리 제공자 간의 합의

기술보조 Technology-assisted 발달지연이 있거나 발달지연의 위험이 있는 3살 이하의 영유아를 위한 특수 서비스

기준점 Benchmark 어떤 것을 할 때 기준이 되는 생각이나 사실

기질 Temperament 영아의 특유한 활동, 기분, 그리고 반응 방식으로, 시간이 지남에 따라서 진화하고 발달하며 상호작용과 행동의 근간이 되는 경우가 많은 유전적으로 파생된 특성으로 구성됨

기형발생 Teratogenesis 태아의 비정상적인 발달

기형학 Dysmorphology 출생 전에 시작되는 인간 신체구조의 선천적 결함이나 비정상에 대한 연구

기회감염 Opportunistic infections 정상적인 면역이 부족한 사람에 있어서 일반적으로는 비병원체인 유기체에 의해서 야기되는 감염

기흉 Pneumothorax 기관기관지수, 식도, 또는 흉벽의 구멍으로 인해서 공기가 흉막간으로 들어갈 때 발생하는 상태

긴장성 Tonic 계속적인 근육의 수축; 발작활동을 설명하기 위해서 자주 사용되는 지속되는 근육의 뻣뻣함

깊은 진정 Deep sedation 아동이 부분적이거나 완전한 보호반사의 상실을 경험할 수 있는, 억제된 의식이나 무의식의 통제상태

꼬임 Strangulation 장의 일부가 그 주위 근육고리가 막힘으로써 복부로 다시 돌아가지 못하는 것

낙인 찍기 Branding 원하는 디자인으로 상처를 만들기 위해서 피부에 내는 화상(난절법)

난민 Refugees 박해에 대한 두려움으로 자신의 나라를 떠나는 사람들

난원공 Foramen ovale 태아 심장의 좌심방과 우심방 사이에 나있는 구멍

난치성 발작 Intractable seizure 최적의 의료관리에도 불구하고 계속해서 발생하는 발작

남성화 Virilization 여성에게 남성의 이차 성징이 나타나는 일

낯가림 Stranger anxiety 생후 6개월과 18개월 사이의 영아에게 종종 나타나는 낯선 사람들과 장소에 대한 경계

내반슬(안짱다리) Varus 일반적으로 곤봉발과 관련이 있는, 발뒤부가 안쪽으로 돌아간 상태

내사시 Esotropia 사물을 볼 때 눈동자가 안쪽으로 몰리는 눈

내성 Tolerance 약물의 반복 복용에 의해 약효가 저하하는 현상

내안각주름 Epicanthal fold 눈의 내안각 전체나 일부를 덮고 있는 여분의 피부 층

내인 발열원 Endogenous pyrogens 인터류킨, 인터페론 그리고 종양괴사 인자와 같은 면역체계 시토카인이 대식세포에 의해서 혈류로 방출됨. 열을 일으키는 단백질

냉동요법 Cryotherapy 액체질소를 사용하여 각 병변(병소)을 얼리는 것

네프론 Nephron 콩팥을 구성하고 있는 가느다란 관 모양의 구조물. 콩팥의 구조와 기능상의 최소 단위

녹내장 Glaucoma 안압이 높아져서 시각 신경 유두의 병적 변화와 시야의 결손을 가져오는 일련의 병

놀이 치료법 Play therapy 아동이 인형, 장난감, 찰흙 그리고 그 외 물건을 가지고 노는 동안에 무의식에 있는 갈등, 소망, 두려움을 노출하는, 학령전기 아동과 학령기 아동에게 자주 사용되는 치료적 중재

뇌관류압 Cerebral perfusion pressure 적절한 산소와 영양분이 뇌로 전달되는 것을 보장하기 위해서 요구되는 압력

뇌병증 Encephalopathy 제한된 시간 동안의 손상(독소, 부상, 염증, 또는 산소결핍)으로 인한 뇌 기능장애

뇌부종 Cerebral edema 산소결핍, 혈관확장 또는 혈관정체로 인해서 야기되는 뇌 속의 세포내액과 세포외액의 증가 뇌실이나 거미막밑 공간에 수액이 지나치게 많이 괴어 그 부분이 확대된 상태

뇌사 Brain death 대뇌피질과 뇌간을 포함한 뇌의 모든 기능의 비가역적 중단

뇌탈출증 Encephalocele 두개골의 결함을 통한 뇌막조직이나 뇌막으로 덮인 뇌의 돌출

눈떨림(안구진탕) Nystagmus 비자발적인 눈의 빠른 움직임

능동면역 Active immunity 병원체가 침입하였을 때 생체 스스로가 자기 몸속에 항체를 생기게 하여 얻어진 면역 상태

능동운반 Active transport 대사 에너지를 필요로 하는, 농도가 낮은 곳에서 높은 곳으로 전해질이 농도 기울기를 따라서 이동하는 과정

다뇨증 Polyuria 주어진 시간 내에 많은 양의 소변이 나오는 것

다량영양소 Macronutrients 탄소화물, 단백질 그리고 지방을 포함한 주된 신체 구성요소

다식증 Polyphagia 과도하거나 탐욕스러운 음식섭취

다음증 Polydipsia 과도한 갈증

다인성 Multifactorial 각각의 요인들이 추가적 효과를 가지는, 유전적 요인과 환경적 요인을 포함한 다양한 요인에 의해서 결정되는 건강상태

다형성 심실빈맥 Torsades de pointes '점이 비틀어진' 것처럼 보이는 심전도에서 뚜렷한 QT 연장이 있는 환자에게 나타나는 뚜렷한 형태의 심실성 빈맥

단락 Shunt 비정상적인 해부학적 구멍이나 수술에 의해 만들어진 구멍을 통해서 혈액이 전신순환과 폐순환 사이를 통과하는 것. 좌우단락은 전신에서 폐로의 순환이고 우좌단락은 폐에서 전신으로의 순환임

단백질 Proteins 유전자의 DNA 염기순서에 의해서 명시되는 특별한 순서로 함께 연결된 아미노산으로 구성된 분자

단백질유전정보학 Proteomics 세포에서 표현된 단백질의 상호작용에 대한 연구

단서 Cues 어떤 문제를 해결하는 방향으로 이끌어 가는 일의 첫 부분

단일염기 다형성 Single nucleotide polymorphism (SNP) 한 단일염기(A, T, C, G)가 다른 단일염기로 치환되는, DNA 염기순서의 변형

담즙정체 Cholestasis 담즙 흐름 장애

당뇨 Glycosuria 소변에 당분이 많이 섞여 나오는 병

대변실금 Encopresis 항문 괄약근의 조절 불능으로 자기도 모르는 사이에 가스, 액체, 고체 성분이 분출되는 증상

대상 영속성 Object permanence 사물이나 사람이 보이지 않거나, 들리지 않거나, 느껴지지 않을 때에서 계속해서 존재한다는 지식

대처 Coping 어떤 상황이나 사건에 대하여 알맞은 조치를 취함

대체요법 Alternative therapy 기존의 약물을 대신해서 사용되는 비주류 관행

데시벨 Decibels 소리의 크기를 측정하기 위해서 사용되는 단위

독립유전 Independent assortment 서로 다른 상동 염색체에 있는 유전자는 다른 유전자에 관계없이 서로 완전히 독립하여 유전하는 법칙

독물 Toxicants 유기체의 대사작용에 의해서 생산되지 않는 자연적이거나 합성된 화학물질

독서 요법 Bibliotherapy 아동이 겪고 있거나 겪을 주제와 사건과 관련된 책을 이용하는 것

독성 모양 Toxic appearance 무기력, 저조한 관류, 호흡저하나 호흡항진 그리고 청색증

독소 Toxins 대사작용이나 유기체에 의해서 생산되는 해롭거나 독성이 있는 화학물질

돌발통증 Breakthrough pain 진통제의 효과가 사라지면서 나타나는 통증

돌봄 Caring 간호사나 그 외 건강관리 제공자에 의한 아동과 가족에 대한 감정 투입

돌봄 제공자 부담 Caregiver burden 가족이나 돌봄 제공자가 만성질병을 가진 아동을 돌볼 때 느끼는 부담감

돌연변이 Mutagenesis 태아의 유전형질의 영구적 변화

동등 진통 투여량 Equianalgesic dose 동일한 진통효과를 생산하기 위해서 필요한, 경구나 비경구적인 방법으로 투여되는 약물의 양

동맥관 Ductus arteriosus 태아 때 대동맥과 허파 동맥을 연결하는 혈관

동상 Frostbite 결정이 형성될 만큼 낮은 온도에 피부세포가 과도하게 노출됨으로써 생기는 한랭손상

동성애 Homosexuality 동일한 성별의 사람들에 대한 성적인 끌림

동시성 심율동전환 Synchronized cardioversion 부정맥을 동성율동으로 전환시키기 위한 노력으로서, 세동제거기에 의해 보정된 전하를 타이밍에 맞게 적용하는 것

동의 Assent 어떤 행동이나 견해, 제안 따위가 옳거나 좋다고 판단하여 수긍함

동정심의 감퇴 Compassion fatigue 가족이 경험한 충격적인 사건에 대해서 아는 것으로부터 오는 감정과 이러한 가족을 돕거나 돕기를 원하는 것으로부터 오는 스트레스

동종이식 Allogeneic transplantation 한 개체의 조직을 같은 종의 다른 개체에 옮기는 일. 대개는 형제자매(친척)인 기부자가 적합한 인간 백혈구 항원을 가지고 있는 조혈 줄기세포 이식

동종피부이식 Allograft 대개 사체 피부를 이용한 일시적인 피부 교체

동질이상 Polymorphism 같은 화학 성분을 가진 물질이 압력이나 온도 변화에 따라 서로 다른 결정 구조를 이루는 것

동형접합체 Homozygous 동일한 대립 유전자끼리 접합하여 생긴 개체 동화, 동시, 동요 따위를 극적으로 표현하는 어린이들의 놀이

동화 Assimilation 새로운 문화의 특성을 채택해서 자신의 관행에 통합하는 것 같이 화합함

동화작용 Anabolism 신체조직의 합성이나 형성

두개내압 Intracranial pressure 머리뼈 안 및 뇌 조직과 뇌척수액 그리고 혈액에 의해 가해지는 압력

두개혈종 Cephalhematoma 출산 때 아기의 머리뼈를 싸고 있는 뇌막과 머리뼈 외판 사이에 생기는 혈종

두눈먼거리증 Hypertelorism 눈과 눈 사이의 간격이 정상보다 떨어져 있는 상태

두미발달 Cephalocaudal development 발달이 머리에서부터 몸통과 발을 향해서 아래방향으로 진행되는 과정

등장성 탈수증 Isotonic dehydration (or isonatremic dehydration) 세포외액으로부터 생리 식염액의 비율로 물과 식염이 없어지는 상태

등장액 Isotonic fluid 정상적인 체액과 같은 삼투질 농도를 가진 수액

디가탈리스요법 Digitalization 약물에 대한 반응속도를 높이고 치료적 혈액수치를 빨리 달성하기 위해서 정상보다 높은 용량의 디곡신을 처음에 투여하는 과정

라디오알레르고 소르벤 검사 Radioallergosorbent test (RAST) 혈액 속의 특정 항원에 대한 면역글로불린 E 항체의 존재를 측정하기 위해서 방사면역 측정법이 사용되는 기법

락토 채식주의자 Lactovegetarians 유제품을 먹는 채식주의자

림프샘염 Lymphangitis 감염부위의 삼출로 무른 홍반성의 긴 자국이 감염부위에서 몸 중심부로 뻗어 있는 것처럼 보이는 림프계의 염증

마사지 치료사 Sobadores 관절과 근육에 문제가 있는 환자들을 치료하기 위해서 마사지를 사용하고 조작하는 사람들

마술적 사고 Magical thinking 자신의 생각이나 소원으로 인해서 사건이 일어난다고 믿는 어린 아이들의 믿음

마찰음 Crepitus 피하조직 속으로 빠지는 공기로 인해서 생기는 가슴 표면에서 촉진되는 쪼글쪼글한 느낌

만기 후 분만 Postterm 42주 재태기간 이후에 태어남

만성적 구토 Chronic vomiting 거의 매일 일어나는 덜 심각한 구토

만성통증 Chronic pain 일반적으로 장기적인 질병과정과 관련이 있는, 3개월 이상 지속되는 통증

말기 신장질환 End-stage renal disease (ESRD) 비가역적인 신장질환

말단비대증 Acromegaly 뇌하수체 앞엽의 내분비 기능 가운데 특히 성장 호르몬 기능이 왕성하여 손, 발, 턱, 코, 귀 따위의 몸 말단 부위가 비정상적으로 커지는 병

말초혈관 확장증 Telangiectasia 표피의 모세혈관과 세정맥의 영구적인 확장

망막아세포종 Retinoblastoma 망막의 종양

망상 적혈구 Reticulocytes 세포 형질 속에 망상 물질을 가지고 있는, 완전히 성숙되지 아니한 적혈구

매개체 Vectors 인간을 물어서 감염성 미생물을 전염시키는 곤충이나 동물

맥박산소측정기 Pulse oximeter 산소가 포화된 헤모글로빈의 양을 감지하기 위한 경피성 평가방법

멜라닌 Melanin 피부에 존재하는 펩티드로, 피부색에 영향을 미치는 멜라닌 세포에 있는 효소에 의해서 합성됨

면역결핍 Immunodeficiency 항원 자극에 대하여 정상적인 면역 반응을 보이지 않는 일

면역글로불린 Immunoglobulins 체액면역을 담당, 항체 기능을 하는 감마 글로불린을 구성하는 주요 단백질

면포모반 Comedone 선천적으로 혹은 소아기에 상피가 선상으로 각질화 낭성 함입을 일으켜 털피지집의 발달에 장애를 가져오는 질환

모델링 Modeling 다른 사람에게 적절한 행동을 보여주는 것

모자동실 Rooming in 부모가 자녀의 병실에 머물면서 아동을 돌보는 관행

모자이크현상 Mosaicism 수종 후 유사분열 동안에 조기 세포단계에서 발생하는 염색체 변형이나 비정상으로 모든 세포가 이러한 변형의 영향을 받지는 않는다; 예를 들면, 모자이크 다운증후군이 있는 아동은 일부 세포에 두 개의 21번 염색체 복제가 있고 일부 세포에는 잉여의 21번 염색체가 있음

목경축 Nuchal rigidity 목 굽힘에 대한 저항

무기폐 Atelectasis 기관지가 막혀서 폐의 일부에 공기가 전혀 들어가지 못하는 상태

무뇌증 Anencephaly 뇌가 없는 선천 기형, 뇌간 위로 뇌가 발달하지 않은 상태, 가장 심각한 중추신경계의 선천적 기형

무뇨 Anuria 신장의 기능이 정지되거나 요관이 막혀 오줌을 못 누는 병

무반사 Areflexia 언어적, 감각적 또는 통증 자극에 대한 반사반응이 없음

무세포성 백일해 백신 Acellular pertussis vaccine 능동면역 과정을 유도하기 위해서 백신 전체 세포가 아닌, 미생물의 단백질을 사용하는 백신

무용 Futility 치료가 분명한 임상적 이점을 제공하지 않는 상황

무의식 Unconsciousness 자신의 말과 행동이나 상태 따위를 스스로 깨닫지 못하는 일체의 작용

무쾌감증 Anhedonia 즐거움을 경험할 수 없음

무해성 Nonmaleficence 피해를 막음

무해자극통증 Allodynia 일반적으로는 고통이 없는 자극이 고통스럽게 느껴지는 상태

무호흡증 Apnea 20초 이상 지속되는 호흡중단

문화 Culture 총체적인 지식, 신념 그리고 행동의 결합. 민족적, 인종적, 종교적, 지리적, 또는 사회적 집단에 특정된, 개인의 정체성, 언어, 사고, 의사소통, 행위, 관습, 믿음, 가치, 그리고 제도를 포함하는 많은 요소로 구성

문화적 역량 Cultural competence 간호사가 다른 문화적 배경을 가진 환자와 가족들의 요구를 이해하고 이에 효과적으로 대응할 수 있는 능력

문화적응 Acculturation 사람들이 다른 문화에 적응하거나 다른 문화의 특성을 차용하는 비자발적인 과정

문화 중개인 Cultural broker 다른 문화적 배경을 가진 사람들을 중개하거나 옹호하는 역할을 하는 사람

문화충격 Culture shock 다른 문화를 접하였을 때 마음에 받은 심한 자극이나 영향

물중독 Water intoxication 물을 너무 많이 마셔서 생체의 전해질이 희석되어 구토와 두통 따위의 증상이 나타나는 일

물활론 Animism 모든 물질은 생명이나 혼, 마음을 가지고 있다고 믿는 자연관, 어린아이들의 사고에서 나타남

미량영양소 Micronutrients 비타민과 미네랄처럼, 건강한 신체기능을 위해서 소량이 요구되는 물질

미세정열분석 Microarray analysis 표본으로부터 채취된 리보핵산이 DNA 염기가 정렬된 유리 슬라이드나 그 외 플랫폼에 추가되는 실험실 방법

미숙아 빈혈 Anemia of prematurity 출생 시 체내 철분함량이 부족하여 생후 2~3개월에 빈혈증이 생기는 것

민간 치유자 Folk healers 자신의 집이나 환자의 집에서 치료를 수행하는 지역사회의 구성원; 특정 문화에 한정됨

민감도 Sensitivity 검사되고 있는 질병을 가진 사람들을 정확하게 확인할 수 있는 검사의 능력

민족성 Ethnicity 문화집단의 공통된 사회적 · 문화적 유산과 관련된 이들의 정체성

민족중심주의 Ethnocentrism 자신의 문화가 다른 문화들보다 우수하다는 믿음, 타민족을 배척하고 멸시하는 태도나 입장

박출량 Stroke volume 심장이 수축할 때마다 심장에서 분출되는 혈액의 양

반상출혈 Ecchymosis 타박상

반점 Mottled 저산소증과 관련이 있으며, 피부색이 얼룩덜룩한 핑크색, 옅은 색 그리고 청색으로 바뀌는 것

반충손상 Contrecoup injury 관성력으로 인한 뇌 손상, 두개골 내 뇌의 가속-감속 움직임

발단자 Proband 어떤 가계의 특성을 연구하는 데 실마리를 제공하는 병을 가진 개체

발달 Development 신체, 정서, 지능 따위가 성장하거나 성숙함

발달감시 Developmental surveillance 아동의 건강방문 동안 실시되는 아이들의 소근육 · 대근육 운동기술, 언어 그리고 심리사회적 행동 이정표에 대한 유연하고 지속적인 숙련된 관찰과정

발달장애 Developmental disability 같은 또래에 비하여 신체적 또는 정신적인 발달이 정상적으로 이루어지지 않는 장애

발달지연 Developmental delay 특정 발달단계 동안에 예상되는 발달 이정표를 달성하지 못하는 것 정상 이하의 지능 발달

발살바기법 Valsalva maneuver 막힌 기도를 통해서 강제로 숨을 내쉬기 위한 노력(예: 숨을 참고 배변을 보는 것처럼 누르는 것, 구토반사를 유도하는 것)

발성장애 Dysphonia 목소리가 작거나, 쉬거나, 들리지 않는 것

발암물질 Carcinogens 유전적 특성과 결합되고 서로 상호작용을 할 때 암을 유발할 수 있는 화학물질

발작 Seizures 비자발적인 움직임과 행동 및 감각의 변화를 야기하는, 뇌 표면에 있는 피질 신경세포망의 비정상적인 전기신호(과도한 공명발화)

발작호흡 Paradoxical breathing 들숨에 흉부가 내려가고 복부가 올라가는 심각한 호흡곤란

발작 후 주기 Postictal period 의식수준이 감소하는 발작활동 후 기간

방광염 Cystitis 방광 점막에 생기는 염증

방광 외번증 Bladder exstrophy 뒤쪽 방광벽이 하복부 벽을 밀어내는 희귀한 선천적 결함

방광요관역류 Vesicoureteral reflux (VUR) 방광에서 요관으로 소변이 역류되는 현상

방사선 치료 Radiation DNA 분자의 분열을 야기해서 세포를 파괴하기 위한, 다양한 차원의 에너지를 방출하는 불안정한 동위원소를 사용하는 암 치료법

방어기전 Defense mechanisms 무의식적인 기법이 현실을 왜곡시켜서 행동을 이끌고 인격에 대한 고통스러운 도전을 막음

배우자 Gamete 성숙한 반수체 생식 세포. 다른 세포와 접합하여 새로운 개체를 형성

배우자간 폭력 Intimate partner violence 폭력 배우자, 파트너, 또는 친밀한 관계에 있는 다른 사람으로부터의 신체적, 성적, 감정적 학대나 위협

백선종창 Kerion 두부백선과 관련된, 크고 무르며 눅눅한 삼출성 덩어리

백선증 Dermatophytoses 피부 표면, 털, 손톱, 발톱의 각질을 먹고 기생하는 피부 곰팡이로 인한 감염증

백혈구 Leukocytes 백혈구

백혈구 감소증 Leukopenia 정상보다 적은 백혈구 수

벌 Punishment 아동이 잘못된 행동을 할 때 규칙을 집행하기 위해서 취하는 행동

범수축기 잡음 Holosystolic 심장 수축기의 전체 기간 동안에 발생하는 심장 잡음

범혈구감소증 Pancytopenia 혈액세포 구성요소의 수가 감소하는 것

법적 후견인 선정 Legal guardianship 아동이 친가족과의 법적 연결성과 친척과의 관계를 유지하고, 후견인이 아동의 돌봄을 대한 제한적인 재정적 책임을 지는 아동을 위한 대안적이고 영구적인 주선

변비 Constipation 딱딱하고 마른 대변의 통과(흐름)으로 인한 어렵고 드문 배변

변성독소 Toxoid 병원균의 독성을 없애고 그 항원성만 남긴 것

변환적 추론 Transductive reasoning 두 가지 사건이 단지 시간적으로 함께 발생했다는 이유로 인과관계로 연결시키는 것; 취학 전 아동의 사고에서 흔하게 나타남

병기 Staging 암 세포의 유형을 표시하는 과정을 일컫는다.

병원내 감염 Nosocomial infections 병원에서 얻게 되는 감염

보균자 Carrier 병원균을 지니고 있으면서 외관상 병의 징후를 나타내지 않는 사람

보완대체요법 Complementary therapy 기존의 약물과 결합하여 사용되는 비전형적인 약물

보조기술(기기) 장애인들의 기능능력을 향상시키거나 유지시키기 위해서 개조되거나 주문 제작된 하나의 기구나 시스템

보존 Conservation 형태가 변해도 물질은 변하지 않는다는 지식, 잘 보호하고 간수하여 남김

보호요인 Protective factors 위기에 대처하는 힘과 지원을 제공하는 아동과 가족의 특성

복벽파열증 Gastroschisis 복벽의 선천적 결함으로, 복부내장이 복벽이 결합을 통해 복강 밖 배꼽 측면(주로 오른쪽)으로 탈장하는 것.

복수 Ascites 배 속에 장액성액체가 괴는 병증. 또는 액체. 배가 팽만하여지고 호흡 곤란 증상이 나타남.

복잡한 애도 Complicated grief 해결되지 않는 건강하지 못한 애도; 애도가 개인이 주체하지 못할 만큼 심해져서 기능능력에 지장을 주는 것

본능 Id 인간 정신의 밑바닥에 있는 원시적-동물적-본능적 요소, 쾌락을 추구하는 쾌락 원칙에 지배되며 즉각적인 욕구 에너지임

봉와직염 Cellulitis 피부밑 또는 근육이나 내장 주위의 결합 조직의 급성 염증으로 부종이 있고 고름이 있음

봉합선 Sutures 두개골 뼈 사이에 있는 아직 석화되지 않은 섬유질의 연결부위

부당중량아 Large for gestational age (LGA) 신생아의 몸무게가(길이와 머리둘레도 해당될 수 있음) 표준 자궁내 성장/재태연령 차트에서 90 백분위(%) 위에 해당된다. LGA 신생아는 자궁에서 보낸 시간에 비해서 예상보다 크다. LGA 아기는 만기 전, 만기 또는 만기 후 분만일 수 있다. 예를 들면, 36주 재태연령에 3630g(8파운드) 몸무게로 태어난 아기는 만기 전 분만이고 LGA임

부모양육 Parenting 아이들이 수용 가능한 행동, 믿음, 도덕 그리고 가족의식을 배우도록 지도를 받고 사회적으로 책임감 있는 사람이 되어서 사회의 일원으로 기여하도록 하는 가정에서의 리더십 역할

부정맥 Arrhythmias 비정상적인 박동이나 심장박동장애, 불규칙적으로 뛰는 맥박

부종 Edema 세포 간 공간의 과도한 체액 축적, 몸이 붓는 증상

분리불안 Separation anxiety 생후 6개월에서 1년 사이에 일반적으로 시작되는, 부모가 함께 있지 않을 때 영아의 달랠 수 없는 울음과 그 외 고통 징후, 어린아이에게 일어나는 정신 장애로, 어린아이가 같이 있던 부모 등과 분리되면 과도하게 불안해하는 병

분출성 구토 Projectile vomiting 위 속의 내용물이 강하게 분출되는 구토

불감수분소실 Insensible fluid loss 피부와 호흡을 통한 손실과 같이 직접적으로 측정되거나 관찰될 수 없는 수분의 손실

불균형 증후군 Disequilibrium syndrome 투석이 진행되는 동안이나 그 직후에 발생하며, 투석 동안에 혈장 삼투압 농도가 떨어짐으로써 야기되는 뇌부종의 결과

불완전 탈구 Subluxation 관절이 부분적으로나 불완전하게 이탈하는 것

불포화 혈액 Desaturated blood 심장기형으로 인해서 산화된 혈액과 산소가 제거된 혈액이 섞이게 될 때 초래되는, 정상보다 낮을 산소수치를 가진 혈액

브루진스키 징후 Brudzinski sign 반듯이 누운 자세에서 아이의 머리를 굽히면 무릎이나 엉덩이가 비자발적으로 구부려짐

블라운트병 Blount disease 안짱다리(오다리)을 초래하는, 내반슬 기형을 증가시키는 근위경골 내측의 비정상적인 성장병

비건(완전 채식주의자) Vegans 어떠한 동물성 식품도 섭취하지 않는 엄격한 채식주의자

비경구영양법 Parenteral feeding 영양이 장관이 아닌, 일반적으로, 정맥을 통해서 공급되는 것

비분리 Nondisjunction 한 쌍의 상동 염색체가 예상대로 분리되지 않는 세포분열의 오류로, 배우자(생식세포)의 홀염색체나 3염색체를 초래

비스테로이드성 항염증제 Nonsteroidal anti-inflammatory drugs (NSAIDs) 통증치료를 위해서 사용되는 비아편성 약물

비언어적 의사소통 Nonverbal communication 생각과 감정을 표현하기 위해서 신체언어, 표정, 터치 그리고 그 외 형태의 몸짓을 사용하는 것

비유창성 Dysfluency 소리와 음절, 그리고 단어 간의 매끄러운 전환의 붕괴

비익확장 Nasal flaring 호흡곤란의 징후로, 호흡과 함께 콧구멍이 넓어지는 것

비장결손 Asplenia 수술이나 겸상 적혈구 질환에 의한 비기능으로 인한 비장의 상실

비정상음 Adventitious sounds 수포음과 천명과 같은, 정상적으로 들리지 않는 숨소리

비판적 사고 Critical thinking 간호사가 문제를 해결하기 위해서 사용하는 개별화되고 창의적인 사고나 추론과정

비필수 아미노산 Nonessential amino acids 건강상태가 좋을 때 인간이 생산할 수 있음

비후흉터 Hypertrophic scar 상처 부위가 증식하여 융기된 상태

빈혈증 Anemia 혈액 속의 적혈구 또는 헤모글로빈이 정상값 이하로 감소한 상태

빈호흡 Tachypnea 비정상적으로 빠르게 호흡하는 현상

빌리루빈 Bilirubin 적혈구의 분해로 인해서 생성되는 황색의 색소

뼈 Bones 바깥쪽의 껍질이나 피질과, 주로 단백질로 된 뼈대를 구성하는 안쪽의 주형(형틀)을 포함하는 골성 또는 조밀한 결합조직

파골세포 Osteoclasts 지속적인 뼈의 형성과 분해 과정에서 뼈를 재흡수하는 세포

사구체 신염 Glomerulonephritis 콩팥의 토리에 광범위하게 일어나는 염증성 질환

사구체 여과 속도 Glomerular filtration rate (GFR) 단위 시간당 신장이 특정 물질을 여과하여 제거할 수 있는 제거율

사례관리 Case management 복잡한 건강상태를 가진 아동을 위한 건강관리 서비스의 전달을 조정하는 과정

사례 관리자 Case manager 격차나 중복을 막기 위해서 건강관리를 조정하는 사람

사백신 Killed virus vaccine 여전히 인간의 신체가 질병에 대한 항체를 생산하도록 유도할 수 있는 죽은 미생물을 포함하는 백신

사별 Bereavement 사랑하는 사람의 사망에 의해서 상실을 경험한 상황

사생활 Privacy 보호되는 건강정보의 부적절한 공개 예방

사시증 Strabismus 눈 근육의 약화로 인해서 눈이 비정상적으로 안쪽이나 바깥쪽으로 몰리는 것

사이버 폭력 Cyberbullying 인터넷상에서 상대방이 원하지 않는 언어, 이미지 따위를 일방적으로 전달하여 정신적 · 심리적 압박을 느끼도록 하거나 현실 공간에서의 피해를 유발하는 일

사이토카인 Cytokines 면역체계 기능에 대한 메시지를 운반하는 단백질, 혈액 속에 함유되어 있는 면역 단백의 하나

사전동의 Informed consent 침입성 시술이나 연구에 참여하기 위한, 아동의 부모나 후견인에 의한 공식적인 사전승인

사전지침서 Advance directive 사망선택유언을 작성하거나 환자를 대신하여 건강관리에 관한 의사결정을 할 대리인을 지정하는 것

사지마비 Tetraplegia 머리, 목, 팔 그리고 다리의 감각과 기능의 상실, 모든 팔다리가 마비되는 증상

사춘기 Puberty 성기의 성숙, 2차 성징의 발달 그리고 여성의 월경 시작을 특징으로 하는, 성적 재생산 능력이 시작되는 인생의 시기

산도(pH) 수소이온 농도에 대한 마이너스 로그; 체액의 산도를 관찰하기 위해서 사용됨

산류 Caput succedaneum 분만 때 태아가 좁은 산도를 통과하면서 받은 압박으로 태아의 신체 일부분이 혹처럼 부어오른 것

산소분압(Po_2) 동맥혈에서의 산소 분압

산소포화도 Oxygen saturation 혈액 속에서 헤모글로빈과 결합된 산소량의 최대치. 백분율로 나타냄

산전관리 Prenatal care 임신기간 동안의 건강관리 지도

산증 Acidosis 혈액 속의 과도한 산에 의해서 야기되는 증상

산혈증 Acidemia 혈액의 수소 이온 농도가 증가한 상태

산후 Postpartum 아이를 낳은 뒤

산후 기분장애 Postpartum mood disorder (PPMD) 산후 우울기분, 산후 우울증, 그리고 산후 정신병을 포함하는, 산후 기간에 여성들에게 영향을 미치는 일련의 장애

산후 우울 Postpartum blues 산후 3~6일 이내에 흔히 일어날 수 있는 비교적 가볍고 일시적인 우울 증상. 2주 이내의 기간 동안 쉽게 슬퍼하며 눈물을 흘리는 양상을 보이며, 여성의 85%가 경험

산후 우울증 Postpartum depression 일반적으로 산후 2~3개월 내에 시작되는, 의료적 중재를 필요로 하는 심각한 형태의 우울증

산후 정신병 Postpartum psychosis 산후 기간에 발생하는 정신병적 응급상황으로, 일반적으로 산후 2~4주내에 발현되지만 빠르게는 분만 후 2~3일에도 시작될 수 있음

삼각자세 Tripod position 손을 무릎에 올린 채로 앞으로 숙이고 앉아서 목을 빼는 것. 요가에서 몸을 삼각형 모양으로 만드는 동작

삼염색체성 Trisomic 세 개의 염색체를 가지는 것

삼투 Osmosis 물이 반투막을 통과해서 입자의 농도가 더 높은 곳으로 이동하는 것

삼투압 Oncotic pressure 혈청 단백질로 인한 혈액 삼투압의 부분; 혈액 교질 삼투압

삼투질 농도 Osmolality 액체 농도의 양; 정확하게 말하면 용액 속 물 1kg당 미립자 수

상동 염색체 Homologous chromosomes 어버이로부터 각각 한 개씩 물려받은 모양도 같고 크기도 같은 한 쌍의 염색체

상동증 Stereotypy 자폐증이나 조현병을 가진 아이들에게서 흔히 보이는 반복적이고 집착적인 기계와 같은 움직임

상실 Loss 가치가 있는 무언가가 바뀌거나, 더 이상 이용 가능하지 않거나, 더 이상 경험하지 못할 때

상염색체 Autosome 성별을 결정(X나 Y)하는데 관여하지 않는 22쌍의 염색체의 단일 염색체; 사람은 22쌍의 상염색체를 가지고 있음

상피화 Epithelialization 상피세포가 주변의 건강한 조직으로부터 상처 속으로 자라는 과정

생균제(프로바이오틱스) Probiotics 장 미생물의 균형을 바꿔서 건강혜택을 제공하는 살아있는 미생물을 포함하는 식품보충제

생리적 식욕부진증 Physiologic anorexia 영아기의 극도로 높은 대사요구가 유아기의 완화된 성장속도에 맞추기 위해서 느려질 때 나타나는 식욕의 감소

생명을 위협하는 건강상태 Life-threatening condition 치료가 아동의 생명을 연장시키거나 아동이 질병이나 부상에서 완전히 회복할 수도 있지만, 사망의 가능성이 높은 상당한 건강상태

생물학적 치료법 Biological therapy 목표한 암 치료법을 생산하기 위해서 생물학적 개편과 분자에 의한 중재를 사용하는 것

생백신 Live virus vaccine 살아있지만 약독화되거나 약해진 형태의 미생물을 포함하는 백신

생태도 Ecomap 가족의 사회망을 묘사하는 가족의 지역사회와의 관계와 상호작용에 대한 도해

생태이론 Ecologic theory 조직 환경의 절대성을 강조하고, 조직에 대해 생물학의 자연 도태론을 적용하여 분석 수준을 개별 조직에서 조직군으로 대체하여 연구하는 이론

서혜탈장 Inguinal hernia 복부의 장기나 조직의 일부가 서혜부 속으로 돌출할 때 초래되는 통증이 없는 서혜부나 음낭의 부어오름

선별검사 Screening 질병의 위험이 있는 개인들로 이루어진 큰 집단에 대해서 일반적으로 수행되는 증상이 나타나지 전에 질병의 가능성을 감지하기 위해서 사용되는 절차

선천성대사장애 Inborn errors of metabolism 아미노산, 탄수화물, 비타민 등 기본 물질의 대사에 필요한 특정 효소가 없거나 결핍되어 생기는 유전적인 대사장애

선행 Beneficence 아동과 가족의 안녕을 증진하는 환자에게 이로운 행동을 하거나 의사결정을 해야 할 돌봄 제공자의 의무

선행지침 Anticipatory guidance 앞으로 나타날 발달적 요구를 이해하고 돌봄 제공자들에게 이러한 요구를 충족시키도록 교육하는 과정

설사 Diarrhea 비정상적으로 물기가 많은 대변을 자주 보는 것

섬유질 Fiber 대변이 장을 건강하게 통과하는 것을 보장하는, 소화가 잘 안 되는 탄수화물 구성요소

성숙한 미성년자 Mature minors 치료의 위험을 이해할 수 있는 14세에서 18세 사이의 청소년들은 치료를 수용하거나 거절하는 동의서를 독립적으로 제공할 수도 있다.

성 염색체 Sex chromosomes 개인의 성별을 결정함

성장 Growth 신체크기의 증가

성전환자 Transgender 생물학적 성별과 자신이 느끼는 성 정체성이 다르다고 생각하여 성전환 수술을 한 사람

성정체성 Sexuality 자신의 성에 대한 자각이나 인식

성증발생 Adrenarche 남성 호르몬이나 그 전구체의 부신 피질 분비에 의해 일어나는 사춘기의 생리적 변화

세포 Cell 생명의 기본단위, 생물체를 이루는 기본 단위

세포내액 Intracellular fluid 세포막 내부에 있는 체액

세포소기관 cell Organelles 세포는 46개의 염색체를 포함하는 세포핵과 같은 공통된 특징을 공유한다.

세포외액 Extracellular fluid 간질액과 혈관 내 액체를 포함한, 세포 밖에 있는 체액

세포 유전학 Cytogenetics 염색체의 형태, 구조, 수, 행동, 변이 따위와 유전과의 관계를 연구하는 학문

세포자멸사 Apoptosis 세포성장이 비정상적일 때 세포에 의해서 스스로 야기되는 예정되거나 생리적인 세포 사

소공 Stoma 내장이나 비뇨계로부터 배액(배출)을 가능하게 하기 위해서 일반적으로 복벽에 만드는 구멍

소두증 Microcephaly 머리가 지나치게 작은 병. 머리뼈 내의 뇌 자체의 발육이 늦어져서 작은 경우와 신생아 시절에 머리뼈의 봉합이 너무 빨라 그 이상 머리가 커지지 않아서 작은 경우가 있는데, 지능이 낮고 흥분을 잘하며 운동 장애와 경련 발작을 일으킴

소모증 Marasmus 불충분한 탄수화물을 섭취할 때 생기는 결핍질환

소아 집중치료실 Pediatric intensive care unit (PICU) 심각하게 아프거나 부상을 당한 아이들을 위한 고도로 전문화된 병동

소장결장염 Enterocolitis 소장과 결장의 점막에 생기는 염증

속발성 면역결핍증 Secondary immune deficiency 후천성 면역결핍

속발성 암 Secondary cancers 2차성 악성종양이라고도 불리며 고형 종양이 가장 일반적이다. 이러한 암은 1차성 암과 치료 후에 발생하지만 조직의 유형이 다양함

속삭임 가슴소리 Whispered pectoriloquy 음절이 속삭이는 것처럼 멀게 들릴 때 성대공명의 변화

손발톱주위염 Paronychia 손발톱 주변 조직의 감염

솜털 Lanugo 자궁 내 발달 동안에 태아를 덮고 있는 가늘고 부드러운 털

쇠약 Prostration 어떠한 노력도 할 수 없는 극도의 탈진상태

쇼크 Shock 급성의 복잡한 순환 기능장애 상태로, 세포와 조직의 요구를 충족시키기 위한 충분한 산소와 그 외의 영양분을 전달하지 못하게 된다. 이러한 상태는 출혈, 탈수, 패혈증, 혈류 폐쇄, 그리고 심장펌프 기능장애와 같은 다양한 질병에 의해서 야기될 수 있음

수동면역 Passive immunity 항체의 태반전이 또는 항체가 다른 인간이나 동물 숙주에서 생산되어 수용주에게 주입됨

수막탈출증 Meningocele 척수의 기형과는 관련이 없는, 척수로 찬 뇌막낭이 척추의 결함 사이로 돌출되는 것

수면다원검사 Polysomnography 뇌 활동, 눈 움직임, 호흡을 동시에 기록하는 수면연구

수면위생 Sleep hygiene 낮 시간 동안의 기민함(각성)뿐만 아니라, 규칙적이고 충분한 수면패턴을 촉진하는 행동. 수면 건강을 유지하기 위하여 지켜야 할 생활 습관

수신증 Hydronephrosis 배출이 차단됨으로써 신우에 소변이 모이는 것

수용성 언어 Receptive language 어린 아이가 이해할 수 있는 단어; 일반적으로 말할 수 있는 단어(표현언어)의 수보다 많음

수직감염 Vertical transmission 태아기 또는 출산 전후의 시기에 태아가 모체로부터 직접 감염되는 일

수초형성 Myelination 축색돌기가 수초나 지질 단백질 층으로 계속해서 덮이는 것

수초화 Myelinization 신경섬유에 수초나 지방피막이 형성되는 것

수축성 Contractility 근육 따위가 오그라들거나 부피 또는 규모가 줄어드는 성질

수축촉진약물 Inotropic medications 심장수축 속도를 향상시키는 약제

순응도 Compliance 폐와 흉벽이 들이마시는 숨에 확장하고 내쉬는 숨에 움츠러드는 능력, 심실이 박출량을 늘리기 위해서 달성할 수 있는 팽창이나 확장의 양

스타디오미터 Stadiometer 벽에 부착시키는 키 측정 장치

시각 Vision 사물을 관찰하고 파악하는 기본적인 자세

시력 Visual acuity 물체의 존재나 형상을 인식하는 눈의 능력

식염수 Saline 소금과 물의 혼합; 일반적인 식염수는 소금과 물을 체액에서의 농도와 같은 농도로 섞는 것을 말함

식품 불안정성 Food insecurity 개인이 적절한 질이나 양의 식품을 사회적으로 수용되는 방식으로 확보하거나 섭취할 수 있는 능력의 부족이나 불확실성

식품 안정성 Food security 활동적이고 건강한 삶을 위한 충분한 음식물을 항상 섭취할 수 있는 것

식품 알레르기 Food allergy 섭취한 음식이 원인이 되어 나타나는 알레르기 반응

식품 취기(탐닉) Food jags 여러 날이나 여러 주 동안에 몇 가지 음식만을 먹는 것

신경관 Neural tube 배아단계에서 중추신경계의 근원이 되는 것

신경성 동통 Neuropathic pain 말초신경계나 중추신경계에 의한 통증자극의 비정상적인 처리; 신경계의 일차병변이나 장애에 의해서 시작되거나 야기될 수 있음

신경성 방광 Neurogenic bladder 방광으로 가는 신경공급의 장애와 관련된 요로폐색의 결과

신고식 Hazing 어떤 집단이나 조직에 새로 온 사람이 원래 있던 사람들에게 자신을 알리고 보고하는 의식 또는 절차

신부전 Renal failure 신장이 노폐물을 배출시키고 소변을 모을 수 없을 때 일어나는 급성이나 만성 질환

신기능장애 Renal insufficiency 나트륨을 보존하고 소변을 모으는 신장 능력의 감소

신념-기반 믿음 Faith-based belief 삶과 세상의 본질, 원인, 그리고 목적의 중요성에 대한 공유된 믿음의 조직화된 체계

신뢰도 Reliability 도구나 등급이 다른 사람에 의해서 사용되거나 또는 같은 사람에 의해서 다른 시기에 사용될 때에 같은 점수가 확보되는 정도

신생아 선별검사 Newborn screening 수많은 유전병과 페닐케톤뇨증과 같은 대사질환에 대한 추가적인 진단검사가 필요한 신생아를 확인하기 위해서, 일반적으로 발꿈치 채혈에 의한 혈액검사를 신생아에게 수행하는 것

신생아 집중치료실 Neonatal intensive care unit (NICU) 심각한 건강상태를 지닌 신생아들을 위한 고도로 전문화된 병동

신우성형술 Pyeloplasty 막힌 요관 부분을 제거하고 신우에 재삽입하는 것

신우신염 Pyelonephritis 요관, 신우, 그리고 신장 유조직을 포함하는 상부 요도 감염

신장골형성장애 Renal osteodystrophy 만성적인 부갑상선기능항진증으로 인해서 뼈의 재흡수가 증가하는, 만성적인 신장질환인 복잡한 골질환 과정

신장대체요법 Renal replacement therapy 투석과 신장이식을 포함한, 신기능부전에 대한 치료법

신증후군(콩팥증후군) Nephrotic syndrome (NS) 혈장 단백질에 대한 사구체 기저막의 투과성이 증가함에 따른 신장기능의 변화

신체상 Body image 개인이 자신의 신체에 대해서 형성하는 개념

신체언어 Body language 음성 언어나 문자 언어에 의하지 않고 몸짓이나 손짓, 표정 등 신체의 동작으로 의사나 감정을 표현 · 전달하는 행위

신체 의존 Physical dependence 말초신경세포와 중추신경세포에서의 진통제나 진정제에 대한 생리적 적응

신체적 방치 Physical neglect 아동에게 필요하고 이용 가능한 자원을 제공하지 않거나 이를 고의로 보류하는 것

신체적 학대 Physical abuse 다른 사람에게 통증이나 부상을 가하는 고의적인 학대로, 일시적이거나 영구적인 미관손상이나 사망까지도 초래할 수 있음

체질량지수 Body mass index (BMI) 아동의 키와 체중 사이의 비율을 결정하기 위해서 사용되는 계산(kg단위 몸무게/m2 단위 키)

실신 Syncope 의식과 근긴장의 순간적인 상실, 병이나 충격 따위로 정신을 잃음

심내막융기 Endocardial cushions 이첨판과 삼첨판, 그리고 심방중격 심실중격에 대한 태아성장중심

심박출량 Cardiac output 심장이 한 번 수축할 때마다 좌심실로부터 뿜어내는 혈액의 양

심장내막 Endocardium 심실 내부를 둘러싸는 조직

심장비대 Cardiomegaly 심장에 지나치게 부담이 가서 심장 근육이 두꺼워지고 심장이 커진 상태

심첨맥박 Apical impulse 왼쪽 심실이 심장 수축기 동안에 전흉부를 두드리는 최대 강도 지점, 심장이 주기적으로 오므라졌다 부풀었다 하는 운동

심폐소생술 금지 지시서 Do-not-resuscitate (DNR) order 가족의 요청에 의해서 호흡을 중지하는 아동에 대한 심폐소생술이나 그 외 생명구조 중재를 취하지 않도록 하는 의사에 의해서 작성된 지시서

아뇨증 Nocturnal enuresis 밤에 발생하는 유뇨증

아동생활전문가 Child life specialist 입원한 아이들을 위한 치료적 활동을 계획하는 훈련 받은 전문가

아동 성학대 Child sexual abuse 아동이 어른들에게 당하는 폭력 따위의 성적 학대

아동초기 치아우식증 Early childhood caries 입안의 유산균이 이의 석회질을 상하게 하여 충치가 되는 증상

아토피 Atopy 다양한 물질과 식품에 대한 알레르기 반응. 피부가 두꺼워지면서 까칠까칠해지고 몹시 가려운 증상을 나타내는 만성 피부염

아편유사약물 Opioids 통증치료를 위해서 사용되는 합성 마약

악몽 Nightmares 아동의 잠을 깨우는 무서운 꿈

악성 Malignant 치료를 하지 않으면 사망을 초래할 수 있는 종양의 점진적인 성장

악액질 Cachexia 신경성 식욕 부진증, 몸무게 감소, 빈혈증, 무기력(약함) 그리고 조기 포만감(배가 부르다는 느낌)의 특징이 있는 증후군

안검하수 Ptosis 눈꺼풀이 처져서 시야를 가리는 현상. 눈꺼풀 올림근의 기능이 떨어져서 생김

안구돌출증 Exophthalmos 돌출되거나 튀어나온 눈

안락사 Euthanasia 극심한 고통을 받고 있는 불치의 환자에 대하여, 본인 또는 가족의 요구에 따라 고통이 적은 방법으로 생명을 단축하는 행위

안조직결손증(결손) Coloboma 홍채에 있는 절흔으로 인한 열쇠구멍 모양의 동공

알레르기 Allergy 물질(알레르기 유발 항원)에 대한 비정상적인 면역반응(과민성)

알레르기 유발 항원 Allergens 과민성을 유도할 수 있는 항원

알칼리증 Alkalosis 혈액 중의 액상 성분이 알칼리 과잉으로 되는 병적 상태

애도 Mourning 상실에 적응하는 행동적 심리적 과정

애완동물요법 Animal-assisted activity (or pet therapy) 질병을 앓고 있는 동안 위안, 우정 그리고 기분전환을 제공하기 위해서 특수 훈련을 받은 동물을 사용하는 것

애착 Attachment 사람들 간의 강한 감정적 유대

애착행동 Attachment behaviors 영아가 돌봄 제공자에게 그리고 돌봄 제공자가 영아에게 보이는 감정적 유대를 나타내는 행동

야경증 Night terrors 어린아이가 자다가 갑자기 놀라 소리를 지르거나 공포에 찬 표정으로 말을 하고는 2~3분 후에는 조용히 잠이 드는 증상. 2~8세의 신경질적인 어린아이에게 많으며 취침 전의 과식, 정신 흥분 따위가 원인

약리유전학 Pharmacogenomics 개인의 유전자형이 그 사람의 약물에 대한 반응에 어떻게 영향을 미치는지에 대한 연구

약시 Amblyopia 감소된 시력

양명설음(염소울음소리) Egophony '이-' 소리의 전달이 비음인 '아이'소리가 되는, 폐 경화가 존재할 때 성대 공명이 바뀌는 것

양성 Benign 생명이나 건강을 위태롭게 하지 않는 종양

양안시 Binocularity 양쪽의 눈이 함께 기능하는 능력

양육 Nurture 환경이 인간의 수행에 미치는 영향

양이온 Cation 전자를 방출하여서 양전하를 띤 이온. 예를 들면, Na^+, Ba^+ 가 있음

억압 Repression 불편한 상황에 대한 비자발적인 망각

언어적 의사소통 Verbal communication 메시지를 전달하기 위해서 말이나 글자로 된 언어 또는 웃음이나 울음과 같은 발성을 사용하는 것

에르고제닉 보조제 Ergogenic aids 신체의 수행능력을 제고시키는 제품

에리스로포이에틴 Erythropoietin 적혈구 생성을 촉진하는 신장에 의해서 생산되는 호르몬

엔도르핀 Endorphins 척수와 뇌에서 통증자극을 억제하는 것을 돕는, 고통스러운 자극에 반응하여 뇌에서 생산되는 내인성 오피오이드

여과 Filtration 여러 가지 반대되는 힘의 최종적인 결과로서 모세혈관 안팎으로 이동하는 것

여성유방증 Gynecomastia 남성에 있어서 한 쪽이나 양 쪽에 확대된 가슴조직이 존재하는 것

역위 Inversion 염색체의 일부가 잘라져서 거꾸로 되어 다시 붙는 현상

연골용해 Chondrolysis 연골이 붕괴되고 변성되는 현상

연극놀이 Dramatic play 동화, 동시, 동요 따위를 극적으로 표현하는 어린이들의 놀이

연속적 관리 Continuum of care 건강관리 전문가와 가족 간의 지속적인 관계로, 다양한 건강관리 요구가 제공됨에 따라서 환자가 서비스의 중단을 인지하지 않도록 "매끄러운 관리의 연속성"을 제공하는 것

연하곤란 Dysphagia 음식물을 삼키기 어려운 증상

연합놀이 Associative play 아이들이 유사한 활동에 집단적으로 참여하면서 서로 상호작용하는, 취학 전 시기에 등장하는 놀이의 유형

열성 Recessive 어머니와 아버지로부터 각각 하나씩 물려받은, 두 개의 유전자 복제가 존재할 때에만 나타나는 특성

열성발작 Febrile seizure 열과 급성질병과 관련이 있지만 두개내 감염의 증거나 그 외 분명한 원인이 없는 발작

염좌 Sprain 관절이 비틀어지거나 다른 방식으로 외상을 입을 때 주로 생기는 인대의 찢어짐

영성 Spirituality 최고의 존재와 자신과의 관계에 대한 개인의 경험과 해석

영아돌연사 증후군(SIDS) Sudden infant death syndrome (SIDS) 부검과 임상조사를 한 뒤에도 설명되지 않는, 자는 동안 발생하는 1살 미만의 영아의 예상치 못한 갑작스러운 사망

영아상태 Infant state 주기적으로 함께 발생하는 특성: 신체활동, 눈의 움직임, 얼굴 움직임, 호흡패턴으로 만지는 것과 같은 외부자극과 배고픔과 같은 내부자극에 대한 반응수준. 신생아는 6가지 상태임: 조용한 수면, 활발한 수면, 졸림, 조용한 기민함, 활발한 기민함, 울음

영양 Nutrition 음식을 섭취하고 섭취한 음식을 신체가 사용하기 위해서 신진대사로 흡수하는 것

영양섭취기준 Dietary Reference Intakes (DRIs) 다양한 연령의 개인에 대한 음식섭취를 평가하고 계획하기 위해서 사용될 수 있는 일련의 영양가

영역 Domains 소근육 운동기술, 대근육 운동기술, 언어, 자조 기술, 사회적 기술, 그리고 읽기를 포함하는 발달적 진행의 분류나 초점

영적 건강 Spiritual health 삶의 목적과 실현에 대한 인지를 포함한, 영적 본성을 개발하는 능력

영적 차원 Spiritual dimension 한 개인이 삶의 영감, 존경, 의미, 그리고 목적을 찾도록 안내하는 큰 힘과 연결되어 있다는 믿음

예기 상실 Anticipatory loss 상실이 실제로 일어나기 전에 경험되는 상실에 대한 예상

예기 애도 Anticipatory mourning 상실을 예측하여 그러한 상실이 일어나기 전에 발생하는 비탄(슬픔)

예기현상 Anticipation 특정 유전병이 한 가족의 세대를 거치면서 더 조기에 발병하고 더 심해지는 경향

오디오그래피 Audiography 다양한 높이와 강도의 음이 이어폰을 통해서 아이들에게 전달되는 청력을 검사하기 위해서 사용되는 검사

오염제거 Decontamination 해로운 미생물, 독성 물질, 방사성 화학 물질 따위에 의하여 생긴 오염을 물리적, 화학적인 방법이나 그 밖의 다양한 수단을 사용하여 없애는 일

옹호 Advocacy 다른 사람의 이익을 보호하고 증가시키기 위한 행동

완충제 Buffer 일반적으로 급격한 외부 변화를 완화시키는 작용을 하는 물질

완화적 시술 Palliative procedure 잠재적으로 치명적인 건강상태를 가진 아이들에게 사용되는 정상적인 해부학적 또는 혈류역학적 결과를 만들지 않는 수술적 시술. 이러한 예에는 생명을 구하는 단락술, 폐동맥 교약술, 그리고 폰탄술식과 같이 정상적인 혈류를 만들지 않는 최종적 수술이 포함된다.

왜소증 Dwarfism 신장 발육이 부족하여 표준보다 훨씬 키가 작은 증상

외반족 Valgus 발목의 관절 이상으로 발목 밑이 굽어 발바닥이 바깥쪽으로 향하게 된 발

외사시 Exotropia 눈이 바깥쪽으로 치우치는 것 ("외성 사시")

요관 스텐트 Ureteral stent 소변이 신장에서 방광으로 흘러갈 수 있도록 하는 요관의 개방성 유지하기 위해서 사용되는 장치

요도상열 Epispadias 요도의 구멍이 정상 위치보다 위에서 열리는 질병

요도 스텐트 Urethral stent 요로의 개방성을 유지하여 소변이 방광에서 요로로 흘러갈 수 있게 하기 위해서 사용되는 장치

요도염 Urethritis 임균, 포도상 구균, 대장균 따위의 감염으로 요도에 생기는 염증

요도하열 Hypospadias 요도의 불완전 발육에 의하여 요도의 밑부분이 열려 있는 선천적 기형

요독증 Uremia 콩팥의 기능 장애로 몸 안의 노폐물이 오줌으로 빠져나오지 못하고 핏속에 들어가 중독을 일으키는 병증

요소결정체 Uremic frost 피부에 쌓이는 요소의 결정

우성 Dominant 관련된 유전자가 단 하나의 복제에 존재할 때조차도 나타나는 특성이나 유전자; 우성 유전자를 가진 사람은 일반적으로 그러한 유전자의 특성을 보임

운동감각 Kinesthesia 신체자세와 움직임에 대한 감각

운동 유발성 기관지 경련 Exercise-induced bronchospasm 증상은 기침, 천명, 가슴의 통증이다 답답함, 호흡의 가쁨, 그리고 엄격한 운동과 관련된 피로

원종양유전자 Proto-oncogene 세포의 성장과 발달을 규제하지만 암 종양을 야기할 수 있는 종양 유전자가 될 수 있는 유전자

원주 Circumferential 흉곽이나 사지(팔다리)를 완전히 둘러싸는 부상

월경과다 Menorrhagia 증가된 월경출혈

위기관리 Risk management 환자, 직원, 방문객에게 해를 끼치는 사건을 확인하고, 평가하고, 감소시킴으로써 시설의 법적 책임을 줄이기 위해서 건강관리 시설에 의해서 성립되는 과정

위식도 역류 Gastroesophageal reflux (GER) 위의 내용물이 식도로 역류하는 현상

위식도 역류 질환 Gastroesophageal reflux disease (GERD) 아래쪽 식도 조임근의 구조적 또는 기능적 부전으로, 산성인 위액이 식도로 역류되어 나타나는 증후군. 영아에서의 병리과정은 저조한 체중증가, 반복되는 구토, 일반화된 과민성, 수유거부, 그리고 천명과 같은 호흡기 증상으로 나타남

위안돌봄 Comfort care 지속적인 돌봄을 계속하고, 통증을 관리하고, 아동의 호흡을 멈추거나 심장박동이 멈출 때 심폐소생술을 하지 않는 것을 선택하는 것

위탁 돌봄 Foster care 원래의 가족으로부터 떨어진 곳에 승인된 주거환경에서 아이에게 보호와 쉼터를 공급하는 것

위험요인 Risk factors 건강시스템에 대한 도전을 야기하거나 기여하는 아동이나 가족의 특성

유뇨증 Enuresis 방광에 대한 통제가 예상되는 연령에 도달한 아동에 의한 비자발적인 배뇨

유란채식주의자 Lacto-ovovegetarians 달걀과 유제품을 먹는 채식주의자

유방발육개시 Thelarche 가슴의 발달

유병률 Prevalence 특정한 시점에 특정한 질병을 가진 인구의 백분율

유사분열 Mitosis 유전자적으로 서로 동일하고 부모의 세포와도 동일한, 새로운 세포(낭세포)를 만드는 세포분열

유아기의 생리적 빈혈증 Physiologic anemia of infancy 헤모글로빈 수치가 만기분만 영아에 있어서 9-11g/dL, 그리고 만기전 분만 영아에 있어서는 7-911g/dL로 떨어지는, 생후 첫 몇 주 후에 생기는 정상적인 증상

유전병 Genetic disease 유전에 의하여 자손에게 전해지는 병을 통틀어 이르는 말

유전상담 요청인 Consultand 질병을 가지고 있는 것이 알려지지 않은 상태에서 유전에 관한 상담을 구하는 사람

유전자 Gene 생물체의 개개의 유전 형질을 발현시키는 원인이 되는 인자

유전자 교환 Crossing over 모체와 부체의 상동염색체가 분리되어서 상응하는 DNA 구조를 교환하여 다시 결합하는 감수분열 동안에 일어나는 과정

유전자 발현 Gene expression 디엔에이(DNA)의 유전 정보가 아르엔에이(RNA)로 전사되어 단백질이 합성되는 과정

유전자형 Genotype 개인이 부모로부터 물려받는 유전자와 그 변형

유착 Adherence 서로 다른 두 물질이 분자 사이의 힘에 의하여 달라붙는 현상

유치 Deciduous teeth 2살쯤에 완료되고 6살쯤 시작해서 아동기 동안에 상실되는 1차적인 20개의 치아

유행병 Pandemics 전염병의 출현과 전세계적인 확산

윤리적 딜레마 Moral dilemma 서로 다른 행동과정을 지원하는 사회적 가치와 윤리적 원칙의 갈등

윤리학 Ethics 도덕성에 대한 철학적 연구, 그리고 도덕적 문제와 도덕적 판단에 대한 분석

융기 Heave 수축하는 동안 흉벽이 올라가는 것

음경굽음 Chordee 음경이 밑으로 휘는 증상

음성 피드백 Negative feedback 호르몬 농도 규제를 위한 메커니즘

음식 과민증(민감성) Food intolerance (sensitivity) 면역글로불린 E-매개가 아닌, 음식에 대한 비정상적인 생리반응

음이온 Anion 전자를 유입하여서 음전하를 띠고 있는 이온

응급상황 대비 Emergency preparedness 건강관리 응급상황을 관리하기 위한 준비로 계획, 대응을 위한 기구와 물자, 제공자 훈련 지침이 포함됨

의료가정 Medical home 지속적이고, 포괄적이며, 가족중심적이고, 동정심 있는 건강관리 제공원

의사소통 Communication 정보, 생각 그리고 감정의 교환

의식 Consciousness 감각자극에 대한 생각(정신)의 반응, 의식에는 두 가지 구성요소로 기민함과 인지력 있음

의식수준 Level of consciousness (LOC) 자극에 대한 인지, 감각, 운동 반응에 대한 일반적인 묘사

의학적으로 취약한 아이들 Medically fragile 생명기능을 지원하는 의료기구를 가지고 있거나 가지고 있지 않은, 숙련된 간호관리를 필요로 하는 아이들

의학 전문용어 Medical jargon 건강관리와 관련된 기술적(전문적) 언어

이명 Tinnitus 서로 이름은 다르지만 평균율에서는 같은 소리가 나는 두 음

이분척추증 Spina bifida 척추궁이 선천적으로 융합되지 못해 둘 이상으로 분리된 증상

이산화탄소분압(PCO_2) 동맥혈에서의 이산화탄소 분압

이수성 Aneuploidy 염색체의 수가 기본수의 정수 배보다 약간 증가하거나 감소하는 성질

이식증 Pica 음식이 아닌 것을 섭취하거나 또는 음식을 비정상적인 양이나 형태로 섭취하는 것이 특징인 식이장애

이식편대숙주병 Graft-versus-host disease 이식세포를 파괴하기 위한 목적으로, 숙주인 이식된 기관에 의해 시작되는 일련의 면역반응

이해당사자 Stakeholders 어떤 일이나 사건의 이익과 손해에 직접 관계가 있거나 관계한 사람

이형성증 Dysplasia 변형된 크기, 모양, 그리고 세포조직을 초래하는 비정상적인 발달

이형접합체 Heterozygous 상동 염색체의 같은 유전자좌에 서로 다른 대립 유전자를 가지고 있는 개체

이화작용 Catabolism 생물의 조직 내에 들어온 물질이 분해되어 에너지원으로 사용되는 일

이환율 Morbidity 병에 걸리는 비율

익사 Drowning 액체에 잠긴 후 첫 24시간 내 질식으로 인한 사망

인간 게놈 Human genome 한 사람의 세포에 있는 총 DNA(유전자) 양

인구(주민) Population 지역사회를 구성하는 개인들의 집합

인구기반 접근법 Population-based approach 특정 집단의 아이들에게 수행되는 건강평가와 중재

인대 Ligaments 뼈의 끝을 함께 연결하는 단단한 섬유조직

인수공통전염병 Zoonosis 사람이나 다른 척추동물 사이에서 자연적으로 감염되는 전염병

인슐린 Insulin 탄수화물 대사를 조절하는 호르몬 단백질

인슐린 결핍 Insulin deficiency 인슐린 저항; 췌장이 충분한 인슐린을 생산하지 못함

인슐린저항 Insulin resistance 혈장 내 포도당 수치를 낮추는 인슐린의 작용이 약화되는 현상

인종 Race 피부색, 뼈 구조, 그리고 유전적 특성과 같은 생물학적 유사성을 공유하는 사람들의 집단

인지 Cognition 뇌 성숙과 인생 경험의 공동작용으로 인해서 일어나는 사고, 지능, 그리고 언어의 변화

인지력 Cognitive power 언어나 신체(물리)적으로 자료를 처리하고 반응하는 능력

인지요법 Cognitive therapy 개인이 불쾌한 감정으로 이르는 자동적 사고 패턴을 인식하도록 돕기 위한 시도를 하는 치료적 접근법

인체측정 Anthropometric measurement 몸의 전체 및 일부분을 체계적으로 측정하기 위한 표준화된 연구 영역

일몰 눈 Sunsetting eyes 눈의 공막이 홍채 위로 보이는 증상

문화 일정한 목적 또는 생활 이상을 실현하고자 사회 구성원에 의하여 습득, 공유, 전달되는 행동양식이나 생활양식의 과정 및 그 과정에서 이룩하여 낸 물질적 · 정신적 소득을 통틀어 이르는 말

일차 면역반응 Primary immune response B림프구가 첫 노출에 특정 항원에 대한 항체를 생산하는 것

일차성 면역결핍 Primary immune deficiency 선천적인 면역결핍

일차 예방 Primary prevention 질병이나 부상의 가능성을 감소시키는 활동

일차 치료 Primary dressing 상처에 직접적으로 접촉하는 붕대의 층

일회호흡량 Tidal volume 정상적으로 호흡하는 동안 들이마시고 내쉬는 공기의 양

임상수행 지침 Clinical practice guideline 특정 진단에 대한 건강관리의 일치된 증거기반 의견과 전문가 의견

임상적 추론 Clinical reasoning 환자에 관한 단서와 정보를 평가할 때 사용되는 분석적 과정

입양 Adoption 출생에 의한 혈연관계가 아닌 아동과 부모간의 법적인 관계로, 입양한 부모가 아동에 대한 모든 법적, 재정적 책임을 지는 것

자가면역 Autoimmune disorder 자신의 조직 성분에 대하여 면역을 일으키거나 과민성인 상태.

자가이식 Autologous transplantation 아동 본인의 골수가 채취되고, 처리되어, 저장되었다가, 아동이 화학요법을 받은 후에 다시 주입되는 것

자가조절통증장치 Patient-controlled analgesia (PCA) 모르핀과 같은 정맥 내 진통제를 투여하는 방법으로, 환자가 조절하는 컴퓨터화된 펌프를 사용한다.

자가피부이식 Autografting 환자의 신체에서 화상을 입지 않은 부분에서 채취한 건강한 피부의 사용

자기-개념 Self-concept 학업성취, 운동능력, 외모, 그리고 사회적 상호작용과 같은 특정 영역에 있어서 자신에 대한 평가

자기-규제 Self-regulation 영아가 울지 않고 침착함을 유지하기 위해서 자신의 손가락을 빠는 것과 같이, 상태를 유지하고 스스로를 위로할 수 있는 영아의 능력

자기-효능감 Self-efficacy 바람직한 결과를 만들기 위해서 자신이 행동을 변화시킬 수 있다는 믿음

자기-효능감 Self-efficacy 특정한 상황에서 자신이 적절한 행동을 함으로써 문제를 해결할 수 있다고 믿는 신념 또는 기대감.

자기중심주의 Egocentrism 자기 또는 자기가 소속한 집단 이외의 일에 대하여 무관심한 태도나 방침

자동증 Automatism 발작과 관련하여 입을 쩝쩝대거나 입술을 씹고 빠는 것과 같은, 목적이 없이 하는 비정상적인 신체 움직임

자색반증 Purpura 불규칙적인 자색의 조직 속으로 출혈이 있는 부위

자아-존중감 Self-esteem 자신의 역량과 개인적인 가치, 도전에 직면할 수 있는 자신의 능력, 자기 자신이 가치 있고 소중하며, 유능하고 긍정적인 존재라고 믿는 마음

자아 Ego 영아기 동안에 발달하며 충동을 만족시키는 수용 가능한 방법을 찾는, 개인의 현실적인 부분, 자기 자신에 대한 의식이나 관념

자연 Nature 개인의 유전적 또는 물려받은 능력

자연면역 Natural immunity 모체로부터 신생아로 전달되는 자연적인 항체

자연사 허용 Allow natural death (AND) 아동이 호흡을 중지하거나 심장박동이 멈출 경우에 지속적인 관리를 계속하고 심폐소생술을 하지 않는 것을 선택하는 것

자연적 괴사조직제거 Natural debridement 병변을 제거하고 혈전이나 딱지를 용해시키기 위한 대식세포와 호중성 백혈구에 의한 효소작용

자유의사결정 미성년자 Emancipated minor 가정에서 거주하지 않거나, 결혼했거나, 또는 군복무 중인 18세 이하의 자립이 가능한 청소년 또는 법원에 의해서 자유의사결정권을 부여 받은 청소년

자율성 Autonomy 자기 스스로의 원칙에 따라 어떤 일을 하거나 자기 스스로 자신을 통제하여 절제하는 성질이나 특성

자율신경반사부전 손상된 자율신경계로 인해서 동시에 발생하는 교감신경계와 부교감신경계의 활동으로 촉발되는 고혈압, 서맥, 중증 두통, 척수병변 아래의 창백함과 위의 홍조 그리고 발작이 일어나는 상태

자폐증성 장애 Autism spectrum disorder (ASD) 제한된 관심, 활동 그리고 행동과 함께, 손상된 사회적 상호작용과 의사소통의 특징이 있는 아동기 초기에 시작되는 질병

작은 기형 Minor anomaly 심각한 의료적 미용적 걱정이 없는 비정상적인 형태적 특징

잠복고환증 Cryptorchidism 미하강 고환

잠복기간 Incubation period 생체 내에 침입한 병원균이 활동하여 관련된 병의 증상이 나타나기까지의 기간

잠재성 이분척추증 Spina bifida occulta 뇌막이나 척수조직의 눈에 보이는 돌출이 없는 척추 결함

잠혈 Occult blood 아주 적은 양으로 존재해서 현미경 검사나 화학검사를 통해서만 볼 수 있는 혈액

장관영양 Enteral 소화관으로 영양물을 섭취하는 생리적 방법

장애 Disability 아동이 사회에 완전하게 참여할 수 있는 능력에 지장을 주는 한계

장염전증 Volvulus 창자가 창자 사이막을 축으로 하여 뒤틀리거나 서로 꼬이는 병

장중첩증 Intussusception 창자관의 일부가 그것에 이어지는 창자 안으로 빠져 듦으로써 막힘을 일으키는 병

재난 Disasters 많은 사람들에게 영향을 미치고 지역사회가 관리할 수 있는 능력을 넘어서는 심각한 대규모 사건을 포함하는 엄청난 일

재난대비 Disaster preparedness 자연재해나 인재가 발생할 때 아이들과 그 가족들의 개인적 안전, 건강관리, 정서적 요구, 그리고 환경적 요구를 충족시키기 위한 지역사회의 계획과 조직화된 대응준비

재조합 백신 Recombinant vaccine 유기체가 유전적으로 변형된 백신

재태연령에 적정한 영아 Appropriate for gestational age(AGA) 몸무게, 길이, 그리고 머리둘레가 표준 자궁 내 성장/재태 연령 차트에서 확인할 때 10번째와 90번째 백분율 사이에 해당되는 영아

재활 Rehabilitation 아동의 생리적, 심리적 그리고 환경적 강점과 한계를 고려하는 치료법과 교육을 통해서 신체나 정시적 문제가 있는 아동이 자신의 가장 완전한 잠재력에 도달하도록 지원하는 것

저산소증 Hypoxia 몸의 각 조직에 산소가 부족한 상태

저산소혈증 Hypoxemia 혈액 속에 정상보다 적은 양의 산소가 포함되어 있는 것

저장성탈수증 Hypotonic dehydration (or hyponatremic dehydration) 체액에서 전해질이 소실되어, 전해질에 대한 수분의 양이 많아진 상태

저장액 Hypotonic fluid 삼투압이 다른 두 용액 가운데 삼투압이 낮은 쪽의 용액

저형성 Hypoplastic 여러 가지 장기의 발달이 불완전하여 성인의 크기에 도달하지 못하는 상태

적색반사(안저반사) Red reflex 빛이 각막, 수양액, 렌즈, 그리고 유리액을 통해서 망막에 도달할 때 혈관망막이 주황색–적색으로 발광하는 것

적응 Accommodation 최근의 경험에서 얻은 자료를 포함하기 위해서 개인의 인지구조를 바꾸는 과정

적응능력 Adaptive functioning 개인이 속한 문화집단에 의해서 예상되는 연령에 적합한 기준을 충족시키는 개인의 능력

적혈구 Erythrocytes 혈액 속에 들어 있는 붉은색의 고형 성분

적혈구증가증 Polycythemia 산소를 조직으로 운반할 수 있는 헤모글로빈 양을 증가시키기 위해서 만성적인 저산소혈증에 대한 반응으로 골수에 의한 적혈구의 과도한 생산

적혈구형성인자 Erythropoiesis 적혈구를 만드는 일

전구기 Prodrome 감염의 조기발현 단계

전구물질 Precursor 다른 물질에 선행하는 물질이나 그로부터 다른 물질이 합성되는 물질

전기진통요법 Electroanalgesia 척수로 전달하기 위해서 통증자극과 겨루기 위한 전기자극을 피부에 전달하는 방법; 경피신경 전기자극 치료로도 알려져 있음

전도난청 Conductive hearing loss 외이에서 중이로의 부적절한 소리의 전도로 인해서 야기되는 청력 상실

전부하 Preload 수축하기 전에 심장근육을 늘리는, 이완기 말 심실의 혈액 부피

전신성 성장지연 Constitutional growth delay 지연된 사춘기 호르몬 분비에 의한 늦은 사춘기 성장급등

전신 혈관저항 Systemic vascular resistance 혈액이 심장으로 돌아가도록 하는, 전신의 혈관 속 혈액의 힘이나 저항

전염병 Communicable disease 사람들 사이에 직접적으로나 간접적으로 전이되는 질병

전염병 학자 Epidemiologist 전염성을 가진 병들의 조직된 체계를 연구하는 사람

전이 Metastasis 암세포가 신체의 다른 부위로 퍼지는 것

전인적 건강패러다임 Holistic health paradigm 자연의 힘이 균형과 조화가 이루어져야 하며, 인간의 삶은 나머지 자연과 조화를 이루어야 하는 자연의 한 양상이라는 믿음

전좌 Translocation 염색체의 일부나 전체가 또 다른 별개의 염색체와 결합하는 것

전해질 Electrolytes 물 따위의 용매에 녹아서 이온화하여 음양의 이온이 생기는 물질

전화 환자분류 Telephone triage 아동에 대한 걱정을 다루고, 아동의 증상을 분석하고, 아동이 건강관리 제공자를 방문해야 하는지의 여부와 그 긴급성을 결정하기 위해서 전화로 가족과 이야기하는 것

전환 Transition 행실이나 태도의 잘못을 뉘우치고 마음을 바르게 고쳐먹음

절개 Cutting 피부를 찢어서 원하는 모양으로 상처를 내는 것

점상출혈 Petechiae 아주 작은 붉은 병변

점액부종 Myxedema 생명을 위협하는 갑상선 기능저하증

접합자 Zygote 두 배우자의 결합에 의하여 생긴 세포

접힘부위 Intertriginous areas 목, 겨드랑이, 그리고 팔꿈치 앞의 주름

정동 Affect 희로애락과 같이 일시적으로 급격히 일어나는 감정. 진행 중인 사고 과정이 멎게 되거나 신체 변화가 뒤따르는 강렬한 감정 상태

정맥관 Ductus venosus 태아의 대정맥과 하대정맥을 연결하는 혈관

정상갑상선기능 Euthyroid 분비되는 갑상선 호르몬의 성분 및 분비량이 정상적으로 작동되는 상태

정상분만 Full Term 분만 예정일을 전후하여 출산길을 통해 자연적인 만출력으로 태아를 분만하고, 산모와 태아 모두 무탈한 것

정상화 Normalization 자녀에게 만성적인 건강문제가 있음을 인정하고 가족 구성원들이 정상적인 삶을 살기 위한 노력을 하도록 격려하는 가족관리 과정

정서적 방치 Emotional neglect 돌봄 제공자가 아동의 심리사회적 요구를 충족시키지 못하는 것

정서적 학대 Emotional abuse 아동에게 수치심을 주고, 조롱하고, 당혹스럽게 만들거나 모욕을 주는 것

정신건강 Mental health 활동과 관계에의 성공적인 참여와 변화에 적응하고 대처할 수 있는 능력

정의 Justice 개인 간의 올바른 도리. 또는 사회를 구성하고 유지하는 공정한 도리

정형화 Stereotyping 특정 문화, 민족, 또는 인종 집단의 모든 구성원들이 유사하고 같은 태도와 믿음을 공유한다고 간주하는 것

젖떼기 Weaning 아기가 모유수유를 그만두거나 젖병이 아닌 컵으로 마시기 위한 과정

제대탈장 Omphalocele 복부 속 내용물이 탯줄을 통해서 탈장하는 신천적 기형

조기분만 Preterm 37주 재태기간 이전에 태어남

조기중재 Early intervention 발달지연이 있거나 발달지연의 위험이 있는 3살 이하의 영유아를 위한 특수 서비스

조짐 Aura 맛, 시각, 청각, 어지러움 또는 마비와 같은, 발작이 일어나기 전에 발생하는 감각

조혈 Hematopoiesis 생물체의 기관에서 피를 만들어 냄. 골수에서 혈액세포 생성

종교 Religion 삶과 세상의 본질, 원인, 그리고 목적의 중요성에 대한 공유된 믿음의 조직화된 체계

종기 Furuncle 피부의 털구멍 따위로 화농성 균이 들어가서 생기는 염증

종양(신생물) Neoplasms 악성 종양

종양억제 유전자 Tumor suppressor genes 병적으로 증식하는 세포 집합체의 발생을 막는 유전자

종양 유전자 Oncogene 변형된 DNA 부분, 복제될 경우에 통제되지 않는 세포분열을 야기함

주간유뇨 Diurnal enuresis 낮 동안에 발생하는 유뇨증

주기변동호흡 Periodic breathing 호흡 시 20초 미만으로 지속되는 일시적 정지; 영아기와 아동기의 정상적인 호흡패턴

주기성구토 Cyclic vomiting 반복되는 심각한 발작성 구토, 불규칙한 간격으로 재발하는 구토

주술사 Shaman 지식과 힘(권력)을 얻고 다른 사람들을 돕기 위해서 또 다른 유형의 현실에 접촉하고 이를 이용하려는 목적으로 자유자재로 변형된 의식상태로 들어가는 사람

주요기형 Major anomaly 출생 시 존재하는 심각한 구조적 결함으로, 심각한 의료적 또는 미용적 결과를 가지거나 정상적인 신체기관의 기능에 지장을 주고, 평생 동안의 장애를 초래하거나, 조기사망을 초래할 수 있음

주의산만 Distraction 주의를 통증이 아닌, 활동이나 음악, 또는 이야기와 같은 다른 것에 집중할 수 있는 능력

주형 Molding 머리가 질관을 통과하는 것을 가능하게 하기 위한 두개골의 뼈 겹침

죽음 불안 Death anxiety 죽음에 대한 우려나 두려운 감정

죽음 형상화 Death imagery 일반적으로 아동에게 죽음에 관련된 주제를 논의하도록 자극하지 않는 그림이나 이야기에 대한 반응으로 주어지는 멀리 가는 것, 결별, 장례식, 그리고 사망과 같은 죽음이나 죽음과 관련된 주제에 대한 언급

준언어 Paralanguage 목소리의 어조와 높이; 발성뿐만 아니라, 빠름, 속도의 변화, 음량 그리고 대화의 어조

중독 Addiction 생체가 음식물이나 약물의 독성에 의하여 기능 장애를 일으키는 일

중등도 진정 Moderate sedation 아동이 보호반사를 유지하고, 독립적이고 계속적으로 기도를 확실하게 유지할 수 있는 능력을 보유하고, 신체적 자극이나 구두명령에 적절하게 반응할 수 있는 능력을 유지하는 진정수준

중성지방 Triglycerides 글리세롤에 연결된 세 개의 지방산으로 구성된, 인간에 의해서 섭취되는 주요 지방

중심화 Centration 사물이나 행동에서 매우 중요하고 기본이 되는 부분이 됨, 또는 그렇게 되게 함

근거기반 실무 Evidence-based practice 설계가 잘 된 연구로부터 종합된 최상의 증거를 개인의 임상적 전문지식과 결합하는 문제해결 접근법

증후군 Syndrome 일관적인 패턴으로 발생하고 공통된 원인을 가지는 변칙(이례)의 집합

지각적 체액유출 Sensible fluid loss 관으로 배출되는 소변과 배액처럼, 측정할 수 있고 관찰할 수 있는 수분손실

비장기능항진증 Hypersplenism 혈구 세포나 혈소판이 비정상적으로 빠르게 지라에서 제거되는 현상

지방 Fats 지방산과 글리세롤이 결합한 유기 화합물

지방산 Fatty acids 지방의 주된 구성요소; 포화(추가적인 수소원자가 구조에 의해서 흡수될 수 없음) 또는 불포화(수소와의 추가적인 결합이 가능함) 지방산이라고도 불림

지방위축증 Lipoatrophy 피하조직의 상실

지속발기증 Priapism 지속되고 고통스러운 음경발기

지속식물상태 Persistent vegetative state 반사적 반응만을 보유하는, 대뇌피질 기능의 영구적인 손실

지역사회 사정 Community assessment 건강요구를 다루기 위한 프로그램을 계획하기 위해서 지역사회의 건강상태와 자원에 관한 자료를 편집하는 과정

지원 시스템 Support systems 부모들에게 양육, 감정적 지원 그리고 직접적인 도움을 제공하는, 가족, 친구, 종교, 지역사회로 구성된 포괄적 네트워크

지적장애 Intellectual disability 지적 기능과 적응행동에 있어서 발달이 뒤져 있는 상태

지질단백질 Lipoproteins 혈액에서 지방을 운반하는 지방과 단백질의 결합

직접전염 Direct transmission 체액 접촉으로 인해서 다른 사람이나 동물에게 전달되는 질병

진공보조 상처봉합 Vacuum-assisted wound closure 부압을 사용한 상처 치료법

진동촉감 Tactile fremitus 아동이 울거나 말할 때 흉부에서 촉진될 수 있는 진동

진정 Sedation 고통스러운 진단치료적 치술과 마취를 위해서 사용되는 의료적으로 통제된 억압된 의식상태(얕은 상태에서 깊은 상태)

질병감시 Disease surveillance 감염의 발생과 패턴에 대한 지속적인 관찰과 추적

질소평형 Nitrogen balance 질소의 수지(收支)가 같아서 유지되는 신체의 평형

질소혈증 Azotemia 신장의 기능이 떨어져서 질소 함유 화합물이 혈액 속에 지나치게 많이 들어 있는 상태

질 향상 Quality improvement 환자의 요구를 충족시키기 위해서 건강관리 서비스를 제공하는 과정과 결과에 대한 지속적인 연구와 개선

집단 내 독백 Collective monologue 얼른 보기에는 다른 사람에게 이야기하고 있는 것 같으나 실제로는 전달하려는 의도 없이 혼자 중얼거리는 일

집단면역 Herd immunity 감염증에 대한 일정 집단의 저항력

차창밖 조사 Windshield survey 지역사회의 자원과 특성을 확인하기 위한 목적으로 걷거나 차를 타고 이웃이나 지역사회 주변을 돌아다니는 것

채식주의자 Vegetarians 채소, 과일, 해초 따위의 식물성 음식 이외에는 아무것도 먹지 않는 철저하고 완전한 채식주의자

척수쇼크 Spinal shock 신경기능이 일시적으로 급성 부상의 수준 이하로 억제되는 결과를 초래하는 척수 뇌진탕

척수수막탈출증 Myelomeningocele 척추의 일부와 신경을 포함하는 척수로 찬 뇌막낭이 척추의 결함 사이로 돌출되는 것

척수형성이상증 Myelodysplasia 척수와 척추관의 기형

천명 Wheezing 공기가 좁아진 하부기도에 있는 점액이나 체액을 통과할 때 생기는 소음

천문(숨구멍) Fontanels 점차적으로 닫히고 석화되는, 두개골의 연결부위에서 뇌를 덮는 결합조직이 있는 공간

첨족 Equinus 관절에 이상이 있어 발꿈치가 땅에 닿지 않는 발

청력검사 Audiometry 공기전도를 사용하여 순수음의 진동수와 크기에 대한 청력을 측정하는 청력 정밀검사

체질량지수 Body mass index (BMI) 아동의 키와 몸무게 사이의 비율을 결정하기 위해서 사용되는 계산(kg단위 몸무게/m2 단위 키)

청진 auscultation 기도, 폐, 위, 심장 그리고 혈관의 특성을 확인하기 위해서 이러한 기관에 의해서 만들어지는 소리를 듣는 것; 들리는 소리를 확대하기 위해서 일반적으로 청진기를 사용해서 수행됨

체액 Body fluid 용해된 물질(용질)을 가지고 있는 신체 내 수분

체인-스토크 호흡 Cheyne-Stokes respirations 얕은 호흡과 무호흡이 교대로 일어나는 기간, 임박한 사망의 징후

체표면적 Body surface area(BSA) 제곱미터로 측정되는 키와 몸무게 사이의 관계에 대한 측정

초경 Menarche 월경의 시작

초자아 Superego 자아가 원시적 욕구를 억제하고 도덕이나 양심에 따라 행동할 수 있게 하는 정신 요소

촉발제 Trigger 천식발작을 시작하게 하는 자극; 약물이나, 운동, 감염, 알레르기, 자극물, 날씨, 또는 감정과 같은 상태

촉진 Palpation 질감, 촉촉함, 무름, 체온, 위치, 모양, 일관성, 덩어리의 움직임, 그리고 장기를 포함하여, 피부, 내장 그리고 덩어리의 특징을 확인하기 위해서 손으로 만지는 기법

추상적 의사소통 Abstract communication 놀이, 시각적 이미지 그리고 옷을 통해서 표현되는 의사소통

출혈성 관절증 Hemarthrosis 관절 공간 속으로의 출혈

치과 Dental home 첫 치아가 맹출한 뒤 6개월이나 생후 12개월까지 영아와 어린 아동의 모든 구강관리를 관리하고 촉진하는, 예방적 치아건강관리를 제공하는 전문적인 1차 치아관리 제공자

치료방해 Treatment interference 입원한 환자가 기술(전문)장치를 스스로 제거하는 것

치료실 Treatment room 병원 따위에서 환자를 치료하는 곳

치료적 놀이 Therapeutic play 아이들이 질병이나 입원과 관련된 두려움과 걱정을 다룰 수 있는 기회를 제공하는 계획된 놀이기법

치료적 오락활동(레크리에이션) Therapeutic recreation 질병이나 장애를 가진 환자들의 기능을 향상시키기 위해서 오락적인 치료중재를 이용하는 것

침투도 Penetrance 유전자 돌연변이를 물려받은 개인이 실제로 자신이 살아가는 동안에 질병의 징후와 증상을 나타낼 백분율이나 가능성

카테콜아민 Catecholamines 아미노산 타이로신에서 유도되어 호르몬이나 신경 전달제로 작용하는 화합물을 통틀어 이르는 말

커니그 징후 Kernig sign 무릎을 굽힌 상태에서 아동의 다리를 들은 후에 무릎을 펼 때 나타나는 저항이나 통증은 양성의 케르니그 징후이며, 수막염에서 흔히 발견됨

켈로이드 Keloid 부상의 원래 경계를 넘어서 확대되는 상처

콜라겐 Collagen 결합 조직의 주성분으로, 뼈 · 피부 따위에 있는 단백질의 하나

콜레스테롤 Cholesterol 고등 척추동물의 뇌, 신경 조직, 부신(副腎), 혈액 따위에 많이 들어 있는 대표적인 스테로이드

콰시오커 Kwashiorkor 단백질 결핍으로 인해 발생하는 영양 장애 현상

쿠란데로 Curandero 치유를 불러오기 위해서 선의의 마술과 약초를 사용하는 히스패닉과 그 외 멕시코계 미국 문화에서 높이 존경 받는 주술사

쿠스마울 호흡 Kussmaul respirations 호흡리듬은 규칙적이나 비정상으로 깊고 호흡수가 증가하는 것이 특징으로 케톤성 당뇨병 흔히 볼 수 있으며 호흡할 때 과일 냄새가 남

쿠싱반사 Cushing triad 상승한 두개내압이나 뇌간으로 가는 혈액흐름의 장애와 관련된 반사반응. 특징으로는 고혈압, 넓은 맥압이 있는 상승한 수축기 혈압, 서맥, 그리고 불규칙한 호흡.

크보스테크 징후 Chvostek sign 안면신경을 두드린 뒤 생기는 안면근육의 경련

킬레이트화 Chelation 카르보닐기와 수산기를 포함하는 유기 화합물이 단단하게 결합된 고리와 같은 구조를 만들기 위해서 금속과 작용함

타당성 Validity 검사가 측정하도록 만들어진 특성을 정확하게 측정할 수 있는 능력

타진 Percussion 밑에 있는 조직의 밀도와 내장의 경계를 보여주는 진동을 직접적으로나 간접적으로 만들기 위해서 신체표면을 두드리는 것

탄성 Compliance 폐와 흉벽이 들이마시는 숨에 확장하고 내쉬는 숨에 움츠러드는 능력. 심실이 박출량을 늘리기 위해서 달성할 수 있는 팽창이나 확장의 양

탄수화물 Carbohydrates 당류를 형성하기 위해서 다양한 형태로 배열되는, 탄소, 수소, 그리고 산소로 구성된 물질

탈구 Dislocation 관절과의 정상적인 연결로부터 뼈의 이탈

탈수 Dehydration 속의 수분이 모자라서 일어나는 증상

탈아미노작용 Deamination 체내의 아미노산에서 아미노기가 빠지는 반응

탈장 Hernia 체강의 근육벽을 통해서 정상적으로는 그 속에 포함되어 있어야 할 신체부위나 구조가 돌출되거나 튀어나오는 것

탈출증 Herniation 어느 기관이나 부분이 원래 있어야 할 장소에서 벗어나거나 아래로 내려앉은 상태, 예)두개골 기저에 있는 머리덮개뼈를 통해서 뇌의 내용물이 돌출되는 것

태반경유면역 Transplacental immunity 산모로부터 영아에게 옮겨가는 수동적 면역

태선화 Lichenification 피부가 두꺼워짐으로 인해서 정상적인 피부 주름이 더 눈에 잘 보이는 것

통각 과민증 Hyperalgesia 아픈 자극에 대하여 비정상적으로 예민한 상태

통각수용기 Nociceptors 조직손상 부위에 있는 통증자극을 감지하는 자유신경말단

통각수용기성 통증 Nociceptive pain 조직의 부상이나 손상에 의해 야기되는 통증자극의 정상적인 처리

통증 Pain 실제나 잠재적인 조직손상과 관련된 아주 개인적이고 주관적인 불쾌한 감각적감각적 경험. 통증은 환자가 존재한다고 말할 때 존재함

통증임계 Pain threshold 통증 자극의 전달이 시작되는 지점

통합적 건강관리 Integrative health 보완적 치료법을 주류 건강관리에 통합하는 것을 말한다

퇴행 Regression 이전의 행동으로 돌아가는 것(스트레스에 대한 흔한 반응)

퇴화 Involution 크기가 줄어드는 과정

투석액 Dialysate 투석 요법에서 반투막을 사이에 두고 용질의 확산으로 혈액을 정화하는 데 사용하는 용액

특수 건강관리 요구가 필요한 아동 Children with special healthcare needs (CSHCN) 만성적인 신체적, 발달적, 행동적 또는 정서적 질병을 가지고 있거나 또는 질병에 걸릴 위험이 높으면서 일반적으로 아동에게 요구되는 서비스를 넘어서는 서비스를 요구하는 아이들

특이도 Specificity 검사되고 있는 질병을 가지고 있지 않은 사람들을 제외시키는 검사의 능력

파트너십 Partnership 건강을 증진시키는데 있어서 각 파트너의 중요한 역할과 기여를 인정하는 방식으로 건강관리가 전달되는 것을 보장하기 위해서 참가자들이 합동하는 관계

판막성형 Valvuloplasty 심장의 승모 판막에 좁은 구멍을 내는 수술

편견 Prejudice 다르다고 인식되는 사람에 대한 부정적인 감정

편의제공 Accommodations 신체장애나 정신장애를 가진 학생이 적절한 교육을 받을 수 있도록 학교환경에서 제공되는 서비스나 특별한 지원

편향 Bias 특정한 일련의 생각에 대한 선호

평행놀이 Parallel play 아이들이 나란히 놀지만 사회적 상호작용은 거의 하지 않는 유아기에 나타나는 놀이의 형태

폐렴 Pneumonitis 화학적 폐 손상과 그로 인한 염증반응

폐쇄 Atresia 창자나 기도 같은 구조의 통로가 병적으로 막히는 일.

폐쇄드레싱 Occlusive dressing 상처부위를 외부 환경으로부터 보호하고 수분을 유지하기 위해서 상처를 덮는 것

폐쇄세기관지염 Bronchiolitis obliterans 면역 약물관리에 반응하지 않는, 이식된 폐의 만성적인 거부

폐쇄요로증 Obstructive uropathy 소변의 흐름을 막고 신장손상과 폐의 발육부전을 초래할 수 있는 비뇨기계 구조적 기능적 이상

폐심장증 Cor pulmonale 폐순환계의 저항이 커져서 우심실에 부담이 늘어난 상태

포경수술 Circumcision 포피의 수술적 제거

포도당신생합성 Gluconeogenesis 단백질이나 지방 같이 탄수화물이 아닌 성분으로부터 글리코겐이 형성되는 것

포도막염 Uveitis 안구의 맥락막, 섬모체, 홍채에 걸쳐 일어나는 염증

포식작용 Phagocytosis 미생물, 죽은 세포, 그리고 외부입자의 흡입과 파괴

폭력 Violence 잠재적이거나 실제 신체적 또는 정신적 외상에 이를 수 있는 신체적 힘의 실제적인 사용이나 위협

폭식 Binge eating 짧은 시간 동안에 많은 양의 음식을 섭취하고자 하는 충동

표현실어증 Expressive jargon 마치 실제로 단어를 사용하여 의사소통을 하듯이, 정상적인 어조로 이해할 수 없는 단어를 사용하는 것; 유아기에 흔히 나타남

표현언어 Expressive speech 어린 아이가 말할 수 있는 단어

표현형 Phenotype 한 개인의 유전자형과 환경적 요인에 의해서 결정되는, 그 사람의 전체적인 신체적, 생화학적 그리고 생리적 구성에 대한 표현

프로토콜 Protocol 암의 종류, 그 단계 그리고 특정 세포유형에 근거한 화학적 요법을 위한 행동계획

프리바이오틱 Prebiotic 성장이나 활생균 박테리아의 활동을 자극할 수 있는 비소화성 식품성분

피부연화제 Emollient 수분을 천천히 증발시켜 피부를 부드럽고 유연하게 하여 피부를 보호하는 약물

피하기종 Subcutaneous emphysema 조직에서의 공기누출

필수 아미노산 Essential amino acids 인간에 의해서 생산될 수 없고 반드시 식사로 섭취되어야 함

핍뇨 Oliguria 생리적 증감의 범위를 넘어서 오줌의 양이 뚜렷하게 줄어드는 증상. 감소한 소변 배출량(0.5 to 1mL/kg/hr 이하)

학습장애 Learning disabilities 정신적으로 모두 정상이지만 학습에 필요한 의사소통, 읽기, 쓰기, 계산 따위에 어려움이 있는 상태

한계설정 Limit setting 성립된 행동규칙이나 지침

함몰 Retractions 숨을 들이쉴 때마다 흉벽 갈비뼈 사이의 조직이 눈에 보이게 들어가는 것

함몰부종 Pitting edema 검사자의 손가락이 부종이 있는 부위를 누른 후에 남는 "구멍" 또는 오목한 자국

항원 Antigens 생체 속에 침입하여 항체를 형성하게 하는 단백성 물질

항체 Antibodies 특정 감염에 대응할 수 있는 단백질

해독 Decode 몸 안에 들어간 독성 물질의 작용을 없앰

핵형 Karyotype 염색체 쌍을 길이, 동원체 위치, 그리고 결합패턴에 따라서 숫자로 배열하는 것

행동수정 Behavior modification 행동의 변화를 유도하기 위하여, 각종 절차나 기법을 학습하고 행동하는 데 이를 체계적으로 적용해 나가는 훈련 방법

헤모글로빈혈증 Hemoglobinopathy 혈구가 붕괴되고 혈류 중에 헤모글로빈이 분리되어 순환하는 상태

혈관내액 Intravascular fluid 혈관 안에 있는 세포외액의 일부

혈관염 Vasculitis 혈관 벽에 염증이 발생하는 질환

혈관외유출 Extravasation 화학요법 약물이 주입부위 주변의 연조직으로 누출될 때 발생하는 손상

혈관종 Hemangioma 혈관 림프관의 증식에 의한 조직 기형

혈관폐색 Vaso-occlusion 혈관의 내강이 막힌 상태

혈당지수 Glycemic index 흰 빵을 섭취한 후의 포도당 수치와 비교할 때, 특정 식품으로부터 섭취한 50g의 탄수화물에 대한 혈당의 반응

혈류역학 Hemodynamics 혈액 순환의 동역학을 연구하는 학문

혈소판감소증 Thrombocytopenia 말초(末梢) 혈액 가운데 혈소판의 수가 비정상적으로 줄어들어 생기는 출혈성 소질

혈연관계 Consanguinity 공통의 조상을 가지는 관계; 가까운 혈족관계, 부모와 자식, 형제를 기본으로 하는 관계

협동놀이 Cooperative play 학령기 아이들이 목표를 달성하거나 게임을 하기 위해서 집단으로 모일 때 나타나는 놀이의 형태

협력진료 Collaborative practice 양질의 비용효율적인 관리(치료)를 제공하기 위해서 건강전문가로 구성된 팀을 사용하는 포괄적인 건강관리 모형

협착/협착성 Stenosis/stenotic 어떤 관이나 구멍, 또는 이와 유사한 구조물들의 안쪽 폭이 좁아진 상태

협착음 Stridor 까마귀 소리같이 들리는 들숨과 날숨 소리, 기관에 가래가 걸렸을 때 나는, 고음의 거친 잡음

호르몬 Hormones 내분비샘에서 분비되는 체액과 함께 체내를 순환하여 다른 기관이나 조직의 작용을 촉진, 억제하는 물질

호스피스 Hospice 죽음이 가까운 환자를 위해 위안과 안락을 얻을 수 있도록 하는 돌봄

호중성백혈구 감소증 Neutropenia 호중성백혈구의 수가 감소하는 것

호흡곤란 Dyspnea 힘쓰지 아니하면 숨쉬기가 어렵거나 숨 쉬는 데 고통을 느끼는 상태

호흡노력 Respiratory effort 숨쉬는 일

혼미성울병 Stuporous 통증과 같이 반복되는 격렬한 자극에 의해서만 아동을 깨울 수 있는 깊은 수면이나 무반응

혼수상태 Comatose 고통스러운 자극에 의해서조차 깨어나지 못하는 무의식 상태

혼자 놀이 Solitary play 다른 사람 없이 자신과 노는 것

혼합 난청 Mixed hearing loss 전도적 원인과 감각신경성 원인이 결합된 청각상실

화학요법 Chemotherapy 정상적인 세포와 암세포를 함께 죽이는 약물을 구강, 정맥내, 척추강내로 투약하거나 주사를 맞는 방법이 포함되는 암을 치유하기 위한 치료법

확산 Diffusion 농도가 높은 곳에서 낮은 곳으로 분자가 세포막을 통과해서 움직이는 것

환기(호흡) Ventilation 산소가 폐로 들어가고 이산화탄소가 폐 밖으로 나가는 움직임

환상통증 Phantom pain 통증이 팔다리가 절단되어서 절단된 신경의 외상에 의해서 야기되는 것처럼 느껴지는 것

환자분류 Triage 증상의 긴급에 의해서 부상을 당한 아이들을 분류하기 위한 신속한 평가

환자 안전 Patient safety 의료관리에 의해서 야기되는 비의도적인 부상이 없는 것

회복력 Resilience 현저한 스트레스나 역경을 겪는 동안 조차도, 건강하게 대응하면서 기능할 수 있는 능력

횡문화 Transcultural 여러 문화에 걸쳐 있음

후궁반장 Opisthotonos/opisthotonic position 몸 전체의 경직된 과신전; 불편함을 완화하기 위한 머리와 목의 과신전

후두경련 Laryngospasm 갑작스럽고, 격렬하고, 예측불가능하고, 비자발적인 기도근육의 수축을 야기하는 후두의 경련성 진동

후두음 Grunting 폐포의 함몰을 막기 위해 폐에서 날숨을 저지하고자 신생아가 성대를 사용했을 때 날숨의 끝에 빠른 호흡방출로 인해서 만들어지는 소리

후부요도판막 Posterior urethral valves (PUV) 남성의 요도에 있어서 비정상적인 점막의 주름

후부하 Afterload 혈액의 심실 방출에 대한 저항

후생유전 영향 Epigenetic effects 유전자가 과도하게 발현되거나(예상보다 더 많은 단백질을 만드는 것) 저조하게 발현되도록(예상보다 적은 단백질을 만드는 것) 야기할 수 있음

후생유전학 Epigenetic DNA 염기순서를 바꾸지 않고 유전자 기능에 영향을 미칠 수 있는(일반적으로 유전자 발현이나 해석을 바꿈으로써) 모든 요인에 대해서 설명

후유증 Sequelae 질병, 치료, 또는 부상으로부터 초래되는 비정상적인 상태

후천성 면역 Acquired immunity 후천적으로 생긴 면역. 병을 앓아서 생기는 병후 면역과 예방 접종 따위로써 얻는 인공 면역

훈육 Discipline 아이가 잘못된 행동을 할 때 행동을 통제하거나 안내하는 규칙을 가르치기 위한 방법이나 규칙을 강화하기 위해서 취하는 행위

휴식보호관리 Respite care 아동을 돌보는 지속적인 스트레스로부터 주기적인 휴식을 제공하는 가족지원 서비스

흑색극세포증(흑색가시 세포증) Acanthosis nigricans 목, 겨드랑이, 살과 같이 겹치는 부위에 피부가 검어지면서 사마귀같이 솟아오르는 병적 상태

힘줄 Tendons 뼈와 그에 수반되는 근육을 연결하는 섬유성 띠로, 근육이 수축하거나 이완할 때 뼈가 움직일 수 있게 해줌

2차 드레싱 Secondary dressing 오염으로부터의 추가적인 보호가 필요할 때 1차 드레싱을 덮는 것

2차 면역반응 Secondary immune response 첫 노출 이후 언제든지 발생하는 신체의 항원에 대한 반응

2차 예방 Secondary prevention 질병의 중증도를 줄이기 위한 질병에 대한 조기 진단과 치료

3차 예방 Tertiary prevention 최적의 기능을 갱생시키거나 회복시키기 위해서 고안된 활동

LGBT LGBT 레즈비언, 게이, 양성애자, 또는 성전환자 레즈비언(lesbian)과 게이(gay), 양성애자(bisexual), 트랜스젠더(transgender)

LGBTQ LGBTQ 레즈비언, 게이, 양성애자, 성전환자, 또는 성적 지향성에 의문을 가지는 사람들

X염색체-연관 X-linked X 염색체에서 발견되는 모든 유전자나 그러한 유전자에 의해서 결정되는 특성; 남성에 있어서 X 염색체의 한 변형된 유전자가 혈우병과 같은 질병을 만들 수 있음

References

참고문헌

김미예 외(2018). 신생아 건강간호. 수문사.

김영혜 외(2019). 최신 아동건강간호학. 수문사.

김희순 외(2018). 아동청소년간호학. 수문사.

대한신생아학회(2014). 신생아 진료지침 3판.

대한심폐소생협회(2015). 심폐소생술 가이드라인.

손동우(2011). 수첩에 담은 신생아케어. 대한의학서적.

안효섭, 신희영(2016). 홍창의 소아과학. 미래엔.

예방접종도우미 홈페이지 https://nip.cdc.go.kr/irgd/index_n.html

통계청(2018). 출생통계(확정) 보도자료.

Abbas, H. A., Kahale, M., Hosn, M. A., & Inati, A. (2013). A review of acute chest syndrome in pediatric sickle cell disease. Pediatric Annals, 42(3), 115–120.

Abbott, J. T., & Stone, S. (2014). End of life. In J. A. Marx, R. S. Hockberger, & R. M. Walls, Rosen's Emergency Medicine—Concepts and Clinical Practice (8th ed., pp. e47–e58). Philadelphia, PA: Elsevier Saunders.

Abbott, M-A. (2014). Cleft lip and palate. Pediatrics in Review, 35(5), 177–181.

Abraham, C., & Rozmus, C. L. (2012). Is acanthosis nigricans a reliable indicator for risk of type 2 diabetes in obese children and adolescents? A systematic review. The Journal of School Nursing, 28(3), 195–205.

Abrams, S. A. (2016). Management of neonatal bone health. UpToDate. Retrieved from www.uptodate.com

Abrams, S. A. (2017). Iron requirements and iron deficiency in adolescents. Retrieved from http://www.uptodate.com/contents/iron-requirements-and-iron-deficiency-in-adolescents?source=search_result&search=Iron+requirements+and+iron+deficiency+in+adolescents&selectedTitle=1~150

Acharya, S. S. (2014). Pediatric Von Willebrand disease. Retrieved from http://emedicine.medscape.com/article/959825-overview

Acharya, S. S. (2016). Advances in hemophilia and the role of current and emerging prophylaxis. The American Journal of Managed Care, 22(5), S116–S125.

Addis, G. (2010). Sickle cell disease, part 1: Understanding the condition. British Journal of Nursing, 5(5), 231–234.

Admani, S., & Jacob, S. E. (2014). Allergic contact dermatitis in children: Review of the past decade, Current Allergy and Asthma Reports, 14(4), 421.

Administration for Community Living [ACL]. (2017). The developmental disabilities assistance and bill of rights act of 2000. Retrieved from https://www.acl.gov/node/106

Agarwal, M., & Fox, S. M. (2013). Pediatric seizures. Emergency Medicine Clinics of North America, 31, 733–754.

Agazio, J. G., & Buckley, K. M. (2012). Revision of a parental stress scale for use on a pediatric general care unit. Pediatric Nursing, 38(2), 82–87.

Agbarya, A., Ruimi, N., Epelbaum, R., Ben-Arye, E., & Mahajna, J. (2014). Natural products as potential cancer therapy enhancers: A preclinical update. SAGE Open Medicine January-December 2014, 2: 2050312114546924. doi:10.1177/2050312114546924

Agency for Healthcare Research and Quality. (2016). Practice guideline for treatment of persons with eating disorders. Retrieved from http://www.guideline.gov/content.aspx?id=9318

Agócs, M. M., Serhan, F., Yen, C., Mwenda, J. M., de Oliveira, L. H., Teleb, N., Kang, G. (2014). WHO Global Rotavirus Surveillance Network: A strategic review of the first 5 years, 2008–2012. Morbidity and Mortality Weekly Report, 63(29), 634–637.

Agrawal, S., & Garcia Branco, R. (2016). Neuroprotective measures in children with traumatic brain injury. World Journal of Critical Care Medicine, 5(1), 36–46.

Ahmed, K., Hayet, Z., Hamdi, L., Mahdi, B. D., Mohamed, J., & Riadh, M. (2016). Laparoscopic management of an axially torsed gangrenous Meckel's diverticulum in a child. Journal of Paediatric Surgery, 13(3), 150–151.

Ahmed, S. S., Unland, T., Slaven, J. E., Nitu, M. E., & Rigby, M. R. (2014). Successful use of intravenous dexmedetomidine for magnetic resonance imaging sedation in autistic children. Southern Medical Journal, 107(9), 559–564.

Aiken, J. J., & Oldham, K. T. (2016). Inguinal hernias. In R. M. Kliegman, B. F. Stanton, J. W. St. Geme, & N. F. Schor, (Eds.), Nelson textbook of pediatrics (20th ed., pp. 1903–1909). Philadelphia, PA: Elsevier.

Aita, M., Johnston, C., Goulet, C., Oberlander, T. F., & Snider, L. (2013). Intervention minimizing preterm infants' exposure to NICU light and noise. Clinical Nursing Research, 22(3), 337–358.

Akay, B., & Klein, M. D. (2016). Anorectal malformations. In R. M. Kliegman, B. F. Stanton, J. W. St. Geme, & N. F. Schor (Eds.), Nelson textbook of pediatrics (20th ed., pp. 1894–1897). Philadelphia, PA: Elsevier Saunders.

Al-Uzri, A., Matheson, M., Gipson, D. S., Mendley, S. R., Hooper, S. R., Yadin, O., Gerson, R. C. (2013). The impact of short stature on health-related quality of life in children with chronic kidney disease. The Journal of Pediatrics, 163, 736–741.

Al-Yateem, N., Attia, A., Al-Yafei, T., Mohammed, A., & Mahmood, B. (2015). The impact of a school nurse intervention on adolescents' knowledge about healthy eating. British Journal of School Nursing, 10(6), 280–287. doi: http://dx.doi.org/10.12968/bjsn.2015.10.6.280

Alarcon, L. H., & Fink, M. P. (2015). Physiologic monitoring of the surgical patient. In F. C. Brunicardi, D. K. Andersen, T. R. Billiar, D. L. Dunn, J. G. Hunter, J. B. Matthews, & R. E. Pollock (Eds.), Schwartz's principles of surgery (10th ed.). Retrieved from http://www.accessmedicine.com

Albert, M., & McCaig, L.F. (2014). Injury-related emergency department visits by children and adolescents: United States, 2009–2010. Retrieved from http://www.cdc.gov/nchs/data/databriefs/db150.pdf

Alder, A. C., & Minkes, R. K., (2016). Pediatric appendicitis. Retrieved from http://emedicine.medscape.com/article/926795-overview

AlFaris, N. A., Al-Tamimi, J. Z., Al-Jobair, M. O., & Al-Shwaiyat, N. M. (2015). Trends of fast food consumption among adolescent and young adult Saudi girls living in Riyadh. Food & Nutrition Research, 59. doi:http://dx.doi.org/10.3402/fnr.v59.26488.

Alfven, G., & Strandvik, B. (2016). Antinociceptive fatty acid patterns differ in children with psychosomatic recurrent abdominal pain and healthy controls. Acta Paediatrica, 105(6), 684–688.

Ali, O., & Donohoue, P. A. (2016). Hypofunction of the testes. In R. M. Kliegman, B. F. Stanton, J. W. St. Geme, & N. F. Schor (Eds.), Nelson textbook of pediatrics (20th ed., pp. 2735–2741). Philadelphia, PA: Elsevier.

Ali, S., Jabeen, S., Pate, R. J., Shahid, M., Chinala, S., Nathani, M., & Shah, R. (2015). Conversion disorder—mind versus body: A review. Innovations in

Clinical Neuroscience, 12(5–6), 27–33.

Alkan, M., Iskitt, S. H., Soyupak, S., Tuncer, R., Okur, H., Keskin, E., & Zorludemir, U. (2012). Severe abdominal trauma involving bicycle handlebars in children. Pediatric Emergency Care, 28(4), 357–360.

Allen, C. E., Kamdar, K. Y., Bollard, C. M., & Gross, T. G. (2016). Malignant non-Hodgkin lymphomas in children. In P. A. Pizzo, & D. G. Poplack, Principles and practice of pediatric oncology (7th ed., pp. 587–603). Philadelphia, PA: J. B. Lippincott.

Allergy & Asthma Network (2011). Take Two: Always Carry Two Epinephrine Auto-Injectors at School. Retrieved from http://www.allergyasthmanetwork.org/take-two-always-carry-two-epinephrine-auto-injectors-school/

Allergy & Asthma Network (2015). Where in the world is latex? Retrieved from http://www.allergyasthmanetwork.org/where-the-world-latex/

Allergy & Asthma Network (2016). School stock epinephrine laws. Retrieved from http://www.allergyasthmanetwork.org/advocacy/current-issues/stock-epinephrine/

Allergy and Asthma Network. (2014). Medications at school. Retrieved from http://www.aanma.org/advocacy/meds-at-school/

Alsaleh, F. M., Smith, F. J., & Taylor, K. M. (2012). Experiences of children/young people and their parents, using insulin pump therapy for the management of type 1 diabetes: Qualitative review. Journal of Clinical Pharmacy and Therapeutics, 37, 140–147.

American Academy of Allergy Asthma and Immunology (AAAI). (2016a). Food intolerance. Retrieved from https://www.aaaai.org/conditions-and-treatments/conditions-dictionary/food-intolerance

American Academy of Allergy Asthma and Immunology (AAAI). (2016b). Food allergies. Retrieved from https://www.aaaai.org/conditions-and-treatments/allergies/food-allergies

American Academy of Allergy, Asthma, and Immunology (AAAAI). (2013). Peak flow meter. Retrieved from http://www.aaaai.org

American Academy of Asthma, Allergy and Immunology (2014). High prevalence of peanut allergy in U.S. school-age children. Retrieved from https://www.aaaai.org/global/latest-research-summaries/Current-JACI-Research/peanut-allergy-school-age

American Academy of Child and Adolescent Psychiatry (AACAP). (2014). Sexual abuse. Retrieved from http://www.aacap.org/AACAP/Families_and_youth/Facts_for_Families/FFF-Guide/Child-Sexual-Abuse-009.aspx

American Academy of Child and Adolescent Psychiatry (AACAP). (2013a). Substance use resource center. Retrieved from http://www.aacap.org/aacap/Families_and_Youth/Resource_Centers/Substance_Abuse_Resource_Center/Home.aspx

American Academy of Child and Adolescent Psychiatry (AACAP). (2013b). Self-injury in adolescents. Retrieved from http://www.aacap.org/AACAP/Families_and_Youth/Facts_for_Families/FFF-Guide/Self-Injury-In-Adolescents-073.aspx

American Academy of Child and Adolescent Psychiatry (AACAP). (n.d). Alcohol and drug abuse. Retrieved from http://www.aacap.org/American Academy of Pediatrics. (AAP). (2016a). Signs of bullying: important questions for parents to ask. Retrieved from https://www.healthychildren.org/English/safety-prevention/at-play/Pages/Bullies-Beat-Down-Self-Esteem.aspx

American Academy of Dermatology. (2016a). Indoor tanning. Retrieved from https://www.aad.org/media/stats/prevention-and-care

American Academy of Dermatology. (2016b). Dangers of indoor tanning. Retrieved from https://www.aad.org/public/spot-skin-cancer/learn-about-skin-cancer/dangers-of-indoor-tanning

American Academy of Ophthalmology. (2013). Conjunctivitis Preferred Practice Patterns – 2013. Retrieved from http://www.aao.org/preferred-practice-pattern/conjunctivitis-ppp--2013

American Academy of Orthopaedic Surgeons. (2013). Developmental dislocation (Dysplasia) of the Hip (DDH). Retrieved from http://orthoinfo.aaos.org/topic.cfm?topic=A00347

American Academy of Orthopaedic Surgeons. (2014). Club foot. Retrieved from http://orthoinfo.aaos.org/topic.cfm?topic=a00255

American Academy of Orthopaedic Surgeons. (2015a). Bowed legs. Retrieved from http://orthoinfo.aaos.org/topic.cfm?topic=A00230

American Academy of Orthopaedic Surgeons. (2015b). Osgood-Schlatter Disease. Retrieved from http://orthoinfo.aaos.org/topic.cfm?topic=A00411

American Academy of Orthopaedic Surgeons. (2015c). Muscular dystrophy. Retrieved from http://orthoinfo.aaos.org/topic.cfm?topic=A00384

American Academy of Orthopaedic Surgeons. (2015d). Helmet safety. Retrieved from http://orthoinfo.aaos.org/topic.cfm?topic=A00425

American Academy of Orthopaedic Surgeons. (2016a). Slipped capital femoral epiphysis. Retrieved from http://orthoinfo.aaos.org/topic.cfm?topic=A00052

American Academy of Orthopaedic Surgeons. (2016b). Congenital scoliosis. Retrieved from http://orthoinfo.aaos.org/topic.cfm?topic=A00576

American Academy of Orthopaedic Surgeons. (2016c). Osteogenesis Imperfecta. Retrieved from http://orthoinfo.aaos.org/topic.cfm?topic=A00051

American Academy of Otolaryngology—Head and Neck Surgery. (2016). Tonsillectomy pain management. Retrieved from http://www.entnet.org/content/tonsillectomy-pain-management

American Academy of Pediatric Dentistry (AAPD). (2012). Guideline on management of dental patients with special healthcare needs. Oral Health Policies, 37(6), 15–16. Retrieved from http://www.aapd.org/media/policies_guidelines/g_shcn.pdf

American Academy of Pediatric Dentistry (AAPD). (2014). Guideline on caries-risk assessment and management for infants, children, and adolescents. American Academy of Pediatric Dentistry, Clinical Practice Guidelines Reference Manual, 37(6), 132–139.

American Academy of Pediatric Dentistry (AAPD). (2014). Policy on early childhood caries (ECC): Classifications, consequences, and preventative strategies. Oral Health Policies, 37(6), 15–16. Retrieved from http://www.aapd.org/media/policies_guidelines/p_eccclassifications.pdf

American Academy of Pediatric Dentistry (AAPD). (2015). Guideline on adolescent oral health care. Clinical Practice Guidelines, 37(6). 151–158. Retrieved from http://www.aapd.org/media/policies_guidelines/g_adoleshealth.pdf

American Academy of Pediatric Dentistry. (2014). Guideline on infant oral healthcare. Reference Manual: Clinical Practice Guidelines, 37(6), 146–150.

American Academy of Pediatrics (2013). Council Committee on Community Pediatrics. Providing care for children and adolescents facing homelessness and housing insecurity. Pediatrics, 131, 1206–1210.

American Academy of Pediatrics (2014). Development of Gastrointestinal Function. In Pediatric Nutrition (7th ed., pp. 15–40). Elk Grove Village, IL

American Academy of Pediatrics (2015b). Physical development: What's normal and what's not? Retrieved from https://www.healthychildren.org/English/ages-stages/gradeschool/puberty/Pages/Physical-Development-Whats-Normal-Whats-Not.aspx

American Academy of Pediatrics (AAP) & American College of Obstetricians and Gynecologists (ACOG). (2013). Guidelines for perinatal care (8th ed.). Elk Grove Village, IL: Author.

American Academy of Pediatrics (AAP), Committee on Infectious Disease. (2015). Red book: Report of the Committee on Infectious Disease (30th ed.). Elk Grove Village, IL: Author.

American Academy of Pediatrics (AAP). (2012). Policy statement: breastfeeding and the use of human milk. Pediatrics, 129(3), e827–e841. doi:10.1542/peds.2011-3552. Retrieved from http://pediatrics.aappublications.org/content/pediatrics/129/3/e827.full.pdf

American Academy of Pediatrics (AAP). (2012). Policy statement: Breastfeeding and the use of human milk. Pediatrics, 129(3), 827–841. doi:10.1542/peds.2011-3552

American Academy of Pediatrics (AAP). (2014). Screening for nonviral sexually transmitted infections in adolescents and young adults. Pediatrics, 134(1), 302–311. doi: 10.1542/peds.2014-1024

American Academy of Pediatrics (AAP). (2015). Red book: 2015 Report of the Committee on Infectious Diseases (30th ed.). Elk Grove Village, IL: Author.

American Academy of Pediatrics (AAP). (2015a). Amount and schedule of formula feedings. Retrieved from https://healthychildren.org/English/ages-stages/baby/feeding-nutrition/Pages/Amount-and-Schedule-of-Formula-Feedings.aspx

American Academy of Pediatrics (AAP). (2015a). Should we store our newborn's cord blood? Retrieved from https://www.healthychildren.org/English/ages-stages/prenatal/decisions-to-make/Pages/Should-We-Store-Our-Newborns-Cord-Blood.aspx

American Academy of Pediatrics (AAP). (2015a). Where we stand on spanking. Retrieved from https://www.healthychildren.org/English/family-life/family-dynamics/communication-discipline/Pages/Where-We-Stand-Spanking.aspx

American Academy of Pediatrics (AAP). (2015a). Where we stand: breastfeeding. Retrieved from https://www.healthychildren.org/English/ages-stages/baby/breastfeeding/Pages/Where-We-Stand-Breastfeeding.aspx

American Academy of Pediatrics (AAP). (2015b) Disciplining your child. Retrieved from https://www.healthychildren.org/English/family-life/family-dynamics/communication-discipline/Pages/Disciplining-Your-Child.aspx

American Academy of Pediatrics (AAP). (2015b). Parasitic diseases. Red book: 2015 report of the Committee on Infectious Diseases (30th ed., pp. 588–591). Elk Grove Village, IL: Author.

American Academy of Pediatrics (AAP). (2015b). Policy statement: snacks, sweetened beverages, added sugars, and schools. Pediatrics, 135(3), 575–583. doi: 10.1542/peds.2014-3902

American Academy of Pediatrics (AAP). (2015b). Policy statement: Hospital stay for healthy term newborn infants. Pediatrics, 135(5), 948-953. doi: 10.1542/peds.2015-0699

American Academy of Pediatrics (AAP). (2015c). Umbilical cord care. Retrieved from https://www.healthychildren.org/English/ages-stages/baby/bathing-skin-care/Pages/Umbilical-Cord-Care.aspx

American Academy of Pediatrics (AAP). (2015c). Weight loss surgery: an option for teens? Retrieved from https://www.healthychildren.org/English/ages-stages/baby/breastfeeding/Pages/Where-We-Stand-Breastfeeding.aspx

American Academy of Pediatrics (AAP). (2015c). Weight loss surgery: an option for teens? Retrieved from https://www.healthychildren.org/English/health-issues/conditions/obesity/Pages/Weight-Loss-Surgery.aspx

American Academy of Pediatrics (AAP). (2015d). AAP schedule of well-child care visits. Healthy children.org. Pre-visit parental questionnaires. Retrieved from https://www.healthychildren.org/English/family-life/health-management/Pages/Well-Child-Care-A-Check-Up-for-Success.aspx

American Academy of Pediatrics (AAP). (2015d). Vitamin D: on the double. Retrieved from https://www.healthychildren.org/English/healthy-living/nutrition/Pages/Vitamin-D-On-the-Double.aspx

American Academy of Pediatrics (AAP). (2015e). Reduce the risk of SIDS. Retrieved from https://www.healthychildren.org/English/ages-stages/baby/sleep/Pages/Preventing-SIDS.aspx

American Academy of Pediatrics (AAP). (2015e). Vitamin D deficiency and rickets. Retrieved from https://www.healthychildren.org/English/healthy-living/nutrition/Pages/Vitamin-D-Deficiency-and-Rickets.aspx

American Academy of Pediatrics (AAP). (2015f). Choosing a formula. Retrieved from https://www.healthychildren.org/English/ages-stages/baby/feeding-nutrition/Pages/Choosing-a-Formula.aspx

American Academy of Pediatrics (AAP). (2015f). Food allergies in children. Retrieved from https://www.healthychildren.org/English/healthy-living/nutrition/Pages/Food-Allergies-in-children.aspx

American Academy of Pediatrics (AAP). (2015f). Sibling rivalry. Retrieved from https://www.healthychildren.org/English/family-life/family-dynamics/Pages/Sibling-Rivalry.aspx

American Academy of Pediatrics (AAP). (2015g). Colic relief tips for parents. Retrieved from https://www.healthychildren.org/English/ages-stages/baby/crying-colic/Pages/Colic.aspx

American Academy of Pediatrics (AAP). (2015g). Tummy time activities. Retrieved from https://www.healthychildren.org/English/ages-stages/baby/sleep/Pages/The-Importance-of-Tummy-Time.aspx

American Academy of Pediatrics (AAP). (2015h). Pacifiers: Satisfying your baby's needs. Retrieved from https://www.healthychildren.org/English/ages-stages/baby/crying-colic/Pages/Pacifiers-Satisfying-Your-Babys-Needs.aspx

American Academy of Pediatrics (AAP). (2015h). Vegetarian diets for children. Retrieved from https://www.healthychildren.org/English/ages-stages/gradeschool/nutrition/Pages/Vegetartian-Diet-for-Children.aspx

American Academy of Pediatrics (AAP). (2015i). What do I need to know about child abuse? Retrieved from https://www.healthychildren.org/English/safety-prevention/at-home/Pages/What-to-Know-about-Child-Abuse.aspx

American Academy of Pediatrics (AAP). (2015j). Purpose of newborn hearing screening. Retrieved from https://www.healthychildren.org/English/ages-stages/baby/Pages/Purpose-of-Newborn-Hearing-Screening.aspx

American Academy of Pediatrics (AAP). (2016a). Addressing mental health concerns in primary care. Retrieved from https://www.aap.org/en-us/advocacy-and-policy/aap-health-initiatives/Mental-Health/Documents/MH_ScreeningChart.pdf

American Academy of Pediatrics (AAP). (2016a). Council on children with disabilities, description and policy. Retrieved from https://www.aap.org/en-us/about-the-aap/Committees-Councils-Sections/Council-on-Children-with-Disabilities/Pages/Description-and-Policy.aspx?

American Academy of Pediatrics (AAP). (2016a). Media and children. Retrieved from https://www.aap.org/en-us/advocacy-and-policy/aap-health-initiatives/Pages/Media-and-Children.aspx

American Academy of Pediatrics (AAP). (2016b). 2016 Recommendations for preventative pediatric healthcare: Committee on practice and ambulatory medicine and bright futures periodicity schedule workgroup. Pediatrics, 137(1), doi:10.1542/peds.2015-3908

American Academy of Pediatrics (AAP). (2016b). Depression during & after pregnancy: You are not alone. Retrieved from https://www.healthychildren.org/English/ages-stages/prenatal/delivery-beyond/Pages/Understanding-Motherhood-and-Mood-Baby-Blues-and-Beyond.aspx

American Academy of Pediatrics (AAP). (2016b). Healthy sleep habits: How many hours does your child need? Retrieved from https://www.healthychildren.org/English/healthy-living/sleep/Pages/Healthy-Sleep-Habits-How-Many-Hours-Does-Your-Child-Need.aspx

American Academy of Pediatrics (AAP). (2016b). Vitamin D and supplements: AAP recommendations. Retrieved from https://www.healthychildren.org/English/ages-stages/baby/feeding-nutrition/Pages/Vitamin-Iron-Supplements.aspx

American Academy of Pediatrics (AAP). (2016c). Car Seats: Information for families. Retrieved from http://www.healthychildren.org/English/safety-prevention/on-the-go/pages/Car-Safety-Seats-Information-for-Families.aspx

American Academy of Pediatrics (AAP). (2016c). Failure to thrive. Retrieved from https://www.healthychildren.org/English/health-issues/conditions/Glands-Growth-Disorders/Pages/Failure-to-Thrive.aspx

American Academy of Pediatrics (AAP). (2016d). Sleep. Retrieved from https://www.healthychildren.org/English/ages-stages/baby/sleep/Pages/default.aspx

American Academy of Pediatrics (AAP). Committee on Nutrition. (2014). Pediatric nutrition handbook (7th ed.). Elk Grove Village, IL: American Academy of Pediatrics.

American Academy of Pediatrics Committee on Drugs (AAP). (2015). Metric units and the preferred dosing of orally administered medications. Pediatrics, 135(4), 784–787.

American Academy of Pediatrics Committee on Fetus and Newborn and Section on Anesthesiology and Pain Medicine (AAP) (2016). Prevention and management of procedural pain in the neonate: An Update. Pediatrics, 137(2), 320154271.

American Academy of Pediatrics Committee on Practice and Ambulatory Medicine, Bright Futures Periodicity Schedule Workgroup. (2014). 2014 recommendations for pediatric preventive healthcare. Pediatrics, 133, 568–570.

American Academy of Pediatrics Committee on Practice and Ambulatory Medicine and Bright Futures Periodicity Schedule Workgroup. (2016). 2016 Recommendations for preventive pediatric health care. Pediatrics,

137(1). Retrieved from http://pediatrics.aappublications.org/content/pediatrics/early/2015/12/07/peds.2015-3908.full.pdf

American Academy of Pediatrics Section on Cardiology and Cardiac Surgery. (2012). Pediatric sudden cardiac arrest. Pediatrics, 129(4), e1094–e1102.

American Academy of Pediatrics Section on Ophthalmology. (2013; reaffirmed 2016). Screening examination of premature infants for retinopathy of prematurity. Pediatrics, 131(1)17, 189–195. doi:10.1542/peds.2012-2996

American Academy of Pediatrics Task Force on Circumcision (2012b). Circumcision policy statement. Pediatrics, 130(3), 585–586

American Academy of Pediatrics Task Force on Circumcision. (2012a). Male circumcision. Pediatrics, 130(3), e756–e785.

American Academy of Pediatrics, Committee on Infectious Disease. (2015). Red book: 2015 report of the Committee on Infectious Disease (30th ed.). Elk Grove Village, IL: Author.

American Academy of Pediatrics, Council on School Health. (2016). Role of the school nurse in providing school health services, Pediatrics, 137(6), DOI: 10.1542/peds.2016-0852

American Academy of Pediatrics, Subcommittee on Management of Acute Otitis Media. (2013). The diagnosis and management of acute otitis media. Pediatrics, 131, e964–e999.

American Academy of Pediatrics. (2012). Policy statement: Patient- and family-centered care and the pediatrician's role. Pediatrics, 129(2), 394–404. doi:10.1542/peds.2011-3084

American Academy of Pediatrics. (2013). Pediatric nutrition handbook (7th ed.). Elk Grove Village, IL: Author.

American Academy of Pediatrics. (2013a). New DSM-5 includes changes to autism criteria. Retrieved from http://www.aappublications.org/content/aapnews/early/2013/06/04/aapnews.20130604-1.full.pdf

American Academy of Pediatrics. (2013b). Children with Down Syndrome: Health Care Information for Families. Retrieved from https://www.healthychildren.org/English/health-issues/conditions/developmental-disabilities/Pages/Children-with-Down-Syndrome-Health-Care-Information-for-Families.aspx

American Academy of Pediatrics. (2015). AAP daily fruit juice recommendations. Retrieved from https://healthychildren.org/English/healthy-living/nutrition/Pages/Fruit-Juice-and-Your-Childs-Diet.aspx

American Academy of Pediatrics. (2015). Council on children with disabilities: surveillance and screening. Retrieved from https://www.aap.org/en-us/about-the-aap/Committees-Councils-Sections/Council-on-Children-with-Disabilities/Pages/Description-and-Policy.aspx

American Academy of Pediatrics. (2015a). Vaccines and side effects: The facts. Retrieved from http://www.healthychildren.org

American Academy of Pediatrics. (2015b). Chronic Nosebleeds: What to do? Retrieved from https://www.healthychildren.org/English/health-issues/conditions/ear-nose-throat/Pages/Chronic-Nosebleeds-What-To-Do.aspx

American Academy of Pediatrics. (2015b). How pediatricians screen for autism. Retrieved from https://www.healthychildren.org/English/health-issues/conditions/Autism/Pages/How-Doctors-Screen-for-Autism.aspx

American Academy of Pediatrics. (2015c). Disruptive behavior disorders. Retrieved from https://www.healthychildren.org/English/health-issues/conditions/emotional-problems/Pages/Disruptive-Behavior-Disorders.aspx

American Academy of Pediatrics. (2015c). Learning disabilities: What parents need to know. Retrieved from https://www.healthychildren.org/English/health-issues/conditions/learning-disabilities/Pages/Learning-Disabilities-What-Parents-Need-To-Know.aspx

American Academy of Pediatrics. (2015c). Strategies and solutions for handling a difficult child. Retrieved from https://www.healthychildren.org/English/ages-stages/gradeschool/Pages/Strategies-and-Solutions-For-Handling-A-Difficult-Child.aspx

American Academy of Pediatrics. (2015d). Nightmares and night terrors in preschoolers. Retrieved from https://www.healthychildren.org/English/ages-stages/preschool/Pages/Nightmares-and-Night-Terrors.aspx

American Academy of Pediatrics. (2015d). Safety for your child. Retrieved from https://www.healthychildren.org/English/ages-stages/gradeschool/Pages/Safety-for-Your-Child-8-Years.aspx

American Academy of Pediatrics. (2015e). Tips for surviving tantrums. Retrieved from https://www.healthychildren.org/English/family-life/family-dynamics/communication-discipline/Pages/Temper-Tantrums.aspx

American Academy of Pediatrics. (2015g). Preparing your family for a new baby. Retrieved from https://www.healthychildren.org/English/ages-stages/prenatal/Pages/Preparing-Your-Family-for-a-New-Baby.aspx

American Academy of Pediatrics. (2015h). Adjusting to divorce. Retrieved from https://www.healthychildren.org/English/family-life/family-dynamics/types-of-families/Pages/Adjusting-to-Divorce.aspx

American Academy of Pediatrics. (2016). The National Center for Medical Home Implementation. Retrieved from http://www.medicalhomeinfo.org/training/index.html

American Academy of Pediatrics. (2016). What is a medical home? Retrieved from https://medicalhomeinfo.aap.org/overview/Pages/Whatisthemedicalhome.aspx

American Academy of Pediatrics. (2016a). Early Hearing Detection and Intervention (EHDI). Retrieved from https://www.aap.org/en-us/advocacy-and-policy/aap-health-initiatives/PEHDIC/Pages/Early-Hearing-Detection-and-Intervention.aspx?nfstatus

American Academy of Pediatrics. (2016a). The resilience project: Types of violence and prevalence. Retrieved from https://www.aap.org/en-us/advocacy-and-policy/aap-health-initiatives/resilience

American Academy of Pediatrics. (2016b). Bright futures periodicity schedule workgroup committee on practice and ambulatory medicine. 2016 Recommendations for Preventive Pediatric HealthCare. Pediatrics, 137(1). doi:10.1542/peds.2015-3908

American Academy of Pediatrics. (2017). Car Seats: Information for families. Retrieved from http://www.healthychildren.org/English/safety-prevention/on-the-go/pages/

American Academy of Pediatrics. (AAP). (2016a). Bullying Prevention. Retrieved from https://www.aap.org/en-us/advocacy-and-policy/state-advocacy/documents/Bullying%20prevention.pdf

American Academy of Pediatrics. (AAP). (2016b). Exposure to tobacco smoke in the home increases childhood illnesses, demand for healthcare services. Retrieved from https://www.aap.org/en-us/about-the-aap/aap-press-room/pages/Exposure-to-Tobacco-Smoke-in-the-Home-Increases-Childhood-Illnesses-Demand-for-Healthcare-Services?

American Academy of Pediatrics. (AAP). (2016c). Discipline strategies. Retrieved from https://www.healthychildren.org/English/healthy-living/emotional-wellness/Building-Resilience/Pages/Discipline-Strategies-Video.aspx

American Academy of Pediatrics. (AAP). Committee on Practice and Ambulatory Medicine, Section on Ophthalmology, American Association of Certified Orthoptists, American Association for Pediatric Ophthalmology and Strabismus, American Academy of Ophthalmology. (2016). Policy statement: Visual system assessment in infants, children, and young adults by pediatricians. Pediatrics, 137(1). Retrieved from http://pediatrics.aappublications.org/content/137/1/e20153596

American Academy of Pediatrics: Subcommittee on Attention-Deficit/Hyperactivity Disorder. (2011). ADHD: Clinical practice guideline for the diagnosis, evaluation, and treatment of attention-deficit/hyperactivity disorder in children and adolescents. Pediatrics, 128(5), 1–16. doi:10.1542/peds.2011-2654

American Academy of Pediatrics: Subcommittee on Urinary Tract Infection, Steering Committee on Quality Improvement and Management. (2011). Urinary tract infection: Clinical practice guideline for the diagnosis and management of the initial UTI in febrile infants and children 2–24 months. Pediatrics, 128(3), 595–610.

American Association for Pediatric Ophthalmology and Strabismus. (2014). Vision screening recommendations. Retrieved from http://www.aapos.org/terms/conditions/131

American Association for Pediatric Ophthalmology and Strasbismus. (2014).

Herpes eye disease. Retrieved from https://www.aapos.org/terms/conditions/57

American Association on Intellectual and Developmental Disabilities. (2013). FAQ on the AAIDD definition of intellectual disability. Retrieved from https://aaidd.org/intellectual-disability/definition#.WDYW47IrJGk

American Cancer Society. (2014). Cancer facts and figures special section: Cancer in children & adolescents. Retrieved from http://www.cancer.org/acs/groups/content/@/documents/webcontent/acspc-041787.pdf

American Cancer Society. (2016a). Cancer in children. Retrieved from http://www.cancer.org

American Cancer Society. (2016b). What are the risk factors for childhood leukemia? Retrieved from http://www.cancer.org/cancer/leukemiainchildren/detailedguide/childhood-leukemia-risk-factors

American Cancer Society. (2016c). Neuroblastoma. Retrieved from http://www.cancer.org/cancer/neuroblastoma/detailedguide/neuroblastoma-signs-and-symptoms

American Cancer Society. (2016d). Childhood cancer: Late effects of cancer treatment. Retrieved from http://www.cancer.org/treatment/childrenandcancer/whenyourchildhascancer/children-diagnosed-with-cancer-late-effects-of-cancer-treatment

American Cancer Society. (2016e). Clinical trials: What you need to know. Retrieved from http://www.cancer.org/treatment/treatmentsandsideeffects/clinicaltrials/whatyouneedtoknowaboutclinicaltrials/index.htm

American Cancer Society. (2016f). Brain and spinal cord cancers in children. Retrieved from http://www.cancer.org/cancer/braincnstumorsinchildren/detailedguide/brain-and-spinal-cord-tumors-in-children-key-statistics

American Cancer Society. (2016g). Neuroblastoma. Retrieved from http://www.cancer.org/acs/groups/cid/documents/webcontent/003125-pdf.pdf

American Cancer Society. (2016h). Leukemia in children. Retrieved from http://www.cancer.org/cancer/leukemiainchildren/index

American Cancer Society. (2016i). How is non-Hodgkin lymphoma diagnosed? Retrieved from http://www.cancer.org/cancer/non-hodgkinlymphoma/detailedguide/non-hodgkin-lymphoma-staging

American College of Surgeons, Committee on Trauma. (2014). Resources for the optimal care of the injured patient, 2014. Chicago, IL: Author. Retrieved from https://www.facs.org/quality-programs/trauma/vrc/resources

American Dental Association. (2016). Thumbsucking & pacifier use. Retrieved from http://www.mouthhealthy.org/en/az-topics/t/thumbsucking7.aspx

American Diabetes Association (ADA). (2013). Sick days. Retrieved from http://www.diabetes.org/living-with-diabetes/parents-and-kids/everyday-life/sick-days.html

American Diabetes Association (ADA). (2014a). Diagnosis and classification of diabetes mellitus. Diabetes Care, 37(Suppl. 1), S81–S90.

American Diabetes Association (ADA). (2014b). Diabetes care in the school and day care setting. Diabetes Care, 37(Suppl. 1), S91–S96.

American Diabetes Association (ADA). (2015a) Insulin basics. Retrieved from http://www.diabetes.org/living-with-diabetes/treatment-and-care/medication/insulin/insulin-basics.html

American Diabetes Association (ADA). (2015b). Preventing type 2 in children. Retrieved from http://www.diabetes.org/living-with-diabetes/parents-and-kids/children-and-type-2/preventing-type-2-in-children.html

American Diabetes Association (ADA). (2015c). Classification and diagnosis of diabetes. Diabetes Care, 38(Suppl. 1), S8–S16.

American Diabetes Association (ADA). (2016). Standards of medical care in diabetes—2016. Diabetes Care, 39(Suppl. 1), S1–S112.

American Diabetes Association. (2014). Glycemic index. Retrieved from http://www.diabetes.org/food-and-fitness/food/planning-meals/glycemic-index-and-diabetes.html

American Foundation for the Blind. (2016). Children and youth with vision loss. Retrieved from http://www.afb.org/info/blindness-statistics/children-and-youth/children-and-youth-with-vision-loss/235

American Heart Association. (2014). Dietary recommendations for healthy children. Retrieved http://www.heart.org/HEARTORG/HealthyLiving/Dietary-Recommendations-for-Healthy-Children_UCM_303886_Article.jsp#.V45D4fkrJgA

American Heart Association. (2015). Fiber and children's diets. Retrieved from http://www.heart.org/HEARTORG/HealthyLiving/HealthyEating/Nutrition/Fiber-and-Childrens-Diets_UCM_305981_Article.jsp#.V44_iPkrJgB

American Heart Association. (2016). Pediatric advanced life support: Provider manual, Dallas, TX: Author.

American Latex Allergy Association. (2014). About latex allergy. Retrieved from http://latexallergyresources.org/about-latex-allergy

American Lung Association. (2013). Joint statement on improving asthma management in schools. Retrieved from http://www.lung.org/lung-disease/asthma/becoming-an-advocate/national-asthma-public-policy-agenda/joint-statement-improve-asthma-mgmt-schools.pdf

American Nurses Association, National Association of Pediatric Nurse Practitioners, and Society of Pediatric Nurses. (2015). Pediatric nursing: Scope and standards of practice. Silver Spring, MD: Nursesbooks.org

American Pain Society, (2012). Assessment and management of children with chronic pain. Retrieved from http://www.americanpainsociety.org/uploads/pdfs/aps12-pcp.pdf

American Psychiatric Association (APA). (2016). Homosexuality as a mental disorder simply not backed up by science. Retrieved from https://www.psychiatry.org/news-room/apa-blogs/apa-blog/2016/03/homosexuality-as-a-mental-disorder-simply-not-backed-up-by-science

American Psychiatric Association. (2013). Diagnostic and statistical manual of mental disorders (5th ed.). Washington, DC: Author.

American Psychological Association (2016). When your child is diagnosed with a chronic illness: How to cope. Retrieved from http://www.apa.org/helpcenter/chronic-illness-child.aspx

American Psychological Association. (2016). Children's mental health. Retrieved from http://www.apa.org/pi/families/children-mental-health.aspx

American Society of Anesthesiologists, Committee on Standards and Practice Parameters. (2011). Practice guidelines for preoperative fasting and the use of pharmacologic agents to reduce the risk of pulmonary aspiration: Application to healthy patients undergoing elective procedures. Anesthesiology, 114(3), 495–511.

American Society of Clinical Oncology (ASCO). (2016). Late effects of childhood cancer. Retrieved from http://www.cancer.net/navigating-cancer-care/children/late-effects-childhood-cancer

American Speech-Language-Hearing Association. (2016). Childhood fluency disorders. Retrieved from http://www.asha.org/PRPSpecificTopic.aspx?folderid=8589935336&section=Treatment#Preschool_Children_Who_Stutter

American Speech-Language-Hearing Association. (2016). Pediatric dysphagia. Retrieved from http://www.asha.org/PRPSpecificTopic.aspx?folderid=8589934965&section=Causes–144.

American Speech-Language-Hearing Association. (2017). Causes of hearing loss in children. Retrieved from http://www.asha.org/public/hearing/disorders/causes.htm

American Speech and Language Association. (2016). How does your child hear and talk? Retrieved from http://www.asha.org/public/speech/development/chart.htm

American Thoracic Society. (2016). What is ECMO? American Journal of Respiratory and Critical Care Medicine, 193(6), 9–10.

Ames, K. E., Rennick, J. E., & Baillargeon, S. (2011). A qualitative interpretive study exploring parents' perception of the parental role in the pediatric intensive care unit. Intensive and Critical Care Nursing, 27(3), 143–150.

Ammenti, A., Cataldi, L., Chimenz, R., Fanos, V., LaManna, A., Marra, G., Montini, G. (2012). Febrile urinary tract infections in young children: Recommendations for the diagnosis, treatment and follow-up. Acta Pædiatrica, 101, 451–457.

Anand, B. S. (2015). Peptic ulcer disease treatment & management. Retrieved from http://emedicine.medscape.com/article/181753-overview

Anderson, J. G., Suchicital, L., Lang, M., Kukic, A, Mangione, L., Swengros, D., & Friesen, M. A. (2015). The effects of healing touch on pain, nausea, and anxiety following bariatric surgery: A pilot study. Explore: The Journal of Science & Healing, 11 (3), 208–216.

Anderson, M. E., & Weese, J. S. (2012). Video observation of hand hygiene practices at a petting zoo and the impact of hand hygiene interventions. Epidemiology & Infection, 140, 182–190.

Anderson, S. (2014). Probiotics for Preterm Infants: A Premature or Overdue Necrotizing Enterocolitis Prevention Strategy? Neonatal Network, 34(2), 83–101.

Anderson, T. A., Troelson, K. D. L., & Larson, L. A. (2014). Of mice and men: Genetics of congenital heart disease, Cellular and Molecular Life Sciences, 71(8), 1327–1352.

Anderst, J. D., Carpenter, S. L., Abshire, T. C., & the Section on Hematology/Oncology and Committee on Child Abuse and Neglect. (2013). Evaluation for bleeding disorders in suspected child abuse. Pediatrics, 131(4), e1314–e1322.

Andrews, J., Galel, S. A., Wong, W., & Glader, B. (2016). Hematologic supportive care for children with cancer. In P. A. Pizzo, & D. G. Poplack, Principles and practice of pediatric oncology (7th ed., pp. 992–1007). Philadelphia, PA: J. B. Lippincott.

Angelucci, E., Matthes-Martin, S., Baronciani, D., Bernaudin, F., Bonanomi, S., Cappellini, M. D., Peters, C. (2014). Hematopoietic stem cell transplantation in thalassemia major and sickle cell disease: Indications and management recommendations from an in ternational expert panel. Haematologica, 99(5), 811–820.

Ansstas, G., & Griffing, G. T. (2016). Gynecomastia. Retrieved from http://emedicine.medscape.com/article/120858-overview

Antonaci, F., Voiticovschi-Iosob, C., Di Stefano, A.L., Galli, F., Ozge, A., & Balottin, U. (2014). The evolution of headache from childhood to adulthood: a review of the literature. Journal of Headache and Pain, 15(1), 15.

Anxiety and Depression Association of America (ADAA). (2016). Anxiety and depression in children. Retrieved from https://www.adaa.org/living-with-anxiety/children/anxiety-and-depression

Araujo, G. C., Christ, S. E., Grange, D. K., Steiner, R. D., Coleman, C., Timmerman, E., & White, D. A. (2013). Executive response monitoring and inhibitory control in children with phenylketonuria: Effects of expectancy. Developmental Neuropsychology, 38(3), 139–152.

Arceci, R. J., & Meshinchi, S. (2016). Acute myeloid leukemia and myelodysplastic syndrome. In P. A. Pizzo, & D. G. Poplack, Principles and practice of pediatric oncology (7th ed., pp. 498–544). Philadelphia, PA: J. B. Lippincott.

Arda, E., Cakiroglu, B., & Thomas, D. T. (2016). Primary nocturnal enuresis: A review. Nephro-Urology Monthly, 8(4), 1–6.

Arnett, J. J. (2012). Adolescence and emerging adulthood (5th ed.). Upper Saddle River, NJ: Pearson Prentice Hall.

Arnold, E. C. (2016a). Theory based perspectives and contemporary dynamics. In E. C. Arnold & K. U. Boggs (Eds.), Interpersonal relationships: Professional communication skills for nurses (7th ed., pp. 1–21). St. Louis, MO: Elsevier.

Arnold, E. C. (2016b). Developing therapeutic communication skills. In E. C. Arnold & K. U. Boggs (Eds.), Interpersonal relationships: Professional communication skills for nurses (7th ed., pp. 75–97). St. Louis, MO: Elsevier.

Arnold, E. C., & Boggs, K. U. (2016). Interpersonal relationships: Professional communication skills for nurses (7th ed.). St. Louis, MO: Elsevier.

Arrieta, B. F., Bélanger, Q. A.,Vázquez, M. C., & Martinez, P. M. (2012). Importance of early diagnosis of phenylketonuria in women and control of phenylalanine levels during pregnancy. Nutricion hospitalaria, 27(5), 1658–1661.

Arriola, C. S., Brammer, L., Epperson, S., Blanton, L., Kniss, K., Mustaquim, D., Jhung, M. (2014). Update: Influenza activity—United States, September 29, 2013–February 8, 2014. Morbidity and Mortality Weekly Report, 63(07), 148–154.

Arslan, S., Okur, M. H., Arslan, M. S., Aydogdu, B., Zeytun, H., Basuguy, R., Goya, C. (2016). Management of gastrointestinal perforation from blunt and penetrating abdominal trauma in children: Analysis of 96 patients. Pediatric Surgery International, 32, 1067–1073.

Arthritis Foundation (2014a). The IEP process. Retrieved from http://www.kidsgetarthritistoo.org/pdfs/educational-rights-tool-kit/IEP-process.pdf

Arthritis Foundation (2014b). How juvenile arthritis may affect a child at school. Retrieved from http://www.kidsgetarthritistoo.org/pdfs/educational-rights-tool-kit/JA-atschool.pdf

Aschenbrenner, D. S. (2013). Drug watch. American Journal of Nursing, 113(6), 23–24.

Association of Pediatric Hematology/Oncology Nurses (APHON). (n.d.). APHON position paper on ambulatory pediatric hematology/oncology nursing practice. Glenview, IL: Author.

Asthma and Allergy Foundation of America. (2014). Latex allergy. Retrieved from http://www.aafa.org/page/latex-allergy.aspx

Atabaki, S. M. (2013). Updates in the general approach to pediatric head trauma and concussion. Pediatric Clinics of North America, 60(5), 1107–1122.

Autism Research Institute. (2016). Research: Autistic Savant. Retrieved from https://www.autism.com/understanding_savants

Bacino, C. A., & Lee, B. (2016). Fragile chromosome sites. In R. M. Kliegman, B. Stanton, J. W. St. Geme, & N. F. Schor, Nelson textbook of pediatrics (20th ed., pp. 622–623). Philadelphia, PA: Saunders.

Bacon, C. (2013). Supporting children and young people diagnosed with type 2 diabetes in school. British Journal of School Nursing, 8(5), 222–226.

Badr, L. K. (2013). Pain in premature infants: What is conclusive evidence and what is not? Newborn & Infant Nursing Reviews, 13, 82–86.

Bagdure, D., Custer, J. W., Suchitra, R., Messacar, K., Dominiguez, S., Beam, B. W., & Bhutta, A. (2016). Hospitalized children with Encephalitis in the United States: A pediatric health information system database study. Pediatric Neurology, 61, 58–62.

Bajaj, S., Thombare, T. S., Tullu, M. S., & Agrawal, M. (2016), "FISHed" out the diagnosis: A case of DiGeorge syndrome. Journal of Postgraduate Medicine, 62(2), 118–123.

Bakhshi, S. (2014). Aplastic anemia. Retrieved from http://emedicine.medscape.com/article/198759-overview

Bakker, A., Maertens, K. J. P., Van Son, M. J. M., & Van Loey, N. E. E. (2013). Psychological consequences of pediatric burns from a child and family perspective: A review of the empirical literature. Clinical Psychology Review, 33, 361–371.

Baldwin, K. D., & Wells, L. (2016). Coronal plane deformities. In R. M. Kliegman, B. Stanton, J. W. St. Geme, & N. F. Schor, Nelson textbook of pediatrics (20th ed., pp. 3260–3263). Philadelphia, PA: Saunders.

Balestracci, A., Martin., S. M., Toledo, I., Alvarado, C., & Wainsztein, R. E. (2012). Dehydration at admission increased the need for dialysis in hemolytic uremic syndrome children. Pediatric Nephrology, 27, 1407–1410.

Ball, J. W., Dains, J., Flynn, J. A., Solomon, B. S., & Stewart, R. W. (2015). Mosby's guide to physical examination (8th ed.). St. Louis, MO: Elsevier.

Banasiak, N. C. (2014). Spirometry in primary care for children with asthma. Pediatric Nursing, 40(4), 195–198.

Bandura, A. (1986). Social foundations of thought and actions: A social cognitive theory. Englewood Cliffs, NJ: Prentice Hall.

Bandura, A. (1995). Self-efficacy in changing societies. New York: Cambridge University.

Bandura, A. (1997). Self-efficacy: The exercise of control. New York: W. H. Freeman.

Bandzar, S., Bandzar, A., Gupta, S., & Atallah, H. (2016). 158 Epidemiology of Hoverboard Injuries Requiring Emergency Care. Annals of Emergency Medicine, 68, S62–S63. doi:10.1016/j.annemergmed.2016.08.171

Barcelona de Mendoza, V., Harville, E., Theall, K., Buekens, P., & Chasan-Taber, L. (2016). Acculturation and Intention to Breastfeed among a Population of Predominantly Puerto Rican Women. Birth (Berkeley, Calif.), 43(1), 78–85. http://doi.org/10.1111/birt.12199

Barman, S., Mandal, K. C., Shukla, R. M., & Mukhopadhyay, B. (2014). Esophageal atresia with tracheoesophageal fistula associated with situs inversus totalis. Indian Journal of Surgery, 76(3), 239–240.

Barnes, E. R., & Murray, B. S. (2013). Bedbugs: What nurses need to know. American Journal of Nursing, 113(10), 58–62.

Barnes, S. (2014). Analgesia and sedation. In B. Engorn & J. Flerlage (Eds.), The Harriet Lane Handbook, (20th ed., pp. 111–126). Philadelphia, PA: Elsevier Mosby.

Barnhart, D. C. (2016). Gastroesophageal reflux disease in children. Seminars in Pediatric Surgery, 25(4), 212–218.

Barry, P. J., & Jones, A. M. (2015). New and emerging treatments for cystic fibrosis, Drugs, 75(11), 1165–1175.

Barthoid, J. S., & Hagerty, J. A. (2016). Etiology, Diagnosis, and Management of the Undescended Testis. In A. J. Wein, L. R. Kavoussi, A. W. Partin, & C. A. Peters (Eds.), Campbell-Walsh urology (11th ed., pp. 3430–3452.e9). Philadelphia, PA: Elsevier.

Båsjö, S., Möller, C., Widén, S., Jutengren, G., & Kähäri, K. (2016). Hearing thresholds, tinnitus, and headphone listening habits in nine-year-old children. International Journal of Audiology, 55(10). 587–596. http://doi.org/10.1080/14992027.2016.1190871

Batista, A., Riedemann, L., Vardam, T., & Jain, R. K. (2015). Reviews: Part IV: novel therapeutic strategies for cancer targeting the tumor microenvironment to enhance pediatric brain cancer treatment. Cancer Journal, 21(4), 307–313. doi: 10.1097/PPO.0000000000000125

Baud, O., Giron, S., Aumeran, C., Mouly, D., Bardon, G., Lesens, O. (2014). First outbreak of community-acquired MRSA USA300 in France: Failure to suppress prolonged MRSA carriage despite decontamination procedures, European Journal of Microbiology and Infectious Diseases, 33(10), 1757–1762.

Beaudoin, A., Edison, L., Introcaso, C. E., Goh, L., Marrone, J., Van Beneden, C. (2015). Acute rheumatic fever and rheumatic heart disease among children — American Samoa, 2011–2012, Morbidity and Mortality Weekly Report, 64(20), 555–558.

Beaulieu, M. J. (2013). Leviteracetam. Neonatal Network, 32(4), 285–288.

Becker Muscular Dystrophy. (n.d.). Becker muscular dystrophy. Retrieved from http//www.beckermusculardystrophy.org

Becker, M. L., Lovell, D., & Leeder, S. J. (2016). Pharmacology and Drug Therapy: Nonbiologic Therapies. In J. T. Cassidy, R. E. Petty, R. M. Laxer, C. B. Lindsley, & L. R. Wedderburn. Textbook of pediatric rheumatology (7th ed., pp. 140–160.e16). Philadelphia, PA: Elsevier.

Behnke, M., Smith, V. C., Committee on Substance Abuse & Committee on Fetus and Newborn (2013). Prenatal substance abuse: Short- and long-term effects on the exposed fetus. Pediatrics, 131(3), e1009–e1024.

Belcher, R., Metrailer, A. M., Bodenner, D. L., & Stack, B. C. (2013). Characterization of hyperparathyroidism in youth and adolescents: A literature review. International Journal of Pediatric Otorhinolaryngology, 77, 318–322.

Belew, J. L., Barney, C. C., Schwantes, S. A., Tibboel, D., Valkenburg, A. J., & Symon, F. J. (2014). Pain in children with intellectual or developmental disabilities. In McGrath, P., B. Stevens, B., Walker, S., & Zempsky, W. (Eds.), Oxford textbook of paediatric pain (pp. 147–156). United Kingdom: Oxford University Press.

Bellieni, C. V., Alagna, M. G., & Buonocore, G. (2013). Analgesia for infants' circumcision. Italian Journal of Pediatrics, 39, 1–7.

Belluck, P. (2016, August 23). Brain scans of Brazilian babies show array of Zika effects. New York Times, Retrieved from http://www.nytimes.com/2016/08/24/health/zika-a-formidable-enemy-attacks-and-destroys-parts-of-babies-brains.html

Benard, B. (2014). The foundations of the resiliency framework. Retrieved from http://www.resiliency.com/free-articles-resources/the-foundations-of-the-resiliency-framework/

Benjamin, B., & Wilson, G. N. (2014). Anomalies associated with gastroschisis and omphalocele: Analysis of 2825 cases from the Texas Birth Defects Registry. Journal of Pediatric Surgery, 49, 514–519.

Bennison, J. M., & Horn, P. L. (2015). Pediatric patients with slipped capital femoral epiphysis with knee pain. The Journal for Nurse Practitioners, 11(10), 954–959.

Benny, B., Grabois, M., & Chan, K. (2014). Physical medicine techniques in pain management. In H. T. Benzon, J. P. Rathmell, C. L. Wu, D. C. Turk, C. E. Argoff, & R. W. Hurley (Eds.), Practical Management of Pain (5th ed., pp. 629–641). Philadelphia, PA: Elsevier Mosby.

Bentley, J. (2014). Anatomy and physiology of pain. In A. Twycross, S. Dowden, & J. Stinson (Eds.), Managing Pain in Children (2nd ed., pp. 1–17). United Kingdom: Wiley-Blackwell.

Benzer, M., Duramaz, B., B. Önal, Z., Akyol, M. B., Bülbül, L., Hatipoğlu, S. S. (2015). Clinical importance of mean platelet volume in children diagnosed with Henoch-Schönlein purpura (IgA vasculitis). Marmara Medical Journal, 28, 151–156.

Berger, S. (2016). Cardiac evaluation of patients receiving pharmacotherapy for attention deficit hyperactivity disorder. Retrieved from www.uptodate.com

Bergman, N. J. (2013). Neonatal stomach volume and physiology suggest feeding at 1-h intervals. Acta Paediatrica, 102, 773–777

Bergmann, M. M., Cauget, J. C., Boguniewicz, M., & Eigenmann, P. A. (2013). Evaluation of food allergy in patients with atopic dermatitis, Journal of Allergy and Clinical Immunology. In Practice, 1(1), 22–28.

Bernstein, D. (2016). Coarctation of the aorta. In R. M. Kliegman, B. F. Stanton, J. W. St. Geme, & N. F. Schor (Eds.), Nelson textbook of pediatrics (20th ed., pp. 2205–2207). Philadelphia, PA: Elsevier.

Berry, A., Abramovici, G., & Chamlin, S. L. (2014). A 21-day-old boy with an annular eruption, Pediatric Annals, 43(1), e16–e18.

Bethel, J. (2012). Emergency care of children and adults with head injury. Nursing Standard, 26(43), 49–56.

Bhimma, R. (2016). Acute poststreptococcal glomerulonephritis. Retrieved from http://emedicine.medscape.com/article/980685-overview

Bialo, S. R., Agrawal, S., Boney, C. M., & Qunitos, J. B. (2015). Rare complications of pediatric diabetic ketoacidosis. World Journal of Diabetes, 6(1), 167–174.

Bicycle Helmet Safety Institute (2016). Statistics. Retrieved from http://www.bhsi.org/stats.htm

Bindler, R. C., & Ball, J. W. (2007). The Bindler-Ball healthcare model: A new paradigm for health promotion. Pediatric Nursing, 33(2), 121–126.

Bindler, R. C., Ball, J. W., London, M. L., & Davidson, M. R. (2017). Clinical skills manual for maternity and pediatric nursing (5th ed., p. 106). Hoboken, NJ: Pearson.

Birnbaum, B. F., Simpson, K. E., & Canter, C. E., (2013). Heart transplantation in pediatric cardiomyopathies, Expert Review of Cardiovascular Therapy, 11(12), 1677–1690.

Biro, F. M., Greenspan, L. C., Galvez, M. P., Pinney, S. M., Teitelbaum, S., Windham, G. C., Wolff, M. S. (2013). Onset of breast development in a longitudinal cohort. Pediatrics, 132(5), 1–9.

Biro, F. M., Greenspan, L. C., Galvez, M. P., Pinney, S. M., Teitelbaum, S., Windham, G. C., Wolff, M. S. (2013). Onset of breast development in a longitudinal cohort. Pediatrics, 132(6), 1019–1027.

Bishop, C. A., & Carter, M. E. (2013). Appendicitis. In N. T. Browne, L. M. Flanigan, C. A. McComiskey, & P. Pieper (Eds.), Nursing care of the pediatric surgical patient (3rd ed., pp. 407–416). Burlington, MA: Jones & Bartlett.

Bisogni, S., Dini, C., Olivini, N., Ciofi, D., Giusti, F., Caprilli, S., Festini, F. (2014). Perception of venipuncture pain in children suffering from chronic diseases. BMC Research Notes, 7, doi: 10.1186/1756-0500-7-735

Bjornson, C. L., & Johnson, D. W. (2013). Croup in children, Canadian Medical Association Journal, 185(15), 1317–1323.

Black, A. (2014). Management of pelvic inflammatory disease. Nurse Prescribing, 12(9), 443–450.

Blackburn, S. T. (2013). Maternal, fetal, and neonatal physiology: A clinical perspective (4th ed.). Maryland Heights, MO: Elsevier Saunder.

Blackman, S. M., Raghinaru, D., Adi, S., Simmons, J. H., Ebner-Lyon, L., Chase, H. P., DiMeglio, L. A. (2014). Insulin pump use in young children in the T1D Exchange clinic registry is associated with lower hemoglobin A1c levels than injection therapy. Pediatric Diabetes, 15, 564–572.

Blanco, F. C., Davenport, K. P., & Kane, T. D. (2012). Pediatric gastroesophageal disease. Surgical Clinics of North America, 92(3), 541–558.

Blanken, M. O., Rovers, M. M., Molenaar, J. M., Winkler-Seinstra, P. L., Meijer, A., Jan, L. L., Bont, L. (2013). Respiratory syncytial virus and recurrent wheeze in healthy preterm infants. New England Journal of Medicine, 368(19), 1791–1799.

Blaszko, M. A. (2015). Update on selected pediatric hip disorders. The Journal for Nurse Practioners, 11(10), 979–986.

Block, S. L., & Blackmon, L. (2013). Treating infantile hemangiomatosis: A case study, Pediatric Annals, 42(6), 230–233.

Blomqvist, Y. T., Frolund, L., Rubertsson, C., & Nyqvist, K. H. (2013). Provision of Kangaroo Mother Care: Supportive factors and barriers perceived by parents. Scandinavian Journal of Caring Sciences, 27 (2), 345–353.

Bloom, B., & Freeman, G. (2015). Tables of Summary Health Statistics for U.S. Children, 2014 National Health Interview Survey. Retrieved from http://www.cdc.gov/nchs/nhis/SHS/tables.htm

Bock, G. L. (2012). Jehovah's Witnesses and autonomy: Honouring the refusal of blood transfusions. Journal of Medical Ethics, 38, 652–656.

Bodamer, O. A., & Lee, B. (2014). Maple syrup urine disease. Retrieved from http://emedicine.medscape.com/article/946234-overview

Boggs, K. U. (2016a). Variation in communication styles. In E. C. Arnold & K. U. Boggs (Eds.), Interpersonal relationships: Professional communication skills for nurses (7th ed., pp. 99–112). St. Louis, MO: Elsevier.

Boggs, K. U. (2016b). Communicating with children. In E. C. Arnold & K. U. Boggs (Eds.), Interpersonal relationships: Professional communication skills for nurses (7th ed., pp. 345–363). St. Louis, MO: Elsevier.

Bohl, B., Evetts, J., McClain, K., Rosenauer, A., & Stellitano, E. (2015). Clinical practice update: Pediculosis capitis, Pediatric Nursing, 41(5), 227–234.

Bolander, S. (2016). A click is not a clunk: Developmental dysplasia of the hip in a newborn. Clinician Reviews, 26(4), 22–34.

Bomalaski, M. D. (2016). Posterior urethral valves. Retrieved from http://emedicine.medscape.com/article/1016086-overview

Bor, D. H., Woolhandler, S., Nardin, R., Brusch, J., & Himmelstein, D. U. (2013). Infective endocarditis in the U.S., 1998–2009: A nationwide study. PLOS One, 8(3), e60033.

Bordini, B., & Rosenfield, R. L. (2011a). Normal pubertal development: Part I: The endocrine basis of puberty. Pediatrics in Review, 32(6), 223–229.

Bordini, B., & Rosenfield, R. L. (2011b). Normal pubertal development: Part II: Clinical aspects of puberty. Pediatrics in Review, 32(7), 281–292.

Borgialli, D. A., Ellison, A. M., Ehrlich, P., Bonsu, B., Menaker, J., Wisner, D. H., Holmes, J. F. (2014). Association between the seat belt sign and intra-abdominal injuries in children with blunt torso trauma in motor vehicle collisions. Academic Emergency Medicine, 21(11), 1240–1248.

Bouras, T., Sgouros, S. (2013). Complications of endoscopic third ventriculostomy. World Neurosurgery, 79(2 Suppl): S22. e9-12.

Bourke, E., Herlihy, A., Snow, P., Metcalfe, S., & Amor, D. (2014). Klinefelter syndrome: A general practice perspective. Australian Family Physician, 43(1), 38–41.

Bower, W. A., Hendricks, K., Pillai, S., Guarnizo, J., & Meaney-Delman, D. (2015). Clinical framework and medical countermeasure use during an anthrax mass-casualty incident: CDC recommendations, Morbidity and Mortality Weekly Report, 64(4). Retrieved from http://www.cdc.gov/mmwr/pdf/rr/rr6404.pdf

Bowrey, S., & Thompson, J. P. (2014). Nursing research: Ethics, consent, and good practice. Nursing Times, 110(1–3), 20–23.

Boyer, E. (2016). Serotonin syndrome (serotonin toxicity). UpToDate. Retrieved from www.uptodate.com

Boyse, K. L., Garnder, M., Marvicsin, D. J., & Sandberg, D. E. (2014). "It was an overwhelming thing": Parents' needs after infant diagnosis with congenital adrenal hyperplasia. Journal of Pediatric Nursing, 29, 436–441.

Brain Injury Association of America. (2015). A guide to selecting and monitoring brain injury rehabilitation services. Retrieved from http://www.biausa.org/index.htm

Brain Injury Association of America. (2016). Brain injury in children. Retrieved from http://www.biausa.org/brain-injury-children.htm

Branch, L. G., Kesty, K., Krebs, E., Wright, L., Leger, S., & David, L. (2015). Deformational plagiocephaly and craniosynostosis: Trends in diagnosis and treatment after the "Back to Sleep" Campaign. Journal of Craniofacial Surgery, 26(1), 147–150.

Brand, K., & Canchi, N. (2013). Pain assessment in children. Anaesthesia and Intensive Care Medicine, 14(6), 228–231.

Brandow, A. M., & Camitta, B. M. (2016). Anatomy and function of the spleen. In R. M. Kliegman, B. F. Stanton, J. W. St. Geme, & N. F. Schor (Eds.), Nelson textbook of pediatrics (20th ed., p. 2408). Philadelphia, PA: Elsevier.

Branum, A., Rossen, L., & Schoendorf, K. (2014). Trends in caffeine intake among US children and adolescents. Pediatrics, 133(3), 386-393. doi:10.1542/peds.2013-2877

Brashers, V. L. (2014). Alterations in cardiovascular function. In K. L. McCance, S. E. Huether, V. L. Brashers, & N. R. Rote, Pathophysiology: The biologic basis for disease in adults and children (7th ed., pp. 1129–1193). St. Louis, MO: Elsevier Mosby.

Brashers, V. L. (2014). Structure and function of the pulmonary system. In K. L. McCance, S. E. Huether, V. L. Brashers, & N. R. Rote, Pathophysiology: The biologic basis for disease in adults and children (7th ed., pp. 1225–1247). St. Louis, MO: Elsevier Mosby.

Brashers, V. L., & Huether, S. E. (2014). Alterations in pulmonary function in children. In K. L. McCance, S. E. Huether, V. L. Brashers, & N. S. Rote (Eds.), Pathophysiology: The biologic basis for disease in adults and children (7th ed., pp. 1290–1318). St. Louis, MO: Elsevier Mosby.

Brazelton Touch Point Center. (2016). Touchpoints and your baby. Retrieved from http://www.brazeltontouchpoints.org/family-resources/touchpoints-your-baby/

Breault, D. T., & Majzoub, J. A. (2016). Diabetes insipidus. In R. M. Kliegman, B. F. Stanton, J. W. St. Geme, & N. F. Schor (Eds.), Nelson textbook of pediatrics (20th ed., pp. 2644–2646). Philadelphia, PA: Elsevier.

Brent, G. A., & Weetman, A. P. (2016). Hypothyroidism and thyroiditis. In S. Melmed, K. S. Polonsky, P. R. Larsen, & H. M. Kronenberg (Eds.), Williams textbook of endocrinology (13th ed., pp. 416–448) Philadelphia, PA: Elsevier.

Briere, C., McGrath, J., Cong, X., Brownell, E., & Cusson, R. (2016). Direct-breastfeeding in the neonatal intensive care unit and breastfeeding duration for premature infants. Applied Nursing Research, 32, 47–51. doi:10.1016/j.apnr.2016.04.004

Brink, S., Joel, D., Laffel, L., Lee, W. W. R., Olsen, B., Phelan, H., & Hanas, R. (2014). Sick day management in children and adolescents with diabetes. Pediatric Diabetes, 15 (Suppl. 20), 193–202.

Brodeur, G. M., Hogarty, M. D., Bagatell, R., Mosse, Y., & Maris, J. M. (2016). Neuroblastoma. In P. A., Pizzo, & D. G. Poplack, Principles and practice of pediatric oncology (7th ed., pp. 772–797). Philadelphia, PA: J. B. Lippincott.

Broger, B., & Zeni, M. B. (2011). Fathers' coping mechanisms related to parenting a chronically ill child: Implication for advanced practice nurses. Journal of Pediatric HealthCare. 25 (2), 96–104.

Brondino, N., Fusar-Poli, L., Rocchetti, M., Provenzani, U., Barale, F., & Politi, P. (2015). Evidence Based Complementary Alternative Medicine. doi: 10.1155/2015/258589 Retrieved from http://www.ncbi.nlm.nih.gov/pmc/articles/PMC4439475/pdf/ECAM2015-258589.pdf

Bronfenbrenner, U. (1986). Ecology of the family as a context for human development: Research perspectives. Developmental Psychology, 22, 723–742.

Bronfenbrenner, U. (2005). Making human beings human: Bioecologic perspectives. Thousand Oaks, CA: Sage Publications.

Bronfenbrenner, U., McClelland, P. D., Ceci, S. J., Moen, P., & Wethington, E. (1996). The state of Americans. New York: Free Press.

Brosco, J. P. (2012). Navigating the future through the past: The enduring historical legacy of federal children's health programs in the United States. American Journal of Public Health, 102(10), 1848–1857.

Brosco, J. P., & Paul, D. B. (2013). The political history of PKU: Reflections on 50 years of newborn screening. Pediatrics, 132(6), 987–989.

Brown, N. M., Maul, T. M., Reed, H., Clayton, S., & Cook, S. C. (2013). Obstacles encountered in developing an adult congenital heart disease program. American Journal of Cardiology, 112(12), 1953–1957.

Bryan, M. A., Rowhani-Rahbar, A., Comstock, R. D., & Rivara, F. (2016). Sports- and recreation-related concussions in US youth. Pediatrics, 138(1), doi: 10.1542/peds.2015–4635

Buchanan, A. L., Montepiedra, G., Sirois, P. A., Kammerer, B., Garvie, P. A., Storm, D. S., & Nichols, S. L. (2012). Barriers to medication adherence in HIV-infected children and youth based on self- and caregiver report. Pediatrics, 129(5), e1244–e1251.

Buckley, R. H. (2016a). T lymphocytes, B lymphocytes, and natural killer cells. In R. M. Kliegman, B. F. Stanton, J. W. St. Geme, & N. F. Schor (Eds.), Nelson textbook of pediatrics (20th ed., pp. 1006–1012). Philadelphia, PA: Elsevier.

Buckley, R. H. (2016b). Primary defects of cellular immunity. In R. M. Kliegman, B. F. Stanton, J. W. St. Geme, & N. F. Schor (Eds.), Nelson textbook of pediatrics (20th ed., pp. 1019–1022). Philadelphia, PA: Elsevier.

Buckley, R. H. (2016c). Primary combined antibody and cellular immunodeficiencies. In R. M. Kliegman, B. F. Stanton, J. W. St. Geme, & N. F. Schor (Eds.), Nelson textbook of pediatrics (20th ed., pp. 1022–1032). Philadelphia, PA: Elsevier.

Budts, W., Börjesson, M., Chessa, M., van Buuren, F., Trindade, P. T., Papadakis, M. (2013). Physical activity in adolescents and adults with congenital heart defects: Individualized exercise prescription. European Heart Journal, 34, 3669–3674.

Buggs, A. M. (2014). Viral hepatitis. Retrieved from http://emedicine.medscape.com/article/775507-overview

Burfield, J., Hussa, C., & Randall, R. (2012). Hot topics in metabolism: A focus on phenylketonuria, liver transplantation, and galactosemia. Topics in Clinical Nutrition, 27(3), 181–195.

Burgess, I. F., Brunton, E. R., & Burgess, N. A. (2013). Single application of 4% dimeticone liquid gel versus two applications of 1% permethrin cream rinse for treatment of head louse infestation: A randomized controlled trial, BMC Dermatology, 13(5), http://www.biomedcentral.com/1471-5945/13/5

Burgoyne, L. L., Billups, C. A., Jiron, J. L., Dakkoum, R. N., Wright, B. B., Bikhazi, G. B., Pereiras, L. A. (2012). Phantom limb pain in young cancer-related amputees: Recent experience at St Jude Children's Research Hospital. Clinical Journal of Pain, 28, 222–225.

Burkhard, A. (2013). A different life: Caring for an adolescent or young adult with severe cerebral palsy, Journal of Pediatric Nursing, 28, 357–363.

Burkhardt, D. D., Graham, J. M., Short, S. S., & Frykman, P. K. (2014). Advances in Hirschsprung disease genetics and treatment strategies: An update for the primary care pediatrician. Clinical Pediatrics, 53(1), 71–81.

Burkhart, P. V., Rayens, M. K., & Oakley, M. G. (2012). Effect of peak flow monitoring on child asthma quality of life. Journal of Pediatric Nursing, 27, 18–25.

Bushan, B., Sheldon, S. Wang, E., & Schroeder, J. W. (2014). Clinical indicators that predict the presence of moderate to severe obstructive sleep apnea after adenotonsillectomy in children, American Journal of Otolaryngology, 35(4), 487–495.

Busse, H., Harrop, T., Gunnell, D., & Kipping, R. (2015). Prevalence and associated harm of engagement in self-asphyxial behaviours ('choking game') in young people: A systematic review. Archives of Disease in Children, Published online first June 25th, 2015.doi:10.1136/archdischild-2015-308187

Butler, A., Copnell, B., & Willetts, G. (2013). Family-centered care in the paediatric intensive care unit: an integrative review of the literature. Journal of Clinical Nursing, 23, 2086–2100.

Buzzy. (2016). Buzzy drug free pain relief. Retrieved from http://buzzyhelps.com/

Bystritsky, A. (2016). Complementary and alternative treatments of anxiety symptoms and disorders: Herbs and medications. Retrieved from https://www.uptodate.com/contents/complementary-and-alternative-treatments-for-anxiety-symptoms-and-disorders-herbs-and-medications

Cafasso, M., Elder, D. A., Blum, S., Weis, T., Hornung, L., Khoury, J. C., Rose, S. R. (2015). Treatment of central precocious pubety using gonadotropin-releasing hormone agonists. The Journal of Nurse Practitioners, 11(7), 686–694.

Cain, M. A., Bornick, P., & Whiteman, V. (2013). The maternal, fetal, and neonatal effects of cocaine exposure in pregnancy. Clinical Obstetrics and Gynecology, 56(1), 124–132.

Cairns, K. E., Yap, M. B., Pilkington, D., & Jorm, A. F. (2014). Risk and protective factors for depression that adolescents can modify: A systematic review and meta-analysis of longitudinal studies. Journal of Affective Disorders, 169C, 61–75. doi: 10.1016/j.jad.2014.08.006

Caldamone, A. A., & Dénes, F. T. (2016). Prune-belly syndrome. In A. J. Wein, L. R. Kavoussi, A. W. Partin, & C. A. Peters (Eds.), Campbell-Walsh urology (11th ed., pp. 3234–3251. Philadelphia, PA: Elsevier.

Caley, L. (2012). Risk and protective factors associated with stress in mothers whose children are enrolled in early intervention services. Journal of Pediatric HealthCare, 26(5), 346–355.

Calis, K. A., Erogul, M., Popat, V., Kalantaridou, S. N., & Dang, D. K. (2016). Dysmenorrhea. Retrieved from http://emedicine.medscape.com/article/253812-overview

Calms, R., Daniels, B., Wood, D. A., & Brett, J. (2016). ADHD medication overdose and misuse: the NSW poisons information centre experience, 2004–2014. The Medical Journal of Australia, 204(4), 154.e1–154.e7. doi:10.5694/mja15.00791

Camp, N. E. (2014). Black widow spider envenomation. Journal of Emergency Nursing, 40(2), 193–194.

Campbell-Lee, S. A., & Kittles, R. A. (2014). Red blood cell alloimmunization in sickle cell disease: Listen to your ancestors. Transfusion Medicine and Hemotherapy, 41, 431–435.

Campbell, N., Cleaver, K., & Davies, N. (2014). Oral sucrose as analgesia for neonates: How effective and safe is the sweet solution? A review of the literature. Journal of Neonatal Nursing, 20(6), 274–282.

Cantwell-Bartl, A. M., & Tibballs, J. (2015). Psychosocial responses of parents to their infant's diagnosis of hypoplastic left heart syndrome, Cardiology in the Young, 25, 1065–1073. Car-Safety-Seats-Information-for-Families.aspx

Carchidi, C., Holland, C., Minnock, P., & Boyle, D. (2011). New technologies in pediatric diabetes care. MCN, 36(1), 32–39.

Carlo, W. A., & Ambalavanan, N. (2016). The umbilicus. In R. M. Kliegman, B. F. Stanton, J. W. St. Geme, & N. F. Schor (Eds.), Nelson textbook of pediatrics (20th ed., pp. 890–891). Philadelphia, PA: Elsevier Saunders.

Carman, M., & Forsman, J. (2016). Henoch–Schönlein Purpura in the ED. American Journal of Nursing, 116(5), 57–60.

Caspi, C. E., Davey, C., Nelson, T. F., Larson, N., Kubik, M.Y., Coomes, B., & Nanney, M. (2015). Disparities persist in nutrition policies and practices in Minnesota secondary schools. Journal of the Academy of Nutrition and Dietetics, 115, 419–425.

Cassidy, T. A., Varughese, S., Russo, L., Budman, S. H., Eaton, T. A., & Butler, S. F. (2015). Nonmedical use and diversion of ADHD stimulants among U.S. adults ages 18–49: A national internet survey. Journal of Attention Disorders, 19(7), 630–640. doi:10.1177/1087054712468486

Castellani, C., Peschaut, T., Schippinger, M., & Saxena, A. K. (2014). Postoperative emesis after laparoscopic pyloromyotomy in infantile hypertrophic pyloric stenosis. Acta Paediatrica, 103(2), e84–e87.

Castleblanco, R. L., Lee, M., & Hasbun, R. (2014). Epidemiology of bacterial meningitis in the USA from 1997 to 2010: A population-based observational study. The Lancet Infectious Diseases, 14(9), 813–819.

Centers for Disease Control and Prevention (2013). Trends in circumcision for male newborns in U.S. hospitals: 1979–2010. Retrieved from http://www.cdc.gov/nchs/data/hestat/circumcision_2013/circumcision_2013.htm

Centers for Disease Control and Prevention (2015a). PRAMS Questionnaires. Retrieved from http://www.cdc.gov/prams/questionnaire.htm

Centers for Disease Control and Prevention (2016) Youth Risk Behavior Surveillance—United States, 2015. Mortality and Morbidity Weekly Report, 65(6), 1–180.

Centers for Disease Control and Prevention (2016). Developmental monitoring and screening. Retrieved from http://www.cdc.gov/ncbddd/childdevelopment/screening.html

Centers for Disease Control and Prevention (2016). Parental response to illness. Retrieved from http://www.cdc.gov/ncbddd/hemophilia/course/page2120.html

Centers for Disease Control and Prevention (2016b). Sickle cell disease (SCD). Retrieved from https://www.cdc.gov/ncbddd/sicklecell/data.html

Centers for Disease Control and Prevention (2016d). Tips for supporting students with sickle cell disease. Retrieved from http://www.cdc.gov/ncbddd/sicklecell/documents/tipsheet_Supporting_Students_with_SCD.pdf

Centers for Disease Control and Prevention (CDC), (2013). Global HIV/AIDS at CDC-Overview. Retrieved from http://www.cdc.gov/globalaids/Global-HIV-AIDS-at-CDC/default.html

Centers for Disease Control and Prevention (CDC), (2015a) HIV Surveillance Report: Diagnoses of HIV Infection in the United States and Dependent Areas, 2014. Retrieved from http://www.cdc.gov/hiv/pdf/library/reports/surveillance/cdc-hiv-surveillance-report-us.pdf

Centers for Disease Control and Prevention (CDC). (2011), Smallpox. Retrieved from http://www.cdc.gov/healthcommunication/ToolsTemplates/EntertainmentEd/Tips/Smallpox.html

Centers for Disease Control and Prevention (CDC). (2012). Trichomoniasis—CDC fact sheet. Retrieved from http://www.cdc.gov/std/trichomonas/trich-fact-sheet-aug-2012.pdf

Centers for Disease Control and Prevention (CDC). (2012). Vital signs: Unintentional injury deaths in persons aged 0–19 years—United States, 2000–2009. Morbidity and Mortality Weekly Report, 61, 270–276.

Centers for Disease Control and Prevention (CDC). (2012). Vital signs: Unintentional injury deaths among persons aged 0–19 years — United States, 2000–2009. Morbidity and Mortality Weekly Report, 61(15), 270–276. Retrieved from http://www.cdc.gov/mmwr/preview/mmwrhtml/mm6115a5.htm

Centers for Disease Control and Prevention (CDC). (2013). Folk medicine. Retrieved from http://www.cdc.gov/nceh/lead/tips/folkmedicine.htm

Centers for Disease Control and Prevention (CDC). (2013). STD trends in the United States—2011 national data for chlamydia, gonorrhea, and syphilis. Retrieved from http://www.cdc.gov/std/stats11/trends-2011.pdf

Centers for Disease Control and Prevention (CDC). (2013). The concept of prevention. Retrieved from http://www.cdc.gov/arthritis/temp/pilots-201208/pilot1/online/arthritis-challenge/03-Prevention/concept.htm

Centers for Disease Control and Prevention (CDC). (2013a). Considerations for anthrax vaccine adsorbed (AVA) post- exposure prioritization final. Retrieved from http://emergency.cdc.gov/bioterrorism/pdf/AVA-Post-Event-Prioritization-Guidance.pdf

Centers for Disease Control and Prevention (CDC). (2013b). Rocky Mountain spotted fever. Retrieved from http://www.cdc.gov/rmsf/index.html

Centers for Disease Control and Prevention (CDC). (2014). Dog bites. Retrieved from http://www.cdc.gov/HomeandRecreationalSafety/Dog-Bites/index.html

Centers for Disease Control and Prevention (CDC). (2014). National diabetes statistics report, 2014. Retrieved from http://www.cdc.gov/diabetes/pubs/statsreport14/national-diabetes-report-web.pdf

Centers for Disease Control and Prevention (CDC). (2014a). Breastfeeding report card: 2014. Retrieved https://www.cdc.gov/breastfeeding/pdf/2014breastfeedingreportcard.pdf

Centers for Disease Control and Prevention (CDC). (2014a). Chlamydia—CDC fact sheet. Retrieved from http://www.cdc.gov/std/Chlamydia/STDFact-Chlamydia.htm

Centers for Disease Control and Prevention (CDC). (2014a). Epstein-Barr virus and infectious mononucleosis. Retrieved from http://www.cdc.gov/epstein-barr/index.html

Centers for Disease Control and Prevention (CDC). (2014a). How to use your asthma inhaler. Retrieved from http://www.cdc.gov/asthma/inhaler_video/

Centers for Disease Control and Prevention (CDC). (2014a). Parasites. Retrieved from http://www.cdc.gov/parasites

Centers for Disease Control and Prevention (CDC). (2014a). Ten leading causes of death by age group, United States-2014. Retrieved from http://www.cdc.gov/injury/wisqars/leadingcauses.html

Centers for Disease Control and Prevention (CDC). (2014a). Youth risk behavior surveillance—United States, 2013. Morbidity and Mortality Weekly Report, 63(SS04), 1–172.

Centers for Disease Control and Prevention (CDC). (2014b). 10 leading causes of death by age group, United States, 2014. Retrieved from http://www.cdc.gov/injury/wisqars/LeadingCauses.html

Centers for Disease Control and Prevention (CDC). (2014b). Genital herpes—CDC fact sheet. Retrieved from http://www.cdc.gov/std/herpes/herpes-factsheet-july-2014.pdf

Centers for Disease Control and Prevention (CDC). (2014b). Global health – Polio. Retrieved from http://www.cdc.gov/polio/progress/index.htm

Centers for Disease Control and Prevention (CDC). (2014b). Healthy pets, healthy people. Retrieved from http://www.cdc.gov/Features/HealthyPets/

Centers for Disease Control and Prevention (CDC). (2014b). LGBT youth. Retrieved from http://www.cdc.gov/lgbthealth/youth.htm

Centers for Disease Control and Prevention (CDC). (2014b). Occurrence of Down syndrome. Retrieved from http://www.cdc.gov/ncbddd/birthdefects/downsyndrome/data.html

Centers for Disease Control and Prevention (CDC). (2014b). TB in children in the United States, Retrieved from http://www.cdc.gov/tb/topic/populations/tbinchildren/default.htm

Centers for Disease Control and Prevention (CDC). (2014b). Youth risk behavior surveillance—United States, 2013. Morbidity and Mortality Weekly Report, 63(SS-4), 1–172.

Centers for Disease Control and Prevention (CDC). (2014c) Measles. Retrieved from http://www.cdc.gov/measles/index.html

Centers for Disease Control and Prevention (CDC). (2014c). Child maltreatment. Retrieved from http://www.cdc.gov/violenceprevention/pdf/childmaltreatment-facts-at-a-glance.pdf

Centers for Disease Control and Prevention (CDC). (2014c). Gonorrhea—CDC fact sheet. Retrieved from http://www.cdc.gov/std/gonorrhea/gon-factsheet-july-2014.pdf

Centers for Disease Control and Prevention (CDC). (2014c). Unintentional drowning: Get the facts. Retrieved from http://www.cdc.gov/HomeandRecreationalSafety/Water-Safety/waterinjuries-factsheet.html#atrisk

Centers for Disease Control and Prevention (CDC). (2014d). Genital HPV infection—CDC fact sheet. Retrieved from http://www.cdc.gov/std/hpv/hpv-factsheet-march-2014.pdf

Centers for Disease Control and Prevention (CDC). (2014d). Vaccines and immunizations: Possible side effects from vaccines. Retrieved from http://www.cdc.gov/vaccines/vac-gen/side-effects.htm

Centers for Disease Control and Prevention (CDC). (2014e). Syphilis—CDC fact sheet. Retrieved from http://www.cdc.gov/std/syphilis/STDFact-Syphilis.htm

Centers for Disease Control and Prevention (CDC). (2014e). Vaccines for Children program. Retrieved from http://www.cdc.gov/vaccines/programs/vfc/parents/qa-detailed.html#eligibility

Centers for Disease Control and Prevention (CDC). (2014f). Vaccine storage and handling. Retrieved from http://www.cdc.gov/vaccines/recs/storage/default.htm

Centers for Disease Control and Prevention (CDC). (2015). Reported tuberculosis in the United States, 2014, Retrieved from http://www.cdc.gov/tb/statistics/reports/2014/pdfs/tb-surveillance-2014-report_updated.pdf

Centers for Disease Control and Prevention (CDC). (2015). Updated estimates of neural tube defects prevented by mandatory folic acid fortification—United States, 1995–2011. Morbidity and Mortality Weekly Report, 64(1), 1–5.

Centers for Disease Control and Prevention (CDC). (2015). What is Asperger Syndrome? Retrieved from https://www.healthychildren.org/English/health-issues/conditions/developmental-disabilities/Pages/Asperger-Syndrome.aspx

Centers for Disease Control and Prevention (CDC). (2015a). Anthrax. Retrieved from http://www.cdc.gov/anthrax/index.html

Centers for Disease Control and Prevention (CDC). (2015a). Hepatitis D information for health professionals. Retrieved from http://www.cdc.gov/hepatitis/HDV/index.htm

Centers for Disease Control and Prevention (CDC). (2015a). Overweight and obesity. Retrieved http://www.cdc.gov/obesity/childhood/

Centers for Disease Control and Prevention (CDC). (2015a). Premature birth. Retrieved from http://www.cdc.gov/Features/Prematurebirth/

Centers for Disease Control and Prevention (CDC). (2015a). Youth Risk Behavior Surveillance 2015. Retrieved from http://www.cdc.gov/healthyyouth/data/yrbs/results.htm

Centers for Disease Control and Prevention (CDC). (2015b). Foodborne germs and illness. Retrieved from http://www.cdc.gov/foodsafety/foodborne-germs.html

Centers for Disease Control and Prevention (CDC). (2015b). Hepatitis E information for health professionals. Retrieved from http://www.cdc.gov/hepatitis/HEV/index.htm

Centers for Disease Control and Prevention (CDC). (2015b). How much physical activity do children need? Retrieved from http://www.cdc.gov/physicalactivity/basics/children/index.htm

Centers for Disease Control and Prevention (CDC). (2015b). Sexual risk behaviors: HIV, STD, & teen pregnancy prevention. Retrieved from http://www.cdc.gov/healthyyouth/sexualbehaviors/

Centers for Disease Control and Prevention (CDC). (2015c). Hepatitis A information for health professionals. Retrieved from http://www.cdc.gov/hepatitis/HAV/index.htm

Centers for Disease Control and Prevention (CDC). (2015c). Lyme disease. Retrieved from http://www.cdc.gov/lyme/transmission/index.html

Centers for Disease Control and Prevention (CDC). (2015d). Hepatitis B information for health professionals. Retrieved from http://www.cdc.gov/hepatitis/HBV/index.htm

Centers for Disease Control and Prevention (CDC). (2015d). Meningococcal disease. Retrieved from http://www.cdc.gov/meningococcal/index.html

Centers for Disease Control and Prevention (CDC). (2015e). Hepatitis C information for health professionals. Retrieved from http://www.cdc.gov/hepatitis/hcv/

Centers for Disease Control and Prevention (CDC). (2015e). Pertussis (Whooping cough): Treatment. Retrieved from http://www.cdc.gov/pertussis/clinical/treatment.html

Centers for Disease Control and Prevention (CDC). (2015f). Plague. Retrieved from http://www.cdc.gov/plague/index.html

Centers for Disease Control and Prevention (CDC). (2015g). School vax view. Retrieved from http://www.cdc.gov/vaccines/imz-managers/coverage/schoolvaxview/index.html

Centers for Disease Control and Prevention (CDC). (2015h). Tularemia. Retrieved from http://www.cdc.gov/tularemia/index.html

Centers for Disease Control and Prevention (CDC). (2015i). West Nile virus. Retrieved from http://www.cdc.gov/westnile/index.html

Centers for Disease Control and Prevention (CDC). (2016). Most recent asthma data, Retrieved from http://www.cdc.gov/asthma/most_recent_data.htm

Centers for Disease Control and Prevention (CDC). (2016a). Autism spectrum disorder. Retrieved from http://www.cdc.gov/ncbddd/autism/index.html

Centers for Disease Control and Prevention (CDC). (2016a). CDC price list. Retrieved from http://www.cdc.gov/vaccines/programs/vfc/awardees/vaccine-management/price-list/index.html

Centers for Disease Control and Prevention (CDC). (2016a). HIV among pregnant women, infants, and children. Retrieved from http://www.cdc.gov/hiv/risk/gender/pregnantwomen/facts/

Centers for Disease Control and Prevention (CDC). (2016a). Spina bifida. Retrieved from http://www.cdc.gov/ncbddd/spinabifida/data.html

Centers for Disease Control and Prevention (CDC). (2016a). Tobacco related mortality. Retrieved from http://www.cdc.gov/tobacco/data_statistics/fact_sheets/health_effects/tobacco_related_mortality/index.htm#shs

Centers for Disease Control and Prevention (CDC). (2016a). Viral hepatitis surveillance—United States, 2014. Retrieved from http://www.cdc.gov/hepatitis/statistics/2014surveillance/pdfs/2014hepsurveillancerpt.pdf

Centers for Disease Control and Prevention (CDC). (2016b). Attention-Deficit/Hyperactivity Disorder (ADHD). Retrieved from https://www.cdc.gov/ncbddd/adhd/index.html

Centers for Disease Control and Prevention (CDC). (2016b). Botulism. Retrieved from http://www.cdc.gov/botulism/testing-treatment.html

Centers for Disease Control and Prevention (CDC). (2016b). Rapid HIV testing of women in labor and delivery. Retrieved from http://www.cdc.gov/hiv/testing/clinical/women.html

Centers for Disease Control and Prevention (CDC). (2016b). TBI data and statistics. Retrieved from http://www.cdc.gov/traumaticbraininjury/data/index.html

Centers for Disease Control and Prevention (CDC). (2016b). The ABCs of hepatitis. Retrieved from http://www.cdc.gov/hepatitis/Resources/Professionals/PDFs/ABCTable_BW.pdf

Centers for Disease Control and Prevention (CDC). (2016b). Youth and tobacco use. Retrieved from http://www.cdc.gov/tobacco/data_statistics/fact_sheets/youth_data/tobacco_use/index.htm

Centers for Disease Control and Prevention (CDC). (2016c) HIV/AIDS: Testing. Retrieved from http://www.cdc.gov/hiv/basics/testing.html

Centers for Disease Control and Prevention (CDC). (2016c). Current Cigarette Smoking Among Adults in the United States. Retrieved from http://www.cdc.gov/tobacco/data_statistics/fact_sheets/adult_data/cig_smoking/index.htm

Centers for Disease Control and Prevention (CDC). (2016c). Group B strep. Retrieved from http://www.cdc.gov/groupbstrep/about/index.html

Centers for Disease Control and Prevention (CDC). (2016c). Hepatitis B FAQs for health professionals. Retrieved from http://www.cdc.gov/hepatitis/hbv/hbvfaq.htm#treatment

Centers for Disease Control and Prevention (CDC). (2016c). QuickStats: Death rates for motor vehicle traffic injury, suicide, and homicide among children and adolescents aged 10–14 years—United States, 1999–2014. Morbidity and Mortality Weekly Report (MMWR), 65, 1203. doi: http://dx.doi.org/10.15585/mmwr.mm6543a8

Centers for Disease Control and Prevention (CDC). (2016c). Ten leading causes of death and injury. Retrieved from http://www.cdc.gov/injury/wisqars/leadingcauses.html

Centers for Disease Control and Prevention (CDC). (2016d). Fetal alcohol spectrum disorders. Retrieved from http://www.cdc.gov/ncbddd/fasd/data.html

Centers for Disease Control and Prevention (CDC). (2016d). Hepatitis A questions and answers for health professionals. Retrieved from http://www.cdc.gov/hepatitis/hav/havfaq.htm#D1

Centers for Disease Control and Prevention (CDC). (2016d). HIV among African Americans. Retrieved from http://www.cdc.gov/hiv/group/racialethnic/africanamericans/index.html

Centers for Disease Control and Prevention (CDC). (2016d). Measles cases and outbreaks. Retrieved from http://www.cdc.gov/measles/cases-outbreaks.html

Centers for Disease Control and Prevention (CDC). (2016d). Youth risk behavior surveillance—United States, 2015. Morbidity and Mortality Weekly Report 65(6);1–174, Retrieved from http://www.cdc.gov/mmwr/volumes/65/ss/ss6506a1.htm

Centers for Disease Control and Prevention (CDC). (2016e). Rabies. Retrieved from http://www.cdc.gov/rabies/location/usa/surveillance/index.html

Centers for Disease Control and Prevention (CDC). (2016e). Ten leading causes of death and injury: 2014. Retrieved from http://www.cdc.gov/injury/wisqars/leadingcauses.html

Centers for Disease Control and Prevention (CDC). (2016f). Lead: What do parents need to know to protect their children? Retrieved from https://www.cdc.gov/nceh/lead/acclpp/blood_lead_levels.htm

Centers for Disease Control and Prevention (CDC). (2016f). Vaccine safety datalink (VSD). Retrieved from http://www.cdc.gov/vaccinesafety/

ensuringsafety/monitoring/vsd/

Centers for Disease Control and Prevention (CDC). (2016g). Lead. Retrieved from https://www.cdc.gov/nceh/lead/default.htm

Centers for Disease Control and Prevention (CDC). (2016h). Poisoning prevention. Retrieved from http://www.cdc.gov/safechild/poisoning/

Centers for Disease Control and Prevention [CDC]. (2016a). Congenital heart defect awareness week—February 7–14, 2016. Morbidity and Mortality Weekly Reports, 65(4), 98.

Centers for Disease Control and Prevention [CDC]. (2016a). Declines in cancer death rates among children and adolescents in the United States, 1999–2014. NCHS Data Brief No. 257, September 2016. Retrieved from http://www.cdc.gov/nchs/products/databriefs/db257.htm

Centers for Disease Control and Prevention [CDC]. (2016b). Cancer among children. Retrieved from http://www.cdc.gov/cancer/dcpc/data/children.htm

Centers for Disease Control and Prevention, Hamborsky, J., Kroger, A., Wolfe, S. (eds.) (2015b). Epidemiology and prevention of vaccine-preventable diseases, (13th ed., pp. 79–105). Retrieved from http://www.cdc.gov/vaccines/pubs/pinkbook/index.html

Centers for Disease Control and Prevention, National Center for Health Statistics. (2015a). Health data interactive, Retrieved from www.cdc.gov/nchs/hdi.htm

Centers for Disease Control and Prevention, National Center for Health Statistics. (2015b). Summary Health Statistics: National Health Interview Survey, 2014, (Table C-6a). Retrieved from http://ftp.cdc.gov/pub/Health_Statistics/NCHS/NHIS/SHS/2014_SHS_Table_C-6.pdf

Centers for Disease Control and Prevention. (2013). Asthma facts—CDC's national asthma control program grantees. Retrieved from http://www.cdc.gov/asthma/pdfs/asthma_facts_program_grantees.pdf

Centers for Disease Control and Prevention. (2014). Childhood agricultural injury prevention initiative. Retrieved from http://www.cdc.gov/niosh/topics/childag/cais/injtables.html

Centers for Disease Control and Prevention. (2014). Division of Nutrition, Physical Activity, and Obesity. Breastfeeding report card. Retrieved from http://www.cdc.gov/breastfeeding/data/reportcard.htm

Centers for Disease Control and Prevention. (2014). Understanding intimate partner violence. Retrieved from http://www.cdc.gov/ViolencePrevention/pdf/IPV-FactSheet.pdf

Centers for Disease Control and Prevention. (2015). How much physical activity do children need? Retrieved from http://www.cdc.gov/physicalactivity/basics/children/index.htm

Centers for Disease Control and Prevention. (2015). Insufficient sleep is a public health problem. Retrieved from http://www.cdc.gov/Features/dsSleep/index.html

Centers for Disease Control and Prevention. (2015). Measures of muscular strength in U.S. children and adolescents, 2012. Retrieved from http://www.cdc.gov/nchs/data/databriefs/db139.htm

Centers for Disease Control and Prevention. (2015a). Ear infection. Retrieved from http://www.cdc.gov/getsmart/community/for-patients/common-illnesses/ear-infection.html

Centers for Disease Control and Prevention. (2015a). Head injuries and bicycle safety. Retrieved from http://www.cdc.gov/healthcommunication/toolstemplates/entertainmented/tips/headinjuries.html

Centers for Disease Control and Prevention. (2015a). Youth Physical Activity Guidelines. Retrieved from http://www.cdc.gov/healthyschools/physicalactivity/guidelines.htm

Centers for Disease Control and Prevention. (2015b). Facts: Hearing loss. Retrieved from http://www.cdc.gov/ncbddd/hearingloss/facts.html

Centers for Disease Control and Prevention. (2015b). Physical Activity Facts. Retrieved from http://www.cdc.gov/healthyschools/physicalactivity/facts.htm

Centers for Disease Control and Prevention. (2015b). Whole School, Whole Community, Whole Child (WSCC). Retrieved from https://www.cdc.gov/healthyschools/wscc/index.htm

Centers for Disease Control and Prevention. (2015c). Hearing Loss in Children: Screening & Diagnoses. Retrieved from http://www.cdc.gov/ncbddd/hearingloss/screening.html

Centers for Disease Control and Prevention. (2015c). School health guidelines: Implement a comprehensive physical activity program with quality physical education as the cornerstone. Retrieved from http://www.cdc.gov/healthyschools/npao/physical.htm

Centers for Disease Control and Prevention. (2015c). Youth and tobacco use. Retrieved from http://www.cdc.gov/tobacco/data_statistics/fact_sheets/youth_data/tobacco_use/

Centers for Disease Control and Prevention. (2015d). Teen drivers: Get the facts. Retrieved from http://www.cdc.gov/Motorteendrivers_factsheet.htmlVehicleSafety/Teen_Drivers/

Centers for Disease Control and Prevention. (2016). Child passenger safety: Get the facts. Retrieved from http://www.cdc.gov/motorvehiclesafety/child_passenger_safety/cps-factsheet.html

Centers for Disease Control and Prevention. (2016). Developmental monitoring and screening for health professionals. Retrieved from http://www.cdc.gov/ncbddd/childdevelopment/screening-hcp.html

Centers for Disease Control and Prevention. (2016). Developmental milestones. Retrieved from http://www.cdc.gov/ncbddd/actearly/milestones/index.html

Centers for Disease Control and Prevention. (2016a). Conjunctivitis. Retrieved from http://www.cdc.gov/conjunctivitis/clinical.html

Centers for Disease Control and Prevention. (2016a). What you should know about sickle cell trait. Retrieved from http://www.cdc.gov/ncbddd/sicklecell/documents/SCD%20factsheet_Sickle%20Cell%20Trait.pdf

Centers for Disease Control and Prevention. (2016b). Congenital heart defects (CHDs), Retrieved from http://www.cdc.gov/ncbddd/heartdefects/data.html

Centers for Disease Control and Prevention. (2016b). Facts about antibiotic resistance. Retrieved from http://www.cdc.gov/getsmart/antibiotic-use/fast-facts.html

Centers for Disease Control and Prevention. (2016c). Facts about hypoplastic left heart syndrome, Retrieved from https://www.cdc.gov/ncbddd/heartdefects/hlhs.html

Centers for Disease Control and Prevention. (2016c). Hearing loss in infants and young children: Considerations for Pediatric primary care providers. Retrieved from http://www.cdc.gov/ncbddd/hearingloss/freematerials/pcp-hearing-loss.pdf

Centers for Disease Control and Prevention. (2016c). Recommended Immunization Schedules for Persons Aged 0 Through 18 Years United States, 2016. Retrieved from http://www.cdc.gov/vaccines/schedules/downloads/child/0-18yrs-child-combined-schedule.pdf

Centers for Disease Control and Prevention. (2017). Child Passenger Safety: Get the Facts. Retrieved from http://www.cdc.gov/MotorVehicleSafety/Child_Passenger_Safety/CPS-Factsheet.html

Centers for Medicare and Medicaid Services. (2013). Hospital quality initiative. Retrieved from https://www.cms.gov/Medicare/Quality-Initiatives-Patient-Assessment-Instruments/HospitalQualityInits/index.html

Centers for Medicare and Medicaid Services. (2016a). Medicaid: Children. Retrieved from http://www.medicaid.gov/Medicaid-CHIP-Program-Information/By-Population/Children/Children.html

Centers for Medicare and Medicaid Services. (2016b). Eligibility. Retrieved from https://www.medicaid.gov/medicaid-chip-program-information/by-topics/eligibility/eligibility.html

Centers for Medicare and Medicaid Services. (2016c). Early periodic screening diagnosis & treatment. Retrieved from https://www.medicaid.gov/medicaid-chip-program-information/by-topics/benefits/early-and-periodic-screening-diagnostic-and-treatment.html

Central Intelligence Agency. (2014). The World Fact Book 2013–2014. Retrieved from https://www.cia.gov/library/publications/the-world-factbook/geos/uk.html

Cevek, M., Boleken, M. E., Sogut, O., Gokdemir, M. T., & Karakas, E. (2013). Abdominal injuries related to bicycle accidents in children. Pediatric Surgery International, 29(5), 459–463.

Chai, X. J., Hirshfeld-Becker, D., Biederman, J., Uchida, M., Doehrmann, O., Leonard, J. A., Whitfield-Gabrieli, S. (2016). Altered intrinsic functional brain architecture in children at familial risk of major depression. Biological Psychiatry, 80(11), 80, 849–858. doi: http://dx.doi.org/10.1016/j.biopsych.2015.12.003

Chalmers, D., Wiedel, C. A., Siparsky, G. L., Campbell, J. B., & Wilcox, D. T. (2014). Discovery of hypospadias during newborn circumcision should not preclude completion of the procedure. Journal of Pediatrics, 164, 1171–1174.

Chan, E. D., Chan, M. M., & Chan, M. M. (2013). Pulse oximetry: Understanding its basic principle facilitates appreciation of its limitations. Respiratory Medicine, 107, 789–799.

Chan, J. K., & Götherström, C. (2014). Prenatal transplantation of mesenchymal stem cells to treat osteogenesis imperfecta. Frontiers in Pharmacology, 5, article 223, 1-6. doi: 10.3389/fphar.2014.00223

Chandra, A., Mosher, W. D., Copen, C., & Sionean, C. (2011). Sexual behavior, sexual attraction, and sexual identity in the United States: Data from the 2006–2008 National Survey of Family Growth. National Health Statistics Report, 36, 1–36.

Chandrakasan, S., & Kamat, D. (2013). An overview of hemoglobinopathies and the interpretation of newborn screening results. Pediatric Annals, 42(12), 502–508.

Chang, C. (2012). Asthma in children and adolescents: A comprehensive approach to diagnosis and management. Clinical Reviews in Allergy and Immunology, 43, 98–137.

Chang, C., Murzaku, E. C., Penn, L., Abbasi, N. R., Davis, P. D., Polsky, D. (2014). More skin, more sun, more tan, more melanoma. American Journal of Public Health, 104, e92–e99.

Chason, R. D., Reisch, J. S., & Rockey, D. C. (2013). More favorable outcomes with peptic ulcer bleeding due to Helicobacter pylori. The American Journal of Medicine, 126(9), 811–818.

Chaudhary, G., & Lee, J. D. (2013). Neurologic complications of infective endocarditis. Current Neurology and Neuroscience Reports, 13(10), 380, doi 10.1007/s11910-013-0380-1

Chehade, H., Milani, B., Ansaloni, A., Anex, C., Bassi, I., Piskunowicz, M., Pruijm, M. (2016). Renal tissue oxygenation in children with chronic kidney disease due to vesicoureteral reflux. Pediatric Nephrology, 31, 2103–2111.

Chen, E. Y., Weissman, J. A., Zeffiro, T. A., Yiu, A., Eneva, K. T., Arlt, J. M., & Swantek, M. J. (2016). Family-based therapy for young adults with anorexia nervosa restores weight. International Journal of Eating Disorders, 49(7), 701–707. doi:10.1002/eat.22513

Chen, X., Anstey, A. V., & Bugert, J. J. (2013). Molluscum contagiosum virus infection. Lancet Infectious Diseases, 13, 877–888.

Chesney, R. W. (2016). Osteoporosis. In R. M. Kliegman, B. Stanton, J. W. St. Geme, & N. F. Schor, Nelson textbook of pediatrics (20th ed., pp. 3395–3396). Philadelphia, PA: Saunders.

Chess, S., & Thomas, A. (1995). Temperament in clinical practice. New York: Guilford Press.

Chess, S., & Thomas, A. (1996). Temperament: Theory and practice. Philadelphia: Brunner/Mazel.

Chess, S., & Thomas, A. (1999). Goodness of fit: Clinical applications from infancy through adult life. Philadelphia: Brunner/Mazel.

Chiang, J. L., Kirkman, M. S., Laffel, L. M. B., & Peters, A. L. (2014). Type 1 diabetes through the life span: A position statement of the American Diabetes Association. Diabetes Care, 37, 2034–2054.

Child Family Community Australia. (2013). Meeting children's needs when the family environment isn't always "good enough": A systems approach. CFCA Paper No. 14 – May 2013. Retrieved from https://aifs.gov.au/cfca/publications/meeting-childrens-needs-when-family-environment-isnt/positive-and-negative-factors

Child Mind Institute. (2016). 2016 Children's Mental Health Report. Retrieved from http://childmind.org/report/2016-childrens-mental-health-report/

Child Trends Databank. (2014). Food insecurity. Retrieved from http://www.childtrends.org/?indicators=food-insecurity

Child Trends Databank. (2015). Seat belt use. Retrieved from http://www.childtrends.org/?indicators=seat-belt-use

Child Trends. (2013). Unmet dental needs. Retrieved from http://www.childtrends.org/?indicators=unmet-dental-needs

Child Trends. (2014). Learning disabilities. Retrieved from http://www.childtrends.org/indicators/learning-disabilities/

Child Welfare Information Gateway (2012). The Risk and Prevention of Maltreatment of Children with Disabilities. Retrieved from https://www.childwelfare.gov/pubPDFs/focus.pdf

Children's Defense Fund. (2014). State of America's children 2014. Retrieved from http://www.childrensdefense.org/child-research-data-publications/data/2014-soac.pdf?utm_source=2014-SOAC-PDF&utm_medium=link&utm_campaign=2014-SOAC

ChildStats. (2015). Child care. Retrieved from http://www.childstats.gov/americaschildren15/family3.asp

Chintagumpala, M., & Muscal, J. (2016a). Presentation, diagnosis, and staging of Wilms tumor. UpToDate. Retrieved from www.uptodate.com

Chintagumpala, M., & Muscal, J. (2016b). Treatment and prognosis of Wilms tumor. UpToDate. Retrieved from www.uptodate.com

Chon, T. Y., & Lee, M. C. (2013). Acupuncture. Mayo Clinic Proceedings, 88(10), 1141–1146.

Chouinard, M. C., Hudon, C., Dubois, M. F., Roberge, P., Loignon, C. Tchouaket, É., Sasseville, M. (2013). Case management and self-management support for frequent users with chronic disease in primary care: A pragmatic randomized controlled trial, BMC Health Services Research, 13, 49–61.

Christen, M., Ineichen, C., & Tanner, C. (2014). How "moral" are the principles of biomedical ethics?—A cross-domain evaluation of the common morality hypothesis. BMC Medical Ethics, 15, 47, Retrieved from http://www.biomedcentral.com/1472-6939/15/47

Christensen, R. D., & Ohls, R. K. (2016). Development of the hematopoietic system. In R. M. Kliegman, B. F. Stanton, J. W. St. Geme, & N. F. Schor (Eds.), Nelson textbook of pediatrics (20th ed., pp. 2304–2309). Philadelphia, PA: Elsevier.

Chu, A., & Hageman, J. R. (2013). Apparent life threatening events in infancy, Pediatric Annals, 42(4), 78–83.

Chuah, M. K., Evens, H., & Vandendriessche, T. (2013). Gene therapy for hemophilia. Journal of Thrombosis and Haemostasis, 11(Suppl 1), 99–110.

Chung, J., & Cohen, B. A. (2014). Infant's growing birthmark causes blurry vision. Contemporary Pediatrics, 31(9), 58–59.

Ciuffreda, K. J., & Rosenfield, M. (2015). Evaluation of the SVOne: A handheld, smartphone-based auto-refractor. Optometry & Vision Science, 92(12), 1133–1139. doi:10.1097/OPX.0000000000000726

Claes, A., Decorte, A., Levtchenko, E., Knops, N., & Dobbels, F. (2014). Facilitators and barriers of medication adherence in pediatric liver and kidney transplant recipients: A mixed-methods study. Progress in Transplantation, 24(4), 311–321.

Clark, D. A., & Munshi, U. K. (2014). Feeding associated neonatal necrotizing enterocolitis (primary NEC) is an inflammatory bowel disease. Pathophysiology, 21, 29–34.

Clark, M. J. (2015). Community health nursing: Advocacy for population health (6th ed.). Upper Saddle River, NJ: Prentice Hall Health.

Cleveland Clinic. (2017). Factitious Disorder. Retrieved from https://my.clevelandclinic.org/health/articles/an-overview-of-factitious-disorders

Clottey, M., & Dillard, D. M. (2013). Post-traumatic stress disorder and neonatal intensive care. International Journal of Childbirth Education, 28(3), 23–29.

Cochrane. (2016). About Cochrane reviews. Retrieved from http://www.cochranelibrary.com/about/about-cochrane-systematic-reviews.html

Codier, E., & Codier, D. (2014). Understanding mitochondrial disease and goals for its treatment. British Journal of Nursing, 23(5), 254–258.

Coehlo, D. P. (2011). Encopresis: A medical and family approach. Pediatric Nursing, 37(3), 107–112.

Coha, T. (2013). Care of the child with an ostomy. In N. T. Browne, L. M. Flanigan, C. A. McComiskey, & P. Pieper, Nursing care of the pediatric surgical patient (2nd ed., pp. 105–129). Boston: Jones & Bartlett.

Cohen, B. A. (2014). Infant with a persistent nodular rash. Contemporary Pediatrics, 31(1), 32, 35.

Cole, C. (2014). Successful pregnancy and delivery with maple syrup urine disease. Journal of Obstetric, Gynecologic & Neonatal Nursing, 43(Suppl. 1), S95–S96.

Coleman, D. L., & Rosoff, P. M. (2013). The legal authority of mature minors to consent to general medical treatment. Pediatrics, 131(4), 786–793.

Collaborative Group on Hormonal Factors in Breast Cancer. (2012). Menarche, menopause, and breast cancer risk: Individual participant meta-analysis, including 118,964 women with breast cancer from 117 epidemiological studies. The Lancet Oncology, 13(11), 1141–1151.

Collin, J., Whitehead, A., & Walker, J. (2016). Educating children and families about growth hormone deficiency and its management: part 1. Nursing Children and Young People, 28(1), 32–37.

Collopy, K., & Friese, G. (2010). Pediatric drug administration. Emergency Medical Services Magazine, 39(6), 52–57.

Colver, A., Fairhurst, C., & Pharoah, P. O. D. (2014). Cerebral palsy, Lancet, 383, 1240–1249.

Colvin, J. D., Collie-Akers, V., Schunn, C., & Moon, R. Y. (2014). Sleep environment risks for younger and older infants. Pediatrics, 134(2), e406–e412.

Common Sense. (2016). The common sense census: media use by teens and tweens. Retrieved from https://www.commonsensemedia.org/research/the-common-sense-census-media-use-by-tweens-and-teens

Compton, S. (2014). Childhood obesity and slipped femoral epiphysis. Radiologic Technology, 85(3), 321–326.

Connolly, M. E., & McComiskey, C. A. (2013). Common outpatient pediatric surgical procedures: Inguinal and umbilical hernias, hydroceles, undescended testes, and circumcision. In N. T. Browne, L. M. Flanigan, C. A. McComiskey, & P. Pieper (Eds.), Nursing care of the pediatric surgical patient (3rd ed., pp. 383–390). Burlington, MA: Jones & Bartlett.

Cooke, D. W., Divall, S. A., & Radovick, S. (2016). Normal and aberrant growth in children. In S. Melmed, K. S. Polonsky, P. R. Larsen, & H. M. Kronenberg (Eds.), Williams textbook of endocrinology (13th ed., pp. 964–1073). Philadelphia, PA: Elsevier.

Cooney, M. F., Czarnecki, M., Dunwoody, C., Eksterowicz, N., Merkel, S., Oakes, L., & Wubrman, E. (2013). American society for pain management nursing position statement with clinical practice guidelines; authorized agent controlled analgesia. Pain Management Nursing, 14(3), 176–181.

Cope, G. (2015). Innovations in IBD treatment. Gastrointestinal Nursing, 13(3), 6–8.

Corbett, J. V., & Banks, A. D. (2013). Laboratory tests and diagnostic procedures with nursing diagnoses (8th ed.). Upper Saddle River, NJ: Pearson.

Corey, K. M., Hornik, C. P., Laughon, M. M., McHutchison, K., Clark, R. H., & Smith, P. B. (2014). Frequency of anomalies and hospital outcomes in infants with gastroschisis and omphalocele. Early Human Development, 90, 421–424.

Correa, J. A, Fallon, S. C., Murphy, K. M., Victorian, V. A., Bisset, G. S., Vasudevan, S. A., Lee, T. C. (2014). Resource utilization after gastrostomy tube placement: Defining areas of improvement for future quality improvement projects. Journal of Pediatric Surgery, 49, 1598–1601.

Coté C. J., & Wilson, S. (2016). Guidelines for monitoring and management of pediatric patients before, during, and after sedation for diagnostic and therapeutic procedures: update 2016. Pediatrics, 138(1), doi: 10.1542/peds.2016-1212

Courts, C., Grabmüller, M., & Madea, B. (2013). Dysregulation of heart and brain specific micro-RNA in sudden infant death syndrome, Forensic Science International, 228, 70–74.

Couturier, L., Jarvis, C., Rousseau, H., Jimenez, V. (2015). Biliary atresia. Canadian Family Physician, 61, 965–968.

Craig, M. E., Jefferies, C., Dabelea, D., Balde, N., Seth, A., & Donaghue, K. C. (2014). Definition, epidemiology, and classification of diabetes in children and adolescents. Pediatric Diabetes, 15(Suppl. 20), 4–17.

Cramton, R. E. M., & Gruchala, N. E. (2013). Babies breaking bad: Neonatal and iatrogenic withdrawal syndromes. Current Opinion in Pediatrics, 25(4), 532–542.

Cranmer, H. (2016). Neonatal hypoglycemia. Retrieved from http://emedicine.medscape.com/article/802334-overview

Crellin, D. J., Harrison, D., Santamaria, N., & Babl, F. E. (2015). Systematic review of the face, legs, activity, cry and consolability scale for assessing pain in infants and children: Is it reliable, valid, and feasible for use? Pain, 156, 2132–2151.

Crockett, D. J., & Goudy, S. L. (2014). Cleft lip and palate. Facial Plastic Surgery Clinics of North America, 22(4), 573–586.

Crosta, Q. R., Ward, T. M., Walker, A. J., & Peters, L. M. (2014). A review of pain measures for hospitalized children with cognitive impairment. Journal for Specialists in Pediatric Nursing, 19(2), 109–118.

Cuffari, C. (2014). Pediatric short bowel syndrome. Retrieved from http://emedicine.medscape.com/article/931855-overview

Cullen, K. A., Mace, K. E., & Arguin, P. M. (2016). Malaria surveillance—United States, 2013. Morbidity and Mortality Weekly Report, 65(2), 1–22.

Culp, L., & Caucci, L. (2013). State adolescent consent laws and implications for HIV pre-exposure prophylaxis. American Journal of Preventive Medicine, 44(s1); S116–S124.

Cupples, P. A. (2013). Chronic pain in children. Anaesthesia and Intensive Care Medicine, 14(12), 517–519.

Curtin, S. C., Warner, M., & Hedegaard, H. (2016). Increase in suicide in the United States, 1999–2014. NCHS data brief, no 241. Hyattsville, MD: National Center for Health Statistics. Retrieved from http://www.cdc.gov/nchs/products/databriefs/db241.htm

Custovic, A., Lazic, N., & Simpson, A. (2013). Pediatric asthma and development of atopy. Current Opinion in Allergy and Clinical Immunology, 13(2), 173–180.

Cyr, B., Berman, S. L., & Smith, M. L. (2015). Child Youth Care Forum, 44, 79–92. doi:10.1007/s10566-014-9271-0

Cystic Fibrosis Foundation. (2015). Active cycle of breathing technique (ACBT), Retrieved from https://www.cff.org/Search.aspx?srchtext=active%20cycle%20of%20breathing%20technique

Cystic Fibrosis Foundation. (2016). About cystic fibrosis. Retrieved from https://www.cff.org/What-is-CF/About-Cystic-Fibrosis/

Cystic Fibrosis Foundation. (2016). Cystic fibrosis-related diabetes. Retrieved from http://www.cff.org/LivingWithCF/StayingHealthy/Diet/Diabetes/

Czarnecki, M. L., Salamon, K., Thompson, J. J., & Hainsworth, K. R. (2014). Do barriers to pediatric pain management as perceived by nurses change over time? Pain Management Nursing, 15(1), 292–305.

D'Alessandro, L. C. A., Peyvandi, S., Schachtner, S., & Goldmuntz, E. (2012). The genetics of abnormal cardiac development. In M. M. Gleason, J. Rychik, & R. Shaddy, Pediatric Practice Cardiology, (pp. 79–81). New York: McGraw Hill Medical.

D'Cruz, R., Martin, H. C. O., & Holland, A. J. A. (2013). Medical management of paediatric burn injuries: Best practice, Part 2. Journal of Paediatrics and Child Health, 49, e397–e404.

Daley, B. J., Lee, S., & Raju, R., (2015). Considerations in pediatric trauma. Retrieved from http://emedicine.medscape.com/article/435031-overview

Daniel, S., Malvin J., Jasik, C. B., & Brindis, C. D. (2014). Sensitive health care services in the era of electronic health records: Challenges and opportunities in protecting confidentiality for adolescents and young adults. Retrieved from http://bit.ly/ElectronicHealthRecord-Brief

Daniels, A. H., Sobel, A. D., & Eberson, C. P. (2013). Pediatric thoracolumbar spine trauma. Journal of the American Academy of Orthopaedic Surgeons, 21(12), 707–716.

Daniels, C. C., Rogers, P. D., & Shelton, C. M. (2016). A review of pneumococcal vaccines: Current polysaccharide vaccine recommendations and future protein antigens. Journal of Pediatric Pharmacology and Therapeutics, 21(1), 27–35.

Darcy, L., Knutsson, S., Huus, K., & Enskar, K. (2014). The everyday life of the young child shortly after receiving a cancer diagnosis, from both children's and parent's perspectives. Cancer Nursing, 37(6), 445–456. doi:10.1097/NCC.0000000000000114

Das, A., Bansal, D., Ahluwalia, J., Das, R., Rohit, M. K., Attri, S. V., Marwaha, R. K. (2014). Risk factors for thromboembolism and pulmonary artery hypertension following splenectomy in children with hereditary spherocytosis. Pediatric Blood and Cancer, 61(1), 29–33.

Das, R. R., Panigrahi, I., & Naik, S. S. (2014). The effect of prophylactic antipyretic administration on post-vaccination adverse reactions and antibody response in children: A systematic review, PLOS One, 9(9), e106629.

Das, S., & Reynolds, R. V. (2014). Recent advances in acne pathogenesis: Implications for therapy, American Journal of Clinical Dermatology, 15(6), 479–488.

Dassler A., & Allen, P. (2014). Mitochondrial disease in children and adolescents. Pediatric Nursing, 40(3), 150–154.de Carvalho, R. B. N., Nobre, R. D., Guimarães, M. R., Teixeira, S. E. X. M, & da Silva, A. R. V. (2016). Risk factors associated with the development of metabolic syndrome in children and adolescents. Acta Paulista de Enfermagem, 29(4), 439–445.

Data Resource Center for Child & Adolescent Health. (2012). Who are children with special healthcare needs? Retrieved from http://childhealthdata.org/docs/nsch-docs/whoarecshcn_revised_07b-pdf.pdf

Daud, Y. N., & Carlson, D. W. (2014). Pediatric sedation. Pediatric clinics of North America, 61(4), 703–717.

Davidson, M. R., London, M. L., & Ladewig, P. A. (2016). Old's maternal-newborn nursing and women's health across the lifespan (10th ed.). Hoboken, NJ: Pearson.

Davies, J. A., Terhorts, L., Nakonechny, A. J., Skukla, N., & Saadawi, G. E. (2014). The development and effectiveness of a health information website designed to improve parents' self-efficacy in managing risk for obesity in preschoolers. Journal for Specialists in Pediatric Nursing, 19(4), 316–330. doi: 10.1111/jspn.12086.

De Kleijn, P., Odent, T., Berntorp, E., Hilliard, P., Pasta, G., Srivastava, A., Mohanty, S. (2012). Differences between developed and developing countries in paediatric care in haemophilia. Haemophilia, 18 (Suppl 4), 94–100.

De Young, A. C., Hendrikz, J., Kenardy, J. A., Cobham, V. E., & Kimble, R. M. (2014). Prospective evaluation of parent distress following pediatric burns and identification of risk factors for young child and parent posttraumatic stress disorder. Journal of Child and Adolescent Psychopharmacology, 24(1), 9–17.

Dea, T. L. (2011). Pediatric obesity & type 2 diabetes. MCN, 36(1), 42–48.

DeBaun, M. R., Frei-Jones, M., & Vichinsky, E. (2016). Hemoglobinopathies. In R. M. Kliegman, B. F. Stanton, J. W. St. Geme, & N. F. Schor, (Eds.), Nelson textbook of pediatrics (20th ed., pp. 2336–2353). Philadelphia, PA: Elsevier.

Delaney, K. M., Pankow, A., Avner, J. R., & Rabiner, J. E. (2016). Appendicitis and analgesia in the pediatric emergency department: Are we adequately controlling pain? Pediatric Emergency Care, 32(9), 581–584.

Delaney, R. A., & Windemuth, B. (2014). The unique management of cystic fibrosis-related diabetes and the importance of glycemic control. The Journal for Nurse Practitioners, 10(9), 682–686.

Deloach, R., & Farber, L. D. (2013). Intussusception. In N. T. Browne, L. M. Flanigan, C. A. McComiskey, & P. Pieper (Eds.), Nursing care of the pediatric surgical patient (3rd ed., pp. 399–406). Burlington, MA: Jones & Bartlett Learning.

Desai, P. P., & Pandya, S. V. (2013). Communicating with children in healthcare settings. Indian Journal of Pediatrics, 80 (12), 1028–1033.

DeStefano, F., Price, C. S., & Weintraub, E. S. (2013). Increasing exposure to antibody-stimulating proteins and polysaccharides in vaccines is not associated with risk of autism. Journal of Pediatrics, 163(2), 561–567.

Developmental monitoring and screening. Retrieved from http://www.cdc.gov/ncbddd/childdevelopment/screening.html

Devinsky, O., Conway, E., & Schnabel Glick, C. (2016). Principles of therapy for epilepsy. In O. Devinsky, E. Conway, & C. Schnabel Glick (Eds.), Epilepsy in children: What every parent needs to know. (pp. 91–116). New York: McNaughton & Gunn.

Dhuper, S., Buddhe, S., & Patel, S. (2013). Managing cardiovascular risk in overweight children and adolescents. Pediatric Drugs, 15, 181–190.

Di Iorgi, N., Napoli, F., Allegri, A. E. M., Olivieri, I., Bertelli, E., Gallazia, A., Maghnie, M. (2012). Diabetes insipidus—Diagnosis and management. Hormone Research in Paediatrics, 77, 69–84.

Di Nicola, M., Barteselli, G., Dell'Arti, L., Ratiglia, R., & Viola, F. (2015). Functional and Structural Abnormalities in Deferoxamine Retinopathy: A Review of the Literature. BioMed Research International, 2015, 1–12.

Diagnostic and Statistical Manual of Mental Disorders, Fifth Edition (DSM-5). (2013). American Psychiatric Association.

Diamond, A. B., Callahan, S. T., Chain, K. F., & Solomon, G. S. (2016). Qualitative review of hazing in collegiate and school sports: consequences from a lack of culture, knowledge and responsiveness. British Journal of Sports Medicine, 50(3), 149–153. doi:10.1136/bjsports-2015-095603

Dibbern, D. A., & Routes, J. M. (2016). Wiskott-Aldrich syndrome. Retrieved from http://emedicine.medscape.com/article/137015-overview

Dickey, B. Z., & Chiu, Y. E. (2016). Cutaneous manifestations of systemic diseases. In R. M. Kliegman, B. F. Stanton, J. W. St. Geme, & N. F. Schor (Eds.), Nelson textbook of pediatrics (20th ed., pp. 3106–3116). St. Louis, MO: Elsevier.

Diego, M. A., Field, T., & Hernandez-Reif, M. (2014). Preterm infant weight gain is increased by massage therapy and exercise via different underlying mechanisms. Early Human Development, 90(3), 137–140. doi: 10.1016/j.earlhumdev.2014.01.009.

Dietz, E., & Mangus, C. (2015). Microbiology and infectious disease. In B. Engorn & J. Flerlage, J. The Harriet Lane Handbook (20th ed., pp. 380–414). St. Louis, MO: Elsevier Mosby.

Dinakar, C., & Welch, M. J. (2014). Device how-tos. Contemporary Pediatrics, 31(May). Retrieved from http://contemporarypediatrics.modernmedicine.com/contemporary-pediatrics/content/tags/asthma/device-how-tos

Dobson, C. E., & Byrne, M. W. (2014). Using guided imagery to manage pain in young children with sickle cell disease. American Journal of Nursing, 12(3), 154–162.

Dobson, C. E., & Byrne, M. W. (2014). Using guided imagery to manage pain in young children with sickle cell disease. American Journal of Nursing, 114(4), 26–36.

Doig, A. K., & Huether, S. E. (2014). Structure and function of the digestive system. In K. L. McCance, S. E. Whether, V. L. Brashers, & N. S. Rote, Pathophysiology: The biologic basis for disease in adults and children, (7th ed., pp. 1393–1422), St. Louis, MO: Elsevier Mosby.

Doig, A. K., & Huether, S. E. (2014). Structure and function of the renal and urologic systems. In K. L. McCance & S. E. Huether (Eds.), Pathophysiology: The biologic basis for disease in children and adults (7th ed., pp. 1319–1339). St. Louis, MO: Elsevier Mosby.

Donohue, S. P., Baker, S. N., Committee on Practice and Ambulatory Medicine, Section on Ophthalmology, American Association of Certified Orthoptists, American Association for Pediatric Ophthalmology and Strabismus, American Academy of Ophthalmology. (2016). Procedures for the evaluation of the visual system by pediatricians, Pediatrics, 137(1), Retrieved from www.pediatrics.org/cgi/doi/10.1542/peds.2015-3597

Donneborg, M. L., Knudsen, K. B., & Ebbesen, F. (2010). Effect of infants'position on serum bilirubin level during conventional phototherapy. Acta Paediatrica, 99(8), 1131-1134. DOI: https://doi.org/10.1111/j.1651-2227.2010.01885.x

Dorgan, D. J., & Hadjiliadis, D. (2014). Lung transplantation in patients with cystic fibrosis: Special focus to infection and comorbidities, Expert Reviews in Respiratory Medicine. 8(3), 315–326.

Dos Santos, J., Henriques, T. B., De Mello, M. P., Ferreira Neto, A. P., Paes, L. A., Della Torre, Dalgalarrondo, P. (2015). Hyperprolactinemia in children and adolescents with use of Risperidone: Clinical and molecular genetics aspects. Journal of Adolescent Psychopharmacology, 25(10), 738–748. doi: 10.1089/

cap.2015.0094

Douglas, S. M., & Dahnke, M. D. (2013). Creating an ethical environment for parents and health providers dealing with the treatment dilemmas of neonates at the edge of viability. Journal of Neonatal Nursing, 19, 33–37.

Dow, B., Kenardy, J., Le Brocque, R., & Long, D. (2013). The diagnosis of posttraumatic stress disorder in school-age children and adolescents following pediatric intensive care unit admission. Journal of Child and adolescent psychopharmacology, 23 (9), 614-619.

Doyle, A., Doyle, J. J., & Dietz, H. C. (2016). Marfan syndrome. In R. M. Kliegman, B. Stanton, J. W. St. Geme, & N. F. Schor, Nelson textbook of pediatrics (20th ed., pp. 3384–3389). Philadelphia, PA: Saunders.

Doyle, D. A. (2016a). Hyperparathyroidism. In R. M. Kliegman, B. F. Stanton, J. W. St. Geme, & N. F. Schor (Eds.), Nelson textbook of pediatrics (20th ed., pp. 2694–2697). Philadelphia, PA: Elsevier.

Doyle, D. A. (2016b). Hypoparathyroidism. In R. M. Kliegman, B. F. Stanton, J. W. St. Geme, & N. F. Schor (Eds.), Nelson textbook of pediatrics (20th ed., pp. 2690–2693). Philadelphia, PA: Elsevier.

Drelich, D. A., Besa, E. C., Furlong, M. A., Crouch, G. D., & Zaiden, R. A., (2017). Hemophilia A. Retrieved from http://emedicine.medscape.com/article/779322-overview

Driscoll, D. W., & Darcy, J. (2014). Indoor tanning legislation: Shaping policy and nursing practice, about (2), 59–63.

Dror, Y., & Freedman, M. H. (2016). The inherited pancytopenias. In R. M. Kliegman, B. F. Stanton, J. W. St. Geme, & N. F. Schor (Eds.), Nelson textbook of pediatrics (20th ed., pp. 2362–2370.e1). Philadelphia, PA: Elsevier.

Drotar, D., Stancin, T., & Dworkin, P. (2008). Pediatric developmental screening: Understanding and selecting screening instruments. Washington, DC: Commonwealth Fund.

Drzał-Grabiec, J., Truszczyńska, A., Rykała, J., Rachwał, M., Snela, S., & Podgórska, J. (2015). Effect of asymmetrical backpack load on spinal curvature in school children. Work, 51(2), 383–388. doi:10.3233/WOR-141981

Du Toit, G., Roberts, G., Sayre, P. H., Bahnson, H. T., Radulovic, S., Santos, A. F., Lack, G. (2015). Randomized trial of peanut consumption in infants at risk of peanut allergy. New England Journal of Medicine 372, 803–813.

Dubowitz, H., & Lane, W. G. (2016). Abused and neglected children. In R. M. Kliegman, B. F. Stanton, J. W. St. Geme, & N. F. Schor (Eds.) Nelson textbook of pediatrics (20th ed., pp. 236–248). Philadelphia, PA: Elsevier Saunders.

Dubrovsky, A. S., Foster, B. J., Jednak, R., Mok, E., & McGillivray, D. (2012). Visibility of the urethral meatus and risk of urinary tract infections in uncircumcised boys. Canadian Medical Association Journal, 184(15), E796–E803.

Ducharme, F. M., Dell, S. D., Radhakrishnan, D., Grad, R. M., Watson, W. T. A., Yang, C. L., & Zelman, M. (2015). Diagnosis and management of asthma in preschoolers: A Canadian Thoracic Society and Canadian Paediatric Society position paper, Canadian Respiratory Journal, 22(3), 135–143.

Dunn, W. L., & Craig, G. J. (2013). Understanding human development (3rd ed.). Upper Saddle River, NJ: Pearson Education.

Durrani, S. (2014). Management of asthma in school-aged children and adolescents, Pediatric Annals, 43(8), e184–e191.

Dye, B. A., Thornton-Evans, G., Li, X., & Lafolla, T. J. (2015). Dental caries and sealant prevalence in children and adolescents in the United States, 2011–2012. U.S. Department of Health and Human Services, Centers for Disease Control and Prevention, National Center for Health Statistics. NCHS Data Brief, 191. Retrieved from http://www.cdc.gov/nchs/data/databriefs/db191.pdf

Dye, B. A., Thornton-Evans, G., Li, X., Lafolla, T. J., Centers for Disease Control and Prevention (2015). Dental caries and sealant prevalence in children and adolescents in the United States, 2011-2012. NCHS data brief, no. 191. Hyattsville, MD: National Center for Health Statistics.

Edelman, C., Kudzman, E., & Mandle, C. (2014). Health promotion throughout the life span (8th ed.). St. Louis, MO: Elsevier-Mosby.

Edelson, L. R., Mathias, K. C., Fulgoni III, V. L., & Karagounis, L. G. (2016). Screen-based sedentary behavior and associations with functional strength in 6–15 year-old children in the United States. BMC Public Health, 16(116),1–10. doi:10.1186/s12889-016-2791-9

Eding, D. M., Jelsma, L. R., Metz, C. J., Steen, V. S., & Wincek, J. M. (2011). Innovative techniques to decrease blood exposure and minimize interruptions in pediatric continuous renal replacement therapy. Critical Care Nurse, 31(1), 64–71.

Elder, J. S. (2016a). Anomalies of the bladder. In R. M. Kliegman, B. F. Stanton, J. W. St. Geme, & N. F. Schor (Eds.), Nelson textbook of pediatrics (20th ed., pp. 2575–2578). Philadelphia, PA: Elsevier.

Elder, J. S. (2016b). Obstruction of the urinary tract. In R. M. Kliegman, B. F. Stanton, J. W. St. Geme, & N. F. Schor (Eds.), Nelson textbook of pediatrics (20th ed., pp. 2567–2575). Philadelphia, PA: Elsevier.

Elder, J. S. (2016c). Enuresis and voiding dysfunction. In R. M. Kliegman, B. F. Stanton, J. W. St. Geme, & N. F. Schor (Eds.), Nelson textbook of pediatrics (20th ed., pp. 2581–2586). Philadelphia, PA: Elsevier.

Elder, J. S. (2016d). Disorders and anomalies of the scrotal contents. In R. M. Kliegman, B. F. Stanton, J. W. St. Geme, & N. F. Schor (Eds.), Nelson textbook of pediatrics (20th ed., pp. 2592–2598). Philadelphia, PA: Elsevier.

Elias, B. L., Polancich, S., Jones, C., & Colvin, S. (2015). Evolving the PICOT Method for the Digital Age: The PICOT-D. Journal of Nursing Education, 54(10), 594–599.

Embleton, L., Lee, H., Gunn, J., Ayuku, D., & Braitsein, P. (2016). Causes of child and youth homelessness in developed and developing countries. Journal of American Medical Association, Pediatrics, 170(5), 435–444. doi:10.1001/jamapediatrics.2016.0156

Emergency Nurses Association (ENA). (2012). Emergency nursing resource: Family presence during invasive procedures and resuscitation in the emergency department. Retrieved from http://www.ena.org/practice-research/research/CPG/Documents/FamilyPresenceCPG.pdf

Emergency Nurses Association. (2014). Clinical Practice Guideline Synopsis: Family presence during invasive procedures and resuscitation. Retrieved from https://www.ena.org/practice-research/research/CPG/Documents/FamilyPresenceSynopsis.pdf

Ender, K. L., Krajewski, J. A., Babineau, J., Tresgallo, M., Schechter, W., Saroyan, J. M., & Kharbanda, A. (2014). Use of a clinical pathway to improve the acute management of vaso-occlusive crisis pain in pediatric sickle cell disease. Pediatric Blood & Cancer, 61(4), 693–696.

Engorn, B. Y., & Flerlage, J. (2015). Blood chemistries and body fluids. In The Johns Hopkins Hospital: The Harriet Lane handbook (20th ed., p. 626). Philadelphia, PA: Saunders Elsevier.

Engorn, B., & Flerlage, J. (2015). The Harriet Lane Handbook (20th ed.). St. Louis, MO: Elsevier Mosby.

Environmental Protection Agency (EPA). (2016). The Frank R. Lautenberg Chemical Safety for the 21st Century Act. Retrieved from https://www.epa.gov/assessing-and-managing-chemicals-under-tsca/frank-r-lautenberg-chemical-safety-21st-century-act

Epilepsy Foundation. (2014a). Seizures in youth. Retrieved from http://www.epilepsy.com/learn/seizures-youth

Epilepsy Foundation. (2014b). Ketogenic diet. Retrieved from http://www.epilepsy.com/learn/seizures-youth/about-kids/dietary-therapy

Erikson, E. (1963). Childhood and society. New York: W.W. Norton.

Erikson, E. (1968). Identity: Youth and crisis. New York: W.W. Norton.

Ermoian, R. P., Fogh, S. E., Braunstein, S., Mishra, K. K., Kun, L. E., & Haas-Kogan, D. A. (2016). General principles of radiation oncology. In P. A. Pizzo, & D. G. Poplack, Principles and practice of pediatric oncology (7th ed., pp. 362–382). Philadelphia, PA: J. B. Lippincott.

Estrada, C. R., & Cendron, M. (2013). Vesicoureteral reflux. Retrieved from http://emedicine.medscape.com/article/439403-overview

Faasse, M. A., & Cheng, E. Y. (2015). Pediatric hypospadias repair in 2015. Urology Times, 43(7), 16–18.

Fabbro, S. K., & Zirwas, M. J. (2014). Systemic contact dermatitis to foods: Nickel, BOP, and more, Current Allergy and Asthma Reports, 14(10), 463.

Fadiman, A. (1997). The spirit catches you and you fall down. New York: Farrar, Strauss, Giroux.

Fantasia, H. C. (2014). Migraine headache prophylaxis in adolescents. Nursing for women's health, 18(5), 420–424.

Farnham, A. C., Zimmerman, C. M., Papadouka, V., Konty, K. J., Zucker, J. R., Nattanmai, G. V., Rosen, J. B. (2015). Invasive pneumococcal disease following the introduction of 13-valent conjugate vaccine in children in New York City from 2007 to 2012, JAMA Pediatrics, 169(7), 646–652.

Faustini, K., & Lam, J. M. (2013). Infantile hemangiomas, Canadian Medical Association Journal, 185(7), 586.

Fawzy, F., Hussein, A., Eid, M. M., El Kashash, A. M, & Salem, H. K. (2015). Cryptorchidism and fertility. Clinical Medicine Insights: Reproductive Health, 9, 39–43.

Federal Interagency Forum on Child and Family Statistics. (2015). America's children: Key indicators of well-being, 2015. Retrieved from http://www.childstats.gov/americaschildren

Federal Interagency Forum on Child and Family Statistics. (2016). America's children: Key national indicators of well-being 2016. Washington, DC: U.S. Government Printing Office. Retrieved from http://www.childstats.gov/index.asp

Feinberg, A. N., Shwayder, T. A., Ruqiya, T., & Therdpong, T. (2014). Pediatric dermatologic disorders. Journal of Alternative Medicine Research, 6(2), 95–137.

Feldmeier, H. (2014). Treatment of pediculosis capitus: A critical appraisal of the current literature, American Journal of Clinical Dermatology, 15(5), 401–412.

Ferenkeh-Koroma, A. (2012). Systemic lupus erythematosus: Nurse and patient education. Nursing Standard, 26(39), 49–57.

Ferguson, L. A. (2011). Growth hormone use in children: Necessary or designer therapy? Journal of Pediatric HealthCare, 25(1), 24–30.

Fernandes, A. M., De Campos, C., Batalha, L., Perdigão, A., & Jacob, E. (2014). Pain assessment using the adolescent pediatric pain tool: A systematic review. Pain Research and Management, 19(4), 212–218.

Fernandes, S. Liamputtong, P., & Wollersheim, D. (2014). What makes people sick? Burmese refugee children's perceptions of health and illness. Health Promotion International, 30(1), 151–161.

Fernandez, C., Geller J. I., Ehrlich P. F., Hill, D. A., Kalapurakal, J. A., & Dome, J. S. (2016). Renal tumors. In P. A. Pizzo, & D. G. Poplack, Principles and practice of pediatric oncology (7th ed., pp. 753–771). Philadelphia, PA: J. B. Lippincott.

Fernandez, J. (2016). DiGeorge. Merck Manual Online. Whitehouse Station, NJ: Merck Research Laboratories. Retrieved from http://www.merckmanuals.com/professional/immunology_allergic_disorders/immunodeficiency_disorders/digeorge_syndrome.html

Ferro, M. A., Landgraf, J. M. & Speechley, K. N. (2013). Factor structure of the child health questionnaire parent form-50 and predictors of health-related quality of life in children with epilepsy. Quality of Life Research, 22, 2201–2211.

Ficorelli, C. T. (2013). Addison disease: The importance of early diagnosis. Nursing Made Incredibly Easy!, 11(2), 11–15.

Fiorino, K., & Liacouras, C. A. (2016). Congenital aganglionic megacolon (Hirschsprung disease). In R. M. Kliegman, B. F. Stanton, J. W. St. Geme, & N. F. Schor (Eds.), Nelson textbook of pediatrics (20th ed., pp. 1809–1811). Philadelphia, PA: Elsevier Saunders.

Fischer, S., Hirsch, T., Hirche, C., Kiefer, J., Kueckelhaus, M., Germann, G., & Reichenberger, M. A. (2014). Surgical treatment of primary gynecomastia in children and adolescents. Pediatric Surgery International, 20, 641–647.

Fisher, D. J., (2016). Pediatric urinary tract infection. Retrieved from http://emedicine.medscape.com/article/969643-overview

Fisher, D., Grap, J., Younger, J. B., Ameringer, S., & Elswick, R. K. (2013). Opioid withdrawal signs and symptoms in children: Frequency and determinants. Heart & Lung, 42(6), 407–413.

Fisher, M. J., & Broome, M. E. (2011). Parent–provider communication during hospitalization. Journal of Pediatric Nursing, 26(1), 58–69.

Fitzgerald, P. A. (2016). Endocrine disorders. In M. A. Papadakis, S. J. McPhee, & M. W. Rabow (Eds.), CURRENT medical diagnosis & treatment 2016. New York: McGraw-Hill.

Fitzpatrick, J. J. (2017). The dynamic nature of advanced practice psychiatric-mental health nursing. In K. R. Tusaie, & J. J. Fitzpatrick, Advanced practice psychiatric nursing (pp. 1–8). New York: Springer.

Flanigan, L. M. (2013). Biliary atresia and choledochal cyst. In N. T. Browne, L. M. Flanigan, C. A. McComiskey, & P. Pieper (Eds.). Nursing care of the pediatric surgical patient (3rd ed., pp. 435–446). Burlington, MA: Jones & Bartlett Learning.

Fleary, S. A., & Heffer, R. W. (2013). Impact of growing up with a chronically ill sibling on well siblings' late adolescent functioning. ISRN Family Medicine, 2013, 1–8.

Fleischer, D. M., Sicherer, S., Greenhawt, M., Campbell, D., Chan, E., Muraro, A., Rosenwasser, L. (2015). Consensus communication on early peanut introduction and the prevention of peanut allergy in high-risk infants. Pediatrics 135, 600.

Fleisher, G. R. (2017). Evaluation of sore throat in children. Retrieved from https://www.uptodate.com/contents/evaluation-of-sore-throat-in-children

Fleming-Dutra K. E., Shapiro, D. J., Hicks, L. A., Gerber, J. S., & Hersh, A. L. (2014). Race, otitis media, and antibiotic selection. Pediatrics, 134(6), 1059–1066. doi: 10.1542/peds.2014-1781

Fletcher, T. E., Fowler, R. A., & Beeching, N. J. (2014). Understanding organ dysfunction in Ebola virus disease, Intensive Care Medicine, 40, 1936–1939.

Flynn, J. T., Kaelber, D. C., Baker-Smith, C. M., Blowey, D., Carroll, A. E., Urbina, E. M. (2017). Clinical practice guideline for screening and management of high blood pressure in children and adolescents. Pediatrics, 140 (3):e20171904

Food Allergy and Anaphylaxis Network. (2016). About Anaphylaxis. Retrieved from http://www.foodallergy.org/anaphylaxis?

Food Allergy and Research Education (FARE), (n.d.). Food allergy facts and statistics for the U.S. Retrieved from http://www.foodallergy.org/file/facts-stats.pdf

Food and Drug Administration (FDA) (2016). FDA modernizes Nutrition Facts label for packaged foods. Retrieved from http://www.fda.gov/NewsEvents/Newsroom/PressAnnouncements/ucm502182.htm

Food Safety Network. (2016). Safety of unpasteurized fruit juice and cider. Retrieved from http://www.foodsafetynetwork.ca/aspx

Foreland, A. M., Rosenberg, L., & Johannessen, B. (2016). Nurses' experiences using conventional overhead phototherapy versus fibreoptic blankets for the treatment of neonatal hyperbilirubinemia. Journal of Neonatal Nursing, 22, 108–114.

Fortuna, G., & Brennan, M. T. (2013). Systemic lupus erythematosus: Epidemiology, pathophysiology, manifestations, and management. Dental Clinics of North America, 57(4), 631–655.

Forward, C. (2015). Engaging with teenagers who do not want to engage with you. British Journal of School Nursing, 10(5), 246–247.

Foster, M., Whitehead, L., & Maybee, P. (2016). The parents', hospitalized child's, and healthcare providers' perceptions and experiences of family-centered care within a pediatric critical care setting: A synthesis of quantitative research. Journal of Family Nursing February, 22(1), 6–73. doi: 10.1177/1074840715618193

Fournier, J., & Tsirikos, A. I. (2016). Paediatric spinal trauma: Patterns of injury, clinical assessment and principles of treatment. Orthopaedics and Trauma, 30(5), 421–429.

Fournier, M. (2013). Stemming the rising tide of acute kidney injury. American Nurse Today, 8(1), 12–16.

Franco, I. (2014). Prune Belly Syndrome. Retrieved from http://emedicine.medscape.com/article/447619-overview

Frazier, T. (2012). Disseminated Intravascular Coagulation and Implications for Medical-Surgical Nurses. Med-Surg Matters, 21(3/4), 8–11.

Freedman, J. L., Rheingold, S. R., & Fisher, M. J. (2016). Oncologic emergencies.

In P. A. Pizzo, & D. G. Poplack, Principles and practice of pediatric oncology (7th ed., pp. 967–989). Philadelphia, PA: J. B. Lippincott.

French, W. P. (2015a). Assessment and treatment of attention-deficit/hyperactivity disorder: Part 1. Pediatric Annals, 44(3), 114–120.

French, W. P. (2015b) Assessment and treatment of attention-deficit/hyperactivity disorder: Part 2. Pediatric Annals, 44(4), 158–168.

Friedricksdorf, S. J., & Postier, A. (2014). Management of breakthrough pain in children with cancer. Journal of Pain Research, 7, 117–123.

FRIENDS National Resource Center for Community-Based Child Abuse Prevention (CBCAP). (2006). Making family support programs accessible to children with disabilities and their families. Retrieved from http://www.friendsnrc.org/download/children_disabilities.pdf

Frishberg, Y., Rinat, C., Becker-Cohen, R. (2016). Renal replacement therapy (Dialysis and transplantation) in pediatric end-stage kidney disease. In K. Skorecki, G. M. Chertow, P. A. Marsden, M. W. Taal, & A. S. L. Yu, Brenner and Rector's the kidney (10th ed., pp. 2402–2437e.9). Philadelphia, PA: Elsevier.

Frøkiaer, J. (2016). Urinary tract obstruction. In K. Skorecki, G. M. Chertow, P. A. Marsden, M. W. Taal, & A. S. L. Yu, Brenner and Rector's the kidney (10th ed., pp. 1257–1282.e7). Philadelphia, PA: Elsevier.

Fry-Bowers, E. K. (2015). The ACA and Insurance Implications for Children with Special Health Care Needs, Journal of Pediatric Health Care, 29(2), 212–215.

Fuqua, J. S. (2013). Treatment and outcomes of precocious puberty: An update. Journal of Clinical Endocrinology & Metabolism, 98(6), 2198–2207.

Gaffney, M., Eichwald, J., Grosse, S.D., & Mason, C.A. (2010). Identifying infants with hearing loss- United States 1999-2007. Morbidity and Mortality Weekly Report 59, 220-223.

Galbraith, S. S. (2016). Acne. In R. M. Kliegman, B. F. Stanton, J. W. St. Geme, & N. F. Schor, Nelson textbook of pediatrics (20th ed., pp. 3228–3235). Philadelphia, PA: Elsevier.

Galinkin, J., Koh, J. L., & Committee on Drugs and Section on Anesthesiology and Pain Management. (2014). Recognition and management of iatrogenically induced opioid dependence and withdrawal in children. Pediatrics, 133(1), 152–155.

Gallegos, G., & Sortedahl, C. (2015). An exploration of professional values held by nurses at a large freestanding pediatric hospital. Pediatric Nursing, 41(4), 187–195.

Gallo, E., Pugi, A., Lucenteforte, E., Magginni, V., Gori, L., Vannacci, A. (2014). Pharmacovigilance of herb-drug interactions among preoperative patients. Alternative Therapies in Health and Medicine, 20(2), 13–17.

Gao, H., Xu, G., Gao, H., Dong, R., Fu, H., Wang D., & Zhang, H. (2015). Effect of repeated Kangaroo Mother Care on repeated procedural pain in preterm infants: A randomized controlled trial. International Journal of Nursing Studies, 52 (7), 1157–1165.

Garabedian, C., Verpillat, P. Czerkiewicz, I., Langlois, C., Muller, F., Avni, F., Houfflin-Debarge, V. (2014). Does a combination of ultrasound, MRI, and biochemical amniotic fluid analysis improve prenatal diagnosis of esophageal atresia? Prenatal Diagnosis, 34, 839–842.

Garcia-Prats, J. F. (2015). Anemia of prematurity. Retrieved from http://www.uptodate.com/contents/anemia-of-prematurity?source=search_result&search=anemia+of+prematurity&selectedTitle=1~23

Garg, S., Green, J., Leadbitter, K., Emsley, R., Lehtonen, A., Evans, G., & Huson, S. M. (2013). Neurofibromatosis type 1 and autism spectrum disorder. Pediatrics, 132(6), e1642–e1648.

Gargani, L., Schmidt, P. H., & Gheorghiade, M. (2011). Tolvaptan for the treatment of hyponatremia secondary to the syndrome of inappropriate antidiuretic hormone, 9(12), 1505–1513.

Gastaldi, R., Poggi, E., Mussa, A., Webber, G., Vigone, M. C., Salerno, M., Corrias, A. (2014). Graves disease in children: Thyroid-stimulating hormone receptor antibodies as remission markers. The Journal of Pediatrics, 164(5) 1189–1194.

Gastañaduy, P. A., Redd, S. B., Fiebelkorn, A. P., Rota, J. S., Rota, P. A., Bellini, W. J., Walace, G. S. (2014). Measles—United States, January 1-May 23, 2014. Morbidity and Mortality Weekly Report, 63(May 29), 1-4.

Gaydos, L. M., Blake, S. C., Gazmararian, J. A., Woodruff, W., Thompson, W. W., & Dalmida, S. G. (2015). Revisiting safe sleep recommendations for African-American infants: Why current counseling is insufficient. Maternal Child Health Journal, 19, 496–503.

Gearhart, J. P., & Matthews, R. (2016). Exstrophy-Epispadias Complex. In A. J. Wein, L. R. Kavoussi, A. W. Partin, & C. A. Peters (Eds.), Campbell-Walsh urology (11th ed., pp. 3182–3233.e6). Philadelphia, PA: Elsevier.

Gelfer, P., & Tatum, M. (2014). Sudden infant death syndrome. Journal of Pediatric HealthCare, 28(5), 470–474.

Gelfer, P., Cameron, R., Masters, K., Six Sigma Black Belt, & Kennedy, K. (2013). Integrating "Back to Sleep" recommendations into neonatal ICU practice. Pediatrics, 131(4), e1264–e1270.

Generali, J. A., & Cada, D. J. (2013). Dexamethasone: Idiopathic thrombocytopenic purpura in children and adolescents. Hospital Pharmacy, 48(2), 108–110.

Genetics Home Reference. (2016). Turner syndrome. Retrieved from http://ghr.nlm.nih.gov/condition/turner-syndrome

Genius, S. J., Sears, M. E., Schwalfenberg, G., Hope, J., & Bernhoft, R. (2013). Clinical detoxification: Elimination of persistent toxicants from the human body. Scientific World Journal, June 6, 238–347. doi: 10.0055/2013/238347

Gershon, A. A., & Hotez, P. J. (2011). Infectious diseases. In C. D. Rudolph, A. M. Rudolph, G. E. Lister, L. R. First, & A. A. Gershon (Eds.), Rudolph's pediatrics (22nd ed., pp. 878–1247). New York: McGraw-Hill.

Gewitz, M. H., Baltimore, R. S., Tani, L. Y., Sable, C. A., Schulman, S. T., Kaplan, E. L. (2015). Revision of the Jones Criteria for the diagnosis of acute rheumatic fever in the era of doppler echocardiography: A scientific statement from the American Heart Association. Circulation, 131(20), 1806–1818.

Geyer, K., Meller, K., Kulpan, C., & Mowery, B. D. (2013). Traumatic brain injury in children: Acute care management. Pediatric Nursing, 39(6), 283–289.

Ghiasuddina, A., Wong, J., & Siuc, A. M. (2016). Complementary and alternative medicine practices, traditional healing practices, and cultural competency in pediatric oncology in Hawai'i. Journal of Integrative Medicine, 14(5), 374–379.

Giardina, P. J., & Rivella, S. (2013). Thalassemia syndromes. In R. Hoffman, E. J. Benz, L. E. Silberstein, H. Heslop, J. I. Weitz, & J. Anastasi (Eds.), Hematology: Basic principles and practice (6th ed., pp. 505–535). Philadelphia, PA: Saunders Elsevier.

Giddings, S. S. (2012). An emerging dyslipidemia: New NHLBI and NLA treatment guidelines. Contemporary Pediatrics, 29(7), 24–33.

Giger, J. N. (2013). Transcultural nursing: Assessment & intervention (6th ed.). St. Louis, MO: Elsevier.

Gilboa, S. M., Devine, O. J., Kucik, J. E., Oster, M. E., Riehle-Colarusso, T., Nembhard, W. N., Marelli, A. J. (2016). Congenital heart defects in the United States: Estimating the magnitude of the affected population in 2010. Circulation, Retrieved from http://dx.doi.org/10.1161/CIRCULATIONAHA.115.019307

Ginsberg, H., & Opper, S. (1988). Piaget's theory of intellectual development (3rd ed.). Paramus, NJ: Prentice Hall.

Giza, C. C., Kutcher, J. S., Ashwall, S., Barth, J., Thomas, S. D., Getchius, T. S., Gioia, G. A., Ross Zafonte, R. (2013). Summary of evidence-based guideline update: Evaluation and management of concussion in sports: Report of the Guideline Development Subcommittee of the American Academy of Neurology. Neurology, 80(24), 2250–2257.

Glass, C. C., & Rangel, S. J. (2016). Overview and diagnosis of acute appendicitis in children. Seminars in Pediatric Surgery, 25, 198–203.

Glaucoma Research Foundation. (2015). Childhood Glaucoma: Parents Are First Line of Defense. Retrieved from http://www.glaucoma.org/glaucoma/childhood-glaucoma-parents-are-first-line-of-defense.php

Glenn, A. D. (2015). Using online health communication to manage chronic sorrow: Mothers of children with rare diseases speak. Journal of Pediatric Nursing, 30, 17–24.

Glidewell, J., Olney, R. S., Hinton, C., Pawelski, J., & Sontag, M. (2015). State legislation, regulations, and hospital guidelines for newborn screening for critical congenital heart defects—United States, 2011–2014. Morbidity and Mortality Weekly Report, 64(23), 625–630.

Goddard, A. T., & Gilmer, M. J. (2015). The role and impact of animals with pediatric patients. Pediatric Nursing, 41(2), 65–71.

Goldfield, G., Murray, M., Maras, D., Wilson, A., Phillips, P., Kenny, G., Sigal, R. J. (2016). Screen time is associated with depressive symptomatology among obese adolescents: a HEARTY study. European Journal of Pediatrics, 175(7), 909–919. doi:10.1007/s00431-016-2720-z

Goldschmidt, K. (2015). New techniques in pediatric pain management: Continuous peripheral nerve block. Journal of Pediatric Nursing, 30, 804–808.

Goldson, E., & Reynolds, A. (2014). Child development & behavior. In W. W. Hay, M. J. Levin, R. R. Deterding, M. J. Abzug, & J. M. Sondheimer (Eds.), CURRENT diagnosis & treatment: Pediatrics (22nd ed.). New York: McGraw-Hill. Retrieved from http://www.accessmedicine.com

Goldstein, R. D., Trachtenberg, F. L., Sens, M. A., Harty, B. J., & Kinney, H. C. (2016), Overall postneonatal mortality and rates of SIDS, Pediatrics, 137(1), e20152298.

Golshevsky, D., Cheung, M., & Burgner, D. (2013). Kawasaki disease: The importance of prompt recognition and early referral. Australian Family Physician, 42(7), 473–476.

Gomes, M. B., Negrato, C. A., & Calliari, L. (2015). Early age at menarche: A risk factor for overweight or obesity in patients with type 1 diabetes living in urban areas? Diabetes Research & Clinical Practice, 107(1), 23–30. doi:10.1016/j.diabres.2014.10.009

Gonçalves, R., Menezes, C., Machado, R., Ribeiro, I., & Lemos, J. (2016). Periorbital cellulitis in children: Analysis of outcome of intravenous antibiotic therapy, Orbit, 35(4), 175–180. doi: 10.1080/01676830.2016.1176205

Gonzalez, D. O., Deans, K. J., & Minneci, P. C. (2016). Role of non-operative management in pediatric appendicitis. Seminars in Pediatric Surgery, 25, 204–207.

Gonzalez, G., & Eichner, E. R. (2014). Hereditary spherocytosis. Retrieved from http://emedicine.medscape.com/article/206107-overview

Gooding, J. R., & McClead, R. E. (2015). Initial assessment and management of the newborn. Pediatric Clinics of North America, 62(2), 345–365.

Gooding, J. S., Cooper, L. G., Blaine, A. I., Franck, L. S., Howse, J. L., & Berns, S. D. (2011). Family support and family-centered care in the neonatal intensive care unit: Origins, advances, impact. Seminars in Perinatology, 35, 20–28.

Goodman, R. A., Posner, S. F., Huang, E. S., Parekh, A. K., & Kokh, H. K. (2013). Defining and measuring chronic conditions: Imperatives for research, policy, program, and practice. Preventing Chronic Disease, 10(April 25). doi: http://dx.doi.org/10.5888/pcd10.120239

Gordon, P. V., & Swanson, J. R. (2014). Necrotizing enterocolitis is one disease with many origins and potential means of prevention. Pathophysiology, 21, 13–19.

Gorlick, R., Janeway, K., & Marina, N. (2016). Osteosarcoma. In P. A. Pizzo, & D. G. Poplack, Principles and practice of pediatric oncology (7th ed., pp. 877–898). Philadelphia, PA: J. B. Lippincott.

Governale, L. S. (2015). Craniosynostosis. Pediatric Neurology, 53(5), 394–401.

Govindarajan, K. K., & Nelson C. P. (2015). Pediatric testicular torsion. Retrieved from http://emedicine.medscape.com/article/2035074-overview

Gözdaşoğlu, S., Pamir, A., Ünal, E., Gökçora, I. H., Uluoğlu, O., Ceyhan, K., Deda, H., Işkman, E., Çavdar, A. (2016). Secondary neoplasms in children with Hodgkin's Lymphoma receiving C-MOPP and radiotherapy: Presentation of four cases. Turkish Journal of Hematology, 33, 66–70. doi: 10.4274/tjh.2015.0027

Granados, A. C., & Agis, I. F. (2011). Why children with special needs feel better with hippotherapy session: A conceptual review. The Journal of Alternative and Complementary Medicine, 17(3), 191–197.

Granild-Jensen, J. B., Rackauskaite, G., Meulengracht Flachs, E., & Uldall, P. (2015). Predictors for early diagnosis of cerebral palsy from national registry data. Developmental Medicine & Child Neurology, 57(10), 931–935.

Gray, L., Garza, E., Zageris, D., Heilman, K. J., & Porges, S. W. (2015). Sucrose and warmth for analgesia in healthy newborns: An RCT. Pediatrics, 135(3), e607–e614.

Green, H. L., Rizzolo, D., & Austin, M. (2016). Surgical management for Hirschsprung disease: A review for primary care providers. Journal of the American Academy of Physician Assistants, 29(4), 24–29.

Green, S. S. (2015). Ingested and aspirated foreign bodies, Pediatrics in Review, 36(10), 430–437.

Greenbaum, L. A. (2016). Vitamin K deficiency. In R. M. Kliegman, B. F. Stanton, J. W. St. Geme, & N. F. Schor (Eds), Nelson textbook of pediatrics (20th ed., pp. 342–343). Philadelphia, PA: Elsevier.

Greenberg, D., Givon-Lavi, N., Sadaka, Y., Ben-Shimol, S., Bar-Ziv, J., & Dagan, R. (2014). Short-course antibiotic treatment for community-acquired alveolar pneumonia in ambulatory children: A double-blind, randomized, placebo-controlled trial. Pediatric Infectious Disease Journal. 33(2), 136–142.

Gregson, S., Meadows, J., Teakle, P., & Blacker, J. (2016). Skin-to-skin contact after elective caesarean section: Investigating the effect on breastfeeding rates. British Journal of Midwifery, 24 (1), 18–25.

Grey, K., & Maguiness, S. (2016). Atopic dermatitis: An update for pediatricians, Pediatric Annals, 45(8), e281–e286.

Griffin, E. S., & Young, T. M. (2015). Bacterial tracheitis in a 9-month old child, Journal of Emergency Nursing, 41(2), 109–112.

Griffin, T. (2013). A Family-Centered "Visitation" Policy in the Neonatal Intensive Care Unit That Welcomes Parents As Partners. The Journal of Perinatal and Neonatal Nursing, 27 (2), 160–165.

Grohskopf, L. A., Sokolow, L. Z., Broder, K. R., Walter, E. B., Bresee, J. S., Jernigan, D. B. (2017). Prevention and control of seasonal influenza with vaccines: Recommendations of the Advisory Committee on Immunization Practices (ACIP)—United States, 2017–18 influenza season. MMWR Recommendations and Reports, 66(2):1–20. DOI: http://dx.doi.org/10.15585/mmwr.rr6602a1.

Grossman, A. B., & Baldassano, R. N. (2016). Inflammatory bowel disease. In R. M. Kliegman, B. F. Stanton, J. W. St. Geme, & N. F. Schor (Eds.), Nelson textbook of pediatrics (20th ed., p. 1819–1831). Philadelphia, PA: Elsevier Saunders.

Grossman, A. B., & Mamula, P. (2016). Pediatric Crohn disease. Retrieved from http://emedicine.medscape.com/article/928288-overview

Grossoehme, D. H., Cotton, S., & McPhail, G. (2013). Use and sanctification of complementary and alternative medicine by parents of children with cystic fibrosis. Journal of HealthCare Chaplaincy, 19(1), 22–32.

Groves, L. B., Ladd, M. R., Gallaher, J. R., Swanson, J., Becher, R. D., Pranikoff, T., & Neff, L. P. (2013). Comparing the cost and outcomes of laparoscopic versus open appendectomy for perforated appendicitis in children. The American Surgeon, 79(9), 861–864.

Guardino, K. O., & Pieper, P. (2013). Anorectal malformations in children. In N. T. Browne, L. M. Flanigan, C. A. McComiskey, & P. Pieper (Eds.), Nursing care of the pediatric surgical patient (3rd ed., pp. 359–372). Burlington, MA: Jones & Bartlett Learning.

Guarin, P. L. B. (2013). How effective are nerve blocks after orthopedic surgery? A quality improvement study. Nursing 2013, 43(6), 63–66.

Gulati, S. (2015). Chronic kidney disease in children. Retrieved from http://emedicine.medscape.com/article/984358-overview

Gulla, K. M., Sachdev, A., Gupta, D., Gupta, N., Anand, K., & Pruthi, P. K. (2015). Continuous renal replacement therapy in children with severe sepsis and multiorgan dysfunction—A pilot study on timing of initiation. Indian Journal of Critical Care Medicine, 19(10), 613–617.

Gupta-Malhotra, M., Banker, A., Shete, S., Hashmi, S. S., Tyson, J. E., Boerwinkle, E. (2015). Essential hypertension versus secondary hypertension among children. American Journal of Hypertension, 28(1), 73–80.

Guy, G. P., Thomas, C. C., Thompson, T., Watson, M., Massetti, G. M., & Richardson, L. C. (2015). Vital signs: Melanoma incidence and mortality trends and projections –United States, 1982-2030, Morbidity and Mortality Weekly

Report, 64(21), 591–596.

Guynn, C., & Gulley, T. (2009). Trichotillomania. Consultant for Pediatricians, 408.

Hagan, J. G., Shaw, J. S., & Duncan, P. M. (2017). Bright futures: Guidelines for health supervision of infants, children, and adolescents (4th ed.). Elk Grove Village, IL: American Academy of Pediatrics.

Hainsworth, J. D., & Greco, A. (2016). Overview of the classification and management of cancers of unknown primary site. UpToDate. Retrieved from www.uptodate.com

Hall, E., Chai, W., Koszewski, W., & Albrecht, J. (2015). Development and validation of a social cognitive theory-based survey for elementary nutrition education program. International Journal of Behavioral Nutrition and Physical Activity, 12(47). doi: 10.1186/s12966-015-0206-4 Retrieved from https://ijbnpa.biomedcentral.com/articles/10.1186/s12966-015-0206-4

Halloran, L. (2014). Developing dermatology detective powers: Allergic contact dermatitis. Journal for Nurse Practitioners, 10(4), 284–285.

Hanas, R., de Beaufort, C., Hoey, H., & Anderson, B. (2011). Insulin delivery by injection in children and adolescents. Pediatric Diabetes, 12, 518–526.

Hanisch, D. (2013). Arrhythmias. In M. F. Hazinski, Nursing care of the critically ill child, (3rd ed., pp. 238–261), St. Louis, MO: Elsevier.

Hannah, E., & John, R. M. (2013). Everything the nurse practitioner should know about pediatric feeding tubes. Journal of the American Association of Nurse Practitioners, 25, 567–577.

Hansen, T. W. R. (2016). Neonatal jaundice. Retrieved from http://emedicine.medscape.com/article/974786-overview

Haque, S., & Alam, M. K. (2015). Common dental anomalies in cleft lip and palate patients. Malaysian Journal of Medical Sciences, 22(2), 55–60.

Hardcastle, N., Benzon, H. A., & Vavilala, M. S. (2014). Update on the 2012 guidelines for the management of pediatric traumatic brain injury—information for the anesthesiologist. Pediatric Anesthesia, 24(7), 703–710.

Harmon, K. G., Drezner, J., Gammons, M., Guskiewicz, K., Halstead, M., Herring, S, Roberts, W. (2013). American Medical Society for Sports Medicine Position Statement: Concussion in sport. Clinical Journal of Sport Medicine, 23(1), 1–18.

Harpavat, S., Garcia-Prats, J. A., & Shneider, B. L. (2016). Newborn bilirubin screening for biliary atresia. New England Journal of Medicine, 375(6), 605–606.

Harper, J. L., & Conrad, M. E. (2014). Iron deficiency anemia. Retrieved from http://emedicine.medscape.com/article/202333-overview

Harris, H., & Crawford, A. (2013). Hepatitis goes viral. Nursing 2013, 43(11), 38–43.

Hartmann, N., Neininger, M., Bernhard, M., Syrbe, S., Nickel, P., Merkenschlager, A., & Bertsche, A. (2016). Use of complementary and alternative medicine (CAM) by parents in their children and adolescents with epilepsy—Prevalence, predictors and parents' assessment. European Journal of Paediatric Neurology, 20(1), 11–19. doi: 10.1016/j.ejpn.2015.11.003

Hartung, H. D., Olson, T. S., & Bessler, M. (2013). Acquired aplastic anemia in children. Pediatric Clinics of North America, 60(6), 1311–1336.

Harvey, J., & Chadi, N. (2016). Strategies to promote smoking cessation among adolescents. Paediatrics & Child Health, 21(4), 1–5.

Hassan, H. H. A-K., & Balistreri, W. F. (2016). Neonatal cholestasis. In R. M. Kliegman, B. F. Stanton, J. W. St. Geme, & N. F. Schor (Eds.), Nelson textbook of pediatrics (20th ed., pp. 1928–1932). Philadelphia, PA: Elsevier Saunders.

Hassett, S., Smith, G. H. H., & Holland, A. J. A. (2012). Prune belly syndrome. Pediatric Surgery International, 28, 219–228.

Hassiotou, F., Hepworth, A. R., Metzger, P., Lai, C. T., Trengove, N., Hartmann, P. E., & Filgueira, L. (2013). Maternal and infant infections stimulate a rapid leukocyte response in breastmilk. Clinical and Translational Immunology, 2(e3), 1–10.

Hatfield, L. A. (2014). Neonatal pain: What's age got to do with it? Surgical Neurology International, 5(13), S479–S489.

Hawke, B. M. (2013). Special needs populations: Perioperative care of the pediatric cardiac patient undergoing noncardiac surgery. AORN Journal, 97(6), 728–735.

Hawkins, D. S., Brennan, B. M., Bolling, T., Davidson, D. J., Dirksen, U., DuBois, S.G., Lessnick, S. L. (2016). Ewing Sarcoma. In P. A. Pizzo, & D. G. Poplack, Principles and practice of pediatric oncology (7th ed., pp. 855–876). Philadelphia, PA: J. B. Lippincott.

Hazinski, M. F., Mondozzi, M. A., & Baker, R. A. U. (2014). Shock, multiple organ dysfunction syndrome, and burns in children. In K. L. McCance, S. E. Huether, V. L. Brashers, & N. R. Rote, Pathophysiology: The biologic basis for disease in adults and children (7th ed., pp. 1699–1727). St. Louis, MO: Mosby Elsevier.

Health Central. (2015). Hot water scalding. Retrieved from http://www.healthcentral.com/encyclopedia/hc/hot-water-scalding-3168861/

Health Resources and Services Administration, Maternal and Child Health Bureau. (2016). Title V maternal and child health services block grant program. Retrieved from http://www.mchb.hrsa.gov/programs/titlevgrants/index.html

Health Resources and Services Administration. (2013). Vaccine Injury Table. Retrieved from http://www.hrsa.gov/vaccinecompensation/vaccineinjurytable.pdf

Healthy Child. (2013). Find safe plastics to store your family's food. Retrieved from http://www.healthychild.org/easy-steps/find-safe-plastics-for-your-familys-foo/

Healthy People 2020. (2016). The vision, mission, and goals of Healthy People 2020. Retrieved from https://www.healthypeople.gov/sites/default/files/HP2020Framework.pdf

Healy, K. (2013). A descriptive survey of the information needs of parents of children admitted for same day surgery. Journal of Pediatric Nursing, 28, 179–185.

Heath, J., MacKinlay, D., Watson, A. R., Hames, A., Wirz, L., Scott, S., McHugh, K. (2011). Self-reported quality of life in children and young people with chronic kidney disease. Pediatric Nephrology, 26, 767–773.

Heidar, K., Miller, A., Epley, D., Heidar, K., & Pihlblad, M. (2015). American Academy of Ophthalmology. Retinopathy of Prematurity. Retrieved from http://www.aao.org/SearchResults.aspx?q=preterm%20infants%20visual%20development&c=1

Heiner, J. D., & Morgan, T. L. (2014). Progressive bruising in an otherwise healthy child: Immune thrombocytopenia purpura. Canadian Journal of Emergency Medicine, 16(2), 158–159.

Helmet Safety Institute. (2016). Children. Retrieved from http://www.bhsi.org/stats.htm#child

Helmstaedter, C., Aldenkamp, A. P., Baker, G. A., Mazarati, A., Ryvlin, Ph., & Sankar, R. (2014). Disentangling the relationship between epilepsy and its behavioral comorbidities – the need for prospective studies in new-onset epilepsies. Epilepsy & Behavior, 31, 43–47.

Hendrix, K. S., Finnell, M. E., Zimit, G. D., Sturm, L. A., Lane, K. A., & Downs, S. M. (2014). Vaccine message framing and parents' intent to immunize their infants for MMR. Pediatrics, 134(3), e675–2683.

Henry Street Settlement. (2016). Lillian Wald. Retrieved from http://www.henrystreet.org/about/history/lillian-wald.html

Herlihy, J. M., Shaikh, A., Mazimba, A., Gagne, N., Grogan, C., Mpamba, C., & Hamer, H. (2013). Local perceptions, cultural beliefs and practices that shape umbilical cord care: A qualitative study in Southern Province, Zambia. PLoS ONE 8(11). doi:10.1371/journal.pone.0079191KidsHealth, (2016). How much will my baby grow? Retrieved from http://kidshealth.org/en/parents/grow13m.html?WT.ac=ctg#catgrowth

Herman-Giddens, M. E., Bourdony, C. J., Dowshen, S. A., & Reiter, E. O. (2011). Assessment of sexual maturity stages in girls and boys. Elk Grove Village, IL: American Academy of Pediatrics.

Herman-Giddens, M. E., Steffes, J., Harris, D., Slora, E., Hussey, M., Dowshen, S. A., Reiter, E. O. (2012). Secondary sexual characteristics in boys: Data from the Pediatric Research in Office Settings Network. Pediatrics, 130(5), e1058–e1068.

Hernandez, J. (2015). Legg-Calvé-Perthes disease in emergency medicine workup. Medscape. Retrieved from http://emedicine.medscape.com/article/826935-workup

Heron, M. (2016). Deaths: Leading causes, 2013, National Vital Statistics Reports, 65(2), 1–94.

Heymann, D. L. (Ed.). (2015). Control of communicable diseases manual (20th ed.). Washington, DC: APHA Press.

Hill, H. A., Elam-Evans, L. D., Yankey, D., Singleton, J., & Kolasa, M. (2015). National, state, and selected local area vaccination coverage among children aged 19–35 months—United States, 2014. Morbidity and Mortality Weekly Report, 64(33), 899–896.

Hillman, B. A., Tabrizi, M. N., Gauda, E. B., Carson, K. C., & Aucott, S. W. (2015). The neonatal pain, agitation and sedation scale and the bedside nurse's assessment of neonates. Journal of Perinatology, 35(2), 128–131.

Hilton, L. (2016). Cleft lip and palate team approach to treatment. Contemporary Pediatrics, 33(7), 32–37.

Hird, B. E., Tetlow, L., Tobi, S., Patel, L., & Clayton, P. E. (2015). No evidence of an increase in early infant mortality from congenital adrenal hyperplasia in the absence of screening. Archives of Disease in Childhood, 99, 158–164.

Hirsch, M., & Birnbaum, R. J. (2016). Tricyclic and tetracyclic drugs: Pharmacology, administration, and side effects. UpToDate. Retrieved from www.uptodate.com

Hitch, D. (2014). Von Willebrand disease 101. American Nurse Today, 9(6), 35–39.

Hoberman, A., Greenfield, S. P., Mattoo, T. K., Keren, R., Matthews, R., Pohl, H. D., Carpenter, M. A. (2014). Antimicrobial Prophylaxis for Children with Vesicoureteral Reflux, 370(25), 2367–2376.

Hochberg, J., Giulino-Roth, L., & Cairo, M. S. (2016). Lymphoma. In R. M. Kliegman, B. Stanton, J. W. St. Geme, & N. F. Schor, Nelson textbook of pediatrics (20th ed., pp. 2445–2452). Philadelphia, PA: Saunders.

Hochberg, Z., & Belsky, J. (2013). Evo-devo of human adolescence: Beyond disease models of early puberty. BMC Medicine, 11, 113. doi:10.1186/1741-7015-11-113.

Hoffart, C., Anderson, R., & Wallace, D. (2014). A155: Development of an Intensive Interdisciplinary Pediatric Pain Rehabilitation Program: Improving Pain, Functioning, and Psychological Outcomes. Arthritis & Rheumatology, 66S201. doi:10.1002/art.38581

Holder, M., & Jackson, L. (2013). Hirschsprung's Disease. In N. T. Browne, L. M. Flanigan, C. A. McComiskey, & P. Pieper (Eds.), Nursing care of the pediatric surgical patient (3rd ed., pp. 347–358). Burlington, MA: Jones & Bartlett Learning.

Holland-Hall, C., & Burstein, G. R. (2016). Adolescent development. In R. M. Kliegman, B. F. Stanton, J. W. St. Geme, & N. F. Schor (Eds.), Nelson textbook of pediatrics (20th ed., pp. 926–931). Philadelphia, PA: Elsevier.

Holmberg, C., & Jalanko, H. (2014). Congenital nephrotic syndrome and recurrence of proteinuria after renal transplantation. Pediatric Nephrology, 29, 2309–2317.

Holmes A. V., Atwood, E. C., Whalen, B., et al. (2016). Rooming-in to treat neonatal abstinence syndrome: Improved family-centered care at lower cost. Pediatrics, 137(6), e20152929.

Holt, K., Wooldridge, N., Story, M., & Sofka, D. (2011). Bright futures nutrition (3rd ed.). Elk Grove Village, IL: American Academy of Pediatrics.

Holt, K., Wooldridge, N., Story, M., & Sofka, D. (2016). Bright futures: Nutrition (4th ed.). Elk Grove Village, IL: American Academy of Pediatrics.

Holtrop, K., Smith, S. M., & Scott, J. C. (2015). Associations between positive parenting practices and child externalizing behavior in underserved Latino immigrant families. Family Process, 54(2), 359–375. doi: 10.1111/famp.12105

Hood, E., & Zimmerman, B. T. (2013). Abdominal wall defects. In N. T. Browne, L. M. Flanigan, C. A. McComiskey, & P. Pieper (Eds.), Nursing care of the pediatric surgical patient (3rd ed., pp. 277–294). Burlington, MA: Jones & Bartlett Learning.

Hoon, A. H., & Tolley, F. (2013). Cerebral palsy. In M. L. Batshaw, N. J. Roizen, & G. R. Lotrecchiano (Eds.), Children with disabilities (7th ed., pp. 423–450) Baltimore, MD: Paul H. Brookes Publishing Company.

Hopkins, E. E., Gazza, E., & Marazita, M. L. (2016). Parental experience caring for cleft lip and palate infants with nasoalveolar moulding. Journal of Advanced Nursing, 72(10), 2413–2422.

Horton, T. H., & Steuber, P. (2016). Overview of the presentation and diagnosis of acute lymphoblastic leukemia in children and adolescents. UpToDate. Retreived from www.uptodate.com

Horton, W. A., & Hecht, J. T. (2016). Disorders involving transmembrane receptors. In R. M. Kliegman, B. Stanton, J. W. St. Geme, & N. F. Schor, Nelson textbook of pediatrics (20th ed., pp. 3370–3372). Philadelphia, PA: Saunders.

Houck, D. (2014). Helping nurses cope with grief and compassion fatigue. Clinical Journal of Oncology Nursing, 18(4), 454–458.

HRTW National Resource Center. (2014). Systems and services. Retrieved from http://www.syntiro.org/hrtw/systems/index.html

Hsiao, M., Sathya, C., Nathens, A. B., de Mestral, C., Hill, A. D., & Langer, J. C. (2013). Is activity restriction appropriate for patients with hereditary spherocytosis? A population-based analysis. Annals of Hematology, 92(4), 523–525.

Hsu, C. K., Wang, S. P., Lee, J. Y., & McGrath, J. A. (2014). Treatment of hereditary epidermolysis bullosa: Updates and future prospects, American Journal of Clinical Dermatology, 15(1), 1–6.

Hsu, J. J., Lee, T. C., & Sandborg, C. I. (2013). Treatment of juvenile idiopathic arthritis. In G. S. Firestein, R. C. Budd, R. C. Gabriel, I. B. McInnes, & J. R. O'Dell (Eds.), Kelley's textbook of rheumatology (9th ed., pp. 1752–1770). Philadelphia, PA: Elsevier Saunders.

Huang, J. S., Terrones, L., Tompane, T., Dillon, G., Pian, M., Gottschalk, M., Bartholomew, K. (2014). Preparing adolescents with chronic disease for transition to adult care: A technology program. Pediatrics, 133(6), e1639–e1646.

Huang, S. A., & LaFranchi, S. (2016). Hyperthyroidism. In R. M. Kliegman, B. F. Stanton, J. W. St. Geme, & N. F. Schor (Eds.), Nelson textbook of pediatrics (20th ed., pp. 2680–2685.e1). Philadelphia, PA: Elsevier.

Huda, S., Chaudhery, S., Ibrahim, H., & Pramanik, A. (2014). Neonatal necrotizing enterocolitis: Clinical challenges, pathophysiology and management. Pathophysiology, 21, 3–12.

Hudak, M. L. (2016). Codeine pharmacogenetics as a proof of concept for pediatric precision medicine. Pediatrics, 138(1): e201161359.

Hudson, S. (2014). Stroke in a child with sickle cell anemia. American Nurse Today, 9 (11).

Huether, S. E., Rodway, G., & DeFriez, C. (2014). Pain, temperature regulation, sleep, and sensory function. In K. L. McCance, S. E. Huether, V. L. Brashers, & N. S. Rote, Pathophysiology: The biologic basis for disease in adults and children (7th ed., pp. 484–526). St. Louis, MO: Mosby Elsevier.

Hulsman, A. R., & Oranje, A. P. (2014). Educational paper: Neonatal skin lesions. European Journal of Pediatrics, 173(5), 557–566.

Hung, M.-H., Lin, L.-H., & Chen, D. F. (2012). Clinical manifestations in children with ruptured appendicitis. Pediatric Emergency Care, 28(5), 433–435.

Hunter, A. K., & Liacouras, C. A. (2016). Hypertrophic pyloric stenosis. In R. M. Kliegman, B. F. Stanton, J. W. St. Geme, & N. F. Schor (Eds.), Nelson textbook of pediatrics (20th ed., pp. 1797–1799). Philadelphia, PA: Elsevier Saunders.

Hunziker, M., Colhoun, E., & Puri, P. (2014). Renal cortical abnormalities in siblings of index patients with vesicoureteral reflux. Pediatrics, 133(4), e933–e937.

Huppert, S. S., & Balistreri, W. F. (2016). Morphogenesis of the liver and biliary system. In R. M. Kliegman, B. F. Stanton, J. W. St. Geme, N. F. Schor (Eds.), Nelson textbook of pediatrics (20th ed., pp. 1918–1921). Philadelphia, PA: Elsevier.

Hurwitz, R. I., Shields, C. L., Shields, J. A., Chevez-Barrios, P., Gombos, D. S., Hurwitz, M. Y., & Chintagumpaia, M. M. (2016). Retinoblastoma. In P. A. Pizzo, & D. G. Poplack, Principles and practice of pediatric oncology (7th ed., pp. 700–725). Philadelphia, PA: J. B. Lippincott.

Huzar, T. F., George, T., & Cross, J. M. (2013). Carbon monoxide and cyanide toxicity: Etiology, pathophysiology and treatment in inhalation injury, Expert Reviews in Respiratory Medicine, 7(2), 159–170.

Hydrocephalus Association, (2016). Signs and symptoms of complication. Retrieved from http://www.epilepsy.com/learn/seizures-youth/about-kids/dietary-therapy/

Hylick, E. V., Grubbs, C. R., Johnson, J., & Oliver, B. (2014). Pediatric hypertension. US Pharmacist. 39(2), 57–60.Jacobs, J. P., Quintessenza, J. A., Karl, T. R., Asante-Korang, A., Everett, A. D., Collins, S. B., Jacobs, M. L. (2015). Summary of the 2015 International Paediatric Heart Failure Summit of Johns Hopkins All Children's Heart Institute. Cardiology in the Young, 25(Suppl. 2), 8–30.

Hysing, M., Harvey, A., Torgersen, L., Ystrom, E., Reichborn-Kjennerud, T., & Sivertsen, B. (2014). Trajectories and predictors of nocturnal awakenings and sleep duration in infants. Journal of Developmental and Behavioral Pediatrics, 35(5), 309–316. doi:10.1097/DBP.0000000000000064.

Iafusco, D., Galderisi, A., Nocerino, I., Cocca, A., Zuccotti, G., Prisco, F., & Scaramuzza, A. (2011). Chat line for adolescents with type 1 diabetes: A useful tool to improve coping with diabetes: A 2-year follow-up study. Diabetes Technology & Therapeutics, 13(5), 551–555.

Ibrahim, A. P., Knipper, S. H., Brausch, A. M., & Thorne, E. K. (2016). Solitary participation in the "Choking Game" in Oregon. Pediatrics, 138(6), e20160778. doi: 10.1542/peds.2016-0778

Ibrahim, S. H., & Balisteri, W. F. (2016). Mitochondrial hepatopathies. In R. M. Kliegman, B. F. Stanton, J. W. St. Geme, & N. F. Schor (Eds.), Nelson textbook of pediatrics (20th ed., pp. 1958–1961). Philadelphia, PA: Elsevier Saunders.

Iennaco, J. D. (2016). The nurse-patient relationship and therapeutic communication. In Potter, M. L. and Moller, M.D. (Eds.), Psychiatric-Mental Health Nursing, From Suffering to Hope (pp. 130–160). New York: Pearson.

Ilowite, N. T., & Laxer, R. M., (2016). Pharmacology: Biologics. In J. T. Cassidy, R. E. Petty, R. M. Laxer, C. B. Lindsley, & L. R. Wedderburn. Textbook of pediatric rheumatology (7th ed., pp. 161–175.e.6). Philadelphia, PA: Elsevier.

Immunization Action Coalition. (2013). Vaccine timeline: Historic dates and events related to vaccines and immunization. Retrieved from http://www.immunize.org/timeline/

Immunization Action Coalition. (2015). Vaccines with diluents: How to use them. Retrieved from http://www.immunize.org/catg.d/p3040.pdf

ImPACT (2016). ImPACT (Immediate Post-Concussive Assessment and Cognitive Test). Retrieved from https://www.impacttest.com

Incecik, F., Herguner, O. M., Altunbasak, S., Mert, G., & Kiris, N. (2014). Risk of recurrence after discontinuation of antiepileptic drug therapy in children with epilepsy. Journal of Pediatric Neurosciences, 9(2), 100–104.

Inglese, M. D., & Elder, H. (2009). Caring for children with autism spectrum disorder, Part I: Prevalence, etiology, and core features. Journal of Pediatric Nursing, 24, 41–47.

Inouye, B. M., Tourchi, A., DiCarlo, H. M., Young, E. E., & Gearhart, J. P. (2014). Modern management of the exstrophy-epispadias complex. Surgery Research and Practice, 2014. Retrieved from http://dx.doi.org/10.1155/2014/587064

Institute of Medicine. (2012). Epilepsy across the spectrum: Promoting health and understanding. Washington, D.C.: The National Academies Press.

International Union for Health Promotion and Education. (2016). Vision, values, and mission. Retrieved from http://www.iuhpe.org/index.php/en/

Iro, M. A., & Kelly, D. F. (2015). Management and outcome of encephalitis in children. Paediatrics and Child Health, 25(11), 490–497.

Irwin, S., Barmherzig, R., & Gelfand, A. (2017). Recurrent gastrointestinal disturbance: Abdominal migraine and cyclic vomiting syndrome. Current Neurology and Neuroscience Reports, 17:21. doi:10.1007/s11910-017-0731-4

Isaac-Otero, G., Molina-Alonso, D., Asencio-López, L., & Leal-Leal, C. A. (2016). Use of alternative and complementary medicine in pediatric cancer: Investigation of 100 cases at a level III care institute. Gaceta médica de México, 152(2), 196–201.

Islam, S. (2012). Advances in surgery for abdominal wall defects: Gastroschisis and omphalocele. Clinical Perinatology, 39, 375–386.

Islek, A., Güven, A. G., Koyun, M., Akman, S., & Alimoglu, E. (2011). Probability of urinary tract infection in infants with ureteropelvic junction obstruction: Is antibacterial prophylaxis really needed? Pediatric Nephrology, 26, 1837–1841.

Iverson, G. L., & Gioia, G. A. (2016). Returning to school following sport-related concussion. Physical Medicine and Rehabilitation Clinics of North America, 27(2), 429–436.

J-Tip. (2015). Benefits of J-Tip Needle Free Injection System. Retrieved from jtip.com

Jabre, P., Belpomme, V., Azoulay, E., Jacob, L., Bertrand, L., Lapostolle, F., Adnet, F. (2013). Family presence during cardiopulmonary resuscitation. The New England Journal of Medicine, 368(11), 1008–1018.

Jackson, M. K., Levy, R. G., & Cooper, P. N. (2016). Ketogenic diet and other dietary treatments for epilepsy (review). Cochrane Database of Systematic Reviews, 2016(2), 1–36. doi: 1031002/14651858.CD001903.pub3

Jacques, E. (2013). Treating nocturnal enuresis in children and young people. British Journal of School Nursing, 8(6) 275–278.

Jahnke, M. N. (2016). Vascular lesions. Pediatric Annals, 45(8), e299–e305.

James, H. E. (1986). Neurologic evaluation and support in the child with acute bran insult. Pediatric Annals, 15(1), 16–22.

Jamieson, N., Fitzgerald, D., Singh-Grewal, D., Hanson, C. S., Craig, J. C., & Tong, A. (2014). Children's experiences of cystic fibrosis: A systematic review of qualitative studies, Pediatrics, 133(6), e1683–e1697.

Jamshidi, R., & Sato, T. T. (2013). Initial assessment and management of thermal burns in children, Pediatrics in Review, 34(9), 395–403.

Jaser, S. S., & White, L. E. (2011). Coping and resilience in adolescents with type 1 diabetes. Child: Care Health and Development, 37(3), 335–342.

Jaser, S. S., Faulkner, M. S., Whittemore, R., Jeon, S., Delamater, A., & Grey, M. (2012). Coping, self-management, and adaptation in adolescents with type 1 diabetes. Annals of Behavioral Medicine, 43, 311–319.

Jayasinghe, H., Kopsaftis, Z., & Carson, K. (2015). Asthma bronchiale and exercise-induced bronchoconstriction, Respiration, 89, 505–512.

Jennings, P., Cullen, M., Mark, R., Meloche, M. E., Jaeger, S., & Lile, T. (2015). Developing a pediatric burn treatment program in a community hospital, Pediatric Nursing, 41(5), 219–225.

Jensen, M. K., & Balistreri, W. F. (2016). Viral hepatitis. In R. M. Kliegman, B. F. Stanton, J. W. St. Geme, & N. F. Schor (Eds.), Nelson textbook of pediatrics (20th ed., pp. 1942–1953). Philadelphia, PA: Elsevier Saunders.

Jeschke, M. G., & Herndon, D. N. (2014). Burns in children: Standard and new treatments. Lancet, 383, 1168–1178.

Jetté, N., Sander, J. W., & Keezer, M. R. (2016). Surgical treatment for epilepsy: The potential gap between evidence and practice. The Lancet Neurology, 15(9), 982–994.

Jiang, C., Mitran, A., Minino, A., & Ni, H. (2015). Racial and gender disparities in suicide among young adults aged 18–24: United States, 2009–2013. National Center for Health Statistics. Retrieved from http://www.cdc.gov/nchs/data/hestat/suicide/racial_and_gender_2009_2013.htm

Jibb, L. A., Nathan, P. C., Stevens, B. J., Seto, E., Cafazzo, J. A., Stephens, N., Yohannes, L., & Stinson, J. N. (2015). Psychological and physical interventions for the management of cancer-related pain in pediatric and young adult patients: An integrative review. Oncology Nursing Forum, 42(6), E339-571. doi: 10.1188/15.ONF.E339-E357

Jinnah, H., & Stoneman, Z. (2016). Influence of permissive parenting on youth farm risk behaviors. Journal of Agromedicine, 21(3), 244–252. doi: 10.1080/1059924X.2016.1179610

Jitpakdee, T., & Mandee, S. (2014). Strategies for preventing side effects of systemic opioid in postoperative pediatric patients. Pediatric Anesthesia, 24(6), 561–568.

Jobson, M., & Hall, N. J. (2016). Contemporary management of pyloric stenosis. Seminars in Pediatric Surgery, 25(4), 219–224.

Joffe, S., Kesselheim, J., & Shurin, S. (2016). Ethical considerations in pediatric oncology. In P. A. Pizzo, & D. G. Poplack, Principles and practice of pediatric oncology (7th ed., pp. 1156–1171). Philadelphia, PA: J. B. Lippincott.

Johns Hopkins Medicine. (2016). Failure to thrive. Retrieved from http://www.hopkinsmedicine.org/healthlibrary/conditions/pediatrics/failure_to_thrive_90,P02297/

Johnson, K., & Phoenix, B. (2017). Integrative management of anxiety-related conditions. In K. R. Tusaie & J. J. Fitzpatrick, Advanced practice psychiatric nursing (pp. 195–223). New York: Springer.

Johnson, L. J. (2013). Emergencies: Is consent required? Medical Economics, 90(13), 60.Joint Commission. (2016). 2016 National Patient Safety Goals Presentation. Retrieved from http://www.jointcommission.org/standards_information/npsgs.aspx

Johnston, C., Campbell-Yeo, M., Fernandes, A., Inglis, D., Streiner, D., & Zee, R. (2014). Skin-to-skin care for procedural pain in neonates. Cochrane Database of Systematic Reviews, 23(1), doi: 10.1002/14651858.CD008435.pub2

Joint Commission. (2014). Clarification of the Pain Management Standard. Joint Commission Perspectives, 34(11), 11.

Jones, K. B., & Higgins, G. C. (2010). Juvenile rheumatoid arthritis. In P. J. Allen, J. A. Vessey, & N. A. Schapiro, Primary care of the child with a chronic condition (5th ed., pp. 587–606). St. Louis, MO: Mosby/Elsevier.

Jordan, L. B., Vekeman, F., Sengupta, A., Corral, M., Guo, A., & Duh, M. S. (2012). Persistence and compliance of deferoxamine versus deferasirox in Medicaid patients with sickle-cell disease. Journal of Clinical Pharmacy and Therapeutics, 37, 173–181.

Joshi, A., Trout, K. E., Aguirre, T., & Wilhelm. S. (2014). Exploration of factors influencing initiation and continuation of breastfeeding among Hispanic women living in rural settings: A multi-methods study. Rural Remote Health, 14, 2955.

Joyce, J. C. (2016). Vesiculobullous disorders. In R. M. Kliegman, B. F. Stanton, J. W. St. Geme, & N. F. Schor (Eds.), Nelson textbook of pediatrics (20th ed., pp. 3140–3150). St. Louis, MO: Elsevier.

Juern, A. M., & Drolet, B. A. (2016a). Arthropod bites and infestations. In R. M. Kliegman, B. F., Stanton, J. W. St. Geme, & N. F. Schor (Eds.), Nelson textbook of pediatrics (20th ed., pp. 3222–3228). Philadelphia, PA: Elsevier.

Juern, A. M., & Drolet, B. A. (2016b). Cutaneous bacterial infections. In R. M. Kliegman, B. F. Stanton, J. W. St. Geme, & N. F. Schor (Eds.), Nelson textbook of pediatrics (20th ed., pp. 3203–3213). Philadelphia, PA: Elsevier.

Juhas, E., & English, J. C. (2013). Tattoo-associated complications. Journal of Pediatric and Adolescent Gynecology, 26, 125–129.

Julian, N., Edwards, N. E., DeCrane, S., & Hingtgen, C. M. (2014). Neurofibramatosis 1: Diagnosis and management. Journal for Nurse Practitioners, 10(1), 30–35.

Jurewicz, J., Polanska, K., & Hanke, W. (2013). Exposure to widespread environmental toxicants and children's cognitive development and behavioral problems. International Journal of Occupational Medicine and Environmental Health, 26, 185–204.

Kahle, K. T., Kulkarni, A. V., Limbrick, D. D., & Warf, B. C. (2016). Hydrocephalus in children. The Lancet, 387(10020), 788–799.

Kaplan, S. L. (2016). Osteomyelitis. In R. M. Kliegman, B. Stanton, J. W. St. Geme, & N. F. Schor, Nelson textbook of pediatrics (20th ed., pp. 3322–3327). Philadelphia, PA: Saunders.

Kaplowitz, P. B. (2014). Delayed puberty in girls: A guide for families. Retrieved from https://www.pedsendo.org/assets/patients_families/EdMat/Delayed%20Puberty%20Girls.pdf

Karananou, P., Fleva, A., Tramma, D., Alataki, A., Pavlitou-Tsiontsi, A., Emporiadou-Peticopoulou, M., & Papadopoulou-Alataki, E. (2016). Altered expression of TLR2 and TLR4 on peripheral blood monocytes in children and urinary tract infection. BioMed Research International, 2016, 1–7.

Kari, J. A., El-Desoky, S., Farag, Y., Mosli, H., Altyieb, A. M., Al-Sayad, H., Farsi, H. (2013). Renal impairment in children with posterior urethral valves. Pediatric Nephrology, 28, 927–931.

Karlsson, K., Rydström, I., Enskär, K., & Englund, A. D. (2014). Nurses' perspectives on supporting children during needle-related medical procedures. International Journal of Qualitative Studies on Health and Well-Being, 9. Retrieved from http://dx.doi.org/10.3402/qhw.v9.23063

Karwowski, M. P., Nelson, J. M., Staples, J. E., Fischer, M., Fleming-Dutra, K. E., Villanueva, J, Rasmussen, S. A. (2016). Zika virus disease: A CDC update for pediatric healthcare providers, Pediatrics, 137(5), e2 0160621.

Kask, M., Rintala, R., & Taskinen, S. (2014). Effect of onabotulinumtoxinA treatment on symptoms and urodynamic findings in pediatric neurogenic bladder. Journal of Pediatric Urology, 10(2), 280.

Kassim, A. A., Galadanci, N. A., Pruthi, S., & DeBaun, M. R. (2015). How I treat and manage strokes in sickle cell disease. Blood, 28 (125), 3401–3410.

Katrancha, E. D., & Harshberger, L. A. (2012). Nursing students with latex allergy. Nurse Education in Practice, 12, 328–332.

Kaushik, R., Krisch, I., Schroeder, D., Flick, R., & Nemergut, M. (2015). Pediatric bicycle-related injuries: a population-based study in a country without a helmet law. Injury Epidemiology, 2(16), 2–9. doi: 10.1186/s40621-015-0048-1

Kazak, A. E., & Noll, R. B. (2015). The integration of psychology in pediatric oncology research and practice: Collaboration to improve care and outcomes for children and families. American Psychologist, 70(2), 146–158. http://dx.doi.org/10.1037/a0035695

Keays, G., & Dumas, A. (2014). Longboard and skateboard injuries. Injury, 45(8), 1215–1219. doi:10.1016/j.injury.2014.03.010

Kee, J. L. (2014). Laboratory and diagnostic tests with nursing implications, (9th ed.), Upper Saddle River, NJ: Pearson

Keiffer, M. R. (2015). Utilization of clinical practice guidelines: Barriers and facilitators, Nursing Clinics of North America, 50, 327–347.

Kelesidis, T., Mastoris, I., Metsini, A., & Tsiodras, S. (2014). How to approach and treat viral infections in ICU patients. BMC Infectious Diseases, 14, 32.

Kelly, J., & Beresford, M. W., (2012). Juvenile idiopathic arthritis: Managing the condition. British Journal of School Nursing, 7(4), 170–174.

Kelly, M. S., & Sandora, T. J. (2016). Community-acquired pneumonia, In R. M. Kliegman, B. F. Stanton, J. W. St. Geme, & N. F. Schor (Eds.), Nelson textbook of pediatrics (20th ed., pp. 2088–2094). Philadelphia, PA: Elsevier Saunders.

Kelly, T., & Buxbaum, J. (2015). Gastrointestinal manifestations of cystic fibrosis, Digestive Diseases and Science, 60(7), 1903–1913.

Kelsen, J. R., & Mamula, P. (2015). Ulcerative colitis in children. Retrieved from http://emedicine.medscape.com/article/930146-overview

Kemper, K. (2017). Complementary and alternative medicine in pediatrics. Retrieved from http://www.uptodate.com/contents/complementary-and-alternative-medicine-in-pediatrics

Kemper, M. J., & van Husen, M. (2014). Renal osteodystrophy in children: Pathogenesis, diagnosis and treatment. Current Opinion in Pediatrics, 26(2), 180–186.

Kenney, L. B., Melvin, P., Fishman, L. N., O'Sullivan-Oliveira, J., Sawicki, G. S., Ziniel, S., Diller, L., & Fernandes, S. M. (2016). Transition and transfer of childhood cancer survivors to adult care: A national survey of pediatric oncologists. Available online before print July 27, 2016. Pediatric Blood Cancer. doi: 10.1002/pbc.26156

Kerr, L. M., & Huether, S. M. (2014). Alterations in neurologic function in children. In K. L. McCance, S. E. Huether, V. L. Brashers, & N. S. Rote (Eds.), Pathophysiology: The biologic basis for disease in adults and children (7th ed., pp. 660–688). St. Louis, MO: Elsevier.

Kesavan, K. (2015). Neurodevelopmental implications of neonatal pain and morphine exposure. Pediatric Annals, 44(11), e260–e264.

Kesavan, K., Frank, P., Cordero, D. M., Benharash, P., & Harper, R. M. (2016). Neuromodulation of limb proprioceptive afferents decreases apnea of prematurity and accompanying intermittent hypoxia and bradycardia, PLoS ONE, 11(6), e0157349, doi:10.1371/journal.pone.0157349

Kessler, C. M. (2015). Immune thrombocytopenic purpura. Retrieved from http://emedicine.medscape.com/article/202158-overview

Keyser, C. (2015). Perioperative considerations for children with obstructive sleep apnea, AORN, 102(2), P10–P11.

Khairy, P. (2013). Thrombosis in congenital heart disease. Expert Review in

Cardiovascular Therapy, 11(12), 1579–1582.

Khalsa, S. S., & Butzer, B. (2016). Yoga in school settings: a research review. Annals of The New York Academy of Sciences, 1373(1), 45–55. doi:10.1111/nyas.13025

Khan, S. E., Cooper, M. E., & Del Prato, S. (2014). Pathophysiology and treatment of type 2 diabetes: Perspectives on the past, present, and future. Lancet, 383, 1068–1083.

Khan, S., & Orenstein, S. R. (2016a). Esophageal atresia and tracheoesophageal fistula. In R. M. Kliegman, B. F. Stanton, J. W. St. Geme, & N. F. Schor (Eds.), Nelson textbook of pediatrics (20th ed., pp. 1783–1784). Philadelphia, PA: Elsevier Saunders.

Khan, S., & Orenstein, S. R. (2016b). Gastroesophageal reflux disease. In R. M. Kliegman, B. F. Stanton, J. W. St. Geme, & N. F. Schor (Eds.), Nelson textbook of pediatrics (20th ed., pp. 1787–1791). Philadelphia, PA: Elsevier Saunders.

Khanna, A. K., Prabhakaran, A., Patel, P., Ganjiwale, J. D., & Nimbalkar, S. M. (2015). Social, psychological and financial burden on caregivers of children with chronic illness: A cross-sectional study. The Indian Journal of Pediatrics, 82(11), 1006–1011.

Khemani, R. G., Schneider, J. B., Morzov, R., Markovitz, B., & Newth, C. J. L. (2013). Pediatric upper airway obstruction: Interobserver variability is the road to perdition, Journal of Critical Care, 28, 490–497.

Khunger, N., Molpariya, A., & Khunger, A. (2015). Complications of Tattoos and Tattoo Removal: Stop and Think Before you Ink. Journal of Cutaneous and Aesthetic Surgery, 8(1), 30–36. http://doi.org/10.4103/0974-2077.155072

KidsHealth. (2013). Anxieties, fears, and phobias. Retrieved from http://kidshealth.org/en/parents/anxiety.html?WT.ac=p-ra#

KidsHealth. (2014). How TV affects your child. Retrieved from http://kidshealth.org/parent/positive/family/tv_affects_child.html

KidsHealth. (2015). Disciplining your child. Retrieved from http://kidshealth.org/en/parents/discipline.html

KidsHealth. (2016). Obstructive sleep apnea. Retrieved from http://kidshealth.org/en/parents/apnea.html

Kieckhefer, G. M., Trahms, C. M., Churchill, S. S., Kratz, L., Uding, N., & Villareale, N. (2014). A randomized clinical trial of the building on family strengths program: An education program for parents of children with chronic health conditions. Maternal Child Health Journal, 18, 563–574.

Kiliś-Pstrusińska, K., Medynska, A., Chmielewska, I. B., Grenda, R., Kluska-Jozwiak, A., Leszczynska, B., Zwolinska, D. (2013). Perception of health-related quality of life in children with chronic kidney disease by the patients and their caregivers: Multicentre national study results. Quality of Life Research, 22, 2889–2897.

Kim-Godwin, Y. (2013). Prayer in Clinical Practice: What Does Evidence Support? Journal of Christian Nursing, 30(4), 208–217.

Kim, D., & Samples, E. (2013). Comparing individual healthcare plans and Section 504 plans: School districts' obligation to determine eligibility for students with health related conditions. Urban Lawyer, 45(1), 263–279.

Kim, E., Hong, S., & Rockett, C. M. (2016). Korean American parents' perceptions of effective parenting strategies in the United States. Journal of Cultural Diversity, 23(1), 13–20.

Kim, E. S. (2018) Quality Improvement in Neonatal Intensive Care Units,Neonatal Medicine, 25(2), 53-57.

Kim, L. K. P., & Mancini, A. J. (2013). Acne in childhood: An update. Pediatric Annals, 42(10), 418–427.

Kimak, K. S., de Castro Antunes, M. M., Braga, T. D., Brandt, K. G., & deCarvalho Lima, M. (2015). Influence of enteral nutrition on occurrences of necrotizing enterocolitis in very-low-weight infants. Journal of Pediatric Gastroenterology and Nutrition, 61(4), 445–450.

Kirk, L., Shelley, A., Battles, M., & Latty, C. (2014). Educating parents on gastrostomy devices: Necessary components to achieve success. Journal of Pediatric Nursing, 29, 457–465.

Kishnani, P. S., & Chen, Y. (2016). Defects in metabolism of carbohydrates. In R. M. Kliegman, B. F. Stanton, J. W. St. Geme, & N. F. Schor (Eds.), Nelson textbook of pediatrics (20th ed., pp. 715–737). Philadelphia, PA: Elsevier.

Kiss, E. A., & Heiler, M. (2014). Pediatric skin integrity practice guideline for institutional use: A quality improvement project, Journal of Pediatric Nursing, 29, 362–367.

Klehm, M., & Korson, M. (2014). A clinician's guide to the management of mitochondrial disease. Retrieved from http://www.mitoaction.org/guide/table-contents

Klein-Gitelman, M. & Lane, J. C. (2016). Systemic lupus erythematosus. In J. T. Cassidy, R. E. Petty, R. M. Laxer, C. B. Lindsley, & L. R. Wedderburn. Textbook of pediatric rheumatology (7th ed., pp. 285–317.e.14) Philadelphia, PA: Elsevier.

Klein-Gitelman, M. S. (2013). Systemic lupus erythematosus. Retrieved from http://emedicine.medscape.com/article/1008066-overview

Klein, D. A., Goldenring, J. M., & Adelman, W. P. (2014, January). HEEADSSS 3.0: The psychosocial interview for adolescents updated for a new century fueled by media.

Klein, J. O., & Pelton, S. (2016). Patient education: Ear infections (otitis media) in children (beyond the basics). UpToDate. Retrieved from http://www.uptodate.com/contents/ear-infections-otitis-media-in-children-beyond-the-basics

Kletter, G. B., Klein, K. O., & Wong, Y. Y. (2015). A pediatrician's guide to central precocious puberty. Clinical Pediatrics, 54(5), 414–424.

Kliegman, R. M., Stanton, B., St. Geme, J., & Schor, N. S. (2016). Nelson textbook of pediatrics (20th ed.). Philadelphia, PA: Saunders.

Kliegman, R. M., Stanton, B., St. Geme, J., Schor, N., & Behrman, R. E. (2015). Nelson textbook of pediatrics (20th ed.). Philadelphia: Elsevier Saunders.

Knafl, K. A., Deatrick, J. A., Knafl, G. J., Gallo, A. M., Grey, M., & Dixon, J. (2013). Patterns of family management of childhood chronic conditions and their relationship to child and family functioning. Journal of Pediatric Nursing, 28, 523–535.

Knecht J., & Fischer, B. (2015). Undergraduate Nursing Students' Experience of Service-Learning: A Phenomenological Study. Journal of Nursing Education, 54(7), 378–384. doi: 10.3928/01484834-20150617-04

Knighton, A. J., Payne, N. R., & Speedie, S. (2016). Lead Testing in a Pediatric Population: Underscreening and Problematic Repeated Tests. Journal of Public Health Management & Practice, 22(4), 331–337. doi:10.1097/PHH.0000000000000344

Knox, J. (2016). Epidemiology of spinal cord injury without radiographic abnormality in children: A nationwide perspective. Journal of Children's Orthopaedics, 10(3), 255–260.

Ko, J. Y., Patrick, S. W., Tong, V. T., Patel, R., Lind, J. N., & Barfield, W. D. (2016). Incidence of neonatal abstinence syndrome—28 states, 1999–2013. Morbidity and Mortality Weekly Report, 65(31), 799–802.

Kochanek, K. D., Murphy, S. L., Xu, J., & Arias, E. (2016). Mortality in the United States, 2013. NCHS Data Brief, No. 178. Retrieved from http://www.cdc.gov/nchs/data/databriefs/db178.pdf

Kochanek, K. D., Murphy, S. L., Xu, J., & Tehada-Vera, B. (2016). Deaths: Final data for 2014, National Vital Statistics Reports, 65(4), 1–121.

Kocherlakota, P. (2014). Neonatal abstinence syndrome. Pediatrics, 134(2), e547–e567.

Kodish, E., & Weise, K. (2016). Ethics in pediatric care. In R. M. Kliegman, B. F. Stanton, J. W. St. Geme, & N. F. Schor, Nelson textbook of pediatrics (20th ed., pp. 27–33). Philadelphia: Elsevier.

Kodjebacheva, G. D., Maliski, S., & Coleman, A. L., (2015) Use of eyeglasses among children in elementary school: Perceptions, behaviors, and interventions discussed by parents, school nurses, and teachers during focus groups. American Journal of Health Promotion, 29(5), 324–331. doi: http://dx.doi.org/10.4278/ajhp.120315-QUAL-140

Kolins, J. A., Zbylut, C., McCollom, S., & Aquino, V. M. (2011). Hematopoietic stem cell transplantation in children. Critical Care Nursing Clinics of North America, 23, 349–376.

Kotecha, M., Bellah, R., Pena, A. H., Jaimes, C., & Mattei, P. (2012). Multimodality imaging manifestations of the Meckel diverticulum in children. Pediatric Radiology, 42, 95–103.

Krau, S. D. (2013). Bites and stings: Epidemiology and treatment. Critical Care Nursing Clinics of North America, 25, 143–150.

Krauss, B. S., Krauss, B. A. & Green, S. M. (2014). Procedural sedation and analgesia in children. New England Journal of Medicine, 370:e23. DOI: 10.1056/NEJMvcm1108559

Krauss, B., & Green, S. M. (2014). Systemic analgesia and sedation for procedures. In J. R. Roberts & C. B. Custalow (Eds.), Roberts and Hedges' clinical procedures in emergency medicine (6th ed. pp. 586–610). Philadelphia, PA: Elsevier Saunders.

Krenerich, E. (2015). Trauma, burns, and common critical care emergencies. In B. Enghorn & J. Flerlage (eds.). The Harriet Lane Handbook (20th ed., p. 71). Philadelphia, PA: Elsevier Saunders.

Krennerich, E. (2015). Trauma, Burns, and Common Critical Care Emergencies. In B. Engorn & J. Flerlage. (Eds.). The Harriet Lane handbook (20th ed., pp. 61–87). Philadelphia, PA: Mosby Elsevier.

Krull, K. R. (2016). Patient education: Treatment of attention deficit hyperactivity disorder in children (Beyond the Basics). Retrieved from www.uptodate.com

Kruse, L. L. (2015). Differential diagnosis of linear eruptions in children, Pediatric Annals, 44(8), e194–e198.

Kueny, A., Berg, J., Chowdhury, Y., & Anderson, N. (2013). Poquito a poquito: How Latino families with children who have asthma make changes in their home. Journal of Pediatric HealthCare, 27(1), e1–e11.

Kukreti, V., Mohseni-Bod, H., & Drake, J. (2014). Management of raised intracranial pressure in children with traumatic brain injury. Journal of Pediatric Neurosciences, 9(3), 207–215.

Kuo, A. A., Tritasavit, S., & Graham, J. M. (2014). Congenital muscular torticollis and positional plagiocephaly. Pediatrics in Review, 35(2). 79–87.

Kuo, C. Y., & Parikh, S. R. (2014). Bacterial tracheitis, Pediatrics in Review, 35(12), 497–499.

Kural, C., Solmaz, I., Tehli, O., Temiz, C., Kutlay, M., Daneyemez, M. K., & Izci, Y. (2015). Evaluation and management of lumbosacral myelomeningoceles in children. The Eurasion Journal of Medicine, 47(3). 174–178.

Kwan, A., Abraham, R. S., Currier, R., Brower, A., Andruszewski, K., Abbott, J. K., Puck, J. M. (2014). Newborn screening for severe combined immunodeficiency in 11 screening programs in the United States. JAMA, 312(7), 729–738.

Kwon, E. M., Seefeldt, M., & Drolet, B. A. (2013). Infantile hemangiomas, American Journal of Clinical Dermatology, 14(2), 111–123.

Kwon, J-Y, Chang, H. J., Yi, S-K, Lee, J. Y., Shin, H-Y, and Kim, Y-H. (2015) Effect of hippotherapy on gross motor function in children with cerebral palsy: A randomized controlled trial. Journal of Alternative and Complementary Medicine, 21(1), 15–21.

Ladd, M. R., Pajewski, N. M., Becher, R. D., Swanson, J. M., Gallaher, J. R., Pranikoff, T., & Neff, L. P. (2013). Delays in treatment of pediatric appendicitis: A more accurate variable for measuring pediatric healthcare inequalities? The American Surgeon, 79(9), 875–881.

LaFranchi, S., & Huang, S. A. (2016). Hypothyroidism. In R. M. Kliegman, B. F. Stanton, J. W. St. Geme, & N. F. Schor (Eds.), Nelson textbook of pediatrics (20th ed., pp. 2665–2675.e1). Philadelphia, PA: Elsevier.

Lalonde, M. (1974). A new perspective on the health of Canadians. Ottawa: Health and Welfare Canada.

Lande, M. B. (2016). Systemic hypertension. In R. M. Kliegman, B. F. Stanton, J. W. St. Geme, & N. F. Schor (Eds.), Nelson textbook of pediatrics (20th ed., pp. 2294–2303). Philadelphia, PA: Elsevier.

Lane, C., & Mason, J. (2014). Meeting the needs of siblings of children with life-limiting illnesses. Nursing Children and Young People, 26(3), 16–20.

Langer, J. C. (2013). Hirschsprung disease. Current Opinion in Pediatrics, 25(3), 368–374.

Larson, R. A., & Pui, C. (2016). Tumor lysis syndrome: Prevention and treatment. UpToDate. Retrieved from www.uptodate.com

Latchkey-Kids. (2015). Age restrictions for latchkey kids. Retrieved from http://www.latchkey-kids.com/latchkey-kids-age-limits.htm

Latour J. M., van Goudoever, J. B., Schuurman, B. E., Albers, M. J. I. J., van Dam, N. A. M., Dullaart, E., Hazelzet, J. A. (2011). A qualitative study exploring the experiences of parents of children admitted to seven Dutch pediatric intensive care units. Intensive Care Medicine, 37 (2), 319–325.

Lauer, B. J., & Spector, N. D. (2011). Hyperbilirubinemia in the newborn. Pediatrics in Review, 32(8), 341–349.

Lavoie, M. E. (2015) Management of a patient with diabetic ketoacidosis in the emergency department. Pediatric Emergency Care, 31(5), 376–383.

Law, Y. K. (2015). More lessons learned from the Pediatric Heart Transplant Study. Cardiology in the Young, 25(Suppl. 2), 131–139.

Lawrence, J., Alcock, D., McGrath, P., et al. (1993). The development of a tool to assess neonatal pain. Neonatal Network, 12(6), 61.

Lawton, S. (2013). Understanding skin care and skin barrier function in infants. Nursing Children and Young People, 25(7), 28–33.

Le Saux, N., & Canadian Paediatric Society Infectious Diseases and Immunization Committee. (2014). Guidelines for the management of suspected and confirmed bacterial meningitis in Canadian children older than one month of age. Paediatric Child Health, 19(3), 141–146.

LeCuyer, E. A. (2014). African American and European American mothers' limit-setting with their 36 month-old children. Journal of Child and Family Studies, 23, 275–284. doi: 10.1007/s10826-012-9690-1

Lee, B. (2016). Down syndrome and other abnormalities of chromosome number. In R. M. Kliegman, B. Stanton, J. W. St. Geme, & N. F. Schor, Nelson textbook of pediatrics (20th ed., pp. 610–616). Philadelphia, PA: Saunders.

Lee, D. A., & Margolin, J. (2016). Emergencies in pediatric cancer patients. UpToDate. Retrieved from www.uptodate.com

Lee, H., Han, S. W., & Rah, K. H. (2014). Pediatric ureteropelvic junction obstruction. Retrieved from http://emedicine.medscape.com/article/1016988-overview

Lee, J. H., Chan, Y. H., Lai, O. F, & Puthucheary, J. (2013). Vasopressin and copeptin levels in children with sepsis and septic shock, Intensive Care Medicine, 39, 747–753.

Lee, J. Y., Jun, J. K., & Lee, J. (2014). Prenatal prediction of neonatal survival in cases diagnosed with congenital diaphragmatic hernia using abdomen-to-thorax ratio determined by ultrasonography. Journal of Obstetrics and Gynaecology Research, 40(9), 2037–2043.

Lee, L., Kind, N. K., Kumar, D., Ng, Y. P., Rao, J., Ng, H., Ng, I. (2014). Use of programmable versus nonprogrammable shunts in the management of hydrocephalus secondary to aneurysmal subarachnoid hemorrhage: A retrospective study with cost-benefit analysis. Journal of Neurosurgery, 12(14), 899–903.

Lee, P. A., & Houk, C. P. (2013). Cryptorchidism. Current Opinion in Endocrinology, Diabetes & Obesity, 20(3), 210–216.

Lee, R. D., & Nieman, D. C. (2013). Nutrition assessment (6th ed.). Boston, MA: McGraw-Hill.

Lee, S. L., Yaghoubian, A., Stark, R., Sydorak, R. M., & Kaji, A. (2012). Are there differences in access to care, treatment, and outcomes for children with appendicitis treated at county versus private hospitals? The Permanente Journal, 16(1), 4–6.

Lee, Young-Ho. (2015). Is cord blood worth saving for public or private banking? Blood Research, 50(1), 3–4. doi: 10.5045/br.2015.50.1.3

Leentjens, J., Kox, M., van der Hoeven, J. G., Netea, M. G., & Pickkers, P. (2013). Immunotherapy for the adjunctive treatment of sepsis: From immunosuppression to immunostimulation. Time for a paradigm change? American Journal of Respiratory and Critical Care Medicine, 187(12), 1287–1293.

Leger, J., Gelwane, G., Kaguelidou, F., Benmerad, M., Alberti, C., and the French Childhood Graves' Disease Study Group. (2012). Positive impact of long-term antithyroid drug treatment on the outcome of children with Graves' disease: National long-term cohort study. Journal of Clinical Endocrinology and

Metabolism, 97(1), 1–10.

Leggiadro, R. J. (2014). Infective endocarditis in children with congenital heart disease. Pediatric Infectious Disease Journal, 33(2), 173.

LeGrow, K., Hodnett, E., Stremler, R., & Cohen, E. (2014). Evaluating the feasibility of a parent-briefing intervention in a pediatric acute care setting. Journal for Specialists in Pediatric Nursing, 19, 219–228.

LeMone, P., Burke, K. M., Bauldoff, G., & Gubrud, P. (2015). Nursing care of patients with hematologic disorders. In P. LeMone, K. M. Burke, G. Bauldoff, & P. Gubrud (Eds.), Medical surgical nursing: Clinical Reasoning in Patient Care (6th ed., pp. 1014–1061). Hoboken, NJ: Pearson.

LeMone, P., Burke, K., Bauldoff, G., & Gubrud, P. (2015). Nursing care of patients with infections. In Medical-surgical nursing: Clinical reasoning in patient care (6th ed., pp. 260–296). Upper Saddle River, NJ: Pearson.

Lerner, N. B. (2016a). Physiologic anemia of infancy. In R. M. Kliegman, B. F. Stanton, J. W. St. Geme, & N. F. Schor (Eds.), Nelson textbook of pediatrics (20th ed., pp. 2318–2319.e1). Philadelphia, PA: Elsevier.

Lerner, N. B. (2016b). The anemias. In R. M. Kliegman, B. F. Stanton, J. W. St. Geme, & N. F. Schor (Eds.), Nelson textbook of pediatrics (20th ed., pp. 2309–2312). Philadelphia, PA: Elsevier.

Levas, M. N., Dayan, P. S., Mittal, M. K., Stevenson, M. D., Bachur, R. G., Dudley, N. C., Kharbanda, A. B. (2014). Effect of Hispanic ethnicity and language barriers on appendiceal perforation rates and imaging in children. The Journal of Pediatrics, 164(6), 1286–1291.

Levetown, M., Meyer, E. C., & Gray, D. (2011). Communication skills and relational abilities. In B. S. Carter, M. Levetown, & S. E. Friebert (Eds.), Palliative care for infants, children, and Adolescents: A practical handbook. (2nd ed., 169–201), Baltimore: The Johns Hopkins University Press.

Levi, M. M., & Schmaier, A. H. (2016). Disseminated intravascular coagulation. Retrieved from http://emedicine.medscape.com/article/199627-overview

Levin, J. (2016). Prevalence and religious predictors of healing prayer use in the USA: Findings from the Baylor Religion Survey. Journal of Religion and Health, 55, 1136–1158.

Levine, A. Koletzko, S., Turner, D., Escher, J. C., Cucchiara, S., de Ridder, L., Wilson, D. C. (2014). ESPGHAN Revised Porto Criteria for the Diagnosis of Inflammatory Bowel Disease in Children and Adolescents. Journal of Pediatric Gastroenterology and Nutrition, 58(6), 795–806.

Levitsky, L. L., Luria, A. H. O., Hayes, F. J., & Lin, A. E. (2015). Turner syndrome: Update on biology and management across the life span. Current Opinion in Endocrinology, Diabetes, & Obesity, 22(1), 65–72.

Levy, D. M., & Kamphuis, S. (2012). Systemic lupus erythematosus in children and adolescents. Pediatric Clinics of North America, 59(2), 345–364.

Lewin, L., & Graham, J. (2012). Interpersonal violence: Secondary analysis of the keep your children/yourself safe and secure (KySS) data. Journal of Pediatric Health Care, 26(2), 102–108.

Lexicomp Online®. Pediatric & neonatal lexi-drugs®. Hudson, Ohio: Lexi-Comp, Inc.: July 31, 2016.

Liacouras, C. A. (2016). Normal development, structure, and function. In R. M. Kliegman, B. F. Stanton, J. W. St. Geme, & N. F. Schor (Eds.), Nelson textbook of pediatrics (20th ed., pp. 1796–1797). Philadelphia, PA: Elsevier Saunders.

Liau, A., Neo, E., Gentile, D., Choo, H., Sim, T., Li, D., & Khoo, A. (2015). Impulsivity, self-regulation, and pathological video gaming among youth testing a mediation model. Asia Pacific Journal of Public Health, 27(2), 2188–2196. doi: 10.1177/1010539511429369

Lightdale, J. R., & Gremse, D. A. (2013). Gastroesophageal reflux: Management guidance for the pediatrician. Pediatrics, 131(5), e1684–e1695.

Lin, C-Y., Chi, H., Hsu, C-H., Huang, F-Y., Lee, H-C., & Chiu, N-C. (2014). Peristaltic waves in infantile hypertrophic pyloric stenosis. The Journal of Pediatrics, 164(2), 423.

Lindenskov, P. H. H., Castelheim, A., Saugstad, O. D., & Mollnes, T. E. (2015). Meconium aspiration syndrome: Possible pathophysiological mechanisms and future potential therapies, Neonatology, 107(3), 225–230.

Lindholm, E., Persson, E., Carlsson, E., Hallén, A-M., Fingren, J., & Berndtsson, I. (2013). Ostomy-related complications after emergent abdominal surgery: A 2-year follow-up study. Journal of Wound Ostomy & Continence Nursing, 40(6), 603–610.

Ling, J., Robbins, L., & Hines-Martin, V. (2016). Perceived Parental Barriers to and Strategies for Supporting Physical Activity and Healthy Eating among Head Start Children. Journal of Community Health, 41(3), 593–602. doi:10.1007/s10900-015-0134-x

Liossi, C., & Howard, R. F. (2016). Pediatric chronic pain: biopsychosocial assessment and formulation. Pediatrics, 138(5), e20160331; doi: 10.1542/peds.2016-0331

Lisonkova, S., & Joseph, K. S. (2013). Similarities and differences in the epidemiology of pyloric stenosis and SIDS. Maternal Child Health Journal, 18(7), 1721–1727.

Liszewski, M. C., Bairdain, S., Buonomo, C., Jennings, R. W., & Taylor, G. A. (2014). Imaging of long gap esophageal atresia and the Foker process: Expected findings and complications. Pediatric Radiology, 44(4), 467–475.

Little, H., Kamat, D., & Sivaswamy, L. (2015). Common neurocutaneous syndromes, Pediatric Annals, 44(11), 496–503.

Liu, X., Qu, X., Zheng, J., & Zhang, L. (2015). Effectiveness and safety of oral propranolol versus other treatments for infantile hemangiomas: A meta-analysis, PLoS ONE, 10(9), e0138100.

Liu, Y-M., & Hockenberry, M. (2011). Review of chronic graft-versus-host disease in children after allogeneic stem cell transplantation: Nursing perspective. Journal of Pediatric Oncology Nursing, 28(1), 6–15.

Livingstone, M. J., Groenewald, C. B., Rabbitts, J. A., & Palermo, T. M. (2016). Codeine use among children in the United States: A nationally representative study from 1996–2013. Pediatric Anesthesia, 27(1), 19–27.

Lo, J. C., Sinaiko, A., Chandra, M., Daley, M. F., Greenspan, L. C., Parker, E. D., O'Connor, P. J. (2013). Prehypertension and hypertension in community-based pediatric practice. Pediatrics, 131(2), e415–e424.

Lo, S. F. (2016). Reference intervals for laboratory tests and procedures. In R. M. Kleigman, B. F. Stanton, J. W. St. Geme, & N. F. Schor (Eds.), Nelson textbook of pediatrics (20th ed., pp. 3464–3473). Philadelphia, PA: Elsevier.

Lobar, S. L. (2016). DSM-V changes for autism spectrum disorder (ASD): Implications for diagnosis, management, and care coordination for children with ASDs. Journal of Pediatric Health Care, 30(4), 359–365. doi:http://dx.doi.org/10.1016/j.pedhc.2015.09.005

Lockwood, C., Aromataris, E., & Munn, Z. (2014). Translating evidence into policy and practice, Nursing Clinics of North America, 48, 555–566.

Lodha, A., Sauvé, R., Bhandari, V., Tang, S., Christianson, H., Singhal, N. (2015). Need for supplemental oxygen at discharge in infants with bronchopulmonary dysplasia is not associated with worse neurodevelopmental outcomes at 3 years corrected age, PLOS One, 9(3), e90843.

Loewy, J., Stewart, K., Dassler, A-M, Telsey, A., & Homel, P. (2013). The Effects of Music Therapy on Vital Signs, Feeding, and Sleep in Premature Infants. Pediatrics, 13 (5), 902–916.

Lombel, R. M., Hodson, E. M., & Gipson, D. S. (2013). Treatment of steroid-resistant nephrotic syndrome in children: New guidelines from KDIGO. Pediataric Nephrology, 28, 409–414.

London, M. L., Ladewig, P. A. W., Davidson, M. R., Ball, J. W., Bindler, R. C. M., & Cowen, K. J. (2017). Maternal & child nursing care (5th ed.). Hoboken, NJ: Pearson.

London, M. L., Ladewig, P. W., Ball, J. W., & Bindler, R. C. (2013). Maternal & child nursing care (4th ed.). Upper Saddle River, NJ: Prentice Hall Health.

London, M. L., Ladewig, P. W., Ball, J. W., Bindler, R. C., & Cowen, K. J. (2017). Maternal & child nursing care (5th ed.). Upper Saddle River, NJ: Pearson Prentice Hall.

London, M. L., Ladewig, P. W., Davidson, M. R., Ball, J. W., Bindler, R. C., & Cowen, K. J. (2017). Maternal & child nursing care (5th ed., p. 470). Hoboken, NJ: Pearson.

London, M. L., Ladewig, P. W., Davidson, M. R., Ball, J. W., Bindler, R. C. M., & Cowen, K. J. (2017). Maternal and child nursing care, (5th ed.), New York:

Pearson.

Looman, W. S., Presler, E., Erickson, M. M., Garwick, A. W., Cady, R. G., Kelly, A. M., & Finkelstein, S. M. (2013). Care coordination for children with complex special healthcare needs: The value of the advanced practice nurse's enhanced scope of knowledge and practice. Journal of Pediatric HealthCare, 27(4), 293–303.

Loomba-Albrecht, L. A., & Styne, D. M. (2012). The physiology of puberty and its disorders. Pediatric Annals, 41(4), e73–e80. doi: 10.3928/00904481-20120307-08.

Lopez, O., Subramanian, P., Rahmat, N., Chin Theam, L., Chinna, K., & Rosli, R. (2015). The effect of facilitated tucking on procedural pain control among premature babies. Journal of Clinical Nursing, 24(1–2), 183–191.

Lovett, P. B., Sule, H. P., & Lopez, B. L. (2014). Sickle cell disease in the emergency department. Emergency Medicine Clinics of North America, 32(3), 629–647.

Lozada, L. E., Royall, M. J., Nylund, C. M., & Eberly, M. D. (2013). Development of pyloric stenosis after a 4-day course of oral Erythromycin. Pediatric Emergency Care, 29(4), 498–499.

Lu, S., Liu, D., Xiao, J. Yuan, W., Wang, X., Zhang, X., Zhao, Z. (2015). Comparison between adults and children with Henoch- Schönlein purpura nephritis. Pediatric Nephrology, 30, 791–796.

Ludicone, P., Fioravantia, D., Cicchettid, E., Zizzarib, I. G., Pandolfia, A., Scoccheraa, R., Fazzinac, R., & Pierellia, L. (2016). Interleukin-15 enhances cytokine induced killer (CIK) cytotoxic potential against epithelial cancer cell lines via an innate pathway. Human Immunology, available online September 9, 2016. http://dx.doi.org/10.1016/j.humimm.2016.09.003

Ludriksone, L., Bartels, N. G., Kanti, V., Blume-Peytavi, U., & Kottner, J. (2014). Skin barrier function in infancy: A systematic review, Archives of Dermatologic Research, 306, 591–599.

Lum, G. M. (2014). Kidney & urinary tract. In W. W. Hay, M. J. Levin, R. R. Deterding, & M. J. Abzug (Eds.), CURRENT diagnosis and treatment: Pediatrics (22nd ed.). New York: McGraw-Hill. Retrieved from http://accessmedicine.com

Lupus Foundation of America. (2016). Understanding Lupus. Retrieved from http://www.lupus.org/answers/entry/what-causes-lupus

Maakaron, J. E., & Taher, A. T. (2014). Sickle cell anemia. Retrieved from http://emedicine.medscape.com/article/205926-overview

MacDonell, K., Naar-King, S., Huszti, H., & Belzer, M. (2013). Barriers to medication adherence in behaviorally and perinatally infected youth living with HIV. AIDS and Behavior, 17(1), 86–93.

MacNeil, J. R., Rubin, L., McNamara, L., Briere, E. C., Clark, T. A., & Cohn, A. C. (2014). Use of MenACWY-CRM vaccine in children aged 2 through 23 months at increased risk for meningococcal disease: Recommendations of the Advisory Committee on Immunization Practices, 2013. Morbidity and Mortality Weekly Report, 63(24), 527–530.

Magi, T., Kuehni, C. E., Torchetti, L., Wengenroth, L., Lüer, S., & Frei-Erb, M. (2015). Use of complementary and alternative medicine in children with cancer: A study at a Swiss University hospital. PloSOne. http://dx.doi.org/10.1371/journal.pone.0145787

Mahajan, A. P., Kinsler, J. J., Cunningham, W. E., James, S., Makam, L., Manchanda, R., Sayles, J. N. (2016). Does the Centers for Disease Control and Prevention's Recommendation of Opt-Out HIV Screening Impact the Effect of Stigma on HIV Test Acceptance? AIDS and Behavior, 20(1), 107–114.

Mahmood, R., Flood, T., Robinson, S., & Al-Gholmy, M. (2016). Early orthopedic retraction of the premaxilla in bilateral complete cleft lip and palate: An innovative approach to a difficult problem. The Cleft Palate-Craniofacial Journal, 53(3), 363–367.

Mahoney, D. H. (2017). Iron deficiency in infants and young children: Screening, prevention, clinical manifestations, and diagnosis. Retrieved from http://www.uptodate.com/contents/iron-deficiency-in-infants-and-young-children-screening-prevention-clinical-manifestations-and-diagnosis?source=search_result&search=Iron+deficiency+in+infants+and+young+children%3A+Screening%2C+prevention%2C+clinical+manifestations%2C+and+diagnosis&selectedTitle=1~150

Malee, K., Williams, P., Montepiedra, G., McCabe, M., Nichols, S., Sirois, P. A., Kammerer, B. (2011). Medication adherence in children and adolescents with HIV infection: Associations with behavioral impairment. AIDS Patient Care and STDs, 25(3), 191–200.

Malek, A. (2013). Role of IgG antibodies in association with placental function and immunologic diseases in human pregnancy, Expert Review of Clinical Immunology, 9(3), 235–249.

Malik, F. S. & Taplin, C. R. (2014). Insulin therapy in children and adolescents with Type 1 Diabetes. Pediatric Drugs, 16, 141–150.

Malviya, S., Polaner, D. M., & Berde, C. B. (2013). Acute pain. In C. Cote, J. Lerman, & B. Anderson. Practice of Anesthesia for Infants and Children, (5th ed., pp. 909–950). Philadelphia, PA: Elsevier.

Mandanas, R. A. (2014). Graft versus host disease. Retrieved from http://emedicine.medscape.com/article/429037-overview

Manifold, C. A., Davids, N., Villers, L. C., & Wampler, D. A. (2013). Capnography for the nonintubated patient in the emergency room. The Journal of Emergency Medicine, 45(4), 626–632.

Mansfield, J. A., Bergin, S. W., Cooper, J. R., & Olsen, C. H. (2014). Comparative probiotic strain efficacy in the prevention of eczema in infants and children: A systematic review and meta-analysis, Military Medicine, 179(6), 580–592.

Mansson, J., Parling, T., & Swenne, I. (2016). Favorable effects of clearly defined interventions by parents at the start of treatment of adolescents with restrictive eating disorders. International Journal of Eating Disorders, 49(1), 92–97. doi:10.1002/eat.22379

Mapstone, P. (2016). Sport-related concussion in youth: A curriculum for advanced practice nurses. Journal for Nurse Practitioners, 12(4), 250–257.

Marcason, W. (2013). Is there a standard meal plan for phenylketonuria (PKU)? Journal of the Academy of Nutrition and Dietetics, 113(8), 1124.

Marcdante, K. J., & Kliegman, R. M. (2015). Diabetes mellitus. In K. J. Marcdante & R. M. Kliegman (Eds.), Nelson essentials of pediatrics (7th ed., pp. 572–579). Philadelphia, PA: Elsevier Saunders.

Marcdante, K. J., & Kliegman, R. M. (2015). Esophagus and stomach. In K. J. Marcdante & R. M. Kliegman (Eds.), Nelson essentials of pediatrics (7th ed., pp. 430–437). Philadelphia, PA: Elsevier Saunders.

Marcdante, K. J., & Kliegman, R. M. (2015). HIV and AIDS. In K. J. Marcdante & R. M. Kliegman, Nelson essentials of pediatrics (7th ed., pp. 412–416). Philadelphia, PA: Elsevier Saunders.

Marcdante, K. J., & Kliegman, R. M. (2015). Other urinary tract and genital disorders. In K. J. Marcdante & R. M. Kliegman (Eds.), Nelson essentials of pediatrics (7th ed., pp. 567–569). Philadelphia, PA: Elsevier Saunders.

March of Dimes (2014). Common conditions treated in the NICU. Retrieved http://www.marchofdimes.org/complications/common-conditions-treated-in-the-nicu.aspx

March of Dimes (2016). March of Dimes peristats. Retrieved from http://www.marchofdimes.org/Peristats/ViewSubtopic.aspx?reg=99&top=3&stop=60&lev=1&slev=1&obj=1

March of Dimes. (2014). Sickle cell disease and your baby. Retrieved from http://www.marchofdimes.org/baby/sickle-cell-disease-and-your-baby.aspx

March of Dimes. (2014). Umbilical cord blood. Retrieved from http://www.marchofdimes.org/pregnancy/umbilical-cord-blood.aspx

March of Dimes. (2015). Neonatal abstinence syndrome. Retrieved from http://www.marchofdimes.org/complications/neonatal-abstinence-syndrome-(nas).aspx

Marcus, C. L., Brooks, L. J., Draper, K. A., Gozal, D., Halbower, A. C., Jones, J., Shiffman, R. N. (2012). Clinical practice guideline: Diagnosis and management of childhood obstructive sleep apnea syndrome. Pediatrics, 130(3), 576–584.

Marcus, C. L., Meltzer, L. J., Roberts, R. S., Traylor, J., Dix, J., D'Ilario, J., Schmidt, B. (2014). Long-term effects of caffeine therapy for apnea of prematurity on sleep at school age, American Journal of Respiratory and Critical Care Medicine, 190(7), 791–799.

Marin, M., Bialek, S. R., & Seward, J. F. (2013). Updated recommendations for use of VariZIG—United States, 2013. Morbidity and Mortality Weekly Report, 62(28), 574–576.

Marino, B. S., Lipkin, P. H., Newburger, J. W., Peacock, G., Gerdes, M., American Heart Association Congenital Heart Defects Committee of the Council on Cardiovascular Disease in the Young, Council on Cardiovascular Nursing, and Stroke Council (2012). Neurodevelopmental outcomes in children with congenital heart disease: Evaluation and management: A scientific statement from the American Heart Association. Circulation, 126(9), 1143–1172.

Mark, H., Dhir, A., & Roth, C. (2015). Sexually transmitted infections in the United States: Overview and update. American Journal of Nursing, 115(9), 34–46.

Mark, T. (2015). Endocrinology. In Johns Hopkins: The Harriet Lane handbook (20th ed., pp. 214–245). Philadelphia, PA: Elsevier.

Markowitz, R. I. (2014). Olive without a cause: The story of infantile hypertrophic pyloric stenosis. Pediatric Radiology, 44(2), 202–211.

Marom, T., Marchisio, P., Tamir, S. O., Torretta, S., Gavriel, H., & Esposito, S. (2016). Complementary and alternative medicine treatment options for otitis media. Medicine, 95(6), 1–9. doi:10.1097/MD.0000000000002695

Marsh, A. M., Fraser, D., & Marsh, J. P. (2013). Management of concussion in the pediatric patient. Journal of Pediatric HealthCare, 27(16), 499–504.

Martin, C. J. H., & Smyth, A. (2012). A midwives' guide to Turner syndrome. British Journal of Midwifery, 20(9), 628–631.

Martin, E. M., & Barkley, T. W. Jr. (2016). Improving cultural competence in end-of-life pain management. Nursing, 46(1), 32–41.

Martin, L. L., Cheek, D. J., & Morris, S. E. (2014). Shock, multiple organ dysfunction syndrome, and burns in adults. In K. L. McCance, S. E. Huether, V. L. Brashers, & N. R. Rote, Pathophysiology: The biologic basis for disease in adults and children (7th ed., pp. 1668–1698). St. Louis, MO: Elsevier Mosby.

Martin, M., & Haines, D. (2016). Clinical managements of patients with thalassemia syndromes. Clinical Journal of Oncology Nursing, 20(3), 310–317.

Martin, N. G., Sadarangani, M., Pollard, A. J., & Goldacre, M. J. (2014). Hospital admission rates for meningitis and septicemia caused by Haemophilus influenzae, Neisseria meningitidis, and Streptococcus pneumoniae in children in England over five decades: A population-based observation study. The Lancet Infectious Diseases, 14(5), 397–405.

Martin, S., Smith, A. B., Newcomb, P., & Miller, J. (2014). Effects of therapeutic suggestion under anesthesia or outcomes in children post tonsillectomy. Journal of PeriAnesthesia Nursing, 29(2), 94–106.

Martinez, F. E., & Hooper, A. J. (2014). Drowning and immersion injury. Anaesthesia and Intensive Care Medicine, 15(9), 420–423.

Maruf, F. A., Ezenwafor, N. V., Moroof, S. O., Adeniyi, A. F., & Okoye, E. C. (2013). Physical activity level and adiposity: Are they associated with primary dysmenorrhea in school adolescents? African Journal of Reproductive Health, 17(4), 167–174.

Masharani, U. (2016). Diabetes mellitus & hypoglycemia. In M. A. Papadakis, S. J. McPhee, & M. W. Rabow (Eds.), CURRENT medical diagnosis & treatment 2016. New York: McGraw-Hill.

Mason, C. N. (2013). Mild traumatic brain injury in children. Pediatric Nursing, 39(6), 267–272.

Mason, I. (2014). Supporting community patients with irritable bowel syndrome (IBS). Journal of Community Nursing. 28(1), 28–33.

Massaro, M., Ronfani, L., Ferrara, G., Badina, L., Giorgi, R., Giorgi, R., Barbi, E. (2014). A comparison of three scales for measuring pain in children with cognitive impairment. Acta Paediatrica, 103(11), 495–500.

Mathews, T. J., McDorman, M. F., & Thoma, M. E. (2015). Infant mortality statistics from the 2013 period linked birth/infant death data set. National Vital Statistic Reports, 64(9), Retrieved from https://www.cdc.gov/nchs/data/nvsr/nvsr64/nvsr64_09.pdf

Matthews, R., & Moore, A. (2013). Babies are still dying of SIDS. American Journal of Nursing, 113(2), 59–64.

Matthews, V., Srivastava, A., & Chandy, M. (2014). Allogenic stem cell transplantation for thalassemia major. Hematology Oncology Clinics of North America, 28(6),1187–1200.

Mawn, B. E. (2012). The changing horizons of U.S. families living with pediatric HIV. Western Journal of Nursing Research, 34(2), 213–229.

Maxwell, B. G., Nies, M. K., Ajuba-Iwuji, C. C., Coulson, J. D., Lewis H., Romer, L. H. (2015). Trends in hospitalization for pediatric pulmonary hypertension. Pediatrics, 136(2), 241–250.

Mayo Clinic. (2013). Celiac disease. Retrieved from http://www.mayoclinic.org/diseases-conditions/celiac-disease/basics/definition/con-20030410

Mayo Clinic. (2014). Biological therapy for cancer. Retrieved from http://www.mayoclinic.org/tests-procedures/biological-therapy-for-cancer/basics/definition/prc-20022365

Mayo Clinic. (2014). Conversion Disorder. Retrieved from http://www.mayoclinic.org/diseases-conditions/conversion-disorder/basics/definition/con-20029533

Mayo Clinic. (2014). Infant jaundice. Retrieved from http://www.mayoclinic.org/diseases-conditions/infant-jaundice/basics/definition/con-20019637

Mayo Clinic. (2014). Legg-Calvé-Perthes disease. Retrieved from http://www.mayoclinic.org/diseases-conditions/legg-calve-perthes-disease/basics/definition/con-20035572

Mayo Clinic. (2014). Teen sleep: Why is your teen so tired? Retrieved from http://www.mayoclinic.org/healthy-lifestyle/tween-and-teen-health/in-depth/teens-health/art-20046157

Mayo Clinic. (2015). Postpartum depression. Retrieved from http://www.mayoclinic.org/diseases-conditions/postpartum-depression/basics/symptoms/con-20029130

Mayo Clinic. (2016). Child sleep: Put preschool bedtime problems to rest. Retrieved from http://www.mayoclinic.org/healthy-living/childrens-health/in-depth/child-sleep/art-20044338

Mayo Clinic. (2016). Cognitive behavioral therapy. Retrieved from http://www.mayoclinic.org/tests-procedures/cognitive-behavioral-therapy/home/ovc-20186868

Mayo Clinic. (2016). Medications and supplements that can raise your blood pressure. Retrieved from http://www.mayoclinic.com/health/blood-pressure/MY00256

Mayo Clinic. (2016a). Mediterranean diet: A heart-healthy eating plan. Retrieved from http://www.mayoclinic.org/healthy-lifestyle/nutrition-and-healthy-eating/in-depth/mediterranean-diet/art-20047801

Mayo Clinic. (2016b). Nutrition and healthy eating. Retrieved from http://www.mayoclinic.org/healthy-lifestyle/nutrition-and-healthy-eating/in-depth/fat/art-20045550?pg=2

McAteer, J. P., Ledbetter, D. J., & Goldin, A. B. (2013). Role of bottle feeding in the etiology of hypertrophic pyloric stenosis. JAMA Pediatrics, 167(12), 1143–1149.

McCabe, S. E., & West, B. T. (2013). Medical and nonmedical use of prescription stimulants: Results from a national multicohort study. Journal of the American Academy of Child & Adolescent Psychiatry, 52(12), 1272–1280. doi:10.1016/j.jaac.2013.09.005

McCann. S. A., & Huether, S. E. (2014). Structure, function, and disorders of the integument. In K. L. McCance, S. E. Huether, V. L. Brashers, & N. S. Rote (Eds.), Pathophysiology: The biologic basis for disease in adults and children (7th ed., pp. 1616–1652). St. Louis, MO: Elsevier.

McCaughan, D., & Kaufman, G. (2013). Patient safety: Threats and solutions. Nursing Standard, 27, 44, 48–55.

McCavit, T. L., Gilbert, M., & Buchanan (2013). Prophylactic penicillin after 5 years of age in patients with sickle cell disease: A survey of sickle cell disease experts. Pediatric Blood & Cancer, 60, 935–939.

McCusker, C. G., Armstrong, M. P., Mullen, M., Doherty, N. N., & Casey, F. A. (2013). A sibling-controlled, prospective study of outcomes at home and school in children with severe congenital heart disease. Cardiology in the Young, 23, 507–516.

McDaniel, N. L. (2014). Alterations in cardiovascular function in children. In K.

L. McCance, S. E. Huether, V. L. Brashers, & N. R. Rote, Pathophysiology: The biologic basis for disease in adults and children (7th ed., pp. 1194–1224). St. Louis, MO: Elsevier Mosby.

McDonald, J., Vallance, D., & McGrath, M. (2013). An evaluation of a collaborative bibliotherapy scheme delivered via a library service. Journal of Psychiatric and Mental Health Nursing, 20 (10), 857–865.

McFarlane, K. (2011). An overview of diabetic ketoacidosis in children. Paediatric Nursing, 23(1), 14–19.

McGuire, A. L., Kanesarajah, J., Runge, C. E., Ireland, R., Waller, M., & Dobson, A. J. (2016). Effect of Multiple Deployments on Military Families: A Cross-Sectional Study of Health and Well-Being of Partners and Children. Military Medicine, 181(4), 319–327. doi:10.7205/MILMED-D-14-00310

McHugo, J., & Harden, A. (2011). Diabetes insipidus: Navigating troubled waters. Advance for NPs and PAs, 2(4), 20–24.

McKeever, A., & Kelly, M. M. (2015). Growing up with juvenile idiopathic arthritis. MCN: The American Journal of Maternal Child Nursing, 40(1), 8–15.

McKenna, C., & Pieper, P. (2013). Pediatric trauma. In N. T. Browne, L. M. Flanigan, C. A. McComiskey, & P. Pieper (Eds.), Nursing care of the pediatric surgical patient (3rd ed., pp. 513–535). Burlington, MA: Jones & Bartlett Learning.

McLaughlin, K. (2014). Pediatric concussions: Can technology detect the impact? Journal of Pediatric Nursing, 30, 270–273.

McLean, H. Q., Fiebelkorn, A. P., Temte, J. L., & Wallace, G. S. (2013). Prevention of measles, rubella, congenital rubella syndrome, and mumps, 2013: Summary recommendations of the Advisory Committee on Immunization Practices. Morbidity and Mortality Weekly Report, 62(4), 1–34.

McMurtry, C. M., Riddell, R. P., Taddio, A., Racine, N., Asmundson, G. J. G., Noel, M., Shah, V. (2015). Far from "just a poke": common painful needle procedures and the development of needle fear. The Clinical Journal of Pain, 31(Suppl. 10), S3–S11.

McNeil, M. M., Weintraub, E. S., Duffy, J., Sukuman, L., Jacobsen, S. J., Klein, N. P., DeStephano, F. (2016). Risk of anaphylaxis after vaccination in children and adults, Journal of Allergy and Clinical Immunology, 137(3), 868–878.

McPhie, A., Merkel, K., Lossius, M., Giordana, B. P., & Kelly, M. N. (2016). Newborn infant with epidermolysis bullosa and ankylglossia, Journal of Pediatric HealthCare, 30(4), 390–395.

Meaux, J. B., Green, A., Nelson, M. K., Huett, A., Boateng, B., Pye, S., Riley, L. (2014). Transition to self-management after pediatric heart transplant. Progress in Transplantation, 24, 226–233.

Meckler, S. E. (2014). Clinical management of sports related pediatric concussions. Clinician Revews, 24(9), 24–32.

Medscape. (2016). Pediatric Conversion Disorder. Retrieved from http://emedicine.medscape.com/article/917864-overview#a1

Meert, K. L., Clark, J., & Eggly, S. (2013). Family-centered care in the pediatric intensive care unit. Pediatric Clinics of North America, 60(3), 761–772.

Mehrazma, M., Amini-Alavijeh, Z., & Hooman, N. (2012). Prognostic value of dialysis effluent leukocyte count in children on peritoneal dialysis with peritonitis. Iranian Journal of Kidney Diseases, 6(2), 114–118.

Meier, E. R., & Miller, J. L. (2012). Sickle cell disease in children. Drugs, 72(7), 895–906.

Meijel, E., Gigengack, M., Verlinden, E., Opmeer, B., Heij, H., Goslings, J., Lindauer, R. (2016). Predicting posttraumatic stress disorder in children and parents following accidental child injury: Evaluation of the Screening Tool for Early Predictors of Posttraumatic Stress Disorder (STEPP). BMC Psychiatry, 15, 113–121. doi:10.1186/s12888-015-0492-z

Mendes, M. (2013). Parents' Descriptions of Ideal Home Nursing Care for Their Technology-Dependent Children. Pediatric Nursing, 39(2), 91–96.

Mendez, D. R. (2015). Overview of blunt abdominal trauma in children. Retrieved from http://www.uptodate.com/contents/overview-of-blunt-abdominal-trauma-in-children

Merkel, S. I., Voepel-Lewis, T., Shavevitz, J. R., & Malviya, S. (1997). The FLACC: A behavioral scale for scoring postoperative pain in young children. Pediatric Nursing, 23(3), 293–297.

Messina, N., Marinelli-Casey, P., West, K., & Rawson, R. (2014). Children exposed to methamphetamine use and manufacture. Child Abuse & Neglect, 38(11), 1872–1883.

Metzger, M. L., Krasin, M. J., Choi, J. K., & Hudson, M. M. (2016). Hodgkin lymphoma. In P. A. Pizzo, & D. G. Poplack, Principles and practice of pediatric oncology (7th ed., pp. 568–586). Philadelphia, PA: J. B. Lippincott.

Meuli, M., & Moehrlen, U. (2014). Fetal surgery for myelomeningocele is effective: A critical look at the whys. Pediatric Surgery International, 30(7), 689–697.

Michaels, M. G., & Green, M. (2016). Infections in immunocompromised persons. In R. M. Kliegman, B. F. Stanton, J. W. St. Geme, & N. F. Schor (Eds.), Nelson textbook of pediatrics (20th ed., pp. 1287–1295). Philadelphia, PA: Elsevier.

Michels, A., & Michels, N. (2014). Addison disease: Early detection and treatment principles. American Family Physician, 89(7), 563–568.

Midgley, C. M., Jackson, M. A., Selvarangan, R., Turabelitze, G., Obringer, E., Johnson, D., Gerber, S. I. (2014). Severe respiratory illness associated with Enterovirus D68—Missouri and Illinois, 2014. Morbidity and Mortality Weekly Report, 63(36), 798–799.

Mieli-Vergani, G., & Tizzard, S. A. (2012). Biliary atresia and Kasai's surgery—When is it too late? Pediatric OnCall Journal, 9(9). Retrieved from http://www.pediatriconcall.com/Journal/Article/FullText.aspx?artid=511&type=J&tid=&imgid=&reportid=358&tbltype

Miles, M. S., Holditch-Davis, D., Burchinal, M. R., & Brunssen, S. (2011). Maternal role attainment with medically fragile infants: Part 1. Measurement and correlates during the first year of life. Research in Nursing and Health, 34, 20–34.

Miller, J. E., Hammond, G. C., Strunk, T., Moore, H. C., Leonard, H., Burgner, D. P. (2016). Association of gestational age and growth measures at birth with infection-related admissions to hospital throughout childhood: a population-based, data-linkage study from Western Australia, Lancet Infectious Diseases, 16(8), 952–961.

Miller, J. E., Nugent, C. N., & Russell, L. B. (2015). Which components of medical homes reduce the time burden on families of children with special healthcare needs? Health Services Research, 50(2), 440–461.

Miller, K. (2014). Care coordination impacts on access to care for children with special healthcare needs enrolled in medicaid and CHIP. Maternal and Child Health Journal, 18, 864–872.

Mishra, A., Mehrotra, P. K., Agarwal, G., Agarwal, A., & Mishra, S. K. (2014). Pediatric and adolescent pheochromocytoma: Clinical presentation and outcome of surgery. Indian Pediatrics, 51, 299–302.

Mishra, P. K., Burnand, K., Minocha, A., Mathur, A. B., Kulkarni, M. S., & Tsang, T. (2014). Incarcerated inguinal hernia management in children: A comparison of the open and laparoscopic approach. Pediatric Surgery International, 30, 621–624.

Mistovich, J. R., & Spiegel, D. A. (2016a). Idiopathic scoliosis. In R. M. Kliegman, B. Stanton, J. W. St. Geme, & N. F. Schor, Nelson textbook of pediatrics (20th ed., pp. 3284–3287). Philadelphia, PA: Saunders.

Mistovich, J. R., & Spiegel, D. A. (2016b). Congenital scoliosis. In R. M. Kliegman, B. Stanton, J. W. St. Geme, & N. F. Schor, Nelson textbook of pediatrics (20th ed., pp. 3288–3289). Philadelphia, PA: Saunders.

Mitsuoka, T. (2014). Development of functional foods. Bioscience of Microbiota, Food and Health, 33, 117–128.

Moganeswari, D., Thomas, J., Srinivasan, K., & Jacob, G. P. (2015). Test re-test reliability and validity of different visual acuity and stereoacuity charts used in preschool children. Journal of Clinical and Diagnostic Research, 9(11), NC01–NC05. http://doi.org/10.7860/JCDR/2015/14407.6747

Mogayzel, P. J., Naureckas, E. T., Robinson, K. A., Brady, C., Gull, M., the Cystic Fibrosis Foundation Pulmonary Clinical Practice Guidelines Committee, (2014). Cystic Fibrosis Foundation pulmonary guideline: Pharmacologic approaches to prevention and eradication of initial Pseudomonas aeruginosa infection, Annals of the American Thoracic Society, 11(10), 1640–1650.

Mogayzel, P. J., Naureckas, E. T., Robinson, K. A., Mueller, G., Hadjiliadis, D., Hoag, J. B., Pulmonary Clinical Practice Guidelines Committee. (2013). Cystic fibrosis pulmonary guidelines: Chronic medications for maintenance of lung health. American Journal of Respiratory Critical Care Medicine, 187(7), 680–689.

Molloy, L., & Nichols, K. (2015). Infectious diseases pharmacotherapy for children with cystic fibrosis, Journal of Pediatric HealthCare, 29(6), 565–578.

Monaghan, M., Hoffman, K. M., & Cogen, F. R. (2013). License to drive: Type 1 diabetes management and obtaining a learner's permit in Maryland and Virginia. Diabetes Spectrum, 26(3), 194–199.

Montgomery, P., & Maunders, K. (2015). The effectiveness of creative bibliotherapy for internalizing, externalizing, and prosocial behaviors in children: A systematic review. Children and Youth Services Review, 55, 37–47.

Moon, R. Y., & Hauck, F. R. (2016). SIDS risk: It's more than just the sleep environment, Pediatrics, 137(1), e20153665.

Moore, H. (2015). Improving kangaroo care policy and implementation in the neonatal intensive care. Journal of Neonatal Nursing, 21, 157–160.

Moore, T., & Ikeda, A. K. (2014). Bone marrow transplantation. Retrieved from http://emedicine.medscape.com/article/1014514-overview

Mora-Ripoll, R. (2013). Laughter techniques for therapeutic use in medicine. OA Alternative Medicine. 1(3):25.

Moreland, C. S., & Bonin, L. (2016). Pediatric unipolar depression and pharmacotherapy: Choosing a medication. Up-ToDate. Retrieved from www.uptodate.com

Moro, G., Arslanoglu, S., Bertino, E., Corvaglia, L., Montirosso, R., Picaud, J.C., Ziegler, E. (2015). Human milk in feeding premature infants: consensus statement. Journal of Pediatric Gastroenterology & Nutrition, 61, S16–S19. doi: 10.1097/01.mpg.0000471460.08792.4d

Morris, B. J., & Wiswell, T. E. (2013). Circumcision and lifetime risk of urinary tract infection: A systematic review and meta-analysis. The Journal of Urology, 189(6), 2118–2124.

Mosaad, D. M., & Abdel-Aziem, A. A. (2015). Backpack carriage effect on head posture and ground reaction forces in school children. Work, 52(1), 203–209. doi:10.3233/WOR-152043

Moskow, D. M., Addington, J., Bearden, C. E., Cadenhead, K. S., Cornblatt, B. A., Heinssen, R., Walker, E. F. (2016). The relations of age and pubertal development with cortisol and daily stress in youth at clinical risk for psychosis. Schizophrenia Research, 172(1-3), 29–34. doi:10.1016/j.schres.2016.02.002

Mourani, P. M., Sontag, M. K., Younoszai, A., Miller, J. I., Kinsella, J. P., Abman, S. H. (2015). Early pulmonary vascular disease in preterm infants at risk for bronchopulmonary dysplasia, American Journal of Respiratory and Critical Care Medicine, 191(1), 87–95.

Mouratidi, P-S., Bonoti, F., & Leondari, A. (2015). Children's perceptions of illness and health: An analysis of drawings. Health Education Journal, 1–14.

Mowry, J. B., Spyker, D. A., Brooks, D. E., McMillan, N., & Schauben, J. L. (2015). 2014 Annual report of the American Association of Poison Control Centers' national poison data system (NPDS): 32nd Annual Report, Clinical Toxicology, 53:10, 962–1147, doi:10.3109/15563650.2015.1102927

Muchowski, K. (2014). Evaluation and treatment of neonatal hyperbilirubinemia. American Family Physician, 89(11), 873–878.

Mulusew, A., & Yilikal, A. (2013). Prevalence of congenital color vision defects among school children in five schools of Abeshge District, Central Ethiopia. Journal of Ophthalmology of Eastern Central and Southern Africa, 17(1), 1–14. Retrieved from http://www.coecsa.org/ojs-2.4.2/index.php/JOECSA/article/view/65

Murphy, K. P., & Karlin, A. M. (2016). Lower leg pain: Shin splints, stress fractures, and chronic compartment syndrome. In R. M. Kliegman, B. Stanton, J. W. St. Geme, & N. F. Schor, Nelson textbook of pediatrics (20th ed., pp. 3347–3350). Philadelphia, PA: Saunders.

Musso, M., & Petrosillo, N., (2015). Nuclear medicine in diagnosis of prosthetic valve endocarditis: An update. BioMed Research International, Retrieved from http://dx.doi.org/10.1155/2015/127325

Myers, M., & Eckes, E. J. (2012). A novel approach to pain management in persons with sickle cell disease. MEDSURG Nursing, 21(5), 293–298.

Myrick, K. M. (2015). Pediatric overuse sports injury and injury prevention. The Journal for Nurse Practitioners, 11(10), 1023–1031.

Nagae, C., Yamashita, A., Ashikaga, T., Mori, M., Akita, M., Kitsukawa, K., Taki, M. (2016). A cohort study of the usefulness of primary prophylaxis in patients with severe haemophilia A. International Journal of Hematology. 104, 208–215.

Nakano, S. J., & Tluczek, A. (2014). Genomic breakthroughs in the diagnosis and treatment of cystic fibrosis. American Journal of Nursing, 114(6), 36–43.

NANDA-I (2017) Nursing Diagnosis: Definitions and classifications 2018–2020 (11th ed.). New York: Wiley-Blackwell.

Narendran, V., Pickens, W. L., Visscher, M. O. & Hoath, S. B. (2015). Neuroprotective core measure 6: Protecting skin - Neuroprotective care in the newborn: Does skin protect the immature brain from hyperbilirubinemia? Newborn and Infant Nursing Reviews, 15, 124–127.

Natarajan, K., & Kutlar, A. (2015). Disorders of hemoglobin structure: Sickle cell anemia and related abnormalities. In K. Kaushansky, M. A. Lichtman, J. T. Prchal, M. M. Levi, O.W. Press, L. J. Burns, & M. Caligiuri, Williams hematology (9th ed.). New York: McGraw-Hill; Retrieved from http://accessmedicine.mhmedical.com

Nathwani, A. C., Reiss, U. M., Tuddenham, E. G. D., Rosales, C., Chowdary, P., McIntosh, J., Davidoff, A. M. (2014). Long-term safety and efficacy of Factor IX gene therapy in Hemophilia B. The New England Journal of Medicine, 371(21), 1994–2004.

National Assembly on School-Based Health Care. (2016). School-based health centers play increasingly important role in children's health. Retrieved from http://www.nasbhc.org

National Association for the Education of Young Children. (2016). Accreditation of programs for young children: Program standards. Retrieved from http://www.naeyc.org/academy/

National Association of EMS Physicians and American College of Surgeons Committee on Trauma. [NAEMSP & ACS] (2013). EMS Spinal Precautions and the Use of the Long Backboard, Prehospital Emergency Care, 17(3), 392–393.

National Association of Pediatric Nurse Practitioners. (March/April 2016). NAPNAP Position Statement on Pediatric Health Care/Medical Home. Journal of Pediatric Health Care, 30 (2), A17–A19. 17A. http://dx.doi.org/10.1016/j.pedhc.2015.10.010 Retrieved from http://www.jpedhc.org/article/S0891-5245(15)00369-7/pdf

National Association of School Nurses (2017). Diabetes management in the school setting (Revised February 2017). Retrieved from https://schoolnursenet.nasn.org/blogs/nasn-profile/2017/03/13/diabetes-management-in-the-school-setting

National Association of School Nurses. (2011). Role of the school nurse. Retrieved from http://www.nasn.org/portals/0/positions/2011psrole.pdf

National Association of School Nurses. (2016). Concussions—the role of the school nurse (Position Statement). Silver Spring, MD: Author.

National Association of State Alcohol and Drug Abuse Directors (2015). Neonatal abstinence syndrome. Retrieved from www.nasadad.org.

National Asthma Education and Prevention Program. (2007). Expert panel report 3: Guidelines for the diagnosis and management of asthma. Bethesda, MD: National Institutes of Health, National Heart Lung and Blood Institute. Retrieved from http://www.nhlbi.nih.gov/guidelines/asthma/index.htm

National Cancer Institute. (2013). Blood-forming stem cell transplants. Retrieved from https://www.cancer.gov/about-cancer/treatment/types/stem-cell-transplant/stem-cell-fact-sheet#q2

National Cancer Institute. (2014). Diet history questionnaire. Retrieved from http://appliedresearch.cancer.gov/archive/#nhanesffq--FFQ.English.June0304

National Cancer Institute. (2016a). Late effects of treatment for childhood cancer. Retrieved from https://www.cancer.gov/types/childhood-cancers/late-effects-hp-pdq

National Cancer Institute. (2016b). Stage information for neuroblastoma.

Retrieved from http://www.cancer.gov.cancertopics/pdq/treatment/neuroblastoma/Patient/page2

National Cancer Institute. (2016c). Wilms tumor and other childhood kidney tumors treatment: Stage information. Retrieved from http://www.cancer.gov.cancertopics/pdq/treatment/wilms/HealthProfessional/page3

National Cancer Institute. (2016d). Childhood Hodgkin lymphoma treatment: Staging and diagnostic evaluation. Retrieved from http://www.cancer.gov.cancertopics/pdq/treatment/childhodgkins/HealthProfessional/page4

National Cancer Institute. (2016e). Childhood rhabdomyosarcoma Treatment. Retrieved from https://www.cancer.gov/types/soft-tissue-sarcoma/hp/rhabdomyosarcoma-treatment-pdq

National Cancer Institute. (2016f). Childhood rhabdomyosarcoma treatment: Stage information. Retrieved from http://www.cancer.gov/cancertopics/pdq/treatment/childrhabdomyosarcoma/HealthProfessional

National Center for Children's Vision and Eye Health. (2016). Recommended tools and tests. Retrieved from http://nationalcenter.preventblindness.org/recommended-tools-and-tests

National Center for Complementary and Integrative Health. (2016). Aloe vera. Retrieved from https://nccih.nih.gov/health/aloevera

National Center for Complementary and Integrative Health. (2016). Health topics A – Z, Retrieved from https://nccih.nih.gov/health/atoz.htm#linkA

National Center for Education Statistics. (2016). Children and youth with disabilities. Retrieved from http://nces.ed.gov/programs/coe/indicator_cgg.asp

National Center for Educational Statistics. (2015). Children and youth with disabilities. Retrieved from http://nces.ed.gov/programs/coe/indicator_cgg.asp

National Center for Health Statistics & National Vital Statistics System. (2014). Fatal injury reports, 2014. Retrieved from http://www.cdc.gov/injury/wisqars/leadingcauses.html

National Center for Health Statistics, National Vital Statistics System. (2016). 10 leading causes of injury deaths by age group highlighting unintentional injury deaths, United States—2014. Retrieved from http://webappa.cdc.gov

National Center for Health Statistics, National Vital Statistics System. (2015). Ten leading causes of injury deaths, United States, 2013, all races, both sexes. Retrieved from http://www.cdc.gov/injury/wisqars/leading_causes_death.html

National Center for Health Statistics. (2015). Health, United States, 2015: With special feature on racial and ethnic health disparities. Retrieved from http://www.cdc.gov/nchs/data/hus/hus15.pdf#073

National Center for Injury Prevention and Control, Centers for Disease Control and Prevention. (2015). Overall dog bite nonfatal injuries and rates per 100,000, 2013, United States, all races, both sexes. Retrieved from http://www.cdc.gov/injury/wisqars/nonfatal.html

National Center for Injury Prevention and Control, Centers for Disease Control and Prevention. (2016a). Overall fire/burn nonfatal injuries and rates per 100,000, 2014, United States, all races, both sexes, ages 0 to 19. Retrieved from http://www.cdc.gov/injury/wisqars/nonfatal.html

National Center for Injury Prevention and Control, Centers for Disease Control and Prevention. (2016b). Fire/burn deaths and rates per 100,000, 2014, United States, all races, both sexes, ages 0 to 19. Retrieved from http://www.cdc.gov/injury/wisqars/fatal.html

National Center for Injury Prevention and Control. (2016). Fatal injury data. http://www.cdc.gov/injury/wisqars/fatal_injury_reports.html

National Center for PTSD. (2016). National center for PTSD. Retrieved from http://www.ptsd.va.gov/ http://ncptsd.va.gov/ncmain/ncdocs/fact_shts/fs_children.html

National Center on Family Homelessness. (2014). America's youngest outcasts. Newton, MA: Author.

National Center on Family Homelessness. (2016). National center on family homelessness. Retrieved from http://www.air.org/center/national-center-family-homelessness

National Coalition for the Homeless. (2015). Youth. Retrieved from http://nationalhomeless.org/category/youth/

National Commission on Correctional Health Care. (2015). Standards for health services in juvenile detention and confinement facilities. Retrieved from http://www.ncchc.org

National Conference of State Legislatures. (2015). Breastfeeding laws. Retrieved from http://www.ncsl.org/research/health/breastfeeding-state-laws.aspx

National Diabetes Information Clearinghouse. (2014). The A1C test and diabetes. Retrieved from http://diabetes.niddk.nih.gov/dm/pubs/A1CTest/#1

National Endocrine and Metabolic Diseases Information Service (NEMDIS). (2014). Adrenal insufficiency and Addison's disease. Retrieved from http://endocrine.niddk.nih.gov/pubs/addison/addison.aspx

National Heart Lung and Blood Institute. (2012). Expert panel on integrated guidelines for cardiovascular health and risk reduction in children and adolescents. Retrieved from http://www.nhlbi.nih.gov/guidelines/cvd_ped/index.htm

National Human Genome Research Institute. (2013). Essential nursing competencies and curricula guidelines for genetics and genomics. Retrieved from https://www.genome.gov/17517146/essential-nursing-competencies-and-curricula-guidelines-faq/

National Institute of Allergy and Infectious Diseases (2016). Prevention of perinatal HIV transmission. Retrieved from http://www.niaid.nih.gov/topics/HIVAIDS/Understanding/Prevention/Pages/perinatal.aspx

National Institute of Allergy and Infectious Diseases (NIAID). (2016). Guidelines for clinicians and patients for diagnosis and management of food allergy in the United States. Retrieved from https://www.niaid.nih.gov/

National Institute of Arthritis and Musculoskeletal and Skin Diseases. (2015a). Bone mass measurement: What the numbers mean. Retrieved from https://www.niams.nih.gov/health_info/bone/Bone_Health/bone_mass_measure.asp#e

National Institute of Arthritis and Musculoskeletal and Skin Diseases. (2015b). Marfan syndrome. Retrieved from https://www.niams.nih.gov/Health_Info/Marfan_Syndrome/default.asp

National Institute of Child Health and Human Development. (2016). Add Health Study. Retrieved from http://www.cpc.unc.edu/projects/addhealthNational Institutes of Health. (2016). Münchausen syndrome by proxy. Retrieved from http://www.nlm.nih.gov/medlineplus/ency/article/001555.htm

National Institute of Diabetes and Digestive and Kidney Diseases (NIDDK). (2016). Celiac disease. Retrieved from http://digestive.niddk.nih.gov/ddiseases/pubs/celiac/

National Institute of Mental Health (2012). Possible causes of sudden onset OCD in kids broadened Retrieved from https://www.nimh.nih.gov/news/science-news/2012/possible-causes-of-sudden-onset-ocd-in-kids-broadened.shtml

National Institute of Mental Health. (2015). Major depression among adolescents. Retrieved from https://www.nimh.nih.gov/health/statistics/prevalence/major-depression-among-adolescents.shtml

National Institute of Mental Health. (2016). Eating disorders. Retrieved from http://www.nimh.nih.gov/health/topics/eating-disorders/index.shtml#part_145412

National Institute of Mental Health. (2016a). Any disorder among children. Retrieved from https://www.nimh.nih.gov/health/statistics/prevalence/any-disorder-among-children.shtml

National Institute of Mental Health. (2016b). Bipolar disorder. Retrieved from https://www.nimh.nih.gov/health/topics/bipolar-disorder/index.shtml#part_145403

National Institute of Mental Health. (2016c). PANDAS frequently asked questions. Retrieved from https://www.nimh.nih.gov/labs-at-nimh/research-areas/clinics-and-labs/pdnb/pandas-frequently-asked-questions.shtml

National Institute of Mental Health. (2016d). Schizophrenia. Retrieved from https://www.nimh.nih.gov/health/topics/schizophrenia/index.shtml#part_145426

National Institute of Neurologic Disorders and Stroke. (2016). Neurofibromatosis fact sheet. Retrieved from http://www.ninds.nih.gov/disorders/neurofibromatosis/detail_neurofibromatosis.htm#3162_3

National Institute of Neurological Disorders and Stroke. (2014). Tourette syndrome fact sheet. Retrieved from http://www.ninds.nih.gov/disorders/tourette/detail_tourette.htm

National Institute of Neurological Disorders and Stroke. (NINDS). (2014). Hydrocephalus fact sheet. Retrieved from http://www.ninds.nih.gov/disorders/hydrocephalus/detail_hydrocephalus.htm

National Institute on Alcohol Abuse and Alcoholism (NIAAA). (n.d.). Underage drinking. Retrieved from http://www.niaaa.nih.gov

National Institute on Drug Abuse. (2012). Club drugs. Retrieved from https://www.drugabuse.gov/drugs-abuse/club-drugs

National Institute on Drug Abuse. (2016). Commonly abused drugs chart. Retrieved from https://www.drugabuse.gov/drugs-abuse/club-drugs

National Institutes of Health (2015b). Fontanelles. Retrieved from http://www.nlm.nih.gov/medlineplus/ency/article/003310.htm

National Institutes of Health (NIH). (2016). Cochlear implants. Retrieved from https://www.nidcd.nih.gov/health/cochlear-implants

National Institutes of Health, National Center for Complementary and Health. (2016). Flu & Colds in Depth. Retreived from https://nccih.nih.gov/heatlh/flu/indepth #hed4

National Institutes of Health, National Eye Institute. (2014). Facts about retinopathy of prematurity (ROP). Retrieved from https://nei.nih.gov/health/rop/rop

National Institutes of Health, National Eye Institute. (n.d.) Sports and your eyes: Sport specific risk. Retrieved from https://nei.nih.gov/sports/risk

National Institutes of Health, National Eye Institute. (n.d.). Sports-related eye injuries. Retrieved from http://www.nei.nih.gov/sports/pdf

National Institutes of Health. (2014). Slipped capital femoral epiphysis with knee pain. Retrieved from https://medlineplus.gov/ency/article/000972.htm

National Institutes of Health. (2015a). Legg-Calve-Perthes disease. Retrieved from https://medlineplus.gov/ency/article/001264.htm

National Institutes of Health. (2015c). Osteopenia–premature infants. Retrieved from https://medlineplus.gov/ency/article/007231.htm

National Institutes of Health. (2016). Children and the use of complementary health approaches. Retrieved from https://nccih.nih.gov/health/children

National Institutes of Health. (2016a). Osteoporosis hand out. Retrieved from https://www.niams.nih.gov/health_info/Bone/Osteoporosis/osteoporosis_hoh.asp

National Institutes of Health. (2016b). Marfan syndrome. Retrieved from https://ghr.nlm.nih.gov/condition/marfan-syndrome

National Institutes of Health. (2016c). Osteogenesis imperfecta. Retrieved from https://ghr.nlm.nih.gov/condition/osteogenesis-imperfecta

National Kidney and Urologic Diseases Information Clearinghouse. (2014). Financial help for treatment of kidney failure. Retrieved from https://www.niddk.nih.gov/health-information/health-topics/kidney-disease/financial-help-for-treatment-of-kidney-failure/Documents/Financial-Help-Kidney_508.pdf

National Kidney Foundation. (2015). Use of herbal supplements in chronic kidney disease. Retrieved from http://www.kidney.org/atoz/content/herbalsupp.cfm

National Newborn Screening and Genetics Resource Center. (2014). National newborn screening status report. Retrieved from https://genes-r-us.uthscsa.edu/sites/genes-r-us/files/nbsdisorders.pdf

National Organization for Rare Disorders (2015). Addison's Disease. Retrieved from https://rarediseases.org/rare-diseases/addisons-disease/

National Organization for Rare Disorders. Prune Belly Syndrome (2016). Retrieved from https://rarediseases.org/rare-diseases/prune-belly-syndrome/

National Safe Kids. (2016). Bike and helmet safety policy brief. Retrieved from http://www.safekids.org/bike-and-helmet-safety-policy-brief

National Sleep Foundation. (2016). Children and sleep.

Navarra, A-M., Neu, N., Toussi, S., Nelson, J., & Larson, E. L. (2014). Health literacy and adherence to antiretroviral therapy among HIV-infected youth. Journal of the Association of Nurses in AIDS Care, 25(3), 203–213.

NCAST. (2016). NCAST programs. Retrieved from http://www.ncast.org/

Nelson, L. P., & Gold, J. I. (2012). Posttraumatic stress disorder in children and their parents following admission to the pediatric intensive care unit: A review. Pediatric Critical Care Medicine, 13(3), 338–347.

Nelson, W. A. (2015). Making ethical decisions. Healthcare Executive, 30(4), 46–48.QSEN Institute. (2014). Competencies. Retrieved from http://qsen.org/competencies/

Nemati, E., Einollahi, B., Pezeshki, M. L., Porfarziani, V., & Fattahi, M. R. (2014). Does kidney transplantation with deceased or living donor affect graft survival? Nephro-Urology Monthly, 6(4), 1–5.

Neri, C. M., Beeson, T., Mead, H., Darbari, D. S., & Meier, E. R. (2016). Provider perspective on integrative medicine for pediatric sickle cell disease-related pain. Global Advances in Health and Medicine, 5(1), 44–50.Özgönenel, B., Zia, A., Callaghan, M. U., Chitlur, M., Rajpurkar, M., & Lusher, J. M. (2013). Emergency department visits in children with hemophilia. Pediatric Blood and Cancer, 60(7), 1188–1191.

Neri, C. M., Beeson, T., Mead, H., Darbari, D. S., & Meier, E. R. (2016). Provider perspective on integrative medicine for pediatric sickle cell disease–related pain. Global Advances in Health and Medicine, 5(1), 44–50. http://doi.org/10.7453/gahmj.2015.101

Nevéus, T. (2011). Nocturnal enuresis—theoretic background and practical guidelines. Pediatric Nephrology, 26, 1207–1214.

Newburger, J. W., Takahashi, M., & Burns, J. C. (2016). Kawasaki disease. Journal of American College of Cardiology, 67(14), 1738–1749.

Newman, T. B. (2011). The new American Academy of Pediatrics urinary tract infection guidelines. Pediatrics, 128(3), 572–575.

NICE (2016). Jaundice in newborn babies under 28 days. Clinical guideline [CG98].

Nicol, N. H., & Huether, S. E. (2014). Alterations of the integument in children. In K. L. McCance, S. E. Huether, V. L. Brashers, & N. S. Rote, Pathophysiology: The biologic basis for disease in adults and children (7th ed., pp. 1653–1667). St. Louis, MO: Elsevier Mosby.

Nierengarten, M. B. (2015). Bronchiolitis guidelines: Diagnosis, management, and prevention. Contemporary Pediatrics, 32(1), 20–22.

Nierengarten, M. B., & Oski, J. A. (2014). Juvenile idiopathic arthritis: Rethinking remission. Contemporary Pediatrics, 31(7), 14–19.

Nimkarn, S., Lin-Su, K., & New, M. I. (2011). Steroid 21 hydroxylase deficiency congenital adrenal hyperplasia. Pediatric Clinics of North America, 58, 1281–1300.

Nkoy, F. L., Stone, B. L., Fassl, B. A., Uchida, D. A., Koopmeiners, K., Halbern, S., Maloney, C. G. (2013). Longitudinal validation of a tool for asthma self-monitoring. Pediatrics, 132(6), e1554–e1561.

Noel, M., Rabbitts, J. A., Ghafari Tai, G., & Palermo, T. M. (2015). Remembering pain after surgery: A longitudinal examination of the role of pain catastrophizing in children's and parents' recall. Pain, 156(5), 800–808.

Norfolk, S., & Wootton, J. (2012). Nocturnal enuresis in children. Nursing Standard, 27(10), 49–56.

Northcott, P. A., Pfister, S. M., & Jones, D. T. (2015). Next-generation (epi) genetic drivers of childhood brain tumours and the outlook for targeted therapies. The Lancet Oncology, 16(6), e293–e302.http://dx.doi.org/10.1016/S1470-2045(14)71206-9

Nowicki, D. E. (2013). Esophageal defects. In N. T. Browne, L. M. Flanigan, C. A. McComiskey, & P. Pieper (Eds.), Nursing care of the pediatric surgical patient (3rd ed., pp. 219–245). Burlington, MA: Jones & Bartlett.

Nurko, S., & Zimmerman, L. A. (2014). Evaluation and treatment of constipation in children and adolescents. American Family Physician, 90(2), 82–90.

Nyhan, B., Reifler, R., Richey, S., & Freed, G. L. (2014). Effective messages in vaccine promotion: A randomized trial. Pediatrics, 133(4), e835–e842.

Nyquista, A., Moserb, T., & Jahnsencd, R. (2016). Fun and friends through participation in preferred physical activities: Achievable for children with disabilities? International Journal of Disability, Development and Education, published online ahead of print, 1–23. doi:10.1080/1034912X.2015.1122176

O'Brien, H. (2016). Supplements & Nutraceuticals in Pediatric Migraine. American Migraine Foundation. Retrieved from https://americanmigrainefoundation.org/

supplements-nutraceuticals-in-pediatric-migraine/

O'Brien, S. (2016). Families of adolescents with autism: Facing the future. Journal of Pediatric Nursing, 31, 204–213. doi:http://dx.doi.org/10.1016/j.pedn.2015.10.019

O'Connell, J., & Sloand, E. (2013). Kawasaki syndrome and streptococcal scarlet fever: A clinical review. The Journal for Nurse Practitioners, 9(5), 259–264.

O'Donnell, K. A., & Ewald, M. B. (2015). Poisonings, In R. M. Kleigman, B. F. Stanton, J. W. St. Geme, & N. F. Schor, Nelson textbook of pediatrics, (20th ed., pp. 447–467), Philadelphia, PA: Elsevier.

O'Malley, P. A. (2013). The drive to win and never grow old: the risks of anabolic steroid abuse and update for the clinical nurse specialist. Clinical Nurse Specialist, 27, 117–120.

O'Neal, K., & Olds, D. (2016). Differences in pediatric pain management by unit types. Journal of Clinical Scholarship, 48(4), 378–386.

O'Neill, S., & McAndrew, D. J. (2016). The validity of visual acuity assessment using mobile technology devices in the primary care setting. Australian Family Physician, 45(4), 212–215.

O'Toole, S., Lambert, V., Gallagher, P., Shahwan, A., & Austin, J. A. (2016). Talking about epilepsy: Challenges parents face when communicating with their child about epilepsy and epilepsy-related issues. Epilepsy and Behavior, 57 (Pt A), 9–15.

Oliphant, C. M. (2015). Management of orthopedic infections. The Journal for Nurse Practioners, 11(10), 1036–1042.

Olitsky, S. E., Hug, D., Plummer, L. S., Stahl, E. D., Ariss, M. M., & Lindquist, T. P. (2016). Abnormalities of pupil and iris. In R. M. Kliegman, B. F. Stanton, J. W. St. Geme, & N. F. Schor (Eds.), Nelson textbook of pediatrics (20th ed., pp. 3023–3026). Philadelphia, PA: Elsevier.

Oliveira, C. S., Ribeiro, F. M., Lago, R., & Alves, C. (2013). Audiological abnormalities in patients with Turner syndrome. American Journal of Audiology, 22, 226–232.

Olsen, I. E., Groveman, S. A., Lawson, M. L., Clark, R. H., & Zemel, B. S. (2010). New intrauterine growth curves based on United States data. Pediatrics, 125, e214–e224.

Ool, E. T., Tidman, M. J., & Peter, S. (2014). Improving the management of seborrheic dermatitis, The Practitioner, 258(1768), 23–26.

Orduño, N. M., Grimaldi, C., & Diamond, B. (2013). B cells. In G. S. Firestein, R. C. Budd, R. C. Gabriel, I. B. McInnes, & J. R. O'Dell (Eds.), Kelley's textbook of rheumatology (9th ed., pp. 191–214). Philadelphia, PA: Elsevier Saunders.

Osteogenesis Imperfecta Foundation. (2015). Bone Marrow Transplants for Children with Severe OI. Retrieved from http://www.oif.org/site/PageServer?pagename=BoneMarrow

Osteras, B., Sigmundsson, H., & Haga, M. (2015). Perceived stress and musculoskeletal pain are prevalent and significantly associated in adolescents: an epidemiological cross-sectional study. BMC Public Health, 151-10 10p. doi:10.1186/s12889-015-2414-x

Oswald, D. P., Gilles, D. L., Cannady, M. S., Wenzel, D. B., Willis, J. H., & Bodurtha, J. N. (2013). Youth with special healthcare needs: Transition to adult healthcare services. Maternal Child Health Journal, 17, 1744–1752.

Otukesh, H., Hoseini, R., Rahimzadeh, N., Hosseini, S. (2012). Glomerular Function in Neonates. Iranian Journal of Kidney Diseases, 6(3), 166–172.

Owen, D. C., Armstrong, M. L., Koch, J. R., & Roberts, A. E. (2013). College students with body art: Well-being or high-risk behavior? Journal of Psychosocial Nursing and Mental Health Services, 51, 20–28.

Oz, F., Cizgici, A. Y., Ucar, A., Kraayvaz, E. B., Kocaaga, M., Bugra, Z., Oflaz, H. (2014). Doppler-Derived Strain Imaging Detects Left Ventricular Systolic Dysfunction in Children with Turner Syndrome. Echocardiography, 31(8), 1017–1022.

Ozel, S., Switzer, L., Macintosh, A., & Fehlings, D. (2016). Informing evidence-based clinical practice guidelines for children with cerebral palsy at risk of osteoporosis: An update. Developmental Medicine & Child Neurology, 58(9), 918–923.

Pacer Center (2012). Preparing for transition from early intervention to an individualized education program. Retrieved from http://www.pacer.org/parent/php/php-c158.pdf

Pacer Center (2016). Transitioning patients from pediatric to adult care. Retrieved from http://www.pacer.org/health/For-Medical-Professionals/transitioning-patients.asp

Pacheco, G. S., & Ferayorni, A. (2013). Pediatric procedural sedation and analgesia. Emergency medicine clinics of North America, 31(3), 831–852.

Pai, S-Y., & Notarangelo, L. D. (2013). Congenital disorders of lymphocyte function. In R. Hoffman, E. J. Benz, L. E. Silberstein, H. Heslop, J. I. Weitz, & J. Anastasi. (Eds.), Hematology: Basic principles and practice (6th ed., pp. 674–685). Philadelphia, PA: Elsevier Saunders.

Paintsil, E. (2013). Update on recent guidelines for the management of urinary tract infections in children: The shifting paradigm. Current Opinion in Pediatrics, 25(1), 88–94.

Pais, P., & Avner, E. D. (2016). Nephrotic syndrome. In R. M. Kliegman, B. F. Stanton, J. W. St. Geme, & N. F. Schor (Eds.), Nelson textbook of pediatrics (20th ed., pp. 2521–2528.e1). Philadelphia, PA: Elsevier.

Panebianco, M., Rigby, A., Weston, J., & Marson, A. G. (2015). Vagus nerve stimulation for partial seizures. Cochrane Database of Systematic Reviews 2015, Issue 4. Art. No.: CD002896. doi: 10.1002/14651858.CD002896.pub2

Panel on Antiretroviral Therapy and Medical Management of HIV-Infected Children. (2016). Guidelines for the use of antiretroviral agents in pediatric HIV infection. Retrieved from http://aidsinfo.nih.gov/contentfiles/lvguidelines/pediatricguidelines.pdf

Panepinto , J. A., Punzalan, R. C., & Scott, J. P. (2015). Hematology. In K. J. Marcdante & R. M. Kliegman (Eds.), Nelson essentials of pediatrics (7th ed., pp. 506–533). Philadelphia, PA: Elsevier.

Pappas, D. E., & Hendley, J. O. (2016a). Sinusitis. In R. M. Kliegman, B. Stanton, J. St. Geme, & N. S. Schor, Nelson textbook of pediatrics (20th ed., pp. 2014–2017). Philadelphia, PA: Saunders.

Pappas, D. E., & Hendley, J. O. (2016b). Retropharyngeal Abscess, Lateral Pharyngeal Abscess, and Peritonsillar Cellulitis/Abscess. In R. M. Kliegman, B. Stanton, J. St. Geme, & N. S. Schor, Nelson textbook of pediatrics (20th ed., pp. 2021–2023). Philadelphia, PA: Saunders.

Pappas, D. E., & Hendley, J. O. (2016c). Acute Pharyngitis. In R. M. Kliegman, B. Stanton, J. St. Geme, & N. S. Schor, Nelson textbook of pediatrics (20th ed., pp. 2017–2021). Philadelphia, PA: Saunders.

Pappas, D. E., & Hendly, J. O. (2016). Sinusitis. In R. M. Kliegman, B. F. Stanton, J. W. St. Geme, & N. F. Schor (Eds.), Nelson textbook of pediatrics (20th ed., pp. 2014–2017). Philadelphia, PA: Elsevier.

Pappas, D. E., Edwards, M. S., & Torchia, M. M. (2017). The common cold in children: Management and prevention. Retrieved from https://www.uptodate.com/contents/the-common-cold-in-children-management-and-prevention

Paris, J. J., Moore, M. P., & Schreiber, M. D. (2012). Physician counseling, informed consent and parental decision making for infants with hypoplastic left-heart syndrome. Journal of Perinatology, 32, 748–751.

Pariser, D. M., Meinking, T. L., Bell, M., & Ryan, W. G. (2012). Topical 0.5% Ivermectin lotion for treatment of head lice. New England Journal of Medicine, 367(18), 1687–1693.

Park, C. L. (2014). X-linked immunodeficiency with hyper IgM. Retrieved from http://emedicine.medscape.com/article/889104-overview

Park, M. K. (2014). Pediatric cardiology for practitioners (6th ed.). Philadelphia, PA: Elsevier Saunders.

Parks, J. S., & Felner, E. I. (2016). Hypopituitarism. In R. M. Kliegman, B. F. Stanton, J. W. St. Geme, & N. F. Schor (Eds.), Nelson textbook of pediatrics (20th ed., pp. 2637–2644). Philadelphia, PA: Elsevier.

Parsons, D. W., Pollack, I. F., Hass-Kogan, D., Poussaint, T. Y., Adesina, A. M., & Chintagumpala, M. M. (2016). Gliomas, ependymomas, and other nonembyronal tumors of the central nervous system. In P. A. Pizzo, & D. G. Poplack, Principles and practice of pediatric oncology (7th ed., pp. 628–670). Philadelphia, PA: J. B. Lippincott.

Parsons, J. P., Hallstrand, T. S., Mastronarde, J. G., Kaminsky, D. A., Rundell, K.

W., Hull, J. H., Anderson, S. D. (2013). An official American Thoracic Society clinical practice guideline: Exercise-induced bronchoconstriction. American Journal of Respiratory Critical Care Medicine, 187(9), 1016–1027.

Parsons, M., & Moore, L. (2014). Nurses lead the way for "safe in the sun" play, NASN School Nurse, 29(3), 135–139.

Passamaneck, M. (2011). The changing paradigm for the management of pediatric vesicoureteral reflux. Urologic Nursing, 31(6), 363–366.

Patel, P. K., Morris, D. E., Ramaswamy, R., Grasseschi, M. F., & Cohen, S., (2016). Unilateral cleft lip repair. Retrieved from http://emedicine.medscape.com/article/1279641-overview

Patton, K. T., & Thibodeau, G. A., (2014). The digestive system. In The human body in health & disease (6th ed. pp. 475–509). St. Louis, MO: Mosby.

Patzer, R. E., Amaral, S., Klein, M., Kutner, N., Perryman, J. P., Gazmararian, J. A., & McClellan, W. M. (2012). Racial disparities in pediatric access to kidney transplantation: Does socioeconomic status play a role? American Journal of Transplantation, 12(2), 369–378.

Paul, S. P., Broad, S. R., & Spray, C. (2016) Idiopathic constipation in children clinical practice guidelines, Archives of Disease in Childhood-Education and Practice, 101, 65–69.

Pavone, V., Testa, G., Restivo, D. A., Cannavò, L., Condorelli, G., Portinaro, N. M., & Sessa, G. (2016). Botulinum toxin treatment for limb spasticity in childhood cerebral palsy. Frontiers in Pharamacology, 7(29), 1–6.

Pease, A. S., Fleming, P. J., Hauck, F. R., Moon, R. Y., Horne, R. S. C., Ponsonby, A. L. (2016). Swaddling and the risk of sudden infant death syndrome: A meta-analysis. Pediatrics, 137(6):e20153275

Peate, I., & Jones, N. (2014). Caring for hepatitis B. British Journal of Healthcare Assistants, 8(8), 384–389.

Pedersen, L. K., Rahbek, O., Nikolajsen, L., & Møller-Madsen, B. (2015). The revised FLACC score: Reliability and validation for pain assessment in children with cerebral palsy. Scandinavian Journal of Pain, 9, 57–61.

Pegram, A., & Bloomfield, J. (2015). Infection prevention and control, Nursing Standard, 29(29), 37–42.

Pellietier, J. L., Perez, C., & Jacob, S. E. (2016). Contact dermatitis in pediatrics. Pediatric Annals, 45(8), e287–e294.

Pender, N. J., Murdaugh, C. L., & Parsons, M. A. (2015). Health promotion in nursing practice (7th ed.). Upper Saddle River, NJ: Prentice Hall.

Pendergraft, W. F., Nachman, P. H., Jennette, J. C., & Falk, R. J. (2016). Primary glomerular disease. In K. Skorecki, G. M. Chertow, P. A. Marsden, M. W. Taal, & A. S. L. Yu, Brenner and Rector's the kidney (10th ed., pp. 1012–1090.e30). Philadelphia, PA: Elsevier.

Pentecost, R., & Grassley, J. S. (2014). Adolescents' needs for nurses' support when initiating breastfeeding. Journal of Human Lactation, 30(2), 224–228. doi: 10.1177/0890334413510358

Pepper, V. K., Stanfill, A. B., & Pearl, R. H. (2012). Diagnosis and management of pediatric appendicitis, intussusception, and Meckel's diverticulum. Surgical Clinics of North America, 92, 505–526.

Perella, D., Wang, C., Civen, R., Viner, K., Kuguru, K., Daskalaki, I., Bialec, S. R. (2016). Varicella vaccine effectiveness in preventing community transmission in the 2-dose era, Pediatrics, 137(4), e20152802

Perez-Velez, C. M., & Marais, B. J. (2012). Tuberculosis in children. New England Journal of Medicine, 367(4), 348–361.

Perkin, R. M., de Caen, A. R., Berg, M. D., Schexnayder, S. M., & Hazinski, M. F. (2013). Shock, cardiac arrest, and resuscitation. In M. F. Hazinski, Nursing care of the critically ill child, (3rd ed., pp. 101–154). St. Louis, MO: Elsevier Mosby.

Peters, N. C. J., Visser't Hooft, M. E., Eggink, A. J., Tibboel, D., Ursem, N., Wignen, R. M. H., Cohen-Overbeek, T. E. (2016). Prenatal prediction of the type of omphalocele closure by different medical consultants. Fetal Diagnosis and Therapy, 39, 40–49.

Peterson, C., Ailes, E., Riehle-Colarusso, T., Oster, M. E., Olney, R. S., Cassell, C. H., Gilboa, S. M. (2014). Late detection of critical congenital heart disease among US infants: Estimation of the potential impact of proposed universal screening using pulse oximetry. JAMA Pediatrics. doi:10.1001/jamapediatrics.2013.4779

Petitgout, J. M., Pelzer, D. E., McConkey, S. A., & Hanrahan, K. (2013). Development of a hospital-based care coordination program for children with special healthcare needs. Journal of Pediatric HealthCare, 27(6), 419–425.

Petty, R. E., & Rosenbaum, J. T. (2016). Uveitis in juvenile idiopathic arthritis. In J. T. Cassidy, R. E. Petty, R. M. Laxer, C. B. Lindsley, & L. R. Wedderburn. Textbook of pediatric rheumatology (7th ed., pp. 274–284.e3). Philadelphia, PA: Elsevier.

Petty, R. E., Laxer, R. M., & Wedderburn, L. R. (2016). Juvenile Idiopathic Arthritis. In J. T. Cassidy, R. E. Petty, R. M. Laxer, C. B. Lindsley, & L. R. Wedderburn. Textbook of pediatric rheumatology (7th ed., pp. 188–204.e6). Philadelphia, PA: Elsevier.

Pew Research Center (2016). 5 facts about prayer. Retrieved from http://www.pewresearch.org/fact-tank/2016/05/04/5-facts-about-prayer/

Pfeffer, G., Majamaa, K., Turnbull, D. M., Thorburn, D., & Chinnery, P. F. (2012). Treatment formitochondrial disorders. Cochran Database. Systematic Review (2012), 4: CD004426.

Pfuntner, A., Wier, L. M., & Stocks, C. (2013). Most frequent conditions in U.S. hospitals, 2011, H-CUP Statistical Brief \# 162. Retrieved from http://www.hcup-us.ahrq.gov/reports/statbriefs/sb162.pdf

Phake, V. K., Bednarczyk, R. A., Salmon, D. A., & Omer, S. B. (2016). Association between vaccine refusal and vaccine-preventable diseases in the United States: A review of measles and pertussis, JAMA, 315(11), 1149–1158.

Piaget, J. (1972). The child's conception of the world. Totowa, NJ: Littlefield, Adams.

Pichichero, M. E. (2015). Acute otitis media: Update 2015. Contemporary Pediatrics. Retrieved from http://contemporarypediatrics.modernmedicine.com/contemporary-pediatrics/news/acute-otitis-media-update-2015?page=full

Pichichero, M. E. (2016). PANDAS: Pediatric autoimmune neuropsychiatric disorder associated with group A streptococci. UpToDate. Retrieved from www.uptodate.com

Pierce, S., Palombaro, K., & Black, J. (2014). Barriers to bicycle helmet use in young children in an urban elementary school. Child Health Promotion, 15(3), 406–412. doi: 10.1177/1524839913512329

Pillai, B. P., Unnikrishnan, A. G., & Pavithran, P. V. (2011). Syndrome of inappropriate antidiuretic hormone secretion: Revisiting a classical endocrine disorder. Indian Journal of Endocrinology and Metabolism, 15(Suppl. 3), S208–S215.

Pinches, H., Dobbins, K., Cantrell, S., May, J., Lopreiato, J. (2016). Asymptomatic Kawasaki disease in a 3-month-old infant, Pediatrics, 138(2), e2 0153936

Pinto, F. F., Laranjo, S, Paramés, F., Freitas, I., & Mota-Carmo, M. (2013). Long-term evaluation of endothelial function in Kawasaki disease patients. Cardiology in the Young, 23(4), 517–522.

Pluta, R. M., Burke, A. E., & Golub, R. M. (2011). Cushing syndrome and Cushing disease. Journal of the American Medical Association, 306(24), 2742.

Polit, D. F., & Beck, C. T. (2016). Nursing research: Generating and assessing evidence for nursing practice (10th ed.). Philadelphia: Lippincott Williams & Wilkins.

Pontius, D. J. (2013). Health literacy part 1: Practical techniques for getting your message home, NASN School Nurse, 28(5), 246–252.

Pontius, D. J. (2014). Demystifying pediculosis: School nurses taking the lead, Pediatric Nursing, 40(5), 226–235.

Pontius, D. J. (2014). Health literacy part 2: Practical techniques for getting your message home, NASN School Nurse, 29(1), 30–42.

Pooni, P. A., Singh, D., Bains, H. S., Bholeshwar, P. M., & Soni, R. K. (2013). Parental stress in a paediatric intensive care unit in Punjab, India. Journal of Paediatrics and Child Health, 49, 204–209.

Pope, Z., Lewis, B., & Gao, Z. (2015). Using the transtheoretical model to examine the effects of exergaming on physical activity among children. Journal of Physical Activity & Health, 12(9), 1205–1212.

Porter, C. C., & Avner, E. D. (2016a). Autosomal recessive polycystic kidney disease. In R. M. Kliegman, B. F. Stanton, J. W. St. Geme, & N. F. Schor (Eds.), Nelson textbook of pediatrics (20th ed., p. 2513). Philadelphia, PA: Elsevier.

Porter, C. C., & Avner, E. D. (2016b). Autosomal dominant polycystic kidney disease. In R. M. Kliegman, B. F. Stanton, J. W. St. Geme, & N. F. Schor (Eds.), Nelson textbook of pediatrics (20th ed., p. 2515–2516). Philadelphia, PA: Elsevier.

Pottel, H., Hoste, L., & Delanaye, P. (2015). Abnormal glomerular filtration rate in children, adolescents and young adults below 75 mL/min/1.73m2. Pediatric Nephrology: Journal of the International Pediatric Nephrology Association, 30, 821–828.

Potts, J. T., & Jüppner, H. (2012). Disorders of the parathyroid gland and calcium homeostasis. In D. L. Longo, A. S. Fauci, D. L. Kasper, S. L. Hauser, J. L. Jameson, & J. Loscalzo (Eds.), Harrison's principles of internal medicine (18th ed.). New York: McGraw-Hill.

Powell, A., & Davidson, L. (2015). Pediatric spinal cord injury. Physical Medicine and Rehabilitation Clinics of North America, 26(1), 109–132.

Powers, J. M., & Buchanan, G. R. (2014a). Diagnosis and management of iron deficiency anemia. Hematology Oncology Clinics of North America, 28, 729–745.

Powers, J. M., & Buchanan, G. R. (2014b). Iron deficiency anemia in toddlers to teens: How to manage when prevention fails. Contemporary Pediatrics, 31(5), 12–17.

Prasad, M. R., Swank, P. R., & Ewing-Cobbs, L. (2017). Long-term school outcomes of children and adolescents with traumatic brain injury. Journal of Head and Trauma Rehabilitation, 32(1), E24–E32.

Prevalence of Celiac Disease in the United States. The American Journal of Gastroenterology 107, 1538–1544. doi:10.1038/ajg.2012.219

Project Ideal. (2013). Special education public policy. Retrieved from http://www.projectidealonline.org/v/special-education-public-policy/

Purnell, L. D. (2013). Transcultural healthcare: A culturally competent approach (4th ed.). Philadelphia, PA: F.A. Davis.

Purnell, L. D. (2014). Guide to Culturally Competent Care (3rd ed.). Philadelphia, PA: F.A. Davis.

Purnell, L. D. (2014). Guide to culturally competent healthcare (3rd ed.). Philadelphia: F.A. Davis.

Qahtani, R. A., Abu-Salem, L. Y., & Pal, K. (2014). Effect of lidocaine-prilocaine eutectic mixture of local anaesthetic cream compared with oral sucrose or both in alleviating pain in neonatal circumcision procedure. African Journal of Paediatric Surgery, 11(1), 56–61.

Quayle, K. S., Holmes, J. F., & Kupperman, N. (2014). Epidemiology of blunt head trauma in children in U.S. emergency departments. New England Journal of Medicine, 371, 1945–1947.

Queen, M. A., Myers, A. L., Hall, M., Shah, S. S., Williams, D. J., Auger, K. A., Tieder, J. S. (2014). Comparative effectiveness of empiric antibiotics for community-acquired pneumonia. Pediatrics, 133(1), e23–e29.

Rabin, K. R., Gramatges, M. M., Margolin, J. F., & Poplack, D. G. (2016). Acute lymphoblastic leukemia. In P. A. Pizzo, & D. G. Poplack, Principles and practice of pediatric oncology (7th ed., pp. 463–497). Philadelphia, PA: J. B. Lippincott.

Rafei, K., & Blaisdell, C. J. (2011). Apparent life-threatening events, In American Academy of Pediatrics Section on Pediatric Pulmonology, Pediatric Pulmonology, (pp. 601–617), Elk Grove Village, IL: American Academy of Pediatrics.

Rafferty-Bugher, E., Brown, J., Hastings, B., & Arndt, C. (2016). Benefits of art therapy as treatment for autism spectrum disorder: An exploratory review. The Journal of Special Populations, 1(1), 1–12. Retrieved from http://jghcs.info/index.php/jsp/article/view/506

Rajapakse, D., Liossi, C., & Howard, R. F. (2014). Presentation and management of chronic pain. Archives of Disease in Childhood, 99, 474–480.

Randall, V., Cervenka, J., Arday, J., Hooper, T., & Hanson, J. (2011). Prevalence of life-threatening conditions in children. American Journal of Hospice and Palliative Care, 28, 310–315.

Randel, A. (2014). AAP releases guideline for the management of gastroesophageal reflux in children. American Family Physician, 89(5), 395–397.

Rao, G. (2016). Diagnosis, epidemiology, and management of hypertension in children. Pediatrics, 138(2), e2 0153616

Raphael-Grimm, T. (2015). The art of communication in nursing and healthcare. New York: Springer Publishing Company.

Rapoport, K., & Nishii, E. K. (2013). Necrotizing enterocolitis. In N. T. Browne, L. M. Flanigan, C. A. McComiskey, & P. Pieper (Eds.), Nursing care of the pediatric surgical patient (3rd ed., pp. 295–311). Burlington, MA: Jones & Bartlett Learning.

Rashotte, J., Coburn, G., Harrison, D., Stevens, B. J., Yamada, J., Abbott, L. K., & CIHR Team on Children's Pain. (2013). Healthcare professionals' pain narratives in hospitalized children's medical records: Part 1, Pain descriptors. Pain Research and Management, 18(5), e75–e83.

Ratnapalan, S. (2014). Chloral hydrate sedation in children. Clinical Pediatrics, 53(10), 933–936.

Rauen, K. K., Sawin, K. J., Bartelt, T., Waring, W. P., Orr, M., & O'Connor, R. C. (2013). Transitioning adolescents and young adults with a chronic health condition to adult healthcare—An exemplar program. Rehabilitation Nursing, 38, 63–72.

Rauh, M. J., Barrack, M., & Nichols, J. F. (2014). Associations between the female athlete triad and injury among high school runners. The International Journal of Sports Physical Therapy, 9(7), 948–958.

Raviola, G. J., Trieu, M. L., DeMaso, D. R., & Walter, H. J. (2016a). Autism spectrum disorder. In R. M. Kliegman, B. Stanton, J. W. St. Geme, & N. F. Schor, Nelson textbook of pediatrics (20th ed., pp. 176–183). Philadelphia, PA: Saunders.

Raviola, G. J., Trieu, M. L., DeMaso, D. R., & Walter, H. J. (2016b). Schizophrenia spectrum and other psychotic disorders. In R. M. Kliegman, B. Stanton, J. W. St. Geme, & N. F. Schor, Nelson textbook of pediatrics (20th ed., pp. 184–191). Philadelphia, PA: Saunders.

Reagan-Steiner, S., Yankey, D., Jerarajah, J., Elam-Evans, L. D., Singleton, J. A., Curtis, C. R., Stokley, S. (2015). National and state vaccination coverage among adolescents aged 13–17 years—United States, 2014. Morbidity and Mortality Weekly Report, 64(29), 784–792.

Reinhardt, M., Stauner, K., Schuh, A., Steger, W., & Schraml, A. (2016). Slipped capital femoral epiphysis: Long-term outcome and remodeling after in situ fixation. Hip International, 26(1), 25–30. doi: 10.5301/hipint.5000298

Reinke, J. M., & Sorg, H. (2012). Wound repair and regeneration. European Surgical Research, 49, 35–43.

Resiliency in Action. (2016). The resiliency wheel. Retrieved from http://www.resiliency.com/free-articles-resources/crisis-response-and-the-resiliency-wheel/

Retrieved from http://contemporarypediatrics.modernmedicine.com/contemporary-pediatrics/content/tags/adolescent-medicine/heeadsss-30-psychosocial-interview-adolesce?page=full

Retrieved from https://sleepfoundation.org/sleep-topics/children-and-sleep

Rezvani, I., & Ficicioglu, C. (2016). Phenylalanine. In R. M. Kliegman, B. F. Stanton, J. W. St. Geme, & N. F. Schor (Eds.), Nelson textbook of pediatrics (20th ed., pp. 636–640). Philadelphia, PA: Elsevier.

Rezvani, I., & Rosenblatt, D. S. (2016). Valine, leucine, isoleucine and related organic acidemias. In R. M. Kliegman, B. F. Stanton, J. W. St. Geme, & N. F. Schor (Eds.), Nelson textbook of pediatrics (20th ed., p. 649). Philadelphia, PA: Elsevier.

Riazi, S., Zeligs, B., Yeager, H., Peters, S. M., Benavides, G. A., Mita, O. D., & Bellanti, J. A. (2012). Rapid diagnosis of Mycobacterium tuberculosis infection in children using interferon-gamma release assays (IGRAs). Allergy and Asthma Proceedings, 33(3), 217–226.

Rich, C., Goncalves, A., Guardiani, M., O'Donnell, E., & Strzelecki, J. (2014). Teen advisory committee: lessons learned by adolescents, facilitators, and hospital staff. Pediatric Nursing, 40(6), 289–296.

Riehle-Colarusso, T., Autry, A., Razzaghi, H., Boyle, C. A., Mahle, W. T., Correa,

A. (2015), Congenital heart defects and receipt of special education services. Pediatrics, 136(3), 497–504.

Ring, R., & Huether, S. E. (2014). Alterations of renal and urinary tract function in children. In K. L. McCance & S. E. Huether (Eds.), Pathophysiology: The biologic basis for disease in children and adults (7th ed., pp. 1376–1392). St. Louis, MO: Elsevier Mosby.

Ringlever, L., Hiemstra, M., Engels, R., Van Schayck, O., & Otten, R. (2013). The link between asthma and smoking explained by depressive feelings and self-efficacy. Journal of Psychosomatic Research, 74(6), 505–510.

Rinke, M. L., Bundy, D. G., Velasquez, C. A., Rao, S., Zerhouni, Y., Miller, M. R. (2014). Interventions to reduce pediatric medical errors: A systemic review. Pediatrics, 134(2), 338–380.

Ritt, E. (2013). Embedding a culture of analytics in nursing practice. Nurse Leader, 11(3), 48–50.

Rivera, D. M., & Frye, R. E. (2016). Pediatric HIV infection treatment & management. Retrieved from http://emedicine.medscape.com/article/965086-treatment#aw2aab6b6b2

Rivkees, S. A. (2014). Pediatric Graves' disease: Management in the post–propylthiouracil era. International Journal of Pediatric Endocrinology, 2014(1), 1–23.

Rizvi, S. A. H., Sultan, S., Zafar, M. N., Naqvi, S. A. A., Sanewala, A. A., Hashmi, S., Hussain, Z. (2013). Pediatric kidney transplantation in the developing world: Challenges and solutions. American Journal of Transplantation, 13, 2441–2449.

Roberts, K. B. (2012). Revised AAP guidelines on UTI in febrile infants and young children. American Family Physician, 86(10), 940–946.

Roberts, K. E., & Coffin, S. E. (2013). Immunology and infectious disease, In M. F. Hazinski (Ed.), Nursing care of the critically ill child (3rd ed., pp. 851–867). St. Louis, MO: Elsevier.

Robie, D. K., Overfelt, S. R., & Xie, L. (2014). Differentiating biliary atresia from other causes of cholestatic jaundice. American Surgeon, 80(9), 827–831.

Robinson, A. G., & Verbalis, J. G. (2016). Posterior pituitary. In S. Melmed, K. S. Polonsky, P. R. Larsen, & H. M. Kronenberg (Eds.), Williams textbook of endocrinology (13th ed., pp. 300–332). Philadelphia, PA: Elsevier.

Robinson, L., Segal, J., & Smith, M. (2016). Separation anxiety in children. Help Guide.org. Retrieved from http://www.helpguide.org/articles/anxiety/separation-anxiety-in-children.htm

Robinson, S., & Cohen, A. R. (2015). In R. J. Martin, A. A. Fanaroff, & M. C. Walsh, (Eds.) Fanaroff and Martin's neonatal-perinatal medicine (10th ed., pp. 964–989). Philadelphia, PA: Elsevier Saunders.

Rodrigues, A. C., & Guinsburg, R. (2013). Pain evaluation after a non-nociceptive stimulus in preterm infants during the first 28 days of life. Early Human Development, 89(2), 75–79.

Rodrigues, A., Sniehotta, F. F., & Araujo-Soares, V. (2013). Are interventions to promote sun-protective behavior in recreational and tourist setting effective? A systematic review with meta-analysis and moderator analysis, Annals of Behavior Medicine, 45(2), 224–238.

Rodriguez-Merchan, E. C. (2012). Prevention of the musculoskeletal complications of hemophilia. Advances in Preventive Medicine, 2012, 1–8.

Rodway, G., & McCance, K. L. (2014). Alterations of the male reproductive systems. In K. L. McCance & S. E. Huether (Eds.), Pathophysiology: The biologic basis for disease in children and adults (7th ed., pp. 885–917). St. Louis, MO: Elsevier Mosby.

Roets, L., Rowe-Rowe, N., & Nel, R. (2012). Family-centered care in the paediatric intensive care unit. Journal of Nursing Management, 20, 624–630.

Rogers, J. (2011). Functional constipation in childhood. Nurse Prescribing, 9(7), 326–331.

Rogers, J. (2012). Assessment, prevention and treatment of constipation in children. Nursing Standard, 26(29), 46–52.

Rollins, B. M., Lee, D. C., & Silva, M. A. (2013). Insulin dosage preparation and administration: Prefilled pens versus syringes. Journal of Pharmacy Practice and Research Volume, 43(3), 198–201.

Rollins, M. D. (2012). Recent advances in the management of congenital diaphragmatic hernia. Current Opinion in Pediatrics, 24(3), 379–385.

Rolstad, B. S., Bryant, R. A., & Nix, D. P. (2012). Topical management. In R. A. Bryant & D. P. Nix (Eds.), Acute & chronic wounds: Current management concepts (4th ed., pp. 289–295). St. Louis, MO: Elsevier Mosby.

Romaniuk, D., O'Mara, L., & Akhtar-Danesh, N. (2014). Are parents doing what they want to do? Congruency between parents' actual and desired participation in the care of their hospitalized child. Issues in Comprehensive Pediatric Nursing, 37(2), 103–121.

Roosevelt, G. E. (2016). Acute inflammatory upper airway obstruction (croup, epiglottitis, laryngitis, and bacterial tracheitis). In R. M. Kliegman, B. F. Stanton, J. W. St. Geme, & N. F. Schor (Eds.), Nelson textbook of pediatrics (20th ed., pp. 2031–2036). Philadelphia, PA: Elsevier.

Rorie, S. (2015). Using medical interpreters to provide culturally competent care. AORN Journal, 101(2), 7–9.

Rose, S. R., Cook, D. M., & Fine, M. J. (2014). Growth Hormone Therapy Guidelines: Clinical and Managed Care Perspectives, The American Journal of Pharmacy Benefits, 6(5), e134–e146.

Rosen, C. L., Wang, R., Taylor, H. G., Marcus, C. L., Katz, E. S., Chervin, R. D. (2015). Utility of symptoms to predict treatment outcomes in obstructive sleep apnea syndrome. Pediatrics, 135(3), e662–e671.

Rosenbaum, P., Eliasson, A., Cooley Hidecker, M. J., & Palisano, R. J. (2014). Classification in childhood disability: Focusing on function in the 21st century. Journal of Child Neurology, 29(8), 1036–1045.

Rosenberg, D. (2016). Obsessive-compulsive disorder in children and adolescents: Epidemiology, pathogenesis, clinical manifestations, course, assessment, and diagnosis. UpToDate. Retrieved from www.uptodate.com

Rosenberg, D. R., & Chiriboga, J. A. (2016). Anxiety disorders. In R. M. Kliegman, B. Stanton, J. W. St. Geme, & N. F. Schor, Nelson textbook of pediatrics (20th ed., pp. 144–151). Philadelphia, PA: Saunders.

Ross, D. S., Burch, H. B., Cooper, D. S., Greenlee, C., Laurberg, P., Maia, A. L., Walter, M. A. (2016). 2016 American Thyroid Association Guidelines for Diagnosis and Management of Hyperthyroidism and Other Causes of Thyrotoxicosis. Thyroid, 26(10), 1343–1421.

Ross, P. A., Newth, C. J. L., & Khemani, R. G. (2014). Accuracy of pulse oximetry in children. Pediatrics, 133(1), 22–29.

Rote, N. S., & McCance, K. L. (2014). Adaptive immunity, In K. L. McCance, S. E. Huether, V. L. Brashers, & N. S. Rote, Pathophysiology: The biologic basis for disease in adults and children (7th ed., pp. 224–261). St. Louis, MO: Elsevier Mosby.

Rote, N. S., Huether, S. E., & McCance, K. L. (2014). Innate immunity: Inflammation. In K. L. McCance, S. E. Huether, V. L. Brashers, & N. S. Rote, Pathophysiology: The biologic basis for disease in adults and children (6th ed., pp. 191–223). St. Louis, MO: Elsevier.

Rowley, A. H. (2012). Kawasaki disease genetics, pathology, and need for earlier diagnosis and treatment. Contemporary Pediatrics, 29(12), 18–24.

Rubarth, L. B., & Quinn, J. (2015). Respiratory development and respiratory distress syndrome, Neonatal Network, 34(4), 231–238.

Rubin, J. A. (2016). Approaches to art therapy (3rd ed.). New York: Routledge.

Rubio-Tapia, A., Ludvigsson, J. F., Brantner, T.L., Murray, J. A., & Everhart, J. E. (2012). The Partnership for Food Safety Education. (2016). Food Safety Basics: The Core Four Basics. Retrieved from http://www.fightbac.org

Rudolph, C., Rudolph, A., Lister, G., First, L., & Gershon, A. (2011). Rudolph's pediatrics (22nd ed.). New York: McGraw-Hill.

Ruiz, P., Sarwar, S., & Zhang, Y. (2015). Pediatric graft versus host disease. Retrieved from http://emedicine.medscape.com/article/886758-overview

Sabe, M. A., Shrestha, N. K., & Menon, V. (2013). Contemporary drug treatment of infectious endocarditis. American Journal of Cardiovascular Drugs, 13(4), 251–258.

Saenz, M., Tsai, A. C., Manchester, D. K., & Elias, E. R. (2014). Genetics & dysmorphology. In W. W. Hay, M. J. Levin, R. R. Deterding, & M. J. Abzug (Eds.), CURRENT diagnosis and treatment: Pediatrics (22th ed.). New York: McGraw-Hill. Retrieved from http://accessmedicine.com

Safe Kids. (2016). Dangerous waters: profiles of fatal childhood drownings in the U.S. 2005-2014. Retrieved from https://www.safekids.org/sites/default/files/dangerous_waters_research_report.pdf

Safe Kids. (2016). Home safety. Retrieved from http://www.safekids.org/safetytips/field_venues/home

Safe Kids. (2016a). Little kids in and around cars. Retrieved from https://www.safekids.org/safetytips/field_age/little-kids-1%E2%80%934-years/field_risks/and-around-cars

Safe Kids. (2016b). Playground safety. Retrieved from https://www.safekids.org/tip/playground-safety-tips

Safe Kids. (2016c). Toy safety for little kids. Retrieved from https://www.safekids.org/safetytips/field_age/little-kids-1%E2%80%934-years/field_risks/toy-safety

Saito, R., Yamamoto, Y., Goto, M., Araki, S., Kubo, K., Kawagoe, R., Fukami, M. (2014). Tamoxifen treatment for pubertal gynecomastia in two siblings with partial androgen insensitivity syndrome. Hormone Research in Paediatrics, 81, 211–216.

Sali, M., Buonsenso, D., Goletti, D., D'Alfons, P., Zumbo, A., Valentini, P. (2015). Accuracy of QuantiFERON –TB Gold test for tuberculosis diagnosis in children, PLoS One, doi:10.1371/journal.pone.0138952

Salmela, M., Aronen, E. T., & Salanterä, S. (2011). The experience of hospital-related fears of 4- to 6-year-old children. Child: Care, Health and Development, 37(5), 719–726.

Salvage, M. O., & Storr, H. L. (2012). Pediatric Cushing's disease: Management issues. Indian Journal of Endocrinology and Metabolism, 16 (Suppl 2), S171–S175.

Sampson, H. A., Wang, J., & Sicherer, S. H. (2016). Anaphylaxis. In R. M. Kliegman, B. F. Stanton, J. W. St. Geme, & N. F. Schor (Eds.), Nelson textbook of pediatrics (20th ed., pp. 1131–1136). Philadelphia, PA: Elsevier.

Samuels-Kalow, M. E., Stack, A. M., & Porter, S. C. (2012). Effective discharge communication in the emergency department. Annals of Emergency Medicine, 60(2), 152–159.

Sanchez, T., & John, R. M. (2014). Early identification of tethered cord syndrome: A clinical challenge. Journal of Pediatric HealthCare, 28(3), e23–e33.

Sandborn, W. J. (2016). The present and future of inflammatory bowel disease treatment. Gastroenterology & Hepatology, 12(7), 438–441.

Saneto, R. (2014). Mitochondrial disease during infancy and childhood. Journal of Pediatric Biochemisty, 4, 201–215.

Sankar, W. N., Horn, D. B., Wells, L., & Dormans, J. P. (2016a). Developmental dysplasia of the hip. In R. M. Kliegman, B. Stanton, J. W. St. Geme, & N. F. Schor, Nelson textbook of pediatrics (20th ed., pp. 3274–3278). Philadelphia, PA: Saunders.

Sankar, W. N., Horn, D. B., Wells, L., & Dormans, J. P. (2016b). Legg-Calve-Perthes disease. In R. M. Kliegman, B. Stanton, J. W. St. Geme, & N. F. Schor, Nelson textbook of pediatrics (20th ed., pp. 3279–3281). Philadelphia, PA: Saunders.

Sankar, W. N., Horn, D. B., Wells, L., & Dormans, J. P. (2016c).Slipped capital femoral epiphysis. In R. M. Kliegman, B. Stanton, J. W. St. Geme, & N. F. Schor, Nelson textbook of pediatrics (20th ed., pp. 3281–3283). Philadelphia, PA: Saunders.

Santrock, J. (2015). Life-span development (15th ed.). Boston, MA: McGraw-Hill.

Santrock, J. W. (2014). Child development (14th ed.). New York, NY: McGraw-Hill.

Sarkissian, E. J., & Lawrence, T. R. (2016). Osgood-Schlatter Disease and Sinding-Larsen-Johansson syndrome. In R. M. Kliegman, B. Stanton, J. W. St. Geme, & N. S. Schor, Nelson textbook of pediatrics (20th ed., pp. 3271–3272). Philadelphia, PA: Saunders.

Sarnat, H. B. (2016). Developmental disorders of muscle. In R. M. Kliegman, B. Stanton, J. W. St. Geme, & N. F. Schor, Nelson textbook of pediatrics (20th ed., pp. 2964–2986). Philadelphia, PA: Saunders.

Sarwal, M. M. (2016). Renal transplantataion. In R. M. Kliegman, B. F. Stanton, J. W. St. Geme, & N. F. Schor (Eds.), Nelson textbook of pediatrics (20th ed., pp. 2547–2553.e1). Philadelphia, PA: Elsevier.

Satou, G. M., & Halnon, N. J. (2013). Pediatric congestive heart failure. Retrieved from http://emedicine.medscape.com/article/2069746-medication#1

Sauntharajah, Y., & Vichinsky, E. P. (2013). Sickle cell disease: Clinical features and management. In R. Hoffman, E. J. Benz, L. E. Silberstein, H. Heslop, J. I. Weitz, & J. Anastasi (Eds.), Hematology: Basic principles and practice (6th ed., pp. 548–572). Philadelphia, PA: Saunders Elsevier.

Saxena, A. K., (2015). Pediatric abdominal trauma. Retrieved from http://emedicine.medscape.com/article/1984811-overview

Scheans, P. (2015). Neonatal pressure ulcer prevention, Neonatal Network, 34(2), 126–132.

Schmidt, B., Anderson, P. J., Doyle, L. W., Dewey, D., Gruneau, R. E., Asztalos, E. V., Caffeine for Apnea of Prematurity (CAP) Trial Investigators. (2012). Survival without disability to age 5 years after neonatal caffeine therapy for apnea of prematurity. Journal of the American Medical Association, 307(3), 275–282.

Schoen, K., Yu, T., Stockmann, C., Spigarelli, M. G., & Sherwin, K. M. T. (2014). Use of methylxanthine therapies for the treatment and prevention of apnea of prematurity, Pediatric Drugs, 16, 169–177.

Schoors, M. V., Caes, L., Verhofstadt, L. L., Goubert, L., & Alderfer, M. A. (2015). Systematic review: Family resilience after pediatric cancer diagnosis. Journal of Pediatric Psychology, first published online June 19, 2015. doi:10.1093/jpepsy/jsv055

Schurman, J. V., & Friesen, C. A. (2014). Diagnosis and management of chronic or recurrent functional abdominal pain in children: A biopsychosocial approach. Journal of Clinical Outcomes Management, 21(1), 39–48.

Schwappach, D. L. B., & Gehring, K. (2014). Trade-offs between voice and silence: A qualitative exploration of oncology staff's decisions to speak up about safety concerns. BMC Health Services Research, 14. 303. Retrieved from http://www.biomedcentral.com/1472-6963/14/303

Schwartz, H. P., Haberman, B. E., & Ruddy, R. M. (2011). Hyperbilirubinemia: Current guidelines and emerging therapies. Pediatric Emergency Care, 27(9), 884–889.

Schwartz, R. A., & Sinha, S. (2016). Pediatric severe combined immunodeficiency. Retrieved from http://emedicine.medscape.com/article/888072-overview

Schwartz, R. A., & Siperstein, R. (2015). Pediatric Wiskott-Aldrich syndrome. Retrieved from http://emedicine.medscape.com/article/888939-overview

Schwarz, S. M. (2016). Pediatric biliary atresia. Retrieved from http://emedicine.medscape.com/article/927029-overview

Schweitzer, M., Aucoin, J., Docherty, S. L., Rice, H. E., Thompson, J., & Sullivan, D. T. (2014). Evaluation of a discharge education protocol for pediatric patients with gastrostomy tubes. Journal of Pediatric HealthCare, 28(5), 420–428.

Scott, J. P. (2016). Factor VIII or factor IX deficiency (hemophilia A or B). In R. M. Kliegman, B. F. Stanton, J. W. St. Geme, & N. F. Schor (Eds.), Nelson textbook of pediatrics (20th ed., pp. 2384–2388). Philadelphia, PA: Elsevier.

Scott, J. P., & Raffini, L. J. (2016). Hemostasis. In R. M. Kliegman, B. F. Stanton, J. W. St. Geme, & N. F. Schor (Eds.), Nelson textbook of pediatrics (20th ed., pp. 2379–2381). Philadelphia, PA: Elsevier.

Screening, Technology, and Research in Genetics (STRG). (2016). Galactosemia. Retrieved from http://www.newbornscreening.info/Parents/otherdisorders/Galactosemia.html

Seagraves, K., Brulte, A., McNeely, K., & Pritham, U. (2013). Supporting breastfeeding to reduce newborn readmissions for hyperbilirubinemia. Nursing for Women's Health 17(6), 498–507.

Sears, K., O'Brien-Pallas, L., Stevens, B., & Murphy, G. T. (2013). The relationship between the nursing work environment and the occurrence of reported paediatric medication administration errors: A Pan Canadian study. Journal of Pediatric Nursing, 28, 351–356.

Segel, G. B., & Casey, D. (2016). Hereditary spherocytosis. In R. M. Kliegman, B. F. Stanton, J. W. St. Geme, & N. F. Schor (Eds.), Nelson textbook of pediatrics (20th ed., pp. 2330–2333). Philadelphia, PA: Elsevier.

Seidel, N. E., Arlen, A. M., Smith E. A., & Kirsch, A. J. (2015), Clinical manifestations and management of prune-belly syndrome in a large contemporary pediatric population. Urology, 85(1), 211–215.

Selvaag, A. M., Aulie, H. A., Lilleby, V., & Flato, B. (2016). Disease progression into adulthood and predictors of long-term active disease in juvenile idiopathic arthritis. Annals of the Rheumatic Diseases, 75(1), 190–195.

Senger, B. (2013). Identifying disease characteristics, parent experience, and coping strategies when predicting pediatric illness-related stress in parents of children with mitochondrial disease (doctoral dissertation). Retrieved from Washington State University Research Exchange, http://hdl.handle.net/2376/5035

Serra, M. R., Biassoni, E. C., Hinalaf, M., Abraham, M. P., Marta, Villalobo, Righetti, A. (2014). Hearing and loud music exposure in 14-15 years old adolescents. Noise & Health, 16(72), 320–330.

Setó-Salvia, N., & Stanier, P. (2014). Genetics of cleft lip and/or cleft palate: Association with other common anomalies. European Journal of Medical Genetics, 57(8), 381–393.

Sfakianaki, A. K. (2012). Congenital diaphragmatic hernia. Contemporary OB/GYN, 57(9), 26–36.

Shah, H. M., & Desai, M. S. (2016). Determination of Backpack Loading on 6 Minute Walk Distance in School Children of 7–13 Years of Age. Indian Journal of Physiotherapy & Occupational Therapy, 10(2), 34–39. doi:10.5958/0973-5674.2016.00044.7

Shah, K. (2013). Diagnosis and treatment of pediatric psoriasis: Current and future, American Journal of Clinical Dermatology, 14, 195–213.

Shalaby, M. S., Kuti, K., & Walker, G. (2013). Intestinal malrotation and volvulus in infants and children. British Medical Journal, 347(7936), 33–35.

Shanholtz, H. J. (2013). Congenital hypothyroidism. Journal of Pediatric Nursing, 28(2), 200–202.

Shapiro, B. K., Batshaw, M. L. & Raviola, G. J. (2016). Intellectual Disability. In R. M. Kliegman, B. Stanton, J. W. St. Geme, & N. F. Schor, Nelson textbook of pediatrics (20th ed., pp. 216–222). Philadelphia, PA: Saunders.

Shargorodsky, J., Curhan, S. G., Curhan, G. C., & Eavey, R. (2010). Change in prevalence of hearing loss in U.S. adolescents. Journal of the American Medical Association, 304, 772–778.

Sharma, P. K. (2014). Complications of thyroid surgery. Retrieved from http://emedicine.medscape.com/article/852184-overview

Sharma, R., & Seth, A. (2014). Congenital adrenal hyperplasia: Issues in diagnosis and treatment in children. Indian Journal of Pediatrics, 81(2), 178–185.

Sharma, V., & Oddy, J. J. (2014). Slipped capital femoral epiphysis: A review. British Journal of Hospital Medicine, 75(3), 155–161.

Sharp, V. J., Kieran, K., & Arlen, A. M. (2013). Testicular torsion: Diagnosis, evaluation, and management. American Family Physician, 88(12), 835–840.

Shatkin, J. P. (2015). Child & adolescent mental health. New York: W. W. Norton & Company.

Shearer, W. T., Fleisher, T. A., Buckley, R. H., Ballas, Z., Ballow, M., Blaese, M., Winkelstein, J. (2014). Recommendations for live viral and bacterial vaccines in immunodeficient patients and their close contacts, Journal of Allergy and Clinical Immunology, 133(4), 961–966.

Sheets, L. K., Leach, M. E., Koszewski, I. J., Lessmeier, A. M., Nugent, M., & Simpson, P. (2013). Sentinel injuries in infants evaluated for child physical abuse. Pedaitrics, 131(4), 701–707.

Shepherd, S. M. (2013). Pelvic inflammatory disease. Retrieved from http://emedicine.medscape.com/article/256448-overview

Shihabuddin, B. S., & Scarfi, C. A. (2014). Fever in children with sickle cell disease: Are all fevers equal? The Journal of Emergency Medicine, 47(4), 395–400.

Shingarev, R., Wille, K., & Tolwani, A. (2011). Management of complications in renal replacement therapy. Seminars in Dialysis, 24(2), 164–168.

Shinn, M., Samuels, J., Fischer, S., & Thompkins, A., (2015). Longitudinal impact of a family critical time intervention on children in high-risk families experiencing homelessness: A randomized trial. American Journal of Community Psychology, 56, 205–216. doi:10.1007/s10464-015-9742-y

Shu, S., Lee, Y., Hayter, M., & Wang, R. (2014). Efficacy of swaddling and heel warming on pain response to heel stick in neonates: A randomised control trial. Journal of Clinical Nursing, 23(21–22), 3107–3114.

Shuch, B., Ricketts, C. J., Metwalli, A. R., Pacak, K., & Linehan, W. M. (2014). The genetic basis of pheochromocytoma and paraganglioma: Implications for management. Urology, 83, 1225–1232.

Si, M-S., Pearson, G. D., & Ohye, R. G. (2013). Shunt choice in single right ventricle patients: An update. Expert Reviews in Cardiovascular Therapy, 11(12), 1691–1700.

Sickle Cell Disease Association of America. (2016). FAQ. Retrieved from http://www.sicklecelldisease.org/faq/

Siegel, J. E. (2016). Factor XI deficiency. Retrieved from http://emedicine.medscape.com/article/209984-overview

Siegel, J., Iida, H., Rachlin, K., & Yount, G. (2016). Expressive Arts Therapy with Hospitalized Children: A Pilot Study of Co-Creating Healing Sock Creatures Journal of Pediatric Nursing, 31 (1), 92–98.

Silverberg, J. I., & Silverberg, N. B. (2013). The US prevalence of common warts in childhood: A population-based study. Journal of Investigative Dermatology, 133, 2788–2790.

Simeone, R. M., Feldkamp, M. L., Reefhuis, J., Mitchell, A. A., Gilboa, S. M., Iskander, J. (2015). CDC grand rounds: Understanding the causes of major birth defects—Steps to prevention. Morbidity and Mortality Weekly Report, 64(39), 1104–1107.

Simpson, E. L., Chalmers, J. R., Hanifin, J. M., Thomas, K. S., Cork, M. J., Williams, H. C. (2014). Emollient enhancement of the skin barrier from birth offers effective atopic dermatitis prevention, Journal of Allergy and Clinical Immunology, 134(4), 818–823.

Singh, D. R., Pulickal, G. G., Lo, Z. J., & Peh, W. C. G. (2015). Clinics in diagnostic imaging. Singapore Medical Journal, 56(9), 523–527.

Singh, M., Kadian, Y. S., Rattan, K. N., & Jangra, B. (2014). Complicated appendicitis: Analysis of risk factors in children. African Journal of Paediatric Surgery, 11(2), 109–113.

Sinha, S. K., & Giardino, A. P. (2017). Short stature. Retrieved from http://emedicine.medscape.com/article/924411-overview

Sinha, S., & Bauer, A. J. (2014). Pediatric hypothyroidism. Retrieved from http://reference.medscape.com/article/922777-overview#a4

Sira, M. M., Taha, M., & Sira, A. M. (2014). Common misdiagnoses of biliary atresia. European Journal of Gastroenterology & Hepatology, 26(11), 1300–1305.

Sirotnak, A. P., & Johnson, C. (2015). Psychosocial short stature. Retrieved from http://emedicine.medscape.com/article/913843-overview

Siu, A. L. (2015). Screening for Iron Deficiency Anemia in Young Children: USPSTF Recommendation Statement. Pediatrics, 136 (4), 746–752.

Skarsgard, E. D. (2016). Management of gastroschisis. Current Opinion in Pediatrics, 28(3), 363–369.

Slive, L., & Cramer, R. (2012). Health reform and the preservation of confidential healthcare for young adults. Journal of Law, Medicine & Ethics, 40(2), 383–390.

Slopen, N., McLaughlin, K. A., & Shonkoff, J. P. (2014). Intervention to improve cortisol regulation in children: A systematic review. Pediatrics, 133, 312–326.

Smith, G., Wagner, J. L., & Edwards, J. C., 2015). Epilepsy update part 2: Nursing care and evidence-based treatment. American Journal of Nursing, 115(6), 34–44.

Smith, K. E., Patterson, C. A., Szabo, M. M., Tarazi, R. A., & Barakat, L. P. (2013). Predictors of academic achievement for school age children with sickle cell disease. Advances in School Mental Health Promotion, 6(1), 5–20.

Smith, L. H., & Holloman, C. (2014). Piloting "sodabriety": A school-based intervention to impact sugar-sweetened beverage consumption in rural Appalachian high schools. Journal of School Health, 84(3), 177–184.

Smith, S., Sammons, S. S., Carr, J., King, T. R., Ambrose, H. S., Repasky, T. M. (2014). Bedside management considerations in the treatment of pit viper envenomations, Journal of Emergency Nursing, 40(6), 537–545.

Smith, T. S. (2014). Decreased Solid Food Intake in a Toddler: Is That a Problem?

Pediatric Nursing, 44(4), 199–200.

Smith, V. (2016). The importance of infant nutrition. International Journal of Childbirth Education, 31(1), 32–34.

Smokefree.gov. (2016). Explore quit methods. Retrieved from https://smokefree.gov/tools-tips/explore-quit-methods

Snodgrass, W. T, Bush, N. C. (2016). Hypospadias. In A. J. Wein, L. R. Kavoussi, A. W. Partin, & C. A. Peters (Eds.), Campbell-Walsh urology (11th ed., pp. 3399–3429.e2). Philadelphia, PA: Elsevier.

Snodgrass, W., & Bush, N. (2014). Recent advances in understanding/management of hypospadias. F1000PrimeReports. Retrieved from http://f1000.com/prime/reports/m/6/101

Snyder, C. S., & Crittendon, I. (2014). Aortic stensosis. In D. S. Moodie (Ed.), Clinical management of congenital heart disease from infancy to adulthood, (pp. 211–223). Minneapolis, MN: Cardiotext Publishing.

Snyder, S. R., Kivlehan, S. M., & Collopy, K. T. (2013). What's behind stridor: Case studies in diagnosis and care, EMS World, 42(1), 30–42.

So, H.-K., Yip, G. W.-K., Choi, K.-C., Li, A. M., Leung, L. C.-K., Wong, S.-N., & Sung, R. Y.-T. (2016). Association between waist circumference and childhood-masked hypertension: A community-based study. Journal of Paediatrics and Child Health, 52, 385–390. doi: 10.1111/jpc.13121

Social Security Online. (2016). Supplemental Security Income (SSI) Benefits. Retrieved from https://www.ssa.gov/disabilityssi/ssi.html

Society of Health and Physical Educators. (2016). Active start: A statement of physical activity guidelines for children from birth to age 5. Retrieved from http://www.shapeamerica.org/standards/guidelines/activestart.cfm

Soldin, S. J., Wong, E. C., Brugnara, C., & Soldin, O. P. (2011). Pediatric reference ranges (7th ed.). Washington, DC: AACC Press.

Sopirala, M. M. (2016). Pathogenesis of osteomyelitis. UpToDate. Retrieved from www.uptodate.com

Sorrell, J. (2012). Ethics: The Patient Protection and Affordable Care Act: Ethical perspectives in 21st century healthcare. OJIN: The Online Journal of Issues in Nursing, 18(1). Retrieved from http://www.nursingworld.org/MainMenuCategories/ANAMarketplace/ANAPeriodicals/OJIN/Columns/Ethics/Patient-Protection-and-Affordable-Care-Act-Ethical-Perspectives.html

Spector, R. E. (2013). Cultural diversity in health and illness (8th ed.). Upper Saddle River, NJ: Pearson.

Spector, R. E. (2017). Cultural diversity in health and illness (9th ed., p. 4), Hoboken, NJ: Pearson.

Speiser, P. W., & Wilson, T. A. (2016). Pediatric adrenal insufficiency (Addison disease) treatment and management. Retrieved from http://emedicine.medscape.com/article/919077-overview

Sperling, M. A. (2016). Hypoglycemia. In R. M. Kliegman, B. F. Stanton, J. W. St. Geme, & N. F. Schor (Eds.), Nelson textbook of pediatrics (20th ed., pp. 773–788). Philadelphia, PA: Elsevier.

Spicyn, N. (2015). Adolescent medicine. In B. Engorn & J. Flerlage, The Harriet Lane handbook (20th ed., pp. 91–110). Philadelphia, PA: Elsevier Saunders.

Spina Bifida Association. (2015). Latex in the home and community. Retrieved from http://spinabifidaassociation.org/?s=latex+in+the+home+and+community

Spina Bifida Association. (2016). What is spina bifida? Retrieved from http://www.spinabifidaassociation.org/what-is-sb/

Squires, J. E., & Balistreri, W. F. (2016). Manifestations of liver disease. In R. M. Kliegman, B. F. Stanton, J. W. St. Geme, & N. F. Schor (Eds.), Nelson textbook of pediatrics (20th ed., pp. 1922–1928). Philadelphia, PA: Elsevier Saunders.

Sreedharan, R., & Avner, E. D. (2016). Renal failure. In R. M. Kliegman, B. F. Stanton, J. W. St. Geme, & N. F. Schor (Eds.), Nelson textbook of pediatrics (20th ed., pp. 2539–2547). Philadelphia, PA: Elsevier.

Srinivasan, M., Hamvas, C., & Coplen, D. (2015). Rates of complications after newborn circumcision in a well-baby nursery, special care nursery, and neonatal intensive care unit. Clinical Pediatrics, 54(12), 1185–1191.

Stanganelli, I., Ascierto, P., Bono, R., DeGiorgi, V., Pimpinelli, N, Testori, A. (2013) Management of small and intermediate congenital nevi: A nationwide survey, Dermatology, 226(Suppl 1), 7–12.

Stanley, T. (2012). Diagnosis of growth hormone deficiency in childhood. Current Opinion in Endocrinology, Diabetes and Obesity, 19(1), 47–52.

Star, K., & Edwards, I. R. (2014). Pharmacovigilance for children's sake. Drug Safety, 37, 91–98.

Starke, J. R., & Cruz, A. T. (2014). The global nature of childhood tuberculosis. Pediatrics, 133(3), e725–e727.

Steca, P., Abela, J. R. Z., Monzani, D., Greco, A., Hazel, N. A., & Hankin, B. L. (2014). Cognitive vulnerability to depressive symptoms in children: The protective role of self-efficacy beliefs in a multi-wave longitudinal study. Journal of Abnormal Child Psychology, 42(1), 137–148.

Steever, J., Francis, J., Gordon, L. P., & Lee, J. (2014). Sexual minority youth. Primary Care, 42, 651–669.

Stegenga, K. (2014). Impact of a teen weekend on the social support needs of adolescents with cancer. Journal of Pediatric Oncology Nursing, 31(5), 293–297. doi:10.1177/1043454214531858

Stephenson, R. O., & Berliner, J. (2014). Autonomic dysreflexia in spinal cord injury. Retrieved from http://emedicine.medscape.com/article/322809-overview\#a30

Sterken, C., Lemiere, J., Van den Berghe, G., Messotten, D. (2016). Neurocognitive development after pediatric heart surgery. Pediatrics, 137(6), e20154675

Stevens, B., Johnston, C., Petryshen, P., & Taddio, A. (1996). Premature infant pain profile: Development and initial validation. Clinical Journal of Pain, 12, 1–22.

Stevens, D. L., Bisno, A. L., Chambers, H. F., Dellinger, E. P., Goldstein, E. J. C., Gorbach, S. L., Wade, J. C. (2014). Practice guidelines for the diagnosis and management of skin and soft tissue infections: 2014 update by the Infectious Diseases Society of America. Retrieved from http://cid.oxfordjournals.org/content/early/2014/06/14/cid.ciu296.full.pdf+html

Stickler, L., Hoogenboom, B. J., & Smith, L. (2015). The female athlete triad—what every physical therapist should know. International Journal of Sports Physical Therapy, 10(4), 563–571.

Stinson, J., & Jibb, L. (2014). Pain assessment. In A. Twycross, S. Dowden, & J. Stinson (Eds.), Managing Pain in Children (2nd ed., pp. 112–139). United Kingdom: Wiley-Blackwell.

Stokowski, L. A. (2011). Fundamentals of phototherapy for neonatal jaundice. Advances in Neonatal Care, 11, S10-S21.

Stoneman, Z., Jinnah, H., & Rains, G. (2016). Fathers' knowledge of their youth's unsafe behaviors on the farm. Journal of Extension, 54(2), 2FEA3. Retrieved from http://www.joe.org/joe/2016april/a3.php

Strouse, J. J., & Heeney, M. M. (2012). Hydroxyurea for the treatment of sickle cell disease: Efficacy, barriers, toxicity, and management in children. Pediatric Blood & Cancer, 59, 365–371.

Strueby, L., & Thébaud, B. (2014). Advances in bronchopulmonary dysplasia. Expert Reviews in Respiratory Medicine, 8(3), 327–338.

Studor-Heikenfeld, J., & Colella, C. (2014). Isotretinoin: Reconsidering management of acne vulgaris in primary care. Journal for Nurse Practitioners, 10(9), 714–720.

Sturm, G. J., Kranzelbinder, B., Schuster, C., Sturm, E. M., Bokanovic, D., Aberer, W. (2014). Sensitization to Hymenoptera venoms is common, but systemic sting reactions are rare, Journal of Allergy and Clinical Immunology, 133(6), 1636–1643.

Styne, D. M., & Grumbach, M. M. (2016). Physiology and disorders of puberty. In S. Melmed, K. S. Polonsky, P. R. Larsen, & H. M. Kronenberg (Eds.), Williams textbook of endocrinology (13th ed., pp. 1074–1218). Philadelphia, PA: Elsevier.

Subramanian, S., & Rutman, M. (2015). Cardiogenic shock. Pediatrics in Review, 36(5), 225–226.

Suddaby, E. C., & Josephson, K. (2013). Satisfaction of nurses with the withdrawal assessment tool-1 (WAT-1). Pediatric Nursing, 39(5), 238–242, 259.

Sun, H., Bastings, E., Temeck, J., Smith, P. B., Men, A., Tandon, V., Rodriguez, W. (2013). Migraine therapeutics in adolescents: A systematic analysis and historic perspectives of triptan trials in adolescents. JAMA Pediatrics, 167(3), 243–249.

Surgeon General. (2007). Surgeon General's call to action to prevent and reduce underage drinking. Retrieved March 16, 2007, from http://www.surgeongeneral.gov/topics/underagedrinking/about/html

Susilawati, D., Sitaresmi, M., Handayani, K., van de Ven, P., Sutaryo, Kaspers, G., & Mostert, S. (2016). HealthCare Providers' and Parents' Perspectives on Complementary Alternative Medicine in Children with Cancer in Indonesia. Asian Pacific Journal of Cancer Prevention, 17(7), 3235–3242.

Svensson, B., Bornehag, C. G., & Janson, S. (2011). Chronic conditions in children increase the risk for physical abuse—But vary with socio-economic circumstances. Acta Paediatrica, 100, 407–412.

Svensson, P. J., Bergqvist, P. B. F., Juul, K. V. & Berntorp, E. (2014). Desmopressin treatment of haematological disorders and in prevention of surgical bleeding. Blood Reviews, 28, 95–102.

Svoren, B. M., & Jospe, N. (2016). Diabetes mellitus. In R. M. Kliegman, B. F. Stanton, J. W. St. Geme, & N. F. Schor (Eds.), Nelson textbook of pediatrics (20th ed., pp. 2760–2790). Philadelphia, PA: Elsevier.

Swavely, D., Baker, K., Bilger, K., Zimmerman, D. F., & Martin, A. (2015). Understanding nonurgent pediatric emergency department visits. Journal of Nursing Care Quality, 30(4), 366–372.

Swengros, D., Herbst, A. M., Friesen, M. A., Mangione, L., & Anderson, J. G. (2014). Promoting Caring-Healing Relationships: Bringing Healing Touch to the Bedside in a Multihospital Health System. Holistic Nursing Practice, 28 (6), 370–375.

Szychot, E., Apps, J., & Pritchard-Jones, K. (2014). Wilms' tumor: Biology, diagnosis and treatment. Translational Pediatrics, 3(1):12–24. doi: 10.3978/j.issn.2224-4336.2014.01.09

Tailor, V., Bossi, M., Greenwood, J. A., & Dahlmann-Noor, A. (2016). Childhood amblyopia: current management and new trends. British Medical Bulletin, 119 (1), 75–86. doi:10.1093/bmb/ldw030

Taketomo, C. K., Hodding, J. H., & Kraus, D. M. (2013). Pediatric & neonatal dosage handbook (20th ed.). Hudson, Ohio: Lexicomp.

Taketomo, C. K., Hodding, J. J., & Kraus, D. M. (2014). Pediatric and neonatal dosage handbook, (21st ed.), Hudson, OH: Lexicomp.

Talib, H. J., Silver, E. J., Coupey, S. M., & Bauman, L. J. (2013). The influence of individual, partner, and relationship factors on HIV testing in adolescents. AIDS Patient Care and STDs, 27(11), 637–645.

Tamanyan, K., Walter, L. M., Davey, M. J., Nixon, G. M., Horne, R. S. C., & Biggs, S. N. (2016). Risk factors for obstructive sleep apnea in Australian children. Journal of Paediatrics and Child Health, 52(5), 512–517. doi: 10.1111/jpc.13120

Tan, A. J., & Silverberg, M. A. (2015). Hemolytic uremic syndrome in emergency medicine. Retrieved from http://emedicine.medscape.com/article/779218-overview

Tan, M., & D'Souza, W. (2013). Seizure-related injuries, drowning and vehicular crashes—a critical review of the literature. Current Neurology & Neuroscience Reports, 13(7), 361.

Tanabe, P., Dias, N., & Gorman, L. (2013). Care of children with sickle cell disease in the emergency department: Parent and provider perspectives inform quality improvement efforts. Journal of Pediatric Oncology Nursing, 30(4), 205–217.

Tang, A. C., Dengle, S. S., & Blankas-Hemaez, N. (2015). A 3-year-old boy with a spreading leg rash, pain, and swelling. Consultant 360, 14(8), 345–346.

Tanski, S., Garfunkel, L. C., Duncan, P. M., & Weitzman, M. (2016). Performing preventive services. Elk Grove Village, IL: American Academy of Pediatrics.

Tanz, R. R. (2016). Acute Pharyngitis. In R. M. Kliegman, B. Stanton, J. St. Geme, & N. S. Schor, Nelson textbook of pediatrics (20th ed., pp. 2017–2021). Philadelphia, PA: Saunders.

Tarbell, S. E., & Li, B. U. K. (2013). Health-related quality of life in children and adolescents with cyclic vomiting syndrome: A comparison with published data on youth with irritable bowel syndrome and organic gastrointestinal disorders. Journal of Pediatrics, 163(2), 493–497.

Tarraza, M., & Barry, L. (2017). Integrative management of disordered attention. In K. R. Tusaie & J. J. Fitzpatrick, Advanced practice psychiatric nursing (pp. 406–441). New York: Springer.

Taylor, N. D., Cass, D. T., & Holland, A. J. A. (2013). Infantile hypertrophic pyloric stenosis: Has anything changed? Journal of Paediatrics and Child Health, 49(1), 33–37.

Teasdale, G., & Jennett, B. (1974). Assessment of coma and impaired consciousness. Lancet, 2, 81–84.

Teasdale, G., Allan, D., Brennan, P., McElhinney, E., & Mackinnon, L. (2014). Forty years on: Updating the Glasgow Coma Scale. Nursing Times, 110(42), 12–16.

Teasdale, G., Mass, A., Lecky, F., Manley, G., Stocchetti, N., & Murray, G. (2014). The Glasgow Coma Scale at 40 years: Standing the test of time. Lancet Neurology, 13(8), 844–854.

Territo, H. M., Wrotniak, B. H., Qiao, H., & Lillis, K. (2014). Clinical signs and symptoms associated with intussusception in young children undergoing ultrasound in the emergency room. Pediatric Emergency Care, 30(10), 718–722.

Tester, J., Langa, T., & Laraiab, B. (2015). Disordered eating behaviours and food insecurity: A qualitative study about children with obesity in low-income households. Obesity Research & Clinical Practice, available online ahead of print. doi:10.1016/j.orcp.2015.11.007

Teyhan, A., Cornish, R., Boyd, A., Joshi, M., & Macleod, J. (2016). The impact of cycle proficiency training on cycle-related behaviours and accidents in adolescence: findings from ALSPAC, a UK longitudinal cohort. BioMed Central, 16(469), 1–10. doi: 10.1186/s12889-016-3138-2

The Annie E. Casey Foundation. (2013). Youth Incarceration in the United States. Retrieved from http://www.aecf.org/m/resourcedoc/aecf-YouthIncarcerationInfographic-2013.pdf

The Center for Cognitive Sports Performance (2016). The ATHLETT. Retrieved from www.cogsports.com

The Center for Parenting Education. (2014). Temperament: Understanding "goodness of fit." Retrieved from http://centerforparentingeducation.org/library-of-articles/child-development/unique-child-equation/temperament/understanding-goodness-of-fit/

Theisen, J. L., & Sandau, K. E. (2013). Competency of new graduate nurses: A review of their weaknesses and strategies for success. Journal of Continuing Education in Nursing, 44(9), 406–414.

Thiagarajan, P. (2016). Platelet disorders. Retrieved from http://emedicine.medscape.com/article/201722-overview#aw2aab6c21

Thomas, A., & Simkiss, D. (2013). Occasional review: Assessment of pain in non-communicative children. Paediatrics and Child Health, 23(11), 486–491.

Thomas, C. P., & Fraer, M. (2016). Syndrome of inappropriate antidiuretic hormone secretion. Retrieved from http://emedicine.medscape.com/article/246650-overview

Thomas, C. R., Russell, W., Robert, R. S., Holzer, C. E., Blakeney, P., & Meyer, W. J. (2012). Personality disorders in young adult survivors of pediatric burn injury. Journal of Personality Disorders, 26(2), 255–266.

Thomas, E. Y. (2015). Fluid and electrolytes. In Johns Hopkins: The Harriet Lane handbook (20th ed., pp. 246–267). Philadelphia, PA: Elsevier.

Thompson, W. E., & Eriator, I. (2014). Pain control in sickle cell disease patients: Use of complementary and alternative medicine. Pain Medicine, 15, 241–246.

Thornton, S. P. (2016). Sigmund Freud. Retrieved from Internet Encyclopedia of Philosophy at http://www.iep.utm.edu/freud/#H7

Thottam, P. J., Kovacevic, L., Madgy, D. N., & Abdulhamid, I. (2013). Sleep architecture parameters that predict postoperative resolution of nocturnal enuresis in children with obstructive sleep apnea. Annals of Otology, Rhinology & Laryngology, 122(11), 690–694.

Tieder, J. S., Bonkowsky, J. L., Etzel, R. A., Franklin, W. H., Gremse, D. A., Herman, B., Smth, M. B. H. (2016). Brief resolved unexplained events (formerly apparent life-threatening events) and evaluation of lower-risk infants, Pediatrics, 137(5), e20160590, doi: 10.1542/peds.2016-0590

Tigges, C. R., & Bigham, M. T. (2012). Hypertrophic pyloric stenosis: It can take your breath away. Air Medical Journal, 31(1), 45–48.

Tikotzky, L., Sadeh, A., Volkovich, E., Manber, R., Meiri, G., & Shahar, G. (2015). Infant sleep development from 3 to 6 months postpartum: Links with maternal sleep and paternal involvement. Monographs of the Society for Research in Child Development, 80(1), 107–124. doi: 10.1111/mono.12147

Tinanoff, N. (2016). Dental trauma. In R. M. Kliegman, B. Stanton, J. St. Geme, & N. S. Schor, Nelson textbook of pediatrics (20th ed., pp. 1776–1778). Philadelphia, PA: Saunders.

Tobias, J. D. (2014a). Acute pain management in infants and children—Part 1: Pain pathways, pain assessment, and outpatient pain management. Pediatric Annals, 43(7), e169–e175.

Tobias, J. D. (2014b). Acute pain management in infants and children—Part 2: Intravenous opioids, intravenous nonsteroidal anti-inflammatory drugs, and managing adverse effects. Pediatric Annals, 43(7), e169–e175.

Todd, P. S., Orlowski, T., & Schumacher-Kim, W. (2015). A review of annular eruptions in children. Pediatric Annals, 44(8), e199–e204.

Todorovic, V. (2012). Providing holistic support for patients with inflammatory bowel disease. British Journal of Community Nursing, 17(10), 466–472.

Toebbe, S., Yehle, K., Kirkpatrick, J., & Coddington, J. (2013). Hypoplastic left heart syndrome: Parent support for early decision making. Journal of Pediatric Nursing, 28, 383–392.

Tollefson, M. M., Bruckner, A. L., & Section on Dermatology. (2014). Atopic dermatitis: Skin-directed management. Pediatrics, 134(6), e1735–e1744.

Toma, A. K. (2015). Hydrocephalus. Surgery, 33(8), 384–389.

Tominaga, G. T., Schaffer, K. B., Dandan, I. S., Coufal, F. J., & Kraus, J. F. (2015). Head injuries in hospital-admitted adolescents and adults with skateboard-related trauma. Brain Injury, 29(9), 1044–1050. doi:10.3109/02699052.2014.989404

Toomey, S. L., Chien, A. T., Elliott, M. N., Ratner, J., & Schuster, M. A. (2013). Disparities in unmet need for care coordination: The National Survey of Children's Health. Pediatrics, 131(2), 217–223.

Top, K. A., Desai, S., Moore, D., Law, B. J., Vaudry, W., Halperin, S. A., & Bettinger, J. A. (2015). Guillain-Barré syndrome after immunization in Canadian children (1996–2012). Pediatric Infectious Disease Journal, 34(12), 1411–1413.

Toussaint, M., Faust, K., Peek-Asa, C. & Ramirez, M. (2017), Characteristics of farm equipment-related crashes associated with injury in children and adolescents on farm equipment. The Journal of Rural Health, 33(2), 127–134. doi:10.1111/jrh.12162

Traisman, E. S. (2015). Enuresis: Evaluation and treatment. Pediatric Annals, 44(4), 133–137.

Trautmann, J., Alhusen, J., & Gross, D. (2015). Impact of deployment on military families with young children: A systematic review. Nursing Outlook, 63(6), 656–679. doi:10.1016/j.outlook.2015.06.002

Tremoulet, A. H., Jain, S., Jaggi, P., Jimenez-Fernandez, S., Pancehri, J. M., Burns, J. C. (2014). Infliximab for intensification of primary therapy for Kawasaki disease: A phase 3 randomised, double-blind, placebo-controlled trial. The Lancet, 383(9930), 1731–1738.

Truba, N., & Hoyle, J. D. (2014). Pediatric pain. Journal of Pain Management, 7(3), 235–248.

Tsirlin, A., Oo, Y., Sharma, R., Kansara, A., Gliwa, A., & Banerji, M. A. (2014). Pheochromocytoma: A review. Maturitas, 77, 229–238.

Tsitsika, A. K., Barlou, E., Andrie, E., Dimitropoulou, C., Tzavela, E. C., Janidian, M., & Tsolia, M. (2014). Bullying behaviors in children and adolescents: "An ongoing story." Frontiers in Public Health, 2. doi: 10.3389/fpubh.2014.00007

Tunç-Tuna, P., & Açikgoz, A. (2015). The Effect of Preintervention Preparation on Pain and Anxiety Related to Peripheral Cannulation Procedures in Children. Pain Management Nursing, 16(6), 846–854.

Turner, R. M. (2013). From the Lab to the Prescription Pad: Genetics, CYP450 Analysis, and Medication Response. Journal of Child & Adolescent Psychiatric Nursing, 26(2), 119–123. doi:10.1111/jcap.12028

Tusaie, K. R., & Fitzpatrick, J. J. (2017). Advanced practice psychiatric nursing. New York: Springer.

Tutay, G. J., Capraro, G., Spirko, B., Garb, J., & Smithline, H. (2013). Electrolyte profile of pediatric patients with hypertrophic pyloric stenosis. Pediatric Emergency Care, 29(4), 465–468.

Twycross, A., & Collins, S. (2013). Nurses' views about the barriers and facilitators to effective management of pediatric pain. Pain Management Nursing, 14(4), e164–e172.

Twycross, A., & Williams, A. (2014a). Pain: A biopsychosocial phenomenon. In A. Twycross, S. Dowden, & J. Stinson (Eds.), Managing Pain in Children (2nd ed., pp. 36–47). United Kingdom: Wiley-Blackwell.

Twycross, A., & Williams, A. (2014b). Why managing pain in children matters. In A. Twycross, S. Dowden, & J. Stinson (Eds.), Managing Pain in Children (2nd ed., pp. 1–17). United Kingdom: Wiley-Blackwell.

U.S. Census Bureau, Population Division. (2015). Annual estimates of the resident population for selected age groups by sex for the United States, states, counties, and Puerto Rico Commonwealth and Municipios: April 1, 2010 to July 1, 2014. Retrieved from http://www.census.gov/newsroom/releases/pdf/PEP_2012_PEPAGESEX.pdf

U.S. Department of Agriculture. (2013). Color of cooked ground beef as it relates to doneness. Retrieved from http://www.fsis.usda.gov/wps/portal/fsis/topics/food-safety-education/get-answers/food-safety-fact-sheets/meat-preparation/color-of-cooked-ground-beef-as-it-relates-to-doneness/ct_index

U.S. Department of Education (USDOE). (2000). A guide to the individualized education program. Retrieved from http://www.ed.gov/parents/needs/speced/iepguide/index.htm

U.S. Department of Education (USDOE). (2006). Individualized education programs. Retrieved from http://idea.ed.gov/explore/view/p/%2Croot%2Cdynamic%2CTopicalBrief%2C10%2C

U.S. Department of Education (USDOE). (2011). Q and A: Questions and answers on secondary transition. Retrieved from http://idea.ed.gov/explore/view/p/%2Croot%2Cdynamic%2CQaCorner%2C10%2C

U.S. Department of Health & Human Services. (2016b). Children's Bureau: child maltreatment-2014. Retrieved from http://www.acf.hhs.gov/cb/resource/child-maltreatment-2014

U.S. Department of Health & Human Services. (2016b). Food safety concerns for children under five. Retrieved from https://www.foodsafety.gov/risk/children/index.html

U.S. Department of Health and Human Services (2016b). Report on carcinogens (13th ed.). Retrieved from http://ntp.niehs.nih.gov/pubhealth/roc/index-1.html

U.S. Department of Health and Human Services and U.S. Department of Agriculture. (2015). 2015–2020 Dietary Guidelines for Americans. 8th Edition. Retrieved from http://health.gov/dietaryguidelines/2015/guidelines/

U.S. Department of Health and Human Services Office of Disease Prevention and Health Promotion. (2016). Healthy People 2020. Retrieved from https://www.healthypeople.gov/2020/topics-objectives/topic/cancer/objectives

U.S. Department of Health and Human Services, Children's Bureau. (2014). Child Welfare Information Gateway. Parental substance use and the child welfare system. Retrieved from https://www.childwelfare.gov/pubs/factsheets/parentalsubabuse/

U.S. Department of Health and Human Services, Health Resources and Services Administration, Maternal and Child Health Bureau. (2015). Child Health USA 2014. Retrieved from http://mchb.hrsa.gov/chusa14/

U.S. Department of Health and Human Services, Health Resources and Services Administration (USDHHS/HRSA). (2011). Children with special healthcare needs in context: A portrait of states and the nation 2007. Rockville, MD: Author.

U.S. Department of Health and Human Services, National Institutes of Health. (2015). Cultural respect. Retrieved from http://www.nih.gov/clearcommunication/culturalcompetency.htm

U.S. Department of Health and Human Services, Office of Minority Health. (2015). National Standards for Culturally and Linguistically Appropriate Services in Health and HealthCare: A Blueprint for Advancing and Sustaining CLAS Policy and Practice. Retrieved from https://www.thinkculturalhealth.hhs.gov/pdfs/EnhancedCLASStandardsBlueprint.pdf

U.S. Department of Health and Human Services. (2014). Child Welfare Information Gateway. Protective factors approaches in child welfare. Washington, DC: U.S. Department of Health and Human Services. Retrieved from https://www.childwelfare.gov/pubPDFs/protective_factors.pdf

U.S. Department of Health and Human Services. (2015a). Healthy People 2020. Retrieved from http://www.healthypeople.gov/2020/about/default.aspx

U.S. Department of Health and Human Services. (2015b). Key features of the Affordable Care Act by year. Retrieved from http://www.hhs.gov/healthcare/facts/timeline/timeline-text.html

U.S. Department of Health and Human Services. (2016). Healthy People 2020. Retrieved from https://www.healthypeople.gov/2020/topics-objectives/topic/maternal-infant-and-child-health/objectives

U.S. Department of Health and Human Services. (2016). Healthy People 2020. Retrieved from https://www.healthypeople.gov/2020/topics-objectives/topic/immunization-and-infectious-diseases

U.S. Department of Health and Human Services. (2016). Healthy People 2020. Retrieved from http://www.healthypeople.gov/hp2020/

U.S. Department of Health and Human Services. (2016). Who is at risk for sickle cell anemia? Retrieved from http://www.nhlbi.nih.gov/health/health-topics/topics/sca/atrisk

U.S. Department of Health and Human Services. (2016a). About donation and transplantation. Retrieved from http://www.organdonor.gov/about/data.html

U.S. Department of Health and Human Services. (2016a). Healthy People 2020. Topics and Objectives. Retrieved from https://www.healthypeople.gov/2020/topics-objectives

U.S. Department of Health and Human Services. (2016a). Healthy People 2020. Retrieved from http://www.healthypeople.gov

U.S. Department of Health and Human Services. (2016a). Maternal, infant and child health. Retrieved from https://www.healthypeople.gov/2020/topics-objectives/topic/maternal-infant-and-child-health/objectives

U.S. Department of Health and Human Services. (2016b). Barriers to healthcare. Retrieved from https://www.healthypeople.gov/2020/topics-objectives/objective/dh-5

U.S. Department of Health and Human Services. (2016b). Selected statutory and regulatory history of organ transplantation, Retrieved from http://www.organdonor.gov/legislation/legislationhistory.html

U.S. Department of Health and Human Services. (2016c). Public health emergency: Contaminated water in Flint. Retrieved from http://www.phe.gov/emergency/events/Flint/Pages/default.aspx

U.S. Department of Health and Human Services. (n.d.). Mental Health Myths and Facts. Retrieved from https://www.mentalhealth.gov/basics/myths-facts/

U.S. Department of Labor. (2012). Fact sheet #28: The Family and Medical Leave Act of 1993. Retrieved from http://www.dol.gov/whd/regs/compliance/whdfs28.pdf

U.S. Department of Veterans Affairs. (2016a). PTSD: National Center for PTSD terrorist attacks and children. PTSD in children and adolescents. Retrieved from http://www.ptsd.va.gov/professional/treatment/children/ptsd_in_children_and_adolescents_overview_for_professionals.asp

U.S. Department of Veterans Affairs. (2016b). PTSD: National Center for PTSD terrorist attacks and children. Retrieved from http://www.ptsd.va.gov/professional/trauma/disaster-terrorism/terrorist_attacks_and_children.asp

U.S. Department of Veterans Affairs. (2016c). PTSD: National Center for PTSD: child sexual abuse. Retrieved from http://www.ptsd.va.gov/professional/trauma/other/child_sexual_abuse.asp

U.S. Environmental Protection Agency. (2015). Cleaning up mercury spills. Retrieved from https://www.epa.gov/mercury/what-do-if-mercury-thermometer-breaks

U.S. Environmental Protection Agency. (2016). Secondhand Tobacco Smoke and Smoke-free Homes. Retrieved from https://www.epa.gov/indoor-air-quality-iaq/secondhand-tobacco-smoke-and-smoke-free-homes

U.S. Food and Drug Administration (FDA). (2014). Drug approved to treat two psychiatric conditions in children and adolescents. Retrieved from http://www.fda.gov/ForConsumers/ConsumerUpdates/ucm048733.htm

U.S. Food and Drug Administration (FDA). (2014). FDA safety communication: Update on serious complications associated with negative pressure wound therapy systems. Retrieved from http://www.fda.gov/MedicalDevices/Safety/AlertsandNotices/ucm244211.htm#pediatric

U.S. Food and Drug Administration (FDA). (2014). Food safety for moms-to-be: safe eats - fruits, veggies & juices. Retrieved from http://www.fda.gov/Food/ResourcesForYou/HealthEducators/ucm082417.htm

U.S. Food and Drug Administration (FDA). (2016). Weight loss surgeries. Retrieved from http://www.fda.gov/default.htm

U.S. Food and Drug Administration. (2015). Fish: what pregnant women and parents should know. Retrieved from http://www.fda.gov/Food/FoodborneIllnessContaminants/Metals/ucm393070.htm

U.S. Food and Drug Administration. (2015). Medicine and pregnancy. Retrieved from http://www.fda.gov/ForConsumers/ByAudience/ForWomen/ucm118567.htm

U.S. Food and Drug Administration. (2016). Complete list of vaccines licensed for immunization and distribution in the US. Retrieved from http://www.fda.gov/biologicsbloodvaccines/vaccines/approvedproducts/ucm093833.htm

U.S. Preventive Services Task Force (2016). Final recommendation statement depression in children and adolescents: Screening. Retrieved from https://www.uspreventiveservicestaskforce.org/Page/Document/RecommendationStatementFinal/depression-in-children-and-adolescents-screening1

U.S. Preventive Services Task Force. (2016). Scoliosis screening. Retrieved from https://www.uspreventiveservicestaskforce.org

U.S. Social Security Administration. (2016). Understanding Supplemental Security Income SSI for Children—2016 Edition. Retrieved from https://www.ssa.gov/ssi/text-child-ussi.htm

Udomkhamsuk, W., Fongkaew, W., Grimes, D. E., Viseskul, N., & Kasatpibal, N. (2014). Barriers to HIV treatment adherence among Thai youth living with HIV/AIDS: A qualitative study. Pacific Rim International Journal of Nursing Research, 18(3), 203–215.

Ugurlu, N., Akca, L., & Acarturk, C. (2016). An art therapy intervention for symptoms of post-traumatic stress, depression and anxiety among Syrian refugee children. Vulnerable Children and Youth Studies: An International Interdisciplinary Journal for Research, Policy and Care, 11(2), 89–102. doi: http://dx.doi.org/10.1080/17450128.2016.1181288

Ulger, O., & Sener, G. (2011). Functional outcome after prosthetic rehabilitation of children with acquired and congenital lower limb loss. Journal of Pediatric Orthopaedics, 20, 178–183.

UNICEF. (2016). Violence against children. Retrieved from http://www.unicef.org/

Union, D. K. (2016). Attention-deficit/hyperactivity disorder. In R. M. Kliegman, B. Stanton, J. W. St. Geme, & N. F. Schor, Nelson textbook of pediatrics (20th ed., pp. 200–204). Philadelphia, PA: Saunders.

United Mitochondrial Disease Foundation (UMDF). (2011). MitoFIRST handbook: An introductory guide. Retrieved from http://www.umdf.org/wp-content/uploads/2016/10/mito_first.pdf

United Nations Environmental Programme (UNEP). (2016). Premature deaths from environmental degradation: threat to global public health, UNEP Report. Retrieved from http://www.unep.org/newscentre/default.aspx?DocumentID=27074&ArticleID=36186&l=en

United Nations. (2016). Committee on the Rights of the Child. Retrieved from http://www.ohchr.org/EN/HRBodies/CRC/Pages/CRCIndex.aspx

United States Food and Drug Administration (2014). New type of latex glove cleared. Retrieved from http://www.fda.gov/forconsumers/consumerupdates/ucm048052.htm

United States Food and Drug Administration (FDA). (2014). Benefits and risks of cochlear implants. Retrieved from http://www.fda.gov/MedicalDevices/ProductsandMedicalProcedures/ImplantsandProsthetics/CochlearImplants/

ucm062843.htm

University of Maryland Medical Center. (2016). Muscular dystrophy. Retrieved from http://umm.edu/health/medical/altmed/condition/muscular-dystrophy

University of Michigan Health System. (2014). Children with chronic conditions. Retrieved from http://www.med.umich.edu/yourchild/topics/chronic.htm

Uno, Y., Uchiyama, T., Kurosawa, M., Aleksic, B., & Ozakiet, N. (2015). Early exposure to the combined measles–mumps–rubella vaccine and thimerosal-containing vaccines and risk of autism spectrum disorder, Vaccine, 33, 2511–2516.

Vael, A., & Whitted, K. (2014). An educational intervention to improve pain assessment in preverbal children. Pediatric Nursing, 40(6), 302–306, 301.

Valdez, A. M. (2015). Are you covered? Safe practices for the use of personal protective equipment, Journal of Emergency Nursing, 41(2), 154–157.

Van Cleave, J., Boudreau, A. A., McAllister, J., Cooley, C., Maxwell, A., & Kuhlthau, K. (2015). Care coordination over time in medical homes for children with special healthcare needs. Pediatrics, 135(6), 1018–1026.

Van Nguyen, J. M., & Abenhaim, H. A. (2013). Sudden infant death syndrome: Review for the obstetric care provider. American Journal of Perinatology, 30(09), 703–714.

Vanaki, Z., Matourypour, P., Gholami, R., Zare, Z., Mehrzad, V., & Dehghan, M., (2016). Therapeutic touch for nausea in breast cancer patients receiving chemotherapy: Composing a treatment. Complementary Therapies in Clinical Practice, 22, 64–68.

VanDeVoorde, R. G. (2015). Acute Poststreptococcal Glomerulone phritis: The Most Common Acute Glomerulonephritis. Pediatrics in Review, 36(1), 3–13.

VanStraten, A. F., & Ng, Y. (2012). What is the worst part about having epilepsy? A children's and parents' perspective. Pediatric Neurology, 47, 431–435.

Varelas, P. N., Spanaki, M. V., & Mirski, M. A. (2013). Status epilepticus: An update. Current Neurology and Neuroscience Reports, 13(7), 357–365.

Velardi, A., & Locatelli, F. (2016). Graft versus host disease, rejection, and venoocclusive disease. In R. M. Kliegman, B. F. Stanton, J. W. St. Geme, & N. F. Schor (Eds.), Nelson textbook of pediatrics (20th ed., pp. 1069–1071). Philadelphia, PA: Elsevier.

Vellozzi, C., Iqbal, S., & Broder, K. (2014). Guillain-Barré syndrome, influenza, and influenza vaccination: The epidemiologic evidence. Clinical Infectious Diseases, 58(8), 1149–1155.

Verive, M. J. (2016). Pediatric hyperkalemia. Retrieved from http://emedicine.medscape.com/article/907543-overview

Vessey, J. A., & O'Neill, K. M. (2011). Helping students with disabilities better address teasing and bullying situations: A MASNRN study. The Journal of School Nursing, 27(2), 139–148.

Vichinsky, E. P. (2016). Overview of variant sickle cell syndromes. Retrieved from http://www.uptodate.com/contents/overview-of-variant-sickle-cell-syndromes?source=search_result&search=variant+sickle+cell+syndromes&selectedTitle=1~150

Visscher, M., King, A., Nie, A. M., Schaffer, P., Taylor, T., Keswani, S. (2013). A quality improvement collaborative project to reduce pressure ulcers in PICUs, Pediatrics, 131(6), e1950–e1960.

Vitola, B. E., & Balistreri, W. F. (2016). Liver disease associated with systemic disorders. In R. M. Kliegman, B. F. Stanton, J. W. St. Geme, & N. F. Schor (Eds.), Nelson textbook of pediatrics (20th ed., pp. 1954–1957). Philadelphia, PA: Elsevier Saunders.

Vivas, S., Vaquero, L., Rodríguez-Martín, L., & Caminero, A. (2015). Age-related differences in celiac disease: specific characteristics of adult presentation. World Journal of Gastrointestinal Pharmacology Therapy, 6(4), 207–212. doi:10.4292/wjgpt.v6.i4.207

Vloemans, A. F. P. M., Hermans, M. H. E., van der Wal, M. B. A., Liebregts, J., & Middelkoop, E. (2014). Optimal treatment of partial thickness burns in children: A systematic review. Burns, 40, 177–190.

Voepel-Lewis, T., Zikmund-Fisher, B., Smith, E. L., Zyzanski, S., & Tait, A. R. (2015). Opioid-related adverse drug events: Do parents recognize the signals? Clinical Journal of Pain, 31(3), 198–205.

Vorhies, E. E., & Ivy, D. D. (2014). Drug treatment of pulmonary artery hypertension in children. Pediatric Drugs,16(1), 43–65.

Vrijheid, M., Casas, M., Gascon, M., Valvi, D., & Nieuwenhuijsen, M. (2016). Environmental pollutants and child health—A review of recent concerns. International Journal of Hygiene & Environmental Health, 219(4/5), 331–342. doi:10.1016/j.ijheh.2016.05.001

Vygotsky, L. (1962). Thought and language. Cambridge, MA: MIT Press.

Wabitsch, M., Horn, M., Esch, U., Mayer, H., Moss, A., Gunther, K., & Nelitz, M. (2012). Silent slipped capital femoral epiphysis in overweight and obese children and adolescents. European Journal of Pediatrics, 171, 1461–1465. doi: 10.1007/s0043-012-1743-3

Wade, A., & Chang, C. (2015). Evaluation and treatment of critical asthma syndrome in children, Clinical Reviews in Allergy and Immunology, 48(1), 66–83.

Wade, J. (2012). Care of the type 1 latex allergy patient. Australian Nursing Journal, 12(19), 30–33.

Wadie, G. M., & Moriarty, K. P. (2012). The impact of vesicoureteral reflux treatment on the incidence of urinary tract infection. Pediatric Nephrology, 27, 529–538.

Wagner, C. W., (2013). Anaphylaxis in the pediatric patient: Optimizing management and prevention. Journal of Pediatric HealthCare, 27(2), S5–S15.

Wald, E. L. (2010). Croup: Common syndromes and therapy. Pediatric Annals, 39(1), 15–21.

Wald, E. R. (2016). Sinusitis. UpToDate.

Wald, E. R., Applegate, K. E., Bordley, C., Darrow, D. H., Glode, M. P., Marcy, Weinberg, S. T. (2013). Clinical practice guideline for the diagnosis and management of acute bacterial sinusitis in children aged 1 to 18 years. Pediatrics, 132(1), e262–e280. doi: 10.1542/peds.2013-1071

Waldrop, J. B, Anderson, C. K., & Brandon, D. H. (2013). Guideline-based educational intervention to decrease the risk for readmission of newborns with severe hyperbilirubinemia. Journal of Pediatric HealthCare, 27(1), 41–50.

Waligora, M., Dranseika, V., & Piasecki, J. (2014). Child's assent in research: Age threshold or personalisation? BMC Medical Ethics, 15, 44, Retrieved from http://www.biomedcentral.com/1472-6939/15/44

Walker, K. A. B. (2014). Oral manifestations of Turner syndrome. Access, 28(5), 32–34.

Walker, S. (2013). Biological and neurodevelopmental implications of neonatal pain. Clinics in Perinatology, 40(3), 471–491.

Walker, S. M., & Baccei, M. L. (2014). Nociceptive signalling in the periphery and spinal cord. In P. J. McGrath, B. J. Stevens, S. M. Walker, & W. T. Zempsky (Eds.), Oxford Textbook of Paediatric Pain (pp. 53–64). United Kingdom: Oxford University Press.

Walle, J., Rittig, S., Bauer, S., Eggert, P., Marschall-Kehrel, D., & Tekgul, S. (2012). Practical consensus guidelines for the management of enuresis. European Journal of Pediatrics, 171, 971–983.

Walovich, K. J., & Newberger, P. E. (2016). Leukopenia. In R. M. Kliegman, B. F. Stanton, J. W. St. Geme, & N. F. Schor (Eds.), Nelson textbook of pediatrics (20th ed., pp. 1047–1053). Philadelphia, PA: Elsevier.

Walsh, K., & March, P. (2016, March). Diabetes insipidus. CINAHL Information Systems.

Walter, H. J., Bogdanovic, N., & DeMaso, D. R. (2016). Bipolar and related disorders. In R. M. Kliegman, B. Stanton, J. W. St. Geme, & N. F. Schor, Nelson textbook of pediatrics (20th ed., pp. 157–162). Philadelphia, PA: Saunders.

Walter, L. M., Nixon, G. M., Davey, M. J., Downie, P. A., & Horne, R. (2015). Sleep and fatigue in pediatric oncology: A review of the literature. Sleep Medicine Reviews, 24, 71–82. doi: http://dx.doi.org/10.1016/j.smrv.2015.01.001

Waltzman, M. L. (2015). Pediatric shock. Journal of Emergency Nursing, 41(2), 113–118.

Wang, E., Baras, Y., & Buttenheim, A. M. (2015). "Everybody just wants to do what's best for their child": Understanding how pro-vaccine parents can support a culture of vaccine hesitancy, Vaccine, 33, 6703–6709.

Wang, H-H. S., Herbst, K. W., Rothman, J. A., Shah, N. R., Wiener, J. S., & Routh, J. C. (2016). Trends in sickle cell disease-related priapism in U.S. children's hospitals. Urology, 89, 118–122.

Wang, I., Chen, C., & Bornehag, C. (2016). Bisphenol A exposure may increase the risk of development of atopic disorders in children. International Journal of Hygiene & Environmental Health, 219(3), 311–316. doi:10.1016/j.ijheh.2015.12.001

Wang, L. L., Gebhardt, M. C., & Rainusso, N. (2016). Osteosarcoma: Epidemiology, pathogenesis, clinical presentation, diagnosis, and histology. Retrieved from www.uptodate.com

Wang, Q., Yan, L-N., Zhang, M-M., Wang, W-T., Zhao, J-C., Pu, C-L., Kang, Q. (2013). The pre-Kasai procedure in living donor liver transplantation for children with biliary atresia. Hepatobiliary & Pancreatic Diseases International, 12(1), 47–53.

Wang, X., Wang, J., Zhao, P., Guo, Y., Wu, L., Sun, K. (2013). Familial congenital heart disease: Data collection and preliminary analysis. Cardiology in the Young, 23, 394–399.

Ward, B. W., Clarke, T. C., Freeman, G., & Schille, J. S. (2015). Early release of selected estimates based on data from the 2014 National Health Interview Survey, National Center for Health Statistics. Retrieved from: http://www.cdc.gov/nchs/nhis.htm

Ward, T. M., Sonney, J., Ringold, S., Stockfish, S., Wallace, C. A., & Landis, C. A. (2014). Sleep disturbances and behavior problems in children with and without arthritis. Journal of Pedatric Nursing, 29, 321–328.

Ware, H. M., & Kwiatkowski, J. L. (2013). Evaluation and treatment of transfusional iron overload in children. Pediatric Clinics of North America, 60, 1393–1406.

Warnes, C. A. (2014). Pregnancy and heart disease. In D. L. Mann, D. P. Zipes, P. Libby, R. O. Bonow, & E. Braunwald (Eds.), Braunwald's heart disease: A textbook of cardiovascular medicine (10th ed., pp. 1755–1770). Philadelphia, PA: Elsevier Saunders.

Warrier, R., & Chauhan, A. (2012). Management of immune thrombocytopenic purpura. The Ochsner Journal, 12(3), 221–227.

Washington State Department of Health. (2015). Intimate partner violence and pregnancy screening, resources, and referrals. Retrieved from http://here.doh.wa.gov/materials/violence-pregnancy-resources/13_PregViol_E15L.pdf

Watnick, S., & Dirkx, T. (2015). Kidney disease. In S. J. McPhee, M. A. Papadakis, & M. W. Rabow (Eds.), Current medical diagnosis and treatment 2015. New York: McGraw-Hill.

Watson, J., Kinstler, A., Vidonish III, W. P., Wagner, M., Davis, K. G., Kotowski, S. E., & Daraiseh, N. M. (2015). Impact of noise on nurses in pediatric intensive care units. American Journal of Critical Care, 24 (5), 377–384.

Watson, K., Harris, C., Carlson, S., Dorn, J., & Fulton, J. (2016). Disparities in adolescents' residence in neighborhoods supportive of physical activity—United States, 2011–2012. Morbidity and Mortality Weekly, 65(23), 598–601. Retrieved from http://www.cdc.gov/mmwr/volumes/65/wr/mm6523a2.htm

Watson, L. (2014). Constipation in children. Nursing Standard, 28(41), 18.

Weatherall, D. J. (2015). The thalassemias: Disorders of globin synthesis. In K. Kaushansky, M. A. Lichtman, J. T. Prchal, M. M. Levi, O. W. Press, L. J. Burns, & M. Caligiuri, Williams hematology (9th ed.). New York: McGraw-Hill; Retrieved from http://accessmedicine.mhmedical.com

WebMD. (2015). Asthma inhalers, Retrieved from http://www.webmd.com/asthma/guide/asthma-inhalers?page=2#3

Wedderburn, L. R., & Nistala, K. (2013). Etiology and pathogenesis of juvenile idiopathic arthritis. In G. S. Firestein, R. C. Budd, R. C. Gabriel, I. B. McInnes, & J. R. O'Dell (Eds.), Kelley's textbook of rheumatology (9th ed., pp. 1741–1751). Philadelphia, PA: Elsevier.

Weickert, L., Miesbach, W., Alesci, S. J., Eickholz, P., & Nickles, K. (2014). Is gingival bleeding a symptom of type 1 von Willebrand disease? A case-control study. Journal of Clinical Peridontology, 41, 766–771.

Weidinger, S., & Novak, N. (2016). Atopic dermatitis, The Lancet, 387(10023), 1109–1122.

Weinstein, M. (2013). Acne and the adolescent: A practical approach to management. Contemporary Pediatrics, 30(5), 30–36.

Weiss, S. L., & Pomerantz, W. J. (2016). Septic shock: Rapid recognition and initial resuscitation in children. UpToDate. Retrieved from www.uptodate.com

Weissmann, R., & Uziel, Y. (2016). Pediatric complex regional pain syndrome: A review. Pediatric Rheumatology, 14(29). doi:10.1186/s12969-016-0090-8

Wells, C., Ahmed, A., & Musser, A. (2013). Strategies for neonatal hyperbilirubinemia: A literature review. MCN: American Journal of Maternal Child Nursing, 38(6), 377–382.

Werlin, S. L., & Wilschanski, M. (2016). Exocrine pancreas. In R. M. Kliegman, B. F. Stanton, J. W. St. Geme, & N. F. Schor (Eds.), Nelson textbook of pediatrics (20th ed., pp. 1909–1911). Philadelphia, PA: Elsevier Saunders.

Wesson, D. E. (2016). Liver, spleen, and pancreas injury in children with blunt abdominal trauma. Retrieved from uptodate.com

West, J., Gillian, S. Lennon, L., O'Connell, K., Corkett, J., Wright, J., Lawlor, D. (2015). Beyond height and weight: a programme of school nurse assessed skinfold measurements from white British and South Asian origin children aged 4–5 years within the Born in Bradford cohort study. BMJ Open, 5, e008630. doi:10.1136/bmjopen-2015-008630

Wetmore R. F. (2016). Tonsils and adenoids, In R. M. Kliegman, B. F. Stanton, J. W. St. Geme, & N. F. Schor (Eds.), Nelson textbook of pediatrics (20th ed., pp. 2023–2026). Philadelphia, PA: Elsevier Saunders.

Wexler, L. H., Skapek, S. X., & Heiman, L. J. (2016). Rhabdomysarcoma. In P. A. Pizzo, & D. G. Poplack, Principles and practice of pediatric oncology (7th ed., pp. 798–826). Philadelphia, PA: J. B. Lippincott.

Whelan, H., Harmelink, M., Chou, E., Sallowm, D., Khan, N., Patil, R., Greydanus, D. (2017). Complex febrile seizures—a systematic review. Disease-a-Month, 63(1), 5–23.

White, B. (2011). Diagnosis and treatment of urinary tract infections in children. American Family Physician, 83(4), 409–415.

White, P. C. (2016a). Cushing syndrome. In R. M. Kliegman, B. F. Stanton, J. W. St. Geme, & N. F. Schor (Eds.), Nelson textbook of pediatrics (20th ed., pp. 2723–2725). Philadelphia, PA: Elsevier.

White, P. C. (2016b). Congenital adrenal hyperplasia and related disorders. In R. M. Kliegman, B. F. Stanton, J. W. St. Geme, & N. F. Schor (Eds.), Nelson textbook of pediatrics (20th ed., pp. 2714–2723). Philadelphia, PA: Elsevier.

White, P. C. (2016c). Pheochromocytoma. In R. M. Kliegman, B. F. Stanton, J. W. St. Geme, & N. F. Schor (Eds.), Nelson textbook of pediatrics (20th ed., pp. 2727–2729). Philadelphia, PA: Elsevier.

Whiting, M. (2014). Support requirements of parents caring for a child with disability and complex health needs. Nursing Children and Young People, 26(4), 24–27.

Whitney, C. G., Zhou, F., Singleton, J., & Schuchat, A. (2014). Benefits from immunization during the Vaccines for Children Program era – United States, 1994–2013, Morbidity and Mortality Weekly Report, 63(16), 352–355.

Whittingham, K., Wee, D., Sanders, M. R., & Boyd, R. (2013). Predictors of psychological adjustment, experienced parenting burden and chronic sorrow symptoms in parents of children with cerebral palsy. Child: Care, Health & Development, 39(3), 366–373.

Wiener, L., Kazak, A. E., Noll, R. B., Patenaude, A. F., & Kupst, M. J. (2015), Standards for the Psychosocial Care of Children with Cancer and Their Families: An Introduction to the Special Issue. Pediatric Blood Cancer, 62, S419–S424. doi:10.1002/pbc.25675

Wiener, L., Weaver, M. S., Bell, C. J., & Sansom-Daly, U. M. (2015). Threading the cloak: Palliative care education for care providers of adolescents and young adults with cancer. Clinical Oncology in Adolescents and Young Adults, 5, 1–18. http://doi.org/10.2147/COAYA.S49176

Wier, L. M., Yu, H., Owens, P. L., & Washington, R. (2013). Overview of children in the emergency department, 2010. Retrieved from http://www.hcup-s.ahrq.gov/reports/statbriefs/sb157.pdf

Wilbeck, J., & Gresham, C. (2013). North American snake and scorpion envenomations. Critical Care Nursing Clinics of North America, 25, 173–190.

Wilkes, R., & Tasker, R. C. (2013). Pediatric intensive care treatment of uncontrolled status epilepticus. Critical Care Clinics, 29, 239–257.

Wilkins-Haug, L. (2016). Etiology, prenatal diagnosis, obstetrical management, and recurrence of orofacial clefts. Retrieved from uptodate.com

Wilkinson, J. D., Westphal, J. A., Bansal, N., Czachor, J. D., Razoky, H., & Lipshultz, S. E. (2015). Lessons learned from the Pediatric Cardiomyopathy Registry (PCMR) Study Group. Cardiology in the Young, 25(Suppl. 2), 140–153.

Williams, J. T. B., & Fagan, H. A. (2014). A 15-year-old boy with congenital heart disease, fevers, and acute onset of dysarthria. Pediatric Annals, 43(2), 64–67.

Williams, M. H. (2006). Sports nutrition. In M. E. Shils, M. Shike, A. C. Ross, B. Caballero, & R. J. Cousins (Eds.), Modern nutrition in health and disease (10th ed., pp. 1723–1740). Philadelphia: Lippincott, Williams & Wilkins.

Willsa, D., & Fitzpatrick, K. (2016). Psychosocial factors as mediators of food insecurity and weight status among middle school students. Appetite, 103(1), 236–243 doi:10.1016/j.appet.2016.04.022

Wilson, B. A., Shannon, M. T., & Shields, K. M. (2016). Nurse's Drug Guide 2016. Hoboken, NJ: Pearson Education.

Wilson, T. A., & Rosenbloom, A. L. (2016). Congenital adrenal hyperplasia. Retrieved from http://emedicine.medscape.com/article/919218-overview

Wilson, W., Taubert, K. A., Gewitz, M., Lockhart, P. B., Baddour, L. M., Levison, M., The Council on Scientific Affairs of the American Dental Association. (2007). Prevention of infective endocarditis: Guidelines from the American Heart Association Rheumatic Fever, Endocarditis, and Kawasaki Disease Committee, Council on Cardiovascular Disease in the Young, and the Council on Clinical Cardiology, Council on Cardiovascular Surgery and Anesthesia, and the Quality of Care and Outcomes Research Interdisciplinary Working Group. Circulation, 116, 1736–1754.

Winell, J. J., & Davidson, R. S. (2016). The foot and toes. In R. M. Kliegman, B. Stanton, J. W. St. Geme, & N. F. Schor, Nelson textbook of pediatrics (20th ed., pp. 3247–3257). Philadelphia, PA: Saunders.

Wing, E. K., Belanger, M., & Brunet, J. (2016). Linking parental influences and youth participation in physical activity in- and out-of-school: the mediating role of self-efficacy and enjoyment. American Journal of Health Behavior, 40(1), 31–37.

Wise, N. J. (2015). Pregnant adolescents, beliefs about healthy eating, factors that influence food choices, and nutrition education preferences. Journal of Midwifery & Women's Health, 60(4), 410–418. doi:10.1111/jmwh.12275

Withycombe, J., Andam-Mejia, R., Dwyer, A., Slaven, A., Windt, K., & Landier, W. (2016). A comprehensive survey of institutional patient/family educational practices for newly diagnosed pediatric oncology patients: A report from the children's oncology group. Journal of Pediatric Oncology Nursing, 33(6), 414–421. doi: 10.1177/1043454216652857

Witt, W. P., Weiss, A. J., & Elixhauser, A. (2014). Overview of hospital stays for children in the United States, 2012, HCUP Statistical Brief #187, Agency for Healthcare Research and Quality, Rockville, MD., Retrieved from http://www.hcup-us.ahrq.gov/reports/statbriefs/sb187-Hospital-Stays-Children-2012.pdf

Woerner, S. (2014). The benefits of insulin pump therapy in children and adolescents with type 1 diabetes. Journal of Pediatric Nursing, 29(6), 712–713.

Woik, N., & Krol, J. (2015). Regulation of lung development and regeneration by the vascular system, Cellular and Molecular Life Sciences, 72, 2709–2718.

Wong, C. L., Ip, W. Y., Choi, K. C., & Lam, L. W. (2015). Examining self-care behaviors and their associated factors among adolescent girls with dysmenorrhea: An application of Orem's self-care deficit nursing theory. Journal of Nursing Scholarship, 47(3), 219–227.

Wong, J. J. M., Lee, J. H., Turner, D. A., & Rehder, K. J. (2014). A review of the use of adjunctive therapies in severe acute asthma exacerbation in critically ill children. Expert Reviews in Respiratory Medicine, 8(4), 423–441.

Workeneh, B. T., Agraharkar, M., & Gupta, R. (2016). Acute kidney injury. Retrieved from http://emedicine.medscape.com/article/243492-overview

Workman, J. K., Myrick, C. W., Meyers, R. L., Bratton, S. L., & Nakagawa, T. A., (2013). Pediatric organ donation and transplantation, Pediatrics, 131(6), e1723–e1730.

Workowski, K. A., & Bolan, G. A. (2015). Sexually transmitted diseases treatment guidelines, 2015. Morbidity and Mortality Weekly Report, 64(RR3), 1–137.

World Health Organization (WHO) & United Nations Children's Fund (UNICEF). (2012). Home visits for the newborn child: A strategy to improve survival. Retrieved from http://www.who.int/maternal_child_adolescent/documents/newborn_home_visits_meeting/en/

World Health Organization. (1946). Definition of health. Retrieved from http://www.who.int/about/en/

World Health Organization. (2009). World Health Organization guidelines on hand hygiene in healthcare (p. 151). Geneva, Switzerland: Author. Retrieved from http://whqlibdoc.who.int/publications/2009/9789241597906_eng.pdf

World Health Organization. (2013). Health promotion: 8th global conference on health promotion. Retrieved from http://www.who.int/healthpromotion/conferences/8gchp/statement_2013/en/

World Health Organization. (2016). Health promotion. Retrieved from http://www.who.int/healthpromotion/areas/en/

World Health Organization. (2016). Prevalence of insufficient physical activity: School going adolescents aged 11–17 years. Retrieved from http://www.who.int/gho/ncd/risk_factors/physical_activity_text/en/

World Health Organization. (2016). WHO Advisory Committee on Variola Virus Research: Report of the seventeenth meeting. Retrieved from http://apps.who.int/iris/bitstream/10665/205564/1/WHO_OHE_PED_2016.1_eng.pdf

World Health Organization. (2016). Youth violence. Retrieved from http://www.who.int/mediacentre/factsheets/fs356/en/dinolfi, B., & Gava, N. (2013). Controlled outcome studies of child clinical hypnosis. Acta bio-medica: Atenei Parmensis, 84(2), 94–97.

World Health Organization. (2016a). What matters to women during pregnancy: A different approach to antenatal care. Retrieved from http://www.who.int/reproductivehealth/topics/maternal_perinatal/anc/en/

World Health Organization. (2016b). Male circumcision for HIV prevention. Retrieved from http://www.who.int/hiv/topics/malecircumcision/en/

Worrall, K. (2004). Use of the Glasgow Coma Scale in infants. Paediatric Nursing, 16(4), 45–47.

Wound Care Information Network. (2013). Wound care product and category index. Retrieved from http://www.medicaledu.com/prodindx.htm

Wound Educators. (2016). Wound dressings. Retrieved from http://woundeducators.com/resources/wound-dressings/

Wright, K., & Miller, H. D. (2012). Evidence-based findings of necrotizing enterocolitis. Newborn and Infant Nursing Reviews, 12(1), 17–20.

Wright, K., Giger, J. N., Norris, K., & Suro, Z. (2013). Impact of a nurse-directed, coordinated school health program to enhance physical activity behaviors and reduce body mass index among minority children: a parallel-group, randomized control trial. International Journal of Nursing Studies, 50(6), 727–737. doi: http://dx.doi.org/10.1016/j.ijnurstu.2012.09.004

Wu, Y. P., Follansebee-Junger, K., Rausch, J., & Modi, A. (2014). Parent and family stress factors predict health-related quality in pediatric patients with new-onset epilepsy. Epilepsia, 55(6), 866–877.

Wyckoff, M. H., Aziz, K., Escobedo, M. B., Kapadia, V. S., Kattwinke, J., Zaichkin, J. G. (2015). Part 13: Neonatal resuscitation: 2015 American Heart Association Guidelines Update for Cardiopulmonary Resuscitation and Emergency Cardiovascular Care. Circulation, 132(suppl 2):S543–S560.

Xu, J., Murphy, S. L., Kochanek, K. D., & Arias, E. (2016). Mortality in the United States, 2015. NCHS Data Brief, No. 267. Retrieved from https://www.cdc.gov/nchs/data/databriefs/db267.pdf

Xu, Y. & Chang, C-K. (2013). Chinese Americans. In Giger, J. N. (2013). Transcultural nursing: Assessment & intervention (6th ed. pp. 383–402). St. Louis, MO: Mosby Elsevier.

Yaman, S., & Altay, N. (2015). Posttraumatic stress and experiences of parents with a newborn in the neonatal intensive care unit. Journal of Reproductive and Infant Psychology, 33(2), 140–152.

Yang, C. S., Kroshinksy, D., & Cummings, B. M. (2014). Neonatal junctional epidermolysis bullosa: Treatment conundrums and ethical decision making, American Journal of Clinical Dermatology, 15(5), 445–450.

Yang, M., Kang, M., Jung, J., Song, W., Kang, H., Cho, S., & Min, K. (2013). Clinical features and prognostic factors in severe cutaneous drug reactions. International Archives of Allergy and Immunology, 162(4) 346–354.

Yao, K., Bae, L., & Yew, W. P. (2013). Post-operative wound management. Australian Family Physician, 42(12), 867–870.

Yawn, B. P., Buchanan, G. R., Afenyi-Annan, A. N., Ballas, S. K., Hassell, K. L., James, A. H., John-Sowah, J. (2014). Management of sickle cell disease: Summary of the 2014 evidence-based report by expert panel members. JAMA, 312(10), 1033–1048.

Yealy, D. M., & Kosowsky, J. M. (2014). Dysrhythmias. In J. A. Max, R. S. Hockberger, & R. M. Walls (Eds.), Rosen's emergency medicine, (8th ed., pp. 1034–1063). Philadelphia, PA: Elsevier Mosby.

Yell, M. L., Conroy, T., Katsiyannis, A., & Conroy, T. (2013). Individualized education programs and special education programming for students with disabilities in urban schools. Fordham Urban Law Journal, 41(2), 669–714.

Yeo, L., & Ormerod, A. D. (2014). Treatment of acne in children, American Journal of Clinical Dermatology, 15, 77–86.

Yin, H. S., Dreyer, B. P., Ugboaja, D. C., Sanchez, D. C., Paul, I. M., Mendelsohn, A. L. (2014). Unit of measurement and parent medication dosing errors. Pediatrics, 134(2), e354–e361.

Yuce-Artun, N., Baskak, B., Ozel-Kizil, E., Ozdemir, H., Uckun, Z., Devrimci-Ozguven, H., & Suzen, H. S. (2016). Influence of CYP2B6 and CYP2C19 polymorphisms on sertraline metabolism in major depression patients. International Journal of Clinical Pharmacy, 38(2), 388–394. doi:10.1007/s11096-016-0259-8

Yuen, C. M., Jenkins, H. E., Rodriguez, C. A., Keshavjee, S., & Becerra, M. C. (2015). Global and regional burden of isoniazid-resistance tuberculosis, Pediatrics, 136(1), e50–e59.

Yun, D., & Stein, S. L. (2015). Blistering disorders in children, Pediatric Annals, 44(8), e205–e212.

Zaiden, R. A. (2017). Hemophilia B. Retrieved from http://emedicine.medscape.com/article/779434-overview

Žaloudíková, I. (2010). Children's Conceptions of Health, Illness, Death and the Anatomy of the Human Body. School and Health, 21, 123–140.

Zaritsky, J., & Warady, B. A. (2011). Peritoneal dialysis in infants and young children. Seminars in Nephrology, 31(2), 213–224.

Zeitler, P. S. (2012). Type 2 Diabetes mellitus. Contemporary Pediatrics, 29(7), 16–23.

Zeitler, P. S., Travers, S. H., Nadeau, K., Barker, J. M., Kelsey, M. M., & Kappy, M. S. (2014). Endocrine disorders. In W. W. Hay, M. J. Levin, R. R. Deterding, & M. J. Abzug (Eds.), CURRENT diagnosis and treatment: Pediatrics (22th ed.). New York: McGraw-Hill. Retrieved from http://accessmedicine.com

Zelleke, T. G., Depositario-Cabacar, D. F. T., & Gaillard, W. D. (2013). Epilepsy. In M. L. Batshaw, N. J. Roizen, & G. R. Lotrecchiano (Eds.), Children with disabilities (7th ed., pp. 487–506). Baltimore, MD: Paul H. Brooks Publishing Co.

Zeltzer, L. K., Krane, E. J., & Palermo, T. M. (2016). Pediatric pain management. In R. M. Kliegman B. F. Stanton, J. W. St. Geme, & N. F. Schor (Eds.), Nelson Textbook of Pediatrics (20th ed., pp. 430– 447). Philadelphia, PA: Elsevier.

Zempsky, W. T., Corsi, J. M., & McKay, K. (2011). Pain scores: Are they used in sickle cell pain? Pediatric Emergency Care, 27(1), 27–28.

Zerpa, J. A., & Shapiro, T. J. (2013). Malrotation and Volvulus. In N. T. Browne, L. M. Flanigan, C. A. McComiskey, & P. Pieper (Eds.), Nursing care of the pediatric surgical patient (3rd ed., pp. 333–346). Burlington, MA: Jones & Bartlett Learning.

Zhang, F. F., Roberts, S. B., Parsons, S. K., Must, A., Kelly, M. J., Wong, W. W., & Saltzman, E. (2015). Low levels of energy expenditure in childhood cancer survivors: Implications for obesity prevention. Journal of Pediatric Hematology & Oncology, 37(3), 232–236. doi: 10.1097/MPH.0000000000000250

Zhang, L., Mendoza-Sassi, R. A., Klassen, T. P., & Wainwright, C. (2015). Nebulized hypertonic saline for acute bronchiolitis: A systematic review, Pediatrics, 136(4), 687–701.

Zhong, V., Lamichhane, A., Crandell, J., Couch, S., Liese, A., The, N., Mayer-Davis, E. (2015). Mediterranean diet is associated with glycemic control and cardiovascular risk factors in youth with type 1 diabetes: The SEARCH nutrition ancillary study. The Official Journal of the Federation of American Societies for Experimental Biology, 29(1), supplement 736.17.

Zhou, J., & Pollak, M. R. (2015). Polycystic kidney disease and other inherited tubular disorders. In D. Kasper, A. Fauci, S. Hauser, D. Longo, J. L. Jameson, & J. Loscalzo (Eds.), Harrison's principles of internal medicine (19th ed.). New York: McGraw-Hill. Retrieved from http://www.accessmedicine.com

Zhukovsky, D. S., Rozmus, C. L., Robert, R. S., Bruera, E., Wells, R. J., Chisholm, G. B., Cohen, M. Z. (2015). Symptom profiles in children with advanced cancer: Patient, family caregiver, and oncologist ratings. Cancer, 121(22), 4080–4087. doi:10.1002/cncr.29597

Index

찾아보기